MANUAL DE
MEDICINA INTERNA
PARA O RESIDENTE

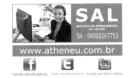

MANUAL DE
MEDICINA INTERNA
PARA O RESIDENTE

ORGANIZADOR
Aécio Flávio Teixeira de Gois

EDITORES
Ana Rita Brito Medeiros da Fonseca
Gustavo Amarante Rodrigues
Igor Gouveia Pietrobom
Lucas Ferreira Theotonio dos Santos
Natália Ivanovna Bernasovskaya Garção
Paulo Ricardo Gessolo Lins
Rachel Teixeira Leal Nunes

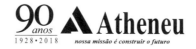

EDITORA ATHENEU

São Paulo — Rua Jesuíno Pascoal, 30
Tel.: (11) 2858-8750
Fax: (11) 2858-8766
E-mail: atheneu@atheneu.com.br

Rio de Janeiro — Rua Bambina, 74
Tel.: (21)3094-1295
Fax: (21)3094-1284
E-mail: atheneu@atheneu.com.br

CAPA: Mayara Luiza Barros Sampaio
PRODUÇÃO EDITORIAL/DIAGRAMAÇÃO: Rosane Guedes

CIP-BRASIL. CATALOGAÇÃO NA PUBLICAÇÃO
SINDICATO NACIONAL DOS EDITORES DE LIVROS, RJ

M251

Manual de medicina interna para o residente / editores Ana Rita de Brito Medeiros da Fonseca ... [et al.] ; organização Aécio Flávio Teixeira de Góis. - 1. ed. - Rio de Janeiro : Atheneu, 2019.
 : il.

Inclui bibliografia
ISBN 978-85-388-0928-9

1. Medicina interna - Manuais, guias, etc. 2. Clínica médica - Manuais, guias, etc. 3. Residentes (Medicina). I. Fonseca, Ana Rita de Brito Medeiros da. II. Góis, Aécio Flávio Teixeira de.

18-53146   CDD: 616.075
                            CDU: 616-07

Leandra Felix da Cruz - Bibliotecária - CRB-7/6135

11/10/2018   19/10/2018

GOIS, A.F.T.G.; FONSECA, A.R.B.M.; RODRIGUES, G. A.; PIETROBOM, I. G.; DOS SANTOS, L. F. T.; GARÇÃO, N. I. B.; LINS, P. R. G.; NUNES, R. T. L.
Manual de Medicina Interna para o Residente

©Direitos reservados à EDITORA ATHENEU – São Paulo, Rio de Janeiro, 2019.

ORGANIZADOR E EDITORES

ORGANIZADOR

Aécio Flávio Teixeira de Gois

Professor Adjunto da Disciplina de Medicina de Urgência e Medicina Baseada em Evidências pela Escola Paulista de Medicina (EPM/UNIFESP). Coordenador do Pronto-Socorro de Clínica Médica do Hospital São Paulo HU-UNIFESP. Coordenador de Residência de Medicina de Urgência da EPM/UNIFESP. Coordenador do Curso de Medicina da EPM/UNIFESP

EDITORES

Ana Rita de Brito Medeiros da Fonseca

Residência Médica em Medicina Interna pela Escola Paulista de Medicina (EPM/UNIFESP). Residência Médica em Hematologia pela Escola Paulista de Medicina (EPM/UNIFESP)

Gustavo Amarante Rodrigues

Residência Médica em Medicina Interna pela Escola Paulista de Medicina (EPM/UNIFESP). Título de Especialista em Clínica Médica pela Sociedade Brasileira de Clínica Médica

Igor Gouveia Pietrobom

Residência Médica em Medicina Interna pela Escola Paulista de Medicina (EPM/UNIFESP). Residência Médica em Nefrologia pela Escola Paulista de Medicina (EPM/UNIFESP). Diarista da Unidade Semi-Intensiva do Pronto-Socorro do Hospital Universitário HU-UNIFESP

Lucas Ferreira Theotonio dos Santos

Residência Médica em Medicina Interna pela Escola Paulista de Medicina (EPM/UNIFESP)

Natália Ivanovna Bernasovskaya Garção

Residência Médica em Medicina Interna pela Escola Paulista de Medicina (EPM/UNIFESP)

Paulo Ricardo Gessolo Lins

Residência Médica em Medicina Interna pela Escola Paulista de Medicina (EPM/UNIFESP). Residência Médica em Nefrologia pela Escola Paulista de Medicina (EPM/UNIFESP). Diarista do Pronto-Socorro do Hospital Universitário HU-UNIFESP

Rachel Teixeira Leal Nunes

Residência Médica em Medicina Interna pela Escola Paulista de Medicina (EPM/UNIFESP). Residência Médica em Endocrinologia pela Escola Paulista de Medicina (EPM/UNIFESP). Chefe de Plantão do Pronto-Socorro do Hospital Universitário HU-UNIFESP

COLABORADORES

Adagmar Andriolo
  Docente da Disciplina de Patologia Clínica e Medicina Laboratorial (EPM/UNIFESP)

Adriana Hora de M. Fontes
  Residência Médica em Pneumologia pela Escola Paulista de Medicina (EPM/UNIFESP)

Alexandre Eiji Kayano
  Residência Médica em Medicina Interna pela Escola Paulista de Medicina (EPM/UNIFESP)

Alexandre Wagner Silva de Souza
  Residência Médica em Medicina Interna pela Escola Paulista de Medicina (EPM/UNIFESP).
  Residência Médica em Reumatologia pela Escola Paulista de Medicina (EPM/UNIFESP).
  Chefe do Ambulatório de Vasculites da Disciplina de Reumatologia EPM/UNIFESP

Alice Nayane Rosa Morais
  Residência Médica em Medicina Interna pela Escola Paulista de Medicina (EPM/UNIFESP)

Aline Guimarães de Faria
  Residência Médica em Medicina Interna pela Escola Paulista de Medicina (EPM/UNIFESP).
  Residência Médica em Endocrinologia pela Escola Paulista de Medicina (EPM/UNIFESP)

Aline Thebit Bortolon
  Residência Médica em Medicina Interna pela Escola Paulista de Medicina (EPM/UNIFESP)

André Chateaubriand Campos
  Residência Médica em Medicina Interna pela Escola Paulista de Medicina (EPM/UNIFESP)

André Lippe De Camillo
  Residência Médica em Psiquiatria pela Escola Paulista de Medicina (EPM/UNIFESP)

André Luis Xavier Franco
  Residência Médica em Medicina Interna pela Escola Paulista de Medicina (EPM/UNIFESP)

André Shinji Nakamura
  Residência Médica em Psiquiatria pela Escola Paulista de Medicina (EPM/UNIFESP)

Andréa Ribeiro Gonçalves de Vasconcelos Medeiros
  Residência Médica em Medicina Interna pela Escola Paulista de Medicina (EPM/UNIFESP).
  Residência Médica em Reumatologia pela Escola Paulista de Medicina (EPM/UNIFESP)

Aniele Cristine Ott Clemente
Residência Médica em Medicina Interna pela Escola Paulista de Medicina (EPM/UNIFESP)

Antonio Haddad Tapias Filho
Residência Médica em Medicina Interna pela Escola Paulista de Medicina (EPM/UNIFESP)

Bárbara Gomes Barbeiro
Residência Médica em Neurologia pela Escola Paulista de Medicina (EPM/UNIFESP)

Brayan Martins Tomaz
Residência Médica em Medicina Interna pela Escola Paulista de Medicina (EPM/UNIFESP)

Breno Kazuo Massuyama
Residência Médica em Neurologia pela Escola Paulista de Medicina (EPM/UNIFESP)

Bruna Giusto Bunjes
Residência Médica em Medicina Interna pela Escola Paulista de Medicina (EPM/UNIFESP)

Bruna Raphaeli Silva
Residência Médica em Medicina Interna pela Escola Paulista de Medicina (EPM/UNIFESP)

Bruno Del Bianco Madureira
Residência Médica em Medicina Interna pela Escola Paulista de Medicina (EPM/UNIFESP)

Bruno Maranhão Affonso
Residência Médica em Psiquiatria pela Escola Paulista de Medicina (EPM/UNIFESP)

Caio Vaciski Gallassi
Residência Médica em Medicina Interna pela Escola Paulista de Medicina (EPM/UNIFESP)

Camila Borges Bezerra Teixeira
Residência Médica em Medicina Interna pela Escola Paulista de Medicina (EPM/UNIFESP)

Camilla Almeida Martins
Residência Médica em Medicina Interna pela Escola Paulista de Medicina (EPM/UNIFESP)

Carlos Francisco da Silva
Residência Médica em Medicina Interna pela Escola Paulista de Medicina (EPM/UNIFESP)

Carolina Cristina Pellegrino Feres
Residência Médica em Medicina Interna pela Escola Paulista de Medicina (EPM/UNIFESP)

Carolina de Freitas Tavares da Silva
Residência Médica em Dermatologia pela Escola Paulista de Medicina (EPM/UNIFESP)

Carolina Frade M. G. Pimentel
Residência Médica em Medicina Interna pela Universidade Federal de Minas Gerais (UFMG).
Residência Médica em Gastroenterologia pela Escola Paulista de Medicina (EPM/UNIFESP).
Residência Médica em Hepatologia pela Escola Paulista de Medicina (EPM/UNIFESP).
Professora Adjunta da Disciplina de Medicina de Urgência e Medicina Baseada em Evidências (EPM/UNIFESP)

Caroline De Pietro Franco Zorzenon
Residência Médica em Neurologia pela Escola Paulista de Medicina (EPM/UNIFESP)

Cauê Costa Pessoa
Residência Médica em Medicina Interna pela Escola Paulista de Medicina (EPM/UNIFESP)

Christina Hajaj Gonzalez
Coordenadora do Centro de Assistência, Ensino e Pesquisa em Transtornos do Espectro Obsessivo-Compulsivo da Escola Paulista de Medicina (EPM/UNIFESP)

Cícero Rodrigo Medeiros Alves
Residência Médica em Medicina Interna pela Escola Paulista de Medicina (EPM/UNIFESP)

Claudio Vinicius Menezes de Brito
Residência Médica em Medicina Interna pela Escola Paulista de Medicina (EPM/UNIFESP)

Daniel Ribeiro da Rocha
Residência Médica em Medicina Interna pela Escola Paulista de Medicina (EPM/UNIFESP)

Daniele Scherer
Residência Médica em Medicina Interna pela Escola Paulista de Medicina (EPM/UNIFESP). Residência Médica em Reumatologia pela Escola Paulista de Medicina (EPM/UNIFESP)

Débora de Moura Cortê Real
Residência Médica em Medicina Interna pela Escola Paulista de Medicina (EPM/UNIFESP)

Débora Natal Moreira
Residência Médica em Dermatologia pela Escola Paulista de Medicina (EPM/UNIFESP)

Diego Adão Fanti Silva
Cirurgião Geral e Cirurgião do Aparelho Digestivo pela EPM/UNIFESP. Colaborador do Grupo de Cirurgia de Parede Abdominal e Hipertensão Portal da EPM/UNIFESP

Diogo Abrantes Andrade
Residência Médica em Psiquiatria pela Escola Paulista de Medicina (EPM/UNIFESP)

Érika Lopes Honorato
Residência Médica em Neurologia pela Escola Paulista de Medicina (EPM/UNIFESP)

Eugenia Jatene Bou Khazaal
Residência Médica em Medicina Interna pela Escola Paulista de Medicina (EPM/UNIFESP)

Fabiano Ferreira de Abrantes
Residência Médica em Neurologia pela Escola Paulista de Medicina (EPM/UNIFESP)

Felipe Alves Paste
Residência Médica em Medicina Interna pela Escola Paulista de Medicina (EPM/UNIFESP)

Felipe Chaves Duarte Barros
Residência Médica em Neurologia pela Escola Paulista de Medicina (EPM/UNIFESP)

Felipe Mateus Teixeira Bezerra
Residência Médica em Medicina Interna pela Escola Paulista de Medicina (EPM/UNIFESP)

Felipe Vellasco de O. e Souza
Residência Médica em Pneumologia pela Escola Paulista de Medicina (EPM/UNIFESP)

Fernanda Badiani Roberto
Residência Médica em Medicina Interna pela Escola Paulista de Medicina (EPM/UNIFESP)

Filipe Dias de Souza
Residência Médica em Medicina Interna pela Escola Paulista de Medicina (EPM/UNIFESP)

Gabriel Moreira de Sousa
Residência Médica em Medicina Interna pela Escola Paulista de Medicina (EPM/UNIFESP)

Gabriel Oliveira de Souza
Residência Médica em Medicina Interna pela Escola Paulista de Medicina (EPM/UNIFESP)

Gabriela Takayanagi Garcia
Residência Médica em Medicina Interna pela Escola Paulista de Medicina (EPM/UNIFESP)

George Novais Farage
Residência Médica em Medicina Interna pela Escola Paulista de Medicina (EPM/UNIFESP)

Gerard Fajula Sales
Residência Médica em Medicina Interna pela Escola Paulista de Medicina (EPM/UNIFESP)

Guilherme Devide Mota
Residência Médica em Medicina Interna pela Escola Paulista de Medicina (EPM/UNIFESP)

Guilherme Malandrini Andriatte
Residência Médica em Medicina Interna pela Escola Paulista de Medicina (EPM/UNIFESP)

Gustavo Lima do Valle Astur
Residência Médica em Psiquiatria pela Escola Paulista de Medicina (EPM/UNIFESP)

Henry Butler Poletto
Residência Médica em Medicina Interna pela Escola Paulista de Medicina (EPM/UNIFESP)

Henry Porta Hirschfeld
Residência Médica em Medicina Interna pela Escola Paulista de Medicina (EPM/UNIFESP).
Residência Médica em Geriatria pela Escola Paulista de Medicina (EPM/UNIFESP)

Ilana Levy Korkes
Residência Médica em Medicina Interna pela Escola Paulista de Medicina (EPM/UNIFESP)

Isabela Paixão Rodrigues
Médica Residente de Psiquiatria pela Escola Paulista de Medicina – EPM-UNIFESP

Italo Menezes Ferreira
Residência Médica em Medicina Interna pela Escola Paulista de Medicina (EPM/UNIFESP)

Jellin Chiaoting Chuang
Residência Médica em Medicina Interna pela Escola Paulista de Medicina (EPM/UNIFESP).
Residência Médica em Endocrinologia pela Escola Paulista de Medicina (EPM/UNIFESP)

Jéssica Anelise Parreira Alves
Residência Médica em Medicina Interna pela Escola Paulista de Medicina (EPM/UNIFESP)

João Antônio Gonçalves Garreta Prats
Residência Médica em Infectologia pela Escola Paulista de Medicina (EPM/UNIFESP).
Chefe de Plantão do Pronto-Socorro do Hospital Universitário HU-UNIFESP

João Carlos Pina Saraiva Filho
Residência Médica em Medicina Interna pela Escola Paulista de Medicina (EPM/UNIFESP)

João Guilherme Ruiz Teixeira Leite
Residência Médica em Medicina Interna pela Escola Paulista de Medicina (EPM/UNIFESP)

José Atílio Bombana
Coordenador do Programa de Atendimento e Estudos de Somatização da Escola Paulista de Medicina (EPM/UNIFESP)

Julia Fadini Margon
Residência Médica em Medicina Interna pela Escola Paulista de Medicina (EPM/UNIFESP)

Julia Martins Carneiro
Residência Médica em Medicina Interna pela Escola Paulista de Medicina (EPM/UNIFESP)

Juliana Bernardo Vicente Alves
Residência Médica em Psiquiatria pela Escola Paulista de Medicina (EPM/UNIFESP)

Juliana Celiberto Yoshitani
Residência Médica em Medicina Interna pela Escola Paulista de Medicina (EPM/UNIFESP)

Juliana de Oliveira Martins
Residência Médica em Medicina Interna pela Escola Paulista de Medicina (EPM/UNIFESP)

Juliana Takiguti Toma
Residência Médica em Dermatologia pela Escola Paulista de Medicina (EPM/UNIFESP)

Kalil Bueno Abdalla
Residência Médica em Psiquiatria pela Escola Paulista de Medicina (EPM/UNIFESP)

Karoline Soares Garcia
Residência Médica em Medicina Interna pela Escola Paulista de Medicina (EPM/UNIFESP)

Katia Emi Nakaema
Residência Médica em Medicina Interna pela Escola Paulista de Medicina (EPM/UNIFESP).
Residência Médica em Geriatria pela Escola Paulista de Medicina (EPM/UNIFESP)

Klaus Nunes Ficher
Residência Médica em Medicina Interna pela Escola Paulista de Medicina (EPM/UNIFESP).
Residência Médica em Nefrologia pela Escola Paulista de Medicina (EPM/UNIFESP)

Laila Adrieli Vieira
Residência Médica em Dermatologia pela Escola Paulista de Medicina (EPM/UNIFESP)

Leandro Ribeiro Lago da Silva
Residência Médica em Medicina Interna pela Escola Paulista de Medicina (EPM/UNIFESP)

Liliana Baumgartner Haddad Pan
Residência Médica em Psiquiatria pela Escola Paulista de Medicina (EPM/UNIFESP).
Chefe de Plantão do Pronto-Socorro de Psiquiatria do CAISM

Ludmila de Andrade Barberino
Residência Médica em Medicina Interna pela Escola Paulista de Medicina (EPM/UNIFESP)

Luiz Henrique da Silveira Cavalcanti
Residência Médica em Medicina Interna pela Escola Paulista de Medicina (EPM/UNIFESP)

Luiz Henrique Junqueira Dieckmann
Residência Médica em Psiquiatria pela Escola Paulista de Medicina (EPM/UNIFESP)

Luiza Helena Degani Costa
Residência Médica em Medicina Interna pela Escola Paulista de Medicina (EPM/UNIFESP).
Residência Médica em Pneumologia pela Escola Paulista de Medicina (EPM/UNIFESP)

Magali Pacheco Simões
Chefe de Plantão do Pronto-Socorro de Psiquiatria do CAISM

Maíra Thomazini Rodrigues
Residência Médica em Pneumologia pela Escola Paulista de Medicina (EPM/UNIFESP)

Mara Fernandes Maranhão
Chefe do Pronto-Socorro de Psiquiatria do CAISM

Marcelo Kirschbaum
Residência Médica em Medicina Interna pela Escola Paulista de Medicina (EPM/UNIFESP)

Marcelo Polazzo Machado
Residência Médica em Psiquiatria pela Escola Paulista de Medicina (EPM/UNIFESP)

Maria Angélica Torneli Ribeiro
Residência Médica em Psiquiatria pela Escola Paulista de Medicina (EPM/UNIFESP)

Maria Carolina Corsi Ferreira
Residência Médica em Dermatologia pela Escola Paulista de Medicina (EPM/UNIFESP)

Maria Carolyna Fonseca Batista
Residência Médica em Medicina Interna pela Escola Paulista de Medicina (EPM/UNIFESP).
Residência Médica em Geriatria pela Escola Paulista de Medicina (EPM/UNIFESP)

Mariana Bendlin Calzavara
Residência Médica em Psiquiatria pela Escola Paulista de Medicina (EPM/UNIFESP)

Mariana Lorenzi Savioli
Residência Médica em Medicina Interna pela Escola Paulista de Medicina (EPM/UNIFESP)

Mariana Morais Carvalho
Residência Médica em Dermatologia pela Escola Paulista de Medicina (EPM/UNIFESP)

Mariel Massaro Rezende Corrêa
Residência Médica em Medicina Interna pela Escola Paulista de Medicina (EPM/UNIFESP)

Marina Campos Simões Cabral
Residência Médica em Medicina Interna pela Escola Paulista de Medicina (EPM/UNIFESP)

Marina Zoéga Hayashida
Residência Médica em Dermatologia pela Escola Paulista de Medicina (EPM/UNIFESP)

Martin Marcondes Castiglia
Cirurgião Geral e Cirurgião do Aparelho Digestivo pela EPM/UNIFESP. Chefe de Plantão do PS de Cirurgia do Hospital Universitário HU-UNIFESP

Matheus Souza Steglich
Residência Médica em Psiquiatria pela Escola Paulista de Medicina (EPM/UNIFESP)

Miriam Giorgetti
Residência Médica em Medicina Interna pela Escola Paulista de Medicina (EPM/UNIFESP)

Moacyr Silva Júnior
Residência Médica em Infectologia pela Escola Paulista de Medicina (EPM/UNIFESP).
Chefe de plantão da UTI do Pronto-Socorro do Hospital Universitário HU-UNIFESP

Mônica Cristina Di Pietro
Chefe de Plantão do Pronto-Socorro de Psiquiatria do CAISM

Nicolas de Oliveira Amui
Residência Médica em Neurologia pela Escola Paulista de Medicina (EPM/UNIFESP)

Paulo André Pamplona Marques dos Santos
Residência Médica em Medicina Interna pela Escola Paulista de Medicina (EPM/UNIFESP)

Paulo Roberto Passos Lima
Residência Médica em Infectologia pela Escola Paulista de Medicina (EPM/UNIFESP)

Pedro Henrique Carr Vaisberg
Residência Médica em Medicina Interna pela Escola Paulista de Medicina (EPM/UNIFESP)

Pedro José de Moraes Rebello Pinho
Residência Médica em Psiquiatria pela Escola Paulista de Medicina (EPM/UNIFESP)

Pérola Quintans de Almeida
Residência Médica em Medicina Interna pela Escola Paulista de Medicina (EPM/UNIFESP).
Residência Médica em Geriatria pela Escola Paulista de Medicina (EPM/UNIFESP)

Priscila Ribeiro Cardoso Dias
Residência Médica em Medicina Interna pela Escola Paulista de Medicina (EPM/UNIFESP)

Priscila Rodrigues Leite Oyama
Residência Médica em Medicina Interna pela Escola Paulista de Medicina (EPM/UNIFESP)

Rafael Andrade Santiago de Oliveira
Residência Médica em Medicina Interna pela Escola Paulista de Medicina (EPM/UNIFESP)

Rafael Fernandes Pessoa Mendes
Residência Médica em Medicina Interna pela Escola Paulista de Medicina (EPM/UNIFESP)

Raphael Costa Bandeira de Melo
Residência Médica em Medicina Interna pela Escola Paulista de Medicina (EPM/UNIFESP)

Ricardo Amaro Noleto Araujo
Residência Médica em Reumatologia pela Escola Paulista de Medicina (EPM/UNIFESP).
Médico Preceptor na Universidade Federal de São Paulo na disciplina de Reumatologia

Ricardo Francisco Tavares Romano
Residência Médica em Radiologia pela Escola Paulista de Medicina (EPM/UNIFESP).
Médico Preceptor da Disciplina de Radiologia EPM/UNIFESP

Rodrigo Andrade da Silva
Residência Médica em Neurologia pela Escola Paulista de Medicina (EPM/UNIFESP)

Rodrigo Eichler Lôbo
Residência Médica em Medicina Interna pela Escola Paulista de Medicina (EPM/UNIFESP)

Rodrigo Ngan Pazini
Residência Médica em Medicina Interna pela Escola Paulista de Medicina (EPM/UNIFESP)

Rodrigo Saddi
   Residência Médica em Medicina Interna pela Escola Paulista de Medicina (EPM/UNIFESP)

Sarah Pontes de Barros Leal
   Residência Médica em Medicina Interna pela Escola Paulista de Medicina (EPM/UNIFESP)

Sarah Rodrigues Pilon Faria
   Residência Médica em Medicina Interna pela Escola Paulista de Medicina (EPM/UNIFESP).
   Residência Médica em Gastroenterologia pela Escola Paulista de Medicina (EPM/UNIFESP)

Sérgio Henrique de Castro Matias Barros
   Interconsultor de Psiquiatria do Hospital Universitário HU-UNIFESP

Tânia Lassalete Rebelo Amaro
   Residência Médica em Medicina Interna pela Escola Paulista de Medicina (EPM/UNIFESP)

Thaíza Passaglia Bernardes
   Residência Médica em Medicina Interna pela Escola Paulista de Medicina (EPM/UNIFESP)

Thauana Dela Santina Torres Oliveira
   Residência Médica em Psiquiatria pela Escola Paulista de Medicina (EPM/UNIFESP)

Thayana Linhares Santos
   Residência Médica em Medicina Interna pela Escola Paulista de Medicina (EPM/UNIFESP).
   Residência Médica em Endocrinologia pela Escola Paulista de Medicina (EPM/UNIFESP)

Thiago Carneiro Vieira da Rosa
   Residência Médica em Medicina Interna pela Escola Paulista de Medicina (EPM/UNIFESP)

Thiago Marques Fidalgo
   Residência Médica em Psiquiatria pela Escola Paulista de Medicina (EPM/UNIFESP).
   Coordenador do Setor de Adultos do Programa de Orientação e Atendimento a Dependentes da Escola Paulista de Medicina (EPM/UNIFESP)

Tiago Gomes de Paula
   Médico Residente de Neurologia – Escola Paulista de Medicina (EPM/UNIFESP)

Vanessa Mendes
   Residência Médica em Medicina Interna pela Escola Paulista de Medicina (EPM/UNIFESP)

Vanessa Pereira de Alencar Souza
   Residência Médica em Neurologia pela Escola Paulista de Medicina (EPM/UNIFESP)

Vitor Dornela de Oliveira
   Residência Médica em Medicina Interna pela Escola Paulista de Medicina (EPM/UNIFESP)

Wallace Stwart Carvalho Padilha
   Residência Médica em Medicina Interna pela Escola Paulista de Medicina (EPM/UNIFESP)

Aos residentes, ex-residentes,
preceptores de ontem e de hoje,
médicos assistentes e todos aqueles
que colaboram ou dividem seu tempo
com o programa de Residência Médica
em Clínica Médica da
Escola Paulista de Medicina;

Aos pacientes, que são fins e meios;

Ao Hospital São Paulo,
que sempre será nossa casa;

E, finalmente, dedicamos este livro
aos nossos familiares,
que nos inspiram e nos apoiam
em cada jornada, sempre.

Os editores

APRESENTAÇÃO

A Residência Médica é uma fase de grande crescimento pessoal e profissional, mas que exige muito do médico que se propõe a seguir este caminho. A Medicina Interna, foco desta obra, é uma especialidade que exige amplo conhecimento de diversas áreas, levando frequentemente à perda de foco naquilo que é essencial ao Internista.

Pensando na importância da boa formação em Medicina Interna e visando facilitar o dia a dia do Residente, resolvemos reunir temas fundamentais em uma obra que possa nortear os estudos nessa ampla área. Nosso Manual foi pensado para o Residente, feito por Residentes e Preceptores de uma das maiores instituições de ensino do país.

É uma obra coordenada pelo Prof. Dr. Aécio Flávio Teixeira de Gois, docente da Escola Paulista de Medicina, com ampla experiência em ensino médico voltado à residência, e atual Coordenador do Curso Médico na mesma instituição.

Concluímos esta primeira edição confiantes de que agradará seu público-alvo e servirá como guia nessa jornada árdua, mas gratificante, que é a Residência Médica em Medicina Interna.

Desejamos a todos uma boa leitura.

Os Editores

"The workers of my generation in the bush of science have collected a vaster quantity of sap than ever before known; much has already been boiled down, and it is for you of the younger generation while completing the job to tap your own trees."
Sir William Osler (1849–1919)

PREFÁCIO

O *Manual de Medicina Interna para o Residente* é uma obra composta por 190 capítulos, divididos em 18 seções, escrita por residentes e ex-residentes, preceptores e professores envolvidos no Programa de Residência Médica em Clínica Médica da Escola Paulista de Medicina da Universidade Federal de São Paulo (EPM/UNIFESP). Este livro foi desenvolvido tendo como base as melhores evidências da literatura atual, com o objetivo primordial de auxiliar na prática e contribuir para o aprimoramento teórico do residente, do internista, do generalista e dos alunos da graduação.

É com grande satisfação que apresento esta obra, fruto do trabalho e iniciativo de um grupo de residentes que, por um período muito importante, fizeram parte da minha vida como médico, docente e ex-coordenador deste Programa de Residência que me é tão caro.

"O saber a gente aprende com os mestres e os livros. A sabedoria, é com a vida e com os humildes", como escreveu Cora Coralina. Espero que esta obra faça a parte do saber de cada um e que ajude na trajetória da sabedoria, pois o maior erro de um médico é pensar que já sabe o suficiente...

Finalmente, gostaria de agradecer e parabenizar a todas as pessoas envolvidas na produção deste livro por todo o esforço.

Aécio Flávio Teixeira de Gois
Professor de Medicina
da EPM/UNIFESP

SUMÁRIO

SEÇÃO 1 ABORDAGEM DE SINAIS, SINTOMAS E PROCEDIMENTOS, 1
Editor responsável: *Paulo Ricardo Gessolo Lins*
Coordenadores da Seção: *Jellin Chiaoting Chuang, Paulo Ricardo Gessolo Lins*

PARTE 1 SINAIS E SINTOMAS, 2

1 **Adenomegalias, 3**
Cícero Rodrigo Medeiros Alves, Paulo Ricardo Gessolo Lins, Jellin Chiaoting Chuang

2 **Dispneia, 8**
Carlos Francisco da Silva, Paulo Ricardo Gessolo Lins, Jellin Chiaoting Chuang

3 **Edema, 10**
Gerard Fajula Sales, Paulo Ricardo Gessolo Lins, Jellin Chiaoting Chuang

4 **Febre, 17**
Guilherme Devide Mota, Paulo Ricardo Gessolo Lins, Jellin Chiaoting Chuang

5 **Hemoptise, 22**
Débora de Moura Cortê Real, Bruna Raphaeli Silva, Paulo Ricardo Gessolo Lins, Jellin Chiaoting Chuang

6 **Hepatoesplenomegalia, 26**
Júlia Fadini Margon, Jellin Chiaoting Chuang, Paulo Ricardo Gessolo Lins

7 **Icterícia, 29**
Ludmila de Andrade Barberino, Paulo Ricardo Gessolo Lins, Jellin Chiaoting Chuang

8 **Náuseas e vômitos, 33**
Rodrigo Ngan Pazini, Paulo Ricardo Gessolo Lins, Jellin Chiaoting Chuang

9 **Perda ponderal, 36**
Mariana Lorenzi Savioli, Jellin Chiaoting Chuang, Paulo Ricardo Gessolo Lins

10 **Lombalgia, 40**
Miriam Giorgetti, Paulo Ricardo Gessolo Lins, Jellin Chiaoting Chuang

11 **Púrpuras, 42**
Juliana Takiguti Toma, Paulo Ricardo Gessolo Lins, Jellin Chiaoting Chuang

12 **Doenças das unhas, 45**
Juliana Takiguti Toma, Paulo Ricardo Gessolo Lins, Jellin Chiaoting Chuang

13 **Doenças exantemáticas, 47**
Paulo Roberto Passos Lima, Paulo Ricardo Gessolo Lins, Jellin Chiaoting Chuang

PARTE 2 PROCEDIMENTOS MÉDICOS, 53

14 **Via aérea não invasiva, 54**
João Guilherme Ruiz Teixeira Leite, Gabriel Moreira de Sousa, Paulo Ricardo Gessolo Lins, Jellin Chiaoting Chuang

15 **Via aérea invasiva, 57**
Julia Martins Carneiro, Paulo Ricardo Gessolo Lins, Jellin Chiaoting Chuang

16 **Ventilação mecânica, 64**
Eugenia Jatene Bou Khazaal, Ilana Levy Korkes, Paulo Ricardo Gessolo Lins, Jellin Chiaoting Chuang

17 **Acesso venoso central, 75**
Alexandre Eiji Kayano, Priscila Ribeiro Cardoso Dias, Paulo Ricardo Gessolo Lins, Jellin Chiaoting Chuang

18 **Toracocentese, 80**
Wallace Stwart Carvalho Padilha, Antonio Haddad Tapias Filho, Paulo Ricardo Gessolo Lins, Jellin Chiaoting Chuang

19 **Paracentese, 85**
Bruna Giusto Bunjes, Jéssica Anelise Parreira Alves, Paulo Ricardo Gessolo Lins, Jellin Chiaoting Chuang

20 **Artrocentese, 89**
Camilla Almeida Martins, Felipe Mateus Teixeira Bezerra, Paulo Ricardo Gessolo Lins, Jellin Chiaoting Chuang

21 **Pericardiocentese, 92**
Tânia Lassalete Rebelo Amaro, Fernanda Badiani Roberto, Paulo Ricardo Gessolo Lins, Jellin Chiaoting Chuang

22 **Punção lombar, 97**
Tiago Gomes de Paula, Juliana de Oliveira Martins, Paulo Ricardo Gessolo Lins, Jellin Chiaoting Chuang

SEÇÃO 2 PROMOÇÃO À SÁUDE, 101

Editora responsável: *Natália Ivanovna Bernasovskaya Garção*
Coordenadores da Seção: *Natália Ivanovna Bernasovskaya Garção, Cauê Costa Pessoa*

23 Rastreamento de doenças, 103
Alice Nayane Rosa Morais, Natália Ivanovna Bernasovskaya Garção, Cauê Costa Pessoa

24 Imunização no adulto, 109
Marcelo Kirschbaum, Natália Ivanovna Bernasovskaya Garção, Cauê Costa Pessoa

25 Tabagismo, 112
Henry Butler Poletto, Natália Ivanovna Bernasovskaya Garção, Cauê Costa Pessoa

26 Alcoolismo, 119
Henry Butler Poleto, Natália Ivanovna Bernasovskaya Garção, Cauê Costa Pessoa

27 Medicina do viajante, 129
Gabriela Takayanagi Garcia, Natália Ivanovna Bernasovskaya Garção, Cauê Costa Pessoa

SEÇÃO 3 EMERGÊNCIAS MÉDICAS, 141

Editor responsável: *Paulo Ricardo Gessolo Lins*
Coordenador da Seção: *Paulo Ricardo Gessolo Lins*

28 Acidente vascular cerebral, 143
Rodrigo Andrade da Silva, Caroline De Pietro Franco Zorzenon, Paulo Ricardo Gessolo Lins

29 Tromboembolismo pulmonar, 156
Leandro Ribeiro Lago da Silva, Paulo Ricardo Gessolo Lins

30 Parada cardiorrespiratória, 166
Rafael Fernandes Pessoa Mendes, Paulo Ricardo Gessolo Lins

31 Urgências e emergências hipertensivas, 172
Rodrigo Eichler Lôbo, Paulo Ricardo Gessolo Lins

32 Insuficiência respiratória aguda, 178
Brayan Martins Tomaz, Paulo Ricardo Gessolo Lins

33 Emergências endocrinológicas, 183
Ludmila de Andrade Barberino, Rachel Teixeira Leal Nunes, Paulo Ricardo Gessolo Lins

34 Hemorragia digestiva alta e baixa, 195
Diego Adão Fanti Silva, Paulo Ricardo Gessolo Lins

35 Crise convulsiva, 203
Nicolas de Oliveira Amui, Paulo Ricardo Gessolo Lins

36 *Delirium*, 208
Henry Butler Poletto, Paulo Ricardo Gessolo Lins

37 Síndromes coronarianas agudas, 213
Thiago Carneiro Vieira da Rosa, Paulo Ricardo Gessolo Lins

38 Rabdomiólise, 224
Daniel Ribeiro da Rocha, Paulo Ricardo Gessolo Lins

39 Emergências oncológicas, 231
Gabriel Oliveira de Souza, Paulo Ricardo Gessolo Lins

40 Angioedema e anafilaxia, 237
Mariana Morais Carvalho, Paulo Ricardo Gessolo Lins

41 Sepse, 242
Sarah Pontes de Barros Leal, Paulo Ricardo Gessolo Lins

42 Intoxicações exógenas, 256
Karoline Soares Garcia, Paulo Ricardo Gessolo Lins

43 Cuidados intensivos na sala de emergência, 263
Daniel Ribeiro da Rocha, Paulo Ricardo Gessolo Lins

44 Choque, fluidos e drogas vasoativas, 268
André Chateaubriand Campos, Paulo Ricardo Gessolo Lins

45 Sedação, analgesia e bloqueio neuromuscular, 278
Claudio Vinicius Menezes de Brito, Paulo Ricardo Gessolo Lins

SEÇÃO 4 CARDIOLOGIA, 291

Editor responsável: *Gustavo Amarante Rodrigues*
Coordenadores da Seção: *Cauê Costa Pessoa, Gustavo Amarante Rodrigues*

46 Dislipidemias, 293
Mariel Massaro Rezende Corrêa, Gustavo Amarante Rodrigues, Cauê Costa Pessoa

47 Arritmias cardíacas, 300
Italo Menezes Ferreira, Gustavo Amarante Rodrigues, Cauê Costa Pessoa

48 Doença isquêmica do coração, 312
Thiago Carneiro Vieira da Rosa, Gustavo Amarante Rodrigues, Cauê Costa Pessoa

49 Hipertensão arterial sistêmica, 320
Rodrigo Ngan Pazini, Cauê Costa Pessoa, Gustavo Amarante Rodrigues

50 Doenças orovalvares, 328
André Chateaubriand Campos, Gustavo Amarante Rodrigues, Cauê Costa Pessoa

51 Febre reumática, 338
Vitor Dornela de Oliveira, Gustavo Amarante Rodrigues, Cauê Costa Pessoa

52 Endocardite infecciosa, 346
Bruno Del Bianco Madureira, Cauê Costa Pessoa, Gustavo Amarante Rodrigues

53 Insuficiência cardíaca crônica e descompensada, 353
Rodrigo Eichler Lôbo, Cauê Costa Pessoa, Gustavo Amarante Rodrigues

54 Pericardiopatias, 363
Cícero Rodrigo Medeiros Alves, Cauê Costa Pessoa, Gustavo Amarante Rodrigues

55 Miocardiopatias, 373
Bruno Del Bianco Madureira, Gustavo Amarante Rodrigues, Cauê Costa Pessoa

56 Doença venosa crônica, 381
Rodrigo Ngan Pazini, Cauê Costa Pessoa, Gustavo Amarante Rodrigues

57 Doença arterial obstrutiva periférica, 387
Jéssica Anelise Parreira Alves, Gustavo Amarante Rodrigues, Cauê Costa Pessoa

58 Perioperatório, 394
Marina Campos Simões Cabral, Gustavo Amarante Rodrigues, Cauê Costa Pessoa

SEÇÃO 5 DERMATOLOGIA, 401

Editor responsável: *Gustavo Amarante Rodrigues*
Coordenadores da Seção: *Gustavo Amarante Rodrigues, Marina Zoéga Hayashida*

59 Hanseníase, 403
Débora Natal Moreira, Marina Zoéga Hayashida, Gustavo Amarante Rodrigues

60 Buloses, 408
Maria Carolina Corsi Ferreira, Marina Zoéga Hayashida, Gustavo Amarante Rodrigues

61 Farmacodermias, 414
Carolina de Freitas Tavares da Silva, Marina Zoéga Hayashida, Gustavo Amarante Rodrigues

62 Manifestações dermatológicas de doenças sistêmicas, 420
Laila Adrieli Vieira, Marina Zoéga Hayashida, Gustavo Amarante Rodrigues

SEÇÃO 6 ENDOCRINOLOGIA, 427

Editora responsável: *Rachel Teixeira Leal Nunes*
Coordenadora da Seção: *Rachel Teixeira Leal Nunes*

63 Doenças da adrenal, 429
Thayana Linhares Santos, Rachel Teixeira Leal Nunes

64 Adenomas hipofisários, 440
Aline Guimarães de Faria, Rachel Teixeira Leal Nunes

65 Obesidade, 449
Mariel Massaro Rezende Corrêa, Rachel Teixeira Leal Nunes

66 Osteoporose e hiperparatireoidismo, 456
Leandro Ribeiro Lago da Silva, Rachel Teixeira Leal Nunes

67 Doenças da tireoide, 465
Filipe Dias de Souza, Rachel Teixeira Leal Nunes

68 Aspectos diagnósticos do diabetes *mellitus*, 475
Marina Campos Simões Cabral, Rachel Teixeira Leal Nunes

69 Tratamento e complicações crônicas do diabetes, 480
Mariana Lorenzi Savioli, Rachel Teixeira Leal Nunes

SEÇÃO 7 GASTROENTEROLOGIA E HEPATOLOGIA, 489

Editor responsável: *Igor Gouveia Pietrobom*
Coordenadoras da Seção: *Carolina Frade M. G. Pimentel, Sarah Rodrigues Pilon Faria*

70 Ascite, 491
*Carolina Cristina Pellegrino Feres, Carolina Frade M. G. Pimentel,
Igor Gouveia Pietrobom, Sarah Rodrigues Pilon Faria*

71 Doenças do esôfago, 496
*Fernanda Badiani Roberto, Sarah Rodrigues Pilon Faria,
Carolina Frade M. G. Pimentel, Igor Gouveia Pietrobom*

72 Dispepsia e doença ulcerosa péptica, 504
*George Novais Farage, Sarah Rodrigues Pilon Faria,
Carolina Frade M. G. Pimentel, Igor Gouveia Pietrobom*

73 Diarreia aguda, 512
*Julia Fadini Margon, Sarah Rodrigues Pilon Faria,
Carolina Frade M. G. Pimentel, Igor Gouveia Pietrobom*

74 Diarreia crônica, 518
*Miriam Giorgetti, Sarah Rodrigues Pilon Faria, Carolina Frade M. G. Pimentel,
Igor Gouveia Pietrobom*

75 Constipação, 526
*Aniele Cristine Ott Clemente, Sarah Rodrigues Pilon Faria,
Carolina Frade M. G. Pimentel, Igor Gouveia Pietrobom*

76 Pancreatite aguda e crônica, 531
*Martin Marcondes Castiglia, Diego Adão Fanti Silva,
Paulo Ricardo Gessolo Lins, Carolina Frade M. G. Pimentel,
Igor Gouveia Pietrobom, Sarah Rodrigues Pilon Faria*

77 Abordagem da icterícia no adulto, 540
Brayan Martins Tomaz, Carolina Frade M. G. Pimentel, Igor Gouveia Pietrobom,
Sarah Rodrigues Pilon Faria

78 Hepatites virais, 545
Caio Vaciski Gallassi, Carolina Frade M. G. Pimentel, Igor Gouveia Pietrobom,
Sarah Rodrigues Pilon Faria

79 Esteato-hepatite não alcoólica, 550
Camila Borges Bezerra Teixeira, Igor Gouveia Pietrobom,
Carolina Frade M. G. Pimentel, Sarah Rodrigues Pilon Faria

80 Cirrose hepática e complicações, 555
Daniel Ribeiro da Rocha, Carolina Frade M. G. Pimentel,
Igor Gouveia Pietrobom, Sarah Rodrigues Pilon Faria

81 Doenças inflamatórias intestinais, 564
Filipe Dias de Souza, Sarah Rodrigues Pilon Faria,
Carolina Frade M. G. Pimentel, Igor Gouveia Pietrobom

82 Isquemia mesentérica, 576
Guilherme Malandrini Andriatte, Sarah Rodrigues Pilon Faria,
Carolina Frade M. G. Pimentel, Igor Gouveia Pietrobom

SEÇÃO 8 GERIATRIA E CUIDADOS PALIATIVOS, 581

Editor responsável: *Igor Gouveia Pietrobom*
Coordenador da Seção: *Henry Porta Hirschfeld*

83 Avaliação geriátrica ampla, 583
Gabriela Takayanagi Garcia, Henry Porta Hirschfeld, Igor Gouveia Pietrobom

84 Síndrome da fragilidade, 592
Henry Porta Hirschfeld, Igor Gouveia Pietrobom

85 Síndrome do imobilismo, 597
Priscila Rodrigues Leite Oyama, Henry Porta Hirschfeld,
Igor Gouveia Pietrobom

86 Quedas: prevenção e reabilitação, 604
Priscila Rodrigues Leite Oyama, Henry Porta Hirschfeld,
Igor Gouveia Pietrobom

87 Polifarmácia, 609
Henry Porta Hirschfeld, Igor Gouveia Pietrobom

88 Controle de sintomas em cuidados paliativos, 614
Maria Carolyna Fonseca Batista, Katia Emi Nakaema, Igor Gouveia Pietrobom,
Henry Porta Hirschfeld

89   Diretivas antecipadas de vontade, 626
      Pérola Quintans de Almeida, Igor Gouveia Pietrobom, Henry Porta Hirschfeld

90   Comunicação de más notícias, 631
      Gabriela Takayanagi Garcia, Henry Porta Hirschfeld, Igor Gouveia Pietrobom

91   Medicamentos por hipodermóclise, 639
      Maria Carolyna Fonseca Batista, Katia Emi Nakaema, Igor Gouveia Pietrobom, Henry Porta Hirschfeld

SEÇÃO 9 ONCO-HEMATOLOGIA, 649

Editora responsável: *Ana Rita de Brito Medeiros da Fonseca*
Coordenadora da Seção: *Ana Rita de Brito Medeiros da Fonseca*

92   Anemias, 651
      Guilherme Malandrini Andriatte, Ana Rita de Brito Medeiros da Fonseca

93   Anemia falciforme, 658
      Thaíza Passaglia Bernardes, Ana Rita de Brito Medeiros da Fonseca

94   Trombocitopenias, 665
      João Carlos Pina Saraiva Filho, Ana Rita de Brito Medeiros da Fonseca

95   Trombofilias, 672
      Ana Rita de Brito Medeiros da Fonseca

96   Leucemias, 676
      João Carlos Pina Saraiva Filho, Ana Rita de Brito Medeiros da Fonseca

97   Doenças linfoproliferativas, 681
      Raphael Costa Bandeira de Melo, Ana Rita de Brito Medeiros da Fonseca

98   Doenças mieloproliferativas crônicas, 693
      João Carlos Pina Saraiva Filho, Ana Rita de Brito Medeiros da Fonseca

99   Neutropenia febril, 703
      Alice Nayane Rosa Morais, Ana Rita de Brito Medeiros da Fonseca

100   Princípios de hemoterapia, 712
      Aniele Cristine Ott Clemente, Ana Rita de Brito Medeiros da Fonseca

101   Distúrbios da hemostasia, 719
      Gabriel Oliveira de Souza, Ana Rita de Brito Medeiros da Fonseca

102   Toxicidade de quimioterápicos, 727
      Gerard Fajula Sales, Ana Rita de Brito Medeiros da Fonseca

103   Síndromes paraneoplásicas, 732
      Thiago Carneiro Vieira da Rosa, Ana Rita de Brito Medeiros da Fonseca

SEÇÃO 10 INFECTOLOGIA, 737

Editor responsável: *Lucas Ferreira Theotonio dos Santos*
Coordenadores da Seção: *Moacyr Silva Júnior, Lucas Ferreira Theotonio dos Santos*

104 **Síndrome da mononucleose, 739**
Carolina Cristina Pellegrino Feres, Lucas Ferreira Theotonio dos Santos, Moacyr Silva Júnior

105 **Síndromes febris hemorrágicas, 743**
Fernanda Badiani Roberto, Lucas Ferreira Theotonio dos Santos, Moacyr Silva Júnior

106 **Herpes simples e varicela-zóster, 750**
George Novais Farage, Lucas Ferreira Theotonio dos Santos, Moacyr Silva Júnior

107 **HIV e Aids, 755**
Julia Fadini Margon, Lucas Ferreira Theotonio dos Santos, Moacyr Silva Júnior

108 **Micoses invasivas endêmicas e oportunistas, 766**
Ludmila de Andrade Barberino, Lucas Ferreira Theotonio dos Santos, Moacyr Silva Júnior

109 **Pneumonia adquirida na comunidade, 775**
Paulo André Pamplona Marques dos Santos, Lucas Ferreira Theotonio dos Santos, Paulo Ricardo Gessolo Lins, Moacyr Silva Júnior

110 **Tuberculose, 783**
Pedro Henrique Carr Vaisberg, Lucas Ferreira Theotonio dos Santos, Moacyr Silva Júnior

111 **H1N1 e influenza sazonal, 788**
Vitor Dornela de Oliveira, Lucas Ferreira Theotonio dos Santos, Moacyr Silva Júnior

112 **Infecção do trato urinário, 793**
Aline Thebit Bortolon, Lucas Ferreira Theotonio dos Santos, Moacyr Silva Júnior

113 **Infecções de partes moles e osteomielite, 798**
André Chateaubriand Campos, Lucas Ferreira Theotonio dos Santos, Moacyr Silva Júnior

114 **Tétano, botulismo e raiva, 807**
André Luis Xavier Franco, Lucas Ferreira Theotonio dos Santos, Moacyr Silva Júnior

115 **Doença de Chagas, 813**
Camila Borges Bezerra Teixeira, Lucas Ferreira Theotonio dos Santos, Moacyr Silva Júnior

116 **Infecção de corrente sanguínea, 817**
Brayan Martins Tomaz, Lucas Ferreira Theotonio dos Santos, Moacyr Silva Júnior

117 Colite pseudomembranosa, 821
Bruno Del Bianco Madureira, Lucas Ferreira Theotonio dos Santos, Moacyr Silva Júnior

118 Acidentes com animais peçonhentos, 825
Aniele Cristine Ott Clemente, Lucas Ferreira Theotonio dos Santos, Moacyr Silva Júnior

SEÇÃO 11 NEFROLOGIA, 831

Editor responsável: *Igor Gouveia Pietrobom*
Coordenador da Seção: *Igor Gouveia Pietrobom*

119 Lesão renal aguda, 833
Lucas Ferreira Theotonio dos Santos, Thaíza Passaglia Bernardes, Igor Gouveia Pietrobom

120 Doença renal crônica, 839
Carolina Cristina Pellegrino Feres, Igor Gouveia Pietrobom

121 Terapia renal substitutiva, 848
Klaus Nunes Ficher, Lucas Ferreira Theotonio dos Santos, Paulo Ricardo Gessolo Lins, Igor Gouveia Pietrobom

122 Doenças glomerulares, 853
Sarah Pontes de Barros Leal, Igor Gouveia Pietrobom

123 Indicações de biópsia renal, 863
Felipe Alves Paste, Igor Gouveia Pietrobom

124 Síndromes tubulares, 866
Daniel Ribeiro da Rocha, Igor Gouveia Pietrobom

125 Abordagem dos distúrbios acidobásicos, 871
Guilherme Malandrini Andriatte, Igor Gouveia Pietrobom

126 Distúrbio do sódio, 884
Italo Menezes Ferreira, Igor Gouveia Pietrobom

127 Distúrbios do potassio e mágnésio, 893
Filipe Dias de Souza, Igor Gouveia Pietrobom

128 Distúrbios do cálcio e fósforo, 905
Marina Campos Simões Cabral, Igor Gouveia Pietrobom

129 Nefrolitíase e cólica nefrética, 918
Paulo André Pamplona Marques dos Santos, Igor Gouveia Pietrobom

SEÇÃO 12 NEUROLOGIA, 927

Editora responsável: *Ana Rita de Brito Medeiros da Fonseca*
Coordenadora da Seção: *Caroline De Pietro Franco Zorzenon*

130 **Exame neurológico, 929**
Breno Kazuo Massuyama, Caroline De Pietro Franco Zorzenon,
Ana Rita de Brito Medeiros da Fonseca

131 **Cefaleias, 935**
Nicolas de Oliveira Amui, Caroline De Pietro Franco Zorzenon,
Ana Rita de Brito Medeiros da Fonseca

132 **Meningites e encefalites, 942**
Felipe Chaves Duarte Barros, Caroline De Pietro Franco Zorzenon,
Ana Rita de Brito Medeiros da Fonseca

133 **Doenças desmielinizantes, 948**
Érika Lopes Honorato, Caroline De Pietro Franco Zorzenon,
Ana Rita de Brito Medeiros da Fonseca

134 **Doença de Parkinson, 954**
Rodrigo Andrade da Silva, Caroline De Pietro Franco Zorzenon,
Ana Rita de Brito Medeiros da Fonseca

135 **Demências, 960**
Vanessa Pereira de Alencar Souza, Caroline De Pietro Franco Zorzenon,
Ana Rita de Brito Medeiros da Fonseca

136 **Coma e morte encefálica, 966**
Fabiano Ferreira de Abrantes, Ana Rita de Brito Medeiros da Fonseca,
Caroline De Pietro Franco Zorzenon

137 **Distúrbios da junção neuromuscular, 974**
Fabiano Ferreira de Abrantes, Caroline De Pietro Franco Zorzenon,
Ana Rita de Brito Medeiros da Fonseca

138 **Miopatias, 979**
Fabiano Ferreira de Abrantes, Ana Rita de Brito Medeiros da Fonseca,
Caroline De Pietro Franco Zorzenon

139 **Síndrome de Guillain-Barré, 986**
Bárbara Gomes Barbeiro, Caroline De Pietro Franco Zorzenon,
Ana Rita de Brito Medeiros da Fonseca

SEÇÃO 13 PNEUMOLOGIA, 993

Editora responsável: *Rachel Teixeira Leal Nunes*
Coordenadora da Seção: *Luiza Helena Degani Costa*

140 **Derrame pleural, 995**
André Luis Xavier Franco, Luiza Helena Degani Costa,
Rachel Teixeira Leal Nunes

141 Asma, 1000
   Vitor Dornela de Oliveira, Rachel Teixeira Leal Nunes,
   Luiza Helena Degani Costa

142 Doença pulmonar obstrutiva crônica, 1008
   Claudio Vinicius Menezes de Brito, Felipe Vellasco de O. e Souza,
   Rachel Teixeira Leal Nunes, Luiza Helena Degani Costa

143 Fibrose cística em adultos, 1015
   Karoline Soares Garcia, Maíra Thomazini Rodrigues,
   Rachel Teixeira Leal Nunes, Luiza Helena Degani Costa

144 Doenças pulmonares intersticiais, 1021
   Alice Nayane Rosa Morais, Rachel Teixeira Leal Nunes,
   Luiza Helena Degani Costa

145 Hipertensão pulmonar, 1030
   Luiz Henrique da Silveira Cavalcanti, Luiza Helena Degani Costa,
   Rachel Teixeira Leal Nunes

146 Síndrome da apneia e hipopneia obstrutiva do sono (SAHOS), 1041
   Carlos Francisco da Silva, Adriana Hora de M. Fontes,
   Rachel Teixeira Leal Nunes, Luiza Helena Degani Costa

147 Avaliação do nódulo pulmonar, 1047
   Mariana Lorenzi Savioli, Rachel Teixeira Leal Nunes, Luiza Helena Degani Costa

148 Tosse crônica, 1053
   Rodrigo Saddi, Rachel Teixeira Leal Nunes, Luiza Helena Degani Costa,
   Vanessa Mendes

149 Pneumoconioses, 1060
   Mariel Massaro Rezende Corrêa, Rachel Teixeira Leal Nunes,
   Luiza Helena Degani Costa

150 Provas de função pulmonar, 1066
   Gerard Fajula Sales, Maíra Thomazini Rodrigues, Luiza Helena Degani Costa,
   Rachel Teixeira Leal Nunes

SEÇÃO 14 PSIQUIATRIA, 1075

Editor responsável: *Lucas Ferreira Theotonio dos Santos*
Coordenador da Seção: *André Lippe De Camillo*

151 Exame psíquico e diagnóstico diferencial em psiquiatria, 1077
   Diogo Abrantes Andrade, Marcelo Polazzo Machado,
   Juliana Bernardo Vicente Alves, André Lippe De Camillo,
   Mônica Cristina Di Pietro, Lucas Ferreira Theotonio dos Santos

152 Transtornos de ansiedade, 1085
   Thauana Dela Santina Torres Oliveira, André Lippe De Camillo,
   Christina Hajaj Gonzalez, Lucas Ferreira Theotonio dos Santos

153 Transtornos de humor, 1091
Sérgio Henrique de Castro Matias Barros, André Lippe De Camillo,
Christina Hajaj Gonzalez, Lucas Ferreira Theotonio dos Santos

154 Transtornos somatoformes e simulação, 1097
Bruno Maranhão Affonso, Matheus Souza Steglich, André Lippe De Camillo,
José Atílio Bombana, Lucas Ferreira Theotonio dos Santos

155 Transtornos alimentares, 1103
Pedro José de Moraes Rebello Pinho, André Lippe De Camillo,
Mara Fernandes Maranhão, Lucas Ferreira Theotonio dos Santos

156 Agitação psicomotora, primeiro episódio psicótico e esquizofrenia, 1109
André Shinji Nakamura, Mariana Bendlin Calzavara, André Lippe De Camillo,
Luiz Henrique Junqueira Dieckmann, Lucas Ferreira Theotonio dos Santos

157 Abordagem geral ao dependente químico, 1115
Kalil Bueno Abdalla, André Lippe De Camillo, Thiago Marques Fidalgo,
Lucas Ferreira Theotonio dos Santos

158 Suicídio, 1121
Maria Angélica Torneli Ribeiro, André Lippe De Camillo,
Magali Pacheco Simões, Lucas Ferreira Theotonio dos Santos

159 Insônia, 1127
Isabela Paixão Rodrigues, Gustavo Lima do Valle Astur,
André Lippe De Camillo, Liliana Baumgartner Haddad Pan,
Lucas Ferreira Theotonio dos Santos

SEÇÃO 15   REUMATOLOGIA, 1133

Editora responsável: *Ana Rita de Brito Medeiros da Fonseca*
Coordenadores da Seção: *Ricardo Amaro Noleto Araujo, Alexandre Wagner Silva de Souza*

160 Exame osteoarticular, 1135
Daniele Scherer, Ricardo Amaro Noleto Araujo,
Ana Rita de Brito Medeiros da Fonseca, Alexandre Wagner Silva de Souza

161 Diagnóstico diferencial em artrite, 1140
Carlos Francisco da Silva, Ricardo Amaro Noleto Araujo,
Alexandre Wagner Silva de Souza, Ana Rita de Brito Medeiros da Fonseca

162 Osteoartrite, 1147
Guilherme Devide Mota, Ricardo Amaro Noleto Araujo,
Ana Rita de Brito Medeiros da Fonseca, Alexandre Wagner Silva de Souza

163 Artrite reumatoide, síndrome de Sjögren e doença de Still, 1150
Guilherme Devide Mota, Ricardo Amaro Noleto Araujo,
Ana Rita de Brito Medeiros da Fonseca, Alexandre Wagner Silva de Souza

164 Doença por depósitos de cristais, 1156
Pedro Henrique Carr Vaisberg, Ricardo Amaro Noleto Araujo,
Ana Rita de Brito Medeiros da Fonseca, Alexandre Wagner Silva de Souza

165 Lúpus eritematoso sistêmico, 1162
Claudio Vinicius Menezes de Brito, Ricardo Amaro Noleto Araujo,
Ana Rita de Brito Medeiros da Fonseca, Alexandre Wagner Silva de Souza

166 Espondiloartrites, 1169
Aline Thebit Bortolon, Ricardo Amaro Noleto Araujo,
Alexandre Wagner Silva de Souza, Ana Rita de Brito Medeiros da Fonseca

167 Vasculites sistêmicas, 1176
Andréa Ribeiro Gonçalves de Vasconcelos Medeiros,
Ana Rita de Brito Medeiros da Fonseca, Ricardo Amaro Noleto Araujo,
Alexandre Wagner Silva de Souza

168 Polimiosite e dermatomiosite, 1181
Camila Borges Bezerra Teixeira, Ricardo Amaro Noleto Araujo,
Ana Rita de Brito Medeiros da Fonseca, Alexandre Wagner Silva de Souza

169 Esclerodermia e esclerose sistêmica, 1186
Rodrigo Saddi, Ricardo Amaro Noleto Araujo,
Alexandre Wagner Silva de Souza, Ana Rita de Brito Medeiros da Fonseca

170 Doença mista do tecido conjuntivo, 1194
Rafael Fernandes Pessoa Mendes, Ricardo Amaro Noleto Araujo,
Ana Rita de Brito Medeiros da Fonseca, Alexandre Wagner Silva de Souza

171 Lombalgia, 1198
Carlos Francisco da Silva, Ricardo Amaro Noleto Araujo,
Alexandre Wagner Silva de Souza, Ana Rita de Brito Medeiros da Fonseca

SEÇÃO 16 PRINCÍPIOS DE DIAGNÓSTICO POR IMAGEM, 1205

Editor responsável: *Paulo Ricardo Gessolo Lins*
Coordenadores da Seção: *Ricardo Francisco Tavares Romano, Juliana Celiberto Yoshitani*

172 Radiografia de tórax, 1207
Pedro Henrique Carr Vaisberg, Paulo Ricardo Gessolo Lins,
Ricardo Francisco Tavares Romano, Juliana Celiberto Yoshitani

173 Radiografia de abdômen e radiografias baritadas, 1218
Rafael Fernandes Pessoa Mendes, Paulo Ricardo Gessolo Lins,
Ricardo Francisco Tavares Romano, Juliana Celiberto Yoshitani

174 Ultrassonografia à beira do leito, 1226
Gustavo Amarante Rodrigues, Paulo Ricardo Gessolo Lins,
Ricardo Francisco Tavares Romano, Juliana Celiberto Yoshitani

175 Indicações comuns de ultrassonografia, 1239
Raphael Costa Bandeira de Melo, Paulo Ricardo Gessolo Lins,
Ricardo Francisco Tavares Romano, Juliana Celiberto Yoshitani

176 **Indicações comuns de tomografia computadorizada, 1245**
*Natália Ivanovna Bernasovskaya Garção, Rafael Andrade Santiago de Oliveira,
Paulo Ricardo Gessolo Lins, Ricardo Francisco Tavares Romano,
Juliana Celiberto Yoshitani*

177 **Indicações comuns de ressonância magnética, 1255**
*Rodrigo Eichler Lôbo, Paulo Ricardo Gessolo Lins,
Ricardo Francisco Tavares Romano, Juliana Celiberto Yoshitani*

178 **Contrastes: complicações clínicas, 1261**
*Lucas Ferreira Theotonio dos Santos, Klaus Nunes Ficher,
Paulo Ricardo Gessolo Lins, Ricardo Francisco Tavares Romano,
Juliana Celiberto Yoshitani*

SEÇÃO 17 MEDICINA LABORATORIAL, 1267

Editora responsável: *Natália Ivanovna Bernasovskaya Garção*
Coordenadores da Seção: *Natália Ivanovna Bernasovskaya Garção, Adagmar Andriolo*

179 **Hemograma, 1269**
*Raphael Costa Bandeira de Melo, Adagmar Andriolo,
Natália Ivanovna Bernasovskaya Garção*

180 **Urinálise, 1275**
Felipe Alves Paste, Adagmar Andriolo, Natália Ivanovna Bernasovskaya Garção

181 **Eletroforese de proteínas e imunofixação, 1281**
*André Luis Xavier Franco, Adagmar Andriolo,
Natália Ivanovna Bernasovskaya Garção*

182 **Imunologia das doenças autoimunes, 1285**
*Leandro Ribeiro Lago da Silva, Adagmar Andriolo,
Natália Ivanovna Bernasovskaya Garção*

183 **Avaliação do metabolismo do ferro, 1292**
*Karoline Soares Garcia, Adagmar Andriolo,
Natália Ivanovna Bernasovskaya Garção*

184 **Troponinas na prática clínica, 1296**
Rodrigo Saddi, Adagmar Andriolo, Natália Ivanovna Bernasovskaya Garção

185 **D-dímero na prática clínica, 1303**
*Cícero Rodrigo Medeiros Alves, Adagmar Andriolo,
Natália Ivanovna Bernasovskaya Garção*

186 **Marcadores de insuficiência cardíaca, 1306**
*Aline Thebit Bortolon, Adagmar Andriolo,
Natália Ivanovna Bernasovskaya Garção*

187 **Marcadores inflamatórios na prática clínica, 1311**
*Caio Vaciski Gallassi, Adagmar Andriolo,
Natália Ivanovna Bernasovskaya Garção*

SEÇÃO 18 ANTIMICROBIANOS, 1317

Editor responsável: *Lucas Ferreira Theotonio dos Santos*
Coordenador da Seção: *João Antônio Gonçalves Garreta Prats*

188 Antimicrobianos: conceitos gerais, 1319
João Antônio Gonçalves Garreta Prats, Lucas Ferreira Theotonio dos Santos

189 Laboratório de microbiologia para o clínico, 1325
João Antônio Gonçalves Garreta Prats, Lucas Ferreira Theotonio dos Santos

190 Principais antimicrobianos, 1333
João Antônio Gonçalves Garreta Prats, Lucas Ferreira Theotonio dos Santos

SEÇÃO 1

ABORDAGEM DE SINAIS, SINTOMAS E PROCEDIMENTOS

Editor responsável: **Paulo Ricardo Gessolo Lins**
Coordenadores da Seção: **Jellin Chiaoting Chuang, Paulo Ricardo Gessolo Lins**

1 PARTE

SINAIS E SINTOMAS

ADENOMEGALIAS

Cícero Rodrigo Medeiros Alves
Paulo Ricardo Gessolo Lins
Jellin Chiaoting Chuang

INTRODUÇÃO

As adenomegalias podem constituir um desafio diagnóstico, já que podem ocorrer por uma multiplicidade de etiologias. Linfonodos são compostos especialmente por linfócitos em um sistema intricado, cuja função principal é a defesa do organismo contra agentes externos (bactérias, vírus etc.) ou contra células mutantes por meio do reconhecimento de antígenos de superfície, transferidos aos linfonodos através da rede linfática e então, estimulando o processo inflamatório por meio da reposta imune.

DEFINIÇÃO E EPIDEMIOLOGIA

Existem aproximadamente 600 linfonodos, sendo apenas palpáveis mesmo em pessoas saudáveis em algumas cadeias superficiais, como axilar, cervical e inguinal. As cadeias superficiais são as primeiras a serem estudadas pelo próprio exame físico. O exame físico também define as demais características da propedêutica dos linfonodos: localização, dor e sinais flogísticos, consistência, confluência, aderência a planos profundos, presença de fistulação ou demais achados de nota.

Consideramos aumentado um linfonodo de diâmetro superior a 1 cm. Contudo, mesmo linfonodos de menor diâmetro podem ser considerados suspeitos a depender das demais características semiológicas. Com a boa descrição do quadro clínico e da semiologia de apresentação de um linfonodo, pode-se direcionar a suspeição para uma determinada etiologia.

Tratando-se de risco de malignidade, como já demonstrado em estudos, quanto maior o diâmetro do linfonodo, maior é a chance de malignidade. A localização também pode aumentar o risco de tratar-se de neoplasia. São descritas localizações específicas de risco como sítio epitroclear, características de linfomas; em sítio axilar de metástases por neoplasias mamárias. Especialmente em sítio supraclavicular, estudos demonstram uma alta taxa de incidência de neoplasia, podendo chegar a 50% em pacientes acima de 40 anos.

ETIOLOGIA

O desenvolvimento de uma linfonomegalia pode ser estimulado por um processo reacional a estímulo externo, seja de forma localizada, a exemplo de uma linfonomegalia reacional a um sítio específico de infecção, ou de forma generalizada por doenças sistêmicas, e pode ocorrer por diversas etiologias inclusive malignas, sejam primárias – como linfomas – ou por infiltração metastática.

Localizada *vs.* generalizada

A principal forma de guiar o raciocínio clínico diante de uma adenomegalia é a divisão entre as patologias com apresentação localizada e aquelas com quadro difuso. Considera-se acometimento generalizado quando duas ou mais cadeias distantes entre si estão acometidas.

Localizada

As principais causas de linfonodomegalias localizadas são as reacionais. Inicialmente, é preciso pesquisar sítios próximos; a adenomegalia pode ocorrer em região cervical após amigdalite ou por infecção em sítio de drenagem para a cadeia. Entre outras causas, as DSTs, celulite e erisipela podem levar a acometimento de cadeias inguinais e demais cadeias próximas. Tuberculose pode levar a acometimento de cadeia única, em geral com quadro progressivo, lento e com sintomas sistêmicos (Tabela 1.1).

Ainda assim, pode não haver etiologia clara. Se não houver sinais claros de alarme para doença maligna, pode-se observar a evolução do linfonodo por 3 a 4 semanas. Caso persista aumentado após esse período ou surjam outras complicações, deve ser investigado com biópsia ou estudo citológico.

Generalizada

O acometimento linfonodal em duas cadeias ou mais distantes entre si deve chamar a atenção para alguma doença sistêmica, de origem infecciosa ou mesmo neoplásica. Um exemplo padrão de adenomegalia generalizada é a mononucleose, que é uma doença infecciosa causada pelo vírus Epstein-Barr (EBV), caracterizada por febre, faringite e linfonodomegalia cervical em região posterior e anterior; e também pode ocorrer hepatoesplenomegalia na síndrome. As infecções por HIV, especialmente no quadro agudo, citomegalovírus, toxoplasmose, entre outros agentes infecciosos, e até mesmo drogas como anticonvulsivantes podem também gerar um quadro similar a mononucleose, chamado de mono-*like*. Tuberculose também pode levar a acometimento de múltiplas cadeias, especialmente no quadro miliar. Drogas também podem cursar com linfonodomegalia, febre, atralgia, *rash*, especialmente drogas anticonvulsivantes (a exemplo da fenitoína). Também deve-se levar em consideração a possibilidade de doença autoimune, a exemplo de lúpus eritematoso sistêmico, como parte do acometimento hematológico desta doença.

Portanto, a investigação de linfonomegalia generalizada, além de refinada anamnese, normalmente requer a investigação complementar, seja com exames laboratoriais, sorologias, imagem e outros exames complementares.

Patologias raras também podem ser causa de linfonodomegalias, a exemplo de sarcoidose, doença de Castleman, doença de Kikuchi, amiloidose, entre outras. Essas doenças devem ser investigadas caso a etiologia da adenomegalia permaneça indeterminada.

TABELA 1.1 Causas de adenomegalia	
Causas	**Exemplos**
Infecciosas	
Bacteriana	Localizada: faringite estreptocócica, infecções cutâneas, tularemia, doença da arranhadura do gato
	Generalizada: leptospirose, brucelose, linfogranuloma venéreo, febre tifoide
Viral	Epstein-Barr, HIV, herpes simples, citomegalovírus, rubéola, hepatite B, dengue
Micobactérias	*M. tuberculosis*, MAC
Fungos	Histoplasmose, paracoccidioidomicose, criptococose
Protozoários	Toxoplasmose, leishmaniose
Espiroquetas	Sífilis secundária, doença de Lyme
Câncer	Carcinomas espinocelular de cabeça e de pescoço, linfoma, leucemia, metástase
Linfoproliferativo	Linfadenopatia angioimunoblástica com disproteinemia
	Doença linfoproliferativa autoimune
	Doença de Rosai-Dorfman
	Linfo-histiocitose hematofagocítica
Imunológico	Doença do soro, reação a drogas
Endócrino	Hipotireoidismo, doença da Addison
Miscelânia	Sarcoidose, amiloidose, histiocitose, doenças granulomatosas crônicas, doença de Kikuchi, doença de Kawasaki, lúpus eritematoso sistêmico, artrite reumatoide, doença de Still, dermatomiosite, doença de Sjögren

EXAMES COMPLEMENTARES

A caracterização da história clínica, com clareza da evolução dos linfonodos, cadeias acometidas, presença de sintomas constitucionais (febre, perda ponderal não intencional, sudorese noturna), antecedentes pessoais, uso de medicações, história epidemiológica e de hábitos de vida, viagens, quantidade de parceiros sexuais, bem como passado de transfusão sanguínea e outros achados do exame físico são de extrema importância.

Laboratorialmente, pode-se complementar a investigação com hemograma e provas inflamatórias (proteína C reativa, velocidade de hemossedimentação). Sorologias para doenças infecciosas causadoras da síndrome mono-*like* como HIV, VDRL, EBV, toxoplasmose, entre outros, devem ser solicitadas diante da suspeição clínica. Também podem ser solicitadas sorologias para doenças autoimunes, já que também são causas de adenopatia generalizada. O pedido rotineiro de todos os exames de forma não criteriosa, além de dispendiosa, pode levar a confusão diagnóstica com prejuízo ao paciente e aos sistemas de saúde.

Exames de imagem como a TC de tórax e abdômen podem evidenciar linfonodomegalias não acessíveis ao exame físico. São especialmente importantes na investigação de doenças linfoproliferativas e no estadiamento de linfomas. O USG Doppler pode ajudar a detectar linfonodos ocultos, que possam vir a apresentar características suspeitas (Fig. 1.1).

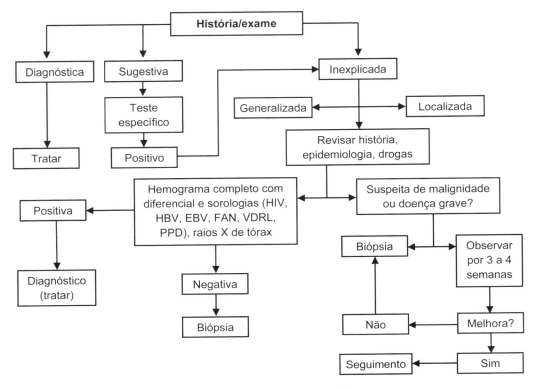

FIGURA 1.1 Algoritmo para investigação diagnóstica.

ESTUDO ANATOMOPATOLÓGICO

Os principais métodos para o estudo direto do linfonodo são a punção aspirativa por agulha fina (PAAF) e a biópsia (incisional ou excisional). O estudo direto da citologia linfonodal pode ser indicado já no momento inicial, se houver suspeita de neoplasia. Em caso de outras etiologias, pode-se optar por observação clínica; entretanto, espera-se resolução do mesmo em até 4 semanas; e a partir de então recomenda-se o estudo complementar. Vassilakopoulos e Pangalis chegaram a criar um escore preditor de risco da linfonomegalia que levaria a decisão entre biopsiar ou não.

O método excisional é a preferência, especialmente se há o diagnóstico diferencial com linfomas, já que assim preserva-se a estrutura do linfonodo, incluindo suas margens. A biópsia incisional pode identificar a presença de granulomas. Já a PAAF pode estudar a citologia de forma mais grosseira, mas já pode identificar células neoplásicas, atipias e a presença de agentes infecciosos. No entanto, por não manter a estrutura linfonodal, pode levar a resultado falso-negativo.

BIBLIOGRAFIA

1. Chau I, Kelleher MT, Cunningham D, et al. Rapid access multidisciplinary lymph node diagnostic clinic: analysis of 550 patients. Br J Cancer 2003; 88:354.
2. Ferrer R. Lymphadenopathy: differential diagnosis and evaluation. Am Fam Physician 1998; 58:1313.
3. Fijten GH, Blijham GH. Unexplained lymphadenopathy in family practice. An evaluation of the probability of malignant causes and the effectiveness of physicians' workup. J Fam Pract 1988; 27:373.
4. Habermann TM, Steensma DP. Lymphadenopathy. Mayo Clin Proc 2000; 75:723.
5. Vassilakopoulos TP, Pangalis GA. Application of a prediction rule to select which patients presenting with lymphadenopathy should undergo a lymph node biopsy. Medicine (Baltimore) 2000; 79:338.

2

DISPNEIA

Carlos Francisco da Silva
Paulo Ricardo Gessolo Lins
Jellin Chiaoting Chuang

Ver Figura 2.1 a seguir.

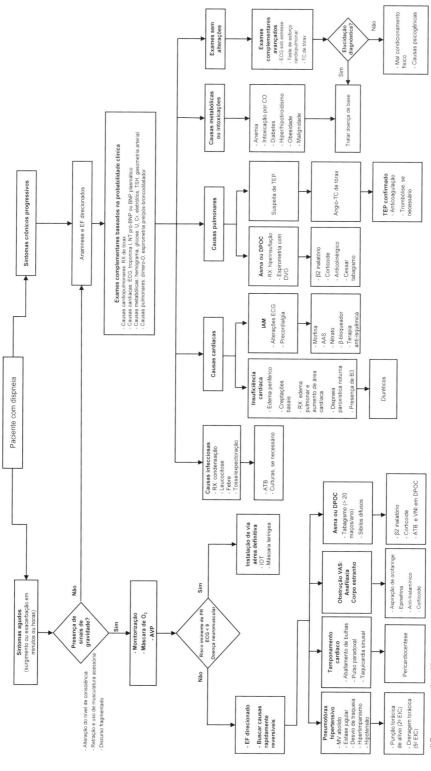

FIGURA 2.1 Algoritmo para investigação diagnóstica.

3

EDEMA

Gerard Fajula Sales
Paulo Ricardo Gessolo Lins
Jellin Chiaoting Chuang

INTRODUÇÃO

Edema é definido como um aumento clinicamente reconhecível de volume intersticial. Pode ser localizado, associado a condições como insuficiência venosa ou linfática, ou generalizado, associado a doenças cardíacas, renais ou hepáticas.

Quando localizado, pode ter nomenclatura específica como hidrotórax ou ascite, referências ao edema cavitário pleural e peritoneal, respectivamente. Quando maciço e generalizado é chamado de anasarca.

Neste capítulo discutiremos as principais causas e elaboraremos um algoritmo diagnóstico.

FISIOPATOLOGIA

O edema pode ocorrer no nível intracelular ou extracelular.

Edema intracelular

Secundário a um déficit de aporte de fluxo sanguíneo aos tecidos. A falta de oxigênio e nutrientes leva a uma desestruturação das bombas iônicas celulares, produzindo um acúmulo de íons, principalmente sódio, no espaço intracelular. Secundariamente, por osmose, haverá um fluxo de líquido para o intracelular, produzindo edema.

Outro mecanismo é por aumento de permeabilidade da membrana celular em uma situação de inflamação celular, facilitando o fluxo de líquido para dentro das células.

Edema extracelular

Produzido por um aumento da filtração do líquido capilar, definido pelas forças de Starling, havendo um aumento da pressão hidrostática capilar ou uma diminuição da pressão coloidosmótica do plasma. Outro mecanismo levando a edema extracelular é a insuficiência do retorno linfático (Tabela 3.1).

TABELA 3.1 Causas de edema

Aumento da pressão capilar
- Retenção excessiva de sal e água
  - Insuficiência renal aguda ou crônica
  - Excesso de mineralocorticoide
- Pressão venosa alta e constrição venosa
  - Insuficiência cardíaca
  - Obstrução venosa
  - Insuficiência venosa, imobilização de partes do corpo
- Redução da resistência arteriolar
  - Aquecimento excessivo
  - Insuficiência do sistema nervoso simpático
  - Drogas vasodilatadoras

Redução de proteínas plasmáticas
- Perda urinária – síndrome nefrótica
- Perda não urinária – Queimaduras, ferimentos
- Insuficiência de síntese proteica
  - Desnutrição
  - Doenças hepáticas (p. ex., cirrose)

Aumento de permeabilidade capilar
- Reações imunes
- Toxinas
- Infecções bacterianas
- Deficiência vitamínica (vitamina C)
- Isquemia prolongada
- Queimadura

Bloqueio do retorno linfático
- Câncer
- Infecções (p. ex., filária nematódea)
- Cirurgia
- Anormalidade anatômica de vasos linfáticos

Adaptada de Guyton e Hall. Tratado de Fisiologia Médica; 2006.

Diagnóstico

A primeira informação para chegar a um diagnóstico deve ser o edema é localizado ou generalizado. Outros dados importantes são a presença de cacifo (sinal de Godet) e alterações cutâneas, hipoalbuminemia sérica, proteinúria, débito urinário e função cardíaca, entre outros.

Edema localizado

Edema característico de insuficiência venosa e linfática. Aparece circunscrito a uma extremidade, mais frequentemente. As principais causas são linfangite crônica, tromboflebite, ablação de gânglios linfáticos regionais, filariose, entre outros.

Trombose venosa

Edema assimétrico, localizado caracteristicamente em um membro inferior, associado a dor a palpação, com presença de sinais característicos de Homans e sinal da bandeira, com empastamento de panturrilha. Diferenciar de outras causas como rotura de cisto de Baker ou erisipela.

Insuficiência venosa crônica

Associada a alterações tróficas como hiperpigmentação, eritema, dermatite e varizes. Produz edema doloroso e assimétrico. Em longo prazo podem aparecer úlceras maleolares.

Linfedema

Indolor, progressivo e com importante deformidade dos membros. Inicialmente se pode encontrar cacifo; em fases mais avançadas é um edema duro e sem cacifo.

Linfedema primário é devido a ausência e malformação de vasos linfáticos. Pode estar associado a doenças como Klinefelter, Noonan ou Turner. De transmissão autossômica dominante, pode ser congênito (síndrome de Milroy), de aparecimento precoce, durante a adolescência (síndrome de Meige), ou tardio, depois dos 35 anos.

O linfedema secundário se deve a lesões dos ductos ou gânglios linfáticos, mais comumente por infecções de repetição (estreptocócicas), ou por filariose, sendo esta a primeira causa no mundo de linfedema. Outras causas incluem malignidades (linfomas, próstata) e tratamentos de neoplasia (p. ex., linfedema de membro superior secundário a linfadenectomia por câncer de mama) (Fig. 3.1).

Edema generalizado

O edema generalizado costuma ser mais prevalente em membros inferiores, simétrico e indolor. Em pacientes acamados, procurar em região pré-sacral, onde o líquido é depositado por gravidade.

O primeiro passo no estudo do edema generalizado é questionar se ele é agudo ou crônico, e se existe alguma doença sistêmica que o justifique. As principais doenças causadoras de anasarca são a insuficiência cardíaca, patologias renais levando a síndrome nefrótica ou nefrítica, e cirrose (Fig. 3.2).

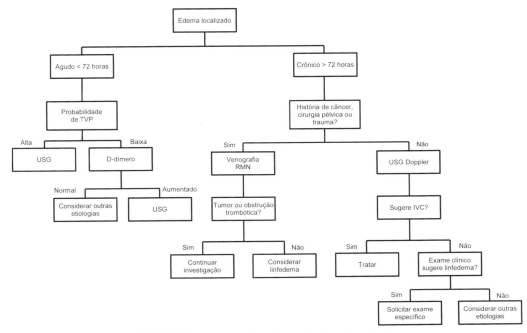

FIGURA 3.1 Algoritmo diagnóstico de edema localizado.

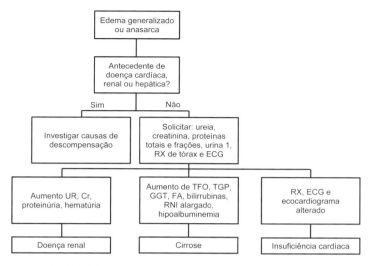

FIGURA 3.2 Algoritmo diagnóstico de edema generalizado.

Insuficiência cardíaca

O edema aparece em regiões pendentes. Associado a estigmas de doença cardíaca como cardiomegalia, ingurgitação jugular, terceira ou quarta bulha cardíaca, hepatomegalia congestiva e presença de refluxo hepatojugular. O paciente pode reclamar de dispneia progressiva associada a ortopneia e dispneia paroxística noturna. Diagnóstico confirmado por ecocardiografia.

Síndrome nefrótica

Pode apresentar antecedente de doença renal ou não. O diagnóstico é feito pela presença de proteinúria intensa (> 3,5 g/dia), hipoalbuminemia (< 3,5 mg/dL), hipercolesterolemia e edema. O edema é produzido pela baixa pressão coloidosmótica. Aparece mais frequentemente em membros inferiores e, caracteristicamente, na região periorbitária, sendo mais intenso no período da manhã.

Glomerulonefrite aguda e insuficiência renal

Há uma diminuição do débito urinário levando a hipervolemia com aumento da pressão hidrostática capilar. Acontece edema associado a hipertensão, proteinúria não nefrótica e hematúria dismórfica. Podem ser vistos sinais de congestão pulmonar com função cardíaca preservada.

Cirrose

Suspeitar em casos de ascite desproporcional ao resto do edema. Acontece por hipertensão portal e hipoalbuminemia secundária à disfunção hepática. O paciente apresenta estigmas de doença hepática como circulação colateral e aranhas vasculares (Tabela 3.2).

Edema induzido por fármacos

Muitas drogas de uso habitual podem induzir edema por vasoconstrição renal, vasodilatação periférica, aumento de reabsorção renal de sódio e lesão capilar (Tabela 3.3).

TABELA 3.2 Diagnóstico diferencial de anasarca

Causa	Anamnese	Exame físico	Laboratório
Cardíaco	Dispneia de esforço progressiva, ortopneia e dipneia paroxística noturna	Turgência jugular, terceira bulha	Hiponatremia, aumento da relação U/Cr, ácido úrico aumentado, aumento de enzimas hepáticas por congestão
Hepático	Antecedente de etilismo ou VHC/VHB. Sem associação com dispneia	Icterícia, eritema palmar, contratura de Dupuytren, *flapping*, ascite, sinais de encefalopatia	Diminuição de níveis de albumina, transferrina, fibrinogênio, colesterol, RNI alargado, macrocitose por falta de ácido fólico
Renal	Sintomas característicos de uremia: inapetência, disgeusia, alteração do sono	Hipertensão, retinopatia hipertensiva ou diabética, edema periorbitário, *flapping*, mioclonia	Albuminúria aumentada, hipoalbuminemia, aumento de ureia e creatinina, hipercalemia, hiperfosfatemia, acidose metabólica, hipocalcemia, anemia

TABELA 3.3 Drogas indutoras de edema

Anti-inflamatórios não hormonais
Anti-hipertensivos: hidralazina, clonidina, metildopa, guanetidina, minoxidil, antagonistas dos canais de cálcio
Hormônios esteroidais • Corticoides • Anabolizantes • Estrogênio • Progestágeno
Antidepressivos • Inibidores da MAO
Antivirais • Aciclovir
Quimioterápicos • Ciclofosfamida • Ciclosporina
Citoquinas • Granulokine • Interferon alfa • Interleucina 2 e 4

Edema cavitário

Derrame pleural

Definido como acúmulo de líquido na cavidade pleural. Para definição diagnóstica, o primeiro passo será questionar se existe alguma doença conhecida que justifique o aparecimento do derrame. Existem múltiplas causas de derrame pleural, sendo as mais comuns: insuficiência cardíaca, ascite, neoplasia, infecção (parapneumônico, tuberculose), colagenoses ou trauma.

TABELA 3.4 Critérios de Light

Critérios de Light	Outros critérios
• Relação pleural-sérica de proteína > 0,5 • Gradiente de albumina sérico-pleural < 1,2 • Relação pleural-sérica de DHL > 0,6 • DHL pleural > 2/3 do valor de referência sérico	• Colesterol pleural > 60 mg/dL • Gradiente de albumina sérico-pleural < 1,2 • Relação de bilirrubina pleural-sérica > 0,6

TABELA 3.5 Causas de derrame pleural

Exsudato	Transudato
• Neoplasia • Parapneumônico/empiema • Tuberculose • Doenças autoimunes (LES, AR)	• Insuficiência cardíaca • Hidrotórax hepático (ascite) • Síndrome nefrótica • Urinotórax • Traumatismo • Pós-operatório

O divisor de águas no diagnóstico de derrame pleural é a diferenciação entre exsudato ou transudato. Essa classificação é feita por meio dos critérios de Light, ajudando a diferenciar possíveis etiologias. Para ser feita é necessária a realização de toracocentese e a dosagem sérica de glicose e DHL (Tabelas 3.4 e 3.5).

Ascite

Acúmulo de líquido livre na cavidade peritoneal, sendo a principal causa a cirrose hepática, levando a hipertensão portal. O método diagnóstico é baseado na história clínica e exame físico, procurando por antecedentes de doença hepática (hepatites, história de alcoolismo, estigmas de hepatopatia).

O principal exame diagnóstico é o GASA (gradiente de albumina soro-ascítico), que permite diferenciar entre exsudato (< 1,1) e transudato (> 1,1). Após punção do líquido por paracentese, substrair o valor da albumina no líquido ascético do valor da albumina no soro (Tabela 3.6).

TABELA 3.6 Causas de ascite

GASA > 1,1	GASA < 1,1
• Cirrose • Falência hepática fulminante • Trombose de veia cava • Síndrome de Budd-Chiari • Doença veno-oclusiva • Insuficiência cardíaca	• Neoplasia primária ou metástase peritoneal • Tuberculose • Síndrome nefrótica • Hipotireoidismo • Pancreatite • LES

BIBLIOGRAFIA

1. Andrade Júnior DR, Galvão FHF, Santos SA, Andrade DR. Ascite – estado da arte baseado em evidências. Rev Assoc Med Bras 2009; 55(4).
2. Fauci AS, Kasper DL, Longo DL, Braunwald E, Hauser SL, Jameson JL, et al. Harrison's internal medicine principles. 17 ed. Intern Med J 2008; 36:231-236.
3. Fauci AS, Kasper DL, Longo DL, Braunwald E, Hauser SL, Jameson JL, et al. Harrison's internal medicine principles. 17 ed. Intern Med J 2008; 243:1573-1575; 256:1652-1653.
4. Genofre E, Chibante AMS, Macedo AG. Derrame pleural de origem indeterminada. J Bras Pneumol 2006; 32(Supl 4):S204-S210.
5. Guyton AC, Hall JE. Tratado de Fisiologia Médica. 11 ed. Elsevier 2006; 16-17:38.
6. O'Brien JG, Chennubhotla RV. Treatment of Edema. American Association of Family Physician; 2005. Disponível em: www.aafp.org.
7. Trayes KP, Pickle S, Tully AS. Edema: Diagnosis and Management. American Association of Family Physician; 2013. Disponível em: www.aafp.org.

4

FEBRE

Guilherme Devide Mota
Paulo Ricardo Gessolo Lins
Jellin Chiaoting Chuang

A febre é uma das ocorrências mais comuns na prática clínica e, mais importante que o manejo sintomático em si, é a correta identificação da causa subjacente. A febre é definida como uma elevação da temperatura corpórea que ultrapassa a variação diária normal, e ocorre associada a uma mudança no *setpoint* hipotalâmico de um estado normotérmico para um estado febril. A literatura é um pouco controversa quanto a um valor de corte que varia de acordo com o sítio de aferição, e na prática clínica podemos considerar como febre uma temperatura axilar maior ou igual a 37,8 °C. Para a correta averiguação diagnóstica, podemos analisar a febre quanto a sua temporalidade (Tabela 4.1), e quanto à etiologia (Tabela 4.2). Ver também Figuras 4.1 a 4.3.

TABELA 4.1 Diagnósticos diferenciais das síndromes febris

Característica temporal da febre	Possível diagnóstico
Febre terçã (febre no 1º e no 3º dia)	Malária por *Plasmodium vivax*
Febre quartã (febre no 1º e no 4º dia)	Malária por *Plasmodium falciparum*
Febre que dura de 3 a 10 dias, seguida por período afebril que dura de 3 a 10 dias	Febre de Pel-Ebstein – doença de Hodgkin e outros linfomas
Febre a cada 21 dias acompanhada de neutropenia	Neutropenia cíclica
Febre diária recorrente	Micobacterioses, HIV, micoses sistêmicas, colagenoses, abscesso
Febre intermitente	Migração de parasitas intraluminais (amebíase, esquistossomíase, tripanossomíase) ou lise celular por parasitas intracelulares (*Bartonella*, *Ehrlichia*) e lise tumoral
Febre periódica (há história familiar, em geral, de até 7 dias de febre, alternando com grandes períodos afebris)	Febres periódicas familiares – febre do Mediterrâneo, síndrome de hiper IgD, síndrome periódica associada ao receptor de TNF-alfa

TABELA 4.2 Causas de febre na prática clínica

Causas infecciosas	Causas não infecciosas
Gripe, resfriado comum	Síndrome de abstinência
Faringite, amigdalite	Pós-operatório imediato
Otite	Reação transfusional
Sinusite	Drogas
Pneumonia	AVC (isquêmico e hemorrágico), HSA
Gastroenterite aguda	IAM
Infecção de trato urinário baixo	TEP
Pielonefrite	Flebite, tromboflebite
Hepatites	Reação a contraste IV
Meningite, encefalite	Neoplasias
Síndromes mono-*like*	Doenças do colágeno e vasculites
Erisipela, celulite, impetigo	Gota
Tuberculose, micobacterioses	Úlceras de pressão
Micoses sistêmicas	Hematoma
Endocardite, miocardite	Sangramento do TGI
Malária	Pancreatite
Febre amarela	Isquemia intestinal
Dengue	Apendicite
Leptospirose	Abscesso hepático
Doença de Chagas	Pneumonite aspirativa
Abscessos	Embolia gordurosa
MIPA	Rejeição de transplante
Osteomielite	Doença inflamatória intestinal
Monoartrite infecciosa	Exercício extenuante
Parasitoses intestinais	Sarcoidose

BIBLIOGRAFIA

1. Roth AR, Basello G. Approach to the Adult Patient with Fever of Unknown Origin. Jamaica Hospital Medical Center, American Family Physician 2003; 68:11. Disponível em: www.aafp.org/afp.
2. Centers for Disease Control and Prevention. Health Information for International Travel. Disponível em: www.cdc.gov/travel/.
3. Goroll AH, Mulley AG. Primary Care Medicine. 5 ed. Evaluation of Fever, Capítulo 11. Lippincott Williams & Wilkins.
4. Kasper DL, Fauci AS, Longo DL, Baunwald E, et al. Harrison's Principles of Internal Medicine. In: Dinarello CA, Gelfand JA. Fever and Hyperthermia. 16 ed. Capítulo 16. McGraw-Hill 2008;
5. Kasper DL, Fauci AS, Longo DL, Baunwald E, et al. Harrison's Principles of Internal Medicine. In: Kaye ET, Kaye KM. Fever and Rash. 16 ed. Capítulo 17. McGraw-Hill 2008;
6. Kasper DL, Fauci AS, Longo DL, Braunwald E, et al. Harrison's Principles of Internal Medicine. In: Gelfand JA, Callahan MV. Fever of Unknown Origin. 16 ed. Capítulo 18. McGraw-Hill 2008;
7. Mourad O, et al. A comprehensive evidenced-based approach to fever of unknown origin. Arch Intern Med 2003; 163:545-551.
8. Pora R, Dinarello CA. Pathophysiology and treatment of fever in adults. Disponível em: http://www.uptodate.com. Software 13.2: 2005.

Temperatura axilar aferida maior ou igual a 37,8 °C

Descartar achados sugestivos de gravidade:
- Alteração no nível de consciência
- Hipotensão PAS < 90 mmHg
- Taquipneia FR > 24

Procurar sintomas localizatórios:
- Respiratório: tosse, dispneia
- Sistema nervoso central: cefaleia, desmaios, rigidez cervical
- Urinário: disúria, hematúria
- Trato gastrointestinal: diarreia, dor abdominal
- Pele: presença de abscessos, furúnculos

Avaliar manifestações cutâneas:
- Descartar lesões exantemáticas
- Descartar icterícia (pode ocorrer nos casos de malária, hepatite, leptospirose, hemólise ou hepatite medicamentosa)

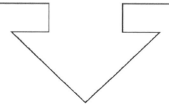

Febre aguda indiferenciada não sugestiva de sepse ou SIRS

Investigação para malária com hemograma completo, proteína rica em histidina II (HRP-II), DHL própria do plasmódio (pv-DHL)

Investigação para dengue: antígeno Ns-1 se nos primeiros dias de doença, sorologia anti-dengue IgM

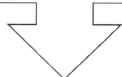

Manejo inicial da febre

Antitérmicos: paracetamol ou dipirona, considerar risco e benefício no uso de anti-inflamatórios não hormonais (ibuprofeno)

Hidratação: reposição via oral é preferível, optar pela via endovenosa em casos de vômitos

FIGURA 4.1 Algoritmo: investigação de quadro febril (parte 1).

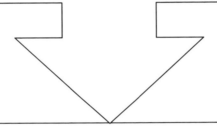

FIGURA 4.2 Algoritmo: investigação de quadro febril (parte 2).

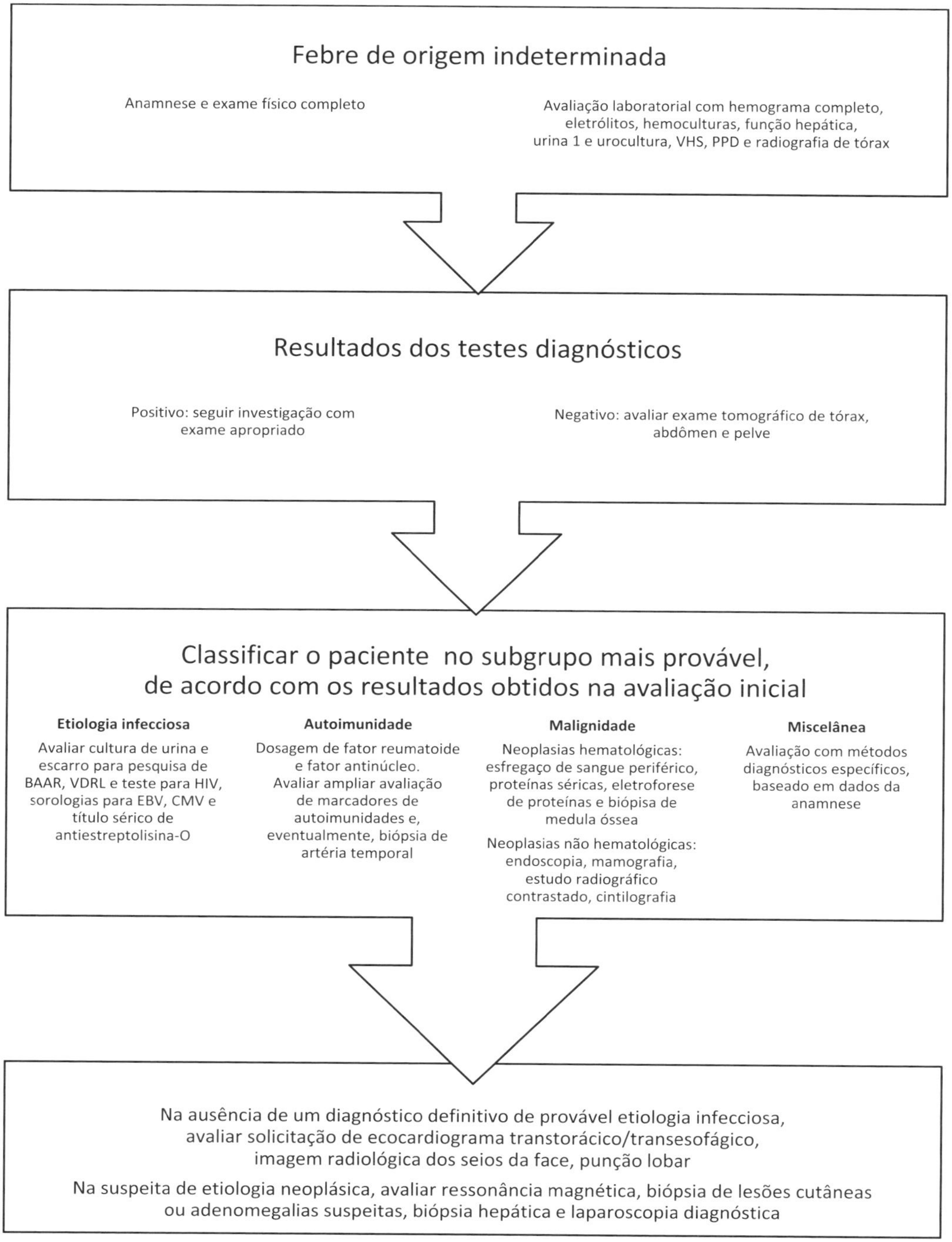

Febre de origem indeterminada

Anamnese e exame físico completo

Avaliação laboratorial com hemograma completo, eletrólitos, hemoculturas, função hepática, urina 1 e urocultura, VHS, PPD e radiografia de tórax

Resultados dos testes diagnósticos

Positivo: seguir investigação com exame apropriado

Negativo: avaliar exame tomográfico de tórax, abdômen e pelve

Classificar o paciente no subgrupo mais provável, de acordo com os resultados obtidos na avaliação inicial

Etiologia infecciosa
Avaliar cultura de urina e escarro para pesquisa de BAAR, VDRL e teste para HIV, sorologias para EBV, CMV e título sérico de antiestreptolisina-O

Autoimunidade
Dosagem de fator reumatoide e fator antinúcleo. Avaliar ampliar avaliação de marcadores de autoimunidades e, eventualmente, biópsia de artéria temporal

Malignidade
Neoplasias hematológicas: esfregaço de sangue periférico, proteínas séricas, eletroforese de proteínas e biópisa de medula óssea

Neoplasias não hematológicas: endoscopia, mamografia, estudo radiográfico contrastado, cintilografia

Miscelânea
Avaliação com métodos diagnósticos específicos, baseado em dados da anamnese

Na ausência de um diagnóstico definitivo de provável etiologia infecciosa, avaliar solicitação de ecocardiograma transtorácico/transesofágico, imagem radiológica dos seios da face, punção lobar

Na suspeita de etiologia neoplásica, avaliar ressonância magnética, biópsia de lesões cutâneas ou adenomegalias suspeitas, biópsia hepática e laparoscopia diagnóstica

FIGURA 4.3 Algoritmo: investigação de quadro febril (parte 3).

HEMOPTISE

Débora de Moura Cortê Real
Bruna Raphaeli Silva
Paulo Ricardo Gessolo Lins
Jellin Chiaoting Chuang

Hemoptise pode ser definida como expectoração de sangue que se origina do parênquima pulmonar ou das vias aéreas; sendo importante identificar a localização e a causa do sangramento a fim de orientar corretamente o tratamento. É importante diferenciar hemoptise de pseudo-hemoptise, que é o sangramento proveniente da nasofaringe e orofaringe, e da hematêmese, que é o sangramento proveniente do trato gastrointestinal (Figs. 5.1 a 5.3).

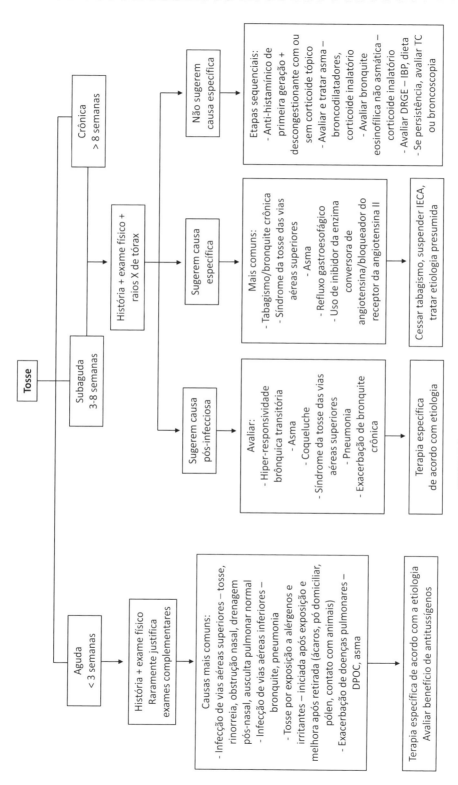

FIGURA 5.1 Investigação inicial da tosse.

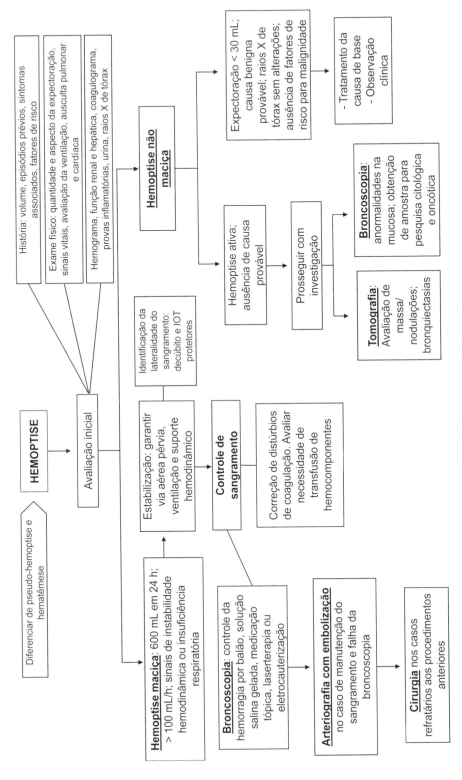

FIGURA 5.2 Investigação da hemoptise.

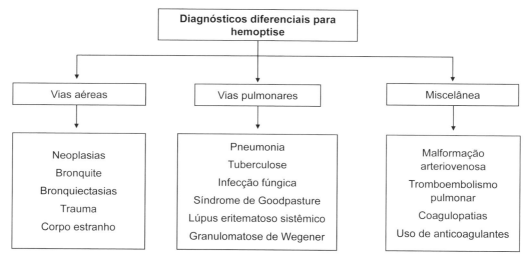

FIGURA 5.3 Diagnósticos diferenciais.

BIBLIOGRAFIA

1. Ingbar DH. Massive hemoptysis: Initial management. In: UpToDate, Mathur PN (ed), UpToDate, Waltham, MA; 2016.
2. Ong T-H, Eng P. Massive hemoptysis requiring intensive care. Intensive Care Med 2003; 29:317-320.
3. Silvestri RC, Weinberger SE. Evaluation of subacute and chronic cough in adults. In: UpToDate, Mathur PN (ed), UpToDate, Waltham, MA; 2016.
4. Silvestri RC, Weinberger SE. Treatment of subacute and chronic cough in adults. In: UpToDate, Mathur PN (ed), UpToDate, Waltham, MA; 2016.
5. Tintinalli JE, Stapczynski JS, John Ma O, et al. Tintinalli's Emergency Medicine: a Comprehensive Study Guide. 8 ed. McGraw-Hill; 2016.
6. Weinberger SE. Etiology and evaluation of hemoptysis in adults. In: UpToDate, Mathur PN (ed), UpToDate, Waltham, MA; 2016.

HEPATOESPLENOMEGALIA

Júlia Fadini Margon
Jellin Chiaoting Chuang
Paulo Ricardo Gessolo Lins

Ver Figuras 6.1 e 6.2 a seguir.

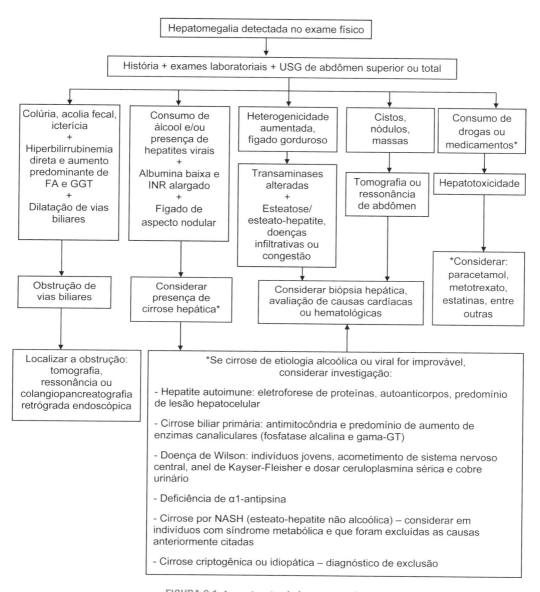

FIGURA 6.1 Investigação da hepatomegalia.

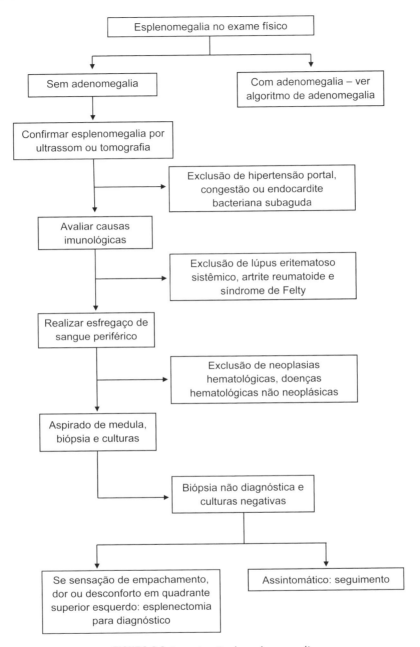

FIGURA 6.2 Investigação da esplenomegalia.

7

ICTERÍCIA

Ludmila de Andrade Barberino
Paulo Ricardo Gessolo Lins
Jellin Chiaoting Chuang

Ver Figuras 7.1 a 7.3 a seguir.

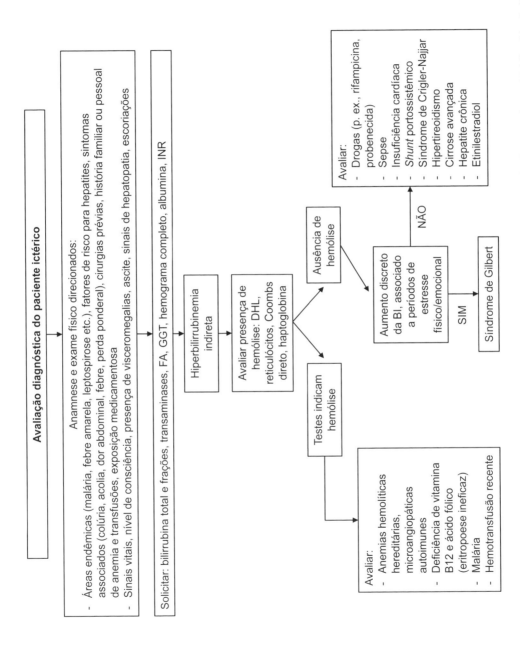

FIGURA 7.1 Investigação da icterícia (parte 1). FA: fosfatase alcalina; GGT: gama-glutamil-transferase; DHL: desidrogenase lática; BI: bilirrubina indireta.

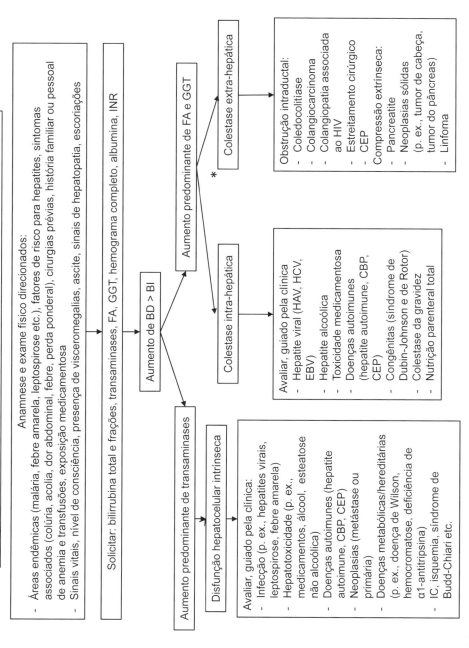

FIGURA 7.2 Investigação da icterícia (parte 2). *Ver algoritmo 2. BD: bilirrubina direta; CBP: cirrose biliar primária; CEP: colangite esclerosante primária; IC: insuficiência cardíaca; HAV: vírus da hepatite A; HCV: vírus da hepatite C.

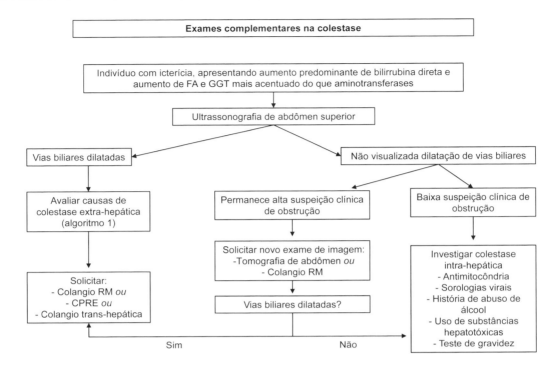

Obs.: A ultrassonografia pode falhar em caso de pacientes muito obesos, aparelhos com qualidade ruim, operador inexperiente ou presença de alças dilatadas, dificultando visualizar vias biliares extra-hepáticas.

FIGURA 7.3 Investigação de quadros colestáticos.

BIBLIOGRAFIA

1. Friedman LS. Approach to the patient with abnormal liver biochemical and function tests. Uptodate. Acessado em 18/07/2016.
2. Martins HS, Brandão-Neto RA, Velasco IT. Medicina de emergência – abordagem prática. 11 ed. 2016.
3. Roy-Chowdhury M, Roy-Chowdhury J. Classification and causes of jaundice or asymptomatic hyperbilirubinemia. Uptodate. Acessado em 18/07/2016.
4. Roy-Chowdhury M, Roy-Chowdhury J. Diagnostic approach to the adult with jaundice or asymptomatic hyperbilirubinemia. Uptodate. Acessado em 18/07/2016.

NÁUSEAS E VÔMITOS

Rodrigo Ngan Pazini
Paulo Ricardo Gessolo Lins
Jellin Chiaoting Chuang

Ver Figura 8.1 a seguir.

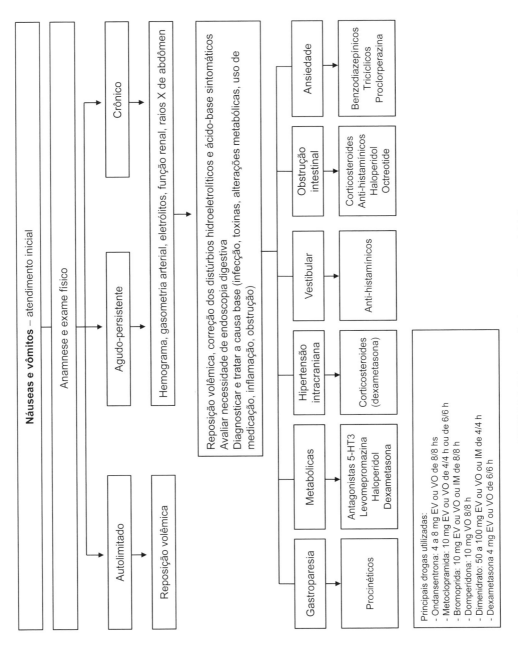

FIGURA 8.1 Náuseas e vômitos: atendimento inicial.

BIBLIOGRAFIA

1. Caponero R. Consenso Brasileiro de Náuseas e Vômitos da Associação Brasileira de Cuidados Paliativos. Revista Brasileira de Cuidados Paliativos 2011; 3(3):3-26.
2. Herranz PP, Veja LMC. Algoritmos de decisión em urgencias de atención primaria. Disponível em: https://www.yumpu.com/es/document/view/14470926/algoritmo-28-nauseas-y-vomitos-e-dermatosiscom. Acessado em 22 jul 2016.
3. Longstrenth George F. Approach to the adult with náusea and vomiting. UpToDate; 2016.
4. Metz A, Hebbard G. Nausea and vomiting in adults – a diagnostic approach. Aust Fam Physician 2007; 36(9):688-692.
5. Patanwala AE, Amini R, Hays DP, Rosen P. Antiemetic therapy for náusea and vomiting in the emergency department. J Emerg Med 2010; 39(3):330-336.
6. Quigley EM, Hasler WL, Pakman HP. AGA technical review on náusea and vomiting. Gastroenterology 2001; 120(1):263-286.
7. Stanford FC, Shaughnessy A, Ehrlich A. Nausea and vomiting in adults. Dynamed; 2016.

PERDA PONDERAL

Mariana Lorenzi Savioli
Jellin Chiaoting Chuang
Paulo Ricardo Gessolo Lins

DEFINIÇÃO

Perda de peso não intencional: é uma perda involuntária de peso. Deve ser excluída perda de peso em consequência de um tratamento, por exemplo, diurético em insuficiência cardíaca, e devido a uma doença sabidamente conhecida. Perda de peso significativa é aquela maior ou igual a 5% do peso em 6 a 12 meses (Figs. 9.1 e 9.2).

- Caquexia: estado hipercatabólico, definido pela perda de peso devido a perda de massa muscular em um contexto de resposta inflamatória crônica.
- Sarcopenia: é uma síndrome geriátrica caracterizada por perda de massa muscular, força e performance.

PRINCIPAIS CAUSAS DE PERDA DE PESO NÃO INTENCIONAL

1. Malignidade: principais neoplasias que cursam com perda de peso são de pulmão, gastrointestinal, renal, próstata e linfoma. Pode surgir devido a dor, perda de apetite, distensão abdominal, náuseas e vômitos, saciedade precoce, disfagia e má-absorção (Tabela 9.1).
2. Doenças gastrointestinais não malignas: doença ulcerosa péptica; doenças que causam má-absorção (p. ex., doença celíaca); doença inflamatória intestinal.
3. Distúrbios psiquiátricos:
    - Depressão: o papel independente dessa doença na perda de peso é difícil de determinar, devido a causas sobrepostas, como isolamento social, incapacidade física, uso de medicamentos/drogas.
    - Distúrbios alimentares: pacientes com peso normal ou abaixo do peso que possuem obsessão em perder peso, associada a hábitos como diminuição da ingestão alimentar, exercícios físicos excessivos, vômitos autoinduzidos, uso de medicamentos/drogas. Esse tipo de comportamento pode sugerir bulimia ou anorexia nervosa.
4. Endocrinopatias:
    - Hipertireoidismo.

- Diabetes *mellitus* descompensado: tipo 1 recém-diagnosticado ou tipo 2 mal controlado.
- Insuficiência adrenal: causa perda de peso quando na forma crônica. Outros sintomas associados são anorexia, desidratação, fadiga, fraqueza.
- Feocromocitoma: estado hiperadrenérgico pode levar a perda de peso e aumento de apetite. Ocorre em apenas 5% dos pacientes.

5. Doenças infecciosas:
   - HIV: perda de peso, em geral, é episódica, ocorrendo devido a infecções secundárias ou doenças gastrointestinais, levando a uma redução da ingesta alimentar.
   - Hepatite C.
   - Tuberculose: perda de peso é um dos sinais/sintomas cardinais da doença.
   - Infecções helmínticas.
6. Doenças crônicas avançadas:
   - Insuficiência cardíaca: quase 50% dos pacientes com IC classe III e IV perdem massa corporal e entram no critério de desnutrição. A perda de peso pode estar associada a anorexia, saciedade precoce, depressão, congestão intestinal e hepática e aumento dos níveis de citocinas e angiotensina II. A retenção hídrica (edema) associada a essa doença pode mascarar a perda de peso.
   - Doença pulmonar crônica: perda de peso nesses pacientes com doença avançada tem sido chamada de síndrome da caquexia pulmonar; e corresponde a 30–70% desses pacientes. A perda de peso progressiva pode ocorrer mesmo com ingesta calórica adequada, devido ao aumento do uso da musculatura respiratória e da inflamação sistêmica. Muitas vezes, a perda de peso é episódica, associada a exacerbações da doença, mas sem recuperação do peso após resolução do quadro. O tratamento com corticoides, a inflamação sistêmica e a maior imobilidade contribuem juntamente para perda de massa muscular.
   - Doença renal avançada: anorexia e sintomas urêmicos (náuseas, vômitos) usualmente ocorrem com taxa de filtração glomerular menor que 15 mL/min.
7. Doenças neurológica: acidente vascular cerebral, demência avançada, doença de Parkinson, esclerose lateral amiotrófica (ELA). A perda de peso pode ser devida a uma ou mais deficiências, como cognição alterada, disfunção motora, disfagia.
8. Doenças reumatológicas: artrite reumatoide, arterite de células gigantes.
9. Medicamentos/substâncias:
   - Anticonvulsivantes: carbamazepina, fenitoína, gabapentina, lamotrigina, topiramato, valproato etc.
   - Antipsicóticos: clorpromazina, haloperidol etc.
   - Álcool: a maioria dos etilistas consomem a maior parte da ingesta calórica na forma de álcool; consequentemente, evoluem com grave deficiência nutricional, além de risco aumentado para hepatopatia crônica.
   - Cocaína: 40% dos usuários crônicos apresentam perda de peso, anorexia e distúrbios do sono.
   - Anfetaminas: promovem a liberação de catecolaminas na fenda pré-sináptica, levando a redução do apetite e acelerando o metabolismo basal.
   - Tabaco: pode levar a perda de peso, enquanto a cessação do tabagismo pode levar a um ganho de peso.

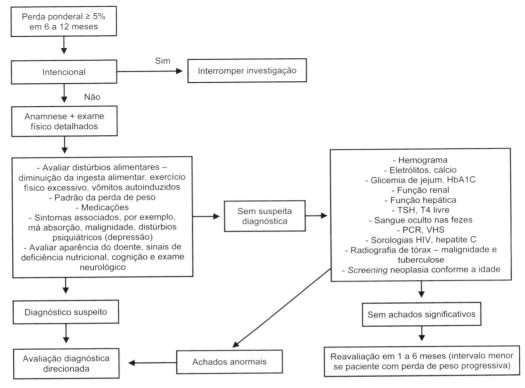

FIGURA 9.1 Investigação de perda ponderal.

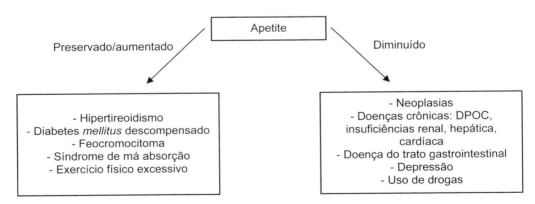

FIGURA 9.2 Apetite preservado × diminuído.

TABELA 9.1 *Screening* de neoplasias conforme idade

Câncer de mama	Baixo risco: mulheres de 50 a 69 anos	Mamografia a cada 2 anos
	Alto risco: parente 1º grau acometido < 50 anos; câncer bilateral de mama ou câncer ovário em parente 1º grau; câncer mama em parente masculino	Mamografia anual a partir de 35 anos
Câncer de colo uterino	Entre 25 e 64 anos após sexarca	Exame citopatológico anual, após 2 negativos, realizar a cada 3 anos
Câncer colorretal	Sem fator de risco: início > 50 anos, até que a expectativa de vida do indivíduo seja < 10 anos	Colonoscopia 10/10 anos; ou retossigmoidoscopia 5/5 anos; ou sangue oculto nas fezes anual
	Parente 1º grau acometido < 60 anos	Iniciar rastreio aos 40 anos
	Polipose adenomatosa familiar	Colonoscopia anual, início entre 10 e 12 anos
	Síndrome de Lynch	Colonoscopia anual ou 2/2 anos, início entre 20 e 25 anos
Câncer de pulmão	Pacientes 55 a 74 anos, ≥ 30 anos Tabagismo atual ou prévio (< 15 anos)	Considerar tomografia de tórax, com cortes finos, sem contraste, de baixa dosagem de radiação
Câncer de próstata	Homens > 50 anos Raça negra ou parente 1º grau acometido > 45 anos > 75 anos: se expectativa de vida > 10 anos	Anual, com exame digital da próstata e PSA
Melanoma	Alto risco: história familiar de melanoma ou múltiplos nevos atípicos	Exame da pele do corpo todo com profissional capacitado regularmente

BIBLIOGRAFIA

1. Instituto Nacional de Câncer – INCA. Disponível em: www.inca.gov.br. Acessado em 22 jun 2016.
2. Harrison's Principles of Interne Medicine. 18 ed. 2014; 6(80):641-643.
3. Wong CJ. Involuntary weight loss. Med Clin North Am 2014; 98:625.

10

LOMBALGIA

Miriam Giorgetti
Paulo Ricardo Gessolo Lins
Jellin Chiaoting Chuang

Ver Figura 10.1 a seguir.

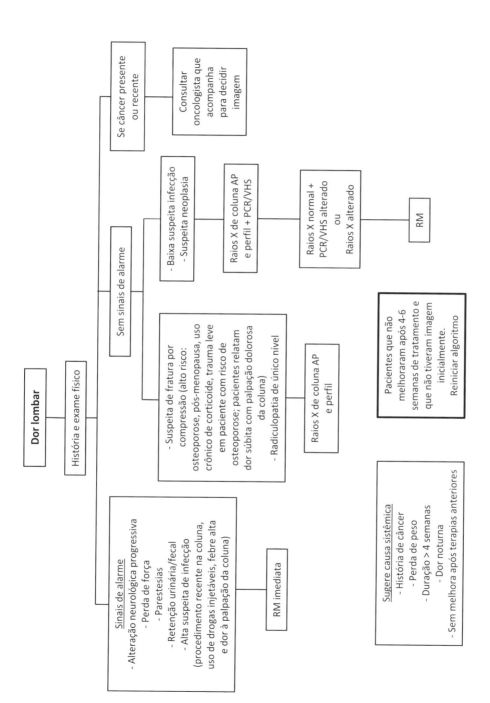

FIGURA 10.1 Investigação da lombalgia.

11

PÚRPURAS

Juliana Takiguti Toma
Paulo Ricardo Gessolo Lins
Jellin Chiaoting Chuang

Ver Figura 11.1 a seguir.

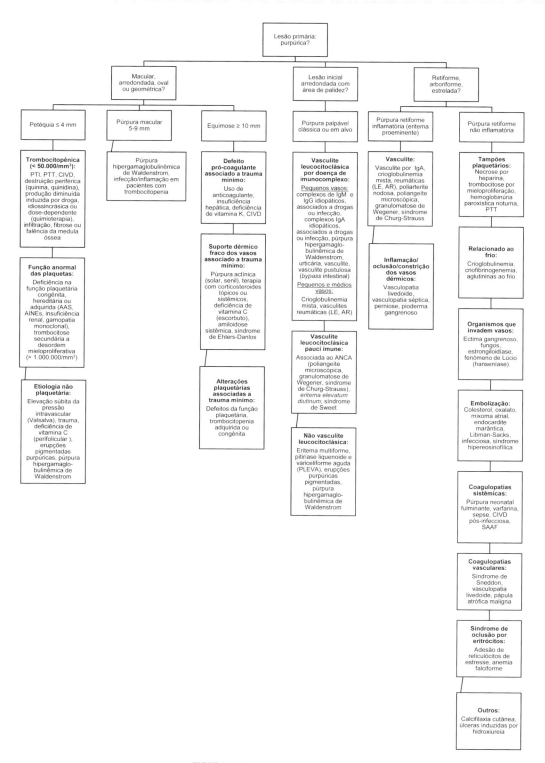

FIGURA 11.1 Investigação inicial.

BIBLIOGRAFIA

1. Belda W, Chiacchio ND, Criado PR. Tratado de Dermatologia. 2 ed. São Paulo: Atheneu 2014; 15:289-331.
2. Belda W, Chiacchio ND, Criado PR. Tratado de Dermatologia. 2 ed. São Paulo: Atheneu 2014; 17:353-369.
3. Bolognia J, Lorizzo JL, Schaffer JV. Dermatologia. 2 ed. São Paulo: Elsevier Brasil 2010; 23:321-331.
4. Bolognia J, Lorizzo JL, Schaffer JV. Dermatologia. 2 ed. São Paulo: Elsevier Brasil 2010; 24:331-347.
5. Bolognia J, Lorizzo JL, Schaffer JV. Dermatologia. 2 ed. São Paulo: Elsevier Brasil 2010; 25:347-369.

12

DOENÇAS DAS UNHAS

Juliana Takiguti Toma
Paulo Ricardo Gessolo Lins
Jellin Chiaoting Chuang

Ver Figura 12.1 a seguir.

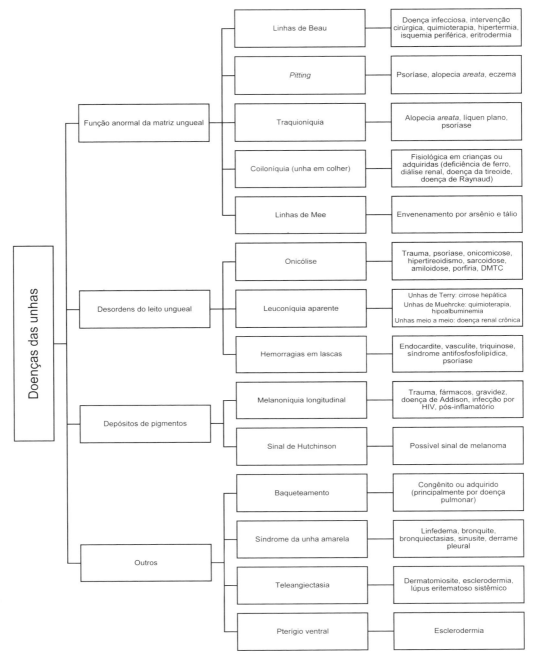

FIGURA 12.1 Abordagem diagnóstica geral.

BIBLIOGRAFIA

1. Baran R, Dawber RPR, Haneke E, Tosti A, Bristow I. A text atlas of nail disorders: Techniques in investigation and diagnosis. 3 ed. London: Martin Dunitz; 2003.
2. Bolognia JL, Jorizzo JL, Rapini RP. Dermatologia. 2 ed. Rio de Janeiro: Elsevier 2011; 1019-1036.
3. Junior WB, Chiacchio ND, Criado PR. Tratado de Dermatologia. 2 ed. São Paulo: Atheneu 2014; 1079-1100.

13

DOENÇAS EXANTEMÁTICAS

Paulo Roberto Passos Lima
Paulo Ricardo Gessolo Lins
Jellin Chiaoting Chuang

NOTAS

- Se refratário ao anti-histamínico, e responsível à azitromicina, pensar em infecção por *Mycoplasma pneumoniae*.
- Manifestação da fase pré-ictérica.
- Infecção inicial.
- Também podem ser utilizados isolamento viral e RT-PCR.
- Citopenias habitualmente não estão associadas ao exantema/artrite.
- Toxoplasmose, infecção por CMV, HIV, HBV, HHV-6, HHV-7.

ABREVIATURAS

- EBV – vírus Epstein-Barr.
- CMV – citomegalovírus.
- HHV-6 – herpes-vírus humano 6.
- HHV-7 – herpes-vírus humano 7.
- HBV – vírus da hepatite B.
- HIV – vírus da imunodeficiência humana.
- PCR – *polimerase chain reaction*.
- RT-PCR – *real time polimerase chain reaction*.
- HEP A – hepatite A.
- HEP B – hepatite B.
- PPD – *purified protein derivative*.
- IGRA – *interferon gamma release assay*.

Ver Figuras 13.1 a 13.7 a seguir.

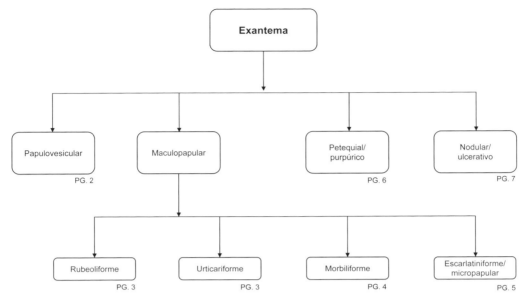

FIGURA 13.1 Abordagem diagnóstica dos exantemas (parte 1).

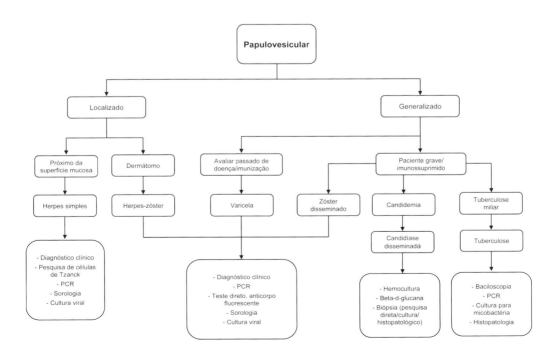

FIGURA 13.2 Abordagem diagnóstica dos exantemas (parte 2).

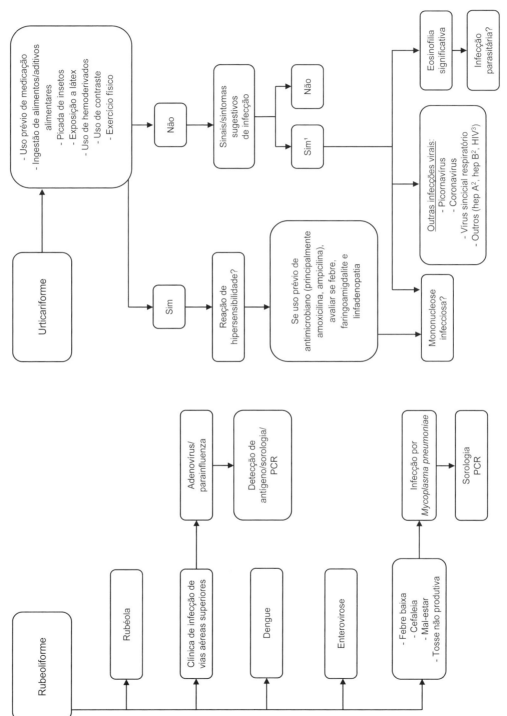

FIGURA 13.3 Abordagem diagnóstica dos exantemas (parte 3).

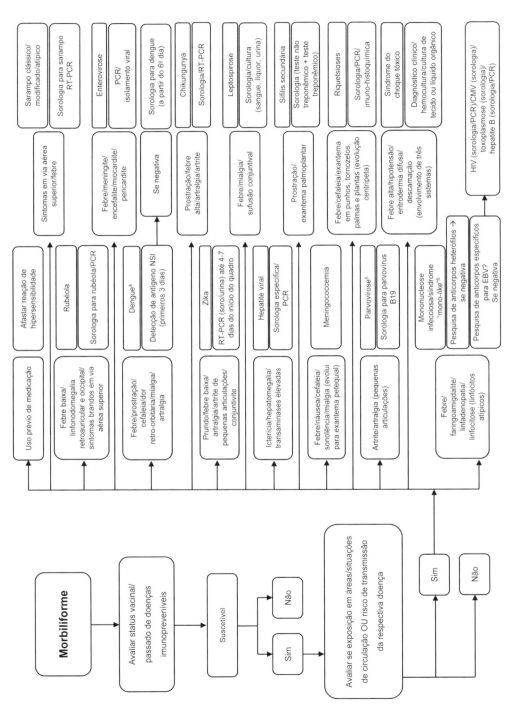

FIGURA 13.4 Abordagem diagnóstica dos exantemas (parte 4).

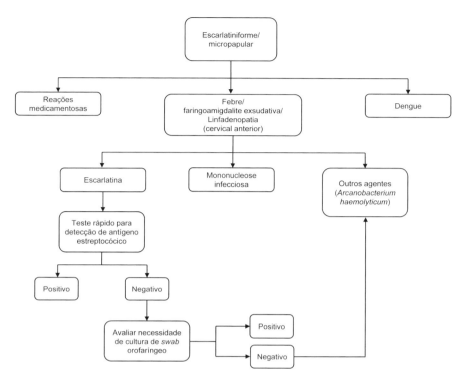

FIGURA 13.5 Abordagem diagnóstica dos exantemas (parte 5).

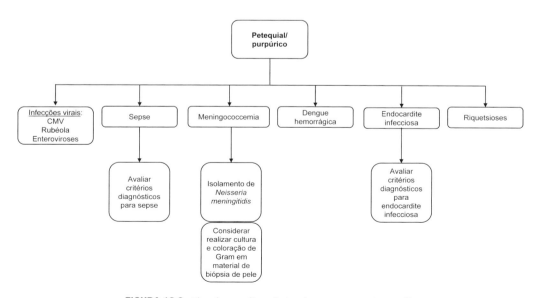

FIGURA 13.6 Abordagem diagnóstica dos exantemas (parte 6).

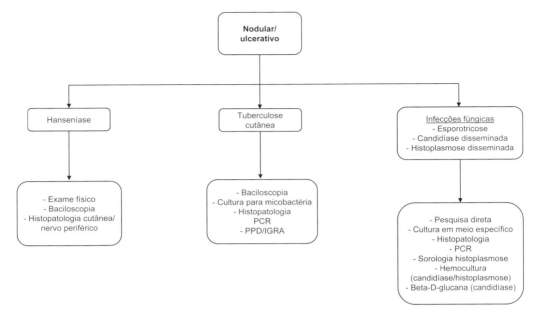

FIGURA 13.7 Abordagem diagnóstica dos exantemas (parte 7).

BIBLIOGRAFIA

1. Aronson MD, Auwaerter PG. Infectious mononucleosis in adults and adolescents. In: UpToDate, Post TW (ed), UpToDate, Waltham, MA. Acessado em 20 de junho de 2016.
2. Gershon AA. Rubella virus (German measles). In: Bennett JE, Dolin R, Blaser MJ. Mandell, Douglas, and Bennett's Principles and Practice of Infectious Diseases. 8 ed. Philadelphia: Elsevier 2015; 1875-1880.
3. LaBeaud AD. Zika virus infection: An overview. In: UpToDate, Post TW (ed), UpToDate, Waltham MA. Acessado em 20 de junho de 2016.
4. Lopez FA, Sanders CV. Fever and rash in the immunocompetent patient. In: UpToDate, Post TW (ed), UpToDate, Waltham, MA. Acessado em 20 de junho de 2016.
5. Succi RCM. Diagnóstico diferencial das doenças exantemáticas agudas. In: Focaccia R. Veronesi. Tratado de Infectologia. 4 ed revisada. São Paulo: Editora Atheneu 2009; 411-416.

PARTE 2

PROCEDIMENTOS MÉDICOS

14

VIA AÉREA NÃO INVASIVA

João Guilherme Ruiz Teixeira Leite
Gabriel Moreira de Sousa
Paulo Ricardo Gessolo Lins
Jellin Chiaoting Chuang

Ver Figura 14.1 e Tabelas 14.1 a 14.3 a seguir.

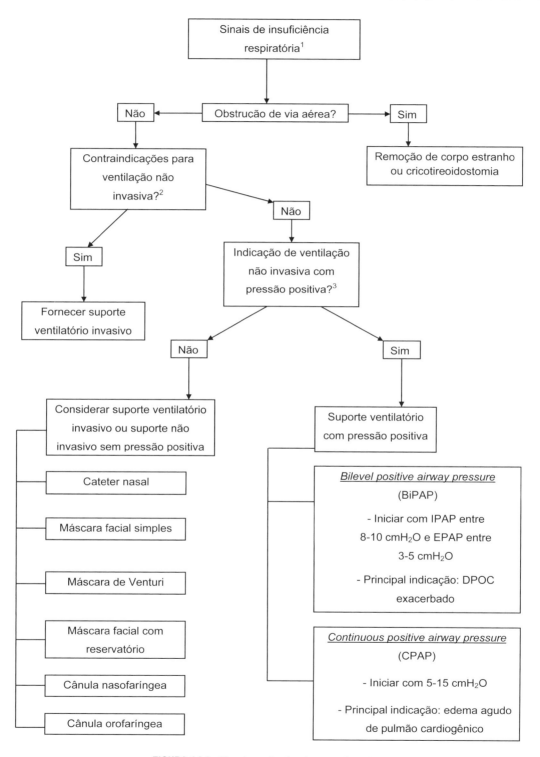

FIGURA 14.1 Algoritmo de via aérea não invasiva.

TABELA 14.1 Sinais e sintomas de insuficiência respiratória

FR > 25

Sinais de desconforto respiratório (uso de musculatura acessória, fala entrecortada)

Cianose de extremidades

SpO_2 < 88%

PaO_2 < 60 mmHg

$PaCO_2$ > 45 mmHg

TABELA 14.2 Contraindicações à ventilação não invasiva com pressão positiva*

- Sinais de falência respiratória franca ou instabilidade hemodinâmica
- Incapacidade de cooperar ou recusa do modo ventilatório
- Incapacidade de proteger as vias aéreas
- Incapacidade de eliminar secreções das vias aéreas e/ou risco elevado de broncoaspiração
- Trauma, deformidade, queimadura ou cirurgia facial
- Provável evolução para ventilação mecânica
- Anastomose esofageana e/ou gástrica recente

*Exceção: na encefalopatia hipercápnica a VNI pode ser tentada por 20–30 minutos para avaliar responsividade da consciência.

TABELA 14.3 Indicações de suporte ventilatório não invasivo com pressão positiva

- Exacerbação grave de DPOC
- Edema agudo de pulmão cardiogênico
- Insuficiência respiratória hipoxêmica em imunocomprometidos
- SARA leve (PaO_2/FiO_2 entre 200 e 300 mmHg)

BIBLIOGRAFIA

1. Barbas CSV, Ísola AM, Farias AMC. Diretrizes Brasileiras de Ventilação Mecânica. AMIB e SBPT 2013; 4-15.
2. Hess DR. Noninvasive Ventilation for Acute Respiratory Failure. Respir Care 2013; 58(6):950-969.
3. Tintinalli's Emergency Medicine A Comprehensive Study Guide. 8 ed. 2016; Chapter 28 (Noninvasive Airway Management).

15

VIA AÉREA INVASIVA

Julia Martins Carneiro
Paulo Ricardo Gessolo Lins
Jellin Chiaoting Chuang

INTUBAÇÃO OROTRAQUEAL (IOT)
Indicações
A decisão de intubação deve ser baseada na avaliação cuidadosa do paciente a respeito de três critérios essenciais:
1. Há dificuldade em manter as vias aéreas pérvias ou protegidas contra aspiração de conteúdo oral e gástrico?
   É recomendado avaliar o nível de consciência e a capacidade de fala do paciente. Um paciente vígil e capaz de falar tem certamente vias aéreas pérvias e protegidas.
   No paciente comatoso, a perda do tônus da musculatura das vias aéreas superiores pode levar à obstrução da passagem do ar ao nível da orofaringe. Nesses casos, primeiro são realizadas manobras básicas, como elevação do queixo e tração da mandíbula (*chinlift* e *headthrust*). Também é possível a utilização de acessórios, como cânula orofaríngea de CO_2 arterial e queda da pressão alveolar de oxigênio, e nasofaríngea, observando que a necessidade e tolerância a esses dispositivos geralmente indicam intubação orotraqueal para proteção de vias aéreas.
   A capacidade de engolir e expelir secreções é um sinal clínico útil, e correlaciona-se à capacidade de proteção das vias aéreas contra a aspiração.
2. Há dificuldade em manter a ventilação ou a oxigenação do paciente?
   A oxigenação e a ventilação devem ser avaliadas por critérios clínicos e pela medida da oximetria de pulso. No contexto de intubação na emergência, exames laboratoriais como a gasometria arterial não devem ser usados para decisão da realização da IOT. A hipoxemia é associada a agitação e ansiedade, e agravando-se surge cianose, confusão e sonolência. A oximetria de pulso fornece uma estimativa precisa da tensão de oxigênio arterial, mas sua leitura é prejudicada em situações de má perfusão periférica, extremidades frias, arritmia ou uso de esmalte.
   O acometimento da ventilação pode ser notado ao exame clínico pelos movimentos respiratórios e se na fadiga muscular há uso de musculatura acessória, batimento de

asa de nariz ou respiração paradoxal. A hipoventilação levará à retenção com consequente hipoxemia.

Nos pacientes manejados com administração de oxigênio suplementar, por vários acessórios, e ventilação não invasiva, é necessária reavaliação contínua para detectar deterioração clínica e indicar o estabelecimento de uma via aérea definitiva, se necessário.

3. Há necessidade de intubação antecipada?

Apesar da ausência de sinais evidentes de desconforto respiratório, alguns pacientes necessitam de intubação precoce preventiva.

É o caso de uma previsão de deterioração do quadro clínico nas próximas horas ou minutos, ou quando há necessidade de transporte de um paciente com potencial de descompensação respiratória, para fora do serviço de emergência.

Exemplos de IOT realizada de forma antecipada são os casos de inalação de fumaça com lesão de vias aéreas e o politraumatizado, com múltiplas e graves lesões.

INTUBAÇÃO DE SEQUÊNCIA RÁPIDA

A intubação de sequência rápida (ISR) é o método de escolha para intubação orotraqueal na sala de emergência. Consiste na administração sequencial de um hipnótico e um bloqueador neuromuscular, contribuindo para maiores taxas de sucesso do procedimento quando corretamente indicada.

Traz como resultado rápida perda de consciência e relaxamento muscular com consequente otimização da visualização das estruturas durante a laringoscopia. Existem duas situações de extrema importância a serem avaliadas antes de indicar ISR:

1. **Pacientes irresponsivos, comatosos ou em parada cardiorrespiratória:**
Nesses casos é improvável haver resposta à inserção de um laringoscópio e a assistência farmacológica faz-se desnecessária.
2. **Há sinais que indiquem uma via aérea difícil?**
Via aérea difícil caracteriza-se pela dificuldade em realizar qualquer um dos principais procedimentos na gestão das vias aéreas: laringoscopia direta e intubação, ventilação sob máscara, via aérea cirúrgica, entre outros.

Embora a presença de marcadores para dificuldade de intubação ou ventilação sob máscara (Tabela 15.1) não seja uma contraindicação absoluta para ISR, quando tais características são identificadas pode ser necessário adotar medidas alternativas – como técnica de "intubação acordado" – evitando extinguir a respiração espontânea e a proteção intrínseca das vias aéreas. Nesta técnica, o paciente é sedado de forma leve a moderada e intubado utilizando-se anestesia tópica, sem bloqueio neuromuscular.

TABELA 15.1 Preditores de dificuldade na IOT (regra mnemônica LEMON)
Inspeção, impressão geral (pescoço curto, obeso)
Avaliação da abertura de boca, do tamanho da mandíbula e da altura da laringe (3 dedos em cavidade oral, 3 dedos do mento ao hioide e 3 dedos entre o hioide e a cartilagem tireóidea). O paciente normal atende a essas medidas
Classificação de Malampatti III ou IV (não visualização da úvula) predizem intubação difícil
Obstrução das vias aéreas superiores (infecção, trauma, hematoma ou tumores)
Diminuição da mobilidade da coluna cervical

Materiais

Ao selecionar o tamanho do tubo orotraqueal (TOT), deve-se manter disponível um tubo adicional (0,5 a 1,0 mm menor em diâmetro), além de testar o *cuff* para detecção de possíveis vazamentos de ar. Os tamanhos aproximados para um paciente masculino adulto são de 8,0 a 8,5 mm de diâmetro interior, enquanto para uma paciente feminina adulta em geral variam de 7,5 a 8,0 mm.

Podem ser usadas lâminas retas ou curvas para laringoscopia. A lâmina reta de Miller eleva fisicamente a epiglote para expor a laringe, enquanto a lâmina curva, de Macintosh, encaixa-se na valécula, elevando indiretamente a epiglote. Em adultos, as lâminas de Macintosh de números 3 e 4 são as mais utilizadas.

Deve-se verificar o funcionamento do laringoscópio e a intensidade de sua luz, reservando lâminas de diversos tamanhos.

Preparação

Ver Tabela 15.2.

Pré-oxigenação

Consiste em administrar oxigênio na maior concentração possível, preferencialmente a 100%, por 3 a 5 minutos. A pré-oxigenação otimiza o conteúdo de oxigênio sanguíneo, gerando uma reserva que pode prevenir a hipóxia durante os primeiros minutos de apneia.

Alternativamente, em pacientes cooperativos, 8 respirações máximas proporcionam uma pré-oxigenação equivalente em menos de um minuto.

Pré-tratamento

O estímulo álgico associado à laringoscopia é intenso, levando à ativação adrenérgica e consequente aumento da pressão arterial e taquicardia. A administração de fentanil 3 minutos antes do hipnótico e do bloqueador neuromuscular atenua a descarga adrenérgica à manipulação das vias aéreas, sendo útil em casos nos quais essa resposta é mais danosa, como hipertensão intracraniana, isquemia miocárdica e dissecção aórtica. Em alguns casos, notadamente em crianças, a laringoscopia produz resposta vagal, podendo resultar em bradicardia.

TABELA 15.2 *Checklist* para início da ISR
Paciente monitorado (monitorização cardíaca, monitor de pressão arterial e saturação de pulso) e acesso venoso funcionante
Preparação de material para manejo de via aérea, incluindo ambu e máscara, estilete, seringa de 10 mL, tubos e lâminas de diferentes tamanhos
Teste do *cuff* para vazamentos e da luz do laringoscópio
Verificar preditores de via aérea difícil e disponibilizar material de resgate, como máscara laríngea, videolaringoscópio e material para via aérea cirúrgica
Selecionar e preparar agentes hipnóticos, relaxante muscular e de pré-tratamento, se desejável
Verificar a fonte de oxigênio e a sucção, certificando-se que estejam funcionantes
Posicionamento do paciente, com coxim de cerca de 10 cm na região occipital e hiperextensão da cabeça

Outra droga usada como pré-tratamento, a lidocaína, diminui a hiper-reatividade das vias aéreas associada à laringoscopia, sendo útil em pacientes asmáticos e também em casos de hipertensão intracraniana.

Paralisia com indução

Essa etapa consiste na administração intravenosa praticamente simultânea de um hipnótico de ação rápida e um bloqueador neuromuscular. O tempo de início de ação depende dos agentes escolhidos, mas o objetivo é atingir condições ideais para intubação em 45 a 60 segundos após sua administração intravenosa.

O bloqueador neuromuscular deve ser administrado após o hipnótico e fornece paralisia rápida, melhorando as condições de intubação. Os agentes comumente utilizados na ISR e suas principais características farmacológicas podem ser vistos na Tabela 15.3.

Proteção contra aspiração e posicionamento

A ventilação manual do paciente após a paralisia contribui para distensão gástrica, aumentando o risco de regurgitação e aspiração. Portanto, a ventilação antes da intubação deve ser reservada para os pacientes com hipóxia (saturação < 91%) e, quando realizada, evitando força excessiva durante a ventilação e em ritmo lento (cerca de 8 respirações por minuto).

A manobra de Sellick é aplicação de pressão direta sobre a cartilagem cricoide, no paciente inconsciente, com objetivo de dificultar a aspiração de conteúdo gástrico, porém pode prejudicar a visão laringoscópica, dificultar a inserção do tubo e a ventilação sob máscara.

O posicionamento do paciente, após injeção das drogas, consiste na hiperextensão e elevação da cabeça, colocando um coxim de cerca de 10 cm na região occipital. Nesse momento, o médico está atrás da cabeceira e a cabeça do paciente atinge a altura da região inferior do seu esterno.

TABELA 15.3 Agentes comumente utilizados na ISR (via endovenosa)				
Droga	**Dose**	**Tempo de ação**	**Duração do efeito**	**Antídoto**
Pré-tratamento				
Fentanil	2-3 mcg/kg (máx. 100 mcg)	Imediato	30 a 60 min	Naloxone 0,4-2,0 mg
Lidocaína	1,5 mg/kg (máx. 100 mg)	45 a 90 s	10 a 20 min	–
Hipnóticos				
Etomidato	0,3 mg/kg (máx. 40 mg)	10 a 20 s	4 a 10 min	–
Midazolam	0,1 a 0,2 mg/kg	2 a 5 min	30 a 80 min	Flumazenil 0,2 mg
Quetamina	1 a 2 mg/kg	30 a 40s	5 a 10 min	–
Propofol	1 a 2 mg/kg	10 a 50s	3 a 10 min	–
Bloqueadores neuromusculares				
Rocurônio	0,6 a 1,2 mg/kg	1 a 2 min	30 a 90 min	Sugammadex 2 a 4 mg/kg
Vecurônio	0,1 a 0,2 mg/kg	2 a 4 min	30 a 45 min	Sugammadex 2 a 4 mg/kg
Succinilcolina	1,5 mg/kg	30 a 60s	5 a 15 min	–

Colocação do tubo e confirmação

Cerca de 45-60 segundos após a administração das drogas, há perda do tônus do músculo masseter, com consequente flacidez da mandíbula, indicando a realização da laringoscopia direta. Uma vez que a glote é visualizada, coloca-se o tubo orotraqueal entre as cordas vocais, retira-se o guia e o *cuff* é insuflado. A técnica completa da IOT é mostrada na Tabela 15.4.

A forma mais precisa de confirmação da posição do tubo é a capnografia quantitativa em formato de onda associada a parâmetros clínicos. Entre esses, a ausculta do epigastro observando ausência de sons e dos campos pulmonares, notando murmúrio vesicular bilateralmente, a observação da expansão bilateral do tórax e condensação aparente no tubo.

Pós-intubação

Após a confirmação da IOT, fixa-se o tubo com acessórios próprios e uma radiografia de tórax é obtida para avaliar a profundidade do tubo e evidenciar as possíveis complicações. Mantém-se a monitorização, e os parâmetros da ventilação mecânica devem ser ajustados.

As drogas usadas para ISR são de ação curta, por isso nesse momento deve-se iniciar sedação e analgesia adequadas.

Hipotensão pode ocorrer logo após a intubação, na maioria das vezes pela redução do retorno venoso, devido ao aumento da pressão intratorácica causado pela ventilação mecânica mas, por vezes, devido ao efeito residual dos agentes utilizados na indução. É importante descartar causas clínicas para a hipotensão, como pneumotórax e isquemia miocárdica. O manejo inicial consiste na administração de cristaloides e monitoramento das pressões de vias aéreas.

VIDEOLARINGOSCOPIA

Os videolaringoscópios utilizam um monitor integrado e uma câmera de alta resolução para visualizar IOT indiretamente. Os passos preparação, pré-oxigenação, medicações e confirmação da intubação permanecem iguais.

TABELA 15.4 Técnica da intubação orotraqueal

- Segurar o laringoscópio com a mão esquerda, próximo à região do cabo onde a lâmina é inserida
- Usar a mão direita para abrir a boca, remover prótese dentária ou secreções com auxílio da sucção e manter a posição da cabeça em hiperextensão
- A lâmina do laringoscópio deve ser inserida na borda direita da boca, empurrando a língua na direção esquerda
- A ponta da lâmina se posiciona entre a base da língua e a epiglote, na valécula, e então o laringoscópio é tracionado na mesma direção onde aponta o cabo, para frente e para cima, evitando o movimento
- Para melhor exposição da laringe e cordas vocais, quando a glote é anterior, a manobra de pressão na cartilagem tireóidea na direção para cima, para trás e direita, pode ser realizada (manobra BURP)
- Visualize o tubo passando pelas cordas vocais. A posição correta do TOT é de, no mínimo, 2 cm acima da carina, aproximadamente a marca de 21 cm em mulheres e 23 cm em homens
- Encher o balonete, confirmar a posição do TOT (ausculta do epigastro e campos pulmonares, e capnometria) e proceder à fixação

A videolaringoscopia melhora a visualização da glote e aumenta as chances de sucesso de intubação na primeira tentativa. Pode ser utilizada como técnica de resgate após falha de intubação ou como técnica primária para intubações difíceis ou mesmo de rotina. Esse aparelho é bem indicado para facilitar a intubação em pacientes com limitação da abertura oral, obesos e necessidade de pescoço em posição neutra, como nos casos de trauma raquimedular e restrição da mobilidade cervical.

No momento de inserção da lâmina do laringoscópio na boca do paciente, ao invés de inseri-la pela direita empurrando a língua para o lado oposto, como na laringoscopia direta, esta deve ser inserida centralmente, enquanto o médico observa os pontos anatômicos visualizando-os indiretamente pelo monitor.

Contraindicações relativas a essa técnica são a presença de agentes obstrutivos, como sangue e material proveniente de vômitos, que obstruem a imagem gerada na câmera.

ACESSO CIRÚRGICO ÀS VIAS AÉREAS

Cricotireotomia

A cricotireotomia é uma técnica de acesso emergencial à via aérea, geralmente utilizada como último recurso. Embora raramente executada, ainda é a pedra angular do manejo da situação "não ventilo, não intubo", caracterizada quando há falha na IOT e incapacidade de manter saturações de oxigênio superiores a 90% por meio da ventilação sob máscara.

Outras indicações da cricotireotomia são insucesso ou contraindicações à intubação orotraqueal ou nasotraqueal, hemorragia maciça, vômitos incoercíveis, lesões traumáticas faciais e cervicais e obstrução da vias aéreas por edema, hematomas e tumores. Quando há suspeita de ruptura ou fratura de laringe ou traqueia, a cricotireotomia está contraindicada e deve-se proceder à realização da traqueotomia de emergência.

Na maioria dos casos a cricotireotomia é preferível em comparação à traqueotomia de emergência, devido ao menor tempo de procedimento e menor índice de lesão de estruturas do mediastino, parede posterior da traqueia e esôfago.

Há uma tendência mundial de declínio na taxa de cricotireotomias realizadas nos últimos 10 anos. Contribui para esse cenário a adoção de técnicas não invasivas cada vez mais eficazes de resgate das vias aéreas, além da videolaringoscopia (Tabela 15.5).

Complicações

Uma das principais limitações da técnica, o risco de estenose subglótica e de laringe, está mais associado ao tempo de permanência da cânula. Portanto, se a manutenção da via aérea é necessária por mais de 3 a 5 dias, a cricotireotomia deve ser convertida para traqueotomia (Tabela 15.6).

TABELA 15.5 Técnica cricotireotomia cirúrgica
• Após localização da membrana cricotireóidea, usar o polegar e dedo médio da mão não dominante para estabilizar as duas cartilagens
• Fazer incisão vertical da pele e subcutâneo e incisão horizontal na membrana cricotireóidea, próximo à sua borda inferior
• Dilatar verticalmente a incisão com uma pinça Kelly ou com o cabo do bisturi
• Introduza a cânula de cricotireoidostomia, de traqueostomia infantil ou mesmo um TOT de calibre pequeno na traqueia, lembrando que é uma estrutura superficial e respeitando seu eixo
• Insuflar o balonete, confirmar o posicionamento (parâmetros clínicos e capnografia) e realizar a fixação

TABELA 15.6 Complicações precoces da cricotireotomia
Sangramento (geralmente pouca intensidade)
Laceração da cartilagem tireoide, cartilagem cricoide ou anéis traqueais
Perfuração da traqueia posterior
Traqueostomia não intencional
Passagem do tubo fora da traqueia (falso trajeto)

Cricotireotomia percutânea

A realização da cricotireotomia por punção percutânea com jelco (cateter sobre agulha), acoplando o sistema posteriormente ao ambu ou diretamente à fonte de oxigênio, não é recomendada. Essa técnica pode trazer uma mínima oxigenação mas não fará a ventilação adequadamente, gerando hipercapnia e servindo apenas como medida temporária, de baixo rendimento, para o estabelecimento de uma via aérea definitiva.

Uma opção para utilização de cateter é realizar a ventilação transtraqueal a jato, com acoplamento do jelco a um equipamento que fornece oxigênio em altas pressões, permitindo ventilação e oxigenação satisfatórias, sem gerar hipercapnia. As válvulas de oxigênio disponíveis nas paredes, mesmo quando abertas a gerar fluxo de 15 mL por segundo, não são capazes de geral pressão suficiente.

BIBLIOGRAFIA

1. Bair AE, Filbin MR, Kulkarni RG, Walls RM. The failed intubation attempt in the emergency department: analysis of prevalence, rescue techniques, and personnel. J Emerg Med 2002; 23:131.
2. Brown CA, Bair AE, Pallin DJ, et al. Techniques, success, and adverse events of emergency department adult intubations. Ann Emerg Med 2015; 65:363.
3. Frerk C, Mitchell VS, et al. Difficult Airway Society 2015 guidelines for management of unanticipated difficult intubation in adults. British Journal of Anaesthesia 2015; 115(6):827-848.
4. Li J, Murphy-Lavoie H, Bugas C, et al. Complications of emergency intubation with and without paralysis. Am J Emerg Med 1999; 17:141.
5. Mandavia DP, Qualls S, Rokos I. Emergency airway management in penetrating neck injury. Ann Emerg Med 2000; 35:221.
6. Sagarin MJ, Barton ED, Chng YM, et al. Airway management by US and Canadian emergency medicine residents: a multicenter analysis of more than 6,000 endotracheal intubation attempts. Ann Emerg Med 2005; 46:328.
7. Sakles JC, Laurin EG, Rantapaa AA, Panacek EA. Airway management in the emergency department: a one-year study of 610 tracheal intubations. Ann Emerg Med 1998; 31:325.
8. Sivilotti ML, Filbin MR, Murray HE, et al. Does the sedative agent facilitate emergency rapid sequence intubation? Acad Emerg Med 2003; 10:612.

16

VENTILAÇÃO MECÂNICA

Eugenia Jatene Bou Khazaal
Ilana Levy Korkes
Paulo Ricardo Gessolo Lins
Jellin Chiaoting Chuang

INTRODUÇÃO

A ventilação mecânica é um suporte ventilatório que substitui total ou parcialmente a ventilação espontânea por meio da geração de pressão positiva nas vias aéreas. A insuflação pulmonar é decorrente da introdução de gases de maneira invasiva ou não invasiva, de acordo com os dispositivos utilizados para esse fim. Na ventilação não invasiva (VNI – BPAP ou CPAP), utiliza-se uma interface externa, geralmente máscara facial, enquanto na ventilação mecânica invasiva (VMI) um tubo endotraqueal ou cânula de traqueostomia é inserido na via aérea. Apesar de ser indicada em casos específicos de insuficiência respiratória aguda, a VNI não deve retardar uma intubação orotraqueal se houver falência do suporte ventilatório inicial ou se já existirem indicações evidentes de VMI.

OBJETIVOS

Os principais benefícios proporcionados pela VMI são:
- **Otimização da troca gasosa:** redução do *shunt* fisiológico com consequente melhora da relação ventilação/perfusão.
- **Diminuição do trabalho respiratório exercido pelo paciente:** sobretudo nos casos em que há alteração da mecânica pulmonar (p. ex., aumento da resistência das vias aéreas, diminuição da complacência pulmonar, diminuição da força muscular) ou aumento da demanda respiratória (p. ex., acidose metabólica).

INDICAÇÕES

A VMI é indicada, classicamente, nas seguintes situações: necessidade de proteção da via aérea (queimadura de via aérea, escala de coma de Glasgow < 9, hemorragia digestiva alta grave); obstrução de via aérea; parada cardiorrespiratória; insuficiência respiratória aguda que evolui com fadiga intensa ou associada a doença neuromuscular e insuficiência respiratória que persiste apesar do uso de VNI. Caso o paciente apresente outras condições clínicas que cursem com deterioração da oxigenação ou da ventilação pulmonar, a VMI deve ser considerada.

A presença parâmetros clínicos como apneia, estridor, rebaixamento do nível de consciência, tórax instável, excesso de secreção respiratória, perda de reflexos protetores da via aérea e taquipneia (FR > 35 ipm) ou parâmetros gasométricos como hipoxemia ou hipercapnia refratárias podem sugerir a necessidade de assistência ventilatória e auxiliar na decisão pela introdução de VMI.

FASES DO CICLO VENTILATÓRIO E PRINCÍPIOS DA VENTILAÇÃO

A VMI simula o trabalho ventilatório de um paciente, que consiste em 4 fases: fase inspiratória, transição inspiração-expiração, fase expiratória e transição expiração-inspiração.

Fase inspiratória

Promove a insuflação pulmonar, vencendo as propriedades elásticas e resistivas do sistema respiratório.

O modo de insuflar os pulmões permite classificar o ventilador em gerador de pressão ou de fluxo. No gerador de pressão, classificado geralmente como ventilador pressão-controlado, determina-se a pressão que será injetada nas vias aéreas por determinado tempo. Essa pressão, associada à resistência das vias aéreas e à complacência toracopulmonar, determinará um fluxo cuja magnitude não pode ser prevista. Já no gerador de fluxo, classificado geralmente como ventilador volume-controlado, o gás é injetado com um fluxo previamente escolhido. Quanto maior a resistência das vias aéreas e menor complacência pulmonar e da parede torácica, maior será a pressão gerada no sistema. A magnitude dessa pressão gerada, por sua vez, também não pode ser prevista.

A pausa inspiratória é um recurso terapêutico que pode ser empregado durante essa fase com o objetivo de permitir uma melhor redistribuição do gás quando existe heterogeneidade na resistência das vias aéreas, garantindo uma melhor troca gasosa. Em geradores de fluxo, essa pausa pode ser programada como uma porcentagem do tempo inspiratório ou acrescentada ao tempo inspiratório. Em geradores de pressão, por sua vez, a pausa inspiratória ocorre naturalmente após o equilíbrio entre a pressão oferecida pelo ventilador e a pressão alveolar quando o tempo inspiratório é maior do que o tempo necessário para se atingir a pressão determinada.

Transição inspiração-expiração

Essa fase, também denominada ciclagem do ventilador, consiste na interrupção da fase inspiratória e início da fase expiratória. A ciclagem pode ser determinada pelas seguintes variáveis: tempo, volume ou fluxo, a depender do modo ventilatório escolhido – que será abordado adiante.
- **Ciclagem a tempo:** a ciclagem ocorre ao término do tempo inspiratório previamente definido.
- **Ciclagem a volume:** a ciclagem ocorre ao ser atingido o volume corrente previamente definido.
- **Ciclagem a fluxo:** a ciclagem ocorre ao ser atingida determinada porcentagem do fluxo máximo atingido pelo paciente.

Fase expiratória

Saída passiva do gás injetado nas vias aéreas, que sofre influência da elasticidade toracopulmonar (coeficiente de retração elástico toracopulmonar). A expiração pode ser limitada pelo ventilador, que sustenta uma pressão positiva residual no final dessa fase, impedindo o fechamento das vias aéreas. Esse recurso, denominado PEEP (*positive end-expiratory pressure*), favorece uma melhora da oxigenação ao aumentar o número de alvéolos recrutados, ventilados e perfundidos, aumentando assim a área disponível para trocas gasosas e diminuindo a espessura da membrana alvéolo-capilar. No entanto, ao se utilizar PEEP muito elevada, pode-se aumentar a pressão intratorácica e consequentemente provocar uma redução do retorno venoso, diminuição do débito cardíaco e aumento da pressão intracraniana. Além disso, alta PEEP eleva a pressão de platô do ventilador, aumentando o risco de barotrauma e hiperdistensão.

Outro fenômeno não desejado seria a ocorrência do chamado auto-PEEP (hiperinsuflação dinâmica ou PEEP intrínseco). Nessa situação, a inspiração é iniciada antes do término da desinsuflação pulmonar, criando uma pressão expiratória final maior do que a desejada. Esse acúmulo de volume aéreo represado nos pulmões pode trazer consequências graves, como a dessincronização com o aparelho, aumento do trabalho respiratório, redução da ventilação pulmonar e do débito cardíaco e risco de barotrauma. Os principais fatores de risco para ocorrência de auto-PEEP são: presença de doenças obstrutivas, idade maior que 60 anos, alto volume-minuto, alta frequência respiratória, aumento da resistência das vias aéreas, aumento da complacência pulmonar e alta relação I:E (tempo expiratório curto).

Transição expiração-inspiração

Marca o início de um novo ciclo respiratório. Denomina-se disparo a variável responsável por essa transição. De acordo com a forma de disparo, define-se o ciclo respiratório: controlado, assistido ou assisto-controlado. Nos ciclos controlados, o disparo ocorre de forma automática pelo ventilador, conforme a frequência respiratória estabelecida. Nos ciclos assistidos, o disparo é deflagrado pelo paciente, que desencadeia um novo ciclo ao fazer uma pressão negativa ou um fluxo inspiratório (como na respiração normal), os quais abrem a válvula do ventilador que permite a entrada de ar para o paciente. Nos ciclos assisto-controlados, por sua vez, o disparo pode ser realizado pelo ventilador, o qual garante uma frequência respiratória mínima, ou deflagrado pelo paciente.

O recurso do ventilador responsável pela detecção do esforço do paciente é denominado sensibilidade. Ventiladores com baixa sensibilidade exigem maior esforço do paciente para que seja disparado um novo ciclo, podendo causar assincronias. Por outro lado, em ventiladores com alta sensibilidade, pequenos movimentos do paciente ou qualquer turbulência no circuito do aparelho são suficientes para a deflagração de novos ciclos sem que o paciente tenha feito um esforço inspiratório.

Variáveis ajustáveis do ventilador

- **Frequência respiratória (FR):** número de ciclos respiratórios a serem realizados em 1 minuto. A duração de cada ciclo, que representa a soma do tempos inspiratório e expiratório, pode ser obtida ao se dividir 60 pela FR.
- **Relação I:E:** reparte o ciclo inspiratório entre os tempos inspiratório (Tins) e expiratório (Tex).

- **PEEP:** acionado em qualquer modo de ventilação, sustenta a pressão das vias aéreas em um valor acima da pressão atmosférica. Ajustado inicialmente em 5 cmH$_2$O para repor a chamada "PEEP fisiológica".
- **FiO$_2$:** fração inspirada de oxigênio fornecida pelo ventilador, acionada em qualquer modo de ventilação. Deve ser regulada visando obter saturação arterial de oxigênio entre 93 a 97% e PaO$_2$ > 60 mmHg.
- **Sensibilidade:** recurso responsável por detectar esforço inspiratório do paciente, em ventilações assistidas, e disparar novos ciclos. Inicialmente ajustada em -1 a -2 cmH$_2$O – quando a válvula do ventilador é regulada para detectar pressões negativas realizadas pelo paciente – ou 2 a 3 L/min – quando a válvula do ventilador é regulada para detectar o fluxo inspiratório realizado pelo paciente.
- **Volume corrente (VC):** quantidade de ar fornecido à via aérea em cada ciclo respiratório. Em ventiladores com volume controlado, o VC é ajustado e permanece constante. Em ventiladores com pressão controlada, o VC é variável, diretamente relacionado à pressão inspiratória e à complacência pulmonar e indiretamente relacionado à resistência dos tubos do circuito. Regula-se essa variável para fornecer de 6 a 8 mL/kg de peso predito do paciente (cálculo do peso estimado para a altura). O cálculo do volume circulante pulmonar em 1 minuto é denominado volume-minuto (Vm) e é o produto do VC pela FR.
- **Fluxo inspiratório:** determina a velocidade de insuflação pulmonar em geradores de fluxo. O padrão do fluxo liberado pode ser constante, em desaceleração ou sinusoidal. Quando constante, o volume corrente é igual ao produto do fluxo escolhido pelo tempo inspiratório. Assim, quanto maior o fluxo inspiratório, maior o volume corrente injetado no tempo inspiratório vigente.
- **Tempo inspiratório (Tins):** tempo destinado à realização da insuflação pulmonar. Pode ser ajustado de diversas formas: diretamente (botão específico) ou indiretamente, por meio da regulação do fluxo inspiratório e do volume corrente (Tins = VC/fluxo inspiratório), da regulação da FR e da relação I:E ou da regulação da FR e tempo expiratório (Tins = 60/FR – Tex).
- **Pressão (Pins):** determina a insuflação pulmonar nos geradores de pressão, podendo ser rotulada como pressão de controle, pressão acima da PEEP ou pressão de suporte. Embora não seja possível determinar o volume corrente exato que será obtido, quanto maior o valor de pressão ajustado, maior o volume corrente obtido. O valor da pressão é regulado visando alcançar o volume corrente de 6 a 8 mL/kg de peso predito.
- **Alarmes:** *baixo volume corrente:* VC 10 a 15% abaixo do VC configurado. *Baixo volume-minuto*: Vm 10 a 15% abaixo do Vm médio. *FiO$_2$*: FiO$_2$ 5% acima ou abaixo do configurado. *Alta pressão*: 10 cmH$_2$0 acima da pressão de pico (quando o alarme está ativado, finaliza a fase inspiratória). *Baixa pressão* (p. ex., vazamento): 5 a 10 cmH$_2$O abaixo da pressão de pico. *Alarme de apneia*: 20 segundos.

Orienta-se coletar gasometria arterial após 15 a 30 minutos de ventilação estável para avaliação das metas de ventilação e troca gasosa. Ao se ajustar a PEEP e a FiO$_2$, altera-se a oxigenação do paciente (refletida na PaO$_2$), enquanto o ajuste da FR e do VC relaciona-se à ventilação do paciente (refletida na PaCO$_2$). Deve-se ressaltar que conforme a doença de base do paciente esses ajustes possuem configurações específicas, que serão relatadas adiante (Fig. 16.1 e Tabela 16.1).

TABELA 16.1 Ajustes iniciais do ventilador

	FR	I:E	Tins	PEEP	FiO$_2$	Sensibilidade	VC	Fluxo	Pressão
VCV	12 a 16 rpm	1:2 a 1:3	0,8 a 1,2 s	5	100%*	-1 a -2 cmH$_2$O ou 2 a 3 L/min	6-8 mL/kg peso predito**	40–60 L/min	–
PCV	12 a 16 rpm	1:2 a 1:3	0,8 a 1,2 s	5	100%*	-1 a -2 cmH$_2$O ou 2 a 3 L/min	–	–	Iniciar com 10 a 15 cmH$_2$O (ajustar conforme VC)

*Não recomendado uso de FiO$_2$ a 100% para todos os pacientes como ajuste inicial. Risco de atelectasia de absorção. Ajustar FiO$_2$ para PaO$_2$ > 60 mmHg e manter SatO$_2$ 94–96%.
**Peso predito: homens = 50 + 0,91 (altura em cm = 152,4); mulheres = 45,5 + 0,91 (altura em cm = 152,4) – literatura atual recomenda VC mais próximos a 6 mL/kg mesmo em pacientes sem SARA.

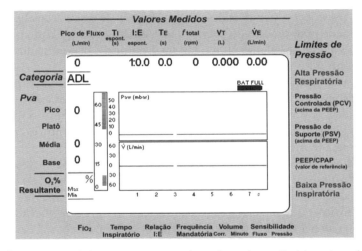

FIGURA 16.1 Tela do ventilador e programação: seleção do modo ventilatório e ajuste das variáveis. (Fonte: Manual de operação ventilador Dixtal DX 3010.)

Modos ventilatórios

A combinação das variáveis de fase citadas acima determina os possíveis modos ventilatórios. Os modos ventilatórios básicos são os mais empregados e serão abordados neste capítulo.

Ventilação com volume controlado (VCV)

Insuflação pulmonar: gerador de fluxo.
Ciclagem: volume.
Disparo – ciclo controlado: tempo.
Disparo – ciclo assisto-controlado: tempo (automático) e pressão ou fluxo (deflagrados pelo paciente).
Parâmetros ajustáveis: VC, fluxo inspiratório, FiO$_2$, FR, PEEP.
Observações: quanto maior o fluxo, menor tempo inspiratório e menor relação I:E.
Vantagens: garantia de VC mínimo programado.

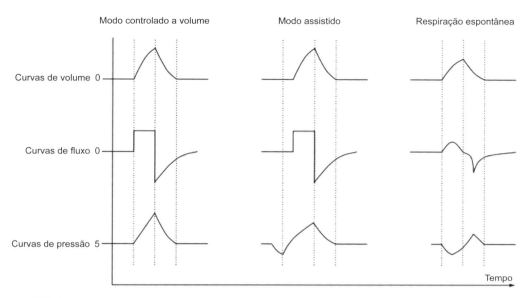

FIGURA 16.2 Comparação de curvas em ventilação com volume controlado (VCV) durante a ventilação controlada, assistida e espontânea. (Fonte: Carvalho CR et al., 2007; p. 60.)

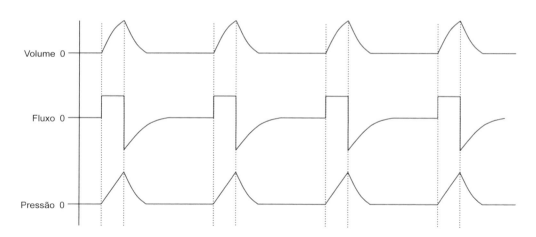

FIGURA 16.3 Ventilação volume controlado-controlado. (Fonte: Carvalho CR et al., 2007; p. 60.)

Desvantagens: a pressão gerada depende da resistência das vias aéreas e da complacência pulmonar; deve-se atentar para o risco de barotrauma; fluxo inspiratório não variável (Fig. 16.2).
- **VCV – controlado:**
  - Vm é determinado completamente pela FR e VC regulados no ventilador.
  - O paciente não deflagra nenhum ciclo respiratório (não requer esforço algum do indivíduo). A FR ajustada é igual ou maior à necessidade fisiológica do paciente.
  - Exemplos de uso: paralisia farmacológica, sedação profunda, coma (Fig. 16.3).

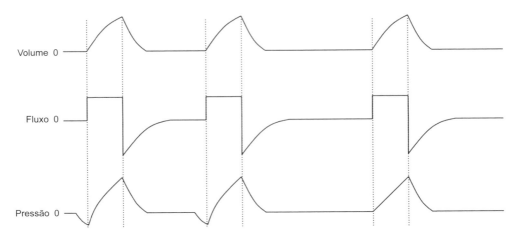

FIGURA 16.4 Ventilação volume controlado – assisto-controlado. (Fonte: Carvalho CR et al., 2007; p. 61.)

- **VCV – assisto-controlado (AC):**
  - Determina-se o Vm mínimo ao ajustar o VC e a FR no ventilador.
  - O paciente pode aumentar a FR e o Vm ao deflagrar novos ciclos. Portanto, quanto maior for o número de ciclos deflagrados pelo paciente, maior o Vm resultante.
  - Cada ciclo disparado pelo paciente recebe todo o VC ajustado no ventilador (Fig. 16.4).
- **VCV – ventilação mandatória intermitente (IMV):**
  - Determina-se o Vm mínimo ao ajustar o VC e FR no ventilador.
  - O paciente pode aumentar a FR e o Vm ao deflagrar novos ciclos.
  - Cada ciclo disparado pelo paciente não recebe nenhum acréscimo de VC pelo ventilador, dependendo unicamente do VC gerado pela respiração espontânea do paciente.
- **VCV – ventilação sincronizada mandatória intermitente (SIMV):**
  - Variação em relação ao IMV: os ciclos gerados pelo ventilador são sincronizados com o esforço inspiratório do paciente.
  - Permite escolher diferentes níveis de suporte para o paciente (Fig. 16.5).

Ventilação com pressão controlada (PCV)

Insuflação pulmonar: gerador de pressão.
Ciclagem: tempo (ao completar o Tins).
Disparo – ciclo controlado: tempo.
Disparo – ciclo assisto-controlado: tempo (automático) e pressão ou fluxo (deflagrados pelo paciente).
Parâmetros ajustáveis: Pins, Tins ou I:E, FiO_2, FR, PEEP.
Observação: curva de pressão constante.
Vantagens: limitação pressórica (menor risco de lesão pulmonar); fluxo inspiratório variável (menor trabalho respiratório).
Desvantagens: o VC é variável e está relacionado à magnitude da Pins, à complacência pulmonar, à resistência das VAs e do circuito do ventilador. Deve-se atentar para o risco de volutrauma e para a piora de quadros de acidose, pois não garante VC mínimo.

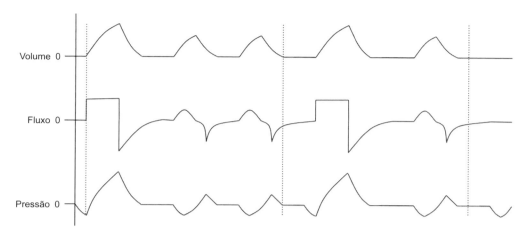

FIGURA 16.5 Ventilação mandatória intermitente sincronizada com volume controlado. (Fonte: Carvalho CR et al., 2007; p. 62.)

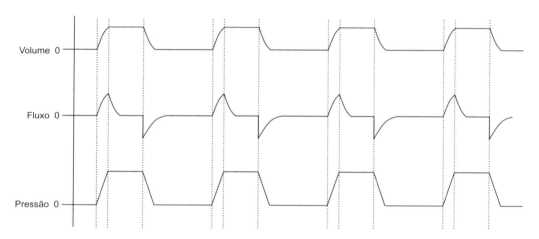

FIGURA 16.6 Ventilação com pressão controlada – controlada. (Fonte: Carvalho CR et al., 2007; p. 61.)

- **PCV – controlado:**
  - Vm é determinado totalmente pela FR e Pins. Paciente não deflagra nenhum ciclo respiratório (não requer esforço algum do indivíduo).
  - Utilizado em casos semelhantes aos citados na VCV – controlado (Fig. 16.6).
- **PCV – AC:**
  - Vm mínimo é definido pela FR e Pins ajustadas. O paciente pode aumentar o Vm ao disparar novos ciclos, que receberão a Pins regulada no ventilador (Fig. 16.7).
- **PCV – IMV/SIMV:**
  - Características semelhantes aos modos IMV e SIMV do VCV, porém com as variáveis fixas do modo PCV.

VCV ou PCV? Esses modos foram comparados em um trial randomizado e em diversos estudos observacionais, os quais evidenciaram que não existe diferença estatisticamente significante entre eles em relação a mortalidade, oxigenação e trabalho ventilatório.

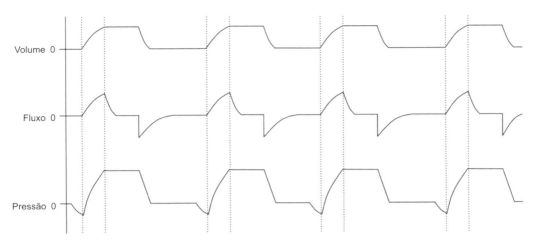

FIGURA 16.7 Ventilação pressão controlada – assisto-controlada. (Fonte: Carvalho CR et al., 2007; p. 62.)

Ventilação com pressão de suporte (PSV)

Pré-requisito: paciente com *drive* respiratório.
Insuflação pulmonar: gerador de pressão.
Ciclagem: quando o fluxo inspiratório decai a 25% do pico de fluxo atingido.
Disparo: pressão ou fluxo (deflagrados pelo paciente) – ciclo sempre assistido.
Parâmetros ajustáveis: pressão de suporte (PS), FiO_2, PEEP.
  Observações:
  – O paciente deve deflagrar todos os ciclos ventilatórios, pois não há uma FR ajustada no ventilador.
  – O Vm depende do nível de suporte oferecido pelo ventilador e variáveis ventilatórias do paciente. Quanto maior a PS, menor o trabalho ventilatório realizado pelo paciente.
  – Define-se uma PS, que é constante, porém o Vm varia de acordo com o VC e a FR gerados com o paciente.
  – Pode ser usado sozinho ou na SIMV.
Vantagens: pode ser utilizado também em pacientes com objetivo de desmame; fluxo inspiratório livre e decrescente; VC e Tins livres; menor trabalho respiratório; menor pressão média de vias aéreas.
Desvantagens: risco de apneia se o *drive* respiratório do paciente estiver suprimido devido à sedação, gravidade da doença ou hipocapnia decorrente de hiperventilação; o Vm adequado não pode ser garantido pois VC e FR são variáveis (Fig. 16.8).

Desmame da ventilação mecânica

A descontinuidade do uso da VMI é um processo que contém duas etapas. Inicialmente, uma avaliação clínica criteriosa é realizada com o objetivo de identificar se o paciente apresenta condições seguras e favoráveis para o desmame. Nessa fase, critérios clínicos objetivos estabelecidos por meio de estudos observacionais e consensos são utilizados, sendo eles: melhora do fator causal da insuficiência respiratória; oxigenação adequada; pH arterial > 7,25; capacidade do paciente realizar esforço inspiratório e estabilidade hemodinâmica. Outros critérios, chamados de testes fisiológicos preditores de desmame, também são usados, porém não se mostraram melhores do que os critérios objetivos na literatura existente.

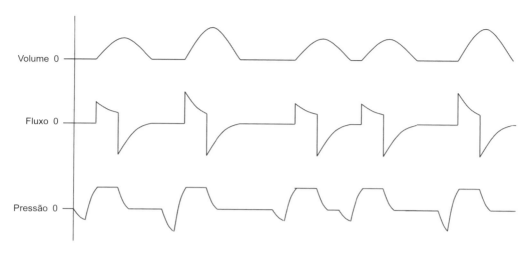

FIGURA 16.8 Ventilação pressão de suporte. (Fonte: Carvalho CR et al., 2007; p. 64.)

Após essa primeira etapa, que deve ser realizada diariamente, o desmame propriamente dito pode ser iniciado. Há diversas maneiras de se iniciar o desmame ventilatório, sendo a tentativa de respiração espontânea (TRE) e a redução gradual da pressão de suporte, utilizada no modo PSV, as mais utilizadas. A TRE, a qual vem se mostrando superior às outras maneiras na literatura, consiste na tentativa de respiração espontânea realizada pelo paciente por 30 minutos a 2 horas, sem qualquer suporte ventilatório (utilizando apenas um tubo T) ou com um suporte ventilatório mínimo (PSV ou CPAP até 7 mmH$_2$O). Independentemente da estratégia utilizada para o desmame, a falha da tentativa é indicada por meio de critérios clínicos como taquicardia (FC > 140 ou aumento sustentado de 20% da FC), taquipneia (FR > 35), diaforese ou uso de musculatura acessória para respiração, alteração da PAS (PAS > 180 ou < 90 mmHg), PaO$_2$ < 50 mmHg, pH < 7,32 e alteração do nível de consciência como sonolência ou agitação. Nesses casos, a VMI deve ser reintroduzida, a causa da falência do desmame investigada e uma nova tentativa poderá ser realizada no dia seguinte.

Quando o desmame ocorre sem qualquer intercorrência ou critérios de falha, esse é considerado adequado e a extubação pode ocorrer desde que o paciente tenha sua via aérea pérvia e seja capaz de protegê-la (adequado nível de consciência e presença de reflexo de tosse e pequena quantidade de secreção). O uso de VNI após a extubação geralmente é realizado de forma preventiva em pacientes selecionados como maior risco, especialmente nos hipercápnicos.

De acordo com a literatura, pacientes cuja descontinuidade da ventilação mecânica é realizada sem intercorrências têm menor morbidade e mortalidade em relação àqueles com VMI prolongada ou com falha do desmame e consequente reintrodução da VMI. Levando isso em consideração, deve-se evitar que as tentativas de desmame da ventilação sejam prorrogadas e que os pacientes fiquem intubados por um tempo maior do que o realmente necessário, assim como deve-se fazer um desmame muito cuidadoso para evitar ao máximo as chances de falhas (Tabela 16.2).

TABELA 16.2 Manejo da VM em situações especiais

Situação	Problema	Objetivo	Parâmetros da VM
SARA	Diminuição da complacência pulmonar	Proteção da via aérea	VC baixo (< ou igual 6 mL/kg) Pplatô: ≤ 30 cmH$_2$O Pdistensão* ≤ 15 cmH$_2$O PEEP alto Hipercapnia permissiva**
Doenças obstrutivas	Aprisionamento aéreo	Permitir tempo expiratório suficiente para diminuir o aprisionamento aéreo e evitar a auto-PEEP	VC baixo (6 mL/kg) FR baixa: 8–12 Tins baixo
Doenças intersticiais	Exacerbações agudas da doença: VM é indicada	Ventilação protetora (similar à SARA)	VC baixo (6 mL/kg) Pplatô ≤ 30 cmH$_2$O PEEP entre 5–10 cmH$_2$O
Hipercapnia	Aumento da PaCO$_2$	Aumentar o volume-minuto	VC elevado FR elevada
Auto-PEEP	Aprisionamento aéreo	Impedir dessincronização do paciente com o ventilador e efeitos hemodinâmicos indesejados (como diminuição do débito cardíaco)	Aumentar fluxo inspiratório Reduzir Tins Reduzir FR Reduzir VC Reduzir resistência das VA (tratar broncoespasmo, aspirar secreções, selecionar TOT de maior diâmetro, evitar água no circuito, detectar circuito acotovelado) PEEP aplicada = 80% da auto-PEEP

*Pressão de distensão: Pplatô – PEEP.
**Hipercapnia permissiva: PaCO$_2$ até 80 e pH até 7,15 a 7,20 são tolerados.

BIBLIOGRAFIA

1. Barbas CS, Amato MB, Rodrigues Jr M. Técnicas de assistência ventilatória. In: Knobel E (org.). Condutas do paciente grave. 2 ed. São Paulo: Atheneu 1998; 321-352.
2. Barbas CS, Ísola AM, Farias AM, Cavalcanti AB, Gama AM, Duarte AC, et al. Recomendações brasileiras de ventilação mecânica 2013. Parte I. Rev Bras Ter Intensiva 2014; 26(2):89-121.
3. Calfee CS, Matthay MA. Recent advances in mechanical ventilation. Am J Med 2005; 118(6):584-591.
4. Carvalho CR, Toufen Junior C, Franca SA. Ventilação mecânica: princípios, análise gráfica e modalidades ventilatórias. J Bras Pneumol 2007; 33(Supl 2):54-70.
5. Chiumello D, Pelosi P, Calvi E, Bigatello LM, Gattinoni L. Different modes of assisted ventilation in patients with acute respiratory failure. Eur Respir J 2002; 20(4):925-933.
6. Esteban A, Anzueto A, Frutos F, Alía I, Brochard L, Stewart TE. Mechanical Ventilation International Study Group. Characteristics and outcomes in adult patients receiving mechanical ventilation: a 28-day international study. JAMA 2002; 287(3):345-355.
7. McConville JF, Kress JP. Weaning patients from the ventilator. N Eng J Med 2012; 367(23):2233-2239.
8. Munechika M. Ventilador Pulmonar. In: Amaral JLG, Geretto P, Tardelli MA, Machado FR, Yamashita AM (eds.). Guia de anestesiologia e medicina intensiva. São Paulo: Manole 2011; 561-577.
9. Santanilla JI, Daniel B, Yeow ME. Mechanical ventilation. Emerg Med Clin North Am 2008; 26(3):849-862.
10. Serpa Neto A, Cardoso SO, Manetta JA, Pereira VG, Espósito DC, Pasqualucci Mde O, et al. Association between use of lung-protective ventilation with lower tidal volumes and clinical outcomes among patients without acute respiratory distress syndrome: a meta-analysis. JAMA 2012; 308(16):1651-1659.
11. Tecme SA. Manual de Operação – Ventilador DX 3010. Distribuidor: Dixtal Biomédica.
12. Vissers JR, Danzl DF. Intubation and Mechanical Ventilation. In: Tintinalli JE, Stapczynski JS, Ma OJ, Yealy DM, Meckler GD, Cline DM. Tintinalli's Emergency Medicine: A Comprehensive Study Guide. 8 ed. New York: McGraw-Hill Education 2016; 183-192.

17

ACESSO VENOSO CENTRAL

Alexandre Eiji Kayano
Priscila Ribeiro Cardoso Dias
Paulo Ricardo Gessolo Lins
Jellin Chiaoting Chuang

Ver Tabelas 17.1 a 17.5 e Figura 17.1 a seguir.

TABELA 17.1 Indicações de acesso venoso central
Falta de acesso venoso periférico
Administração contínua de vasopressores
Infusão de soluções iônicas concentradas
Uso de agentes quimioterápicos citotóxicos
Hemodiálise de urgência
Passagem de marca-passo transvenoso
Passagem de cateter de artéria pulmonar (Swan-Ganz)

TABELA 17.2 Técnica geral

Informação	Explicar o procedimento ao paciente
Separar material	Equipamento de proteção individual, solução degermante, seringas de 10 e 20 mL, soro fisiológico e equipo, lidocaína 1%, agulhas 18G e 22G, gazes estéreis, pinça Cheron, cuba rim, kits de sutura e de acesso venoso central. Se disponível, preparar ultrassom
Posicionamento do paciente	Ligeiro Trendelenburg, com a cabeça direcionada para lado contralateral e com membro superior ipsilateral justaposto ao corpo. Avaliação do local de punção para escolha da melhor técnica, com possível marcação por ultrassom. Se acesso femoral, posicionar o membro inferior ipsilateral estendido, ligeiramente abduzido e rodado externamente
Antissepsia	Com solução degermante
Paramentação	Colocação de gorro, máscara e óculos protetores. Lavagem das mãos com técnica asséptica e paramentação com capote cirúrgico e luvas estéreis
Assepsia e campos estéreis	Uso de solução de clorexidina alcóolica. Cobertura total do paciente com campos estéreis
Teste das vias do cateter	Preencher as vias do cateter com soro fisiológico a fim de testar sua perviedade, com exceção da via distal, por onde passará o fio-guia
Anestesia	Em trajeto da punção (se subclávia: atentar para anestesia de periósteo)
Punção venosa profunda	Com agulha 18G em seringa de 10 mL, em aspiração contínua até refluxo de sangue venoso. Verifica-se adequada punção de veia profunda com a livre aspiração de sangue venoso escurecido e não pulsátil
Inserção do fio-guia	Remover seringa e ocluir agulha com dedo para prevenir embolia gasosa. Prosseguir com inserção do fio-guia, atentando para resistência no trajeto. A inserção deverá ser feita até pouco além de 20 cm
Remoção do jelco	Nunca soltar o fio-guia na remoção da agulha
Uso do dilatador	Passar dilatador pelo fio-guia na direção do trajeto venoso, se possível, para não provocar tortuosidade no mesmo, realizando então a dilatação da pele e do subcutâneo, em movimento de rotação do punho e segurando o dilatador proximalmente. Caso necessário, pode-se realizar incisão da pele com bisturi para melhor acomodação do dilatador
Passagem do cateter venoso central	Retirar dilatador segurando o fio-guia. Avançar o fio-guia pelo cateter venoso central a partir de seu lúmen distal, até saída do fio-guia pelo lúmen proximal. Segurando o fio-guia, introduzir o cateter venoso central em sítio de punção. Retirar fio-guia
Prova de fluxo e refluxo	Com soro fisiológico e equipo em lúmens proximais, atestar fluxo e refluxo. Não deixar conteúdo venoso acumulado nos lúmens por muito tempo pelo risco obstrução destes
Fixação	Posicionamento do cateter venoso central a depender do sítio de punção. Limpeza do cateter e da região em que será fixado com solução antisséptica alcóolica. Fixação do mesmo com pontos simples. Curativo oclusivo
Raios X pós-punção	Para verificar complicações do procedimento (*i.e.* pneumotórax) e averiguar se cateter venoso central está bem posicionado

TABELA 17.3 Particularidades dos sítios de punção

	Veia subclávia	Veia jugular interna	Veia femoral
Preferência	Evitar em coagulopatias, devido a inabilidade de compressão do sítio de punção	Especialmente o lado direito tem as menores taxas de mau posicionamento de cateter. É o melhor sítio de punção em situações de emergência	Em caso de coagulopatias e alto risco de sangramento (compressão local mais facilitada)
Sítio de punção	**Abordagem infraclavicular:** no ponto de encontro entre o terço médio e o terço proximal, a agulha deve ser conduzida de forma a raspar a borda inferior da clavícula em direção à fúrcula (a fim de minimizar os riscos de invasão da cúpula pleural) em um ângulo de 10°, paralelo à superfície do tórax. Se a clavícula for encontrada, abaixar toda a agulha e encaminhá-la para baixo da clavícula até que consiga estar posterior a ela. O retorno venoso bem sucedido ocorre tipicamente a uma profundidade de 3 a 5 cm **Abordagem supraclavicular:** 1 cm lateral à cabeça clavicular do músculo esternocleidomastóideo e 1 cm posterior à clavícula (na bissetriz do ângulo formado por elas), em angulação de 10° a 30° com o plano horizontal, em direção ao mamilo contralateral	**Abordagem central:** vértice superior do triângulo formado pelas cabeças do músculo esternocleidomastoideo e a clavícula, em direção ao mamilo ipsilateral **Abordagem posterior:** punção na borda lateral do músculo esternocleidomastóideo, em direção à fúrcula, num ângulo de até 30° **Abordagem anterior:** identificar pulso de artéria carótida, segurá-la com mão não dominante. Inserir agulha no ponto médio da cabeça esternal do músculo esternocleidomastóideo em um ângulo de pelo menos 30° em direção ao mamilo ipsilateral Em todos os acessos a veia é puncionada mais superficialmente, não havendo necessidade de se penetrar a pele com a agulha por mais de 5 cm	Paciente em Trendelenburg reverso. Palpar pulso femoral, angular a agulha a pelo menos 45° do plano horizontal e puncionar 1 cm medialmente à artéria, e de 1 a 2 cm inferiormente ao ligamento inguinal em direção cefálica. Pode ser necessária a introdução de toda a agulha para sucesso
Posição do cateter	O cateter central deverá ser inserido em 14 a 16 cm quando posicionado à direita e de 16 a 18 cm quando posicionado à esquerda nas punções torácicas		–
Uso do ultrassom	Possível apenas pela abordagem supraclavicular	Possível – diminui o tempo para punção e o risco de complicações	Possível – diminui o tempo para punção e o risco de complicações

TABELA 17.4 Complicações

Imediatas	Tardias
Sangramento	Infecção
Arritmia	Trombose venosa/embolia pulmonar
Embolia aérea	Migração de cateter
Lesão de ducto torácico (veia subclávia ou jugular interna esquerdas)	Perfuração de miocárdio
Mau posicionamento de cateter	
Pneumotórax	
Hemotórax	

TABELA 17.5 Acesso venoso central guiado por ultrassom

Que transdutor escolher?	Transdutor linear de alta frequência (7–13 MHz)
	O transdutor microconvexo também pode ser empregado para essa finalidade
Técnica estática vs. dinâmica	Técnica estática ou assistida: após a análise ultrassonográfica do vaso, é feita uma marcação da pele e o vaso é, então, cateterizado
	Técnica dinâmica ou guiada: a abordagem ecográfica é em tempo real e todo o procedimento é acompanhado pelo uso do US
Qual abordagem escolher?	Abordagem transversal ou eixo curto: é a que apresenta como vantagem a menor curva de aprendizado e permite a visualização de estruturas adjacentes ao vaso alvo e veias menores, tendo, porém, como desvantagem um risco maior de lesão da parede posterior do vaso
	Abordagem longitudinal ou eixo longo: exige maior habilidade manual, mas permite ampla visualização do vaso, do fio-guia em sua progressão e do cateter, sendo a mais recomendada para a avaliação destes dois últimos pela ACEP (American College of Emergency Physicians)
Como diferenciar veia e artéria? (Fig. 18.1)	• Colabamento da veia à compressão com o transdutor
	• Pulsação da artéria quando visível
	• Sentido de deslocamento do sangue na avaliação do Doppler
	• Localização (cuidado com variações anatômicas)
	• Com Doppler pulsado, a artéria carótida comum apresenta padrão arterial central, com curva de espectro bifásico caracterizado por subida rápida para o pico de velocidade sistólica, seguida de queda ligeira na diástole
Como fazer?	Durante o procedimento, a agulha é inserida em um ângulo de 45°, observando-se que a distância da agulha ao transdutor seja igual à profundidade do transdutor até o vaso

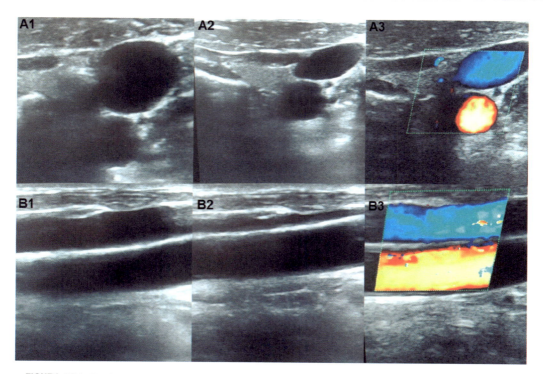

FIGURA 17.1 Em A, corte transversal em ponto de punção da veia jugular interna pela abordagem central: **A1**: sem compressão; **A2**: com compressão; **A3**: com Doppler. Em B, corte longitudinal em mesmo ponto e abordagem: **B1**: sem compressão; **B2**: com compressão; **B3**: com Doppler.

BIBLIOGRAFIA

1. Flato UAP, Petisco GM, Santos FB. Punção venosa guiada por ultra-som em unidade de terapia intensiva. Rev Bras Ter Intensiva 2009; 21(2):190-196.
2. Heffner AC, et al. Overview of central venous access. Uptodate; 2016.
3. Hind D, Calvert N, McWilliams R, Davidson A, Paisley S, Beverley C, et al. Ultrasonic locating devices for central venous cannulation: meta-analysis. BMJ 2003; 327(7411):361.
4. National Institute for Clinical Excellence. Guidance on the use of ultrasound locating devices for placing central venous catheters. London: NICE Technology Appraisal 2002; 49.
5. Pellerito JS, Polak JF. Introdução à Ultrassonografia Vascular. 6 ed. 2014; 136-146.
6. Petisco GM, Petisco ACGP, Fiato UAP, et al. Cateterização venosa guiada por ultrassom: relato de caso e revisão da literatura. Rev Bras Imagem Cardiovasc 2013; 26(3):228-235.
7. Polanco PM, Pinsky MR. Practical issues of hemodynamic monitoring at the bedside. Surg Clin North Am 2006; 86(6):1421-1446.
8. Tintinalli JE, et al. Tintinalli's Emergency Medicine – A comprehensive Study Guide. 8 ed. 2016; 200-204.

18

TORACOCENTESE

Wallace Stwart Carvalho Padilha
Antonio Haddad Tapias Filho
Paulo Ricardo Gessolo Lins
Jellin Chiaoting Chuang

DEFINIÇÃO

Palavra de etimologia originária do grego (toraco) *thorax*, *-akos* <peito, tronco>, (centese) *kentesis* <ação de picar, perfurar>; portanto, ação de perfurar o tórax. Procedimento médico invasivo com objetivos diagnósticos e/ou terapêuticos que visa atingir o espaço pleural.

INDICAÇÕES

1. Estabelecer a causa de um derrame pleural, quando novo e de etiologia desconhecida, ou na suspeita de complicação de uma condição prévia, incluindo derrames parapneumônicos,* neoplásico com sinais de infecção secundária, apresentação atípica em portadores de insuficiência cardíaca congestiva (ICC),** etc. (diagnóstico) – envolve diferenciação entre exsudato e transudato, material para bioquímica, culturas e análise da anatomia patológica.
2. Aspirar líquidos ou ar do espaço pleural que estejam causando desconforto respiratório (terapêutico). Envolve hemotórax, pneumotórax, derrame pleural volumoso e/ou empiema.
3. Pode ser o procedimento inicial que ajudará na decisão ou não de indicação de dreno de tórax.

---

*Na abordagem do derrame parapneumônico, para que o procedimento ocorra de forma mais segura e com menor incidência de complicações, abordar se o mesmo possuir mais de 10 mm na radiografia de tórax em decúbito lateral (incidência de Laurell), ou com auxílio de ultrassom à beira do leito.
**Derrame unilateral maior à esquerda, refratário à diureticoterapia, presença de febre. Do contrário, a abordagem do derrame envolve apenas o tratamento da ICC, sem necessidade inicial de toracocentese, a não ser que muito volumoso e com sinais de desconforto respiratório, quando o procedimento poderá ser feito de forma terapêutica.

É importante salientar que, como sugerem vários autores, a diferenciação entre toracocentese terapêutica (de alívio) e diagnóstica é, para a maioria das situações, meramente teórica, uma vez que na prática mesmo no procedimento diagnóstico retiraremos mais líquido que o necessário para este fim, com objetivo de trazer conforto ao paciente.

CONTRAINDICAÇÕES
Absoluta
- A literatura não descreve contraindicações absolutas ao procedimento; porém, no caso de coagulopatias graves, o uso de hemocomponentes deve ser individualizado para a coagulopatia do paciente em questão.

Relativas
- PT ou PTT acima de duas vezes o limite superior da normalidade.[2]
- Plaquetas < 50 mil/mm^3.[2]
- Creatinina sérica > 6 mg/dL ou sinais de uremia.[2]
- Instabilidade hemodinâmica.
- Infecção cutânea no local de inserção da agulha, como herpes-zóster ou celulite. Nesses casos, optar por outro ponto de inserção.

Não se apresenta como uma contraindicação propriamente dita; porém, na vigência de paciente sob ventilação mecânica deve-se aumentar o cuidado na realização do procedimento, pelo risco mais elevado de complicações, como pneumotórax, apesar de controverso.[3] Nesses casos, o uso de USG ou a realização por profissional mais experiente são recomendados. O mesmo é válido para derrames loculados e/ou pequenos.

MATERIAIS
- Trata-se de procedimento estéril, portanto faz-se necessário: gorro, máscara, luvas estéreis, avental estéril, campos cirúrgicos estéreis e material para antissepsia, como soluções degermantes e alcoólicas à base de clorexidina ou polvidina.
- Material para anestesia local: lidocaína injetável a 1 ou 2%, seringa de 10 mL, uma agulha para aspiração do anestésico (25G) e outra para infiltração da pele (22G).
- Material para punção e aspiração: cateter de acesso venoso periférico do tipo jelco nº 16, 18 ou 20, seringa de 20–60 mL, equipo tipo macrogota estéril, *3-way* ou torneirinha de 3 vias.
- Material para coleta: frasco de vidro a vácuo (ou comum, por gravidade), tubos para análise (frascos para culturas, tubo seco e com EDTA) e seringa heparinizada para gasômetro.
- Material para curativo oclusivo: gaze e esparadrapo.

TÉCNICA
Primeiramente deve-se explicar o procedimento ao paciente, incluindo os riscos, e obter consentimento informado, além de esclarecer todas as dúvidas que por ventura venham a surgir. Lembre-se de chamar a ajuda de um assistente, checar o lado correto do tórax que será submetido ao procedimento e a identidade do paciente.
- O primeiro passo consiste no posicionamento do paciente e marcação do ponto de inserção da agulha:
  - O mesmo deverá estar sentado à beira da cama, com os braços repousando sobre uma mesa e leve inclinação do tronco sobre a mesma.

- Encontre o nível do derrame com auxílio do exame físico (percussão do tórax e ausculta respiratória). Após, marque o local de inserção da agulha, que deverá ser de 5 a 10 cm lateral à coluna (correspondente à linha hemiclavicular posterior), e 1 a 2 espaços intercostais abaixo do nível encontrado. A agulha não deverá ser inserida abaixo do 9º espaço intercostal, pelo risco de invadir a cavidade abdominal.
- Caso esteja disponível, o uso do ultrassom é preferível para demarcar o local de punção, diminuindo o risco de acidentes de punção.[4]
- A seguir, realize a paramentação adequada com os materiais já citados e faça limpeza da pele, inicialmente com solução degermante e depois com a solução alcoólica correspondente. Em seguida, coloque o campo cirúrgico estéril no local adequado, de tal forma que apenas a região da punção fique exposta.
- Faça palpação do local de punção e infiltre a pele com o anestésico local. Tenha o cuidado de inserir a agulha na borda superior da costela que esteja abaixo do espaço intercostal escolhido, uma vez que assim evitaremos os vasos e nervos intercostais que passam na borda inferior de cada costela. Vá aprofundando a infiltração com anestésico, entrando a 90° da pele, e sempre aspirando para evitar infiltração intravascular. Quando atingir o espaço pleural, você perceberá que o líquido pleural adentrará a seringa ao ser aspirado. Neste ponto, injete mais lidocaína para anestesiar a pleura, por se tratar de um tecido altamente sensível. Avalie a profundidade de entrada da agulha e retire a mesma.
- O próximo passo consiste na aspiração do líquido pleural:
  - Com uma seringa conectada ao jelco, entre pelo mesmo orifício anestesiado, pela borda superior da costela, mantendo pressão no êmbolo como se fosse aspirar.
  - Uma vez que líquido pleural seja aspirado para dentro da seringa, pare de inserir a agulha e adentre o cateter do jelco no espaço pleural. Quando o cateter estiver totalmente inserido, retire a agulha e tampe o orifício do cateter com o dedo para evitar a entrada de ar.
  - Neste momento, com uma seringa de maior capacidade (20–60 mL) conectada ao *3-way* (torneirinha), conecte ao cateter:
    - Caso deseje realizar apenas uma toracocentese diagnóstica, aspire de 50–60 mL com a própria seringa e entregue para um auxiliar para que o mesmo coloque nos frascos adequados.
    - Se optar pela toracocentese de alívio na sequência, ou sendo esta a única finalidade, conecte uma ponta do equipo em uma das vias da torneirinha e a outra ponta a um frasco a vácuo.
    - Lembre-se sempre de manusear a torneirinha de forma correta, fechando a via do paciente ao fazer ou desfazer conexões, de forma que não entre ar no espaço pleural nem haja vazamentos.
    - Durante a retirada de líquido pleural no frasco a vácuo, recomenda-se retirar não mais do que 1.500 mL de volume, pelo risco de edema pulmonar de reexpansão com volumes maiores.
- Após retirar o volume de líquido pleural desejado, solicite ao paciente que segure a respiração no fim da expiração, e rapidamente retire o cateter do tórax e oclua com uma gaze.
- Faça um curativo oclusivo e limpe a área ao redor que ainda estiver com solução degermante.
- Ao final do procedimento, cuidadosamente remova todos os perfurocortantes e faça o descarte em local apropriado.

ANÁLISE LABORATORIAL

A análise do líquido pleural deve ser realizada em até uma hora após a punção. Nesse intervalo, o material deverá ser armazenado em recipiente resfriado.

Após a toracocentese, devemos solicitar os seguintes exames:
- **No líquido pleural:** celularidade total e diferencial, proteínas totais e frações, DHL, glicose, pH, bacterioscopia (coloração de Gram) e cultura para aeróbios e anaeróbios. Considerar a dosagem de amilase, ADA (adenosina deaminase) e citologia oncótica, caso haja suspeita diagnóstica de pancreatite ou ruptura esofágica, tuberculose pleural e neoplasia, respectivamente.
- **No sangue periférico:** proteínas totais e frações, DHL e glicose.

Para definição entre derrame pleural do tipo exsudato x transudato, utilizamos os critérios de Light, sendo necessário apenas um deles para caracterizarmos um exsudato:
- Relação entre a proteína do líquido pleural e sérica > 0,5.
- Relação entre o DHL do líquido pleural e sérica > 0,6.
- DHL do líquido pleural > 2/3 do limite superior sérico.

Dentre os parâmetros incluídos nos critérios de Light, o DHL é o que apresenta melhor acurácia, isoladamente, para definir o tipo de derrame pleural.[9]

Existem outros critérios que ajudam na diferenciação diagnóstica entre o tipo de derrame pleural, como o valor de colesterol total no líquido pleural. Em geral, valores acima de 54 mg/dL são sugestivos de exsudato, com sensibilidade de 95,5% e especificidade de 91,6%. Pode-se utilizar também a relação entre o valor de colesterol total do líquido pleural e o sérico, e caso esta relação seja maior que 0,32, indica um exsudato, apresentando sensibilidade de 97,4% e especificidade de 91,6%.[9]

Outro critério que pode ser utilizado é o gradiente de albumina (diferença entre a albumina sérica e a do líquido pleural), o qual quando menor ou igual a 1,2 g/dL indica um exsudato. A utilidade desse gradiente é controversa na literatura, sendo que há estudo evidenciando melhor especificidade na diferenciação do tipo de derrame pleural, quando comparado aos critérios de Light.[9]

No caso de derrame pleural neutrofílico parapneumônico, utilizamos da toracocentese para definirmos se estamos diante de um derrame complicado, exigindo assim drenagem de tórax, ou não complicado. O derrame pleural complicado é caracterizado pelos seguintes elementos:[6]
- pH < 7,2.
- Glicose < 40 mg/dL.
- DHL > 1.000 U/L.
- Proteína total > 3,5 g/dL.
- Bactérias evidentes no Gram e/ou cultura positiva.

INDICAÇÕES DE RADIOGRAFIA DE TÓRAX APÓS TORACOCENTESE

Se houve ar aspirado durante o procedimento, dor torácica, tosse, desconforto respiratório/hipoxemia ou paciente em grave estado geral em vigência de ventilação mecânica.[1]

COMPLICAÇÕES

As complicações relacionadas à toracocentese podem ser divididas em dois grupos: de menor gravidade e de maior gravidade.[5]
- **Menor gravidade:** infecção do local da punção, evento vasovagal, dor e tosse.
- **Maior gravidade:** hemotórax, pneumotórax, embolia aérea, lesões de órgãos intra-abdominais (principalmente fígado e baço), edema pulmonar agudo de reexpansão.

TABELA 18.1 Manejo das complicações

Complicação	Tratamento
Dor	Analgesia
Infecção local	Avaliar antibioticoterapia
Pneumotórax/hemotórax	Avaliar drenagem torácica
Edema pulmonar de reexpansão	Suporte ventilatório e hemodinâmico[7]
Lesões de órgãos intra-abdominais	Avaliar intervenção cirúrgica

Além da dor, outra complicação subjetiva encontrada é a ansiedade.

A complicação objetiva mais frequente é o pneumotórax (de 12 a 18% de risco sem uso de ultrassom). A técnica utilizada no procedimento (convencional × guiada por ultrassonografia) é o fator de risco isolado mais importante para o desenvolvimento de pneumotórax, sendo o risco maior com o procedimento convencional. Outros fatores associados são: volume retirado na toracocentese e o calibre da agulha utilizada no procedimento, sendo ambos diretamente proporcionais ao risco de pneumotórax.[5]

Fatores como idade, sexo, doença pulmonar preexistente, condição clínica crítica e a característica do fluido pleural (exsudato ou transudato) não foram relacionados com aumento ou diminuição do risco de pneumotórax após a toracocentese (Tabela 18.1).[5]

REFERÊNCIAS BIBLIOGRÁFICAS

1. Thomen TW, DeLaPena J, Setnik GS. Videos in clinical medicine. Thoracocentesis. N Engl J Med 2006; 355(15).
2. McVay PA. Lack of increased bleeding after paracentesis and thoracentesis in patients with mild coagulation abnormalities. Transfusion 1991; 31(2):164.
3. Wilcox ME, Chong CA, Stanbrook MB, Tricco AC, Wong C, Straus SE. Does this patient have an exudative pleural effusion? The Rational Clinical Examination systematic review. JAMA 2014; 311(23):2422-2431.
4. Hibbert RM, Atwell TD, Lekah A, Patel MD, Carter RE, McDonald JS, et al. Safety of ultrasound-guided thoracentesis in patients with abnormal preprocedural coagulation parameters. Chest 2013;144(2):456-463.
5. Marchi E, Lundgren F, Mussi R. Derrame pleural parapneumônico e empiema. J Bras Pneumol 2006; 32(4):S190-S196.
6. Raptopoulos V, Davis LM, Lee G, Umali C, Lew R, Irwin RS. Factors affecting the development of pneumothorax associated with thoracentesis. AJR Am J Roentgenol 1991; 156(5):917-920.
7. Collins TR, Sahn SA. Thoracocentesis. Clinical value, complications, technical problems, and patient experience. Chest 1987; 91(6):817-822.
8. Genofre EH, et al. Reexpansion pulmonary edema. J Pneumologia 2003; 29(2):101-106.
9. Maranhão B, Junior CTS, Cardoso GP. Critérios bioquímicos para classificar transudatos e exsudatos pleurais. Pulmão RJ 2005; 14(4):315-320.

19

PARACENTESE

Bruna Giusto Bunjes
Jéssica Anelise Parreira Alves
Paulo Ricardo Gessolo Lins
Jellin Chiaoting Chuang

Ver Figuras 19.1 a 19.3 a seguir.

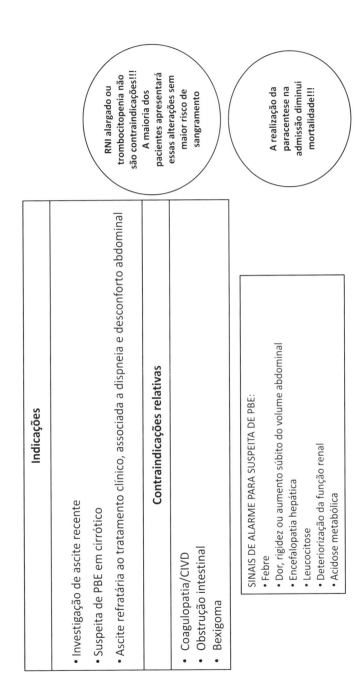

FIGURA 19.1 Algoritmo: paracentese (parte 1).

CAPÍTULO 19 | PARACENTESE   87

Materiais
• Gorro, máscara, capote, luvas e campo fenestrado estéril
• Gaze estéril, solução antisséptica degermante e alcoólica, cuba e pinça apropriada (Foerster ou Cheron)
• Anestésico local (lidocaína 2% sem vasoconstritor), agulha 22G e seringa 5-10 mL
• Cateter flexível (14G ou 16G) e seringa

Preparo
• Informar ao paciente e obter seu consentimento
• Posicionar o paciente em decúbito dorsal com cabeceira discretamente elevada
• Se ascite pouco volumosa, semidecúbito lateral para o lado a ser puncionado
• Paramentar-se, realizar a degermação e a punção

Punção
Reparos anatômicos: traçar uma linha entre a crista ilíaca anterossuperior e a cicatriz umbilical, inserir a agulha na junção do 1/3 médio com o 1/3 distal, preferivelmente à esquerda, evitando perfuração do ceco à direita Pode-se, ainda, localizar um ponto 5 cm em direção cefálica e medial à espinha ilíaca anterossuperior **Inserção da agulha:** puncionar primeiro com a agulha contendo anestésico, sempre aspirando antes de injetá-lo em cada plano Técnicas: (essa etapa pode ser guiada por ultrassonografia) 1) A agulha deve formar um ângulo oblíquo com a pele, de modo que a pele e o peritônio sejam perfurados em posições distintas 2) Ângulo perpendicular à pele, lembrando-se de puxá-la 2 cm em direção caudal antes da inserção da agulha (técnica em Z) **Após o procedimento:** retirar o cateter e cobrir a área com curativo compressivo por 48 horas. O paciente deve ser reavaliado em 30 minutos para detectar drenagem persistente de líquido ascítico pelo sítio de punção. Pacientes com paracentese de grande volume podem apresentar hipotensão e devem ser observados por algumas horas após o procedimento

ATENÇÃO

Na retirada de mais de 5 L de líquido ascítico, deve-se repor 6-8 g de albumina para cada litro retirado, como profilaxia para lesão renal aguda!!!

Complicações do procedimento:
• Vazamento de líquido ascítico
• Sangramento por acidente de punção
• Perfuração de bexiga e infecção

FIGURA 19.2 Algoritmo: paracentese (parte 2).

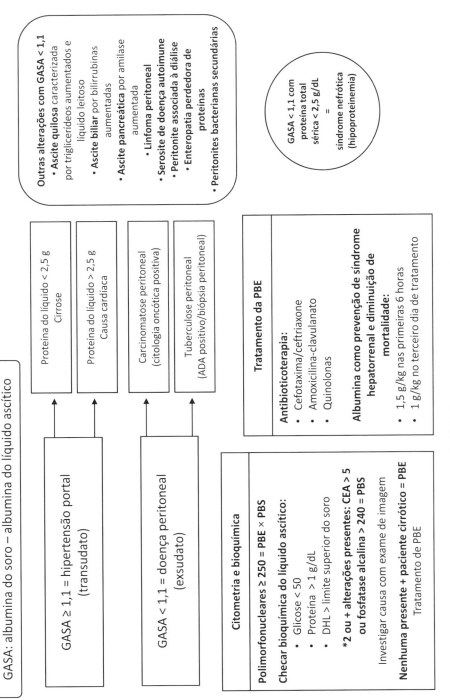

FIGURA 19.3 Algoritmo: paracentese (parte 3).

ARTROCENTESE

Camilla Almeida Martins
Felipe Mateus Teixeira Bezerra
Paulo Ricardo Gessolo Lins
Jellin Chiaoting Chuang

CONTRAINDICAÇÕES

- Infecção de pele no local da punção, havendo risco de translocação bacteriana para cavidade articular.
- Pacientes com evidência de sepse não devem ter como prioridade a realização da punção, devido ao risco teórico de translocação bacteriana da corrente sanguínea para a articulação. A exceção se dá quando o foco da sepse for a própria articulação.
- Pacientes com artroplastia na articulação-alvo não devem ser puncionados sem a consulta com um ortopedista, devido a um maior risco de infecção iatrogênica.
- Pacientes anticoagulados podem ser puncionados. Estudos mostraram segurança com a punção com agulha 22G (Fig. 20.1).

ANÁLISE DO LÍQUIDO SINOVIAL

Observam-se aspecto, cor e viscosidade do líquido sinovial. Laboratorialmente, os exames a serem solicitados são glicose, proteína, citometria total e diferencial, pesquisa de cristais (por meio do microscópio com luz polarizada), citologia oncótica (se suspeita de neoplasia), Gram e cultura.

O líquido sinovial normal é de pequena quantidade, translucente, claro, viscoso, estéril, incoagulável, contendo menos de 200 leucócitos/mm^3 com < 25% de polimorfonucleares (PMN), com uma concentração de proteína cerca de um terço da plasmática e concentração de glicose similar a do plasma.

O estudo do líquido sinovial permite dividi-lo em quatro categorias: inflamatório, não inflamatório, séptico e hemorrágico.

- **Inflamatório:** translucente a opaco, amarelado a turvo, de baixa viscosidade, 200 a 100.000 leucócitos/mm^3 com ≥ 50% de PMN e cultura geralmente negativa. Pode ser causado por diversas doenças, como artrite reumatoide, lúpus eritematoso sistêmico, gota, pseudogota, febre reumática, artrite reativa, espondilite anquilosante,

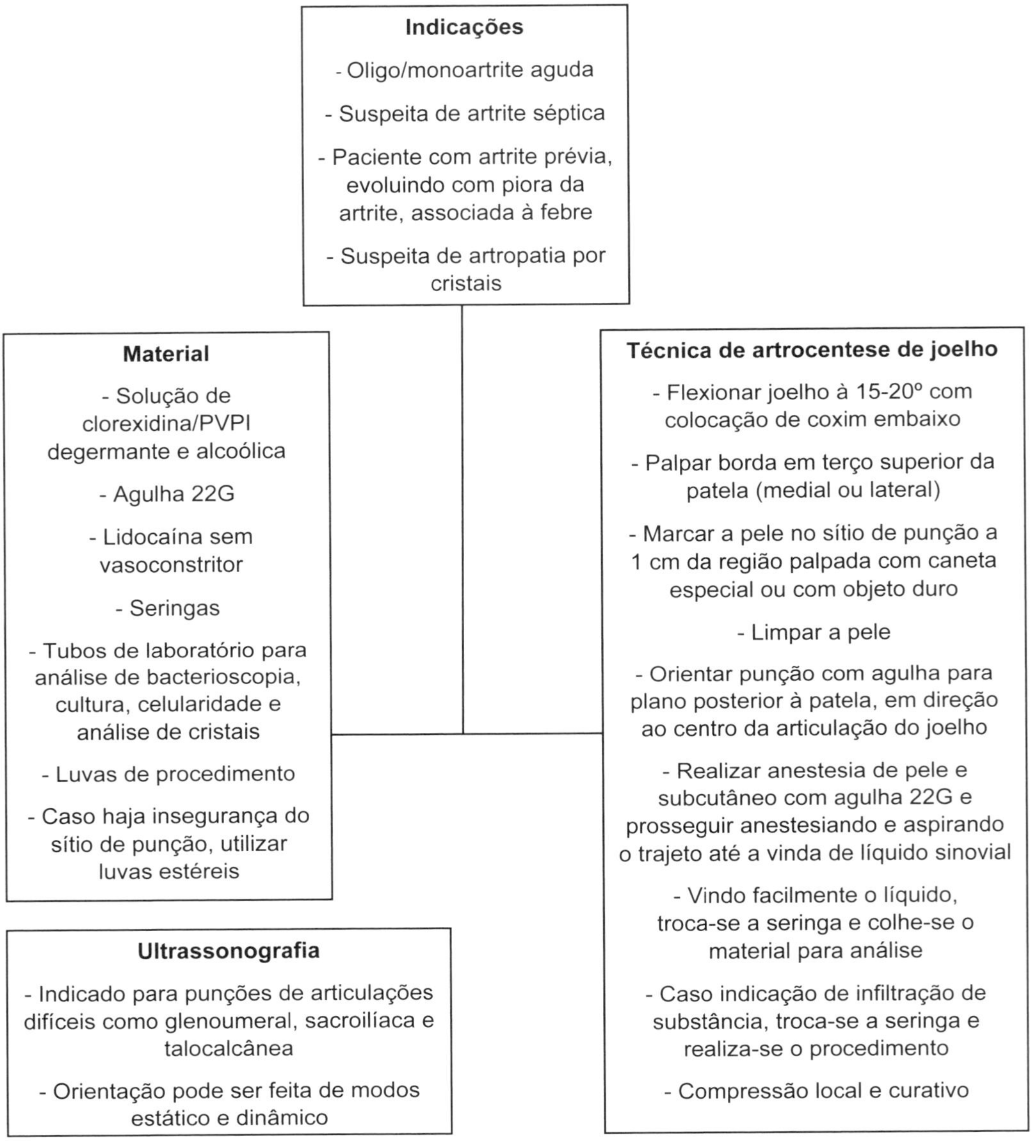

Indicações

- Oligo/monoartrite aguda
- Suspeita de artrite séptica
- Paciente com artrite prévia, evoluindo com piora da artrite, associada à febre
- Suspeita de artropatia por cristais

Material

- Solução de clorexidina/PVPI degermante e alcoólica
- Agulha 22G
- Lidocaína sem vasoconstritor
- Seringas
- Tubos de laboratório para análise de bacterioscopia, cultura, celularidade e análise de cristais
- Luvas de procedimento
- Caso haja insegurança do sítio de punção, utilizar luvas estéreis

Técnica de artrocentese de joelho

- Flexionar joelho à 15-20° com colocação de coxim embaixo
- Palpar borda em terço superior da patela (medial ou lateral)
- Marcar a pele no sítio de punção a 1 cm da região palpada com caneta especial ou com objeto duro
- Limpar a pele
- Orientar punção com agulha para plano posterior à patela, em direção ao centro da articulação do joelho
- Realizar anestesia de pele e subcutâneo com agulha 22G e prosseguir anestesiando e aspirando o trajeto até a vinda de líquido sinovial
- Vindo facilmente o líquido, troca-se a seringa e colhe-se o material para análise
- Caso indicação de infiltração de substância, troca-se a seringa e realiza-se o procedimento
- Compressão local e curativo

Ultrassonografia

- Indicado para punções de articulações difíceis como glenoumeral, sacroilíaca e talocalcânea
- Orientação pode ser feita de modos estático e dinâmico

FIGURA 20.1 Algoritmo: artrocentese.

artrite psoriásica, esclerose sistêmica, artrite relacionada a doença inflamatória intestinal, sarcoidose e osteoartropatia hipertrófica.

- **Não inflamatório:** transparente, cor amarelada, de viscosidade elevada, 0 a 2.000 leucócitos/mm^3 com < 25% PMN e cultura negativa. Está relacionado a osteoartrose, trauma, osteocondrite dissecante, artropatia de Charcot, inflamação precoce ou osteoartropatia hipertrófica.
- **Séptico:** opaco, cor amarelada a esverdeada, de viscosidade variável, 15.000 a > 100.000 leucócitos/mm^3 com > 75% de PMN, cultura frequentemente positiva. Artrite séptica pode ser por bactéria, micobactéria ou fungo. Algumas situações

clínicas podem levar a um líquido sinovial estéril com aumento do número de leucócitos, como injeção intrarticular, infiltração leucêmica, gota ou artrite reumatoide em atividade.
- **Hemorrágico:** aspecto sanguinolento, cor vermelha, de viscosidade variável, 200 a 2.000 leucócitos/mm^3, em torno de 50 a 70% de PMN, cultura negativa. Em geral, correlaciona-se a hemofilia, diátese hemorrágica, escorbuto, trauma, artropatia de Charcot e neoplasia.

BIBLIOGRAFIA

1. Ahmed I, Gertner E. Safety of arthrocentesis and joint injection in patients receiving anticoagulation at therapeutic levels. Am J Med 2012; 125:265.
2. Dougados M. Synovial fluid cell analysis. Baillieres Clin Rheumatol 1996; 10:519.
3. Freemont AJ. Microscopic analysis of synovial fluid – the perfect diagnostic test? Ann Rheum Dis 1996; 55:695.
4. Salvati G, Punzi L, Pianon M, et al. [Frequency of the bleeding risk in patients receiving warfarin submitted to arthrocentesis of the knee]. Reumatismo 2003; 55:159.
5. Shmerling RH, Delbanco TL, Tosteson AN, Trentham DE. Synovial fluid tests. What should be ordered? JAMA 1990; 264:1009.
6. Shmerling RH. Synovial fluid analysis. A critical reappraisal. Rheum Dis Clin North Am 1994; 20:503.
7. Shore A, Rush PJ. Possible danger of intra-articular steroid injection in children with respiratory tract infections. Br J Rheumatol 1987; 26:73.
8. Swan A, Amer H, Dieppe P. The value of synovial fluid assays in the diagnosis of joint disease: a literature survey. Ann Rheum Dis 2002; 61:493.
9. Thomsen TW, Shen S, Shaffer RW, Setnik GS. Arthrocentesis of the knee. N Engl J Med 2006; 354:e19.

21

PERICARDIOCENTESE

Tânia Lassalete Rebelo Amaro
Fernanda Badiani Roberto
Paulo Ricardo Gessolo Lins
Jellin Chiaoting Chuang

INTRODUÇÃO

O tamponamento cardíaco é um distúrbio primário resultante do acúmulo de fluido no espaço pericárdico, ocasionando diminuição do enchimento diastólico, bem como do débito cardíaco, devido ao aumento da pressão intrapericárdica.

Doenças do pericárdio de qualquer etiologia, seja neoplásica, infecciosa ou reacional, podem causar tamponamento cardíaco, mas com incidências muito variáveis, dependendo da epidemiológica local.

O diagnóstico é baseado essencialmente na história clínica e no exame físico, em que se verifica um paciente ansioso, taquicárdico, com presença de pulso paradoxal (queda da pressão sistólica, superior a 10 mmHg durante a inspiração normal), podendo ainda apresentar a tríade de Beck (pressão venosa elevada, abafamento das bulhas cardíacas e hipotensão arterial), bem como o sinal de Kussmaul, caracterizado pelo aumento da distensão venosa jugular, sem redução na inspiração.

Podemos encontrar no eletrocardiograma, com uma alta especificidade, porém com uma baixa sensibilidade, complexos QRS de baixa voltagem ou com alternância elétrica.

Concluindo, o pronto reconhecimento desse distúrbio é fundamental para uma rápida reversão, seja esta por drenagem percutânea ou cirúrgica, com o objetivo de evitar desfechos fatais. A pericardiocentese é um procedimento médico de emergência indicado para todo o processo patológico que envolve a cavidade pericárdica, comprometendo o funcionamento cardíaco, tal como no tamponamento.

INDICAÇÕES

A decisão da realização da pericardiocentese de urgência ou eletiva irá depender da apresentação clínica do paciente, das mudanças do estado hemodinâmico ao longo do tempo, do risco-benefício do procedimento e dos achados ecocardiográficos.

O derrame pericárdico e o tamponamento cardíaco representam um espectro de doenças com grande variação clínica, pelo que, em presença de derrames significativos (> 20 mm) e com comprometimento hemodinâmico, a drenagem de urgência está indicada. Por outro lado, o tamponamento com colapso hemodinâmico é uma indicação absoluta para a drenagem pericárdica de emergente.

Esse procedimento ainda é especialmente recomendado na suspeita de pericardite purulenta, tuberculosa, neoplásica ou em pacientes que permanecem sintomáticos, apesar de tratamento médico.

CONTRAINDICAÇÕES

Alguns autores consideram a dissecção da aorta, assim como a ruptura pós-infarto da parede livre, como contraindicações absolutas. Estas são indicações de drenagem cirúrgica de urgência que não devem ser atrasadas por nenhuma razão.

Contraindicações relativas incluem coagulopatia não corrigida, uso de anticoagulante, trombocitopenia (plaquetas < 50 mil/mm^3) e derrame septado. A drenagem pericárdica pode não ser necessária na presença de derrame sem alteração hemodinâmica.

PREPARAÇÃO

A pericardiocentese é um ato médico que pode ser feito à beira do leito, guiado por ecocardiograma, radioscopia em sala de hemodinâmica, eletrocardiograma e na ausência destas poderá ser realizado às cegas.

O ecocardiograma é um exame de grande acessibilidade, utilizado para confirmação de derrame, permitindo de maneira segura e confiável a realização da drenagem percutânea comparativamente com a pericardiocentese às cegas. No entanto, a drenagem pericárdica às cegas pode ser necessária para pacientes com suspeita de tamponamento em serviços nos quais não há disponibilidade de tal exame.

Antes de iniciar o procedimento, é conveniente que o paciente esteja monitorizado hemodinamicamente de forma contínua, para identificação precoce de sinais de descompensação (Fig. 21.1).

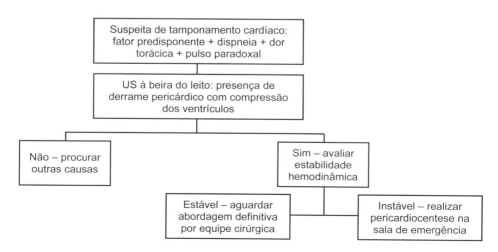

FIGURA 21.1 Algoritmo para abordagem de tamponamento cardíaco.

TABELA 21.1 Material para pericardiocentese	
Luvas e avental estéreis, máscara	1 a 2% de lidocaína
Campos estéreis	Agulha de calibre 20 a 25
Solução de clorexidina	Saco coletor
Agulha para punção lombar	Dilatador
Seringa de 20 e 60 mL	Sistema ecocardiográfico
Cateter venoso central ou *pigtail*	
Fio-guia flexível	

Se a condição clínica do paciente permitir, elevar a cabeceira a 30° ou a 45°, promovendo dessa maneira um acesso fácil e directo ao espaço durante o ato para drenagem do fluido pericárdico.

A preparação do material a ser utilizado é necessária, sendo que tão logo esteja preparado, este deve ser reunido em fácil acesso próximo ao leito (Tabela 21.1). Posteriormente o operador poderá se paramentar (calçar luvas estéreis, vestir avental, máscara e chapéu).

Preparar a pele por meio da aplicação de uma solução baseada em clorexidina em toda região torácica, abrangendo até abdômen superior, com posterior colocação de campos estéreis para manter a esterilidade durante a manipulação.

Apesar das dificuldades encontradas em circunstâncias de emergência, todos os esforços devem ser feitos para usar técnica de assepsia e antissepsia ao realizar pericardiocentese de emergência.

PROCEDIMENTO E TÉCNICA

Como já foi dito em linhas anteriores, a pericardiocentese pode ser realizada com o auxílio da ecocardiografia, radioscopia em ambiente equipado, ou ainda da eletrocardiografia. Portanto, é necessário:
- Identificar com o ecocardiograma o ponto de maior volume de líquido entre o epicárdio e a parede torácica.
- O local de punção escolhido deve coincidir com o plano de maior efusão observado pelo ecocardiograma e, preferencialmente, que tenha o menor número de estruturas anatômicas entre a pele e o espaço pericárdico, que poderão se encontrar no trajeto da agulha. Para a maioria dos pacientes, a melhor abordagem é realizada na parede torácica à esquerda, que poderá ser feita na região paraesternal, no quinto espaço intercostal ou na região subxifoide.
- Anestesiar o local com 1 a 2% de lidocaína até o pericárdio, pois este é bastante sensível.
- Se abordagem escolhida for a paraesternal esquerda, deixar uma margem de cerca de 3 a 5 cm da borda esternal para evitar a artéria mamária interna. Se no quinto espaço intercostal, direcionar a agulha ao longo da borda superior da costela inferior para evitar lesão do feixe neurovascular na margem inferior de cada costela superior.
- Pela região subxifoide a agulha deve ser introduzida logo abaixo da junção do processo xifoide e da margem costal esquerda, direcionada posteriormente em direção ao ombro esquerdo do paciente, com uma angulação de cerca de 30° a 45° em

relação ao plano da pele. A agulha deve ser introduzida gradualmente, movendo-a ao longo de um único vetor, aspirando sempre até a observação de existência de líquido na seringa.
- Após certeza da correta localização, um cateter pode ser colocado por meio de um fio-guia, não sendo recomendada a retirada do líquido de uma vez.
- Sempre colher amostra do líquido para análise.

COMPLICAÇÕES

A relação risco-benefício para pericardiocentese guiada por ecocardiografia varia de acordo com diferentes perfis clínicos. O risco tem sido relatado como baixo (3,5% de complicações menores; 1,2% de complicações maiores) e parece ser inversamente proporcional ao tamanho do derrame pericárdico, à sua localização, à facilidade de acesso; no entanto, as complicações incluem punção cardíaca, laceração da artéria coronária, pneumotórax, hemorragia intratorácica, contaminação bacteriana do espaço pericárdico, cateterização inadvertida do lado direito do coração ou espaço pleural a esquerda, e pneumopericárdio.

ANÁLISE LABORATORIAL

Para estabelecer a etiologia do um derrame, em alguns casos, será exigida a solicitação de um amplo painel de testes laboratoriais, que mesmo assim poderá não ser útil. Em tais casos, a avaliação do fluido pericárdico pode sugerir uma etiologia, especialmente se o derrame for grande volume (Tabela 21.2).

Na avaliação inicial, deve-se ter em conta o aspecto do líquido, se hemorrágico, purulento, quiloso ou citrino. É importante solicitar contagem de proteínas, glucose, celularidade total e diferencial, DHL, coloração de Gram, pesquisa de BAAR e cultura, pesquisa de células neoplásicas, culturas para bactérias e fungos, PCR para determinados vírus.

O derrame pericárdico de etiologia tuberculosa é tipicamente exsudativo e é caracterizado por elevado teor de proteínas e aumento da contagem de leucócitos, com predominância de linfócitos e monócitos. Já no de origem autoimune ou infecciosa (bactérias) predominam os neutrófilos.

Os critérios de Light para derrames pleurais exsudativos também podem ser usados para determinar a presença de exsudato ou transudato pericárdico, orientando para uma possível causa (Tabela 21.3).

TABELA 21.2 Causas
Neopláscas
Idiopáticas
Infecciosa (bactérias, vírus, fungos)
Colagenoses
Tuberculose
Uremia
Hipotiroidismo
Exposição a radiação

TABELA 21.3 Critérios de Light

	Transudato	Exsudado
DHL líquido/sérico	< 0,6	> 0,6
Glicose líquido/sérica	> 1	< 1
Proteína líquido/sérica	< 0,5	> 0,5

BIBLIOGRAFIA

1. Ainsworth CD, Salehian O. Echo-Guided Pericardiocentesis Let the Bubbles Show the Way. Circulation 2011; 123:210-11.
2. Imazio M, Adler Y. Management of pericardial effusion. Eur Heart J 2013; 34:1186.
3. Loukas M, Walters A, Boon JM, et al. Pericardiocentesis: a clinical anatomy review. Clin Anat 2012; 25:872.
4. McIntyre WF, Jassal DS, Morris AL. Triage strategy for urgent management of cardiac tamponade: a position statement of the European Society of Cardiology Working Group on Myocardial and Pericardial Diseases. Canadian J Cardiology 2015; 31:812-815.
5. Spodick DH, Acute cardiac tamponade. N Engl J Med 2003; 349:684.
6. Tintinalli JE, Stapczynski JS, Ma OJ, Yealy DM, Meckler GD, Cline DM. Emergency Medicine: A comprehensive Study Guide. 8 ed. New York: Mcgraw-Hill; 2016.
7. Tsang TS, Enriquez-Sarano M, Freeman WK, et al. Consecutive 1127 therapeutic echocardiographically guided pericardiocenteses: clinical profile, practice patterns, and outcomes spanning 21 years. Mayo Clin Proc 2012; 77:429.
8. William FM, Davinder SJ, Andrew LM. Training/Practice, Contemporary Issues in Cardiology Practice. Pericardial Effusions: Do They All Require Pericardiocentesis? Canadian Journal of Cardiology 2015; 31: 812-815.

22

PUNÇÃO LOMBAR

Tiago Gomes de Paula
Juliana de Oliveira Martins
Paulo Ricardo Gessolo Lins
Jellin Chiaoting Chuang

INTRODUÇÃO

A punção lombar (PL) é um procedimento relativamente seguro e simples, com fins tanto diagnósticos quanto terapêuticos. Embora tenha perdido espaço para os novos métodos de diagnóstico por imagem, ainda permanece como ferramenta imprescindível na avaliação das meningites nos serviços de emergência.

INDICAÇÕES

- Suspeita de infecção do SNC (infecções bacterianas, fúngicas, micobacterianas e virais com exceção do abscesso cerebral ou um processo paramenígeo).
- Suspeita de hemorragia subaracnóidea (HSA) em paciente com TC negativa.
- Neoplasias (leucemias e linfomas, meningite carcinomatosa, síndromes paraneoplásicas), doenças desmielinizantes (síndrome de Guillain-Barré, esclerose múltipla), vasculites do SNC.
- Suspeita de elevação da pressão liquórica (hidrocefalia de pressão normal, hidrocefalia comunicante, hipertensão intracraniana idiopática).
- Punção com objetivo terapêutico (administração intratecal de quimioterápicos e de antibióticos) e anestésico (raquianestesia).

CONTRAINDICAÇÕES RELATIVAS

- **Infecção cutânea sobrejacente ao sítio de punção.**
- **Suspeita de elevação da pressão intracraniana (PIC):** em situações em que esse risco é aumentado, indica-se a realização de TC de crânio antes do procedimento: alteração do estado mental, sinal neurológico focal, papiledema, crise convulsiva recente, comprometimento da imunidade celular.

- **Diátese hemorrágica:** o procedimento é desaconselhado em pacientes com sangramento ativo e plaquetopenia grave (< 50.000/mL) ou RNI < 1,4 sem a correção prévia das anormalidades subjacentes. Em situações eletivas, sugere-se suspender a heparina não fracionada (HNF) 2–4 horas antes da PL, heparina de baixo peso molecular (HBPM) de 12–24 horas e varfarina 5–7 dias.

TÉCNICA

São necessários luvas estéreis, degermante (iodopovidona ou clorexidina), campos estéreis, anestésico local, seringa e agulha, manômetro, tubos de coleta e agulha espinhal. A agulha de punção lombar deve ser preferencialmente de calibre 22 e de modelo atraumático pelo menor risco de fístula liquórica.

O procedimento pode ser realizado em decúbito lateral ou posição sentada, sendo que em decúbito lateral pode-se medir a pressão de abertura, além de apresentar menor risco de cefaleia pós-punção. A coluna lombar deve ser perpendicular à maca com o paciente na posição sentada e paralela à maca com o paciente em decúbito lateral. Deve posicionar-se à esquerda, com o paciente em decúbito lateral direito em posição fetal. A linha que cruza as cristas ilíacas superiores faz intercessão com a coluna lombar no processo espinhoso de L4. A agulha espinhal pode ser inserida com segurança nos espaços entre L3-L4 ou L4-L5, uma vez que já se encontram abaixo do cone medular.

Com luvas estéreis, iniciar a antissepsia da pele com degermante. Já com a pele seca, cobrir a área com campos estéreis. Anestesiar o subcutâneo com lidocaína sem vasoconstritor. Sedativos e analgésicos sistêmicos podem ser necessários em pacientes com agitação psicomotora. Insere-se a agulha na face superior do processo espinhoso inferior, na linha média, com ligeira inclinação em direção cefálica, apontando para a cicatriz umbilical. A agulha é introduzida com os indicadores unidos, mantendo-se o bisel para cima, tendo como ponto de apoio a pele, até chegar ao espaço subaracnóideo. As regiões anatômicas atravessadas pela agulha são: pele e tecido subcutâneo, ligamento supraespinal, ligamento interespinal, ligamento amarelo, espaço epidural, dura-máter, aracnoide e espaço subaracnóideo. Quando a agulha penetra o ligamento amarelo, é possível sentir um estalo. Após este ponto, avalia-se o fluxo a cada intervalo de 2 mm. Ao avançar a dura-máter, pode-se sentir uma perda de resistência.

Em caso de resistência à progressão da agulha, retire a agulha até o tecido subcutâneo, sem sair da pele, e redirecione a agulha. Caso não haja drenagem liquórica, girar suavemente a agulha 90°. Ao observar fluxo na agulha, retire o mandril. O procedimento pode ser mais difícil em pacientes obesos ou com doenças degenerativas da coluna lombar, sendo necessário, em alguns casos, o auxílio de um anestesista ou radiologista intervencionista.

A medida da pressão de abertura deve ser feita antes da coleta de quaisquer amostras. Utilizar um cabo flexível para ligar o manômetro à agulha. Após a coleta do material é verificada a pressão final. O líquor goteja para os tubos de coleta espontaneamente, nunca deve ser aspirado por aumentar o risco de hemorragia. Retira-se um total de 8 a 15 mL de LCR. Em estudos de citologia ou cultura de organismos de crescimento lento, como fungos e micobactérias, pode-se remover 40 mL de fluido com segurança. Após a coleta das amostras em tubos estéreis, o mandril é reintroduzido e a agulha é retirada em um único movimento.

COMPLICAÇÕES

A dor lombar é a complicação mais comum da PL. Dor radicular indica necessidade de reposicionar a agulha. Já pacientes com dor lombar persistente ou achados neurológicos após a PL requerem avaliação urgente para possível hematoma espinhal. A cefaleia pós-punção lombar é causada pelo vazamento de LCR da dura-máter associado à tração de estruturas sensíveis à dor. Apresenta-se como cefaleia frontal ou occipital dentro de 24 a 48 horas após o procedimento, com exacerbação dos sintomas em posição ortostática. O tratamento se baseia em repouso em decúbito dorsal, hidratação vigorosa e analgésicos à base de cafeína. Em caso de cefaleia persistente, uma alternativa é a injeção de sangue autólogo (*patch blood*), que consiste na inserção de uma agulha no espaço epidural e injeção de 20 a 30 mL de sangue do próprio paciente.

ANÁLISE DO LCR

Ver Tabelas 22.1 e 22.2 e Figura 22.1.

TABELA 22.1 Características normais do LCR

Parâmetros	Valores esperados
Pressão de abertura	6–20 cmH$_2$O (pressão final: até 50% da inicial)
Aspecto	Límpido e incolor
Hemáceas	≤ 5 mm^3
Leucócitos	≤ 5 mm^3 (ausência de PMN)
Glicose	> 40 mg/dL ou 60–70% da glicose sérica
Proteína	< 50 mg/dL

TABELA 22.2 Avaliação diagnóstica do LCR nas meningites

	Pressão de abertura (cmH$_2$O)	Aspecto	Celularidade (mm^3)	Glicose (mg/dL)	Proteína (mg/dL)
Bacteriana	> 20	Turvo	> 1.000–2.000 (predomínio de PMN)	< 40	> 200
Viral	< 20	Límpido	5–500 (predomínio de LMN)	> 40	< 200
Fúngica	< 20	Límpido ou turvo	5–500	< 40	> 200
Tuberculosa	> 20	Límpido ou turvo	100–500 (predomínio de LMN)	< 40	> 200

*PMN: polimorfonucleares; LMN: linfomononucleares.

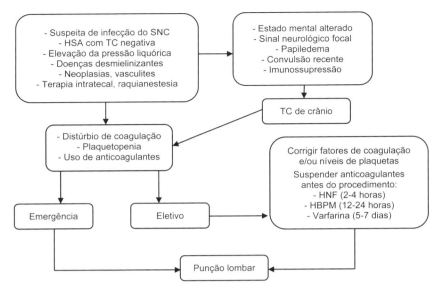

FIGURA 22.1 Punção lombar.

BIBLIOGRAFIA

1. Braun P, Kazmi K, Nogués-Meléndez P, et al. MRI findings in spinal subdural and epidural hematomas. Eur J Radiol 2007; 64-119.
2. Evans RW. Complications of lumbar puncture. Neurol Clin 1998; 16-83.
3. Layton KF, Kallmes DF, Horlocker TT. Recommendations for anticoagulated patients undergoing image-guided spinal procedures. AJNR Am J Neuroradiol 2006; 27-468.
4. Tinalli's Emergency Medicine. A Comprehensive Study Guide. 8 ed. McGraw-Hill 2016; 1192-1201.
5. van Veen JJ, Nokes TJ, Makris M. The risk of spinal haematoma following neuraxial anaesthesia or lumbar puncture in thrombocytopenic individuals. Br J Haematol 2010; 148-150.
6. Vermeulen M, van Gijn J. The diagnosis of subarachnoid haemorrhage. J Neurol Neurosurg Psychiatry 1990; 53-365.

SEÇÃO 2

PROMOÇÃO À SÁUDE

Editora responsável: **Natália Ivanovna Bernasovskaya Garção**
Coordenadores da Seção: **Natália Ivanovna Bernasovskaya Garção, Cauê Costa Pessoa**

23

RASTREAMENTO DE DOENÇAS

Alice Nayane Rosa Morais
Natália Ivanovna Bernasovskaya Garção
Cauê Costa Pessoa

INTRODUÇÃO

A prática médica moderna dedica-se não apenas ao tratamento de doenças existentes, mas também a cuidados preventivos que reduzam as chances de declínio da saúde no futuro. Do ponto de vista prático, a promoção de saúde é o conjunto organizado desses cuidados de prevenção e se dá por meio de diferentes estratégias, a saber: imunizações, rastreamento de doenças, aconselhamento (a estilo de vida saudável) e quimioprevenção.

Para além do seu papel de prescritor e orientador, é dever do clínico conhecer as indicações e os riscos envolvidos nessas estratégias. Com a difusão acelerada das informações e o processo de medicalização, pacientes assintomáticos demandam exames e medicamentos e apresentam dúvidas sobre o impacto de intervenções (ou ausência delas).

O QUE É E COMO FUNCIONA O RASTREAMENTO

O rastreamento de doenças, também conhecido como *screening*, é a identificação de patologias ou deficiências previamente não reconhecidas por meio da aplicação de testes em determinada população. Desse conceito, podemos inferir que as populações às quais o rastreamento é aplicado são compostas por pessoas saudáveis ou em fase pré-sintomática de uma doença já instalada, sendo o objetivo primário do teste aplicado a distinção entre esses grupos. A seleção da população relaciona-se com os fatores predisponentes para dada patologia. Os testes para rastreamento compreendem medidas como exame físico, aplicação de questionários anamnésicos e realização de exames complementares. A detecção precoce permite intervenções visando à cura, redução de complicações, incapacidade e morte; coletivamente, leva a controle de condições transmissíveis e a um processo de aconselhamento dos grupos onde não é detectada a doença.

Assim, fica notório que o *screening*, muito mais que um exame, é um processo dependente de muitas variáveis para ser efetivo. Por esse motivo, ele é concebido como um programa, estruturado conforme a realidade de cada país, cultura e subpopulação. Deve-se salientar que nem toda patologia tem um perfil que oferece vantagens para ser rastreada, assim como poucos são os testes apropriados para os programas de rastreamento (Tabela 23.1). Diante do risco de levar a mais custos financeiros, desconforto aos indivíduos e sobrecarga do sistema de saúde (Tabela 23.2) que a benefícios reais, critérios para *screening* foram propostos, conforme mostra a Tabela 23.3.

RECOMENDAÇÕES

A partir desses critérios, dados epidemiológicos e resultados de estudos que avaliam o impacto das intervenções, instituições como a USPSTF (The United States Preventive Services Task Force), publicam orientações para rastreamento ou outras intervenções. A partir de revisões sistemáticas realizadas pelo painel de especialistas, as estratégias são classificadas conforme grau de recomendação (Tabela 23.4).

No Brasil, o Ministério da Saúde publica um caderno com recomendações voltado aos profissionais da Atenção Básica, enquanto sociedades médicas divulgam diretrizes paralelas para doenças e subgrupos específicos.

A Tabela 23.5 sumariza as principais indicações de rastreamento de doenças baseada em evidências científicas.

A Tabela 23.6 resume as principais recomendações contrárias ao rastreamento, isto é, estratégias que devem ser desencorajadas.

TABELA 23.1 O que se espera de um teste de rastreamento?

- Sensibilidade e especificidade (há métodos específicos para cálculo da sensibilidade de testes de rastreamento, que incluem a variável de tempo)
- Baixo valor preditivo positivo
- Simplicidade e baixo custo
- Segurança
- Aceitável para pacientes e profissionais

TABELA 23.2 Consequências não desejadas dos programas de rastreamento

- *Falso-positivos:* testes positivos em pacientes que não têm a doença são consequências inevitáveis, mas tendem a ser pouco expressivas se o teste for aplicado nas circunstâncias apropriadas
- *Efeitos psicológicos nos pacientes:* resultado de teste negativo para determinada doença pode causar sensação de segurança que desencoraje o paciente a manter a rotina de rastreamento ou mesmo retardar a procura médica em caso de sintoma; um teste positivo, ainda que investigações posteriores não confirmem doença, pode gerar angústia e ansiedade
- *Sobrediagnóstico:* alguns tipos de câncer têm comportamento indolente e crescerão lentamente (ou até regredirão) por anos até que um dia possam causar sintomas. Muitos desses casos são diagnosticados por meio do rastreamento junto a outros em que a detecção precoce de fato levará ao impacto em mortalidade e outros desfechos. A instalação de programas de rastreamento leva a um aumento na taxa de diagnósticos numa fase inicial, que se segue depois a um retorno à linha de base. Quando isso não ocorre, e a taxa de diagnóstico mantém-se elevada sem relação com alteração de desfecho clínico, distingue-se a parcela excessiva de diagnósticos – o sobrediagnóstico, como ocorre, por exemplo, no caso do *screening* de câncer de próstata. Esse conceito é populacional e não pode ser verificado no caso de um indivíduo
- *Incidentalomas:* o uso de tomografias computadorizadas no rastreamento de cânceres e avaliação de risco cardiovascular (com escore de cálcio) levou a um aumento da detecção de massas e lesões sem significado patológico. O método visualiza áreas fora do sítio de interesse

TABELA 23.3 Critérios de rastreamento

Critérios clássicos para rastreamento de Wilson e Jungner (OMS, 1968)

- A condição deve ser um importante problema de saúde pública
- Deve haver tratamento medicamente reconhecido para a condição detectada
- Deve ser disponível estrutura para diagnóstico e tratamento
- Deve haver um estágio latente (pré-clínico) da condição
- Deve existir um teste aplicável para detectá-la
- O teste deve ser aceitável para a população
- A história natural da condição, da doença latente à instalada, deve ser adequadamente compreendida
- Deve haver consensos ou protocolos de que grupo deve receber tratamento
- O custo dos casos detectados (incluindo diagnóstico e tratamento dos pacientes diagnosticados) deve ser equilibrado economicamente com os possíveis custos da assistência para o sistema de saúde de modo geral
- Detecção de casos deve ser um processo contínuo e sistemático

Critérios para rastreamento emergentes ao longo dos últimos 40 anos (OMS, 2012)

- O programa de rastreamento deve responder a uma demanda clínica conhecida
- Os objetivos do rastreamento devem ser definidos inicialmente
- Deve haver uma população-alvo definida
- Deve haver evidência científica da efetividade do programa de rastreamento
- O programa deve integrar educação, testagem e gestão de serviços
- Deve haver garantia de qualidade, com mecanismos que minimizem os riscos potenciais do *screening*
- O programa deve assegurar escolha informada, confidencialidade e respeito à autonomia
- O programa deve promover equidade e acesso ao rastreamento por toda a população-alvo
- Meios de avaliação do programa devem ser definidos inicialmente
- Os benefícios globais do *screening* devem compensar os danos

OMS: Organização Mundial de Saúde.

TABELA 23.4 Grau de recomendação e evidências

Grau	Definição	Evidências	Na prática
A	Recomendado	Grau de certeza alto para melhora de desfechos, com benefício significativo e mensurável	Oferecer ou realizar
B	Recomendado	Grau de certeza moderado para melhora dos desfechos (em nível moderado ou substancialmente significativo) ou evidências de que o benefício é moderadamente significativo	Oferecer ou realizar
C	Avaliar	Benefícios e prejuízos da intervenção apresentaram taxas próximas	Não priorizar. Se oferecidos, discutir riscos e benefícios com paciente
D	Não recomendado	Intervenções preventivas são inefetivas, visam a condições raras ou apresentam maior risco de prejuízo que de benefício	Não realizar ou desencorajar realização
I	Indeterminado	Ausência de evidência suficiente para comparar benefícios e prejuízos da intervenção	Orientar pacientes

TABELA 23.5 Recomendações para rastreamento de doenças pela USPSTF

Condição	Recomendação	Grau (ano da última recomendação/atualização)
Aneurisma de aorta abdominal	Em homens dos 65 aos 75 anos com história de tabagismo atual ou prévio, por meio de uma ultrassonografia	B (2014)
Câncer colorretal	Em adultos dos 50 aos 75 anos, por meio de pesquisa de sangue oculto (a cada 3 anos) ou colonoscopia (10 anos) ou retossigmoidoscopia flexível (5 anos). Considerar riscos e benefícios dos métodos	B (2008)
Câncer de colo do útero	Dos 21 aos 65 anos, por meio de citologia oncótica (Papanicolau), a cada 3 anos. Dos 30 aos 65 anos, pode ser substituído por combinação de Papanicolau e teste para HPV em mulheres que queiram aumentar o intervalo de *screening*	A (2012)
Câncer de mama	Em mulheres dos 50 aos 74 anos, por meio de mamografia a cada 2 anos. Dos 40 aos 49 anos, discutir riscos e benefícios com paciente**	B (2016)/ **C
Câncer de pulmão	Em adultos dos 55 aos 80 anos com história de tabagismo de pelo menos 30 anos, atual ou que tenham cessado nos últimos 15 anos, por meio de tomografia computadorizada de tórax baixa dose anual. Deve-se interromper o rastreamento se atingidos 15 anos ou mais da cessação de tabagismo ou se o paciente desenvolver doença que limite expectativa de vida ou não seja elegível para terapia cirúrgica curativa para câncer de pulmão	B (2013)
Depressão	Na população adulta geral, por meio de questionários como PHQ e HADS, ou GDS e EDPS para grupos específicos. Deve ser realizado em sistemas que garantam tratamento e seguimento adequado	B (2016)
Diabetes *mellitus*	Em adultos dos 40 aos 70 anos com sobrepeso ou obesidade ou em qualquer paciente com hipertensão e dislipidemia, através de glicemia de jejum, hemoglobina glicada e/ou teste oral de tolerância a glicose	B (2015)
Dislipidemia	Homens a partir dos 35 anos (ou a partir dos 20, se alto risco para doença coronariana*). Mulheres a partir dos 45 anos (ou a partir dos 20, se alto risco para doença coronariana*)	A/*B (2008)
Hepatite B	Gestantes, por meio de sorologia na primeira visita pré-natal	A (2009)
Hepatite C	Em indivíduos que nasceram entre 1945 e 1965, um teste deve ser oferecido	B (2013)
Hipertensão arterial	A partir dos 18 anos, aferição clínica da pressão arterial. Não há evidência suficiente para recomendar intervalo. Método domiciliar ou ambulatorial pode ser usado para confirmação	A (2015)
HIV	Adultos dos 15 aos 65 anos e gestantes, por meio de um teste rápido ou ELISA. Não há intervalo definido	A (2013)
Obesidade	População adulta em geral, por meio de cálculo do índice de massa corporal	B (2012)
Osteoporose	Em todas as mulheres a partir dos 65 anos e naquelas com menos de 65 anos que tenham alto risco[†], por meio de método para avaliar a densidade mineral óssea (o mais utilizado é a densitometria óssea)	B (2012)
Uso abusivo de álcool	A partir dos 18 anos, por meio de questionários como o CAGE ou AUDIT. Não há evidências suficientes para recomendar *screening* em adolescentes	B (2013)

CAGE: Cut-down, Annoyed, Guilty, Eye-opener Substance Abuse Screening Tool. AUDIT: Alcohol Use Disorders Identification Test. PHQ: Patient Health Questionnaire. HADS: Hospital Anxiety and Depression Scales. GDS: Geriatric Depression Scale. EPDS: Edinburgh Postnatal Depression Scale.
[†]Alto risco para baixa densidade mineral óssea e fraturas: peso menor que 70 kg, tabagismo, baixa ingesta de cálcio e vitamina D, alta ingesta de cafeína, história familiar.

TABELA 23.6 Recomendações contrárias ao rastreamento pela USPSTF		
Condição	Recomendação	Grau (ano da última recomendação/atualização)
Câncer de próstata	Não indicado em adultos, por meio de dosagem de antígeno prostático específico (PSA)	D (2004)
Doença coronariana	Não indicado na população geral (sem fatores de risco), por meio de eletrocardiograma ou teste ergométrico	D (2012)
DPOC	Não indicado em adultos assintomáticos, por meio de espirometria	D (2016)

CONSIDERAÇÕES ESPECIAIS

Há muitas controvérsias quanto à indicação de rastreamento em alguns grupos populacionais. Em pacientes idosos, a decisão por rastrear neoplasias deve considerar expectativa de vida (o paciente viverá o suficiente para se beneficiar?), riscos potenciais (de complicações dos procedimentos, custos, ansiedade e sobrediagnóstico) e preferências individuais dos pacientes. A decisão compartilhada com o idoso e sua família tende a gerar melhores resultados que a observância estrita a certa recomendação.

A identificação de mutações críticas para desenvolvimento de neoplasias, como é o caso das mutações do BRCA1 e BRCA2 para câncer de mama e ovário, levaram à criação de protocolos específicos para pacientes com história familiar de câncer. Esses grupos devem passar por avaliação clínica do risco de desenvolver neoplasia, a fim de se indicar ou não testagem genética ou início de aconselhamento e rastreamento em faixas etárias diferenciadas. Em caso de história familiar de câncer colorretal, é bem determinado que o rastreamento de filhos deva se iniciar 10 anos antes da idade dos pais ao diagnóstico. Portadores de síndromes familiares polipoides e doença inflamatória intestinal devem passar por vigilância.

No caso de doenças transmissíveis, grupos com comportamento que aumentam a chance de contraí-las tornam-se alvos específicos de rastreamento. A infecção pelo vírus da hepatite B deve ser rastreada por meio de um teste em indivíduos que possuam contatos domiciliares ou parceiros sexuais portadores do vírus, homens que fazem sexo com homens, usuários de drogas injetáveis e portadores de HIV (grau B de recomendação). Os mesmos comportamentos de risco ampliam o alvo do *screening* para a infecção pelo HIV e pelo vírus da hepatite C.

AVALIAÇÃO CLÍNICA PERIÓDICA

A primeira publicação da Organização Mundial de Saúde sobre bases do rastreamento de doenças data de 1967, mas a ideia de avaliação clínica periódica – ou *check-up* – é bem anterior. Em 1861, uma monografia registrou o termo "exame clínico periódico". Em 1925, a American Medical Association publicou seu primeiro manual sobre essa prática. Atualmente, ainda não dispomos de uma recomendação específica para qual deva ser a periodicidade de consultas médicas para o adulto saudável, independentemente da faixa etária. Duas revisões sistemáticas e metanálises recentes não encontraram associação entre *check-ups* regulares e redução de mortalidade (total, cardiovascular ou por câncer), mas houve associações estatisticamente significativas em relação a desfechos secundários como detecção e controle de níveis de pressão arterial, colesterolemia e índice de massa corporal. O intervalo de visitas ao médico a ser recomendado ao indivíduo saudável é uma decisão clínica que pode ser auxiliada pelas indicações dos programas de rastreamento em curso, com o cuidado de não se incorrer no excesso de intervenções.

FERRAMENTAS PARA OS PROFISSIONAIS

Diversas ferramentas on-line estão disponíveis ao clínico para auxílio na indicação de exames de rastreamento e outras medidas de promoção à saúde.
- Página da U.S. Preventive Services Task Force: é possível acessar as revisões sistemáticas e o racional de cada estratégia. http://www.uspreventiveservicestaskforce.org/Page/Name/recommendations/
- CheckUp®: este aplicativo para smartphones reúne recomendações de promoção à saúde do USPSTK, CDC e sociedades médicas especializadas, que são exibidas conforme faixa etária, gênero e comorbidades selecionadas pelo médico.

BIBLIOGRAFIA

1. Andermann A, et al. Revisiting Wilson and Jungner in the genomic age: a review of screening criteria over the past 40 years. Genebra: Bull World Health Organ 2008; 86(4):317-319.
2. Brasil. Ministério da Saúde. Rastreamento. Série A. Normas e Manuais Técnicos Cadernos de Atenção Primária, n. 29. Brasília: Ministério da Saúde; 2010.
3. Fletcher RH, Fletcher SW, Fletcher GS. Clinical Epidemiology: The Essentials. 5 ed. Philadelphia: Lippincott Williams & Wilkins; 2013.
4. Mitchell H, Charap MD. The Periodic Health Examination: Genesis of a Myth. New York: Ann Intern Med 1981; 95(6):733-735.
5. Park L. Preventive care in adults: Recommendations. In: UpToDate, Post TW (ed), UpToDate, Waltham MA. Acessado em 7 de maio de 2016.
6. U.S. Preventive Services Task Force. Recommendations for Primary Care Practice. Disponível em: http://www.uspreventiveservicestaskforce.org/Page/Name/recommendations/.
7. Wilson JMG, Jungner G. Principles and practice of screening for disease. Geneva: WHO; 1968. Disponível em: http://www.who.int/bulletin/volumes/86/4/07-050112BP.pdf.

24

IMUNIZAÇÃO NO ADULTO

Marcelo Kirschbaum
Natália Ivanovna Bernasovskaya Garção
Cauê Costa Pessoa

INTRODUÇÃO

O calendário vacinal do adulto é baseado nas recomendações do Programa Nacional de Imunizações (PNI), do Ministério da Saúde, e tem como objetivo o controle de doenças imunopreviníveis a nível populacional e para grupos de risco (Tabela 24.1).

Neste capítulo descreveremos as principais vacinas indicadas para a população adulta, segundo o PNI.

HEPATITE B

É uma vacina de DNA recombinante adsorvida ao hidróxido de alumínio, que confere imunidade em mais de 90% dos casos após realização do esquema completo. Em adultos sem comprovação de vacinação ou vulneráveis (anti-Hbs negativo ou não disponível) devem ser realizadas 3 doses nos dias 0, 30 e 180, respectivamente. A vacina está disponível para administração pelo SUS, independente da idade e de condições de vulnerabilidade, segundo o calendário lançado em 2016.

Além da vacina, está disponível também a imunoglobulina humana anti-hepatite B que pode ser prescrita para indivíduos que não foram vacinados e se expuseram ao vírus. A imunoglobulina será disponibilizada nas seguintes situações:
- Vítimas de abuso sexual.
- Imunodeprimidos quando expostos a situações de risco de infecção, independente de sua situação vacinal prévia.
- Vítimas de acidentes com material biológico com suspeita de infecção pelo vírus.
- Comunicantes sexuais de indivíduos com hepatite B aguda.

DUPLA TIPO ADULTO (DT)

Vacina contra difteria e tétano, composta pelos toxoides tetânico e diftérico inativados e adsorvidos ao hidróxido de alumínio.

TABELA 24.1 Calendário vacinal do adulto pelo Programa Nacional de Imunizações

Idade	Vacina	Doses	Doenças evitadas
20 a 59 anos	Hepatite B (grupos vulneráveis)	Três doses	Hepatite B
	Dupla tipo adulto (dT)	Uma dose a cada dez anos	Difteria e tétano
	Febre amarela	Uma dose a cada dez anos	Febre amarela
	Tríplice viral (SCR)	Dose única	Sarampo, caxumba e rubéola
60 anos ou mais	Hepatite B	Três doses	Hepatite B
	Febre amarela	Uma dose a cada dez anos	Febre amarela
	Influenza sazonal	Dose anual	Influenza sazonal ou gripe
	Pneumocócica 23-valente (Pn23)	Dose única	Infecções causadas pelo pneumococo
	Dupla tipo adulto (dT)	Uma dose a cada dez anos	Difteria e tétano

Adaptado de http://sipni.datasus.gov.br/si-pni-web/faces/estatico/calendarioVacinacao/adultoIdoso.jsf.

A imunização contra o tétano e difteria é indicada para todas as crianças, por meio do esquema de três doses das vacinas DTP, DTPa e/ou DT. Os adultos que não apresentarem comprovação do esquema completo devem realizar a vacinação com três doses da dT, em um intervalo de 60 dias entre cada aplicação. Para os que realizaram o esquema completo, um reforço deve ser administrado a cada 10 anos da última dose recebida. Em caso de gestação ou ferimentos graves, essa dose deve ser adiantada para 5 anos da última aplicação.

FEBRE AMARELA

Vacina composta por vírus vivo atenuado, logo, contraindicada em pacientes portadores de imunossupressão congênita ou adquirida, neoplasias, em uso de medicação imunossupressora (considerar corticoide em doses ≥ 2 mg/kg/dia) ou quimioterapia e em vigência de radioterapia. Também não deve ser indicada em gestantes e puérperas que estejam amamentando. Para maiores que 60 anos, avaliar risco de doença e benefício da vacinação.

A vacina deve ser administrada em residentes ou viajantes de áreas de risco (indicadas na Figura 24.1) no mínimo 10 dias antes da viagem. Um dose de reforço pode ser considerada em 10 anos.

TRÍPLICE VIRAL (SCR)

Vacina contra sarampo, caxumba e rubéola, composta pelo vírus vivo atenuado, logo, contraindicada em pacientes portadores de imunossupressão congênita ou adquirida, neoplasias, em uso de medicação imunossupressora (considerar corticoide em doses ≥ 2 mg/kg/dia) ou quimioterapia, e em vigência de radioterapia.

Deve ser administrada 1 dose em mulheres de 20 a 49 anos e em homens de 20 a 39 anos que não apresentarem comprovação vacinal.

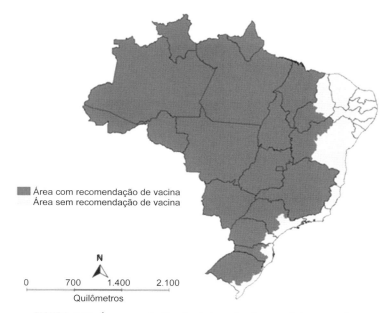

FIGURA 24.1 Áreas com indicação de imunização para febre amarela.
(Adaptada de http://portalsaude.saude.gov.br/index.php/perguntas-e-respostas-febreamarela.)

VACINA INFLUENZA SAZONAL

Uma vacina trivalente com vírus vivo inativado, composta de duas cepas de influenza A e uma cepa de influenza B determinadas pela OMS de acordo com a vigilância epidemiológica. Está indicada para todos os adultos maiores de 60 anos, anualmente na campanha nacional de imunização do idoso, para profissionais de saúde e portadores de doenças crônicas.

VACINA ANTIPNEUMOCÓCICA 23-VALENTE

Vacina polissacarídica, indicada para indivíduos de 60 anos ou mais que vivem em instituições fechadas, como casas geriátricas, hospitais, asilos e casas de repouso. Deve ser realizada apenas 1 dose de reforço 5 anos após a primeira.

BIBLIOGRAFIA

1. Ministério da Saúde, Calendário vacinal do adulto e idoso. Disponível em: http://sipni.datasus.gov.br/si-pni-web/faces/estatico/calendarioVacinacao/adultoIdoso.jsf [Acessado em 2016 jul 25].

25

TABAGISMO

Henry Butler Poletto
Natália Ivanovna Bernasovskaya Garção
Cauê Costa Pessoa

INTRODUÇÃO

O tabagismo é a principal causa de mortalidade prevenível segundo a OMS, sendo fator de risco para diversas enfermidades, denominadas doenças relacionadas ao tabagismo (DRT). As DRT formam um grupo heterogêneo de patologias que acometem múltiplos órgãos e apresentam alta morbimortalidade. Atualmente, o número de óbitos relacionados ao tabagismo supera a soma dos óbitos por alcoolismo, Aids, acidentes de trânsito, homicídio e suicídio em conjunto. Configura-se, assim, o tabagismo como sendo uma importante questão de saúde pública.

DOENÇAS RELACIONADAS AO TABAGISMO

- Neoplasias: pulmão, cólon, estômago, boca, laringe, pâncreas e bexiga.
- Doenças pulmonares: DPOC, asma, bronquiolite obliterante e infecções do parênquima pulmonar.
- Alterações ósseas: osteoporose e fraturas patológicas.
- Eventos cardiovasculares.
- Complicações gestacionais: placenta prévia, ruptura prematura das membranas, descolamento prematuro da placenta, hemorragia no pré-parto, parto prematuro, abortamento espontâneo, crescimento intrauterino restrito, baixo peso ao nascer, morte súbita do recém-nascido e comprometimento do desenvolvimento físico da criança, sendo importante fator agravante de mortalidade materna, natimortalidade e mortalidade neonatal.

EPIDEMIOLOGIA

A OMS estima que um terço da população mundial seja fumante, causando anualmente a morte de 5 milhões de pessoas no mundo e 200 mil somente no Brasil.

O percentual de adultos fumantes no Brasil vem apresentando uma expressiva queda nas últimas décadas. Em 1989, 34,8% da população acima de 18 anos era fumante (dados da Pesquisa Nacional sobre Saúde e Nutrição). No ano de 2013, a prevalência estimada caiu para 14,7%. Essa reviravolta epidemiológica aconteceu em função das inúmeras ações desenvolvidas pela Política Nacional de Controle do Tabaco desde o início da década de 1990, que é reconhecidamente uma das melhores políticas antitabágicas do mundo. Algumas ações implementadas nessa campanha foram: inserção de advertências nas embalagens, acompanhadas de imagens de pessoas com DRT e do telefone do Disque Pare de Fumar, aumento da tributação sobre a venda de tabaco, Lei Antifumo, que proíbe o fumo em ambientes fechados, e proibição da publicidade nos pontos de venda.

Apesar dos grandes resultados, houve aumento da prevalência do tabagismo entre as mulheres após a emancipação feminina na segunda metade do século XX. De forma que no Brasil, o tabagismo entre os homens está diminuindo e entre as mulheres tem se mantido estável. Mulheres que fumam apresentam câncer de pulmão, DPOC e eventos cardiovasculares de forma mais grave e precoce quando comparadas aos homens com a mesma carga tabágica.

AVALIAÇÃO INICIAL

A U.S. Preventive Services Task Force recomenda que sempre seja feito o inquérito sobre tabagismo (ativo, passivo e pregresso) em todas as consultas ambulatoriais e que intervenções para cessação do uso do tabaco sejam disponibilizadas.

A avaliação inicial do paciente tabagista deve incluir história completa com rastreamento de DRT, além de informações sobre o hábito de fumar.

- Presença de comorbidades: avaliar presença de DRT para realizar acompanhamento e tratamento adequado se possível, além de investigar doenças que interfiram na escolha do tratamento medicamentoso.
- Hábito de fumar: avaliar há quanto tempo o paciente fuma, frequência, tipo de produto consumido (p. ex., cigarro comum, cigarro de palha, charuto, cachimbo), carga tabágica em anos-maço (número de maços consumidos em um dia multiplicado pelo número de anos que o paciente fumou) e tentativas prévias de abstinência (qual o método utilizado e qual foi sua eficiência).
- Sintomas associados ao tabagismo: avaliar presença de dispneia, tosse, expectoração e chiado.
- Medicamentos de uso domiciliar que possam interferir na escolha da farmacoterapia.
- Exame físico completo.
- Exames complementares: devem ser solicitados radiografia de tórax e prova de função pulmonar para os pacientes com suspeita de DPOC.

Em relação ao rastreamento de câncer de pulmão, deve ser realizado quando indicado e disponível, de acordo com a Tabela 25.1 (a tabela demonstra a atual diretriz da USPSTF de 2013, sendo que existem outras estratégias de *screening* recomendadas por outros órgãos).

TABELA 25.1 Rastreamento de câncer de pulmão (USPSTF)
A USPSTF recomenda tomografia computadorizada de tórax em baixas doses, como rastreamento para adultos de alto risco (leia-se 30 anos-maço de carga tabágica e tabagista ativo ou que tenha cessado o uso nos últimos 15 anos) de 55 a 80 anos, com descontinuação do *screening* quando atingir 15 anos de abstinência ou expectativa de vida limitada.

Em seguida, deve ser avaliado o grau de dependência à nicotina de acordo com a tabela de Fagerströn Test Nicotine Dependence (FTND) (Tabela 25.2). Um valor de 5 pontos ou mais indica que o paciente pode apresentar um desconforto significativo (síndrome de abstinência) ao parar de fumar e, portanto, há indicação de farmacoterapia. Outro método disponível para avaliação da dependência à nicotina é a dosagem de cotinina salivar, sérica e urinária, que apresenta correlação com a intensidade de dependência medida pela tabela de Fagerströn, além de permitir o acompanhamento com monitoração do progresso em avaliações seriadas a partir de pontos de corte específicos.

Adiante, investiga-se o nível de motivação do paciente para cessar o tabagismo e manter a abstinência, de acordo com o sistema proposto por Prochaska e DiClemente, em 1986.

- **Fase de pré-contemplação:** não há intenção de cessar o tabagismo, tampouco crítica tangendo o ato. Nesse momento, o paciente deve ser estimulado a parar de fumar, sendo informado sobre os riscos e malefícios do hábito. Há evidências que demonstram que a estratégia de intervenções breves (< 5 minutos) como, sugerir ao paciente parar de fumar ou informar sobre os benefícios ao largar o cigarro, estão associadas ao aumento de taxas de abstinência nessa população.
- **Fase de contemplação:** há conscientização de que fumar é um problema, mas há ambivalência quanto à perspectiva de mudança. Nesse caso, o paciente deve ser estimulado a identificar os motivos e situações que normalmente o levam a fumar e planejar meios para suplantá-los.

TABELA 25.2 Teste de Fagerström para a dependência da nicotina

1. Quanto tempo após acordar você fuma seu primeiro cigarro?	
Nos primeiros 5 minutos	3
6–30 minutos	2
31–60 minutos	1
Após 60 minutos	0
2. Você acha difícil não fumar em lugares proibidos?	
Sim	1
Não	0
3. Qual cigarro do dia traz maior satisfação?	
Primeiro da manhã	1
Os outros	0
4. Quantos cigarros você fuma por dia?	
Menos que 10	0
10–20	1
21–30	2
Acima de 30	3
5. Você fuma mais frequentemente pela manhã?	
Sim	1
Não	0
6. Você fuma mesmo doente, quando precisa ficar acamado a maior parte do tempo?	
Sim	1
Não	0

Total: 0–2 = muito baixa; 3–4 = baixa; 5 = média; 6–7 = elevada; 8–10 = muito elevada.

- **Fase de preparação:** o paciente aceita o tratamento e nesse momento serão montadas estratégias visando modificar as situações que normalmente o levavam a fumar. Em 30 dias, deve ser marcada uma data para cessar o tabagismo (dia D) e iniciar a alteração da rotina.
- **Fase de ação:** o paciente toma a atitude que o leva a concretizar a mudança de comportamento, ou seja, para de fumar. Nessa fase, todos os esforços devem ser feitos para afastar as situações que o levavam a fumar e as técnicas para controle da fissura (mastigar chicletes, beber água, caminhar) devem ser instituídas.
- **Fase de manutenção:** o paciente deve tomar uma série de medidas para manter a abstinência e consolidar o ganho da fase de ação, evitando a recaída. Consultas frequentes devem ser realizadas para auxiliar nesse momento e reforçar o novo comportamento.
- **Recaída:** os motivos ou situações que colaboraram com a falha devem ser identificados e uma nova tentativa deve ser encorajada.

TRATAMENTO

Em caso de adicção isolada pelo tabaco, o tratamento psicofarmacológico deve ser instituído assim que o indivíduo passar à fase de "ação". Caso haja abuso de outras substâncias, recomenda-se iniciar o tratamento desta e, após 2 anos do controle da adicção primária, realizar a abordagem antitabágica, evitando assim falhas terapêuticas e frustrações pessoais em relação ao tratamento.

Ressalta-se que o objetivo principal do tratamento é a abstinência completa. A efetividade da redução do número de cigarros por dia não está comprovada, devendo ser última opção de abordagem sempre.

INTERVENÇÕES MOTIVACIONAIS

A terapia cognitivo-comportamental deve ser oferecida a todos os pacientes, ela pode ser realizada de forma individual ou em grupo. As reuniões devem ocorrer semanalmente no 1º mês, quinzenalmente até completar 3 meses e mensalmente até completar 1 ano.

Material de apoio e informativos podem ser entregues ao paciente para que ele obtenha todas as informações necessárias. Existem inúmeras cartilhas disponibilizadas pelo Instituto Nacional do Câncer.

Durante esse processo, é importante que uma série de estratégias sejam montadas para auxiliar o paciente a enfrentar as dificuldades que sabidamente surgirão no decorrer da fase de ação, como evitar os locais onde ele estava habituado a fumar, pedir ajuda da família e amigos e criar métodos para distração. Durante os períodos de fissura, o paciente pode ser orientado a beber líquidos, chupar gelo, mascar balas e chicletes (inclusive goma/pastilha de nicotina descrita adiante). Demonstramos várias técnicas comportamentais para controle na Tabela 25.3.

O acompanhamento desses pacientes durante todo o processo pode ser realizado por meio de uma metodologia conhecida como PANPA ou "5 As".
- Perguntar (*access*): avaliar a motivação, a presença de DRT e grau de dependência.
- Aconselhar (*advise*): incentivar o paciente em relação a sua mudança e buscar compreender quais as maiores dificuldades durante esse processo.
- Negociar (*agree*): estimular a organização de planos e métodos de apoio, impondo metas e limites.

TABELA 25.3 Estratégias efetivas para parar de fumar

Terapias psicossociais	Construção de estratégias	Exemplos
Desenvolver habilidades para resolução de problemas	Identificar o risco de recaída, desenvolver estratégias substitutivas	Reconhecer estresse, sentimentos negativos, companhia de fumantes, álcool, angústia, ansiedade, tristeza, depressão
	Desenvolver estratégias substitutivas	Aprender estratégias: reduzir o humor negativo (relaxar, banhar-se, fazer algo prazeroso, ouvir música, ler, exercitar-se). Controlar urgência por fumar (caminhar, distrair-se, tomar água, sucos, escovar os dentes, mascar chiclete)
	Informar sobre a dependência	Saber reconhecer a abstinência (sintomas, duração); conhecer a natureza aditiva da nicotina (uma tragada pode gerar recaída); saber que a fissura cede em pouco tempo (3 minutos); aprender estratégias substitutivas para atravessar os momentos difíceis
Apoio da equipe de saúde	Encorajar a tentativa de abandono	Existe um tratamento eficaz para deixar de fumar. Metade das pessoas é capaz de parar com ajuda. Transmitir confiança: capacidade de alcançar o êxito
	Cuidar/responder às dúvidas e aos temores	Indagar sobre o sentimento de parar, oferecendo apoio, sempre aberto a inquietações, temores e ambivalência
	Favorecer o plano de abandono	Trabalhar motivos para o abandono, dúvidas e preocupações ao deixar de fumar, resultados obtidos e dificuldades
Apoio social de familiares e amigos	Solicitar suporte social e familiar	Orientar sobre contenção familiar e social, informar o "dia D" aos familiares e amigos que escolher, estimular ambiente livre do tabaco em casa e no trabalho e pedir cooperação
	Facilitar o desenvolvimento das habilidades	Identificar pessoas que apoiem a recuperação (pedir apoio, não fumar em sua presença, não oferecer cigarros, observar mudanças transitórias de humor)
	Estimular o suporte a outros fumantes	Estimular outros fumantes a parar

Adaptada das Diretrizes para Cessação do Tabagismo – SBPT; 2008.

- Preparar (*assist*): orientar sobre as diversas situações que serão vivenciadas (períodos de fissura, nervosismo e ansiedade), oferecendo alternativas para lidar com cada uma delas. Orientar mudança de hábitos (evitar café, não ficar perto de pessoas que fumam, recusar cigarros) e solicitar ajuda de familiares e amigos, de forma a criar um ambiente que seja propício à alteração comportamental.
- Acompanhar (*arrange*): realizar consultas de forma regular, dependendo do estágio de cada paciente.

FARMACOTERAPIA

A farmacoterapia no tabagismo, seja pela introdução de terapia de reposição de nicotina (TRN) ou emprego de bupropiona/vareniclina, está indicada quando a abordagem comportamental é insuficiente para atingir a abstinência, ou quando o paciente apresenta um elevado grau de dependência pela nicotina calculado pelo escore de Fagerström (Fagerström ≥ 5).

Terapia de reposição de nicotina

Tem como objetivo a utilização de drogas de substituição à nicotina do cigarro por meio de doses menores e subtóxicas, reduzindo a fissura e os sintomas de abstinência. Está indicada para todos os pacientes com escore de Fagerströn maior ou igual a 5. Para tabagistas com escore menor, a escolha pelo uso deve advir da demanda de cada paciente.

Existem duas formas de reposição nicotínica: a de liberação lenta, representada pelos adesivos transdérmicos, e a de liberação rápida, representada pela goma, pastilha, inalador e spray nasal de nicotina (apenas goma e pastilha estão disponíveis no Brasil). A terapia combinada entre agentes de curta e longa duração se mostrou mais eficiente que a escolha por uma apenas uma.

Recomenda-se o tratamento por 12 semanas com a goma ou pastilha e 8–10 semanas com o adesivo transdérmico. Mas o período de uso pode variar de acordo com a avaliação de cada caso.

- **Adesivos transdérmicos:** têm ação de liberação de nicotina que dura 24 horas. Existem no mercado adesivos com dosagens distintas: 7 g, 14 g e 21 g. Há vários esquemas que podem ser empregados em relação a quantidade de adesivos usados e tempo de tratamento. Normalmente, é utilizado cerca 1 mg para cada cigarro do dia. Uma forma possível é descrita a seguir:
    - Mais de 10 cigarros/dia (meio maço): 21 mg por 6 semanas, seguido de 14 mg por 2 semanas e terminando com 7 mg/dia por mais 2 semanas.
    - Menos de 10 cigarros/dia ou menos de 45 kg: 14 mg/dia por 6 semanas seguido 7 mg/dia por 2 semanas.

    Insônia e sonhos vívidos podem surgir; o tratamento consiste na retirada do adesivo durante o período do sono. Intoxicação por nicotina pode ocorrer se não houver abstinência completa.

- **Goma de nicotina:** deve ser oferecida ao paciente principalmente como forma de resgate em um momento de fissura pelo cigarro. Para pacientes que fumam 25 ou mais cigarros por dia, está indicada a dose de 4 mg e para os que fumam menos de 25 cigarros por dia, a goma de 2 mg pode ser utilizada.

    A goma deve ser mascada até o início da percepção de seu sabor característico, quando deve ser alojada na mucosa gengival até seu gosto desaparecer. Este ciclo *chew and park* (mastigar e alojar) pode ser repetido por 30 minutos para cada goma, com dose máxima de 20 gomas por dia.

    Complicações periodontais, úlceras orais, soluços, disfunção de articulação temporomandibular e intoxicação por nicotina podem ocorrer, principalmente se não houver abstinência completa ou uso que exceda a dose máxima. Lembrando que uma possível contraindicação é o uso de próteses dentárias totais.

Terapia não nicotínica

Deve ser indicada para pacientes com escore de Fagerströn maior ou igual a 5. Atualmente existem 2 drogas no mercado com experiência e *background* científico amplo: a bupropiona e a vareniclina.

- **Cloridrato de bupropiona:** antidepressivo atípico que causa redução do transporte neuronal dos neurotransmissores de dopamina e noradrenalina, além de antagonismo dos receptores nicotínicos, levando à redução da compulsão pelo uso do cigarro. Deve ser iniciada 1 semana antes do dia proposto para cessação do tabagismo ("dia D") e mantida por 12 semanas.

- Dose: 150 mg 24/24 horas por 3 dias, escalonada para dose de 150 mg 12/12 horas, sendo que a última tomada não deve ultrapassar as 16 horas. Em idosos, insuficiência renal com *clearance* menor que 30 e insuficiência hepatocelular, a dose deve ser mantida em 150 mg ao dia.
- Contraindicações: epilepsia, convulsões, neoplasia ou tumores de SNC, traumatismo cranioencefálico e uso de IMAO nos últimos 15 dias.
- Efeitos colaterais: mais comuns são sintomas neuropsiquiátricos (depressão, ideação suicida, mudança de comportamento, hostilidade, agitação), cefaleia, boca seca, insônia e hipertensão arterial. É recomendada uma consulta de *follow-up* após 1 semana do início do uso.

- **Tartarato de vareniclina:** atua como agonista parcial dos receptores nicotínicos α4β2 do SNC, assim provocando liberação de dopamina, porém em quantidades menores que a liberada pela nicotina. Dessa forma, impede o efeito de reforço do cigarro. Deve ser iniciada 1 semana antes do dia proposto para cessação do tabagismo ("dia D") e mantida por 12 semanas.
  - Dose: 0,5 mg 24/24 horas até o 3º dia, 0,5 mg 12/12 horas até o 7º dia e 1 mg 12/12 horas em diante (total de 12 semanas).
  - Contraindicações: quadro psiquiátrico instável/ideação suicida, insuficiência renal com *clearance* menor que 30 e seu uso deve ser cauteloso em pacientes com alto risco de eventos cardiovasculares.
  - Efeitos colaterais: aumento do apetite com ganho de peso, sintomas gastrointestinais, sonolência, tontura, boca seca, ideação suicida e sonhos vívidos.

Estudos recentes demonstraram que a associação entre goma e adesivo é tão eficaz quanto o uso de vareniclina em monoterapia.

Outras medicações, nortriptilina e clonidina, são medicações de segunda linha, não sendo mais utilizadas como terapia normalmente.

BIBLIOGRAFIA

1. Agency for Health Care Policy and Research. Smoking cessation: information for specialists. Clin Pract Guidel Quick Ref Guide Clin 1996; 1.
2. Diretrizes para cessação do tabagismo – Sociedade Brasileira de Pneumologia e Tisiologia; 2008.
3. Epidemiologia. Tese de doutorado, Fundação Oswaldo Cruz, Ministério da Saúde, Rio de Janeiro; 2007.
4. Haas JS, Linder JA, Park ER, et al. Proactive tobacco cessation outreach to smokers of low socioeconomic status: a randomized clinical trial. JAMA Intern Med 2015; 175:218.
5. Pinto MFT. Custos de Doenças Tabaco-relacionadas. Uma Análise sob a Perspectiva da Economia e da Epidemiologia. Tese de doutorado, Fundação Oswaldo Cruz, Ministério da Saúde, Rio de Janeiro; 2007.
6. Suls JM, Luger TM, Curry SJ, et al. Efficacy of smoking-cessation interventions for young adults: a meta-analysis. Am J Prev Med 2012; 42:655.

26

ALCOOLISMO

Henry Butler Poleto
Natália Ivanovna Bernasovskaya Garção
Cauê Costa Pessoa

INTRODUÇÃO

O álcool é a droga mais consumida no mundo. Complicações orgânicas com morbidade e mortalidade, consequências psíquicas, desemprego, violência e criminalidade, perda de produtividade relacionada a doenças associadas e licenças médicas acarretam um elevado custo econômico para a sociedade, além dos prejuízos biopsicossociais decorrentes do abuso e dependência do álcool. Sendo assim, reveste-se de importância o treinamento dos profissionais de saúde para reconhecimento e rastreamento da doença, o estadiamento de sua gravidade e correto manejo clínico, devendo o médico assistente colocar-se à margem do paradigma de julgamento moral e pessoal que ainda permeia o imaginário social, entendendo o alcoolismo como uma doença crônica de consequências graves que necessita de intervenção.

EPIDEMIOLOGIA

Os níveis de consumo de álcool em países desenvolvidos, como os Estados Unidos, estabilizaram-se nos últimos anos. Nos países subdesenvolvidos, as evidências demonstram níveis ascendentes, denotando que estas regiões ainda se depararão com cada vez mais problemas relacionados ao consumo do etanol.

Três em cada 10 pessoas nos Estados Unidos consomem álcool em níveis não saudáveis. O terceiro Levantamento Nacional Epidemiológico sobre Álcool e Condições Relacionadas mostra que 14% dos adultos americanos preenchem critérios para desordem do uso de álcool (especificado no item "Definições").

Estima-se que, no total, 11,7 milhões de brasileiros sejam dependentes de álcool. O estudo LENAD (Levantamento Nacional de Álcool e Drogas produzido pela Universidade Federal de São Paulo) de 2013 demonstrou um aumento de 20% da prevalência de consumo frequente do álcool, traduzido como quando o indivíduo bebe uma vez por semana ou mais, em relação ao mesmo estudo em 2006.

FISIOPATOGENIA

O entendimento da fisiopatogenia do consumo crônico do álcool permite a assimilação do mecanismo de ação das principais drogas usadas em seu manejo, seja no contexto da síndrome de abstinência alcoólica, ou seja, no período de desintoxicação, como no período de manutenção da abstinência.

Para compreensão do processo fisiopatológico envolvido na síndrome de abstinência, faremos uma breve revisão sobre os dois grandes polos do binômio excitação-depressão que contribuem para a homeostase neurológica: o sistema gabaérgico (GABA) e o sistema glutamaérgico (glutamato).

O grande neurotransmissor inibitório do encéfalo é o GABA (ácido gama-aminobutírico). Sabe-se que 20% dos neurônios do SNC são gabaérgicos, tendo uma distribuição generalizada em todos os lobos.

O glutamato, por sua vez, é o grande neurotransmissor excitatório do encéfalo. A ativação de receptores NMDA por glutamato resulta em influxo de cálcio pelo neurônio, causando despolarização e excitação neuronal.

A molécula de etanol possui atividade em ambos os receptores: GABA tipo A e NMDA, com ações antagônicas. Enquanto seu uso crônico diminui diretamente a avidez e quantidade de receptores GABA (*down-regulation*) por meio de agonismo parcial, aumenta de forma indireta a avidez dos receptores NMDA, aumentando inclusive sua quantidade (*up-regulation*), em relação à sua resposta fisiológica frente a glutamato.

Assim, em um paciente com uso crônico, a partir da cessação ou diminuição de uso, teremos diminuição do tônus inibitório gabaérgico e aumento do tônus excitatório glutamaérgico, ambos convergindo para a síndrome de abstinência como a conhecemos em sua forma plena.

Além da importância das vias gabaérgica e glutaminérgica já explicitada, preenche-se de importância o sistema dopaminérgico corticomesolímbico, com corpos celulares situados na área tegumentar ventral do mesencéfalo com projeções para o sistema límbico através de diversas vias dopaminérgicas, a conhecida "via da recompensa". O etanol induz hiperatividade dos receptores D2 da dopamina, produzindo assim um mecanismo vicioso de busca e recompensa pela droga.

DEFINIÇÕES

Diversas terminologias já foram criadas para classificar o uso do álcool. Abordaremos aqui as que trazem maior utilidade clínica ao médico assistente.

O conceito de dose-padrão de 12 g de álcool foi instituído pelo Instituto Nacional de Abuso do Álcool e Alcoolismo (NIAAA), dos Estados Unidos, e auxilia na quantificação do consumo do usuário, correspondendo a 1 lata de cerveja 4,5% (350 mL), 1 taça de vinho 12,9% (150 mL) ou 45 mL de destilado 40%.

a) **Consumo não saudável de álcool:** uso de álcool que pode levar a consequências à saúde. Engloba pacientes que preenchem critérios para "consumo de risco", pacientes que preenchem critérios para "desordem do uso do álcool" e pacientes que não preenchem quaisquer critérios, mas já tiverem consequências à própria saúde secundárias ao uso do álcool, quaisquer que sejam.

b) **Consumo de risco:** consumo de quantidade de álcool que coloca o indivíduo em risco para agravos à saúde, mas que não preenche critérios para desordem do uso do álcool: homens abaixo de 65 anos consumindo mais de 14 doses-padrão de álcool por semana em média ou mais de 4 doses-padrão em qualquer dia; e mulheres ou

TABELA 26.1 Critérios para desordem do uso do álcool (DSM-V)

- Tolerância
- Abstinência
- Fissura
- Compulsão pelo uso do álcool
- Consumo de álcool para alívio de sintomas
- Desejo persistente de regular ou reduzir consumo
- Abandono das atividades ocupacionais, sociais ou recreativas
- Muito tempo gasto na obtenção, utilização ou recuperação do álcool
- Falta no cumprimento das obrigações devido ao uso recorrente do álcool
- Uso recorrente de álcool mesmo com problemas recorrentes nas áreas sociais e pessoais, causados ou agravados pelos efeitos do álcool
- Uso recorrente de álcool mesmo em situações que podem ser perigosas

homens com 65 anos ou mais consumindo mais de 7 doses-padrão de álcool por semana em média ou mais de 3 doses-padrão em qualquer dia.

c) **Desordem do uso de álcool:** como definida pelo DSM-5, é definida como abuso do álcool e dependência, caracterizados como um padrão problemático de consumo levando a disfunções psicossociais, comportamentais ou orgânicas. O paciente deve ser classificado em três grandes grupos, tomando em conta os 11 sintomas listados na Tabela 26.1:
   – Leve: 2 a 3 sintomas (não requer farmacoterapia).
   – Moderado: 4 a 5 sintomas (requer farmacoterapia).
   – Grave: 6 ou mais sintomas (requer farmacoterapia).

O antigo conceito de abuso de álcool do DSM-IV correlaciona-se ao grupo leve, e o de dependência por álcool aos grupos moderado e severo.

A aplicação dessas definições é simples e permite a classificação do paciente em diversas faixas do espectro do "usuário de álcool", geralmente apresentando-se, com o tempo e o agravamento da doença, como um *continuum*: uso saudável, uso não saudável, consumo de risco e desordem do uso do álcool.

RASTREAMENTO E DIAGNÓSTICO

O rastreamento do consumo de risco deve ser feito em todos os pacientes anualmente. O diagnóstico de pacientes com desordem do uso do álcool é tardio e seu manejo mais complexo, e por isso existem diversas ferramentas disponíveis para detecção precoce de pacientes com problemas relacionados ao álcool, sendo que o escore AUDIT (Tabela 26.2) apresenta melhores sensibilidade e especificidade. O escore CAGE, ainda muito utilizado, não possui adequada sensibilidade para detecção dos espectros mais amenos (uso não saudável do álcool).

O escore AUDIT pode ser aplicado por qualquer membro da equipe de saúde ou pelo próprio paciente, e dura em média 2–4 minutos. Pacientes com escore < 8 (correlação com consumo de baixo risco) devem ser estimulados a continuar o uso das quantidades saudáveis de álcool; escore de 8 a 15 (correlação com consumo não saudável) devem receber orientação básica sobre repercussões nocivas de grandes quantidades de álcool; escore de 16–19 (correlação com consumo de risco) merecem técnica de Intervenção Breve (comentada a seguir) e escore de 20 ou mais devem ser melhor triados para desordem do uso do álcool.

TABELA 26.2 Escore AUDIT

AUDIT – Teste para identificação de problemas relacionados ao uso de álcool

Leia as perguntas abaixo e anote as respostas com cuidado. Inicie a entrevista dizendo: "Agora vou fazer algumas perguntas sobre seu consumo de álcool ao longo dos últimos 12 meses".

Explique o que você quer dizer com "consumo de álcool", usando exemplos locais de cerveja, vinho, destilados etc. Marque as respostas relativas à quantidade em termos de "doses-padrão".

Marque a pontuação de cada resposta no quadradinho correspondente e some ao final.

1. Com que frequência você toma bebidas alcoólicas? (0) Nunca *[vá para as questões 9-10]* (1) Mensalmente ou menos (2) De 2 a 4 vezes por mês (3) De 2 a 3 vezes por semana (4) 4 ou mais vezes por semana	6. Quantas vezes, ao longo dos últimos 12 meses, você precisou beber pela manhã para se sentir bem ao longo do dia após ter bebido no dia anterior? (0) Nunca (1) Menos do que uma vez ao mês (2) Mensalmente (3) Semanalmente (4) Todos ou quase todos os dias
2. Nas ocasiões em que bebe, quantas doses vocês consome tipicamente ao beber? (0) 1 ou 2 (1) 3 ou 4 (2) 5 ou 6 (3) 7, 8 ou 9 (4) 10 ou mais	7. Quantas vezes, ao longo dos últimos 12 meses, você se sentiu culpado ou com remorso depois de ter bebido? (0) Nunca (1) Menos do que uma vez ao mês (2) Mensalmente (3) Semanalmente (4) Todos ou quase todos os dias
3. Com que frequência você toma "cinco ou mais doses" de uma vez? (0) Nunca (1) Menos do que uma vez ao mês (2) Mensalmente (3) Semanalmente (4) Todos ou quase todos os dias	8. Quantas vezes, ao longo dos últimos 12 meses, você foi incapaz de lembrar do que aconteceu devido à bebida? (0) Nunca (1) Menos do que uma vez ao mês (2) Mensalmente (3) Semanalmente (4) Todos ou quase todos os dias

Se a soma das questões 2 e 3 for 0, avance para as questões 9 e 10.

4. Quantas vezes, ao longo dos últimos 12 meses, você achou que não conseguiria parar de beber uma vez tendo começado? (0) Nunca (1) Menos do que uma vez ao mês (2) Mensalmente (3) Semanalmente (4) Todos ou quase todos os dias	9. Alguma vez na vida você já causou ferimentos ou prejuízos a você mesmo ou a outra pessoa após ter bebido? (0) Não (2) Sim, mas não nos últimos 12 meses (4) Sim, nos últimos 12 meses
5. Quantas vezes, ao longo dos últimos 12 meses, você, por causa do álcool, não conseguiu fazer o que era esperado de você? (0) Nunca (1) Menos do que uma vez ao mês (2) Mensalmente (3) Semanalmente (4) Todos ou quase todos os dias	10. Alguma vez na vida algum parente, amigo, médico ou outro profissional da saúde já se preocupou com o fato de você beber ou sugeriu que você parasse? (0) Não (2) Sim, mas não nos últimos 12 meses (4) Sim, nos últimos 12 meses

Anote aqui o resultado: ___ + ___ + ___ + ___ + ___ + ___ + ___ + ___ + ___ + ___ = ☐
Q1   Q2   Q3   Q4   Q5   Q6   Q7   Q8   Q9   Q10

Curso SUPERA do Departamento de Psicobiologia e Informática da UNIFESP.

A Intervenção Breve é instrumento de afirmação de autonomia do paciente perante o problema. Recomendações para seu uso estão disponíveis no site www.informalcool.com.br (site interativo da UNIFESP para pessoas que fazem uso de álcool).

TRATAMENTO

O tratamento do alcoolismo divide-se em duas etapas: desintoxicação (período que abrange a síndrome de abstinência alcoólica) e manutenção.

Desintoxicação

A síndrome de abstinência alcoólica (SAA) compreende a síndrome clínica decorrente da cessação abrupta ou redução do uso crônico de grande quantidade de álcool, caracterizada por hiperexcitabilidade do sistema nervoso central que pode levar a um quadro clínico típico.

Em geral, os sintomas de abstinência alcoólica variam desde leves até graves, podendo se apresentar como *delirium tremens*.

Realiza-se diagnóstico clínico diante de paciente usuário crônico de etanol com suspensão abrupta ou diminuição de ingesta, na presença de dois dos seguintes achados:
- Hiperatividade autonômica.
- Tremor de mãos.
- Insônia.
- Náuseas e vômitos.
- Agitação psicomotora.
- Ansiedade.
- Ilusões e alucinoses.
- Crises convulsivas tonicoclônicas generalizadas.

Os sintomas tipicamente surgem 8 horas após a última ingesta, com pico em 72 horas, diminuindo marcadamente entre 5 e 7 dias. O paciente que manifesta desejo de atingir abstinência alcoólica deve passar por uma avaliação inicial, com história e exame físico, e deve retornar a cada 48 horas por 7–10 dias para reavaliação de sintomas de abstinência. A cada consulta, deverá ser aplicada a escala CIWA-Ar.

A escala CIWA-Ar (Clinical Institute Withdrawal Assessment of Alcohol Scale, revised), demonstrada na Tabela 26.3, pontua de 0 a 67 pontos, permitindo a classificação da síndrome de abstinência alcoólica em três grandes grupos:
- 0 a 7 pontos: sintomas leves, que raramente precisam de intervenção farmacológica.
- 8 a 15 pontos: sintomas moderados, que necessitam de doses baixas de benzodiazepínicos.
- > 15 pontos: sintomas graves, que necessitam de monitorização para evitar crises convulsivas e *delirium tremens*.

No polo de gravidade da síndrome temos o *delirium tremens*: caracterizada como a presença de *delirium* no contexto já descrito de síndrome de abstinência, inicia-se geralmente após 72 horas da última dose, com duração de 1–8 dias (tipicamente 2–3 dias), com mortalidade que chega a 4%. A morte decorre geralmente de hipertermia, arritmias, convulsões reentrantes e condições médicas associadas. A presença de *delirium* é confirmada com base nos critérios CAM – Confusion Assessment Method (sensibilidade de 94–100% e especificidade de 90–94%) –, assinalados a seguir. Devem estar presentes os critérios 1 e 2, somados aos critérios 3 ou 4. Ressalta-se que o tratamento não difere das condições anteriores, à exceção das condições refratárias às medidas convencionais, situação que será explicada no decorrer do texto.
1. Alteração aguda em relação ao nível basal e curso flutuante.
2. Desatenção.
3. Pensamento desorganizado.
4. Alteração do nível de consciência.

Febre, alucinose alcoólica e ideação paranoide não são critérios estritamente necessários.

A ocorrência de *delirium tremens* é predita pelos seguintes fatores de risco: CIWA-Ar > 15 (especialmente com pressão arterial sistólica > 150 mmHg e frequência de pulso > 100 bpm), convulsão relacionada a abstinência, idade avançada, uso concomitante de depressores do SNC e comorbidades.

TABELA 26.3 Escala CIWA-Ar

Náusea
 0 ponto: não há náusea
 4 pontos: náusea intermitente
 7 pontos: náusea constante e vômitos frequentes

Distúrbios táteis
 0 ponto: nenhum
 1 ponto: alucinações muito leves
 3 pontos: parestesias moderadas
 5 pontos: alucinações graves
 7 pontos: alucinações contínuas

Tremor
 0 ponto: nenhum
 2 pontos: tremores leves
 4 pontos: moderado tremor com braços estendidos
 7 pontos: tremores intensos mesmo sem extensão dos braços

Distúrbios auditivos
 0 ponto: nenhum
 2 pontos: leve sudorese
 4 pontos: períodos de sudorese, sobretudo na face
 7 pontos: intensa sudorese

Distúrbios visuais
 0 ponto: nenhum
 2 pontos: leve fotossensibilidade
 3 pontos: moderada fotossensibilidade
 4 pontos: moderadas alucinações
 5 pontos: alucinações visuais graves
 7 pontos: alucinações visuais contínuas

Ansiedade
 0 ponto: nenhuma
 1 ponto: leve ansiedade
 4 pontos: moderadamente ansioso
 5 pontos: ansiedade intensa
 7 pontos: equivalente a ataques de pânico

Cefaleia
 0 ponto: ausente
 2 pontos: cefaleia leve
 3 pontos: cefaleia moderada
 5 pontos: cefaleia intensa
 7 pontos: cefaleia muito intensa

Agitação
 0 ponto: nenhuma
 1 ponto: agitação leve
 4 pontos: agitação moderada
 7 pontos: agitação muito intensa

Orientação
 0 ponto: orientado
 1 ponto: desorientação ocasional
 2 pontos: desorientação leve para data
 3 pontos: desorientação moderada para data
 4 pontos: desorientação para local e pessoas

Adendo: tratamento da síndrome de abstinência alcoólica no departamento de emergência e exames complementares

Primeiramente, prioriza-se a estabilização do paciente em qualquer emergência clínica conduzida em sala de emergência.

O tratamento específico deve ser guiado por meta baseada na escala CIWA-Ar.

Os benzodiazepínicos são a terapia inicial de escolha.

Preferivelmente, deve ser utilizado o lorazepam por sua meia-vida curta (indisponível em forma parenteral no Brasil) ou oxazepam por ausência de metabólitos ativos (indisponível na maioria dos hospitais). Assim, temos o diazepam como principal droga em nosso meio (VO ou IV).

Pacientes com sintomas graves devem ter escala aplicada a cada 15 minutos. Uma vez que sintomas mais severos estejam controlados, de 1/1 h. Com apenas sintomas leves presentes, pode-se estender a avaliação de 4/4 horas até 6/6 horas. O objetivo do tratamento é utilizar a escala CIWA-Ar com meta < 10 pontos.

Ressalta-se que o objetivo não é deixar o paciente rebaixado, apenas calmo e confortável.

Múltiplos esquemas terapêuticos foram propostos, com divergência entre especialistas. Propomos o seguinte plano, com preferência pela via oral sempre que possível:

a) Se houver ausência de comorbidades descompensadas, ausência de vômitos, nível de consciência preservado e sintomas de leves a moderados pela CIWA-Ar, diazepam 5 a 10 mg via oral de 6/6 horas, com ajuste das doses nos dias subsequentes e diminuição conforme controle dos sintomas.

b) Se quaisquer dos itens acima estiverem ausentes, diazepam 5 a 10 mg IV de 15/15 minutos (sintomas severos) ou 1/1 hora (sintomas moderados), com ajuste das doses nos dias subsequentes e diminuição conforme controle dos sintomas, passando a medicação de IV para VO conforme item A.

Terapia complementar

Profilaxia da síndrome de Wernicke-Korsakoff: tiamina VO 300 a 600 mg/d ou IM/IV 100 a 200 mg/d. Se suspeita de síndrome de Wernicke estabelecida (ataxia, oftalmoplegia e encefalopatia), tiamina IV 500 mg de 8/8 horas com infusão em 30 minutos por 2 dias, seguida de 250 mg/d IV por mais 5 dias, com reposição VO de tiamina.

Tratamento de hipoglicemia: realizado com glicose hipertônica de acordo com protocolo do serviço, deve ser feito concomitantemente à profilaxia da síndrome de Wernicke-Korsakoff.

Reposição de outros complexos vitamínicos: ácido fólico e ou vitamina B12 se anemia megaloblástica, niacina se pelagra (tríade: dermatite, diarreia e demência)

Reposição de magnésio e potássio: pacientes com síndrome de abstinência alcoólica tipicamente apresentam hipopotassemia e hipomagnesemia, que devem ser corrigidos, sob o risco de arritmias ventriculares, PCR e óbito.

Tratamento de alucinose alcoólica e agitação extrema (*delirium* hiperativo): deve ser realizado com critério. Se sintomas leves a moderados, quetiapina 25–50 mg 12/12 horas. Em caso de sintomas graves, haloperidol 1–5 mg IM, observando o paciente a cada 30 minutos; dobra-se a dose, e reavalia-se novamente em 30 minutos, e assim sucessivamente, até efeito desejado ou distonia aguda. Nunca devem ser utilizados antipsicóticos como monoterapia, pelo seu efeito de diminuição do limiar de convulsão, devendo ser avaliado caso a caso, com preferência após 48 horas da última dose (menor incidência de convulsões, conforme já comentado).

TABELA 26.4 Exames complementares na SAA
• Dextro/glicemia sérica
• Gasometria arterial
• Hemograma/provas inflamatórias
• RX de tórax/urina tipo I e urocultura
• ALT/AST/FA/GGT/albumina/INR/bilirrubinas totais e frações
• Ureia/creatinina/sódio, potássio, cálcio, magnésio, fósforo
• Eletrocardiograma
• Amilase e lipase

Tratamento de complicações clínicas sincrônicas: hepatite alcoólica aguda e pancreatite aguda, se critérios presentes, e outras afecções clínicas rastreadas, que em grande parte dos casos geraram a libação alcoólica forçada.

O uso de fenitoína profilática ou betabloqueadores mostrou-se ineficaz e não deve ser realizado, à exceção de benefício em comorbidades que as indiquem.

Devido à concomitância da síndrome de abstinência com outras condições clínicas, deve-se realizar rastreio de hipoglicemia, infecções, descompensação de grandes disfunções orgânicas (coração, fígado e rins), afecções do sistema nervoso central, bem como complicações agudas da ingesta de álcool: pancreatite aguda e hepatite alcoólica aguda. Os exames a serem solicitados no contexto se encontram na Tabela 26.4.

Manutenção

A terapia farmacológica de manutenção da abstinência alcoólica em nível ambulatorial deve ser oferecida a todos os indivíduos com desordem do uso de álcool moderada ou severa que estão motivados a reduzir ingesta alcoólica (fase contemplativa). Para os casos leves, a escolha pela farmacoterapia deve ser compartilhada e individualizada para cada doente.

Atualmente existem quatro medicamentos aprovados pelo Food and Drug Administration (FDA), nos Estados Unidos, para o tratamento de manutenção da dependência do álcool, sendo eles: naltrexona oral, naltrexona em suspensão injetável de liberação prolongada, acamprosato e dissulfiram. O uso do topiramato ainda passa por ensaios clínicos, não foi aprovado e não será discutido neste capítulo.

O objetivo da terapia medicamentosa é a abstinência ou, se o paciente ainda não estiver em período contemplativo pleno, a redução do consumo de álcool.

Agentes de primeira linha

Naltrexona (grau de recomendação 2B): primeira linha no tratamento do alcoolismo. Antagonista do receptor opioide "µ". Utilizado na dose de 50 mg VO/dia durante ou após refeições (para reduzir efeitos adversos gastrointestinais) por 6 meses, com *follow-up* por mais 6 meses. Pode ser iniciado antes do período de abstinência. Devem ser monitoradas transaminases com frequência não estabelecida pela literatura. A formulação intramuscular mensal ainda não é distribuída no Brasil (naltrexona de liberação prolongada).

Contraindicações:
- Uso de opioides: por conta do risco de desencadeamento de síndrome de abstinência por opioides, a utilização de medicações dessa classe deve ser descontinuada por

7–10 dias antes do início da naltrexona. A confirmação de desintoxicação em usuários de narcóticos pode ser realizada a partir de exame toxicológico de urina.
- Hepatite aguda e cirrose hepática (aumenta de 5 a 10 vezes os valores basais de transaminases).
- Hipersensividade à medicação ou componentes da fórmula.

Em caso de contraindicação ou falha durante o tratamento com naltrexona, a opção do acamprosato é viável (grau de recomendação 2C): promove modulação da neurotransmissão de glutamato nos receptores metabotrópicos-5 correspondentes. Utilizado na dose de 666 mg (2 comprimidos) VO 8/8 h, com ajuste para função renal conforme *clearance* de creatinina demonstrado na Tabela 26.1. Não deve ser utilizado se houver ausência de abstinência completa.

Contraindicações: ClCr < 30 e hipersensibilidade aos componentes da fórmula.

Agentes de segunda linha

Dissulfiram: medicação aprovada pelo FDA, em 1951, que possui dois braços terapêuticos:
a) Agente aversivo inibidor da aldeído-desidrogenase, que aumenta as concentrações plasmáticas de acetaldeído, principal metabólito tóxico do etanol, causando rubor facial, cefaleia e síndrome simpaticomimética, com hiperventilação, náuseas, taquicardia e palpitações. A reação etanol-dissulfiram pode, em casos mais graves, levar a arritmias, colapso cardiovascular, depressão respiratória, convulsões, coma e morte. Com isso, o surgimento desse quadro clínico, que depende da dose de etanol ingerida, desmotiva o consumo de álcool.
b) Inibidor da dopamina beta-hidroxilase, inibindo a reação que catalisa a transformação de dopamina em noradrenalina, diminuindo assim a fissura durante a manutenção.

Apresenta melhor performance que naltrexona e acamprosato na redução de consumo de grandes quantidades de etanol em 12 semanas e um maior intervalo de tempo até a primeira dose após início do tratamento. Porém, em análises estendidas até 52 semanas, apresenta eficácia menor. Só pode ser utilizado quando houver abstinência completa, orientação plena e sob supervisão estrita. Utilizado na dose de 500 mg VO/dia por 2 semanas, e 250 mg VO/dia nas semanas seguintes. Seu efeito dura até 14 dias após sua cessação.

Contraindicações: gravidez e amamentação, insuficiência cardíaca, coronariopatia, psicose e hipersensibilidade aos componentes da fórmula.

O topiramato ainda passa por ensaios clínicos, ainda não foi aprovado pelo FDA e não será discutido neste capítulo.

Terapias adjuvantes

O emprego de terapia psicodinâmica, terapia cognitivo-comportamental, terapia de família, técnicas de Intervenção Breve (já explicitadas), entrevista motivacional, sociedade de 12 passos (Alcoólicos Anônimos) é essencial na manutenção da abstinência do álcool; portanto, a abordagem do paciente por equipe multiprofissional torna-se imperativa para o sucesso do tratamento.

BIBLIOGRAFIA

1. American Psychiatric Association. Diagnostic and Statistical Manual of Mental Disorders. 5 ed. DSM-5. American Psychiatric Association [APA]; 2013.

2. Ferri M, Amato L, Davoli M. Alcoholics Anonymous and other 12-step programmes for alcohol dependence. Cochrane Database Syst Rev; 2006.
3. Jaeger TM, Lohr RH, Pankratz VS. Symptom-triggered therapy for alcohol withdrawal syndrome in medical inpatients. Mayo Clin Proc 2001; 76:695.
4. Moyer VA. Preventive Services Task Force. Screening and behavioral counseling interventions in primary care to reduce alcohol misuse: U.S. preventive services task force recommendation statement. Ann Intern Med 2013; 159:210.
5. The Physicians' Guide to Helping Patients With Alcohol Problems. Washington, DC US Dept of Health and Human Services, Public Health Service, National Institutes of Health, National Institute on Alcohol Abuse and Alcoholism; 1995.
6. Risky drinking and alcohol use disorder: Epidemiology, pathogenesis, clinical manifestations, course, assessment, and diagnosis. Tetrault JM, O'Connor PG (ed.). MPH-Uptodate; 2016.
7. Weiss RD, Kueppenbender KD. Combining psychosocial treatment with pharmacotherapy for alcohol dependence. J Clin Psychopharmacol 2006 Dec; 26(Suppl 1):S37-42.

MEDICINA DO VIAJANTE

Gabriela Takayanagi Garcia
Natália Ivanovna Bernasovskaya Garção
Cauê Costa Pessoa

INTRODUÇÃO

As viagens internacionais aumentaram nos últimos anos e cada vez mais os viajantes procuram destinos exóticos, antes não visitados. Fatos como esses aumentam o risco de doenças associadas às viagens, inclusive enfermidades que podem causar mal não apenas àquele indivíduo acometido, mas também facilitar a disseminação de doenças para populações em risco, o que reforça a importância de haver uma área específica da Medicina dedicada a tais orientações.

Sabe-se que os indivíduos viajantes estão sujeitos a infecções específicas, mas, além disso, estudos mostram que, entre os viajantes norte-americanos, por exemplo, a primeira e a segunda causas de morte são doenças cardiovasculares e traumas, respectivamente. As doenças cardiovasculares levando à morte acontecem na mesma frequência que na população da mesma faixa etária no país; porém, os traumas que levam à morte, incluindo acidentes de trânsito, afogamento, acidentes aéreos e outros, são muito mais frequentes nos que viajam. Dessa forma, o aconselhamento médico ao viajante deve, além de preconizar os cuidados para evitar enfermidades infecciosas, salientar outros aspectos e riscos inerentes à saúde.

Esse aconselhamento deve ser abrangente e considerar desde as condições prévias de saúde do indivíduo, preparo físico, até seu deslocamento/itinerário, destino, atividade no destino, potenciais exposições, época do ano, infecções endêmicas daquela região e outros riscos.

INFECÇÕES RELACIONADAS A VIAGENS E ACONSELHAMENTO PRÉ-VIAGEM

Infecções associadas às viagens podem ser adquiridas de forma oral, respiratória, pelos mecanismos de transporte (como aeroviário), transmitidas por vetor, por animais (zoonoses), por relações sexuais; ou até mesmo por meio de contato com sangue ou solo contaminados. Para os viajantes, faz-se necessário fornecer orientações gerais e específicas, considerando as enfermidades endêmicas dos variados destinos.

Todos os viajantes deveriam receber orientações antes de sua partida, mesmo aqueles que fazem viagens de visita às suas cidades de origem, visto que esse é um grupo que sabidamente busca pouco aconselhamento profissional e um dos mais acometidos por síndromes febris no retorno.

As síndromes mais comuns que acometem os viajantes são as febris, do trato gastrointestinal e dermatológicas, e essas se distribuem de forma desigual entre homens e mulheres. As mulheres têm maior tendência a quadros diarreicos, respiratórios, urinários e efeitos colaterais de medicamentos; e os homens são mais propensos a doenças transmitidas por vetor e sexualmente transmissíveis.

Dentre as doenças associadas às viagens, existem várias que podem ser evitadas por meio de vacinação prévia e orientações comportamentais. O ideal é que o aconselhamento pré-viagem ocorra, no mínimo, de 4 a 8 semanas antes da partida, para garantir que haja tempo suficiente para conscientização, planejamento e imunização adequados.

Outras infecções que podem acometer esse grupo e que não são passíveis de imunização não devem ser negligenciadas, havendo recomendações gerais importantes que podem ser feitas para evitar aquisição. Dentre estas se pode mencionar: amebíase, estrongiloidíase, antraz, brucelose, Chikungunya, paracoccidioidomicose, dengue, giardíase, febres hemorrágicas, hantaviroses, hepatite C, histoplasmose, HIV/SIDA e outras DSTs, legionelose, leishmaniose, leptospirose, listeriose, filaríase, malária, oncocercose, SARS, esquistossomose, tripanossomíase, dentre outras.

Recomendações específicas para cada destino constam no site da Anvisa (http://www.anvisa.gov.br/viajante/) e do CDC (Centers for Disease Control and Prevention) norte-americano (http://wwwnc.cdc.gov/travel/destinations/list/).

VACINAS E PROFILAXIAS

Em relação à imunização dos viajantes, podemos separar as vacinas em três categorias, mencionadas abaixo. Não existe um calendário vacinal único para o viajante global, de forma que a proposta de imunização deve ser adaptada individualmente, a depender das vacinas prévias do viajante, sua saúde e fatores de risco, os países que visitará, o tipo de viagem, duração da estadia e o tempo disponível antes da partida para a mesma. É importante reforçar que mesmo recebendo a vacina, na maior parte das vezes, o viajante não tem 100% de garantia contra a aquisição da doença, o que reforça a implementação de medidas comportamentais que serão mencionadas para diminuir o risco.

Existem vacinas que fazem parte do calendário vacinal básico, que deveriam ser oferecidas mesmo que o paciente não fizesse uma viagem, essas são chamadas vacinas de rotina. Existem as vacinas obrigatoriamente exigidas por órgãos de regulação internacional para pacientes provenientes de determinadas áreas ou que passem ou se destinem a certas localidades. Por fim, há vacinas que são recomendadas pelos riscos do viajante àquele destino.

Vacinas de rotina

A avaliação pré-viagem consiste em uma oportunidade para checar se as vacinas do calendário básico estão em dia, se foram administradas em seu esquema completo ou se necessitam de reforço. Dentre essas, constam vacinas contra influenza sazonal, dTpa (difteria, tétano, coqueluche), SCR (sarampo, caxumba e rubéola), poliomielite, varicela, pneumocócica, *Haemophilus influenzae* tipo B, HPV, rotavírus, tuberculose (BCG).

Vacinas exigidas

Alguns países com recomendações específicas exigem documento que comprove administração de determinada vacina para viajantes que entrem em seu território. O principal exemplo desse grupo é a vacina contra febre amarela, que pode ser solicitada em países onde a doença seja endêmica (como na África Subsaariana e em países da América do Sul próximos ao Equador), ou em países que corram o risco de ter a enfermidade introduzida em seu território. A administração da vacina contra febre amarela deve ser comprovada internacionalmente por meio da apresentação do Certificado Internacional de Vacinação ou Profilaxia (CIVP), não bastando somente o cartão vacinal. As vacinas contra infecção meningocócica (p. ex., para peregrinos a Meca na Arábia Saudita, por exemplo), poliomielite (p. ex., para quem vai à Índia e à Arábia Saudita) e contra influenza podem ser requeridas para entrada em alguns países.

Vacinas recomendadas: essas consistem em vacinas que não são obrigatórias, mas são desejáveis a depender da origem e do destino do paciente. Incluem vacina contra febre tifoide, hepatites A/B/E, doença meningocócica, encefalite japonesa, cólera, raiva, poliomielite, febre amarela, encefalite do carrapato. Os critérios para administração das mesmas são risco de exposição à enfermidade, idade, *status* de saúde do viajante, histórico vacinal, reações adversas a vacinas previamente, alergias, risco de transmissão de infecção para outros e custos envolvidos.

Apesar de não ser o ideal, há opções de esquemas vacinais específicos disponíveis para aqueles que tiverem que partir para a viagem com urgência (Tabela 27.1).

PRECAUÇÕES COMPORTAMENTAIS DURANTE A VIAGEM

Ingesta de água e comida

Aconselhamento básico para os viajantes é sugerir que os mesmos só ingiram comida bem cozida e recém-preparada, frutas que tenham sido descascadas no momento do consumo e produtos derivados de leite pasteurizados. Frutas, saladas e alimentos crus, em geral, são exemplos de comidas que devem ser evitadas, pelo alto risco de não terem sido bem higienizadas ou terem sido mantidas fora de refrigeração antes do consumo.

Bebidas devem ser tomadas sem cubos de gelo e, de preferência, no canudo e não no copo, pela possibilidade de contaminação da água usada para preparo ou higiene. Chá quente e café geralmente são alternativas seguras por, em geral, serem feitos com água fervida.

Importante salientar que o congelamento ou a aplicação de álcool não esterilizam a substância e que preços elevados do produto não garantem que sejam seguros. Produtos gaseificados tendem a ter sido preparados de forma adequada, porém também não existe necessariamente uma garantia disso. Condimentos de mesa podem também estar contaminados, assim como alimentos oferecidos pelas companhias aéreas.

Incomuns são os destinos onde os viajantes não encontrarão água engarrafada própria para consumo ou refrigerantes. No caso desses não estarem disponíveis, a água pode ser purificada das seguintes maneiras: ferver por 3 minutos e depois deixar voltar à temperatura ambiente sem colocar gelo (mata bactérias, vírus e parasitas); adicionar 2 gotas de hipoclorito de sódio 5% para 250 mL de água (mata a maior parte das bactérias em 30 min); adicionar 5 gotas de solução de iodo em 250 mL de água (mata a maior parte das bactérias em 30 min), usar filtros de água compactos que sejam impregnados com iodo (removem os parasitas e matam vírus e bactérias).

TABELA 27.1 Tabela de imunizações

Vacina de proteção contra	Indicação	Critério de indicação (destino/atividade)	Tempo antes da viagem	Esquema vacinal	Reforço (booster)
Cólera	Recomendada	Viajantes para áreas endêmicas que tenham alto risco de adquirir a doença (p. ex., profissionais de saúde de grupos humanitários)	2 semanas	Atenuada 1 dose, oral; ou inativada 2 doses, oral	6 meses
Encefalite japonesa	Recomendada	Viajantes para áreas endêmicas (p. ex., Ásia) que praticarão atividades ao ar livre na época de transmissão da doença		Existe nas formas inativada, atenuada ou recombinante*	A depender da vacina
Encefalite do carrapato	Recomendada	Viajantes que se destinam a locais de alto risco (como Rússia e Eslovênia)		*	
Febre tifoide	Recomendada	Viajantes que permanecerão em locais endêmicos para a doença (como Sudeste Asiático e Leste da África) por mais de 1 mês	7 a 10 dias	Dose única, IM ou 3 a 4 doses em dias alternados VO	A depender da vacina
Febre amarela	Rotina/obrigatória	Viajantes para países e áreas com risco de transmissão de febre amarela e quando obrigatório	10 dias	Dose única, SC	10 anos
Hepatite A	Recomendada	Indivíduos que viajam para países endêmicos para hepatite A. Deve ser fortemente recomendada para imunossuprimidos, hepatopatas crônicos, homens que fazem sexo com homens, pessoas que necessitem de transfusões sanguíneas recorrentes e drogaditos EV	Ideal 2 a 4 semanas antes; mas até o dia da partida	Inativada 2 doses (0-6 m), IM ou atenuada dose única subcutânea; ou pode ser oferecida combinada com vacina contra hepatite B	Não é necessário
Hepatite B	Rotina/recomendada	Todos os indivíduos que por local de destino ou estilo de vida estiverem suscetíveis a infecção por hepatite B		3 doses (0-1-6 m), IM	Não é necessário
Hepatite E	Recomendada	Viajantes, profissionais de saúde e de suporte humanitário com destino a áreas com surtos de hepatite E	4 semanas	3 doses (0-1-6 m), IM	Possivelmente após 2 anos

TABELA 27.1 Tabela de imunizações (continuação)					
Vacina de proteção contra	Indicação	Critério de indicação (destino/atividade)	Tempo antes da viagem	Esquema vacinal	Reforço (*booster*)
Influenza	Rotina/ recomendada	Portadores de doenças crônicas e para aqueles que se destinam a países onde o acesso aos cuidados de saúde possam ser escassos. *Atenção:* deve ser oferecida de acordo com calendário vacinal do país de origem, com ressalvas para eventual necessidade de obtenção da vacina do país de destino a depender das comorbidades do paciente (a vacina administrada em um país de determinado hemisfério pode oferecer proteção apenas parcial no outro, por diferentes composições da vacina)		Existe nas formas inativada ou atenuada; aplicada em geral em uma dose anual, IM	
Meningocócica	Recomendada	Viajantes vindos de área não endêmica que visitem países endêmicos para doença meningocócica	2 semanas, em geral	Várias formas: polissacarídicas (dose única, em geral SC) bivalente (A/C), trivalente (A/C/W-135), tetravalente (A/C/W135/Y) ou conjugadas mono, bi ou tetravalentes (IM)	A depender da vacina
Pneumocócica	Rotina / recomendada	Pacientes que se destinem a países com escasso acesso à saúde ou que tenham risco particular de complicações devido a esta enfermidade		Conjugada 10v e 13v e polissacarídica 23v	
Poliomielite	Rotina/ recomendada	Para pacientes que se destinem a zona endêmica (p. ex., Afeganistão, Nigéria, Paquistão), que sejam provenientes de países em que a poliomielite está erradicada		VOP (oral) ou VIP (IM ou SC) – devem receber vacinação completa ou atualização do cartão vacinal	Caso a última dose (VIP ou VOP) tenha sido há mais de 12 meses
Raiva	Recomendada	Viajantes após exposição e para aqueles que visitarão uma área com alto risco para raiva humana com dificuldade de acesso à atendimento de saúde		3 doses (0-7-28 d), IM	

*Indisponível no Brasil.

Contato com vetores

Os viajantes suscetíveis a infecções transmitidas por insetos devem ser orientados a usar roupas que reduzam a superfície de pele exposta, usar repelentes para insetos (sugere-se aqueles com DEET 10–35%) tanto na pele, quanto outros para a própria roupa, dormir em camas com redes tratadas com permetrina ou outro inseticida, estabelecer-se em quartos com ar condicionado e inspecionados para presença de insetos e evitar exposição ao ar livre no horário de maior atividade do mosquito (p. ex., entre o anoitecer e o amanhecer no caso do *Anopheles*, transmissor da malária).

Evitar andar descalço é recomendação importante, principalmente em lugares com areia e existência de fezes humanas ou de animais, para evitar estrongiloidíase, ascaridíase, ancilostomíase e larva *migrans*.

Infecções respiratórias

Infecções respiratórias podem ser evitadas com a adequada higienização das mãos, que consiste em profilaxia para influenza e outros vírus. Além disso, sugere-se evitar contato com portadores de tuberculose.

Prática de natação e visita a praias

Tem havido aumento de viajantes diagnosticados com esquistossomose e outras infecções associadas a contato com água contaminada. Por isso, deve haver recomendação formal para que viajantes estejam alertas para evitar tomar banho, nadar, caminhar à beira da água em lagos, corredeiras e rios no Nordeste da América do Sul, Caribe, África e Sudeste Asiático. Nesse sentido, soma-se a orientação de evitar contato com água de enchente por risco de leptospirose. Água tratada em piscinas, por exemplo, e água do mar são seguras. Sugere-se uso de óculos de sol e protetores solares com proteção UVA e UVB.

Cuidados com animais

Viajantes devem evitar contato com animais desconhecidos, pelo risco de mordidas e arranhaduras.

Acidentes no trânsito e violência

A prevenção de danos relacionados aos acidentes depende basicamente de precauções que advêm do senso comum. Apesar disso, estatísticas mostram que acidentes com motocicleta são responsáveis por um quarto das mortes dos norte-americanos fora dos Estados Unidos. Sugere-se evitar estradas depois do anoitecer, evitar pegar transporte público lotado, usar cinto de segurança, usar capacete enquanto se locomove de motocicleta, ter cuidado ao atravessar a rua e se familiarizar com as regras de trânsito locais. Além disso, reforça-se a importância de evitar ingesta alcoólica abusiva, que além de aumentar risco de acidentes no trânsito, está associada ao aumento de assaltos, afogamentos e outros danos.

Doenças sexualmente transmissíveis

Viajantes têm alto risco de contrair DSTs e estudos mostram que um grande número desses pratica relação sexual casual sem uso de preservativos. Orientações para evitar exposição a HIV e hepatite B devem ser reforçadas independente do país de destino.

PREVENÇÃO DE MALÁRIA E DE OUTRAS DOENÇAS TRANSMITIDAS POR INSETOS

A malária é doença grave que pode levar à morte e continua sendo um dos principais causadores de febre no retorno do viajante nos dias de hoje. Pacientes que retornam de viagens em que foram ao seu país de origem visitar parentes e amigos são aqueles que possuem maior risco de adquirir a enfermidade. Orientações a respeito das precauções devem ser oferecidas a todos aqueles que visitarem países endêmicos para malária. Sugere-se acessar o site do CDC (Centers for Disease Control and Prevention) norte-americano para ter conhecimento sobre informações a respeito de cada país.

Os viajantes para essas áreas devem receber as orientações comportamentais para evitar vetores, sendo orientados a usar roupas que reduzam a superfície de pele exposta, usar repelentes, evitar exposição no horário de maior atividade do mosquito, dentre outras.

Repelentes contra insetos recomendados pelo CDC norte-americano para reduzir o risco de malária incluem o DEET (N,N-dietil-m-toluamida) e a picaridina. Além desses materiais que podem ser aplicados sobre a pele, os tecidos que envolvem o viajante devem ser tratados com inseticidas, por exemplo a permetrina.

Em relação à quimioprofilaxia, a indicação medicamentosa varia de acordo com a área geográfica para a qual o viajante vai se direcionar, tendo em vista os diferentes mecanismos de ação dos medicamentos e seu uso para os diversos tipos de *Plasmodium*. Medicamentos que podem ser usados para tal são doxicilina, mefloquina, primaquina, cloroquina, atovaquina/proguanil. Sugere-se também checar no site do CDC norte-americano sobre as especificidades de cada localidade.

Deve-se orientar o paciente que tiver ido para um país endêmico para malária que informe ao seu profissional de saúde sobre sua viagem, visto que a enfermidade poderá surgir depois de meses do retorno, mesmo com uso adequado de profilaxia.

PREVENÇÃO DE DOENÇAS DO TRATO GASTROINTESTINAL E DIARREIA DO VIAJANTE

O principal determinante da ocorrência da diarreia do viajante é o local de destino. Na maior parte das vezes, trata-se de enfermidade autolimitada e com curta duração; porém, até 20% dos indivíduos acometidos podem ficar restritos ao leito em consequência desta. Para sua prevenção, é prudente a seleção de alimentos e bebidas ao longo da viagem, como foi mencionado na seção de precauções comportamentais.

Os agentes envolvidos em sua transmissão são em geral a *E. coli* enteropatogênica e enterotóxica. Outros agentes menos comuns são *Campylobacter* spp. (em geral, no Sul e Sudeste asiáticos), *Salmonella*, *Shigella*, rotavírus e norovírus.

Apesar de salicilato de bismuto, ciprofloxacino, norfloxacino e rifaximina serem efetivos na profilaxia, não existe recomendação formal de quimioprofilaxia medicamentosa por seus custos e efeitos colaterais.

Não existe uma vacina que previna infecção contra todos os tipos de bactérias causadoras da diarreia do viajante, mas se sabe que existem vacinas que protegem contra *E. coli* enterotoxigênica, uma das principais causas dessa enfermidade, o que pode ser indicado em casos específicos.

O tratamento inclui reidratação vigorosa a todos acometidos e a antibioticoterapia terapêutica fica restrita a alguns casos com diarreia mais intensa (mais de 4 episódios no dia; febre; fezes com sangue, pus ou muco), tendo em vista que na maioria das vezes consiste em enfermidade autolimitada. A resistência aos antimicrobianos varia de acordo com a localidade de destino, porém quinolonas (norfloxacino 400 mg 12/12 horas, ciprofloxacino 500 mg 12/12 horas) e macrolídeos são os mais indicados, em geral usados por 3 dias, ou por até 24 horas após a melhora dos sintomas. O uso da azitromicina (1.000 mg) em dose única é preferido em gestantes, em crianças e em viajantes da Ásia, por resistência dos patógenos entéricos às quinolonas na região. Mecanismos de resistência dos patógenos a sulfametoxazol-trimetoprim e ampicilina restringiram seu uso com tal finalidade.

Em pacientes com diarreia persistente, sugere-se realização de exame de coprocultura, protoparasitológico de fezes ou outros estudos específicos. Nesses casos, os patógenos isolados mais comumente são *Giardia* spp., *Campylobacter* spp., *Entamoeba histolytica*, *Shiguella* spp., *Strongyloides*, *Cyclospora*, *Isospora*, *Cryptosporidium* e *Clostridium difficile*.

O KIT MÉDICO DO VIAJANTE

Deve-se orientar ao viajante levar medicamentos de uso contínuo em quantidade suficiente para toda viagem, porque no destino pode não haver medicamento correspondente. Além disso, sugere-se que se mantenha tais medicamentos na mala de mão, para que não haja a possibilidade de perdê-los caso a bagagem seja extraviada. Levar a receita médica é medida importante para que se consiga adquiri-los se houver perda ou caso haja necessidade de justificar a grande quantidade deles na bolsa.

Além disso, elaborar um kit médico com medicamentos que o viajante possa vir a necessitar é muito recomendado. Sugere-se que um kit para viagens de curta duração inclua analgésico, antidiarreico e antibiótico para tratamento de diarreia do viajante, anti-histamínico, laxante, sais de reidratação oral, protetor solar de no mínimo 30 FPS, repelente que contenha DEET, inseticida para as roupas e, se necessário, antimalárico. Tesoura, bandagens e material para curativos devem ser considerados. Em caso de viagens de maior duração, sugere-se acrescentar antibiótico de amplo espectro (levofloxacino ou azitromicina), antibacterianos tópicos para pele ou olhos e antifúngicos tópicos.

Uma regra prática ensinada para os viajantes que considerem se automedicar é tomar um comprimido de antibiótico diário (como levofloxacino) por 3 dias se houver infecção "abaixo da cintura" (intestinal, urinária) e por 6 dias "se for acima dela" (respiratória ou cutânea).

MUDANÇAS DE FUSO HORÁRIO

A diferença de fuso horário entre os locais de origem e de destino pode causar insônia, sonolência diurna, náusea, anorexia, constipação e comprometimento das funções cognitiva e física. Sabe-se que o corpo precisa de um tempo de adaptação e que se ajusta ao tempo do destino, adaptando-se a um fuso horário por dia quando se viaja para o leste e 1,5 fuso horário por dia quando se vai para o Oeste. Para viagens menores que 3 dias, não haverá tempo suficiente para que o corpo se adapte ao novo fuso horário, de forma que há algumas recomendações para que o viajante se mantenha no fuso horário de origem.

Estar bem descansado no início da viagem, usar todo tempo possível para dormir em viagens de média a longa duração, evitar consumo de álcool no transporte e de cafeína 4 a 6 horas antes de dormir são recomendações gerais para reduzir esse efeito. Medicamentos calmantes de curta duração podem ser úteis nesse contexto, mas não devem ser usados durante o voo por aumentar a imobilidade e assim o risco de trombose venosa profunda.

Para quem viaja para o Oeste, orienta-se que 3 dias antes da viagem o horário do sono seja adiantado em 30 minutos, fazendo adaptações com a luz em casa. Durante a viagem, é importante ajustar o relógio com o local do destino e evitar luz intensa pela manhã (podendo-se fechar as janelas no avião ou usar óculos escuros), priorizando contato com a luz no final da manhã e início da tarde. Sugere-se dormir de acordo com o horário da noite do local de destino e evitar medicamentos sedativos. Chegando no local de destino, permanecem as mesmas orientações, além tomar bebidas com cafeína e fazer cochilos curtos, se necessário, para diminuir a sonolência.

Para quem viaja para o Leste, as recomendações gerais são semelhantes, porém nesse caso deve-se atrasar em 30 minutos o horário do sono e dar preferência ao contato com a luz do final do dia e início da noite.

FICANDO DOENTE NO EXTERIOR

É importante aconselhar ao paciente que cheque as informações sobre a contratação e que faça um seguro viagem com cobertura de deslocamento ao seu país de origem, caso venha a ser necessário. Sugere-se também que, antes do paciente fazer a viagem, estude os locais de acesso a serviços de saúde no país de destino e a cobertura de seu plano de seguro.

DESLOCAMENTO

Viagem aérea

Tempos prolongados de voo podem predispor à ocorrência de trombose venosa profunda em indivíduos com risco aumentado para tal, dentre eles aqueles com coagulopatia ou doença venosa prévias. Além disso, aviões a jato não costumam ser pressurizados a nível do mar, o que diminui PaO_2 ao longo do voo e pode predispor a descompensações em pacientes com doença cardiopulmonar ou hematológicas prévias.

A diferença de pressão na decolagem ou aterrissagem pode também levar ao barotrauma, com quadro de dor nas orelhas e nas cavidades nasais, além de comprometimento na audição, sintomas que podem ser aliviados com o uso de descongestionantes.

A umidade do ar nos aviões costuma ser menor do que a do ar ambiente, sendo sugerido evitar uso de lentes de contato se houver incômodo ocular, usar colírio lubrificante e fazer hidratação oral, cutânea e nasal para alívio de eventual desconforto.

Crianças podem embarcar, em teoria, a partir de 48 horas do nascimento, sendo recomendado aguardar por pelo menos 7 dias. O barotrauma pode incomodá-las e medidas de alívio sugeridas seriam amamentação/alimentação ou chupeta, que estimulariam a deglutição.

Em relação ao transporte, a maior parte das linhas aéreas permite viagens de mulheres com gestação sem intercorrências até 37 semanas, por não haver comprovação de riscos à permanência da mesma. Gestantes devem seguir o sinal indicador de uso de cinto de segurança durante o voo, usar meias elásticas para diminuir risco de tromboses venosas e se hidratar.

Patches de nicotina ou chicletes, além de medicamentos específicos, podem vir a ser necessários para pacientes tabagistas, ao longo do voo. A avaliação de sua necessidade deve ser feita antes do embarque, para melhor controle de sintomas do paciente, visto que praticamente todas as linhas aéreas proíbem que se fume a bordo.

Portadores de necessidades especiais que consigam cuidar de seus pertences durante o voo, deslocar-se ao toalete e mover-se do assento à cadeira de rodas e vice-versa podem viajar sozinhos, caso contrário, é exigido que tenham um acompanhante.

As linhas aéreas têm o direito de recusar transportar pacientes que tenham situações de saúde que possam descompensar ou piorar durante o voo. Informações particulares podem ser encontradas no website de cada empresa. Tal recusa seria justificada caso se considere que o paciente requer atenção médica especial durante o voo, tenha alguma condição que possa ser agravada ou tenha enfermidade (física ou mental) que possa levar a perigo, prejuízo na segurança da aeronave ou no bem estar dos outros passageiros ou tripulantes.

Viagem marítima

Há risco de infecções de trato gastrointestinal, sendo sugerido avaliar os padrões sanitários a bordo.

CONDIÇÕES MÉDICAS ESPECÍFICAS

- **Gestantes:** pacientes gestantes devem estar atentas para os riscos de adquirir enfermidades graves nesse período, como malária, que aumenta a mortalidade maternofetal e Zika, que está associada a abortamento e microcefalia congênita, por exemplo. Além disso, estão sob maior risco de desenvolver trombose venosa profunda e tromboembolismo pulmonar em períodos prolongados de imobilismo, dentre outras. Imunizações em gestantes têm critérios específicos.
- **Infecção por HIV:** pacientes viajantes com HIV estão sob maior risco de aquisição de infecções oportunistas, incluindo ciclosporíase, criptosporidíase, isosporíase, leishmaniose visceral e infecções fúngicas. Esses pacientes devem levar seus medicamentos antirretrovirais consigo para a viagem e ter conhecimento sobre acesso aos serviços de saúde, caso venham a necessitar. É importante salientar que alguns países possuem restrições à entrada de pacientes infectados pelo vírus HIV, sendo necessário checar nas embaixadas ou consulados dos países de destino orientações específicas a respeito.
- **Diabetes *mellitus*:** pacientes com diabetes devem ser orientados a carregar seus medicamentos, seringas e alimentos em malas de mão; assim como um crachá ou indicação de sua enfermidade. Mudanças no fuso horário, na alimentação e nas atividades físicas podem levar a alterações glicêmicas e necessidade de ajuste nas doses dos medicamentos. Para viagens do Oeste para o Leste, a dose de insulina NPH da manhã pode precisar de aumento; em viagens no sentido oposto, com o relativo aumento na duração do dia, pode ser que seja necessária dose complementar de insulina R.
- **Insuficiência cardíaca:** pacientes acometidos por essa enfermidade devem ser orientados a levar consigo um eletrocardiograma prévio, o contato de seu médico e doses extras de seus medicamentos de uso contínuo. Além disso, é importante reforçar que devem se hidratar e tentar fazer exercícios de alongamento e caminhar no avião, para diminuir risco de trombose venosa profunda e tromboembolismo pulmonar. Alguns podem se beneficiar com uso de oxigenioterapia durante o voo, o que deve ser avaliado com seu cardiologista antes da viagem. Marca-passos não são detectados nos dispositivos de segurança dos aeroportos, mas cardiodesfibriladores implantáveis são, e esses pacientes devem levar um relatório médico a respeito.
- **Doença pulmonar obstrutiva crônica:** descompensações desses pacientes estão entre as causas mais comuns de atendimento médico durante voos. Uma PaO_2 = 72 mmHg corresponde a PaO_2 aproximada de 55 mmHg quando a cabine está pressurizada para 2.500 m (8.000 pés). Dessa forma, se a PaO_2 basal do paciente for < 72 mmHg, oxigenioterapia suplementar deverá ser oferecida para a viagem. Contraindicações ao transporte aéreo são broncoespasmo, broncopneumonia, flebite venosa profunda, hipertensão pulmonar, pneumotórax e cirurgia torácica recente (há menos de 3 semanas).

- **Idosos:** esses pacientes podem ter suas doenças de base agravadas por mudanças climáticas, dietéticas e físicas; devendo-se fazer um planejamento detalhado para garantir sua segurança.

EXPOSIÇÕES AMBIENTAIS

- **Mergulho:** mergulhadores devem evitar o transporte aéreo por pelo menos 12 horas após o último mergulho pelo risco de doença descompressiva desencadeada pela redução de pressão na cabine do avião. Se tiver praticado múltiplos mergulhos ou se o mergulho tiver sido de maior profundidade com necessidade de paradas para descompressão na subida, esse intervalo tem que ser de no mínimo 24 horas.
- **Elevadas altitudes:** pacientes devem ser informados sobre enfermidades associadas a elevadas altitudes, principalmente aqueles que possuam doenças cardiovasculares, hematológicas ou pulmonares. A principal recomendação é que procedam com subida gradual; porém, quando não for possível, há medicamentos que podem ser recomendados, como acetazolamida, dexametasona e nifedipina, cada um com indicações específicas.
- **Viagens para lugares remotos:** pacientes devem estar atentos ao fato de irem a lugares onde por vezes não há assistência à saúde, agindo com prudência e organização nessa escolha.

ACOMETIMENTO APÓS RETORNO DE VIAGENS

As intercorrências médicas mais comuns após o retorno de viagens são diarreia, febre, enfermidades respiratórias e doenças de pele. Muitos podem apresentar também estresse emocional e fadiga, sintomas que não devem ser menosprezados. A abordagem com esse tipo de paciente deve detalhar as características da viagem, de forma abrangente, como já foi mencionado.

É importante colocar que muitas formas de profilaxia evitam, mas não impedem, a aquisição da doença de fato, como a quimioprofilaxia para malária e a vacina para *E. coli* enterotoxigênica. Sendo assim, pacientes provenientes de zonas endêmicas para malária, caso venham a apresentar uma síndrome febril em até 1 ano do retorno, devem ser investigados para tal como uma emergência médica, sendo a malária um dos primeiros diagnósticos a ser considerado, mesmo se houver feito a quimioprofilaxia orientada.

Outras causas importantes de febre no viajante são hepatites virais, febre tifoide, enterite bacteriana, arboviroses (incluindo dengue), infecções por *Rickettsia* e até mesmo leptospirose, HIV agudo, abscesso hepático amebiano. Sugere-se coleta de hemograma completo, testes de função hepática, gota espessa para malária (até 3 amostras se necessário), urina 1, hemocultura (2 amostras), urocultura (2 amostras), radiograma de tórax para investigação de enfermidades febris no viajante.

Lesões cutâneas no viajante podem ser derivadas de piodermas, queimaduras solares, picadas de insetos, úlceras cutâneas, larva *migrans*; caso sejam persistentes podem estar associadas a leishmaniose cutânea, infecção por micobactéria ou fungo, miíase ou escara secundária à infecção por *Rickettsia*.

BIBLIOGRAFIA

1. Agência Nacional de Vigilância Sanitária – Anvisa. Saúde do Viajante. Disponível em: http://www.anvisa.gov.br/viajante.
2. Mace KE, Arguin PM, Tan KR. Malaria Surveillance – United States, 2015. MMWR Surveill Summ 2018; 67:1.

3. Bohbot JD, Dickens JC. Insect repellents: modulators of mosquito odorant receptor activity. PLoS One 2010; 5:e12138.
4. Centers for Disease Control and Prevention. [Acessado em 2016 jul]. Disponível em: http://wwwnc.cdc.gov/travel/page/yellowbook-home-2014.
5. Centers for Disease Control and Prevention: informações gerais sobre medicina do viajante. [Acessado em 2016 jul]. Disponível em: http://wwwnc.cdc.gov/travel/.
6. Centers for Disease Control and Prevention: informações sobre destinos. [Acessado em 2016 jul]. Disponível em: http://wwwnc.cdc.gov/travel/destinations/list/.
7. Centers for Disease Control and Prevention: informações sobre doenças associadas a viagens. [Acessado em 2016 jul]. Disponível em: http://wwwnc.cdc.gov/travel/diseases.
8. Freedman DO, Chen LH, Kozarsky PE. Medical Considerations before International Travel. N Engl J Med 2016; 375:247.
9. Roach RC, Lawley JS, Hackett PH. High-altitude physiology. In: Wilderness Medicine. 7 ed. Auerbach PS (ed). Philadelphia: Elsevier 2017; p. 2.
10. Kasper DL, et al. Harrison's Principles of Internal Medicine. 19 ed. New York: McGraw Hill Education; 2015.
11. Ministério da Saúde – Governo Federal do Brasil – Orientações Medicina do Viajante. [Acessado em 2016 jul]. Disponível em: http://portalsaude.saude.gov.br/index.php/o-ministerio/principal/secretarias/svs/viajante/brasileiros-no-exterior.
12. Greenwood Z, Black J, Weld L, et al. Gastrointestinal infection among international travelers globally. J Travel Med 2008; 15:221.
13. World Health Organization: International Travel and Health Book. Capítulo 6. Vaccine-preventable diseases and vaccines. [Acessado em 2016 jul]. Disponível em: http://www.who.int/ith/ITH_chapter_6.pdf?ua=1.
14. World Health Organization: International Travel and Health. [Acessado em 2016 jul]. http://www.who.int/ith/en/.

SEÇÃO 3

EMERGÊNCIAS MÉDICAS

Editor responsável: **Paulo Ricardo Gessolo Lins**
Coordenador da Seção: **Paulo Ricardo Gessolo Lins**

28

ACIDENTE VASCULAR CEREBRAL

Rodrigo Andrade da Silva
Caroline De Pietro Franco Zorzenon
Paulo Ricardo Gessolo Lins

INTRODUÇÃO

O acidente vascular cerebral (AVC) é um importante problema de saúde pública, não só no Brasil, onde se configura como a principal causa de morte e incapacidade, mas em todo o mundo, onde é a segunda maior causa de morte e a principal causa de incapacidade.

O médico que atua em serviço de urgência/emergência ou de medicina interna frequentemente irá se deparar com pacientes em curso de acidente vascular cerebral. É importante, portanto, que o médico esteja apto para prestar um atendimento adequado a esses pacientes, dando-lhes a oportunidade de redução de incapacidade e mortalidade decorrentes dessa patologia. Para tanto, é necessário que os fundamentos de diagnóstico e tratamento adequados estejam bem sedimentados. A avaliação do especialista é sempre recomendada quando disponível, mas não deve ser um entrave ao andamento do tratamento agudo.

O treinamento constante de toda a equipe de saúde é importante, para que não ocorram atrasos no diagnóstico e terapia. O serviço pré-hospitalar, de triagem hospitalar, diagnóstico por imagem, laboratório e emergência devem ter um plano de ação bem engendrado para a abordagem ao paciente com suspeita de AVC.

DEFINIÇÕES

O termo AVC engloba o AVC hemorrágico (AVCh), que se apresenta como um extravasamento sanguíneo intracraniano e o AVC isquêmico (AVCi), que se caracteriza pela redução de aporte sanguíneo para o tecido cerebral com consequente hipóxia e alterações metabólicas. A síndrome clínica é caracterizada por início súbito de déficit documentado pela história e envolvimento focal de sistema nervoso central.

ACIDENTE VASCULAR CEREBRAL ISQUÊMICO

O acidente vascular cerebral isquêmico (AVCi) é caracterizado por lesão cerebral decorrente de ausência de fluxo sanguíneo em vasos cerebrais, ou hipofluxo grave, capaz de desencadear processo metabólico de morte neuronal e consequente perda de função da região afetada.

Diversas etiologias podem ser implicadas na gênese do AVCi. As causas são divididas em grandes grupos:[1,2]

- **Doença aterosclerótica de grandes vasos:** caracterizada por alterações ateroscleróticas de vasos extracranianos (carótidas e vertebrais) e intracranianos. São alterações causadas pelos mesmos fatores de risco para doença aterosclerótica coronariana: diabetes, tabagismo, dislipidemia e hipertensão arterial sistêmica. Cerca de metade dos pacientes têm história de ataques isquêmicos transitórios antes do estabelecimento do AVCi.
- **Embolia cardioaórtica:** caracterizado por início abrupto com disfunção neurológica máxima já instalada no início do quadro. Pode acometer vários territórios vasculares cerebrais e tem maior propensão à transformação hemorrágica.
- **Infarto de pequenos vasos:** corresponde a lesões com diâmetro entre 3 e 15 mm; decorrente de oclusão de pequenas artérias e arteríolas perfurantes originárias das artérias cerebrais médias, vertebrais, basilares e demais vasos do polígono de Willis. É causada pela lipo-hialinólise desses vasos e por ateromatose na origem destes. Tem como principais fatores de risco a hipertensão arterial sistêmica e o diabetes *mellitus*. A existência de infartos lacunares não dispensa a investigação complementar, visto que a cardioembolia e ateromatose de grandes vasos podem coexistir e ser a causa dessas lesões.
- **Etiologia indeterminada:** apontada quando extensa investigação foi feita, mas não se encontrou a causa da lesão isquêmica, ou quando mais de um mecanismo foi encontrado, não sendo possível determinar qual a causa implicada na gênese da lesão.
- **Outras causas:** engloba condições que não podem ser incluídas nos grupos citados até o momento, tais como dissecção arterial, doenças inflamatórias ou infecciosas de vasos intracranianos ou extracranianos, displasia fibromuscular, infarto relacionado à enxaqueca, entre outras.

Abordagem ao AVCi na emergência

De forma ideal, o paciente vítima de AVCi deve ter prioridade no atendimento médico, de forma semelhante ao paciente politraumatizado ou com síndrome coronariana aguda, pois o tempo até o início da terapia irá ser o fator mais importante na redução da incapacidade e morte geradas pela doença. A American Stroke Association recomenda que o paciente com suspeita de AVCi seja avaliado pelo médico em até 10 minutos de sua chegada à unidade de emergência. Uma tomografia deve ser realizada e interpretada em, no máximo, 45 minutos e a terapia iniciada em até 60 minutos, quando indicada.[2]

Para que seja possível tal cenário, é necessário um serviço de triagem treinado e equipe médica e multiprofissional preparada para agir de forma rápida e eficaz.

Anamnese e exame físico

Na anamnese, é importante questionar o tempo do início dos sintomas, que muitas vezes é difícil de determinar. Quando houver dificuldade em definir, deve-se questionar aos familiares a hora em que o paciente foi visto pela última vez em seu estado basal. Em pacientes que acordaram com déficit, pode-se tentar estimar o tempo de instalação com informações como a presença de déficit no momento em que foram dormir ou se acordaram para utilizar o banheiro ou ir à cozinha.[2]

Importante ressaltar que, se já ocorreram sintomas anteriores, semelhantes ao déficit atual, mas houve resolução completa, o relógio deve ser zerado. Deve-se considerar sempre o tempo desde a instalação do déficit no episódio atual. Questionar sempre fatores de risco para aterosclerose e doenças cardíacas, história de uso de drogas, cefaleia, crise, infecção, trauma e gravidez, pois diversas patologias podem mimetizar AVCi e devem ser suspeitadas logo à entrada no pronto-socorro e devidamente investigadas (Tabela 28.1).[2]

Inicialmente, assegurar via aérea do paciente e oxigenação adequada, realizar monitorização e coleta de exames laboratoriais (Tabela 28.2) e proceder ao exame clínico geral,

TABELA 28.1 Diagnósticos diferenciais de acidente vascular cerebral a serem pesquisados na chegada à emergência

Psicogênico	Ausência de achado objetivo de nervo craniano, achados neurológicos em distribuição não vascular, exame inconsistente
Crises	História de crises, período pós-ictal, atividade epiléptica testemunhada
Hipoglicemia	História de diabetes, baixa glicose sérica, redução do nível de consciência
Migrânea com aura (migrânea complicada)	História de eventos similares, aura precedente, dor de cabeça
Encefalopatia hipertensiva	Cefaleia, *delirium*, hipertensão significativa, cegueira cortical, edema cerebral, crise
Encefalopatia de Wernicke	História de abuso de álcool, ataxia, oftalmoplegia, confusão
Abscesso de SNC	História de abuso de drogas, endocardite, implante de dispositivo médico com febre
Tumor de SNC	Progressão gradual dos sintomas, outras neoplasias primárias, crise no início dos sintomas
Toxicidade por drogas	Uso de lítio, fenitoína, carbamazepina

SNC: sistema nervoso central.

TABELA 28.2 Exames subsidiários a serem realizados em pacientes com suspeita de acidente vascular cerebral

Todos os pacientes	**Pacientes selecionados**
Tomografia de crânio sem contraste ou ressonância magnética de crânio	Tempo de trombina ou tempo de coagulação de ecarina, se há suspeita de uso de inibidor direto de trombina ou inibidor direto do fator Xa
Glicose sérica	Função hepática
Saturação de oxigênio	Triagem toxicológica
Função renal e eletrólitos	Nível sérico de álcool
Hemograma e contagem de plaquetas	Teste de gravidez
Marcadores de isquemia miocárdica	Gasometria arterial, se há suspeita de hipoxemia
Tempo de protrombina/INR	Radiografia de tórax
Tempo de ativação parcial de tromboplastina	Punção lombar (se houver suspeita de hemorragia subaracnóidea com tomografia de crânio normal)
Eletrocardiograma	Eletroencefalograma (se crises suspeitas)

com atenção especial a sinais que possam agregar valor aos diagnósticos diferenciais, tais como escoriações na pele e lesão em língua (sinais de possível crise convulsiva), petéquias e alterações cutâneas sugestivas de discrasias sanguíneas ou doenças infecciosas, sinais de doença cardiovascular ou insuficiência cardíaca, assim como arritmias.

Na avaliação neurológica, deve-se evitar realizar exame neurológico minucioso, pois este demandará tempo excessivo. Uma ferramenta útil é a utilização de exame neurológico padronizado pelo National Institute of Health (NIH), amplamente disponível e de fácil aplicação após treinamento básico; por meio dessa avaliação, padroniza-se o exame e pode-se comparar, longitudinalmente, a evolução clínica do doente com maior acurácia (Tabela 28.3).

Mesmo cumprindo todas as etapas preconizadas anteriormente, há uma proporção de 3% de pacientes que recebem tratamento trombolítico, mas na verdade eram portadores de outras condições (epilepsia, enxaqueca, distúrbio funcional). Nesses casos, não foi documentado aumento de mortalidade relacionado à trombólise.

TABELA 28.3 Escala de AVC do National Institutes of Health

Item testado	Título	Respostas e escores
1A	Nível de consciência	• Alerta • Sonolento • Obnubilado • Coma/arresponsivo
1B	Questões de orientação[2]	• Ambas respostas corretas • Uma resposta correta • Nenhuma resposta correta
1C	Resposta a comandos[2]	• Realiza duas tarefas corretamente • Realiza uma tarefa corretamente
2	Olhar	• Normal • Paralisia parcial do olhar conjugado • Desvio forçado ou paresia total do olhar conjugado
3	Campos visuais	• Sem déficits campimétricos • Hemianopsia parcial • Hemianopsia completa • Hemianopsia bilateral (cego, incluindo cegueira cortical)
4	Movimentos faciais	• Movimentos normais simétricos • Paralisia facial *minor* (apagamento de prega nasolabial, assimetria no sorriso) • Paralisia facial central evidente (paralisia facial inferior total ou quase total) • Paralisia facial completa (ausência de movimentos faciais das regiões superior e inferior de um lado da face)
5	Função motora (braço) • Esquerdo • Direito	• Sem queda • Queda parcial antes de completar o período de 10 segundos; não chega a tocar na cama ou em outro suporte • Algum esforço contra a gravidade; o braço acaba por cair na cama ou em outro suporte antes dos 10 segundos, mas não de forma imediata • Nenhum esforço contra a gravidade; o braço cai logo; pousado, o membro faz algum movimento • Nenhum movimento • NT = amputação ou anquilose

TABELA 28.3 Escala de AVC do National Institutes of Health (continuação)		
Item testado	Título	Respostas e escores
6	Função motora (perna) • Esquerda • Direita	• Sem queda; mantém a perna a 30° por um período de 5 segundos • Queda parcial antes de completar o período de 5 segundos; não chega a tocar na cama ou em outro suporte • Algum esforço contra a gravidade; a perna acaba por cair na cama ou em outro suporte antes dos 5 segundos, mas não de forma imediata • Nenhum esforço contra a gravidade; a perna cai logo; pousado, o membro faz algum movimento • Nenhum movimento • NT = amputação ou anquilose
7	Ataxia de membros	• Ausente • Presente em 1 membro • Presente em 2 membros • NT = amputação ou anquilose
8	Sensibilidade	• Normal; sem perda de sensibilidade • Perda de sensibilidade leve a moderada • Perda da sensibilidade grave ou total
9	Linguagem	• Normal • Afasia leve a moderada • Afasia grave • Mutismo ou afasia global
10	Disartria	• Normal • Disartria leve a moderada • Disartria grave
11	Extinção e desatenção	• Nenhuma anormalidade • Desatenção visual, tátil, auditiva, espacial ou pessoal, ou extinção à estimulação simultânea em uma das modalidades sensoriais • Profunda hemidesatenção ou hemidesatenção para mais de uma modalidade; não reconhece a própria mão e se orienta apenas para um lado do espaço

Estudos de imagem

Tomografia de crânio sem contraste

Atualmente, a tomografia de crânio sem contraste (TC) é o exame inicial de imagem preconizado na unidade de emergência, pois é uma técnica cuja disponibilidade vem aumentando no nosso país, de execução rápida e não invasiva. A TC é capaz de afastar hemorragia intraparenquimatosa com segurança e é suficiente para indicar/contraindicar a trombólise. Ela é capaz de demonstrar alterações de parênquima cerebral a partir de 3 horas do íctus; mesmo quando tais sinais não estão presentes, existem sinais precoces que podem predizer a presença de isquemia ainda não revelada. Dentre esses sinais precoces, encontra-se a hiperdensidade de artéria cerebral média (ACM) e artéria basilar e a perda de diferenciação de substância branca-cinzenta.[2]

Na avaliação de indicação de trombólise, existe uma padronização na análise da TC, o escore ASPECTS (Alberta Stroke Program Early CT Score), que subdivide o cérebro em dez áreas, atribuindo uma pontuação de 10–0, que é importante na indicação terapêutica, principalmente, em procedimentos endovasculares. A identificação de uma hipodensidade de mais de um terço do território da ACM, quando presente, está associado a alto risco de transformação hemorrágica.

Apesar dos benefícios descritos, a TC é uma técnica que expõe o paciente a radiação e não visualiza bem lesões muito pequenas ou em estruturas da fossa posterior do crânio.

Ressonância nuclear magnética

A ressonância nuclear magnética de crânio (RNM) é uma técnica menos disponível em nosso meio, que tem algumas vantagens em relação à tomografia computadorizada, como melhor definição anatômica e melhor visualização da fossa posterior. Imagens pesadas em difusão são extremamente sensíveis e específicas em diagnosticar regiões de infarto cerebral de forma precoce (poucos minutos). Outra vantagem dessa técnica é a possibilidade de diferenciar o "core" da lesão (área não viável) da área de penumbra (lesão potencialmente reversível) para determinar as lesões que têm melhor prognóstico. Em uma outra técnica de aquisição de imagem, o gradiente ECO, é possível demonstrar pequenos sangramentos não identificados na tomografia que, quando presentes, aumentam o risco de transformação hemorrágica. Apesar dessas vantagens, a RNM é uma técnica cara, pouco disponível, com aquisição de imagens demorada e com diversas restrições inerentes ao método (portadores de marca-passo, claustrofobia etc.), o que limita o seu uso rotineiro nas unidades de emergência.[2]

Imagem de vasos intracranianos e extracranianos

O estudo dos vasos cerebrais e de seus vasos fontes são importantes na determinação do mecanismo causal do AVC. O padrão-ouro permanece sendo a angiografia; no entanto, por se tratar de uma técnica invasiva e com utilização de contraste em altas doses, vem sendo cada vez menos utilizada na prática diária, ficando reservada para casos duvidosos ou em programações cirúrgicas.[2]

Técnicas menos invasivas como a angio-RM e angio-TC vêm ganhado espaço, com alta sensibilidade e especificidade. Ultrassonografia com Doppler de vasos cervicais também se apresenta como bom método de avaliação inicial. A técnica do Doppler transcraniano tem utilidade na avaliação dos vasos intracranianos, com estimativa de fluxo e estenose/oclusão dos vasos. As duas últimas técnicas têm o inconveniente de serem operadores dependentes e de dependerem de boa janela para visualização.

Prevenção de complicações agudas do AVCi

Algumas situações clínicas são complicações frequentemente presentes em pacientes com AVCi. Sua resolução é de extrema importância para evitar a piora do prognóstico desses pacientes.

Hipóxia

As causas comuns de hipóxia são atelectasia, aspiração, pneumonia, obstrução de via aérea e hipoventilação. Deve-se ficar atento aos padrões respiratórios relacionados a lesões no sistema nervoso central. O padrão de Cheyne-Stokes é frequente e associado com redução de oxigenação tecidual.[2]

Deve-se manter o paciente em posição supina e cabeceira elevada em 15–30°. Suplementar O_2 apenas se saturação for ≤ 94%, com método proporcional. Quando há necessidade de intubação orotraqueal, a mortalidade desses pacientes chega a 50% em 30 dias.[2]

Temperatura

Um terço dos pacientes com AVC terão temperatura axilar > 37,6 °C. A hipertermia está associada a pior desfecho, possivelmente por aumento da demanda metabólica, aumento de liberação de neurotransmissores e radicais livres. A hipertermia deve ser evitada por medidas farmacológicas, por meio do uso de antitérmicos e por medidas mecânicas, como compressas, soluções resfriadas ou manta térmica.[2]

Dados confiáveis sobre benefício da indução de hipotermia em pacientes pós-AVC ainda não são disponíveis e essa medida não é atualmente indicada em AVC.[2]

Complicações cardiovasculares

A monitorização cardíaca é indicada nas primeiras 24 horas após o evento isquêmico, pois pode flagrar arritmias paroxísticas. Em pacientes com suspeita de mecanismo cardioembólico ou secundário a baixo fluxo cerebral, um ECG *holter* pode identificar arritmias ocultas. A realização de ecocardiograma é importante para avaliar causas com potencial prevenção, como a presença de trombos intracavitários, comunicações atriais ou ventriculares, além de estimar a função miocárdica.[2]

A monitorização da pressão arterial é de extrema importância, pois a hipertensão é comum após um AVC, principalmente em hipertensos, e tende a reduzir espontaneamente na evolução do quadro. Hipertensão extrema pode causar encefalopatia, lesão renal e complicações cardíacas e deve ser tratada, mas há um racional de que manter nível tensional elevado poderia melhorar a PPC. Hipotensão extrema é claramente prejudicial por causar má perfusão de órgãos, especialmente do cérebro; por isso, a hipotensão deve ser evitada e rapidamente corrigida. Infelizmente, o nível de pressão ideal para ser mantido após AVC ainda é desconhecido.

Até o momento, a recomendação é de não reduzir ativamente a pressão arterial nas primeiras 24 horas, a menos que a pressão arterial esteja superior a 220/120 mmHg no paciente não candidato a trombólise. Outros valores-alvo existem para candidatos à terapia trombolítica (Tabela 28.4). Caso exista condição médica específica como dissecção de aorta, IAM ou IC, o manejo deve ser individualizado. Deve-se dar preferência às drogas de meia-vida curta para manejo adequado da pressão arterial. Dentre as drogas mais disponíveis nas unidades de emergência brasileiras, o nitroprussiato de sódio é a de mais fácil manejo e permite fácil titulação de dose efetiva. O momento correto de reiniciar as medicações anti-hipertensivas de uso prévio não é bem definido e deve ficar a cargo do julgamento clínico.[2]

Controle glicêmico e hidroeletrolítico

É importante um controle glicêmico ótimo do paciente desde sua chegada, pois hipoglicemia pode simular AVCi e, se prolongada, pode levar a lesões cerebrais irreversíveis. Glicemia < 60 mg/dL deve ser prontamente corrigida com glicose 50% endovenosa. Em

TABELA 28.4 Manejo da hipertensão arterial em pacientes com acidente vascular isquêmico que são candidatos para terapia de reperfusão

Paciente elegível para terapia de reperfusão com pressão arterial excedendo 185/110 mmHg: • Labetalol 10–20 mg IV a cada 1–2 minutos, podendo repetir 1 vez; *ou* • Nicardipina 5 mg/h IV titulado para cima a 2,5 mg/h a cada 5–15 minutos, máximo de 15 mg/h; *ou* • Outros agentes (hidralazina, enalapril, nitroprussiato) podem ser considerados
Se a pressão arterial não estiver < 185/110 mmHg, não iniciar alteplase
O manejo durante a após a infusão de alteplase deve ser feito para manter a pressão arterial < 185/105 mmHg
Após o início da infusão, deve-se monitorizar a pressão arterial a cada 15 minutos por 2 horas, em seguida a cada 30 minutos por 6 horas, e a cada hora por 16 horas

pacientes portadores de diabetes, pode-se considerar correções em níveis maiores de glicemia, desde que sintomáticos. A melhor via de administração dependerá do nível de consciência do paciente e disponibilidade de acesso venoso. A hiperglicemia é mais comum durante a fase aguda do AVC e também deve ser tratada, pois sua persistência leva a um pior prognóstico. Apesar de não existirem estudos definitivos, é razoável manter a glicemia entre 140-180 mg/dL.[2]

Quanto ao controle volêmico, a hipovolemia deve ser corrigida, pois predispõe à hipoperfusão, o que piora a lesão cerebral e de outros órgãos. Soluções hipotônicas devem ser evitadas, pois pioram o edema cerebral. Se o paciente estiver euvolêmico, solução isotônica de manutenção de fluidos (30 mL/kg) pode ser instituída.

Dieta

Grande parte dos pacientes que sofrem AVC tem dificuldade de aporte calórico por via oral, seja por distúrbios relativos à disfagia, dificuldade de oclusão da boca, por fraqueza facial ou mesmo rebaixamento do nível de consciência. Deve-se, sempre que disponível, solicitar avaliação de profissional de fonoaudiologia para avaliar a necessidade de introdução de dieta via sonda enteral.[2]

Terapia fibrinolítica

Diante de um paciente com AVCi, deve-se sempre ter em mente a necessidade de trombólise intravenosa, a menos que exista contraindicação para tal (Tabela 28.5). Essa terapia é capaz de reduzir morbidade em grande parte dos pacientes com AVC, mas ainda é pouco instituída no atendimento pelo médico não neurologista. Para minimizar o risco de complicações e maximizar o benefício, é importante que sejam observados os critérios para elegibilidade do paciente para o uso do trombolítico, assim como os critérios para inelegibilidade. É recomendado que o paciente que recebeu terapia trombolítica seja monitorizado em unidade de terapia intensiva ou sala de emergência.[2]

A droga de escolha é a alteplase (rtPA), em uma dose padronizada de 0,9 mg/kg (máximo de 90 mg), sendo administrada em 60 minutos, com 10% da dose em bólus no primeiro minuto. Quanto mais precoce o início, melhores os resultados. O paciente deve ser mantido preferencialmente em unidade de terapia intensiva. Em caso de cefaleia, alteração do exame neurológico, náuseas e vômitos, hipertensão aguda, deve-se interromper a infusão da medicação e obter tomografia de crânio de urgência. Se houver suspeita de sangramento, deve-se solicitar avaliação neurocirúrgica de urgência. Estudo recente mostrou resultado semelhante em eficácia, com menor taxa de transformação hemorrágica com o uso de r-TPA na dose de 0,6 mg/kg.

Em 1996, o FDA aprovou a terapia fibrinolítica em até 3 horas do íctus baseado em dois estudos (NINDS I e II) que mostraram *odds ratio* de 1,9 favorável à terapia, implicando em maior risco de sangramento intraparenquimatoso, mas mortalidade similar em 2 meses entre os grupos que receberam ou não a droga fibrinolítica. Posteriormente, quatro estudos, ECAS I e II, ATLANTIS A e B, analisados em conjunto, mostraram resultado favorável à fibrinólise em tempo estendido (3-4, 5 horas), sendo o intervalo entre 3 horas e 4,5 horas reservado para casos selecionados.[2]

Terapia endovascular

Diversos estudos têm sido feitos com a utilização de técnicas endovasculares para tratamento o AVC. A estratégia dessas técnicas baseia-se na tentativa de retirada mecânica do trombo e/ou terapia fibrinolítica intra-arterial.[3]

TABELA 28.5 Critérios de elegibilidade para trombólise endovenosa no acidente vascular cerebral isquêmico

Critérios de inclusão	Critérios de exclusão
• AVCi em qualquer território encefálico • TC de crânio ou RM sem evidência de hemorragia • Idade superior a 18 anos • Possibilidade de iniciar rtPA dentro de 3 a 4,5 horas do início dos sintomas	• TC de crânio com hipodensidade precoce > que 1/3 do território da ACM • PA sistólica > 185 mmHg ou PA diastólica > 110 mmHg • Infarto agudo do miocárdio nos últimos 3 meses (relativo) • AVCi ou traumatismo cranioencefálico grave nos últimos 3 meses • História pregressa de AVCH ou malformação vascular cerebral • Sangramento geniturinário ou gastrointestinal nos últimos 14 dias (relativo) • Punção arterial em local não compressível nos últimos 7 dias • Cirurgia de grande porte nos últimos 14 dias (relativo) • Uso de heparina nas últimas 48 h com TTPa elevado • Coagulopatia com TP prolongado (RNI > 1,5) ou alteração do TTPa • Plaquetas < 100.000/mm^3 • Uso de dabigatrana nas últimas 48 h é contraindicação relativa • Suspeita clínica de hemorragia subaracnóidea • AVC *minor* ou melhora rápida e espontânea dos sinais e sintomas (relativo) • Glicemia < 50 mg/dL • Gravidez (relativo) • Crise epiléptica no início dos sintomas (relativo)
	Para tratamento entre 3-4,5 h: critérios de exclusão relativos são: idade superior a 80 anos, uso de anticoagulantes, independente do RNI, escala de AVC do NIH com pontuação superior a 25 e antecedente de AVCi e DM.

AVCi: acidente vascular cerebral isquêmico; TC: tomografia computadorizada; RM: ressonância magnética; rtPA: alteplase; TTPa: tempo de tromboplastina parcial ativada; AVCh: acidente vascular cerebral hemorrágico; PA: pressão arterial; DM: diabetes *melittus*; RNI: razão de normatização internacional; TP: tempo e atividade de protrombina; AVC: acidente vascular cerebral; NIH: National Institute of Health.

O tipo de *stent* utilizado e a seleção cuidadosa dos pacientes são os critérios necessários para garantir melhores resultados. Não há vantagem em protelar terapia endovascular após administração de rtPA. Se o paciente é elegível para terapia endovascular e esta é disponível em tempo hábil, deve ser oferecida ao paciente. Todos os pacientes elegíveis devem receber r-TPA, mesmo que seja considerada terapia endovascular. Os pacientes poderão receber terapia endovascular se preencherem os seguintes critérios:[3]

- Pre-Stroke Ranking 0-1.
- Receber r-TPA em 4,5 horas.
- Oclusão de artéria cerebral média segmento M1 ou carótida interna.
- Idade ≥ 18 anos.
- NIHSS ≥ 6.
- ASPECTS ≥ 6.

TRATAMENTO ENDOVASCULAR INICIADO NAS PRIMEIRAS 6 HORAS

Casos que não obedeçam aos critérios anteriores devem ser discutidos com a equipe de neurointervenção.

Acidente vascular cerebral hemorrágico

A hemorragia intracerebral espontânea corresponde ao segundo subtipo mais comum de AVC. Tem incidência de 15 a 33 por 100.000 habitantes/ano, com aumento importante na incidência com o envelhecimento, chegando a 145/100.000 habitantes/ano em pacientes acima de 75 anos. Nesse capítulo, não serão discutidos os demais tipos de AVC hemorrágico. Podem ser classificados em profundos, quando acometem núcleos da base, ponte e cerebelo, ou lobar, quando acomete os lobos cerebrais, a menos de 1 cm da superfície cortical.[4]

As etiologias são variáveis, sendo a causa mais comum a hipertensão arterial, que causa ao longo do tempo lipo-hialinose, principalmente em pequenos vasos profundos, o que explica as localizações típicas da hemorragia secundária a HAS. Outras causas incluem distúrbios de coagulação, malformações arteriovenosas (MAV), uso de anticoagulantes orais, tumores cerebrais, drogas (anfetaminas, cocaína e outras), doença de Moyamoya, infarto hemorrágico secundário a AVC isquêmico ou trombose venosa cerebral. Em pacientes idosos ou em portadores de síndrome de Down, a etiologia mais provável é o depósito de material amiloide, que provoca sangramentos lobares. A presença de hemorragia subaracnóidea associada à hemorragia intracraniana é sugestiva de etiologia aneurismática ou MAV.[4]

Quadro clínico

Apesar de menos comum que o AVC isquêmico, a hemorragia intraparenquimatosa tem maior taxa de mortalidade e de sequelas.[5] Não é possível distinguir clinicamente o AVC isquêmico do hemorrágico, pois ambos têm apresentação semelhante com déficit neurológico focal súbito, cuja sintomatologia irá depender da área afetada.[4] Entretanto, cefaleia, alteração do nível de consciência, náuseas e vômitos são mais comuns no AVC hemorrágico. Hemorragias em localização de fossa cerebral posterior ou com volumes maiores que 30 mL são relacionadas a maior rebaixamento do nível de consciência. Quando um paciente apresenta declínio rápido do nível de consciência, deve-se sempre considerar a hipótese de expansão do hematoma.

Prognóstico

Para todos os pacientes deve ser calculada a pontuação da **escala de ICH,** um índice prognóstico com pontuação entre 0–6 que prediz a mortalidade em 30 dias. Tal escala considera como variáveis a idade, volume do hematoma, localização do hematoma, presença de inundação ventricular e escala de coma de Glasgow (Tabela 28.6).

Outro fator que piora o prognóstico é a expansão do hematoma. Tal fenômeno costuma ocorrer das primeiras 24 horas. O controle pressórico adequado reduz a ocorrência do fenômeno. No estudo de angiotomografia, a presença do *spot sign* (região puntiforme de extravasamento do contraste na periferia do hematoma) tem sido implicada em maior risco de expansão do hematoma.

Diagnóstico

O exame de escolha para o diagnóstico é a tomografia computadorizada, método de rápida execução, maior disponibilidade e grande acurácia para identificação de hematomas.

TABELA 28.6 Escore de acidente vascular cerebral hemorrágico, que prediz mortalidade em 30 dias – ICH

Critério	Pontuação
Escala de coma de Glasgow	
3–4	2
5–12	1
13–15	0
Volume do sangramento (em cm^3)	
≥ 30	1
< 30	0
Presença de inundação ventricular	
Sim	1
Não	0
Localização infratentorial	
Sim	1
Não	0
Idade	
≥ 80 anos	1
< 80 anos	0
Total	0–6

Mortalidade prevista em 30 dias de acordo com a pontuação: 0:0%; 1:3%; 2:31%; 3:61%; 4: 88%; 5:100%.

A realização de angiotomografia permite detectar em alguns casos a presença de origem aneurismática ou secundária à MAV.

A ressonância magnética pode ser realizada secundariamente para investigação da causa da hemorragia intraparenquimatosa. Em casos selecionados, a arteriografia pode ser necessária para diagnóstico de causas vasculares, sobretudo em pacientes jovens e não hipertensos.

Etiologia

Na população mais jovem a principal causa de AVC hemorrágico é a hipertensão arterial e a localização é mais comum nos gânglios da base; em pacientes mais velhos, a angiopatia amiloide passa a ser uma causa mais importante, principalmente em pacientes com mais de 55 anos, sendo a localização lobar mais comum. Outras etiologias possíveis são neoplasias cerebrais, cavernomas, MAV, trombose venosa central e outras.[4,5]

Tratamento

As medidas iniciais devem ser direcionadas para estabilização clínica do paciente grave. A admissão precoce em unidade de terapia intensiva é preconizada. A neuromonitorização com avaliação frequente do nível de consciência e déficits focais é mandatória. As medidas de neuroproteção descritas anteriormente neste capítulo, tais como controle ativo de temperatura e glicemia, monitorar e tratar infecções também são aplicáveis no tratamento da hipertensão intracraniana (HIC). Em pacientes com alteração persistente do nível de consciência, deve ser solicitada monitorização de eletroencefalograma. Monitorização invasiva de pressão arterial deve ser garantida a pacientes com instabilidade hemodinâmica.[4,5]

A profilaxia para TVP nas primeiras horas deve ser feita com compressão pneumática intermitente dos membros inferiores até que seja definido a ausência de expansão de hematoma após 48–72 horas do íctus, quando poderá ser considerada a introdução de heparina profilática, se não houver outras contraindicações. Sempre deverá ser realizada, pelo menos, uma tomografia de controle após o diagnóstico para determinar se houve expansão do hematoma e qual o seu tamanho final.[4,5]

O controle pressórico adequado até então é a única medida clínica terapêutica que pode melhorar o prognóstico em longo prazo. O estudo INTERACT 2 mostrou melhora na qualidade de vida e *status* funcional dos pacientes cujo controle pressórico com PA sistólica abaixo de 140 mmHg foi alcançado na primeira hora após a admissão e mantido por 7 dias. Para obter tal controle, podem ser utilizadas, na fase inicial, drogas vasodilatadoras intravenosas, como o nitroprussiato de sódio. O uso de corticoide não é indicado no manejo da HIC. A instituição de drogas antiepilépticas profiláticas aumenta a mortalidade e seu uso está restrito a pacientes que cursarem com crises epiléptica e devem ser mantidos, *a priori*, por 30 dias.

O manejo agressivo da hipertensão intracraniana é importante e envolve medidas clínicas, como o uso de manitol ou solução hipertônica no aumento agudo da HIC, cabeceira elevada, analgesia adequada, monitorização da PIC e manutenção de pressão de perfusão cerebral (PPC) maior que 60 mmHg. Deve-se manter a osmolaridade sérica próxima à 320 mOsm/L para evitar nefrotoxicidade. A PPC é calculada pela diferença entre a pressão arterial média e a pressão intracraniana (PPC = PAM – PIC).[4,5]

Em pacientes cuja etiologia foi o uso de anticoagulantes orais, deve-se corrigir a discrasia precocemente. Preferencialmente, deve-se utilizar o complexo protrombínico e, na sua indisponibilidade, o plasma fresco congelado na dose de 10 a 15 mL/kg, sendo essas medidas mais efetivas em relação ao uso de varfarina. Os novos anticoagulantes orais parecem ter menor risco de sangramento; porém, ainda não existem evidências sobre o que usar como antídoto nos casos de AVC hemorrágico do transcorrer do uso dessas novas medicações. O uso de vitamina K pode ser útil. Deve-se buscar a normalização do INR. No caso de hemorragias secundárias ao uso de heparina, deve-se administrar o sulfato de protamina. O tempo ideal para se reiniciar anticoagulação oral profilática deve ser individualizado de acordo com o risco de formação de novo trombo e de novo sangramento, podendo variar entre 1 semana e 3 meses.[4,5]

Em pacientes com plaquetopenia ou disfunção plaquetária, por exemplo, usuários de aspirina ou AINEs, deve-se considerar transfusão de plaquetas ou uso de desmopressina.[5]

Deve-se sempre solicitar avaliação da equipe de neurocirurgia, especialmente nos pacientes com RNC, hematomas > 30 mL, HSA, hematomas cerebelares ou com síndrome de hipertensão intracraniana. As indicações de abordagem cirúrgica são, principalmente, relacionadas ao manejo da hipertensão intracraniana e piora do nível de consciência e devem ser avaliadas com cuidados. O esvaziamento rotineiro do hematoma não mostrou melhora do desfecho quando comparado ao tratamento clínico otimizado. Em caso de hematoma intraventricular, o tratamento com alteplase em baixas doses intraventricular, por meio de derivação ventricular externa, no estudo CLEAR III, não modificou a escala de dependência funcional. No entanto, reduziu a mortalidade em 10%, sendo mais benéfico nos sangramentos mais volumosos.[4,5,6]

REFERÊNCIAS BIBLIOGRÁFICAS

1. Brasil. Ministério da Saúde. Secretaria de Atenção à Saúde. Departamento de Atenção Especializada. Manual de rotinas para atenção ao AVC – Ministério da Saúde, Secretaria de Atenção à Saúde, Departamento de Atenção Especializada. Brasília: Editora do Ministério da Saúde; 2013.
2. Powers WJ, et al. 2015 American Heart Association/American Stroke Association Focused Update of the 2013 Guidelines for the Early Management of Patients With Acute Ischemic Stroke Regarding Endovascular Treatment: A Guideline for Healthcare Professionals From the American Heart Association/American Stroke Association. Stroke 2015 Oct; 46(10):3020-3035.
3. Edward CJ, et al. Guidelines for the Early Management of Patients With Acute Ischemic Stroke. A Guideline for Healthcare Professionals From the American Heart Association/American Stroke Association. Stroke 2013 Mar; 44(3):870-947.
4. Bertolucci, et al. Neurologia Diagnóstico e Tratamento. 2 ed. São Paulo: Manole 2016; 429-455.
5. Naideh AM. Diagnosis and Management of Spontaneous Intracerebral Hemorrhage. Continnum; 2015.
6. Hanley DF, et al. ClotLysis: Evaluating Accelerated Resolution of Intraventricular Hemorrhage (CLEAR III) Results. ISC; 2016.

29

TROMBOEMBOLISMO PULMONAR

Leandro Ribeiro Lago da Silva
Paulo Ricardo Gessolo Lins

CONCEITO

O tromboembolismo pulmonar (TEP) é definido como uma obstrução total ou parcial da artéria pulmonar ou um de seus ramos por um material (trombo, gordura, tumor, entre outros) originado da própria circulação pulmonar ou do sistema venoso profundo, principalmente da pelve e dos membros inferiores (80% dos casos). As repercussões e manifestações clínicas são variáveis e muitas vezes o diagnóstico torna-se desafiador.

EPIDEMIOLOGIA

A embolia pulmonar constitui-se de um tema de grande importância por uma série de razões, dentre elas uma taxa de mortalidade de 30%, principalmente quando se fala em recorrência do tromboembolismo. Trata-se da terceira doença cardiovascular em ordem de prevalência com uma incidência anual de 100–200/100.000 pacientes na Europa. No Brasil, o DATASUS aponta uma quantia de 5 a 6 mil óbitos/ano. O risco de TEP dobra a cada década após os 40 anos e o adequado tratamento pode reduzir a mortalidade em até 8% dos casos.

CLASSIFICAÇÃO

O TEP pode ser classificado de duas formas:

Temporalidade
- Agudo: sinais e sintomas imediatamente após a obstrução dos vasos pulmonares.
- Subagudo: apresenta manifestações clínicas após dias ou semanas.
- Crônico: paciente com TEP crônico pode apresentar dispneia nos mais variados graus, além de hipertensão pulmonar.

Anatômica
- Sela: trombo alojado na bifurcação da artéria pulmonar, podendo-se estender para os ramos direito e esquerdo, muitas vezes com instabilidade hemodinâmica.
- Lobar.
- Segmentar: pode causar sintomas de dor pleurítica e o infarto pulmonar.
- Subsegmentar: normalmente causa pouca sintomatologia, podendo ser um achado de exame.

FATORES DE RISCO

Em 30% dos casos de TEP não é evidenciado o fator predisponente. Quando se fala em fatores de risco, temos os primários (mais raros e presente em menos de 20% dos casos) e os secundários (mais comuns e normalmente encontrado em associação). Os fatores de risco são mostrados na Tabela 29.1. Há uma forte relação entre TEP e neoplasias (principalmente as hematológicas, pulmonares, gastrointestinais e neurológicas) com maior mortalidade.

FISIOPATOLOGIA

Tromboembolismo agudo

As repercussões hemodinâmicas surgem quando mais que 30 a 50% do leito arterial pulmonar está ocluído. A presença de um ou mais trombos podem aumentar abruptamente a pressão na artéria pulmonar até níveis não tolerados pelo ventrículo direito, ocasionando rapidamente a morte por dissociação eletromecânica. O paciente pode apresentar síncope e/ou hipotensão devido ao baixo débito, que pode ser explicado pela falência do VD ou à insuficiência diastólica do ventrículo esquerdo causada pela discinesia septal.

Posteriormente, mecanismos de compensação são ativados: estimulação simpática, que aumenta o cronotropismo e inotropismo cardíacos, que associados ao mecanismo de Frank-Starling e à vasoconstrição periférica podem melhorar o fluxo na circulação pulmonar e consequentemente a pressão arterial sistêmica.

A insuficiência respiratória é consequência do quadro circulatório. O baixo débito do VD e a presença de áreas mal perfundidas e normalmente ventiladas (distúrbio de ventilação-perfusão) são os principais mecanismos que levam a hipoxemia. Outros, como hemorragia e edema alveolar, *shunt* intracardíaco, redução na produção do surfactante pulmonar, atelectasia e broncoconstrição podem estar associados e também comprometem a oxigenação.

Tromboembolismo crônico

O TEP crônico é uma condição clínica causada por um único ou vários episódios de tromboembolismo pulmonar, com manutenção e consequente cronificação dos trombos (geralmente mais de 3 meses). A obliteração do vaso resulta em um tecido organizado, que adere à parede arterial, com aumento da resistência vascular pulmonar, levando a hipertensão pulmonar e progressiva falência do ventrículo direito (*cor pulmonale*).

A incidência de TEP crônico é subestimada, em decorrência da falta de diagnóstico em muitos casos. Os sintomas são inespecíficos e a doença possui apresentação variável. Além disso, pode haver ausência de sintomas prévios de tromboembolismo pulmonar agudo em 63%.

TABELA 29.1 Fatores de risco para TVP/TEV

Primários	Secundários
Fator V de Leiden Hiper-homocisteinemia Deficiência de proteína C Deficiência de proteína S Síndrome de anticorpo antifosfolípide Gene mutante da protrombina Distúrbios do plasminogênio Distúrbios do fibrinogênio Elevação dos fatores VII e VIII	**Alta** • Fratura do membro inferior • Hospitalização por insuficiência cardíaca ou fibrilação atrial/*flutter* (dentro de 3 meses anteriores) • Prótese de joelho ou quadril • Grandes traumas • IAM (dentro de 3 meses anteriores) • TEV prévio • Lesão de medula espinhal **Média** • Artroscopia de joelho • Doenças autoimunes • Transfusão sanguínea • Cateter venoso central • Quimioterapia • Insuficiência cardíaca/respiratória • Agentes estimuladores da eritropoese • Terapia de reposição hormonal • Fertilização *in vitro* • Infecção (principalmente pneumonia, ITU e HIV) • Doença inflamatória intestinal • Neoplasia • Contraceptivo oral • Puerpério • TEV superficial • Trombofilia **Baixa** • Restrição ao leito > 3 dias • Diabetes *mellitus* • Hipertensão arterial sistêmica • Imobilidade por tempo prolongado (p. ex., viagens) • Idade avançada • Cirurgia videolaparoscópica • Gravidez (pré-parto) • Obesidade • Varicosidade de veias

Define-se como hipertensão pulmonar a pressão arterial pulmonar média (PAPm) superior a 25 mmHg por meio da medida direta, por cateterismo cardíaco direito. A mortalidade aumenta com o decorrer da doença e piora da PAPm. A razão pela qual alguns pacientes, após episódio de tromboembolismo pulmonar, apresentam resolução incompleta do trombo ainda não está determinada. A identificação de defeito na atividade fibrinolítica é rara e várias alterações hematológicas podem estar relacionadas.

Entre o evento tromboembólico e o início dos sintomas de hipertensão pulmonar podem se passar meses a anos, período chamado de fase de "lua de mel", no qual o paciente permanece, quase sempre, assintomático. A fisiopatologia da progressão da hipertensão pulmonar, nesse período, permanece incerta. Acredita-se que, em alguns pacientes, a piora

TABELA 29.2 Escores de probabilidade de TEP				
Escore de Wells		**Escore de Genebra revisado**		
Fatores predisponentes		Fatores predisponentes		
TVP ou TEP prévios	+1,5	Idade > 65 anos		+1
Cirurgia ou imobilização recente	+1,5	TVP ou TEP prévio		+3
Câncer	+1	Cirurgia ou fratura no último mês		+2
		Neoplasia maligna ativa		+2
Sintomas				
Hemoptise	+1	Sintomas		
		Dor unilateral em MI		+3
Sinais clínicos		Hemoptise		+2
FC > 100 bpm	+1,5			
Sinais clínicos de TVP	+3	Sinais clínicos		
Outro diagnóstico é menos provável que TEP	+3	FC 75–94 bpm		+3
		FC > 95 bpm		+5
		Edema unilateral em MI com dor à palpação		+4
Probabilidade clínica		Probabilidade Clínica		
Baixa	0–1	Baixa		0–3
Intermediária	2 a 6	Intermediária		4–10
Alta	≥ 7	Alta		≥ 11
TEP improvável	0–4	TEP improvável		0–5
TEP provável	≥ 5	TEP provável		≥ 6

dos sintomas e da hemodinâmica esteja relacionada a eventos embólicos recorrentes ou formação de trombose *in situ* nos grandes ramos da artéria pulmonar.

QUADRO CLÍNICO

As manifestações clínicas são muito variáveis; desde quadros assintomáticos até pacientes instáveis hemodinamicamente ou em parada cardiorrespiratória. Por esse grande espectro de apresentação clínica, sempre que o paciente manifestar quadro de dispneia súbita ou recente, TEP deve estar entre os diagnósticos diferenciais.

Os principais sinais e sintomas relacionados quando presentes são taquipneia, taquicardia, dispneia e dor pleurítica. Por tudo já exposto, podemos observar que a história clínica do paciente não auxilia muito no seu diagnóstico; portanto, antes de solicitar algum exame complementar, podemos estimar a probabilidade pré-teste de TEP com os escores de Wells e Genebra modificado (Tabela 29.2).

DIAGNÓSTICO

- **Radiografia de tórax:** auxilia na exclusão de outros diagnósticos. A maioria apresenta achados inespecíficos como atelectasias ou pequenos derrames pleurais. As alterações específicas de TEP são mais raras, tais como oligoemia, sinal de Westermark (mais específico), sinal de Palla e corcovas de Hampton.
- **Gasometria arterial:** baixa especificidade e também ajuda no diagnóstico diferencial. Pode haver variados graus de hipoxemia e hipocapnia.
- **Eletrocardiograma:** diagnóstico diferencial de dor torácica e dispneia. A maioria dos ECGs no TEP é normal. Outras alterações que podem ser encontradas são taquicardia

sinusal, inversão de onda T na parede anterosseptal, bloqueio de ramo direito incompleto e mais raramente o padrão S1Q3T3. No TEP crônico podem ser encontrados sinais de sobrecarga de coração direito ou um bloqueio de ramo direito.
- **Troponina e BNP:** constituem marcadores de gravidade do TEP pois sinalizam disfunção ventricular, podendo auxiliar na avaliação prognóstica. Além do exposto, 95% dos pacientes com BNP < 50 ng/L apresentam evolução benigna.
- **D-dímero:** trata-se de um exame extremamente sensível, porém inespecífico para TEP. Ele é um marcador de fribrinólise. O valor negativo do exame é de extrema utilidade para afastar o diagnóstico nos pacientes com baixa probabilidade pré-teste. A especificidade do exame é reduzida ainda mais em pós-operatório, idosos, sangramentos recentes e gestantes. Em indivíduos com idade ≥ 50 anos, o corte ajustado é definido pela idade (anos) × 10. Assim, para um indivíduo de 50 anos teremos um corte de 500 µg/L (0,5 mg/L de unidades equivalentes de fibrinogênio) e para um idoso de 80 anos teremos um corte de 800 µg/L.
- **Mapeamento ventilação-perfusão:** antigo padrão-ouro no diagnóstico do TEP. O exame é realizado em duas etapas, a primeira avalia a perfusão dos vasos e a segunda a ventilação por meio de um radiofármaco. É uma opção para os pacientes aos quais o contraste iodado é contraindicado.
- **Tomografia de tórax protocolo TEP:** a tomografia ganhou grande importância pela sua rapidez e disponibilidade, além de auxiliar em diagnósticos diferenciais. O aparelho deve ser helicoidal e ainda possui a vantagem de medir o tamanho do VD e da artéria pulmonar. Possui elevada sensibilidade e especificidade.
- **Angiografia pulmonar:** é o padrão-ouro para o diagnóstico do TEP, com índices de sensibilidade e especificidade superiores a 95%. Por seus efeitos adversos, esse exame é reservado para paciente com alta probabilidade clínica e resultados inconclusivos na investigação por métodos não invasivos.
- **Ultrassom Doppler de membros inferiores:** possui uma grande desvantagem por ser operador dependente, no entanto, um exame positivo para trombose venosa profunda é suficiente para diagnosticar a causa da dispneia como TEP.
- **Ecocardiograma:** indicados naqueles pacientes com instabilidade hemodinâmica, pois trata-se de um método não invasivo e simples de avaliar disfunção de VD, auxiliando no diagnóstico diferencial e manuseio hemodinâmico. No TEP crônico podemos procurar por sinais de aumento da pressão de artéria pulmonar (valores acima de 40 mmHg) ou presença de trombos no leito arterial. Outros achados são velocidade de regurgitação tricúspide maior que 2,8 m/s e gradiente de pico de insuficiência tricúspide maior ou igual a 31 mmHg, dilatação de átrio direito ou do VD e movimento paradoxal do septo interventricular (Tabela 29.3).

ESTRATIFICAÇÃO DE RISCO

Pacientes que já abrem o quadro com instabilidade hemodinâmica associada apresentam alto risco de morte, necessitando de intervenções precocemente, como a trombólise. No demais casos, devemos lançar mão do índice de gravidade da embolia pulmonar (PESI), que pode prever o risco de mortalidade nos próximos 30 dias. PESI 1 e 2 estão associados a baixo risco de morte, não havendo recomendação formal de ecocardiograma, troponina e BNP, diferente das outras classes em que já há tal recomendação.

Ainda falando em risco, temos alguns marcadores que podem nos predizer risco e prognóstico. A troponina elevada em pacientes com TEP na entrada indica maior mortalidade. Um dímero-D inferior a 1.500 pode estar relacionado com uma baixa mortalidade

TABELA 29.3 Tabela semiológica TVP/TEP

Sinal	Patologia associada	Descrição do sinal
Pallas	TEP	Dilatação da artéria pulmonar
Westermark	TEP	Zonas hipertransparentes (áreas de hipoperfusão) e oclusão vascular
Hampton	TEP	Opacidade triangular de base externa, acima do diafragma, sugerindo infarto pulmonar, costuma aparecer 3 dias após o evento
McConell	TEP	Acinesia livre da parede do VD, mas com o ápice normocinético ao eco
McGinn-White	TEP	S1Q3T3: S aumentado em D1, Q em D3 e T invertido em D3
Holmans	TVP	Dorsiflexão do pé sobre a perna e o doente vai referir dor na panturrilha
Bandeira	TVP	Observação de menor mobilidade da panturrilha acometida, que se encontra empastada, quando comparada ao membro contralateral
Bancroft	TVP	Dor à palpação da musculatura da panturrilha

TABELA 29.4 Índice de gravidade da embolia pulmonar (PESI)

Variável	Pontuação	Variável	Pontuação
Idade	Idade em anos	PAS < 100 mmHg	+30
Sexo masculino	+10	Fr ≥ 30 irpm	+20
História de câncer	+30	Temperatura < 36 °C	+20
História de ICC	+10	Confusão mental	+60
História de DPOC	+10	Saturação O_2 < 90%	+20
FC ≥ 110 bpm	+20		

Classificação de risco	Pontuação
Classe 1 baixo	< 66
Classe 2 baixo	66–85
Classe 3 alto	86–105
Classe 4 alto	106–125
Classe 5 alto	> 125

nos três meses subsequentes. Elevação nos valores de creatinina, cistatina C e NGAL estão associadas a um pior prognóstico (Tabela 29.4).

TRATAMENTO

Medidas de suporte

O paciente com suspeita ou diagnóstico de TEP deve estar monitorizado, receber suporte de oxigênio conforme a demanda, cristaloides ou aminas vasoativas, no intuito de manter a estabilidade hemodinâmica e não antecipar o quadro de choque ou morte.

A expansão volêmica deve ser parcimoniosa, pois volumes acima de 500 mL estão associados a um pior prognóstico.

Quanto às drogas vasoativas no tratamento do choque, deve-se dar preferência inicialmente a noradrenalina por seu efeito inotrópico, além de elevar a pressão arterial e melhorar a perfusão miocárdica. Na sequência, outras aminas podem ser associadas, como a dobutamina. Outras drogas que podem atuar como coadjuvantes são o óxido nítrico e o levosimendan.

Trombólise

Paciente com refratariedade às medidas, mantendo-se hipotenso e chocado, tem indicação de trombólise, que leva a uma melhora hemodinâmica, todavia poderá aumentar o risco de sangramentos. Ao se optar pela trombólise, as contraindicações devem ser checadas e as possíveis complicações tratadas.

Não há tempo definido para o início dos sintomas e a trombólise, diferente do AVC e do IAM. Todavia, sabe-se que quanto mais precoce a instalação do trombolítico, maior a chance de reperfusão.

Durante a infusão dos trombolíticos podem ocorrer pequenos sangramentos (local de punção arterial, sistema nervoso central) (Tabelas 29.5 e 29.6).

Anticoagulação

O eixo principal do tratamento do TEP é a anticoagulação; no entanto, a mesma vai sofrer variações conforme o perfil de gravidade do paciente.

Pacientes de alto risco: pacientes instáveis hemodinamicamente, com extremos de peso, *clearance* de creatinina inferior a 30, com disfunção de VD, têm indicação de

TABELA 29.5 Trombolíticos

Droga	Apresentação	Dose e administração	Frequência
Tenecteplase	40 mg 50 mg	< 60: 30 mg 60–70: 35 mg 70–80: 40 mg 80–90: 45 mg > 90: 50 mg	Dose única
Estreptoquinase	250.000 UI 750.000 UI	1.500.000 UI IV em 2 h (2.000 UI/kg)	12–72 h
rtPA	50 mg	100 mg IV em 2 h	Dose única

TABELA 29.6 Contraindicações de trombólise

Absolutas	Relativas
• AVE hemorrágico prévio • AVE isquêmico < 3 meses • MAV • Neoplasia intracraniana • TCE ou neurocirurgia < 2 meses • Sangramento ativo ou recente • Diátese hemorrágica • Cirurgia < 10 dias	• Idade > 75 anos • AVE isquêmico > 3 meses • Uso atual de anticoagulação • Gravidez • RCP prolongada • HAS mal controlada

anticoagulação endovenosa com heparina não fracionada. Primeiro uma dose de ataque *in bolus* seguida de uma manutenção em bomba de infusão contínua.

Pacientes com risco intermediário: pacientes sem instabilidade hemodinâmica, porém com disfunção de VD e/ou troponina/BNP elevados. A indicação de trombólise deve ser analisada individualmente. Iniciar heparina de baixo peso molecular (HPBM) ou fondaparinux subcutâneos.

Pacientes de baixo risco: pacientes sem instabilidade hemodinâmica, disfunção de VD ou biomarcadores positivos admitem uma série opções de anticoagulantes. Os anticoagulantes orais devem ser associados concomitante ou em um momento posterior. Pode-se fazer a HPBM/fondaparinux SC associada a varfarina VO simultaneamente.

Novas opções orais se mostraram eficazes no tratamento do TEP e não inferiores a varfarina.

Dabigatrana

Apresenta não inferioridade e mesmo risco hemorrágico da varfarina. O 9º CHEST demonstrou que a dabigatrana na dose de 220 mg/dia se mostrou equivalente a enoxaparina e varfarina. No entanto, não há estudos que mostrem os efeitos em longo prazo, tampouco para pacientes com neoplasias. Ainda há de se considerar a função renal (< 30 mL/min e ausência de antídoto), idade > 75 anos e uso de outras drogas (amiodarona, verapamil).

A dose preconizada para o tratamento de TEP é 150 mg 2 vezes ao dia.

Rivaroxabana

O 9º CHEST considera que a indicação da rivaroxabana para o tratamento do TEP agudo tem uma evidência de qualidade moderada provocada por graves imprecisões relativas às diversas ocorrências e pela falta de dados em relação à segurança de longo prazo. Como foram incluídos muito poucos pacientes com câncer, esses resultados não podem ser extrapolados para esse grupo de pacientes.

Apesar de ainda não bem estabelecido, deve-se ter precauções na administração de rivaroxabana em pacientes com depuração de creatinina entre 15 e 30 mL/min, doença hepática (Child-Pugh classes B e C), uso concomitante de inibidores/indutores de CYP3A4 ou glicoproteína P (amiodarona, verapamil, macrolídeos, rifampicina, fenitoína, carbamazepina, fenobrabital) e uso de anti-inflamatórios não hormonais e inibidores plaquetários.

A dose preconizada no estudo foi de 15 mg 2×/dia por 21 dias, seguida de 20 mg 1×/dia a critério médico.

Apixabana

Não há estudos para o tratamento do TEP com essa medicação.

Quando vamos indicar a anticoagulação, é sempre importante lembrar das contraindicações dos anticoagulantes e suas complicações. No entanto, no TEP, o início dessa terapia é de fundamental importância para redução da mortalidade, devendo ser iniciada o mais precocemente possível.

OUTRAS EMBOLIAS
Tumoral

Virchow foi o primeiro a perceber uma associação entre trombose e neoplasia. O processo neoplásico gera uma série de alterações na hemostasia. No entanto, apesar das alterações hemostáticas levando a hipercoagulabilidade a ocorrer em 60% a 100% dos pacientes, a frequência de trombose nos diferentes tipos de tumores não é a mesma.

Determinadas neoplasias, tais como: leucemia pró-mielocítica, leucemia monocítica aguda, tumores de pâncreas, pulmão e gliomas parecem ter maior incidência de fenômenos trombóticos clínicos.

Atualmente, acredita-se que a ativação da coagulação é um fenômeno gerado diretamente ou indiretamente pelas células neoplásicas, de modo a gerar um ambiente propício para o seu crescimento. A ativação da hemostasia age tanto por meio da angiogênese quanto da ativação de receptores ativados por enzimas (no caso trombina), responsáveis por modular várias atividades celulares importantes. Assim, a trombose seria nada mais do que a atividade excessiva do sistema hemostático com consequente formação do trombo.

A literatura mostra que as tromboses que ocorrem em quadros neoplásicos apresentam uma evolução mais favorável com o uso de heparina de baixo peso molecular.

Amniótica

A embolia por líquido amniótico constitui uma entidade rara, que pode ocorrer em qualquer momento da gravidez, durante o parto ou depois deste. Devido a sua baixa prevalência, é considerada como diagnóstico de exclusão. Trata-se, no entanto, da quinta causa de mortalidade materna mais comum em todo o mundo.

A primeira hipótese, em termos de etiopatogenia, baseia-se em uma obstrução da circulação materna por material fetal. A fisiopatologia ainda não está tão clara. Há duas teorias, uma que defende a importância da embolia *per se* e outra a favor de uma resposta inflamatória sistêmica por mediadores induzidos pelo material amniótico no tecido pulmonar.

A baixa prevalência dessa entidade condiciona uma experiência diminuta para avaliar fatores de risco, determinar a fisiopatologia e evolução clínica ou traçar estratégias de prevenção e tratamento.

Aérea

A embolia vascular aérea é o arrastamento de ar (ou gás fornecido de modo exógeno) do campo operatório ou outras comunicações com o ambiente para a vasculatura venosa ou arterial, produzindo efeitos sistêmicos. São descritas diversas causas, sendo a maioria de natureza iatrogênica.

Os sinais e sintomas estão diretamente relacionados a quantidade de ar que entra no sistema vascular e o início dos sintomas é quase que imediato. A melhor estratégia de tratamento além do suporte clínico e ventilatório é a prevenção da mesma.

BIBLIOGRAFIA

1. Agnelli G, Becattini C. Acute Pulmonary Embolism. Review Article. New England Journal of Medicine 2010; 363:266-274.
2. Chalikias GK, et al. Management of Acute Pulmonary Embolism: A Contemporary, Risk-Tailored Approach. Review Article. Hellenic Journal of Cardiology 2010; 51:437-450.
3. Connors JM. Extended Treatment of Venous Thromboembolism. Editorial. New England Journal of Medicine 2013; 368:767-769.
4. Konstantinides S. Acute Pulmonary atEmbolism. Clinical Practice. New England Journal of Medicine 2008; 359:2804-2813.

5. Konstantinides SV, et al. 2014 ESC Guidelines on the diagnosisand management of acute pulmonary embolism. European Heart Journal. 2014; 35:3033-3080.
6. Meis E, et al. Câncer e Trombose: Uma revisão da literatura. Revista Brasileira de Cancerologia 2007; 183-193
7. Meyer G, et al. Fibrinolysis for Patients with Intermediate- Risk Pulmonary Embolism. Original Article. New England Journal of Medicine 2010; 370:1402-1411.
8. Nery LE, et al. Guias de Medicina Ambulatorial e Hospitalar: Pneumologia. Barueri: Manole 2006; 4:265-273.
9. Righini M, et al. Age-adjusted D-dimer cutoff levels to rule out pulmonary embolism: the ADJUST-PE study. JAMA 2014; 311(11):1117-1124.
10. Tapson VF, Humbert M. Incidence and prevalence of chronic thromboembolic pulmonary hypertension. Proc Am Thorac Soc 2006; 3:564-567.

30

PARADA CARDIORRESPIRATÓRIA

Rafael Fernandes Pessoa Mendes
Paulo Ricardo Gessolo Lins

INTRODUÇÃO

A parada cardiorrespiratória (PCR) é uma grave anormalidade eletromecânica do coração que leva a interrupção súbita da circulação. O início rápido e precoce da reanimação cardiopulmonar (RCP) é capaz de aumentar a taxa de sobrevivência e alterar o prognóstico desses pacientes. No Brasil, estima-se em torno de 200.000 PCRs ao ano, metade intra-hospitalar (PCRIH) e outra metade extra-hospitalar (PCREH).

A maioria das PCRs fora do hospital é decorrente de fibrilação ventricular (FV) e taquicardia ventricular sem pulso (TV), comumente secundárias a um evento coronariano isquêmico (80% dos casos). Já em pacientes hospitalizados, a atividade elétrica sem pulso (AESP) e a assistolia são os ritmos mais frequentes, geralmente devido à deterioração clínica progressiva.

As diretrizes internacionais de 2015 recomendam o uso de duas cadeias de sobrevivência distintas para PCREH e PCRIH (Fig. 30.1). No ambiente extra-hospitalar, a assistência inicial depende da comunidade, devendo o socorrista reconhecer a PCR, pedir ajuda, iniciar a RCP e aplicar a desfibrilação quando indicado, até a chegada do serviço médico de urgência e transferência para um hospital.

No ambiente intra-hospitalar, um novo elo foi adicionado à cadeia de sobrevivência, destacando a necessidade de um adequado sistema de vigilância. A criação de times de resposta rápida permite abordagem precoce de pacientes com sinais de piora clínica e pode contribuir para diminuição da incidência de PCR, por meio de uma equipe multidisciplinar treinada para manejo de pacientes críticos e suporte avançado de vida.

SUPORTE BÁSICO DE VIDA

Quando a PCR ocorre em local público, a primeira medida é verificar a segurança da cena. Diante de um paciente arresponsivo, profissionais de saúde devem chamar por ajuda e ativar o sistema médico de urgência, avaliando simultaneamente a respiração e o pulso

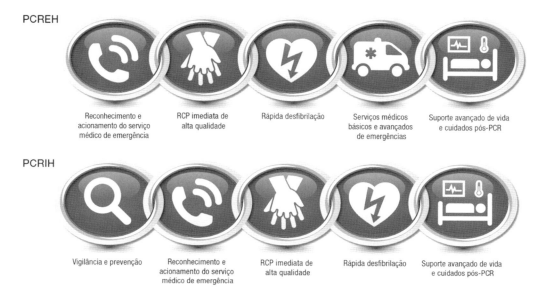

FIGURA 30.1 Cadeias de sobrevivência na PCREH e PCRIH.
(Com base em destaques da American Heart Association, 2015.)

central por até 10 segundos. Socorristas leigos treinados não precisam checar o pulso. Se a respiração está ausente ou anormal ("gasping"), assume-se que o paciente está em PCR.

Após reconhecimento da PCR, as compressões torácicas devem ser iniciadas imediatamente. Conforme a sequência C-A-B (compressões, via aérea, respiração), recomenda-se que a RCP seja feita em ciclos de 30 compressões seguidas de 2 ventilações, até a chegada do desfibrilador externo automático (DEA) ou do serviço médico de urgência. Socorristas leigos não treinados podem realizar RCP com compressões isoladas ("hands only"), estratégia que mostrou resultados semelhantes à RCP convencional nesse cenário.

Compressões torácicas de alta qualidade são elemento essencial na cadeia de sobrevivência, proporcionando um débito cardíaco mínimo para os órgãos vitais durante a PCR. Na RCP em adultos, recomenda-se que as compressões sejam realizadas com as mãos posicionadas na metade inferior do esterno, frequência de 100 a 120 compressões por minuto e profundidade de pelo menos 5 cm, porém não mais que 6 cm. Entre as compressões, deve ocorrer o retorno do tórax à posição normal, para permitir retorno venoso e perfusão coronária adequados.

A abertura de vias aéreas usualmente é feita com a manobra de inclinação da cabeça e elevação do queixo (*head tilt – chin lift*). Se há suspeita de lesão cervical, opta-se pela elevação da mandíbula, sem extensão da cabeça (*jaw thrust*). Cada ventilação de resgate deve durar aproximadamente 1 segundo e pode ser realizada pelas técnicas boca a boca, boca a dispositivo de barreira (máscara de bolso) ou usando um dispositivo bolsa-válvula-máscara, quando disponível. Tolera-se pausa menor que 10 segundos para ofertar as 2 ventilações, minimizando a interrupção das compressões torácicas.

Após a chegada do DEA, o aparelho deve ser ligado, os cabos conectados e as pás colocadas em posição paraesternal direita – ápex. O DEA reconhece automaticamente os ritmos de FV e TV, quando o choque é indicado. Se for um ritmo diferente, o aparelho não indicará o choque e as compressões torácicas serão reiniciadas. Caso a desfibrilação seja indicada, o socorrista deve solicitar que todos se afastem da vítima durante o choque e em seguida retomar a RCP por 2 minutos, quando o aparelho reavaliará a necessidade de novo choque, e assim por diante, até a recuperação do paciente ou a chegada do serviço médico de urgência.

SUPORTE AVANÇADO DE VIDA

O suporte avançado de vida (SAV) é caracterizado por procedimentos invasivos auxiliares à RCP, como administração de drogas, garantia de via aérea avançada, monitorização cardíaca e desfibrilação por meio de aparelho não automatizado, além do tratamento de causas de PCR potencialmente reversíveis, com o objetivo de otimizar as chances de retorno à circulação espontânea (RCE). A sequência de SAV depende do ritmo da PCR: chocável – FV/TV – ou não chocável – AESP/ assistolia (Fig. 30.2).

Quando evidenciado ritmo chocável, indica-se desfibrilação elétrica com carga entre 120 e 200 J para aparelhos bifásicos e 360 J para aparelhos monofásicos. Após o choque, é reiniciada a RCP com nova verificação do ritmo após 5 ciclos ou 2 minutos. O pulso só deverá ser checado quando houver ritmo organizado. As compressões torácicas manuais continuam como tratamento padrão para a PCR, mas dispositivos mecânicos podem ser uma alternativa em situações específicas, como disponibilidade reduzida de socorristas, RCP prolongada, RCP na ambulância em movimento ou RCP na sala de angiografia.

Durante as ventilações, é ofertado oxigênio suplementar na maior concentração possível. Se utilizado dispositivo bolsa-válvula-máscara, mantém-se a relação compressão-ventilação de 30:2. Caso optado por via aérea avançada, seja com tubo orotraqueal ou com dispositivos supraglóticos (p. ex., máscara laríngea, combitube), deve ocorrer uma ventilação a cada 6 segundos (10 respirações/minuto), sem necessidade de interromper as compressões torácicas. O posicionamento do tubo orotraqueal deve ser confirmado por meio do exame físico e da capnografia contínua com forma de onda.

Pelo menos um acesso venoso periférico calibroso é necessário para administração das medicações durante a RCP. Quando indisponível, a segunda escolha é um acesso intraósseo. Em qualquer ritmo de PCR, a primeira droga a ser administrada é a adrenalina na dose de 1 mg a cada 3 a 5 min. No caso de ritmos não chocáveis (AESP/assistolia), a primeira dose de adrenalina deve ser feita tão logo seja possível. A vasopressina, como alternativa à adrenalina, foi removida na atualização de 2015 para simplificar o algoritmo de SAV em adultos. Um estudo envolvendo pacientes com PCRIH mostrou benefício com a administração conjunta de adrenalina, vasopressina e metilprednisolona, porém seu uso rotineiro não está bem estabelecido. Nos ritmos de FV/TV refratários, recomenda-se a administração de amiodarona na dose de 300 mg, podendo ser repetida mais uma dose de 150 mg. Como alternativa à amiodarona, pode-se utilizar lidocaína.

Nos ritmos de AESP e assistolia, não é indicada a desfibrilação. Porém, faz-se necessário o diagnóstico diferencial entre assistolia e FV fina, sendo preconizado o protocolo da linha reta com a checagem dos cabos, aumento de ganho no monitor e troca da derivação. É fundamental a busca ativa por causas reversíveis de PCR (5H/5T), uma vez que apenas o tratamento específico dessas condições poderá levar ao RCE (Tabela 30.1). Em centros especializados, vem-se utilizando oxigenação por membrana extracorpórea (ECMO) durante a PCR, porém ainda não há evidências para recomendar seu uso rotineiro. Quando iniciada rapidamente, ECMO venoarterial pode ser usada em pacientes selecionados com objetivo de proporcionar maior tempo para tratamento de quadros potencialmente reversíveis.

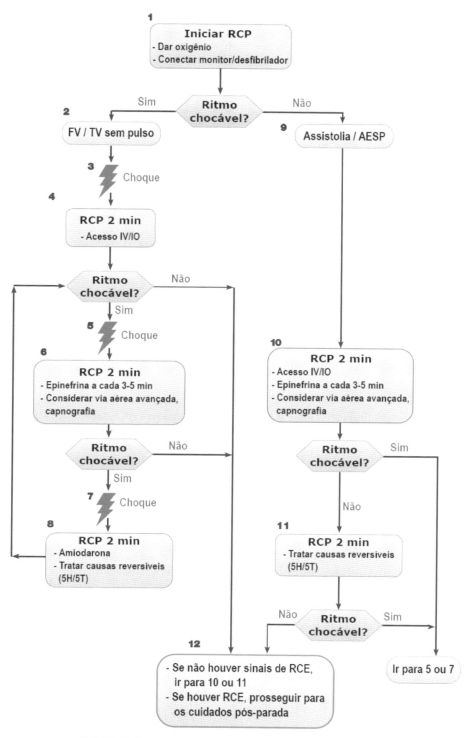

FIGURA 30.2 Algoritmo de suporte avançado de vida em adultos. (Com base em AHA Guidelines update for CPR and ECC, 2015.)

TABELA 30.1 Causas reversíveis de PCR e respectivo tratamento (5H/5T)	
Causa	Tratamento
Hipovolemia	Volume (cristaloides)
Hipóxia	Oxigênio
H+ (acidose metabólica)	Bicarbonato de sódio
Hipo/hipercalemia	Reposição de potássio/bicarbonato de sódio
Hipotermia	Reaquecimento
Tensão (pneumotórax hipertensivo)	Punção de alívio/dreno de tórax
Tamponamento cardíaco	Pericardiocentese
Trombose coronariana	Tratar PCR, considerar reperfusão coronária
Tromboembolismo pulmonar	Tratar PCR, considerar trombolítico
Toxinas	Antídoto específico

A pressão expirada do dióxido de carbono ($ETCO_2$) e a monitorização invasiva da pressão arterial podem ser úteis para avaliar a qualidade das compressões torácicas ($ETCO_2$ > 10 mmHg/pressão diastólica > 20 mmHg) e o retorno à circulação espontânea ($ETCO_2$ ≥ 40 mmHg/curva de pressão presente). Nos pacientes intubados, a falha para atingir $ETCO_2$ maior que 10 mmHg após 20 minutos de RCP pode ser considerada em conjunto com outros fatores para a decisão de interromper os esforços de reanimação.

CUIDADOS PÓS-PARADA

Os objetivos dos cuidados pós-parada são identificar e tratar a causa da PCR, reduzir os efeitos da lesão de isquemia-reperfusão, prevenir lesão orgânica secundária e avaliar o prognóstico neurológico do paciente após RCE. História e exame físico direcionados são importantes para fazer as hipóteses diagnósticas iniciais. Exames adicionais à beira do leito, como eletrocardiograma (ECG), radiografia de tórax e ultrassonografia podem ajudar na definição etiológica. Exames laboratoriais devem ser colhidos em seguida para avaliar a extensão das disfunções orgânicas. O eletroencefalograma será útil sempre que houver suspeita de *status epilepticus*.

A angiografia coronária em caráter de emergência deve ser realizada em todos os pacientes com PCREH de etiologia cardíaca suspeita e presença de supradesnivelamento do segmento ST no ECG. Também pode ser indicada após casos selecionados de PCREH sem supradesnivelamento do segmento ST, em pacientes comatosos com instabilidade elétrica ou hemodinâmica. Com relação ao uso de antiarrítmicos após reversão da PCR, as evidências são insuficientes para recomendar utilização rotineira de uma infusão de manutenção.

Medidas de suporte hemodinâmico e respiratório são essenciais no período imediatamente após a PCR. É importante evitar e corrigir imediatamente a hipotensão (pressão arterial sistólica inferior a 90 mmHg e pressão arterial média inferior a 65 mmHg). Os parâmetros ventilatórios devem ser ajustados individualmente, com objetivo de evitar hipóxia e manter normocarbia (pCO_2 35–45 mmHg). O controle direcionado de temperatura (CDT) deve ser realizado em todos os pacientes comatosos após PCR, com manutenção da temperatura corporal entre 32 e 36 °C por pelo menos por 24 h, visando melhora da recuperação neurológica. Além disso, recomenda-se evitar ativamente a febre após esse período.

TABELA 30.2 Achados associados a mau prognóstico neurológico	
Exame clínico	Ausência de reflexo pupilar à luz 72 h após a PCR
	Presença de *status* mioclônico durante as primeiras 72–120 h após a PCR
	Atividade motora ausente, postura em extensão e mioclonias isoladas não devem ser utilizadas de forma independente para prever o desfecho
Eletroencefalograma	Ausência persistente de reatividade a estímulos externos no EEG 72 h após a PCR
	Padrão surto-supressão persistente no EEG 72 h após a PCR ou após o reaquecimento
	Status epilepticus persistente (mais que 72 h) e intratável
Potencial evocado	Ausência bilateral da onda cortical do potencial evocado somatossensorial N20 24–72 h após a PCR ou após o reaquecimento
Exames de imagem	TC de crânio com acentuada redução da relação cinza-branco obtida até 2 h após a PCR em pacientes comatosos não submetidos a CDT
	Ressonância magnética cerebral com extensa restrição à difusão obtida 2 a 6 dias após a PCR

O tempo mínimo para avaliar o prognóstico neurológico por meio do exame clínico é 72 h após retorno à normotermia em pacientes submetidos a CDT. Nos casos em que não há esse tipo de controle, recomenda-se um prazo de pelo menos 72 h após RCE. Esse tempo pode ser prolongado quando se suspeita que o efeito residual da sedação ou do bloqueio neuromuscular possa confundir o exame clínico. Outros métodos também vêm sendo utilizados para ajudar a prever o desfecho neurológico, incluindo exames de imagem e eletroneurofisiologia (Tabela 30.2). Vários testes podem ser utilizados em conjunto e indicados de acordo com a evolução do paciente.

BIBLIOGRAFIA

1. American Heart Association Guidelines Update for Cardiopulmonary Resuscitation and Emergency Cardiovascular Care. Circulation 2015; 132(18 Suppl 2):315-573.
2. Destaques da American Heart Association 2015 – Atualização das Diretrizes de RCP e ACE. [Acessado em 2016 jun]. Disponível em: http://eccguidelines.heart.org/wp-content/uploads/2015/10/2015-AHA-Guidelines-Highlights-Portuguese.pdf.
3. I Diretriz de Ressuscitação Cardiopulmonar e Cuidados Cardiovasculares de Emergência da Sociedade Brasileira de Cardiologia. Arq Bras Cardiol 2013; 101(2 Supl. 3):1-221.
4. Jones DA, DeVita MA, Bellomo R. Rapid-response teams. N Engl J Med 2011; 365(2):139-146.
5. Maharaj R, Raffaele I, Wendon J. Rapid response systems: a systematic review and meta-analysis. Crit Care 2015; 19:254.
6. Mentzelopoulos SD, et al. Vasopressin, steroids, and epinephrine and neurologically favorable survival after in-hospital cardiac arrest: a randomized clinical trial. JAMA 2013; 310(3):270-279.
7. Nielsen N, et al. Targeted temperature management at 33 °C versus 36 °C after cardiac arrest. N Engl J Med 2013; 369(23):2197-2206.
8. Ornato JP. Sudden Cardiac Death. Tintinalli's Emergency Medicine – A Comprehensive Study Guide. 8 ed. 2016;11:59-63.

31
URGÊNCIAS E EMERGÊNCIAS HIPERTENSIVAS

Rodrigo Eichler Lôbo
Paulo Ricardo Gessolo Lins

INTRODUÇÃO E EPIDEMIOLOGIA

A hipertensão arterial sistêmica (HAS) é uma morbidade altamente prevalente no Brasil e no mundo. Estima-se que 1–2% dos portadores de HAS desenvolverão pressões arteriais sistólicas (PAS) maiores que 180 mmHg ou diastólicas maiores (PAD) que 120 mmHg em algum momento de suas vidas, as chamadas crises hipertensivas. As crises hipertensivas se distribuem paralelamente à hipertensão arterial essencial, com sua incidência aumentada em idosos e negros. São classicamente divididas em urgências e emergências hipertensivas. O pronto reconhecimento, avaliação e tratamento dessas condições são fundamentais para prevenir danos permanentes a órgãos-alvo.

DEFINIÇÕES

A diferenciação entre urgências e emergências hipertensivas é de fundamental importância para a formulação de um planejamento terapêutico adequado.
- **Crise hipertensiva:** presença de PAS ≥ 180 mmHg ou PAD ≥ 120 mmHg.
- **Urgência hipertensiva:** presença de crise hipertensiva sem lesão de órgão-alvo.
- **Emergência hipertensiva:** presença de crise hipertensiva com lesão de órgão-alvo.
- **Órgão-alvo:** órgãos e tecidos acometidos agudamente devido a hipertensão arterial sistêmica não controlada. São eles: rins, coração, aorta, cérebro, sangue e retina. A presença de disfunção aguda de algum desses, em vigência de uma crise hipertensiva, caracteriza uma emergência hipertensiva.

Pacientes em urgência hipertensiva devem ter seus níveis pressóricos reduzidos em 24–48 horas com introdução ou otimização de medicações anti-hipertensivas orais. Pacientes em emergência hipertensiva devem ter seus níveis pressóricos reduzidos imediatamente com anti-hipertensivos parenterais, sob monitorização rigorosa, idealmente em leitos de terapia intensiva.

PATOFISIOLOGIA

Os fatores envolvidos na rápida elevação da pressão arterial em pacientes com emergências hipertensivas não são completamente compreendidos. Entende-se que a rapidez de instalação sugere um fator desencadeante sobre uma HAS preexistente, que muitas vezes pode ser ansiedade ou estresse emocional. A liberação de fatores humorais vasoativos gera elevação abrupta da resistência vascular periférica. A elevação dos níveis pressóricos causa estresse mecânico e lesão endotelial, aumentando a permeabilidade vascular, ativando a cascata de coagulação e a agregação plaquetária, culminando com deposição de fibrina. Associa-se ao dano endotelial, necrose fibrinoide das arteríolas, o que resulta em isquemia tecidual e liberação de ainda mais mediadores vasoativos, fechando um ciclo vicioso. Todas essas alterações têm como via final isquemia e disfunção de órgãos-alvo.

APRESENTAÇÃO CLÍNICA

A manifestação clínica da emergência hipertensiva está diretamente relacionada com a disfunção de órgão-alvo ocorrida, como exposto adiante. Os sintomas mais comuns são dispneia, dor precordial, cefaleia, alteração do estado mental e déficit neurológico focal. Não existe limiar pressórico mínimo para a ocorrência de lesão de órgão-alvo. Sabe-se, entretanto, que é rara a disfunção de órgãos com PAD menor que 120 mmHg; exceto em gestantes e crianças. O nível absoluto de pressão arterial parece ser menos importante do que a velocidade em que o aumento ocorre. Por exemplo, um adulto com HAS de longa data não tratada pode tolerar níveis pressóricos tais como 220×150 mmHg sem desenvolver encefalopatia hipertensiva, ao passo que um indivíduo com uma PA de 220×150 mmHg, mas que anteriormente apresentava uma PA de 140×90 mmHg tem chances muito maiores de apresentar encefalopatia hipertensiva.

AVALIAÇÃO INICIAL

A abordagem de um paciente com crise hipertensiva consiste em anamnese direcionada para a história pregressa de HAS e exame físico focado na identificação de lesões de órgãos-alvo:
- História pregressa de HAS, medicações anti-hipertensivas em uso e suas doses, adesão e horário da última dose.
- Uso de outras medicações por conta própria. Merece especial atenção a classe dos descongestionantes nasais, de uso indiscriminado e que tem como princípio ativo substâncias vasoconstritoras (p. ex., fenoxazolina, oximetazolina, nafazolina etc.). Comumente apresentam como efeito colateral vasoconstrição sistêmica e elevação dos níveis pressóricos.
- Uso de drogas recreativas (principalmente anfetaminas, cocaína e seus derivados).
- Confirmar elevação da pressão arterial em ambos os braços com manguito de tamanho adequado.
- Palpação de pulso nos quatro membros.
- Ausculta cardíaca em busca de sopros e galopes.
- Ausculta pulmonar em busca de sinais de congestão.
- Exame neurológico sumário com fundoscopia.

Cefaleia e alteração do nível de consciência falam a favor de encefalopatia hipertensiva. Sinais neurológicos focais e de lateralização falam a favor de acidente vascular

encefálico. O exame ocular pode demonstrar sinais de retinopatia hipertensiva, como alterações arteriolares, exsudatos, hemorragias e papiledema. A avaliação complementar inicial deve consistir de:
- Hemograma completo, ureia, creatinina e eletrólitos.
- Esfregaço de sangue periférico.
- Exame sumário de urina.
- Marcadores de hemólise (bilirrubinas, desidrogenase lática, reticulócitos).
- Eletrocardiograma e marcadores de necrose miocárdica.
- Radiografia de tórax.
- Tomografia de crânio, se qualquer alteração do exame neurológico.
- Angiotomografia de tórax, se quadro clínico compatível com dissecção aguda de aorta.

EMERGÊNCIAS HIPERTENSIVAS

- **Isquemia cerebral:** pode ser causada por três mecanismos diversos: aterosclerose de grandes vasos extra ou intracranianos; embolia a partir do coração; e doença dos pequenos vasos intracranianos ou infartos lacunares. Infartos lacunares estão fortemente associados a quadros hipertensivos de longa data e são caracterizados pela presença de déficit neurológico focal não acompanhado de alterações cognitivas ou alterações visuais.
- **Encefalopatia hipertensiva:** definida como uma síndrome neurológica aguda em concomitância com HAS grave. Possui diagnóstico iminentemente clínico. Tem como sintomas cefaleia, náuseas, vômitos, alterações visuais, confusão mental e fraqueza; e como sinais desorientação, déficit neurológico focal, convulsões e nistagmo. Se não tratada adequadamente, pode evoluir com hemorragia cerebral, coma e morte.
- **Síndrome da encefalopatia reversível posterior (PRES):** descrita pela primeira vez em 1996, PRES é uma entidade cliniconeurorradiológica composta por sinais e sintomas de encefalopatia hipertensiva associados à presença, à neuroimagem, de edema predominanetemente na região posterior do cérebro. Mais comumente associada a pré-eclâmpsia e uso de drogas imunossupressoras e citotóxicas. Tem como principal característica a reversibilidade clinicorradiológica, sem sequelas, em algumas semanas, quando tratamento adequado é instituído.
- **Síndrome coronariana aguda:** o aumento da resistência vascular periférica gera elevação da pós-carga, aumentando a demanda de oxigênio pelo miocárdio, precipitando isquemia em um coração já acometido por aterosclerose coronariana.
- **Insuficiência de ventrículo esquerdo com edema agudo de pulmão:** em alguns casos, o ventrículo esquerdo é incapaz de vencer a pós-carga imposta pelo aumento agudo dos níveis pressóricos. Ocorre, portanto, falência ventricular com represamento sanguíneo a montante, gerando edema pulmonar. A disfunção ventricular apresentada pode ser sistólica, diastólica ou uma combinação de ambas. Pacientes se apresentarão com dispneia, dor torácica, crepitações pulmonares e ritmo em galope à ausculta cardíaca.
- **Dissecção aórtica:** aterosclerose da aorta associada a altos níveis pressóricos podem fissurar a camada íntima, permitindo que o sangue se aloje na parede aórtica. O sangue sob pressão separa a parede arterial em duas camadas, podendo se estender proximalmente, levando a insuficiência aórtica, hemopericárdio e isquemia miocárdica. Pode também progredir para um dos ramos da aorta, gerando isquemia a jusante. Apresenta-se clinicamente com dor precordial ou interescapular que se irradia para o dorso, e pulsos assimétricos.

- **Lesão renal aguda:** disfunção renal pode ser causa ou resultado de uma crise hipertensiva. Crises hipertensivas podem ocorrer na glomerulonefrite aguda, síndrome hemoliticourêmica, estenose de artéria renal, progressão de doença renal crônica ou em pacientes dialisados de forma ineficaz. Apresentações clínicas que sugerem lesão renal aguda causada pela crise hipertensiva incluem proteinúria, aumento agudo dos níveis de creatinina, alcalose metabólica com hipocalemia e anemia hemolítica microangiopática.
- **Retinopatia hipertensiva:** cunhado em 1914, o termo hipertensão maligna define a crise hipertensiva acompanhada de papiledema, hemorragias e exsudatos à oftalmoscopia. Outras alterações de fundo de olho, tais como estreitamento arteriolar falam a favor de retinopatia hipertensiva crônica.
- **Eclâmpsia:** pré-eclâmpsia é uma síndrome caracterizada por HAS, edema e proteinúria em gestantes após a vigésima semana gestacional. Eclâmpsia é a via final desse espectro clínico ao qual se associam convulsões.

TRATAMENTO

A maioria dos pacientes em crise hipertensiva será diagnosticada com uma urgência hipertensiva, pela ausência de lesão de órgão-alvo. Anti-hipertensivos orais são as medicações de escolha para esse grupo de pacientes, visando uma redução gradual dos níveis pressóricos em 24–48 horas após seu diagnóstico. A redução rápida e intempestiva da pressão arterial nesses pacientes pode resultar em morbidade significativa, visto o risco de se precipitar isquemia e infarto teciduais em um organismo hemodinamicamente autorregulado para suportar altos níveis pressóricos. Não há preferência em relação à classe ou o número de anti-hipertensivos orais a serem usados inicialmente. Anti-hipertensivos parenterais são formalmente contraindicados em urgências hipertensivas.

Pacientes diagnosticados com emergências hipertensivas devem ser admitidos em leitos de terapia intensiva, monitorizados e a terapia anti-hipertensiva parenteral, iniciada tão brevemente quanto possível. São preferidas drogas de curta meia-vida e fácil titulação (Tabela 31.1). A meta é que se alcancem níveis pressóricos que impeçam a progressão da disfunção e lesão de órgãos-alvo, o que não significa reduzir a pressão arterial a níveis normais. O ritmo em que a redução da pressão arterial ocorrerá e a meta pressórica desses pacientes depende da emergência hipertensiva apresentada (Tabela 31.2). Em geral, tem-se como meta a redução da pressão arterial média (PAM) em 20–25% nas primeiras 24 horas. Recomenda-se iniciar a transição para terapia anti-hipertensiva oral após 24 horas de estabilização dos níveis pressóricos com drogas parenterais.

PROGNÓSTICO

Há poucos dados em relação a prognóstico e sobrevida nas urgências e emergências hipertensivas. Estima-se uma mortalidade de 80% em 1 ano em emergências hipertensivas não tratadas. As principais causas de óbito nesses pacientes são insuficiência renal, acidente vascular encefálico, infarto agudo do miocárdio e insuficiência cardíaca.

TABELA 31.1 Medicamentos endovenosos disponíveis para o manejo das emergências hipertensivas

Medicamento	Posologia	Indicação	Precauções/Reações adversas
Nitroprussiato	0,25–10 mcg/kg/min em infusão contínua	Maioria das emergências hipertensivas	Cautela na lesão renal aguda, risco de intoxicação por cianeto, acidose, metemoglobinemia, aumento da pressão intracraniana, náuseas e vômitos
Nitroglicerina	5–100 mcg/min em infusão contínua	Maioria das emergências hipertensivas, isquemia miocárdica	Taquifilaxia; pode causar cefaleia, taquicardia, vômitos, metemoglobinemia e *flushing*
Labetalol	20–80 mg em bólus a cada 10 minutos; ou 0,5–2 mg/min em infusão contínua	Maioria das emergências hipertensivas, dissecção aguda de aorta	Evitar em insuficiência cardíaca aguda, bradicardia e broncoespasmo
Esmolol	80 mg em bólus seguido por 150 mcg/kg/min em infusão contínua	Dissecção aguda de aorta	Evitar em insuficiência cardíaca aguda, bradicardia e broncoespasmo
Hidralazina	10–20 mg em bólus	Eclâmpsia	Pode causar taquicardia reflexa, cefaleia
Nicardipina	2–15 mg/h em infusão contínua	Maioria das emergências hipertensivas	Evitar em insuficiência cardíaca aguda, isquemia miocárdica; pode causar taquicardia reflexa, náuseas, vômitos, cefaleia, aumento da pressão intracraniana
Clevidipina	Iniciar 1–2 mg/h e titular até 16 mg/h em infusão contínua	Maioria das emergências hipertensivas	Pode causar fibrilação atrial; evitar na alergia a soja
Fenoldopam	0,1–0,6 mcg/kg/min em infusão contínua	Maioria das emergências hipertensivas, lesão renal aguda, hematúria	Cautela no glaucoma; pode causar cefaleia, *flushing*, taquicardia, flebite

TABELA 31.2 Metas pressóricas nas emergências hipertensivas

Emergência hipertensiva	Meta pressórica
Encefalopatia hipertensiva	Reduzir PAM em até 20% ou PAD a 100–110 mmHg na primeira hora; redução gradual até níveis normais em 48–72 horas
AVE isquêmico	Reduzir PAM em até 15–20% ou PAD a 100–110 mmHg nas primeiras 24 h (estratégias mais agressivas de redução da HAS podem ser utilizadas em protocolos de trombólise)
AVE isquêmico pós-trombólise	PAS < 185 mmHg ou PAD < 110 mmHg
AVE hemorrágico	PAS < 140 mmHg
Retinopatia hipertensiva	Reduzir PAM em 20–25%
Insuficiência de ventrículo esquerdo	PAM entre 60–100 mmHg
Dissecção aguda de aorta	PAS entre 100–120 mmHg
Lesão renal aguda	Reduzir PAM em 20–25%
Eclâmpsia	PAS entre 130–150 mmHg e PAS entre 80–100 mmHg
Síndrome coronariana aguda	PAM entre 60–100 mmHg

BIBLIOGRAFIA

1. Chuda RR, et al. Hypertensive Crises. Hosp Med Clin 2014; 3:e111-e127.
2. James PA, et al. 2014 Evidence-Based Guideline for the Management of High Blood Pressure in Adults (JNC8). JAMA 2014; 311(5):507-520. doi:10.1001/jama.2013.284427.
3. Johnson W, et al. Hypertension crisis in the emergency department. Cardiol Clin 2012; 30(4):533-543.
4. Mancia G, et al. 2013 ESH/ESC Guidelines for the management of arterial hypertension. European Heart Journal 2013; 34:2159-2219.
5. Sociedade Brasileira de Cardiologia/Sociedade Brasileira de Hipertensão/Sociedade Brasileira de Nefrologia. VI Diretrizes Brasileiras de Hipertensão. Arq Bras Cardiol 2010; 95(1 supl.1):1-51.

INSUFICIÊNCIA RESPIRATÓRIA AGUDA

Brayan Martins Tomaz
Paulo Ricardo Gessolo Lins

DEFINIÇÃO

A insuficiência respiratória aguda ocorre quando a disfunção do sistema respiratório resulta em troca gasosa anormal de forma potencialmente ameaçadora à vida. O diagnóstico da insuficiência respiratória aguda requer uma mudança significativa da condição inicial. Indivíduos com insuficiência respiratória crônica podem viver com tensões de gases no sangue que poderiam ser alarmantes em indivíduo normal. Com o tempo, o indivíduo desenvolve mecanismos para compensar a troca gasosa inadequada; entretanto, a condição de cronicidade o torna vulnerável a lesões que poderiam ser facilmente toleradas por indivíduo previamente saudável.

FISIOPATOLOGIA

Na insuficiência respiratória aguda, o oxigênio contido no sangue está reduzido a um nível que compromete as funções orgânicas. Arbitrariamente, a insuficiência respiratória aguda é definida quando a PaO_2 < 60 mmHg. Entretanto, o valor de pressão parcial de O_2 no sangue arterial que demarca essa zona vulnerável depende do ponto da relação de dissociação da oxiemoglobina no qual qualquer diminuição na PaO_2 resulta em decréscimos agudos na quantidade de hemoglobina que está saturada com O_2 e no conteúdo de O_2 no sangue arterial. Sendo assim, mais importante que um critério arbitrário de pressão parcial de O_2 que seria considerado insuficiência respiratória aguda, é entender a posição do indivíduo na curva. Além disso, a PaO_2 sofre variação com a idade e pode ser estimada com a seguinte equação:

$$PaO_2 = [96,2 - (0,4 \times \text{idade em anos})]$$

Tradicionalmente, o nível de pressão parcial de CO_2 arterial que demarca a insuficiência respiratória aguda tem sido maior ou igual a 50 mmHg se acompanhado de pH menor ou igual a 7,3. Os pacientes com DPOC grave podem apresentar retenção crônica de CO_2, porém sua acidose respiratória compensada os protege contra anormalidades relacionadas à elevação do CO_2. Entretanto, uma maior elevação aguda da $PaCO_2$ pode precipitar sintomas e outras disfunções orgânicas.

CLASSIFICAÇÃO

A troca de gás anormal é a marca fisiológica da insuficiência respiratória aguda que pode ser classificada em duas formas principais: hipóxica ou tipo I e hipercápnico-hipóxica ou tipo II.

A eficácia global das trocas gasosas pode ser avaliada pela diferença entre a pressão de oxigênio do alvéolo (PAO_2) e a pressão de oxigênio arterial (PaO_2). Normalmente o gradiente alvéolo-arterial, $P(A-a)O_2$, é pequeno, entre 5 a 20 mmHg. O valor de referência também pode ser calculado pela fórmula:

$$P(A-a)O_2 = \text{idade} \times 0,3$$

Já o gradiente alvéolo-arterial de oxigênio pode ser calculado conforme a seguinte fórmula:

$$P(A-a)O_2 = [FiO_2 (PB - 47) - (PaCO_2 / R) - PaO_2]$$

Onde:
- FiO_2 = fração inspirada de oxigênio.
- PB = pressão barométrica local.
- 47 = pressão de vapor de água nas vias aéreas.
- R = quociente respiratório, habitualmente estimado em 0,8; quando respirando FiO_2 superiores a 0,6, a correção pelo R pode ser eliminada.
- $PaCO_2$ e PaO_2 = pressão parcial de gases arteriais.

Insuficiência respiratória tipo I

Nesse tipo de distúrbio, apesar da ventilação não estar comprometida, ocorre hipoxemia por comprometimento do vaso, alvéolo ou interstício. Comumente, a pressão parcial de dióxido de carbono está normal ou abaixo do limite inferior de normalidade; e nesses casos, o gradiente de oxigênio alvéolo-arterial está aumentado.

Os mecanismos fisiopatológicos que estão envolvidos na redução da PaO_2 são: distúrbio da ventilação-perfusão (V/Q), efeito *shunt* e difusão de O_2 anormal dos alvéolos para o capilar.

O distúrbio V/Q é definido como a perfusão de unidades alveolares que estão parcialmente aeradas como também a presença de áreas aeradas, mas parcialmente perfundidas (efeito espaço morto); é a forma mais comum de hipoxemia. No efeito *shunt* há áreas não ventiladas em que o sangue perfunde sem realizar troca gasosa. Por último, nas alterações difusionais ocorre alteração da barreira alvéolo-capilar, fazendo com que a troca gasosa se torne ineficiente, como nas pneumopatias intersticiais. Cabe destacar que o distúrbio de V/Q é distinguido do *shunt* pela avaliação da resposta da PaO_2 à administração de O_2 elevada. A hipoxemia causada pelo distúrbio V/Q pode ser corrigida a uma saturação de O_2 da hemoglobina quase completa na maioria dos indivíduos, por meio do aumento relativamente pequeno da fração inspirada de O_2.

Causas de IRpA tipo I
- Neoplasia.
- Pneumonia.

- Embolia pulmonar.
- Atelectasia.
- Insuficiência cardíaca.
- SARA.
- Doenças intersticiais pulmonares.
- DPOC.
- Asma.
- Pneumotórax.
- Edema pulmonar.

Insuficiência respiratória tipo II

Insuficiência respiratória aguda hipercápnico-hipóxica pode ser encontrada tanto em pronto-socorro quanto em pacientes em enfermarias no pós-operatório ou mesmo pacientes de terapia intensiva e, apesar de ampla ocorrência, frequentemente tem seu diagnóstico retardado. Nesse tipo de IRpA ocorre elevação da pressão parcial de gás carbônico decorrente, normalmente, do aumento do espaço morto ou redução do volume-minuto. Dessa forma, o gradiente de oxigênio alvaoloarterial é normal (Fig. 32.1).

A suspeita de IRpA tipo II deve ser levantada no contexto de indivíduo com fator de risco para hipoventilação ou aumento fisiopatológico do espaço morto, como uso de sedativos e DOPC, respectivamente. Clinicamente, o indivíduo pode apresentar desde sintomas de ansiedade e sonolência em casos leves, até mesmo delírio, confusão e coma em casos mais graves.

As causas são diversas e compreendem distúrbios do sistema nervoso central, alterações neuromusculares e periféricas, disfunção da parede torácica e da pleura e obstruções da via aérea superior.

- Diminuição do *drive* respiratório:
  - Uso de sedativos (p. ex., benzodiazepínicos, opioides), encefalite.
  - AVE.
  - Apneia central.
  - Hipoventilação associada a obesidade.
  - Hipotireoidismo.
  - Hipotermia.
  - Alcalose metabólica.
- Aumento do espaço morto:
  - Embolia pulmonar.
  - Doença pulmonar vascular grave.
  - Hiperinsuflação dinâmica (p. ex., DPOC).
  - Doença pulmonar intersticial avançada.
- Aumento da produção de dióxido de carbono
  - Aumento da produção de dióxido de carbono
  - Febre.
  - Tireotoxicose.
  - Sepse.
  - Acidose metabólica.
- Desordem da via aérea superior
  - Obstrução traqueal ou laríngea grave (p. ex., estenose, tumor, angioedema).
  - Paralisia de corda vocal.
  - Epiglotite.

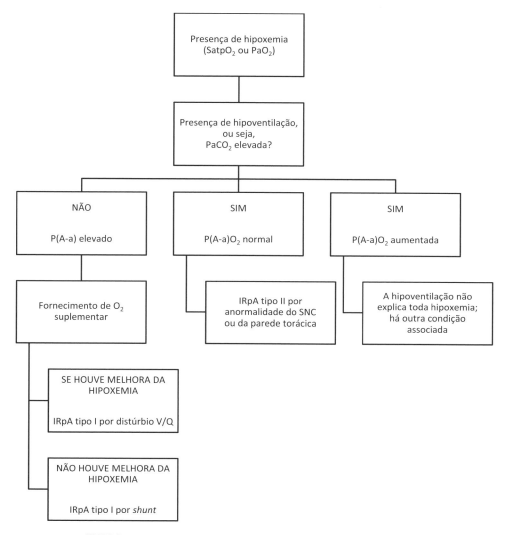

FIGURA 32.1 Algoritmo de avaliação da insuficiência respiratória aguda.

- Aspiração de corpo estranho.
- Bócio obstrutivo.
• Alteração neuromuscular ou da parede torácica
    - Lesão cervical espinhal traumática.
    - Seringomielia.
    - Esclerose lateral amiotrófica.
    - Síndrome de Guillain-Barré.
    - Miastenia *gravis*.
    - Polimiosite.
    - Tétano.
    - Mielite transversa.
    - Síndrome de Eaton-Lambert.

- Cifoescoliose.
- *Pectus excavatum*.
- Espondilite anquilosante.
- Hipotireoidismo.
- Hipertireoidismo.
- Hipomagnesemia.
- Hipofosfatemia.
- Botulismo.
- Intoxicação por organofosforados.
- Intoxicação por succinilcolina ou outros bloqueadores neuromusculares.

ABORDAGEM TERAPÊUTICA

De forma geral, como em qualquer paciente crítico, a abordagem inicial deve priorizar estabilizar a perviedade da via aérea, assegurar respiração adequada e garantir estabilidade hemodinâmica.

É necessária, normalmente, a suplementação de oxigênio; sendo que o grau de hipoxemia é variável e depende da causa da insuficiência respiratória. De forma geral, o alvo de saturação periférica de oxigênio é entre 90–92% enquanto da PaO_2 entre 60–70 mmHg; entretanto, indivíduos com doença pulmonar crônica com insuficiência respiratória crônica, $SatpO_2$ maior ou igual a 88% e PaO_2 entre 55–60 mmHg são mais condizentes com sua condição clínica de base.

A administração de oxigênio suplementar inicia-se com baixo fluxo incrementando a cada 5–15 minutos a fim de atingir o alvo do indivíduo. Usualmente, inicia-se com cânula nasal, entretanto, em alto fluxo pode ocorrer ressecamento nasal, sendo mais adequada a máscara. Atenção deve ser dada a IRpA tipo II, pois a correção da hipoxemia não corrigirá a hipercapnia. Há o risco de a suplementação de oxigênio induzir a piora da hipercapnia nessa situação por diminuir o *drive* respiratório ao corrigir a hipoxemia, além de piorar o distúrbio de V/Q ao diminuir a vasoconstrição pulmonar induzida pela hipoxemia; sendo assim, será redirecionado o fluxo sanguíneo de áreas bem ventiladas para áreas mal ventiladas. Dessa forma, a abordagem da IRpA tipo II abrange também o suporte ventilatório, sendo necessário, por vezes, uso de ventilação mecânica não invasiva, p. ex., Bipap (*bilevel positive airway pressure*).

BIBLIOGRAFIA

1. Aubier M, Murciano D, Milic-Emili J, et al. Effects of the administration of O_2 on ventilation and blood gases in patients with chronic obstructive pulmonary disease during acute respiratory failure. Am Rev Respir Dis 1980; 122:747.
2. Crossley DJ, McGuire GP, Barrow PM, Houston PL. Influence of inspired oxygen concentration on dead space, respiratory drive, and PaCO2 in intubated patients with chronic obstructive pulmonary disease. Crit Care Med 1997; 25:1522.
3. Dick CR, Liu Z, Sassoon CS, et al. O_2-induced change in ventilation and ventilatory drive in COPD. Am J Respir Crit Care Med 1997; 155:609.
4. Goldman L, Ausiello D. Cecil – Tratado de Medicina Interna. 23 ed. Rio de Janeiro: Elsevier, 2009; vols. I e II.
5. Hanson CW III, Marshall BE, Frasch HF, Marshall C. Causes of hypercarbia with oxygen therapy in patients with chronic obstructive pulmonary disease. Crit Care Med 1996; 24:23.
6. Robinson TD, Freiberg DB, Regnis JA, Young IH. The role of hypoventilation and ventilation-perfusion redistribution in oxygen-induced hypercapnia during acute exacerbations of chronic obstructive pulmonary disease. Am J Respir Crit Care Med 2000; 161:1524.

33

EMERGÊNCIAS ENDOCRINOLÓGICAS

Ludmila de Andrade Barberino
Rachel Teixeira Leal Nunes
Paulo Ricardo Gessolo Lins

CETOACIDOSE DIABÉTICA E ESTADO HIPERGLICÊMICO HIPEROSMOLAR

Introdução e epidemiologia

A cetoacidose diabética (CAD) e o estado hiperglicêmico hiperosmolar (EHH) são duas das principais complicações agudas da diabetes *mellitus* (DM), representando estados extremos associados a hiperglicemia. Classicamente, a CAD é mais comum nos portadores de DM tipo 1 (DM1) e mais jovens, porém também pode ser complicação da DM tipo 2 (DM2), principalmente quando o indivíduo é submetido a situações de estresse extremo (como infecções graves, trauma e infarto do miocárdio). Já o EHH ocorre principalmente em indivíduos mais velhos (> 65 anos) e portadores de DM2.

A CAD e o EHH estão associados a alta morbidade e mortalidade, bem como altos custos em saúde. Nos Estados Unidos, a CAD tem incidência anual estimada em 145.000 casos, e sua mortalidade é < 1%; porém, representa a principal causa de óbito de crianças e adultos jovens portadores de DM1. Não há dados precisos sobre a situação no Brasil. Já o EHH está associado a menor número de admissões hospitalares associadas ao DM (< 1%); no entanto, há maior mortalidade, chegando a 5–16% dos casos. É importante ressaltar que a mortalidades associada a CAD e EHH está mais relacionada à natureza dos seus fatores desencadeantes do que a complicações metabólicas ligadas ao quadro.

Patogênese e fatores desencadeantes

Há dois fatores principais associados ao desenvolvimento de CAD e EHH: a deficiência absoluta ou relativa de insulina e o excesso de hormônios contrarregulatórios, com destaque para o glucagon, mas também catecolaminas, cortisol e hormônio do crescimento (GH). O desequilíbrio entre insulina e hormônios contrarregulatórios é precipitado por um fator estressor (Tabela 33.1), sendo os mais comuns: infecção, má-aderência ao tratamento e primodescompensação levando ao diagnóstico de DM. Esses fatores precipitantes devem ser buscados ativamente, pois a falta do seu tratamento dificultará demasiadamente o controle da crise hiperglicêmica.

TABELA 33.1 Fatores desencadeantes de CAD e EHH	
Cetoacidose diabética	**Estado hiperosmolar hiperglicêmico**
• Má-aderência ao tratamento • Infecção • Primodescompensação • Drogas: cocaína, lítio, clozapina, olanzapina, terbutalina • Outros: AVC, IAM, pancreatite	• Má-aderência • Infecção • Outras doenças agudas: AVC, IAM, TEP, lesão renal aguda, hipotermia, entre outros. • Causas endócrinas: tireotoxicose, síndrome de Cushing, acromegalia • Drogas: betabloqueadores, bloqueadores de canal de cálcio, clortalidona, clorpromazina, cimetidina, clozapina, olanzapina, fenitoína, propranolol, corticoides, hidroclorotiazida, nutrição parenteral total • Primodescompensação

A deficiência absoluta (ou relativa) da insulina leva a redução da utilização periférica de glicose pelas células e estímulo aos processos de gliconeogênese e glicogenólise hepáticos, resultando em hiperglicemia. Quando a glicemia sérica atinge nível de cerca de 180 mg/dL, a capacidade máxima de reabsorção renal da glicose é superada, levando a glicosúria associada a diurese osmótica e poliúria, com consequente desidratação.

A falta de insulina é também estímulo para a lipólise, processo que leva à quebra de triglicérides em glicerol e ácidos graxos livres (AGL). No fígado, os AGLs sofrem processo de oxidação e formam os corpos cetônicos (acetoacetato, β-hidroxibutirato e acetona). A presença dos corpos cetônicos justifica o desenvolvimento de acidose metabólica de ânion *gap* aumentado característica da CAD. No EHH, esse processo não é encontrado de forma significativa, uma vez que a deficiência de insulina é relativa, sendo a pequena quantidade ainda presente suficiente para inibir o processo de lipólise.

A importante formação dos corpos cetônicos na CAD é um dos fatores que ajuda a explicar o porquê de o EHH se caracterizar por níveis mais acentuados de hiperglicemia e hiperosmolaridade. Como o paciente com CAD tem deficiência absoluta de insulina e desenvolve acidemia, a evolução do quadro é bem mais rápida (horas a 1–2 dias), com desenvolvimento de sintomas antes da hiperglicemia atingir níveis mais altos. O EHH evolui mais lentamente (dias), possibilitando hiperglicemia, desidratação e hiperosmolaridade mais graves. Outro fator que gera essa diferença é que o indivíduo que faz EHH geralmente é mais idoso, com maior número de comorbidades, que podem dificultar o livre acesso à água e o mecanismo de sede. Como a glicose é um dos fatores que geram a osmolalidade efetiva sérica, a falta de ingestão de líquidos de forma adequada, associada a hiperglicemia é responsável pela importante hiperosmoaridade vista no EHH, mas não na CAD.

Quadro clínico

O paciente com CAD geralmente tem rápida evolução do quadro, queixando-se de poliúria, polidpsia, dor abdominal, náuseas e vômitos. Ao exame físico, pode haver hálito cetônico, hiperventilação, com incursões profundas e rápidas (respiração de Kussmaul), desidratação, taquicardia, dor abdominal à palpação, podendo inclusive simular quadro de abdômen agudo inflamatório, em casos extremos, além de rebaixamento do nível de consciência se acidemia grave.

No paciente com EHH, é mais comum encontrar sinais/sintomas neurológicos devido à hiperosmolaridade. Pode haver rebaixamento do nível de consciência, desde leve confusão mental até coma, além de sinais neurológicos focais e convulsão (lembrando quadro vascular). A história costuma ser mais arrastada, com duração de dias. Queixas abdominais são raras e também não há hálito cetônico. Os sinais de desidratação costumam ser mais evidentes.

Deve-se sempre buscar de forma ativa os sintomas/sinais referentes ao fator desencadeante, como questionar adesão ao tratamento farmacológico e não farmacológico (dieta), sintomas que sugiram foco infeccioso ou quadros agudos como AVC e IAM, uso de drogas, introdução de novos medicamentos.

Diagnóstico

A CAD e o EHH devem ser suspeitados em todo indivíduo com quadro clínico compatível e glicemia capilar maior que 250 mg/dL. É importante ressaltar que alguns indivíduos podem apresentar cetoacidose euglicêmica. Entre eles, destacam-se os usuários dos inibidores da SGLT2, gestantes, indivíduos que usaram insulina antes de ir ao pronto-socorro, pacientes com insuficiência hepática e comprometimento do processo de gliconeogênese e ainda em pacientes com ingestão calórica muito pobre. Após a suspeita clínica, devem ser solicitados os seguintes exames: glicemia sérica, sódio, potássio, cloro, leucograma, ureia, creatinina, urina 1 com pesquisa de corpos cetônicos, cetonemia, gasometria venosa (se suspeita de hipoxemia ou distúrbio respiratório associado, coletar gasometria arterial) e eletrocardiograma. Além desses, solicitar exames baseados na possível causa de descompensação suspeitada para o paciente, como radiografia de tórax, hemoculturas, urocultura, marcadores de necrose miocárdica, entre outros.

Os critérios diagnósticos da CAD envolvem hiperglicemia (> 250 mg/dL – não é critério essencial devido à possibilidade de cetoacidose euglicêmica), acidose metabólica com ânion *gap* aumentado e pesquisa positiva de corpos cetônicos séricos (idealmente) ou urinários. De acordo com os valores dessas variáveis, a CAD pode ser classificada em leve, moderada ou grave (Tabela 33.2). Ressalta-se que o ânion *gap* deve ser calculado usando-se o sódio sérico medido e não o corrigido, com o uso da fórmula: AG = Na medido – (HCO_3 + Cl).

Quanto ao EHH, os critérios diagnósticos envolvem: hiperglicemia (> 600 mg/dL), osmolalidade sérica efetiva > 320 mOsm/kg, ausência de cetonemia/cetonúria significativa e de acidose metabólica com ânion *gap* aumentado secundária ao acúmulo de corpos

TABELA 33.2 Critérios diagnósticos de CAD e EHH				
	CAD			
	Leve	Moderada	Grave	EHH
Glicemia sérica (mg/dL)	> 250	> 250	> 250	> 600
pH	7,25–7,30	7,00–7,24	< 7,00	> 7,30
Bicarbonato (mEq/L)	15–18	10–14	< 10	> 15
Cetonemia/cetonúria	Presente	Presente	Presente	Ausente ou fracamente positiva
Osmolalidade efetiva (mOsm/kg)	Variável	Variável	Variável	> 320
Ânion *gap*	> 10	> 12	> 12	< 12
Nível de consciência	Alerta	Alerta/confusão leve	Estupor a coma	Estupor a coma

cetônicos (Tabela 33.2). O cálculo da osmolalidade sérica efetiva também faz uso do sódio sérico medido e não do corrigido. A fórmula utilizada é: [2 × Na medido (mEq/L) + glicose sérica (mg/dL)/18], sendo o valor normal = 290 ± 5 mOsm/kg.

Tratamento

O tratamento do paciente com CAD ou EHH tem como objetivos: 1) manutenção das vias aéreas pérvias; 2) correção da desidratação; 3) correção dos distúrbios eletrolíticos e ácido-base; 4) redução da glicemia 5) identificação e tratamento do fator precipitante.

O manejo desse tipo de paciente deve ser feito em ambiente de cuidados intensivos, pois requer monitorização contínua e reavaliações frequentes. Inicialmente deve-se monitorizar o paciente, ofertar oxigênio se necessário e obter acesso venoso periférico calibroso. Durante todo o tratamento, a glicemia capilar deve ser medida a cada 1 hora; sódio, potássio e cloro séricos e gasometria venosa devem ser reavaliados a cada 2–4 horas. A diurese deve ser continuamente monitorizada.

Correção da desidratação: reposição de fluidos

O passo inicial é oferecer hidratação venosa vigorosa com solução cristaloide, haja vista o grande déficit de água livre que esses pacientes apresentam. Não havendo contraindicação, deve-se administrar 15–20 mL/kg/h de cristaloide visando restaurar a volemia nas primeiras 2 horas do atendimento. Essa fase do tratamento é essencial, pois, além de melhorar a hemodinâmica do paciente, também é responsável por reduzir, em parte, a glicemia. Portanto, a prioridade inicial no atendimento a esse tipo de paciente no pronto-socorro é a de reestabelecer a sua volemia; a administração de insulina é um passo secundário.

Após esse passo inicial, o manejo dos fluidos administrados vai depender do resultado do sódio sérico. Nessa situação, o sódio deve ser corrigido de acordo com a glicemia sérica (Tabela 33.3). Se o sódio corrigido for menor que 135 mEq/L, deve-se manter a infusão de solução salina isotônica. Por outro lado, se o sódio corrigido for maior ou igual a 135 mEq/L, deve-se trocar para solução salina (NaCl) a 0,45%. Em ambos os casos, a velocidade de infusão deve ser de 250–500 mL/h.

TABELA 33.3 Cálculo do sódio sérico corrigido – sugestão da ADA

Na corrigido (fórmula de Katz) = Na medido + 1,6[(Glicemia − 100)/100]

Correção dos distúrbios eletrolíticos e ácido-base

Outra variável de importante avaliação na CAD/EHH é o potássio. A terapia com insulina reduz os níveis séricos de potássio ao promover a entrada do íon para o meio intracelular (lembrar que a insulina é administrada junto com solução glicosada no tratamento da hipercalemia). Desse modo, o tratamento com insulina **somente** deve ser iniciado após se saber o nível sérico de potássio. Se o potássio estiver menor que 3,3 mEq/L, deve-se postergar o início da insulina e administrar 20–40 mEq/h até atingir nível maior ou igual a 3,3 mEq/L. Se potássio entre 3,3 e 5,0, a insulinoterapia pode ser iniciada, sendo realizada reposição concomitante desse eletrólito, adicionando-se 20–30mEq de KCl apara cada litro de solução administrada. Já se o potássio for maior que 5,0 mEq/L, a insulina pode ser administrada sem necessidade de reposição desse eletrólito. É preciso maior cautela na reposição do potássio se o paciente apresentar lesão renal aguda ou for portador de doença renal crônica.

Após estabilização da volemia, avaliação do sódio e do potássio, o próximo passo é iniciar a terapia com insulina. No EHH e na CAD moderada a grave, deve ser usada insulina regular via endovenosa. Classicamente se sugere a realização de bólus insulina regular de 0,1 UI/kg, seguido de infusão em bomba de 0,1 UI/kg/h. No entanto, segundo a *American Diabetes Association* (ADA), o uso de bólus intravenoso de insulina regular no início do tratamento é desnecessário e não recomendado em crianças, em razão do aumento de risco de edema cerebral. Em adultos, há necessidade de mais estudos controlados e aleatorizados para que esse procedimento possa ser implementado de rotina.

Com essa velocidade de infusão, espera-se queda de 50 a 70 mg/dL de glicemia a cada hora (Fig. 33.1). Com a correção gradual da glicemia e, portanto, da osmolalidade, pode-se prevenir o edema cerebral clínico, sobretudo em jovens.

Na CAD leve, pode ser optado por tratamento via subcutânea com uso de insulina ultrarrápida (lispro ou aspart), a dose do bólus inicial é de 0,2 UI/kg, seguido de 0,2 UI/kg a cada 2 horas.

Quando a glicemia atingir 200–250 mg/dL na CAD e 250–300 mg/dL no EHH, a solução de hidratação deve ser mudada para outra contendo glicose, visando manter a glicemia entre 150 e 200 mg/dL e 250–300 mg/dL respectivamente (Fig. 33.1). Além disso, nesse momento, a infusão de insulina deve ser reduzida para 0,05 UI/kg/h.

A indicação de bicarbonato de sódio na CAD é controversa, mas a literatura considera prudente o uso em baixas doses quando pH ≤ 7,1. Recomendam-se 50 mEq/L de bicarbonato de sódio IV se o pH estiver entre 6,9 e 7,1 e 100 mEq/L se o pH < 6,9 ou com hiperpotassemia grave. O uso de bicarbonato de sódio com pH > 7,1 não melhora o prognóstico. Os riscos de uso inapropriado de bicarbonato de sódio são a alcalose metabólica, a acidose liquórica paradoxal, o edema cerebral, a hipopotassemia e a anoxia tecidual.

A hipofosfatemia leve é um achado comum e geralmente assintomático durante a terapia da CAD. Não está indicada a reposição de sais de fosfato de rotina, em parte devido ao risco de hipocalcemia, não havendo evidências suficientes que demonstrem a melhora do prognóstico quando em comparação com o não uso. Em raras situações de extrema depleção de fosfato, podem evoluir com manifestações clínicas graves, como insuficiência cardíaca congestiva, insuficiência respiratória aguda e outras condições clínicas associadas à hipoxemia. Nesses casos (quando o fosforo sérico por < 1 mg/dL), a reposição adequada de fosfato torna-se imperiosa e geralmente evolui com bom prognóstico. Observe como realizar essa reposição no capítulo de hipofosfatemia.

Redução da glicemia: controle da CAD e EHH

A CAD é considerada como resolvida quando a glicemia é menor que 200 mg/dL, o bicarbonato ≥ 18 mEq/L, o ânion *gap* encontra-se normalizado e o pH ≥ 7,30. Já o EHH, quando é atingida osmolalidade efetiva < 315 mOsm/kg, glicemia ≤ 250 mg/dL e o paciente recupera o nível de consciência (Tabela 33.4).

Antes de converter a infusão endovenosa para subcutânea, é necessário certificar-se de que o paciente consegue se alimentar. Se o paciente fazia uso prévio de insulina, pode ser usada mesma dose total utilizada em casa, desde que tenha bom controle glicêmico prévio à descompensação. Se o paciente não usava insulina ou não tinha bom controle com esquema prévio, deve-se iniciar 0,5–0,8 UI/kg, sendo metade da dose total constituída por insulina NPH (2 a 3 doses/dia) e a outra metade insulina regular (3 doses/dia – antes das refeições). Doses menores de 0,3–0,5 UI/kg podem ser necessárias em pacientes com *clearance* < 30 mL/min/1,73 m^2, idosos ou hepatopatas. Como a meia-vida da insulina regular intravenosa é de menos de 30 minutos, a bomba de infusão somente deve ser desligada após 1 hora da administração de insulina subcutânea. Nesse momento, deve ser garantido que o paciente seja alimentado.

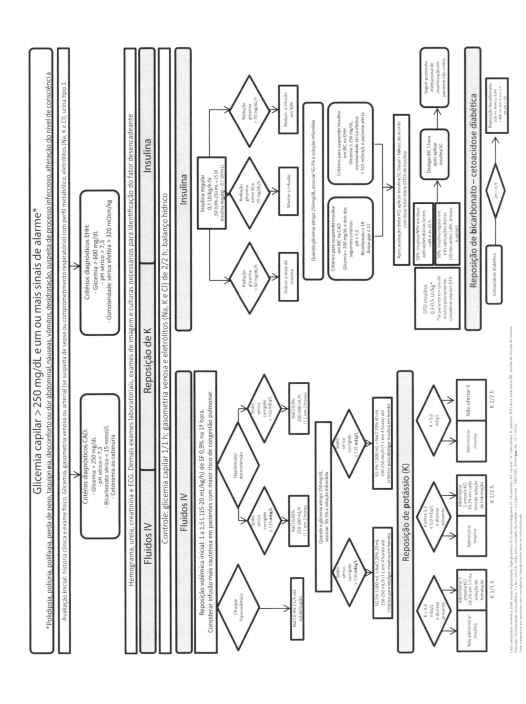

FIGURA 33.1 Protocolo do Hospital São Paulo para manejo de CAD e EHH.

TABELA 33.4 Critérios de resolução da CAD e EHH

CAD	EHH
Glicemia < 200 mg/dL	Glicemia ≤ 250 mg/dL
Bicarbonato ≥ 18 mEq/L	Osmolalidade efetiva < 315 mOsm/kg
Ânion *gap* < 12 mEq/L	Paciente alerta
pH ≥ 7,30	

TABELA 33.5 Recomendações da SBD para o tratamento da CAD/EHH

Recomendação	Nível de evidência
CAD/EHH grave: o uso de insulina regular intravenosa contínua (bomba de infusão) é o tratamento de escolha	A
CAD/EHH leve ou moderado: pode-se utilizar insulina regular IM, 1/1 h, ou análogos ultrarrápidos SC, 1/1 h ou 2/2 h	A
CAD: o uso de bicarbonato de sódio com pH > 7,1 não melhora o prognóstico	A
CAD: indica-se o uso de fosfato apenas com hipofosfatemia grave ou em pacientes com anemia, ICC ou em condições clínicas associadas à hipóxia	A
CAD: deve-se tratar o edema cerebral prontamente, com infusão intravascular de manitol a 20%	A
CAD: indica-se o uso de solução salina isotônica (NaCl a 0,9%) no tratamento da desidratação	A
CAD: em crianças, não se recomenda insulina regular intravenosa em bólus no início do tratamento	A
CAD: é prudente o uso de bicarbonato de sódio em baixas doses com pH < 7,0	A
CAD: em adultos, o uso de insulina regular intravenosa em bólus no início do tratamento pode ser benéfico	D
CAD: a correção gradual da glicemia e da osmolalidade pode prevenir o edema cerebral clínico	B

A: estudos experimentais e observacionais de melhor consistência; B: estudos experimentais e observacionais de menor consistência; C: relatos de casos – estudos não controlados; D: opinião desprovida de avaliação crítica, baseada em consenso, estudos fisiológicos ou modelos animais.

O paciente deve ser mantido em observação para tratamento do fator desencadeante (se necessário), regularização da glicemia e ajuste do esquema de insulina. Na alta hospitalar, o paciente deve ser encaminhado para um serviço especializado, além de receber orientações sobre a importância da aderência ao tratamento e sobre o correto uso da insulina, devendo aprender a aumentar a dose da insulina quando adoecer e ser orientado a retornar imediatamente ao pronto-socorro se apresentar novamente sintomas de CAD ou EHH (Tabela 33.5).

CRISE TIREOTÓXICA

Introdução e epidemiologia

A crise tireotóxica (CT), também conhecida como tempestade tireoidiana, é uma condição rara, mas grave e potencialmente fatal, devendo ser reconhecida pelo residente de clínica médica. A incidência da CT é estimada em 0,2 por 100.000 pessoas-ano (estudo japonês), com alta letalidade associada, variando de 8–25%. A CT geralmente ocorre em portadores crônicos de hipertireoidismo (como doença de Graves, bócio multinodular

TABELA 33.6 Fatores desencadeantes da crise tireotóxica e coma mixadematoso	
Crise tireotóxica	**Coma mixadematoso**
• Infecção • Retirada da terapia antitireoidiana • Iodo radioativo • Cirurgias na tireoide • Outras cirurgias • Uso de contraste iodado • Trauma • Amiodarona • Gravidez • Puerpério • Intoxicação por organofosfatos • Quimioterapia citotóxica • Distúrbio metabólico • Cetoacidose diabética	• Infecção • AVC • Baixas temperaturas • Trauma • Medicamentos (p. ex., amiodarona, lítio, interferon) • Acidose • Distúrbios hidroeletrolíticos • Retirada inadvertida da levotiroxina • Insuficiência cardíaca descompensada • Anestesia • Sangramento gastrointestinal

tóxico, adenoma solitário tóxico) não tratados ou subtratados. Na maioria das vezes há um fator desencadeante funcionando como "gatilho" para a CT (Tabela 33.6).

Apresentação clínica e laboratorial

Geralmente apresenta-se com sintomas exagerados de hipertireoidismo. Chama atenção a presença de taquicardia, que pode chegar a níveis como 140 bpm e mesmo desencadear fibrilação atrial aguda ou outras taquiarritmias, além de sintomas de insuficiência cardíaca aguda, podendo os achados cardiovasculares levar até a óbito do paciente.

Outro achado característico é a hipertermia, podendo alcançar temperaturas de 40–41 °C. Além disso, também é encontrada alteração do estado mental, como ansiedade, agitação, *delirium*, psicose, letargia, convulsão, torpor e até coma. Sintomas gastrointestinais como dor abdominal, diarreia, náuseas, vômitos, icterícia e outros sinais/sintomas de insuficiência hepática aguda também podem ser vistos. Ao exame físico, podemos encontrar ainda bócio, oftalmopatia associada a doença de Graves, tremor de extremidades, pele úmida e quente.

Curiosamente, a apresentação da CT independe dos níveis de T4 livre, T3 e TSH, os quais são similares aos valores apresentados na tireotoxicose compensada, de modo que a suspeição clínica ganha ainda mais importância nessa condição.

Laboratorialmente, podemos encontrar também hiperglicemia pelo efeito da liberação de catecolaminas, hipercalcemia leve, alteração de função hepática, leucocitose ou leucopenia.

Diagnóstico

O diagnóstico é basicamente dado pela suspeita clínica, alteração de hormônios tireoidianos (TSH suprimido; T4 e T3 elevados) e por meio de escores, sendo mais utilizados os critérios de Burch-Wartofsky (Tabela 33.7). Nesse escore, uma pontuação maior ou igual a 45 é altamente sugestiva de CT, entre 25 e 44 pontos é sugestiva ou aponta iminência de CT e abaixo de 25 pontos torna o diagnóstico improvável. Esse critério possui alta sensibilidade diagnóstica, porém não é muito específico. Não obstante, por se tratar de condição potencialmente grave, é prudente fazer uso de critérios diagnósticos sensíveis e iniciar o tratamento o mais precoce possível.

TABELA 33.7 Critérios de Burch-Wartofsky		
Variáveis		**Pontuação**
Temperatura	37,2–37,7 °C	5
	37,8–38,2 °C	10
	38,3–38,8 °C	15
	38,9–39,3 °C	20
	39,4–39,9 °C	25
	≥ 40 °C	30
Alteração do estado mental	Ausente	0
	Leve (agitação)	10
	Moderada (letargia intensa, *delirium*, psicose)	20
	Grave (convulsão, coma)	30
Disfunção do trato gastrointestinal e hepático	Ausente	0
	Moderada: (náuseas, vômitos, dor abdominal, diarreia)	10
	Grave (icterícia inexplicada)	20
Frequência cardíaca	99–109 bpm	5
	110–119 bpm	10
	120–129 bpm	15
	130–139 bpm	20
	≥ 140 bpm	25
Insuficiência cardíaca	Ausente	0
	Leve (edema de membros inferiores)	5
	Moderada (crepitações bibasais)	10
	Grave (edema pulmonar)	15
Fibrilação atrial	Ausente	0
	Presente	10
Fator precipitante	Ausente	0
	Presente	10

Tratamento

Inicialmente deve-se fornecer assistência de suporte essencial a todo doente crítico, avaliando a volemia e sinais de insuficiência cardíaca, procurando e tratando o possível fator desencadeante e monitorizando o paciente, idealmente em ambiente de terapia intensiva.

Betabloqueadores são utilizados para controle de sinais e sintomas de descarga adrenérgica e também podem inibir a conversão de T4 em T3. Deve-se usar essa medicação com cautela em caso de insuficiência cardíaca descompensada. O medicamento mais utilizado pela sua alta disponibilidade é o propranolol, com a dose de 40 a 80 mg a cada 4 a 6 horas via oral ou sonda enteral, ajustando de acordo com controle da frequência cardíaca (objetivando valores entre 60 e 80 bpm) e variação de pressão do paciente. O propranolol também pode ser utilizado via endovenosa com dose inicial de 0,5–1 mg lento, podendo ser repetido 1 a 2 mg a cada 15 minutos até controle adequado da frequência.

As tionamidas (propiltiouracil ou metimazol) são utilizadas para reduzir a síntese de hormonal, com inicio de ação 1 a 2 horas após administração, devendo ser iniciadas tão logo seja possível. As doses recomendadas são de 200 mg de propiltiouracil (PTU) a cada 4 horas ou 20 mg de metimazol a cada 4 a 6 horas. Essa classe de medicação, no entanto, não possui efeito na redução da liberação de hormônios previamente formados; para atingir tal efeito, é necessário associar soluções ricas em iodo ao tratamento.

A solução de iodo mais utilizada é o Lugol, 8 a 10 gotas via oral ou retal a cada 6 a 8 horas. É importante ressaltar que a primeira dose da solução rica em Iodo somente deve ser administrada **1 hora após a primeira dose da tionamida**, pois se utilizada antes pode haver estímulo à produção hormonal. O iodo em altas doses também pode inibir a produção hormonal.

Glicocorticoides são utilizados visando reduzir a conversão de T4 em T3, além de corrigir possível insuficiência adrenal relativa devido ao intenso estresse metabólico. Pode ser usada a hidrocortisona por via endovenosa, com dose de ataque 300 mg, seguido de 100 mg a cada 8 horas ou a dexametasona 2–4 mg a cada 6 horas.

A colestiramina tem ação ao interferir na reabsorção de hormônios tireoidianos excretados na bile conjugados a outras substâncias. A dose recomendada é de 4 g a cada 6 horas.

A plasmaférese é uma alternativa para quando há falha do tratamento convencional, podendo servir de ponte para tireoidectomia total.

Em pacientes com contraindicação para uso das tionamidas (agranulocitose, alergia grave, hepatotoxicidade), o tratamento de escolha é a tireoidectomia, com preparo prévio adequado. Uma alternativa é o uso do carbonato de lítio, visando efeito de bloqueio da liberação hormonal tireoidiana, com dose de 300 mg a cada 6 horas, com controle de litemia.

Evolução

Após melhora clínica (temperatura, cardiovascular, sistema nervoso central e gastrointestinal) o iodo e os glicocorticoides podem ser suspensos (normalmente não se deve utrapassar 7 dias do uso).

A dose das tionamidas deve ser ajustada ambulatorialmente, visando manter o indivíduo eutireóideo. Se o PTU vinha sendo usado, idealmente deve ser trocado pelo metimazol, que possui melhor perfil de segurança. Sugere-se não utilizar doses maiores que 30 mg de tapazol ou correspondente após a alta hospitalar. Os betabloqueadores somente devem ser suspensos após a normalização hormonal. Nos pacientes portadores de Graves, deve-se indicar radioiodoterapia ou tireoidectomia visando prevenir novas crises.

COMA MIXADEMATOSO

Introdução e epidemiologia

O coma mixadematoso (CM) representa estado de hipotireoidismo grave, avançado e descompensado, levando a rebaixamento do nível de consciência, hipotermia e outros sinais/sintomas de quebra da homeostase em diversos órgãos/sistemas. A incidência dessa complicação é rara (0,22 por 1 mihão de pessoas/ano), mas assim como na tempestade tireotóxica, há uma alta letalidade associada a essa condição (20–25%), devendo o residente de clínica médica estar atento ao seu diagnóstico no pronto-socorro.

Embora possa acometer indivíduos em qualquer idade e em ambos os sexos, estão mais propensas mulheres idosas (≥ 60 anos) com hipotireoidismo de longa data, nos meses de inverno. Pode ocorrer como ápice da apresentação de hipotireoidismo grave de longa data, porém geralmente, há fatores desencadeantes associados (Tabela 33.6).

Apresentação clínica e laboratorial

O sinal que mais chama atenção nesse quadro é o rebaixamento do nível de consciência, que não necessariamente se apresenta como coma, podendo haver letargia, desorientação, obnubilação e até alucinações.

Devido à redução da termogênese associada à redução do metabolismo visto no CM, geralmente, o paciente encontra-se com hipotermia. Essa variável tem associação com o prognóstico, com baixas temperaturas associadas a pior prognóstico.

O sistema cardiovascular também é afetado, sendo encontrados: bradicardia, hipertensão diastólica, com pinçamento da pressão de pulso, redução da contratilidade miocárdica e débito cardíaco, derrame pericárdico; no entanto, insuficiência cardíaca clinicamente manifesta é rara.

Ocorre também depressão do centro de controle respiratório no SNC, gerando diminuição da resposta fisiológica a hipóxia e hipercapnia, de modo que é comum encontrar acidose respiratória. Além disso, hipotermia, miopatia e macroglossia por edema também podem contribuir para o quadro de insuficiência respiratória, sendo muitas vezes necessário suporte ventilatório invasivo.

No sistema renal metabólico, o principal achado é de hiponatremia, que pode ser grave, a ponto de gerar crises convulsivas focais, generalizadas e até estado de mal epiléptico, além de contribuir para a alteração do estado mental. Pode haver também redução da taxa de filtração glomerular associada ao hipotireoidismo grave; retenção urinária por atonia da bexiga, podendo também contribuir para piora da função renal.

A principal manifestação no trato gastrointestinal (TGI) no paciente com hipotireoidismo é a constipação, por redução da peristalse; no CM pode haver evolução para íleo paralítico, com apresentação similar a quadro de abdômen agudo obstrutivo, podendo levar até a abordagem cirúrgica desnecessária. Em raros casos é encontrada ascite. Pode haver também sangramento no TGI devido a coagulopatia, secundária a doença de Von Willebrand adquirida (tipo 1) e deficiência dos fatores V, VII, VIII, IX e X, associada ao estado de hipotireoidismo grave.

Edema não compressível difuso e periorbitário, pele seca, cabelos frágeis, alopecia, madarose, macroglossia, edema de laringe, são outras manifestações que podem ser encontradas. O achado de hipoglicemia está principalmente associado à presença de insuficiência adrenal concomitante.

Assim como na CT, os níveis de TSH e T4 não têm correlação com a gravidade do quadro, podendo apresentar níveis equivalentes aos encontrados no hipotireoidismo compensado. Mais uma vez, a correlação com o quadro clínico ganha grande importância. Outros achados laboratoriais são: anemia, hipercolesterolemia, aumento da lactato desidrogenase (DHL) e da creatinofosfoquinase (CPK), aumento do lactato (por redução do *clearance* hepático) além dos já citados: hiponatremia, hipercapnia e hipoxemia.

Diagnóstico

Primeiramente, outras causas de rebaixamento do nível de consciência mais comuns devem ser descartadas, como *delirium* hipoativo, sepse, lesões em sistema nervoso central. O CM deve ser suspeitado em todo paciente com rebaixamento do nível de consciência associado a hipotermia, hiponatremia e/ou hipercapnia. Além disso, a presença de sinais/sintomas de hipotireoidismo crônico mal controlado, cicatriz de tireoidectomia, uso recente de iodo radioativo e uso de drogas como amiodarona, lítio e interferon ajudam na suspeita diagnóstica.

Após a suspeita clínica, deve-se solicitar dosagem de TSH, T4 livre e cortisol, haja vista a grande associação com insuficiência adrenal. Em geral, o CM está associado a hipotireoidismo primário, com níveis elevados de TSH e T4 livre bastante reduzido. No entanto, na presença de doenças sistêmicas graves, no uso de drogas como dopamina, dobutamina e corticosteroides sistêmicos, pode haver pouca elevação do TSH. Outra possibilidade, mais rara, é de hipotireoidismo central (nos casos de pacientes com macroadenomas da região selar), quando o TSH também poderá estar suprimido.

Tratamento

Como para todo paciente grave, o tratamento começa garantindo a perviedade da via aérea, ventilação adequada e estabilidade hemodinâmica. Em muitos centros no Brasil, o resultado laboratorial dos hormônios tireoidianos pode demorar horas a dias para ter resultado, de forma que, na presença de forte suspeita clínica, o tratamento específico deve ser iniciado mesmo sem confirmação laboratorial.

Por tratar-se de condição rara, há poucos estudos relacionados ao tema, de modo que o tipo de hormônio utilizado e suas doses são controversas na literatura. Existem esquemas com reposição apenas de T4, apenas de T3 ou de ambos associados, no entanto, no Brasil, não dispomos de T3 terapêutico. De forma geral, deve-se preferir administrar a medicação por via endovenosa (EV), já que a absorção intestinal no paciente instável é errática, além do risco de broncoaspiração. É consenso que durante o tratamento o paciente deve estar sempre monitorizado, idealmente em leito de UTI, atentando para o risco de arritmias e infarto agudo do miocárdio (IAM). A levotiroxina pode ser administrada com dose de ataque no primeiro dia de 200 a 500 mcg EV, seguido de 50 a 100 mcg EV por dia. Quando o paciente estiver em condições de ingerir medicação por via oral, deve-se converter a dosagem dividindo a dose EV por 0,75.

Deve-se também administrar glicocorticoides até a possibilidade de insuficiência adrenal associada ser excluída; sugere-se hidrocortisona 100 mg 8/8 h.

Após a compensação do paciente, a dose da levotiroxina deve ser ajustada de acordo com os níveis de TSH, a cada 6 a 8 semanas (normalmente a dose de manutenção de levotiroxina é de 1,6–1,8 mcg/kg do paciente).

BIBLIOGRAFIA

1. Adolfo Milech, et al. Diretrizes da Sociedade Brasileira de Diabetes (2015-2016). São Paulo: A.C. Farmacêutica; 2016. ISBN 978-85-8114-307-1.
2. Jonklaas J, Bianco AC, Bauer AJ, Burman KD, Cappola AR, Celi FS, et al. Guidelines for the Treatment of Hypothyroidism. Thyroid 2014; 24(12):1670-1751.
3. Kitabchi AE, et al. Diabetic ketoacidosis and hyperosmolar hyperglycemic state in adults: Clinical features, evaluation, and diagnosis. Uptodate. (Acessado em 20 de julho, 2016.)
4. Kitabchi AE, et al. Diabetic ketoacidosis and hyperosmolar hyperglycemic state in adults: Treatment. Uptodate. (Acessado em 20 de julho, 2016.)
5. Kitabchi AE, et al. Hyperglycemic Crises in Adult Patients With Diabetes. Diabetes Care 2009; 7:1335-1343.
6. Klubo-Gwiezdzinska J, Wartofsky L. Thyroid emergencies. Med Clin N Am 2012; 96:385-403.
7. Kwaku MP, Burman KD. Myxedema coma. J Intensive Care Med 2007; 22:224-231.
8. Leo DS, Lee SY, Braverman LE. Hyperthytoidism. The Lancet; 2016.
9. Ross DS. Myxedema Coma. Uptodate. (Acessado em 30 de junho, 2016.)
10. Ross DS. Tyroid Storm. Uptodate. (Acessado em 10 de julho, 2016.)
11. Umpierrez G, Korytkowski M. Diabetic emergencies – ketoacidosis, hyperglycaemic hyperosmolar state and hypoglycaemia. Nature Reviews Endocrinology 2016; 12:222-232.

34

HEMORRAGIA DIGESTIVA ALTA E BAIXA

Diego Adão Fanti Silva
Paulo Ricardo Gessolo Lins

DEFINIÇÃO, CLASSIFICAÇÃO E EPIDEMIOLOGIA

Os sangramentos oriundos do trato gastrointestinal, genericamente denominados hemorragia digestiva, encontram-se dentro da síndrome do choque hemorrágico, e como tal devem ser conduzidos na sala de emergência. Anatomicamente, esses sangramentos podem ser classificados em hemorragia digestiva alta (HDA), cuja fonte de sangramento é proximal ao ângulo de Treitz e hemorragia digestiva baixa (HDB), cuja fonte é distal ao ângulo.

Alguns poucos autores preferem classificar os sangramentos localizados entre o ângulo de Treitz e a válvula ileocecal como hemorragia digestiva intermédia (HDI) ou de intestino delgado, em virtude da dificuldade de acesso a essa porção do trato gastrointestinal pelos métodos endoscópicos habituais. Estima-se que, em até 10% dos pacientes, a origem do sangramento não será identificada por endoscopia digestiva alta (EDA) ou colonoscopia. Desses pacientes, 75% terão o intestino delgado como responsável, e 15% não terão o foco definido por nenhum outro método (hemorragia digestiva obscura [HDO]).

A HDA é mais prevalente que a HDB, com relação de 4 HDAs para 1 HDB. As HDAs são divididas etiologicamente em HDA varicosa (20% dos casos) e HDA não varicosa (80%). As HDBs, por sua vez, dividem-se anatomicamente em HDB de intestino delgado (5%) e HDB de intestino grosso (95%). A principal causa de sangramento por HDA varicosa são as varizes de esôfago secundárias à hipertensão portal, enquanto a principal causa de sangramento por HDA não varicosa são as úlceras pépticas de duodeno e estômago. Em relação à HDB, a principal causa de sangramento do intestino delgado são as angiodisplasias, enquanto para o intestino grosso tem-se a doença diverticular dos cólons como principal causa de sangramento. A Tabela 34.1 apresenta outras etiologias possíveis para as hemorragias digestivas alta e baixa.

Embora a maioria dos sangramentos intestinais apresente curso autolimitado, com resolução espontânea em torno de 80%, alguns casos são reconhecidos como graves por conta das elevadas taxas de ressangramento e mortalidade, a exemplo dos pacientes

TABELA 34.1 Etiologia da hemorragia digestiva

Hemorragia digestiva alta

Varicosa
- Varizes de esôfago
- Gastropatia hipertensiva
- Varizes de fundo gástrico

Não varicosa
- Úlcera péptica
- Esofagite/gastrite erosiva
- Neoplasia
- Síndrome de Mallory-Weiss
- Lesão de Dieulafoy

Hemorragia digestiva baixa

Intestino delgado
- Angiodisplasia
- Doença inflamatória intestinal
- Neoplasia
- Divertículo de Meckel
- Erosões/úlceras de delgado
- Lesão de Dieulafoy

Intestino grosso
- Doença diverticular dos cólons
- Neoplasia
- Angiodisplasia
- Pós-polipectomia
- Doença inflamatória intestinal

Obs.: Os sangramentos orificiais (hematoquezia secundária a doença hemorroidária, fissuras anorretais, entre outros) não foram considerados como hemorragia digestiva.

cirróticos, dos quais até 1/3 irá falecer por sangramento de varizes. Em números, para a HDA varicosa, a taxa de mortalidade é de 20% em 30 dias, com 50% de cessação espontânea do sangramento. Para a HDA não varicosa, por sua vez, a taxa de mortalidade é de 11% em 30 dias, com 90% de cessão espontânea. Os casos de HDB são os que apresentam a melhor evolução, sendo a mortalidade de 3% e a parada do sangramento de 85%. Ou seja, embora as três situações sejam potencialmente graves formas de apresentação clínica do choque hemorrágico, existe um gradiente de morbimortalidade crescente para os casos de HDB, HDA não varicosa e HDA varicosa, respectivamente.

QUADRO CLÍNICO

A apresentação clínica comum às hemorragias digestivas são os sinais e sintomas da síndrome do choque hemorrágico, associado ao sangramento gastrointestinal propriamente dito, que pode ser exteriorizado pela boca ou pelo ânus, na forma de hematêmese, melena ou enterorragia.

Por hematêmese entende-se a exteriorização de sangue não digerido e coágulos pela boca, de coloração avermelhada, sem odor fétido; enquanto melena refere-se à evacuação de sangue digerido, escurecido e pastoso, com odor fétido característico. Ambas, hematêmese e melena, são mais comuns às HDAs. A enterorragia, por sua vez, é atribuída à evacuação de sangue vermelho vivo, não digerido, mais comum aos sangramentos oriundos

TABELA 34.2 Graus de choque hemorrágico (simplificado)			
	Leve	Moderado	Grave
Perda volêmica (%)	Até 15%	15 a 40%	Maior que 40%
FC (bc/min)	< 100	100 a 140	> 140
PA (mmHg)	Normal	Normal ou diminuída	Diminuída
FR (ir/min)	< 20	20 a 35	> 35
NC	Pouco ansioso	Ansioso ou confuso	Letárgico

FC: frequência cardíaca; PA: pressão arterial; FR: frequência respiratória; NC: nível de consciência.
Adaptada de ATLS Subcommittee; American College of Surgeons' Committee on Trauma; International ATLS working group. Advanced trauma life support (ATLS®): the ninth edition. J Trauma Acute Care Surg 2013; 74(5):1363-1366.

do intestino grosso (74%). Exceção à regra, mais raramente, sangramentos do intestino delgado e do cólon direito podem se exteriorizar na forma de melena e serem secundários a uma HDB, assim como pacientes com trânsito intestinal acelerado podem ter sangramentos proximais ao Treitz exteriorizados na forma de enterorragia. Em termos numéricos, 90% dos casos de melena são devidos a sangramentos altos, enquanto apenas 11% dos casos de enterorragia são secundários à HDA (geralmente, esses pacientes apresentam grande perda volêmica, com comprometimento hemodinâmico importante, que não é comum às HDBs).

A literatura inglesa utiliza-se do termo hematoquezia para qualquer forma de sangramento exteriorizado pelo ânus. Em nosso meio, entretanto, hematoquezia destina-se exclusivamente aos sangramentos orificiais, misturado às fezes, geralmente secundário a uma doença orificial, como fissuras anorretais e a doença hemorroidária.

Associado ao sangramento propriamente dito, os pacientes podem se apresentar com diversos sinais de choque hemorrágico em seus diferentes graus, na dependência do montante de sangue perdido (Tabela 34.2). Taquicardia, hipotensão arterial, hipotensão postural, diminuição do tempo de enchimento capilar, palidez cutânea, extremidades frias e pegajosas, pulsos fracos e filiformes, taquipneia, rebaixamento do nível de consciência e oligúria são alguns exemplos do espectro clínico da manifestação das perdas volêmicas.

Os antecedentes pessoais e o histórico de sangramentos anteriores auxiliam no diagnóstico da provável fonte do sangramento vigente. Dos pacientes com recorrência do sangramento, 60% o fazem da mesma origem. Histórico de doença péptica, *H. pylori*, epigastralgia, uso de anti-inflamatórios não hormonais (AINH) e corticosteroides falam a favor de HDA por úlcera péptica. Em pacientes cirróticos, embora ainda com risco de lesões pépticas, a principal fonte de sangramento são as varizes de esôfago em mais de 50% dos casos. Enterorragia em pacientes idosos, com pequena repercussão hemodinâmica, é mais comum aos divertículos colônicos, enquanto antecedente de lesão renal crônica e estenose de valva aórtica aumentam o risco de sangramento por angiodisplasia.

Vale ressaltar que pacientes em uso de suplementação oral de ferro podem apresentar fezes com aspecto de melena, sendo possível fator de confusão.

TRATAMENTO GERAL

O tratamento das hemorragias digestivas pode ser dividido didaticamente em duas fases: 1) medidas iniciais para a síndrome do choque hemorrágico e 2) medidas diretas para controle do foco de sangramento e complicações da doença de base.

As medidas iniciais para controle do choque hemorrágico visam à estabilidade hemodinâmica, devendo ser realizadas em ambiente de sala de emergência ou unidade de terapia intensiva (UTI), com monitorização, proteção de vias aéreas, suplementação de oxigênio, acesso venoso, ressuscitação hemodinâmica e correção de coagulopatias. Todo paciente com hemorragia digestiva deve ser monitorado com cardioscopia, oximetria de pulso (SpO_2) e pressão arterial não invasiva. Para os pacientes sem comprometimento do nível de consciência e proteção adequada de vias aéreas, deve-se ofertar oxigênio em cateter ou máscara para manter SpO_2 acima de 92%. Para os pacientes com risco de aspiração, no entanto, procede-se à intubação orotraqueal (IOT) em sequência rápida. Todos os pacientes devem ficar em jejum até realização da EDA e controle do sangramento. Dois acessos periféricos, calibrosos (14 ou 16G) e antecubitais devem ser assegurados, iniciando-se a ressuscitação hemodinâmica com cristaloide e hemoderivados. Deve-se atentar que a hipervolemia é prejudicial, de modo que o uso excessivo de cristaloides é contraindicado. Em pacientes com necessidade crescente de reposição volêmica, deve-se providenciar hemoderivados precocemente, idealmente após tipagem sanguínea. Como metas, objetiva-se pressão arterial média (PAM) acima de 70 mmHg e pressão arterial sistólica (PAS) acima de 90 mmHg, hemoglobina (Hb) acima de 7 g/dL (ou 9 g/dL para os coronariopatas). Ressalta-se que valores de PAM acima de 90 mmHg, PAS acima de 120 mmHg e Hb acima de 10 g/dL (hiper-ressuscitação) estão associados a pior evolução e maiores gastos com hemoderivados, principalmente na HDA varicosa. O controle de Hb é realizado a cada 6 horas até controle do foco de sangramento e estabilização de seus valores.

Distúrbios de coagulação devem ser prontamente corrigidos. Plaquetas abaixo de 50.000/mm^3 e relação normatizada internacional (RNI) acima de 1,5 devem ser ajustados com seus respectivos hemoderivados. Essas alterações são mais comuns em pacientes cirróticos e com esquistossomose, merecendo cuidados específicos devido à autoanticoagulação do primeiro e hiperesplenismo do segundo.

Nos casos de HDA, o uso de sonda nasogástrica (SNG ou de Levine) não previne a aspiração, sendo útil apenas para a lavagem gástrica com intuito de facilitar a EDA. A SNG também pode auxiliar no diagnóstico do sangramento de fonte alta, porém com falso-negativo em até 20% dos casos em virtude dos sangramentos distais ao piloro. Se disponível, a eritromicina parenteral atua como pró-cinético eficaz e também facilita a EDA. A metroclopramida não mostrou tais benefícios.

Recomenda-se que todo paciente com quadro de HDA seja avaliado por algum escore de risco de morbimortalidade durante sua avaliação inicial. Como exemplo, dispõem-se dos escores de Rockall e Blatchford, ambos validados pela literatura, embora com discussão quanto a sua real acurácia. São considerados com baixo risco de ressangramento e mortalidade os pacientes com escore Rockall menor que 2; enquanto para o escore de Blatchford, zero ponto infere baixo risco de necessidade de intervenção endoscópica. Os escores podem ser acessados nas mais diversas calculadoras médicas ou pela internet.

TRATAMENTO ESPECÍFICO

Após estabilização hemodinâmica e controle do choque hemorrágico, procede-se ao tratamento direcionado às fontes de sangramento. Existem particularidades no manejo da HDA não varicosa, da HDA varicosa e da HDB, embora o ponto comum seja a terapia endoscópica para diagnóstico e tratamento da etiologia, preferencialmente dentro de 24 h da chegada ao serviço de saúde.

HDA não varicosa

O início precoce e empírico dos inibidores de bomba de prótons (IBP) em dose alta está associado a redução da taxa de sangramento, tempo de internação hospitalar, necessidade de cirurgia e uso de hemoderivados, embora não esteja associado à redução da mortalidade. A droga preferencial é o omeprazol, com posologia intravenosa (IV) de 80 mg/dia, dividido em duas doses de 40 mg. O uso em bomba de infusão não se mostrou superior às doses intermitentes, sendo mais custoso e, portanto, não recomendado. Outras drogas antiácidas, como os inibidores H2, não mostraram benefício na HDA péptica.

A EDA deve ser realizada e, no caso de lesão péptica sangrante, procede-se ao tratamento endoscópico com terapia hemostática combinada (em geral, cauterização ou clipagem associada a adrenalização). A EDA possibilita também a caracterização das lesões pépticas conforme a classificação de Forrest (Tabela 34.3), que prediz a mortalidade e as taxas de ressangramento, sugerindo uma nova endoscopia em 24–48 h (*second-look*) para os casos Ia, Ib e IIa. Não se deve indicar uma segunda EDA de rotina para todos os pacientes. Existe também maior risco de ressangramento em úlceras grandes (> 2 cm) e/ou localizadas em topografia de artérias com alto fluxo (pequena curvatura de estômago e parede posterior de duodeno).

Após controle do sangramento, o paciente deve receber IBP em dose habitual via oral e continuar seu uso após a alta. É fundamental a pesquisa e erradicação do *H. pylori* com o objetivo de se evitar novos sangramentos por lesão péptica duodenal, assim como suspender, se possível, drogas como AINH.

HDA varicosa

As HDAs varicosas são mais temerárias em virtude das doenças de base do paciente, como cirrose, lesão renal crônica, ascite, peritonite bacteriana, desnutrição e encefalopatia. Na suspeita de um sangramento oriundo de varizes por hipertensão portal, deve-se

TABELA 34.3 Classificação de Forrest – classificação endoscópica e taxa de ressangramento em 48% apenas com o tratamento medicamentoso

Forrest I (sangramento ativo):
- Ia. Sangramento em jato
- Ib. Sangramento em babação

Forrest II (estigmas de sangramento recente):
- IIa. Coto vascular visível
- IIb. Coágulo aderido
- IIc. Manchas de hematina na úlcera

Forrest III (sem sangramento, lesão cicatrizada)

Classificação	Ressangramento
Ia	90%
Ib	20%
IIa	50%
IIb	30%
IIc	10%
III	5%

Adaptada de Katschinski B, Logan R, Davies J, et al. Dig Dis Sci 1994; 39:706.

iniciar empiricamente, antes da EDA, drogas vasoconstritoras do sistema esplâncnico. Tanto o octreotide quanto a terlipressina são habitualmente utilizados com o intuito de redução do sangramento, embora apenas a última apresente redução da mortalidade. A terlipressina deve ser utilizada com dose inicial em bólus, IV, de 20 mg, seguida de 20 mg de 4/4 h. O octreotide deve ser iniciado com ataque de 50 mcg, seguido por 50 mcg/h em bomba de infusão. Deve-se atentar ao risco de hiponatremia pela terlipressina. O tempo de tratamento é de 3 a 5 dias.

Também se deve iniciar IBP em pacientes com HDA varicosa. Sua indicação respalda-se no fato de que o aumento do pH gástrico possibilita a vasoconstrição e ativação da cascata da coagulação na região sangrante, que estão comprometidos no meio ácido.

Sabendo que todo paciente com cirrose e hipertensão portal apresenta risco de peritonite bacteriana espontânea (PBE) quando em vigência de HDA (50% ao longo da internação), deve-se iniciar profilaxia com ceftriaxone (1 g, IV, 1×/dia por 7 dias). Assim que estabilizado hemodinamicamente e corrigidas as coagulopatias, deve-se realizar paracentese diagnóstica, uma vez que até 20% dos pacientes dão entrada no serviço já em vigência de PBE. Após a alta, pode-se dar continuidade à profilaxia com ciprofloxacino (500 mg, via oral, de 12/12 h) até completar os 7 dias. Os pacientes em fila de transplante, diferentemente, devem manter a profilaxia até a cirurgia.

A encefalopatia hepática (EH) deve ser controlada com lactulona via oral até o paciente apresentar 3 evacuações pastosas. A correção dos distúrbios eletrolíticos (hipopotassemia) e acidobásico (alcalose metabólica) também otimizam o quadro neurológico da EH.

A lesão renal aguda pré-renal e a síndrome hepatorrenal podem estar associadas à HDA varicosa. Seu diagnóstico e tratamento não estão no foco deste capítulo.

A EDA, realizada dentro das primeiras 24 h e, idealmente, o mais precoce possível após controle hemodinâmico, destina-se ao tratamento das varizes de esôfago por meio da ligadura elástica (LE) ou escleroterapia. Embora ambas as técnicas tenham a mesma taxa de sucesso, a LE apresenta menos complicações. As varizes de fundo gástrico são melhor tratadas com injeção endoscópica de cianoacrilato.

Nos casos de falência ou indisponibilidade da endoscopia, dois procedimentos devem ser considerados: passagem do balão de Sengstaken-Blakemore (BSB) e/ou TIPS (*transjugular intrahepatic portosystemic shunt*). O BSB deve ser passado via nasogástrica, preferencialmente com o paciente em IOT. O balão gástrico deve ter sua posição certificada com a ausculta ou com radiografia contrastada. Após essa confirmação, procede-se à sua insuflação com 400–500 mL de soro fisiológico, seguida da tração e fixação do BSB na narina do paciente. O bolão esofágico deve ser insuflado até a pressão de 40 mmHg. Em virtude de suas múltiplas complicações, como necrose de asa nasal e perfuração esofágica, o BSB deve ser mantido por no máximo 48 h, quando deve ser desinsuflado e reavaliado o sangramento. O BSB pode ser uma ponte para a EDA, o TIPS ou a cirurgia, ou uma medida imediata de controle de sangramento varicoso. A taxa de sucesso da cessação do sangramento com o BSB é maior que 90%, porém o ressangramento após esvaziamento é próximo a 50%. O TIPS, por sua vez, é uma medida eficiente e deve ser a primeira escolha na falência da EDA. Ele é realizado por via percutânea, em que uma prótese autoexpansível promove a comunicação entre o ramo portal e o ramo venoso hepático, aliviando a pressão do sistema. A taxa de sucesso do TIPS também é superior a 90%, mas com menor taxa de ressangramento (15%) e maior custo se comparado ao BSB.

Um escore de risco útil em pacientes com sangramento varicoso é o AIMS 65 (Tabela 34.4). Embora seja um preditor de mortalidade validado, seu uso é pouco difundido.

TABELA 34.4 Classificação AIMS 65	
Fator (1 ponto cada)	Mortalidade (%)
Albumina < 3 g/dL	1 ponto = 1
RNM > 1,5	2 pontos = 3
Mental Status ou Glasgow < 14	3 pontos = 9
Pressão sistólica < 90 mmHg	4 pontos = 15
Idade > 65 anos	5 pontos = 25

Adaptada de Saltzman JR, Tabak YP, Hyett BH, et al. Gastrointest Endosc 2011; 74:1215.

Na alta, os pacientes cirróticos com HDA varicosa devem utilizar profilaxia secundária de sangramento com betabloqueador (carvedilol ou propranolol) e sessões de erradicação de varizes por EDA. Para os pacientes esquistossomóticos, existe pouca evidência na literatura, sendo discutível a utilização de profilaxia com betabloqueador. Em geral, utiliza-se da erradicação das varizes via EDA ou pela cirurgia eletiva (cirurgia de Warren ou derivação seletiva com anastomose esplenorrenal distal).

HDB

As HDBs, embora de curso menos grave que as HDAs, necessitam dos mesmos cuidados. A colonoscopia deve ser realizada dentro de 24 h, após preparo expresso de cólon. Para facilitar a ingestão do agente osmótico, pode-se utilizar da SNG em caso de intolerância pelo paciente ou naqueles em IOT. Em geral, a clipagem e a eletrocauterização via colonoscopia são técnicas efetivas para os sangramentos de origem diverticular e angiodisplasias.

Pacientes com enterorragia e risco de sangramento alto, como aqueles com instabilidade hemodinâmica, queda significativa de Hb, epigastralgia, histórico de cirrose e AINH, devem realizar, além da colonoscopia, também EDA. Esse exame permite descartar uma possível fonte proximal de hemorragia (presente em quase 20% das HDBs). Não se deve, contudo, indicar EDA de rotina em todas as HDBs.

OUTROS EXAMES E RECURSOS TERAPÊUTICOS

Para os casos de endoscopias negativas, quando a provável fonte do sangramento é o intestino delgado ou algum outro foco não percebido, diferentes modalidades diagnósticas podem ser utilizadas. A cápsula endoscópica e a enteroscopia são técnicas pouco disponíveis e de alto custo, embora com taxas satisfatórias de diagnóstico de lesões jejunais e ileais. A angiotomografia, embora utilize radiação, altas doses de contraste e não seja terapêutica, é efetiva no diagnóstico de lesões com sangramento ativo e alteração anatômica macroscópica (neoplasias). A cintilografia com hemácias marcadas também tem sensibilidade elevada para sangramentos ativos (0,1 a 0,5 mL/min), porém não caracteriza o sítio exato e também não é terapêutica. A arteriografia com embolização arterial, por sua vez, é diagnóstica e terapêutica para sangramento ativo de 0,5 a 1 mL/min, porquanto utiliza altas doses de contraste e é método invasivo.

A cirurgia é o procedimento mais invasivo e de maior mortalidade (30–50%) entre todos os recursos terapêuticos, embora com altas taxes de controle de sangramento (90%). Deve, assim, ser reservada apenas para as múltiplas falências (> 2 tentativas) da EDA/colonoscopia e indisponibilidade de tratamento endovascular (TIPS ou embolização arterial). As lesões pépticas, por exemplo, podem ser tratadas com rafia direta do coto vascular ou gastrectomias parciais com vagotomia. O sangramento varicoso, nos cirróticos, pode ser controlado com derivações porto-cava calibradas; os esquistossomóticos, diferentemente, beneficiam-se das desconexões ázigo-portais (DAP). As HDBs podem ser controladas cirurgicamente com enterectomias ou colectomias segmentares, somente após definição do foco exato do sangramento. Ressecções às cegas estão associadas a elevadas taxas de ressangramento no pós-operatório (50%).

Em casos de neoplasia gástrica avançada, especialmente em pacientes paliativos, o insucesso da EDA pode ser compensado pela radioterapia hemostática.

ALTA HOSPITALAR

Após estabilização hemodinâmica sustentada, controle endoscópico e estabilidade dos níveis de Hb por pelo menos 48 h, caso as comorbidades clínicas estejam compensadas, o paciente pode receber dieta e a alta hospitalar pode ser considerada, com seguimento ambulatorial.

CONCLUSÃO

As hemorragias digestivas devem ser inicialmente tratadas como uma síndrome de choque hemorrágico, com proteção de vias aéreas e ressuscitação hemodinâmica. Após estabilização clínica, deve-se proceder à terapia endoscópica dentro de 24 h, para conformação diagnóstica e controle do foco de sangramento. Medidas auxiliares reduzem as taxas de ressangramento e morbimortalidade, como os IBPs no sangramento péptico e a terlipressina no sangramento varicoso. Outros recursos, como BSB, TIPS, arteriografia e cirurgia destinam-se aos casos refratários às medidas habituais, estando restritos a centros especializados e com equipes capacitadas.

BIBLIOGRAFIA

1. Blatchford O, Murray WR, Blatchford M. A risk score to predict need for treatment for upper-gastrointestinal haemorrhage. Lancet 2000; 356(9238):1318-1321.
2. de Franchis R, Baveno VI Faculty. Expanding consensus in portal hypertension: Report of the Baveno VI Consensus Workshop: Stratifying risk and individualizing care for portal hypertension. J Hepatol 2015; 63(3):743-752.
3. Gerson LB, Fidler JL, Cave DR, Leighton JA. ACG Clinical Guideline: Diagnosis and Management of Small Bowel Bleeding. Am J Gastroenterol 2015; 110(9):1265-1287; quiz 1288.
4. Gralnek IM, Dumonceau JM, Kuipers EJ, et al. Diagnosis and management of nonvariceal upper gastrointestinal hemorrhage: European Society of Gastrointestinal Endoscopy (ESGE) Guideline. Endoscopy 2015; 47(10):a1-46.
5. Laine L, Jensen DM. Management of patients with ulcer bleeding. Am J Gastroenterol 2012; 107(3):345-360; quiz 361.
6. Rockall TA, Logan RF, Devlin HB, Northfield TC. Selection of patients for early discharge or outpatient care after acute upper gastrointestinal haemorrhage. National Audit of Acute Upper Gastrointestinal Haemorrhage. Lancet 1996; 347(9009):1138-1140.
7. Sachar H, Vaidya K, Laine L. Intermittent vs continuous proton pump inhibitor therapy for high-risk bleeding ulcers: a systematic review and meta-analysis. JAMA Intern Med 2014; 174(11):1755-1762.
8. Saltzman JR, Tabak YP, Hyett BH, Sun X, Travis AC, Johannes RS. A simple risk score accurately predicts in-hospital mortality, length of stay, and cost in acute upper GI bleeding. Gastrointest Endosc 2011; 74(6):1215-1224.
9. Strate LL, Gralnek IM. ACG Clinical Guideline: Management of Patients With Acute Lower Gastrointestinal Bleeding. Am J Gastroenterol 2016; 111(4):459-474.

35

CRISE CONVULSIVA

Nicolas de Oliveira Amui
Paulo Ricardo Gessolo Lins

A convulsão é o termo atribuído à crise epiléptica do tipo tonicoclônica generalizada. É o tipo de crise decorrente da ativação de redes neuronais bilaterais, cuja origem pode ser local ou multifocal, de localização cortical ou subcortical, não necessariamente acometendo difusamente o córtex e podendo ser assimétrica. Pode ser sintoma de diferentes doenças, desde a epilepsia em si, até estados metabólicos, infecciosos e patologias que levem a danos estruturais ao sistema nervoso central. A convulsão não é apenas estigmatizante, como também pode causar dano temporário ou até permanente à célula neuronal, por isso deve ser prontamente reconhecida e tratada, quando houver indicação para tal.

Cerca de 90% das crises epilépticas têm duração até 4 minutos. Dessa forma, crises que ultrapassem 5 minutos são incomuns. Um estudo unicêntrico nos Estados Unidos, em uma unidade de vídeo-EEG, demonstrou que a mediana do tempo de crises para crises secundariamente generalizada foi de 130 segundos, crise parcial simples foi 28 segundos, crise parcial complexa foi de 78 segundos. O tempo de duração de uma crise é fundamental na tomada de decisão quanto à intervenção médica. Até o momento, foram definidos 2 tempos operacionais para o tratamento de emergência de crises epilépticas. O tempo 1 se refere à duração da crise a partir da qual a mesma tem alta probabilidade de levar a atividade epiléptica contínua. Esse tempo nas crises tonicoclônicas generalizadas é de 5 minutos, sendo que em crises focais complexas é de 10 minutos e crises de ausência, de 10 a 15 minutos. O tempo 2 refere-se à duração da crise em que haverá consequências em longo prazo devido a lesão e morte neuronal, déficits funcionais e alteração das redes neuronais. Para crises tonicoclônicas generalizadas, esse tempo é de 30 minutos, sendo que para crises focais complexas é maior de 60 minutos e para crises de ausência não se tem definido. O objetivo dessa forma no atendimento a um paciente com crise convulsiva deve ser avaliar algum possível fator precipitante para crise, ao mesmo tempo em que deve interromper os mecanismos de perpetuação de descargas epilépticas antes do tempo 2.

ETIOLOGIA

São múltiplas as causas de crise convulsiva, algumas tendo a epilepsia como manifestação clínica dominante (epilepsias mioclônicas progressivas), porém em outras pode ser uma forma de apresentação infrequente (síndromes demenciais). Abaixo estão listadas algumas causas de crise convulsiva por categorias:
- Cerebrovascular: acidente vascular cerebral (isquêmico ou hemorrágico), hemorragia subaracnóidea, hematoma subdural, hematoma extradural, trombose venosa cerebral, síndrome de leucoencefalopatia posterior reversível.
- Infecções de sistema nervoso central: encefalites virais (herpética, japonesa), meningites, leucoencefalopatia multifocal progressiva, toxoplasmose, neurocisticercose, doenças priônicas, panencefalite esclerosante subaguda, infecções relacionadas ao HIV.
- Doenças neurodegenerativas: demência de Alzheimer, degeneração corticobasal.
- Neoplasias intracranianas: primárias do SNC ou metastáticas.
- Displasias corticais.
- Traumatismos cranioencefálicos.
- Tóxicos: álcool (abstinência, intoxicação, encefalopatia de Wernicke), medicações, metais pesados.
- Metabólicas: hipóxia, disglicemias, uremia, hiperamonemia, acidose, alterações de eletrólitos, doença de Wilson, porfiria.
- Inflamatórias/autoimunes: esclerose múltipla, encefalopatia de Hashimoto, encefalite anti-NMDA, encefalopatia de Rasmussen, lúpus eritematoso sistêmico, encefalite anti-LGI.
- Mitocondriais: síndrome de Leigh, MELAS (encefalopatia mitocondrial com acidose láctica e episódios *stroke-like*).
- Genética: síndrome de Rett, síndrome do X frágil, síndrome de Down.
- Dose insuficiente de fármacos antiepilépticos ou uso inadequado dos mesmos.

Mesmo com história, exame clínico e exames subsidiários disponíveis, como ressonância magnética de alto campo e eletroencefalograma, uma quantidade significativa de pacientes fica sem diagnóstico.

O médico deve ter em mente que, no diagnóstico de epilepsia, são consideradas crises não provocadas ou reflexas. São frequentes no ambiente de emergência as crises sintomáticas, as quais são definidas como crises convulsivas em relação temporal próxima a insultos ao sistema nervoso central, seja de natureza tóxica, inflamatória, estrutural, metabólica ou infecciosa. Essa relação temporal varia de acordo com a causa. Isso é importante porque há diferença no prognóstico entre crises não provocadas e crises sintomáticas, uma vez que crises sintomáticas agudas na maior parte dos casos tende a não recorrer, a não ser que se perpetue a causa que levou a sua deflagração. Esse tipo de crise é frequente, sendo que se consideradas crises não febris, correspondem a 34% de todas as convulsões. Adicionadas as febris, esse número chega a 55%.

DIAGNÓSTICOS DIFERENCIAIS

- **Síncope:** um dos principais diagnósticos diferencias com crise convulsiva, principalmente no pronto-socorro. Apenas o relato de terceiros que presenciaram o evento pode ajudar na diferenciação, sendo que algumas vezes ainda persiste a dúvida no diagnóstico. A síncope por vezes está associada com sensação de cabeça vazia, tontura, turvação visual. Além disso, náuseas podem aparecer antes ou após o evento. Elucidar fatores

desencadeantes pode ajudar na diferenciação, como calor excessivo, locais lotados, postura, sensação de palpitação e outros. Durante o episódio sincopal, pode haver liberação esfincteriana, movimentos clônicos e mordedura de língua, o que pode dificultar o diagnóstico diferencial. Geralmente esses pacientes permanecem de olhos fechados durante o evento, além de que a duração, em alguns casos, esclarece a etiologia da crise. Como diagnóstico subsidiário, o uso do eletrocardiograma, ecocardiograma e *tilt table testing* pode definir a causa.
- **Narcolepsia e cataplexia:** a narcolepsia é um distúrbio do sono causado por sono incontrolável durante o dia e sono noturno fragmentado. Na sua apresentação, pode também ocorrer a paralisia do sono, episódio que geralmente acontece ao despertar, em que o paciente é incapaz de se movimentar durante determinado período de tempo, com consciência preservada, além de alucinações durante a sonolência. Outro sintoma associado à doença é a cataplexia, na qual há perda do tônus postural secundária a um estímulo emocional. São ataques curtos sem perda de consciência.
- **Tremores:** pelo fato de serem movimentos rítmicos, oscilatórios, com frequência e amplitude variáveis a depender da etiologia, podem ser confundidos com crises, sobretudo quando acontecem em crises paroxísticas, como durante infusão de medicações ou em episódios de bacteremias. Tremores desaparecem durante o sono.
- **Crises não epilépticas psicogênicas:** é um diagnóstico muito difícil de ser feito, mesmo pelo especialista. Crises que mudam frequentemente de padrão, que não possuem semiologia característica, olhos fechados, movimentos muito amplos, inclusive do esqueleto axial, são algumas das características que podem sugerir o diagnóstico, apesar de não serem exclusivas do diagnóstico funcional. Algumas vezes é necessário auxílio de videoeletroencefalograma para documentar os episódios e fazer diferenciação. Entretanto, em um mesmo paciente podem coexistir crises epilépticas e não epilépticas.

STATUS EPILEPTICUS

A Liga Internacional Contra a Epilepsia propôs em 2015 uma nova definição para o estado de mal epiléptico, que consiste na condição em que houve falha nos mecanismos de cessação de crise ou da iniciação de mecanismos que seriam perpetuadores de crise, levando a crises prolongadas. Pode levar a consequências em longo prazo dependendo do tipo e duração das crises. Tradicionalmente, o *status epilepticus* é definido como atividade epiléptica com duração maior de 30 minutos ou 2 ou mais crises sem completa recuperação do nível de consciência entre elas, dentro do intervalo de tempo já mencionado.

O *status epilepticus* pode ser do tipo A, com sintomas motores proeminentes, cujos subtipos são convulsivo, mioclônico, focal motor, tônico e hipercinético, ou do tipo B, sem sintomas motores proeminentes, também chamado *status epilepticus* não convulsivo. Nesse tipo, divide-se ainda em subcategorias com coma e sem coma associado. Na subcategoria sem coma, estão presentes os generalizados (ausência e suas formas), os focais e os indeterminados (crises autonômicas).

A mortalidade estimada para o *status epilepticus* é de 30% para adultos e 3% para crianças.

TRATAMENTO

O tratamento inicial de crise convulsiva é inicialmente suporte de vida, sendo chamada fase de estabilização. Nessa etapa, deve-se incluir história clínica, exame clínico e neurológico, suporte respiratório e hemodinâmico, monitorização de sinais vitais e eletrocardiograma, obtenção de acessos venosos e coleta de exames laboratoriais para identificação e tratamento direcionado da causa. Essa fase não deve ter duração superior a 5 minutos, uma vez que o paciente terá atingido o tempo 1 já anteriormente mencionado, levando a maior chance de perpetuação da crise.

A fase seguinte é a fase de terapia inicial. É a fase cujo tratamento tem estudados mais relevantes, portanto as recomendações de tratamento tem melhor nível de evidência. Esse fase é a partir de 5 minutos de crise até os 20 minutos, no qual a crise se classifica em prolongada, com evolução provável para *status epilepticus*. As drogas recomendadas são:
- Diazepam intravenoso: dose de 0,15 a 0,2 mg/kg/dose em bólus (máximo de 10 mg/dose), pode ser repetido uma vez; *ou*
- Lorazepam intravenoso: dose de 0,1 mg/kg/dose em bólus (máximo 4 mg/dose), pode ser repetido uma vez; *ou*
- Midazolam intramuscular: dose de 10 mg em pacientes com peso maior que 40 kg. Se entre 13 e 40 kg, fazer 5 mg. Dose única em bólus; *ou*
- Fenobarbital intravenoso: 15 mg/kg, em dose única. Uso apenas se as opções acima estiverem indisponíveis.

Outras opções são diazepam retal ou midazolam nasal ou bucal, com nível de evidência menor, e disponibilidade ainda menor, porém sendo boa opção no manejo pré-hospitalar. Existe evidência que demonstre que o uso do midazolam intramuscular é superior ao lorazepam quando o paciente não tem acesso venoso estabelecido. Entre lorazepam e diazepam intravenosos, não há diferença de eficácia. É menos frequente a ocorrência de eventos adversos relacionados ao uso da medicação nessa fase. Foi demonstrado em estudo que a incidência de depressão respiratória com benzodiazepínicos foi inferior ao placebo no tratamento de *status epilepticus*, demonstrando que a patologia, quando não tratada, tem evolução pior do que o uso da medicação.

A próxima é a terapia de segunda linha. Compreende o período entre 20 e 40 minutos. As medicações nessa fase têm pouca evidência. Esse período compreende o *status epilepticus* já estabelecido, no qual se inicia o tempo 2, denotando injúria neuronal. As drogas recomendadas são:
- Fenitoína intravenoso: dose inicial de 15 a 20 mg/kg. Pode ser repetido até completar 30 mg/kg. Em outros países, a fosfenitoína é preferida à fenitoína, não havendo comprovação de superioridade, mas pelo fato de ser melhor tolerada. Não se deve exceder a infusão de 50 mg/min.
- Ácido valproico intravenoso: dose de 40 mg/kg (máximo 3.000 mg), dose única. Não é recomendado exceder a infusão de 20 mg/min.
- Levetiracetam intravenoso: dose de 60 mg/kg (máximo 4.500 mg), dose única.
- Fenobarbital intravenoso: dose de 15 mg/kg, em dose única. Uso apenas se não tiver sido utilizado anteriormente e as drogas acima estiverem indisponíveis.

O próximo estágio é a 3ª linha de tratamento, o *status epilepticus* refratário, na qual houve manutenção da atividade epiléptica a despeito das terapias anteriores. É a fase ainda com menor nível de evidência no tratamento. Recomenda-se sedação com propofol, midazolam, tiopental, além de eletroencefalograma contínuo. Se até essa fase o indivíduo não estava com suporte ventilatório, nesse ponto necessitará de via aérea protegida e ventilação mecânica. Frequentemente é necessário uso de drogas vasoativas, uma vez que as medicações utilizadas para sedação do *status* são hipotensoras.

O último estágio é o *status epilepticus* super refratário, definido como estado de mal epiléptico que não responde à 3ª linha de tratamento. Não há tratamento específico nessa fase.

A perspectiva de futuro é de estudos de maior impacto clínico, principalmente na 2ª e 3ª linhas de tratamento, para melhor validação das drogas já estabelecidas, bem como a possibilidade de outros fármacos já presentes no Brasil, como a lacosamida intravenosa, serem incluídos no tratamento do estado de mal epiléptico, que apesar de evento raro, tem elevada morbimortalidade. Continua sendo necessária a pesquisa clínica buscando novas drogas com mecanismos de ação diferentes dos tradicionais e com perfil de tolerabilidade aceitável para tratamento dessa patologia.

BIBLIOGRAFIA

1. Beghi E, Carpio A, Forsgren L, Hesdorffer DC, Malmgren K, Sander JW, et al. Recommendation for a definition of acute symptomatic seizure. Epilepsia 2010; 51:671-675.
2. Berg AT, Berkovic SF, Brodie MJ, Buchhalter J, Cross JH, Van Emde Boas W, et al. Revised terminology and concepts for organization of seizures and epilepsies: Report of the ILAE Commission on Classification and Terminology, 2005–2009. Epilepsia 2010; 51:676-685.
3. Elaine Wyllie, Gregory D. Cascino, Barry E. Gidal, Howard P. Goodkin. Wyllie's Treatment of epilepsy principles and practice. 5 ed. United States: Wolters Kluwer; 2011.
4. Glauser T, Shinnar S, Gloss D, Alldredge B, Arya R, Bainbridge J, et al. Evidence-Based Guideline: Treatment of Convulsive Status Epilepticus in Children and Adults: Report of the Guideline Committee of the American Epilepsy Society. Epilepsy Currents: January/February 2016; 16(1):48-61.
5. Hauser WA, Annegers JF, Rocca WA. Descriptive epidemiology of epilepsy: contributions of population-based studies. Mayo Clin Proc 1996; 71:576-586.
6. Hesdorffer DC, Benn EKT, Cascino GD, Hauser WA. Is a first acute symptomatic seizure epilepsy? Mortality and risk for recurrent seizure. Epilepsia 2009; 50:1102-1108.
7. Jenssen S, Gracely EJ, Sperling MR. How Long Do Most Seizures Last? A Systematic Comparison of Seizures Recorded in the Epilepsy Monitoring Unit. Epilepsia 2006; 47:1499-1503.
8. Trinka E, Cock H, Hesdorffer D, et al. A definition and classification of status epilepticus. Report of the ILAE Task Force on Classification of Status Epilepticus. Epilepsia; 2015.

36

DELIRIUM

Henry Butler Poletto
Paulo Ricardo Gessolo Lins

INTRODUÇÃO

Delirium é o estado confusional agudo caracterizado por distúrbio da atenção (dificuldade em direcioná-la, focá-la e sustentá-la), que se instala em um curto período de tempo (horas a dias), trazendo uma mudança em relação à linha de base do paciente, com distúrbios cognitivos associados (déficit de memória, desorientação temporoespacial, distúrbio de linguagem ou percepção), e que não pode ser secundária a outra desordem cognitiva prévia (demência), sendo associada a uma condição médica, intoxicação ou abstinência de drogas ou efeito colateral de medicações (definição do DSM V). Seu reconhecimento está associado a maiores taxas de complicações hospitalares, piora do estado funcional de base, maior tempo de internação e maiores taxas de mortalidade.

EPIDEMIOLOGIA

Ao redor de 30% dos pacientes idosos hospitalizados desenvolverão *delirium* em algum momento da internação. Encontramos as maiores incidências de *delirium* no contexto do pós-operatório, principalmente cirurgia de revascularização do miocárdio, cirurgias ortopédicas (principalmente envolvendo quadril) e durante estadias em UTI.

PATOGÊNESE

A elucidação do processo fisiopatológico envolvido no *delirium* ainda é pobremente compreendida, principalmente pela dificuldade envolvida na realização de estudos eletrofisiológicos, estudos de imagem e análises de ação de neurotransmissores em pacientes gravemente enfermos. Medicações anticolinérgicas podem causar *delirium* em pacientes sadios, sendo esse efeito revertido com anticolinesterásicos como fisostigmina, mostrando a importância dos distúrbios da atividade colinérgica em seu desenvolvimento. Citocinas pró-inflamatórias como interleucinas e fator de necrose tumoral podem estar amplamente

TABELA 36.1 Confusion Assessment Method (CAM) para diagnóstico de *delirium**
1. Alteração aguda em relação ao nível basal e curso flutuante
2. Desatenção
3. Pensamento desorganizado
4. Alteração do nível de consciência

Critérios 1 e 2 somados a critérios 3 ou 4.

relacionados, como durante abertura do quadro em pacientes com hepatite crônica em uso de interferon, sepse e fratura de quadril. Topograficamente, o acometimento é encefálico difuso, com alentecimento de ondas difusamente e de ritmo alfa dominante posterior ao EEG.

FATORES DE RISCO

Doenças de base do sistema nervoso central, como demência, doença de Parkinson e acidente vascular cerebral estão presentes em até metade dos idosos com *delirium*. Outro fator de risco a ser considerado é a idade avançada. Tendo um desses fatores de risco, passaremos agora às condições clínicas que podem ser um *trigger* para desenvolvimento do quadro.

DIAGNÓSTICO

A presença de *delirium* é confirmada com base nos critérios CAM – Confusion Assessment Method – (sensibilidade de 94–100% e especificidade de 90–94%), assinalado na Tabela 36.1. Devem estar presentes os critérios 1 e 2, somados aos critérios 3 ou 4, ou seja, devem estar presentes obrigatoriamente alteração aguda em relação ao nível basal com curso flutuante e desatenção, associados a pensamento desorganizado ou alteração do nível de consciência. Há ainda uma versão da escala para pacientes internados em UTI, com algumas diferenças.

AVALIAÇÃO: MNEMÔNICO D-E-L-I-R-I-U-M-S

Virtualmente, qualquer condição médica pode causar *delirium* em um indivíduo suscetível. Além disso, é comum haver mais de uma causa etiológica envolvida. Sendo assim, necessitamos de uma abordagem sistemática. Primeiramente, deve-se coletar a história com o cuidador, listar as medicações em uso, realizar exame físico por sistemas e neurológico e aplicar o mnemônico D-E-L-I-R-I-U-M-S como um *checklist* de prováveis etiologias. Apresentaremos a descrição de cada item a seguir, e uma tabela (Tabela 36.2) sumária ao fim deste texto.

A primeira letra, "D", refere-se a drogas. Qualquer medicação pode ser considerada "deliriogênica". Ressalta-se a importância de se analisar as interações droga-droga e droga-doença para aumentar o limiar de suspeição. Perfil toxicológico sérico e urinário podem ser solicitados se houver suspeita de intoxicações por salicilato, metanol, etilenoglicol ou drogas de uso recreativo. Dosagens séricas de digoxina, lítio, quinidina e anticonvulsivantes/antipsicóticos podem ser solicitados se houver suspeita de intoxicação. Lembramos que algumas drogas comumente usadas (risperidona) não são acessadas por laboratórios de rotina, e que mesmo níveis terapêuticos podem se associar a *delirium*. Por fim, abstinência por etanol e sedativos são causa importante de *delirium* (*delirium tremens*).

TABELA 36.2 Mnemônico "DELIRIUMS"
Drugs
Emotions
Low oxygen states
Infections
Retention (retenção fecal e urinária)
Ictal states
Underhydration/undernutrition
Metabolic disorders
Subdural hematoma

A letra "E" refere-se a "emoções". A depressão pode apresentar-se com características de psicose, e deve ser entendida como uma causa reversível de *delirium*.

A letra "L" refere-se a *low oxygen states*. Tanto doenças cardiovasculares (IAM, IC, dissecção de aorta, AVE) quanto afecções pulmonares (DPOC exacerbado) podem se apresentar com estado confusional agudo. Ressaltamos aqui a importância de rastreio de síndrome coronariana aguda com seriagem de troponinas e ECG, ainda que não haja queixa específica.

A primeira letra "I" refere-se a infecções. Trata-se do principal fator desencadeante de *delirium*. Ainda que a história não sugira tosse, expectoração purulenta, dor torácica e febre, ou ainda sintomas irritativos do trato urinário, deve ser realizado um rastreio infeccioso mínimo, com oroscopia, busca por lesões de pele e úlceras infectadas, RX de tórax e urinálise com urocultura, reservando a coleta de hemoculturas para pacientes sépticos. Colecistite aguda e diverticulite aguda, assim como possibilidade de pancreatite aguda, devem ser considerados durante a propedêutica abdominal.

A letra "R" refere-se a retenção fecal e urinária (síndrome cistocerebral). A sondagem vesical de alívio pode abortar um quadro de *delirium*. A constipação intestinal não é descrita em literatura, mas segundo nível de evidência D (opinião de especialistas), deve ser considerada, sendo realizado o toque retal com desimpactação em pacientes sem outras causas reconhecidas como etiologia.

A segunda letra "I" refere-se a estados ictais: são causa rara de *delirium* e não são de difícil diagnóstico quando existem crises tonicoclônicas generalizadas com estigmas clássicos, porém tornam-se desafiadores quando não presenciados pelo cuidador, devendo ser realizado EEG em suspeitas de *status epilepticus* não convulsivo.

A letra "U" refere-se a *underhydration* e *undernutrition*. A desidratação é causa extremamente comum de *delirium* e deve ser tratada agressivamente. A desnutrição, relacionada provavelmente a diminuição de proteínas séricas ligadoras de fármacos (principalmente anticonvulsivantes), deve ser lembrada, sendo causa de mais prolongado e difícil tratamento.

A letra "M" refere-se a desordens metabólicas, rastreadas a partir de exames laboratoriais. Distúrbios do cálcio, magnésio, potássio, sódio, glicose, distúrbios da tireoide, função renal e função hepática estão entre os mais prevalentes. Gasometria arterial deve ser solicitada em caso de dessaturação ou sinais de hiperventilação, para flagrar hipoxemia, hipercarbia e acidoses metabólicas. Dosagem de B12 pode ser indicada em pacientes com quadro neurológico sugestivo de anemia megaloblástica.

TABELA 36.3 Exames complementares para rastreio etiológico
Dosagem sérica de sódio, potássio, magnésio, fósforo e cloreto
Função renal, perfil hepático, função tireoidiana, dosagem de B12 e glicose, amilase e lipase se suspeita de pancreatite aguda
Rastreio infeccioso: RX de tórax, urinálise e urocultura, hemograma
Gasometria arterial com lactato
Perfil toxicológico sérico e urinário e dosagem sérica de medicações, se indicado
TC de crânio, punção lombar e EEG se indicado

A letra "S" refere-se a hematoma subdural: se houver história de queda ou sinais de trauma, uma tomografia computadorizada de crânio deve ser solicitada. Cabe lembrar que o rastreio inicial de síndromes neurológicas como estado ictal e pós-ictal, meningoencefalites e AVE em pacientes sem sinais de meningismo, déficits neurológicos focais ou estigmas de crise epiléptica tonicoclônica generalizada, apenas como rastreio inicial, carecem de evidências científicas. Assim, TC de crânio, coleta de líquido cefalorraquidiano e eletroencefalograma devem ser solicitados se houver suspeita clínica inicial ou falha em encontrar outra causa etiológica evidente.

Uma última causa é a dor, não explicitada no mnemônico D-E-L-I-R-I-U-M-S. A dor, reconhecida como 5º sinal vital, especialmente se associada a pós-operatório, deve ser precocemente reconhecida e tratada.

Na Tabela 36.3 listamos as condições que dever ser rastreadas a partir de exames laboratoriais para rastreio e tratamento da condição *trigger*.

DIAGNÓSTICO DIFERENCIAL

O diagnóstico diferencial de *delirium* resume as seguintes condições: demência (principal), *sundowing*, crises focais, *status epilepticus* não convulsivo e doença psiquiátrica primária.
- **Demência:** trata-se do principal diagnóstico diferencial. Nas demências, a disfunção cognitiva é insidiosa, progressiva e não apresenta flutuação, instalando-se em meses a anos. Não há alteração de atenção e a memória pode estar preservada em estágios precoces, facilitando o diagnóstico. A história do cuidador tem papel vital para a caracterização.
- ***Sundowing*:** deterioração de comportamento percebida diariamente em pacientes com diagnóstico de demência e institucionalizados. Distúrbio de causa não elucidada sem repercussão clínica. Deve ser considerado *delirium* apenas se passa a assumir padrão distinto ao de costume. Anamnese com cuidador é vital para seu diagnóstico.
- **Síndromes focais:** de forma geral, é de fácil distinção devido a apresentações topográficas típicas, com déficits neurológicos focais e lateralização. Algumas condições podem gerar confusão. Pacientes com lesões bifrontais (tumor ou trauma) podem se apresentar com mutismo acinético, diminuição da volição, disfunção de memória e julgamento, labilidade emocional e incontinência fecal/urinária, podendo ser confundidos com *delirium* hipoativo. Síndromes occipitais (síndrome de Anton), por causa de confabulação, também geram confusão, sendo descartadas com campimetria visual. Disfunção bitemporal, por causar amnésia transiente global, agnosia visual e apatia, entra no diagnóstico diferencial.

- *Status epilepticus* não convulsivo: nistagmo, discinesias estereotipadas e automatismos devem levantar sua suspeita. De diagnóstico muitas vezes difícil, deve ser lembrada quando se descartam as causas clássicas de *delirium*.
- **Doenças psiquiátricas primárias:** esquizofrenia, depressão e transtorno afetivo bipolar apresentam-se com episódios prévios, uso de medicações e história familiar.

TRATAMENTO

Intervenções não farmacológicas

Agitação com riscos de queda, remoção de cateteres e sondas e perigo aos profissionais e pessoas à volta deve ser tratada inicialmente com medidas não farmacológicas, como orientação verbal frequente quanto a data, hora e localização espacial, presença de relógio e calendários, colocação de janelas com vista exterior, respeito ao ciclo sono-vigília do paciente, como desligar as luzes durante a noite e evitando ruídos sonoros e banhos fora do horário do sono e estimulação à mobilidade do paciente com supervisão direta. Contenção física deve ser utilizada apenas em último plano, pelo fato de agregar diminuição de mobilidade, maior incidência de úlceras por pressão e prolongamento do *delirium*; prefere-se como contraponto à contenção mecânica a observação contínua do paciente por profissional habilitado ou familiar.

A adoção pelo serviço da sala do *delirium*, descrita como um quarto com 4 camas e um profisional da enfermagem com observação direta por 24 horas, de localização mais próxima à estação de enfermagem, é uma medida que minimiza desfechos adversos e desperta a atenção de todos os profissionais da saúde envolvidos para a potencial gravidade dos casos internados na unidade.

Intervenções farmacológicas

Nenhum agente farmacológico foi aprovado pelo FDA para controle de *delirium*, com poucos e dúbios estudos acerca do tema. O consenso atual é de que contenção mecânica e química devem ser adotados somente após otimização de medidas não farmacológicas, e que o emprego de antipsicóticos como haloperidol (fármaco mais estudado e utilizado) em baixas doses (0,25–1 mg) podem ser empregados a cada 30 minutos com dose máxima diária de 5 mg, por via oral ou parenteral (via intravenosa está relacionada a maiores incidências de prolongamento de QT), tendo sempre como fator de interrupção a sedação excessiva do paciente, com o objetivo de mantê-lo alerta e minimamente colaborativo. Antipsicóticos atípicos como quetiapina, risperidona e olanzapina agregam menos efeitos colaterais e mesma eficácia em estudos menores. Não devem ser empregados benzodiazepínicos, exceto em síndromes de abstinência e contraindicação ao uso de antipsicóticos.

BIBLIOGRAFIA

1. American Psychiatric Association, Diagnostic and Statistical Manual. 5 ed. Washington: APA Press; DC 2013.
2. Francis Jr J, Young B. Diagnosis of delirium and confusional states. Uptodate; 2016.
3. Hemphill JC. Disorders of consciousness in systemic diseases. In: Neurology and general medicine. Aminoff MJ (ed.). Churchill Livingstone 2001; 1053.
4. Inouye SK. The dilemma of delirium: clinical and research controversies regarding diagnosis and evaluation of delirium in hospitalized elderly medical patients. Am J Med 1994; 97:278.
5. Patchy's Principles and Practice of Geriatric Medicine – Fifth Edition.
6. Trzepacz PT. The neuropathogenesis of delirium. A need to focus our research. Psychosomatics 1994; 35:374.
7. Wei LA, Fearing MA, Sternberg EJ, Inouye SK. The Confusion Assessment Method: a systematic review of current usage. J Am Geriatr Soc 2008; 56:823.

37

SÍNDROMES CORONARIANAS AGUDAS

Thiago Carneiro Vieira da Rosa
Paulo Ricardo Gessolo Lins

INTRODUÇÃO

Angina instável, infarto agudo do miocárdio sem elevação de segmento ST (IAMSSST) e infarto agudo do miocárdio com elevação de segmento ST (IAMCSST) são as três formas de apresentação da síndrome coronariana aguda (SCA).

A ruptura, erosão ou fissura de uma placa aterosclerótica em uma das artérias coronarianas causam a sua instabilização e consequente formação de trombo, levando a uma obstrução aguda do vaso. Esse processo acarreta em isquemia miocárdica, podendo ocorrer necrose (IAM) ou não (AI). Se a obstrução for total, ocorrerá necrose transmural (IAMCSST).

São condições que necessitam de reconhecimento imediato, visto que quanto mais precoce for a intervenção, melhores serão os desfechos para o paciente. Seu diagnóstico é definido pela clínica, alterações eletrocardiográficas e nos marcadores de necrose miocárdica.

QUADRO CLÍNICO

Dor ou desconforto torácico é a principal manifestação de paciente com SCA que chega ao DE. Características da dor como intensidade, localização, irradiação, duração, qualidade, início e fatores precipitantes, sintomas associados e história prévia devem ser investigados a fim de aferir a probabilidade de isquemia miocárdica ser a causa do quadro.

A manifestação típica da isquemia miocárdica aguda é dor ou desconforto torácico, em aperto, localizado na região subesternal ou no lado esquerdo do tórax, irradiando para braços (ambos), pescoço ou mandíbula, com duração maior que 10 a 20 minutos, de início em repouso, sem melhora ao uso de nitroglicerina sublingual. Sintomas autonômicos podem estar associados.

Apresentações atípicas são comuns, especialmente em grupos de pacientes diabéticos, do sexo feminino, idosos, transplantados, portadores de doença renal crônica avançada e com doenças neurológicas/psiquiátricas. Pode-se estar abrindo quadro de SCA apenas com dispneia, diaforese e síncope como manifestação, além de fadiga, mal-estar, náusea, vômitos, desconforto epigástrico.

Idade, sexo masculino, diabetes, hipertensão, dislipidemia e tabagismo são fatores de risco para doença aterosclerótica que também aumentam a probabilidade de SCA. História prévia de IAM, além de ser fator de risco importante, aumenta a chance de acometimento de mais de um vaso. Em paciente jovens, é importante buscar história de uso recente de cocaína.

Ao exame físico muitas vezes não são encontradas alterações. O paciente com SCA pode demonstrar intenso desconforto, com palidez, cianose, diaforese, ou mesmo nenhum sinal de angústia. Alterações na frequência cardíaca e pressão arterial podem ou não estar presentes. É importante a busca de fatores precipitantes de isquemia miocárdica, como hipertensão, DPOC exacerbado, infecção; alterações sugestivas de complicações (por exemplo, novo sopro de regurgitação mitral, B3, hipotensão); e diagnóstico diferenciais.

DIAGNÓSTICO

O eletrocardiograma é o exame-chave para a diferenciação entre SCA com supra de ST (SCACSST) e SCA sem supra de ST (SCASSST) e seu manejo. Entre as duas apresentações de SCASSST, o IAMSSST tem seu diagnóstico firmado com a elevação de marcadores de necrose miocárdica, enquanto a AI se baseia principalmente na história clínica (Tabela 37.1). A probabilidade do quadro ser devido a SCA secundária a DAC pode ser avaliada por meio da seguinte tabela (Tabela 37.2). O uso de ultrassom na sala de emergência também pode ajudar na avaliação diagnóstica, presença de complicação e busca de outras etiologias para o quadro. Todo o paciente após o diagnóstico de SCA deve ter sua avaliação precoce de risco aferida por meio dos escores GRACE ou TIMI.

ELETROCARDIOGRAMA

O eletrocardiograma (ECG) de 12 derivações é o melhor exame para identificação de IAM em pacientes que chegam ao DE e vital para a tomada de conduta terapêutica. Todo paciente com suspeita de SCA deve ter o ECG realizado em até 10 minutos da chegada ao DE, ou antes mesmo se possível. A identificação de IAMCSST urge terapia de reperfusão imediata, enquanto uma estratégia inicialmente conservadora pode ser adotada para o IAMSSST e AI.

O IAMCSST é definido por uma nova elevação do segmento ST no ponto J em 2 derivações contíguas, de acordo com os seguintes critérios:
- V2-V3: ≥ 2 mm em homens ≥ 40 anos; ≥ 2,5 mm em homens < 40 anos; e ≥ 1,5 mm em mulheres.
- Demais derivações: ≥ 1mm.

É possível inferir a localização da isquemia baseado em alterações do ST nas derivações (Tabela 37.3). As derivações precordiais direitas V3R e V4R devem ser obtidas

TABELA 37.1 Apresentações de angina instável	
Angina de repouso	Angina em repouso e prolongada, geralmente > 20 minutos
Angina de início recente	Angina de início recente aos pequenos esforços
Angina "em crescendo"	Angina antiga, com piora da intensidade, duração mais longa e desencadeada a menores esforços

TABELA 37.2 Probabilidade dos achados serem decorrentes de SCA

	Alta probabilidade (qualquer um dos seguintes)	Probabilidade intermediária (qualquer dos seguintes, na ausência de critérios de alta probabilidade)	Baixa probabilidade (qualquer dos seguintes, na ausência de critérios de probabilidade alta ou intermediária)
História	Dor ou desconforto torácico ou no braço esquerdo como principal sintoma, reproduzindo angina documentada prévia. História conhecida de DAC, incluindo IAM	Dor ou desconforto torácico ou no braço esquerdo como principal sintoma. Idade > 70 anos. Sexo masculino. Diabetes	Prováveis sintomas isquêmicos na ausência de características de probabilidade intermediária. Uso recente de cocaína
Exame físico	Murmúrio de regurgitação mitral transitório, hipotensão, diaforese, edema ou estertores pulmonares	Doença vascular extracardíaca	Desconforto torácico reprodutível à palpação
ECG	Nova, ou presumivelmente nova, alteração do segmento ST (≥ 1 mm) ou inversão de onda T em múltiplas derivações	Onda Q não transitória. Depressão de ST 0,5–1 mm. Inversão de onda T > 1 mm	Onda T achatada ou invertida < 1 mm em derivações com ondas R dominantes. ECG normal
Marcadores	Elevação de troponina I, troponina T ou CKMB	Normal	Normal

TABELA 37.3 Localização do IAM de acordo com elevação de segmento ST

Localização	Achados eletrocardiográficos
Anterosseptal	V1, V2 e possivelmente V3
Anterior	V1, V2, V3, V4
Anterolateral	V1-V6, DI, aVL
Lateral	DI e aVL
Inferior	DII, DIII, aVF
Inferolateral	DII, DIII, aVF, V5, V6
Posterior	Infra em V1-V3, supra em V7-V9
Ventrículo direito	DII, DIII, aVF, V3R, V4R

quando houver IAM de parede inferior em busca de IAM de ventrículo direito, que pode ocorrer em 1/3 dos casos quando houver dominância direita. Na presença de infra de ST ou ondas R proeminentes em V1-V3, também devem ser obtidas as derivações posteriores (V7-V9) devido às alterações poderem ser decorrentes de uma imagem especular de supra de ST nessas derivações.

ECG que não mostrou elevação de ST em paciente com quadro clínico compatível deve ser manejado como SCASSST. Nesse caso, alterações eletrocardiográficas sugestivas de IAMSSST/AI podem estar presentes, como depressão de ST do tipo horizontal ou *down-sloping* (concavidade para baixo) ≥ 0,5 mm e/ou inversão de onda ≥ 1 mm em duas derivações contíguas. São alterações que podem surgir durante os sintomas, entretanto sua ausência não descarta SCA. Depressões mais acentuadas de ST denotam pior prognóstico.

Muitas vezes o ECG inicial não é diagnóstico. Entretanto em quadros com sintomas recorrentes, o ECG deverá ser seriado de 15/15 ou 30/30 minutos na próxima hora para detectar alterações transitórias sugestivas de isquemia.

Alterações prévias do segmento ST, como a presença de marca-passo, bloqueio de ramo esquerdo (BRE), alterações de repolarização ventricular, entre outras, podem dificultar a interpretação do ECG. Especialmente o BRE, que sendo novo ou presumivelmente novo, é considerado IAMCSST. Nos casos em que não se possui a informação, pode-se fazer uso dos seguintes critérios:

- Elevação de ST ≥ 1 mm em derivação com QRS concordante.
- Depressão de ST ≥ 1 mm em V1, V2 ou V3.
- Elevação de ST ≥ 5 mm em derivação com QRS discordante.

MARCADORES

Atualmente o grande marcador utilizado na avaliação diagnóstica de SCA é a troponina. As duas formas disponíveis (I e T) apresentam uma alta sensibilidade e média especificidade, com elevação dos valores dentro de 1 hora do início do quadro e permanecendo assim por alguns dias. Além de seu papel no diagnóstico na SCASSST, possui valor prognóstico de curto e longo prazo em todas as formas de SCA, sendo indicativo de manejo invasivo mais precoce.

A Sociedade Europeia de Cardiologia sugere a aplicação do protocolo de 0 h/1 h (Fig. 37.1) ou de 0 h/3 h, uso em conjunto com o quadro clínico e ECG. Eles apresentam um

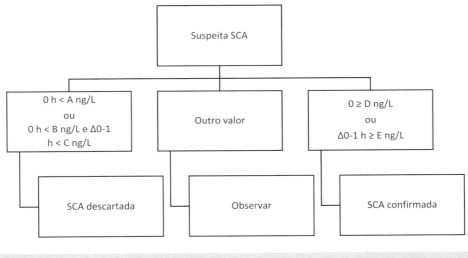

	A	B	C	D	E
hs-cTnT (Elecsys)	5	12	3	52	5
hs-cTnI (Architect)	2	5	2	52	6
hs-cTnI (Dimension Vista)	0,5	5	2	107	19

FIGURA 37.1 Protocolo de 0 h/1 h da Sociedade Europeia de Cardiologia.

valor preditivo negativo muito alto (98%), permitindo uma rápida identificação do paciente que pode receber alta e ter seguimento ambulatorial. Esses algoritmos devem ser usados junto com o quadro clínico e o ECG. Em caso de dor recorrente, novas dosagens devem ser realizadas.

Outras causas que não a SCA podem levar a elevação de troponina. Tanto causas cardíacas como não cardíacas podem levar à sua elevação, como miorcardite, doença renal crônica, doença neurológica aguda.

A dosagem de outros marcadores, como a fração MB da creatina fosfoquinase (CKMB) e mioglobina, não é mais recomendada.

TRATAMENTO

O paciente com suspeita de SCA deve ser admitido em sala de emergência com monitorização e acesso venoso periférico, sendo feito uso do protocolo de ressuscitação pulmonar do ACLS, caso seja indicado. Solicitação de exames laboratoriais e radiografia de tórax. Administração de AAS em todos os pacientes, se não foi administrado antes da admissão e realização de ECG em até 10 minutos. Oxigênio suplementar está indicado apenas se houver hipoxemia e analgesia com morfina em caso de angina refratária às medicações anti-isquêmicas.

Após rápida realização e interpretação do ECG, se houver critérios para IAMCSST, a terapia de reperfusão deve ser realizada da forma mais breve possível. Há duas modalidades de reperfusão: intervenção coronariana percutânea (ICP) e fibrinólise farmacológica. Já em pacientes com SCASSST, deve-se definir se a estratégia será invasiva ou não, e o tempo para a sua realização (Tabela 37.4). Se o paciente estiver em um serviço sem hemodinâmica, terá de ser transferido em tempo hábil caso haja a indicação. Caso o paciente

TABELA 37.4 Estratégias no SCASSST
Estratégia invasiva imediata (< 2 horas)
• Instabilidade hemodinâmica ou choque cardiogênico • Angina recorrente ou refratária à medicação • Arritmia ameaçadora à vida ou PCR • Complicação mecânicas de IAM • Insuficiência cardíaca aguda com angina refratária ou desvio de ST • Alterações dinâmicas do segmento ST ou onda T, principalmente elevação transitória de ST
Estratégia invasiva precoce (< 24 horas)
• Aumento e queda de troponina compatível com IAM • Alterações dinâmicas do segmento ST ou onda T (sintomática ou silenciosa) • Escore de risco de GRACE > 140
Estratégia invasiva retardada (< 72 horas)
Diabetes *mellitus*   **Doença renal crônica**
• Fração de ejeção de VE < 40% ou ICC • Angina precoce pós-infarto • Intervenção coronariana percutânea recente • Revascularização coronariana cirúrgica prévia • Escore de risco de GRACE entre 109 e 140 • Sintomas recorrentes ou isquemia em teste não invasivo

não preencha os critérios que constam na Tabela 37.4, é recomendado que seja realizado um teste provocativo de isquemia, de preferência com imagem.

Terapia de reperfusão no IAMCSST

A terapia de escolha é a intervenção coronariana percutânea (ICP), ficando como segunda opção a fibrinólise farmacológica quando o tempo de primeiro contato médico (PCM) – balão for maior que 90 minutos em centros com serviço de hemodinâmica ou maior que 120 minutos se necessitar de transferência (Fig. 37.2). Em relação à terapia farmacológica, a ICP apresenta melhores desfechos em relação a mortalidade, hemorragias intracranianas e reinfarto, com melhor taxa de patência da artéria ocluída.

A terapia fibrinolítica farmacológica, quando indicada, deve ter como tempo PCM-agulha de 30 minutos. Possui maior indicação em menos de 12 horas do início dos sintomas. Medicações disponíveis e doses na Tabela 37.5. Tendo em vista que o maior risco dos trombolíticos é sangramento, especialmente do sistema nervoso central, é importante se ater às contraindicações absolutas e relativas desses fármacos (Tabela 37.6).

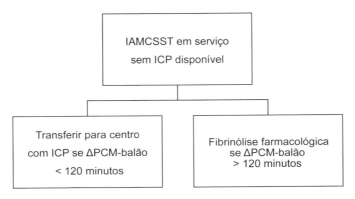

FIGURA 37.2 IAMCSST em serviço sem ICP.

TABELA 37.5 Trombolíticos

Trombolítico	Dose e observações
Estreptoquinase	Dose: 1.500.000 U, infundir em 60 minutos Observar: hipotensão (melhora com diminuição da velocidade de infusão); reação anafilática
Ativador do plasminogênio tecidual/t-PA (alteplase)	Dose: ataque 15 mg; 0,75 mg/kg em 30 minutos; e 0,50 mg/kg nos próximos 60 min Dose máxima: 100 mg
Ativador do plasminogênio tecidual recombinante/rt-PA (reteplase)	Dose: 10 U, infundida em 2 minutos; após 30 minutos, infundir novamente 10 U
TNK-tPA (tenecteplase)	Dose (única, de acordo com peso): • < 60 kg: 30 mg • 60–69,9 kg: 35 mg • 70–79,9 kg: 40 mg • 80–89,9 kg: 45 mg • > 90 kg: 50 mg

TABELA 37.6 Contraindicações à trombólise farmacológica

Contraindicações absolutas	Contraindicações relativas
• AVCh prévio	• AIT nos últimos 6 meses
• AVCi nos últimos 6 meses	• Uso de anticoagulante oral
• Neoplasia ou lesão do SNC (incluindo malformação vascular)	• Gravidez ou 1ª semana pós-parto
• Grande trauma/cirurgia/lesão craniana nas últimas 3 semanas	• Hipertensão refratária (PAS > 180 mmHg e/ou PAD > 110 mmHg)
• Sangramento gastrointestinal nos últimos 3 meses	• Doença hepática avançada
• Diátese hemorrágica ou sangramento ativo (exceto menstruação)	• Endocardite infecciosa
• Dissecção de aorta	• Úlcera péptica ativa
• Punção não compressível nas últimas 24 horas (p. ex., punção lombar, biópsia de fígado)	• Ressuscitação traumática ou prolongada
• Estreptoquinase: uso de estreptoquinase nos últimos 6 meses	

Após a trombólise, o paciente deve ser transferido para centro com ICP disponível. A resolução de 50% da elevação do segmento ST em 60–90 minutos e a melhora dos sintomas isquêmicos indicam que a trombólise foi eficaz. No caso da ausência desses dados, está indicada a ICP de resgate. Também está indicada a angiografia precoce (3–24 horas) de rotina para todos os pacientes.

Terapia antiplaquetária

Aspirina deve ser administrada imediatamente a todos os paciente com suspeita de SCA. Seu uso resulta em importante redução da mortalidade. Única contraindicação é história de reação alérgica grave prévia, sendo substituída pelo clopidogrel.

À aspirina, associa-se algum dos antagonistas do ADP: clopidogrel, ticagrelor e prasugrel. O clopidogrel possui o menor efeito antiplaquetário dos três, apresentando um taxa de desfecho cardiovascular mais desfavorável, porém com menor taxa de complicações por sangramento.

Em pacientes com IAMSSST e IAMCSST que serão submetidos à ICP, prefere-se o uso de ticagrelor ou prasugrel sobre o clopidogrel, salvo se houver contraindicações. Naqueles que serão submetidos à trombólise farmacológica, o único antagonista de ADP recomendado é o clopidogrel.

No estudo TRITON-38, o prasugrel mostrou menor desfecho cardiovascular, porém com aumento do risco de sangramento. Está contraindicado em paciente com história de AVC ou AIT, idade > 75 anos e paciente com < 60 kg. Utilizado no IAMSSST apenas se for submetido a ICP e conhecida a anatomia coronariana.

O ticagrelor, comparado com o clopidogrel no estudo PLATO, obteve melhor desfecho cardiovascular. É relacionado a relato de dispneia, aumento do ácido úrico e pausas ventriculares assintomáticas. Quando administrado, dose de aspirina é de 100 mg (Tabela 37.7).

Com os novos antiplaquetários, os inibidores dos receptores IIb/IIIa plaquetários não têm seu uso recomendado de rotina na sala de emergência, ficando restrito à sala de hemodinâmica em situações de resgate. Seus representantes são: tirofiban, abciximab e epítifibatide.

TABELA 37.7 Antiplaquetários	
SCA	
Aspirina	Ataque: 160–325 mg VO Manutenção: 75–100 mg/dia VO
IAMSSST	
Clopidogrel	Ataque: 600 mg VO (estratégia invasiva) 300 mg VO (estratégia conservadora) Manutenção: 75 mg/dia VO
Ticagrelor	Ataque: 180 mg VO Manutenção: 90 mg VO 12/12 horas Contraindicação: hemorragia intracraniana prévia
Prasugrel	Ataque: 60 mg VO (apenas se estratégia invasiva definida) Manutenção: 10 mg/dia Contraindicações: AVC ou AIT prévios, > 75 anos e < 60 kg
IAMCSST com trombólise farmacológica	
Clopidogrel	Ataque: 300 mg VO 75 mg VO (> 75 anos) Manutenção: 75 mg/dia VO
IAMCSST com ICP	
Clopidogrel	Ataque: 600 mg VO Manutenção: 75 mg/dia VO
Prasugrel	Ataque: 60 mg VO Manutenção: 10 mg/dia VO Contraindicações: AVC ou AIT prévios, > 75 anos e < 60 kg
Ticagrelor	Ataque: 180 mg VO Manutenção: 90 mg VO 12/12 h

Terapia anticoagulante

Anticoagulantes estão indicados em todos os paciente com SCA, independentemente do tipo de terapia a ser adotada. A partir do primeiro uso de uma das medicações, ela não deve mais ser trocada.

A heparina não fracionada apresenta um efeito anticoagulante imprevisível, necessitando de bomba de infusão contínua. Deve ser cessada em até 48 horas após ser iniciada ou após procedimento percutâneo. É uma das drogas de escolha (junto com a bivalirudina) em pacientes submetidos à ICP. Preferível em pacientes com disfunção renal, extremos de peso e com risco maior de sangramento.

Já a enoxaparina, heparina de baixo peso molecular, é opção quando o fondaparinux não estiver disponível em IAMSSST, em ambas as estratégias. No IAMCSST, está indicado apenas se a terapia for farmacológica ou sem terapia de reperfusão. É contraindicada quando ClCr < 15 mL/min (< 30 mL/min se não for possível dosar fator anti-Xa), alto risco de sangramento, peso < 40 kg ou > 120 kg.

O inibidor do fator Xa fondaparinux é o anticoagulante de escolha para IAMSSST tanto na estratégia conservadora quanto invasiva (exceto se invasiva imediata) pela Sociedade Europeia da Cardiologia. Demonstrou menor risco de sangramento e menor mortalidade quando comparado à enoxaparina. Quando submetido à ICP, uma dose de heparina

TABELA 37.8 Anticoagulantes na SCA

IAMSSST

Heparina não fracionada	• Ataque: 60 U/kg IV (máx.: 4.000 U) • Manutenção: 12 U/kg/hora BIC IV (dose máx. inicial: 1.000 U/hora) • TTPA 6/6 horas (manter entre 1,5–2,5)
Enoxaparina	• Dose: 1 mg/kg SC 12/12 h *Se ClCr 15–30 mL/min: 1 mg/kg SC 1×/dia (monitorizar com fator Xa) • Contraindicações: ClCr < 15 mL/min, peso < 40 kg ou > 120 kg, alto risco de sangramento
Fondaparinux	• Dose: 2,5 mg SC 1×/dia *Associar dose única de heparina não fracionada (75–80 U/kg ataque) no momento do CATE • Contraindicação: ClCr < 30 mL/min
Bivalirudina (estratégia invasiva)	• Ataque: 0,75 mg/kg • Manutenção: 1,75 mg/kg/hora até 4 horas após procedimento

IAMCSST

Heparina não fracionada	• ICP:
	  – Ataque: 100 U/kg (60 U/kg se inibidor IIb/IIIA for usado)
	  – Manutenção: manter TTPA entre 250–300 segundos (200–250 s, se inib. IIb/IIIA associado) para infusão após procedimento
	• Trombólise farmacológica:
	  – Ataque: 60 U/kg
	  – Manutenção: 12 U/kg (manter TTPA 1,5–2,0)

Enoxaparina	• Trombólise farmacológica:
	  – < 75 anos: ataque + manutenção: 30 mg IV; seguido de 1 mg/kg SC 12/12 h (máx.: 100 mg/dia) até alta por, no máximo, 8 dias
	  – > 75 anos: apenas manutenção: 0,75 mg/kg SC 12/12 h (não exceder 75 mg/dia)
	  **Se ClCr 15–30 mL/min: 1 mg/kg SC 1×/dia (monitorizar com fator Xa)
	  – Contraindicações: ClCr < 15 mL/min, peso < 40 kg ou > 120 kg, alto risco de sangramento

Fondaparinux	• Trombólise farmacológica:
	  – Ataque: 2,5 mg IV
	  – Manutenção: 2,5 mg/dia SC até alta por no máximo 8 dias
	  – Contraindicação: ClCr < 30 mL/min

Bivalirudina	• ICP:
	  – Ataque: 0,75 mg/kg
	  – Manutenção: 1,75 mg/kg/hora (se ClCr < 30 mL/min, reduzir para 1 mg/kg/hora)

não fracionada está indicada para evitar trombose de cateter. No IAMCSST, está indicado de forma adjuvante à terapia fibrinolítica. Contraindicações: ClCr < 20 mL/min.

Bivalirudina é um inibidor direto do fator IIa. Indicado em paciente tanto com IAMSSST como IAMCSST que irá para sala de hemodinâmica ou ao paciente com história de plaquetopenia induzida por heparina (Tabela 37.8).

Betabloqueadores

São medicamentos com propriedades antiarrítmicas, anti-isquêmicas e anti-hipertensivas, que levam a uma menor demanda metabólica por oxigênio. O aumento do tempo de diástole deve ajudar na perfusão coronariana. Atualmente é questionável se há benefício em relação a diminuição da mortalidade. É iniciado preferencialmente via oral em paciente sem contraindicações dentro das primeiras 24 horas de isquemia. Mesmo se contraindicado inicialmente, reavaliar início em um segundo tempo.

Contraindicações: broncoespasmo, sinais de insuficiência cardíaca, sinais de hipoperfusão, BAV de 2º e 3º graus, intervalo PR > 0,24 s, uso recente de cocaína e risco de choque cardigênico (idade > 70 anos, PAS < 120 mmHg, FC > 110 ou < 60 bpm, tempo longo de sintomas de isquemia).

Bloqueadores de canal de cálcio

Não são usados de rotina. Estão indicados quando houver indicação de betabloqueador e não houver contraindicação mútua (todos exceto broncoespasmo). Indicações: isquemia com hipertensão ou diminuição da resposta ventricular na fibrilação atrial. Droga de escolha é o diltiazem.

Nitratos

São vasodilatadores arteriais, venosos e arteriolares que levam a uma diminuição da pré-carga e da pós-carga, podendo levar a uma melhora do fluxo sanguíneo coronariano. Apesar disso, não reduzem mortalidade, ficando o seu uso restrito à fase aguda da SCA e com as seguinte indicações: alívio de sintomas anginosos, hipertensão e achados de insuficiência cardíaca. Atentar para hipotensão (manter PAS > 90), especialmente em paciente IAM de parede inferior (risco de acometimento de ventrículo direito). Contraindicado em pacientes que fizeram uso de inibidores da fosfodiesterase (sildenafil, tadalafil) nas últimas 24–48h, e também na presença de hipotensão.

Morfina

É o analgésico de escolha. Além de aliviar a dor, pode diminuir a sensação de dispneia e tem efeito sedativo. Entretanto, ela não melhora desfechos e pode até piorá-los. Parece cursar com redução da absorção de antiplaquetários e seu efeito hipotensor pode restringir o uso de medicações que têm efeito positivo na mortalidade. Deve ser restrita ao paciente com sintomas de angina refratária a medicação anti-isquêmica. Contraindicações: hipotensão, infarto de ventrículo direito.

Inibidores da enzima conversora da angiotensia (IECA)/antagonistas da angiontensina B (BRA)

São drogas que diminuem o a disfunção e o remodelamento ventricular esquerdo, a progressão de insuficiência cardíaca no IAM e levam a redução da mortalidade. São indicadas quando FEVE ≤ 40%, com história de insuficiência cardíaca, diabetes e IAM de parede anterior. Em paciente intolerantes aos IECAs, pode-se usar BRA (valsartana). Sempre titular até dose máxima, se tolerado pelo paciente.

Eplerenona: antagonista da aldosterona que reduziu mortalidade e desfechos clínicos importantes. Indicado quando FEVE ≤ 40% e ICC ou diabetes. Iniciar 3–7 dias após IAM. Contraindicações: creatinina > 2,5 mg/dL em homens e > 2,0 mg/dL em mulheres; potássio > 5,0 mEq/L.

Estatinas

Todos devem iniciar ou manter tratamento com estatinas em alta dose, independentemente de valor de colesterol e suas frações (Tabela 37.10).

TABELA 37.10 Terapia adjuvante na SCA	
Betabloqueadores	Atenolol: 25–50 mg VO 1×/dia Metoprolol: 25–50 mg VO 12/12 h Carvedilol: 6,25–12,5 mg VO 2×/dia Bisoprolol: 2,5–10 mg VO 1×/dia Metoprolol: 5 mg EV (até 3× de 5/5 minutos conforme PA) *Preferencialmente por via oral, EV se hipertensão refratária ou isquemia ocorrendo.
Nitratos	Isossorbida: 0,4 mg SL 5/5 min até 3 doses (se PA tolerar) Nitroglicerina: 10 mcg/min BIC EV, titular a cada 5 min (dose máx.: 100–200 mcg/min)
IECAs/BRA	Captopril: 6,25–12,5 mg VO 8/8 h (titular até 150 mg/dia) Valsartana: 20 mg VO 12/12 h (titular até 320 mg/dia)
Eplerenona	Eplerenona: 25 mg VO 1×/dia
Estatinas	Atorvastatina: 80 mg/dia VO

COMPLICAÇÕES

Após SCA, o paciente pode evoluir com complicação mecânicas, arritimias com insuficiência cardíaca. Arritimias são comuns no pós-SCA e, por vezes, necessitam de tratamento medicamentoso, elétrico ou passagem de marca-passo. Insuficiência cardíaca ocorre em 15–20% dos IAM. Todos devem realizar ecocardiograma após a fase aguda para avaliar função de ventrículo esquerdo e tamanho da área infartada.

Complicações mecânicas abrangem a ruptura de septo interventricular, ruptura de músculo papilar e ruptura de parede de ventrículo esquerdo. São condições que geram suspeita quando há piora no quadro hemodinâmico associada a alteração na ausculta cardíaca. São diagnosticadas no ecocardiograma e normalmente demandam abordagem cirúrgica.

BIBLIOGRAFIA

1. Amsterdam EA, Wenger NK, Brindis RG, Casey DE, Ganiats TG, Holmes DR et al. American Association for Clinical Chemistry: 22014 AHA/ACC Guideline for the Management of Patients with Non- ST-Elevation Acute Coronary Syndromes: a report of the American College of Cardiology/American Heart Association Task Force on Practice Guidelines. J Am Coll Cardiol; 2014.
2. Hollander JE, Diercks DB. Acute coronary syndromes. Tintinalli's emergency medicine. 8 ed. New York: McGraw-Hill 2016; 332-349.
3. Mann DL, Zipes DP, Libby P, et al.Braunwald's Heart Disease: A Textbook of Cardiovascular Medicine. 10 ed. Philadelphia, PA: Elsevier Saunders; 2014.
4. O'Gara PT, Kushner FG, Ascheim DD, Casey DE, Chung MK, de Lemos JA, et al. 2013 ACCF/AHA guideline for the management of ST-elevation myocardial infarction: a report of the American College of Cardiology Foundation/American Heart Association Task Force on Practice Guidelines. Circulation; 2013.
5. Roffi M, Patrono C, Collet JP, Mueller C, Valgimigli M, Andreotti F, et al. 2015 ESC Guidelines for the management of acute coronary syndromes in patients presenting without persistent ST-segment elevation: Task force for the management of acute coronary syndromes in patients presenting without persistent ST-segment elevation of the European Society of Cardiology (ESC). Eur Heart J; 2015.
6. Steg PG, James SK, Atar D, Badano LP, Lundqvist CB, Borger MA, et al. ESC guidelines for the management of acute myocardial infarction in patients presenting with ST-segment elevation: The Task Force on the management of ST-segment elevation acute myocardial infarction of the European Society of Cardiology (ESC). Eur Heart J; 2012.
7. Wallentin L, Richard BC, Budaj A, et al. Ticagrelor versus clopidogrel in patients with acute coronary syndromes. N Engl J Med 2009; 361(11).
8. Wiviott SD, Braunwald E, McCabe CH, et al. Prasugrel versus clopidogrel in patients with acute coronary syndrome. N Engl J Med 2007; 357(20).

38

RABDOMIÓLISE

Daniel Ribeiro da Rocha
Paulo Ricardo Gessolo Lins

DEFINIÇÃO E INTRODUÇÃO

O termo rabdomiólise deriva do grego *rhábdos* (estria) + *myós* (músculo) + *lýsis* (dissolução) e, grosso modo, significa dissolução do músculo estriado, sendo também chamada de síndrome do esmagamento (do inglês *crush syndrome*); o fato das células musculares serem destruídas pode trazer repercussões orgânicas graves ao ser humano, em grande parte devido ao extravasamento do conteúdo intracelular para o meio extracelular. Entre as substâncias lançadas no sistema circulatório estão a creatinaquinase (CPK), aldolase, potássio e fósforo, purinas e mioglobina.

Várias etiologias podem estar relacionadas a essa entidade, por exemplo traumas, medicamentos, isquemia, infecções e distúrbios metabólicos e hereditários. Diversos estudos foram feitos para tentar elucidar o mecanismo de lesão, sendo que tanto o trauma direto do músculo quanto efeitos enzimáticos ou toxicidade de medicamentos levam a um mesmo desfecho: morte da célula muscular. Classicamente, a rabdomiólise se apresenta com dor muscular, fraqueza e escurecimento da urina (marrom-avermelhada), apesar de comumente esses achados não serem concomitantes.

Essa síndrome pode apresentar níveis de gravidade, podendo ser assintomática em elevações de CPK discretas e chegar a casos graves com mioglobinúria e lesão renal aguda (LRA) em níveis de CPK muito aumentados. Dentre as repercussões orgânicas da rabdomiólise, a LRA é uma das mais temidas, já que é frequente a sua associação em casos graves e a chance de óbito não é rara.

O diagnóstico rápido e o manejo inicial são essenciais para evitar complicações futuras. O tratamento inicial condiz em tratar os distúrbios hidroeletrolíticos e acidobásicos secundários a lesão muscular, a hipovolemia e a prevenção da insuficiência renal aguda.[2]

EPIDEMIOLOGIA

A estatística da rabdomiólise no Brasil é frustra. Nos Estados Unidos, a rabdomiólise representa cerca de 7 a 10% dos casos de LRA. A incidência de LRA pode chegar a 46%

e em determinados grupos essa incidência é maior, por exemplo em usuários de drogas, alcoolistas e pessoas com miopatias.[7]

Na faixa etária pediátrica as causas mais comuns são: miosite viral, trauma, doença do tecido conjuntivo, exercício e overdose por medicações.

A mortalidade em UTI é descrita como aproximadamente 59% quando o paciente apresenta LRA e 22% quando não apresenta.[9]

ETIOLOGIA

Como já dito, a rabdomiólise tem como condição *sine qua non* a lesão muscular. Assim sendo, qualquer agente que o faça poderá levar à síndrome.

As causas da rabdomiólise podem ser divididas em hereditárias e não hereditárias (Tabela 38.1).

FISIOPATOLOGIA

As causas de rabdomiólise são diversas, mas o produto final das agressões diversas sempre leva à morte celular e à liberação dos componentes intracelulares para a circulação.

Como a sinalização intracelular para a funcionalidade das células depende de íons essenciais, como o cálcio e o sódio, qualquer alteração no gradiente de concentração desses íons leva à disfunção celular, podendo causar a morte das células.

TABELA 38.1 Causas de rabdomiólise

Hereditárias		Deficiência de enzimas de glicólise ou glicogenólise (doença de McArdle)
		Metabolismo anormal de lipídeos
		Outras desordens genéticas
Adquiridas		
Traumáticas		
	Atividade física intensa	Maratona, treinamento físico militar, mioclonia, epilepsia, tétano, distonia aguda
	Dano muscular direto	Síndrome do esmagamento, acidentes de trânsito, desastres naturais, choque elétrico
Não traumáticas		
	Isquêmico	Compressão, trombose, embolia
	Drogas	Álcool, estatinas, fibratos, cocaína, heroína, anfetaminas, benzodiazepínicos, antidepressivos
	Toxinas	Acidente ofídico, ferroada de abelha, mordida de aranha
	Síndromes térmicas	Síndrome do choque tóxico, choque térmico
	Doenças metabólicas	Cetoacidose diabética, estado hiperosmolar hiperglicêmico não cetótico, hipotireoidismo
	Desordens eletrolíticas	Hipocalemia, hipocalcemia, hipofosfatemia, hiponatremia, hipernatremia
	Miopatias inflamatórias	Polimiosite, dermatomiosite
	Infecções	Bactérias (*E. coli, Shigella, Salmonella, S. pneumoniae, S. aureus*), vírus (influenza A e B, CMV, HSV, EBV, HIV, Coxsackie)
	Outras causas	Síndrome anticolinérgica, interrupção abrupta de L-dopa

Modificada de Giannoglou, 2007.

Existe uma regulação do gradiente eletroquímico dentro da célula realizada pelas bombas iônicas na membrana sarcoplasmática. Quando há uma desregulação dessas bombas justificada pela diminuição do ATP, esse mecanismo é perdido, fazendo com que grande quantidade de sódio, íon predominante extracelular, entre para o citoplasma, causando uma degeneração hidrópica. O mesmo acontece com o cálcio que está nas mitocôndrias e no retículo sarcoplasmático. Saindo dessas organelas, o cálcio leva a uma ativação das proteases e lipases do citoplasma, levando à degradação das células musculares. Com a degeneração do miócito, grande quantidade de potássio, aldolase, mioglobina fosfato e CPK são lançados no sistema circulatório (Fig. 38.1).

MANIFESTAÇÕES CLÍNICAS

A apresentação clínica é extremamente variável, justificada pelas diversas etiologias, e pode variar de acordo com a gravidade da lesão muscular. A clássica tríade da rabdomiólise consiste em mialgia, fraqueza muscular e urina de coloração marrom-avermelhada, porém nem sempre as três condições estão presentes.

Manifestações sistêmicas inespecíficas também podem estar presentes, como taquicardia, náuseas, vômitos, mal-estar geral. Manifestações mais graves, como IRA, coagulação intravascular disseminada (CIVD) e disfunção orgânica múltipla podem ocorrer.

Achados laboratoriais também podem ocorrer acidentalmente, nesse caso a pesquisa da etiologia e a terapêutica específica devem ser realizadas.[1,4]

Atenção especial deve ser dada às complicações da rabdomiólise, entre elas estão a hipovolemia, síndrome compartimental, arritmias, CIVD, disfunção hepática e LRA.

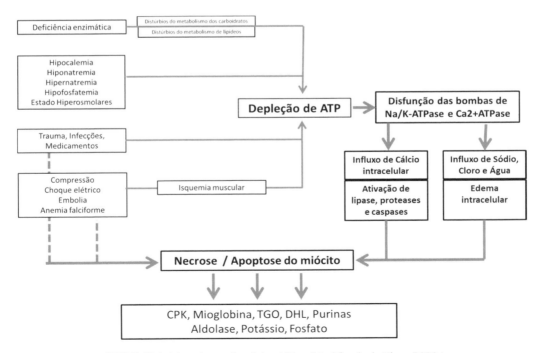

FIGURA 38.1 Mecanismos de rabdomiólise. (Modificada de Khan, 2009.)

DIAGNÓSTICO

Após anamnese e exame físico, alguns exames complementares ajudam a definir o diagnóstico da rabdomiólise.

O diagnóstico definitivo pode ser dado pela CPK sérica e mioglobina urinária. A biópsia muscular pode ser utilizada para confirmar o diagnóstico, apesar de não ser muito utilizada.

A concentração sérica de CPK é o indicador mais sensível de dano muscular. Ela começa a aumentar os seus níveis após 2 a 12 horas da lesão, faz um pico entre 24 a 72 horas e seu nível sérico declina paulatinamente. Se ocorrer a persistência dos níveis de CPK muito aumentados, pode-se pensar em síndrome compartimental. Alguns autores aceitam níveis acima de cinco vezes o valor normal para ser considerado como critério para o diagnóstico da síndrome. A mioglobinúria pode ser avaliada na rabdomiólise por meio do teste da fita no exame de urina, porém em casos de hematúria o exame poderá ser positivo também. A mioglobina sérica tem ascensão e declínio mais rápido do que a CPK (entre 1 a 6 horas), sendo assim o exame pode ser negativo. Os achados no exame de urina estão apresentados na Tabela 38.2.

TRATAMENTO

A intervenção terapêutica na rabdomiólise tem por objetivo prevenir a lesão renal aguda, corrigir precocemente os distúrbios hidroeletrolíticos e a acidose metabólica e manejar as possíveis complicações.

Alguns trabalhos predizem um risco maior de IRA quando a CPK está acima de 15.000. Pacientes com sintomas leves associados com CPK < 3.000 foram considerados como tendo menor risco de IRA.

Medidas gerais

A monitorização clínica e dos exames laboratoriais são essenciais para o manejo adequado dos pacientes. Recomenda-se o controle regular de CPK (12/12 h), eletrólitos e gasometria. Além disso deve ser monitorizado o pH urinário, uma vez que acidez urinária predispõe deposição intratubular de mioglobina que pode levar à IRA.

TABELA 38.2 Alterações urinárias na rabdomiólise

Elementos anormais	
• Fita	
– Heme	Positivo (usualmente 3+ ou 4+)
– pH	Ácido (usualmente entre 5 e 6)
– Proteínas	Positivo
• Cor	Marron-avermelhado
• Análise microscópica	Poucas ou ausência de hemácias
Radioimunoensaio de urina	Mioglobinúria
Sedimento urinário	Cilindros de mioglobina, células epiteliais

Modificada de Giannoglou, 2007.

Prevenção da lesão renal aguda
Hidratação vigorosa

A expansão volêmica é essencial para a prevenção da LRA secundária à mioglobinúria. Aumentando-se o fluxo renal há um aumento da filtração glomerular e produção de urina.

A quantidade de hidratação depende da gravidade da mioglobinúria, mas sempre com o objetivo de manter um débito urinário de 300 mL/h. A hidratação deve ser feita com solução cristaloide, não havendo na literatura comprovação de benefício da restrição de cloreto com uso de Ringer lactato ao invés de cloreto sódio 0,9%.

Sugerimos iniciar a terapia de hidratação com Ringer lactato a uma taxa de 1.000 a 2.000 mL por hora e ajustar infusão conforme diurese. O acompanhamento do débito urinário deve ser feito sistematicamente, evitando assim efeitos de hipervolemia nos pacientes, principalmente naqueles com doenças crônicas, por exemplo insuficiência cardíaca.

Alcalinização da urina

A alcalinização da urina é uma medida eficaz para a prevenção de LRA. O bicarbonato de sódio administrado por via endovenosa faz com que o pH urinário fique alcalino, aumentando a solubilidade da mioglobina e do ácido úrico. Sendo assim, limita a formação de cilindros de mioglobina e cristais de ácido úrico.

Além de alcalinizar a urina, o bicarbonato de sódio ajuda a corrigir a acidose metabólica e consequentemente a hipercalemia.

O objetivo da alcalinização urinária é de manter o pH acima de 6,5 e o sérico entre 7,40 e 7,45. Sugerimos o uso de solução bicarbonatada isotônica (150 mL de bicarbonato de sódio 8,4% diluídos em 850 mL de glicose 5% ou água destilada), infundida a uma taxa de 200 mL/h e ajustada conforme os parâmetros laboratoriais. Os pacientes que forem submetidos à alcalinização da urina devem ter cálcio sérico e gasometria arterial monitorados de 2 em 2 horas e pH urinário a cada 6 horas. Manifestações graves de hipocalcemia (arritmias, tetania ou convulsões), pH sérico acima de 7,5 ou bicarbonato sérico acima de 30 mEq/L indicam suspensão imediata da terapia de alcalinização urinária.

Diurese

Não há comprovação na literatura de benefício do uso rotineiro de diuréticos em redução da incidência de LRA e necessidade de terapia renal substitutiva. Deve se garantir a diurese acima de 300 mL/h às custas do incremento da hidratação endovenosa. Os diuréticos devem ser utilizados caso o paciente venha a apresentar sinais clínicos de sobrecarga volêmica, sendo então lançado mão da furosemida conforme resposta terapêutica. A furosemida também pode ser utilizada para *teste de estresse* nos pacientes anúricos; nesse caso, administra-se uma dose de 1 mg/kg de furosemida (ou 1,5 mg/kg caso o paciente faça uso de diuréticos previamente) e a ausência de diurese maior que 200 mL em 2 horas é altamente preditora de necessidade de hemodiálise. Estudos recentes mostraram que a administração de soro fisiológico com manitol não foi mais efetiva do que soro fisiológico somente, mas na suspeita de síndrome compartimental é considerada benéfica.

Prevenção de nefrotoxicidade

Nos pacientes com rabdomiólise devem ser evitadas ao máximo substâncias que sabidamente causam lesão renal, como anti-inflamatórios não esteroidais, antibióticos nefrotóxicos, contraste iodado.

Substâncias antioxidantes podem proteger o epitélio tubular dos efeitos tóxicos da mioglobina.

O alopurinol pode ser benéfico com o intuito de reduzir a produção de cristais de ácido úrico.

Correção dos distúrbios eletrolíticos e ácido-base
Hipercalemia

Medidas clínicas para hipercalemia devem ser feitas, evitando desfechos cardiovasculares ruins. Se refratária ao tratamento clínico, a diálise deve ser indicada.

Acidose metabólica

Não é recomendado o tratamento da acidose metabólica se o bicarbonato sérico estiver acima de 15 mmol/L ou o pH sérico maior que 7,2.

Hipocalcemia

Com a correção dos distúrbios anteriores a hipocalcemia é normalmente corrigida.

A administração de gluconato de cálcio pode intensificar o acúmulo de cálcio no tecido muscular, reforçando o mecanismo da rabdomiólise. No entanto, em casos de hipercalemia com manifestação eletrocardiográfica ou tetania a administração de cálcio pode ser feita.

Hiperfosfatemia

Assim como o cálcio, o fósforo é corrigido com as medidas iniciais. Se necessário, pode-se usar quelantes de fósforo, como carbonato de cálcio.

Hemodiálise

As indicações de hemodiálise incluem a hipercalemia refratária, acidose metabólica persistente, hipervolemia grave e piora progressiva da função renal apesar do tratamento conservador.

Manejo da síndrome compartimental

Avaliação clínica com auxílio de ultrassonografia pode ser feito para avaliar síndrome compartimental. Se necessário a descompressão cirúrgica com fasciotomia pode ser realizada para evitar necrose ou subsequente amputação de determinada região.

Administração de manitol intravenoso pode reduzir a pressão intracompartimental.

Manejo da CIVD

No geral o tratamento para rabdomiólise é o suficiente para o tratamento da CIVD. No entanto, em casos severos de sangramento, a administração de hemocomponentes pode ser realizada de acordo com indicações clínicas precisas.

PROGNÓSTICO

O prognóstico dos pacientes que apresentam rabdomiólise depende muito da gravidade da lesão muscular e a etiologia envolvida no processo, além das complicações decorrentes da agressão. As principais complicações e que requerem atenção especial nos casos de rabdomiólise são a insuficiência renal aguda e a hipercalemia. Em alguns casos a LRA é completamente revertida.

Pelo fato de se ter poucos estudos na literatura, o prognóstico dos pacientes com rabdomiólise e suas complicações é difícil de se estabelecer. Alguns autores referem que aproximadamente 20% dos pacientes que desenvolvem LRA induzida por rabdomiólise morrem e a essa porcentagem aumenta se há síndrome de disfunção orgânica múltipla. Em algumas séries de casos a mortalidade varia entre 7 a 80%.

Hemodiálise foi necessária em 85% dos pacientes com IRA oligúrica e em 30% dos pacientes com IRA não oligúrica. Entre os pacientes que necessitaram de diálise, a mortalidade varia entre 50 e 80%.

CONCLUSÃO

A rabdomiólise é uma síndrome caracterizada por destruição muscular que pode causar sérias complicações sistêmicas. No entanto, o prognóstico é geralmente bom, quando o quadro não está associado com hipercalemia grave e insuficiência renal aguda, associação essa que tem mortalidade alta.

O diagnóstico precoce, a prevenção de LRA, principalmente com hidratação vigorosa monitorando o débito urinário e alcalinização da urina, e o tratamento das complicações, principalmente a hipercalemia, são fundamentais para um desfecho adequado.

Por ser uma causa importante de insuficiência renal aguda, os mecanismos, as causas e complicações da rabdomiólise devem ser conhecidos para o manejo mais adequado e rápido possível.

REFERÊNCIAS BIBLIOGRÁFICAS

1. Beetham R. Biochemical investigation of suspected rhabdomyolysis. Ann Clin Biochem 2000; 37(Pt 5): 581-587.
2. Bosch X, Poch E, Grau JM. Rhabdomyolysis and acute kidney injury. N Engl J Med 2009; 361(1): 62-72.
3. Chatzizisis YS, Misirli G, Hatzitolios AI, Giannoglou GD. The syndrome of rhabdomyolysis: complications and treatment. Eur J Intern Med. 2008; 19(8):568-574.
4. de Meijer AR, Fikkers BG, de Keijzer MH, van Engelen BG, Drenth JP. Serum creatine kinase as predictor of clinical course in rhabdomyolysis: a 5-year intensive care survey. Intensive Care Med 2003; 29(7):1121-1125.
5. Esson ML, Schrier RW. Diagnosis and treatment of acute tubular necrosis. Ann Intern Med 2002; 137(9): 744-752.
6. Gabow PA, Kaehny WD, Kelleher SP. The spectrum of rhabdomyolysis. Medicine (Baltimore). 1982; 61(3):141-152.
7. Giannoglou GD, Chatzizisis YS, Misirli G. The syndrome of rhabdomyolysis: Pathophysiology and diagnosis. Eur J Intern Med 2007; 18(2):90-100.
8. Holt SG, Moore KP. Pathogenesis and treatment of renal dysfunction in rhabdomyolysis. Intensive Care Med 2001; 27(5):803-811.
9. Khan FY. Rhabdomyolysis: a review of the literature. Neth J Med 2009; 67(9):272-283.
10. Mannix R, Tan ML, Wright R, Baskin M. Acute pediatric rhabdomyolysis: causes and rates of renal failure. Pediatrics. 2006; 118(5):2119-2125.
11. McMahon GM, Zeng X, Waikar SS. A risk prediction score for kidney failure or mortality in rhabdomyolysis. JAMA Intern Med 2013; 173(19):1821-1828.
12. Melli G, Chaudhry V, Cornblath DR. Rhabdomyolysis: an evaluation of 475 hospitalized patients. Medicine (Baltimore) 2005; 84(6):377-385.
13. Sion ML, Hatzitolios A, Toulis E, Kounanis A, Prokopidis D. Rhabdomyolysis and acute renal failure associated with Salmonella enteritidis bacteremia. Nephrol Dial Transplant 1998; 13(2):532.
14. Slater MS, Mullins RJ. Rhabdomyolysis and myoglobinuric renal failure in trauma and surgical patients: a review. J Am Coll Surg. 1998; 186(6):693-716.
15. Torres PA, Helmstetter JA, Kaye AM, Kaye AD. Rhabdomyolysis: pathogenesis, diagnosis, and treatment. Ochsner J 2015 Spring; 15(1):58-69.

EMERGÊNCIAS ONCOLÓGICAS

Gabriel Oliveira de Souza
Paulo Ricardo Gessolo Lins

HIPERCALCEMIA DA MALIGNIDADE

Hipercalcemia da malignidade afeta 20–30% dos pacientes com câncer em algum momento da doença. As neoplasias mais comuns que cursam com hipercalcemia são mieloma múltiplo, carcinoma de mama e câncer de pulmão não pequenas células. É causada por vários mecanismos como lesão osteolítica, secreção ectópica de PTH ou secreção de forma ativa de vitamina D (em linfomas) e produção de PHTrp, sendo este último o mecanismo mais comum de hipercalcemia da malignidade.

Sintomas e sinais de hipercalcemia da malignidade podem ser sutis. Sintomas mais acentuados ocorrem com níveis elevados de cálcio, ou quando há aumento rápido na calcemia. Sintomas mais precoces incluem náusea, fadiga, constipação e poliúria. Achados mais tardios podem incluir fraqueza muscular, hiporexia, confusão, psicose, tremores ou letargia.

Sintomas são causados pelo cálcio sérico livre; como o cálcio se liga a proteínas do sangue (em sua maioria, albumina), a medida de cálcio sérico total subestimará o cálcio livre, ou ionizado, em pacientes com albumina baixa. Logo, em pacientes hipoalbuminêmicos, o valor do cálcio deve ser corrigido para albumina. Ou ainda, o cálcio iônico deve ser medido no sangue. Quando há nível sérico de cálcio acima de 12 mg/dL, morte súbita devido a arritmia cardíaca ou assistolia podem ocorrer. Portanto, na presença de hipercalcemia, deve-se repetir o teste para excluir a possibilidade de erro laboratorial. Eletrocardiograma frequentemente evidencia encurtamento de intervalo QT.

O manejo consiste, primeiramente, na hidratação intravenosa com solução fisiológica a 0,9% na dose de 100–200 mL/h com medida de débito urinário (por sondagem vesical) a fim de se alcançar uma diurese de 2 mL/kg/h. Com o paciente hidratado, diurético de alça pode ser um adjuvante terapêutico a fim de obter essa diurese. Se a função renal é normal, ou ligeiramente prejudicada, um bifosfonado pode ser dado. Opções incluem pamidronato, 60–90 mg intravenoso em 2–4 horas, ou ácido zoledrônico, 4 mg intravenoso em 15 min. Ácido zoledrônico é mais potente que pamidronato e tem a vantagem de ter uma infusão mais curta, mas com repetidas doses é mais associado a efeitos colaterais incomuns, apesar de sérios, como osteonecrose de mandíbula. Uma vez a hipercalcemia estando controlada, o tratamento específico para neoplasia deve ser iniciado quando possível.

Geralmente, hipercalcemia ocorre em pacientes com neoplasias que não respondem ao tratamento, na ocasião de hipercalcemia refratária a repetidas doses de bifosfonados, outros agentes podem ajudar a controlar a hipercalcemia (pelo menos, temporariamente): calcitonina, denosumab e nitrato de gálio. Corticoesteroides podem ser úteis em pacientes portadores de mieloma múltiplo e linfoma. A dose de calcitonina é de 4–8 UI/kg, via subcutânea ou intramuscular, a cada 12 h em pacientes com hipercalcemia acentuada e sintomática; seu pico de ação acontece em poucas horas, mas o efeito diminui em 2–3 dias.

SÍNDROME DE LISE TUMORAL

Síndrome de lise tumoral (SLT) é vista com frequência no curso do tratamento de doenças hematológicas malignas, tais como leucemia linfoblástica aguda e linfoma de Burkitt. Entretanto, SLT pode se desenvolver no curso do tratamento de qualquer neoplasia muito sensível a quimioterapia. É causada pelo extravasamento maciço de material intracelular na corrente sanguínea, incluindo ácidos nucleicos, proteínas, fósforo e potássio. Se o metabolismo desse material e a função renal estiverem prejudicados, hiperuricemia, hiperfosfatemia e hipercalemia irão se instalar abruptamente. Lesão renal aguda pode ocorrer devido a deposição e cristalização de ácido úrico e fosfato de cálcio nos túbulos renais.

Sintomas de hiperfosfatemia incluem náusea e vômitos, assim como convulsões. Além disso, altos níveis de fosfatos precipitam com cálcio, causando lesão renal tubular, exacerbando ainda mais os sintomas da SLT. Hipercalemia pode causar arritmias e morte súbita.

Laboratorialmente, SLT pode ser definida a partir de dois dos seguintes critérios: hiperuricemia (ácido úrico > 8 mg/dL), hiperfostatemia (fósforo > 4,5 mg/dL), hipercalcemia (potássio > 6 mg/dL) e hipocalcemia (cálcio total < 7 mg/dL – corrigido para albumina, ou cálcio ionizado < 1,12 mg/dL, junto a alguma das apresentações clínicas, que compreendem lesão renal aguda, arritmia cardíaca ou convulsão).

Prevenção é o fator mais importante no manejo da SLT. Guidelines para manejo de SLT incluem hidratação endovenosa agressiva antes do início do tratamento quimioterápico, durante e depois do mesmo. Administração de fluidos ajuda a manter diurese e facilita excreção de ácido úrico e fósforo. O objetivo é uma diurese de 2 mL/kg/h; para tanto, caso seja necessário, pode-se lançar mão do uso de diuréticos, como furosemida, por exemplo. Para pacientes com moderado risco de desenvolver SLT, tais como linfomas de grau intermediário, ou leucemias agudas, alopurinol (que bloqueia a enzima xantina oxidase e a formação de ácido úrico do metabolismo das purinas) deve ser administrado antes do início da quimioterapia na dose oral de 100 mg/m² a cada 8 horas (máximo 800 mg/dia) com redução de dose em pacientes com diminuição da taxa de filtração glomerular. Já pacientes com alto risco de desenvolver SLT, como aqueles com linfomas de alto grau ou aqueles com leucemias agudas com elevada contagem de células brancas (leucemia mieloide aguda, leucometria > 50.000 células/dL, leucemia linfoblástica aguda, leucometria > 100.000 células/dL) ou ainda com hiperuricemia apesar do uso de alopurinol, deve-se optar por rasburicase na dose de 0,1–0,2 mg/kg ao dia via intravenosa, por 1–7 dias. Rasburicase é uma enzima urato-oxidase recombinante que transforma ácido úrico em formas mais solúveis, resultando em rápido declínio dos níveis de ácido úrico no sangue. Rasburicase não deve ser administrada a pacientes com deficiência de glicose-6-fosfato, nem a pacientes gestantes ou que estejam amamentando. Historicamente conhecida, a infusão de bicarbonato de sódio a fim de alcalinizar urina não é mais indicada rotineiramente.

Quando o paciente não apresentar diurese e houver aumento de creatinina ou hiperfosfatemia persistente, um nefrologista deve ser acionado para avaliação da necessidade de diálise.

COMPRESSÃO MEDULAR

Neoplasias que causam compressão medular mais comumentemente metastatizam para corpos vertebrais, resultando em injúria medular devido a edema, hemorragia ou isquemia induzida por compressão dos vasos da medula. Compressão persistente pode resultar em mudanças irreversíveis das fibras de mielina, levando a lesão neurológica permanente.

Diagnóstico e intervenção terapêutica precoce são essenciais, uma vez que a probabilidade de reversão de danos neurológicos depende muito da duração do agravo. Pacientes que são tratados prontamente podem ter retorno parcial ou completo da função, o que depende também da sensibilidade do tumor ao tratamento antitumoral específico.

Dor ao nível da massa tumoral ocorre em mais de 80% dos casos e pode ser agravada por movimentos, tais como deitar-se, carregar peso, espirrar ou tossir, usualmente precedendo sintomas ou sinais neurológicos. Fraqueza progressiva e mudanças sensoriais também podem ocorrer. Sintomas como retenção urinária ou fecal, ou incontinência são mais tardios.

Ressonância magnética é o exame de imagem de escolha em pacientes com neoplasia e suspeita de compressão medular. Quando há achados neurológicos sugestivos de compressão medular, uma ressonância magnética na urgência deve ser obtida, objetivando encontrar todas as áreas de envolvimento da medula para definir propostas terapêuticas. Radiografias ósseas, quando feitas, podem evidenciar destruição de corpos vertebrais pelo tumor. Entretanto, esse exame não é nem específico, nem sensível para diagnóstico e planejamento terapêutico. Caso a lombalgia seja inespecífica, um PET *scan* com 18-fluor-2-deoxiglicose pode ser considerado como exame de rastreio.

Pacientes com acometimento epidural devem receber corticoesteroides imediatamente. A dose inicial de dexametasona é de 10–16 mg intravenosa, seguida de 4– 6 mg a cada 6 h, via oral ou intravenosa. Pacientes sem diagnóstico conhecido de neoplasia devem ser submetidos a cirurgia de urgência a fim de aliviar o dano e obter material para exame anatomopatológico.

Pacientes com uma única área de compressão medular por tumor sólido se beneficiam mais de tratamento descompressivo cirúrgico seguido de radioterapia, do que somente radioterapia, sendo os desfechos melhora na deambulação e recuperação de função intestinal e vesical. Se várias vértebras estão sendo acometidas (vários níveis), radioterapia é a melhor opção.

SÍNDROME DA VEIA CAVA SUPERIOR

Síndrome da veia cava superior (SVCS) resulta da compressão da veia cava superior, inibindo o retorno venoso do pescoço, do crânio e dos membros superiores. Essa apresentação, em geral, é insidiosa, levando a formação de circulação colateral, o que atrasa o diagnóstico, uma vez que os sintomas não são expressivos. Quase todos os casos de SVCS resultam de compressão maligna, ou ainda trombose associada a cateter central.

Câncer de pulmão é responsável por 60 a 85% dos casos de SVCS, já causas relacionadas a cateteres têm se tornado mais comuns, respondendo por 20 a 40% das apresentações. Das neoplasias, segue-se ao câncer de pulmão, linfomas não Hodgkin e tumores de células germinativas mediastinais.

Os sintomas e sinais clássicos de SVCS são edema e rubor facial, com distensão do sistema venoso do pescoço e do tórax. Séries de estudos sugerem, entretanto, que o sintoma mais comum é dispneia. Pacientes também podem apresentar cefaleia, rouquidão, disfagia e tosse. Torna-se uma urgência quando os sintomas progridem para obstrução respiratória ou ainda hipertensão intracraniana, evoluindo com estridor ou comprometimento neurológico, evidenciado por síncope, letargia, obnubilação, ou até mesmo convulsões.

O diagnóstico da SVCS é feito clínica e radiologicamente, mas o diagnóstico de base deve ser presumido, particularmente nos pacientes sem diagnóstico prévio de neoplasia ou que não apresentem cateter central. A investigação diagnóstica pode ser iniciada com radiografia de tórax, que pode evidenciar alargamento de mediastino, mais frequentemente da porção direita que da esquerda. Derrame pleural também pode estar presente. A ausência de anormalidades na radiografia não exclui o diagnóstico e o passo seguinte é a tomografia de tórax que consegue detalhar melhor o mediastino e identifica melhor a circulação colateral.

Nos pacientes sem diagnóstico prévio de neoplasia e sem cateter central em que se encontra compressão extrínseca de veia cava superior, é importante coletar material de biópsia, a fim de diferenciar causas malignas de causas neoplásicas benignas ou processos fibróticos mediastinais decorrentes de irradiação ou infecção anteriores. Dependendo do local da massa, isso pode ser feito por meio de punção percutânea, ou broncoscopia, ou mediastinoscopia, ou ainda, por toracotomia.

Apesar de ser uma emergência médica, a maioria dos casos de SVCS não se apresentam emergencialmente, sendo resolvidos com tratamento da doença de base. Se a etiologia da SVCS é um cateter central e a obstrução é detectada precocemente, tratamento fibrinolítico *in loco* pode salvar o cateter; entretanto, se necessário, o cateter deve ser trocado em conjunto a anticoagulação.

Se a causa for neoplásica, deve-se manter a cabeceira elevada, iniciar diuréticos de alça e corticoesteroides, sendo este último muito mais efetivo em neoplasias hematológicas, como linfomas. Após isso, identificar o nível de obstrução da via aérea e planejar a abordagem definitiva, a qual pode ser quimioterapia, radioterapia, ou ainda, *stent* intravascular.

A escolha entre quimioterapia ou radioterapia deve ser ponderada segundo o anatomopatológico da neoplasia de base, pois algumas neoplasias são mais responsivas a uma determinada terapia que a outra. Já o *stent* intravascular é reservado aos casos de neoplasias não sensíveis a quimio ou radioterapia, causas benignas, ou ainda nos casos associados a cateter central; caso necessite de alívio rápido de sintomas pode-se também lançar mão de *stent* intravascular.

Se o quadro for emergencial, com obstrução de via aérea, o que raramente ocorre, deve-se aplicar o suporte avançado de vida, objetivando obter via aérea definitiva e cuidado intensivo.

EFUSÃO PLEURAL, PERICÁRDIA E PERITONEAL MALIGNA

O desenvolvimento de um derrame pleural, pericárdico ou peritonial pode ser o achado inicial do paciente com neoplasia maligna, ou um derrame pode aparecer durante a progressão da doença. As neoplasias mais comuns que cursam com derrames pleurais e pericárdicos são de pulmão e mama; já as neoplasias que mais cursam com ascite são de ovário, intestino (colorretal), estômago e pâncreas.

Pacientes com derrames pleural e pericárdico cursam com dispneia e ortopneia. Já os que cursam com ascite podem apresentar distensão e desconforto abdominal. Derrame pericárdico pode levar a tamponamento cardíaco. Sinais de tamponamento incluem taquicardia, abafamento de bulhas cardíacas, pulso paradoxal e hipotensão. Diminuição de murmúrio vesicular, egofonia e percussão maciça podem estar presentes.

Confirma-se que a causa da efusão é a neoplasia maligna quando são encontradas células neoplásicas na análise citológica do líquido. Em geral, a análise também mostra um exsudato.

A presença de derrame ou ascite pode ser evidenciada por radiografia ou ultrassonografia.

Diagnóstico diferencial de derrames pleural e pericárdico inclui processos não malignos, tais como infecção, tromboembolismo pulmonar, insuficiência cardíaca e trauma. Já diagnóstico diferencial de ascite também inclui processos não malignos, como insuficiência cardíaca, cirrose hepática, peritonite e ascite pancreática.

Derrames sanguinolentos usualmente têm como etiologia uma neoplasia maligna, mas derrame pleural sanguinolento também pode acontecer no contexto de um tromboembolismo pulmonar. Derrame pleural quiloso, ou ascite quilosa geralmente estão associados à obstrução da drenagem linfática que ocorre em linfomas, ou ainda por grandes massas tumorais sólidas.

Na maioria dos casos, terapêutica direcionada à neoplasia, como quimioterapia por exemplo, pode reduzir o derrame ou a ascite. Entretanto, não raramente, a presença de uma efusão é uma manifestação terminal (fim de vida). Nessa situação, decisões são tomadas de acordo com prognóstico e sintomas do paciente.

Derrame pleural pode ser manejado com toracocentese de alívio com retirada de grande volume de líquido. Inclusive toracocenteses periódicas, quando o paciente estiver sintomático. Porém, em alguns pacientes, há novo acúmulo de líquido rapidamente; para esses pacientes, algumas opções mais avançadas devem ser consideradas.

Drenagem torácica seguida de pleurodese é a melhor opção para pacientes que apresentam sobrevida razoável. O procedimento consiste em alocação de dreno de tórax conectado a selo d'água fechado. Após reexpansão pulmonar confirmada por radiografia de tórax, um agente esclerótico (como talco ou doxiciclina) é injetado na cavidade torácica. Pacientes devem ser pré-medicados com analgésicos e colocados em várias posições a fim de distribuir a droga por todo o espaço pleural. Antigamente, injeção de agente esclerótico era feita somente após débito de dreno diminuir abaixo de 100 mL, mas hoje é claro que esclerose efetiva pode ser obtida após 24 h de drenagem independentemente da quantidade de fluido residual. Pleurodese não será eficaz caso o pulmão não consiga reexpandir. Para esses pacientes, opta-se por colocação de um dreno torácico que possa ser drenado por familiar ou profissional de saúde em visita domiciliar. Essa opção é reservada para pacientes com baixa expectativa de sobrevida ou que não respondem à pleurodese.

Na ocasião de um derrame pericárdico maligno, o fluido pode ser removido por aspiração com agulha (pericardiocentese) ou colocação de dreno. Assim como derrame pleural, grande parte dos derrames pericárdicos neoplásicos irão reacumular. Opções para esses casos sintomáticos incluem dreno de longa permanência (por dias), esclerose com doxiciclina ou bleomicina, ou ainda pericardiectomia.

Pacientes com ascite maligna não responsivos à quimioterapia são geralmente tratados com paracenteses frequentes com retirada de grande volume de líquido ascítico. Outras alternativas incluem colocação de cateter (dreno) que o paciente, familiar ou profissional de saúde em visita familiar possa drenar conforme necessidade. Outra opção ainda é o *shunt* peritoneovenoso, que deve ser considerado para um seleto grupo de pacientes com expectativa de vida maior que três meses e líquido ascítico não viscoso, não sanguinolento e não loculado.

BIBLIOGRAFIA

1. Andrew F, Stewart MD. Hypercalcemia Associated with Cancer. N Engl J Med 2005;352:373-379.
2. Howard SC, et al. The tumor lysis syndrome. N Engl J Med 2011; 364(19):1844-1854.
3. Judith E. Tintinalli, et al. Tintinalli's Emergency Medicine. A Comprehensive Study Guide, 8 ed.
4. Kastelik JA. Management of malignant pleural effusion. Lung 2013; 191(2):165-175.
5. Rosner MH, et al. Onco-nephrology: the pathophysiology and treatment of malignancy-associated hypercalcemia. Clin J Am Soc Nephrol 2012; 7(10):1722-1729.
6. Taylor JW, Schiff D. Metastatic epidural spinal cord compression. Semin Neurol 2010; 30(3):245-253.
7. Wan JF, Bezjak A. Superior Vena Cava Syndrome. Hematol Oncol Clin North Am 2010; 24(3):501-513.
8. Wilson FP, et al. Onco-nephrology: tumor lysis syndrome. Clin J Am Soc Nephrol 2012; 7(10):1730-1739.
9. Wilson LD, et al. Clinical practice. Superior vena cava syndrome with malignant causes. N Engl J Med 2007; 356(18):1862-1869.

40

ANGIOEDEMA E ANAFILAXIA

Mariana Morais Carvalho
Paulo Ricardo Gessolo Lins

INTRODUÇÃO

Angioedema é uma inflamação autolimitada de pele e mucosas por extravazamento de fluido para o interstício devido à perda de integridade vascular. Pode ocorrer isoladamente, ser acompanhada por urticária ou como um componente de anafilaxia.

Anafilaxia é um reação de hipersensibilidade aguda (tipo 1 de Gell e Coombs – Tabela 40.1), potencialmente fatal, com sinais e sintomas que ocorrem em minutos a poucas horas após exposição ao agente causador.

EPIDEMIOLOGIA

O risco de sinais sugestivos de anafilaxia ao longo da vida é de 1,6%, mas as hospitalizações e casos reportados como anafilaxia têm aumentado no mundo todo, em todas as faixas etárias.

Fatores de risco e agravantes
- Idade (lactentes não referem sintomas, adolescentes tendem a ter comportamentos de risco, idosos mais propensos a quadros mais graves devido às comorbidades).
- Comorbidades (cardiovasculares, pulmonares, outras doenças atópicas e mastocitose sistêmica ou desordem por proliferação clonal de mastócitos).
- álcool e drogas (betabloqueadores e inibidores da enzima conversora de angiotensina aumentam a gravidade; além de antidepressivos, sedativos, hipnóticos e drogas recreacionais por afetar reconhecimento dos sintomas).
- Infecções de vias aéreas superiores e outras infecções.
- Febre.
- Estresse emocional.
- Viagens ou alterações na rotina.
- Período pré-menstrual.
- Exercícios físicos.

TABELA 40.1 Classificação de Gell e Coombs

Tipo	Descrição	Mecanismo	Características clínicas
I reação imediata (até 1 hora)	Hipersensibilidade imediata mediada por IgE	Exposição a antígenos causa ativação de mastócitos e basófilos mediados por IgE, com liberação de substâncias vasoativas (histamina, prostaglandinas e leucotrienos)	Anafilaxia Angioedema Broncoespasmo Urticária Hipotensão
II	Citotoxicidade dependente de anticorpos	Antígeno associado a célula liga-se a anticorpo, levando a dano celular ou tecidual	Anemia hemolítica Trombocitopenia Neutropenia
III	Complexos imunes	Dano causado por dormação ou deposição de complexos antígeno-anticorpo em vasos ou tecidos, levando a ativação do sistema complemento e/ou recrutamento de neutrófilos	Doença do soro
IV	Hipersensibilidade tardia	Ativação de células T, mediando dano tecidual	Dermatite de contato Exantemas morbiliformes Dermatoses esfoliativas PEGA DRESS Nefrite intersticial

Causas

- **Imunológicas**
  - IgE-dependentes: alimentos (amendoim e castanhas, ovos, leite, frutos do mar), venenos (abelha e outros insetos), medicamentos (antibióticos, especialmente betalactâmicos, anti-iflamatórios não esteroidais, imunobiológicos), látex, fluido seminal, aeroalérgenos e meios de contraste.
  - IgE-independentes: meios de contraste, anti-inflamatórios não esteroidais, dextranos, imunobiológicos.
- **Mecanismo não imunológico:** fatores físicos (temperatura, exercício, luz solar), etanol e medicações (opioides).
- **Idiopático:** alérgeno não reconhecido previamente e mastocitose.

Além das causas citadas acima, pode-se encontrar como causas o uso de inibidores da enzima conversora de angiotensina, além de angioedema hereditário, em que há episódios recorrentes de exacerbação e é causado por deficiência do inibidor de C1, resultando em aumento de bradicinina.

MANIFESTAÇÕES CLÍNICAS

Sinais e sintomas

- **Cutâneos:** eritema; prurido; presença de placas eritemato-edematosas urticariformes; angioedema; *rash* morbiliforme; prurido, edema e eritema periorbitais; lacrimejamento; prurido na genitália, palmas e plantas; prurido nos lábios, língua, palato e conduto auditivo externo; edema nos lábios, língua e úvula.

- **Respiratórios:** prurido nasal, congestão, rinorreia e espirros; prurido e sensação de aperto na garganta, disfonia, estridor e tosse seca; taquipneia, desconforto torácico, respiração curta, sibilância, redução do pico de fluxo expiratório; cianose.
- **Gastrointestinais:** dor abdominal, náuseas, vômitos, diarreia e disfagia.
- **Cardiovasculares:** dor torácica; taquicardia ou bradicardia, palpitações; lipotímia, hipotensão, choque.
- **Nervosos:** irritabilidade, cefaleia, alteração do estado mental, confusão, alterações visuais.
- **Outros:** gosto metálico; cólicas e sangramento vaginal devido a contrações uterinas.

DIAGNÓSTICO

Critérios clínicos para o diagnóstico de anafilaxia – altamente provável se um dos critérios preenchido

1. Doença de início agudo (minutos a várias horas) com envolvimento da pele, tecido mucoso ou ambos (p. ex., urticária generalizada, prurido ou rubor facial, edema de lábios – Fig. 40.1, língua e úvula).
   E pelo menos um dos seguintes:
   - Comprometimento respiratório (p. ex., dispneia, sibilância, broncoespasmo, estridor, redução do pico de fluxo expiratório (PFE), hipoxemia).
   - Redução da pressão arterial ou sintomas associados de disfunção terminal de órgão (p. ex., hipotonia (colapso), síncope, incontinência).
2. Dois ou mais dos seguintes que ocorrem rapidamente após a exposição a provável alérgeno para um determinado paciente (minutos ou várias horas):
   - Envolvimento de pele-mucosa (urticária generalizada, prurido e rubor, edema de lábio-língua-úvula).
   - Comprometimento respiratório (dispneia, sibilância-broncoespasmo, estridor, redução do pico de fluxo expiratório (PFE), hipoxemia).

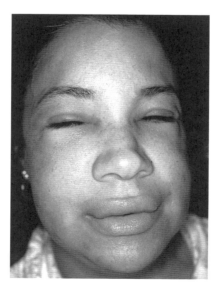

FIGURA 40.1 Angioedema.

- Redução da pressão sanguínea ou sintomas associados (p. ex., hipotonia (colapso), síncope, incontinência).
- Sintomas gastrointestinais persistentes (p. ex., cólicas abdominais, vômitos).
3. Redução da pressão sanguínea após exposição a alérgeno conhecido para determinado paciente (minutos ou várias horas):
    - Lactentes e crianças: pressão sistólica baixa (idade específica) ou maior do que 30% de queda na pressão sistólica.
    - Adultos: pressão sistólica abaixo de 90 mmHg ou queda maior do que 30% do seu basal. Na criança, pressão sistólica baixa é definida como inferior a 70 mmHg para a idade de 1 mês a 1 ano, menor do que (70 mmHg + [2 × idade]) para os de 1 a 10 anos, e abaixo de 90 mmHg para os entre 11 e 17 anos.

EXAMES COMPLEMENTARES

A dosagem de triptase 15 a 180 minutos após a manifestação clínica inicial pode reforçar o diagnóstico de anafilaxia em alguns casos, sendo menos confiável nos casos induzidos por alimentos ou no perioperatório.

Pode-se também, se disponível, solicitar a dosagem sérica de histamina em 15 a 60 minutos do início dos sintomas. A coleta requer cuidados especiais, como ser realizada com agulha de calibre amplo, manter a amostra a 4 °C e centrifugar prontamente.

Níveis normais de qualquer um dos exames não exclui o diagnóstico de anafilaxia.

DIAGNÓSTICOS DIFERENCIAIS

Crise asmática, síncope, transtorno do pânico, urticária aguda generalizada, corpo estranho em via aérea, síndrome coronariana aguda, embolia pulmonar, leucemia basofílica, mastocitose, síndrome carcinoide, perimenopausa, choque, angioedema hereditário, síndrome do homem vermelho (vancomicina) e feocromocitoma são alguns dos diagnósticos diferenciais.

TRATAMENTO

A situação clínica do paciente pode ser extremamente variada e a abordagem terapêutica deve ser adequada à apresentação inicial do paciente.

A World Allergy Organization lançou *guidelines* sobre o manejo de anafilaxia, como segue:
- **Passos preliminares:**
    - Construir e praticar um protocolo para identificação rápida e manejo de anafilaxia.
    - Remover ou descontinuar causa, se possível.
    - Avaliar CAB (*circulation, airway, breathing*), estado mental, pele e peso.

    Rápida e simultaneamente:
    - Chamar por ajuda.
    - Adrenalina 0,01 mg/kg IM na face anterolateral da coxa na diluição 1 mg/mL (dose máxima para adulto 0,5 mg; repetir a cada 5 a 10 minutos; pode-se considerar administração EV em pacientes pouco responsivos, sem dose estabelecida – 1 mL de 1/1.000 em 100 mL de solução salina em bomba de infusão contínua a 30–100 mL/h).
    - Colocar paciente na posição supina com membros inferiores elevados ou mais adequada se desconforto respiratório ou vômitos.

- Quando indicado, a qualquer momento:
  - Suplementação com oxigênio em máscara a 6–8 L/min se dispneia, doses repetidas de adrenalina, asma ou comorbidades cardiopulmonares.
  - Assegurar acesso venoso periférico (agulha 14 ou 16 para adultos) e, se necessário, prescrever 5–10 mL/kg de NaCl 0,9% nos primeiros minutos.
  - Reavaliação frequente (pressão arterial, frequência cardíaca, frequência respiratória, saturação de oxigênio).
  - Manter sob observação por pelo menos 4 horas.

Outras medicações a serem usadas, com menor nível de evidência em relação à adrenalina, são anti-histamínicos (bloqueadores de receptores H1 ou H2), beta-agonistas inalatórios e glicocorticoides intravenosos. Em pacientes que fazem uso de betabloqueadores ou que respondem fracamente à adrenalina, pode-se usar glucagon. No choque anafilático, usar azul de metileno, de acordo com alguns relatos de casos.

Atentar para possibilidade de via aérea difícil e possível necessidade de cricotireoidostomia.

No momento da alta hospitalar, orientar o paciente em relação às possíveis causas; e se ainda não houver causa claramente definida, encaminhar para investigação, geralmente realizada com testes cutâneos em 3–4 semanas. Se a causa for definida, providenciar cartões ou braceletes/correntes com informações sobre o gatilho e educar o paciente para que evite contato. Autoinjetores de epinefrina não são comercialmente disponíveis no Brasil. Dessa forma, o paciente deve ser orientado a buscar prontamente um serviço de emergência médica, além de receber, juntamente com os familiares, noções básicas sobre o cuidado inicial/pré-hospitalar no caso de novo episódio.

PROGNÓSTICO

O risco de recorrência é maior nos pacientes que não são acompanhados no período pós-alta. Há mudança na causa suspeita em até 35% dos casos no acompanhamento com alergista/imunologista. Novos episódios também estão relacionados à educação em saúde.

BIBLIOGRAFIA

1. Bolognia J. Dermatology. 3 ed. Elsevier; 2012.
2. Campbell RL, Kelso JM, Walls RM, Feldweg AM. Anaphylaxis: Acute Diagnosis. Uptodate; 2016.
3. Campbell RL, Kelso JM, Walls RM, Feldweg AM. Anaphylaxis: Emergency treatment. Uptodate; 2016.
4. Campbell RL, Li JTC, Nicklas RA, et al. Emergency department diagnosis and treatment of anaphylaxis: a practice parameter. Ann Alergy Asthma Immunol 2014; 113:599-608.
5. Junior PL, Oliveira FR, Sarti W. Anafilaxia e reações anafilactóides. Revista Medicina 2003; 36:399-403.
6. Simons FER, Ardusso LRF, Bilo MB, et al. 2012 Update: World Allergy Organization guidelines for the assessment and management of anaphylaxis. Curr Opin Allergy Clin Immunol 2012; 12:389-399.
7. Simons FER, Ardusso LRF, Bilo MB, et al. World Allergy Organization guidelines for the assessment and management of anaphylaxis. J Allergy Clin Immunol 2011; 127:593.e22.
8. Simons FER, Ebisawa M, Borges MS, et al. 2015 Update of the Evidence Base: World Allergy Organization guidelines. World Allergy Organization Journal 2012; 12:389-399.
9. Zuraw B, Bingham CO, Saini S, Feldweg AM. An overview of angioedema: Pathogenesis and causes. Uptodate; 2016.
10. Zuraw B, Bingham CO, Saini S, Feldweg AM. An overview of angioedema: Clinical features, diagnosis, and management. Uptodate; 2016.

41

SEPSE

Sarah Pontes de Barros Leal
Paulo Ricardo Gessolo Lins

INTRODUÇÃO

Sepse é uma resposta exacerbada e deletéria do organismo a uma infecção, levando a anormalidades fisiológicas, patológicas e bioquímicas, que podem culminar em disfunção de múltiplos órgãos e morte. Afeta milhões de pessoas e é hoje reconhecida como um grave problema de saúde pública e uma das grandes causas de mortalidade em pacientes críticos em todo o mundo, alcançando até 25% dos casos em alguns cenários.

A incidência, apesar de não ser totalmente conhecida, vem crescendo a cada ano, o que reflete tanto o envelhecimento progressivo da população, com mais comorbidades associadas e maior número de pacientes imunossuprimidos, quanto o maior reconhecimento dos casos de sepse.

O diagnóstico precoce é de fundamental importância, pois, assim como em outras doenças, por exemplo síndrome coronariana aguda e acidente vascular cerebral, o tratamento dentro das primeiras horas e a correta abordagem da sepse alteram significativamente sua morbimortalidade.

Evidências de que a sepse pode causar deficiências físicas, psicológicas e cognitivas em longo prazo vêm se fortalecendo nos últimos anos, o que ressalta a importância do seu estudo e adequado manejo na prática clínica.

DEFINIÇÕES

Em 1991, a primeira definição moderna de sepse foi forjada, focando na visão coerente com a época de que a sepse resultava de uma síndrome de resposta inflamatória sistêmica (SIRS) do hospedeiro à infecção. Sepse poderia ser complicada por disfunções orgânicas, sendo então chamada de sepse grave, que poderia progredir para choque séptico se houvesse hipotensão persistente, a despeito de adequada ressuscitação volêmica.

Em 2001, uma força tarefa reconheceu a limitação dessa definição e expandiu a lista de critérios diagnósticos e de disfunções orgânicas, porém não ofereceu nenhuma proposta de nova definição de sepse.

A iniciativa *Surviving Sepsis Campaign* de 2012 mantém a definição de sepse proposta em 2001, a qual ainda é até hoje a mais conhecida e utilizada. Apesar de todos os avanços no manejo e na melhora da mortalidade após implementados os pacotes de tratamento da sepse, sua definição permaneceu praticamente inalterada nos últimos 15 anos.

Em 2016, a *Society of Critical Care Medicine* e a *European Society of Intensive Care Medicine* publicaram o resultado dos trabalhos de uma nova força tarefa para a definição de sepse, o Terceiro Consenso Internacional para Definição de Sepse e Choque Séptico (Sepse-3), que resulta em novas definições e critérios clínicos para sepse e choque séptico, bem como coloca em desuso termos anteriores, como septicemia e sepse grave.

A nova definição considera que sepse é uma resposta multifacetada do hospedeiro a um patógeno, significativamente amplificada por fatores endógenos e envolvendo a ativação precoce tanto de fatores pró quanto anti-inflamatórios, além de modificações a nível não imunológico, como na resposta cardiovascular, neuronal, autonômica e metabólica, dentre outras. Essa resposta exagerada e desregulada do hospedeiro à infecção leva a disfunções orgânicas características da sepse. Consideram, dessa forma, que os critérios de SIRS, embora úteis, reconhecem apenas o excesso de inflamação, que pode estar presente em diversas outras condições não infecciosas, confundindo o diagnóstico. Surge a proposta de utilização de um escore de gravidade para o diagnóstico de sepse, o SOFA (originalmente, Sepsis-related Organ Failure Assessment).

A necessidade de reconhecimento precoce de pacientes infectados que podem evoluir com sepse e aumento de mortalidade em cenários extra-hospitalares, departamento de emergência ou mesmo enfermarias, em contextos em que exames laboratoriais podem ainda não estar disponíveis, foi contemplada pelo Sepse-3 por meio da ferramenta *quick* SOFA (qSOFA). O qSOFA avalia somente variáveis clínicas (pressão, frequência respiratória e nível neurológico) e se propõe a servir como método de triagem, identificando prontamente pacientes que devem ser monitorizados, investigados ou ter suas terapêuticas escalonadas, valorizando a importância do tratamento precoce na diminuição da mortalidade na sepse.

Essa perspectiva leva em consideração a heterogeneidade da resposta à sepse nos diferentes indivíduos, considerando suas características particulares, em especial a presença de outras comorbidades prévias. O caráter de urgência da sepse é enfatizado, destacando que mesmo um discreto grau de disfunção orgânica associada à infecção traz um impacto importante na mortalidade. Dessa forma, o conceito de sepse grave é colocado em desuso, focando na gravidade da sepse em si e procurando minimizar a ideia de continuidade linear entre sepse, sepse grave e choque séptico.

Definição de sepse – Surviving Sepsis Campaign, 2012

- **Sepse:** presença (provável ou documentada) de infecção juntamente com manifestações sistêmicas de infecção.
- **Sepse grave:** sepse associada a disfunção orgânica induzida pela sepse ou hipoperfusão tecidual.
- Hipoperfusão tecidual induzida pela sepse é definida como hipotensão, elevação do lactato ou oligúria.
- **Choque séptico:** hipotensão persistente induzida pela sepse a despeito da adequada ressucitação volêmica.

Definição de sepse – Sepse-3

- **Sepse:** disfunção orgânica potencialmente fatal causada por uma resposta imune desregulada a uma infecção.
- **Choque séptico:** sepse acompanhada por profundas anormalidades circulatórias e celulares/metabólicas capazes aumentar a mortalidade substancialmente.

Ver Tabelas 41.1 a 41.3.

CRITÉRIOS DIAGNÓSTICOS

Critérios diagnósticos – Surviving Sepsis Campaign, 2012

Uma vez que não existe um exame específico que diagnostique sepse, nem uma única alteração clínica ou laboratorial específica, deve-se usar um conjunto de variáveis, em associação com infecção diagnosticada ou presumida. Conforme as definições já apresentadas para sepse grave e choque séptico, as disfunções consideradas como critérios diagnósticos são apresentadas nas Tabelas 41.4 e 41.5.

TABELA 41.1 Critérios SIRS (síndrome da resposta inflamatória sistêmica)

Dois ou mais dos seguintes:

- Temperatura > 38 °C ou < 36 °C
- Frequência cardíaca > 90/min
- Frequência respiratória > 20/min *ou* $PaCO_2$ < 32 mmHg
- Contagem de leucócitos > 12.000/mm³ *ou* < 4.000/m³ *ou* contagem de células imaturas > 10%

TABELA 41.2 SOFA (Sequential [Sepsis-Related] Organ Failure Assessment Score)

Sistema	0	1	2	3	4
Respiratório • PaO_2/FiO_2	≥ 400	< 400	< 300	< 200 (com suporte respiratório)	< 100 (com suporte respiratório)
Coagulação • Plaquetas × 10^3	≥ 150	< 150	< 100	< 50	< 20
Função hepática • Bilirrubina mg/dL	< 1,2	1,2–1,9	2,0–5,9	6,0–11,9	> 12
Cardiovascular	PAM ≥ 70 mmHg	PAM < 70 mmHg	Dopamina < 5 ou dobutamina (qualquer dose)	Dopamina 5,1–15 ou epinefrina ≤ 0,1 ou noradrenalina ≤ 0,1	Dopamina > 15 ou epinefrina > 0,1 ou noradrenalina > 0,1
Sistema nervoso central • Escala de coma de Glasgow	15	13–14	10–12	6–9	< 6
Função renal • Creatinina mg/dL • Débito urinário mL/24 h	< 1,2	1,2–1,9	2,0–3,4	3,5–4,9 < 500	> 5 < 200

TABELA 41.3 Critérios qSOFA (*Quick* SOFA)

| Estado mental alterado | Taxa respiratória rápida | Pressão sanguínea baixa |

Frequência respiratória ≥ 22/min

Estado mental alterado

Pressão sistólica ≤ 100 mmHg

TABELA 41.4 Critérios diagnósticos da sepse

Infecção documentada ou presumida e mais alguns dos seguintes achados:

1. Variáveis gerais
   - Febre (temperatura central > 38 °C)
   - Hipotermia (temperatura central > 36 °C)
   - Frequência cardíaca > 90 bpm
   - Taquipneia (frequência respiratória > 20 ipm)
   - Estado mental alterado
   - Edema significativo ou balanço hídrico positivo (> 20 mL/kg/24 h)
   - Hiperglicemia (glicemia > 140 mg/dL) na ausência de diabetes

2. Variáveis inflamatórias
   - Leucocitose (> 12.000/mm^3)
   - Leucopenia (< 4.000/mm^3)
   - Contagem leucocitária normal com mais de 10% de formas imaturas
   - Proteína C reativa plasmática acima de 2 vezes o valor da normalidade
   - Procalcitonina plasmática acima de 2 vezes o valor da normalidade

3. Variáveis hemodinâmicas
   - Hipotensão arterial (PAS < 90 mmHg, PAM < 70 mmHg ou decréscimo na pressão arterial sistólica maior do que 40 mmHg)

4. Variáveis de disfunção orgânica
   - Oligúria aguda (débito urinário < 0,5 mL/kg/h por pelo menos 2 horas com a adequada reposição de fluidos)
   - Íleo (ruídos intestinais ausentes)
   - Hipoxemia ($PaO_2/FiO_2 < 300$)
   - Aumento na creatinina em mais que 0,5 mg/dL
   - Hiperbilirrubinemia (bilirrubina plasmática total > 4 mg/dL)
   - Trombocitopenia (contagem plaquetária < 100.000/mm^3)
   - Alterações de coagulação (INR > 1,5 ou TTPA > 60 s)

5. Variáveis de perfusão tecidual
   - Hiperlactatemia (> 9 mg/dL ou > 1 mmol/L)
   - Aumento do tempo de reenchimento capilar ou mosqueteamento

TABELA 41.5 Critérios diagnósticos da sepse grave

Hipotensão tecidual induzida pela sepse ou disfunção orgânica (qualquer uma das seguintes, induzidas por infecção):

- Hipotensão induzida pela sepse
- Lactato acima do valor da normalidade pelo laboratório
- Débito urinário < 0,5 mL/kg/h por mais de 2 horas apesar de adequada ressuscitação volêmica
- Injúria pulmonar aguda com PaO_2/FiO_2 < 250 na ausência de pneumonia
- Injúria pulmonar aguda com PaO_2/FiO_2 < 200 na presença de pneumonia
- Creatinina > 2 mg/dL
- Bilirrubina total > 2 mg/dL
- Contagem de plaquetas < 100.000/mm³
- Coagulopatia (INR > 1,5)

Critérios diagnósticos – Sepse-3

Nos novos termos do Sepse-3, a disfunção orgânica da sepse é identificada como um aumento agudo do escore total SOFA ≥ 2 pontos em consequência de infecção. O SOFA basal deve ser de zero em pacientes que não possuem nenhuma disfunção orgânica ou comorbidade prévia conhecida. Um escore SOFA ≥ 2 reflete uma mortalidade global de 10% na população geral, sugerindo que mesmo pequenas disfunções já têm grande impacto clínico.

Choque séptico é definido como hipotensão persistente e que requer uso de vasopressor para manter PAM ≥ 65 mmHg e lactato sérico > 2 mmol/L (18 mg/dL) a despeito de adequada ressuscitação volêmica. Um paciente que preenche esses critérios, pode ter sua mortalidade aumentada em até 40%.

FISIOPATOLOGIA

A fisiopatologia da sepse ainda não foi completamente elucidada, e os conhecimentos sobre o assunto já passaram por diversas modificações nas últimas décadas. Atualmente, acredita-se que a exposição a um patógeno ou à sua toxina atua como ponto de partida para desencadear uma resposta imunológica e inflamatória que, quando excessiva ou descontrolada, caracteriza a sepse.

Nesse processo, ocorre ativação de neutrófilos, linfócitos, monócitos e plaquetas, mediando um estado pró-inflamatório e, ao mesmo tempo, contribuindo para a lesão e disfunção de órgãos. Acontece também estimulação da coagulação e redução da fibrinólise, o que leva a trombose microvascular e piora da inflamação.

O fluxo sanguíneo microvascular encontra-se desequilibrado, com áreas desproporcionais de vasodilatação e de vasoconstrição, mediadas por diversas substâncias, como catecolaminas, óxido nítrico, tromboxano, dentre outras. Esse desequilíbrio agrava a hipóxia tecidual, com consequente desvio do metabolismo aeróbio para anaeróbio e aumento da produção de lactato.

A lesão endotelial na sepse contribui bastante para o choque, gerando relaxamento da musculatura lisa com vasodilatação e depressão miocárdica, dentre outros agravos. O choque séptico, classicamente distributivo, caracteriza-se por pressão de pulso e débito cardíaco aumentados, resistência vascular sistêmica baixa e pressão venosa jugular reduzida. No entanto, a função cardíaca pode estar prejudicada por miocardiopatia séptica, que em alguns casos pode acrescentar um componente cardiogênico ao choque, com maior gravidade do quadro.

Os principais patógenos envolvidos na sepse são bactérias Gram-positivas (*Staphylococcus aureus* e *Streptococcus pneumoniae*), Gram-negativas (*E. coli, Klebsiella sp* e *Pseudomonas aeruginosa*) e fungos. Os principais sítios de infecção são pulmomar, abdominal e urinário. A interação microrganismo-hospedeiro depende do agente causador, do sítio de infecção e das características de cada organismo. Nos últimos anos, observa-se um aumento progressivo do número de casos de sepse por microrganismos resistentes, correlacionando-se com aumento da gravidade dos casos e da mortalidade, o que representa um desafio a mais no manejo da sepse.

QUADRO CLÍNICO

Os achados clínicos de um paciente com sepse podem ser relacionados diretamente ao quadro infeccioso de base ou inespecíficos, comuns às demais infecções.

Taquicardia, taquipneia e febre, como já comentado anteriormente, são sinais sensíveis e comuns. No entanto, tais achados, em especial a febre, podem não estar presentes, e sua ausência não deve diminuir a suspeição diagnóstica. A pressão arterial pode estar normal em quadros iniciais ou reduzida em situações de maior gravidade. Tempo de enchimento capilar prolongado, em especial > 4,5 segundos, correlaciona-se com hipoperfusão tecidual e pode ser utilizado como um dos guias na ressuscitação volêmica. Oligúria também é um dos achados precoces de hipoperfusão tecidual; e o débito urinário é um ótimo marcador de sucesso da ressuscitação volêmica, devendo ser monitorizado precocemente. Estase gástrica e hipomotilidade do trato gastrointestinal também podem ser um reflexo de hipoperfusão tecidual, em alguns casos evoluindo com hemorragia digestiva e isquemia mesentérica.

Agitação, confusão mental, *delirium* e coma são marcadores de disfunção do sistema nervoso central e, em alguns casos, como em pacientes idosos, podem ser a primeira manifestação de um quadro séptico.

É importante estar atento para os sinais que podem sugerir a etiologia do quadro séptico, como diarreia aguda, disúria, sinal de Giordano, tosse com expectoração, crepitações pulmonares, dispneia, lesões de pele, sopro cardíaco, esplenomegalia ou petéquias. Tais achados direcionam o diagnóstico e a solicitação de exames complementares, bem como a escolha do melhor antibiótico para controle do foco.

Uma avaliação completa do paciente deve levar em consideração a sua procedência e o histórico de viagens recentes, incluindo patologias como malária e febre amarela no diagnóstico diferencial. Importante também observar se o paciente é portador de algum dispositivo, como cateter de diálise ou sonda vesical de demora, que possam ser considerados um foco infeccioso.

Atualmente, uma ferramenta muito importante de avaliação pelo médico emergencista é o ultrassom à beira do leito (*point-of-care* – POC). É bastante útil como um refinamento do exame físico, fornecendo medidas dinâmicas e permitindo avaliação de focos infecciosos de maneira não invasiva, como derrame pleural, consolidação ou abscessos, inclusive auxiliando em uma possível drenagem mais segura. Além disso, é também utilizado para avaliação do estado hemodinâmico, por meio da medida da veia cava inferior, câmaras cardíacas e da estimativa da pressão venosa central e do estado volêmico, inclusive servindo como guia e parâmetro objetivo de melhora ou piora após intervenções terapêuticas.

Por fim, deve-se pensar em diagnósticos diferenciais para sepse, situações que podem causar febre ou hipertemia, bem como taquipneia, taquicardia e outros achados. Crise tireotóxica, hemólise aguda, pancreatite aguda, púrpura trombocitopênica trombótica, síndrome neuroléptica ou serotoninérgica e tromboembolismo pulmonar são alguns exemplos. Pacientes com insuficiência cardíaca descompensada merecem avaliação bastante detalhada, pois é um quadro que pode confundir o diagnóstico e dificultar a terapêutica.

EXAMES COMPLEMENTARES

Para a avaliação complementar de um paciente séptico, devem ser solicitados exames gerais: hemograma, eletrólitos, glicemia, exame de urina, RX de tórax e eletrocardiograma, além de marcadores precoces de infecção, como proteína C reativa (PCR) e pró-calcitonina.

Para avaliação de disfunção orgânica, deve-se solicitar função renal, exames de coagulação, transaminases, bilirrubinas e gasometria arterial com lactato. Na suspeita de CIVD, incluir na avaliação fibrinogênio e D-dímero. A gasometria arterial, além de poder evidenciar alcalose respiratória em quadros iniciais de hiperventilação, documenta acidose metabólica na medida em que há piora da disfunção microcirculatória. O *base excess* (BE) também se correlaciona com presença e gravidade de choque séptico, podendo ser utilizado de maneira seriada para acompanhar evolução do quadro. Em casos de insuficiência respiratória, a gasometria também é fundamental para o cálculo da PaO_2/FiO_2, avaliando presença e gravidade de SDRA.

Hemocultura, cultura de outros materiais e exames de imagem mais específicos são fundamentais para o diagnóstico da etiologia do quadro séptico e serão mais detalhados adiante.

Troponina e peptídeo natriurético cerebral (BNP) podem se elevar na sepse. A troponina é um marcador de pior prognóstico. Outros exames, como punção liquórica e sorologias, devem ser solicitados de acordo com a suspeita clínica.

TRATAMENTO

O reconhecimento precoce e rápido início das medidas de tratamento da sepse vem consistentemente mostrando grande impacto na redução de mortalidade e melhora do prognóstico, bem como redução de custos hospitalares.

Para melhor organização dos passos do tratamento, foram propostos "pacotes da sepse", que agrupam medidas a serem realizadas nas primeiras 3 e 6 horas do manejo do paciente a partir do momento em que se fez o diagnóstico de sepse.

O primeiro grande estudo a propor metas no tramento da sepse foi o do Dr. Rivers em 2001 (EGDT – *Early Goal-Directed Therapy*), tornando-se rotina ao redor do mundo. A terapia guiada por metas inclui a ressuscitação agressiva com fluidos, vasopressor precoce para manter a PAM > 65 mmHg, acesso venoso central e monitorização da $SvcO_2$ com a meta de mantê-la acima de 70%, podendo incluir o uso de dobutamina e transfusão para manter hemoglobina > 10 g/dL. Posteriormente, foram incluídas às metas a normalização do lactato sérico e a manutenção da PVC entre 8 e 12 mmHg, ambas dentro de 6 horas.

Apesar de amplamente adotado, o estudo de Rivers contou, à época, com somente 263 pacientes e, nos anos de 2014 e 2015, novos estudos surgiram comparando o tratamento baseado no EGDT com o tratamento baseado em protocolos de instituição ou com cuidados habituais de um emergencista treinado. Os principais estudos (PROCESS, ARISE e PROMISE), bem como metanálises posteriores, evidenciaram que o tratamento baseado em metas ou em protocolos que exigissem utilização de acesso central não ofereceram impacto em redução da mortalidade.

Dessa forma, as recomendações atuais do tratamento da sepse com impacto na mortalidade envolvem o reconhecimento rápido do paciente com sepse; ressuscitação com fluidos precoce e agressiva; coleta de culturas, antibioticoterapia precoce e controle de foco infeccioso (se necessário); não tolerar hipotensão e prescrever noradrenalina, se necessário, para manter PAM > 65 mmHg.

No final de 2016, novas diretivas de cuidado ao paciente portador de sepse/choque sepse foram lançadas. De maneira didática, iremos manter as antigas recomendações e no final do capítulo traçaremos um paralelo das novas recomendações e seus impactos na prática diária.

Recomendações SSC, 2012, atualizadas em 2014

- Nas primeiras 3 horas:
  1. Medir o lactato sérico.
  2. Colher hemoculturas antes da administração de antibióticos.
  3. Administrar antibióticos de amplo espectro.
  4. Administrar 30 mL/kg de cristaloide se hipotensão ou lactato ≥ 4 mmol/L (36 mg/dL).
- Nas primeiras 6 horas:
  5. Administrar vasopressores (para hipotensão que não respondeu à ressuscitação volêmica inicial) para manter PAM ≥ 65 mmHg.
  6. Se houver persistência da hipotensão após administração inicial de fluidos (PAM < 65 mmHg) ou se o lactato inicial era ≥ 4 mmol/L (36 mg/dL), reavaliar o *status* volêmico e a perfusão tecidual.
  7. Medir novamente o lactato se o inicial era elevado.
- Para reavaliar o *status* volêmico e a perfusão tecidual
  - Repetir exame direcionado (após a ressuscitação volêmica inicial), incluindo sinais vitais, avaliação cardiopulmonar, tempo de enchimento capilar e achados de pele.
  Ou dois dos seguintes:
  - Medida da PVC.
  - Medida da $ScvO_2$.
  - Ultrassom à beira do leito (POC).
  - Avaliação dinâmica de fuidorresponsividade com elevação passiva de pernas ou prova de volume.

Recomendações SSC 2016/2017

O EGDT não foi mais citado nessa atualização. Sendo assim, não existem mais recomendações temporais (pacotes de 3 e 6 horas) com respeito ao cuidado do paciente séptico. A única recomendação temporal persistente é a de antibioticoterapia empírica de amplo espectro o quanto antes do diagnóstico e expansão volêmica associada. Ou seja, no novo *guideline*, não existe referência a medida de PVC e SvO_2.

Ressuscitação volêmica

A ressuscitação volêmica deve ser iniciada tão logo sejam reconhecidos sinais de hipoperfusão tecidual, com especial atenção para situações em que a hipovolemia persiste após prova volêmica e quando houver hiperlactatemia, com administração de pelo menos 30 mL/kg de cristaloide (Fig. 41.1).

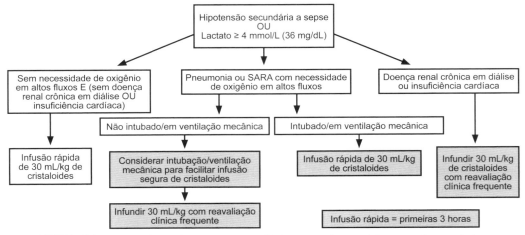

FIGURA 41.1 Recomendação de ressuscitação volêmica em pacientes adultos com choque séptico.

O uso de solução salina 0,9% em relação a soluções hipoclorêmicas, como Ringer lactato ou Plasma Lyte, ainda é motivo de controvérsia, com evidências mais atuais sugerindo benefício do uso de soluções hipoclorêmicas na ressuscitação volêmica da sepse e choque séptico. Entretanto, atualização de 2016/2017 se manteve neutra na recomendação entre soluções normo ou hipoclorêmicas.

Albumina também pode ser utilizada, mas não mostrou benefício claro em relação aos cristaloides. Seu uso é recomendado em situações em que quantidades expressivas de volume deverão ser utilizadas ou em pacientes com limiar de congestão baixo; porém vale lembrar do custo significativamente mais elevado dessa solução. O uso de coloides sintéticos continua não sendo recomendado na sepse e choque séptico.

O alvo pressórico na sepse é a manutenção de PAM ≥ 65 mmHg. Como medida útil de perfusão tecidual deve-se mensurar o débito urinário, objetivando mantê-lo acima de 0,5 mL/kg/h. Sugere-se buscar a normalização do lactato ou, pelo menos, sua redução em 10–20% do valor inicial após 3–6 horas, embora o valor do lactato como alvo de ressuscitação ainda não esteja completamente esclarecido.

A avaliação do estado hemodinâmico deve ser realizada por meio de monitorização frequente da pressão, tempo de enchimento capilar, frequência cardíaca, exame cardiovascular e avaliação de pele e mucosas. O uso de ultrassom POC fornece evidência direta de volemia, podendo ser repetido a cada prova de volume.

Para guiar o tratamento e reposição hídrica podem ser utilizadas outras medidas, como a PVC (alvo 8–12 mmHg) e a saturação de oxigênio da veia cava superior ($ScvO_2$) acima de 70% (ou saturação mista de oxigênio acima de 65%). Tais medidas são úteis para guiar a terapêutica, auxiliando na decisão de infundir mais volume, iniciar droga vasoativa ou realizar hemotransfusão, mas a decisão clínica individualizada é mais relevante do que a busca pelos alvos, que não devem ser considerados de maneira estática, mas no contexto do paciente. A cateterização de artéria pulmonar e monitorização contínua de saturação venosa central de rotina não são, portanto, indicadas (Tabela 42.6).

Em pacientes submetidos a ventilação mecânica ou baixa complacência ventricular prévia, o alvo de PVC deve ser reajustado para 15–21 mmHg, medida a partir da qual se entende que não há mais benefício em oferecer volume ao paciente. Já em pacientes com hipertensão pulmonar previamente diagnosticada, a PVC passa a ser uma medida pouco confiável.

TABELA 42.6 Considerações após infusão de 30 mL/kg de cristaloides

1. Mantenha a estratégia de ressuscitação hemodinâmica com soluções cristaloides/albumina e/ou vasopressores com atenção em manter a perfusão tecidual e minimizar edema intersticial

2. Utilize a combinação dos parâmetros abaixo para auxiliar nas escolhas e metas de ressuscitação hemodinâmica:
   - Resposta de pressão arterial/frequência cardíaca
   - Débito urinário
   - Ultrassonografia cardiotorácica (POT USG)
   - Variação de pressão de pulso/delta PP
   - *Clearance* de lactato/normalização do lactato
   - Medidas dinâmicas de resposta a prova hídrica – *passive leg raising*

3. Considere a infusão de albumina na estratégia de ressuscitação quando quantidades excessivas de volume serão requeridas para manter o volume circulante efetivo

Drogas vasoativas

Terapia vasopressora deve ser iniciada para evitar hipotensão grave e para manter PAM ≥ 65 mmHg, mesmo enquanto a ressuscitação volêmica ainda não foi concluída. No estado de hipotensão, pode-se perder a autorregulação dos leitos vasculares, com a perfusão passando a ser linearmente dependente da pressão.

Noradrenalina é o vasopressor de escolha. Adrenalina ou vasopressina são drogas úteis no choque refratário, permitindo também diminuir dose de noradrenalina nesse cenário. Dopamina aumentou a mortalidade quando comparada à noradrenalina, e seu uso fica restrito a pacientes selecionados, com baixa chance de arritmia e bradicardia relativa ou absoluta. Não há evidência atual de benefício no uso de doses baixas de dopamina para nefroproteção.

A dose de noradrenalina é de 2,5 a 50–100 mcg/min e a de epinefrina é de 1 a 30 mcg/min. A dose da vasopressina deve ser de 0,01 a 0,03 U/min. Existe também a possibilidade de uso da terlipressina e da fenilefrina como potenciais drogas vasoativas para o objetivo de PAM acima de 65 mmHg.

Pacientes em uso de drogas vasoativas devem ter um cateter arterial para medida de pressão arterial invasiva logo que possível, uma vez que os valores de PAM não invasiva nesses casos são menos fidedignos.

Diagnóstico

Na atualização do *guideline* 2016/2017, existe recomendação de que todo hospital tenham um programa de melhoria de desempenho para sepse, incluindo a triagem de rotina para pacientes com doença grave aguda e alto risco para síndrome.

Além disso, é recomendada a obtenção de culturas antes do início da terapêutica antimicrobiana, desde que a coleta não atrase o início da terapia em mais de 45 minutos. A coleta de culturas deve ser direcionada para o sítio-alvo da infecção, mas pelo menos duas amostras de hemoculturas (aeróbio e anaeróbios) devem ser sempre obtidas (≥ 10 mL cada). As hemoculturas podem ser ambas periféricas colhidas no mesmo horário, de sítios diferentes, ou uma periférica e outra de cada acesso profundo, se houver (a menos que tenha sido posicionado a menos de 48 h). Se possível, deve-se colher uma amostra de cada lúmen de acesso profundo, em especial se visualizados sinais inflamatórios locais ou mau funcionamento do cateter.

As culturas de outros sítios (urina, aspirado traqueal, líquor, dentre outros) devem ser preferencialmente quantitativas e também colhidas antes do início do tratamento. Após a primeira dose de antibiótico, as culturas podem se tornar estéreis em poucas horas.

A correta obtenção de culturas é importante pois permite descalonar e direcionar a terapia após a descoberta do microrganismo causador do quadro.

Outros marcadores podem ser úteis na identificação do patógeno, como pesquisa de Gram (em especial em secreção respiratória), testes de influenza e ensaios de PCR, em especial para identificação de patógenos de difícil crescimento em meios de cultura ou quando a antibioticoterapia foi iniciada antes da coleta das culturas.

Quando o diagnóstico de candidíase invasiva for uma suspeita clínica importante, sugere-se a realização de 1,3 β-D-glican sérico ou anticorpo anti-mannan, testes que podem positivar muito mais precocemente do que culturas tradicionais, auxiliando no diagnóstico, o qual pode ser bastante desafiador, especialmente no contexto de terapia intensiva.

A realização de exames de imagem é de fundamental importância para a definição diagnóstica, em particular quando há suspeita de foco fechado e necessidade de intervenção cirúrgica ou drenagem. No entanto, o risco-benefício de transportar um paciente grave deve sempre ser levado em consideração no cenário de emergência ou terapia intensiva.

Terapia antimicrobiana

A administração de antimicrobianos deve ser iniciada dentro da primeira hora após o reconhecimento do paciente séptico, uma vez que cada hora de atraso na administração tem um impacto em aumento da mortalidade em 4% por hora.

A terapêutica inicial deve ser ampla, com uma ou mais drogas, e cobrir todos os patógenos considerados possíveis para cada caso, inclusive vírus e fungos, além de bactérias, bem como ser administrada em dose correta para a penetração de cada sítio. É fundamental levar em consideração as características do paciente, tais como uso prévio de antibióticos nos últimos três meses, imunossupressão e colonização prévia. As características do local e do serviço também devem ser consideradas quanto aos patógenos mais prevalentes e seu perfil de resistência. A prevalência e virulência de *Staphilococcus* meticilina-resistentes e Gram-negativos resistentes a betalactâmicos de amplo espectro e a carbapenêmicos devem ser bem conhecidas em cada serviço e em cada unidade.

A cobertura ampla é de grande importância, pois pacientes sépticos dispõem de pouca margem de erro na escolha da terapia, com aumento de mortalidade documentada amplamente quando o patógeno isolado não foi coberto pelo tratamento inicial. Da mesma forma, é de fundamental importância reavaliar diariamente a antibioticoterapia escolhida, descaloná-la e direcioná-la para o microrganismo isolado sempre que possível, diminuido índices de resistência, toxicidade e custo. Sugere-se que o tempo de tratamento com combinação de drogas deve ser mantido por 3 a 5 dias e o tempo total de tratamento direcionado, por 7 a 10 dias. No entanto, a decisão de manter, interromper ou mesmo prolongar o curso de tratamento deve ser tomada de acordo com as condições clínicas de cada paciente. Testes como pró-calcitonina vêm se mostrando úteis na redução do tempo de tratamento de infecções e na diferenciação entre quadros inicialmente classificados como sepse, mas depois diagnosticados como outras condições não infecciosas, situação em que o antibiótico deve ser interrompido para minimizar os riscos de uma infecção subsequente por patógeno resistente e de toxicidade das medicações.

Além disso, existe uma nova recomendação de terapêutica combinada (pelo menos 2 antibióticos de classes diferentes) para pacientes graves em sepse/choque séptico – por exemplo, betalactâmicos associados a quinolonas para cobertura dupla de germes típicos de pneumonia. A justificativa dessa recomendação, ainda que fraca, seria a erradicação precoce e minimização de risco de infecção residual nesses pacientes. A recomendação expõe que essa terapêutica não deve durar mais de 48–72 horas.

Os pacientes sépticos frequentemente evoluem com disfunção renal ou hepática e devem ter as doses dos medicamentos corrigidas após o primeiro dia de administração. Quando possível, deve-se realizar a monitorização sérica das drogas, objetivando uma dose efetiva com menor toxicidade.

Em situações em que a suspeita de infecção viral é forte ou confirmada, o tratamento com antivirais deve ser iniciado o mais precocemente possível. No contexto de emergência e considerando as variações sazonais, a infecção grave por influenza é a situação mais importante. Outros vírus, como CMV e varicela-zóster, também podem aparecer. Em pacientes de terapia intensiva e imunossuprimidos, em até 15 a 35% dos casos pode haver viremia documentada por CMV, mas ainda não está esclarecido se isso reflete uma maior gravidade do paciente ou se o vírus é de fato responsável por disfunções orgânicas e piora da sepse.

Controle do foco

Como já previamente exposto, recomenda-se o diagnóstico precoce do foco de infecção. Focos fechados ou que necessitem intervenção, como isquemia mesentérica, colangite, artrite séptica, necrose e infecção de tecidos moles ou abscessos, devem ser abordados em até 12 horas da chegada do paciente, sempre que possível. Quando o foco presumido for um cateter ou outro dispositivo, este deve ser trocado e retirado prontamente.

A abordagem deve ser realizada de maneira menos invasiva, preferindo procedimentos guiados por ultrassom a procedimentos abertos, por exemplo, quando for possível e a depender da experiência de cada serviço.

Duração de terapia

Em pacientes com boa resposta terapêutica, é sugerido que a manutenção do antibiótico por 7–10 dias seja adequada para o tratamento da maioria das infecções graves associadas à sepse e choque séptico. Entretanto, em alguns casos com resposta lenta ou protraída, foco clínico não controlado e bacteremia por *Staphylococcus aureus*, algumas infecções fúngicas e virais ou em pacientes com imunodeficiência (p. ex., neutropênicos), existe a sugestão de cursos mais prolongados.

De forma bastante interessante, o *guideline* também reforça que em pacientes com ótima resposta terapêutica positiva, o curso antimicrobiano seja ainda menor (5–7 dias) – principalmente em infecções abdominais não complicadas (focos controlados) e pielonefrites não complicadas.

Prevenção de infecção

Medidas de prevenção de infecção, como lavagem de mãos, manipulação correta de cateteres, cabeceira elevada, precauções de contato, dentre outras, devem ser oferecidas aos pacientes sépticos.

O uso de agentes para descontaminação oral seletiva ou descontaminação digestiva seletiva ainda é controverso, sendo utilizado em alguns serviços e com evidência de diminuição de pneumonia associada a ventilação mecânica, porém sem impacto em mortalidade. Quando adotada a medida, sugere-se o uso de gluconato de clorexidina oral.

O *guideline* não recomenda a introdução profilática de antibióticos em casos de pacientes com estado de inflamação grave de causa não infecciosa (p. ex., pancreatite grave, grandes queimados).

TERAPIA ADJUVANTE

Inotrópicos

Recomenda-se uso de inotrópico, sozinho ou associado a vasopressor, se necessário, quando houver disfunção miocárdica (pressão de enchimento cardíaco elevadas e baixo débito cardíaco) ou quando houver evidência de hipoperfusão mesmo após corrigido volume intravascular e atingida PAM adequada. Não existe mais a clara recomendação de infusão de dobutamina se SvO_2 < 70% associado a hemoglobina otimizada em pacientes persistentemente mal perfundidos.

O inotrópico de escolha é a dobutamina na dose de 2,5–20 mcg/kg/min.

Corticoides

O uso rotineiro de corticoide não é indicado na sepse. Sua administração fica restrita aos casos de choque refratário e quando há suspeita de insuficiência adrenal aguda (exemplo, choque em pacientes com uso prolongado de corticoide oral).

O corticoide de escolha é a hidrocortisona, na dose de 200 mg/dia, podendo ser infundida em bólus de 50 mg a cada 6 horas ou em bomba de infusão contínua. O uso de corticoide em infusão contínua demonstrou benefício em comparação a infusão intermitente em relação a disnatremias e disglicemias.

Insuficiência respiratória

Quando o paciente séptico entra em insuficiência respiratória, o consumo de oxigênio pela musculatura respiratória aumenta significativamente, o que muitas vezes acarreta necessidade de intubação orotraqueal.

Fentanil, propofol e midazolan são agentes que devem ser evitados no paciente hipotenso, uma vez que podem agravar o quadro hemodinâmico, sendo contraindicados em casos de choque franco. Outros agentes preferidos são o etomidato e a quetamina, podendo ser seguidos por bloqueadores neuromusculares na intubação de sequência rápida, se não houver contraindicações. Algumas evidências reforçam que o etomidato pode ocasionar insuficiência adrenal. Porém, seu uso ainda pode ser realizado. A quetamina, por sua vez, é a droga com melhor perfil hemodinâmico e vem se estabelecendo como a principal escolha na intubação de sequência rápida para o paciente com sepse.

As recomendações para o paciente séptico com síndrome do desconforto respiratório do adulto (SDRA) se mantêm as mesmas que para o paciente com SDRA no geral.

Transfusão de hemocomponentes e imunoglobulina

Após resolução da hipoperfusão, recomenda-se indicar transfusão de hemácias se hemoglobina for menor do que 7 g/dL, com a meta de mantê-la entre 7 e 9 g/dL. Algumas situações podem demandar maior aporte transfusional, como em hipoxemia grave, hemorragia aguda, isquemia miocárdica ou doença arterial coronariana.

A transfusão de plaquetas é indicada profilaticamente em pacientes com contagem inferior a 10.000/mm³ ou inferior a 20.000/mm³, se for um paciente com alto risco para sangramento. Se houver sangramento ativo, necessidade de procedimento invasivo ou cirúrgico, recomenda-se manter a contagem plaquetária acima de 50.000/mm³.

Não é recomendada a transfusão de plasma fresco congelado para correção de alterações laboratoriais, exceto se houver sangramento ativo ou necessidade de procedimento invasivo.

Sobre imunoglobulina, mesmo com alguns ensaios randomizados com resultados promissores, o *guideline* 2016/2017 ainda faz recomendação contrária ao uso de imunoglobulina em pacientes com sepse/choque séptico. Essa recomendação recai principalmente a alta taxa de *bias* dos estudos clínicos.

Controle de glicemia

O novo *guideline* traz a recomendação de preferir a dosagem de glicemias via sangue arterial ao invés de sangue capilar, principalmente nos pacientes instáveis. Além disso, recomenda monitoramento da glicose no sangue a cada 1 a 2 horas até a estabilização dos valores de glicose e das taxas de infusão de insulina, e após isso, a cada 4 horas. Por fim, recomenda-se uma abordagem protocolizada do controle glicêmico intensivo nos pacientes com sepse em UTI, iniciando as doses de insulina quando dois níveis consecutivos de glicose no sangue forem > 180 mg/dL. Essa abordagem deve visar um limite superior de glicemia < 180 mg/mL (ao invés de um limite superior de glicemia < 110 mg/dL).

O uso de insulina regular IV na sepse está recomendado após duas glicemias consecutivas > 180 mg/dL na vigência de instabilidade hemodinâmica (uso de droga vasoativa). A meta é manter a glicemia < 180 mg/dL. Controle mais rigoroso não deve ser objetivado.

Após o início da insulina IV, deve-se medir a glicemia a cada 1 a 2 horas, para evitar hipoglicemia; e a cada 4 horas após estabilização da dose de insulina.

Diálise

Muitos pacientes com sepse e choque séptico evoluem com disfunção renal e necessidade de hemodiálise. Hemodiálise contínua ou intermitente são equivalentes em termos de desfecho, embora a contínua possa ser mais bem indicada em pacientes hemodinamicamente instáveis. O novo *guideline* não faz recomendação positiva para uso de terapias de remoção de citocinas/purificação sanguínea ou perfusão em capilares adsorvidos em antimicrobianos.

CONCLUSÃO

Há várias dificuldades na definição de sepse, em grande parte pela dificuldade de classificar um processo cuja fisiopatologia ainda não é completamente compreendida. Os novos critérios diagnósticos do Sepse-3 ainda são motivo de controvérsia entre diferentes sociedades ao redor do mundo e podem ser revisitados no futuro.

Esforços direcionados a um diagnóstico precoce e início rápido do tratamento são fundamentais. Educação médica continuada e medidas institucionais para melhor tratamento da sepse devem ser continuamente estimuladas.

BIBLIOGRAFIA

1. Martins HS, Brandão Neto RA, Velasco IT. Sepse na Emergência. Medicina de Emergências: Abordagem prática. Manole; 2016.
2. Seymour CW, Rosengart MR. Septic Shock Advances in Diagnosis and Treatment, JAMA; 2015.
3. Surviving Sepsis Campaign Responds to Sepsis-3. 2016.
4. Surviving Sepsis Campaign, International Guidelines for Management of Severe Sepsis and Septic Shock; 2012.
5. Surviving Sepsis Campaign, International Guidelines for Management of Severe Sepsis and Septic Shock; 2016 – Critical Care Medicine.
6. The Third International Consensus Definitions for Sepsis and Septic Shock (Sepsis-3). JAMA; 2016.

42

INTOXICAÇÕES EXÓGENAS

Karoline Soares Garcia
Paulo Ricardo Gessolo Lins

INTRODUÇÃO

Intoxicação exógena, agravo de notificação compulsória, decorre de uma exposição do organismo a materiais exógenos, com consequente desequilíbrio fisiológico e potenciais danos. Tal exposição ao material nocivo pode ser única ou múltipla (doses cumulativas).

Dados do SINITOX (Sistema Nacional de Informações Tóxico-Farmacológicas) contabilizaram a notificação de 42.128 casos de intoxicações no Brasil no ano de 2013, denotando uma significativa prevalência desse agravo na população. Tal número, apesar de significativo, não reflete ainda a realidade nacional, pois se estima elevada taxa de subnotificação.

São identificadas várias vias relacionadas às intoxicações, como ocular, inalatória, cutânea, venosa, retal, entre outras. A mais frequente, entretanto, é a via oral.

A maioria das intoxicações é de baixo risco para complicação, não exigindo análise sérica laboratorial, nem tratamento específico, apenas observação clínica.

QUADRO CLÍNICO

A história e o exame físico são fundamentais para a identificação do tóxico e avaliação da gravidade.

A anamnese deve conter dados de antecedentes pessoais (comorbidades orgânicas, doenças psiquiátricas, uso de drogas lícitas e ilícitas), medicamentos de uso habitual, episódios prévios semelhantes, além de características da intoxicação (tóxico, quantidade, via de contaminação, hora do evento e evolução até a chegada ao serviço). Deve-se questionar ativamente sobre drogas ou substâncias tóxicas presentes no local do evento, bem como agulhas, cartelas ou frascos encontrados vazios ou quebrados. Importante tentar caracterizar também se a intoxicação foi acidental ou intencional (tentativa de suicídio), pois nessa última situação os casos costumam ser mais graves e recidivantes, demandando cooperação da equipe de saúde mental.

TABELA 42.1 Síndromes toxicológicas: caracterização e possíveis agentes implicados

Síndrome	Nível de consciência	Pupilas	Sinais vitais	Outras manifestações	Possíveis agentes
Simpaticomimética	Alerta, com agitação	Midríase	Taquicardia, hipertensão, hipertermia, taquipneia	Sudorese profusa, tremores, arritmias, dor precordial, hiperreflexia, convulsões	Anfetaminas, cocaína, hormônios tireoidianos, teofilina, cafeína
Anticolinérgica	Alerta, com agitação	Midríase	Taquicardia, hipertensão, hipertermia, taquipneia	Pele e membranas secas, retenção urinária, redução de murmúrios intestinais, mioclonia, distúrbios de movimento	Anti-histamínicos, antidepressivos tricíclicos, ciclobenzaprina, antiparkinsonianos, antiespasmódicos, atropina, clorpromazina
Colinérgica	Confusão, coma	Miose	Bradicardia, hipotensão	Sialorreia, lacrimejamento, incontinência urinária e fecal, vômitos, diarreia, fasciculações, convulsões	Organofosforados, carbamatos, nicotina, fisiostigmina
Alucinógena	Alucinação, agitação	Midríase	Hipertermia, hipertensão, taquicardia, taquipneia	Nistagmo, sinestesia, labilidade de humor	Fenilciclidina, LSD, anfetaminas sintéticas
Sedativa – hipnótica	Depressão de SNC, estupor, coma	Variável	Hipotermia, hipotensão, bradicardia, bradipneia	Hiporreflexia	Benzodiazepínicos, anticonvulsivantes, álcool etílico
Opioide	Depressão de SNC	Miose	Hipotermia, hipotensão, bradicardia, bradipneia	Hiporreflexia, edema agudo de pulmão, marca de agulhas na pele	Opioides
Serotoninérgica	Confusão, agitação, coma	Midríase	Hipertermia, hipertensão, taquicardia, taquipneia	Tremor, mioclonia, hiperreflexia, trismo, distúrbios de movimento	Inibidores da MAO, ISRS, antidepressivos tricíclicos, anfetaminas

SNC: sistema nervoso central; MAO: monoaminoxidase; ISRS: inibidor seletivo da recaptação de serotonina.

O exame físico deve priorizar a análise de sinais vitais e os sistemas cardiovascular, respiratório e neurológico (com foco em nível de consciência e pupilas). Devem ser pesquisados também sinais de traumatismo e lesões provocadas por agulhas.

DIAGNÓSTICO

Além dos casos em que a anamnese sugere intoxicação, tal agravo também deve ser suspeitado em qualquer paciente que chegue ao pronto-socorro com deterioração neurológica inexplicada.

A análise conjunta de sinais e sintomas pode ser organizada em síndromes, auxiliando assim na identificação do tóxico causal e na abordagem terapêutica (Tabela 42.1).

Exames complementares comumente não são necessários. No entanto, em pacientes sintomáticos, com múltiplas comorbidades, com sinais de gravidade ou potencialidade de lesões orgânicas, com intencionalidade na intoxicação ou com agravo por substância desconhecida, orienta-se solicitar hemograma, função renal, eletrólitos, função hepática, gasometria arterial e urina tipo 1. Para mulheres em idade fértil, orienta-se também o teste de gravidez. Eletrocardiograma e radiografia de tórax estão adicionalmente recomendados.

A identificação específica de tóxicos no organismo pode ser realizada de forma quantitativa ou qualitativa. A pesquisa quantitativa mensura em valor absoluto a concentração de um tóxico suspeito, e deve ser solicitada nos casos em que há relação entre níveis séricos da droga, toxicidade e tratamento (Tabela 42.2). Já a avaliação qualitativa, também denominada *screening* toxicológico, determina se há presença da droga no sangue ou na urina, e deve ser solicitada em casos nos quais o tóxico é desconhecido ou quando o quadro não está bem elucidado.

Existem drogas que têm liberação prolongada ou que necessitam de metabolização prévia para gerar seus efeitos tóxicos (Tabela 42.3). O conhecimento dessas substâncias é de fundamental importância, pois na suspeita de intoxicação por alguma delas, é importante a monitorização clínica do paciente mesmo que este ainda não apresente manifestações patológicas. A deterioração pode ocorrer mais tardiamente.

A avaliação de diagnósticos diferenciais é essencial na suspeita de quadros de intoxicação exógena. Diversas patologias, como traumatismo cranioencefálico, acidente vascular

TABELA 42.2 Tóxicos potencialmente mensuráveis

- Lítio
- Anticonvulsivantes (carbamazepina, fenitoína, fenobarbital e ácido valproico)
- Ferro
- Metais pesados (chumbo e mercúrio)
- Metanol
- Etilenoglicol
- Paracetamol
- Teofilina
- Carboxiemoglobina
- Metemoglobina
- Salicilatos
- Metotrexato
- Digoxina
- Paraquat (herbicida)

TABELA 42.3 Tóxicos com início de ação retardado

- Paracetamol
- Colchicina
- Agentes antitumorais
- Salicitatos
- Metanol
- Drogas de liberação lenta (fenitoína, carbamazepina, lítio, metformina, entre outras)
- Digoxina
- Etilenoglicol
- Metais pesados

cerebral, infarto agudo do miocárdio, arritmias, infecções sistêmicas graves, distúrbios metabólicos e desordens psiquiátricas, podem ser confundidas com quadro de intoxicação exógena ou mesmo existir simultaneamente.

ABORDAGEM INICIAL

Auxílio para condução de casos pode ser obtido por contato telefônico com centros regionais de intoxicação. Em São Paulo, tal contato pode ser realizado 24 h por dia, por meio dos telefones 0800 148110 e 0800 77113733.

Ao conduzir vítimas de intoxicação, prioridade deve ser dada à segurança da equipe de saúde, com disponibilidade de material e ambiente adequados ao atendimento, evitando a contaminação dos profissionais.

Após o reconhecimento do quadro de intoxicação exógena, identificação da síndrome clínica relacionada e avaliação de gravidade, deve-se proceder à estabilização do paciente. Os passos iniciais na condução de uma intoxicação grave ou potencialmente grave são: garantia de acesso venoso periférico, monitorização cardíaca e oximetria de pulso, simultaneamente à verificação de glicemia capilar.

A abordagem inicial é semelhante à proposta pelo ACLS para reanimação cardiopulmonar. Primeiramente, será estabilizada a via aérea do paciente e, caso haja indicação, será procedida intubação orotraqueal. Uma particularidade em que deve ser postergada a intubação é no caso de pacientes com depressão neurológica por uso de opioides. Nessa situação, pode-se tentar reverter os efeitos da intoxicação com o antídoto naloxone, enquanto se assegura oxigenação e ventilação adequadas. Nas intoxicações por cianeto e organofosforados, pode-se também tentar a reversão do quadro com antídoto. Segue-se a avaliação dos sistemas respiratório e circulatório. Tal sequência de abordagem deve ser reavaliada periodicamente pelo risco de deterioração clínica do indivíduo.

Casos de parada cardiorrespiratória devem ser conduzidos de acordo com o preconizado pelo ACLS (Advanced Cardiac Life Support).

Para o controle de arritmias cardíacas, geralmente são necessários apenas correção de distúrbios metabólicos subjacentes ou administração de antídotos, devendo-se evitar drogas antiarrítmicas.

Caso esteja presente, hipoglicemia deve ser tratada com administração de glicose intravenosa, associada à tiamina, na impossibilidade de excluir encefalopatia de Wernicke.

Distúrbios de temperatura devem ser evitados, e caso estejam presentes, devem ser prontamente tratados.

TABELA 42.4 Métodos para redução de absorção e aumento da excreção de tóxicos

Terapia	Indicações	Cuidados necessários	Posologia	Contraindicações	Complicações
Lavagem gástrica	Não é indicada de rotina. Está recomendada em intoxicações ameaçadoras à vida, decorrentes da ingestão de tóxico na indisponibilidade de antídoto específico. O intervalo de tempo entre a exposição e o procedimento deve ser inferior a uma hora	Passagem de sonda orogástrica de grosso calibre; mantendo, após, o paciente em decúbito lateral esquerdo	Administração de NaCl 0,9%, pela sonda, em alíquotas de 100 a 250 mL; mantendo, após, a sonda aberta, em nível inferior ao paciente. Retornado o líquido, é repetido o procedimento até que não haja mais retorno de conteúdo gástrico	Deterioração neurológica, com perda dos reflexos de proteção das vias aéreas, ingestão de substâncias corrosivas ou hidrocarboneto e cirurgia recente em trato gastrointestinal. Na primeira situação, deve-se proceder à intubação orotraqueal e, posteriormente, o paciente deve ser reavaliado para lavagem gástrica	São incomuns: vômitos, aspiração, hipóxia, laringoespasmo intenso, laceração de vias aéreas ou trato gastrointestinal e indução de reflexo vagal
Carvão ativado	Ingestão de tóxico potencialmente adsorvível pelo carvão, até uma hora após exposição	Pode ser administrado via oral, porém é pouco palatável. A administração por sonda orogástrica pode ser utilizada quando a mesma já foi introduzida previamente para lavagem gástrica	A dose usual é de 50 g, diluídos em água filtrada, tornando um material pastoso. Não se recomenda a diluição em catárticos. Múltiplas doses podem ser necessárias quando o tóxico é de liberação retardada ou quando induz redução da motilidade intestinal ou formação de bezoar; nesses casos, a dose inicial é de 50 g, com doses subsequentes de 25 g a cada 2 horas	As mesmas para a lavagem gástrica, acrescentando-se a ausência de murmúrios gastrointestinais ou obstrução intestinal. Não está recomendado também na intoxicação por drogas que não são adsorvidas pelo carvão (álcool etílico, metanol, etilenoglicol e metais)	Vômitos são frequentes, especialmente quando o carvão é administrado via oral. Menos comuns são: aspiração, constipação e obstrução intestinal
Alcalinização urinária	Eficácia comprovada nas intoxicações por salicilatos, clorpropamida e fenobarbital	Acesso venoso periférico para administração da solução. Monitorização do pH urinário	Solução bicarbonatada (150 mL de bicarbonato de sódio a 8,4%, + 850 mL de solução glicosada a 5%), com o objetivo de manter o pH urinário maior que 7,5	Congestão sistêmica, insuficiência renal e hipocalemia não corrigida	Congestão sistêmica, hipocalemia, hipocalcemia e alcalemia

Convulsões, na exclusão de distúrbios metabólicos associados, podem ser revertidas com benzodiazepínicos ou ainda barbitúricos, caso não haja resposta com a primeira medicação. Fenitoína não está recomendada nesses casos. Benzodiazepínicos também podem ser utilizados para controle de agitação excessiva.

Após a estabilização do paciente, seguem-se as medidas para reduzir os efeitos danosos do tóxico: prevenção de absorção e aumento de excreção, além da administração de antídotos. Se a via de exposição foi cutânea, devem ser retiradas todas as vestes do paciente, e em seguida lavar abundantemente seu corpo. Caso a via tenha sido ocular, deve-se lavar repetidamente os olhos com solução fisiológica, enquanto se aguarda avaliação oftalmológica.

No caso de intoxicações por meio do trato gastrointestinal, as possibilidades terapêuticas são: lavagem gástrica, ingestão de carvão ativado, alcalinização urinária e diálise (Tabela 42.4). Indução de vômitos e hiper-hidratação não são recomendadas. Irrigação intestinal também não está indicada de rotina; no entanto, pode ser utilizada em casos de ingestão de ferro ou metais pesados, bem como na expulsão de pacotes ingeridos.

Diálise raramente é necessária. Ela pode ser indicada em intoxicações graves ou potencialmente graves associadas a drogas ou metabólitos dialisáveis. Também deve ser considerada quando houver deterioração clínica, apesar de medidas de suporte adequadas ou concentração sérica de tóxico gravemente danosa. As drogas potencialmente dialisáveis são: barbitúricos, ácido valproico, carbamazepina, fenitoína, meprobamato, hidrato de cloral, cloranfenicol, bromo, etanol, lítio, metais pesados, metanol, etilenoglicol, procainamida, disopiramida, salicilatos, teofilina e paraquat.

Após abordagem clínica geral nas etapas de estabilização do paciente, realização de medidas para redução de toxicidade e controle de sintomas, deve ser elaborado o plano terapêutico. Caso o paciente demande ainda cuidados médicos, deve ser mantido no hospital até a conclusão do tratamento. No entanto, caso seja programada alta hospitalar, é muito importante que sejam orientadas formas de prevenção de reexposição.

TRATAMENTO ESPECÍFICO

Antídotos são drogas capazes de reverter parcial ou totalmente os efeitos de uma substância tóxica específica. Quando administrados em intoxicações graves e na ausência de contraindicações, tem benefício comprovado em redução de morbimortalidade dos pacientes. A seguir, encontra-se uma tabela relacionando o tóxico com seu respectivo antídoto (Tabela 42.5).

TABELA 42.5 Antídotos disponíveis para reversão de intoxicações

Tóxico	Antídoto	Tóxico	Antídoto
Paracetamol	N-acetilcisteína	Cianeto	Nitreto ou tiossulfato de sódio, cianocobalamina
Benzodiazepínicos	Flumazenil	Metemoglobina	Azul de metileno
Opioides	Naloxone	Dapsona	Cimetidina
Digoxina	Anticorpo antidigoxina	Insulina	Glicose
Betabloqueador	Glucagon	Isoniazida	Piridoxina
Bloqueador do canal de cálcio	Glucagon	Agente colinérgico	Atropina
Bloqueador do canal de sódio	Bicarbonato de sódio	Cloroquina	Diazepam

BIBLIOGRAFIA

1. Burns MJ, Velez LI. Enhanced elimination of poisons. Disponível em UpToDate, www.uptodate.com. Acessado em 25/06/2016.
2. Hendrickson RG, Kusin S. Gastrointestinal decontamination of the poisoned patient. Disponível em UpToDate, www.uptodate.com. Acessado em 25/06/2016.
3. Rhyee SH. General approach to drug poisoning in adults. Disponível em UpToDate, www.uptodate.com. Acessado em 25/06/2016.
4. SINITOX (Sistema Nacional de Informações Tóxico-Farmacológicas. Disponível em: http://sinitox.icict.fiocruz.br/dados-nacionais.
5. Tintinalli JE. Tintinalli's Emergency Medicine: a comprehensive study guide. 8 ed. Mc Graw Hill Education 2015; 2176 p.

43
CUIDADOS INTENSIVOS NA SALA DE EMERGÊNCIA

Daniel Ribeiro da Rocha
Paulo Ricardo Gessolo Lins

INTRODUÇÃO

A avaliação inicial do paciente na sala de emergência deve ser feita a fim de definir a gravidade do caso e possíveis condutas emergenciais a serem estabelecidas. Dessa forma, algumas prioridades devem ser tomadas, e para que isso ocorra o paciente deve ser devidamente monitorizado, já que na maioria das vezes na sala de emergência a história clínica será mínima e às vezes ausente.

Priorizando as principais doenças que levam a maior mortalidade e morbidade, os pacientes devem ser monitorizados em padrão hemodinâmico, respiratório e neurológico. Às vezes o paciente não será diagnosticado com a etiologia específica imediatamente, mas a monitorização e os achados clínicos iniciais já definem para o emergencista em qual síndrome o paciente se encaixa e a conduta imediata que pode ser tomada.

Todos os pacientes potencialmente graves que adentram a sala de emergência devem ser submetidos imediatamente à abordagem do suporte básico/avançado de vida (BLS/ACLS). Confirmando que o paciente não se encontra em parada cardiorrespiratória, respira espontaneamente e tem as vias aéreas pérvias, deve-se admitir esse paciente como potencialmente grave e continuar a investigação do que o fez chegar à sala de emergência. A abordagem por sistemas garante que as morbidades mais graves sejam controladas. Os sistemas críticos a serem avaliados são o circulatório, respiratório e nervoso central. Deve ser feita uma anamnese sucinta e rápida, exame físico dirigido, monitorização cardíaca, oxigenação (se necessário), acesso venoso periférico e glicemia capilar.

MONITORIZAÇÃO HEMODINÂMICA

A monitorização de funções vitais é uma das mais importantes e essenciais ferramentas no manuseio de pacientes críticos. Hoje, é possível detectar e analisar uma grande variedade de sinais fisiológicos por meio de diferentes técnicas, invasivas e não invasivas. O emergencista deve ser capaz de selecionar e executar o método de monitorização mais apropriado de acordo com as necessidades individuais do paciente, considerando a relação risco-benefício da técnica. Entretanto, cabe ressaltar que a sensibilidade dessas variáveis é limitada, sendo tanto maior quanto mais grave o paciente. Portanto, se a normalização dos sinais vitais não é sinônimo de estabilidade, por outro lado, sinais vitais anormais são um importante alerta de gravidade.

As variáveis e métodos recomendados como componentes da monitorização hemodinâmica básica são: frequência cardíaca, diurese, eletrocardiograma contínuo, oximetria de pulso, pressão arterial não invasiva, frequência respiratória, temperatura. A utilização da monitorização com PAM invasiva, PVC e saturação venosa central deverá ser indicada de forma individualizada, sendo que na sala de emergência é infrequente. O cateter de artéria pulmonar também é um dispositivo de importância muito grande na monitorização hemodinâmica, mas não na sala de emergência.

O *clearance* de lactato (redução de 10% do lactato arterial nas primeiras 4 a 6 horas), na avaliação da microcirculação, também tem se mostrado um bom marcador da resposta hemodinâmica em pacientes críticos, principalmente nos sépticos. Alguns trabalhos demonstram que uma redução de 20% do lactato arterial durante a fase de ressuscitação é benéfica em pacientes críticos em geral.

A ecocardiografia à beira do leito vem se tornando, nos últimos anos, uma ferramenta indispensável na avaliação hemodinâmica dos pacientes graves. Determinados parâmetros, obtidos de maneira rápida e confiável, têm contribuído para a utilização rotineira do exame, como a avaliação de derrames pericárdicos, a medida do tamanho e função das câmaras cardíacas, o grau de variação respiratória da veia cava inferior (quando a variação é maior, representa maior grau de hipovolemia).

MONITORIZAÇÃO RESPIRATÓRIA

As queixas respiratórias são as mais prevalentes quando se trata de admissão em sala de emergência. Por esse motivo a avaliação respiratória deve ser bem rigorosa. Os sinais vitais e de exame físico são importantes para avaliação de falência respiratória, por exemplo a frequência respiratória (FR) e oximetria de pulso.

A equipe tem que estar atenta para avaliação de via aérea, obstruções, reação anafilática com edema de glote, pneumonia, pneumotórax, crise asmática, exacerbação de doença pulmonar obstrutiva crônica (DPOC), edema pulmonar, embolia pulmonar, lesão neurológica grave, ou ainda, alterações sistêmicas, como decorrentes de intoxicações exógenas ou quadros metabólicos.

Os principais sinais e sintomas de acometimento do aparelho respiratório são dispneia, tiragem intercostal, tosse, expectoração, sibilância, rouquidão, cianose, palidez, taquicardia e sonolência. Nos quadros extremos de falência respiratória, o paciente pode apresentar *gasping*, padrão respiratório ineficaz que pode evoluir rapidamente para parada cardiorrespiratória (PCR), exigindo intubação orotraqueal (IOT) imediata. Na evidência de desconforto grave ou hipoventilação, as medidas para controle devem ser prontamente realizadas.

Alguns dispositivos não invasivos podem auxiliar no cuidado aos pacientes com sintomas respiratórios, como cateter nasal de oxigênio e o uso da ventilação não invasiva (VNI). Se não houver melhora clínica com esses dispositivos invasivos ou contraindicação de algum deles, a IOT deve ser realizada.

MONITORIZAÇÃO NEUROLÓGICA

Na maioria dos pacientes, o exame físico confirma a hipótese diagnóstica formulada durante a anamnese, que é muitas vezes a chave para a avaliação do paciente. O início, a progressão dos sintomas, as queixas associadas, e fatores exacerbadores são importantes pontos na história para orientar adequadamente o exame físico e outros testes. O exame neurológico não existe isolado do exame físico geral, e é incomum para o exame neurológico delinear um problema que já não foi sugerido pela história do paciente ou pelo exame físico geral.

Alguns achados do exame neurológico são específicos de condições clínicas. Para complicar ainda mais o valor do exame neurológico, a sensibilidade e a especificidade de diferentes técnicas de exame não foram rigorosamente investigadas e o grau de variabilidade entre examinadores não é conhecido. A não cooperação do paciente ou estado mental alterado apresentam desafio adicional na realização de um exame detalhado. Por esse motivo deve-se tentar objetivar o exame neurológico do paciente grave na sala de emergência, a fim de protegê-lo de complicações relacionadas a esse sistema.

Uma das escalas desenvolvidas para avaliar nível neurológico em pacientes não sedados é a escala de coma de Glasgow (ECG). A princípio, ela foi desenvolvida para avaliar paciente com história de traumatismo cranioencefálico (TCE), mas com o passar dos anos sua utilização foi ampliada para pacientes clínicos. Porém, isso não deve ser motivo para não descrever o exame neurológico com clareza. Se o paciente se mantiver com rebaixamento do nível de consciência (ECG ≤ 8) ou pela avaliação clínica houver queda rápida do nível de consciência, impossibilitando a patência e proteção da via aérea, uma via aérea artificial deve ser providenciada. Essa avaliação neurológica deve ser feita frequentemente na sala de emergência, a depender das queixas iniciais desses pacientes e não se deve retardar a IOT, quando necessário.

O nível neurológico do paciente também é indicativo de perfusão cerebral e a classificação do paciente como alerta, sonolento, obnubilado, torporoso ou comatoso ajuda a objetivar o seguimento desse paciente durante a internação, à medida que as causas de base forem tratadas.

Em geral, lesões estruturais do sistema nervoso central levam a sinais e sintomas localizados, enquanto alterações metabólicas levam a manifestações difusas; mas as causas mais frequentes devem ser pesquisadas, principalmente em pacientes que já chegam à sala de emergência com alteração do estado mental.

As principais causas que levam à alteração do estado mental se encontram na Tabela 43.1 e os cuidados básicos devem ser feitos em conjunto com as investigações clínicas e laboratoriais.

AVALIAÇÃO SISTEMÁTICA

Além da classificação de risco realizada com os principais sinais vitais, outros sinais são muito importantes para avaliação e seguimento dos pacientes graves e potencialmente graves na sala de emergência.

Uma análise sistemática nesses casos pode ajudar a avaliar o paciente como um todo e o risco de deixar alguma informação faltar se reduz muito. Como as avaliações neurológica, cardíaca e respiratória já foram feitas, a princípio, as avaliações gastrointestinal, renal, metabólica, hematológica e infecciosa garantem um cuidado mais especial ao paciente, e quanto antes for realizadas melhor.

- **Dispositivos:** a princípio, todos os dispositivos dos pacientes devem ser revisados, se estão adequadamente colocados e funcionantes:
  - Acessos venosos (centrais ou periféricos): se possui algum sinal flogístico.
  - Sondas orogástricas ou nasoenterais.
  - Sonda vesical de demora, coletor de urina não invasivo.

TABELA 43.1 Causas de rebaixamento do nível de consciência

1. Simétrica e não estrutural
- *Toxinas:* chumbo, monóxido de carbono, metanol, etilenoglicol, cogumelos, cianeto
- *Drogas:* sedativos, antidepressivos, benzodiazepínicos, lítio, álcool, opioides
- *Metabólico:* hipóxia, hipercapnia, hiper/hiponatremia, hiper/hipoglicemia, cetoacidose diabética, acidose lática, hiper/hipocalcemia, hipermagnesemia, hiper/hipotermia, encefalopatia de Wernicke, encefalopatia hepática, uremia, hipotireoidismo, insuficiência adrenal
- *Infecção:* meningite bacteriana ou viral, sífilis, sepse, febre tifoide, malária
- *Psiquiátrico:* catatonia
- *Outros:* estado pós ictal, isquemia difusa (infarto agudo do miocárdio, arritmia cardíaca, insuficiência cardíaca descompensada), hipotensão, embolia gordurosa, encefalopatia hipertensiva, estado de mal epiléptico não convulsivo, insolação

2. Simétrica e estrutural
- *Supratentorial:* oclusão bilateral das carótidas internas, oclusão bilateral das artérias cerebrais anteriores, trombose de seio sagital, hemorragia subaracnoide, hemorragia talâmica, concussão/contusão, hidrocefalia
- *Infratentorial:* oclusão de artéria basilar, tumor de tronco cerebral, hemorragia pontina, mielinólise pontina central

3. Não simétrica e estrutural
- *Supratentorial:* púrpura trombocitopênica trombótica, coagulação intravascular disseminada, endocardite bacteriana subaguda, embolia gordurosa, massa hemisférica unilateral (abscesso, sangramento, tumor) com herniação, hemorragia subdural, hemorragia intraparenquimatosa, apoplexia de hipófise, doença de Creutzfeldt-Jakob, vasculites, esclerose múltipla
- *Infratentorial:* infarto, hemorragia e/ou tromboencefalite de tronco cerebral

Modificada de UpToDate.

- Monitorização cardíaca bem acoplada, traçado eletrocardiográfico visível.
- Medição da pressão arterial não invasiva; adequação do aparelho.
- Oximetria de pulso.
- Acessos de diálise.
- Ostomias (colostomia, gastrostomia, cistostomia).
- **Sedação/analgesia:**
  - Avaliar flutuação de nível de consciência e atenção (*delirium*).
  - Avaliar com dados objetivos o nível de consciência, como o Glasgow para pacientes não sedados e o RASS (Richmond Agitation Sedation Scale) para os pacientes sedados.
- **Cardiovascular:**
  - Variação de sinais vitais (PA e FC), sinais de insuficiência cardíaca, dosagens de drogas otimizadas, uso de droga vasoativa, tempo de enchimento capilar, moteamento cutâneo.
- **Respiratório:**
  - Variação de sinais vitais (FR e oximetria de pulso), sinais clínicos de falência respiratória, uso de oxigênio suplementar.
  - Se o paciente estiver intubado, fazer a avaliação periódica dos parâmetros ventilatórios e gasométricos a fim de otimizar ao máximo a ventilação.
- **Gastrointestinal:**
  - A dieta deve ser iniciada após estabilização do paciente. Avaliar a adequação das metas calóricas para cada paciente e para cada doença específica.
  - Avaliação de distensão abdominal, constipação ou diarreia, sangramento gastrointestinal, sendo pesquisado ativamente pelo médico a partir da história clínica.

- **Renal:**
  - Avaliar débito urinário (sonda vesical de demora ou quantificação não invasiva com o auxílio do paciente). Alguns pacientes podem evoluir com lesão renal aguda e a diurese é um marcador importante para essa avaliação.
  - O balanço hídrico deve ser realizado a fim de evitar ficar muito positivo, que pode prejudicar os outros sistemas, como o cardíaco e respiratório, por exemplo.
- **Metabólico:**
  - Avaliação da glicemia capilar, a fim de evitar estados hiperglicêmicos ou hipoglicêmicos, e fazendo os ajustes assim que necessário.
  - Distúrbios hidroeletrolíticos devem ser revistos continuamente e tratados quando devidamente indicados. Algumas correções devem ser feitas em pacientes monitorizados (exemplo: hipercalemia).
- **Hematológico:**
  - Pacientes com anemia sintomática, sangramentos (plaquetopenia, intoxicação cumarínica) ou neutropênicos devem ser investigados da causa e tratados simultaneamente. Se o paciente tiver indicação de anticoagulação profilática, ela deve ser prescrita.
- **Infeccioso:**
  - Rastreio infeccioso deve ser feito em pacientes com história sugestiva de infecção. Os antibióticos devem ser dados nas doses adequadas para a função renal. Lembrar do acompanhamento laboratorial desses pacientes, principalmente nas culturas coletadas, com o objetivo de descalonar os antibióticos e reduzir indução de resistência bacteriana.
  - Febre ou hipotermia devem ser pesquisadas e corrigidas, quando indicado. A normotermia será regra na maioria dos casos.

Os exames complementares devem ser guiados pela suspeição médica. Logo, a história, exame físico e a avaliação da monitorização são imprescindíveis para o manejo adequado do paciente.

BIBLIOGRAFIA

1. Ahmed A, Graber MA. Evaluation of the adult with dyspnea in the emergency department. UpToDate, 2016. Disponível em https://www.uptodate.com. Acessado em 26/07/2016.
2. Andrews FJ, Nolan JP. Critical care in the emergency department: monitoring the critically ill patient. Emerg Med J 2006; 26:561-564.
3. Dellinger RP, Levy MM, Rhodes A, et al. Surviving Sepsis Campaign: International Guidelines for Management os Severe Sepsis and Septic Shock: 2012. Critical Care Medicine 2013; 41(2):580-637.
4. Gelb D. The detailed neurologic examination in adults. UpToDate, 2016. Disponível em: https://www.uptodate.com. Acessado em 26/07/2016.
5. Goldstein JN, Greer DM. Rapid Focused Neurological Assessment in the Emergency Department and ICU. Emerg Med Clin N Am 2009; 27:1-16.
6. Hollenberg SM. Hemodynamic Monitoring. Chest 2013; 143(5):1480-1488.
7. Pinsky MR. Hemodynamic evaluation and monitoring in the ICU. Chest 2007; 132:2020-2029.
8. Tintinalli JE. Tintinalli's Emergency Medicine A Comprehensive Study Guide. 8 ed. Carolina do Norte: McGraw-Hill Education; 2016.

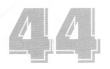

CHOQUE, FLUIDOS E DROGAS VASOATIVAS

André Chateaubriand Campos
Paulo Ricardo Gessolo Lins

Choque é uma síndrome marcada por falência circulatória e hipoperfusão tecidual, podendo levar a disfunção de múltiplos órgãos (DMO) e morte. O diagnóstico de choque é essencialmente clínico e marcado por 3 pontos: pressão arterial (PA), sinais de má-perfusão e hiperlactatemia. Hipotensão constitui uma apresentação frequente do paciente em choque; no entanto, muitos podem se apresentar com valores de PA dentro da normalidade. Sendo assim, mais importante que valores absolutos de PA, sinais de hipoperfusão, tais como confusão mental, moteamento, aumento do tempo de reenchimento capilar, ou diminuição do débito urinário constituem achados de alto valor. Hiperlactatemia é a expressão laboratorial dessa síndrome, refletindo a necessidade de metabolismo anaeróbio para adequado fornecimento de ATP; no entanto, não estará presente em estágios precoces.

FISIOPATOLOGIA

A oferta tecidual de oxigênio (DO_2) depende de dois fatores: débito cardíaco (DC) e conteúdo arterial de O_2 (CaO_2). A compreensão dos determinantes desses fatores faz-se essencial para um adequado manejo clínico. O DC é o volume de sangue bombeado em um minuto pelo coração, sendo, portanto, o produto de frequência cardíaca (FC) e volume sistólico.

A FC depende das interações entre o sistema de condução cardíaco intrínseco e o sistema nervoso autônomo, e o seu aumento é necessário no quadro de choque, exigindo, para tal, o correto funcionamento de ambos sistemas.

O volume sistólico tem 3 determinantes: pré-carga, medida pelo volume diastólico final do VE; contratilidade miocárdica e pós-carga, a pressão necessária para ejeção do sangue, equivalente à resistência vascular sistêmica (RVS).

O conteúdo arterial de oxigênio é um reflexo da concentração de hemoglobina (Hb) no sangue e da quantidade de O_2 carreada por cada uma dessas moléculas, representada pela saturação de O_2 (SO_2). O oxigênio livre no sangue tem pouca influência.

A aferição do consumo tecidual de O_2 (VO_2) na prática clínica não é factível, todavia é possível dimensionar sua diferença em relação à DO_2 por meio do cálculo da diferença entre conteúdo arterial e conteúdo venoso de O_2. Em estados de maior estresse metabólico, a demanda tecidual será maior, levando a uma maior taxa de extração de O_2 e, consequentemente, a uma maior diferença. Mais uma vez, o maior determinante é o O_2 ligado à hemoglobina, sendo diminuta a influência do O_2 livre.

Discretas alterações no metabolismo do O_2 e na PA são percebidas pelos numerosos barorreceptores e quimiorreceptores, levando a uma resposta neuroendocrinometabólica que visa à correção do desequilíbrio em instalação. Há aumento de cortisol, epinefrina e ativação do eixo renina-angiotensina-aldosterona, aumento da FC e da contratilidade cardíaca, vasoconstrição arterial e venosa, com redirecionamento do fluxo para sistema nervoso central (SNC) e coração, e uma tendência catabólica. Esse estágio inicial de choque compensado pode ser autolimitado, cursando com morbidade tecidual mínima, caso se estabeleça rapidamente o tratamento adequado. Caso isso não ocorra, inflamação, dano microvascular e celular virão a caracterizar o 2º estágio do choque, já ocorrendo disfunção orgânica, como lesão renal aguda. Daí por diante, a história natural será marcada por DMO, com irreversibilidade do choque e, inexoravelmente, morte.

CLASSIFICAÇÃO

Para fins didáticos, classifica-se o choque em 4 tipos. A despeito dessa simplificação, frequentemente coexistem componentes dos diferentes tipos.

Choque hipovolêmico ocorre quando, devido a uma depleção de volume intravascular, ocorre diminuição na pré-carga e, por conseguinte, no DC e DO_2. Hemorragia está presente na maioria dos casos de choque hipovolêmico, sendo evidente, ou ao menos de elevada suspeição, quando está presente mecanismo traumático. Na ausência deste, devem ser buscados indícios tais como fatores de risco para hemorragia digestiva, história de coagulopatia e uso de anticoagulantes. Choque hipovolêmico de etiologia não hemorrágica pode se dar por desidratação grave por perdas urinárias ou gastrointestinais excessivas (cetoacidose diabética, diarreias infecciosas), sequestro para o 3º espaço (obstrução intestinal, insuficiência hepática), ou aumento de perdas insensíveis (grandes queimados).

Choque cardiogênico é definido por uma queda no DO_2 atribuível a disfunção aguda ou crônica da bomba cardíaca. Tal disfunção pode se dar por meio de acometimento das fibras miocárdicas, de alterações no sistema de condução ou de complicações mecânicas. O acometimento das fibras geralmente acontece por insulto isquêmico, como em infartos extensos (acometimento de pelo menos 40% do miocárdio), em novos infartos em um miocárdio já disfuncional, miocardites ou até mesmo por meio de mediadores na sepse. Taquiarritmias levam a redução do tempo de diástole, comprometendo o enchimento ventricular, enquanto bradiarritmias diretamente afetam o DC. Complicações mecânicas podem ocorrer na evolução de um infarto, como rotura de músculo papilar ou instalação de comunicação interventricular por necrose de septo. Disfunções valvares podem também levar a choque, em especial quando agudas, como no acometimento por endocardites exuberantes ou dissecção aórtica aguda. Complicações mecânicas de forma geral selam um prognóstico melhor ao choque cardiogênico do que por disfunção cardiomiocitária se reconhecidas precocemente e efetuada correção cirúrgica.

Choque obstrutivo é o mecanismo menos frequente dentre os 4 e resulta de uma obstrução ao fluxo no circuito cardiovascular. Pneumotórax hipertensivo dificulta mecanicamente o enchimento diastólico do VD, enquanto pericardite constritiva e tamponamento cardíaco limitam a diástole em ambos os lados do coração. Tromboembolismo pulmonar (TEP) maciço gera aumento descomunal de pós-carga ao ventrículo direito.

Choque distributivo é a forma mais prevalente e sua característica definidora é a queda exagerada na RVS, sendo periférica a principal disfunção no início do quadro. Choque séptico é o protótipo dessa classe, sendo a forma de choque com maior impacto em morbimortalidade e a mais estudada. Choque neurogênico, anafilático, crise addisoniana e coma mixedematoso também podem cursar com choque distributivo, bem como situações que cursem com síndrome da resposta inflamatória sistêmica, como pancreatite aguda ou politrauma. Em 2016, foi publicada uma nova definição de sepse e choque séptico – sepse: suspeita ou certeza de infecção e um aumento agudo de ≥ 2 pontos no SOFA em resposta a uma infecção (representando disfunção orgânica); choque séptico: sepse + necessidade de vasopressor para elevar a pressão arterial média acima de 65 mmHg e lactato > 2 mmol/L (18 mg/dL) após reanimação volêmica adequada – mais informações no capítulo específico de sepse.

ACHADOS CLÍNICOS E DIAGNÓSTICO

Devido à elevada gravidade da síndrome, a avaliação do paciente em choque deve, idealmente, ser realizada ao mesmo tempo em que se inicia o seu tratamento. Para que isso seja possível e caso haja disponibilidade, um médico poderá colher a história clínica com um acompanhante enquanto outro realiza o exame físico e toma as condutas iniciais. Antecedentes pessoais são de fundamental importância, como história de doença cardíaca, pulmonar ou renal prévias, podendo direcionar as suspeitas diagnósticas, por exemplo, para um novo quadro de infarto em um paciente com este antecedente, ou uma nova exacerbação infecciosa de uma doença pulmonar crônica. Da mesma maneira, as medicações de uso contínuo podem contribuir para o quadro clínico atual, como diuréticos ou anticoagulantes em quadro de hipovolemia, bloqueadores de canal de cálcio diante de piora de função miocárdica. Saber quanto ao uso recente de antibióticos ou internação recente é crucial para determinação da adequada antibioticoterapia empírica na suspeita de etiologia séptica.

O registro dos dados vitais à admissão hospitalar é de fundamental importância. São parâmetros objetivos e permitem, por meio de escores, estimar gravidade, por exemplo. Inicialmente, os valores de PA podem estar dentro da normalidade ou até mesmo elevados. Isso pode ocorrer por aumento da contratilidade cardíaca, como mecanismo compensatório inicial em fase precoce do choque, ou apenas refletir um quadro de hipotensão relativa em um paciente previamente hipertenso. Pressão de pulso (diferença entre pressão sistólica e diastólica) pinçada poderá se fazer presente em fases mais avançadas. FC geralmente estará elevada, mas em casos de hemorragia importante, pode haver bradicardia em pacientes com doença cardíaca prévia. Um parâmetro pouco utilizado na prática clínica, porém de grande valor, é o índice de choque. Trata-se da relação entre FC e PAS, sendo considerados normais valores entre 0,5 e 0,7. Mesmo diante de FC e PAS normais, valores persistentemente acima de 1 estão associados a hiperlactatemia e maior mortalidade. Temperatura corporal aumentada sugere etiologia infecciosa e contribui para aumento da demanda metabólica e das perdas insensíveis, enquanto hipotermia pode refletir disfunção orgânica importante.

Delirium, desorientação, confusão mental podem ser secundários a hipoperfusão de sistema nervoso central, e ocorrem mesmo com valores normais de PA em pacientes previamente hipertensos. A possibilidade de meningite também não deve ser esquecida, em especial em pacientes com suspeita de etiologia séptica sem foco determinado. Extremidades frias, pegajosas e até mesmo cianóticas refletem má-perfusão periférica, e o tempo de reenchimento capilar deve ser avaliado em todo paciente com suspeita de choque, sendo considerado aumentado se maior que 3 segundos, e ainda mais correlacionado com má-perfusão se maior que 4,5 segundos. Moteamento em membros inferiores também deverá ser pesquisado e graduado.

Estertores crepitantes à ausculta pulmonar podem levantar a suspeita de quadro infeccioso ou, se presentes bilateralmente, de um provável quadro congestivo. Turgência de jugular pode também ocorrer em quadros de choque cardiogênico e sua ocorrência sem sinais de congestão pulmonar sugere etiologia obstrutiva, tal como pneumotórax hipertensivo (na ausência unilateral de murmúrio vesicular e hipertimpanismo), TEP maciço ou até hemotórax (murmúrio vesicular abolido e macicez difusa à percussão). Ao exame cardíaco, presença de B3 ou B4 sinalizam a presença de congestão, enquanto bulhas abafadas podem representar sinal de tamponamento cardíaco.

Ao exame do abdômen, diminuição de ruídos hidroaéreos e hipertimpanismo podem ser o reflexo de diminuição do trânsito gastrointestinal secundária a síndrome da resposta inflamatória sistêmica. Sinais de irritação peritoneal podem sugerir foco infeccioso intra-abdominal, como colecistite complicada ou colangite, ou ainda foco abdominal de hemorragia após evento traumático.

EXAMES COMPLEMENTARES

Parâmetros laboratoriais devem ser usados na elucidação etiológica, não devendo atrasar as medidas terapêuticas iniciais. Demarginação neutrofílica pode justificar leucocitose, podendo sugerir etiologia infecciosa ou apenas refletir resposta inflamatória. Níveis de hemoglobina podem estar elevados em casos de extravasamento vascular, como em choque séptico ou hipovolêmico não hemorrágico. Contagem plaquetária se eleva agudamente com o estresse do quadro de choque; no entanto, pode haver plaquetopenia dilucional após ressuscitação volêmica vigorosa, ou por consumo, em casos de sangramento volumoso ou dano microangiopático secundário.

A gasometria arterial com lactato é de suma importância na avaliação etiológica e de complicações do quadro de choque. Tipicamente, hipóxia tecidual direciona o metabolismo por vias anaeróbias, com aumento na produção de ácido lático e acidose. Acidose metabólica com ânion *gap* aumentado associada a hiperlactatemia será, geralmente, consequência de má-perfusão tissular; e níveis de lactato elevados correlacionam-se com pior prognóstico, em especial quando em concentrações superiores a 4 mmol/L (36 mg/dL). Todavia, deve-se conhecer fatores confundidores na interpretação dos valores de lactato. Por exemplo, cetoacidose diabética, nutrição parenteral, convulsões e medicações como metformina e propofol podem levar a aumentos no lactato, assim como insuficiência hepática poderá cursar com níveis mais elevados, por diminuição na sua eliminação. Valores seriados são de grande valia na avaliação da terapêutica empregada.

Função renal, hepática, transaminases e enzimas canaliculares podem sinalizar disfunções orgânicas e direcionar medidas terapêuticas. No contexto de instalação aguda do choque, habitualmente ureia e creatinina não estarão alteradas; porém, em casos de instalação mais gradual (como no choque séptico), frequentemente haverá alterações e, quanto mais precocemente estas forem revertidas, melhor será o prognóstico. Dosagem de troponina pode evidenciar lesão miocárdica no choque, podendo ser sua causa, exigindo reperfusão precoce, ou consequência, como em casos de infarto agudo do miocárdio tipo II. Os peptídeos natriuréticos (BNP, NT-pró-BNP), quando alterados, evidenciam estiramento excessivo das fibras do átrio direito, e por conseguinte, quadro de congestão. Deve-se atentar para eventos concomitantes que podem levar ao aumento desses marcadores, como lesão renal aguda. Em verdade, a interpretação dos resultados laboratoriais deve sempre se dar à luz do quadro clínico global do paciente.

Radiografia de tórax e eletrocardiograma (ECG) fazem parte da avaliação de todo paciente que adentra o departamento de emergência com quadro de choque. Isquemia miocárdica, bem como arritmias malignas, com necessidade de abordagem imediata (cardioversão elétrica ou marca-passo), podem ser detectadas. A radiografia de tórax é útil para investigação de foco infeccioso, assim como poderá contribuir na formulação diagnóstica ao evidenciar alterações congestivas, cardiomegalia ou até mesmo diante de sua normalidade. Outras radiografias e tomografias devem ser realizadas mediante suspeita clínica individualizada.

A ultrassonografia à beira do leito é um método de baixo custo, elevada acurácia e isenta de riscos para o paciente. Sua utilização no departamento de emergência e em UTI pode abreviar a investigação diagnóstica e possibilitar maior precisão terapêutica. Diferentes protocolos foram criados com esse intuito. Maiores detalhes podem ser apreciados no Capítulo 174 – *Ultrassonografia à Beira do Leito*.

ABORDAGEM E TRATAMENTO

O objetivo do tratamento inicial do choque é restaurar a perfusão a níveis que sustentem o metabolismo celular aeróbio. A abordagem inicial no departamento de emergência exige que intervenções diagnósticas e terapêuticas sejam concomitantes e, após as medidas iniciais, o diagnóstico definitivo deverá ser feito, conduzindo a um tratamento mais específico, idealmente em leito de terapia intensiva. O mnemônico ABC (*airway, breathing, circulation*) deve ser aplicado. A administração de oxigênio deverá ser iniciada prontamente se saturação inferior a 90–92%, e a oximetria de pulso frequentemente não será um parâmetro confiável, devido à má-perfusão periférica. Em caso de dúvida quanto à patência da via aérea, intubação orotraqueal deverá ser imediatamente realizada, assim como na maioria dos casos de dispneia grave, hipoxemia e acidose. Postergar esse procedimento pode ser extremamente deletério, dado que o consumo de oxigênio pela musculatura respiratória pode chegar a 40% do consumo corporal. As drogas utilizadas para intubação deverão ter o melhor perfil cardiovascular, e a sedação instalada deve ser a mínima necessária para o conforto. Deve-se também atentar aos efeitos da ventilação com pressão positiva: a diminuição do retorno venoso, especialmente em pacientes hipovolêmicos, poderá levar a piora de hipotensão e da perfusão.

Fluidoterapia é um pilar no tratamento do choque a despeito da sua etiologia. O volume ofertado pode ser importante até mesmo em casos de choque cardiogênico, visto que o edema pulmonar reduz o volume efetivo circulante, ainda que seja necessário cuidado especial nessas situações. Inicialmente, deve-se obter dois acessos venosos periféricos calibrosos e, caso haja PAM inferior a 60–65 mmHg, PAS < 90mmHg ou sinais de hipoperfusão, uma prova volêmica com cristaloides (30 mL/kg) deverá ser prontamente iniciada, a uma taxa de infusão de 500 mL a cada 20 ou 30 minutos. Caso hemorragia seja uma etiologia possível para o choque, devem ser solicitados concentrados de hemácias. O objetivo da prova volêmica é a perfusão tecidual adequada; no entanto, predizer a resposta a volume é difícil, e reavaliações frequentes devem ser realizadas, visando estabelecer um limite de segurança para infusão.

Em casos de hipotensão grave ou que persista a despeito da ressuscitação volêmica inicial, devem ser iniciados vasopressores e obtido um acesso venoso central. Não se deve aguardar que chegue à euvolemia para que sejam iniciados vasopressores, dada a dificuldade na predição da resposta a volume, e visto que pacientes com doença cerebrovascular ou coronariana podem ser extremamente suscetíveis mesmo em curtos períodos de hipotensão. Sendo assim, é aconselhável que se iniciem drogas vasoativas ainda durante a ressuscitação volêmica em casos de hipotensão grave, com intuito de posterior desmame.

Quanto à hemotransfusão no choque, seu maior valor reside em casos de choque hemorrágico. Nas demais situações (em especial no choque séptico), demonstrou-se que deverá seguir os princípios gerais, visando manutenção de níveis de hemoglobina iguais ou superiores a 7.

TIPOS DE FLUIDOS

Soluções cristaloides são a primeira escolha na ressuscitação volêmica por serem mais baratas e bem toleradas, sendo as mais utilizadas a solução salina 0,9% (ou soro fisiológico) e a solução de Ringer lactato. Possuem cloreto de sódio em concentração semelhante à do fluido extracelular e não possuem macromoléculas, por isso se distribuem no espaço extracelular. Contrariando sua denominação, o soro fisiológico tem maior concentração de cloro que o plasma, e sua infusão em grandes volumes resulta em acidose metabólica hiperclorêmica. Em sua composição, há apenas sódio e cloro em iguais quantidades, enquanto a solução de Ringer lactato possui menores quantidades desses elementos e também pequenas concentrações de potássio e cálcio. Há ainda soluções cristaloides criadas visando maior semelhança com fluidos extracelulares (Plasma Lyte), sendo derivadas da solução de Ringer lactato e hipotônicas.

Os coloides, por sua vez, podem ser naturais (albumina), produzidos a partir do fracionamento do plasma humano, ou artificiais (dextrans, amidos, gelatinas). Eles contêm moléculas de alto poder osmótico, que geram aumento da pressão oncótica e são retidas no espaço intravascular. Albumina, por exemplo, tem meia-vida intravascular de 16 horas, enquanto a de Ringer lactato e soro fisiológico é de cerca de 1 hora. Para atingirem o mesmo grau de perfusão tecidual, um volume de coloides de 2 a 4 vezes menor que o de cristaloide é necessário.

Apesar dos benefícios teóricos potencialmente atribuíveis a essas características, como uma expansão volêmica mais rápida, numerosos estudos falharam em demonstrar superioridade dos coloides. Em verdade, mostrou-se que podem até mesmo piorar desfechos em situações específicas. A albumina, por exemplo, aumentou a mortalidade na ressuscitação de pacientes com trauma cranioencefálico. O hidroxietilamido, que aumentou necessidade de hemodiálise e mortalidade no tratamento do choque séptico. Dessa forma, o uso adequado de coloides se dá em situações cada vez mais específicas, como a reposição volêmica com albumina após paracentese de alívio com retirada superior a 5 L (Tabela 44.1).

TIPOS DE DROGAS VASOATIVAS

Agonistas adrenérgicos são a primeira linha de drogas vasoativas devido ao seu rápido início de ação, alta potência, meia-vida curta e potencial de ajuste de dose. O estímulo de cada tipo de receptor adrenérgico terá diferentes efeitos hemodinâmicos, e cada droga terá um perfil de estímulo diferente (Tabela 44.2). Norepinefrina é o vasopressor de 1ª escolha. Possui efeito predominantemente α-adrenérgico, levando a vasoconstrição arteriolar e aumento da RVS e da PA, com moderado efeito β-adrenérgico, que ajuda na manutenção do DC por efeitos inotrópico e cronotrópico positivos.

A dopamina, por sua vez, tem efeitos que variam de acordo com sua dose. Em doses muito baixas, parece levar a vasodilatação renal e esplâncnica seletivas (sem efeito clínico relevante), em doses baixas tem efeito β-adrenérgico predominante e, em doses altas, efeitos α-adrenérgicos. Diante de sólidas evidências para a escolha da noradrenalina, é pouco utilizada no choque.

TABELA 44.1 Constituição e distribuição dos principais fluidos utilizados nos pacientes sépticos												
Soluções	g/L	Na	K	Cl	Ca	Glicose	Lactato	Osmol	$T_{1/2}$	Onco	IV	IT	IC
Glicose 5%	50 g	–	–	–	–	278	–	278	–	–	+	++	+++
NaCl 0,9%	–	154	–	154	–	–	–	308	–	–	+	++	~
NaCl 7,5%	–	1.283	–	1.283	–	–	–	1.025	–	–	++	–	–
Ringer lactato	–	130	4	110	3	–	27	275	–	–	+	++	~
$NaHCO_3$ 8,4%	–	1.000	–	–	–	–	–	2.000	–	–	++	–	–
Albumina 5%	50 g	130	–	130	–	–	–	308	2,5	20	++	~	~
Gelatina	30 g	152	5,0	100	–	–	–	320	3,5	30	++	+	~
Dextran 40	50 g	154	–	154	–	–	–	310	2,5	27	+	+	~
Dextran 70	60 g	154	–	154	–	–	–	310	25,5	59	++	~	~
Amido 6%	60 g	154	–	154	–	–	–	310	25,5	20	++	~	~

g/L: quantidade de proteínas em gramas por litro; Osmol: expresso em miliosmóis por litro; Na/K/Cl/Ca: quantidade em miliequivalentes por litro; $T_{1/2}$: meia-vida expressa em horas; Glicose/Lactato: expresso em miligramas por decilitro; Onco: pressão oncótica expressa em milímetros de mercúrio; IV: intravascular; IT: intersticial; IC: intracelular; –: nulo; ~: variável; +: pouco; ++ médio; +++: muito.

TABELA 44.2 Drogas vasoativas utilizadas no choque						
		Efeito cardíaco		Efeito na vasculatura periférica		
Agente	Dose	FC	Contratilidade	Vasocontrição	Vasodilatação	Efeito dopaminérgico
Dopamina	1–4 µg/kg/min	1+	1+	0	1+	4+
	4–20 µg/kg/min	2+	2–3+	2–3+	0	2+
Noradrenalina	2–20 µg/min	1+	2+	4*	0	0
Dobutamina	2,5–15 µg/kg/min	1–2+	3–4+	0	2+	0
Isoproterenol	1–5 µg/min	4+	4+	0	4+	0
Epinefrina	1–20 µg/min	4+	4+	4+	3+	0
Fenilefrina	20–200 µg/min	0	0	3+	0	0
Vasopressina	Até 0,03 U/min	0	0	4+	0	0

Epinefrina tem alta afinidade pelos receptores α-1, β1 e β2, predominando efeitos β em baixas doses e, em altas doses, α. É a primeira escolha em casos de choque anafilático, no entanto é pouco utilizada em outras situações, sendo utilizada como segundo vasopressor no choque séptico refratário. Carrega consigo elevado potencial arritmogênico, diminui o fluxo sanguíneo esplâncnico e pode levar a aumento do lactato.

A vasopressina, ou hormônio antidiurético, aumenta a RVS por meio dos receptores V1 na musculatura lisa da vasculatura, porém com mínimo efeito sobre o DC devido a aumentos reflexos no tônus vagal sistêmico. Quando utilizada conjuntamente com a norepinefrina, aumenta a sensibilidade vascular a esta última, possibilitando redução de dose. É uma opção como segundo vasopressor no choque séptico, porém não deve ultrapassar a dose de 0,04 U/minuto, e não deve ser utilizada caso haja baixo DC.

Dobutamina é uma catecolamina sintética com alta afinidade por receptores B1, o que resulta em um forte efeito inotrópico e fraca ação cronotrópica, sendo considerado o agente de escolha para aumento do DC. Ela tem pouco efeito na PA, ainda que, em pacientes cuja disfunção miocárdica seja a principal, possa ocasionar leve aumento. Choque cardiogênico é sua principal indicação, podendo também ser associar-se a um vasopressor no choque séptico, caso haja disfunção miocárdica (inferida por pressões de enchimento elevadas e DC baixo) ou sinais de hipoperfusão a despeito de otimização volêmica e vasopressora. O seu uso aumenta o consumo de oxigênio miocárdico e pode ser deletério. Por outro lado, hipotensão também o será, e isso frequentemente justifica o emprego.

A milrinona é um inibidor da fosfodiesterase 3, e age no bloqueio da degradação do AMPc, aumentando seus níveis intracelulares, a contratilidade cardíaca e também leva a vasodilatação periférica. No paciente hipotenso, pode ter efeitos adversos importantes e sua meia-vida de cerca de 4 horas impede um ajuste de dose mais preciso. Sendo assim, esquemas de infusão intermitente parecem ser mais adequados no manejo do choque cardiogênico. A levosimendana é um agente que se liga à troponina C cardíaca, aumentando sua sensibilidade ao cálcio; no entanto, sua meia-vida de vários dias limita sua utilização em estados de choque agudo.

Vasodilatadores, como nitroprussiato e nitroglicerina, podem melhorar o débito cardíaco por meio da redução da RVS. O uso desses agentes em casos de choque é limitado devido ao risco de queda importante na PA e piora de perfusão. Em situações específicas, como PAM > 90 mmHg, marcadas por vasoconstrição patológica, o seu uso pode melhorar o funcionamento da microvasculatura.

METAS TERAPÊUTICAS

Todos os esforços no tratamento do choque estão direcionados para uma perfusão que possibilite o adequado metabolismo celular. Nesse contexto, a correção da hipotensão se faz necessária, sendo considerada uma meta de PAM de 65–70 mmHg, podendo, porém, ser reajustada para níveis nos quais sejam percebidos sinais clínicos de melhor perfusão, como melhora de nível de consciência, de tempo de reenchimento capilar e também de débito urinário.

Na busca pela otimização da oferta arterial de O_2, anemia grave e hipoxemia são dois fatores de correção facilmente aferível, ao contrário do DC. Diferentes estratégias podem ser adotadas para a melhora do DC; no entanto, todas elas apresentam limitações e, mais importante do que um valor estático do DC, é saber quais caminhos terapêuticos deverão ser traçados para melhorá-lo. A saturação venosa mista de oxigênio (SvO_2) é a saturação de oxigênio do sangue na entrada do átrio direito. Seus valores são úteis na interpretação da adequação do DC, e o seu substituto na prática clínica é a saturação venosa central ($ScvO_2$), podendo ser aferida por meio da gasometria de amostra colhida por cateter venoso profundo em veia subclávia ou jugular. Rivers propôs um protocolo de ações nas 6 horas do atendimento inicial do choque séptico com objetivo de otimizar a $ScvO_2$, o qual foi amplamente aceito em 2001. Grandes estudos recentes, no entanto, mostraram que a adoção de tal protocolo não altera desfechos quando comparada a uma estratégia de maior liberdade para a equipe.

O cateter de artéria pulmonar é um instrumento que possibilita a aferição de múltiplos parâmetros hemodinâmicos. Previamente, acreditava-se que tais informações, interpretadas por um médico treinado, pudessem conduzir a melhores desfechos. Entretanto, demonstrou-se que tal medida não melhora desfechos e traz importantes riscos consigo. Dessa maneira, atualmente há indicações restritas em casos de choque de etiologia indeterminada ou para direcionar estratégias volêmicas.

O lactato é um marcador de má-perfusão tecidual e o aumento dos seus níveis ocorre mais tardiamente que alterações nos sinais vitais. Da mesma forma, a queda nos seus níveis em resposta à terapêutica adequada ocorrerá horas após as primeiras medidas. Mesmo diante das limitações previamente comentadas, a avaliação seriada da lactatemia é de grande valor e pode sinalizar a eficácia ou ineficácia das medidas adotadas, sendo sempre objetivada sua queda.

CONCLUSÃO

Choque é uma síndrome de elevada morbimortalidade. O seu reconhecimento precoce é de fundamental importância para o sucesso terapêutico. A despeito de sua etiologia, uma adequada abordagem inicial do ABC é sempre necessária, incluindo ressuscitação volêmica e uso de vasopressores. Essa abordagem deverá se dar no departamento de emergência, e o mais brevemente possível em unidade de terapia intensiva. História clínica e exame físico adequados, associados a exames complementares corretamente indicados, podem direcionar a um diagnóstico etiológico e o tratamento específico deve ser instaurado o mais precocemente possível, sem postergar as medidas iniciais (Fig. 44.1).

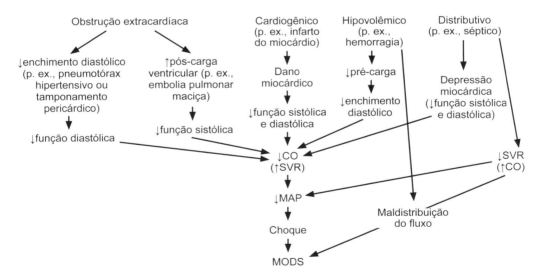

FIGURA 44.2 Inter-relações entre as diferentes formas de choque. Para choque cardiogênico, hipovolêmico e obstrutivo, a hipotensão é devida principalmente à diminuição do débito cardíaco com a resistência vascular sistêmica subindo secundariamente. Com distribuição (choque séptico particular), a hipotensão é principalmente devida a uma diminuição na resistência vascular sistêmica com um aumento secundário do débito cardíaco. Em muitas formas de choque, as características hemodinâmicas são influenciadas por elementos de hipovolemia, depressão miocárdica (isquêmica ou não) e disfunção vascular (que pode afetar a pós-carga). As vias fisiopatológicas dominantes são indicadas por linhas mais pesadas.
CO: débito cardíaco; RVS: resistência vascular sistêmica; MAP: pressão arterial média;
MODS: síndrome de disfunção de múltiplos órgãos.

BIBLIOGRAFIA

1. Cardenas-Garcia J, Schaub KF, Belchikov YG, et al. Safety of peripheral intravenous administration of vasoactive medication. J Hosp Med 2015; 10:581.
2. Churpek MM, Zadravecz FJ, Winslow C, et al. Incidence and Prognostic Value of the Systemic Inflammatory Response Syndrome and Organ Dysfunctions in Ward Patients. Am J Respir Crit Care Med 2015; 192:958.
3. Jean-Louis Vincent, et al. Textbook of critical care. 7 ed. Elsevier; 2017.
4. Kraut JA, Madias NE. Lactic acidosis. N Engl J Med 2014; 371:2309.
5. Liu VX, Morehouse JW, Marelich GP, et al. Multicenter Implementation of a Treatment Bundle for Patients with Sepsis and Intermediate Lactate Values. Am J Respir Crit Care Med 2016; 193:1264.
6. Rodgers KG. Cardiovascular shock. Emerg Med Clin North Am 1995; 13:793.
7. Rose BD, Post TW. Clinical Physiology of Acid-Base and Electrolyte Disorders. 5 ed. New York: McGraw-Hill 2001; p. 285.
8. Rose BD, Post TW. Clinical Physiology of Acid-Base and Electrolyte Disorders. 5 ed. New York: McGraw-Hill 2001; p. 441.
9. Schulman S, Kearon C, Subcommittee on Control of Anticoagulation of the Scientific and Standardization Committee of the International Society on Thrombosis and Haemostasis. Definition of major bleeding in clinical investigations of antihemostatic medicinal products in non-surgical patients. J Thromb Haemost 2005; 3:692.
10. Seymour CW, Liu VX, Iwashyna TJ, et al. Assessment of Clinical Criteria for Sepsis: For the Third International Consensus Definitions for Sepsis and Septic Shock (Sepsis-3). JAMA 2016; 315:762.
11. Shafiee MA, Bohn D, Hoorn EJ, Halperin ML. How to select optimal maintenance intravenous fluid therapy. QJM 2003; 96:601.
12. Sterns RH, Silver SM. Salt and water: read the package insert. QJM 2003; 96:549.
13. Vinayak AG, Levitt J, Gehlbach B, et al. Usefulness of the external jugular vein examination in detecting abnormal central venous pressure in critically ill patients. Arch Intern Med 2006; 166:2132.
14. Vincent JL, De Backer D. Circulatory shock. N Engl J Med 2013; 369:1726.
15. Weil MH, von Planta M, Rackow EC. Acute circulatory failure (shock). In: Heart Disease. A Textbook of Cardiovascular Medicine. Braunwald E (ed.). Philadelphia: Saunders; 2015.

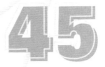

SEDAÇÃO, ANALGESIA E BLOQUEIO NEUROMUSCULAR

Claudio Vinicius Menezes de Brito
Paulo Ricardo Gessolo Lins

INTRODUÇÃO

A dor é definida como uma experiência sensitiva e emocional desagradável que associamos à ocorrência de lesão tecidual, ou a descrevemos como tal. Não é limitada à necessidade de estímulo sabidamente nocivo e doloroso ao nível de receptores; mas também está associada aos componentes afetivocomportamentais, neurovegetativos e cognitivos do paciente, e seus desdobramentos individuais e sociais relacionados ao sofrimento dela decorrente. Representa o sintoma mais frequente no cotidiano do profissional médico e pode ser responsável por uma série de respostas fisiológicas que repercutem negativamente no desfecho clínico dos pacientes.

A analgesia e a sedação compreendem um *continuum* de situações que variam desde a sedação mínima e controle da dor até a anestesia geral. Quando pensamos em analgesia isoladamente, desejamos atingir o nível de ausência ou supressão da sensação de dor pelo paciente. Entretanto, a depender das medidas utilizadas para esses fins, ocorre um processo que envolve a alteração do nível de consciência do indivíduo em diferentes graus de intensidade, caracterizando assim a sedação (Tabela 45.1).

AVALIAÇÃO DA ANALGESIA E SEDAÇÃO

A avaliação da gravidade da dor deve ser realizada independente do ambiente ou contexto clínico no qual o paciente se apresenta. No pronto-socorro, as características clínicas da dor, os fatores associados e os achados do exame físico são ferramentas importantes para caracterizarmos o mecanismo fisiopatológico envolvido na gênese da queixa álgica. Apesar disso, o principal instrumento clínico para avaliação da intensidade da dor são as escalas visual-numérica, visual-analógica e a escala de faces de Wong-Baker; utilizadas tanto para guiar a melhor forma de analgesia, como para reavaliação do pacientes após medidas iniciais (Fig. 45.1).

TABELA 45.1 Classificação dos níveis de sedação

	Sedação mínima (ansiólise)	Sedação moderada (consciente)	Sedação dissociativa	Sedação profunda	Anestesia geral
Responsividade	Normal aos estímulos verbais	Normal ao comando verbal ou estímulo tátil	Estado cataléptico-profunda analgesia e amnésia	Somente aos estímulos dolorosos	Não desperta mesmo com estímulo doloroso
Via aérea (VA)	Sem alteração	Nenhuma intervenção necessária	Nenhuma intervenção necessária	Intervenção pode ser necessária	Necessitam de assistência para manter perviedade
Ventilação espontânea	Sem alteração	Adequada	Adequada e reflexos de VA preservados	Pode estar comprometida	Comprometida
Função cardiovascular	Sem alteração	Geralmente mantida	Geralmente mantida	Geralmente mantida	Pode estar comprometida

Adaptada da American Society of Anesthesiologists (ASA).

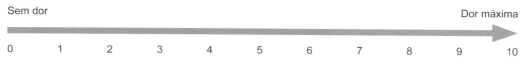

FIGURA 45.1 Escala visual analógica e numérica de dor.

A Organização Mundial de Saúde propõe a organização e a padronização do tratamento da dor conforme a classificação da intensidade do estímulo álgico sentido pelo paciente e quantificado por meio das escalas de dor. O primeiro degrau se refere às dores consideradas leves (intensidade de 1 a 3), cuja proposta de tratamento envolve o uso de analgésicos comuns, AINE e adjuvantes. O segundo degrau engloba as dores classificadas como moderadas (intensidade de 4 a 7), tratadas com opioides fracos e adjuvantes. O terceiro degrau se refere às dores fortes (intensidade de 7 a 10), que são tratadas com opioides fortes e adjuvantes. Embora a escada analgésica da OMS seja um método simples, relativamente barato e eficaz para o controle da dor, deve-se levar em consideração o mecanismo fisiopatológico envolvido na geração da dor, como a dor miofascial, neuropática, nociceptiva e oncológica para elaborar um tratamento mais eficaz e com menor possibilidade de efeitos adversos.

No contexto clínico das unidades de terapia intensiva (UTI), diversos fatores dificultam a avaliação da intensidade da dor do paciente, especialmente a incapacidade ou impossibilidade do paciente se comunicar verbalmente devido a intubação orotraqueal, alteração da consciência e efeito de medicamentos. Outros fatores mimetizam a resposta simpática ao estímulo álgico, como o uso de vasopressores, antiarrítmicos, sedativos e condições patológicas (sepse, choque, medo, hipoxemia), tornando a avaliação da dor no paciente crítico mais difícil e complexa. Entretanto, existe a escala comportamental de avaliação da dor (Behavioral Pain Scale – BPS), utilizada para pacientes sedados ou em ventilação mecânica, sendo a expressão facial do paciente o item que mais contribui para a avaliar a adequação da analgesia (Tabela 45.2).

TABELA 45.2 Behavioral Pain Scale		
Expressão facial	**Membros superiores**	**Ventilação mecânica**
Relaxada: 1	Relaxado: 1	Tolerando movimentos: 1
Parcialmente tensa: 2	Parcialmente flexionado: 2	Tossindo, mas tolerando maior parte do tempo: 2
Totalmente tensa: 3	Totalmente flexionado: 3	Lutando contra o ventilador: 3
Fazendo careta: 4	Totalmente contraído: 4	Impossibilidade de controle do ventilador: 4

Escore > 6 pontos é considerado inaceitável e requer medida para otimizar a analgesia.

A avaliação da sedação no ambiente de terapia intensiva envolve a utilização de escalas que variam do nível de consciência mais desperto e agitado, ao estado de coma com ausência de resposta a quaisquer estímulos do ambiente. As escalas mais utilizadas são Ramsay e RASS (Richmond Analgesia Sedation Scale), mostradas abaixo. Vale ressaltar que cada vez mais são estimuladas medidas rotineiras na avaliação do nível de sedação dos pacientes com a finalidade de evitar o uso excessivo de medicamentos sedativos; sendo importante a suspensão diária de sedação para avaliação do nível neurológico, a escolha do agente sedativo para cada perfil de paciente e o uso das escalas de sedação para evitar uso excessivo dos medicamentos, tentando manter a sedação, por exemplo, na graduação entre 0 e -2 da escala de RASS (Tabela 45.3).

Apesar de todo o benefício de uso para o conforto do paciente, sabe-se que tanto o excesso quanto a falta de sedação estão relacionados a desfechos clínicos consideráveis, como maior tempo de ventilação mecânica, de internação na UTI e no hospital, e disfunção cognitiva em longo prazo.

Diversos estudos têm sido realizados com a intenção de comparar se a avaliação do despertar diário do paciente com suspensão da sedação intermitente, ou a manutenção de sedação mínima com monitorização contínua baseada nas escalas de sedação, é mais efetiva para reduzir as consequências da sedação inadequada dos pacientes. Até o momento não se sabe qual a melhor opção, mas a racionalidade de evitar o uso abusivo de sedação

TABELA 45.3 Escalas de sedação			
Ramsay	1. Ansioso, agitado 2. Cooperativo, orientando e tranquilo 3. Dormindo, sonolento e respondendo fácil a comandos 4. Dormindo e respondendo a estímulo na glabela 5. Dormindo e respondendo lentamente à pressão na glabela 6. Dormindo e não respondendo à pressão da glabela	RAAS – Richmond Analgesia and Sedation Scale	+4: combativo +3: muito agitado +2: agitado +1: inquieto 0: alerta e calmo -1: torporoso; contato ocular ao estímulo verbal ≥ 10 segundos -2: sedado leve; contato ocular ao estímulo verbal < 10 segundos -3: sedado moderado; abertura ocular sem contato com o examinador -4: sedado profundamente; abertura ocular ao estímulo tátil/físico -5: coma; ausência de resposta aos estímulos

nos pacientes permite a melhor avaliação neurológica do paciente, reduz efeitos colaterais dos medicamentos analgésicos, sedativos e bloqueadores neuromusculares, e permite a melhor programação terapêutica dos pacientes, especialmente os que estão necessitando de ventilação mecânica.

BLOQUEIO NEUROMUSCULAR

O bloqueio neuromuscular consiste no uso de medicamentos com a finalidade de bloquear a transmissão do impulso nervoso para a placa mioneural, promovendo paralisia da musculatura esquelética. Os agentes utilizados para essa finalidade, portanto, não apresentam qualquer efeito sedativo, amnéstico e analgésico, tampouco evitam a ocorrência de contrações dos músculos quando estes são diretamente estimulados. São utilizados com o objetivo de facilitar a realização de procedimentos (p. ex., intubação orotraqueal), reduzir o consumo de oxigênio pelos músculos, melhorar a sincronia do paciente em ventilação mecânica e as trocas gasosas (p. ex., SARA), reduzir o risco de barotrauma e facilitar o tratamento de condições clínicas, como o tétano.

Os medicamentos podem ser divididos em dois tipos: despolarizantes e não despolarizantes, de acordo com seu mecanismo de ação. O primeiro tipo se liga ao receptor colinérgico (nicotínico) da placa motora e promove uma despolarização inicial da membrana, causando o bloqueio neuromuscular e mantendo o músculo refratário em despolarização até que o agente seja removido do receptor para a circulação e então hidrolizado pela pseudocolinesterase. Já os agentes não despolarizantes agem como inibidores competitivos da acetilcolina na placa motor. Ligam-se ao receptor de acetilcolina e promovem alterações conformacionais que impedem a geração do impulso nervoso na membrana muscular.

Os bloqueadores neuromusculares não despolarizantes ainda podem ser subdivididos de acordo com suas características fisicoquímicas em benzilisoquinolínicos (atracúrio, cisatracúrio, tubocurarina e mivacúrio) e aminoesteroides (rocurônio, pancurônio e vecurônio). Os compostos benzilisoquinolínicos são mais suscetíveis à hidrólise no plasma (eliminação de Hofman) e causam liberação de histamina. Por outro lado, os compostos aminoesteroides normalmente são metabolizados em algum órgão específico antes da eliminação e tendem a não provocar a liberação de histamina.

A avaliação do bloqueio neuromuscular é realizada por meio da estimulação neuronal periférica com um protocolo baseado na geração de 4 estímulos seguidos e captação da resposta motora do paciente ("train of four"), ou por meio da estimulação tetânica. Normalmente, o nervo ulnar é utilizado para a avaliação da intensidade do bloqueio neuromuscular, sendo a resposta motora captada por meio do músculo abdutor do polegar. De acordo com a resposta obtida, podemos titular a dose do bloqueador neuromuscular utilizado da seguinte forma: caso 1 ou nenhum dos estímulos seja captado, a dose do bloqueador neuromuscular deverá ser reduzida em 10%; mas caso 3 ou 4 estímulos sejam captados, a dose deverá ser reduzida em 10%. A estimulação do nervo periférico deve ser realizada inicialmente a cada 3 horas até que se consiga o bloqueio neuromuscular adequado, passando a ser realizada a cada 8 ou 12 horas após estabilidade da dose do medicamento utilizado. Assim como a suspensão diária de sedação tem se tornado prática nas unidades de terapia intensiva, é recomendada também a suspensão diária do bloqueio neuromuscular com a finalidade de reduzir agravos que possam interferir no tempo de internação do paciente, reduzir o acumulo de metabólitos tóxicos e a incidência de quadriparesia paralítica pós-bloqueio neuromuscular (neuropatia do doente crítico e síndrome da miopatia quadriplégica aguda).

Alguns cuidados devem ser reforçados para o paciente que necessita de bloqueio neuromuscular, como: sedação e analgesia otimizada antes do início do bloqueio; aspiração de secreção orotraqueal e vigilância do funcionamento do circuito do ventilador; prevenção de lesões de córnea com uso de lágrima artificial; prevenção de úlcera de decúbito com mudança de posição no leito; profilaxia de trombose venosa profunda; manter cabeceira elevada para reduzir risco de aspiração e monitorar o reflexos pupilares para avaliar o *status* neurológico (não confiável quando do uso de pancurônio, devido ao seu efeito antimuscarínico).

PRINCIPAIS MEDICAMENTOS

Analgésicos

Analgésicos simples

Os principais medicamentos utilizados são a dipirona e o paracetamol. A dipirona é um derivado pirazólico não narcótico com efeito analgésico, antipirético e espasmolítico. Apresenta início de efeito após 30 a 60 minutos da ingestão, com duração de efeito de 4 horas, e a dose utilizada varia de 500 a 2.000 mg a cada 4 a 6 horas. Deve ser evitado o uso em pacientes que apresentem hipersensibilidade à droga, função medular prejudicada, portadores de deficiência de G6PD e porfiria intermitente aguda, pelo risco de induzir crise de hemólise e porfiria, respectivamente. Pode também causar reação hipotensiva, que possivelmente é dose-dependente e com maior probabilidade de ocorrer após uso parenteral.

O paracetamol age no hipotálamo, exercendo função antipirética e perifericamente bloqueando os impulsos de dor. Após dose oral, apresenta início de ação após 1 hora e duração de efeito entre 4 e 6 horas. A dose habitual utilizada varia de 500 a 1.000 mg a cada 4 ou 6 horas, com dose máxima de 4 gramas para adultos. Os principais efeitos adversos são angioedema, reações alérgicas de hipersensibilidade, tontura, hepatotoxicidade e outras, mas sem frequência de ocorrência bem definida. O risco de hepatotoxicidade é maior em paciente alcoólatras e usuários crônicos de dose elevada, podendo ocorrer insuficiência hepática aguda nos casos de intoxicação exógena por tentativa de suicídio.

Anti-inflamatórios

Os medicamentos anti-inflamatórios são medicamentos eficazes para o controle da dor, especialmente para dores de intensidade leve a moderada. Além de sua ação anti-inflamatória e analgésica, exercem papel antitérmico e de inibição da função plaquetária. Atuam no bloqueio da síntese de prostaglandinas por inibição da cicloxigenase (Cox-1 e Cox-2). Possuem diversos efeitos adversos, como: sangramento gastrointestinal, disfunção plaquetária, alteração da função renal (glomerulonefrite, necrose de papila, redução da TFG por ação nas arteríolas glomerulares), sendo recomendado uso cauteloso nos pacientes portadores de comorbidades ou risco aumentando para desenvolver os efeitos colaterais. Na Tabela 45.4 são representados os principais medicamentos pertencentes a esse grupo de medicamentos analgésicos.

Opioides

Os opioides permanecem como os medicamentos analgésicos com maior potência e eficácia para alívio da dor, especialmente quando utilizados nos casos de dores de moderada a forte intensidade e dores associadas a doenças oncológicas.

TABELA 45.4 Principais anti-inflamatórios

AINE	Dose
Cetoprofeno Derivado do ácido propiônico	50–75mg VO a cada 6–8 horas 100 mg IV ou IM a cada 12 horas Dose máxima diária: 300 mg
Diclofenaco (potássico ou sódico) Derivado do ácido fenilacético	50–75mg VO a cada 6–8 horas 75 mg IM a cada 12 horas Dose máxima diária: 200 mg
Ibuprofeno Derivado do ácido fenilpropiônico	600 mg VO a cada 6–8 horas Dose máxima diária: 2.400 mg
Meloxican Derivado do ácido enólico	7,5–15 mg/dia
Naproxeno Derivado do ácido propiônico	250–500 mg VO a cada 12 horas Dose máxima diária: 1.250 mg
Nimesulida Derivado da sulfonanilida	50 a 100 mg a cada 12 horas
Celecoxibe Derivado de pirazol (sulfonamida)	400–600 mg VO dia na dor aguda Manutenção 100–200 mg/dia

Tramadol

É um analgésico de estrutura relacionada à codeína e à morfina, com importante ação de aumentar a liberação de serotonina e inibir a recaptação de noradrenalina. É muito utilizado no tratamento de dor no pós-operatório, traumática, secundária a cólica biliar ou renal, trabalho de parto e dor crônica oncológica ou não oncológica, particularmente a dor do tipo neuropática. A dose usual é de 50 a 100 mg de 4/4 ou 6/6 horas, ou de 100 a 200 mg de 12/12 horas para o tramadol de liberação prolongada; com dose máxima diária recomendada de até 400 mg. A absorção é rápida e completa após administração oral, com biodisponibilidade em torno de 90%, meia-vida plasmática de 6 a 7 horas, excreção predominantemente renal (90%) e potência analgésica em torno de 1/6 a 1/10 da morfina. Suas principais vantagens se referem ao fato de não provocar imunosupressão, possuir baixo risco de dependência e causar menos constipação intestinal, depressão respiratória e dependência que outros opioides em doses analgésicas equipotentes.

Codeína

É o opioide de escolha em dor leve a moderada, sendo utilizado sob a forma pura em doses de 30 a 60 mg de 4/4 horas, ou em associações (p. ex., codeína + paracetamol) em intervalos mais prolongados, com dose máxima diária de até 360 mg via oral. O uso endovenoso não é recomendado devido a ocorrência de apneia e hipotensão arterial intensa pela liberação de histamina. Sua biodisponibilidade é de 40% a 60%, sendo que cerca de 10% da codeína é transformada em morfina, que é a verdadeira responsável pela sua ação analgésica. Sua potência analgésica é 1/10 em relação à morfina e seu efeito ocorre após cerca de 20 minutos, com efeito máximo em 1 a 2 horas. Possui bom efeito antitussígeno e os principais efeitos adversos são: náuseas, vômitos, tontura, sonolência e constipação (principal).

Metadona

É um agonista opioide sintético, potente e de baixo custo, muito utilizado como opção alternativa ao uso da morfina, especialmente quando altas doses são necessárias para o controle álgido dos pacientes. Pode ser também utilizado no tratamento da retirada de dependência de opioides em pacientes que necessitam de analgesia prolongada e no processo denominado "rotação dos opioides", que nada mais é que substituição de um opioide por outro de mesma potência devido à variação clinicamente observada de resposta individual a cada tipo de medicamentos dessa classe. Causa menos euforia e sedação que a maioria dos outros opioides e apresenta boa biodisponibilidade via oral (80 a 90%). Como não apresenta metabólito ativo conhecido, é o opioide mais indicado em pacientes com insuficiência renal que apresentam sonolência ou delírio após uso da morfina; e sua excreção é essencialmente fecal e deve ser adequadamente titulado. Pode ser utilizado na dose de 5 a 10 mg 12/12 horas por 3 a 5 dias, até se atingir o efeito desejado, com ajustes graduais nesse mesmo prazo. Atentar para a prescrição cautelosa pois, devido a sua meia-vida longa e imprevisível, seus efeitos cumulativos podem ser precipitados, favorecendo o surgimento de reações adversas à intoxicação por opioides.

Morfina

Não existe dose máxima para a morfina, sendo o limite de dose estabelecido de acordo com a apresentação de sintomas relacionados ao efeito adverso do medicamento, como: náuseas, vômitos, confusão mental, depressão respiratória e sedação. Após administração oral, o pico de concentração plasmático é atingido após 60 minutos; deve ser administrado em intervalos de 4/4 h e não tem sua biodisponibilidade alterada quando ingerida juntamente com alimentos. Na maioria dos casos a dor é controlada com doses de 10 a 30 mg de 4/4 h, devendo ser aumentada gradativamente, com atenção especial para a dose noturna, que pode ser dobrada a fim de evitar dor ao despertar. Cuidados especiais devem ser adotados em pacientes com comprometimento pulmonar, asma, aumento da pressão intracraniana, insuficiência renal e hepática.

A formulação parenteral da morfina apresenta início de ação rápido (< 5 minutos) e pico plasmático menor (20 minutos) quando comparada com a formulação oral. Frequentemente, utilizamos a morfina parenteral como medicamento de resgate nos pacientes em uso contínuo de opioides. Vale ressaltar que a equivalência de dose entre as duas formulações é de 1:3 (parenteral:oral) e que em casos de dose elevada e com intervalo de tempo curto, cabe a consideração de realizar o controle de dor por meio da infusão contínua de morfina, ou substituir por outro opioide de potência maior e ação mais prolongada, como o fentanil transdérmico ou a metadona.

Os principais efeitos colaterais são prurido, retenção urinária, vômitos, constipação, cefaleia, sonolência e depressão respiratória; sendo contraindicado o uso em pacientes com íleo paralítico, diarreia mediada por toxinas, obstrução do trato gastrointestinal, usuários de iMAO e pacientes com hipersensibilidade.

Fentanil

Considerado um agonista analgésico do receptor opioide, possui grande afinidade pelo receptor e potência que varia entre 75 e 125 vezes a potência da morfina. Sua apresentação transdérmica possui meia-vida longa e, por isso, não deve ser utilizado para titulação rápida da analgesia, sendo mais considerado quando o paciente já está em uso de opioide, com queixa de dor constante, e poucos episódios de agudização da dor. Seu uso transdérmico é muito útil para paciente com distúrbio de deglutição, vômitos persistentes, em casos de intolerância a morfina e devido à sua facilidade de uso. É o opioide que menos provoca constipação intestinal e pode ser utilizado em paciente com insuficiência renal, ou em diálise, com cuidado quanto à titulação de dose. Cada adesivo tem ação por 72 horas e persistência do efeito analgésico por até 18 horas após sua retirada da pele, com apresentações de 12, 25, 50 e 100 mcg.

No ambiente de terapia intensiva, o fentanil é muito utilizado para prover analgesia em pacientes sob ventilação mecânica, assim como na sequência rápida de intubação. Sua dose habitualmente utilizada na pré-medicação de pacientes submetidos a intubação é de 2,5 mcg/kg EV; e na dose inicial de 4–20 mcg/kg para atingir efeito analgésico rapidamente, seguido de manutenção em infusão contínua de 2 a 10 mcg/kg/hora nos pacientes em ventilação mecância. Apresenta início de ação imediata após uso em infusão venosa, com duração de efeito entre 30 e 60 minutos; é metabolizado no fígado, apresenta meia-vida em torno de 2 a 4 horas e via de eliminação por meio da urina (75%) e das fezes (9%). Produz analgesia, depressão respiratória, sedação, rigidez muscular (especialmente os músculos respiratórios quando a velocidade de infusão da droga é rápida), bradicardia, arritmias e dependência; sendo contraindicado em usuários de inibidores da MAO e recomendado uso cauteloso em pacientes com suspeita de insuficiência adrenal, síndrome serotoninérgica, hipotireoidismo e hipogonadismo.

Remifentanil

É um agonista seletivo do receptor opioide (?), análogo do fentanil, que age no sistema nervoso central promovendo analgesia. Sua atividade pode resultar em depressão respiratória e alterar a percepção e a resposta emocional à dor.

Seu início de ação é imediato (1 a 1,5 minutos), com pico de analgesia já após 3 minutos do início da infusão; sendo mais rápido tanto o início da analgesia, bem como a cessação do efeito após suspenção da medicação quando comparado ao fentanil.

Apresenta rápido tempo de equilíbrio dos níveis séricos ("steady-state") após ajuste de dose, em torno de 5 a 10 minutos, permitindo titulação de dose mais rapidamente. É metabolizado rapidamente e extensivamente no plasma (> 95%) por esterases sanguíneas, sendo recomendado evitar infusão em vias com infusão de hemocomponentes; é eliminado por meio do rim (> 88%), com meia-vida de eliminação terminal de 8 a 40 minutos, podendo estar aumentada em pacientes com disfunção renal, mas com perda de efeito biológico após 3 a 10 minutos, independente da taxa de filtração glomerular.

Pode ser utilizado com dose de indução de analgesia em anestesia de 0,5 a 1 mcg/kg/minuto endovenoso, seguido de manutenção de 0,25 a 0,5 mcg/kg/min e ajuste de dose de 0,5 a 1 mcg/kg a cada 5 minutos. Na analgesia consciente, pode ser utilizado bólus de 1 mcg/kg seguido de 0,05 a 0,2 mcg/kg/minuto e ajuste conforme necessidade de intensificar analgesia e manutenção de ventilação espontânea com oferta de oxigênio.

Os principais efeitos adversos são náuseas, vômitos, depressão respiratória, bradicardia (dose-dependente), hipertensão, hipotensão (dose-dependente) e rigidez muscular (dose e velocidade-dependente). Além disso, é contraindicado para uso epidural ou intratecal por conter glicina na sua formulação, responsável por causar hiperexcitabilidade e dano aos neurônios do sistema nervoso central (Tabela 45.5).

Sedativos
Midazolam

É um benzodiazepínico, cujo mecanismo de ação envolve ligação específica aos receptores gabaérgicos e aumento da neurotransmisão inibitória no sistema nervoso central.

TABELA 45.5 Potência relativa dos opioides

Droga	Dose oral	Dose parenteral	Intervalo entre as doses
Morfina	10 mg	3 mg	3 a 4 horas
Codeína	120 mg	80 mg	4 a 6 horas
Tramadol	70 mg	100 mg	4 a 6 horas
Metadona (uso crônico)	3 mg	2 mg	8, 12 a 24 horas
Meperidina (não recomendado)	160 mg	80 mg	2 a 3 horas
Fentanil transdérmico	–	–	72/72 horas

*Equipotência aproximada a doses de 10 mg de morfina oral.

Promove ansiólise, sedação, amnésia anterógrada, relaxamento muscular, depressão respiratória e efeito anticonvulsivante. Possui início de ação de 2 a 5 minutos e curta duração de efeito (2 a 4 horas) quando utilizados por menos de 48 horas; mas podem provocar sedação prolongada devido ao seu grande volume de distribuição e ligação tecidual aumentada por sua lipofílica. A dose utilizada na sequência rápida de intubação é de 0,3 mg/kg IV; mas na unidade de terapia intensiva a dose inicial varia de 0,01 a 0,05 mg/kg, seguida de manutenção em infusão contínua de 0,02 a 0,1 mg/kg/hora. Os principais efeitos adversos relacionados ao seu uso são a depressão cardiovascular (dose-dependente), poder de aumentar o risco de *delirium* em pacientes graves e reações paradoxais (agitação, agressividade e inquietude). É metabolizado extensivamente no fígado, devendo ser evitado em pacientes portadores de doença hepática grave, pois pode ocorrer o aumento da duração do efeito sedativo e dificultar o desmame ventilatório dos pacientes em ventilação mecânica.

Propofol

É um anestésico intravenoso com ação em receptores gabaérgicos moduladores das vias hipotalâmicas do sono. É particularmente utilizado em pacientes que necessitam rápida sedação e rápido despertar devido às suas propriedades farmacodinâmicas, início de ação rápido (< 1 minuto) e curta duração de efeito (3 a 10 minutos); considerado o sedativo de primeira opção para uso em pacientes mantidos em ventilação mecânica.

É um composto altamente lipofílico, com grande volume de distribuição corporal e alta ligação proteica, sem apresentar alteração de sua eliminação no contexto clínico de pacientes com disfunções hepática ou renal. Deve ser administrado preferivelmente em infusão contínua pois apresenta hipotensão relacionada à dose e ao uso de forma intermitente. Pode ser utilizado na sequência rápida de intubação com dose em bólus de 1,5 mg/kg; e nos pacientes de unidades de terapia intensiva com dose de manutenção de 5 a 50 mcg/kg/minuto, podendo ser titulada a cada 10 minutos com incremento de 5 a 10 mcg/kg/minutos até atingir o nível de sedação desejado.

Possui efeito ansiolítico, amnéstico, anticonvulsivante e relaxante muscular; mas não apresenta característica analgésica. Os principais efeitos adversos são hipotensão arterial, bradicardia, arritmias, infecção, anafilaxia, urina esverdeada ou esbranquiçada, pancreatite, acidose respiratória e hipertrigliceridemia. A síndrome de infusão do propofol é uma complicação rara, geralmente associada a infusão de altas doses (> 4 mg/kg/h) e uso prolongado (> 48 horas), caracterizada por bradicardia refratária, acidose metabólica grave, choque, rabdomiólise, hiperlipidemia, insuficiência renal e hepatomegalia.

Portanto, nos pacientes com uso prolongado é necessária a monitorização de triglicerídeos, lactato, função renal, CPK e mioglobina para identificação precoce da complicação e manejo terapêutico.

É apresentado como solução de formulação lipídica e, portanto, apresenta valor calórico e deve ser utilizado com cautela em pacientes com alteração do metabolismo de lipídeos. Para cada 1 mL de propofol infundido devemos ter em mente que estaremos ofertando 0,1 g de lipídeos, correspondente a 1,1 kcal de energia. Isso é uma consideração importante na abordagem nutricional do paciente crítico, tendo em vista que podemos realizar ajustes na dieta para adequar a oferta de gordura ao paciente, considerando o uso desse agente sedativo.

Quetamina

É um agente anestésico intravenoso pouco utilizado na unidade de terapia intensiva. Possui ação analgésica e atividade broncodilatadora, sendo muito utilizado para analgesia e sedação de pacientes asmáticos. Age bloqueando o receptor de NMDA, com início de ação curto (< 1 minuto) e duração de efeito que varia entre 10 e 15 minutos. A dose-padrão utilizada é 1,5 mg/kg IV para realização de procedimento, porém não está indicado o uso em infusão contínua por carência de estudo clínico que comprove sua eficácia. Pode provocar anestesia dissociativa, possui menor efeito depressor da função cardiovascular, sendo muito utilizado em paciente com choque ou hipotensão. Seu uso é limitado por provocar *delirium*, confusão e alucinações, assim como em paciente com emergências hipertensivas por atuar no sistema simpático, provocando elevação da pressão arterial.

Dexmedetomidina

É um alfa-2 agonista central seletivo com ação ansiolítica, sedativa e pouco efeito analgésico. Não possui efeito sobre o *drive* respiratório, sendo utilizado para sedação de pacientes em ventilação espontânea, ou em ventilação mecânica e que podem cooperar com os cuidados de saúde oferecidos (facilmente despertados). Seu uso no ambiente de terapia intensiva tem mostrado redução importante no tempo de ventilação mecânica dos pacientes e está relacionado a menor ocorrência de *delirium*.

A dose usual de manutenção é de 0,2 a 0,7 mcg/kg/minuto, sendo recomendado não ultrapassar dose de 1,5 mcg/kg/minuto, pois não parece ter eficácia clínica adicional com o aumento excessivo da dose. Não deve ser infundido por períodos maiores que 24 horas e não necessita de suspensão da droga para realizar extubação em pacientes com tempo de uso menor que 24 horas. Possui metabolismo hepático e eliminação renal, devendo ser considerado ajuste de dose nos pacientes portadores de disfunção renal ou hepatocelular, e apresentam meia-vida de eliminação terminal de aproximadamente 2 horas. Os principais feitos adversos relacionados ao uso são hipotensão, hipertensão, bradicardia, náuseas e arritmias.

Bloqueador neuromuscular despolarizante
Succinilcolina

Persiste como único bloqueador neuromuscular despolarizante até o momento, sendo muito utilizado para facilitar a intubação orotraqueal e tratar laringoespasmo. Apresenta rápido início de ação (< 1 minuto) e curta duração (7–8 minutos), porém sua ação não pode ser revertida pela administração de outro medicamento (antídoto). Aproximadamente 1:3.200 indivíduos são homozigotos para pseudocolinesterase defeituosa e podem permanecer paralisados por um períodos de 3 a 8 horas após uso de dose convencional. Os efeitos adversos mais frequentes são: hipertensão, taquicardia, bradicardia, arritmias ventriculares e hipercalemia; sendo rara a ocorrência de hipertermia maligna e aumento da pressão intracraniana. Seu uso é contraindicado em pacientes com grandes queimados (> 20% da superfície corporal total), história prévia de hipertermia maligna, rabdomiólise, hipercalemia grave, paciente com imobilização prolongada, acidente vascular encefálico nas últimas 72 horas e portadores de distrofia muscular.

Bloqueador neuromuscular não despolarizante
Rocurônio

É o principal bloqueador não despolarizante utilizado na sequência rápida de intubação (SRI) quando o uso da succinilcolina está contraindicado. Possui rápido início de ação (45–60 segundos) e curta duração de efeito (aproximadamente 30 minutos). A dose recomendada para a SRI é de 0,6 a 1,2 mg/kg IV; sendo que em pacientes obesos (IMC > 40), devemos utilizar a dose de 1,2 mg/kg para o peso ideal. Para infusão contínua em ambiente de terapia intensiva, utiliza-se a dose inicial em bólus de 0,6 a 1 mg/kg, seguida de infusão contínua de 8 a 12 mcg/kg/minuto com monitorização do bloqueio a cada 2 horas inicialmente até dose adequada, seguida de monitorização a cada 8 ou 12 horas e ajuste da dose com incremento ou redução de 10% de acordo com a resposta da estimulação do nervo periférico. O uso intermitente também pode ser realizado com dose inicial de 50 mg seguida de 25 mg conforme resposta de estimulação de nervo periférico. Não necessita de ajuste de dose relacionada a disfunção renal; entretanto, o ajuste é necessário em pacientes com disfunção hepatocelular. Os principais efeitos adversos são aumento da resistência vascular periférica, taquicardia, hipertensão e hipotensão transitória.

Vecurônio

É utilizado como opção alternativa ao rocurônio na SRI. Por apresentar poucos efeitos cardiovasculares, torna-se a droga de escolha na ocorrência de doença cardíaca (p. ex., insuficiência cardíaca) ou instabilidade hemodinâmica. A dose recomendada para a SRI é de 0,08 a 0,1 mg/kg IV; sendo recomendado ajuste para o peso ideal em pacientes obesos. A dose em infusão contínua na UTI deve ser realizada com bólus inicial de 0,08 a 0,1 mg/kg seguida de dose de manutenção de 0,8 a 1,7 mcg/kg/minuto e titulação da dose conforme monitorização. É possível também a administração de dose intermitente de 0,1 mg/kg a cada 1 hora, quando necessário. Assim como o rocurônio, não necessita de ajuste para a função renal, mas pode ser necessário em paciente com doença hepática. Os efeitos adversos são raros (< 1%), podem ser bradicardia, hipotensão, miopatia do doente crítico (especialmente quando associado ao uso de corticoide em altas doses), edema, reações de hipersensibilidade cutânea, prurido e calcificações musculares.

Pancurônio

Esse bloqueador neuromuscular não deve ser utilizado na SRI pois pode causar taquicardia e liberação de histamina, além de apresentar longo tempo de ação e duração. Porém, é a primeira opção para pacientes que apresentam função renal e hepática normais e necessitam e paralisia muscular por mais de uma hora. Pode ser utilizado em UTI com bólus de 0,06 a 0,1 mg/kg seguido de infusão contínua de 1 a 2 mcc/kg/min; ou em doses intermitentes de 0,1 a 0,2 mg/kg a cada 1 ou 3 horas, de acordo com monitorização e nível de bloqueio desejado. Necessitam de ajuste de dose de acordo com a função renal e hepática do paciente, e ajuste para o peso ideal em pacientes obesos. Os efeitos adversos são: taquicardia, aumento pressórico e do débito cardíaco, reações cutâneas de hipersensibilidade, sialorreia, fraqueza muscular, broncoespasmo, anafilaxia, calcificação muscular e a síndrome miopática quadriplegia aguda (SMQA), especialmente quando ocorre uso prolongado do medicamento.

Atracúrio e cisatracúrio

Tanto o atracúrio quanto o cisatracúrio são drogas de escolha para os pacientes que apresentam disfunção hepática e/ou renal por apresentar um mecanismo de degradação espontânea (via de eliminação de Hofmann). O atracúrio é uma mistura racêmica de 10 estereoisômersos, utilizado no ambiente de UTI para facilitar a ajuste da ventilação mecânica dos pacientes e facilitar a realização de procedimentos cirúrgicos. Apresenta duração de efeito intermediário e sua dose inicial em UTI é de 0,4 a 0,5 mg/kg IV, seguido de infusão contínua de 4 a 20 mcg/kg/min. Os efeitos adversos são raros, leves e geralmente relacionados a liberação de histamina, como eritema, broncorreia, espirros, reações alérgicas, laringoespasmo e miopatias (SMQA e miopatia de doente crítico). O bloqueio neuromuscular excessivo pode acontecer em casos de dose exagerada, em casos de hipotermia, e alterações eletrolíticas (hipocalemia, hipocalcemia, hipomagnesemia e hipernatremia) e do pH devido ao seu metabolismo intrínseco.

O cisatracúrio é um isômero do atracúrio com potência de efeito 3 vezes maior; consequentemente necessita de doses menores para atingir o bloqueio neuromuscular adequado. Além disso, reduz a possibilidade de ocorrência de efeitos colaterais devido a menor liberação de histamina, menor produção de laudanosina (metabólito tóxico) e menos efeitos colaterais cardiovasculares. Apresenta início de ação relativamente lento (3 a 6 minutos) e duração de efeito intermediário, sendo pouco utilizado para realização de procedimentos e preferível para o manejo de paciente com síndrome do desconforto respiratório do adulto (SDRA), especialmente nos pacientes com hipoxemia importante e relação PaO_2/FiO_2 menor que 150, demonstrando redução da mortalidade dos pacientes submetidos ao bloqueio neuromuscular por 48 horas. A dose inicial corresponde a 0,1 a 0,2 mg/kg; seguido de infusão contínua de 1–3 mcg/kg/minuto e ajuste conforme nível de bloqueio necessário.

Os efeitos colaterais são raros e leves na maioria dos casos e podem ser representados por bradicardia, broncoespasmo, hipotensão, calcificados musculares e miopatia nos casos de uso prolongado, prurido e *rash* cutâneo.

Reversão do efeito dos BNM

A reversão do efeito dos bloqueadores neuromusculares não despolarizantes pode ser realizada com o uso de neostigmina (0,06 a 0,08 mg/kg IV), com retorno de cerca de 40% da função muscular após uso da dose-padrão. Seu mecanismo de ação ocorre por meio da inibição da acetilcolinesterase. Consequentemente, a acetilcolina permanece na junção neuromuscular por mais tempo, compete mais eficientemente com o bloqueador neuromuscular pelo receptor muscarínico de Ach e favorece a geração do estímulo muscular. O sugamadex é um inibidor direto das moléculas de rocurônio e vecurônio que provoca uma rápida reversão do bloqueio neuromuscular (dose: 4 a 16 mg/kg IV). Apesar disso, a necessidade de reversão de emergência do bloqueio neuromuscular se apresenta em contextos clínicos raros, sendo mais importante a reavaliação contínua e a monitorização do paciente até que a droga seja metabolizada e os efeitos cessem. Sempre que possível, a parada diária da infusão de bloqueadores neuromusculares deve ser realizada para minimizar o risco de complicações após seu uso, como a ocorrência da síndrome da miopatia quadriplégica aguda e miopatia do doente crítico.

BIBLIOGRAFIA

1. Aitken LM, Bucknall T, Kent B, Mitchell M, Burmeister E, Keogh SJ. Protocol-directed sedation versus non-protocol-directed sedation to reduce duration of mechanical ventilation in mechanically ventilated intensive care patients. Cochrane Database Syst Rev; 2015.
2. Alhazzani W, Alshahrani M, Jaeschke R, et al. Neuromuscular blocking agentes in acute respiratory distress syndrome: a systematic review and meta-analysis of randomized controlled trials. Critical Care 2013; 17:R34.
3. Bair AE. Rapid sequence intubation for adults outside the operating room. Disponível em Uptodate; 2016.
4. Benzon HT, Rathmell JP, Wu CL, Turk DC, et al. Practical Management of Pain. 5 ed. Elsevier Mosby; 2014.
5. Caro D. Neuromuscular blocking agents (NMBA) for rapid sequence intubation in adults. Disponível em Uptodate; 2016.
6. Consenso Nacional de Dor Oncológica II Consenso Nacional de Dor Oncológica. São Paulo, 2010.
7. Fuchs B, Bellamy C. Sedative-analgesic medications in critically ill adults: Selection, initiation, maintenance, and withdrawal. Disponível em Uptodate; 2016.
8. Papazian L, Forel J-M, Gacouin A, et al. Neuromuscular Blockers in Early Acute Respiratory Distress Syndrome. N Engl J Med 2010; 363:12.
9. Rioko Kimiko Sakata, TSA. Analgesia e Sedação em Unidade de Terapia Intensiva. Rev Bras Anestesiol 2010; 60(6):648-658.
10. Tietze KJ, Fuchs B. Sedative-analgesic medications in critically ill adults: Properties, dosage regimens, and adverse effects. Disponível em Uptodate; 2016.
11. Tietze KJ. Use of neuromuscular blocking medications in critically ill patients. Disponível em Uptodate; 2016.
12. Tintinalli JE. Tintinalli's Emergency Medicine. A Comprehensive Study Guide. 8 ed. McGraw-Hill Education; 2016.
13. Vincent J-L, Abraham E, Moore FA, et al. Textbook of Critical Care. 6 ed. Elsevier.

CARDIOLOGIA

Editor responsável: **Gustavo Amarante Rodrigues**
Coordenadores da Seção: **Cauê Costa Pessoa, Gustavo Amarante Rodrigues**

46

DISLIPIDEMIAS

Mariel Massaro Rezende Corrêa
Gustavo Amarante Rodrigues
Cauê Costa Pessoa

INTRODUÇÃO

A dislipidemia é um importante fator de risco cardiovascular modificável. Conhecendo-se o funcionamento do metabolismo lipídico, é possível intervir no processo de aterogênese e suas doenças relacionadas, como o acidente vascular encefálico (AVE) e a doença arterial coronariana (DAC), que permanecem entre as principais causas de morbimortalidade no Brasil e no mundo.

Os principais lipídeos plasmáticos são: o colesterol, os triglicerídeos (TG), os ácidos graxos (AG) e os fosfolipídeos. São moléculas originárias tanto da dieta (exógenos) quanto da síntese celular (endógenos), e que necessitam, devido a sua característica hidrofóbica, de transportadores que as tornem solúveis no plasma, conhecidos como lipoproteínas. As lipoproteínas são arquitetadas com um centro hidrofóbico e uma superfície hidrofílica, constituídas por lipídeos e proteínas (apolipoproteínas).

Podemos dividir as lipoproteínas em 5 grupos principais:
1. Quilomícrons (QM) – moléculas grandes e de baixa densidade, de origem intestinal, ricas em TG. Responsáveis pelo transporte de TG proveniente da dieta, levando-os do intestino até a circulação linfática, alcançando a circulação sanguínea por meio do ducto torácico;
2. Lipoproteínas de densidade muito baixa (VLDL) – de origem hepática, ricas em TG. Responsáveis pelo transporte de TG do fígado à circulação sanguínea;
3. Lipoproteínas de densidade intermediária (IDL) – resultantes do processo de depleção do conteúdo de TG das VLDL;
4. Lipoproteínas de densidade baixa (LDL) – de origem hepática, ricas em colesterol e constituídas também pela apolipoproteína B100. Responsáveis pela distribuição de colesterol pelo organismo após serem captadas pelo seu receptor (LDL-R) presente em células hepáticas ou periféricas. Ao atingir as células periféricas, o colesterol presente nas LDL pode ser depositado por meio da sua esterificação, devido à ação da enzima acil-CoA:colesterol aciltransferase (ACAT);

5. Lipoproteínas de densidade alta (HDL) – de origem hepática, constituídas por colesterol proveniente das membranas celulares após esterificação, por ação da enzima lecitina-colesterol aciltransferase (LCAT). Constituídas também pelas apolipoproteínas AI e AII. As HDL são responsáveis pelo transporte de colesterol periférico até o fígado.

CLASSIFICAÇÃO

As dislipidemias podem ser classificadas em primárias ou secundárias (a medicamentos ou outras doenças). Podem, ainda, ser classificadas de acordo com sua característica molecular predominante:
- Hipercolesterolemia isolada (LDL ≥ 160 mg/dL);
- Hipertrigliceridemia isolada (TG ≥ 150 mg/dL);
- Hiperlipidemia mista (LDL ≥ 160 mg/dL e TG ≥ 150 mg/dL);
- HDL baixo (< 40 mg/dL em homens e < 50 mg/dL em mulheres, isolada ou em associação ao aumento do LDL e/ou TG).

QUADRO CLÍNICO E DIAGNÓSTICO

A aterogênese é o processo de formação de lesão inflamatória da camada íntima das artérias, que tem início na injúria endotelial causada por fatores como a dislipidemia, a hipertensão arterial e o tabagismo. Partículas de LDL aderidas ao endotélio do vaso levam à quimiotaxia de células inflamatórias, entre elas os macrófagos, que fagocitam e oxidam moléculas de LDL, transformando-se nas chamadas células espumosas e constituindo a lesão inicial da aterosclerose (as estrias gordurosas). A lesão endotelial progride com constante agressão local e inflamação, mediada principalmente por macrófagos, o que leva à formação da placa de ateroma propriamente dita – com núcleo lipídico necrótico e capa fibrosa de colágeno tipo I. A estabilidade da placa de ateroma vai depender da presença de uma capa fibrótica espessa e rica em matriz extracelular. Placas de fina capa fibrosa ficam vulneráveis e propensas a ruptura, sendo denominadas placas instáveis. Estas apresentam atividade inflamatória e proteolítica intensa, e ao se romper, expoem ao sangue fatores pró-inflamatórios do centro necrótico e levam à formação de trombo adjacente, em processo denominado aterotrombose. A formação das placas de ateroma e a aterotrombose ocorrem principalmente em artérias de médio e grande calibre, e determinam as manifestações clínicas da ateroclerose: a DAC, o AVE e a doença arterial periférica (DAP).

Nas formas mais graves e familiares de dislipidemias podemos encontrar sinais clínicos típicos como xantomas e xantelasmas, que correspondem ao depósito dos lipídeos na pele e tendões, podendo aparecer também nos arcos corneanos.

O diagnóstico de dislipidemia é laboratorial. Obtido a partir da coleta de amostra sanguínea, após 12 horas de jejum, para dosagem da concentração de TG e cálculo do LDL pela fórmula de Friedwald. Deve ser dosado após 2 semanas de dieta habitual do indivíduo e de peso estável, sem ingestão alcoólica nas últimas 72 horas ou atividade física rigorosa nas últimas 24 horas. Fórmula de Friedwald: $LDL = CT - (HDL + TG/5)$. A fórmula possui algumas limitações, não podendo ser usada em amostras com quilomícrons ou TG > 400 mg/dL.

ABORDAGEM

Os índices desenvolvidos para estratificar risco cardiovascular estimam a probabilidade de ocorrência de evento secundário a doença aterosclerótica como DAC, AVE, insuficiência venosa periférica ou insuficiência cardíaca, em um determinado período de tempo. O objetivo de aplicá-los é identificar indivíduos ainda assintomáticos, porém sob risco aumentado de desenvolver tais eventos, para que se lance mão de profilaxia primária. Os escores tratam de somar o risco global oferecido por cada um dos fatores de risco que um indivíduo apresenta, e ainda, o sinergismo entre eles. São alguns dos escores risco (ER) mais utilizados: ER de Framingham, ER global e ER pelo tempo de vida, sendo os dois últimos, de uso recomendado pela Sociedade Brasileira de Cardiologia. O ER de Framingham avalia a probabilidade de um indivíduo sem doença aterosclerótica conhecida, desenvolver IAM ou morte por doença coronariana nos próximos 10 anos; o ER global avalia também a chance de outros desfechos além do infarto do miocárdio: AVE, insuficiência vascular periférica ou insuficiência cardíaca em 10 anos. Já o ER pelo tempo de vida é aplicado após os 45 anos e estima o risco de o indivíduo desenvolver um evento isquêmico. Seu uso é justificado principalmente nos pacientes de baixo e intermediário risco, que apesar do pouco risco em curto prazo, poderão cursar com alto risco e longo prazo.

A V Diretriz Brasileira da Sociedade Brasileira de Cardiologia (2013) trata de estratificar o paciente em 3 categorias: alto, intermediário e baixo risco de desenvolvimento de evento cardiovascular em 10 anos, categorias essas que guiarão as metas lipídicas. A estratificação consiste em 3 fases:

Na primeira fase, busca-se a presença de alguma doença aterosclerótica já manifesta, ou de seus equivalentes:

- Doença aterosclerótica arterial coronariana, cerebrovascular ou obstrutiva periférica, com manifestações clínicas (eventos cardiovasculares);
- Aterosclerose subclínica, documentada por metodologia diagnóstica;
- Procedimentos de revascularização arterial;
- Presença de DM1 ou 2;
- Doença renal crônica;
- Hipercolesterolemia familiar.

No caso de positividade para uma dessas situações, o paciente automaticamente será classificado como alto risco, e possui portanto chance superior a 20% em 10 anos de apresentar evento cardiovascular.

A segunda fase consiste em classificar os pacientes que não se enquadraram na categoria anterior, a partir do uso do escore de risco global (ER global), que se vale dos seguintes itens: idade, HDL, colesterol total, PA sistólica tratada e não tratada, tabagismo e DM. Os pacientes, sendo eles homens ou mulheres, que somarem risco percental < 5%, serão abordados como baixo risco. Homens com ER global entre 5–20% serão considerados de risco intermediário, e se > 20%, alto risco. Já as mulheres são consideradas de alto risco se ER global > 10%.

Por fim, a terceira fase reclassifica para alto risco, os pacientes estratificados em risco intermediário na fase anterior, conforme a presença de ao menos um dos chamados fatores agravantes:

- História familiar de doença arterial coronariana prematura (parente de primeiro grau do sexo masculno com idade < 55 anos ou feminino < 65 anos;
- Critérios de síndrome metabólica conforme o International Diabetes Federation (IDF);
- Microalbuminúria (30–300 mcg/min) ou macroalbuminúria (> 300 mcg/min);
- Hipertrofia ventricular esquerda;
- Proteína C reativa de alta sensibilidade > 2 mg/L;
- Espessura íntima-média de carótidas > 1 mm;

- Escore de cálcio coronário > 100 ou acima do percentil 75 para idade e sexo;
- Índice tornozelo-braquial < 0,9.

Ao final das três etapas teremos o risco absoluto final, que guiará a meta terapêutica da seguinte forma:
- **Alto risco:** meta primária: LDL < 70 mg/dL e secundária: colesterol não HDL < 100 mg/dL;
- **Risco intermediário:** meta primária: LDL < 100 mg/dL e secundária: colesterol não HDL< 130 mg/dL;
- **Baixo risco:** permite metas individualizadas tanto primária como secundária.

Em sua diretriz mais recente, de 2013, a American Heart Association (AHA)/American Cardiology Association (ACA) criticou o tratamento da dislipidemia por meio de metas lipídicas e sugeriu que este se baseasse na escolha do uso de estatinas de alta, moderada ou baixa intensidade, conforme os grupos de risco. Para tal, os pacientes são dispostos em 4 grandes grupos que se beneficiam do tratamento com estatinas, sendo eles compostos por indivíduos maiores de 21 anos com:

1. Doença cardiovascular aterosclerótica clinicamente manifesta (doença arterial coronariana, IAM, angina estável ou instável, revascularização coronariana ou de qualquer outra artéria, AVE, AIT ou doença arterial periférica de provável origem aterosclerótica);
2. LDL maior ou igual a 190 mg/dL;
3. LDL entre 70–189 mg/dL, em diabéticos, entre 40–75 anos;
4. LDL entre 70–189 mg/dL com escore de risco maior ou igual 7,5% em 10 anos (calculado pelo *cohorts pooled equation*).

O primeiro grupo recebe estatina de alta potência se < 75 anos e moderadas doses se ≥ 75 anos; o segundo grupo recebe sempre altas doses de estatinas; o terceiro grupo recebe alta dose se o risco cardiovascular calculado for maior ou igual a 7,5% em 10 anos e, caso contrário, recebe doses moderadas. Por fim, o quarto grupo discriminado recebe doses moderadas a altas, de forma individualizada.

As estatinas que se enquadram no perfil de alta potência são as capazes de reduzir o LDL em valores superiores ou iguais a 50%; sendo elas a atorvastatina 40–80 mg e a rosuvastatina 20–40 mg. Já estatinas de moderada potência reduzem o LDL a valores entre 30–50% e são elas: atorvastatina 10–20 mg, rosuvastatina 5–10 mg, sinvastatina 20–40 mg, pravastatina 40–80 mg. Por fim, as estatinas de baixa potência reduzem o LDL a valores inferiores a 30% e não são recomendadas em nenhum dos 4 grupos citados. Não foram apontadas evidências de benefício no uso de drogas que não estatinas nessa diretriz.

A nova concepção de tratamento proposta por esse *guideline* se baseou em *trials* que compararam doses fixas de estatinas com placebo; e doses altas de estatinas com baixas. O desfecho foi de redução significativa no risco de desenvolvimento de doença cardiovascular, proporcional à redução percentual de LDL obtida; tanto no grupo estatina *versus* placebo, quanto no altas *versus* baixas doses de estatina. Após a publicação em questão, vários outros consensos, como o Consenso de 2014 do Joint British Society, foram publicados na mesma linha, deixando de lado a terapia guiada por metas.

Mais recentemente, no início de 2016, a ACA atualizou suas recomendações anteriores, adicionando o uso de drogas que não as estatinas, em pacientes que apresentam resposta incompleta (redução do LDL inferior a 50% em pacientes com indicação de terapia de alta intensidade) ou intolerância às estatinas. A estes pacientes, passou-se a recomendar o uso de ezetimibe 10 mg/dia como primeira escolha na associação às estatinas, baseado na segurança e eficácia desempenhadas pela droga no estudo IMPROVE-IT. Em caso de resposta ainda insatisfatória, a atualização oferece ainda outras opções de drogas de segunda linha, por exemplo inibidores da PCSK9 (alirocumab, evolocumab) para casos específicos.

TRATAMENTO NÃO FARMACOLÓGICO

Perda de peso, atividade física, dieta e cessação do tabagismo são pilares essenciais na abordagem das dislipidemias. Os níveis séricos de colesterol e triglicerídeos estão sujeitos a variações conforme o consumo de alimentos ricos em colesterol, carboidratos, AG saturados e trans, e quantidades excessivas de calorias. A dieta por si só pode levar a melhoras consideráveis dos valores de LDL, chegando a uma redução de 5–7% para uma perda de 1,8% do peso corporal, índice de redução semelhante ao obtido com uma duplicação de dose da estatina. A resposta individual às medidas não farmacológicas está sujeita às características genéticas de cada indivíduo, além de seu índice de massa corpórea inicial. Pacientes acompanhados por nutricionistas tendem a apresentar melhores resultados na perda inicial de peso quando comparado ao aconselhamento apenas pelo clínico, segundo estudos.

TRATAMENTO FARMACOLÓGICO

Estatinas

Inibidores da hidroximetilglutaril coenzima A redutase (HMG-CoA-redutase), são os protagonistas do arsenal terapêutico das dislipidemias, estando indicadas como primeira opção para prevenção primária e secundária de doença aterosclerótica. Levam à depleção dos estoques intracelulares de colesterol, promovendo aumento na transcrição e expressão de genes codificadores dos receptores de LDL (LDL-R) na membrana celular, que sequestrarão o colesterol circulante, internalizando-o para a célula. As estatinas conferem, ainda, benefício adicional de proteção cardiovascular por meio dos chamados efeitos pleiotrópicos da droga. São eles: efeitos anti-inflamatórios (com redução de estresse oxidativo, de concentração de interleucinas e proteína C reativa), imunomoduladores, antitrombogênicos, de melhora da função endotelial (com reendotelização dos vasos, melhora da vasorreatividade, aumento da disponibilidade de óxido nítrico, entre outros), e de estabilizador de placa aterosclerótica, prevenindo sua ruptura.

A redução do LDL varia muito entre as estatinas e entre suas doses. De um modo geral temos que, para cada duplicação de dose, reduzimos em média 6 a 7% do valor do LDL. Observa-se concomitante a essa redução, um aumento de HDL e redução de TGs.

Efeitos colaterais são raros, e dentre eles a miopatia é o evento mais comum, com espectro que varia de mialgia sem alteração de CK, até rabdomiólise. Na prática clínica observa-se uma taxa de aumento de CK em cerca de 3% dos pacientes e de queixas musculares em até 10% dos pacientes. Pela possibilidade de toxicidade hepática, a V Diretriz da SBC aconselha a dosagem de transaminases 6 a 12 semanas após a introdução ou aumento de dose das estatinas, sendo sua suspensão temporária necessária no caso de aumento de 3 vezes o limite superior da normalidade. No cenário de doença hepática ativa ou disfunção hepática grave reomenda-se a suspensão definitiva da droga. É importante lembrar que elevações estáveis tanto de transaminases quanto CK em pacientes assintomáticos e sem evidência de doença aguda, não contraindicam o uso da estatina.

Principais estatinas e doses:
- Sinvastatina 10–40 mg, 1×/dia à noite

- Atorvastatina 10–80 mg, 1×/dia (em qualquer horário)
- Rosuvastatina 5–40 mg, 1×/dia (em qualquer horário)
- Lovastatina 20–80 mg, 1×/dia à noite
- Pravastatina 10–40 mg, 1×/dia à noite

Resinas

A colestiramina é o único representante atualmente disponível no mercado brasileiro. As resinas atuam como sequestradores de ácidos biliares, reduzindo a absorção enteral de colesterol. A redução do LDL é dose-dependente, variando de 5 a 30% nas doses de 4–24 g/dia, não havendo estudo até o momento que demonstre benefício adicional quando combinado às estatinas.

Pode apresentar como efeitos colaterais constipação e aumento de TG.

Ezetimiba

Droga inibidora da absorção de colesterol na borda em escova do intestino delgado, que leva a redução de 10 a 25% do LDL. Parece promover efeito também na redução da esteatose hepática. Estudos recentes apontaram benefício tanto em monoterapia, quanto em associação à sinvastatina, promovendo redução adicional de 14%, na dose de 10 mg/dia. O estudo IMPROVE-IT, maior *trial* realizado com a droga até o momento, encontrou redução de mortes por doenças cardiovasculares, AVC, revascularização, entre outros desfechos, no grupo ezetimibe + sinvastatina, ao ser comparado ao grupo apenas com sinvastatina. Dessa forma, o ezetimibe vem sendo usado como opção na intolerância às estatinas, ou como adjuvante para se atingir as metas lipídicas; ainda permite poupar doses altas de estatinas e, assim, seus efeitos colaterais.

Fibratos

Simulam a estrutura e as funções biológicas dos ácidos graxos (AG) livres, ligando-se a seus receptores e promovendo hidrólise dos TGs. Não parecem garantir benefício na redução de eventos cardiovasculares quando em monoterapia, nem em terapia de associação a estatinas. Elevações leves a moderadas de TG não se beneficiam do uso de fibratos, e a primeira linha de tratamento para redução de risco cardiovascular ainda é a estatina. Os fibratos então ficam reservados para o tratamento de hipertrigliceridemia > 1.000 mg/dL, segundo fontes mais atuais ou > 500 mg/dL segundo a Diretriz de 2013 da SBC, pelo risco de pancreatite; e uma vez reduzidos seus níveis, uma estatina pode ser associada, para redução de risco cardiovascular. Valores de triglicerídeos abaixo de 1.000 mg/dL, muito raramente levam a pancreatite aguda, e devem ser manejados com dieta e perda de peso. Os efeitos colaterais dos fibratos não são comuns; porém, há conhecida interação entre a genfibrozila e sinvastatina, na qual ocorre aumento do risco de miopatia, sem no entanto constituir contraindicação formal da associação entre estatinas e fibratos, recomendando-se, no caso, monitoramento da CK. Deve-se evitar o uso de genfibrozila com estatinas, pelo risco aumentado de rabdomiólise.

Algumas das drogas disponíveis: bezafibrato: 400–600 mg/dia; ciprofibrato 100 mg/dia, sendo a redução esperada de 20 a 50% na trigliceridemia.

Niacina

Tem ação no tecido adiposo periférico, diminuindo ação de lipases e assim a liberação de de AGs livres na circulação. Também tem ação na própria síntese hepática de de TG.

Ômega 3

Ácidos graxos poli-insaturados derivados de óleo de peixes, nozes e plantas. Quando administrados em altas doses (de 4 a 10 g por dia) reduzem níveis de TG e aumentam discretamente HDL; porém podem também aumentar LDL. Não estão indicados na prevenção de doenças cardiovasculares.

Inibidores da PCSK9

Anticorpo monocolonal inibidor do mecanismo da pró-proteína convertase subtilisina/kexin tipo 9 (a PCSK9). A proteína já fora estudada antes em pacientes com hipercolesterolemia familiar e que possuiam expressão elevada de PCSK9, e depois em pacientes com baixos valores de LDL e que apresentavam déficit da função da proteína. A PCSK9 é capaz de degradar os receptores de LDL após sua internalização, de forma que ao lançarmos mão de seu inibidor, temos maior captação do LDL circulante na corrente sanguínea e por consequente, menor deposição nos vasos.

Ainda pouco estudado na prevenção primária, consiste em droga que inibe a captação de LDL por seu receptor hepático. Os efeitos na prevenção secundária sugerem que pode haver redução de eventos cardiovasculares de forma semelhante à oferecida pelas estatinas. São capazes de diminuir o LDL em 20 a 50%. O custo, a aplicação subcutânea e a falta de estudos do seu efeito em longo prazo, ainda limitam a utilização da droga. Foi liberada como terapia adjuvante em 2015 pelo FDA, com nome de alirocumab.

BIBLIOGRAFIA

1. Butowski PF1, Winder AF. Usual care dietary practice, achievement and implications for medication in the management of hypercholesterolaemia. European Heart Journal. 1998 Set;19(9):1328-33;
2. Ferreira GA, Sato EI. Efeitos pleiotrópicos das estatinas. Sinopse de Reumatologia, São Paulo/SP, p. 85 - 88, 2006 Set.
3. Lloyd-Jones DM, et al. 2016 ACC Expert Consensus Decision Pathway on the Role of Non-Statin Therapies for LDL-Cholesterol Lowering in the Management of Atherosclerotic Cardiovascular Disease Risk, jack 2016 S0735-1097(16)32398-1 DOI: 10.1016/j.jacc.2016.03.519.
4. Marzilli, Mario. "Pleiotropic effects of statins." American Journal of Cardiovascular Drugs 10.2 (2010): 3-9.
5. Pignone M. Treatment of lipids (including hypercholesterolemia) in primary prevention. Em: Uptodate, acesso em 28 de junho de 2016.
6. Rosenson RS. Approach to the patient with hypertriglyceridemia. Em: UpToDate, acesso em 20 de junho 2016.
7. Rosenson RS. Lipid lowering with drugs other than statins and fibrates. Em: UpToDate, acesso em 20 de junho 2016.
8. Špinar, Jindřich, Lenka Špinarová, and Jiří Vítovec. "[IMProved Reduction of Outcomes: Vytorin Efficacy International Trial (studie IMPROVE-IT)]." Vnitrni lekarstvi 60.12 (2014):1095-101.
9. Stone NJ, et al. 2013 ACC/AHA Blood Cholesterol Guideline on the Treatment of Blood Cholesterol to Reduce Atherosclerotic Cardiovascular Risk in Adults.
10. Xavier HT, et al. Sociedade Brasileira de Cardiologia. V Diretriz Brasileira de Dislipidemias e Prevenção de Aterosclerose. Arq Bras Cardiol. 2013;10(4Suppl 1):1-20.

47

ARRITMIAS CARDÍACAS

Italo Menezes Ferreira
Gustavo Amarante Rodrigues
Cauê Costa Pessoa

INTRODUÇÃO

Arritmias cardíacas são anormalidades do sistema de condução, potencialmente graves, por reduzirem o débito cardíaco e, assim, a perfusão cerebral e miocárdica. A apresentação clínica envolve um espectro de manifestações desde tontura, fadiga, síncope, palpitação e parada cardíaca até ausência de sintomas.

A definição de estabilidade ou instabilidade hemodinâmica tem repercussão prognóstica e no manejo clínico dos pacientes com arritmia. Os principais sinais e sintomas definidores de instabilidade hemodinâmica são: alteração do estado mental, síncope, dor torácica anginosa, edema pulmonar cardiogênico, hipotensão e choque.

TAQUIARRITMIAS

As taquiarritmias são definidas por uma frequência cardíaca (FC) acima de 100 batimentos por minuto (bpm), tendo por base fisiopatológica diversos mecanismos arritmogênicos como: reentrada, automatismo, parassistolia, atividade deflagrada.

Taquicardia sinusal

É a forma mais comum de taquicardia na prática clínica, geralmente secundária a causas que aumentam o estímulo do nó sinusal, como febre, exercício, ansiedade, anemia, desidratação, tireotoxicose, abuso de drogas ou tóxicos. É definida por FC maior que 100 bpm e presença de ondas P sinusais no eletrocardiograma (ECG) – positivas em DI, DII e aVF e precedendo cada QRS (Fig. 47.1). Raramente excede 150 bpm, podendo chegar até 180 bpm em pacientes jovens. O tratamento deve ser focado na causa de base.

Taquicardia atrial

A taquicardia atrial ocorre quando um ou mais focos atriais adquirem automatismo maior que do nó sinusal, suprimindo-o e assumindo, assim, o comando da despolarização

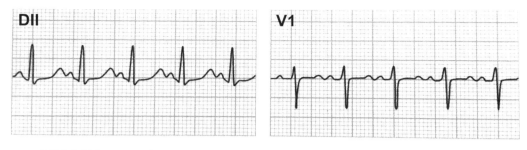

FIGURA 47.1 Taquicardia sinusal, FC 125 bpm. Ondas P positivas em DII precedendo cada QRS.

atrial. Quando apenas um foco atrial é o responsável pela arritmia, trata-se de taquicardia atrial unifocal. Quando três ou mais focos assumem o comando, de forma desorganizada, trata-se de taquicardia atrial multifocal.

A taquicardia atrial unifocal é caracterizada no ECG por FC 100–240 bpm, QRS estreito, ritmo regular e organizado, e presença de ondas P atriais de mesma morfologia (negativas ou bifásicas em DI, DII e aVF) – Figura 47.2. Quando instável, o tratamento deve ser realizado com cardioversão elétrica. Já nos casos estáveis, pode-se utilizar drogas que diminuam o automatismo, como bloqueadores de canal de cálcio, betabloqueadores ou amiodarona.

A taquicardia atrial multifocal (TAM) é caracterizada por QRS estreito, ritmo irregular e desorganizado, presença ondas P atriais com 3 ou mais morfologias (Fig. 47.3). Comumente está associada a condições secundárias, como doença pulmonar obstrutiva crônica exacerbada, coronariopatias, valvopatias, uso de teofilina e hipomagnesemia.

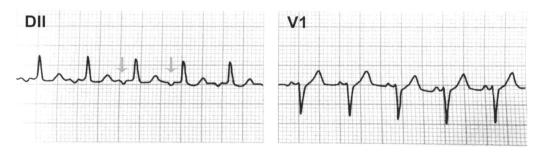

FIGURA 47.2 Taquicardia atrial unifocal, FC 125 bpm. Ondas P atriais negativas em DII (setas).

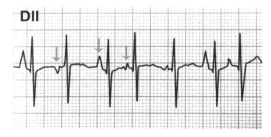

FIGURA 47.3 Taquicardia atrial multifocal. RRs irregulares e ondas P de morfologias diferentes (setas).

O tratamento da causa de base é a escolha. Betabloqueadores e bloqueadores de canal de cálcio podem controlar a FC e sulfato de magnésio deve ser administrado nos casos em que há hipomagnesemia associada.

Taquicardia por reentrada nodal (TRN)

É uma taquiarritmia frequente, que ocorre em mais de 60% das vezes em mulheres jovens, sem doença cardíaca estrutural. Representa 80% das causas de taquiarritmias por reentrada.

A TRN ocorre por meio de mecanismo de reentrada dentro do nó atrioventricular, devido a presença de dupla via nodal, de origem congênita. Uma das vias apresenta velocidade de condução rápida e período refratário longo; a outra, velocidade lenta e período refratário curto.

O estímulo sinusal normal é conduzido pela via rápida. A presença de uma extrassístole atrial encontra essa via em período refratário, sendo conduzida pela via lenta. Ao progredir em direção ao ventrículo, o estímulo extrassistólico encontra a via rápida fora do período refratário, podendo, então, ser conduzida de forma retrógrada em direção ao átrio. Essa condução retrógrada pode originar no ECG uma onda P retrógrada, conhecida por onda P'. Na TRN, o intervalo entre a onda R e a onda P' (RP') é menor que 80 ms.

A TRN geralmente tem início e término súbitos, de forma paroxística, sendo também denominada um tipo de taquicardia paroxística supraventricular (TPSV). Os paroxismos dessa arritmia podem durar de segundos a horas. Durante os episódios, os pacientes podem referir palpitações no pescoço ou fúrcula esternal ("*frog sign*", característico desse tipo de taquicardia), falta de ar, tonturas, ansiedade, desconforto torácico. Raramente evolui para instabilidade hemodinâmica.

No ECG apresenta-se com FC entre 110–250 bpm, os complexos QRS são estreitos e regulares e há ausência de onda P em 60% dos casos. Por vezes pode-se notar a presença de onda P retrógrada, com RP' menor que 80 ms (Fig. 47.4).

O manejo dessa arritmia deve-se basear inicialmente na presença ou não de instabilidade hemodinâmica. Como a perpetuação dessa arritmia depende de um processo de reentrada sincrônico, qualquer medida que altere a velocidade de condução das vias ou seu período refratário pode levar a sua interrupção.

Manobras vagais como manobra de Valsalva, compressão do bulbo carotídeo ou globo ocular, geralmente são a primeira conduta no manejo da TRN estável. A droga de escolha para tratamento da TPSV é a adenosina. Nos casos de falha terapêutica com adenosina podem ser utilizados betabloqueadores, bloqueadores de canal de cálcio não diidropiridínicos ou até amiodarona.

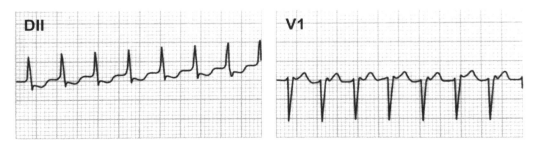

FIGURA 47.4 Taquicardia por reentrada nodal, FC 170 bpm. Ausência de onda P, QRS estreito e regular.

Em casos instáveis, não responsivos a adenosina, a próxima etapa é realizar a cardioversão elétrica sincronizada com 50–100 joules, inicialmente.

O tratamento definitivo da TRN consiste na ablação seletiva da junção atrioventricular com cateter e radiofrequência, com sucesso em até 95% dos casos. Caso opte por tratamento clínico medicamentoso, os antiarrítmicos disponíveis são os betabloqueadores, propafenona, sotalol ou amiodarona.

Taquicardia reentrante atrioventricular por via acessória (TRAV)

É a segunda causa mais frequente de taquicardias por reentrada (20%). Além disso, na TRN geralmente não há cardiopatia estrutural associada. Os pacientes que apresentam essa arritmia são, muitas vezes, sabidamente portadores e síndromes de pré-excitação ventricular, por exemplo a síndrome de Wolff-Parkinson-White.

A TRAV ocorre em indivíduos portadores de vias acessórias extranodais que conectam o átrio ao ventrículo (feixe de Kent, fibras de Mahaim). A via acessória pode conduzir de forma anterógrada, retrógrada ou em ambas as direções. Via acessória oculta conduz de forma retrógada (do ventrículo para o átrio) e, portanto, não se manifesta no ECG como pré-excitação. Já a via acessória manifesta apresenta condução anterógrada, do átrio para o ventrículo, tornando o ECG alterado (intervalo PR curto, onda delta, QRS alargado).

A TARV é deflagrada nesses indivíduos, geralmente, após extrassístole atrial que desencadeia a forma ortodrômica da arritmia na maioria das vezes (95%). O mecanismo de perpetuação da taquicardia é a reentrada, assim como na TRN. As crises podem surgir sem causa aparente ou então serem precipitadas por ingestão abusiva de álcool, café, consumo de cigarro, estresse emocional e físico ou distúrbios endocrinológicos, como o hipertireoidismo.

O ECG nessa taquiarritmia é caracterizado por FC entre 110–250 bpm, QRS estreito e ausência de onda P. Em alguns casos pode haver onda P retrógrada que, diferentemente da TRN, apresenta RP' maior que 80 ms (Fig. 47.5).

O quadro clínico é semelhante ao da TRN, exceto pela maior refratariedade ao tratamento. As drogas de escolha para tratamento da TRAV com condução ortodrômica (forma mais comum) são a adenosina, betabloqueadores e bloqueadores de canal de cálcio não diidropiridínicos. Manobras vagais podem ser tentadas como primeira medida nos pacientes estáveis, porém com menor eficácia quando comparado a TRN.

Existe uma forma mais rara de condução na TRAV, denominada antidrômica, em que geralmente o QRS encontra-se alargado. A droga de primeira linha no tratamento é a procainamida, que prolonga o período refratário da via acessória, bloqueando-a. Na maioria das vezes é necessária cardioversão elétrica sincronizada para cessar tal arritmia.

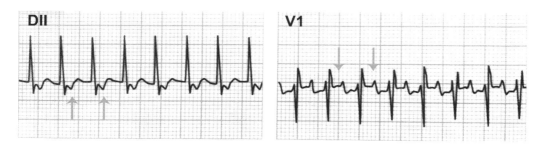

FIGURA 47.5 Taquicardia por reentrada atrioventricular, FC 185 bpm. Presença de ondas P retrógradas (setas) com RP' > 80 ms.

Inibidores do nó atrioventricular (adenosina, betabloqueadores, bloqueadores de canal de cálcio, amiodarona) são contraindicados nesse caso.

A ablação da via acessória com cateter e radiofrequência é a escolha no tratamento definitivo, atingindo a cura em até 90% dos casos.

Fibrilação atrial

A fibrilação atrial (FA) é a mais comum arritmia crônica, e apresenta aumento de sua incidência com o envelhecer da população, acometendo 9% dos pacientes com idade acima de 80 anos. A FA está associada a etiologias cardíacas (doença cardíaca hipertensiva, doença coronariana, insuficiência cardíaca e valvopatias) e extracardíacas (obesidade, síndrome metabólica, doença renal crônica e hipertireoidismo). Deve-se atentar a causas reversíveis que poderão influenciar na conduta terapêutica: abuso de álcool ("*holiday heart*"), crise tireotóxica, pós-operatório de cirurgia cardíaca e extracardíaca e uso de drogas ilícitas (cocaína, anfetamina e derivados) – Tabela 47.1.

A FA pode ser desencadeada por diversos mecanismos fisiopatológicos, como alterações atriais anatômicas (dilatação e fibrose), remodelamento elétrico, gatilhos locais e circuitos de microrreentrada.

A manifestação clínica mais comum é a palpitação, associada a mal-estar e cronicamente a fadiga. Pode ocorrer instabilidade hemodinâmica nos casos de FA aguda de alta resposta ventricular quando a FC ultrapassa 150 bpm. Ao exame físico, nota-se pulso irregular com dissociação entre o pulso e a ausculta cardíaca.

O ECG é caracterizado por intervalo RR irregular, QRS estreito, ausência de onda P e uma linha de base trêmula (ondas F) – Figura 47.6. Indivíduos portadores de via acessória manifesta podem apresentar ECG com QRS alargado.

A abordagem terapêutica da FA depende, inicialmente, da determinação do estado hemodinâmico do paciente. Caso haja instabilidade hemodinâmica e a FA seja imputada

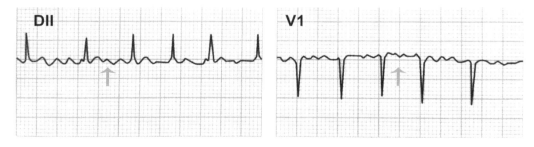

FIGURA 47.6 Fibrilação atrial. QRS estreito, ritmo irregular, linha de base trêmula com ondas F (setas).

TABELA 47.1 Classificação da fibrilação ftrial por tempo de duração	
Termo	**Definição**
FA paroxística	Cessa espontaneamente ou com intervenção em até 7 dias. Episódios podem ser recorrentes
FA persistente	FA com sustentação maior que 7 dias
FA persistente de longa duração	FA com duração maior que 12 meses
FA permanente	Quando é optado por não realizar controle do ritmo

como a mais provável causa da instabilidade, deve-se realizar cardioversão elétrica sincronizada com 120–200 J bifásico ou 200 J monofásico, inicialmente. Administrar anticoagulação imediatamente antes ou após a cardioversão caso alto risco emboligênico, definido por um dos seguintes: embolização prévia, estenose mitral, prótese valvar ou escore de CHA_2DS_2-VaSc maior ou igual a 2 (Tabela 47.2). Nos casos que necessitem anticoagulação, manter por pelo menos 4 semanas ou mais, a depender do risco tromboembólico individual.

Nos casos de estabilidade hemodinâmica, deve-se optar por uma das duas estratégias: controle da FC ou reversão do ritmo, seja por cardioversão elétrica ou química. Não há diferença de mortalidade entre as duas, porém diversos fatores devem ser analisados na escolha da modalidade terapêutica, por exemplo: idade, tamanho do átrio esquerdo, tempo de duração e presença de causas reversíveis.

Caso seja optado pelo controle do ritmo, é importante definir o tempo de duração da FA. Quando maior que 48 horas ou tempo indeterminado, há elevado risco cardioembólico. Nesses casos, deve-se realizar ecocardiograma transesofágico (ETE) para excluir a presença de trombo ou, se indisponível, proceder à anticoagulação por 3 semanas antes da cardioversão. Caso confirme a presença de trombo no ETE, anticoagulação por 3 a 4 semanas deve ser administrada. Na ausência de trombo ou após a anticoagulação por 3 semanas nos casos não investigados com ETE, a cardioversão pode ser realizada. Após o procedimento, deve-se manter o paciente anticoagualado por pelo menos 4 semanas. Anticoagulação por tempo indeterminado deve ser avaliada de acordo com o risco cardioembólico comparado ao risco de sangramento, individualmente.

Na FA com duração menor que 48 horas, caso seja optado pelo controle de ritmo, deve ser estabelecido o risco de embolização. Pacientes de alto risco apresentam um dos seguintes: embolização prévia, estenose mitral, prótese valvar ou escore de CHA_2DS_2-VaSc maior ou igual a 2. Nos casos de alto risco de embolização deve-se proceder à anticoagulação imediata ou logo após a cardioversão, mantendo-a por pelo menos 4 semanas após. Nos casos de baixo risco, pode ser realizada a cardioversão sem necessidade de anticoagulação prévia ou após.

A cardioversão elétrica é preferencial à química, devido à maior eficácia na reversão da FA e manutenção de ritmo sinusal. Caso a cardioversão química seja a escolha, as opções são amiodarona, propafenona, ibutilida e vernakalant. Para manutenção de ritmo sinusal em longo prazo pode-se utilizar amiodarona, propafenona ou sotalol.

TABELA 47.2 Risco de evento tromboembólico em 1 ano na FA (CHA_2DS_2-VaSc)

Variável	Pontuação
Cardiopatia	1
HAS	1
Age (Idade) > ou igual a 75 anos	2
Age (Idade) 65–74 anos	1
DM	1
Stroke (AVC) / AIT	2
Vascular disease (IAM, DAP)	1
Sexo feminino	1

Baixo risco = 0; Risco intermediário = 1; Alto risco ≥ 2

Nos casos em que seja optado pelo controle de FC, podem ser usadas drogas como betabloqueadores, bloqueadores de canal de cálcio não diidropiridínicos, amiodarona e digitálicos. Deve-se considerar os riscos e benefícios da anticoagulação crônica nos pacientes mantidos em ritmo de FA. O risco tromboembólico pode ser acessado pelo escore CHA_2DS_2-VaSc, já o risco de sangramento pelo escore HAS-BLED (Tabela 47.3).

O HAS-BLED é um escore de estratificação de risco hemorrágico grave em pacientes sob anticoagulação oral e fibrilação atrial. Uma pontuação de 3 ou mais indica risco elevado de sangramento grave em um ano, suficiente para justificar maior cautela na opção por anticoagular ou não, e maior regularidade nas consultas.

A anticoagulação crônica na FA é necessária para aqueles pacientes com risco tromboembólico elevado, a depender do risco de sangramento e contraindicações. Pacientes com risco baixo (CHA_2DS_2-VaSc = 0) podem ser mantidos sob uso de AAS e aqueles com risco intermediário (CHA_2DS_2-VaSc = 1) devem ser analisados caso a caso, se anticoagulação ou AAS. Os anticoagulantes orais disponíveis são os antagonistas da vitamina K, como a varfarina e os novos anticoagulantes orais, como dabigatrana, rivaroxabana, apixabana e edoxabana. Caso haja etiologia valvar, os novos anticoagulantes não são indicados. Outra contraindicação importante aos novos anticoagulantes orais é a doença renal crônica com *clearance* de creatinina menor que 15 mL/min/1,73 m² (Tabela 47.4).

Outra opção terapêutica para controle de ritmo na FA é a ablação dos focos arritmogênicos, indicada para aqueles pacientes que se mostram refratários às outras medidas

TABELA 47.3 Risco de sangramento grave em 1 ano na FA anticoagualada (HAS-BLED)

Variável	Pontuação
HAS	1
Anormalidade hepática ou renal	1
Stroke (AVC)/AIT	1
Bleeding (sangramento)	1
Labilidade do RNI	1
Elderly (idade > 65 anos)	1
Drugs (drogas) ou álcool	1

*Pontuação maior ou igual a 3 indica risco elevado de sangramento.

TABELA 47.4 Anticoagulantes orais na FA crônica

Anticoagulante	Informações
Varfarina	Ajustar RNI para valores entre 2–3
Rivaroxabana	20 mg/dia – ClCr* > 50 mL/min 15 mg/dia – ClCr 15–50 mL/min Contraindicado – ClCr < 15 mL/min
Dabigratana	150 mg 12/12 h – ClCr > 30 mL/min 75 mg 12/12 h – ClCr 15–30 mL/min Contraindicado – ClCr < 15 mL/min

*ClCr – *Clearance* de creatinina.

ou intolerantes à terapia medicamentosa. Em pacientes com insuficiência cardíaca, sob estratégia de controle de FC e refratários à terapia medicamentosa, a ablação do nó atrioventricular seguida de implante de marca-passo torna-se uma opção. Essa também é uma opção naqueles pacientes que desenvolvem taquicardiomiopatia induzida pela FA com difícil controle de FC.

Flutter atrial

O *flutter* atrial muitas vezes ocorre concomitante à FA. A maior parte dos pacientes com *flutter* irão apresentar FA em algum momento da vida. O tratamento tem aspectos semelhantes ao da FA quanto à escolha da estratégia, controle de FC e controle do ritmo, assim como a necessidade de anticoagulação crônica nos casos em que se opte pelo controle de FC. Trata-se de uma arritmia mais organizada que a FA e, na maior parte das vezes, ocorre por circuitos de macrorreentrada. É caracterizado no ECG por QRS estreito, ritmo regular, e presença de ondas F, em forma de "dente de serra", que caracteristicamente apresentam frequência de 300 ondas por minuto. Em sua forma mais comum (2:1) a FC encontra-se fixa em 150 bpm (Fig. 47.7).

Taquicardia ventricular (TV)

Essa forma de arritmia é o protótipo das taquicardias com QRS alargado. Trata-se de uma taquiarritmia muito menos frequente que aquelas de origem supraventricular, porém é potencialmente mais grave.

As TVs podem ser monomórficas (80% dos casos) ou polimórficas. No ECG a TV monomórfica é caracterizada por ausência de ondas P, QRS alargado, uniforme e de morfologia estável (Fig. 47.8). Em geral, associa-se à doença cardíaca estrutural e/ou

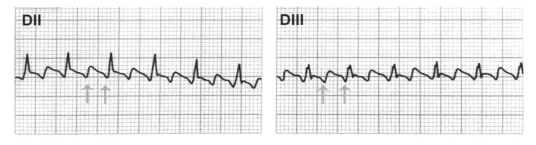

FIGURA 47.7 *Flutter* atrial típico 2:1, FC 150 bpm. Ondas F em "dentes de serra" (setas) com frequência de 300 bpm.

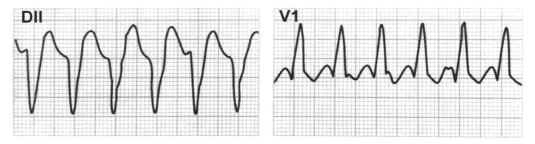

FIGURA 47.8 TV monomórfica. Ritmo regular, QRS alargados com morfologia estável e ausência de ondas P.

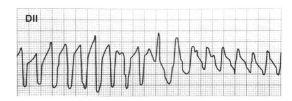

FIGURA 47.9 TV polimórfica. Ritmo irregular, QRS alargado e de morfologias variáveis.

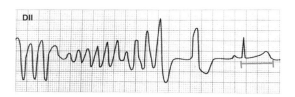

FIGURA 47.10 *Torsades de pointes*. Ritmo irregular, QRS alargado e com aspecto de torção das pontas. Notar batimento sinusal com QTc alargado.

síndromes coronarianas agudas (SCA). Pode ser desencadeada por intoxicação por cocaína ou digital e, raramente, é idiopática. O tratamento da TV monomórfica com pulso, nos casos de instabilidade hemodinâmica ou quando associada a SCA, deve ser realizado com cardioversão elétrica sincronizada com 100 J, inicialmente. Nos casos estáveis pode ser tentado adenosina quando se suspeita de taquicardia supraventricular associada com condução aberrante, ou utilizar as opções: amiodarona, procainamida ou sotalol.

As TVs polimórficas são caracterizadas no ECG por ausência de onda P, QRS alargado, irregular e de morfologia variável (Fig. 47.9). Trata-se de um ritmo altamente instável e que deve ser prontamente revertido. São divididas em TV polimórfica com intervalo QTc normal e TV polimórfica com intervalo QTc prolongado. Quando associadas a QTc normal, a principal causa é a SCA. Já os casos de QTc prolongado, apresentam-se ao ECG como a forma de *torsades de pointes*, devido à característica semelhante à torção das pontas do ECG, resultado da alternância da polaridade e amplitude dos complexos QRS (Fig. 47.10). As causas de prolongamento do intervalo QTc são diversas: QTc longo congênito (raro), hipocalcemia, hipocalemia, hipomagnesemia, uso de antipsicóticos, tricíclicos, macrolídeos e antiarrítmicos.

O tratamento das TVs polimórficas deve ser a desfibrilação cardíaca, já que a cardioversão elétrica sincronizada não é capaz de definir o momento exato do choque. A causa secundária deve ser pesquisada e tratada para evitar a recidiva da arritmia.

BRADIARRITMIAS

As bradiarritmias são definidas por FC menor que 60 bpm. Geralmente os sintomas decorrentes da bradicardia surgem quando FC menor que 50 bpm. Vale ressaltar que bradicardias nem sempre são patológicas; indivíduos com bom condicionamento físico, por exemplo, podem apresentar FC de repouso abaixo de 50, sem repercussão hemodinâmica.

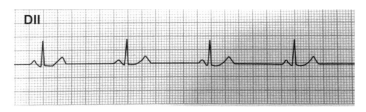

FIGURA 47.11 Bradicardia sinusal, FC 50 bpm. Ondas P positivas em DII precedendo cada QRS.

Bradicardia sinusal

É a forma de bradicardia mais comum da prática clínica, geralmente secundária a causas extrínsecas ao sistema de condução, como reflexo vagal, uso de cronotrópicos negativos e digitálicos, hipertensão intracraniana, hipoxemia, distúrbios eletrolíticos.

No ECG é caracterizada por FC menor que 60 bpm e presença de ondas P sinusais (positivas em DI, DII e avF) precedendo cada QRS (Fig. 47.11). Geralmente é benigna e assintomática. O tratamento com atropina pode ser administrado naqueles sintomáticos.

Bradiarritmia sinusal maligna: doença do nó sinusal

A doença do nó sinusal ocorre por fibrodegeneração, em graus variados, do sistema de condução do coração, seja do nó sinusal ou do sistema extranodal. É uma doença típica de indivíduos acima dos 65 anos, sendo uma importante causa de síncope nessa população. O diagnóstico é realizado por meio do *holter* ou estudo eletrofisiológico. Os critérios diagnósticos são: bradicardia sinusal crônica, pausas sinusais longas, síndrome bradi-taqui. Nos pacientes sintomáticos o tratamento é o implante de marca-passo definitivo.

Bloqueios atrioventriculares (BAV)

Os BAV são distúrbios da condução elétrica entre os átrios e os ventrículos, temporários ou permanentes, devido ao acometimento do nó atrioventricular (AV) ou feixe de His. Podem se caracterizar por atrasos da condução, falhas contínuas ou intermitentes, ou mesmo ausência total de condução AV. A análise eletrocardiográfica dos BAV deve ser focada no intervalo PR e na relação entre ondas P e complexos QRS.

O BAV de 1º grau (BAV1) caracteriza-se por um atraso mantido da condução AV para os ventrículos, representado no ECG por intervalo PR superior a 0,2 segundos (Fig. 47.12). O prolongamento geralmente ocorre por atraso no nó AV, mas lentificação da condução do sistema de His-Purkinje também pode ser responsável. Atletas ou indivíduos vagotônicos podem apresentar BAV1 assintomático. Pode ocorrer em condições

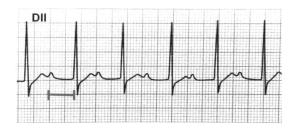

FIGURA 47.12 BAV de 1º grau. Intervalo PR 0,32 segundos, fixo, e ausência de ondas P bloqueadas.

fisiológicas, como durante o sono. Em geral, quando patológico, é de caráter benigno, reversível e secundário a fatores extrínsecos do sistema de condução. O tratamento com atropina pode ser realizado nos indivíduos sintomáticos.

O BAV de 2° grau (BAV2) caracteriza-se pela falha intermitente da condução atrioventricular. Essa falha pode ocorrer após dificuldade progressiva da condução (fenômeno de Wenckebach), conhecido como BAV2 Mobitz 1, ou de forma súbita e intermitente, com PR constante nos demais ciclos, conhecido como BAV2 Mobitz 2.

O BAV2 Mobitz 1 geralmente resulta de alteração nodal e pode ocorrer em pacientes com BAV1, quando submetidos a aumento da frequência cardíaca. Tende a ser benigno e não evoluir para formas mais avançadas de bloqueio AV. Pode ocorrer em crianças saudáveis, atletas bem condicionados, indivíduos vagotônicos e, de forma transitória, no contexto de IAM de parede inferior. Tem boa resposta a atropina. Sua característica eletrocardiográfica é o aumento progressivo do intervalo PR, até que uma onda P encontre-se bloqueada (Fig. 47.13).

O BAV2 Mobitz 2 usualmente decorre de distúrbios infranodais (no sistema His-Purkinje), o que denota, portanto, maior gravidade. Diferentemente do BAV1 e BAV2 Mobitz 1, esse tipo de bloqueio pode evoluir para BAV de 3° grau. Exceções são os casos de bloqueio no feixe de His proximal, sem doença cardíaca estrutural, que costumam ter caráter mais benigno. No ECG, é caracterizado por ondas P que não conduzem QRS e, quando conduz, o intervalo PR é constante, não havendo o fenômeno de Wenckebach (Fig. 47.14).

O BAV total (BAVT) ou de 3° grau caracteriza-se no ECG por completa dissociação entre a despolarização atrial e ventricular, em que o ritmo de escape é mais lento que o atrial. Suas características são os intervalos mantidos entre os intervalos P-P e R-R, porém sem guardar qualquer relação entre eles (Fig. 47.15). A frequência ventricular é perto de 40 bpm. Pode resultar de bloqueio no nível do nó AV (geralmente nos casos de BAVT congênito), no feixe de His ou no sistema de Purkinje (geralmente nos casos de BAVT adquiridos).

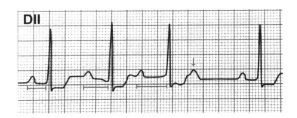

FIGURA 47.13 BAV de 2° grau Mobitz 1. Fenômeno de Wenckebach – intervalos PR com alargamento progressivo, seguido de onda P bloqueada (seta).

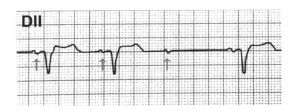

FIGURA 47.14 BAV de 2° grau Mobitz 2. Condução AV nos dois primeiros batimentos com intervalo PR constante, seguido de onda P bloqueada (setas).

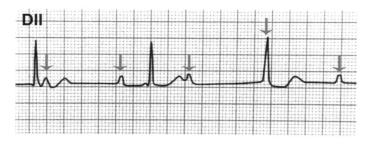

FIGURA 47.15 BAV total. Completa dissociação entre ondas P (setas) e complexos QRS.

Nos bloqueios proximais ao His, a frequência de escape oscila entre 40 e 60 bpm e o QRS tem morfologia normal. Já nos bloqueios mais baixos, o QRS é alargado, assumindo a morfologia de bloqueio de ramo e a frequência de escape é mais baixa. São causas de BAVT: reflexo vagotônico excessivo (BAVT nodal), cirurgia cardíaca, distúrbios eletrolíticos, mioendocardite, doença de Chagas, doenças autoimunes, processos infiltrativos do miocárdio, estenose aórtica calcificada, doença fibrodegenerativa do sistema de condução.

O tratamento das bradiarritmias inicia-se pela pesquisa de instabilidade hemodinâmica. Os casos instáveis devem ser monitorizados e tratados prontamente. Atropina é a droga de escolha nas bradicardias supra-hisianas, como bradicardia sinusal, pausas sinusais, BAV1 e BAV2 Mobitz 1. Não será útil em pacientes pós-transplante cardíaco e tem eficácia limitada ou ineficácia nos casos de BAV avançado (BAV infra-hisiano, BAV2 Mobitz 2 e BAVT). Nestes casos a colocação de marca-passo transcutâneo e o uso de drogas cronotrópicas positivas, como adrenalina ou dopamina, são as principais medidas até que seja possível o implante de marca-passo transvenoso provisório.

As bradiarritmias estáveis e assintomáticas associadas a bloqueios não avançados, não demandam tratamento específico. Já os bloqueios avançados e a doença do nó sinusal, mesmo os casos assintomáticos, devem ser avaliados para implante de marca-passo definitivo. Caso bloqueios não avançados, como BAV1 ou BAV2 Mobitz 1, sejam bastante sintomáticos, o implante de marca-passo definitivo também é uma opção.

BIBLIOGRAFIA

1. David LH. Permanent cardiac pacing: Overview of devices and indications. In: UpToDate, Post TW (Ed), UpToDate, Waltham, MA. (Acesso em 30 de agosto de 2016.)
2. January CT, Wann LS, Alpert JS, et al. 2014 AHA/ACC/HRS guideline for the management of patients with atrial fibrillation: a report of the American College of Cardiology/American Heart Association Task Force on practice guidelines and the Heart Rhythm Society. Circulation; 2014.
3. Jordan MP. Overview of the acute management of tachyarrhythmias. In: UpToDate, Post TW (Ed), UpToDate, Waltham, MA. (Acesso em 30 de agosto de 2016.)
4. Mann DL, Zipes DP, Libby P, Bonow RO, Braunwald E. Braunwald's heart disease: a textbook of cardiovascular medicine. 10ª edição. Elsevier; 2015.
5. Munther KH. Sick sinus syndrome. In: UpToDate, Post TW (Ed), UpToDate, Waltham, MA. (Acesso em 30 de agosto de 2016.)
6. Samuel L. Arrhythmia management for the primary care clinician. In: UpToDate, Post TW (Ed), UpToDate, Waltham, MA. (Acesso em 30 de agosto de 2016.)
7. Samuel L. Arrhythmia management for the primary care clinician. In: UpToDate, Post TW (Ed), UpToDate, Waltham, MA. (Acesso em 30 de agosto de 2016.)
8. William HS. Etiology of atrioventricular block. In: UpToDate, Post TW (Ed), UpToDate, Waltham, MA. (Acesso em 30 de agosto de 2016.)

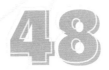

DOENÇA ISQUÊMICA DO CORAÇÃO

Thiago Carneiro Vieira da Rosa
Gustavo Amarante Rodrigues
Cauê Costa Pessoa

INTRODUÇÃO

Doença isquêmica do coração, comumente chamada de doença arterial coronariana (DAC), ocorre no surgimento de sinais e/ou sintomas decorrentes da oferta inadequada de oxigênio para o tecido cardíaco. Na sua forma crônica é caracterizada pela angina estável, tema a ser explorado a seguir, e na forma aguda pela síndrome coronariana aguda, discutida no Capítulo 37.

A doença cardiovascular é responsável por 30% dos casos de morte em pacientes internados no Sistema Único de Saúde. Mais de 17 milhões de pessoas nos Estados Unidos são afetadas por DAC, sendo 8 milhões com angina estável. Sua incidência aumenta com a idade e é mais comum no sexo masculino.

Ocorre basicamente devido à obstrução de artérias epicárdicas, causada por processo aterosclerótico. É um processo complexo, que envolve fatores inflamatórios, infecciosos, imunológicos e endoteliais, e cujos fatores de risco, como dislipidemia, tabagismo, hipertensão, diabetes, possuem um papel importante. Ele inicia desde cedo com a formação de estrias gordurosas, um espessamento da camada íntima das artérias coronarianas por lipídeos e macrófagos ricos em lipídeos, evoluindo para a formação de uma placa fibrosa por meio do acúmulo de células do tecido conjuntivo e de tecido muscular liso e material extracelular. A continuação desse processo leva à formação de placas ateroscleróticas com diferentes graus de estenose coronariana (70–80% de obstrução levam a sintomas anginosos). A ruptura dessa placa pode levar à formação aguda de um trombo, culminando em um quadro de SCA.

QUADRO CLÍNICO

A manifestação típica de isquemia miocárdica é a angina *pectoris*. Ela é caracterizada por um desconforto torácico desencadeado por esforço, por algum outro fator que aumente a demanda miocárdica ou por queda no fornecimento de oxigênio. Normalmente

TABELA 48.1 Classificação clínica de dor torácica	
Classificação	Características
Angina típica	1) Desconforto torácico retroesternal com duração e qualidades características que é 2) provocada por esforço ou estresse emocional e 3) aliviada ao repouso ou uso de nitrato.
Angina atípica	2 critérios acima
Dor torácica não cardíaca	1 critério acima

TABELA 48.2 Classificação de severidade de angina segundo Sociedade Canadense de Cardiologia (CCS)	
Classe I	Ocorre com esforços físicos prolongados e intensos
Classe II	Discreta limitação para atividades habituais
Classe III	Limitação para atividades habituais
Classe IV	Limitação para qualquer atividade habitual ou repouso

é referida como um "sufocamento" ou "pressão", e dificilmente como "pontada", "agulhada" ou que varia com posição e movimentação. Localiza-se, em geral, na região retroesternal, podendo irradiar-se para ambos os membros (mais comum para membro superior esquerdo) ou mandíbula. A classificação clínica de dor torácica encontra-se na Tabela 48.1. É muito comum a manifestação de isquemia por meio de equivalentes anginosos, como dispneia, fadiga e mal-estar, principalmente em idosos, mulheres, diabéticos e doentes renais crônicos. A angina também é classificada quanto ao seu grau de severidade (Tabela 48.2).

O episódio típico de angina *pectoris* normalmente leva minutos para a chegar ao seu pico, com o paciente preferindo repousar e cessar qualquer esforço enquanto a dor estiver presente. A angina melhora dentro de alguns minutos após o repouso ou ao uso de nitroglicerina. Se o alívio não ocorrer dentro de 5–10 minutos, deve-se pensar em outra causa para a dor ou em angina instável/IAM.

Além do quadro clínico atual, a história pregressa de doenças cardiovasculares e a presença de fatores de risco para DAC são importantes para a elaboração diagnóstica. Hipertensão, diabetes, doença renal, tabagismo, obesidade, dislipidemia, história familiar e antecedente de doenças cardiovasculares não cardíacas devem ser ativamente pesquisados na história.

No exame físico do paciente com DAC não se observa alterações típicas. Entretanto, deve-se pesquisar alterações sugestivas da presença de fatores de risco e de outros diagnósticos diferenciais.

DIAGNÓSTICO

Todo paciente com dor torácica e suspeita de DAC deve ter seu risco clínico pré-teste de DAC realizado, categorizando em baixo, intermediário e alto risco conforme sintomas, idade e sexo (Tabela 48.3). Baixo risco é definido por probabilidade menor que 10 a 20%; alto por probabilidade maior que 75 a 90% e intermediário por valores fora dessas faixas. Nos pacientes de baixo risco, a investigação se concentra na busca de causa não cardíaca

TABELA 48.3 Probabilidade de doença aterosclerótica coronariana pré-teste em pacientes sintomáticos, de acordo com idade e sexo (em %)

Idade (anos)	Dor torácica não anginosa		Angina atípica		Angina típica	
	Homem	Mulher	Homem	Mulher	Homem	Mulher
30–39	3–35	1–19	8–59	2–39	30–88	10–78
40–49	9–47	2–22	21–70	5–43	51–92	20–79
50–59	23–59	4–25	25–79	10–47	80–95	38–82
60–69	49–69	9–29	71–86	20–51	93–97	56–84

para a dor; já nos de alto risco, segue-se com exames adicionais para estratificação cardíaca do paciente e risco de IAM. Nos pacientes com risco intermediário, entram testes não invasivos que avaliam a presença de DAC e sua subsequente estratificação.

A escolha do método depende de fatores como o condicionamento físico do paciente, presença de alterações prévias no eletrocardiograma (ECG) que atrapalhem a interpretação de possíveis novas alterações, história prévia de IAM.

Durante a investigação, métodos diagnósticos auxiliares na avaliação de outras etiologias para a dor torácica ou como possível desencadeador de angina devem ser solicitados, com radiografia de tórax e exames laboratoriais.

Eletrocardiograma de repouso

Importância limitada na DAC crônica. Além da possível presença de alterações que prejudiquem a interpretação, o ECG normal não exclui possibilidade de obstrução coronariana. Entretanto, deve ser solicitado para todos os pacientes com a mínima suspeita de DAC. A presença de onda Q em múltiplas derivações ou onda T em V1 pode indicar IAM antigo e presença de DAC; inversões de onda T e alterações da repolarização ventricular com infradesnivelamento de ST podem indicar isquemia subepicárdica ou subendocárdica.

Teste ergométrico

É o teste mais utilizado na avaliação de angina estável. Tem valor diagnóstico, prognóstico e na definição da conduta, conseguindo relacionar sintomas com alterações eletrocardiográficas e hemodinâmicas. A depressão do segmento ST ≥ 1 mm durante o máximo de esforço ou a presença de dor anginosa são as variáveis de mais alto valor preditivo. O diagnóstico de isquemia miocárdica se dá pelos resultados dos testes relacionados ao risco pré-teste de DAC. A acurácia do teste é diminuída por alterações eletrocardiográficas do segmento ST, tais como bloqueio de ramo esquerdo, hipertrofia de ventrículo esquerdo, marca-passo ventricular e depressão de ST > 0,5 mm em repouso. A capacidade do paciente atingir a carga máxima também é determinante para a adequada realização do teste.

Está indicado em paciente com probabilidade intermediária de DAC com um ECG interpretável, capacidade física de realização do teste, e sem comorbidades incapacitantes. Também pode ser indicado para aqueles com baixa probabilidade, porém com menor grau de recomendação.

Ecocardiograma

O ecocardiograma transtorácico é um bom exame para avaliação de suspeita de DAC, podendo mostrar hipocinesias e acinesias regionais da parede ventricular, que podem corresponder a eventos agudos ou crônicos. Também auxilia no diagnóstico diferencial de isquemia miocárdica, como dissecção de aorta e pericardite. É obrigatório em todos os pacientes com suspeita ou diagnóstico de DAC.

O ecocardiograma sob estresse é um método não invasivo utilizado na suspeita de DAC obstrutiva com valor diagnóstico e prognóstico. O estresse cardiovascular leva à isquemia miocárdica em regiões supridas por uma artéria coronariana com alto grau de estenose, levando a alterações transitórias da motilidade da parede. A extensão e intensidade das alterações da contratilidade miocárdica induzidas são um grande preditor de risco. O estresse pode ser causado por esforço físico e medicações, vasodilatadores (adenosina ou dipiridamol) ou estimuladores adrenérgicos (dobutamina). Está melhor indicado para pacientes com probabilidade intermediária ou alta de DAC que não consigam realizar o teste ergométrico, ou seja, que possuam um ECG não interpretável, ou em pacientes que não consigam realizar esforço necessário para o teste ergométrico.

Cintilografia de perfusão miocárdica (CPM)

Método não invasivo que pode ser realizado tanto em repouso quanto sob estresse, por exercício ou por fármacos (vasodilatadores). Ele avalia aspectos da perfusão miocárdica, função ventricular global e segmentar, além da viabilidade miocárdica por meio da captação de radioisótopos. O diagnóstico de DAC pode ser dado após redução da imagem de perfusão miocárdica sob estresse. Está indicado em paciente de probabilidade intermediária e alta para DAC com um ECG não interpretável ou que não apresentem condições físicas para o teste ergométrico.

Ressonância magnética cardíaca (RMC)

Método diagnóstico que permite a avaliação da anatomia cardíaca e vascular, da função ventricular e da perfusão miocárdica. Em relação à DAC, ela pode ser aplicada para pesquisa de isquemia miocárdica e detecção de infarto do miocárdio prévio. A RMC pode ser realizada sob estresse farmacológico por inotrópicos e por vasodilatadores. Quando for utilizado inotrópico, avalia-se a contratilidade miocárdica e são pesquisadas alterações segmentares; já com vasodilatadores, avalia-se a perfusão miocárdica por meio da primeira passagem de gadolíneo pelo coração, sob estresse e repouso. Perfusão cardíaca normal pela RMC apresenta alto valor preditivo negativo para DAC. Está indicada para pacientes com suspeita de DAC que não possuem ECG interpretável ou não consigam realizar exercícios adequadamente. Não há indicação para angiorressonância de coronárias até o momento.

Tomografia coronariana

Apresenta duas modalidades de exames, com técnicas e finalidades distintas: escore de cálcio (EC) e angiotomografia coronariana (AngioTC)

A quantificação da calcificação na artéria coronariana pelo EC relaciona-se com o total de aterosclerose presente. Seu papel como ferramenta diagnóstica é baixo, servindo para avaliação de risco cardiovascular em assintomáticos. Porém, mesmo com escore de cálcio igual a zero, não se pode descartar a presença de DAC obstrutiva. Pode ser considerada em pacientes de baixa ou intermediária probabilidade para DAC.

Já a angiografia coronariana é um exame que avalia a luz das artérias de maneira não invasiva, inclusive visualizando remodelamento e lesão não obstrutiva. Apresenta acurácia diagnóstica comparável à do cateterismo cardíaco e possuí importante valor prognóstico. Pode ser utilizado quando há suspeita de DAC com probabilidade baixa ou intermediária em pacientes que não conseguem se exercitar; se testes anteriores forem normais e sintomas persistentes; com resultados inconclusivos de testes de estresse por exercício ou farmacológico; ou se não conseguiram realizar testes de estresse.

Angiografia coronariana

Apesar do surgimento de novos métodos não invasivos para a visualização e caracterização dos vasos coronarianos, a angiografia coronariana invasiva mantém-se como padrão-ouro para avaliação anatômica. Ela define aspectos importantes da anatomia coronariana como extensão, diâmetro e contorno das artérias epicárdicas; visualiza obstruções, determinando sua intensidade e etiologia; presença de circulação colateral; e o fluxo sanguíneo coronariano. Possui como dois objetivos principais: avaliar o risco de morte e de novos eventos cardiovasculares e a viabilidade da revascularização percutânea ou cirúrgica.

Está indicada como método inicial para avaliação de risco em paciente com DAC e: história de morte súbita abortada ou arritmia ventricular potencialmente fatal; ou diagnóstico de insuficiência cardíaca. Também está indicado em pacientes que já realizaram teste não invasivo resultante em alto risco de DAC grave ou naqueles com risco intermediário associado a disfunção sistólica, angina persistente ou prognóstico inconclusivo nos testes não invasivos. Não é recomendado em pacientes que não são candidatos à revascularização.

TRATAMENTO

O objetivo do tratamento da DAC é a busca de um menor risco de eventos cardiovasculares fatais e não fatais, aliada à menor carga de sintomas e melhora da capacidade funcional do paciente, por meio da redução da isquemia miocárdica. Envolve estratégias como educação do paciente sobre a doença, tratamento de condições que possam piorar a DAC, reduzir fatores de risco de forma farmacológica e não farmacológica, terapia farmacológica baseada em evidências que melhore qualidade de vida e sobrevida, e revascularização por via endovascular ou cirúrgica, quando for passível de aumento de sobrevida ou diminuição de sintomas.

A redução de fatores de risco deve ser almejada. Isso inclui tratamento adequado do diabetes e da hipertensão, cessar tabagismo, atividade física e redução de peso. O controle da dislipidemia envolve uso de estatinas e dieta com redução do consumo de gorduras saturadas e gorduras trans.

Antiagregantes plaquetários

O ácido acetilsalicílico (AAS), ou aspirina, está indicado em todos os pacientes com DAC, salvo contraindicações, como história de alergia ou alto risco de sangramento. O AAS é um inibidor irreversível da ciclo-oxigenase-1, o que bloqueia a produção de tromboxano A2, causando seu efeito antitrombótico.

Comparado ao placebo, o seu uso em uma dose de 75–150 mg/dia levou a uma redução maior que 30% em desfechos cardiovasculares adversos.

Já o clopidogrel, um inibidor seletivo e irreversível do receptor de adenosina difosfato (ADP), está indicado como terapia isolada na contraindicação absoluta ao uso do AAS ou como associação ao AAS em pacientes revascularizados por via percutânea com a colocação de *stent*, por no mínimo 1 mês se *stent* metálico ou 6 meses se farmacológico. A associação AAS e clopidogrel pode ser considerada em paciente com DAC de alto risco. Não há evidências para uso dos antagonistas da ADP mais recentes (ticagrelor e prasugrel) em paciente com angina estável.

Hipolipemiantes

Níveis séricos elevados de lipoproteína de baixa densidade-colesterol (LDL-c) e de colesterol não-HDL estão associados com piores desfechos cardiovasculares. O início do tratamento com estatina de alta intensidade ou aumento da intensidade da estatina para aqueles que já faziam uso está indicado para todos os pacientes com DAC, independentemente do valor do LDL-c. Ezetimibe pode substituir (caso haja efeitos adversos graves) ou ser associado à estatina. As opções de estatina de alta intensidade são: atorvastatina 40–80 mg/dia e rosuvastatina 20–40 mg/dia. Fibratos, niacina e resinas podem ser terapias adicionais.

Betabloqueadores

Estão indicados em todos os pacientes com DAC, porém especialmente após SCA ou na disfunção sistólica de ventrículo esquerdo e insuficiência cardíaca. É antianginoso e, ao mesmo tempo, aumenta sobrevida. A redução da pressão arterial, frequência cardíaca e da contratilidade miocárdica leva a uma menor demanda por oxigênio, diminuindo a incidência de sintomas anginosos. Também estão associados a uma diminuição na mortalidade e recorrência de IAM naqueles com IAM prévio. São os agentes iniciais para controle de sintomas e podem ser associados a nitratos para otimizar terapia antianginosa. Suas contraindicações absolutas são: bloqueio atrioventricular de alto grau, bradicardia grave e doença do nó sinusal. Broncoespasmo é contraindicação relativa. Usa-se preferencialmente um agente betabloqueador cardiosseletivo.

Bloqueio do sistema renina-angiotensina

Os inibidores da enzima conversora da angiotensina (IECAs) possuem efeito positivo sobre a hipertrofia vascular, progressão da aterosclerose, ruptura de placas, trombose e da demanda/consumo de oxigênio pelo miocárdio. Levam a menores taxas de mortalidade e novos eventos cardiovasculares, principalmente nos indivíduos com maior risco, portadores de diabetes *mellitus* e em pacientes com fração de ejeção (FE) reduzida. Está indicado em todos os pacientes com DAC associado a hipertensão, diabetes, FE reduzida ou doença renal crônica. Bloqueadores do receptor da angiotensina (BRA) podem substituir os IECAs quando estes não são tolerados.

Bloqueadores do canal de cálcio

Causam relaxamento da musculatura lisa vascular, efeitos inotrópico e cronotrópico negativos e redução da condução atrioventricular. São divididos em derivados diidropiridínicos (nifedipino, anlodipino) e não diidropiridínicos (verapamil e diltiazem), cada um diferindo entre o grau de vasodilatação, relaxamento miocárdio e diminuição da condutibilidade. É uma classe que não demonstrou diminuição da mortalidade, entretanto mostrou-se eficaz na diminuição da isquemia. Devem ser utilizados em pacientes com contraindicação aos betabloqueadores (verapamil ou diltiazem), ou associada a eles se sintomas refratários (diidropiridínicos de longa duração). São agentes de primeira linha no tratamento de angina vasoespástica.

Nitratos

São drogas que causam redução dos sintomas por meio de diminuição da pós-carga, da vasodilatação coronariana e de venodilatação. Os agentes de curta duração (dinitrato de isossorbida e nitroglicerina) estão indicados para crise anginosa aguda em todos os pacientes com DAC. Podem ser administrados profilaticamente, antecipando-se a situações de esforço. Estão disponíveis sob via endovenosa (nitroglicerina), sublingual ou spray (dinitrato de isossorbida).

Já os nitratos de longa duração (mononitrato de isossorbida) estão indicados em pacientes sintomáticos com contraindicação aos betabloqueadores ou bloqueadores do canal de cálcio; ou se sintomas persistentes apesar dessas medicações. Não causa redução da mortalidade cardiovascular, estando seu uso em longo prazo associado à disfunção endotelial e ativação do sistema renina-angiotensina.

Não devem ser administrados se uso de inibidores da fosfodiesterase-5, como sildenafil e tadalafil nas últimas 24-48 horas. Também são úteis no tratamento da angina vasoespástica.

Outras drogas antianginosas

A trimetazidina parece aumentar a tolerância celular à isquemia por meio da inibição do metabolismo de ácidos graxos e da estimulação do metabolismo da glicose no miocárdio. É uma droga antianginosa que não possui efeito hemodinâmico. É uma opção para associação quando falha com monoterapia.

O inibidor da corrente i no nó sinusal, ivabradina, é uma opção especialmente quando houver disfunção ventricular e frequência cardíaca ≥ 70 batimentos por minuto.

A ranolazina é um inibidor da corrente tardia de sódio, que reduz indiretamente a corrente de cálcio dependente de sódio durante a isquemia, levando à melhora da tensão ventricular diastólica e do consumo de oxigênio. Pode ser usada como opção de segunda ou terceira linha na terapia antianginosa.

Revascularização

A revascularização na DAC tem dois objetivos: aumento de sobrevida e alívio de sintomas. E pode ser atingido por dois meios: por meio da revascularização percutânea ou cirúrgica. A forma de revascularização e sua indicação deve ser estudada por uma equipe considerando a anatomia coronariana e condição de saúde do paciente; se o procedimento é viável; e a opinião/entendimento do paciente. Um modo precede sobre o outro se houver aumento de sobrevida com um deles.

Em estudos da última década, comparando-se a terapia clínica contemporânea com a terapia de revascularização, não houve diferença em taxas de mortalidade e de eventos cardiovasculares adversos. Estudo COURAGE comparou pacientes de baixo risco submetidos a terapia medicamentosa isolada àqueles com terapia medicamentosa associada à terapia de revascularização via percutânea e demonstrou que não houve diferença na taxa de mortalidade ou IAM em ambos os grupos. Entretanto o grupo submetido à revascularização teve mais tempo livre de sintomas anginosos.

A cirurgia de revascularização miocárdica (CRVM) está melhor indicada para aumento de sobrevida quando houver estenose ≥ 50% do tronco de coronária esquerda ou envolvimento (estenose ≥ 70%) em 3 artérias ou 2 artérias (se incluir artéria descendente anterior, porção proximal).

A revascularização percutânea tem suas principais indicações em paciente biarteriais, principalmente se a indicação for melhora dos sintomas, e nos demais pacientes com envolvimento de uma artéria.

BIBLIOGRAFIA

1. Boden WE, et al. "Optimal medical therapy with or without PCI for stable coronary disease." New England Journal of Medicine 356.15 (2007): 1503-16.
2. CESAR LA, et al. Diretriz de doença coronária estável. Arquivos Brasileiros de Cardiologia, v. 103, n. 2, p. 1-56, 2014.
3. FIHN, Stephan D, et al. 2012 ACCF/AHA/ACP/AATS/PCNA/SCAI/STS guideline for the diagnosis and management of patients with stable ischemic heart disease: a report of the American College of Cardiology Foundation/American Heart Association task force on practice guidelines, and the American College of Physicians, American Association for Thoracic Surgery, Preventive Cardiovascular Nurses Association, Society for Cardiovascular Angiography and Interventions, and Society of Thoracic Surgeons. Journal of the American College of Cardiology. v. 60, n. 24, p. e44-e164; 2012.
4. FIHN, Stephan D, et al. 2014 ACC/AHA/AATS/PCNA/SCAI/STS focused update of the guideline for the diagnosis and management of patients with stable ischemic heart disease: a report of the American College of Cardiology/American Heart Association Task Force on Practice Guidelines, and the American Association for Thoracic Surgery, Preventive Cardiovascular Nurses Association, Society for Cardiovascular Angiography and Interventions, and Society of Thoracic Surgeons. Journal of the American College of Cardiology. v. 64, n. 18, p. 1929-1949, 2014.
5. Kannan JP, Aroesty JM, Gersh BJ. Stable ischemic heart disease: Overview of care. In: UpToDate, Post TW (Ed), UpToDate, Waltham, MA. (Acessado em 16/07/2016);
6. Mann DL, Zipes DP, Libby P, et al. eds. Braunwald's Heart Disease: A Textbook of Cardiovascular Medicine. 10th ed. Philadelphia, PA: Elsevier Saunders; 2014.
7. STONE, Neil J, et al. 2013 ACC/AHA guideline on the treatment of blood cholesterol to reduce atherosclerotic cardiovascular risk in adults: a report of the American College of Cardiology/American Heart Association Task Force on Practice Guidelines. Journal of the American College of Cardiology. v. 63, n. 25_PA, p. 2889-2934, 2014.

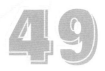

HIPERTENSÃO ARTERIAL SISTÊMICA

Rodrigo Ngan Pazini
Cauê Costa Pessoa
Gustavo Amarante Rodrigues

INTRODUÇÃO

A hipertensão arterial sistêmica (HAS) constitui um problema de saúde pública brasileiro e mundial, na maioria das vezes silencioso, que demanda diagnóstico precoce e tratamento a fim de evitar complicações (doença cerebrovascular, doença arterial coronariana, insuficiência cardíaca, doença renal crônica, insuficiência vascular periférica e retinopatia hipertensiva).

No Brasil, a prevalência é de mais de 30% da população, sendo ligeiramente maior em homens (35,8%) que em mulheres (30%).

Seus principais fatores de risco são: idade (prevalência superior a 60% acima dos 65 anos); sexo (até 50 anos é mais prevalente em homens, invertendo-se após essa faixa etária); raça (mais frequente em negros); sobrepeso e obesidade; sedentarismo; ingestão de sal; ingestão de álcool; fatores socioeconômicos (no Brasil, ocorre maior prevalência naqueles com pouca escolaridade); história familiar.

DIAGNÓSTICO

A pressão arterial (PA) deve ser medida em toda consulta médica ambulatorial com aparelho validado e calibrado – esfigmomanômetro aneroide ou de coluna de mercúrio (em desuso por risco de toxicidade) ou aparelhos semiautomáticos (alguns de punho já são validados). Precisa ser verificada nos 2 braços, utilizando-se como parâmetro aquele em que foi obtido maior valor. Em cada consulta, deve-se realizar pelo menos 3 medidas com intervalo de 1 minuto entre elas e devem ser considerados os dois últimos valores (desde que não haja uma diferença de 4 mmHg entre as PAS e PAD). A média dos dois valores será considerada o valor da PA.

Deve-se explicar o procedimento ao paciente e deixá-lo em repouso durante 5 minutos em ambiente calmo e sem conversar durante a medição. Certificar-se de que ele esteja com a bexiga vazia, sem a prática de exercício físico na última hora, sem ingerir alimentos, café ou álcool e sem fumar na última meia hora. Manter as pernas descruzadas, pés apoiados no chão e dorso encostado na cadeira. Retirar roupas do braço, onde será posto o manguito, posicionando-o na altura do coração, apoiado, com cotovelo levemente fletido e palma da mão voltada para cima.

Técnica de medida da PA

- Medir a circunferência do braço (no ponto médio da distância entre o acrômio e o olecrano).
- Escolher o manguito correto (deve ter comprimento de 80% e largura de 40% da circunferência do braço na parte insuflável).
- Posicionar o manguito a 2 a 3 cm da fossa cubital, centralizando a parte do meio sobre a artéria braquial.
- Estimar a PAS, palpando o pulso radial e insuflando o manguito até seu desaparecimento.
- Palpar a artéria braquial e colocar a campânula do estetoscópio sobre ela.
- Inflar rapidamente até ultrapassar em 20 a 30 mmHg a estimativa da PAS e fazer a deflação lentamente (2 a 4 mmHg/s).
- A PAS é determinada na ausculta do primeiro som (fase I de Korotkoff) e a PAD no desaparecimento do som (fase V de Korotkoff).
- Auscultar cerca de 20 a 30 mmHg após o último som para confirmar seu desaparecimento e proceder à deflação rápida até o final.
- Se os batimentos persistirem até o zero, a PAD é determinada no abafamento dos sons (fase IV de Korotkoff).
- Anotar os valores da PA e o membro, aguardar de 1 a 2 minutos para novas medidas e informar os valores ao paciente (Tabela 49.1).

TABELA 49.1 Recomendações para o seguimento: prazos máximos para reavaliação*

Pressão arterial inicial (mmHg)**		Seguimento
Sistólica	Diastólica	
< 130	< 85	Reavaliar em 1 ano Estimular mudanças de estilo de vida
130–139	85–89	Reavaliar em 6 meses*** Insistir em mudanças do estilo de vida
140–159	90–99	Confirmar em 2 meses*** Considerar MAPA/MRPA
160–179	100–109	Confirmar em 1 mês*** Considerar MAPA/MRPA
≥ 180	≥ 110	Intervenção medicamentosa imediata ou reavaliar em 1 semana***

*Modificar o esquema de seguimento de acordo com a condição clínica do paciente.
**Se as pressões sistólicas ou diastólicas forem de estágios diferentes, o seguimento recomendado deve ser definido pelo maior nível de pressão.
*** Considerar intervenção de acordo com a situação clínica do paciente (fatores de risco maiores, doenças associadas e lesão em órgãos-alvo).
Fonte: VI Diretrizes Brasileiras de Hipertensão Arterial – SBC, 2010

CLASSIFICAÇÃO

A classificação da HAS, conforme as diretrizes brasileiras, está indicada na Tabela 49.2. Outras classificações:
- Hipertensão essencial: corresponde à maioria dos casos. Não tem causa definida.
- Hipertensão secundária: em torno de 10% dos casos. Seu tratamento tende a melhorar os níveis da PA.
- Hipertensão do jaleco branco: medidas no consultório > 140×90 mmHg, mas valores normais em medida ambulatorial da pressão arterial (MAPA).
- Hipertensão mascarada: valores normais no consultório, mas MAPA alterada.
- Hipertensão acelerada: associada à rápida perda de função renal. Fundo de olho com exsudatos e hemorragias, mas sem papiledema.
- Hipertensão maligna: papiledema e necrose fibrinoide da íntima de artérias.
- Hipertensão complicada: associada a lesões de órgãos-alvo.
- Hipertensão refratária: uso de 3 ou mais classes de anti-hipertensivos, sendo um deles, obrigatoriamente, um diurético, mas sem controle pressórico adequado.

INVESTIGAÇÃO DE LESÕES DE ÓRGÃOS-ALVO (LOAS)

Após o diagnóstico da HAS, deve-se fazer a investigação de possíveis lesões de órgãos-alvo (LOAS). Para isso, devem ser solicitados os seguintes exames iniciais:
- Urina tipo 1
- Potássio, creatinina (para estimar a TFG)
- Glicemia de jejum
- Colesterol total, HDL, triglicerídeos
- Ácido úrico
- Eletrocardiograma
- Fundo de olho

TABELA 49.2 Classificação da pressão arterial de acordo com a medida casual no consultório (> 18 anos)

Classificação	Pressão sistólica (mmHg)	Pressão diastólica (mmHg)
Ótima	< 120	< 80
Normal	< 130	< 85
Limítrofe*	130–139	85–89
Hipertensão estágio 1	140–159	90–99
Hipertensão estágio 2	160–179	100–109
Hipertensão estágio 3	≥ 180	≥ 110
Hipertensão sistólica isolada	≥ 140	< 90

Quando as pressões sistólica e diastólica situam-se em categorias diferentes, a maior deve ser utilizada para classificação da pressão arterial.

* Pressão normal-alta ou pré-hipertensão são termos que se equivalem na literatura.
Fonte: VI Diretrizes Brasileiras de Hipertensão Arterial – SBC, 2010

Conforme o avançar da investigação, outros exames poderão ser solicitados, como radiografia de tórax, ecocardiograma, microalbuminúria, ultrassom de carótida, teste ergométrico e hemoglobina glicada.

AVALIAÇÃO PARA TRATAMENTO

De acordo com as VI Diretrizes Brasileiras de Hipertensão, o tratamento do hipertenso deve ser baseado no cálculo do risco cardiovascular global do paciente que depende de três aspectos: classificação da hipertensão, fatores de risco cardiovasculares e as possíveis lesões de órgãos-alvo.

Contudo, acreditamos que devam ser seguidas as recomendações do VIII Joint, uma vez que se apresentam mais palpáveis para o médico seguir em sua prática clínica:
- Indivíduos ≥ 60 anos: iniciar o tratamento se a PAS ≥ 150 mmHg ou a PAD ≥ 90 mmHg e objetivar valores de PAS < 150 mmHg e de PAD < 90 mmHg.
- Indivíduos < 60 anos: iniciar o tratamento se PAS ≥ 140 mmHg ou PAD ≥ 90 mmHg e objetivar valores de PAS < 140 mmHg e PAD < 90 mmHg.
- Indivíduos ≥ 18 anos, com doença renal crônica, ou com diabetes *mellitus*: iniciar o tratamento se PAS ≥ 140 mmHg ou PAD ≥ 90 mmHg e objetivar valores de PAS < 140 mmHg e PAD < 90 mmHg.

META PRESSÓRICA

Atualmente há uma grande discussão clínica sobre o alvo pressórico em diferentes populações. Seguem abaixo as últimas recomendações:
- **Pacientes semelhantes à população do SPRINT:** o estudo SPRINT incluiu 9.361 adultos com idade média de 68 anos, com o diagnóstico de hipertensão e pelo menos um fator de risco adicional para a doença cardiovascular (exceto diabetes). Os pacientes foram aleatoriamente divididos em dois grupos: (1) tratamento intensivo, visando uma pressão arterial sistólica inferior a 120 mmHg se aferição automática (AOBP) ou inferior 125–130 mmHg se aferição manual; ou (2) tratamento padrão, visando uma pressão arterial sistólica inferior a 140 mmHg. Após o acompanhamento desses pacientes por uma média de 3,5 anos, no grupo que recebeu tratamento intensivo foram observadas reduções de 27% na mortalidade e de 25% no desfecho primário composto de infarto do miocárdio, síndrome coronariana aguda, acidente vascular cerebral, insuficiência cardíaca congestiva (ICC), ou morte cardiovascular, quando comparado com o grupo de tratamento padrão. Porém, foi observado maior incidência de efeitos colaterais no grupo de tratamento intensivo, como insuficiência renal, hipotensão, e síncope. Foram excluídos do estudo: diabéticos, IC sintomática, história de AVC, proteinúria (≥ 1 g/dia) e pacientes dependentes de cuidados médicos diários (home care).
- **Pacientes com doença renal crônica e proteinúria (≥ 1 g/dia) não diabéticos:** após estudos randomizados, como MDRD e AASK e a metanálise combinada desses dois *trials*, é recomendada a meta pressórica de PAS ≤ 130 mmHg e PAD ≤ 80 mmHg.
- **Diabetes *mellitus*:** antigamente a meta recomendada era PA < 130×80 mmHg; porém, no estudo randomizado ACCORD BP, mostrou-se que não houve benefício significativo em desfecho cardiovascular com o tratamento intensivo da hipertensão arterial. Portanto, a meta recomendada pelos guidelines é PA < 140×90 mmHg. Vale ressaltar que no estudo Sprint não foram incluídos pacientes com diabetes *mellitus*.

- **Pacientes com síndrome da fragilidade, idade > 80 anos e pressão diastólica < 70 mmHg:** é razoável ter como meta PAS < 140 mmHg e em alguns casos PAS < 150 mmHg, já que esse grupo é mais suscetível a efeitos colaterais ao tratamento intensivo da hipertensão arterial.
- **Outros pacientes:** de acordo com os últimos *guidelines* a meta recomendada é PAS < 140 mmHg e PAD < 90 mmHg.

TRATAMENTO NÃO MEDICAMENTOSO

As principais mudanças de estilo de vida (MEV) preconizadas são:
- Restringir a ingestão de sal (máximo de 2 g de sódio por dia ou 5 g de sal de cozinha). Pode reduzir a PAS em 2 a 8 mmHg.
- Adotar alimentação adequada. Aumentar a ingestão de verduras, frutas, fibras, alimentos integrais, laticínios desnatados, alimentos ricos em potássio (como feijão, ervilha, banana, vegetais verde-escuros, melão, beterraba, frutas secas, tomate, batata e laranja). Pode reduzir a PAS em 8 a 14 mmHg.
- Diminuir a ingestão de álcool para até 30 g por dia para homens e 15 para mulheres. Pode reduzir a PAS em 2 a 4 mmHg.
- Realizar atividade física em pelo menos 5 dias da semana com duração de, no mínimo, 30 minutos. Pode reduzir a PAS em 5 a 9 mmHg.
- Perder peso. Pode reduzir a PAS em 5 a 20 mmHg para cada 10 kg de peso perdido.

TRATAMENTO MEDICAMENTOSO

Conforme as recomendações do VIII Joint:
- Na população não negra, incluindo diabéticos, o tratamento anti-hipertensivo inicial deve incluir: diurético tiazídico, bloqueador de canal de cálcio, iECA (inibidor da enzima conversora de angiotensina) ou BRA (bloqueador dos receptores de angiotensina).
- Na população negra, o tratamento anti-hipertensivo inicial deve incluir: diurético tiazídico ou bloqueador de canal de cálcio.
- Nos indivíduos ≥ 18 anos, com doença renal crônica, o tratamento anti-hipertensivo inicial deve incluir iECA ou BRA a fim de trazer mais benefícios renais.

O principal objetivo do tratamento da HAS é alcançar metas dos valores de PA. Inicia-se o tratamento com monoterapia. Caso não se atinja a meta adequada após 1 mês de tratamento, pode-se aumentar a dose medicamentosa (apesar da resposta à droga já ocorrer com baixas doses da mesma), ou adicionar uma segunda droga, pertencente a uma das 4 classes de medicamentos: diurético tiazídico, bloqueador de canal de cálcio, iECA ou BRA, ou até mesmo trocar o medicamento. Se mesmo assim a meta não for atingida, pode-se adicionar uma terceira droga de alguma dessas 4 classes ao esquema. Deve-se evitar o uso de iECA e BRA ao mesmo tempo.

Em pacientes que não conseguiram controlar os valores da PA com a realização dessas medidas, podem ser adicionadas outras medicações, não pertencentes a essas 4 classes de medicamentos citados, ao esquema.

Um esquema de tratamento inicial com duas drogas pode ser realizado caso o paciente apresente elevados níveis de PA (PAS 20 mmHg ou PAD 10 mmHg acima do valor da meta estipulada para o paciente).

PRINCIPAIS ANTI-HIPERTENSIVOS UTILIZADOS

Diuréticos
- Tiazídicos: drogas de 1ª linha. Clortalidona 12,5 a 25 mg 1x/d e hidroclorotiazida 12,5 a 25 mg 1x/d são os principais exemplos. Como efeito colateral, podem causar aumento do colesterol e triglicerídeos, hiperuricemia, hiperglicemia, hipercalcemia e hipopotassemia. Contraindicados em pacientes com insuficiência renal, GOTA ou alérgicos à sulfa (possuem este radical).
- Diuréticos de alça: a furosemida 20 a 40 mg de 1 a 2x/d é a mais utilizada. Como efeitos colaterais, pode haver hipopotassemia, hipomagnesemia, oto e nefrotoxicidade. Mais indicados em pacientes hipervolêmicos como na IC.
- Poupadores de potássio (antagonistas da aldosterona): espironolactona 25 a 100 mg/d em 1 a 2x e amilorida 2,5 a 10 mg 1x/d são os principais representantes. Efeitos colaterais são hiperpotassemia e ginecomastia (espironolactona). Evitar em caso de disfunção renal e potássio sérico elevado.

Inibidores da enzima conversora de angiotensina (iECA)
- Drogas de 1ª linha. Diminuem mortalidade em pacientes com IC sistólica e retardam a progressão da lesão renal nos nefropatas diabéticos.
- Captopril 25 a 150 mg/d em 2 a 3x, enalapril 5 a 40 mg/d em 1 a 2x, ramipril 2,5 a 10 mg 1x/d e lisinopril 5 a 20 mg em 2x são as principais opções.
- Efeitos colaterais: tosse seca, angioedema, erupção cutânea, hiperpotassemia e piora da função renal.
- Contraindicações: gestação (diminuição de fluxo placentário), creatinina > 3,0, potássio > 5,5 e estenose de artéria renal ou bilateral ou em rim único.

Bloqueadores do receptor de angiotensina (BRA)
- Drogas de 1ª linha com ação semelhante aos iECA
- Losartan 25 a 100 mg 1x/d, candesartan 8 a 16 mg 1x/d e olmesartan 20 a 40 mg 1x/d são os principais exemplos.
- Efeitos colaterais: semelhantes aos iECA, mas causam menos angioedema e não provocam tosse.
- Contraindicações: as mesmas dos iECA

Bloqueadores do canal de cálcio
- Dihidropiridinas: são drogas de 1ª linha. Atuam mais em vasos periféricos. Anlodipino 2,5 a 10 mg/d 1 a 2x e nifedipino (curta duração) 30 a 60 mg 1x/d são os exemplos. Efeitos colaterais: *flush* facial, edema de membros inferiores, taquicardia reflexa e descompensação de insuficiência coronariana se de curta duração (contraindicação nestes casos).
- Não dihidropiridinas: efeito inotrópico e cronotrópico negativo. Verapamil 180 a 480 mg/d 3x e diltiazem 90 a 360 mg/d 3x são utilizados. Podem ser indicados em pacientes com insuficiência coronariana e contraindicação de betabloqueio e FE > 40%. Efeitos colaterais: constipação, bradicardia, descompesação de IC. Contraindicações: FC < 50, IC descompensada, BAV de 1º grau com intervalo PR > 0,24 s, BAV de 2º e 3º graus.

Betabloqueadores
- Não são medicações de 1ª linha para o tratamento da HAS. Usados em outras comorbidades com insuficiência coronariana, arritmias, IC, profilaxia de enxaqueca, hipertensão portal. Exemplos: atenolol 25 a 100 mg/d 1 a 2×, propranolol 40 a 240 mg/d 2 a 3×, bisoprolol 1 a 20 mg/d 1 a 2×, carvedilol 6,25 a 50 mg/d 2×. Efeitos colaterais: broncoespasmo, bradicardia, distúrbios de condução atrioventricular, hipotensão postural, vasoconstrição periférica, insônia, depressão, pesadelo, astenia, disfunção sexual. Se não for cardiosseletivo (como o propranolol), pode causar intolerância à glicose, diminuição de HDL e aumento de triglicerídeos. Contraindicações: asma, BAV 1º grau com intervalo PR > 0,24 s, BAV de 2º e 3º graus. Considerar riscos e benefícios em caso de: depressão, doença vascular periférica, DPOC, IC descompensada.

Outras drogas utilizadas (não constituem tratamento de 1ª linha)
- Vasodilatadores diretos: podem ser usados em pacientes com doença renal crônica ou hiperpotassemia e que necessitem controle de PA, sendo associados. Costuma-se associar hidralazina (mais arteriolodilatador) 50 a 300 mg/d 2 a 3× com um nitrato como a isossorbida (mais venodilatador) 40 a 120 mg/d 2 a 3×.
- Simpaticomiméticos de ação central:
  - Alfa-metildopa: 250 a 1.500 mg/d 2 a 3×. Afeta a produção de adrenalina no sistema nervoso central e costuma ser utilizada em monoterapia para gestantes hipertensas. Efeitos colaterais: anemia hemolítica, hepatite, hipotensão postural, hipertensão rebote.
  - Clonidina: 0,2 a 0,6 mg/d em 2 a 3×. Reduz o tônus simpático, constituindo-se um alfa-2 agonista pré-sináptico. Efeitos colaterais: boca seca, sonolência, fadiga, piora da depressão, disfunção sexual e hipotensão postural. Contraindicação: depressão maior.
- Alfabloqueadores: usados na hiperplasia prostática benigna. Prazosina 40 a 240 mg/d 2 a 3× e doxazosina 40 a 120 mg/d 1× são as opções. Efeitos colaterais: palpitação e hipotensão postural.

HIPERTENSÃO SECUNDÁRIA

A HAS secundária deve ser investigada se: caso de início precoce (antes dos 30 anos) ou tardio (após os 50 anos), hipertensão refratária, ausência de histórico familiar, presença de sopro abdominal ou assimetria de pulsos femorais.

Causas importantes de elevação de PA
- Estenose de artérias renais: é 90% causada por aterosclerose, mas também pode ter diversas outras causas como doença fibromuscular, aneurisma de A. renal e arterite de Takayasu. Suspeitar em caso de paciente com menos de 30 ou mais de 50 anos, sopro abdominal, insuficiência arterial periférica e piora da PA com uso de iECA. Para o diagnóstico, pode ser realizada a arteriografia renal, Doppler de artérias renais, angiorressonância ou cintilografia com DTPA. No início, costuma-se optar pelo tratamento clínico da hipertensão, em caso de estenose unilateral e ausência de rim único. A correção cirúrgica ou percutânea (*stent*) da estenose está indicada em caso de hipertensão resistente, hipertensão acelerada, hipertensão maligna, estenose

bilateral ou unilateral em rim único com perda progressiva da função, IC descompensada ou edema agudo de pulmão de repetição.
- Feocromocitoma: a tríade clássica é composta por cefaleia, palpitações e sudorese. Diagnóstico é realizado por dosagem das catecolaminas e metanefrinas urinárias ou dosagem do ácido mandélico na urina. Tratamento definitivo é cirúrgico e o controle da PA deve ser feito com alfabloqueadores, sendo associado a outras medicações se necessário. Se houver crise, pode-se utilizar nitroprussiato de sódio e antiarrítmicos.
- Hiperaldosteronismo primário: produção aumentada de aldosterona pela suprarrenal. Normalmente, hipertensão com hipocalemia. Deve-se dosar aldosterona sérica (A) e a atividade de renina (R). A relação A/R ≥ 30 e aldosterona sérica > 15 ng/dL sugere hiperaldosteronismo primário. As suprarrenais devem ser investigadas com exame de ressonância ou de tomografia. O tratamento seria com espironolactona e ressecção do adenoma, se presente.
- Hipotireoidismo e hipertireoidismo: dosar, inicialmente, THS e T4L. O tratamento do hipertireoidismo costuma normalizar a PA.
- Hiperparatireoidismo: paciente pode ter cálculo renal, osteoporose, letargia, fraqueza muscular. Diagnóstico é feito com dosagem de cálcio e PTH.
- Síndrome da apneia obstrutiva do sono: a hipóxia provoca ativação simpática e humoral, causando vasoconstrição e aumento da PA. Paciente apresenta roncos e cansaço diurno. O diagnóstico é feito pela polissonografia que demonstrará 5 ou mais episódios de apneia/hipopneia por hora de sono. Tratamento é feito com CPAP (máscara de pressão positiva contínua).
- Uso de drogas/fármacos: corticoides, ciclosporina, AINE, anticoncepcionais orais, antidepressivos tricíclicos, inibidores da monoamino-oxidase, anfetamina, derivados do ergot, cocaína, álcool, entre outros.

BIBLIOGRAFIA

1. Fedorowicz Z. Hypertension. DynaMed; 2016.
2. Figuinha FCR. Hipertensão Arterial Sistêmica. In: Góis AFT. Guia de Bolso de Clínica Médica. Atheneu, 2012;55-64.
3. James PA, et al. 2014 Evidence-Based Guideline for the Management of High Blood Pressure in Adults: Report From the Panel Members Appointed to the Eighth Joint National Committee (JNC 8). JAMA. 2014 Feb 5;311(5):507-20.
4. Levey AS, de Jong PE, Coresh J, et al. The definition, classification, and prognosis of chronic kidney disease: a KDIGO Controversies Conference report. Kidney Int. 2011;80:17.
5. Mann JFE. Choice of drug therapy in primary (essential) hypertension. UpToDate; 2016.
6. Sociedade Brasileira de Cardiologia, Sociedade Brasileira de Hipertensão Arterial, Sociedade Brasileira de Nefrologia. VI Diretrizes Brasileiras de Hipertensão Arterial. Arq Bras Cardiol. 2010;95(1 sup.1):1-51.
7. SPRINT Research Group, Wright JT Jr, Williamson JD, et al. A Randomized Trial of Intensive versus Standard Blood-Pressure Control. N Engl J Med. 2015;373:2103.
8. Wright JT Jr, Bakris G, Greene T, et al. Effect of blood pressure lowering and antihypertensive drug class on progression of hypertensive kidney disease: results from the AASK trial. JAMA. 2002;288:2421.

50

DOENÇAS OROVALVARES

André Chateaubriand Campos
Gustavo Amarante Rodrigues
Cauê Costa Pessoa

CONCEITOS GERAIS E EPIDEMIOLOGIA

As doenças orovalvares respondem por importante morbimortalidade cardiovascular. Sua prevalência varia significativamente, sendo maior nos países em desenvolvimento, o que é justificado pela significativa incidência de casos de febre reumática (FR) e suas sequelas. No Brasil, essa ainda é a principal etiologia das valvopatias, podendo ser responsável por até 70% dos casos. Tal característica deve ser levada em conta na interpretação das evidências disponíveis, visto que se trata de uma população de faixa etária menor do que aquela contemplada pela maioria dos estudos, com menos comorbidades e história natural própria. Em nosso país, as desigualdades sociais são refletidas no perfil dos pacientes valvopatas: mantém-se a importante incidência de sequela reumatismal nos mais jovens, enquanto há o aumento progressivo de valvopatias degenerativas nos mais idosos. Devido à baixa prevalência, não abordaremos doenças das valvas tricúspide e pulmonar.

O tratamento definitivo continua sendo intervencionista. Dessa forma, é fundamental a determinação do melhor momento para sua execução, visto que é a única terapêutica capaz de alterar a história natural da doença. O tratamento medicamentoso objetiva o controle sintomático e de comorbidades, bem como profilaxia de endocardite infecciosa e novos surtos de FR. Quando comparados aos estudos que avaliam doença arterial coronariana (DAC), hipertensão (HAS) ou insuficiência cardíaca (IC), os grandes estudos destinados à avaliação terapêutica das valvopatias são poucos, sendo as recomendações atuais ainda muito influenciadas por opinião de especialistas.

Nos últimos anos tem emergido o conceito de "*heart team*", uma equipe multidisciplinar, composta por cardiologista clínico, cirurgião cardiovascular, especialista em método de imagem, dentre outros, com objetivo de proporcionar avaliação minuciosa de cada caso e indicar intervenções adequadas e no momento adequado.

ABORDAGEM DIAGNÓSTICA

Um correto diagnóstico anatômico e funcional do distúrbio valvar é fundamental. Nesse sentido, a despeito dos avanços nos métodos de imagem, anamnese e exame físico detalhados permanecem com grande valor. Não há exame complementar com sensibilidade ou especificidade de 100% para o diagnóstico das valvopatias, e a interpretação dos exames deve ser feita à luz da impressão clínica. É frequente que ocorra dissociação entre os achados propedêuticos e dos exames complementares, em especial quando se considera que são operador-dependentes e que muitas vezes o exame é realizado sem o conhecimento do quadro clínico. Sendo assim, o ideal é que o operador conheça bem a anamnese e o exame físico.

Na presença de doença valvar, três questionamentos devem buscar ser respondidos: qual a gravidade? O paciente apresenta sintomas? Esses sintomas são atribuíveis à valvopatia?

A presença de sintomas atribuíveis impõe prognóstico ruim e é a principal indicação de conduta intervencionista. Todavia, pode haver valvopatia grave sem que haja repercussão funcional em pacientes com atividade física cotidiana limitada, ou ainda pode haver limitação gradual das atividades de forma adaptativa pelo paciente sem que ele perceba. Dessa forma, deve-se buscar ativamente a presença de limitações potencialmente impostas por doença subjacente e o seguimento de pacientes assintomáticos deve ser rigoroso.

Em relação à história clínica, todas as valvopatias podem evoluir com sintomas de IC, como dispneia aos esforços, dispneia paroxística noturna, ortopneia, tosse, edema em membros inferiores, ascite e astenia. Síncope e angina são mais frequentes em portadores de estenose aórtica (EAo), enquanto palpitação é uma queixa mais típica nas valvopatias mitrais, podendo sugerir presença de fibrilação atrial (FA). Sintomas e sinais de IC direita marcam a presença de hipertensão pulmonar (HP) e ocorrem mais precocemente em portadores de valvopatia mitral (marcadamente a estenose), sendo presentes em graus mais avançados de valvopatia aórtica.

O exame físico é importante mesmo nos pacientes assintomáticos e pode evidenciar sinais de gravidade. À ectoscopia, cianose de extremidades é incomum e significará baixo débito, podendo ocorrer em estenose aórtica (EAo) grave. Em casos de IAo, pode haver uma extensa variedade de sinais propedêuticos atribuíveis ao alto volume sistólico, como o pulso capilar ungueal (sinal de Quincke), movimentação frontal da cabeça (sinal de Musset) e impulsões da úvula (sinal de Müller). A presença de *pectus excavatum* pode sugerir a presença de prolapso de valva mitral (PVM). Síndrome de Marfan tem biótipo característico, e frequentemente está associada a insuficiência mitral (IM) e aneurisma de aorta ascendente com IAo. O pulso arterial em martelo d'água é marcado por queda súbita, sendo característico da IAo, enquanto o pulso *"parvus e tardus"* tem ascensão lenta e baixa amplitude, sendo característico da EAo moderada a grave. A inspeção das veias jugulares pode evidenciar turgência, proporcionar estimativa da pressão venosa central e também fornece informações sobre o pulso venoso. Onda A proeminente é causada por condições que aumentam a resistência à contração atrial direita, como estenose tricúspide, enquanto sua ausência ocorre na FA. Avaliação cuidadosa do *ictus cordis* pode evidenciar um íctus propulsivo sustentado, presente na hipertrofia ventricular esquerda (HVE), ou um íctus hipercinético difuso, amplo e intenso, que ocupa várias polpas digitais e está presente em cardiopatias com sobrecarga de volume, como IM ou IAo.

A presença de sopros à ausculta tem grande valor, em especial se houver mudança do padrão em avaliações seriadas. Todo sopro deve ser caracterizado quanto à cronologia, foco de ausculta, frequência, configuração, duração, irradiação e intensidade (graduada de 1 a 6). A palpação de pulsos centrais deve ser feita concomitantemente, e pode-se valer de manobras como decúbito lateral esquerdo, inspiração profunda ou *hand gripping* para análise mais completa. Sopro sistólico em focos da base, de alta frequência, em diamante e rude é característico de EAo, sendo maior a gravidade quanto mais tardio for o sopro. Sopro diastólico em focos da base, em decrescendo, aspirativo, é característico de IAo, sendo mais grave quanto maior for sua duração. Em focos de ápice, sopro sistólico de alta frequência será causado por insuficiências das valvas atrioventriculares (IM e IT), enquanto sopro diastólico com ruflar é característico da EM.

Eletrocardiograma (ECG) e radiograma de tórax (RX) também fazem parte da avaliação inicial e, mesmo em pacientes cuja avaliação clínica seja de baixa suspeição para valvopatias, alterações discretas nesses exames, como sinais de sobrecargas de câmaras devem motivar a realização de ecocardiograma transtorácico (ETT). É um exame de baixo custo e acessível, com valor diagnóstico e que também pode estabelecer gravidade e prognóstico, podendo ser poupado somente em casos assintomáticos, com sopro grau 1 com RX e ECG normais. Quando a avaliação ao ETT deixa dúvidas quanto à fração de ejeção (FE), pode-se valer da ventriculografia por radionuclídeos ou ressonância magnética (RM). Na prática, a RM é pouco utilizada devido à menor disponibilidade e maior custo quando comparada ao ETT. Quando há dúvidas pela história clínica quanto à real classe funcional (CF) do paciente e não há indicação clara para intervenção, pode-se lançar mão de provas funcionais como teste ergométrico. A tomografia computadorizada (TC) pode estimar grau de calcificação valvar; porém sua principal utilização é na avaliação de doença coronariana em pacientes de baixa probabilidade em programação cirúrgica. Cateterismo cardíaco não é mais realizado como exame de rotina e está recomendado em casos de pacientes sintomáticos com testes não invasivos inconclusivos, quando há discrepância importante entre o exame físico e os exames complementares no que se refere à gravidade da lesão ou na avaliação de DAC pré-operatória. A grande vantagem desse método é proporcionar medidas das pressões intracardíacas e da resistência pulmonar, o que pode ter implicações terapêuticas.

ESTENOSE MITRAL

A EM decorre principalmente de FR, sendo este o protótipo da doença. Mais recentemente, tem ganhado importância a EM não reumática, devido à calcificação valvar senil. Anatomicamente, é marcada por espessamento dos folhetos, fusão comissural, áreas de calcificação e encurtamento de cordoalhas. Fisiopatologicamente, ocorre aumento do gradiente de pressão entre o átrio esquerdo (AE) e o ventrículo esquerdo (VE), o qual é transmitido de forma retrograda à circulação pulmonar, podendo causar sintomas de congestão e HP. ECG pode evidenciar sinais de sobrecarga de AE, FA, e em casos mais tardios, sinais de sobrecarga de câmaras direitas com desvio de eixo para direita. Ao RX, pode haver aumento de AE perceptível e alterações congestivas.

Ao ETT, os dados mais importantes são: a área valvar mitral, calculada pela planimetria por meio do *Pressure Half-Time* (PHT), o gradiente diastólico transvalvar médio, a pressão sistólica da artéria pulmonar (PSAP), a presença de trombos intracavitários e de insuficiência tricúspide (IT) concomitante. O escore de Wilkins é utilizado na tomada de decisão terapêutica e é calculado por meio da pontuação atribuível a 4 parâmetros: mobilidade dos folhetos, acometimento subvalvar, espessura dos folhetos e calcificação valvar, variando de 4 a 16. O ecocardiograma transesofágico (ETE) está indicado quando se considerar a possibilidade de comissurotomia percutânea por cateter-balão (CPB); e proporciona melhor avaliação quanto à presença de trombo.

O tratamento farmacológico visa o controle de sintomas e prevenção de complicações, não sendo necessário no paciente com EM discreta, em ritmo sinusal e assintomático. Na presença de sinais de congestão pulmonar, pode-se fazer uso de diuréticos de alça e restrição hidrossalina. Em casos mais avançados, quando houver também IC direita, espironolactona pode ser usada, diante de uma hiperativação do sistema renina-angiotensina-aldosterona. Anticoagulação está indicada na presença de FA, eventos embólicos ou trombos intracavitários. O aumento da FC causa grande déficit de enchimento diastólico nesses pacientes, sendo o controle adequado da FC fundamental na abordagem sintomática. Betabloqueadores, digoxina e bloqueadores de canal de cálcio são opções.

O tratamento intervencionista da estenose mitral envolve a CPB, a cirurgia de comissurotomia e a cirurgia de troca valvar. A escolha entre essas modalidades leva em conta a avaliação da valva pelo escore de Wilkins, bem como o risco cirúrgico e presença de DAC adjacente. A CPB é um método seguro, com poucas complicações e ótimos resultados quando bem indicado. Consiste na passagem de um cateter com balão que é inflado por meio da valva, separando suas porções. A passagem do cateter ocorre por acesso venoso profundo (veia femoral) e, de forma retrógrada, chega ao átrio esquerdo após perfuração do septo interatrial. A cirurgia de comissurotomia pode ser aberta, quando ocorre visualização direta da valva (método preferencial), ou fechada, quando a abordagem da valva é feita por meio de incisão no AE ou VE. Atualmente, no entanto, a principal abordagem cirúrgica para a EM é a troca valvar, o que decorre da apresentação da doença em idades cada vez mais avançadas e com anatomia pouco favorável à realização de comissurotomia.

Deve-se atentar para o grupo crescente de pacientes com EM secundária à calcificação senil, especialmente nos países desenvolvidos. As indicações para intervenção nesse grupo diferem daquelas para os pacientes com EM reumática, pois a calcificação não leva à fusão dos folhetos (o que invalida comissurotomia ou CPB) e acomete a porção anelar, dificultando a fixação de prótese valvar. Além disso, são pacientes com maior número de comorbidades e maior risco cirúrgico. Sendo assim, a intervenção nestes deve ser adiada até que os sintomas sejam limitantes e refratários à terapêutica medicamentosa (Tabelas 50.1 a 50.3).

INSUFICIÊNCIA MITRAL

A IM é a regurgitação sanguínea para o AE durante a sístole ventricular. Pode ser classificada quanto à sua etiologia em primária, resultante de deformidade em alguma porção da valva, ou secundária, também chamada de funcional, decorrente de outra doença cardíaca. Quanto à velocidade de instalação, pode ser crônica ou aguda, sendo esta última uma emergência médica. As indicações de exames complementares seguem os princípios já expostos no início do capítulo.

Na avaliação do paciente com IM crônica, é imperiosa a distinção entre forma primária e secundária, visto que terá implicação terapêutica. Dentre as formas primárias, o

TABELA 50.1 Classificação da estenose mitral

Lesão (grau)	Área (cm²)	Gradiente médio em repouso (mmHg)
Discreta	> 1,5	< 5
Moderada	1–1,5	5–10
Importante	< 1	> 10

TABELA 50.2 Indicações de comissurotomia percutânea por balão na estenose mitral

Indicações de comissurotomia percutânea por balão na estenose mitral	CR	NE
Pacientes com EM moderada a importante, sintomáticos (CF II, III ou IV), com anatomia valvar favorável, na ausência de trombo atrial esquerdo ou insuficiência mitral moderada a importante.	I	A
Pacientes com EM moderada a importante, assintomáticos, com anatomia valvar favorável à intervenção percutânea HP (PSAP > 50 mmHg em repouso ou > 60 mmHg com atividade física), na ausência de trombo atrial esquerdo ou insuficiência mitral moderada a importante.	I	C
Pacientes com EM moderada a importante, sintomáticos (CF III ou IV), com morfologia não ideal à VMCB e de alto risco ou com contraindicação à intervenção cirúrgica.	IIa	C
Pacientes com EM moderada a importante, assintomáticos, com anatomia valvar favorável à intervenção percutânea e fibrilação atrial de início recente, na ausência de trombo atrial esquerdo ou insuficiência mitral moderada a importante.	IIb	C
Pacientes com EM discreta.	III	C
Pacientes com EM moderada a importante na vigência de trombo atrial esquerdo ou insuficiência mitral moderada a importante.	III	C

CR: classe de recomendação. NE: nível de evidência.

TABELA 50.3 Indicações de tratamento cirúrgico da estenose mitral

Indicações de tratamento cirúrgico da estenose mitral	CR	NE
Pacientes com EM moderada a importante, sintomáticos (CF III ou IV), com contraindicações à CPB.	I	B
Pacientes com EM moderada a importante, sintomáticos (CF III ou IV), em centros sem equipe treinada para realização de CPB.	I	B
Pacientes com EM moderada a importante associada a eventos embólicos recorrentes, apesar de adequada anticoagulação.	IIa	C
Tratamento cirúrgico combinado da fibrilação atrial em pacientes com EM moderada a importante, sintomática (CF III ou IV), quando indicado tratamento cirúrgico da EM.	IIa	C
Pacientes com EM importante, assintomáticos (CF I ou II), com HP grave (PSAP ≥ 80 mmHg), não candidatos à CPB.	IIa	C
Pacientes com EM discreta.	III	C

PVM é a principal etiologia em países desenvolvidos e tem grande espectro de manifestações, podendo ocorrer em ampla faixa etária. FR, endocardite infecciosa (EI) e traumas são também etiologias importantes. A terapia farmacológica na IM crônica primária pode ser considerada em pacientes sintomáticos enquanto se aguarda cirurgia ou caso não haja perspectiva cirúrgica, visando apenas melhora de classe funcional. Pode-se fazer lançar mão do arsenal terapêutico validado para IC sistólica.

A terapêutica intervencionista está indicada em pacientes sintomáticos ou assintomáticos que apresentem disfunção ventricular, FA recente ou HP. Pode ser realizada por plástica valvar, substituição por prótese com preservação total, parcial ou remoção do aparelho subvalvar ou, ainda, intervenção percutânea. A plástica valvar é o procedimento de escolha para a maioria dos pacientes, pois correlaciona-se com maiores índices de sobrevida e menor mortalidade operatória que a troca, além de poupar o paciente de anticoagulação crônica ou de novas cirurgias de troca valvar. Sua realização dependerá da presença de características anatômicas favoráveis. O implante de clipe mitral, intervenção percutânea mais bem validada, sutura as extremidades livres dos folhetos, criando um duplo orifício na valva mitral. É menos efetivo para reduzir a IM que a cirurgia, porém apresenta maior segurança, sendo recomendado em pacientes sintomáticos com risco cirúrgico proibitivo (Tabela 50.4 e 50.5).

TABELA 50.4 Classificação ecocardiográfica da insuficiência mitral

	Discreta	Moderada	Importante
Área do jato regurgitante com Doppler colorido (cm²)	Área pequena, jato central (< 4 cm² ou < 20% da área do AE)	20% a 40% da área do AE	> 40% da área AE
Vena contracta (cm)	< 0,3	0,3–0,69	≥ 0,7
Volume regurgitante (mL/batimento)	< 30	30–59	≥ 60
Fração regurgitante (%)	< 30	30–49	≥ 50
Área do orifício regurgitante (cm²)	< 0,2	0,2–0,39	≥ 0,4

TABELA 50.5 Recomendações para tratamento cirúrgico na IM primária

Recomendações para tratamento cirúrgico na IM primária	CR	NE
Pacientes com IM crônica importante, sintomáticos (CF II, III ou IV), com FE > 30% e DsVE < 55 mm	I	B
Pacientes com IM crônica importante, assintomáticos, com FE entre 30% e 60% e DsVE ≥ 40 mm	I	B
A plástica da valva mitral é preferível em relação à substituição valvar nos pacientes com IM crônica importante que necessitam cirurgia, devendo ser realizada em centros com experiência no procedimento	I	C
Plástica da valva mitral em pacientes com IM crônica por prolapso, importante, assintomáticos, com FE ≥ 60% e DsVE < 40 mm, desde que realizada em centros experientes, nos quais a taxa de sucesso estimada da plástica é maior que 90%	IIa	B
Pacientes com IM crônica importante, assintomáticos, com função ventricular esquerda preservada e fibrilação atrial de início recente	IIa	C
Pacientes com IM crônica importante, assintomáticos, com função ventricular esquerda preservada e com HP (PSAP > 50 mmHg em repouso ou > 60 mmHg com exercício)	IIa	C
Tratamento cirúrgico combinado da fibrilação atrial em pacientes com IM moderada a importante, sintomática (CF III ou IV), quando indicado tratamento cirúrgico da IM	IIa	C
Plástica da valva mitral em pacientes com IM crônica reumática, importante, assintomáticos, com FE ≥ 60% e DsVE < 40 mm, desde que realizada em centros experientes, nos quais a taxa de sucesso estimada da plástica é maior que 90%	IIb	B
Pacientes com IM crônica importante devido à disfunção ventricular grave (FE < 30%) que apresentem sintomas persistentes (CF III ou IV) a despeito de tratamento otimizado para insuficiência cardíaca, incluindo estimulação com marca-passo biventricular.	IIb	C
Pacientes com IM crônica importante, assintomáticos, com FE ≥ 60% e DsVE < 40mm, na ausência de HP ou fibrilação atrial de início recente, nos quais existe dúvida sobre a possibilidade de realização de plástica mitral	III	C

TABELA 50.6 Recomendações para cirurgia na IM crônica secundária		
Recomendações para cirurgia na IM crônica secundária	CF	NE
Cirurgia está indicada em pacientes com IM importante submetidos a cirurgia de revascularização miocárdica (CRM) e FEVE > 30%	I	C
Cirurgia deve ser considerada em pacientes com IM moderada submetidos a CRM	IIa	C
Cirurgia deve ser considerada em pacientes sintomáticos com IM importante, FEVE < 30% com possibilidade de revascularização e evidência de viabilidade	IIa	C
Cirurgia pode ser considerada em pacientes com IM importante e FEVE > 30% que se mantenham sintomáticos a despeito de tratamento farmacológico otimizado (incluindo terapia de ressincronização, se indicada) com poucas comorbidades, se revascularização miocárdica não estiver indicada	IIb	C

Na IM crônica secundária, os folhetos e cordoalhas da VM estão preservados e a IM decorre da distorção do aparelho subvalvar secundário a aumento e remodelamento do VE por cardiomiopatia dilatada ou por DAC (em especial isquemia crônica). Frequentemente a intensidade do sopro não guardará relação com a gravidade da IM, e o ETT terá valor especial na diferenciação da IM primária. A presença de IM secundária confere pior prognóstico aos pacientes com IC e disfunção sistólica; no entanto, em alguns pacientes a IM pode decorrer de disfunção segmentar, o que parece ter melhor prognóstico. Deve ser realizada investigação etiológica da mesma maneira que para IC, sendo que, em caso de IM de etiologia isquêmica, pode haver a possibilidade de revascularização miocárdica e consequente melhora. A terapêutica farmacológica validada para IC deve ser adotada. Existem poucas evidências para a abordagem cirúrgica da IM secundária, sendo que é maior a mortalidade intraoperatória devido à maior prevalência de comorbidades e não se provou melhora de desfechos em longo prazo (Tabela 50.6).

A IM aguda pode decorrer da rotura de diferentes partes do aparelho valvar mitral. Rotura de cordoalhas pode ocorrer como consequência de EI ou de forma espontânea em pacientes com doença degenerativa, enquanto rotura de músculo papilar ocorre geralmente na primeira semana após infarto agudo do miocárdio (IAM). A sobrecarga aguda de volume de câmaras esquerdas causa congestão pulmonar e baixo débito cardíaco, culminando em edema agudo de pulmão (EAP) e choque cardiogênico. Nesse contexto, o rápido diagnóstico e intervenção cirúrgica precoce são fundamentais. A ausculta cardíaca pode ser frustra, pois a equalização de pressões entre AE e VE pode gerar sopro discreto ou inaudível. O ETT pode detectar IM importante, no entanto pode subestimar o grau de refluxo, sendo marcante um VE hiperdinâmico em um contexto de choque. Caso o ETT seja inconclusivo e permaneça a suspeita de IM aguda, deve-se proceder ao ETE. O tratamento farmacológico visa compensação hemodinâmica até realização da cirurgia. O uso de vasodilatadores, como o nitroprussiato, leva à redução da pós-carga, concomitantemente diminuindo a IM e favorecendo aumento do débito cardíaco (DC); no entanto, pode ser limitado pela hipotensão sistêmica. Pode-se fazer uso, ainda, de balão intra-aórtico e oxigenação extracorpórea por membrana como ponte até a realização da cirurgia.

ESTENOSE AÓRTICA

A EAo implica na obstrução da via de saída do VE e é a doença aórtica adquirida mais prevalente. Suas principais causas são a calcificação de uma valva sem alterações morfológicas prévias, calcificação de uma valva bicúspide (esta ocorre mais precocemente) e

FR, sendo que nessa última, invariavelmente estará associada à valvopatia mitral. É uma doença de evolução lenta, e o surgimento de sintomas marca piora importante do prognóstico, sendo clássica a tríade de angina, síncope e dispneia.

A classificação de gravidade da EAo ao ETT exige a avaliação da área valvar, gradiente pressórico, taxa de fluxo transvalvar, função ventricular, espessura de paredes, entre outros. Área valvar não deve ser usada isoladamente para a decisão de intervir, e a gravidade é mais bem caracterizada pelo gradiente transvalvar (importante se > 40 ou 50 mmHg). Os pacientes portadores de EAo podem apresentar heterogeneidade importante quanto aos parâmetros hemodinâmicos, o que torna complexa a decisão quanto ao momento de intervir, especialmente nos pacientes assintomáticos. Teste ergométrico, ETT tridimensional ou sob estresse com uso de dobutamina são métodos complementares que podem fornecer mais substratos para essa decisão.

O tratamento farmacológico da EAo visa ao alívio de sintomas e controle de comorbidades como HAS e dislipidemia (DLP). O uso de hipolipemiantes não está indicado na ausência de DLP, visto que não interfere na progressão da EAo degenerativa. O tratamento definitivo consiste na troca valvar via cirúrgica ou percutânea e traz melhora de sintomas e aumento de sobrevida. Valvoplastia por balão apresenta alta taxa de reestenose, sendo utilizada atualmente somente em associação ou como ponte para tratamento definitivo. A cirurgia de troca valvar deve ser realizada precocemente em pacientes com sintomas atribuíveis à EAo. Idade avançada, isoladamente, não contraindica a via cirúrgica; deve ser realizada avaliação clínica completa do risco cirúrgico, dado que mesmo octagenários ou nonagenários frequentemente têm ótimos resultados. Somente em caso de contraindicação à cirurgia ou risco cirúrgico alto deve-se considerar o implante de bioprótese por cateter, técnica com resultados clínicos e hemodinâmicos bem consolidados. As principais vias de acesso são a transapical e a femoral, sendo esta última de maior exequibilidade e a mais utilizada na prática. A via transapical é mais invasiva, pois exige a realização de minitoracotomia e punção do ápice do VE; no entanto, apresenta menos complicações tromboembólicas já que evita manuseio excessivo da aorta (Tabelas 50.7 e 50.8).

INSUFICIÊNCIA AÓRTICA

A insuficiência aórtica (IAo) pode ser causada por acometimento primário dos folhetos da valva aórtica ou por anormalidades na conformação da raiz da aorta. Dentre as varias etiologias, destacam-se FR (principal em países em desenvolvimento), valva bicúspide (principal em países desenvolvidos), degeneração mixematosa e síndrome de Marfan. Clinicamente, sopro diastólico, as variadas manifestações da pulsação arterial e aumento da pressão de pulsos são importantes marcadores. O ETT permite avaliação de gravidade e também de etiologia e ajuda a determinar o melhor momento para intervenção cirúrgica. O Doppler em cores evidencia a regurgitação valvar e o seu componente com maior correlação com gravidade é a vena contracta, sendo o valores > 0,6 cm² definidores de IAo

TABELA 50.7 Classificação da estenose aórtica

	Discreta	Moderada	Importante
Velocidade do jato (m/s)	< 3,0	3,0 a 4,0	> 4,0
Gradiente médio (mmHg)	< 25	25 a 40	> 40
Área valvar (cm²)	> 1,5	0,8 a 1,5	< 0,8 (< 0,6 cm²/m²)

TABELA 50.8 Indicações para tratamento cirúrgico da estenose aórtica

Indicações para tratamento cirúrgico da estenose aórtica	CR	NE
Pacientes com EAo importante sintomáticos.	I	B
Pacientes com EAo importante que serão submetidos a cirurgia de revascularização miocárdica ou a cirurgia da aorta torácica ou outra cirurgia valvar concomitante.	I	C
Pacientes com EAo importante e FE < 50%.	I	C
Pacientes com EAo moderada que serão submetidos a cirurgia de revascularização miocárdica ou a cirurgia da aorta torácica ou outra cirurgia valvar concomitante.	IIa	B
Pacientes com EAo importante, assintomáticos, que apresentem resposta anormal no teste de esforço (sintomas desproporcionais ao esforço realizado ou hipotensão).	IIa	C
Pacientes com EAo importante, assintomáticos, com indicadores de pior prognóstico (área valvar < 0,7 cm^2, gradiente médio transvalvar aórtico > 60 mmHg e velocidade de jato transvalvar aórtico > 5 m/s), desde que o risco cirúrgico do paciente seja baixo.	IIa	C
Pacientes com EAo importante, assintomáticos, com alto risco de progressão da doença (idade avançada, calcificação valvar acentuada, DAC).	IIb	C
Pacientes com EAo discreta a moderada que serão submetidos a cirurgia de revascularização miocárdica e que apresentem preditores de progressão rápida da EAo, como calcificação valvar acentuada.	IIb	C
Pacientes com EAo com gradiente médio < 40 mmHg e disfunção ventricular, mas com reserva contrátil.	IIb	C
Pacientes com EAo importante, assintomáticos, com arritmias ventriculares complexas durante o teste de esforço.	IIb	C
Pacientes com EAo importante, assintomáticos, com hipertrofia ventricular importante (septo e parede posterior > 15 mm).	IIb	C
Pacientes assintomáticos com EAo que não se encaixem nas indicações acima.	III	B

importante. O curso da doença é crônico, com aumento gradual da sobrecarga de volume do VE, que se adapta com dilatação e hipertrofia. IAo aguda é uma emergência médica e pode decorrer de dissecção de aorta, por exemplo, exigindo tratamento cirúrgico imediato.

O tratamento medicamentoso da IAo é baseado no uso de vasodilatadores, com racional de diminuição da pós-carga, aumento do DC e diminuição do volume regurgitante. Não altera a progressão da doença e deve ser utilizado por curto prazo em pacientes sintomáticos e, portanto, com indicação cirúrgica, enquanto se aguarda tratamento definitivo. Troca valvar é a única intervenção validada, e pode ser necessário o implante de prótese de aorta concomitante (cirurgia de Bentall-De Bono) a depender da etiologia (Tabelas 50.9 e 50.10).

TABELA 50.9 Classificação da insuficiência valvar aórtica

	Discreta	Moderada	Importante
Vena contracta (cm)	< 0,3	0,3–0,59	≥ 0,6
Volume regurgitante (mL/batimento)	< 30	30–59	≥ 60
Fração regurgitante (%)	< 30	30–49	≥ 50
Área do orifício regurgitante (cm^2)	< 0,1	01–0,29	≥ 0,3

TABELA 50.10 Indicações de tratamento cirúrgico na insuficiência aórtica

Indicações de tratamento cirúrgico na insuficiência aórtica	CR	NE
Pacientes com IAo importante sintomáticos.	I	B
Pacientes com IAo importante, assintomáticos, com FE < 50% em repouso.	I	B
Pacientes com IAo importante que serão submetidos concomitantemente a cirurgia de revascularização miocárdica ou cirurgia da aorta ou de outras valvas cardíacas.	I	C
Pacientes com IAo importante aguda ou agudizada de qualquer etiologia levando a insuficiência cardíaca aguda.	I	B
Pacientes com IAo de etiologia não reumática, importante, assintomáticos, com FE ≥ 50%, mas com DdVE > 75 mm ou DsVE > 55 mm.	IIa	B
Pacientes com IAo de etiologia reumática, importante, assintomáticos, com FE ≥ 50%, mas com DdVE > 75 mm ou DsVE > 55 mm.	IIb	B
Pacientes com IAo importante, assintomáticos, com FE ≥ 50%, mas com DdVE 70-75 mm ou DsVE 50-55 mm, associado a evidência de resposta anormal ao exercício.	IIb	C
Pacientes com IAo moderada que serão submetidos concomitantemente a cirurgia de revascularização miocárdica ou cirurgia da aorta ou de outras valvas cardíacas.	IIb	C
Pacientes com IAo importante, assintomáticos, com FE ≥ 50% e com DdVE < 70 mm e DsVE < 50 mm.	III	B

BIBLIOGRAFIA

1. American College of Cardiology / American Heart Association Task Force on Practice Guidelines. 2014 AHA/ACC Guideline for the Management of Patients With Valvular Heart Disease. Journal of the American College of Cardiology. 2014;22:735-1097.
2. Mann DL, Zipes DP, Libby P, Bonow RO, Braunwald E. Braunwald's heart disease: a textbook of cardiovascular medicine. 10ª edição. Elsevier; 2015.
3. Tarasoutchi F, Montera MW, Grinberg M, Barbosa MR, Piñeiro DJ, Sánchez CRM, et al. Diretriz Brasileira de Valvopatias - SBC 2011 / I Diretriz Interamericana de Valvopatias - SIAC 2011. Arq Bras Cardiol. 2011;97(5 supl. 1):1-67.
4. The Joint Task Force on the Management of Valvular Heart Disease of the European Society of Cardiology (ESC) and the European Association for Cardio-Thoracic Surgery (EACTS). Guidelines on the management of valvular heart disease (version 2012). European Heart Journal. 2012;33:2451-96.

51

FEBRE REUMÁTICA

Vitor Dornela de Oliveira
Gustavo Amarante Rodrigues
Cauê Costa Pessoa

INTRODUÇÃO

Febre reumática (FR) é uma das complicações não supurativas decorrentes da infecção faríngea por cepas de *Streptococcus* beta-hemolítico do grupo A de Lancefield (SGA). Trata-se de doença inflamatória com manifestações clínicas variadas e que pode acometer articulações, coração, pele, tecido subcutâneo e sistema nervoso central. A FR é considerada a principal causa de doença cardíaca adquirida entre crianças e adultos jovens ao redor do mundo.

EPIDEMIOLOGIA

A incidência mundial de febre reumática é de aproximadamente 470.000 casos ao ano, com 233.000 mortes anuais atribuídas à doença ou suas complicações cardíacas. A doença pode ocorrer em qualquer idade, porém os indivíduos mais afetados são as crianças entre 5 e 15 anos. Aproximadamente 3% das faringoamigdalites estreptocócicas evoluem para febre reumática. A FR é mais comum nos países subdesenvolvidos e em desenvolvimento. A incidência anual mundial é de 19 para cada 100.000 habitantes; no entanto, esse valor é consideravelmente menor em países desenvolvidos.

O fato de a incidência da doença ser menor em países desenvolvidos talvez se deva à melhoria das condições socioeconômicas, de higiene, acesso à saúde e, em parte, ao uso de antibióticos no tratamento de infecções faringoamigdalianas. No Estados Unidos, observa-se ao longo dos anos importante queda no número de casos novos, mesmo na era pré-antibioticoterapia. Isso corrobora o fato de que boas condições socioeconômicas são mais determinantes que antibioticoterapia precoce em si. Nos Estados Unidos, no começo do século 20, havia por volta de 100 casos novos para cada 100.000 habitantes/ano. Atualmente esse número é menor que 10. No Brasil, estima-se que a incidência seja aproximadamente 36/100.000 habitantes por ano. Desses casos, aproximadamente um terço apresentarão acometimento cardíaco.

FISIOPATOGENIA

Os mecanismos patogênicos que levam ao desenvolvimento de FR ainda não são totalmente esclarecidos. Parece haver suscetibilidade genética, porém ainda falta completo entendimento do perfil genético dos portadores na patogênese da doença. Estudos recentes indicam que cerca de 3 a 6% da população teria predisposição para o desenvolvimento da febre reumática.

Não são todas as bactérias SGA que podem causam febre reumática. As cepas de SGA mais comumente envolvidas são de sorotipos M1, M3, M5, M6, M18, M19 e M24. Elas possuem como componente de sua parede celular uma proteína denominada proteína M. Essa proteína tem semelhança bioquímica com algumas proteínas do nosso corpo, a exemplo da tropomiosina e miosina cardíacas, além de alguns componentes dos neurônios e cartilagens.

Acredita-se que a teoria de mimetismo molecular tem importante papel na FR. A infecção faríngea por SGA serve de gatilho para uma resposta autoimune cruzada. Ocorre a formação de anticorpos contra antígenos de SGA (com características moleculares semelhantes a proteínas humanas) que, por reação cruzada, acabam se direcionando contra proteínas humanas, tais como a miosina e proteínas derivadas das valvas cardíacas.

A febre reumática é caracterizada por lesões inflamatórias exsudativas e proliferativas em tecidos conjuntivos. Sinalizadas pelos anticorpos, as células de defesa agem contra tecidos do próprio corpo. É possível observar infiltrados celulares, necrose fibrinoide e fragmentação das fibras colágenas. Os nódulos de Aschoff são achados típicos da FR e representam uma área de necrose fibrinoide cercada por linfócitos, células plasmáticas e alguns miócitos com núcleos alongados ("núcleos em taturana"), que são chamados de células de Anichkov.

QUADRO CLÍNICO

As manifestações clínicas da FR geralmente se iniciam duas a quatro semanas após uma infecção faríngea por SGA. Durante esse período de latência, geralmente não se observa achados clínicos ou laboratoriais de inflamação. Eventualmente, a infecção faríngea pode ser assintomática e ainda assim evoluir com essa importante complicação. A doença pode começar com sintomas gerais, incluindo febre, porém esse sintoma não está presente em todos os pacientes.

Artrite

A artrite da FR é um dos principais sintomas (afeta até 75% dos pacientes) e geralmente é a manifestação mais precoce (21 dias após a infecção), sendo mais comum em adultos jovens que crianças. É descrita tipicamente como assimétrica e migratória, ou seja, há resolução do processo em uma articulação e, posteriormente, se inicia nova artrite em outra articulação. Eventualmente, o quadro pode ser aditivo, com duas ou mais articulações envolvidas ao mesmo tempo. Apesar de a artrite da FR ser tipicamente uma poliartrite migratória, alguns estudos indianos e australianos mostraram que uma monoatrite asséptica deve ser considerada em populações de alto risco. O envolvimento articular não costuma ultrapassar duas semanas. Artrite por mais de quatro semanas levanta possibilidade de diagnósticos diferenciais, tais como artrite idiopática juvenil ou lúpus eritematoso sistêmico.

A artrite da FR afeta inicialmente grandes articulações dos membros inferiores com progressão para membros superiores. As articulações mais envolvidas são joelhos, tornozelos, cotovelos e punhos. Menos frequentemente observa-se acometimento de quadril, ombros e pequenas articulações das mãos e dos pés. A punção articular geralmente revela um líquido sinovial inflamatório estéril.

A artropatia de Jaccoud é uma manifestação rara de artrite deformante dos dedos das mãos e dos pés. Essa condição ocorre após vários episódios de FR e trata-se de sequela devido a recorrente inflamação da cápsula fibrosa articular. Ocorre desvio ulnar dos dedos, principalmente quarto e quinto dedos; flexão das articulações metacarpofalangeanas e hiperextensão das interfalangeanas proximais, aspecto que foi descrito como deformidade em "pescoço de cisne".

A artrite da FR tem boa resposta a anti-inflamatórios não esteroidais (AINEs) e o uso dessas medicações pode mascarar o quadro. É importante diferenciar da artrite reativa pós-estreptocócica. Essa última condição geralmente não tem as características típicas da artrite da FR; ocorre após um período de latência menor (em torno de 10 dias); responde menos aos AINEs e pode estar associada a acometimento renal.

Cardite

O acometimento cardíaco afeta, em média, 50 a 60% dos pacientes com FR. A inflamação pode ocorrer no endocárdio, miocárdio e pericárdio. A endocardite (acometimento valvar) é o protótipo da cardite reumática, presente em praticamente todos os casos. As valvas mais acometidas são a mitral e aórtica. Alguns pacientes podem não apresentar sintomas e a suspeita ocorre após achados no exame físico ou ecocardiograma sugestivos em pacientes com artrite ou coreia.

Na fase aguda, o acometimento valvar geralmente causa insuficiência da valva lesada. A insuficiência mitral é o achado mais frequente e é observada clinicamente por um sopro holossistólico localizado no ápice. Regurgitação aórtica é a segunda disfunção valvar mais presente. As estenoses valvares são raras durante a fase aguda, sendo mais encontradas como sequelas de FR prévia.

A doença pode afetar o miocárdio, porém raramente o faz sem acometimento valvar concomitante. Cardiomegalia e insuficiência cardíaca congestiva podem ser observados em pacientes com miocardite e podem estar associadas a acentuada morbimortalidade. O dano miocárdico pode se manifestar com alterações eletrocardiográficas, principalmente bloqueios atrioventriculares. A miocardite reumática raramente eleva marcadores de necrose miocárdica, o que auxilia a diferenciar de outras etiologias (p. ex., miocardite viral). A insuficiência cardíaca pode ocorrer tanto pela disfunção valvar quanto pela miocardite e está presente em 5 a 10% dos pacientes em um primeiro episódio de FR, sendo mais comum nas recorrências da doença.

A pericardite na FR pode ser observada em aproximadamente 10% dos pacientes. O sintoma mais comum é dor torácica com melhora postural; e o achado de atrito pericárdico ao exame físico pode ser encontrado. Derrame pericárdico pode estar presente em grande quantidade, entretanto tamponamento cardíaco é raramente observado. Atualmente é recomendado que todos pacientes com suspeita de febre reumática sejam submetidos a ecocardiografia, a fim de reconhecer precocemente o acometimento cardíaco, mesmo subclínico, por essa doença (Tabela 51.1).

Coreia

A coreia de Sydenham é caracterizada por movimentos anômalos involuntários dos membros, face e tronco associados a hipotonia e fraqueza muscular. Esse quadro neurológico peculiar é mais comum em mulheres e costuma ocorrer seis a oito semanas após uma infecção faríngea estreptocócica. A idade de apresentação coincide com a da infecção

TABELA 51.1 Critérios diagnósticos ecocardiográficos para regurgitação valvar patológica secundária a febre reumática

Regurgitação mitral patológica (todos os 4 critérios devem estar presentes)	Regurgitação aórtica patológica (todos os 4 critérios devem estar presentes)
Observada em duas janelas	Observada em duas janelas
Jato regurgitativo ≥ 2 cm de extensão em pelo menos uma janela	Jato regurgitativo ≥ 1 cm de extensão em pelo menos uma janela
Velocidade de pico ≥ 3 m/s	Velocidade de pico ≥ 3 m/s
Jato regurgitativo holossistólico	Jato regurgitavo holodiastólico

Adaptada de Reményi B, Wilson N, Steer A, et al: World Heart Federation criteria for echocardiographic diagnosis of rheumatic heart disease: An evidence-based guideline. Nat Rev Cardiol 9:297, 2012.

estreptocócica, sendo rara após os 20 anos. Os movimentos coreiformes ocorrem durante a vigília, são exacerbados pelo estresse, cessam durante o sono e podem vir acompanhados de labilidade emocional, irritabilidade e dificuldade de aprendizagem.

A coreia associada à FR geralmente persiste por oito a 15 semanas, entretanto pode durar por até dois anos. Ela pode ser a única manifestação da febre reumática, não sendo raro encontrar pacientes com títulos negativos de anticorpos específicos (p. ex., ASLO, anti-DNAse B).

MANIFESTAÇÕES CUTÂNEAS

Eritema *marginatum* é uma manifestação menos frequente na FR e se caracteriza por lesões eritematosas, com bordas serpiginosas e não pruriginosas. As lesões localizam-se mais frequentemente em tronco e extremidades e costuma poupar a face. Elas se disseminam centrifugamente, deixando pele normal ao centro, o que justifica seu nome ("eritema marginado"). Essa alteração cutânea é bastante característica de FR, porém não é patognomônica. As lesões geralmente surgem no início do quadro, entretanto podem persistir ou recidivar durante meses e são frequentemente associadas a cardite reumática.

Nódulos subcutâneos também podem ser observados, com algum grau de semelhança aos da artrite reumatoide. Afetam aproximadamente 1–5% dos pacientes com FR e apresentam forte relação com a gravidade do comprometimento cardíaco. Os nódulos geralmente medem de 0,5 a 2 cm de diâmetro, são firmes, móveis, indolores e mais comumente observados nas superfícies extensoras das articulações. O aparecimento dos nódulos é tardio (uma a duas semanas após as outras manifestações da doença), regride rapidamente após início do tratamento anti-inflamatório e raramente persiste por mais de um mês.

DIAGNÓSTICO

O diagnóstico de febre reumática ainda é baseado em critérios diagnósticos antigos (Tabela 51.2): os critérios de Jones (estabelecidos em 1944 e revisados em 1992). Em 2015 a American Heart Association (AHA) publicou uma nova revisão dos critérios diagnósticos originais (Tabela 51.3), baseados em *guidelines* australianos, separando populações de baixo risco e moderado/alto risco. Ao estabelecer critérios para diferentes populações, o intuito foi o de usar critérios mais sensíveis para populações de alto risco (diminuindo o número de falsos negativos) e mais específicos para populações de baixo risco (diminuindo a quantidade de falsos positivos). Além disso, a revisão de 2015 engloba alterações ecocardiográficas como ferramenta diagnóstica, o que não existia nos critérios revisados em 1992. A revisão de 2015 da AHA ainda não foi mundialmente incorporada, portanto ainda prevalecem os critérios antigos para o diagnóstico de FR.

O diagnóstico de FR aguda se baseia no achado de infecção estreptocócica prévia associado a critérios clínicos e laboratoriais (Tabela 51.2). Exceção é a coreia de Sydenham, que por si só fornece o diagnóstico de FR, uma vez que pode ser a única manifestação presente. Outra exceção é a cardite reumática indolente de início insidioso, que não necessita de outros critérios ou evidência de infecção estreptocócica anterior, assim como a coreia. Para o diagnóstico de recorrência e cardiopatia reumática crônica, são utilizados os critérios da OMS publicados em 2004 (Tabela 51.4).

TABELA 51.2 Critérios de Jones modificados para o diagnóstico de febre reumática (1992)

Critério obrigatório: evidência de infecção estreptocócica

Critérios maiores	Critérios menores
Cardite	Febre
Artrite	Artralgia
Coreia de Sydenham	Elevação de reagentes de fase aguda (VHS, PCR)
Eritema marginado	Intervalo PR prolongado no ECG
Nódulos subcutâneos	
Diagnóstico: 2 critérios maiores ou 1 critério maior e 2 menores	

Adaptada de Dejani et al, Jones Criteria 1992 Update – AHA

TABELA 51.3 Critérios de Jones modificados para o diagnóstico de febre reumática (2015)

	População de baixo risco§	População de moderado/alto risco
Critérios maiores		
Cardite	Clínica e/ou subclínica*	Clínica e/ou subclínica
Artrite	Poliartrite	Monoartrite, poliartrite e/ou poliartralgia
SNC e pele	Coreia	Coreia
	Eritema marginado	Eritema marginado
	Nódulos subcutâneos	Nódulos subcutâneos
Critérios menores		
Cardite	Intervalo PR prolongado	Intervalo PR prolongado
Artralgia	Poliartralgia	Monoartralgia
Febre	Febre ≥ 38,5 °C	Febre ≥ 38,0 °C
Marcadores inflamatórios	VHS ≥ 60 mm em 1 hora e/ou PCR ≥ 3 mg/dL	VHS ≥ 30 mm em 1 hora e/ou PCR ≥ 3 mg/dL

*Cardite subclínica: vista apenas em ecocardiograma;
§Incidência de FR aguda ≤ 2/100.000 por ano em crianças de idade escolar ou prevalência de doença cardíaca reumática ≤ 1/1.000 por ano em todas as idades;
VHS: velocidade de hemossedimentação; PCR: proteína C reativa; SNC: sistema nervoso central
Adaptada de Revision of the jones criteria for the diagnosis of acute rheumatic fever in the era of doppler echocardiography: a scientific statement from the American Heart Association. Circulation. 2015;131.

TABELA 51.4 Critérios da Organização Mundial da Saúde (2004) para o diagnóstico de primeiro surto, recorrência e cardiopatia reumática crônica (CRC)

Categorias diagnósticas	Critérios
Primeiro episódio de febre reumática	Evidência de infecção estreptocócica anterior + dois critérios maiores ou um maior e dois menores
Recorrência de febre reumática em paciente **sem** doença cardíaca reumática estabelecida*	Evidência de infecção estreptocócica anterior + dois critérios maiores ou um maior e dois menores
Recorrência de febre reumática em paciente **com** doença cardíaca reumática estabelecida	Evidência de infecção estreptocócica anterior + dois critérios menores
Coreia de Sydenham Cardite reumática de início insidioso*	Não é exigida a presença de outra manifestação ou evidência de infecção estreptocócica anterior
Lesões valvares crônicas da CRC: diagnóstico inicial de estenose mitral ou dupla lesão mitral e/ou doença na valva aórtica, com característica de envolvimento reumático§	Não há necessidade de critérios adicionais para o diagnóstico de CRC

Obs: Os critérios maiores e menores são os mesmos da revisão de 1992 dos critérios de Jones.
*Endocartite Infecciosa deve ser excluída; §Cardiopatia congênita deve ser excluída.
Adaptada de WHO Technical Report Series 923, Rheumatic Fever and Rheumatic Heart Disease, Geneva 2004

Entre os métodos de detecção da infecção estreptocócica prévia, destacam-se:
- Elevação de anticorpos estreptocócicos: antiestreptolisina O (ASLO) ou anti-DNA-se B;
- Cultura de orofaringe positiva para SGA (positiva em aproximadamente 11% dos casos);
- Teste rápido para detecção de antígenos de SGA.

TRATAMENTO

O tratamento da FR se baseia em erradicar os SGA da faringe de seus portadores, reduzir a inflamação e as consequências desta nos tecidos afetados, tratar os sintomas e promover profilaxia secundária. Para erradicação do estreptococo, a droga mais efetiva é a penicilina. A opção para pacientes alérgicos são os macrolídeos. Os esquemas são os seguintes:
- Penicilina G benzatina:
  - Peso < 27 kg: 600.000 UI IM, dose única
  - Peso > 27 kg: 1.200.000 UI IM, dose única
- Amoxicilina 50 mg/kg/dia VO 8/8 h por 10 dias (adultos: 500 mg 8/8 h)

Alérgicos a penicilina:
- Eritromicina 40 mg/kg/dia VO 8/8 h por 10 dias (dose máxima 1 g/dia)
- Azitromicina 20 mg/kg/dia VO 1× ao dia por 2–5 dias (dose máxima 500 mg/dia)

Em relação ao tratamento anti-inflamatório, os esquemas mais utilizados são com ácido acetilsalicílico, AINEs e corticosteroides. Para o tratamento da artrite, a dose de AAS para crianças é 80–100 mg/kg/dia dividida em quatro tomadas. Para adultos, a dose é de 6–8 g/dia. Uma opção é a utilização de AINEs, como o naproxeno na dose de 10–20mg/kg/dia dividida em duas tomadas. A duração do tratamento se baseia na gravidade, presença de cardite e resposta inicial à terapêutica. A maioria dos quadros de artrite se resolve após um mês de tratamento ou até que os sinais clinicolaboratoriais de inflamação regridam.

Em relação ao tratamento da cardite reumática, não há consenso em literatura atual. Uma metanálise de 2003, a qual avaliou oito estudos randomizados, não mostrou diferença em progressão para doença cardíaca reumática após um ano entre esteroides, imunoglobulina e salicilatos em relação ao placebo. Apesar de não haver consenso, o tratamento da cardite geralmente se baseia também em uso de anti-inflamatórios. Os corticosteroides não mostraram benefício superior aos AINEs, ficando reservados para os casos de cardite moderada e grave. A dose de prednisona para esse fim é 1–2 mg/kg/dia, sendo o máximo 80 mg/dia. A pulsoterapia pode ser uma opção para os casos graves e refratários. A duração do tratamento depende da gravidade, sendo em torno de quatro a oito semanas no casos mais leves e aproximadamente 12 semanas nos quadros moderados e graves. Em caso de insuficiência cardíaca (IC) associada, o tratamento é semelhante a IC por outras causas. A cirurgia cardíaca na fase aguda fica reservada para acometimento valvar grave, como ruptura de cordoalhas tendíneas ou perfuração de cúspides valvares.

A coreia geralmente é benigna e autolimitada. Nos casos leves, estão indicados repouso e permanência em ambientes calmos, podendo ser usados fenobarbital ou benzodiazepínicos. Nos casos graves, que interfiram na qualidade de vida do paciente, podem ser usados haloperidol, valproato ou carbamazepina.

PROFILAXIA

A profilaxia constitui importante medida para o controle da FR, especialmente em países em desenvolvimento. A profilaxia primária se baseia em tratar as faringites estreptocócicas a fim de evitar o surgimento de FR. A droga de escolha continua sendo a penicilina benzatina, pela sua alta eficácica, baixo custo e ausência de resistência antimicrobiana documentada até os dias atuais. Ela é eficaz se administrada até 9 dias após o início do quadro infeccioso.

A profilaxia secundária consiste em administrar antibióticos continuamente em indivíduos com antecedente de FR ou cardite reumática comprovada, a fim de evitar infecções faríngeas estreptocócicas e novos episódios de FR. A droga de escolha é a penicilina benzatina, aplicada a cada três semanas. Opções de medicamentos por via oral são penicilina V 250 mg 12/12 h, sulfadiazina 1 g/dia (500 mg/dia se < 30 kg) e eritromicina 250 mg 12/12 h. O tempo de duração da profilaxia secundária difere entre algumas sociedades. Ele depende da idade, presença de cardite, condição social, número de recidivas e cardiopatia estrutural prévia. As recomendações brasileiras encontram-se resumidas na Tabela 51.5.

TABELA 51.5 Recomendações para a duração da profilaxia secundária	
Categoria	Duração
FR sem cardite prévia	Até 21 anos ou 5 anos após o último surto, valendo o que cobrir maior período
FR com cardite prévia; insuficiência mitral leve residual ou resolução da lesão valvar	Até 25 anos ou 10 anos após o último surto, valendo o que cobrir maior período
Lesão valvar residual moderada a grave	Até os 40 anos ou por toda a vida
Após cirurgia valvar decorrente de FR	Por toda a vida

Adaptada de Diretrizes Brasileiras para o Diagnóstico, Tratamento e Prevenção de Febre Reumática. Arq Bras Cardiol 2009; 93(3 supl.4): 1-18.

BIBLIOGRAFIA

1. Barbosa PJB, Müller RE, Latado AL, Achutti AC, Ramos AIO, Weksler C, et al. Diretrizes brasileiras para o diagnóstico, tratamento e prevenção da febre reumática. Arq bras cardiol. 2009;93(3 supl.4):1-18.
2. Beaton A, Carapetis J. The 2015 revision of the jones criteria for the diagnosis of acute rheumatic fever: implications for practice in low-income and middle-income countries. Heart Asia. 2015;7:7-11.
3. Cilliers A, Adler AJ, Saloojee H. Anti-inflammatory treatment for carditis in acute rheumatic fever. Cochrane database of systematic reviews 2015, Issue 5. Art. No.: CD003176.
4. Gewitz MH, Baltimore RS, et al.; on behalf of the American Heart Association Committee on Rheumatic Fever, Endocarditis, and Kawasaki Disease of the Council on Cardiovascular Disease in the Young. Revision of the jones criteria for the diagnosis of acute rheumatic fever in the era of doppler echocardiography: a scientific statement from the American Heart Association. Circulation. 2015;131.
5. Mayosi BM. Rheumatic fever. In: Braunwald's heart disease: a textbook of cardiovascular medicine. 10. ed. Philadelphia: Elsevier; 2015. p. 1834-41.
6. Reményi B, et al. World heart federation criteria for echocardiographic diagnosis of rheumatic heart disease – an evidence-based guideline Nat. rev. cardiol. 2012;9, 297–309
7. Special writing group of the Committee on Rheumatic Fever, Endocarditis, and Kawasaki Disease of the Council on Cardiovascular Disease in the young of the American Heart Association. Guidelines for the diagnosis of rheumatic fever: Jones criteria, 1992 update. JAMA. 1992;268(15):2069-2073.
8. WHO Expert Consultation on Rheumatic Fever and Rheumatic Heart Disease. Rheumatic fever and rheumatic heart disease: report of a WHO Expert Consultation. WHO technical report series. 2001;923.

52

ENDOCARDITE INFECCIOSA

Bruno Del Bianco Madureira
Cauê Costa Pessoa
Gustavo Amarante Rodrigues

INTRODUÇÃO

A endocardite é um processo inflamatório do endocárdio, cujos principais locais acometidos são valvas cardíacas e a principal causa, infeciosa.

EPIDEMIOLOGIA

A endocardite infeciosa (EI) tem prevalência de 3–10 casos para cada 100.000 habitantes, segundo dados americanos; e historicamente, o principais fatores de risco são: idade maior que 60 anos, sexo masculino, uso de droga injetável, infecção dentária ou arcada dentária em mau estado de conservação, doença estrutural cardíaca, doença valvar, doença cardíaca congênita, prótese valvar, história prévia de endocardite, presença de dispositivo intravascular, hemodiálise crônica ou infeção por HIV. A EI apresenta forte relação com os cuidados de saúde, com estudos retrospectivos comprovando essa relação direta em 32% dos casos. Essa mudança relaciona-se principalmente ao uso de cateteres de longa permanência e tratamento antimicrobiano das faringites estreptocócicas para prevenção da febre reumática.

EI classifica-se em: EI de valva nativa, EI de valva protética e EI relacionada a dispositivos intracardíacos. De acordo com séries de casos multicêntricos, 72% dos casos são em valva nativa, 21% em próteses valvares e 7% relacionado a dispositivos.

Para que a infecção endocárdica ocorra, primeiramente deve haver uma lesão endotelial, gerada pela formação de um fluxo turbulento, causada na maioria dos casos por alterações valvares como a lesão reumática, próteses ou alterações anatômicas congênitas (comunicação interventricular ou cardiopatia hipertrófica). A alteração anatômica de maior risco é a regurgitação mitral com prolapso, seguida de alteração congênita assintomática. Bactérias circulantes na corrente sanguínea devem aderir-se ao endocárdio lesado, gerando a vegetação. Bactérias Gram-positivas possuem maior capacidade de adesão e formação de biofilme, portanto são principal etiologia na EI, sendo que *Stafilococus spp.*, *Streptococcus spp.* e *Enterococcus spp.* são responsáveis por 75% dos casos.

Historicamente, os *Streptococcus spp.* e *Enterococcus spp.* eram os principais agentes, mas com o uso crescente de cateteres vasculares o *Staphylococcus aureus* é o de maior prevalência (31%). Os *Streptococcus viridans* ocorrem em 17%, os *Enterococos spp.* ocorrem em 11%, os *Streptococcus gallolyticus* ocorrem em 7% e os Estafilococos coagulase negativa em 11%.

As bactérias do grupo HACEK (*Haemophilus species*, que não *H. influenza, Aggregatibacter actinomycetemcomitans, Aggregatibacter aphorophilus, Cardiobacterium hominis, Eikenella corrodens, Kingella kingae* e *K. denitrificans*), são responsáveis por 2% das EI. Tratam-se de bacilos Gram-negativos, que colonizam as vias aéreas superiores, cujo crescimento em meios de culturas é lento e de difícil identificação. Fungos são isolados em 1–2%, representados, majoritariamente, por espécies de cândida e *aspergillus*. Outras bactérias Gram-negativas raramente são encontradas. A prevalência de cada germe está representada na Tabela 53.1.

Em cerca de 10% dos casos, as culturas são persistentemente negativas, provavelmente por realização de antimicrobiano prévio à coleta das culturas, meio de incubação inadequado ou germe de crescimento lento e que necessita de tempo além do normatizado para positividade. O *Streptococus gallolyticus*, antigamente chamado S. bovis, coloniza o cólon e os casos de EI por esse germe possuem forte relação com lesões intracolônicas, inclusive neoplasias, que facilitam a translocação, devendo sempre realizar colonoscopia nesses pacientes.

Nos casos da infeção de valvas protéticas, a preocupação com germes hospitalares e resistentes é ainda maior, principalmente quando ocorre no primeiro ano (EI de valva protética precoce). Prevalência de 50% de *Stafilococus* spp., *S. aureus* em 34%, *S. coagulase* negativos em 28% e os *Enterococcus* spp. em 10%; os outros germes são isolados em raros casos.

Quando a EI ocorre após um ano no pós operatório, é classificada como tardia e possui perfil microbiológico diferente, mais semelhante ao que infecta valvas nativas. Nesses casos, *S. aureus* e *S. coagulase* negativos são encontrados em 20% dos casos cada, *Enterococcus* spp. em 13% e S. viridans em 11% e S. gallolyticus em 7% das EI de valva protéticas tardias, conforme demonstrado na Tabela 52.1.

TABELA 52.1 Prevalência de microrganismos conforme tipo de valva (nativa × prótese)

Germe causador	Valva nativa	Valva protética	
		Precoce (25%)	Tardio (75%)
S. aureus	31%	32–36%	16–22%
S. coagulase negativo	11%	28–32%	12%
Enterococcus sp.	11%	8–13%	10–14%
Streptococcus viridans	17%	1%	8–14%
Streptococcus gallolyticus	7%	1%	6–9%
HACEK	2%	0%	1–3%
Fungo	1–2%	5–6%	2–3%
Hemoculturas negativas	10%	12–15%	10%
Outros	13%	4–6%	14–18%

QUADRO CLÍNICO

A EI apresenta uma síndrome clínica com variadas manifestações clínicas, porém a febre está presente em até 90% dos casos, logo é diagnóstico diferencial das síndromes febris. Sintomas orgão-específicos podem ocorrer quando há complicações como a embolização séptica ou insuficiência cardíaca. Os principais sintomas estão descritos na Tabela 52.2.

Sopro cardíaco ou mudança de um sopro preexistente está presente em até 85% dos pacientes. Outros achados específicos e classicamente descritos na EI são decorrência de embolizações como as manchas de Roth, hemorragias retinianas no fundo de olho e as lesões de Janeway que são lesões eritematosas planas na planta dos pés e palmas de mãos. Os nódulos de Osler são nódulos eritematosos nas polpas dos dedos, fenômeno imunológico decorrente da infecção. Os sinais clínicos da EI estão descritos na Tabela 52.3.

TABELA 52.2 Principais sintomas relacionados a endocardite e respectiva frequência

Sintomas	%
Febre	80–95%
Calafrios	40–90%
Astenia	20–40%
Sudorese	20–40%
Anorexia	20–40%
Dispneia	20–40%
Tosse	20–30%
Mialgia/artralgia	10–30%
AVC	10–30%
Confusão mental	10–20%
Dor torácica	5–10%
Hemoptise	5–10%
Dor abdominal	5–10%

TABELA 52.3 Principais sinais relacionados a endocardite e respectiva frequência

Sinais clínicos	%
Sopro cardíaco	80–90%
Novo sopro cardiaco	10–90%
Mudança do sorpo	5–20%
Alteração SNC	20–40%
Esplenomegalia	10–40%
Petéquias/hemorragia conjuntival	10–40%
Manchas de Janeway	5–10%
Nódulos de Osler	3–10%
Manchas de Roth	2–10%

As complicações da EI, principalmente as embólicas, causam repercussões clínicas variadas, de acordo com o orgão acometido, as mais comuns são para sistema nervoso central (SNC), pulmões, retina, pele e baço. Quando o processo inflamatório na valva é intenso, pode lesar todo um folheto e sua cordoalha, gerando insuficiência valvar, a qual pode desencadear insuficiência cardíaca aguda.

Uma complicação rara, porém grave, é o aneurisma micótico que ocorre após embolização para o *vasa vasorum* de uma grande artéria com alta mortalidade.

DIAGNÓSTICO

Diante da suspeita clínica, o diagnóstico será estabelecido por meio da confirmação da infecção de corrente sanguínea (hemocultura positiva) e a comprovação da vegetação na valva cardíaca; o método mais utilizado para visualizá-la é ecocardiograma (transtorácico ou transesofágico). Os já consagrados critérios de Duke para o diagnóstico de EI foram modificados com a melhora das imagens ecocardiográficas, dos métodos de cultura e identificação dos microrganismos. Os critérios de Duke modificados estão demonstrados na Tabela 52.4. Esses critérios possuem sensibilidade e especialidade de 85%.

Os achados ecocardiográficos característicos são: vegetação caracterizada por massa intracardíaca, oscilante ou não, podendo ser única ou múltipla, aderida ao endocárdio; abscesso visualizado como área perivalvar espessada, heterogênea e hiperecogênica, normalmente em anel; deiscência valvar caracterizada por regurgitação perivalvar.

TABELA 52.4 Critérios diagnósticos

Diagnóstico definitivo de endocardite infecciosa

Critério patológico:
- Microrganismos comprovados em cultura de biópsia ou análise histológica de vegetação ou tecido intracardíaco ou
- Lesões características de EI em biópsia

Critério clínico:
- 2 critérios maiores ou
- 1 critério maior e 3 menores ou
- 5 menores

Diagnóstico de endocardite infecciosa possível

- 1 critério maior e 1 menor ou
- 3 menores

Critérios maiores	Critérios menores
• 2 hemoculturas com microrganismos tipicamente causadores de EI • 1 hemocultura positiva para Coxiella burnetti ou antifase I IgG > 1:800 • Hemoculturas persistentemente positivas para germes causadores de EI (> 2 culturas coletadas com > 12 horas de diferença ou 3 culturas positivas entre diversas coletadas com 1 h de diferença cada • Achados ecocardiográficos típicos: vegetações, abscesso, nova deiscência de prótese ou nova regurgitação de valva nativa	• Alteração de risco no coração ou uso de drogas injetáveis • Febre > 38 graus • Fenômenos vasculares, embolias arteriais, embolia séptica pulmonar, aneurisma micótico, hemorragias retinianas ou manchas de Janeway • Fenômenos imunológicos: nódulos de Osler, manchas de Roth, glomerulonegrite ou fator reumatoide • Hemocultura positiva que não cumpre critério maior.

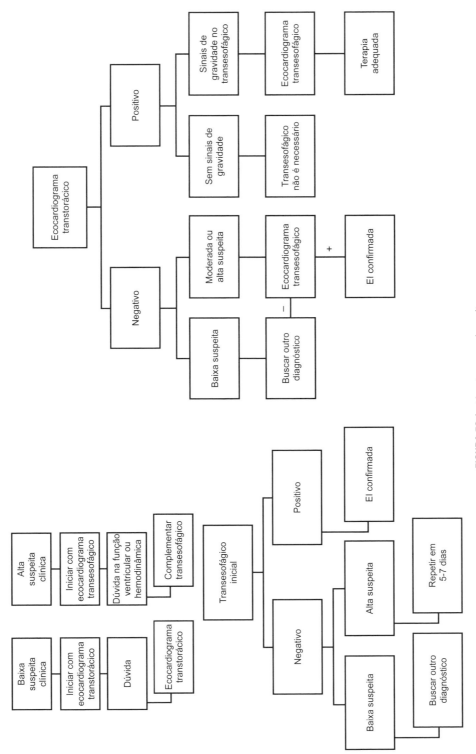

FIGURA 52.1 Algoritmo – endocardite.

O ecocardiograma transtorácico apresenta sensibilidade e especificidade de 75% e 90%, respectivamente. Caso a suspeita clínica seja alta, deve-se proceder a investigação com a realização de ecocardiografia transesofágica com sensibilidade de 95%. Nos casos em que haja alto risco e ecocardiografia negativa, recomenda-se repetir o exame em 7–10 dias. A Figura 53.1 demonstra o fluxograma para diagnóstico ecocardiográfico da endocardite.

TRATAMENTO

O tratamento da endocardite infeciosa é constituído por: suporte clínico, controle dos sintomas, antibioticoterapia e em alguns casos abordagem cirúrgica.

O tratamento antibiótico se divide em tratamento empírico e tratamento específico após identificação do germe causador. O tratamento empírico da EI de valva nativa deve ser realizado em pacientes graves com alta suspeita de EI e quando não se pode aguardar o resultado das culturas. Antigamente, o recomendado na literatura era com vancomicina associada a gentamicina, visando cobertura para *Staphylococcus* sp., *Streptococcus* sp. e *Enterococcus* sp., porém o uso da gentamicina é questionado, pelo seu pequeno benefício em detrimento de seu efeito colateral (nefrotoxicidade); assim não é mais recomendada por todos os guidelines. O tratamento antimicrobiano é prolongado, sendo na maioria dos casos de 4–6 semanas. Os esquemas específicos para cada germe estão demonstrados na Tabela 52.5.

No caso das EI de valva protética, o uso de antibiótico bactericida também é recomendado, e o tratamento deve ser mantido por 6 semanas. No caso dos *S. aureus* a cobertura para MRSA é obrigatória, principalmente nos casos precoces, com guidelines universalmente recomendam também a associação de rifampicina, pela a ação de remoção das bactérias aderidas à prótese e gentamicina. O tratamento dos outros germes é semelhante ao esquema de valva nativa. No caso de infeção da prótese comprovada por fungos ou germes Gram-negativos deve-se, obrigatoriamente, proceder à limpeza cirúrgica. Os esquemas recomendados estão descritos na Tabela 52.6.

O controle terapêutico deve ser realizado com hemoculturas seriadas; recomenda-se coleta de hemoculturas pareadas a cada 24–48 h, sendo que o tempo de tratamento é iniciado após a data da coleta da primeira cultura negativa. A persistência da positividade

TABELA 52.5 Tratamento conforme agente etiológico

Germe	Tratamento	
Streptococcus viridans ou *gallolyticus*	Penicilina cristalina por 4 semanas	Ceftriaxona 4 semanas ou penicilina cristalina/ceftriaxona + gentamicina 2 semanas
Enterococcus	Penicilina cristalina 4–6 semanas + gentamicina 2 semanas	Ceftriaxona ou ampicilina 4–6 semanas + gentamicina 2 semanas
S. aureus MSSA	Oxacilina 4–6 semanas	Cefazolina 4–6 semanas
S. aureus MRSA e *S. coagulase* negativo	Vancomicina 6 semanas	Daptomicina 6 semanas
HACEK	Ceftriaxona 4 semanas	Cetriaxona + gentamicina 2 semanas
Hemocultura negativas	Vancomicina + cefepima 6 semanas	Vancomicina + ampicilina + sulbactam 6 semanas
Fungo	Anfotericina lipossomal 6 semanas	Equinocandinas 6 semanas

TABELA 52.6 Tratamento conforme agente etiológico

Germe	Tratamento
S. aureus ou S. coagulase negativo	Vancomicina + rifampicina 6 semanas + gentamicina 2 semanas
Enterococcus	Ampicilina + ceftriaxona 4–6 semanas
Streptococcus viridans ou gallolyticus	Penicilina cristalina ou ceftriaxona 6 semanas + gentamicina 2 semanas
HACEK	Ceftriaxona 4 semanas ou centriaxona + gentamicina 2 semanas
Hemoculturas negativas	Vancomicina + cefepima 6 semanas ou vancomicina + ampicilina + sulbactam 6 semanas

das culturas, em vigência de tratamento adequado, indica falha terapêutica e deverá ser discutido o tratamento cirúrgico. A febre é outro marcador de melhora clínica; o paciente deverá estar afebril em até 5 dias do início do tratamento; em caso de EI por *S. aureus* ou acometimento do coração direito a febre pode durar até 7 dias.

O tratamento cirúrgico deve ser indicado nos casos de complicações da EI ou falha terapêutica, caracterizada por ausência de melhora clínica, laboratorial ou microbiológica. Os pacientes com insuficiência cardíaca por lesão valvar, infecção local grave com abscesso perivalvar ou fístula, crescimento da vegetação em vigência de tratamento, abscesso micótico ou alto risco de embolização quando a vegetação apresentar diâmetro maior de 10 mm; o item essencial do tratamento é a abordagem cirúrgica.

Estudos multicêntricos comprovaram que a cirurgia precoce reduz a mortalidade na EI.

BIBLIOGRAFIA

1. Clinical Presentation, Etiology and Outcome of Infective Endocarditis in the 21st Century: The International Collaboration on Endocarditis-Prospective Cohort Study - Arch Intern Med. 2009 March 9;169(5):463-73. doi:10.1001/archinternmed.2008.603.
2. Endocardite infecciosa: o que mudou na última década? Ângelo A. Salgado* Cristiane C. Lamas Márcio N. Bóia-=Revista HUPE, Rio de Janeiro, 2013;12(Supl 1):100-109 doi:10.12957/rhupe.2013.7088
3. ESC Guideline for the management of infective endocarditis, 2015
4. Infective Endocarditis Bruno Hoen, M.D., Ph.D., and Xavier Duval, M.D., Ph.D. n engl j med 368;15 nejm.org april 11, 2013
5. Infective Endocarditis in Adults: Diagnosis, Antimicrobial Therapy, and Management of Complications: A Scientific Statement for Healthcare Professionals From the American Heart Association- Circulation. 2015;132:1435-86.
6. Infective endocarditis Thomas J Cahill, Bernard D Prendergast – LANCET September 2, 2015
7. Tenth Edition – Braunwald Heart Disease – A Textbook of Cardiovascular Medicine- Chapter 64- Pg 1525-1548

INSUFICIÊNCIA CARDÍACA CRÔNICA E DESCOMPENSADA

Rodrigo Eichler Lôbo
Cauê Costa Pessoa
Gustavo Amarante Rodrigues

INTRODUÇÃO

Insuficiência cardíaca (IC) é uma síndrome clínica complexa caracterizada por sinais e sintomas típicos, causados por anormalidades cardíacas estruturais ou funcionais. É resultado de uma redução do débito cardíaco e/ou da elevação das pressões intracardíacas em repouso ou aos esforços. Anormalidades nas valvas, pericárdio, endocárdio, ritmo cardíaco ou condução cardíaca podem causar insuficiência cardíaca; entretanto na grande maioria dos casos uma anormalidade miocárdica explica o quadro clínico apresentado. É via final comum a diversas comorbidades altamente prevalentes na população geral, tais como hipertensão arterial sistêmica, diabetes e dislipidemia.

EPIDEMIOLOGIA

A prevalência de IC em países desenvolvidos é aproximadamente 2%, podendo chegar a 10% em indivíduos com mais de 70 anos. No Brasil há grande carência de dados epidemiológicos, sendo a prevalência estimada entre 3–20%, a depender a população estudada. A mortalidade em 12 meses chega a 7% e 17% em pacientes ambulatoriais e internados, respectivamente.

ETIOLOGIA

A etiologia da IC é diversa. Não existe consenso em relação a um sistema de classificação etiológica de causas de IC, em grande parte pela alta sobreposição de etiologias possíveis em um mesmo paciente, cardiovasculares e não cardiovasculares (Tabela 53.1).

CLASSIFICAÇÃO DA IC
Em relação à função ventricular esquerda

A principal forma de classificar a insuficiência cardíaca é de acordo com a fração de ejeção do ventrículo esquerdo (FEVE). Classicamente dividida em sistólica e diastólica,

TABELA 53.1 Etiologias de IC

Comprometimento miocárdico	Cardiopatia isquêmica	
	Toxicidade miocárdica	Drogas recreativas, metais pesados, medicamentos, radiação
	Infecções	Bactérias, protozoários (doença de Chagas), vírus (HIV)
	Autoimunidade	
	Doenças infiltrativas	Amiloidose, sarcoidose, hemocromatose, doenças de depóstito de glicogênio
	Neoplasias	
	Distúrbios metabólicos	
	Distúrbios nutricionais	Deficiência de tiamina, L-carnitina, desnutrição, obesidade
	Distúrbios hereditários	
Anormalidades de enchimento	Hipertensão arterial sistêmica	
	Hipertensão arterial pulmonar	
	Valvopatias	
	Pericardiopatias	
	Estados hiperdinâmicos	Anemia grave, sepse, tireotoxicose, doença de Paget, fístula arteriovenosa, gravidez
	Hipervolemia	
Arritmias	Taquiarritmias	
	Bradiarritimias	

essas denominações atualmente encontram-se obsoletas. Especialistas advogam ainda por uma terceira classe, intermediária:
- IC com fração de ejeção reduzida (ICFEr): FEVE < 40%
- IC com fração de ejeção preservada (ICFEp): FEVE > 50%
- IC com fração de ejeção limítrofe (ICFEl): 40% < FEVE < 49%

Apenas em pacientes com ICFEr demonstra-se redução da morbidade e mortalidade com terapias farmacológicas.

Em relação ao tempo de duração

Um paciente sem diagnóstico prévio de IC pode apresentar um episódio de IC aguda, que pode ter uma apresentação mais súbita (p. ex., síndrome coronariana aguda) ou arrastada (p. ex., cardiomiopatia dilatada). Esse quadro pode se resolver completamente (p. ex., miocardite viral) ou deixar como sequela uma disfunção cardíaca subjacente, tornando-se uma IC crônica. Pacientes com IC crônica com sinais e sintomas inalterados pelo período de um mês são considerados estáveis. Caso haja deterioração da IC, considera-se uma IC descompensada. O termo IC congestiva é usado para descrever uma IC crônica com evidências de sobrecarga hídrica.

Em relação à gravidade dos sintomas

Usa-se a classificação da New York Heart Association (NYHA) para descrever a gravidade dos sintomas e tolerância aos exercícios (Tabela 53.2). A gravidade dos sintomas não tem boa correlação com o grau de comprometimento de VE. A classificação da American Heart Association (ACCF/AHA) descreve estágios de desenvolvimento de IC baseado em alterações estruturais e sintomas (Tabela 53.3).

DIAGNÓSTICO

Sinais e sintomas

Sintomas de IC são inespecíficos e podem estar presentes em diversas outras entidades nosológicas. Anamnese detalhada deve ser obtida sempre que possível e repetida sempre que o paciente for reavaliado, com foco em sintomas de congestão. IC é incomum em indivíduos sem antecedentes patológicos relevantes. Sinais e sintomas de IC podem ser particularmente de difícil identificação em pacientes obesos, idosos e com doença pulmonar crônica (Tabela 53.4).

Arsenal diagnóstico

A avaliação complementar inicial de um paciente com suspeita de IC deve conter hemograma completo, função renal, sódio, potássio, função hepática, glicemia de jejum, hemoglobina glicada, perfil lipídico, hormônio tireoestimulante, cinética do ferro, peptídeos natriuréticos, eletrocardiograma de 12 derivações e radiografia de tórax. Outros exames complementares devem ser individualizados. Os critérios diagnósticos de IC levam em conta o exame clínico e avaliação complementar (Tabela 53.5).

TABELA 53.2 Classificação funcional da NYHA

Classe funcional	Limitação do paciente
Classe I	Nenhuma; atividades cotidianas não causam fadiga, palpitação ou dispneia indevidas.
Classe II	Pequena; atividades cotidianas causam fadiga, palpitação ou dispneia. Confortável em repouso.
Classe III	Marcante; atividades mais leves que as habituais causam fadiga, palpitação ou dispneia. Confortável em repouso.
Classe IV	Grave; paciente não consegue realizar atividade alguma sem desconforto. Apresenta sintomas em repouso.

TABELA 53.3 Classificação da ACCF/AHA

Classificação	Descrição
A	Paciente em risco de IC, porém sem doença cardíaca estrutural ou sintomas de IC.
B	Paciente com doença cardíaca estrutural, porém sem sintomas de IC.
C	Paciente com doença cardíaca estrutural e sintomas prévios ou atuais de IC.
D	IC refratária necessitando de intervenções especializadas.

TABELA 53.4 Sinais e sintomas de IC

Sintomas	Sinais
• Dispneia • Ortopneia • Dispneia paroxística noturna • Fadiga • Inchaço de tornozelos • Tosse noturna • Empachamento • Hiporexia • Confusão mental (idosos) • Tontura • Palpitações • Síncope • Lipotimia	• Turgência jugular • Refluxo hepatojugular • Ritmo em galope (B3 e/ou B4) • Sopro cardíaco • Ganho ponderal • Caquexia (IC avançada) • Edema periférico • Creptações pulmonares • Taquicardia • Pulso irregular • Taquipneia • Hepatomegalia • Ascite • Oligúria

TABELA 53.5 Critérios diagnósticos das IC

Tipo de IC	ICFEr	ICFEI	ICFEp
Critérios diagnósticos	Sinais e sintomas	Sinais e sintomas	Sinais e sintomas
	FEVE < 40%	FEVE 40–49%	FEVE > 50%
		• Peptídeos natriuréticos aumentados • Pelo menos um: – Hipertrofia ventricular esquerda e/ou aumento de átrio esquerdo – Disfunção diastólica	• Peptídeos natriuréticos aumentados • Pelo menos um: – Hipertrofia ventricular esquerda e/ou aumento de átrio esquerdo – Disfunção diastólica

- **Peptídeos natriuréticos (BNP, NT-proBNP e MR-proANP):** apresentam alto valor preditivo negativo, sendo especialmente úteis para exclusão de IC na avaliação inicial de um paciente dispneico. Pacientes com peptídeos natriuréticos abaixo do limite inferior da normalidade (BNP < 100 pg/mL, NT-proBNP < 300 pg/mL e MR-proANP < 120 pmol/L em quadros agudos; e BNP < 35 pg/mL, NT-proBNP < 125 pg/mL em quadros não agudos) não necessitam de complementação diagnóstica para IC. O uso de peptídeos natriuréticos para monitorar eficácia da terapia ambulatorial vem sendo cada vez mais estudado, sendo uma interessante perspectiva futura;
- **Eletrocardiograma:** há uma miríade de alterações eletrocardiográficas possíveis na IC. Algumas alterações sugerem determinadas etiologias (p. ex., áreas inativas devido a isquemia miocárdica) ou fornecem indicações para determinadas terapias (p. ex., anticoagulação na fibrilação atrial, marca-passo em bradicardias, cardiorressincronizador em QRS alargados). Um ECG normal sugere um diagnóstico alternativo ao de IC;
- **Radiografia de tórax:** mais útil em quadros agudos, demonstrando cardiomegalia, congestão ou edema pulmonar. Disfunções ventriculares singnificativas podem cursar com radiografia de tórax praticamente normal. Pode reforçar um diagnóstico diferencial pulmonar que explique os sintomas apresentados pelo paciente, como infecções, malignidades, DPOC ou doença intersticial;

- **Ecocardiograma transtorácico:** método que permite quantificação da FEVE, função diastólica de VE, função ventricular direita e estima pressão arterial pulmonar, além de ser capaz de identificar alterações estruturais (p. ex., doença valvar, áreas de hipocinesia/acinesia) que podem sugerir a etiologia da IC. Todo paciente com sinais e sintomas de IC e peptídeos natriuréticos elevados tem indicação de ECOTT para estratificação da função ventricular esquerda;
- **Ecocardiograma transesofágico:** não é indicado de rotina na IC. Pode ser útil em casos de doença valvar, suspeita de endocardite, cardiopatias congênitas e para descartar trombos intracavitários na FA com necessidade de cardioversão elétrica;
- **Ecocardiograma de estresse:** pode ser utilizado para avaliar isquemia miocárdica induzida e viabilidade miocárdica, além de detectar alterações diastólicas associadas ao exercício;
- **Ressonância magnética cardíaca:** padrão-ouro para quantificação de volumes, massa e fração de ejeção de ambos ventrículos. Melhor alternativa para estudos ecocardiográficos inconclusivos. Capaz de reconhecer isquemia, viabilidade e fibrose cardíacas; caracterizar comprometimento miocárdico por miocardite, amiloidose, sarcoidose, hemocromatose e doença de Chagas; tem como principais limitações baixa disponibilidade, alto custo e claustrofobia quando comparada com a ecocardiografia;
- **PET e SPECT:** capazes de caracterizar isquemia e viabilidade miocárdicas, têm como principais limitações alto custo e baixa disponibilidade;
- **Angiografia coronária:** indicada em pacientes com IC e angina *pectoris* refratária a tratamento medicamentoso otimizado, caso o paciente seja elegível para revascularização miocárdica. Pacientes com história de arritmia ventricular sintomática ou morte súbita abortada também devem ser submetidos a esse método;
- **Tomografia computadorizada cardíaca:** método utilizado para visualização da anatomia cardíaca em pacientes com IC e baixa a moderada probabilidade pré-teste de doença coronariana.

TRATAMENTO

Os objetivos do tratamento da insuficiência cardíaca são: melhora do estado geral, capacidade funcional, qualidade de vida, prevenção de internação hospitalar e redução da mortalidade. O controle de comorbidades também se mostra fundamental para um desfecho favorável. O tratamento farmacológico demonstrou desfechos positivos em relação a morbidade e mortalidade apenas na ICFEr. Evidências são pouco robustas no tratamento da ICFEp e ICFEl.

Medidas não farmacológicas

São indicados cessação de tabagismo e etilismo no paciente com IC. Restrição da ingesta de sódio (entre 1,5–3,0 g/dia) pode ser considerada em pacientes congestos visando alívio sintomático e prevenção de hospitalizações. Atividade física aeróbica regular é recomendada a todos os pacientes com IC, visando melhora da capacidade funcional, sintomas e redução do risco de hospitalização. Não há evidências de que perda ponderal é benéfica a pacientes portadores de IC. Esses pacientes devem ser incluídos em grupos multidisciplinares (cardiologistas, médicos de família, enfermeiros, farmacêuticos, fisioterapeutas, nutricionistas, assistentes sociais, psicólogos etc.) visando principalmente educação adequada em relação à doença, com ênfase em adesão ao tratamento, autocuidado e monitorização de sintomas.

Medidas farmacológicas

Tratamento medicamentoso visa o bloqueio neuro-hormonal do sistema renina-angiotensina-aldosterona e sistema nervoso autonômico simpático, descompensados e deletérios na IC. Deve-se buscar alívio sintomático com uso de diuréticos quando necessário (Tabela 53.6).

TABELA 53.6 Medicamentos e suas doses na IC

Medicamento	Dose inicial (mg)	Dose-alvo (mg)
Inibidor da enzima conversora da angiotensina		
Captopril	6,25 8/8 h	50
Enalapril	2,5 12/12 h	20 12/12 h
Lisinopril	2,5 24/24 h	20 24/24 h
Ramipril	2,5 24/24 h	10 24/24 h
Trandolapril	0,5 24/24 h	4 24/24 h
Betabloqueador		
Bisoprolol	1,25 24/24 h	10 24/24 h
Carvedilol	3,125 12/12 h	25 12/12 h
Metoprolol	12,5 24/24 h	200 24/24 h
Nebivolol	1,25 24/24 h	10 24/24 h
Bloqueador do receptor de angiotensida II		
Candesartana	4 24/24 h	32 24/24 h
Valsartana	40 12/12 h	160 12/12 h
Losartana	50 24/24 h	150 24/24 h
Antagonista do receptor de aldosterona		
Esplerenona	25 24/24 h	50 24/24 h
Espironolactona	25 24/24 h	50 24/24 h
Inibidor do receptor da angiotensina e neprelisina		
Sacubitril/valsartana	49/51 12/12 h	97/103 12/12 h
Inibidor do canal If		
Ivabradina	5 12/12 h	7,5 12/12 h
Digital		
Digoxina	0,125 24/24 h	0,5 24/24 h
Diurético	**Dose diária inicial (mg)**	**Dose diária usual (mg)**
Diurético de alça		
Furosemida	20	40–240
Bumetanida	0,5	1–5
Diurético tiazídico		
Hidroclorotiazida	12,5	12,5–100
Indapamida	2,5	2,5–5

Tratamento recomendado para todos os pacientes com ICFEr
- **Inibidores da enzima conversora de angiotensina (IECA):** bem estabelecidos como redutores de morbidade e mortalidade em pacientes com ICFEr; são recomendados salvo quando contraindicados (história de angioedema, estenose bilateral de artérias renais, gravidez e alergia) ou não tolerados. Devem ser titulados até a dose máxima tolerada. Seu uso requer cuidado em pacientes com comprometimento da função renal pelo risco de elevação de escórias nitrogenadas e hipercalemia;
- **Betabloqueadores:** com efeito complementar na inibição neuro-hormonal, seu início é seguro em associação aos IECA. Devem ser iniciados em pacientes estáveis em baixas doses e titulados até a dose máxima tolerada. É a classe de escolha para controle de frequência em pacientes com FA. Deve ser mantido sempre que possível em pacientes com IC descompensada.

Tratamento para pacientes com ICFEr selecionados
- **Antagonistas do receptor de aldosterona:** têm indicação em todos pacientes com FEVE < 35% sintomáticos apesar de terapia otimizada com IECA e betabloqueadores. Seu uso deve ser cuidadosamente monitorado em pacientes com comprometimento da função renal pelo risco de hipercalemia;
- **Diuréticos:** possuem efeito de alívio sintomático em pacientes com sinais de congestão a despeito de terapia otimizada, com evidências discordantes em relação a efeitos em redução da mortalidade. O alvo da terapia diurética deve ser manutenção da euvolemia com a menor dose possível. Diuréticos de alça são a primeira escolha, podendo ser associado um diurético tiazídico em caso de edema refratário. Pacientes podem ser treinados para ajustar as doses de seus diuréticos por conta própria a depender de alterações de sintomas e medição diária do peso corporal;
- **Bloqueador do receptor de angiotensida II (BRA):** indicados apenas para pacientes que não toleram IECA, tendo em vista evidências mais frágeis em relação à redução da mortalidade por IC da primeira classe em comparação com a segunda. A combinação IECA+BRA deve ser acompanhada rigorosamente e é restrita a pacientes em uso de IECA e betabloqueadores sintomáticos e que não toleram antagonistas da aldosterona;
- **Hidralazina+nitrato:** essa combinação pode ser considerada em pacientes que não toleram ou que têm contraindicações ao uso de IECA ou BRA. Não há evidências que suportem a preferência dessa terapia para pacientes negros com IC;
- **Inibidor do receptor da angiotensina e neprelisina:** nova classe de medicamento representado até o momento apenas pela substância sacubitril/valsartana. Tem efeitos diuréticos, natriuréticos e antirremodelamento. É recomendado em substituição do IECA para pacientes que se mantém sintomáticos apesar do uso de doses otimizadas de IECA, betabloqueador e antagonista de aldosterona. O IECA deve ser supenso 36 horas antes do início do sacubitril/valsartana para minimizar o risco de angioedema. Associação de sacubitril/valsartana com IECA ou BRA é formalmente contraindicada;
- **Inibidor do canal If:** classe que possui como único representante a ivabradina, que reduz a frequência cardíaca por inibir o canal If do nodo sinoatrial. Pode ser considerado em pacientes com FEVE < 35% em ritmo sinusal, frequência cardíaca maior que 70 bpm, e que se mantêm sintomáticos apesar do uso de doses otimizadas de IECA, betabloqueador e antagonista de aldosterona ou que não toleram ou possuem contraindicação ao uso de betabloqueador;

- **Digoxina:** inicialmente utilizada pelos seus efeitos inotrópicos, atualmente é a principal alternativa aos betabloqueadores para controle de frequência cardíaca em pacientes com FA. Devem ser prescritos sob supervisão rigorosa, tendo em vista sua estreita faixa terapêutica, principalmente em mulheres, idosos e pacientes com comprometimento da função renal.

Dispositivos implantáveis

- **Cardiodesfibrilador implantável:** a principal causa de morte cardíaca em pacientes com IC são morte súbita e arritmias malignas, sendo indicado o implante de dispositivos de cardioversão/desfibrilação em casos selecionados:
    - **Prevenção secundária:** pacientes que tiveram morte súbita abortada ou se recuperaram de arritmia ventricular que cursou com instabilidade hemodinâmica e possuem expectativa de sobrevida maior que um ano;
    - **Prevenção primária:** pacientes com IC sintomática (NYHA II-III), de etiologia isquêmica ou por cardiomiopatia dilatada, e FEVE < 35% apesar de pelo menos três meses de terapia farmacológica otimizada, com expectativa de sobrevida maior que um ano.
- **Terapia de ressincronização cardíaca:** capaz de melhorar função cardíaca, bem estar, reduzir morbidade e mortalidade em pacientes selecionados. Indicada em pacientes com IC sintomática, ritmo sinusal, FEVE < 35%, QRS > 130 ms e padrão de bloqueio de ramo esquerdo apesar de terapia farmacológica otimizada. Pode ser considerada em pacientes com QRS > 130 ms sem padrão de bloqueio de ramo esquerdo. Deve ser preferida ao marca-passo ventricular simples quando o paciente possui IC e bloqueio atrioventricular avançado, incluindo pacientes com FA. É contraindicada se QRS < 130 ms.

Tratamento para pacientes com ICFEp e ICFEl

Comparado com pacientes com ICFEr, pacientes com ICFEp e ICFEl têm maior probabilidade de serem hospitalizados e morrerem por causas não cardiovasculares, aumentando ainda mais a importância de se buscar e controlar comorbidades. Nenhum tratamento demonstrou, até o momento, reduzir morbidade e mortalidade em pacientes com ICFEp e ICFEl. Grande parte do tratamento ofertado atualmente visa bem-estar e alívio sintomático, conseguido principalmente com uso de diuréticos de maneira muito similar a empregada na ICFEr.

INSUFICIÊNCIA CARDÍACA DESCOMPENSADA

A insuficiência cardíaca descompensada é a principal causa de internação por causa cardíaca no mundo. Dados americanos mostram quase um milhão de internações hospitalares por ano devido a insuficiência cardíaca descompensada e um custo anual de aproximadamente 10 bilhões de dólares. Deve ser encarada como uma urgência clínica, ser prontamente tratada e seus fatores desencadeantes investigados (Tabela 53.7). O paciente diagnosticado com insuficiência cardíaca descompensada deve ser classificado em um dos quatro perfis hemodinâmicos, a depender da presença de congestão e hipoperfusão (Tabela 53.8). O manejo clínico será guiado pelo perfil hemodinâmico do paciente, juntamente com o tratamento da causa da descompensação.
- **Perfil A (quente e seco):** representa a menor parte dos pacientes com IC que buscam pronto atendimento. Possivelmente apresentam queixas não relacionadas a IC.

TABELA 53.7 Causas de IC descompensada

- Síndrome coronariana aguda e suas complicações mecânicas
- Arritmias
- Emergências hipertensivas
- Infecções
- Má-aderência terapêutica
- Abuso de álcool e drogas recreativas
- Embolia pulmonar
- Complicações perioperatórias
- Uso de medicamentos (AINE, corticosteroides, inotrópicos negativos, quimioterápicos)

TABELA 53.8 Perfis hemodinâmicos de pacientes com insuficiência cardíaca descompensada

	Sem congestão	Congestão • Congestão pulmonar • Ortopneia/dispneia paroxística noturna • Edema de membros inferiores • Turgência jugular • Hepatomegalia
Sem hipoperfusão	Quente e seco (A)	Quente e úmido (B)
Hipoperfusão • Extremidades frias • Oligúria • Alteração do nível de consciência • Tontura	Frio e seco (L)	Frio e úmido (C)

Devem ter sua terapia medicamentosa otimizada quando necessário e encaminhados para seguimento ambulatorial.

- **Perfil L (frio e seco):** representam aproximadamente 5% dos pacientes com IC descompensada. Deve ser aventada a hipótese de hipovolemia, seja por perdas gastrointestinais, sangramentos, excesso de diuréticos ou incapacidade de ingerir quantidades adequadas de líquidos. A terapia inicial consiste em infusão de pequenas alíquotas de soluções cristaloides sob supervisão cautelosa. Em casos refratários, vasodilatadores ou inotrópicos podem ser utilizados.
- **Perfil B (quente e úmido):** representam aproximadamente 70% dos pacientes com IC descompensada. A terapêutica tem como pedra fundamental diureticoterapia parenteral com diuréticos de alça. A dose inicial deve ser pelo menos a dose diária que o paciente já faz uso ou 1 mg/kg de furosemida para pacientes que não fazem uso regular de diuréticos. Em casos de refratariedade à terapia diurética, pode-se associar uma segunda classe de diuréticos, preferencialmente tiazídicos. Vasodilatadores orais ou parenterais podem ser utilizados de forma adjuvante. Inotrópicos são contraindicados.
- **Perfil C (frio e úmido):** representam aproximadamente 20% dos pacientes com IC descompensada e apresentam-se mais graves. Pacientes em perfil C hipotensos (PAS < 90 mmHg) estão em choque cardiogênico e se beneficiam de terapia inotrópica. Dispositivos de circulação mecânica são uma alternativa interessante, porém ainda pouco disponível. Em pacientes não hipotensos pode ser tentada associação de vasodilatadores e diuréticos parenterais (Tabela 53.9).

TABELA 53.9 Drogas parenterais usadas na IC descompensada e suas doses

Medicamento	Bólus inicial	Dose em infusão contínua
Vasodilatadores		
Nitroglicerina	Não	10–200 mcg/min
Dinitrato de isossorbida	Não	1–10 mg/hora
Nitroprussiato	Não	0,3–5 mcg/kg/min
Nesiritida	2 mcg/kg	0,01 mcg/kg/min
Inotrópicos		
Dobutamina	Não	2–20 mcg/kg/min
Dopamina	Não	3–5 mcg/kg/min
Milrinona	Não	0,375–0,75 mcg/kg/min
Levosimendan	10 mcg/kg	0,05–0,2 mcg/kg/min

TABELA 53.10 Indicações e contraindicações de transplante cardíaco

Indicações	Contraindicações
• IC terminal sintomática e ausência de outra alternativa terapêutica eficaz • Paciente motivado, esclarecido e emocionalmente estável • Paciente capaz de compreender e cumprir o tratamento pós-operatório necessário	• Infecção ativa (transitória) • Doença arterial periférica ou cerebrovascular grave • Hipertensão arterial pulmonar irreversível • Câncer (transitória) • Disfunção renal irreversível (ClCr < 30 mL/min) • IMC > 35 kg/m^2 (transitório) • Abuso de álcool e drogas (transitório) • Outras doenças multissistêmicas graves • Baixo suporte social

TRANSPLANTE CARDÍACO

O transplante cardíaco é um dos tratamentos da IC terminal. Quando bem sucedido, aumenta expectativa de vida e capacidade funcional, além de melhorar a qualidade de vida quando comparado ao tratamento farmacológico. Possui indicações e contraindicações bem estabelecidas (Tabela 53.10).

BIBLIOGRAFIA

1. Bocchi EA, et al. Atualização da Diretriz Brasileira de Insuficiência Cardíaca Crônica - 2012. Arq Bras Cardiol. 2012;98(1 supl. 1):1-33.
2. Gonzalez MM, et al. Sociedade Brasileira de Cardiologia. I Diretriz de Ressuscitação Cardiopulmonar e Cuidados Cardiovasculares de Emergência da Sociedade Brasileira de Cardiologia.
3. McMurray JJV, et al. Angiotensin–Neprilysin Inhibition versus Enalapril in Heart Failure. Published online at NEJM.org; 2014 August 30.
4. Ponikowsk P, et al. 2016 ESC Guidelines for the diagnosis and treatment of acute and chronic heart failure. European Heart Journal. 2016;37,2129-200.
5. Yancy CW, et al. 2013 ACCF/AHA Heart Failure Guideline. Circulation. 2013;128:e240-e327.

54

PERICARDIOPATIAS

Cícero Rodrigo Medeiros Alves
Cauê Costa Pessoa
Gustavo Amarante Rodrigues

INTRODUÇÃO

O pericárdio é a membrana que reveste o coração e é composta pelos folhetos visceral e parietal, sendo o espaço que as divide chamado de espaço pericárdico. Esse espaço contém normalmente cerca de 15 a 50 mL de líquido pericárdico, derivado do ultrafiltrado plasmático.

As doenças do pericárdio permanecem como entidades relevantes na prática e podem representar verdadeiros desafios diagnóstico pois podem ser decorrentes de uma ampla gama de etiologias.

EPIDEMIOLOGIA

Não existem dados epidemiológicos oficiais no Brasil referentes ao comprometimento pericárdico. Globalmente, consideram-se as pericardites virais como a etiologia mais frequente de pericardite aguda. Percebe-se que em países desenvolvidos a pericardite tuberculosa vem se tornando cada vez menos prevalente, apesar de ainda permanecer como uma etiologia sempre a ser lembrada no Brasil. Houve aumento por pericardite associado ao HIV especialmente nos países com uso precário de antirretrovirais. As pericardites neoplásicas também vêm em aumento da incidência. Assim, percebe-se que a prevalência entre as diversas causas pode variar consideravelmente a depender a epidemiologia local. Saber os dados locais ajuda a guiar o raciocínio diagnóstico. A mortalidade da pericardite aguda é estimada em 1,1% dos casos internados, sendo maior em pacientes idosos e com coinfecções.

CLASSIFICAÇÃO E FORMAS CLÍNICAS

Utilizamos a classificação da mais recente Diretriz Europeia de Pericardiopatias de 2015.

Formas clínicas das pericardiopatias

As principais apresentações clínicas das pericardiopatias são pericardite (aguda, subaguda e crônica), derrame pericárdico, tamponamento pericárdico e pericardite constritiva.
- Pericardite aguda e recorrente.
- Derrame pericárdico sem comprometimento hemodinâmico.
- Tamponamento cardíaco.
- Pericardite constritiva.
- Pericardite efusiva-constritiva.

Entretanto, também pode-se utilizar a etiologia para classificação da doença, seja inflamatória, neoplásica, vascular, congênita ou idiopática. Também podemos classificar as pericardiopatias pela forma de acometimento do pericárdio (Tabela 54.1).

Critérios diagnósticos de pericardite aguda

São necessário ao menos 2 de 4 dos seguintes critérios diagnósticos:
1. Dor torácica característica;
2. Atrito pericárdico;
3. Ao ECG, surgimento presumidamente de nova elevação difusa do segmento ST ou infradesnivelamento do segmento PR;
4. Evidência de derrame pericárdico (novo ou em piora).
   Achados adicionais sugestivos:
   – Elevação de marcadores inflamatórios (PCR, VHS, leucocitose);
   – Evidência de inflamação pericárdica por imagem (TC ou RNM).

Etiologia e diagnósticos diferenciais

Qualquer agente infeccioso pode causar pericardite – seja vírus, bactérias, micobactérias, fungos etc.; inclusive podendo levar a pericardite purulenta (especialmente nos quadros bacterianos e fúngicos). O acometimento do pericárdio pode ser a principal manifestação clínica ou ser um componente do quadro infeccioso sistêmico (Tabela 54.2).

Os principais agentes são os vírus, especialmente Coxsackievirus tipos A e B e echovírus, por dados reportados em crianças na década de 1960. Em adultos, dados mais recentes sugerem que as principais causas são citomegalovírus, herpes-vírus e HIV. As

TABELA 54.1 Características clínicas das pericardiopatias

Início	• Aguda • Persistente (com duração em torno de 4 a 6 semanas, mas menos que 3 meses, sem remissão) • Recorrente (reincidência do derrame pleural após 4 a 6 semanas após resolução do quadro anterior) • Crônica > 3 meses
Tamanho	• Pequeno (< 10 mm) • Moderado (10 a 20 mm) • Grande (> 20 mm)
Distribuição	• Circunferencial • Localizada
Composição	• Transudato • Exsudato

TABELA 54.2 Etiologias de pericardite

Infecciosa	• Viral – Coxsackie A e B, echovírus, citomegalovírus, herpes simples • Bacteriana • Fúngica • *Rickettsia, Chlamydia, Borrelia, Mycoplasma, Treponema, Ureaplasma, Nocardia, Tropheryma*
Radiação	
Pós-infarto	
Traumática	
Drogas	
Metabólico	• Uremia, diálise, mixedema, síndrome de hiperestimulação ovariana
Malignidade	• Câncer de mama, linfoma de Hodgkin e mesotelioma
Colagenose	• LES, artrite reumatoide, dermatopolimiosite, esclerodermia
Idiopática	

principais bactérias são *Staphylococcus*, *Pneumococcus* e *Streptococcus*, *Haemophilus* e *M. tuberculosis*. As bactérias podem acometer o pericárdio por sítio primário, por contiguidade (a exemplo de acometimento secundário a uma pneumonia) ou por repercussão do processo inflamatório sistêmico. A tuberculose pericárdica ainda é comum nos países em desenvolvimento, e em geral cursa com pericardite crônica ou constritiva.

Alguns fungos, a exemplo do *Histoplasma*, podem causar infecção mesmo em imunocompetentes. Em imunocomprometidos, os principais agentes são *Aspergillus*, *Candida* e as coccidioidomicoses.

As malignidades compõem um grupo importante de patologia: podem corresponder a até 6% das etiologias, sendo as principais metástases a distância de câncer de mama e linfoma de Hodgkin. Tumores primários do pericárdio como mesoteliomas e lipomas são menos comuns. Na história clínica desses pacientes também é importante avaliar se há histórico de radioterapia sobre a região mediastinal. Ainda, drogas utilizadas para o tratamento quimioterápico também podem levar a pericardite, a exemplo da doxirrubicina e daunorrubicina.

Outra condição relevante na prática é a pericardite pós-infarto, relacionada ao processo inflamatório local, extendendo-se para a membrana pericárdica nos casos agudos ou por mecanismo imunológico tardio (síndrome de Dressler), a qual pode se manifestar como pericardite ou derrame pericárdico. Entretanto, na maioria dos casos é assintomática. Atualmente vem se tornando menos comum com a instituição de medidas cada vez mais precoces no infarto.

As principais condições metabólicas a levar a esse quadro são uremia (inclusive pode levar a uma urgência dialítica). Pacientes renais crônicos também pode ter pericardiopatia relacionada a diálise ou por hipervolemia. Hipotireodismo grave e síndrome de hiperestimulação ovariana também podem levar a acometimento pericárdico, em especial por derrame, sem necessariamente inflamação pericárdica. Também é importante lembrar de condições autoimunes, especialmente lúpus eritematoso sistêmico (sendo inclusive a presença de serosite um dos critérios diagnósticos para a doença) e artrite reumatoide, além das demais. Outras drogas como hidralazina, procainamida, metildopa, fenitoína, isoniazida por induzir síndrome lúpus-*like* também podem levar a pericardite.

Em muitos casos, entretanto, não é possível a definição etiológica da pericardite, sendo em geral atribuída a quadro viral. O diagnóstico nesses casos pode ser limitado pela falta de comprovação sorológica e também pela avaliação do custo-benefício a respeito de investigação mais avançada, a qual pode necessitar de pericadiocentese e biópsia pericárdica, sendo estes procedimentos deixados a um segundo plano pela alta invasibilidade e potencial de complicações. Dessa forma, muitos casos de pericardite são classificados em idiopáticos – se o paciente não tiver critérios de prognóstico ruim e sem sinais de tamponamento, esses casos podem ser acompanhados em seguimento clínico rigoroso.

ACHADOS CLÍNICOS

É uma importante causa de dor torácica no pronto-socorro; mas é de suma importância o diagnóstico correto, pois seu tratamento difere em muito do tratamento de causas isquêmicas e de outras causas de dor torácica. Em geral, caracteriza-se por localizar-se em região anterior, irradiada para dorso e que apresenta melhora ao sentar-se com flexão anterior do ombro. Pode haver febre e sintomas constitucionais (inapetência, prostração, febre). Podem também haver pródromos virais como mialgia e coriza. Ao exame físico pode-se observar taquicardia desproporcional a febre, atrito pericárdico e abafamento de bulhas. Podem haver outros sinais e sintomas sugestivos de outra etiologia de base.

Eletrocardiograma

Os achados eletrocardiográficos mais característicos são elevação do segmento ST difusa, e infradesnivelamento de PR. Além disso, é comum a presença de taquicardia sinusal, alterações de repolarização. Complexos QRS de baixa voltagem e QRS de morfologia alternante surgem especialmente se há derrame pericárdico de grande volume. Arritmias também são comuns no contexto das pericardiopatias. Entretanto, o ECG pode estar normal em até 6% dos casos (Tabela 54.3).

É interessante notar que o segmento ST evolui em suas características com a progressão da doença; são descritos quatro estágios conforme a I Diretriz Brasileira de Miocardites e Pericardites, 2013:

- **Estágio I:** supradesnível do segmento ST côncavo e difuso, exceto em aVR e V1, onde ocorre infradesnível; onda T apiculada, com leve aumento da amplitude; infradesnível do segmento PR (exceto em aVR, onde ocorre supradesnível). Essas alterações acontecem em mais de 80% dos casos (Figs. 54.1 e 54.2).
- **Estágio II:** normalização do segmento ST e PR, além do achatamento da onda T.
- **Estágio III:** inversão da onda T difusa, simulando isquemia miocárdica.
- **Estágio IV:** retorno à normalidade da onda T. Pode ocorrer semanas ou meses após o evento inicial.

TABELA 54.3 Tabela de achados eletrocardiográficos nas pericardiopatias

Elevação difusa do segmento ST (exceto V1 e avR)
Infradesnivelamento do segmento PR (exceto aVR)
Taquicardia sinusal
Alteração repolarização
QRS estreito (< 5 mm)
QRS alternante

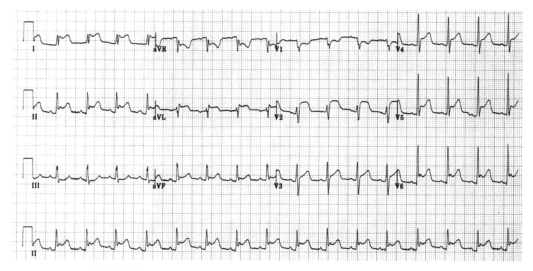

FIGURA 54.1 Supradesnivelamento difuso do segmento ST (exceto V1 e aVR).

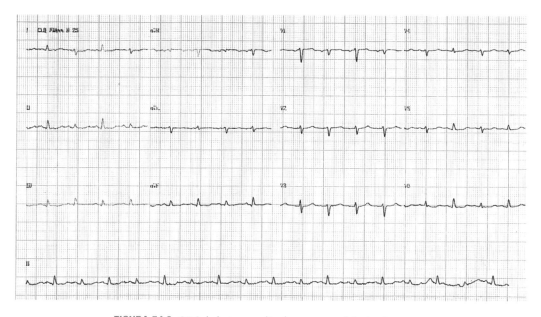

FIGURA 54.2 QRS de baixa amplitude e com morfologia alternante.

INVESTIGAÇÃO DIAGNÓSTICA

Os primeiros passos da investigação diagnóstica de pericardite incluem a realização de ECG e ecocardiograma com a maior brevidade possível, solicitação de hemograma completo, marcadores inflamatórios, marcadores de necrose miocárdica, função renal, função tireoidiana e culturas em caso de suspeita infecciosa. Também pode ser considerada a obtenção de sorologias, em especial de HIV. Autoanticorpos devem ser solicitados se há suspeita clínica de doenças autoimunes.

TABELA 54.4 Tabela de pedido da investigação de líquido pericárdico
Celularidade total e diferencial
Gram e pesquisa de BAAR
Culturas para bactérias, fungo e micobactérias
PCR
Proteínas totais e frações
LDH, glicose
ADA
Colesterol total e frações e triglicerídeos

O ecocardiograma é o exame de maior importância na avaliação inicial por ter uma boa sensibilidade e especificidade, além de poder identificar achados secundários (como calcificação e afinamento pericárdico, conteúdo neoplásico e função cardíaca), assim como avaliação da repercussão hemodinâmica caso haja derrame pleural.

O estudo do líquido pericárdico não é realizado de rotina, exceto quando já se é possível obtenção do líquido por pericardiocentese de alívio e nas suspeitas de pericardite tuberculosa, neoplásica e purulenta; sempre tentando realizar a melhor técnica e na maior janela, visto pelo ecocardiograma. Alguns centros recomendam a punção em derrames maiores que 20 mm. Também pode-se considerar a investigação nos casos refratários ao tratamento inicial e ainda sem etiologia esclarecida.

Ao coletar o líquido deve ser solicitado o estudo bioquímico do líquido, culturas para bactérias, fungos e micobactérias, Gram, pesquisa de BAAR, citologia total e diferencial, ADA, estudo PCR para etiologias virais, além daqueles que convém solicitar a depender do caso (Tabela 54.4).

Outros testes complementares podem auxiliar no diagnóstico, a exemplo do PPD, radiografia de tórax. A tomografia de tórax pode ser útil para confirmar o diagnóstico, além de avaliar outras doenças pulmonares que podem sugerir a etiologia da pericardite (p. ex., tuberculose, câncer de pulmão). Além disso, o contraste pode demonstrar áreas com processo inflamatório ativo. A ressonância magnética de coração pode ser utilizada caso o ecocardiograma não tenha demonstrado sinais de doença pericárdica, mas ainda houver alta suspeição clínica.

TAMPONAMENTO CARDÍACO

O tamponamento cardíaco é a complicação mais temida e mais grave dentre o espectro de pericadiopatias. O diagnóstico baseia-se no quadro clínico, associado aos achados ecocardiográficos. Pode surgir nos casos agudos ou mesmo de forma abrupta nos casos crônicos. Deve ser rapidamente tratada logo após o diagnóstico por ser uma condição potencialmente fatal. O paciente em geral apresenta-se dispneico, com piora da dor torácica, além de taquicardia sinusal, turgência de jugulares, abafamento de bulhas e pulso paradoxal (queda de mais de 10 mmHg da pressão sistólica durante a inspiração). Em casos graves, pode evoluir para hipotensão e outros comemorativos de choque.

Os principais marcadores ecocardiográficos de tamponamento são:
- Colapso de câmaras direitas – o colabamento de átrio direito ao fim da diástole e do ventrículo direito na diástole inicial. O colapso de câmaras da direita é o critério

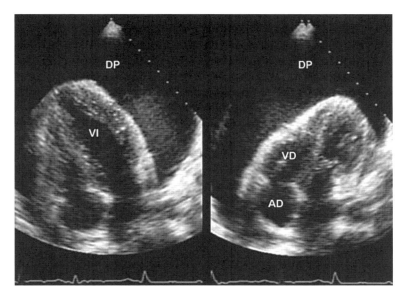

FIGURA 54.3 Colapso do ventrículo direito.

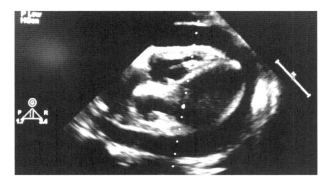

FIGURA 54.4 Colapso do átrio direito.

mais sensível para tamponamento, pois essas cavidades, por terem menores pressões, são as primeiras a sofrerem repercussão assim que a pressão gerada pelo líquido pericárdico excede as intracavitárias (Figs. 54.3 e 54.4).
- Colapso de câmaras esquerdas – o colabamento de átrio esquerdo pode ser visto em até 25% dos pacientes e tem uma alta especificidade para tamponamento. O colapso de ventrículo esquerdo é menos visto pela alta pressão intracavitária e pela maior quantidade de massa muscular cardíaca.
- Variações de volume e fluxo durante o ciclo respiratório, levando a movimentação anômala dos septos – mudanças recíprocas de volume ocorrem nos ventrículos direito e esquerdo e durante a inspiração o septos interatrial e interventricular movem-se para a esquerda, processo revertido pela expiração. Essa é a fisiopatologia que explica o pulso paradoxal.
- Dilatação das cavas com pouca variação respiratória.

TRATAMENTO

O primeiro passo é a avaliação se há tamponamento cardíaco, o que indica imediatamente a punção de alívio. A pericardiocentese diagnóstica também é indicada se houver suspeita de malignidade e infecção bacteriana. A pericardiocentese nos casos crônicos deve ser reservada a essas situações clínicas e, ainda assim, considerar o risco X benefício do procedimento (Figs. 54.5 e 54.6; Tabelas 54.5 a 54.7).

Em casos em que há suspeita de doença base que justifica a pericardiopatia é crucial o tratamento da mesma, seja antibioticoterapia para pericardite bacteriana, esquema tuberculostático para pericardite tuberculosa e assim por diante conforme a etiologia de base (Fig. 54.7).

O segundo passo é avaliar a presença de sinais inflamatórios; se presentes, pode-se iniciar terapia com anti-inflamatórios não esteroidais e também é indicada como passo inicial em pericardites idiopáticas. Estudos demonstram que o uso de colchicina reduz a reincidência de pericardites recorrentes. Em casos persistentes pode inclusive ser realizada corticoterapia após afastada etiologia infecciosa.

Outra opção que vem demonstrando sucesso terapêutico é a injeção de corticoterapia intrapericárdica, com boa taxa de resolução após 1 ano de terapia, além da vantagem de evitar o uso de corticoterapia sistêmica. Pode ser utilizada infusão de triancinolona associada ao uso de colchicina por 6 meses.

É importante realizar ECO TT seriado para avaliar se há progressão do derrame pericárdico; e mesmo em casos crônicos, o tamponamento pode surgir a qualquer momento. Em casos selecionados, pode vir a ser necessária drenagem cirúrgica ou pericardiectomia, especialmente no cenário de pericardite constritiva.

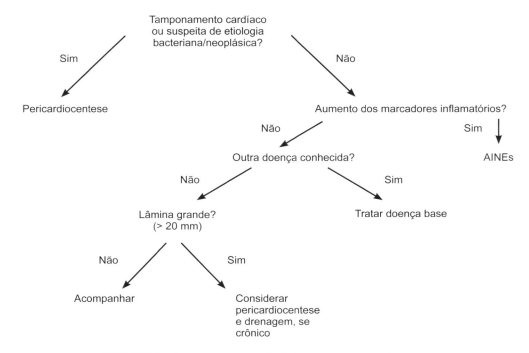

FIGURA 54.5 Algoritmo para tomada de decisão nas periocardiopatias.

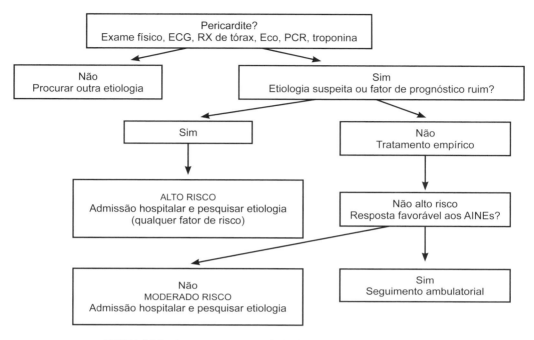

FIGURA 54.6 Algoritmo para tomada de decisão nas periocardiopatias.

TABELA 54.5 Preditores de prognóstico ruim

Maiores
- Febre > 38 °C
- Subaguda
- Derrame pericárdico grande
- Tamponamento cardíaco
- Ausência de resposta aos AINEs ou aspirina após 1 semana

Menores
- Miopericardite
- Imunossupressão
- Trauma
- Uso de anticoagulantes orais

TABELA 54.6 Tabela de dose dos antiinflamatórios e da colchicina para uso

Droga	Dose inicial	Tempo de tratamento
Aspirina	500 a 100 mg 6–8/6–8 h	Semanas a meses
Ibuprofeno	600 mg 8/8 h	Semanas a meses
Indometacina	25–50 mg 8/8 h	Semanas a meses
Colchicina	0,5 mg a 1 a 2 vezes ao dia	Ao menos 6 meses

TABELA 54.7 Tabela de corticoterapia (baseada na prednisona)

Dose inicial 0,25 mg/kg/dia	Desmame
> 50 mg	10 mg/dia a cada 1–2 semanas
50–25 mg	5 a 10 mg/dia a cada 1–2 semanas
25–15 mg	2,5 mg/dia a cada 2–4 semanas
< 15 mg	1,25 a 2,5 mg/dia a cada 2–6 semanas

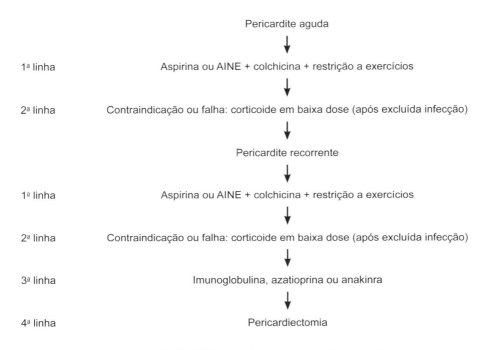

FIGURA 54.7 Algoritmo tratamento de pericardite.

BIBLIOGRAFIA

1. 2015 ESC Guidelines for the diagnosis and management of pericardial diseases.
2. Brian D Hoit, MD. Cardiac tamponade. www.uptodate.com.
3. Brian D Hoit, MD. Etiology of pericardial disease. www.uptodate.com.
4. Elyse Foster, MD. Echocardiographic evaluation of the pericardium. www.uptodate.com.
5. I Diretriz Brasileira de Miocardites e Pericardites; 2013.
6. Massimo Imazio. Clinical presentation and diagnostic evaluation of acute pericarditis www.uptodate.com.

55

MIOCARDIOPATIAS

Bruno Del Bianco Madureira
Gustavo Amarante Rodrigues
Cauê Costa Pessoa

INTRODUÇÃO

As miocardiopatias (MCP) são um grupo heterogêneo de alterações do miocárdio cuja definição ainda não se encontra bem estabelecida na literatura. Esse termo não pode ser utilizado quando a etiologia da doença miocárdica for hipertensiva, valvar, congênita ou isquêmica. A definição da Associação Americana de Cardiologia descreve como doenças do miocárdio associadas a alterações mecânicas ou elétricas que costumam apresentar hipertrofia ou dilatação inapropriadas e que têm base genética. Já a Sociedade Europeia de Cardiologia define MCP como desordem miocárdica em que o músculo cardíaco encontra-se estruturalmente ou funcionalmente anormal, na ausência de doença coronariana, hipertensão, doença valvar ou doença cardíaca congênita suficiente para explicar a anormalidade miocárdica observada. As MCP podem ser doenças exclusivas do coração ou fazer parte do acometimento de uma doença sistêmica. O termo miocardiopatia é frequentemente utilizado erroneamente na prática clínica para descrever alterações estruturais cardíacas causadas por isquemia, por meio do termo MCP isquêmica. Os estudos atuais têm comprovado cada vez mais a origem genética das MCP.

As MCP são divididas de acordo as alterações no ventrículo esquerdo (VE) ou ventrículo direito (VD), avaliadas pela ecocardiografia ou outros exames complementares. Esse acometimento cursa com 4 grandes disfunções, dividindo as MCP em: hipertrófica, dilatada, restritiva e arritmogênica. Novos métodos de imagem têm colaborado na investigação etiológica; a ressonância magnética permite avaliar as características do tecido do miocárdio sem a necessidade de estudo histológico. A biópsia endomiocárdica, por ser um procedimento invasivo e de alto risco, raramente é empregada no diagnóstico.

Devido à falta de consenso e a baixa prevalência, existem poucos estudos epidemiológicos no Brasil. A última série de casos demonstrou que mais de 50% das MCP são de etiologia desconhecida, chamadas de idiopáticas. No Brasil, com os dados atuais, a doença de Chagas é principal causadora de MCP, seguida por abuso de substâncias (álcool, cocaína e crack), e as causas menos prevalentes são idiopáticas e doença sistêmicas.

MIOCARDIOPATIA DILATADA

Definida pelo achado ecocardiográfico de um ventrículo dilatado com ou sem redução da fração de ejeção, invariavelmente acompanhado de um aumento no índice de massa ventricular (hipertrofia). A dilatação pode acontecer de forma uni ou biventricular. Os pacientes, em geral, possuem disfunção sistólica e apresentam-se com a clínica de insuficiência cardíaca. Como outras MCP, essa tem alta relação familiar, comprovada em 20–35% dos casos idiopáticos. Atualmente, estudos genéticos são capazes de comprovar os genes responsáveis em 30% dos casos, e acredita-se que 50% terão sua origem genética comprovada no futuro. As principais causas de MCP dilatada estão descritas na Tabela 55.1.

A principal causa de MCP dilatada no Brasil é a doença de Chagas, causada pelo protozoário *Trypanosoma cruzi* e endêmica em nosso país, cujo local mais acometido é a região amazônica, nos estados do Pará, Amapá e Amazonas. A transmissão da doença de Chagas no Brasil, nos dias atuais, ocorre predominantemente por via oral pela ingestão de fezes do vetor com o parasita em alimentos *in natura*. O acometimento cardíaco pode ocorrer de forma isolada ou associado ao envolvimento colônico e/ou esofágico. A segunda causa da MCP dilatada, em nosso país, é o abuso de álcool, caracterizado por consumo de mais de 90 gramas de etanol por semana por mais de 5 anos. Com a suspensão do uso do etanol, em parte dos casos as alterações são revertidas.

A MCP chagásica é composta por 2 fases, aguda e crônica. A primeira se desenvolve após o período de incubação que varia de 1 semana a meses. Em 90% dos casos apresenta-se com sintomas inespecíficos como febre, mialgia e fadiga, dessa forma passando desapercebida e sem diagnóstico na maior parte das vezes. Os 10% que apresentam manifestações relevantes cursam com quadro de insuficiência cardíaca aguda com ou sem

TABELA 55.1 Causas de miocardiopatias dilatadas
Idiopática
Genética (familiar e esporádica)
Doença de Chagas
Miocardites infecciosas (**Coxsackie, echovírus**, CMV, HIV)
Abuso de substâncias • Álcool • Cocaína • Anfetaminas • Lítio
Cardiotoxicidade medicamentosa • Antracíclicos • Ciclofosfamida • Antirretrovirais
Deficiências nutricionais • Tiamina • Niacina
Doenças infiltrativas
MCP periparto
Doenças do tecido conjuntivo
Doenças neuromusculares (distrofia miotônica de Steinert, distrofia muscular de Duchenne)

dilatação ao ecocardiograma. Ocorre reversão do quadro em 65 a 80% dos casos com o tratamento etiológico específico (terapia antitripanossoma).

Posteriormente, a fase crônica passa por uma fase indeterminada, em que não há sintomatologia ou alteração ecocardiográfica, e ao longo dos anos ocorrem alterações estruturais, gerando hipocinesia difusa das paredes ventriculares e sua dilatação; nesse momento, a MCP chagásica crônica está estabelecida. A sintomatologia é característica da insuficiência cardíaca e nesse momento o tratamento consiste nas medicações para controle dos sintomas da insuficiência cardíaca e redução do remodelamento cardíaco.

O diagnóstico da MCP dilatada é composto pelos sintomas clínicos, achados eletrocardiográficos (ECG) e ecocardiográficos. O diagnóstico etiológico dificilmente é estabelecido e não apresenta tanta relevância no tratamento. Os sinais e sintomas são os mesmos que caracterizam a insuficiência cardíaca, como: dispneia, ortopneia, dispneia paroxística noturna, turgência venosa jugular, refluxo hepatojugular, edema de membros inferiores, terceira bulha cardíaca (B3). No ECG, os achados mais encontrados são alterações inespecíficas do segmento ST e inversão de onda T; porém, a presença de bloqueio de ramo direito associada a bloqueio divisional anterossuperior esquerdo sugere doença de Chagas. No ecocardiograma encontramos dilatação ventricular com disfunção sistólica do ventrículo esquerdo (VE), índice de massa aumentada com espessura de parede normal, hipocinesia difusa mais acentuada no septo, e disfunção valvar mitral ou tricúspide por afastamento dos folhetos.

No caso da MCP chagásica, costuma-se presumir o diagnóstico com os achados no ECG (bloqueio de ramo direito e bloqueio divisional anterossuperior esquerdo) e ecocardiográficos sugestivos em paciente com epidemiologia e sorologia demonstrando infecção prévia pelo *T. cruzi*. O diagnóstico definitivo depende da comprovação, por biópsia endomiocárdica, da presença do *T. cruzi* no miocárdio, método raramente empregado. O achado de aneurisma em ápice de ventrículo esquerdo é típico de MCP chagásica.

No tratamento definitivo para a MCP dilatada, dessa forma, é extrapolado o que foi comprovado para insuficiência cardíaca de fração de ejeção reduzida. Os principais pontos que exigem atenção são a formação de trombos intracardíacos que podem embolizar para sistema nervoso central e o risco de arritmias ventriculares graves, sendo causa de morte de 35–55% dos pacientes. O cardiodesfibrilador implantável (CDI) deve ser cogitado quando houver grave disfunção ventricular associada a TV sustentada ou FV prévia, e grave disfunção ventricular em classe funcional II ou III, já em terapia farmacológica otimizada. O implante do ressincronizador cardíaco (RC) deve ser cogitado em pacientes com insuficiência cardíaca, independente da causa, com QRS > 150 mm com fração de ejeção < 35% e classe funcional III ou IV. Está indicado também quando o QRS for entre 120–150 mm com fração de ejeção < 35%, classe funcional III ou IV e dessincronismo flagrado em método de imagem.

MIOCARDIOPATIA HIPERTRÓFICA

Acomete por volta de 0,2% da população mundial. Sua etiologia é 100% genética e existe, portanto, forte relação familiar. Histologicamente, visualizamos cardiomiócitos hipertróficos com um arranjo caótico e com grau variado de fibrose intersticial. Essa hipertrofia comprime os vasos intramiocárdicos, gerando redução do seu lúmen e menor capacidade de dilatação compensatória. A hipertrofia ocorre predominantemente no VE com variações na parede acometida e na repercussão hemodinâmica gerada. O septo interventricular é, tipicamente, mais acometido que a parede livre do VE, porém hipertrofia concêntrica e apical podem ocorrer. As alterações estruturais do VE cursam com:

obstrução do trato de saída do VE (OTSVE), disfunção diastólica, isquemia miocárdica e/ou regurgitação mitral.

A MCP hipertrófica, apesar de não ser rara, é subdiagnosticada pois apenas uma minoria dos casos apresenta sintomas, ou esses são tardios na evolução da doença, com sintomas de insuficiência cardíaca estabelecida. O sintoma que leva à investigação na maioria das vezes é a síncope, que ocorre em 15–20% dos casos. A OTSVE é a alteração estrutural que gera a síncope, pois em graus avançados gera um gradiente de pressão entre o VE e a aorta, gradiente esse que se exacerba em situações nas quais a pressão arterial se eleva, como no exercício físico, gerando baixo débito cerebral e, portanto, síncope.

Os sinais clínicos encontrados no exame físico são diversos tipos de sopro precordial, entre eles os mais sugestivos são: sopro protossistólico em crescendo-decrescendo, melhor audível no ápice e irradiado para axila, além de sopro mesotelessistólico em ápice que irradia para os focos da base. Ambos representam obstrução à via de saída de VE e regurgitação mitral devido ao movimento sistólico anterior da valva mitral, consequência da hipertrofia septal.

No ecocardiograma é vista uma hipertrofia de qualquer parede do VE, com espessura maior que 15 mm, sem etiologia conhecida. A hipertrofia costuma ser assimétrica, sendo a parte basal anterior do septo a mais acometida, seguida da parede anterior e da parte posterior do septo. A hipertrofia assimétrica pode gerar obstrução do trato de saída de VE, bem como alterações na valva mitral como movimento sistólico anterior anômalo, regurgitação mitral e calcificação do anel mitral. Esses achados também podem ser vistos na ressonância magnética.

A hipertrofia miocárdica pode ocorrer fisiologicamente em pacientes jovens atletas de alta performance, como maratonistas. É chamada de "coração de atleta", porém raramente a espessura alcança 15 mm e o diâmetro do VE costuma ser maior, por volta de 60 mm no atleta, e menor que 45 mm na MCP hipertrófica.

As complicações da MCP hipertrófica geram alta morbimortalidade; há maior incidência de isquemia miocárdica e acidente vascular cerebral, e nesses pacientes tais eventos ocorrem mais precocemente que na população geral. Porém, a grande causa de morte nessa população é a morte súbita cardíaca por arritmia ventricular sustentada (TV ou FV). Dessa forma, a estratificação do risco de morte súbita é mandatória no manejo da MCP hipertrófica, e a implantação do CDI é recomendada nos casos de alto risco. O maior fator de risco é o passado de morte súbita abortada; outros fatores relevantes são: história familiar de morte súbita, taquicardia ventricular não sustentada flagrada, hipertrofia > 30 mm, passado de síncope e aumento da pressão arterial sistólica menor que 20 mmHg durante exercício. A Tabela 55.2 demonstra os principais fatores de risco para morte súbita no paciente com MCP hipertrófica. Com intuito de determinar a porcentagem de risco de morte súbita foi desenvolvido um escore chamado "HCM Risk-SCD", porém ainda com resultados conflitantes, e seu uso ainda não é universal.

O tratamento farmacológico com drogas inotrópicas negativas tem baixa eficácia, devendo ser dada preferência pelos betabloqueadores em detrimento dos bloqueadores do canal de cálcio não diidropiridínicos. Antiarrítmicos como sotalol e amiodarona são opções em pacientes com arritmias sintomáticas, portadores de CDI com diversos episódios de desfibrilação e aqueles de alto risco, porém não candidatos a CDI ou que optaram por não o implantar.

O CDI dever ser implantado como profilaxia secundária em sobreviventes de morte súbita abortada, e como profilaxia primária, o CDI é recomendado para pacientes com ≥ 2 fatores de risco maiores ou com MCP hipertrófica em estágio final caracterizada por uma disfunção sistólica de VE com FE ≤ 50% ou naqueles candidatos ao transplante cardíaco.

TABELA 55.2 Risco de morte súbita na MCP hipertrófica		
Fator de risco	Sensibilidade (%)	Especificidade (%)
Resposta anormal da PA ao exercício em paciente < 40 anos	70	66
TVNS em < 45 anos	69	80
TVNS em ≤ 21 anos	< 10	89
TV/FV induzível	82	68
Síncope em < 45 anos	35	82
História familiar de morte súbita	42	79
Espessura parede de VE > 3 cm	26	88
≥ 2 fatores de risco	45	90

Nos casos refratários ao tratamento clínico, terapias cirúrgicas e intervencionistas podem ser aplicadas. A miomectomia septal visa reduzir a obstrução ao trato de saída de VE por meio da retirada de 3–15 g de tecido ventricular da parede septal, com plastia do músculo papilar adjacente, e com ou sem troca de valva mitral. Esse procedimento apresenta boa resposta clínica; sua indicação deve levar em consideração os riscos inerentes ao ato cirúrgico, anestesia e circulação extracorpórea, e a indicação analisada caso a caso. Outra abordagem seria a ablação percutânea da base do septo com solução alcoólica, o que gera uma isquemia no local, e em seguida uma remodelação local que reduz a obstrução do trato de saída.

MIOCARDIOPATIA RESTRITIVA

Definida por alterações miocárdicas que levam a uma disfunção diastólica grave, sem aumento da espessura da parede do ventrículo, mas com diminuição da complacência, dificuldade de enchimento e fração de ejeção preservada. A quase totalidade dos casos deve-se ao acometimento cardíaco secundário a uma doença, seja sistêmica ou exclusiva do coração. As principais doenças causadoras de MCP restritiva são a endomiocardiofibrose, amiloidose, hemocromatose, doença de Fabry, síndrome hipereosinofílica e sarcoidose. A Tabela 55.3 resume as principais etiologias da MCP restritiva.

A endomiocardiofibrose é uma doença rara, porém relevante em nosso meio, pois apesar da epidemiologia ainda desconhecida, ocorre apenas em países tropicais como Brasil, Índia e nos países do continente africano. Nesses países a endomiocardiofibrose é causa de boa parte dos casos de MCP restritiva. Essa doença, cuja base fisiopatológica é desconhecida, apresenta componentes genético, infeccioso, ambiental e imunológico. O achado comum de eosinofilia pode ser indicativo da base autoimune da doença. O início dos sintomas costuma ocorrer durante a infância e adolescência.

O diagnóstico é clínico, por meio da epidemiologia, sinais e sintomas de MCP restritiva e os achados no ecocardiograma e na ressonância magnética. O ecocardiograma pode mostrar fibrose apical de um ou dos dois ventrículos, alargamento atrial, encurtamento do musculo papilar que pode gerar regurgitação mitral ou tricúspide e restrição ao enchimento de VE. A RM é capaz de visualizar a fibrose e quantificá-la, mas ainda não tem seu papel definido no seguimento da doença. O tratamento ainda não é estabelecido, com a maioria dos pacientes evoluindo para insuficiência cardíaca. Técnicas cirúrgicas

TABELA 55.3 Causas de miocardiopatia restritiva
Endomiocardiofibrose
Amiolodoise
Esclerose sistêmica
Síndrome cardinoide
Metástase/radioterapia
Familiar
Droga (antracíclicos)
Sarcoidose
Síndrome hipereosinofílica
Doença de Fabry
Hemocromatose

de ressecção do endocárdio, com liberação do miocárdio e troca de valva mitral têm sido descritas com resultados variáveis.

A sintomatologia cardíaca das MCP restritivas tem predomínio de congestão pulmonar e sistêmica devido à elevada pré-carga, gerando dispneia, ortopneia e dispneia paroxística noturna. No ecocardiograma os achados comuns a todas as causas de MCP restritivas são um aumento biatrial devido à dificuldade de enchimento dos ventrículos, disfunção diastólica representada por baixo volume diastólico final, sem redução da fração de ejeção ou espessamento da parede. No caso da amiloidose e da doença de Fabry pode haver espessamento ventricular associado.

O tratamento da MCP restritiva depende do tratamento e controle da causa de base, no intuito de reduzir o acometimento cardíaco. Medicações para o controle dos sintomas cardíacos como anti-hipertensivos, diuréticos, betabloqueadores e bloqueadores do canal de cálcio são utilizados, concomitantemente.

MIOCARDIOPATIA ARRITMOGÊNICA

É uma doença rara, determinada geneticamente, na qual ocorre substituição do tecido miocárdico por tecido fibroso ou fibrogorduroso, criando mecanismos de reentrada no sistema de condução cardíaco. O envolvimento clássico é de ventrículo direito (VD), sendo denominada miocardiopatia/displasia arritmogênica do ventrículo direito (DAVD). Em 50% dos casos acomete ambos os ventrículos e na minoria dos casos há lesão apenas no ventrículo esquerdo.

A DAVD possui 3 etapas bem definidas, a primeira chamada de fase subclínica, na qual a substituição do tecido não pode ser vista nos exames de imagem, mas já há risco de morte súbita. Em seguida iniciam-se as alterações ventriculares, ainda sem repercussões clínicas, com alto risco do surgimento de fibrilação ventricular. Por fim a substituição por tecido fibrogorduroso gera dilatação de ventrículo direito e comprometimento da função sistólica, com sintomas de insuficiência cardíaca direita. A principal área de acometimento é o "triângulo da displasia" composto pelo trato de saída do VD, a área subtricuspídea e o ápice do VD.

As manifestações clínicas da DAVD são dependentes do grau de comprometimento da função do VD. Inicialmente, os principais sintomas são palpitações e dor torácica atípica, porém a manifestação que leva à procura do serviço de saúde costuma ser a síncope. Os sintomas de insuficiência cardíaca direita (hepatomegalia, ascite, edema de membros inferiores) ocorrem apenas em estágios avançados.

O diagnóstico, durante décadas, ocorria de forma tardia devido à ausência de alterações estruturais no momento da ocorrência da morte súbita, mesmo no caso em que esta havia sido abortada. Com o advento da ressonância cardíaca, capaz de comprovar pequenas áreas de lipossubstituição, o diagnóstico da MCP arritmogênica se tornou mais precoce nos pacientes suspeitos. O ECG pode demonstrar achados típicos em cerca de 50% dos casos, e estes achados são: QRS alargado < 110 ms predominante em derivações precordiais direitas (V1 e V2), bloqueio de ramo direito completo ou incompleto, ramo ascendente da onda S prolongado (seguimento entre nadir de S e linha de base ≥ 55 ms), presença de onda epsilon (onda anômala que surge entre o final do QRS e a onda T), ondas T invertidas nas derivações precordiais direitas, arritmias ventriculares e supraventriculares, extrassístoles originadas do trato de saída de VD.

O tratamento baseia-se no controle antiarrítmico para prevenção de arritmias ventriculares e manejo dos sintomas de insuficiência cardíaca nos casos avançados. O controle farmacológico exclusivo realizado com betabloqueador e outras drogas mostrou-se pouco eficaz na prevenção de arritmias. Outra opção para pacientes nos quais o controle farmacológico não foi eficaz é ablação por radiofrequência, ainda sem uma técnica consagrada, que demonstrou uma redução significativa de eventos arrítmicos em médio prazo. Pacientes com morte súbita abortada, arritmias ventriculares comprovadas ou síncope, deverão ser submetidos ao implante do CDI. Devido ao elevado risco de taquicardias ventriculares induzidas por exercício, esses pacientes devem ser afastados de atividades físicas competitivas, de moderada a alta intensidade ou qualquer atividade que gere sintomas de palpitações ou síncope.

OUTRAS MIOCARDIOPATIAS

Na MCP induzida por estresse, também denominada MCP de Takotsubo, síndrome do coração partido ou síndrome do balonamento apical, ocorre disfunção sistólica aguda e transitória, associada a dor torácica e alterações no ECG sugestivas de isquemia, inclusive supradesnivelamento do segmento ST. Não há evidência de lesão coronariana à cineangiocoronariografia. A MCP de Takotsubo ocorre principalmente em mulheres na pós-menopausa e costuma estar associada a evento emocional recente. O comprometimento sistólico não é simétrico e não respeita território irrigado por uma coronária, podendo ser inclusive, compensado por hipercinesia de outros segmentos. O achado de balonamento do segmento apical é típico. Geralmente é autolimitada, e o tratamento é de suporte.

A MCP induzida por taquicardia, taquicardiomiopatia, ocorre em pacientes com arritmias e que mantêm alta resposta ventricular sustentada por um longo período de tempo, gerando disfunção diastólica e sistólica. As disfunções apresentam melhora após correção do ritmo, principalmente o componente diastólico.

BIBLIOGRAFIA

1. Cardiomyopathy Classification: Ongoing debate in Genomics Era – Charles McCartan, Robert Mason, S. R, Jayasunghe, Lyn R. Griffiths – Biochemistry Research International – Volume 2012
2. Causes of dilated cardiomyopathy – Author Marilyn Weigner, MD, FACC-UpToDate
3. Chagas heart disease: Clinical manifestations and diagnosis – Authors – J Antonio Marin Neto, MD, PHD, FACC; Benedito C Maciel, MD, FACC; Marcus V Simões, MD, Andre Schmidt, MD – UpToDate

4. Clinical manifestations and diagnosis of arrhythmogenic right ventricular cardiomyopathy; William J McKenna, MD – UptoDate
5. Clinical manifestations and diagnosis of stress (takotsubo) cardiomyopathy – Guy S Reeder, MD ; Abhiram Prasad, MD – UptoDate
6. Definition and classification of the cardiomyopathies. Author Leslie T Cooper, Jr, MD –UpToDate
7. Echocardiographic recognition of cardiomyopathies – Nelson B. Schiller, MD; Xiushui Ren, MD ; Bryan Tistow, MD, FACC, FASE, FACP – UpToDate
8. Endomyocardial fibrosis; Rebecca Cogswell, MD; Nelson B Schiller, MD ;Harry Acquatella, MD, FACC, FAHA – UpToDate
9. How to recognize endomyocardial fibrosis?- Dato I;J Cardiovasc Med (Hagerstown). 2015 Aug;16(8):547-51
10. Hypertrophic cardiomyopathy: Natural history and prognosis - Author Martin S Maron, MD – UpToDate
11. Management and prognosis of stress (takotsubo) cardiomyopathy; Guy S Reeder, MD ; Abhiram Prasad, MD – UpToDate
12. Mann DL, Zipes DP, Libby P, Bonow RO, Braunwald E. Braunwald's heart disease: a textbook of cardiovascular medicine. 10ª edição. Elsevier, 2015.
13. Recent advances in the epidemiology, diagnosis and treatment of endomyocardial fibrosis in Africa- Mocumbi AO[1], Falase AO; Heart. 2013 Oct;99(20):1481-7. doi: 10.1136/heartjnl-2012-303193. Epub 2013 May 16.
14. Underlying causes and long-term survival in patients with initially unexplained cardiomyopathy. Felker GM, Thompson RE, Hare JM, Hruban RH, Clemetson DE, Howard DL, Baughman KL, Kasper EK -N Engl J Med. 2000;342(15):1077.

56

DOENÇA VENOSA CRÔNICA

Rodrigo Ngan Pazini
Cauê Costa Pessoa
Gustavo Amarante Rodrigues

INTRODUÇÃO

A doença venosa crônica (DVC) afeta até 80% da população mundial em suas formas mais leves.

Constitui uma síndrome composta por manifestações clínicas como edema, hiperpigmentação cutânea e lesões ulcerosas, as quais são causadas por uma anormalidade do sistema venoso periférico (obstrução e/ou refluxo) que normalmente afeta os membros inferiores.

Os principais fatores de risco para seu desenvolvimento são: avançar da idade, sexo feminino, maior número de gestações, obesidade e histórico familiar.

FISIOPATOLOGIA

Em repouso, a pressão venosa superficial distal dos membros inferiores é aproximadamente 80 a 90 mmHg. Durante o exercício físico, esses valores caem para 30 a 40 mmHg no indivíduo normal, mas no indivíduo com doença venosa esses valores caem pouco ou chegam até a aumentar.

O processo se inicia com a disfunção da parede venosa que dilata veias e forma varizes. Essa dilatação causa insuficiência valvular por afastamento das cúspides. Na segunda fase, inicia-se saída de líquido e proteínas para o espaço extravascular, mas o capilar e o sistema linfático compensam o processo inicial. Contudo, na terceira fase do processo, a piora da hipertensão venosa provoca edema e ocorre a participação do sistema imunológico no processo. Macrófagos e neutrófilos passam a ser estimulados por moléculas de adesão intercelular (ICAM-1), citocinas (IL-6 e IL-8) e fator de necrose tumoral, causando aumento da permeabilidade local para macromoléculas e elementos figurados do sangue como as hemácias.

Na quarta fase, o ambiente tecidual passa a se tornar inóspito às células com diminuição de trocas metabólicas e de oxigenação. Ademais, ocorre lise das hemácias com degradação da hemoglobina em hemossiderina, que é um fator de irritação tecidual.

Clinicamente, essas alterações se manifestam como uma dermatite ocre, ocasionando prurido, ressecamento, descamação, e adelgaçamento da pele.

O estágio final é marcado por esclerose e fibrose de pele e subcutâneo, causando a chamada úlcera de estase (úlcera varicosa) que pode demorar em torno de 6 meses para cicatrizar se tratada adequadamente.

CLASSIFICAÇÃO

A classificação CEAP, baseada nos sinais clínicos (C), etiologia (P), anatomia (A) e fisiopatologia (P), é a mais utilizada para estratificar a DVC. Entretanto, sua principal limitação é de não ser adequada para uso como marcador na evolução dos tratamentos (Tabela 56.1).

TABELA 56.1 Classificação CEAP revisada em 2004

Classificação clínica [C], *clinical signs*	
C 0	Sem sinais visíveis ou palpáveis de doença venosa;
C 1	Telangiectasias e/ou veias reticulares
C 2	Veias varicosas
C 3	Veias varicosas + edema
C 4a	Hiperpigmentação ou eczema
C 4b	Lipodermatoesclerose ou atrofia branca
C 5	Úlcera venosa cicatrizada
C 6	Úlcera ativa
Classe s	Sintomático – dor, sensação de aperto, irritação da pele, sensação de peso, câimbras musculares, outras queixas atribuíveis a disfunção venosa
Classe a	Assintomático
Classificação etiológica [E], *etiology*	
E c	Congênita
E p	Primária
E s	Adquirida ou secundária (pós-trombótica)
E n	Sem causa definida
Classificação anatômica [A], *anatomic distribution*	
A s	Veias superficiais
A d	Veias profundas
A p	Perfurantes
A n	Localização não definida
Classificação fisiopatológica [P], *pathophysiology*	
P r	Refluxo
P o	Obstrução
P r ,o	Refluxo e obstrução
P n	Sem fisiopatologia identificada

Fonte: Insuficiência Venosa Crônica Diagnóstico e Tratamento – SBACV, 2015.

TABELA 56.2 VCSS – Venous Clinical Severity Score

Parâmetros	Ausente (0)	Leve (1)	Moderado (2)	Severo (3)
Dor ou outro desconforto ligado a doença venosa	Não	Ocasional	Sintomas diários, interferindo mas não impedindo as atividades rotineiras	Sintomas diários limitando a maioria das atividades rotineiras
Veias varicosas	Não	Poucas, dispersas, inclui a coroa flebectásica	Limitadas a panturrilha ou coxa	Envolvendo panturrilha e coxa
Edema de origem venosa	Não	Limitada ao pé e tornozelo	Acima do tornozelo mas abaixo do joelho	Até o joelho ou acima
Hiperpigmentação	Não	Limitada a área perimaleolar	Difusa e até o terço inferior da perna	Distribuição ampla (acima do terço inferior da perna)
Endurecimento	Não	Limitada a área perimaleolar	Até o terço inferior da perna	Acima do terço distal da perna
Número de úlceras abertas	Não	1	2	> 2
Duração da úlcera	Não	< 3 meses	> 3 meses mas < 1 ano	> 1 ano
Tamanho da úlcera	Não	< 2 cm	2 a 6 cm	> 6 cm
Terapia de compressão	Não utilizada	Uso intermitente	Uso na maioria dos dias	Uso diário

Fonte: Insuficiência Venosa Crônica Diagnóstico e Tratamento – SBACV, 2015.

Para isso, pode ser utilizado um escore denominado Venous Clinical Severity Score (VCSS) (Tabela 56.2).

DIAGNÓSTICO CLÍNICO

O edema de membros inferiores é um dos principais sintomas encontrados na DVC e, assim, devemos pensar nos seus diversos diagnósticos diferenciais como: trombose venosa profunda (TVP), celulite, linfedema, neoplasias, insuficiência cardíaca, doença renal e hipoproteinemia. Assim como o edema, as úlceras de membros inferiores também têm seus diagnósticos diferenciais, contudo, mais de 90% delas são secundárias à doença venosa.

A fim de afastar diferenciar causas primárias, secundárias e congênitas, deverá ser questionado ao paciente sobre: antecedente e fatores de risco para TVP, trombofilias, trauma prévio, histórico familiar de varizes, cirurgias para varizes prévias, além de sintomas de dor pélvica, sensação de peso e dispareunia em mulheres pré-menopausa (sd. de congestão pélvica).

Os principais sinais e sintomas apresentados pelo paciente com doença venosa crônica são: dor, queimação, formigamento, câimbras, inchaço, sensação de peso, prurido, fadiga das pernas. Esses sintomas tendem a piorar com o decorrer do dia em posição ortostática e melhorar com a elevação dos membros.

No exame físico, devem ser expostos os membros inferiores do indivíduo desde os pés até as virilhas, além de abdômen e região genital, em certos casos. O exame deve ser iniciado com o paciente em ortostatismo após ficar alguns minutos de pé, e o médico deverá avaliar localização, distribuição e tamanho das veias varicosas, quantificação de edema, se presente, e possíveis alterações cutâneas como hiperpigmentação, eczema, atrofia e úlceras. O restante do exame é realizado com o paciente deitado, sempre comparando os dois membros. Não se pode esquecer de palpar os pulsos para descartar alterações arteriais importantes. Sempre pensar em outros diagnósticos como doenças arteriais, ortopédicas, neurológicas e malformações vasculares.

As úlceras de estase venosa que ocorrem na DVC devem ser diferenciadas das úlceras isquêmicas e têm suas características peculiares. Costumam ocorrer na região maleolar (mais comumente medial), podendo haver veias varicosas e dermatite ocre na pele ao redor da úlcera, edema, dor (se infecção associada, porém mais branda que nas úlceras de etiologia isquêmica).

DIAGNÓSTICO COMPLEMENTAR

Os principais exames utilizados são:
- Ultrassom Doppler:
  - Vantagens: exame não invasivo, pode ser reproduzido, permite avaliação estática e dinâmica, permite avaliação da fisiopatologia do distúrbio venoso (obstrução, refluxo ou ambos) e localização dos segmentos venosos alterados (sistema superficial, profundo e perfurantes).
  - Desvantagens: não é tão preciso na localização do refluxo e é operador dependente.
  - Tempo de fechamento valvular > 0,5 s indica insuficiência valvular.
- Fotoplestimografia:
  - Baseia-se no reflexo de luz dos vasos subdérmicos, que varia de acordo com a quantidade de sangue no vaso.
  - Um transdutor com luz infravermelha é colocado no membro inferior para medir o tempo de reenchimento venoso, o qual serve como parâmetro para quantificar o refluxo.
  - A desvantagem é que não diferencia a que sistema venoso pertence a insuficiência e depende do paciente realizar movimentos coordenados com os pés durante o exame para esvaziamento das panturrilhas.
- Flebografia:
  - Constitui exame invasivo, dependente da injeção de contraste.
  - Por isso, tem sido substituído pelo ultrassom Doppler e utilizado mais em situações de dúvida diagnóstica como obstrução de veias pélvicas, incompetência de veias gonadais e ilíacas e avaliação de malformações vasculares.
  - Pode ser realizada tanto de forma ascendente (injeção de contraste em veia do pé) ou descendente (injeção de contraste na veia femoral).
- Angiorressonância e angiotomografia venosa:
  - O uso desses exames é restrito para casos em que o ultrassom Doppler deixa dúvidas, como na estenose ou obstrução venosa do segmento ilíaco-cava e na insuficiência de veias gonadais com presença de varizes pélvicas.
  - Limitação para pacientes com doença renal devido ao uso de iodo na tomografia e de gadolíneo na ressonância.

TRATAMENTO

Medidas gerais

Procurar caminhar o máximo possível durante as atividades do dia, a fim de desenvolver a musculatura da panturrilha que promoverá melhora do retorno venoso; evitar períodos longos de imobilidade (em pé ou sentado) para não haver aumento da pressão venocapilar; evitar roupas que dificultem o retorno venoso; evitar uso rotineiro de sapatos com salto alto, pois estes prejudicam a bomba muscular da panturrilha e plantar; realizar exercícios com as pernas acima do nível do coração.

Curativos e compressão

A compressão constitui principal medida no tratamento conservador da DVC e visa evitar a instalação de edema ou diminuir sua intensidade.

Principais métodos utilizados na compressão:
- Ataduras e faixas elásticas: usadas para tratamento inicial e de curto prazo de edemas crônicos. Devem ser colocadas no sentido distal para proximal (do pé para o joelho) e dependem de pessoal treinado na colocação a fim de evitar efeito garrote.
- Meias elásticas: indicadas para médio e longo prazo. É o principal método utilizado na DVC. Existem as meias curtas (3/4 – abaixo do joelho), longas (7/8 – até terço médio da coxa) e meias-calças. No paciente em estágio CEAP 1 (veias reticulares), indica-se compressão de 15 a 20 mmHg. Nos estágios 2 e 3 (varizes tronculares e edema), indica-se compressão de 20 a 30 mmHg. Já nos estágios 4, 5 e 6 (avançados), indica-se compressão de 30 a 40 mmHg ou até maior. Na prescrição é importante especificar tamanho, grau de compressão e modelo. As vantagens da meia elástica são a fácil colocação e a estética. Já as desvantagens são o alto custo, o desconforto de uso em dias quentes e a duração limitada (de 3 a 6 meses).
- Bota de Unna: material inelástico composto de atadura crepe, gelatina, glicerina e óxido de zinco. Precisa ser colocada por pessoal treinado e necessita de permanente cuidado de higiene para evitar infecções.

Drogas venoativas ou flebotônicas

Apesar de haver muitos estudos a respeito dessas drogas, há problemas nos métodos de avaliação de sua eficácia. Não curam nem mudam a evolução natural da doença, mas diminuem sintomas.

Podem ser divididas em naturais (alfa e gama benzopironas e escinas) e sintéticas (dobesilato de cálcio e aminaftona).

Agem diminuindo a permeabilidade capilar e promovendo ação anti-inflamatória.

Escleroterapia

Consiste na injeção de substância irritante (salina hipertônica, glicose hipertônica, glicerina cromada, álcool, entre outros) ao endotélio vascular na luz de uma veia doente. Há alto grau de recidiva, principalmente nas veias tronculares de grande calibre, chegando até 90% em 6 anos.

Tratamento cirúrgico

- Termoablação endovenosa com laser ou radiofrequência: são as técnicas mais usadas de tratamento das veias tronculares por acesso endovascular. Sucesso em médio prazo.
- Cirurgia convencional das veias tronculares: estudos demonstraram que a ligadura da croça com safenectomia associada mostrou melhores resultados que apenas a ligadura isolada.
- Veias tributárias: tratamento realizado por miniflebectomias ou por termoablação com laser endovascular.

- Veias perfurantes: não há evidência de benefício para se tratar perfurantes com CEAP baixos (1–3), mas o tratamento em casos de CEAP maiores (4–6) com perfurante calibrosa (> 3,5 mm) e refluxo importante (> 0,5 s) melhora a cicatrização de úlcera venosa.
- Estenose do segmento ilíaco-cava: é realizada como 1ª opção dilatação com balão e colocação de *stent*. Apenas os pacientes sintomáticos refratários ao tratamento clínico por pelo menos 12 meses devem fazer o tratamento invasivo.
- Varizes pélvicas: refluxo de veias ovarianas ou ilíacas internas pode estar associado a sintomas de congestão pélvica (dispareunia, disúria e dor pélvica). O tratamento consiste em bloqueio hormonal e supressão da função ovariana, ou tratamento endovascular com escleroterapia associada a molas ou a *plugs* oclusores.

BIBLIOGRAFIA

1. Alguire PC, Scovell S. Overview and management of lower extremity chronic venous disease. UpToDate; 2016.
2. Caffaro RA, Santos VP, Porciúncula MM. Insuficiência Venosa Crônica. Revista Brasileira de Medicina. 2004;61(12):49-55.
3. Gloviczki P, et al. The care of patients with varicose veins and associated chronic venous diseases: Clinical practice guidelines of the Society for Vascular Surgery and The American Venous Forum. Journal of Vascular Surgery. 2011;53(16S):1-48.
4. Pinto D, Fedorowicz Z, Oettgen P. Venous Ulcer. Dynamed; 2016.
5. Sociedade Brasileira de Angiologia e de Cirurgia Vascular. Projeto Diretrizes: Insuficiência Venosa Crônica – Diagnóstico e Tratamento. SBACV; 2015

DOENÇA ARTERIAL OBSTRUTIVA PERIFÉRICA

Jéssica Anelise Parreira Alves
Gustavo Amarante Rodrigues
Cauê Costa Pessoa

INTRODUÇÃO

A doença arterial obstrutiva periférica (DAOP) é caracterizada pela oclusão de vasos não cardíacos, incluindo as artérias renais, artéria mesentérica superior, aorta abdominal, entre outras. Este capítulo tratará apenas da doença de membros inferiores. A DAOP de membros inferiores é uma condição subdiagnosticada e está associada a alto risco de morbimortalidade cardiovascular, por ter como causa principal a aterosclerose.

No entanto, a DAOP pode apresentar etiologias menos frequentes, com mecanismos fisiopatológicos diversos, entre eles tromboembólico, inflamatório ou traumático. Um exemplo é a doença de Buerger, uma doença inflamatória vascular, não aterosclerótica, segmentar, que mais comumente afeta as artérias e veias de pequeno a médio porte das extremidades. Ao diagnóstico da DAOP, a maioria dos pacientes vive sua sexta ou sétima década de vida e apresenta os fatores de risco clássicos associados à doença cardiovascular, entre eles, tabagismo, diabetes, hipertensão, dislipidemia, hiper-homocisteinemia e idade avançada.

A doença arterial oclusiva decorrente de mecanismo tromboembólico pode afetar vasos de todos os calibres. Frequentemente, êmbolos maiores têm como fonte trombos localizados no apêndice atrial esquerdo, comuns na presença de fibrilação atrial; ao passo que êmbolos menores podem ser provenientes da ruptura de uma placa de ateroma ou de uma fonte cardíaca, tipicamente de uma válvula nativa doente ou uma válvula protética trombogênica.

QUADRO CLÍNICO

A manifestação clínica mais frequente é a claudicação intermitente, definida como dor, câimbra, formigamento ou fadiga do grupo muscular envolvido, que tende a ser desencadeada pelo esforço e atenuada pelo repouso. A dor costuma ser referida na panturrilha, pois esse é o grupamento muscular que demanda maior energia durante a atividade física. Dor localizada na coxa indica acometimento proximal à artéria femoral profunda. Impotência sexual e dor na região glútea são sintomas presentes em oclusões proximais à artéria ilíaca interna.

A descrição de claudicação pelos pacientes pode ser atípica, incluindo dor durante o esforço, que se perpetua durante o repouso, devido a sintomas de doenças concomitantes que podem mascarar a claudicação clássica. Já a pseudoclaudicação consiste em dor desencadeada por outras causas, além da DAOP, entre elas a doença venosa obstrutiva grave, síndrome compartimental crônica, osteoartrite e doenças inflamatórias musculares.

Apesar da claudicação ser uma manifestação clássica da DAOP, a maior parte dos indivíduos são assintomáticos ou possuem sintomas sutis. Após um exame minucioso, é possível notar que muitos indivíduos, inicialmente sem queixas, possuem uma velocidade de marcha lentificada, prejuízo do equilíbrio e maior dificuldade para se levantar da posição sentada.

Pacientes com isquemia crítica apresentam dor em repouso que pode estar associada a úlceras dolorosas na porção distal dos pés. A dor tende a melhorar com a posição ortostática e piorar em posição horizontal. Por essa razão, é comum o paciente relatar o agravamento da dor durante o sono. As úlceras mais frequentemente se localizam na face dorsal dos pododáctilos, são secas e muito dolorosas. Pacientes com neuropatia diabética ou cujo processo isquêmico esteja em grau avançado podem não apresentar dor associada a ulceração, devido ao acometimento de nervos sensitivos locais.

Não existe um sintoma ou sinal capaz de diagnosticar ou descartar a doença arterial periférica. Os dados de exame físico mais acurados para diagnóstico são a ausculta das artérias femorais, palpação dos pulsos do membro inferior e alteração de cor, temperatura e integridade da pele em pacientes sintomáticos.

CLASSIFICAÇÃO

Os pacientes portadores de DAOP podem ser classificados quanto à gravidade da doença, de acordo com seus sinais e sintomas. As classificações de Fontaine e Rutherford são as mais utilizadas (Tabela 57.1).

Mais recentemente, uma nova classificação foi desenvolvida pelo *TransAtlantic Intersociety Consensus* (TASC), que utiliza como critérios a extensão da lesão, segmento arterial afetado, oclusão arterial completa e calcificação da lesão. Essa classificação é mais utilizada em estudos científicos e na definição da estratégia terapêutica.

TABELA 57.1 Classificações clínicas de DAOP

Classificação de Fontaine		Classificação de Rutherford	
Estágio I	Assintomático	Categoria 0	Assintomático
Estágio IIa	Claudicação intermitente limitante	Categoria 1	Claudicação leve
		Categoria 2	Claudicação moderada
Estágio IIb	Claudicação intermitente incapacitante	Categoria 3	Claudicação severa
Estágio III	Dor isquêmica em repouso	Categoria 4	Dor em repouso
Estágio IV	Lesões tróficas	Categoria 5	Lesão trófica pequena
		Categoria 6	Necrose extensa

DIAGNÓSTICO

Todo paciente sob risco de desenvolvimento de doença arterial obstrutiva periférica de membros inferiores deve ser investigado quanto à presença dessa condição. Isso inclui:
- Pacientes com sintomas de claudicação intermitente ou dor isquêmica ao repouso.
- Pacientes com anormalidades ao exame físico, como pulsos arteriais reduzidos em membros inferiores;
- Idade inferior a 50 anos, associada a diabetes e outro fator de risco para doença aterosclerótica (tabagismo, dislipidemia, hipertensão ou hiper-homocisteinemia);
- Idade entre 50 e 69 anos e histórico de tabagismo ou diabetes;
- Idade acima de 70 anos;
- Doença aterosclerótica conhecida em outras localizações.

Índice tornozelo-braquial

O índice tornozelo-braquial (ITB) é uma ferramenta de triagem primária e deve ser realizado antes de qualquer exame invasivo, por ser rápido e de baixo custo. Tem ainda papel na monitorização das intervenções terapêuticas.

Um esfigmomanômetro e um aparelho de ultrassom portátil de ondas contínuas de 5 a 10 MHz são necessários para o cálculo do índice tornozelo-braquial. O manguito deve ser adequado para as medidas da panturrilha do paciente, imediatamente acima do tornozelo. O paciente deve permanecer em decúbito dorsal e repousar por 10 minutos. Deve-se realizar a medição da pressão arterial sistólica em ambas as artérias braquiais, pediosas e tibiais posteriores.

O índice tornozelo-braquial corresponde à razão entre o maior valor obtido nas artérias do membro inferior na altura do tornozelo e do membro superior. Seu registro deve ser realizado com pelo menos duas casas decimais. Caso haja uma diferença maior que 12 mmHg entre as medidas dos membros superiores, presume-se a presença de doença arterial no membro com a menor medida. Portanto, as medidas do membro contralateral devem ser utilizadas para os cálculos subsequentes. A interpretação do ITB é demonstrada na Tabela 57.2.

Em indivíduos saudáveis, a pressão arterial sistólica no membro inferior costuma ser 10 a 15 mmHg superior aos valores dos membros superiores, e assim a proporção normal do ITB é maior que 1,00. Contudo, valores de ITB ≥ 1,30 são sugestivos de calcificação da camada média das artérias, calcificação de Monckeberg, que limita a compressão arterial e mascara o resultado real existente. Por esse motivo, o ITB é limitado em pacientes idosos e com comorbidades associadas ao processo de calcificação arterial, como diabetes *mellitus* e insuficiência renal.

TABELA 57.2 Interpretação do índice tornozelo-braquial

Valor	Interpretação
ITB ≥ 1,30	Artéria não compressível
1,00–1,29	Normal
0,91–0,99	Limítrofe
0,41–0,90	Doença arterial obstrutiva leve a moderada
≤ 0,40	Doença arterial obstrutiva severa

Índice hálux-braquial

O índice hálux-braquial é uma ferramenta mais acurada em pacientes cuja compressibilidade das artérias proximais é reduzida, pois a calcificação tende a poupar as artérias digitais. O cálculo deve ser realizado com a medida da pressão sistólica na artéria digital do primeiro pododáctilo. Porém, a pressão sistólica aferida nesse local tende a ser 30 mmHg menor em relação à medida no membro superior. Portanto, valores $\geq 0,70$ são considerados normais para o índice hálux-braquial.

Teste ergométrico de esforço

O teste de exercício em esteira é útil na diferenciação entre claudicação e pseudoclaudicação e nos casos de alta suspeita diagnóstica, que possuem ITB de repouso normal. Pode ainda ser utilizado para determinação da magnitude da limitação funcional causada pela claudicação, para avaliar a resposta ao tratamento e individualizar as prescrições de um programa formal de treinamento físico.

O teste deve usar esteiras motorizadas, programadas para fornecer cargas menos intensas que as utilizadas em pacientes com doença coronariana. Devem ser registrados o tempo de aparecimento dos sintomas no membro inferior, lateralidade e grupo muscular envolvido, a presença de sintomas de isquemia coronariana e o tempo total de caminhada. Após a realização do teste, ITB é registrado em intervalos de 1 minuto, até que as medidas atinjam o valor basal determinado antes do exercício.

Ecodoppler colorido arterial

O estudo de ecografia vascular com Doppler colorido das artérias de extremidades é útil na determinação do local e grau de estenose, mas falha ao demonstrar a morfologia e extensão das lesões. É um exame operador-dependente e apresenta limitações em pacientes obesos e com calcificação arterial. É recomendado também como método preferencial para a vigilância da patência do enxerto após a revascularização infrainguinal.

Angiotomografia e angiorressonância

Angiotomografia e angiorressonância apresentam boa acurácia, com sensibilidade e especificidade superiores a 90%. A angiografia por subtração digital é ainda considerada o padrão-ouro, mas não deve ser utilizada como exame de rotina por ser um exame invasivo, principalmente em pacientes sem indicação de intervenção cirúrgica ou endovascular.

TRATAMENTO

Tratamento clínico

O tratamento clínico tem por objetivo aliviar os sintomas, reduzir a progressão da doença aterosclerótica e evitar as complicações, como a isquemia crítica, obstrução arterial aguda e perda do membro. Baseia-se no controle dos fatores de risco, terapia farmacológica direcionada ao controle dos sintomas e um programa de exercícios supervisionado. A abordagem dos fatores de risco para doença aterosclerótica já foi discutida nos capítulos específicos. O tratamento clínico encontra-se resumido na Tabela 57.3.

Tratamento intervencionista

O tratamento intervencionista está indicado para pacientes com isquemia ao repouso e úlceras isquêmicas e para aqueles com sintomas severos e progressivos, a despeito do

TABELA 57.3 Tratamento da DAOP

Tratamento clínico da doença arterial obstrutiva periférica

Modificação dos fatores de risco	Cessar tabagismo	Abordagem ativa do tema. Oferecer apoio multiprofissional e medicamentoso aos pacientes em fase de preparação.
	Perda ponderal	Abordagem multiprofissional.
	Tratamento da HAS	Não há evidência de que os betabloqueadores agravem os sintomas de claudicação.
	Controle glicêmico	Hemoglobina glicada-alvo deve ser individualizada.
	Estatinas	Tratamento de moderada a alta intensidade.
	Antiagregação plaquetária	AAS é a droga de escolha. O clopidogrel deve ser utilizado quando o AAS não for tolerado.
Tratamento farmacológico da claudicação	Cilostazol	É um vasodilatador, inibidor da agregação plaquetária e da proliferação da musculatura lisa. Melhora os sintomas durante a caminhada, aumentando a distância inicial para aparecimento dos sintomas e a distância máxima percorrida.
	Estatinas	Evidências conflitantes para o aumento da distância percorrida livre de dor.
	Pentoxifilina	Benefício incerto.
	Anticoagulantes	Aumenta o risco de sangramento, sem diminuição da morbimortalidade.
Tratamento não farmacológico da claudicação.	Programa de exercícios físicos supervisionado	O programa de exercício supervisionado mostrou-se mais eficaz no aumento da distância percorrida e qualidade de vida do que o tratamento farmacológico e o placebo.

tratamento clínico adequado. Determinar se revascularização percutânea ou cirúrgica é o tratamento inicial mais adequado depende de uma diversidade de fatores, incluindo a localização e extensão da obstrução, comorbidades e preferência do paciente.

Recomenda-se, preferivelmente, iniciar as medidas intervencionistas pela revascularização percutânea, dada a ampla disponibilidade de procedimentos atualmente. A cirurgia é reservada para casos em que a anatomia arterial não é favorável ao sucesso clínico durável, desde que o paciente tenha condições clínicas para a cirurgia. As lesões que apresentam anatomia desfavorável para uma abordagem percutânea são aquelas com estenose extensa do segmento afetado, estenose multifocal, placa ateromatosa excêntrica ou estenose calcificada.

Após a intervenção percutânea ou cirúrgica, os pacientes devem ser mantidos com terapia antiplaquetária, a fim de reduzir o risco cardiovascular. Não existe consenso sobre o benefício do uso de terapia antiplaquetária dupla em pacientes submetidos a revascularização. Apesar de a anticoagulação com antagonistas da vitamina K não ser utilizada rotineiramente após a revascularização cirúrgica, pode ser útil nas seguintes situações: após *bypass* venoso naqueles pacientes com conduto subótimo ou fluxo distal comprometido e após *bypass* protético no intuito de reduzir trombose do enxerto. O vorapaxar, um novo antagonista do receptor ativado por protease (PAR-1), pode oferecer benefício em pacientes revascularizados; contudo são necessários mais estudos para identificar o seu verdadeiro papel nesses casos.

OBSTRUÇÃO ARTERIAL AGUDA

Consiste na súbita redução da perfusão arterial, capaz de ameaçar a viabilidade do membro acometido. Pode ser causada por embolia arterial, trombose arterial, trombose de enxertos, dissecção arterial ou trauma direto do vaso.

A fonte mais comum de êmbolo para as extremidades é o coração, responsável por 80% dos casos, sendo os membros inferiores mais afetados que os membros superiores. O êmbolo impacta preferencialmente em estreitamentos do vaso ou nos locais de bifurcação arterial. As artérias mais acometidas são as artérias femoral comum, ilíaca comum e poplítea. Êmbolos provenientes de aneurismas ou placas de ateroma são causa de sintomatologia mais distal, dificilmente tendo como desfecho a isquemia crítica de membros.

A trombose arterial ocorre mais frequentemente devido à instabilidade de uma placa ateromatosa preexistente, trombose de enxertos utilizados como *bypass*, trauma vascular e lesões iatrogênicas, após cateterismo cardíaco, por exemplo. A trombose aguda *in situ* pode ocorrer em vasos normais em pacientes portadores de trombofilia, neoplasias e trombocitopenia induzida por heparina. A oclusão arterial aguda em portadores de doença arterial obstrutiva crônica tende a ser menos severa, devido ao desenvolvimento de circulação colateral.

Os sintomas de oclusão arterial periférica aguda são classicamente conhecidos como os 6 Ps: dor (*pain*), palidez (*pallor*), ausência de pulso (*pulselessness*), parestesia (*paresthesia*), diminuição de temperatura (*poikilothermia*) e paralisia (*paralysis*). A dor inicialmente acomete as porções mais distais do membro e progride com a piora de intensidade e ascensão para porções mais proximais. As alterações cutâneas consistem em palidez, diminuição de temperatura e do tempo de enchimento capilar. O segmento arterial acometido costuma se localizar uma articulação acima do limite entre pele sadia e alterações cutâneas isquêmicas. A alteração neurológica mais comum é a parestesia, seguida pela hipoestesia. A anestesia ocorre na isquemia tecidual severa.

Os membros viáveis não apresentam sintomas sensitivos ou fraqueza muscular e o Doppler arterial e o venoso não apresentam alterações. Os membros sob ameaça marginal apresentam parestesia ou hipoestesia, em porções mais distais do membro e nenhuma fraqueza muscular. Apenas o Doppler arterial costuma estar alterado. Nesses casos, há tempo hábil para realização de imagem vascular e definição da gravidade e extensão da obstrução.

Os membros imediatamente ameaçados costumam apresentar perda sensorial importante, dor ao repouso e fraqueza muscular leve a moderada. O Doppler arterial é geralmente inaudível, mas o Doppler venoso mantém-se audível. Os membros imediatamente ameaçados podem ser recuperados com revascularização cirúrgica imediata usando arteriografia intraoperatória, conforme necessário.

Membros com isquemia irreversível apresentam lesão nervosa permanente. A fraqueza muscular é importante e tanto o Doppler arterial como venoso são inaudíveis. A imagem vascular geralmente não é imediatamente necessária para membros que estão irreversivelmente danificados. Embora essas extremidades necessitem de amputação importante, a revascularização pode ser necessária para permitir a cicatrização do coto ou permitir a amputação em um nível mais distal.

A apresentação clínica de acordo com a classificação da obstrução arterial aguda encontra-se na Tabela 57.4.

Após a realização do diagnóstico por meio da anamnese e de exame físico, a anticoagulação deve ser iniciada, antes da realização de exames de imagem. Nos casos de membro viável, a trombólise intra-arterial é uma opção de tratamento, a depender da localização e extensão das lesões, da disponibilidade de enxertos para realização de *bypass* e da

TABELA 57.4 Classificação da obstrução arterial aguda

	Viável	Ameaçado	Não viável
Dor	Leve	Severa	Ausente
Tempo de enchimento capilar	Normal	Lentificado	Ausente
Déficit motor	Ausente	Parcial	Completo
Déficit sensitivo	Ausente	Parcial	Completo
Doppler arterial	Audível	Inaudível	Inaudível
Doppler venoso	Audível	Audível	Inaudível
Tratamento	Intervenção urgente	Intervenção emergencial	Amputação

duração dos sintomas, que deve ser menor que 14 dias. Embora em muitos casos a revascularização cirúrgica ou percutânea seja necessária posteriormente, a magnitude e complexidade do procedimento tende a ser menor quando a terapia trombolítica é realizada.

Nos casos em que o membro está sob risco de evolução para lesões permanentes, a revascularização é emergente. Embora a trombólise farmacológica possa dissolver o êmbolo com êxito, o tempo necessário torna-a uma opção desfavorável, considerando que lesões irreversíveis aos tecidos podem ocorrer dentro de quatro a seis horas da isquemia.

Pacientes com membro não viável devem ser submetidos a amputação imediata. A amputação tardia de uma extremidade não viável pode resultar em infecção, rabdomiólise, insuficiência renal aguda e hipercalemia.

BIBLIOGRAFIA

1. Berger JS, Davies MG. Overview of lower extremity peripheral artery disease. In: UpToDate, Post TW (Ed), UpToDate, Waltham, MA. (Acessado em 31/10/2016);
2. Hirsch AT, et al. ACC/AHA 2005 Guideline for the management of patients with peripheral arterial disease (Lower extremity, renal, Mesenteric and Abdominal aortic): A collaborative report from American Association for vascular Surgery/Society for vascular medicine and biology, Society of interventional Radiology, and the ACC/AHA task force on practice guidelines. Circulation, n. 113, p. e463-e654, 2006.
3. Miranda Jr F, et al. Doença arterial periférica obstrutiva de membros inferiores – Diagnóstico e tratamento. Projeto diretrizes da SBACV, v. 1, p. 1-33, 2015;
4. Mitchell ME, Carpenter JP. Overview of acute arterial occlusion of the extremities (acute limb ischemia). In: UpToDate, Post TW (Ed), UpToDate, Waltham, MA. (Acessado em 31/10/2016);
5. Neschis DG, Golden MA. Clinical features and diagnosis of lower extremity peripheral artery disease. In: UpToDate, Post TW (Ed), UpToDate, Waltham, MA. (Acessado em 31/10/2016);
6. Rooke TW, et al. Focused update of the guideline for the management of patients with peripheral artery disease (updating the 2005 guideline). American College if Cardiology Foundation/American Heart Association Task Force on Practice Guidelines, Circulation, v.124, p. 2020-2045, 2011;

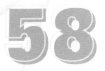

PERIOPERATÓRIO

Marina Campos Simões Cabral
Gustavo Amarante Rodrigues
Cauê Costa Pessoa

INTRODUÇÃO

O período perioperatório engloba os períodos pré, intra e até 30 dias de pós-operatório. Sabe-se que o correto manejo intraoperatório e a monitorização adequada no pós-operatório são fundamentais para prevenção de eventos adversos cardíacos no perioperatório.

Todos os pacientes com um procedimento cirúrgico agendado devem ser submetidos a avaliação do risco de eventos cardiovasculares no perioperatório. A avaliação desse risco envolve a identificação de fatores e comorbidades não diagnosticadas ou inadequadamente tratadas. O clínico deve, portanto, analisar o risco inerente ao procedimento cirúrgico e obter preciosas informações por meio da história clínica, do exame físico e de exames complementares, quando indicados, para estimar o risco cardíaco perioperatório inicial.

A quantificação do risco cardíaco perioperatório permite que situações que fornecem risco adicional acentuado sejam identificadas e, quando possível, corrigidas. Recomenda-se que haja discussão entre a equipe assistente (clínico e cirurgião) e o paciente para que os ajustes propostos no pré-operatório concorram para a realização do procedimento cirúrgico no melhor momento, no local adequado e com o suporte necessário.

Nos casos em que são claros os benefícios da cirurgia imediata e não há tempo para adequada avaliação, os clínicos devem estar preparados para o manejo de possíveis complicações cardiovasculares no pós-operatório desses pacientes.

O presente capítulo se propõe a discutir a definição de estratégias perioperatórias, sob a perspectiva cardiovascular, em pacientes submetidos a cirurgias não cardíacas.

PRÉ-OPERATÓRIO DE CIRURGIAS NÃO CARDÍACAS

Para que a avaliação pré-operatória seja feita de forma completa, o clínico deve ter conhecimento dos tipos de cirurgia e dos riscos inerentes a cada uma delas, antes mesmo da avaliação clínica do paciente. Cirurgias de emergência são aquelas em que a não realização do procedimento, em até 6 horas, ameaça a integridade de um membro ou até mesmo da vida, não havendo tempo para adequada avaliação clínica pré-operatória. As cirurgias de urgência são aquelas que, caso não sejam realizadas dentro de 6 a 24 horas, ameaçam a integridade de um membro ou da vida, com a possibilidade de uma avaliação pré-operatória limitada. Já as cirurgias eletivas são aquelas que podem ser adiadas por até 1 ano, sem prejuízo ao paciente.

É importante também quantificar o risco relacionado a cirurgia, ou seja, o risco de desenvolver eventos cardíacos (morte ou infarto agudo do miocárdio não fatal) no perioperatório, inerente ao procedimento. Um procedimento de baixo risco é aquele em que a combinação das características da cirurgia e do paciente predizem um risco de evento cardíaco adverso inferior a 1% (p. ex., procedimentos endoscópicos, superficiais, cirurgias de catarata, mama ou ambulatoriais). Cirurgias que acumulam um risco de evento adverso cardíaco superior ou igual a 1% são consideradas de risco elevado.

Durante a avaliação clínica, deve-se buscar sintomas como angina, dispneia, síncope e palpitações, investigar antecedentes médicos relevantes tais quais histórico de doença cardíaca (isquêmica ou valvar), hipertensão arterial, diabetes, doença renal crônica, cerebrovascular e arterial periférica, além de proceder com exame físico cardiovascular direcionado, atentando para sinais de insuficiência cardíaca ou doença valvar significativa.

O passo seguinte consiste na quantificação do *status* funcional do paciente. O *status* funcional pode predizer de forma confiável a ocorrência de eventos cardíacos de tal forma que é recomendado prosseguir com o procedimento cirúrgico não cardíaco planejado, sem lançar mão de testes cardiovasculares adicionais, nos pacientes altamente funcionais e assintomáticos. Já os pacientes com *status* funcional reduzido no pré-operatório apresentam elevado risco de complicações e devem prosseguir com investigação cardiovascular.

Pode-se expressar o *status* funcional por meio de equivalentes metabólicos (METs), sendo 1 MET definido como o consumo de oxigênio em repouso de um homem de 40 anos com 70 kg. Diversas escalas com questionários sobre a capacidade de desenvolver atividades diárias expressas por meio de METs fornecem ao clínico o subsídio para estimar a capacidade funcional do paciente, como exemplo o questionário Duke Activity Status Index (DASI), apresentado na Tabela 58.1. A capacidade funcional é classificada como excelente (> 10 METs), boa (7–10 METs), moderada (4–6 METs), e ruim (< 4 METs). A incapacidade de subir dois lances de escada ou andar quatro quarteirões (equivalente a aproximadamente 4 METs) é relacionada à capacidade funcional ruim e associada a maior risco de desenvolver eventos cardiovasculares no perioperatório.

Existem diversas ferramentas que calculam o risco cardíaco por meio das informações obtidas da história, do exame físico e de exames complementares e levam em consideração o risco inerente à cirurgia. Dentre as mais conhecidas e recomendadas estão o índice de risco cardíaco revisado (RCRI), também conhecido como índice de Lee e o NSQIP MICA do Colégio Americano de Cirurgiões (ACS). É recomendado que o clínico utilize uma ferramenta validada e com a qual tenha prática e familiaridade.

O índice de risco cardíaco revisado (RCRI ou de Lee), publicado em 1999, se tornou bastante difundido para o cálculo do risco cardíaco perioperatório por ser uma ferramenta validada e simples. Os pacientes são avaliados com base na existência de 6 fatores preditores de risco: cirurgia intraperitoneal, intratorácica ou vascular suprainguinal; histórico de doença cardíaca isquêmica; insuficiência cardíaca congestiva; doença cerebrovascular; diabetes em uso de insulina e creatinina sérica > 2 mg/dL. Sendo baixo risco a ausência desses preditores, intermediário risco a presença de 1 ou 2 preditores e alto risco a presença de 3 ou mais (Tabela 58.2).

TABELA 58.1 Questionário Duke Activity Status Index (DASI), traduzido para o português

Atividade Você consegue...	Peso
1. Cuidar de si mesmo, isto é, comer, vestir-se, tomar banho ou ir ao banheiro?	2,75
2. Andar em ambientes fechados, como em sua casa?	1,75
3. Andar um quarteirão ou dois em terreno plano?	2,75
4. Subir um lance de escadas ou subir um morro?	5,5
5. Correr uma curta distância?	8,0
6. Fazer tarefas domésticas leves como tirar pó ou lavar a louça?	2,7
7. Fazer tarefas domésticas moderadas como passar o aspirador de pó, varrer o chão ou carregar as compras de supermercado?	3,5
8. Fazer tarefas domésticas pesadas como esfregar o chão com as mãos usando uma escova ou deslocar móveis pesados do lugar?	8,0
9. Fazer trabalhos de jardinagem como recolher folhas, capinar ou usar um cortador elétrico de grama?	4,5
10. Ter relações sexuais?	5,25
11. Participar de atividades recreativas moderadas como vôlei, boliche, dança, tênis em dupla, andar de bicicleta ou fazer hidroginástica?	6,0
12. Participar de esportes extenuantes como natação, tênis individual, futebol, basquetebol ou corrida?	7,5

Nota: A soma das respostas obtidas pode variar de 0 a 52,2. Uma soma de 10,2 ou mais equivale a 4 METs ou mais. A fórmula para encontrar o valor em METs é a seguinte:
DASI = soma dos pesos de cada resposta "sim".
$VO_2 = (0,43 + DASI) + 9,6$
$VO_2 = \_\_\_$ mL/kg/min dividido por 3,5 mL/kg/min = $\_\_\_$ METs

TABELA 58.2 Índice de risco cardíaco revisado de Lee

Variáveis	
Cirurgia intraperitoneal, intratorácica ou vascular suprainguinal	
Doença arterial coronariana	
Insuficiência cardíaca congestiva	
Doença cerebrovascular	
Diabetes em uso de insulina	
Creatinina pré-operatória > 2,0 mg/dL	
Classificação do risco (%) de complicações cardíacas maiores*	
I (0,4%)	Nenhuma variável
II (0,9%)	1 variável
III (6,6%)	2 variáveis
IV (11%)	> ou igual a 3 variáveis

*Complicações cardíacas maiores: infarto agudo do miocárdio, edema pulmonar, fibrilação ventricular ou parada cardíaca, bloqueio cardíaco completo até o 5º dia pós-operatório.

Pacientes com baixo risco (nenhum preditor) não têm necessidade de investigação cardiológica adicional. Em pacientes com risco elevado (intermediário e alto, 1 ou mais preditores) deve-se proceder com a investigação adicional, se esses testes resultarem em mudanças no manejo e melhorarem o desfecho. É importante salientar que, na maioria das ocasiões, deve-se propor investigação cardiológica adicional para a redução de risco cardiovascular em longo prazo e não somente no pós-operatório imediato.

Em resumo, o cálculo do risco ajuda a determinar se o procedimento cirúrgico deverá ser adiado, para que se possa proceder com testes adicionais; modificado, ao propor técnicas menos invasivas ou não cirúrgicas; ou ainda cancelado. A Figura 58.1 representa um algoritmo de avaliação pré-operatória para DAC.

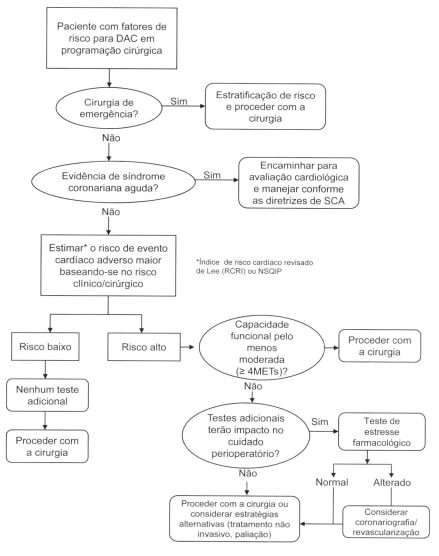

FIGURA 58.1 Algoritmo de avaliação perioperatória para doença arterial coronariana. (Com base nas diretrizes da ACC/AHA.)

A indicação de exames pré-operatórios deve ser individualizada conforme as doenças e comorbidades apresentadas pelos pacientes, assim como o tipo e o porte da cirurgia proposta.

A realização de ECG no pré-operatório é indicada em pacientes com doença arterial coronariana, arritmia, doença arterial periférica, doença cerebrovascular ou outra doença cardíaca estrutural, exceto se submetidos a cirurgia de baixo risco. Não deve ser realizado em assintomáticos que serão submetidos a cirurgia de baixo risco. Muitos serviços, contudo, orientam a sua realização com a justificativa de obter o traçado eletrocardiográfico basal, tendo em vista que podem ocorrer mudanças eletrocardiográfica no pós-operatório.

A avaliação da função de ventrículo esquerdo com ecocardiograma não é indicada de rotina. Deve ser realizada apenas para investigar pacientes com queixa de dispneia na avaliação pré-operatória ou naqueles com IC que referem piora na dispneia ou que têm indícios de mudança no estágio clínico. Pode ainda ser indicada naqueles com histórico de IC clinicamente estáveis, se não houver exame no último ano.

A realização de teste de esforço para avaliar isquemia miocárdica em pacientes de baixo risco não deve ser indicada de rotina. Para pacientes com risco elevado e capacidade funcional moderada a excelente (> 4 METs) é razoável não realizar teste de esforço com imagem cardíaca e proceder com a cirurgia. Porém, naqueles com alto risco cardiovascular e capacidade funcional desconhecida ou ruim (< 4 METs) é indicada a realização de teste de esforço com imagem cardíaca, se houver possibilidade de ajuste de manejo.

Os pacientes com alto risco e capacidade funcional ruim podem ser submetidos a teste de estresse farmacológico não invasivo por meio de ecocardiograma de estresse com dobutamina ou imagem de perfusão miocárdica com estresse farmacológico.

Não se recomenda a realização de angiografia coronariana pré-operatória de rotina. As indicações de angiografia coronariana se assemelham àquelas definidas em um cenário não cirúrgico.

Não é indicada cirurgia de revascularização miocárdica de rotina antes de cirurgias não cardíacas com objetivo de reduzir eventos cardíacos perioperatórios. As cirurgias de revascularização miocárdica, antes de procedimentos cirúrgicos não cardíacos, devem ser indicadas apenas em circunstâncias e contextos clínicos bem estabelecidos pelos *guidelines* específicos.

Pacientes estratificados no pré-operatório de cirurgia não cardíaca eletiva, cuja avaliação recomenda cirurgia de revascularização miocárdica, devem se submeter à revascularização miocárdica antes do procedimento, se este for de risco elevado. A mortalidade cumulativa e os riscos de morbidade da revascularização miocárdica e da cirurgia não cardíaca devem ser pesados cuidadosamente com base na avaliação individual do paciente no que diz respeito a sua saúde global, *status* funcional e prognóstico.

Pacientes com infarto do miocárdio, com elevação do segmento ST e síndrome coronariana aguda sem elevação do segmento ST se beneficiam de manejo invasivo precoce. Neles, quando a cirurgia não cardíaca puder ser adiada por no máximo 6 semanas, apesar do risco aumentado no perioperatório, a estratégia de angioplastia por balão ou implante de *stent* não farmacológico deve ser considerada.

O intervalo seguro para realização de cirurgia não cardíaca em paciente com intervenção coronária percutânea varia conforme o tipo de intervenção. Após 14 dias da angioplastia por balão e 30 dias do implante de *stent* não farmacológico, pode-se proceder com a cirurgia não cardíaca eletiva. O implante de *stent* farmacológico requer um intervalo ideal de 1 ano para que se realize a cirurgia programada.

Nos pacientes em que a cirurgia não cardíaca é necessária, deve-se chegar em consenso com os médicos assistentes acerca dos riscos relativos à cirurgia e à manutenção ou descontinuação da terapia antiplaquetária. Cirurgia eletiva após implante de *stent* farmacológico pode ser cogitada após 6 meses, caso o atraso da mesma ofereça maior risco que o de isquemia ou trombose de *stent*.

Não se deve realizar a cirurgia eletiva com menos de 30 dias após o implante de *stent* não farmacológico ou 12 meses após implante de *stent* farmacológico naqueles pacientes em que a terapia antiplaquetária dupla precisará ser interrompida no perioperatório, bem como naqueles com menos de 14 dias da angioplastia por balão e que necessitarão da descontinuação do ácido acetilsalicílico no perioperatório.

Pacientes com necessidade de intervenção coronariana percutânea e cirurgia, simultaneamente, requerem consideração especial. Se a intervenção coronariana percutânea é necessária, deve ser considerada a urgência da cirurgia não cardíaca e o risco de sangramento ou evento isquêmico (incluindo trombose de *stent*) associado com procedimento cirúrgico nos pacientes em uso de dupla terapia antiplaquetária.

Recomenda-se manejo específico de algumas medicações relacionadas ao sistema cardiovascular no perioperatório. As estatinas devem ser mantidas em pacientes que já faziam uso e a sua prescrição é razoável em pacientes que serão submetidos a cirurgias vasculares. O início do uso de estatinas no perioperatório pode ser considerado em pacientes sabidamente coronariopatas ou de elevado risco cirúrgico.

Os betabloqueadores devem ser mantidos em pacientes que fazem uso crônico e, naqueles com isquemia miocárdica de risco intermediário ou alto diagnosticados nos testes de estratificação pré-operatórios, é razoável a sua introdução, objetivando frequência cardíaca entre 55 e 65 bpm no pré e no pós-operatório. Quando houver indicação de betabloqueador no pré-operatório, deve-se fazê-lo de forma mais precoce possível a fim de avaliar a tolerância e segurança (de preferência > 1 dia antes do procedimento). A terapia não deve ser iniciada no dia da cirurgia.

Os inibidores da enzima conversora de angiotensina (IECA) e bloqueadores do receptor da angiotensina (BRA) devem ser mantidos no perioperatório. Se IECA ou BRA forem suspensos antes do procedimento, é razoável que a sua reintrodução seja precoce.

Quanto aos antiplaquetários, recomenda-se que em pacientes submetidos a cirurgias de urgência dentro das primeiras 4 a 6 semanas pós implante de *stent* farmacológico ou não farmacológico, a terapia antiplaquetária dupla deva ser mantida, a menos que o risco relativo ao sangramento seja maior que os benefícios da prevenção de trombose do *stent*. Aos pacientes que receberam implante de *stent* e que precisam ser submetidos a procedimentos que requerem a descontinuação da terapia com inibidor do receptor P2Y12 plaquetário, recomenda-se a manutenção do uso do ácido acetilsalicílico, se possível, e a reintrodução do inibidor do receptor P2Y12 plaquetário de forma breve no pós-operatório.

A prescrição ou manutenção de ácido acetilsalicílico não traz benefício a pacientes que serão submetidos a cirurgias não cardíacas, não carotídeas eletivas e que não possuem *stent* coronariano, a menos que o risco de evento isquêmico se sobreponha ao risco de sangramento cirúrgico.

É importante frisar que o manejo perioperatório da terapia antiplaquetária deve ser estabelecido por meio de consenso entre o cirurgião, o anestesiologista, o cardiologista e o paciente, ponderando o risco de sangramento e o de trombose de *stent*.

Deve-se analisar, de forma individual, o risco de sangramento durante o procedimento cirúrgico e o benefício da manutenção da terapia anticoagulante. Em alguns casos, em que o risco de sangramento é mínimo, é razoável manter a anticoagulação no perioperatório.

No caso de pacientes em que é inquestionável o benefício da anticoagulação, como naqueles com prótese valvar em uso de antagonistas da vitamina K, faz-se necessária a transição para terapia com heparina de baixo peso molecular ou não fracionada, a depender do sítio da prótese valvar e riscos associados de eventos trombóticos ou tromboembólicos.

INTRAOPERATÓRIO

Durante o intraoperatório, busca-se a adequada monitorização hemodinâmica e a correção de distúrbios que possam propiciar eventos cardíacos adversos no perioperatório. Deve-se manter a normotermia, com o objetivo de reduzir a ocorrência de eventos cardíacos adversos.

O uso rotineiro de cateter de artéria pulmonar para a monitorização hemodinâmica no intraoperatório não é recomendado. Seu uso possui indicação em pacientes com comorbidades graves, que afetam o equilíbrio hemodinâmico e que não podem ser corrigidas no pré-operatório.

PÓS-OPERATÓRIO

Dentre as principais complicações cardiovasculares no pós-operatório estão as síndromes coronarianas agudas e as arritmias. A fribrilação atrial e o *flutter* atrial são as principais arritmias agudas que ocorrem no pós-operatório e o seu tratamento se assemelha ao adotado em situações não ligadas ao pós-peratório.

A dosagem do nível sérico de troponina é recomendada apenas na vigência de sinais e sintomas de isquemia ou infarto do miocárdio. A realização de ECG é recomendada na vigência de sinais e sintomas sugestivos de isquemia miocárdica, infarto do miocárdio ou arritmias.

A utilidade de rastreio pós-operatório com dosagem de troponina e ECG em pacientes com alto risco de infarto miocárdico perioperatório, na ausência de sinais e sintomas de isquemia ou infarto do miocárdio ou arritmias, é questionável.

O rastreio pós-operatório, com dosagem sérica de troponina, de rotina em pacientes não selecionados, sem sinais e sintomas sugestivos de isquemia ou infarto do miocárdio não é útil para guiar o manejo perioperatório.

BIBLIOGRAFIA

1. Cohn SL, Fleisher LA. Evaluation of cardiac risk prior to noncardiac surgery. Up To Date. 2016.
2. Fleisher LA, Fleishhmann KE, Auerbach AD, et al. 2014 ACC/AHA Guideline on perioperative cardiovascular evaluation and management of patients undergoing noncardiac surgery: a report of the American College of Cardiology/American Heart Association Task Force on Practice Guidelines. J Am Coll Cardiol. 2014; 64:e77-137.
3. Gualandro DM, Yu PC, Calderaro D, et al. II Diretriz de avaliação perioperatória da sociedade brasileira de cardiologia. Arq Bras Cardiol. 2011; 96(3 supl.1):1-68.
4. Muluk V, Macpherson DS, Cohn SL. Perioperative medication management. Up To Date. 2016.

DERMATOLOGIA

Editor responsável: **Gustavo Amarante Rodrigues**
Coordenadores da Seção: **Gustavo Amarante Rodrigues,
Marina Zoéga Hayashida**

HANSENÍASE

Débora Natal Moreira
Marina Zoéga Hayashida
Gustavo Amarante Rodrigues

INTRODUÇÃO

A hanseníase ou moléstia de Hansen (MH) é uma doença crônica granulomatosa, infectocontagiosa, causada pelo bacilo *Mycobacterium leprae*. Apresenta alta infectividade e baixa patogenicidade. Afeta principalmente a pele e os nervos periféricos. Tem alto potencial incapacitante que está diretamente relacionado ao poder imunogênico do *M. leprae*. É uma das doenças mais antigas, com relato de casos desde os tempos bíblicos, antes reconhecida como uma doença estigmatizante e sem cura. Atualmente, com a melhora das condições de vida e com o avanço do conhecimento científico, tem-se a oportunidade do diagnóstico e do tratamento curativo precoces, minimizando o impacto das sequelas e das incapacidades, responsáveis pelos estigmas da doença.

EPIDEMIOLOGIA

A hanseníase é endêmica nos países subdesenvolvidos, tais como os do Sudeste Asiático, das Américas, da África, do Pacífico Ocidental e do Mediterrâneo. A incidência reduziu significantemente após a introdução do tratamento poliquimioterápico. O Brasil tem a maior taxa de prevalência mundial de MH. Porém, os dados epidemiológicos de alguns países devem ser interpretados com cautela, uma vez que as metas de eliminação da doença foram obtidas por meio de critérios enviesados. As principais causas da endemia continuamente em evolução se devem ao diagnóstico e ao tratamento tardio, ao déficit no ensino dos profissionais de saúde e ao déficit nos programas públicos assistenciais.

ETIOPATOGENIA

O agente etiológico da MH é o bacilo *M. leprae* pertencente à classe *Schizomycetes*, à ordem *Actinomycetatis*, à família *Mycobacteriacea* e ao gênero *Mycobacterium*. É um bacilo álcool-ácido resistente (BAAR) em forma de bastonete. Ele infecta, principalmente, macrófagos e as células de Schwann. Prolifera em temperaturas mais frias, entre 27 e 30 °C, justificando assim, o maior acometimento de áreas superficiais, tais como a pele e os nervos periféricos, e o menor acometimento visceral. O ser humano é o reservatório do *M. leprae*, mas animais, como tatus, chipanzés e outros macacos, o solo, a água e alguns artrópodes são relatados como reservatórios naturais.

A principal via de transmissão do bacilo é pelo contato íntimo e prolongado com pacientes bacilíferos, por meio da inalação de bacilos liberados em secreção nasal ou gotículas e, infrequentemente, por erosões cutâneas. As vias sanguíneas, a vertical e o leite materno são cogitadas.

O período de incubação da doença é longo, em média, de 2 a 7 anos. A conversão da infecção em doença depende de interações entre fatores individuais do hospedeiro, ambientais e do próprio *M. leprae*. A ampla variedade das manifestações clínicas e histopatológicas da hanseníase se deve à habilidade do hospedeiro em desenvolver graus diferentes de resposta imune celular.

CLASSIFICAÇÃO

Já foram propostas inúmeras classificações para hanseníase:
1. Classificação de Madri: indeterminado, dimorfo, tuberculoide e virchowiano.
2. Classificação de Ridley e Jopling: tuberculoide-tuberculoide (TT), virchowiano-virchowiano (VV), dimorfo-tuberculoide (DT), dimorfo-virchowiano (DV) e dimorfo-dimorfo (DD).
3. OMS de 1982 e de 1988: paucibacilar e multibacilar.

MANIFESTAÇÕES CLÍNICAS

O grau de imunidade do hospedeiro é que vai definir as formas clínicas. A doença é caracterizada por um período de incubação longo. É relevante a típica alteração de sensibilidade nas lesões, seguindo a sequência de alteração: inicialmente pela térmica, em seguida pela dolorosa e, por último, pela tátil.

A forma indeterminada apresenta-se com máculas hipocrômicas com alteração da sensibilidade. Na forma tuberculoide-tuberculoide (TT), as lesões cutâneas são únicas ou em pequenos números e assimétricas. Tratam-se de placas eritematosas bem delimitadas, geralmente, com bordas elevadas e centro hipocrômico, associadas com alteração de sensibilidade. Pode ocorrer alopecia, anidrose nas lesões e espessamento dos filetes nervosos. Na TT, pode haver a forma neural primária, caracterizada por alteração sensitiva no trajeto do nervo, com ou sem espessamento. Já na forma virchowiana-virchowiana (VV), as lesões cutâneas tendem a ser múltiplas, simétricas, preferencialmente localizadas nas áreas frias do corpo. Notam-se máculas acastanhadas ou eritematosas com bordas mal definidas, nem sempre anestésicas. Há acometimento de múltiplos nervos. Com a evolução da doença, as lesões se infiltram e formam placas e nódulos, os hansenomas. Nos estágios mais avançados, a "fácies leonina" é comum, determinada por infiltração difusa da face e madarose.

O comprometimento de mucosas e outros órgãos pode acontecer. Por fim, as formas dimorfas têm ocorrências clínicas diversas. Isso é justificado pelo grau variado de resposta imune celular ao agente. O subgrupo dimorfo-tuberculoide (DT) assemelha-se a forma TT, porém as lesões são mais numerosas e menores, com espessamento mais numeroso, irregular e pouco intenso dos nervos. O subgrupo dimorfo-dimorfo (DD) é caracterizado pela presença de placas eritematosas com bordas externas esmaecentes, bordas internas bem definidas e centro oval hipopigmentado, típico aspecto em fóvea. No subgrupo dimorfo-virchowiano, as lesões se assemelham à forma VV, entretanto são mais numerosas, menos simétricas e com áreas anestésicas.

DIAGNÓSTICO

O diagnóstico é clínico e epidemiológico, feito por meio da avaliação da história, das condições de vida do paciente, do exame dermatológico e neurológico, a fim de identificar as lesões de pele e as alterações de sensibilidade. Nos casos mais complexos e de diagnóstico duvidoso, é importante um exame dermatoneurológico criterioso e, em alguns casos, a coleta de material por meio da baciloscopia, histopatologia cutânea ou de nervos periféricos e exames eletrofisiológicos. A baciloscopia da pele, ou esfregaço intradérmico, é um exame complementar no auxílio na distinção entre os paucibacilares e multibacilares, independentemente do número de lesões. Contudo, o resultado negativo não exclui o diagnóstico de hanseníase.

A Tabela 59.1 resume os achados clínicos e a baciloscopia em cada forma de apresentação.

TRATAMENTO

O tratamento de forma correta e completa é curativo e feito nos serviços básicos de saúde por meio da poliquimioterapia (PQT). O bacilo é eliminado logo no início do tratamento e a transmissão da doença é interrompida. As drogas associadas na PQT são rifampicina, dapsona e clofazimina. Isso diminui a resistência medicamentosa.

A classificação do doente em paucibacilar e multibacilar vai definir qual esquema terapêutico a ser utilizado. Nos paucibacilares, o esquema-padrão é com rifampicina na dose mensal supervisionada de 600 mg (2 cápsulas de 300 mg) e com dapsona, na dose mensal supervisionada de 100 mg e dose diária de 100 mg autoadministrada. A duração do tratamento paucibacilar é de 6 meses. Nos multibacilares, o esquema-padrão é com rifampicina na dose mensal supervisionada de 600 mg, dapsona na dose mensal supervisionada de

TABELA 59.1 Aspectos clínicos das formas de hanseníase e sua correlação com basciloscopia e classificação pela OMS

Formas clínicas	Aspectos clínicos	Baciloscopia	Classificação operacional da rede pública
Indeterminada	Áreas de hipo ou anestesia, parestesias, manchas hipocrômicas e eritemato-hipocrômicas, com ou sem diminuição da sudorese e rarefação de pelos	Negativa	Paucibacilar
Tuberculoide	Placas eritematosas, eritemato-hipocrômicas, até 5 lesões de pele bem delimitadas, hipo ou anestésicas, podendo haver comprometimento dos nervos	Negativa	Paucibacilar
Dimorfa	Lesões pré-faveolares e faveolares. Apresentam alterações de sensibilidade	Positiva ou negativa	Multibacilar (mais de 5 lesões)
Virchowiana	Eritema e infiltração difusos, placas eritematosas, infiltradas e de borda mal definida, tubérculos e nódulos, madarose, lesões das mucosas, com alteração de sensibilidade	Positiva	Multibacilar (mais de 5 lesões)

100 mg e dose diária de 100 mg autoadministrada e clofazamina na dose mensal supervisionada de 300 mg e na dose diária de 50 mg autoadministrada. A duração do tratamento multibacilar é de 12 meses.

Após o tratamento, os pacientes devem ser submetidos ao exame dermatológico, avaliação neurológica simplificada e do grau de incapacidade física. A substituição do esquema-padrão por esquemas alternativos deverá acontecer, quando necessário, sob orientação de serviços de saúde de maior complexidade.

ESTADOS REACIONAIS

As reações hansênicas resultam de alterações no balanço imunológico entre o hospedeiro e o *M. leprae*, sendo a principal causa de morbidade e de incapacidade neurológica. Podem acontecer antes, durante ou após o tratamento. As reações não contraindicam o início do tratamento, não indicam interrupção daqueles pacientes em tratamento vigente e também não são indicação de se reiniciar esquema PQT quando ocorrerem após término do tratamento realizado corretamente. Classificam-se em dois tipos: reação tipo 1 e tipo 2 (Tabela 59.2).

A reação tipo 1 ocorre devido à hipersensibilidade tardia e manifesta-se, preferencialmente, nos dimorfos. Tem relação com a resposta imune celular contra antígenos micobacterianos. Pode ser para melhora (reação reversa ou ascendente) ou para piora (reação de degradação ou descendente).

A reação tipo 2 ou eritema nodoso hansênico ocorre devido à imunidade humoral. Representa a reação do organismo às substâncias liberadas pelos bacilos destruídos, com deposição de imunocomplexos nos tecidos. A piora aguda, com surgimento de nódulos inflamatórios subcutâneos em qualquer região do corpo, ou lesões em alvo do tipo eritema multiforme são característicos do quadro clínico dessa reação. Associam-se a estes, frequentemente, sintomas gerais, tais como febre, mal-estar, mialgias, edema, artralgias e

TABELA 59.2 Comparação entre os estados reacionais na hanseníase		
Estados reacionais	**Reação tipo 1**	**Reação tipo 2**
Formas clínicas	Paucibacilar	Multibacilar
Início	Antes do tratamento ou nos primeiros 6 meses de tratamento. Pode ser a primeira manifestação da doença	Pode ocorrer durante ou após o tratamento e ser a primeira manifestação da doença
Causa	Hiper-reatividade imunológica em resposta ao antígeno	Hiper-reatividade imunológica em resposta ao antígeno
Clínica	Surgimento de novas lesões que podem ser eritematoinfiltradas. Reagudização de lesões antigas. Dor nos nervos periféricos	Surgimento de nódulos eritematosos, dolorosos à palpação, que podem evoluir para vesículas, pústulas, bolhas ou úlceras
Comprometimento sistêmico	Não é frequente	É frequente
Fatores associados	Edema de mãos e pés. Pode aparecer mão em garra e pé caído de forma brusca	Edema de extremidades, neurite, comprometimento gradual do tronco dos nervosos, orquite, linfadenite, epistaxe e irite
Evolução	Lenta. Podem ocorrer sequelas neurológicas	Rápida. Complicações graves

linfonodomegalias. Pode ocorrer também neurite e comprometimento de órgãos internos, como rins e fígado.

Para o tratamento das reações hansênicas, é imprescindível diferenciar o tipo de reação, avaliar extensão do comprometimento dos nervos periféricos e sistêmico, investigar e controlar os fatores desencadeantes e instituir precocemente o tratamento adequado para prevenir incapacidades. O tratamento dos estados reacionais é geralmente ambulatorial, e deve ser prescrito e supervisionado por um médico. Na reação tipo 1, deve se iniciar prednisona na dose de 1 a 2 mg/kg/dia conforme avaliação clínica, devendo-se sempre monitorizar o peso, a pressão arterial e a glicemia para controle. É necessário fazer profilaxia antiparasitária com medicamento específico para *Strongiloydes stercoralis*.

Na reação tipo 2, a talidomida é a droga de escolha, na dose de 100 a 400 mg/dia, de acordo com intensidade do quadro. É necessário introduzir corticosteroide nos casos de comprometimento neural, e reduzir a dose dessas medicações conforme resposta terapêutica.

BIBLIOGRAFIA

1. Indira N, Chaman S. Immunology of leprosy and diagnostic challenges. Clinics in Dermatology 2015; 33: 90-98.
2. Lastória JC, Abreu MAMM. Hanseníase: revisão dos aspectos epidemiológicos, etiopatogênicos e clínicos – parte I. Anais Brasileiros de Dermatologia 2014; 89(2):205-219.
3. Lastória JC, Abreu MAMM. Hanseníase: revisão dos aspectos laboratoriais e terapêuticos – parte II. Anais Brasileiros de Dermatologia 2014; 89(3):389-403.
4. Sauer MED, Salomão H, Ramos GB, D'espindula HRS, Rodrigues RSA, Macedo WC. Genetics of leprosy: expected and unexpected developments and perspectives. Clinics in Dermatology 2015; 33:99-107.
5. Secretaria de Vigilância em saúde. Hanseníase. Guia de Vigilância Epidemiológica. 7 ed. 2009; 1-28.

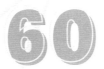

BULOSES

Maria Carolina Corsi Ferreira
Marina Zoéga Hayashida
Gustavo Amarante Rodrigues

INTRODUÇÃO

As bolhas são manifestações de algumas doenças primariamente cutâneas ou secundárias a algum processo específico, como queimaduras ou infecções. Elas aparecem, por exemplo, nas genodermatoses bolhosas, de caráter genético; em infecções bacterianas, como síndrome da pele escaldada; em infecções virais, como herpes simples; em reações de hipersensibilidade a medicamentos e em alterações metabólicas, como diabetes e porfirias. Há outros casos, nos quais as bolhas são decorrentes de autoanticorpos contra estruturas da pele, chamadas dermatoses bolhosas autoimunes, que serão descritas neste capítulo.

Inicialmente, é importante entender que a adesão epidérmica é essencial para a proteção contra agentes físicos, químicos e biológicos. Os elementos responsáveis pela adesão entre as células da epiderme são os desmossomos; e as estruturas de adesão na zona de membrana basal, que ligam a epiderme à derme, são os hemidesmossomos.

PÊNFIGOS

São caracterizados por bolhas cutâneas e mucosas que ocorrem por acantólise, isto é, pela perda de adesão das células epidérmicas.

Pênfigo vulgar
Epidemiologia

Dermatose que predomina na faixa de 50–60 anos, acometendo igualmente ambos os sexos. Tem distribuição universal e, na maioria dos países, a incidência de pênfigo vulgar é maior que a do foliáceo, exceto no Brasil, na Finlândia e na Tunísia.

Patogênese

Os principais alvos antigênicos dos pênfigos são as desmogleínas, moléculas que compõem os desmossomos. O principal antígeno envolvido no pênfigo vulgar é a desmogleína 3 (expressa em mucosas), porém pacientes com quadro mucocutâneo apresentam também anticorpos contra a desmogleína 1.

Manifestações clínicas

A imensa maioria dos pacientes apresenta comprometimento da mucosa oral (50 a 70% dos pacientes). São erosões dolorosas e muito raramente encontram-se bolhas íntegras. As áreas mais acometidas são a mucosa jugal, o palato e a gengiva. Pode haver comprometimento de outras mucosas.

Quando há acometimento cutâneo, ocorre a formação de bolhas flácidas sobre pele normal ou eritematosa, que facilmente se rompem formando erosões dolorosas, por vezes recobertas por crostas hemáticas, com pouca ou nenhuma tendência à cicatrização. Podem aparecer em qualquer lugar na superfície da pele, sendo comuns lesões no couro cabeludo, face, axilas e região inguinal.

O sinal de Nikolsky indica atividade da doença e caracteriza-se por descolamento epidérmico à fricção ou pressão da pele perilesional. Esse fenômeno é a expressão clínica da acantólise, e ocorre em todos os pênfigos (Tabela 60.1).

Diagnóstico

O diagnóstico é firmado por meio da biópsia da pele acometida. No histopatológico, identifica-se bolha intraepidérmica com acantólise suprabasal. A imunofluorescência direta (IFD) é o método mais confiável e sensível para todas as formas de pênfigo. No pênfigo vulgar, há depósito de IgG e, ocasionalmente, de C3 nos espaços intercelulares da pele e mucosas (Tabela 60.2).

Tratamento

O tratamento-padrão é a prednisona oral na dose inicial de 1 mg/kg/dia. Doses menores habitualmente não são suficientes para controlar a doença, expondo o doente apenas aos efeitos adversos do corticosteroide. A resposta terapêutica é avaliada pelo número de bolhas novas por dia e taxa de cicatrização das novas lesões. Quando a resposta é

TABELA 60.1 Quadro clínico comparativo entre pênfigo vulgar e foliáceo

Pênfigo	Pele	Mucosas	Distribuição
Vulgar	Bolhas flácidas sobre pele normal e erosões	Afetadas na maioria dos casos, com erosões	Qualquer região da pele ou generalizada
Foliáceo	Erosões crostosas e vesículas flácidas	Raramente afetadas	Predomina em áreas seborreicas ou generalizada

TABELA 60.2 Diagnóstico comparativo entre pênfigo vulgar e foliáceo

Pênfigo	Histopatologia	IFD	Sorologia (ELISA)
Vulgar	Acantólise suprabasal	Deposição intercelular de IgG e C3	Anticorpos antidesmogleínas 1 e 3
Foliáceo	Acantólise subcórnea ou na camada granulosa	Deposição intercelular de IgG e C3	Anticorpos antidesmogleína 1

atingida, a dose da prednisona é reduzida gradualmente. Caso não haja resposta em 3 a 7 dias, pulsoterapia com metilprednisolona ou a associação com imunossupressores deve ser avaliada. O mais utilizado é a azatioprina e, como segunda opção, o micofenolato mofetil. Mais raramente, pode-se utilizar, ainda, a ciclofosfamida.

Nos casos leves ou nas lesões mucosas resistentes, pode ser administrada dapsona 100 mg/dia. Opções mais recentes, e para casos resistentes, incluem altas doses de imunoglobulina intravenosa e rituximabe.

Pênfigo foliáceo

Epidemiologia

O pênfigo foliáceo pode ocorrer de forma endêmica e não endêmica. O pênfigo foliáceo não endêmico tem ocorrência universal e predomina na quarta ou quinta décadas de vida. O pênfigo foliáceo endêmico é conhecido como fogo selvagem e incide, predominantemente, em jovens e crianças que vivem em áreas rurais. É encontrado na América do Sul, principalmente no Brasil, nos estados de Goiás, Distrito Federal, Mato Grosso, Mato Grosso do Sul, Tocantins, Minas Gerais, Paraná e São Paulo.

Patogênese

Diversos fatores: ambientais, genéticos e imunológicos estão envolvidos na patogênese do fogo selvagem. Os aspectos epidemiológicos sugerem que a doença seja desencadeada por um agente ambiental. Os mosquitos-prego (*Simulium* spp.) parecem ser os vetores que precipitam a doença, por meio do mimetismo antigênico, ou seja, ao picarem o indivíduo despertariam a formação de anticorpos que reagiriam de forma cruzada com a desmogleína.

Com relação aos fatores imunológicos, há participação de autoanticorpos da classe IgG dirigidos contra as desmogleínas 1.

Manifestações clínicas

O pênfigo foliáceo caracteriza-se por apresentar, primariamente, vesículas e bolhas superficiais flácidas que se rompem e evoluem rapidamente para erosões crostosas e escamosas. A instalação é geralmente súbita e tem uma distribuição seborreica, ou seja, predomina na face, couro cabeludo e parte superior do tronco. Pode ocorrer de forma localizada ou generalizada (invasivobolhosa), podendo evoluir para eritrodermia. Durante a fase ativa, também apresenta o sinal de Nikolsky. A Tabela 60.1 demonstra o quadro clínico comparativo entre os pênfigos vulgar e foliáceo.

Diagnóstico

O exame histopatológico revela bolha acantolítica subcórnea ou granulosa, ou seja, na porção mais superior da epiderme. Na imunofluorescência direta, há depósitos de IgG (subclasse IgG4) e C3 nos espaços intercelulares (Tabela 60.2).

Tratamento

Na maioria dos casos, inicia-se o tratamento com prednisona oral 1 mg/kg/dia, com redução lenta da dose após resolução completa das lesões. Quando não há melhora com corticoide, associa-se micofenolato mofetil, uma vez que imunossupressores como azatioprina e ciclofosfamida apresentam pouca eficácia no pênfigo foliáceo. Os casos em que a doença permanece localizada por vários anos podem ser tratados com corticoide tópico potente.

Pênfigo paraneoplásico

O pênfigo paraneoplásico é uma dermatose autoimune mucocutânea associada à neoplasia, tanto maligna quanto benigna. A principal característica clínica é a estomatite severa e, muitas vezes, intratável, que consiste em erosões e ulcerações que afetam toda a orofaringe e se estende até o lábio. Pode acometer também outras mucosas. As neoplasias mais associadas, em ordem decrescente, são: linfoma de Hodgkin, leucemia linfoide crônica, doença de Castleman, timomas, sarcomas e macroglobulinemia de Waldenström.

Pênfigo induzido por drogas

Em alguns casos, o pênfigo pode ser desencadeado por alguns medicamentos, em particular a penicilamina e o captopril. Esses medicamentos contêm o grupo sulfidrila, que podem interagir com grupos sulfidrila das desmogleínas 1 e 3, levando à produção de autoanticorpos (mecanismo imunológico) ou interagir diretamente com a função adesiva das desmogleínas (mecanismo não imunológico). As manifestações cutâneas mais comuns são semelhantes ao pênfigo foliáceo e, mais raramente, ao pênfigo vulgar. Grande parte dos pacientes entra em remissão quando a droga é descontinuada.

DERMATOSES BOLHOSAS SUBEPIDÉRMICAS
Penfigoide bolhoso

O penfigoide bolhoso é a mais comum das doenças bolhosas subepidérmicas autoimunes. É geralmente uma doença crônica, com períodos de exacerbação e remissão, podendo causar uma morbidade significativa.

Epidemiologia

Dermatose que acomete tipicamente pessoas idosas, após os 60 anos, e raramente ocorre na infância, sem predileção por raça ou sexo.

Patogênese

Há produção de autoanticorpos da classe IgG contra alvos antigênicos dos hemidesmossomos, na zona de membrana basal. Após a ligação antígeno-anticorpo, há formação de bolhas subepidérmicas e ativação de uma cascata de eventos que resulta no recrutamento de células inflamatórias, principalmente neutrófilos e eosinófilos, e liberação de várias citocinas e proteases.

Manifestações clínicas

O penfigoide bolhoso pode apresentar, inicialmente, uma fase não bolhosa, com sinais e sintomas frequentemente inespecíficos, como prurido de brando a intenso, lesões eczematosas, papulares e/ou urticariformes. A fase bolhosa é caracterizada por bolhas grandes e tensas, de conteúdo seroso ou hemorrágico, sobre pele normal ou eritematosa. Predomina na porção flexora dos membros e abdômen inferior. O comprometimento mucoso ocorre em 10–30% dos casos e, geralmente, é limitado à cavidade oral. Em cerca de 50% dos doentes encontra-se eosinofilia no sangue periférico.

Alguns relatos sugeriram um aumento da frequência de certas neoplasias nesses pacientes, porém em estudos recentes o aumento do risco de malignidade pareceu ser mínimo. Na maioria dos casos, a associação de neoplasias com penfigoide bolhoso é relacionada à idade avançada do paciente.

Diagnóstico

Exame histopatológico mostra bolha subepidérmica com infiltrado inflamatório dérmico rico em eosinófilos. A IFD revela depósitos lineares de IgG e C3 ao longo da zona de membrana basal epidérmica.

Tratamento

O tratamento mais utilizado é a prednisona oral 0,5 mg/kg/dia até o controle da doença, o que em geral ocorre em 1 a 2 semanas. Em seguida, essa dose é reduzida de forma progressiva, por cerca de 6 a 9 meses. Ocasionalmente, pode ser necessária pulsoterapia com metilprednisolona para rápido controle da doença.

Ainda não há consenso sobre o uso de outros imunossupressores no tratamento do penfigoide bolhoso, porém alguns clínicos usam como segunda opção, quando os corticoides falham ou são contraindicados.

Epidermólise bolhosa adquirida
Epidemiologia

Dermatose rara e de ocorrência esporádica. Pode surgir em qualquer idade, porém predomina em adultos.

Patogênese

É caracterizada pela formação de autoanticorpos da classe IgG contra o colágeno VII, componente das fibrilas de ancoragem da junção dermoepidérmica.

Manifestações clínicas

A epidermólise bolhosa adquirida pode apresentar diversas variantes clínicas. A forma clássica, ou não inflamatória, é uma variante mecanobolhosa, com desenvolvimento de bolhas acrais que se curam com cicatrização atrófica, hipo ou hiperpigmentação e milia. Há fragilidade cutânea nas áreas de trauma, propiciando a formação de bolhas, especialmente no dorso das mãos e dedos, cotovelos, joelhos e pés.

Outras variantes clínicas possuem uma forma inflamatória semelhante à de outras doenças bolhosas, tais como penfigoide bolhoso, penfigoide das membranas mucosas e dermatose bolhosa por IgA linear. Há relatos de associação da epidermólise bolhosa adquirida com doenças sistêmicas, principalmente as doenças inflamatórias intestinais (particularmente doença de Crohn), lúpus eritematoso sistêmico, artrite reumatoide, tireoidite e diabetes *mellitus*.

Diagnóstico

O histopatológico revela a formação de bolha subepidérmica sem acantólise. Na IFD, há depósito linear de IgG ao longo da zona de membrana basal epidérmica.

Tratamento

O tratamento da epidermólise bolhosa adquirida é difícil, insatisfatório e baseado em relatos de casos. Corticoides sistêmicos e imunossupressores podem ser úteis para controlar a doença, principalmente nas formas inflamatórias, semelhante ao penfigoide bolhoso. Há relatos do uso de dapsona, imunoglobulina e ciclosporina. A variante clássica é mais resistente aos tratamentos.

BIBLIOGRAFIA

1. Atzmony L, et al. Treatment of Pemphigus Vulgaris and Pemphigus Foliaceus: A Systematic Review and Meta-Analysis. Am J Clin Dermatol 2014; 5:503-515.
2. Belda Júnior W, Di Chiacchio N, Criado PR. Tratado de Dermatologia. 2 ed. São Paulo: Atheneu; 2014.
3. Bologna J, Jorizzo J, Rapini RP. Dermatology. 3 ed. London: Mosby; 2012.
4. Burns T, Brathnach S, Cox N, Griffiths C. Rook's textbook of Dermatology. 8 ed. Oxford: Blackwell; 2010.
5. Uzun S. Pemfigusun Güncel Tedavisi ve Yönetimi. Turk J Dermatol 2012; 6:91-101.

61

FARMACODERMIAS

Carolina de Freitas Tavares da Silva
Marina Zoéga Hayashida
Gustavo Amarante Rodrigues

REAÇÃO A MEDICAMENTOS COM EOSINOFILIA E SINTOMAS SISTÊMICOS (DRESS OU RMESS)

Introdução

A DRESS é uma farmacodermia com sintomas sistêmicos e cutâneos associados. Dentre os medicamentos envolvidos, os principais são os anticonvulsivantes e as sulfonamidas (Tabela 61.1). Alguns estudos mostram relação entre a reativação de alguns vírus como HHV 6, HHV 7, EBV e CMV, e o episódio. A incidência varia de 1:1.000 até 1:10.000 exposições a medicamentos.

QUADRO CLÍNICO

O quadro clínico aparece entre 2 e 6 semanas após o início do medicamento envolvido e é caracterizado por febre, erupção cutânea, linfonodomegalias e, em alguns casos, podem estar presentes artrite e envolvimento visceral.

O acometimento cutâneo é caracterizado por erupção morbiliforme e edema da pele, que se iniciam na face e progridem para a parte superior do tronco, membros superiores e inferiores. Edema facial é um achado sugestivo e frequente. As lesões de pele podem persistir por semanas a meses após suspensão da medicação.

TABELA 61.1 Medicamentos mais frequentemente relacionados a DRESS	
Anticonvulsivantes aromáticos (carbamazepina, fenitoína, fenobarbital)	Tetraciclinas
Lamotrigina	Alopurinol
Sulfonamidas	Dapsona
Sais de ouro	Antirretrovirais (abacavir)

Quando há envolvimento visceral, o fígado é o órgão mais frequente e gravemente acometido. O quadro pode ir desde elevação discreta de enzimas hepáticas até hepatite fulminante e insuficiência hepática. Outros acometimentos descritos são miocardite, pneumonite intersticial, nefrite intersticial, tireoidite e, até mesmo, infiltração cerebral por eosinófilos.

DIAGNÓSTICO

O diagnóstico é baseado na anamnese, achados clínicos, exames laboratoriais e histopatológico. Alterações laboratoriais incluem eosinofilia, linfocitose atípica, leucocitose global e aumento de enzimas hepáticas.

RegiSCAR é um dos algoritmos diagnósticos mais utilizados, que classifica os casos suspeitos de DRESS como não relacionados, possíveis, prováveis ou definitivos (Tabela 61.2).

TRATAMENTO

O tratamento da DRESS consiste em:
- Remoção precoce da medicação suspeita.
- Corticoterapia sistêmica: 1–1,5 mg/kg/dia de prednisona oral ou dose equivalente de outro corticoide.

TABELA 61.2 RegiSCAR: critérios diagnósticos da DRESS

Escore	-1	0	1	2
Febre ≥ 38,5 °C		Não/I	Sim	
Linfonodomegalia			Não/I	Sim
Eosinofilia			Não/I	700–1.499 µL	≥ 1.500 µL
Eosinofilia se leucopenia < 4.000 µL			10–19,9%	≥ 20%
Linfócitos atípicos			Não/I	Sim
Rash cutâneo sugestivo de DRESS	Não	I	Sim	
Rash cutâneo (% superfície corporal acometida)		Não	> 50%	
Biópsia de pele sugestiva de DRESS	Não	Sim/I		
Envolvimento visceral				
Fígado		Não/I	Sim	
Rins		Não/I	Sim	
Músculos/coração		Não/I	Sim	
Pâncreas		Não/I	Sim	
Outros órgãos		Não/I	Sim	
Resolução ≥ 15 dias	Não/I	Sim		
Avaliação de outras possíveis causas: FAN, hemocultura, sorologias hepatites virais, Chlamydia/Mycoplasma			Se nenhum positivo e ≥ 3 destes negativos	

Nota: a coluna "2" de Eosinofilia contém ≥ 1.500 µL; as demais colunas ficam vazias quando não especificado.

Pontuação: se < 2: caso não compatível; 2–3: DRESS possível; 4–5: DRESS provável; > 5: DRESS definido.
I = indeterminado ou não classificável.

- Monitorização das alterações sistêmicas por meio de exames laboratoriais e, se necessário, exames de imagem.
- Após início da estabilização do quadro, pode haver recaída no momento em que se inicia a redução do corticoide, sendo muito importante desmame lento dessa medicação.
- Lembrar que o prognóstico é pior nos pacientes idosos.

PUSTULOSE EXANTEMÁTICA GENERALIZADA AGUDA (PEGA)

Introdução

A PEGA trata-se de uma erupção febril aguda, relacionada em cerca de 90% dos casos a medicamentos; porém, reação de hipersensibilidade ao mercúrio e infecção enteroviral também foram descritos como fatores desencadeantes.

Sugere-se que, na maioria dos casos, haja sensibilização prévia ao medicamento, devido ao curto intervalo de tempo entre administração do fármaco e a erupção cutânea.

Quadro clínico

O paciente com PEGA apresenta febre alta (≥ 38 °C) de aparecimento coincidente com erupção pustular e eritema generalizado. As lesões se iniciam aproximadamente 2 dias após administração da droga, e persistem por 1 a 2 semanas, evoluindo para descamação superficial. Nos casos de exposição primária à droga, a erupção pode demorar de 1 a 3 semanas para aparecer.

As pústulas são vistas, inicialmente, na face ou nas principais áreas intertriginosas (axila e virilha), com disseminação em poucas horas. Prurido é um sintoma característico. O envolvimento de mucosas, quando ocorre, é de apenas um sítio, sendo a mucosa jugal o local mais comum.

Os principais medicamentos relacionados à PEGA estão descritos na Tabela 61.3.

Diagnóstico

O diagnóstico é baseado na história e quadro clínico associados ao exame histopatológico. As alterações laboratoriais mais encontradas são leucocitose com neutrofilia e eosinofilia. Pode ser encontrada disfunção renal transitória e hipocalcemia.

Os principais diagnósticos diferenciais são psoríase pustulosa de Von Zumbusch, DRESS, NET, pustulose subcórnea e outras farmacodermias.

Tratamento

A principal medida terapêutica é a remoção da medicação suspeita. Trata-se de um quadro autolimitado após a suspensão da medicação, com necessidade apenas de suporte clínico na maioria dos casos. Corticoterapia tópica e antipiréticos podem ser necessários.

TABELA 61.3 Medicamentos mais frequentemente associados à PEGA	
Macrolídeos	Terbinafina
Aminopenicilinas (amoxicilina e ampicilina)	Sulfonamidas
Anticonvulsivantes	Anti-inflamatórios não esteroidais
Quinolonas	Diltiazem
Antimaláricos	

NECRÓLISE EPIDÉRMICA TÓXICA (NET) E SÍNDROME DE STEVENS-JOHNSON (SSJ)

Introdução

A NET e a SSJ são doenças mucocutâneas, na maioria das vezes relacionadas a fármacos. Apresentam sintomas característicos como febre alta, dor, astenia e aparência de pele escaldada. Tratam-se de doenças de curso imprevisível, que podem progredir rapidamente, estando o prognóstico relacionado ao tempo de identificação da medicação e suspensão da mesma.

A classificação entre os diferentes espectros baseia-se na área de pele acometida:
- Síndrome de Stevens-Johnson: < 10%.
- Formas transicionais (*overlap*): 10–30%.
- Necrólise epidérmica tóxica: > 30%.

Mais de 100 medicamentos são relacionados ao surgimento dessas duas formas de farmacodermia (Tabela 61.4). As sulfonamidas são os antibióticos mais relacionados. O risco geralmente é mais alto durante as semanas iniciais da terapia, exceto em relação aos anticonvulsivantes, com os quais o risco é mais alto durante os 2 primeiros meses de tratamento.

Pacientes HIV-positivos apresentam cerca de mil vezes mais chances de desenvolver o quadro.

Quadro clínico

- Sintomas iniciais: febre, ardência nos olhos e odinofagia de 1 a 3 dias antes das manifestações cutâneas.
- Pele: as lesões cutâneas apresentam-se inicialmente como pápulas eritematodescamativas em tronco, evoluindo para pescoço, face e parte proximal dos membros superiores. Estendem-se rapidamente e evoluem para necrose e desprendimento da pele. As porções distais dos membros superiores e as pernas podem ser poupadas, mas o acometimento das palmas e plantas, geralmente, é manifestação precoce. O sinal de Nikolsky é positivo.

TABELA 61.4 Medicamentos mais associados a SSJ/NET

Anticonvulsivantes	• Carbamazepina • Fenobarbital • Fenitoína • Lamotrigina • Ácido valproico
Anti-infecciosos	• Aminopenicilinas • Cefalosporinas • Macrolídeos • Quinolonas • Sulfonamidas • Tetraciclinas • Antifúngicos imidazólicos • Antimaláricos
Analgésicos	• Dipirona
Anti-inflamatórios não hormonais	• Principalmente inibidores seletivos da COX-2
Outros	• Alopurinol • Nevirapina

TABELA 61.5 SCORTEN para avaliação prognóstica da NET	
Fatores prognósticos	Parâmetros
Frequência cardíaca	≥ 120 batimentos/min
Glicemia	> 252 mg/dL
Idade	≥ 40 anos
Presença de malignidade	Sim
Ureia	> 28 mg/dL
Bicarbonato sérico	< 20 mmol/L
Porcentagem da superfície corporal destacada	> 10%

A cada parâmetro presente se atribui 1 ponto; o risco é predito pela somatória dos pontos: 0–1: 3,2%; 2: 12,1%; 3: 35,3%; 4: 58,3%; ≥ 5: 90%.

- Mucosas: enantema e erosão da mucosa jugal, ocular e genital estão presentes em mais de 90% dos casos. O trato respiratório está envolvido em 25% dos casos e pode haver acometimento de trato gastrointestinal, com erosões de esôfago.
- Comprometimento sistêmico: pancreatite, hepatite, edema intersticial nos pulmões, anemia e leucopenia. O quadro pode evoluir para síndrome da angústia respiratória e falência de múltiplos órgãos.

Na SSJ as lesões podem se assemelhar às do eritema polimorfo, porém com alvo atípico, podendo ser precedidas por erupção maculopapular tipo exantema morbiliforme. Na NET há erupção e descolamento cutâneo generalizados, sendo que o paciente deve ser visto como um grande queimado. O estado geral é grave e há grande perda proteica e de líquidos através da pele desnuda.

Atualmente, ainda não existem critérios confiáveis para predizer se a SSJ irá progredir para NET. Cerca de 1/3 dos pacientes com NET evoluem para óbito e a causa principal são as infecções.

Podemos predizer a gravidade da NET usando um escore que avalia o risco de mortalidade de acordo com 7 fatores de risco independentes (Tabela 61.5).

Diagnóstico

O diagnóstico é baseado na história clínica e exame físico, sendo que o histopatológico da pele ajuda a confirmar o diagnóstico, demonstrando necrose de toda a espessura da epiderme.

O cálculo da extensão das lesões é feito utilizando as mesmas regras validadas para calcular a superfície corporal de queimados, como a regra dos nove. Deve incluir a epiderme destacada e destacável (áreas com sinal de Nikolsky).

Tratamento

O tratamento da NET e SSJ consiste em:
- Interrupção da droga suspeita e de todos os medicamentos não essenciais.
- Suporte clínico: correção de volemia, distúrbios hidroeletrolíticos, insuficiência renal e suporte nutricional.
- Internação em UTI dos casos de NET e das formas transicionais é recomendada, pois o paciente deve ser tratado com grande queimado.

TABELA 61.6 Comparação clínica e laboratorial entre SSJ/NET, DRESS e PEGA

	SSJ/NET	DRESS	PEGA
Início do quadro cutâneo	1–3 semanas	2–6 semanas	24–48 horas
Duração da erupção	1–3 semanas	Várias semanas	Menos de 1 semana
Febre	Presente	Presente	Presente
Quadro cutâneo	Bolhas e acometimento mucoso	Exantema macular pruriginoso	Pústulas não foliculares sobre base eritematosa
Envolvimento visceral	Nefrite tubular e necrose traqueobrônquica	Hepatite, nefrite intersticial, pneumonite, miocardite, tireoidite	Ausente
Neutrófilos	Diminuídos	Aumentados	Muito aumentados
Eosinófilos	–	Muito aumentados	Discretamente aumentados
Mortalidade	30–40%	10%	5%

- Paciente deve ser mantido isolado e com medidas estéreis. A principal causa de morte é a sepse. Profilaxia antimicrobiana não é indicada, porém quedas bruscas de temperatura e queda do estado geral falam a favor de infecção, devendo ser implementada antibioticoterapia empírica. Nos primeiros dias, as infecções mais comuns são causadas por *Staphylococcus aureus*, bacilos Gram-negativos (*Pseudomonas aeruginosa*) e *Candida albicans*.
- O uso de corticoterapia sistêmica é controverso, mas quando iniciado, a prescrição deve ocorrer nas primeiras 48 horas do início quadro. Após esse período não há benefício comprovado.
- Imunoglobulina humana endovenosa: 0,75–1 mg/kg/dia EV de 3–4 dias.

A Tabela 61.6 compara SSJ/NET, DRESS e PEGA.

BIBLIOGRAFIA

1. Azulay RD, Azulay DR. Dermatologia. 6 ed. Rio de Janeiro: Guanabara Koogan; 2013.
2. Belda Júnior W, Di Chiacchio N, Criado PR. Tratado de Dermatologia. 2 ed. São Paulo: Atheneu; 2014.
3. Bologna J, Jorizzo J, Rapini RP. Dermatology. 2 ed. London: Mosby; 2010.
4. Cacoub P, Musette P, Descamps V, et al. The DRESS syndrome: a literature review. American Journal of Medicine 2011; 124(7):588-597.
5. Heng YK, Lee HY, Roujeau JC. Epidermal necrolysis: 60 years of errors and advances. Br J Dermatol 2015; 173(5):1250-1254.
6. Szatkowski J, Schwartz RA. Acute generalized exanthematous pustulosis (AGEP): a review and update. J American Acad Dermatol 2015; 73(5):843-848. doi: 10.1016/j.jaad.2015.07.017.

MANIFESTAÇÕES DERMATOLÓGICAS DE DOENÇAS SISTÊMICAS

Laila Adrieli Vieira
Marina Zoéga Hayashida
Gustavo Amarante Rodrigues

ENDOCRINOLOGIA CUTÂNEA

As endocrinopatias englobam uma diversidade de manifestações cutâneas, de forma que o efeito hormonal sobre a pele, glândulas e anexos pode ser decisivo no diagnóstico do quadro.

Distúrbios da tireoide

- **Hipertireoidismo:** endocrinopatia relacionada à presença, em excesso, de hormônios tireoideanos, em geral mais prevalente no sexo feminino e principalmente associada à doença de Graves.
- **Hipotireoidismo:** síndrome clínica caracterizada pela deficiência de hormônios tireoideanos, sendo suas principais causas a tireoidite de Hashimoto e os tratamentos do hipertireoidismo, seja cirúrgico ou com radioiodo.

Na Tabela 62.1 são descritas as alterações cutâneas relacionadas às tireoidopatias citadas.

Diabetes *mellitus* (DM)

Aproximadamente um terço de todos os pacientes com DM apresentam manifestações cutâneas, sendo a patogênese dessas lesões de origem multifatorial. Em geral, surgem após a instalação da doença, mas podem ser concomitantes ou precedê-la por muitos anos. As principais manifestações dermatológicas no DM são:

- **Infecciosas:** candidíase mucocutânea, celulite, eritrasma (forma disseminada ou disciforme associada à infecção pelo *Corynebacterium minutissimum*) e fasceíte necrotizante.
- **Acantose nigricante:** hiperpigmentação aveludada, mais comum nas áreas intertriginosas (axilas, região cervical e virilhas). Associada à resistência insulínica, tanto em diabéticos quanto em obesos. O manejo inclui o tratamento da obesidade, resistência insulínica e síndrome metabólica, quando presentes.

TABELA 62.1 Achados dermatológicos de hipertireoidismo e hipotireoidismo		
	Hipertireoidismo	**Hipotireoidismo**
Alterações cutâneas	• Pele fina, macia, quente e úmida • *Flushing* facial, eritema palmar • Hiperpigmentação • Prurido, hiperidrose, exoftalmo	• Pele grossa, áspera, fria e pálida • Coloração amarelada • Fragilidade cutânea • Mixedema generalizado***
Cabelos	• Finos e macios • Alopecia difusa tipo eflúvio, telógeno ou alopecia *areata*	• Grossos, secos e quebradiços • Crescimento lento • Alopecia (cabelos e terço lateral das sobrancelhas)
Unhas	• Frágeis e amolecidas • Crescimento rápido • Onicólise e coiloníquia	• Finas, quebradiças e estriadas • Crescimento lento • Onicólise (raro)
Doenças cutâneas associadas	• Mixedema pré-tibial* • Acropatia tireoideana** • Urticária e dermografismo Vitiligo	• Ictiose • Queratodermia palmoplantar • Xantomas eruptivos/tendinosos

*Pápulas, nódulos ou placas, normocrômicas ou violáceas e de aspecto translúcido, classicamente descritos na região pré-tibial, embora possam surgir em qualquer local do tegumento. O aspecto de "casca de laranja" da pele é bastante comum.
**Tríade: baqueteamento digital, proliferação perióstica das falanges e ossos longos, e aumento dos tecidos moles sobre as estruturas ósseas.
***Sinal cutâneo mais característico do hipotireoidismo, caracterizado pelo aspecto céreo e firme de toda a pele, com sinal do cacifo negativo. Ocorre devido à deposição de mucopolissacarídeos na derme.

- **Acrocórdons:** pápulas pedunculadas da cor da pele, mais comuns nas pálpebras, pescoço e axilas, de caráter benigno. Relacionam-se, nesse caso, a um maior estímulo dos queratinócitos pela insulina. O tratamento baseia-se na remoção cirúrgica das lesões para fins estéticos.
- ***Bullosis diabeticorum:*** bolhas tensas e não inflamatórias, localizadas nas mãos, pernas e pés, de conteúdo estéril. Em geral regridem sem deixar cicatriz.
- **Carotenemia:** coloração amarelo-alaranjada difusa da pele, mais evidente nas palmas e plantas, devido à elevação sérica do caroteno. O tratamento inclui a diminuição do consumo de alimentos ricos em betacaroteno.
- **Dermopatia diabética:** máculas atróficas e acastanhadas nas pernas, possivelmente relacionadas a traumas. Sua incidência pode correlacionar-se com a gravidade do diabetes.
- **Escleredema de Buschke:** induração eritematosa no dorso superior e nuca relacionada ao depósito de glicosaminoglicanos, de etiologia desconhecida, sem relação com o controle do DM.
- **Granuloma anular:** pápulas eritematosas confluindo em lesões anulares, disseminadas ou sob a forma perfurante (extrusão de material dérmico), frequentemente observadas em pacientes diabéticos.
- **Necrobiose lipoídica:** manchas atróficas amarelas, com halo vermelho-marrom que indica atividade da lesão, mais comumente observada na região pré-tibial. Pode ocorrer ulceração central da lesão. Em cerca de dois terços dos casos é precursora do DM.
- **Úlceras neuropáticas:** ulcerações indolores, mais comuns em locais de pressão. Estão associadas a neuropatia sensorial do DM, sendo agravadas pela doença vascular periférica e por traumas locais.

- **Síndrome da mobilidade articular limitada com pele cérea:** rigidez que se inicia geralmente no quinto quirodáctilo, simétrica, levando a contraturas flexurais e limitação do movimento das mãos e dedos e associada ao espessamento da pele.

Doença de Addison

Caracterizada por uma insuficiência adrenal primária, mais frequente em mulheres e cujas principais etiologias incluem processos autoimunes e doenças infecciosas (tuberculose). A principal manifestação cutânea é a hiperpigmentação difusa, mais evidente em áreas fotoexpostas, língua, mucosas, locais de traumas, pregas palmares, unhas e cabelos. Ocorre ainda o escurecimento de nevos preexistentes e de pelos. Nas mulheres, observa-se perda dos pelos púbicos no período pós-puberdade. Há relatos de associação com vitiligo e candidíase mucocutânea crônica.

Síndrome de Cushing

Caracterizada por uma exposição prolongada a quantidades excessivas de glicocorticoides, mais comumente associada ao uso de corticoide exógeno ou ainda à hiperprodução crônica de cortisol. Nesse contexto, ocorre uma alteração da distribuição da gordura subcutânea com deposição da mesma em locais como cintura pélvica (abdômen em avental), face (face em lua cheia) ou região cervical posterior (giba de búfalo). Consequentemente, há uma atrofia cutânea com surgimento de múltiplas estrias, além de fragilidade cutânea e tendência a formação de púrpuras e equimoses ao menor trauma. Tais pacientes estão mais predispostos ao desenvolvimento de infecções cutâneas, além de acne e hirsutismo.

GASTROENTEROLOGIA CUTÂNEA

Doenças inflamatórias intestinais (DII)

O quadro clínico das DII em geral inclui dor abdominal, diarreia, sangramento retal, perda de peso e sinais de má-nutrição. Cerca de um terço dos pacientes com manifestações extraintestinais apresentará manifestações cutâneas. Seguem os principais achados dermatológicos nas DII:

- **Eritema nodoso:** quadro súbito de nódulos subcutâneos nos membros inferiores, distribuídos de forma simétrica, eritematosos, dolorosos e quentes, evoluindo para uma fase final em aspecto de hematoma, com duração aproximada de 3 a 6 semanas, desaparecendo sem deixar sequelas. Geralmente relacionada a doença intestinal ativa.
- **Pioderma gangrenoso:** doença cutânea neutrofílica com diversas apresentações clínicas, mas principalmente as formas ulcerada e periostomal (mais comum em mulheres obesas e com presença de autoimunidade) são mais associadas a DII. Podem ou não refletir atividade de doença.
- **Poliarterite nodosa:** vasculite predominantemente de vasos de médio calibre, com surgimento de nódulos dérmicos ou subcutâneos nas pernas podendo ascender para coxas, nádegas e mãos. Esses nódulos podem ulcerar e, ao regredirem, deixam uma pigmentação livedoide do tipo poeira estelar.
- **Lesões orais:** estomatite aftosa (pequenas ulcerações redondas, rasas, com centro fibrinoso e halo eritematoso na mucosa oral), pioestomatite vegetante (variante mucosa do pioderma gangrenoso), queilite angular e nodularidade mucosa (infiltrados granulomatosos na mucosa oral em aspecto de paralelepípedo, específicos da doença de Crohn).

- **Outras dermatoses associadas:** psoríase, urticária, paniculite, síndrome de Sweet, epidermólise bolhosa adquirida e vasculite de pequenos vasos.
- **Outros achados:** lesões semelhantes às de acrodermatite enteropática adquirida (pacientes com deficiência de zinco), fístulas enterocutâneas, úlceras perianais, baqueteamento digital e eritema palmar.

Doenças hepáticas

As doenças hepáticas apresentam uma ampla gama de manifestações cutâneas, sendo achados importantes que contribuem para o diagnóstico clínico. A seguir, abordaremos as manifestações dermatológicas das principais doenças hepáticas.
- **Cirrose:**
  - Gerais: icterícia, prurido, eritema palmar, dilatação das veias da parede abdominal, angiomas estelares dispostos de forma serpiginosa, escassez de pelos das axilas, região púbica e peitoral, ginecomastia.
  - Alterações ungueais: unhas de Terry (coloração esbranquiçada da região proximal da lâmina ungueal associada a cor rosada próximo a borda livre distal, sendo encontrada em até 82% dos pacientes com cirrose hepática), linhas de Muehrcke (presença de faixas transversais esbranquiçadas, encontradas na insuficiência hepática, síndrome nefrótica e em pacientes em quimioterapia), baqueteamento digital.
  - Cirrose biliar primária: além dos achados comuns às outras causas de cirrose, pode também ocorrer hiperpigmentação difusa e xantomas (eruptivos, planos e, ocasionalmente, tuberosos).
- **Hemocromatose:** hiperpigmentação bronzeada generalizada.
- **Doença de Wilson:** hiperpigmentação pré-tibial, lúnula azul e presença de anel de Kayser-Fleischer (círculo de pigmentação dourado, marrom ou esverdeado na membrana de Descemet – periferia da córnea – devido à deposição de cobre).
- **Hepatites virais B e C:** urticária, urticária-vasculite, vasculite de pequenos vasos, vasculite crioglobulinêmica, eritema multiforme, eritema nodoso, poliarterite nodosa, porfiria cutânea tarda, acrodermatite papulosa da infância ou doença de Gianotti-Crosti (pápulas eritematosas com halo purpúrico, principalmente nos braços), sarcoidose (após terapia com interferon ou ribavirina), síndrome dermatomiosite-símile. Relacionados especificamente à hepatite C: líquen plano (especialmente a doença erosiva oral), livedo reticular e eritema necrolítico acral.

OUTRAS DOENÇAS SISTÊMICAS

Diversas outras doenças sistêmicas têm a pele como sede de manifestações clínicas típicas. Abordaremos três doenças nesse tópico: endocardite infecciosa, amiloidose primária de cadeia leve e sarcoidose.

Endocardite infecciosa

Os achados incluem púrpuras e petéquias no tronco superior, conjuntivas e membranas mucosas, hemorragias nas dobras ungueais, nódulos de Osler (lesões embólicas transitórias que ocorrem sob a forma de nódulos eritematosos e dolorosos na polpa digital dos dedos das mãos e dos pés, bem como nas palmas e plantas) e lesões de Janeway (máculas eritematosas, hemorrágicas e indolores, localizadas nas palmas e plantas).

Amiloidose primária de cadeia leve (AL)

As manifestações cutâneas ocorrem em até 25% dos casos, sendo os principais achados:
- Cavidade oral: mucosa oral edemaciada e com textura borrachosa, macroglossia, aspecto endurecido da língua, presença de pontos hemorrágicos e bolhas tendendo a hemorragia. Pode ocorrer xerostomia por acúmulo de amiloide nas glândulas salivares.
- Petéquias, púrpuras e equimoses envolvendo a face (região periorbitária = sinal do guaxinim) e áreas intertriginosas (regiões cervical, axilar e perianal) relacionadas ao trauma; pápulas translúcidas nos membros inferiores; pápulas e nódulos amarelados e translúcidos na face, pontas dos dedos, região cervical, couro cabeludo e região perianal.
- Alopecia e aspecto de cútis *gyrata*-símile (sulcos e giros) do couro cabeludo.
- Espessamento esclerodermiforme da pele em pacientes com infiltração difusa.

Sarcoidose

As manifestações clínicas da sarcoidose são, em geral, polimorfas tanto no aspecto dermatológico, quanto nos diversos órgãos acometidos. As manifestações cutâneas são observadas em até 60% dos doentes, sendo mais comum a presença de pápulas, nódulos, placas, lesões tipo lúpus pérnio, lesões sobre cicatrizes/tatuagens e eritema nodoso.

PARANEOPLASIAS CUTÂNEAS

São consideradas paraneoplasias cutâneas as dermatoses que ocorrem em maior frequência, acima da mera casualidade, com aspectos morfológicos diversos, que antecedam ou acompanhem uma neoplasia interna, e que desapareçam com a cura e reapareçam com a recidiva da doença. Nos casos em que precedem o diagnóstico, podem alterar radicalmente o prognóstico do paciente. Entre 7 e 15% dos casos são observadas no momento do diagnóstico e, em até 50%, podem surgir durante o curso da doença. A seguir, abordamos os principais sinais dermatológicos associados a neoplasias.
- **Acantose nigricante (AN)**: hiperpigmentação aveludada em áreas intertriginosas (cervical, axilas, virilha e até mesmo lábio inferior) de início súbito. Em geral é associada a anormalidades endócrinas benignas, mas pode relacionar-se a neoplasias, especialmente do trato gastrointestinal, mas também geniturinário, pulmão e hematológicas (linfomas). É descrita uma variante palmar denominada *tripe palm* ou "palma em tripa" (devido à semelhança com a face interna do intestino bovino), principalmente associada a neoplasia pulmonar se isoladamente ou a carcinoma gástrico se associada a AN.
- **Acroqueratose paraneoplásica ou doença de Bazex**: placas psoriasiformes, eritematosas ou violáceas, tipicamente localizadas nos dedos dos pés e das mãos. Pode haver distrofia ungueal e queratodermia palmoplantar. Associação com carcinomas do trato respiratório e digestivo, especialmente faringe, laringe e esôfago.
- **Dermatite herpetiforme:** lesões vesiculares e bolhas, agrupadas, mais comumente observadas nas superfícies extensoras (cotovelos e joelhos), dorso, nádegas e, eventualmente, couro cabeludo. Associação com carcinoma de tireoide e linfoma.
- **Dermatomiosite**: alopecia difusa do couro cabeludo, heliótropo, pápulas de Gottron, poiquilodermia em áreas fotoexpostas. Associação com neoplasias de mama e ovários, gastrointestinais (colorretal e pancreático), pulmão e linfoma não Hodgkin.

- **Dermatoses neutrofílicas agudas (síndrome de Sweet, pioderma gangrenoso, especialmente a forma atípica bolhosa, e vasculite leucocitoclástica):** associação com neoplasias hematológicas (leucemias, mieloma múltiplo e outros).
- **Doença de Paget:**
    - Mamária: placa eczematosa ao redor do mamilo. Associada a carcinoma ductal de mama primário.
    - Extramamária: lesões eczematosas e infiltradas nas axilas ou região anogenital, dolorosas e pruriginosas. Representam a extensão de carcinomas internos (gastrointestinal, geniturinário ou anexial) ou de adenocarcinomas intraepiteliais primários.
- **Eritema anular centrífugo:** lesões eritematosas e anulares, com ou sem descamação. Associação com mieloma múltiplo, neoplasia de ovário e brônquios.
- *Erythema gyratum repens*: lesões eritematoedematosas concêntricas, com aparência bizarra, em nós de madeira ou faixas de zebra. Em até 85% dos casos descritos está relacionado a neoplasias, principalmente de pulmão e útero.
- **Eritrodermia esfoliativa:** eritema e descamação em mais de 90% da superfície corpórea. Associação com linfoma cutâneo de células T, leucemias, carcinoma de mama, pulmão, fígado e outros.
- **Pênfigo paraneoplásico:** lesões variadas (vesículas, bolhas, erosões cutâneas/mucosas, eritema e pápulas), com apresentação em mucosa oral característica. Associação com leucemia linfocítica crônica, linfoma não Hodgkin e doença de Castleman.
- **Porfiria cutânea tarda:** vesículas, bolhas e cicatrizes no dorso das mãos e antebraços, hipertricose, hiperpigmentação, milia e lesões esclerodermiformes. Associação com carcinoma hepático.
- **Prurido:** em geral refratário, associado a doença de Hodgkin e outras malignidades.
- **Sinal de Leser-Trèlat:** surgimento súbito de queratoses seborreicas eruptivas, muito pruriginosas e, eventualmente, irritadas. Associação com neoplasias do trato gastrointestinal e linfomas.
- **Síndrome do glucagonoma:** presença de lesões do tipo eritema figurado, crostas psoriasiformes, queilite angular e glossite. Associação com neoplasia de pâncreas. Em geral é acompanhada de perda de peso e DM.
- **Urticária pigmentosa crônica/mastocitose:** máculas eritematosas ou acastanhadas presentes principalmente no tronco com sinal de Darier positivo (edema e eritema perilesional após fricção local). Associação com neoplasias de cólon e plasmocitoma.
- **Vitiligo:** associação com neoplasias gastrointestinais.

BIBLIOGRAFIA

1. Azulay RD, Azulay DR, Azulay-Abulafia L. Dermatologia. 6 ed., rev. e atual. Rio de Janeiro: Guanabara Koogan; 2015.
2. Belda Junior W, di Chiacchio N, Criado PR. Tratado de Dermatologia. 2 ed. São Paulo: Atheneu; 2014. Bolognia JL, Jorrizzo JL, Rapini RP, et al. Dermatologia. Tradução Renata Scavone de Oliveira. 2 ed. Rio de Janeiro: Elsevier; 2011.
3. Burns T, Breathnach S, Cox N, Griffiths C. Rook's Textbook of Dermatology. 8 ed. Oxford: Wiley-Blackwell; 2010.
4. Vilar L, Kater CE, et al. Endocrinologia clínica. 5 ed. [Reimpre.] Rio de Janeiro: Guanabara Koogan; 2013.

ENDOCRINOLOGIA

Editora responsável: **Rachel Teixeira Leal Nunes**
Coordenadora da Seção: **Rachel Teixeira Leal Nunes**

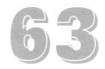

DOENÇAS DA ADRENAL

Thayana Linhares Santos
Rachel Teixeira Leal Nunes

ANATOMIA E FUNÇÃO ADRENAL

O corpo humano possui duas glândulas adrenais, que são independentes funcionalmente uma da outra. Cada uma apresenta uma área cortical e medular, que são responsáveis por secreção de diferentes hormônios.

A medula adrenal é localizada na região central da glândula e está relacionada ao sistema nervoso simpático, secretando epinefrina e norepinefrina.

O córtex adrenal é subdividido em 3 zonas: (1) zona glomerulosa, mais externa, que secreta mineralocorticoides; (2) zona fasciculada, intermediária, que secreta glicocorticoides e andrógenos; e (3) zona reticulada, mais interna, que secreta glicocorticoides e andrógenos.

DOENÇAS DE HIPOFUNÇÃO DA ADRENAL

Insuficiência adrenal

Etiologia

A insuficiência adrenal (IA) pode ser decorrente de lesões diretas da glândula adrenal (IA primária) ou da falha de secreção de ACTH (IA secundária ou terciária).

Na IA primária, há lesão de todas as camadas adrenais, com déficit de hormônios glicocorticoides e mineralocorticoides. A causa mais comum é a adrenalite autoimune, seguida de doenças infecciosas (tuberculose, fungos, HIV), adrenalectomia bilateral, drogas, neoplasias e doenças genéticas com IA associada.

Na IA secundária e terciária, há déficit predominante glicocorticoide, já que o ACTH influencia muito pouco na produção de mineralocorticoides, e apresentam como causa mais comum a descontinuação de corticoide de uso crônico. Além disso, adenomas hipofisários, cirurgias hipotálamo-hipofisárias, radiação e lesões parasselares são outras causas de IA secundária.

Apresentação

As manifestações clínicas da IA são, de forma geral, inespecíficas, com fadiga, perda ponderal e anorexia como os sintomas mais comuns. Outras formas de apresentação clínica e laboratorial estão resumidos na Tabela 63.1. De forma mais dramática, a IA pode apresentar-se como uma crise adrenal, com náuseas, vômitos, dor abdominal, desidratação grave e até choque hipovolêmico.

Investigação
Confirmação da IA

Cortisol sérico das 8 h da manhã < 5 μg/dL é altamente sugestivo de IA, e resultados > 18 μg/dL afastam o diagnóstico. Lembrando que alteram a proteína carreadora de cortisol (CBG) e a albumina, e podem reduzir (inflamação, cirrose, síndrome nefrótica) ou aumentar (reposição estrogênica, gravidez) os valores de cortisol. Além disso, drogas como fenitoína, carbamazepina, cetoconazol, etomidato, metirapona e mitotano podem interferir no metabolismo do cortisol.

TABELA 63.1 Manifestações clínicas e laboratoriais da insuficiência adrenal (IA)

	Prevalência (%)
Sintomas	
Fadiga	100
Anorexia, perda de peso	100
Dor abdominal, náuseas e vômitos	92
Mialgia, artralgia	6–13
Tontura	12
Desejo de ingestão de sal (IA primária)	16
Pele seca e prurido (mulheres)	–
Redução de libido (mulheres)	–
Sinais	
Hiperpigmentação cutânea (IA primária)	94
Febre	-
Pressão arterial baixa, hipotensão postural, desidratação	88–94
Perda de pelos pubianos e axilares (mulheres)	–
Laboratório	
Hiponatremia	88
Hiperpotassemia (IA primária)	64
Hipercalcemia (IA primária)	6
Hipoglicemia	–
Anemia, linfocitose, eosinofilia	–
Aumento de creatinina (IA primária)	–

Valores de cortisol entre 5–18 μg/dL podem ser encontrados tanto na suficiência como na insuficiência adrenal. Assim, o teste de estímulo com ACTH sintético (cortrosina) é indicado. Cortrosina 250 μg é administrado IV às 8 h da manhã, com coleta de cortisol plasmático antes, 30 min e 60 min após injeção. Se o maior valor de cortisol for < 18 μg/dL, o diagnóstico de IA está confirmado.

O SDHEA abaixo do valor de referência para idade e sexo também é útil e corrobora o diagnóstico de IA.

Na suspeita de IA secundária, o teste de tolerância a insulina pode ser utilizado, com contraindicação em maiores de 65 anos, convulsão e doença vascular cerebral.

Dosagem de aldosterona e atividade plasmática de renina (APR) são úteis no diagnóstico de IA primária, revelando APR elevada e aldosterona baixa ou inapropriadamente normal.

Diferenciação entre IA primária e secundária

A dosagem de ACTH é fundamental para essa diferenciação. Valores de ACTH elevado (2× maiores que o limite superior de referência) são consistentes com IA primária. Já valores baixos ou normais de ACTH são sugestivos de IA secundária ou terciária.

Definição etiológica da IA

Nos casos de IA primária, tomografia computadorizada (TC) de adrenais deve ser solicitada. Doenças infecciosas, metástases e hemorragia apresentam-se com aumento irregular das adrenais e calcificações. Doenças genéticas também podem apresentar-se com aumento bilateral das adrenais. Na adrenalite autoimune, costuma haver atrofia das glândulas e a dosagem de anticorpos contra córtex adrenal e 21-hidroxilase auxiliam no diagnóstico, apesar de serem pouco disponíveis na prática clínica.

Nos casos de IA secundária ou terciária, deve-se solicitar ressonância nuclear magnética de sela túrcica.

Tratamento

Glicocorticoides

Devem ser repostos em todos os casos. Usar hidrocortisona 15–25 mg ou acetato de cortisona 20–35 mg divididos em 2–3 tomadas/dia, com maior dose pela manhã ao acordar para mimetizar o pico de cortisol matinal. Como alternativa, prednisolona 3–5 mg/dia pode ser utilizada, dividida em 1 ou 2 tomadas/dia. Não usar dexametasona.

Monitorar reposição usando sinais clínicos. **Não usar dosagens hormonais para monitorização.**

Mineralocorticoides

Apenas naqueles com deficiência de aldosterona. Usar fludrocortisona 0,05–0,1 mg/dia e não restringir a ingesta de sal.

Monitorar pela clínica (desejo de sal, hipotensão postural, edema) ou pela dosagem de eletrólitos. Nos pacientes que desenvolvem hipertensão, a dose de fludrocortisona deve ser reduzida. Se a pressão arterial permanecer elevada, iniciar anti-hipertensivos e manter a fludrocortisona.

Manejo da crise adrenal

Diante da suspeita, administrar hidrocortisona 100 mg EV em bólus, com manutenção 200 mg/dia (24 h em infusão contínua ou dose fracionada de 6/6 h). Se hidrocortisona não estiver disponível, prednisolona é uma alternativa. Dexametasona é a última das opções. Além disso, realizar expansão volêmica.

Na doença febril domiciliar, orientar dobrar (> 38 °C) ou triplicar (> 39 °C) a dose de glicocorticoide por 2 a 3 dias, com aumento do consumo de fluidos.

DOENÇAS DE HIPERFUNÇÃO DA ADRENAL

Hiperaldosteronismo primário

Hiperaldosteronismo primário (HP) é mais frequente do que se imagina. Estima-se que cerca de 10% dos pacientes com hipertensão arterial sistêmica (HAS) possuam HP. O principal grupo afetado é de mulheres entre 40–60 anos.

Os dois subtipos mais frequentes são adenoma produtor de aldosterona (APA), que usualmente é benigno e pequeno, com menos de 2 cm, e hiperplasia adrenal idiopática bilateral (HAIB), que apresenta HAS mais leve.

Apresentação

O quadro clínico varia de formas assintomáticas a sintomas relacionados a hipertensão e/ou hipopotassemia, como cefaleia, poliúria, noctúria, polidipsia, parestesias, fraqueza e câimbras.

Achados laboratoriais incluem hipernatremia, hipopotassemia, hipomagnesemia, alcalose metabólica e hiperglicemia.

Investigação
Rastreio de HP

Devem ser rastreados os pacientes com HAS mais uma das seguintes características: hipertensão resistente com uso de 3 anti-hipertensivos, pressão controlada com 4 ou mais anti-hipertensivos; hipopotassemia espontânea; incidentaloma adrenal; apneia do sono; história familiar de HAS precoce ou AVC com < 40 anos; parente de 1º grau com HP (Tabela 63.2).

O melhor teste de rastreio para HP é a razão da concentração plasmática de aldosterona (CPA) pela atividade plasmática de renina (APR). O rastreio é positivo, quando a razão CPA/APR > 27, com CAP > 15 ng/dL e, se APR < 0,4 ng/mL/h, considerar o valor 0,4 no cálculo da razão CPA/APR.

Alguns cuidados devem ser tomados antes de solicitar a razão CPA/APR, como: correção da hipopotassemia; liberar dieta com sal; suspender espironolactona, esplerenona, amilorida e diuréticos perdedores de K por pelo menos 4 semanas; suspender

TABELA 63.2 Indicações de rastreio de hiperaldosteronismo primário (HP)

Hipertensão arterial sistêmica + um dos abaixo:
Hipertensão resistente com uso de 3 anti-hipertensivos
Pressão controlada com 4 ou mais anti-hipertensivos
Hipopotassemia espontânea
Incidentaloma adrenal
Apneia do sono
História familiar de HAS precoce ou AVC com < 40 anos
Parente de 1º grau com HP

betabloqueadores, clonidina, metildopa, IECA, BRA, inibidor da renina, BCC diidropiridínicos e AINE por pelo menos 2 semanas (realizar controle da HAS com verapamil, hidralazina, prazosin, doxazosin ou terazosin).

Confirmação de HP

Pacientes com razão CPA/APR > 27 devem fazem um teste confirmatório para definir se há ou não HP. O teste confirmatório não é necessário quando CPA > 20 ng/dL + APR baixa + hipopotassemia ou quando razão CPA/APR > 50.

Os dois testes mais utilizados são teste da sobrecarga oral de sódio e teste da infusão salina, descritos na Tabela 63.3.

Definição etiológica da HP

Devido às abordagens terapêuticas distintas do APA e HAIB, existe a necessidade de diferenciar as duas entidades.

O teste da postura (Tabela 63.4) se baseia no fato de que apesar de autônoma, a secreção de aldosterona no HAIB se mantém responsiva a pequenas elevações plasmáticas de angiotensina II (ATII); ao contrário do APA, que não possui receptores de ATII, logo não respondem a postura. Assim, esse teste é útil para diferenciar APA de HAIB.

TC de adrenais deve ser solicitada em todos os pacientes com HP para excluir grandes massas, que possam representar carcinoma. Além disso, indicam se há nódulo solitário, menor que 2 cm, hipodenso, sugestivo de APA ou alterações nodulares bilaterais,

TABELA 63.3 Testes confirmatórios para hiperaldosteronismo primário (HP)

Teste da sobrecarga oral de sódio	Teste da infusão salina
• Aumentar ingesta de sódio 6 g/dia por 3 dias • Repor adequadamente potássio • Coleta de urina 24 h da manhã do 3º dia até manhã do 4º dia • Dosar sódio e aldosterona na amostra de urina 24 h • Na urinário > 200 mEq/24 h confirma ingesta de sódio adequada • **Interpretação:** Se aldosterona Ur24h < 10 µg (28 nmol), HP pouco provável. Se aldosterona Ur24h > 12 µg (33 nmol), HP altamente provável.	• Iniciar teste entre 8 e 9 h da manhã • Decúbito dorsal 1 h antes e durante teste • Infusão de SF 0,9% 2.000 mL EV em 4 h • Coleta de aldosterona plasmática no tempo 0 e 4 h • **Interpretação:** aldosterona < 5 ng/dL, exclui HP. Aldosterona > 10 ng/dL, confirma HP. Aldosterona entre 5 e 10 ng/dL, diagnóstico indeterminado.

TABELA 63.4 Teste da postura

Coleta em decúbito dorsal de aldosterona (CPA) e cortisol, ao acordar ou após 1 h de repouso
Paciente fica 2 h em pé, podendo deambular (não pode sentar, encostar nas paredes, subir ou descer escadas)
Após 2 h, coleta em pé de CPA e cortisol
Interpretação: • Se incremento CPA > 30% → HAIB • Se incremento CPA < 30% → APA • Se houver incremento de cortisol, descontá-lo do incremento de CPA

sugestivas de HAIB. No entanto, a TC de adrenais não consegue visualizar com segurança microadenomas nem distinguir incidentalomas não funcionantes de adenoma produtor de aldosterona.

O cateterismo de veias adrenais é o padrão-ouro para definir lateralização da produção de aldosterona, principalmente se o tratamento cirúrgico é factível. Do ponto de vista técnico, é de difícil execução, exigindo a dosagem de aldosterona e cortisol das 2 veias adrenais e da veia cava, sob infusão contínua de ACTH sintético.

Tratamento

Adrenalectomia unilateral é o tratamento de escolha para os casos documentados de HP unilateral, com cura da HAS em 50% dos casos. A falha de cura de HAS se deve principalmente à coexistência de HAS primária, idade avançada e longa duração da hipertensão. Se o paciente não for elegível para cirurgia ou não a desejar, é recomendado o uso de antagonistas dos receptores de mineralocorticoides.

Nos casos de doença bilateral (HAIB, adenomas bilaterais, HP supressível por dexametasona), os antagonistas dos receptores de mineralocorticoides são recomendados, com espironolactona como primeira opção. A dose inicial é de 12,5–25 mg/dia, com dose de manutenção de 50–400 mg/dia. Os efeitos colaterais são dose-dependentes, sendo os mais comuns ginecomastia, ingurgitamento mamário, disfunção erétil e câimbras. Outros anti-hipertensivos como IECA, BRA, BCC não agem sobre HP, mas ajudam a controlar a HAS.

Feocromocitoma

Feocromocitoma (FEO) é um tumor originado das células cromafins adrenomedulares que comumente produz uma ou mais catecolaminas, de prevalência rara, ocorrendo em cerca de 0,2% dos pacientes com HAS.

A maioria dos FEOs são esporádicos, mas 35% deles podem fazer parte de síndromes familiares, sendo que nesses casos podem apresentar-se bilateralmente. As principais síndromes familiares associadas com FEO são NEM 2A e 2B, neurofibromatose tipo 1, von Hippel-Lindau e paraganglioma familiar.

Tumores benignos são mais comuns, com apresentações malignas em até 10% dos casos. Não há critérios clínicos, laboratoriais ou de imagens que possam prever a malignidade. O diagnóstico de FEO maligno é feito apenas na presença de metástases e não pela análise histopatológica do tumor.

Apresentação

Em geral, há um histórico de HAS persistente ou episódica, sendo que 5 a 15% dos afetados podem ter pressão arterial normal. A tríade clássica de cefaleia, palpitações e sudorese está completa em poucos casos. Outros sintomas possíveis são síncope, ansiedade, tremores.

Sintomas esporádicos relacionados ao aumento de PA podem ocorrer, como durante procedimentos como endoscopia digestiva alta, colonoscopia e indução anestésica; ingestão de comidas ou bebidas contendo tiramina (queijos, cervejas, vinhos, banana, chocolate); uso de medicamentos (metoclopramida, betabloqueadores, inibidores da MAO, antidepressivos tricíclicos, opioides, sibutramina, quimioterapia).

Investigação

Deve-se investigar os pacientes com:
- Sinais e sintomas de FEO, principalmente na presença de paroxismos;

- Sintomas provocados por medicações específicas ou procedimentos;
- HAS de difícil controle ou em menores de 20 anos;
- Incidentaloma adrenal com ou sem HAS;
- História familiar de FEO ou síndrome genética associada a FEO.

Avaliação bioquímica

Dosagem de catecolaminas e metanefrinas fracionadas plasmáticas ou em urina de 24 h, sendo a **dosagem de metanefrinas plasmáticas a mais recomendada** para o diagnóstico.

Na dosagem de metanefrinas plasmáticas, o paciente deve estar com jejum noturno e permanecer em decúbito dorsal por 30 min, permanecendo nessa posição durante a coleta.

Se houver valores normais de metanefrinas e catecolaminas, nenhuma investigação adicional deve ser continuada (exceto nos pacientes com paroxismos, em que a dosagem de metanefrinas plasmáticas deve ser realizada durante o episódio de paroxismo).

Os testes são considerados positivos quando urina de 24 h apresentar um dos seguintes resultados: normetanefrina > 900 mcg/24 h, metanefrina > 400 mcg/24 h, norepinefrina > 170 mcg/24 h, epinefrina > 35 mcg/24 h e dopamina > 700 mcg/24 h ou quando metanefrinas plasmáticas apresentarem valores **4× maiores** que o limite superior de referência.

Avaliação com imagem

Somente após a confirmação bioquímica, TC de abdômen com contraste deve ser solicitada para localização do tumor, já que mesmo os tumores extra-adrenais são encontrados em 95% dos casos no abdômen ou pelve.

Em geral, o FEO apresenta as seguintes características: aumento da atenuação da TC (> 20 UI de Hounsfield), massa vascularizada, atraso no *washout* do contraste (< 50%), alterações císticas e hemorrágicas, tamanho variável.

Imagens funcionais como cintilografia com metaiodobenzilguanidina (^{123}I MIBG) e PET ^{68}Ga-DOTATATE são indicadas nos casos em que CT ou RNM não foram capazes de localizar o tumor.

Tratamento

A remoção cirúrgica do tumor é a melhor opção, sendo necessário preparo medicamentoso pré-cirúrgico para prevenir complicações cardiovasculares.

Preparo pré-cirúrgico

- Tratamento medicamentoso de pelo menos 7 a 14 dias antes da cirurgia para permitir pressão arterial e frequência cardíaca adequadas.
  - Alfabloqueadores: prazosin, terazosin e doxazosin. Para evitar hipotensão postural, tomar antes de dormir.
  - Betabloqueadores: iniciar **sempre após o alfabloqueio**. Devem ser introduzidos quando há taquicardia ou arritmia induzidas por catecolaminas.
  - Metirosina (Demser): inibe a tirosina-hidroxilase competitivamente, podendo ser usada por curto período antes da cirurgia.
- Bloqueadores de canal de cálcio: nos pacientes com baixo risco e sem HAS podem ser usados como primeira opção.
- Dieta com aumento do aporte de sódio.
- Reposição volêmica de 1–2 L na noite anterior à cirurgia.

Cirurgia

Adrenalectomia laparoscópica é recomendada. Considerar ressecção aberta se tumor > 6 cm ou sinais de invasão local.

Nos pacientes com FEO familiar, com tumor pequeno, que já tenham adrenalectomia contralateral, recomenda-se adrenalectomia parcial com objetivo de evitar hipocortisolismo.

Síndrome de Cushing adrenal

Síndrome de Cushing (SC) resulta de uma exposição crônica a cortisol em excesso. As etiologias da síndrome são separadas em 2 grupos: ACTH-dependente (secreção hipofisária ou ectópica) e ACTH-independente (desordens adrenais).

Apresentação

O quadro clínico é semelhante nas diferentes etiologias, com manifestações pouco específicas (fadiga, hipertensão, intolerância à glicose, osteopenia/osteoporose, suscetibilidade a infecções, distúrbios de humor, distúrbios menstruais, redução de libido, ganho de peso, acne, hirsutismo, síndrome de ovários policísticos) e mais específicas da síndrome (face em lua cheia, pletora facial, equimoses espontâneas, estrias violáceas com > 1 cm de largura em abdômen, coxas e axilas, fraqueza muscular proximal, fraturas ósseas precoces, especialmente fraturas atramáuticas de costela e vertebrais, redução da velocidade de crescimento em crianças).

Investigação

Testes de rastreio da síndrome de Cushing

- Teste de supressão com dexametasona: ingestão de 1 mg de dexametasona entre 23–24 h, com dosagem de cortisol sérico às 8 h da manhã do dia seguinte. Resposta normal é cortisol sérico < 1,8 μg/dL. *Ressalva: considerar dosagem de dexametasona para validação do teste diante de uso concomitante de drogas que aumentam a metabolização de dexametasona, como fenitoína, carbamazebina e rifampicina.*
- Cortisol livre em urina de 24 h: dosagem de 2 amostras diferentes. *Ressalva: possibilidade de falso-negativos em ClCr < 60 mL/min.*
- Cortisol salivar da noturno: dosagem de 2 amostras diferentes, obtidas entre 23–24 h. *Ressalva: paciente deve ter ciclo sono-vigília normal.*

Definição etiológica

Nos casos de positividade de **pelo menos 2 testes de rastreio** e exclusão de casos de pseudo-Cushing (depressão e outras desordens psiquiátricas, diabetes *mellitus* mal controlado, alcoolismo, obesidade mórbida), deve-se avançar a investigação com a dosagem de ACTH plasmático às 8 h da manhã:
- ACTH < 10 ng/L – SC ACTH independente.
- ACTH > 20 ng/L – SC ACTH dependente.
- ACTH 10–20 ng/L – indeterminado. Realizar teste com CRH. Se houver aumento de pelo menos 35% do ACTH após 30 min da infusão de CRH, indica SC ACTH dependente; se não houver tal aumento, indica SC ACTH independente.

Localização do tumor

Nas SC ACTH-dependentes, deve-se buscar diferenciar doença hipofisária de tumores ectópicos. Nas SC ACTH-independentes, prossegue-se a investigação com TC de adrenais.

Causas de síndrome de Cushing adrenal

O aspecto da TC de adrenais pode ajudar do direcionamento diagnóstico da SC adrenal.

- Adrenais normais ou diminuídas de tamanho – uso de glicocorticoide exógeno, doença adrenal nodular pigmentada primária (PPNAD).
- Massa unilateral com adrenal contralateral atrofiada – adenoma ou carcinoma adrenal.
- Aumento adrenal bilateral – hiperplasia adrenal macronodular ACTH-independente (AIMAH), adenomas bilaterais, síndrome de McCune-Albright, reavaliar SC ACTH-dependente.

Os adenomas, em geral, são encapsulados, pequenos (< 6 cm de diâmetro), homogêneos e usualmente associados a secreção pura de glicocorticoides.

Os carcinomas adrenais são frequentemente > 6 cm, heterogêneos, com calcificação e necrose. Quando pequenos, podem estar associados com invasão local e metástases ao diagnóstico. Podem estar associados com secreção em excesso de andrógenos, além de cortisol. Secreção de estrógenos e mineralocorticoides é rara.

Tratamento de SC adrenal
Adenoma adrenal

Adrenalectomia unilateral bilateral é curativa e o paciente costuma, devido à supressão adrenal contralateral, evoluir com insuficiência adrenal pós-operatória e necessidade de reposição de glicocorticoides, que pode se estender por até 2 anos.

Carcinoma adrenal

Cirurgia para redução de massa tumoral é útil e em poucos casos adrenalectomia unilateral pode ser curativa.

A maioria dos pacientes têm metástases à distância no diagnóstico, e de acordo com o estadiamento TNM e os critérios histológicos de Weiss pode-se definir o prognóstico e planejamento terapêutico.

O agente adrenolítico mitotano (na dose de 3–12 g/dia) pode ser utilizado para aumento de sobrevida.

Hiperplasia adrenal bilateral

Adrenalectomia bilateral é curativa, com necessidade de reposição de glicocorticoide e mineralocorticoide para o resto da vida.

Incidentaloma adrenal

Com a maior disponibilidade de exames avançados de imagem, como TC e RNM, houve um aumento da incidência de massas adrenais maiores que 1 cm. Apesar da grande parte das lesões serem benignas e não funcionantes, seu manejo visa definir malignidade e funcionalidade hormonal dos incidentalomas.

Investigação
Avaliação de malignidade

As imagens devem ser adquiridas com cortes de 2 a 3 mm para permitir uma melhor avaliação do incidentaloma.

O tamanho e as características de imagem são capazes de sugerir malignidade da lesão. Diâmetros > 4 cm são sugestivos de malignidade e, quando a massa é unilateral, esse valor é indicativo de cirurgia.

Massas com densidade < 10 unidades de Hounsfield (HU) são benignas em quase 100% dos casos. Massas com > 20 HU são sugestivas de malignidade.

TABELA 63.5 Avaliação de funcionalidade dos incidentalomas adrenais

Síndrome investigada	Dosagens hormonais
Síndrome de Cushing	Cortisol da manhã após dexametasona 1 mg noturna e cortisol salivar das 23 h
Feocromocitoma	Catecolaminas e metanefrinas fracionadas plasmáticas ou em urina de 24 h
Hiperaldosteronismo primário	Razão da concentração plasmática de aldosterona (CPA) pela atividade plasmática de renina (APR)
Excesso de andrógenos	Testosterona total e SDHEA

Rápidos *washouts* de contraste são encontrados em massas benignas. Após 10 a 15 min da administração do contraste, um *washout* de contraste < 50% é sugestivo de malignidade.

Além disso, forma irregular com calcificação intratumoral na TC e hipodensidade em T1 com intensidade intermediária a alta em T2 na RNM são sugestivos de malignidade.

Avaliação de secreção hormonal (funcionalidade)

Todos os pacientes devem ser investigados para síndrome de Cushing e feocromocitoma. Aqueles com HAS devem ser investigados para hiperaldosteronismo primário. Excesso de andrógenos deve ser buscado apenas naquelas mulheres com sinais clínicos de hiperandrogenismo.

Os exames a serem solicitados no caso de incidentaloma adrenal estão descritos na Tabela 63.5.

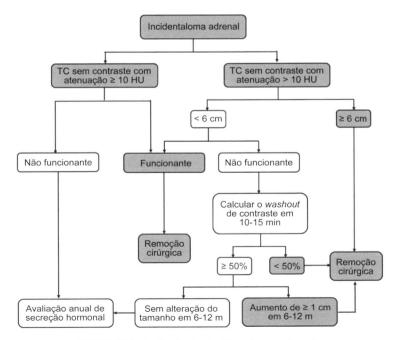

FIGURA 63.1 Avaliação dos incidentalomas adrenais.

Tratamento

A adrenalectomia é recomendada para as massas adrenais unilaterais funcionantes e para aquelas com características suspeitas para malignidade (Fig. 63.1). A abordagem das massas bilaterais é diferente, principalmente naquelas produtoras de cortisol, em que causas genéticas devem ser investigadas.

Nas massas não funcionantes e com características sugestivas de benignidade, manter conduta expetante, com aquisição de nova imagem em 6 a 12 meses e solicitação de testes de funcionalidade anualmente por 5 anos; caso haja mudanças de características reavaliar a possibilidade cirúrgica.

BIBLIOGRAFIA

1. Bornstein SR, et al. Diagnosis and Treatment of Primary Adrenal Insufficiency. J Clin Endocrinol Metab. 2016; 101(2):364-89.
2. Charmandari E, Nicolaides NC, Chrousos GP. Adrenal insufficiency. The Lancet. 2014; 383(9935): 2152-2167.
3. Drazini B, Epstein S, Turner HE, Wass JAH. Adrenal Cushing's Sydrome. In: Oxford American Handbook of Endocrinology and Diabetes. New York: Oxford University Press, 2011. p. 184-187.
4. Funder JW, et al. The Management of Primary Aldosteronism: Case Detection, Diagnosis, and Treatment. J Clin Endocrinol Metab. 2016;101(5):1889-916.
5. Lenders JWM, et al. Pheochromocytoma and Paraganglioma. J Clin Endocrinol Metab. 2014;99(6):1915-1942.
6. Nieman LK, et al. The Diagnosis of Cushing's Syndrome. J Clin Endocrinol Metab. 2008; 93(5):1526-40.
7. Young-Jr WJ, Kaplan NM, Kebebew E. The adrenal incidentaloma. UpToDate. 2016.
8. Young-Jr WJ, Kaplan NM. Clinical presentation and diagnosis of pheochromocytoma. UpToDate. 2016
9. Zeiger MA, et al. AACE/AAES Adrenal Incidentaloma Guidelines. Endocr Pract. 2009;15(1):1-20.

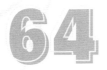

ADENOMAS HIPOFISÁRIOS

Aline Guimarães de Faria
Rachel Teixeira Leal Nunes

INTRODUÇÃO

Os adenomas hipofisários correspondem às patologias mais comuns dentre as massas selares (90%). Podem ser classificados de acordo com o tamanho – microadenoma (menor que 1 cm) e macroadenoma (maior que 1 cm) – ou como funcionantes e não funcionantes, a depender das manifestações clínicas e laboratoriais advindas da hipersecreção hormonal dos tumores.

Os adenomas funcionantes mais frequentes são: 1) prolactinomas (produtores de prolactina), somatotropinomas (produtores de hormônio do crescimento – GH) e corticotropinoma ou doença de Cushing (produtores de hormônio adrenocorticotrófico – ACTH).

PROLACTINOMAS

Epidemiologia

Constituem a principal causa de hiperprolactinemia patológica e são os tumores hipofisários mais comuns (40% dos casos). Em adultos, possuem uma prevalência de 60–100 casos por milhão. Ocorrem principalmente em mulheres entre 20 e 50 anos, com relação estimada entre os sexos de 10:1.

Quadro clínico

A hiperprolactinemia crônica tem como consequência a estimulação da lactação, a inibição do pulso de GnRH e elevação dos hormônios androgênicos. Em virtude dessas alterações, temos respectivamente galactorreia, hipogonadismo e hisurtismo.

Galactorreia é o sintoma mais característico da hiperprolactinemia e ocorre em 30 a 80% das mulheres e 14 a 33% dos homens com prolactinomas. Pode ser espontânea, intermitente ou encontrada apenas na expressão papilar.

O hipogonadismo, decorrente de menor produção de hormônios sexuais, acarreta nas mulheres anovulação, oligomenorreia ou amenorreia e redução da lubrificação vaginal; enquanto nos homens pode ocorrer redução da libido, disfunção erétil, oligoespermia e ginecomastia.

Em casos de macroprolactinomas, devido ao volume tumoral importante, podem ocorrer alterações neuro-oftalmológicas, como redução ou perda da acuidade visual e hemianopsia bitemporal (por compressão do quiasma óptico). Também pode haver hipopituitarismo, por compressão tumoral da haste ou por apoplexia hipofisária.

Diagnóstico

Uma única medida de prolactina sérica acima do limite superior da normalidade, desde que colhida sem múltiplas punções venosas, confirma o diagnóstico de hiperprolactinemia.

Em pacientes assintomáticos, faz-se necessária a exclusão de macroprolactinemia. Na maioria dos casos, a macroprolactina consiste em um complexo antígeno-anticorpo de IgG e prolactina monomérica. A macroprolactina possui um baixo valor biológico, de forma que raramente causa manifestações clínicas.

É importante a exclusão de outros fatores que levem ao aumento da prolactina, tais como: lactação, gravidez, estresse, cirrose hepática, doença renal crônica, hipotireoidismo e uso de medicações (Tabela 64.1).

Para confirmar o diagnóstico de prolactinoma, um exame de imagem da região selar, de preferência a ressonância magnética de sela túrcica, deverá ser realizado. Para se evitar que implique definição equivocada da etiologia da hiperprolactinemia, a RM da região selar somente deve ser realizada após a exclusão de hiperprolactinemia de causa fisiológica, farmacológica ou decorrente de doenças sistêmicas. Cerca de 80% dos prolactinomas são microadenomas (menores que 1 cm) e há correlação entre os níveis de prolactina e o tamanho do adenoma. Prolactinomas têm geralmente níveis acima de 250 ng/mL, enquanto níveis acima de 500 ng/mL praticamente selam o diagnóstico de macroprolactinoma.

Outros tumores da região hipotalâmica-hipofisária podem também cursar com hiperprolactinemia, seja por produção aumentada da PRL (adenomas hipofisários mistos produtores de GH, TSH ou ACTH e PRL) ou por comprometimento da haste hipotálamo-hipofisária (adenomas hipofisários clinicamente não funcionantes e craniofaringeomas).

TABELA 64.1 Etiologia da hiperprolactinemia farmacológica

Antidepressivos e ansiolíticos: alprazolam, inibidores da MAO, inibidores da recaptação de serotonina, antidepressivos tricíclicos
Neurolépticos: clorpromazina, prometazina, haloperidol, risperidona
Anticonvulsivantes: fenitoína
Antagonistas do receptor H2: ranitidina
Procinéticos: metoclopramida, domperidona, cisaprida
Anti-hipertensivos: reserpina, verapamil, metildopa, atenolol, labetalol
Narcóticos: heroína, morfina, cocaína
Estrogenioterapia

Tratamento

Os objetivos do tratamento visam a redução dos níveis de prolactina, do volume tumoral e restauração da função gonadal.

O tratamento do prolactinoma é preferencialmente clínico e feito com agonistas dopaminérgicos. Dentre os agentes da classe, o de escolha é a cabergolina, devido à melhor eficácia e tolerabilidade, quando comparada a bromocriptina. Acredita-se que a cabergolina tenha maior afinidade pelo receptor D2 da dopamina, explicando a melhor resposta ao tratamento.

Os agonistas dopaminérgicos apresentam efeito dose-resposta, ou seja, doses maiores são frequentemente mais efetivas. No geral, há controle da hiperprolactinemia com doses de 0,25 a 3 mg por semana. Resistência ao tratamento medicamentoso é considerada quando não há normalização dos níveis séricos de prolactina e a redução tumoral não atingiu 50% do volume em doses máximas toleradas.

Em casos de prolactinomas resistentes ao tratamento ou intolerância à medicação, a intervenção cirúrgica (ressecção transesfenoidal) é o próximo passo do tratamento (veja na Tabela 64.2 as indicações de tratamento cirúrgico).

A radioterapia é a geralmente a última opção de tratamento, sendo indicada em pacientes resistentes ao agonista dopaminérgico e que não obtiveram controle da doença com tratamento cirúrgico.

ADENOMA CLINICAMENTE NÃO FUNCIONANTE

Epidemiologia

Os adenomas hipofisários clinicamente não funcionantes (ACNF) constituem um terço dos adenomas de hipófise anterior. Os ACNF incidem entre a quarta e sexta década de vida, são raros na infância e não há diferença no acometimento entre os sexos.

A classificação abrange tanto os tumores que não secretam hormônios, quanto aqueles que a produção hormonal é mínima e não gera sinais e sintomas clinicamente identificáveis. A maioria dos ACNF é de origem gonadotrófica e geralmente há uma maior secreção de FSH em relação de LH.

Quadro clínico

Por não haver hipersecreção hormonal, o quadro clínico se limita aos sintomas causados pelo efeito de massa, especialmente em pacientes com macroadenoma. Em pacientes com extensão supraselar, pode haver cefaleia, hemianopsia bitemporal (por compressão quiasmática) e manifestações de hipopituitarismo, devido à compressão tumoral da haste

TABELA 64.2 Indicações para cirurgia em prolactinomas
Aumento do tamanho do tumor, a despeito do tratamento medicamentoso adequado
Apoplexia hipofisária
Intolerância e resistência aos agonistas dopaminérgicos
Compressão persistente do quiasma óptico
Fístula liquórica durante tratamento com agonistas dopaminérgicos
Contraindicações aos agonistas dopaminérgicos

e/ou hipófise. Em casos de extensão parasselar, em contato com o seio cavernoso, pode haver compressão de nervos cranianos (III e VI pares mais comumente, levando a ptose e diplopia, respectivamente).

Hiperprolactinemia ocorre em até dois terços dos casos e é resultante da compressão da haste hipofisária, que leva a perda da inibição dopaminérgica da secreção de prolactina.

Até 15% dos ACNF podem ser diagnosticados ao acaso, durante a realização de exames de imagem do sistema nervoso central: são os chamados incidentalomas hipofisários.

Diagnóstico

Para a avaliação diagnóstica do ACNF é necessário correlacionar dados laboratoriais, clínicos e de imagem.

A dosagem dos hormônios basais hipofisários serve para descartar adenomas hipersecretantes, visando realizar o diagnóstico diferencial e para avaliar possíveis insuficiências dos eixos adeno-hipofisários. Os hormônios a serem solicitados são: prolactina, GH, IGF-1, ACTH, cortisol, estradiol e testosterona. Se a insuficiência de algum eixo for suspeitada, porém não for confirmada por meio das dosagens basais, testes funcionais estimulatórios podem ser solicitados.

O exame de imagem de escolha é a ressonância magnética, que possibilita a visualização de quase todos os ACNF. Também é importante para realizar o diagnóstico diferencial entre outros tipos de lesões selares, a exemplo do craniofaringioma, cisto de bolsa de Rathke, aneurismas etc. (Tabela 64.3).

Tratamento

Os objetivos do tratamento são melhorar a sobrevida e qualidade de vida, reduzir os efeitos de massa, preservar e recuperar a função hipofisária e prevenir a recorrência tumoral.

A primeira opção no tratamento é a cirurgia, pois possibilita a conformação diagnóstica por meio do estudo anatomopatológico e reduz o efeito de massa, além de recuperar a função hipofisária e reverter a hiperprolactinemia. Após 3 meses de cirurgia, nova RM deverá ser solicitada para avaliar a ressecção tumoral. Posteriormente, a RM deverá ser repetida anualmente por 3 a 5 anos, podendo ser espaçada após esse tempo.

Em adenomas pequenos, ou sem proximidade do quiasma óptico, a conduta expectante poderá ser adotada e o segmento é realizado por meio de RM anuais por 5 anos; após, a frequência pode ser aumentada.

A radioterapia, apesar de não haver consenso definido, geralmente é destinada a pacientes que já foram submetidos a cirurgia, porém apresentaram grande volume de remanescente tumoral. Em alguns serviços, a radioterapia é rotineira após procedimento

TABELA 64.3 Diagnóstico diferencial das massas selares
Adenomas hipofisários secretores ou não secretores
Craniofaringiomas, cisto da bolsa de Rathke
Tumores benignos (meningiomas, gangliocitomas etc)
Tumores malignos (linfoma, sarcoma, carcinoma etc.)
Aneurismas
Hipertrofia hipofisária: adolescentes saudáveis, gestantes, pacientes com hipotireoidismo primário

cirúrgico. Como complicações, a mais comum é o hipopituitarismo e outros possíveis eventos adversos são tumores radioinduzidos.

O tratamento medicamentoso com agonistas dopaminérgicos e análogos da somatostatina até o momento não se mostraram efetivos. A temozolamida, um agente alquilante, vem sido usado nos ACNF, com taxa de resposta de 40%, sendo considerada uma opção promissora.

CORTICOTROPINOMAS

Epidemiologia

A doença de Cushing é a etiologia da síndrome de Cushing endógena e se configura como um adenoma produtor de ACTH, levando a uma produção exacerbada de glicocorticoides pela glândula suprarrenal. Na maioria dos casos há acometimento no sexo feminino (8:1) e os tumores se configuram como microadenomas em 80% dos casos.

Quadro clínico

Os sinais e sintomas da doença de Cushing são causados pelo excesso de glicocorticoides na circulação, e por serem majoritariamente inespecíficos, necessitam de suspeição do médico para realizar o diagnóstico. Letargia, ganho ponderal, hisurtismo, acne, giba de búfalo, fácies em lua cheia, depressão, redução da libido, podem estar presentes.

Os sinais e sintomas mais específicos são: estrias violáceas maiores que 1 cm, equimoses espontâneas, atrofia cutânea e fraqueza muscular proximal.

Diabetes *mellitus* e hipertensão arterial são bastante comuns e geralmente são as causas para o paciente procurar atendimento médico. Osteopenia e osteoporose estão presentes em 48–83% dos indivíduos com Cushing e podem cursar com fraturas de fragilidade. Os pacientes com Cushing são mais propensos a apresentarem eventos tromboembólicos, por distúrbios nos fatores da coagulação.

Todas essas comorbidades que o hipercortisolismo acarreta elevam a mortalidade (principalmente por causas vasculares e infecciosas) dos pacientes quando não tratados.

Diagnóstico

O primeiro passo para o diagnóstico é confirmar o hipercortisolismo laboratorialmente. Os exames utilizados como primeira linha são: cortisol salivar à meia-noite, cortisol urinário livre de 24 horas e cortisol sérico após 1 mg de dexametasona:
- Cortisol salivar à meia-noite: visa a medida do cortisol livre no horário entre 23 e 24 horas. Em pessoas normais, o esperado são valores suprimidos devido ao ritmo circadiano da secreção do cortisol; porém em pacientes com Cushing há perda desse ritmo, com elevação do cortisol. Esse é o marcador mais sensível e precoce em pacientes com Cushing. São necessárias pelo menos duas amostras alteradas para confirmar o hipercortisolismo.
- Cortisol urinário livre de 24 horas: corresponde ao cortisol que circulou durante o dia e não se altera com valores aumentados de SHBG. Em pacientes com Cushing, 10 a 15% podem apresentar resultados normais, de forma que o exame sempre deve ser repetido.

TABELA 64.4 Interferência mediamentosa no teste de supressão com dexametasona 1 mg	
Falso-positivo (indução da CYP3A4)	Falso-negativo (inibição da CYP3A4)
Rifampicina	Itraconazol
Fenitoína	Ritonavir
Fenobarbital	Fluoxetina
Carbamazepina	Diltiazem
Pioglitazona	Cimetidina

- Cortisol após 1 mg de dexametasona: coleta do cortisol sérico às 8 horas, após uma dose de 1 mg de dexametasona entre 23:00-00:00 da noite anterior. Valores acima de 1,8 µg/dL confirmam hipercortisolismo. Falso-positivos ou falso-negativos podem ocorrer quando há alteração da metabolização da dexametasona através da CYP3A4 (Tabela 64.4). Falsos positivos ocorrem em 50% das mulheres que usam anticoncepcional oral pelo aumento da SHBG.

Dois testes positivos confirmam síndrome de Cushing. O próximo passo para diagnosticar doença de Cushing é confirmar níveis séricos elevados ou inapropriadamente normais de ACTH. Uma vez que esse achado é confirmado, é preciso identificar se a produção hormonal do ACTH é hipofisária (corticotropinoma) ou periférica (tumores com produção ectópica de ACTH), por meio de exames laboratoriais e de imagem.

O teste do CRH se fundamenta no fato que os adenomas hipofisários produtores de ACTH mantêm o eixo corticotrófico funcionante, de modo que após administração do CRH, haveria aumento excessivo na produção do ACTH e cortisol, diferente do tumor ectópico.

O teste da desmopressina se baseia no fato que adenomas corticotróficos possuem receptores V3, e responderiam aumentando a produção de cortisol e ACTH na maioria dos pacientes com DC, ao contrário dos tumores ectópicos. Uma elevação de 35% ou mais de ACTH e 20% ou mais de cortisol, indica DC. No entanto, até 20 a 40% dos tumores ectópicos secretores de ACTH podem responder a esse teste; e nos estudos foi vista uma menor sensibilidade e especificidade quando comparado ao teste do CRH.

Outro teste laboratorial, porém invasivo, para determinar se a produção do ACTH é hipofisária ou não, é o cateterismo bilateral de seios petrosos inferiores, que visa a dosagem de ACTH e cortisol drenado da hipófise pelos seios petrosos em relação com os mesmos hormônios dosados na periferia, com estímulo do CRH. Um gradiente entre o ACTH basal e periférico 2:1 ou gradiente após estímulo com CRH maior que 3:1 é indicativo de DC. O cateterismo é indicado quando os outros exames, conjuntamente com a imagem (adenomas < 6 mm ou sem imagem sugestiva) não conseguem determinar a origem da produção de ACTH.

A RNM de hipófise é o exame de escolha para o paciente com suspeita de doença de Cushing, que tem sensibilidade 50–70%. A maioria são microadenomas, com sinal hipointenso, que não intensificam com gadolíneo.

A combinação de quadro clínico, concordância com exames laboratoriais e imagem, fecham o diagnóstico.

Tratamento

A primeira linha de tratamento para a doença de Cushing é a ressecção do adenoma por via transesfenoidal. A remissão, isto é, níveis de cortisol sérico matinal < 5 mcg/dL e cortisol livre urinário < 10–20 mcg/24 h atingidos dentro de 7 dias após cirurgia, são alcançados em 73–76% nos microadenomas e 43% nos macroadenomas.

Tratamento de segunda linha deve ser optado quando não for possível a realização da cirurgia ou houver recidiva da doença. A segunda linha de tratamento inclui: nova abordagem cirúrgica, radioterapia/radiocirurgia, terapia medicamentosa com inibidores da esteroidogênese (cetoconazol, metirapona, etomidato, mitotane, pasireotide) e adrenalectomia bilateral. A escolha deve ser feita ponderando o tamanho e localização tumoral, controle bioquímico e preferências do paciente.

SOMATOTROPINOMA

Epidemiologia

Acromegalia é o nome dado à doença crônica sistêmica resultante da hipersecreção do GH. Dentre as causas dessa elevação da secreção de GH, 95% se deve aos somatotropinomas. A doença acomete igualmente homens e mulheres e sua prevalência é de 38 a 80 casos por milhão. A mortalidade de pacientes com acromegalia é cerca de duas vezes maior que a população geral, devido às inúmeras comorbidades associadas à doença, tais como: diabetes, hipertensão, doença cerebrovascular, cardiovascular e algumas malignidades.

Quadro clínico

A acromegalia é uma doença de caráter insidioso, resultante da ação do GH e IGF-1 nos tecidos periféricos. O quadro clínico é caracterizado por alterações na fisionomia: alargamento do nariz, crescimento exagerado da mandíbula, proeminência frontal, separação dos dentes, macroglossia e aumento dos arcos zigomáticos. Aumento das extremidades ocorre em aproximadamente 100% dos pacientes e visceromegalia pode ocorrer (coração, tireoide, fígado, baço, rins e glândulas salivares). Outros sinais e sintomas são a hiperidrose com odor desagradável, artralgia (70% dos casos).

A acromegalia leva a complicações sistêmicas, dentre elas o acometimento cardiovascular, que confere à doença uma maior mortalidade. Miocardiopatia, hipertrofia ventricular esquerda, anormalidades eletrocardográficas, aterosclerose e hipertensão fazem parte das alterações encontradas na síndrome.

A segunda maior causa de mortalidade é a complicação respiratória. Devido ao aumento das partes moles na via respiratória, ocorre obstrução das vias aéreas superiores, podendo levar à necessidade de traqueostomia. Apneia do sono é registrada em até 70% dos pacientes, que por sua vez predispõe a hipertensão, arritmias cardíacas, doenças coronarianas e acidente vascular cerebral.

Devido ao efeito contrainsulínico do GH, decorre intolerância à glicose e diabetes *mellitus*. Dislipidemia é outra complicação metabólica que pode ocorrer, e se configura por redução de HDL, hipertrigliceridemia e partículas de LDL pequenas e densas, de forma que predispõe a formação de aterosclerose.

Embora controverso, há estudos que mostram aumento na incidência do câncer de cólon. Somado a isso, a taxa de mortalidade por essa neoplasia é maior em acromegálicos.

Outros sintomas como cefaleia, distúrbios visuais e hipopituitarismo são decorrentes do efeito de massa da lesão tumoral.

Diagnóstico

O diagnóstico da acromegalia é feito a partir de exames laboratoriais e de imagem. Em todos os pacientes com manifestações de acromegalia, especialmente com alterações na fisionomia, ou naqueles que não possuem estigmas, mas apresentam várias comorbidades associadas (apneia do sono, diabetes, hipertensão, artrite e hiperidrose), deve ser dosado IGF-1, uma vez que esse hormônio representa a atividade do GH. Níveis normais de IGF-1 excluem acromegalia.

Algumas condições predispõem a níveis falsamente elevados de IGF-1, como gravidez e puberdade. Em casos de IGF-1 baixo, devemos excluir doenças hepáticas e renais, hipotireoidismo, desnutrição e estrogenoterapia.

Após confirmados valores elevados de IGF-1, o próximo passo é o teste de tolerância oral a glicose, que consiste na dosagem do GH a cada 30 minutos por 2 horas, após ingestão de 75 g de glicose. Níveis de GH < 1 µg/L excluem o diagnóstico. O nadir de GH < 0,4 µg/L é considerado para diagnóstico devido à melhoria na sensibilidade dos ensaios; porém, muitos outros ensaios não possuem a mesma acurácia, de maneira que a Endocrine Society recomenda 1 µg/L como ponto de corte do GH.

Tratamento

O tratamento de primeira escolha é a cirurgia transesfeinodal, que atinge remissão em 85% dos microadenomas e 40–50% em macroadenomas. É preferível o uso de análogos da somatostatina pré-operatório, visando um melhor controle no período pós-cirúrgico. Níveis de IGF-1 dentro da normalidade e GH < 0,4 µg/L são a garantia de remissão da doença e, caso o GH não esteja nesses níveis, é recomendado novo teste de tolerância oral a glicose.

Em casos que a ressecção cirúrgica completa não for possível devido a tamanho e localização do tumor, um *debulking*, isto é, uma ressecção parcial está indicada para melhor controle com terapia medicamentosa subsequente.

O tratamento medicamentoso está indicado em caso de persistência da doença ou recidiva, após o tratamento cirúrgico. Podem ser usados como tratamento inicial em pacientes com risco cirúrgico elevado ou que recusam a cirurgia e em adenomas invasivos com pouca chance de cura cirúrgica.

As opções de tratamento medicamentoso englobam os análogos de somatostatina, que agem estimulando os receptores somatostatínicos, gerando a supressão da secreção hipofisária de GH. Nessa classe medicamentosa estão disponíveis no Brasil o octreotide e lanreotide, aplicados mensalmente.

O pegvisomanto é um antagonista do receptor do GH, que promove redução da produção do IGF-1 por ação periférica, porém causa elevação dos níveis de GH por perda do *feedback* negativo do IGF-1. O pegvisomanto consegue atingir uma normalização de IGF-1 maior que 90% em estudos, porém não leva a redução tumoral e tem um alto custo.

Os agonistas dopaminérgicos suprimem a secreção de GH em acromegálicos, e podem ser usados quando os níveis de IGF-1 forem modestos e o paciente não tiver muitos sintomas do excesso de GH.

A última opção terapêutica é a radioterapia, indicada quando não há controle da doença após abordagem cirúrgica e uso de medicamentos, visto que apesar de levar ao controle da doença em 10–60% dos casos anos após o tratamento. Além disso, apresenta diversos efeitos colaterais, como pan-hipopituitarismo (em até 50% dos pacientes), aumento do risco de doença cerebrovascular e tumores radioinduzidos.

BIBLIOGRAFIA?

1. Vilar L, et al. Endocrinologia Clínica, 5 ed. Rio de Janeiro: Guanabara Koogan; 2013.
2. Melmed S, et al. Diagnosis and treatment of hyperprolactinemia: an Endocrine Society clinical practice guideline. J Clin Endocrinol Metab 2011; 96(2):273-88.
3. Nieman LK, et al. The diagnosis of Cushing's syndrome: an Endocrine Society Clinical Practice Guideline. J Clin Endocrinol Metab 2008; 93(5):1526-40.

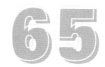

OBESIDADE

Mariel Massaro Rezende Corrêa
Rachel Teixeira Leal Nunes

DEFINIÇÃO, ETIOLOGIA E EPIDEMIOLOGIA

A obesidade é uma doença crônica, de alta e crescente prevalência, que atinge todas as faixas etárias. É de etiologia complexa e multifatorial, envolvendo fatores genéticos, ambientais e processos regulados por fatores neuroendócrinos e metabólicos (Tabela 65.1).

Durante muito tempo acreditava-se que o aumento na gordura corporal, tanto visceral como subcutânea, era causado simplesmente pelo desequilíbrio entre consumo e gasto de energia, ao longo de determinado período de tempo. Hoje, no entanto, já se conhece complexos mecanismos hormonais que atuam no balanço energético e nas vias do apetite, de forma a promover manutenção do peso basal do indivíduo, dificultando assim a perda de peso. Não sem razão, esses mecanismos vêm sendo os principais focos de interesse e pesquisa da indústria farmacêutica.

TABELA 65.1 Causas da obesidade segundo a Endocrine Society

Causas primárias	Causas secundárias			
Genéticas	Neurológicas	Endócrinas	Psicológicas	Drogas
• Desordens monogênicas – Mutação do receptor da melanocortina 4 – Deficiência de leptina – Deficiência de POMC	• TCE • Tumor • Radiação • Obesidade hipotalâmica	• Hipotireoidismo Síndrome de Cushing • Deficiência de GH • Pseudo-hipoparatireoidismo	• Depressão • Distúrbios alimentares	• Antidepressivos tricíclicos • Contraceptivos orais • Anticonvulsivantes • Glicocorticoides • Glitazonas • Betabloqueadores

Também vem ganhando crescente destaque o enfoque da obesidade sob a ótica da genética, que parece atuar de forma tão relevante quanto os próprios fatores ambientais. Como ilustração dessa tese temos, por exemplo, o reconhecido dado de que o IMC de crianças adotadas apresenta maior correlação com o de seus pais biológicos que com o dos pais adotivos.

Conforme classificação de peso corporal adotada pela Organização Mundial de Saúde (OMS), a American Heart Association (AHA), American College of Cardiology (ACC) e The Obesity Society (TOS), a obesidade é definida pelo índice de massa corpórea (IMC) ≥ 30 kg/m^2; enquanto o sobrepeso é definido por valores entre 25–29,9 kg/m^2.

A OMS estima que até 2025 teremos cerca de 2,3 bilhões de adultos com sobrepeso no mundo, e mais 700 milhões com obesidade. No cenário brasileiro, temos uma prevalência de sobrepeso estimada pela OMS de 54,1% em ambos os sexos em 2014.

Essa condição se relaciona com aumento de número de mortes por todas as causas e também por causas cardiovasculares, e é diretamente proporcional à gravidade da obesidade. Além das repercussões em morbimortalidade e psicossociais que a condição expõe o indivíduo, a obesidade tem impacto também na esfera econômica da saúde pública – os maiores custos são aqueles relacionados a doença coronariana, HAS e diabetes. Atualmente, a obesidade e o sobrepeso comportam-se de forma epidêmica no Brasil.

MANIFESTAÇÕES CLÍNICAS E COMORBIDADES

Os principais achados no paciente obeso se devem às comorbidades associadas, sendo elas:

Endócrinas – resistência à insulina e DM tipo 2

Resistência periférica à insulina e hiperinsulinemia são condições típicas e podem ser encontradas nesses pacientes antes mesmo do aparecimento da hiperglicemia propriamente dita. Os mecanismos que levam a essa situação não são totalmente compreendidos, porém temos que na patogênese da obesidade e do DM tipo 2 há em comum o aumento de citocinas e um estado pró-inflamatório vigente. É importante pontuar que esses efeitos são passíveis de reversão com a perda de peso, chegando-se até a normalização das medidas de glicemia. Outros efeitos endocrinológicos relacionados são: puberdade precoce, dislipidemia, ovários policísticos, infertilidade.

Cardiovasculares – HAS

A HAS apresenta relação direta com o IMC do paciente e a disposição abdominal da gordura. Os mecanismos também não estão bem estabelecidos, porém acredita-se que o estado de hiperinsulinemia descrito anteriormente, contribui para ativação do sistema nervoso simpático, da reabsorção renal de sódio e modulação do tônus vascular. Nesse caso a perda de peso também assume papel importante, de forma que a perda de 1 kg de peso leva a uma redução de 1 mmHg na pressão arterial diastólica, conforme observado na tabela. Adicionalmente, uma dieta com restrição moderada de sódio (20–40 mEq/dia) pode ser combinada à perda de peso para um melhor efeito anti-hipertensivo. Outras associações cardiovasculares são: insuficiência cardíaca, doença coronariana, cardiomiopatia, fibrilação atrial, insuficiência venosa e trombose venosa profunda.

Gastrointestinais – esteato-hepatite não alcoólica

Condição de elevada prevalência nos obesos, caracterizada pelo acúmulo lipídico no interior dos hepatócitos, levando a inflamação e lesão do órgão, e com risco de evolução para doença hepática grave. Os pacientes geralmente são assintomáticos, podem ter discreto aumento nas transaminases e esteatose difusa à ultrassonografia (identificada por um aumento da ecogenicidade hepática). No entanto os pacientes podem também apresentar sinais inespecíficos como hepatomegalia, desconforto abdominal e fadiga. Nessa doença, a perda de peso e a modificação dos hábitos de vida é a **única** medida estabelecida para melhora da condição, com possibilidade inclusive de se alcançar a remissão. Outros acometimentos gastrointestinais: colelitíase (hipercolesterolemia) e doença do refluxo gastroesofágico.

Pulmonares – apneia obstrutiva do sono e hipoventilação da obesidade

É antiga a descrição da relação entre obesidade e sonolência diurna. A síndrome da apneia obstrutiva do sono (SAHOS) caracteriza-se pela obstrução total ou parcial do fluxo aéreo durante o sono, implicando em dessaturação da oxi-hemoglobina e até hipercapnia, e levando a despertares frequentes, prejuízo na qualidade do sono, e finalmente sonolência diurna. A obesidade e o acúmulo de tecido adiposo na faringe contribuem para a obstrução de fluxo. A SAHOS correlaciona-se, ainda, fortemente com o desenvolvimento de hipertensão arterial.

Outras

- Osteoarticulares: osteoartrite, discopatias, síndrome do túnel do carpo, hiperuricemia e gota.
- Cutâneas: infecções fúngicas, acantose *nigricans*, linfedemas.
- Geniturinárias: incontinência urinária de esforço, irregularidades menstruais, glomerulopatia.
- Neurológicas: hipertensão intracraniana idiopática, demência, AVE.
- Neoplásicas: câncer de mama, cólon, endométrio, próstata, pâncreas, fígado, vesícula e rim.
- Psicossociais: ansiedade, distúrbios alimentares, depressão.

DIAGNÓSTICO

O rastreamento para obesidade/sobrepeso deve ser feito pela medida da circunferência abdominal, peso, índice de massa corpórea (IMC), periodicamente em consultas de rotina. A aferição da circunferência abdominal (CA) permite classificar predomínio da obesidade ginecoide (acúmulo de gordura na região gluteofemoral) ou androgênica (gordura abdominovisceral), sendo esta última de maior risco cardiovascular, e definida pela relação cintura/quadril (RCQ) superior a 1,0 no homem, e 0,8 na mulher, ou por valores absolutos maiores de 102 cm de CA no homem e 88 cm na mulher.

A classificação em diferentes graus é feita pelo IMC, por meio da fórmula: IMC = peso (kg) / altura^2 (m) (Tabela 65.2).

TRATAMENTO

Uma vez estabelecido diagnóstico, é programado o manejo do paciente, que deverá incluir um plano para redução e então manutenção do peso, seja por medidas não farmacológicas, farmacológicas associadas ou cirúrgicas, além da abordagem das comorbidades.

Tratamento não medicamentoso

Trata-se do pilar principal da abordagem da obesidade. Consiste na combinação de modificação de estilo de vida, dieta e atividade física. O desafio da mudança de estilo de

TABELA 65.2 Classificação do IMC segundo a OMS	
Classificação	IMC
Eutrófico	≥ 18,5–24,9
Sobrepeso	25–29,9
Obesidade grau I	30–34,9
Obesidade grau II	35–39,9
Obesidade grau III	≥ 40

vida encontra-se no estabelecimento de metas, automonitorização, terapia comportamental e prevenção de novo ganho de peso.

Em relação à dieta, recomenda-se que a aderência seja reforçada, sendo ela mais importante do que a composição da dieta em si. Diversos tipos de dieta levam a perda de peso, e ela deve ser individualizada em cada caso.

Quanto à atividade física, ela potencializa a perda de peso se associada a dieta, previne o ganho de peso futuro, doenças cardiovasculares e neoplasias. Recomenda-se a realização de no mínimo 30 minutos, de 5 a 7 dias na semana, com relação direta entre a intensidade da atividade e o sucesso na perda ponderal.

A partir de 10% de perda do peso inicial e sua manutenção por ao menos 1 ano, consideramos sucesso terapêutico. A manutenção do peso tende a tornar-se mais fácil ao longo do tempo.

Tratamento medicamentoso

Passa a ser indicado no caso de IMC ≥ 27 kg/m^2 com comorbidades ou IMC = 30 kg/m^2; sempre em conjunto com as medidas não farmacológicas.

Atualmente temos no arsenal terapêutico liberado pela Anvisa 3 classes de medicações; sendo uma delas a Sibutramina – droga serotoninérgica de efeito anorexígeno; o Orlistat que atua na redução da absorção de gordura; e o Liraglutida, um análogo do GLP-1.

Orlistat

Droga inibidora da lipase pancreática e, por consequência, redutora da absorção de gorduras. As gorduras ingeridas não são completamente hidrolisadas e sua excreção fecal é aumentada. Não tem efeito na inibição central do apetite como as demais drogas disponíveis.

Pode ser prescrita na dose de 120 mg, três vezes ao dia, sendo importante na manutenção da redução de peso, e prevenção de novo ganho. Tem como efeito colateral o aumento no número de evacuações, desconforto abdominal e flatulência.

Pacientes em uso concomitante de varfarin, podem necessitar reduzir a dose do anticoagulante pela redução na absorção de vitamina K que pode ocorrer pelo orlistat.

É a primeira escolha no tratamento inicial dada sua segurança e baixa ação sistêmica.

Sibutramina

Derivada da anfetamina, a droga inibe a recaptação da noradrenalina e em menor proporção de serotonina e dopamina, induzindo saciedade e aumentando o gasto energético termogênico. Os efeitos sobre a saciedade envolvem ações centrais nos adenoreceptores alfa-1 e beta-1, receptores de serotonina 5-HT2c e, provavelmente, 5-HT2a.

A droga ingerida é rapidamente absorvida no trato gastrointestinal e atinge pico sérico em cerca de 2 horas. Pode causar aumento da pressão arterial, frequência cardíaca ou ambos, pelo efeito simpatomimético.

O estudo americano SCOUT encontrou um aumento no risco de IAM e AVE, nos pacientes que faziam uso de sibutramina, e que já possuíam elevado risco cardiovascular. Justamente por apresentar possíveis desfechos cardiovasculares desfavoráveis, a droga foi suspensa para comercialização na Europa e nos Estados Unidos (2010), porém permanece disponível no Brasil, liberada pela Anvisa, com contraindicação de seu uso em pacientes com histórico de doença cardiovascular.

Pode ser prescrita na dose de 10 a 15 mg uma vez ao dia. Os principais efeitos colaterais são boca seca, constipação e alteração do sono (insônia), portanto devem ser tomados pela manhã.

Liraglutida

É um peptídeo análogo do GLP-1, droga que foi inicialmente desenvolvida para tratamento do DM tipo 2, e que mostrou-se benéfico na perda de peso e melhora do controle metabólico (glicemia, HBA1C, PA e perfil lipídico) quando associado a dieta e atividade física. A perda de peso promovida pela droga é dose-dependente; sendo a posologia para obesidade de 3 mg/dia, via subcutânea. Foi recentemente liberada no Brasil pela Anvisa para uso no tratamento da obesidade. Tem como principais efeitos adversos os gastrointestinais (náuseas e vômitos).

Tratamento cirúrgico

A cirurgia bariátrica leva à perda de peso por meio de uma alteração da anatomia do trato gastrointestinal, que leva então à redução da absorção calórica.

Há estudos que demostram um melhora importante das comorbidades no pós-operatório, como HAS, dislipidemia e principalmente diabetes tipo 2, de forma que muitos pacientes deixam de tomar suas medicações contínuas. A literatura ainda carece de estudos grandes que comparem os resultados entre tratamento medicamentoso e tratamento clínico. No entanto, atualmente a cirurgia fica indicada conforme o NIH Consensus Development Conference on gastrointestinal surgery for severe obesity, 1991: IMC ≥ 40; IMC ≥ 35 com comorbidade grave (SAHOS grave, cardiopatia, DM grave).

É importante ressaltar que todo paciente candidato a cirurgia bariátrica deve já ter tentado perder peso previamente, não deve conter contraindicações médicas, cirúrgicas ou psicológicas, e deve ser acompanhado de perto com equipe multiprofissional.

As técnicas disponíveis podem ser classificadas em restritivas, disabsortivas ou mistas; e ainda, em abertas ou laparoscópicas.

Procedimentos restritivos

- Balão intragástrico: método endoscópico que introduz uma prótese balonada dentro do estômago com o objetivo de simular a sensação de plenitude gástrica e provocar saciedade precoce. Pode ser mantido por até 6 meses e é atualmente utilizado no auxílio de perda de peso como ponte para um procedimento definitivo.
- Banda gástrica: método laparoscópico no qual é locada uma banda de silicone, de forma a envolver a porção proximal do estômago, reduzindo a capacidade total do órgão para cerca de 30 mL. É a técnica mais utilizada na Europa.

Procedimentos disabsortivos
- Derivação biliopancreática (técnica de Scopinaro): gastrectomia distal + anastomose gastroileal. Ocorre uma redução na área de trato que era capaz de absorver proteínas e gorduras. Pouco utilizado na atualidade como tratamento para obesidade.
- *Switch* duodenal: semelhante à cirurgia anterior, com a diferença no tipo de gastrectomia realizada. Nesse procedimento, é feita uma ressecção "em manga" (*sleeve* gástrico), de forma a excluir as células do fundo gástrico produtoras de HCl e pepsinogênio. Esse procedimento reduz a incidência de úlceras anastomóticas que ocorriam com a derivação biliopancreática.

Procedimentos mistos (restritivo e disabsortivo)
- *Bypass* em Y de Roux (Fobi Capella): técnica que combina secção do estômago proximal para formar uma pequena bolsa gástrica, com ressecção de duodeno e parte do jejuno e posterior anastomose do estômago com o restante do jejuno. O alimento então tem contato com as secreções biliar e pancreática apenas abaixo da anastomose, no segmento chamado "comum", levando a uma absorção menor do alimento. É a técnica mais utilizada nos Estados Unidos.
- Gastrectomia em luva (*Sleeve gastrectomy*): procedimento semelhate ao anterior, com confecção de uma bolsa gástrica menor e com preservação do piloro (evitando o Dumping). Tem crescido em número de procedimentos na Europa e no Brasil pela simplicidade técnica e menor morbidade, porém leva a perda ponderal menor, quando comparada ao *Bypass* em Y de Roux.

As complicações do tratamento cirúrgico da obesidade dividem-se em:
- **Precoces:** TEP, deiscência da anastomose, infecção e sangramento.
- **Tardias:** náuseas e vômitos; deficiências de ferro, cálcio, folato e vitaminas B12, A, D, E e K.; sd. de Dumping (fenômeno neuromediado com sintomas de pletora facial, mal-estar, palpitações, diarreia; desencadeado por uma ingestão alimentar rica em açúcar).

PERSPECTIVAS

Nos Estados Unidos, há outras opções medicamentosas liberadas pelo FDA:
- Lorcaserina – agonista serotoninérgico, que atua na inibição do apetite. Liberado pelo FDA desde 2012, usado à dose de 10 mg 2 vezes ao dia.
- Naltrexona + bupropiona – combinação de antagonista opioide com inibidor da receptação de serotonina e norepinefrina; atua como aorexígeno, sendo a dose recomendada de 32 mg/360 mg – 2 comprimidos ao dia. Efeitos colaterais gastrointestinais.
- Fentermina + topiramato – derivado da anfetamina (anorexígeno) em associação a anticonvulsivante modulador da atividade GABA. Proibido no Brasil; associação é prescrita em outros países na dose de 7,5 mg/46 mg, uma vez ao dia.

Ainda mais recentemente, em janeiro de 2015, o FDA aprovou um dispositivo intitulado Maestro Rechargeable System, que é implantado cirurgicamente no abdômen, e age produzindo pulsos elétricos no nervo vago, que inibem a condução de estímulos de apetite. Sua eficácia e segurança foram demonstrados em estudo envolvendo 233 pacientes com IMC de 25 ou mais, e que experimentou em 12 meses uma perda de 8,5% a mais de peso do que o grupo controle. Os efeitos adversos mais reportados foram náusea, vômito, dor abdominal e complicações secundárias à cirurgia em si.

Em junho de 2016, o JAMA publicou uma metanálise americana de 28 estudos randomizados, comparando as 5 classes de drogas atualmente aprovadas pelo FDA com placebo (fentemina-topiramato, liraglutida, naltrexona-bupropiona, lorcanserina e orlistat). Salvo limitações de que 4 das 5 drogas foram liberadas no mercado há apenas 3 anos, e portanto ainda dispomos poucos estudos, e sendo os existentes, heterogêneos entre si, encontrou-se vantagem no uso de todas elas em relação ao placebo. A fentermina-topiramato na dose de 15 mg/92 mg uma vez ao dia apresentou as melhores chances de redução de 5% e também de 10% de peso, em pacientes com sobrepeso e obesidade, sem diabetes; seguida da liraglutida.

BIBLIOGRAFIA

1. AHA/ACC/TOS Guideline for the Management of Overweight and Obesity in Adults; 2013
2. Apovian MC, et al. Pharmacological Management of Obesity: An Endocrine Society Clinical Practice Guideline. J Clin Endocrinol Metab. 2015 Feb;100(2):342-62.
3. Bray GA, Pi-Sunyer FX, Martin KA. Pathogenesis of obesity. Em: Uptodate, acesso em maio 2016.
4. Bray GA. Obesity in adults: Role of physical activity and exercise. Em: Uptodate, acesso em maio 2016.
5. DeMaria EJ. Clinical Therapeutics: Bariatric Surgery for Morbid Obesity. N Engl J Med. 2007 May; 356:2176-83. DOI: 10.1056/NEJMct067019
6. Hampton T. Electric Stimulation Device Approved to Treat Obesity – JAMA. 2015;313(8):785. doi:10.1001/jama.2015.234
7. James WPT, et al. Effect of Sibutramine on Cardiovascular Outcomes in Overweight and Obese Subjects. N Engl J Med. 2010 Sep; 363:905-17.
8. Kaplan NM. Obesity and weight reduction in hypertension. Em: Uptodate, acesso em maio 2016.
9. Khera Rohan, et al. Association of Pharmacological Treatments for Obesity With Weight Loss and Adverse Events- A Systematic Review and Meta-analysis. JAMA. 2016;315(22):2424-34. doi:10.1001/jama.2016.7602
10. Lima RB. Bariatric operations for management of obesity: Indications and preoperative preparation. Em: Uptodate, acesso em maio 2016
11. McCulloch DK, Robertson RP, Nathan DM, Mulder JE. Pathogenesis of type 2 diabetes mellitus.
12. NHLBI Obesity Education Initative – The Practical Guide- Identification, Evaluation, and Treatment of Obesity and Overweight; 2000.
13. Siraj ES, et al. Another Agent for Obesity – Will This Time Be Different? N Engl J Med 2015; 373:82-83. doi: 10.1056/NEJMe1506236.
14. Soler GL, Silva AW, Silva VC, Teixeira RJ. Doença Hepática Gordurosa Não Alcoólica: associação com síndrome metabólica e fatores de risco cardiovascular. Rev SOCERJ. 2008;21(2):94-100 março/abril.
15. Wing RR. Successful weight loss maintenance. Annual Review Nutrition. 2001; vol 21:323-41.
16. Xavier Pi-Sunyer MD, et al. A Randomized, Controlled Trial of 3.0 mg of Liraglutide in Weight Management. N Engl J Med 2015; 373:11-22. doi: 10.1056/NEJMoa1411892.

OSTEOPOROSE E HIPERPARATIREOIDISMO

Leandro Ribeiro Lago da Silva
Rachel Teixeira Leal Nunes

OSTEOPOROSE

Introdução

A osteoporose é um distúrbio osteometabólico caracterizado pela diminuição da densidade mineral óssea, com deterioração de sua microarquitetura, levando a um aumento da fragilidade esquelética e do risco de fraturas. Dentre os desfechos, as fraturas assumem um importante papel, levando em consideração o envelhecimento populacional no Brasil, gerando graves consequências físicas, financeiras e psicossociais, afetando o indivíduo, a família e a comunidade.

O diagnóstico de osteoporose é estabelecido pela medida da DMO ou pela ocorrência de fratura de quadril ou fratura vertebral na ausência de trauma maior (como no caso de um acidente automobilístico ou queda de grande altura).

Epidemiologia

A prevalência da osteoporose e a incidência de fraturas variam de acordo com o sexo e a raça. Nos Estados Unidos, a prevalência de fraturas secundária à osteoporose aproxima-se de 1,3 milhão ao ano. As mulheres brancas na pós-menopausa apresentam a maior incidência. A partir dos 50 anos, 30% das mulheres e 13% dos homens poderão sofrer algum tipo de fratura por osteoporose ao longo da vida. No Brasil, os estudos evidenciam incidência similar; todavia, deve-se considerar a grande miscigenação da nossa população.

As fraturas mais associadas à osteoporose são as ditas fraturas por fragilidade e acometem principalmente punho (fratura de Coles), coluna vertebral e quadril. No Brasil, estima-se um gasto médio de 250 milhões de reais com diagnóstico e procedimentos relacionados à osteoporose, mostrando-se a importância do tema e os elevados custos envolvidos, podendo estes serem reduzidos com a prevenção e educação.

Fisiopatogenia

Os ossos são compostos de duas partes básicas: osso cortical (externa e densa) e osso trabecular (interna e esponjosa). No tecido ósseo há um predomínio de fibras colágenas do tipo I, onde se depositam cálcio e fósforo na forma de cristais de hidroxiapatita.

O processo de remodelação é altamente dinâmico, consistindo em dois estágios diferentes: reabsorção e formação óssea. Dois tipos celulares são fundamentais nesse processo: osteoclastos e osteoblastos. Na etapa de reabsorção, o primeiro tipo é extremamente ativo, formando pequenas cavidade nos ossos (lacunas de Howship). Em uma fase posterior, os osteoblastos atuam preenchendo esses espaços, formando ossos novos e finalizando o processo de mineralização. Na osteoporose, muito osso é removido e pouco é formado, levando à perda óssea.

Uma série de fatores extrínsecos e intrínsecos atuam no processo de remodelação óssea, tais como: hormônios, níveis séricos de cálcio, atividade física. O pico de massa óssea situa-se entre os 20–30 anos; após esse período inicia-se um processo maior de remoção.

Atualmente descobriu-se duas proteínas análogas ao TNF que trouxeram uma maior elucidação desse complexo processo, são elas a osteoprotegerina e o ligante do receptor ativador do fator nuclear kappaB (RANKL). A primeira atua capturando as moléculas de RANKL, impedindo que estas cheguem ao seu receptor e estimulem a diferenciação em osteoclastos.

Fatores de risco

Há um grande número de fatores associados ao desenvolvimento de osteoporose, alguns modificáveis, outros não. Observe a Tabela 66.1 com uma lista dos principais fatores.

TABELA 66.1 Fatores associados à osteoporose

Fatores associados a estilo de vida • Abuso de álcool • Baixo peso e perda de peso recente no obeso • Quedas • Ingestão excessiva de sal • Imobilização prolongada • Sedentarismo • Baixa ingestão de cálcio • Tabagismo (ativo ou passivo)
Hipogonadismo e menopausa precoce (< 40 anos)
Doenças endocrinológicas • Síndrome de Cushing • Hiperparatiroidismo • Tireotoxicose • DM tipo 1 e 2
Doenças gastrointestinais • Doença celíaca • Doença inflamatória intestinal • *By-pass* gástrico
Doenças hematológicas • Hemofilia • Mieloma múltiplo e gamopatias monoclonais • Talassemia • Leucemias e linfomas • Doença falciforme • Mastocitose sistêmica

TABELA 66.1 Fatores associados à osteoporose (continuação)
Doenças reumatológicas e autoimunes • Espondilite anquilosante • Artrite reumatoide • Lúpus eritematoso sistêmico
Fatores neurológicos e musculoesqueléticos • Epilepsia • Doença de Parkinson • Esclerose múltipla • Lesão espinhal • Distrofia muscular • Acidente vascular encefálico
Outras doenças • HIV/Aids • Amiloidose • Doença pulmonar obstrutiva crônica • Doença renal terminal • Insuficiência cardíaca • Hipercalciúria • Sarcoidose • Acidose metabólica crônica • Depressão
Medicamentos • Sais de alumínio (antiácidos) • Inibidores da aromatase • Lítio • Ciclosporina, tacrolimos • Inibidores de bomba de prótons • Tamoxifeno • Heparina • Barbitúricos • Glicocorticoides (doses equivalentes a mais que 5 mg/dia por mais de 2-3 meses) • Metotrexato • Inibidores seletivos da receptação de serotonina • Pioglitazona • Anticonvulsivantes • Quimioterápicos • Agonistas do GnRH • Nutrição parenteral • Hormônios tiroidianos (em dose excessiva)

Adaptado de Clinician's Guide to Prevention and Treatment of Osteoporosis, 2014.

Classificação

A osteoporose pode ser classificada didaticamente em primária ou secundária. A primeira forma não tem etiologia muito evidente, já na segunda normalmente existe um fator causal envolvido.
- Primária:
    - Involucional: senil (> 70 anos) e do climatério (mais frequente).
    - Idiopática: juvenil e do adulto jovem (diagnósticos de exclusão).
    - Osteoporose no homem.

- Secundária:
  - Uso crônico de corticoides e das medicações já citadas, doença celíaca, irradiação gonadal, hiperparatireoidismo, hipertireoidismo.

Quadro clínico

O acompanhamento desse tipo de paciente deve ser iniciado com a investigação dos fatores de risco para osteoporose e fraturas. Deve-se considerar mulheres na pós-menopausa com um ou mais fatores de risco, acima de 65 anos, independente do risco e homens com fatores de risco para fratura.

Uma fratura por trauma mínimo ou atraumática em adultos (40 a 45 anos ou mais) é de extrema importância clínica, pois estabelece uma susceptibilidade ímpar para fraturas e prediz, fortemente, o potencial para futuras fraturas.

Avaliar também a presença de fraturas características, tais como: compressão vertebral (muitas vezes assintomática), punho, quadril, fêmur proximal, arcos costais, bacia e úmero.

Exame físico

Os seguintes itens são de fundamental importância na avaliação física de pacientes com osteoporose, inclusive em seu seguimento clínico: estatura, peso corporal, hipercifose dorsal, abdômen protuso, deformidades esqueléticas.

Exames laboratoriais

O seguimento ambulatorial de rotina em uma osteoporose primária pode ser avaliado com os seguintes exames: hemograma completo, velocidade de hemossedimentação, fosfatase alcalina, creatinina, cálcio total, albumina sérica, urina tipo 1 e TSH.

Em casos de osteoporose secundária, pré-menopausa e no sexo masculino pode-se fazer necessária uma avaliação mais minuciosa: eletroforese de proteínas, 25-hidroxi-vitamina D, prolactina, estradiol, LH, FSH, T4 livre, anticorpos antigliadina e antiendomísio, cortisol, calciúria de 24 h.

Exames de imagem

- Radiografia simples: apresenta limitação, pois as alterações da osteoporose somente aparecem, em média, após 30% de perda de massa óssea. Serve para avaliar fraturas assintomáticas de coluna.
- Densitometria óssea:
  - Estabelece e confirma o diagnóstico de osteoporose, sendo o padrão-ouro;
  - Permite predizer o risco de fratura e monitorar o tratamento;
  - Apresenta dois pontos de referência:
    - Z-score: compara os desvios-padrão de idade, sexo e etnia da população de referência; deve ser usado para diagnóstico em mulheres < 40 anos, homens < 50 anos e crianças. Nesses casos, o diagnóstico não deve ser feito baseando-se apenas na densidade mineral óssea (DMO). A Sociedade Internacional para a Densitometria Clínica recomenda os termos: baixa densidade mineral óssea para a idade cronológica (Z-score menor que -2,0) ou dentro do esperado para a idade (Z-score maior que -2,0) (Tabela 66.2).
    - T-score: compara população adulta jovem com a de referência; deve ser utilizada nos demais casos (Tabelas 66.3).

TABELA 66.2 Diagnostico de baixa massa óssea em população jovem

Normal (dentro do esperado para a idade): Z-*score* maior que -2,0

Baixa massa óssea: Z-*score* menor que -2,0 (ou seja, DMO abaixo de 2,0 DP para o esperado para a população de referência)

TABELA 66.3 Definição de osteoporose pela DMO – critérios da Organização Mundial de Saúde

Normal: T-*score* em -1,0 ou maior

Baixa massa óssea (osteopenia): T-*score* entre -1,0 e -2,5 (ou seja, DMO de 1 a 2,5 DP abaixo do valor para a população adulta jovem de referência)

Osteoporose: T-*score* menor que -2,5 (ou seja, DMO 2,5 DP ou mais abaixo do valor para a população adulta jovem de referência)

Tratamento
Não farmacológico
- Ingestão adequada de cálcio:
  - Homens 50–70 anos: 1.000 mg/dia;
  - Mulheres > 51 anos e homens > 71 anos: 1.200 mg/dia.
- Ingestão de vitamina D e tratamento de sua deficiência:
  - Adultos > 50 anos: 800–1.000 UI/ dia ;
  - Tratamento da deficiência: 50.000 UI de vitamina D2 (ergocalciferol) ou D3 (colecalciferol) semanal por 8–12 semanas para alcançar níveis acima de 30 ng/mL.
  - Atividade física regular: caminhadas, corridas, Tai Chi, dança, tênis, yoga, pilates.
- Cessação do tabagismo e etilismo.
- Prevenção de queda.

Farmacológico
Está indicado para mulheres na pós-menopausa e homens acima dos 50 anos apresentando os seguintes critérios que devem ser considerados:
- Fratura de quadril ou coluna;
- T-*score* ≤ -2,5 em colo do fêmur, quadril e coluna lombar;
- Baixa massa óssea (T-*score* entre -1 e -2,5) com risco de fraturas típicas nos próximos 10 anos > 10%, conforme FRAX Brasil.

As opções terapêuticas atuais para a osteoporose são os bifosfonatos (alendronato, ibandronato, risedronato e ácido zoledrônico), calcitonina, agonistas/antagonista do estrogénio (raloxifeno), estrogênios e/ou terapia hormonal, complexos estrogênicos receptores-seletivos (estrogênios conjugados/bazedoxifeno), paratormônio sintético (teriparatida) e o inibidor do ligante do receptor do fator nuclear kappa-B (denosumab). Nenhuma terapia farmacológica deve ser considerada sem duração definida. Após o período de tratamento inicial, o qual depende do agente farmacológico, uma avaliação global do risco de fraturas deve ser realizada. Não há recomendação uniforme que se aplique a todos os pacientes e as decisões de duração de tratamento devem ser individualizadas.

Drogas disponíveis
- Bisfosfonatos: 1ª escolha no tratamento da osteoporose.
  - Inibem a reabsorção óssea, infiltrando-se nos osteoclastos, bloqueando a biossíntese e levando à apoptose.
  - Vantagens: boa concentração tecidual e meia-vida longa.
  - Desvantagens: esofagite, arritmia, osteonecrose de mandíbula.
  - Alendronato, risedronato, ibandronato, zoledronato, pamidronato.
- Calcitonina:
  - Polipeptídio secretado pelas células C da tireoide.
  - Diminui o cálcio sérico, aumenta sua excreção urinária e lentifica a reabsorção óssea.
  - Vantagens: apresentação intranasal e subcutânea.
  - Desvantagens: alto custo.
- Estrogênio e hormonioterapia:
  - Inibe a reabsorção óssea.
  - Indicado para pacientes com sintomas climatéricos associados.
- Agonistas/Antagonistas de estrogênios (SERMs):
  - Indicado em casos em que haja necessidade de reduzir o risco de câncer de mama.
  - Tamoxifeno: aumenta as chances de neoplasia de endométrio.
  - Raloxifeno: efeito antagosnista em mama e endométrio.
  - Desvantagens: aumenta o risco de trombose.
- Teriparatida (análogo de PTH):
  - Aumenta a mineralização óssea, diminuindo o risco de fraturas.
  - Indicados para osteoporose em homens, mulheres pós-menopausa e induzida por corticoide.
  - Administração subcutânea diária e duração de 18–24 meses (tratamento deve ser seguido com uso de bisfosfonato após término).
  - Desvantagens: pode aumentar a incidência de osteossarcoma (em ratos, não se demonstrou esse efeito em humanos).
- Denosumab (inibidor RANKL):
  - Inibe a reabsorção óssea.
  - Indicado para mulheres pós-menopausa com alto risco de fraturas, homens com baixa massa óssea, mulheres em tratamento para neoplasia de mama e homens com hormonioterapia para neoplasia de próstata.

Seguimento
- Densitometria óssea de 1 a 2 anos após o início da terapia para osteoporose e depois bianual.
  - Em determinadas situações clínicas, a densidometria terá que ser solicitada com um menor intervalo de tempo.
  - O intervalo entre exames de densitometria de controle pode ser mais longo para pacientes sem fatores de risco e que têm um T-*score* inicial de massa óssea na faixa normal ou superior.
- O processo de remodelação óssea (ou *turnover* ósseo) ocorre ao longo da vida para reparar danos e microfraturas no tecido ósseo, mantendo a homeostase mineral. Podemos lançar mão de alguns marcadores bioquímicos de remodelação óssea no seguimento dos pacientes com osteoporose.
  - *Marcadores de reabsorção:* C-telopéptideo plasmático (CTX) e N-telopeptídeo urinário (NTX).

– *Marcadores de formação:* fosfatase alcalina específica do osso (BSAP), osteocalcina (OC) e pró-péptideo aminoterminal de colágeno tipo I (PINP).

Os marcadores bioquímicos ósseos podem: prever o risco de fratura, independentemente da densidade óssea em pacientes não tratados; prever a velocidade de perda de massa óssea em pacientes não tratados; prever a extensão da redução do risco de fratura quando repetida após 3–6 meses de tratamento; prever a magnitude dos aumentos da DMO; auxiliar a determinar a adequação da adesão do paciente e manutenção da terapia para osteoporose; ajudar a determinar a duração do *drug holiday* e quando, ou se, a medicação deve ser reiniciada.

HIPERPARATIREOIDISMO PRIMÁRIO

Definição

Representa uma tendência a hipercalcemia devido a uma produção autônoma de paratormônio, que pode ocorrer devido a um adenoma isolado (80% dos casos), hiperplasia (10 a 15% dos casos), carcinoma (< 1% dos casos) ou como manifestação de uma neoplasia endócrina múltipla (NEM tipo 1 ou NEM tipo 2A).

Epidemiologia

O hiperparatireoidismo primário é uma entidade comum, acometendo cerca de 1% da população europeia e 3% das mulheres na pós-menopausa. A despeito dessa prevalência, uma minoria apresenta sintomas, e a maioria dos diagnósticos é incidental. Apresenta relação de 3 mulheres para 1 homem, aumenta com a idade e é responsável por 75% das hipercalcemias ambulatoriais.

Quadro clínico

A grande maioria é assintomática e assim permanece por um intervalo de 10 a 15 anos.

Manifestações clássicas

- Esqueleto: osteoporose e fraturas. Pode apresentar osteopenia, dor, artralgia e tumor marrom.
- Rim: nefrolitíase, nefrocalcinose, doença renal crônica, hipercalciúria.

Manifestações não clássicas

- Sintomas neuropsiquiátricos: diminuição da concentração, alteração de memória, fadiga, irritabilidade, ansiedade e depressão.
- Cardiovasculares: aumenta morbimortalidade, além de estar associado com a síndrome metabólica.

Diagnóstico

Primeiramente, devemos documentar a hipercalcemia, dando preferência ao cálcio total corrigido pela albumina ($Ca_{corrigido} = Ca_{total} + 0,8 \times [4-Albumina_{sérica}]$). Os níveis séricos de cálcio ionizado podem ser medidos; no entanto, a maioria dos centros não dispõe de recursos suficientes para aferir a porção ionizada e a livre. Sendo assim, recomenda-se a medida do cálcio total corrigido como já mencionado.

O segundo passo é medir o paratormônio (PTH), que, no hiperparatireoidismo primário, encontra-se inapropriadamente normal ou elevado. O fósforo e o magnésio podem estar reduzidos, devido à ação renal do PTH e, nos casos mais avançados, pode haver uma acidose metabólica hiperclorêmica.

Dentre os testes laboratoriais devem estar inclusos a avaliação da função renal e os níveis séricos de vitamina D. As taxas de 25-hidroxi vitamina D abaixo 20 ng/mL são comuns, provavelmente devido ao aumento da conversão de 1,25-di-hidroxivitamina D e do catabolismo acelerado em pacientes com hiperparatiroidismo primário, agravando ainda mais a doença, aumentando a secreção do PTH. Os níveis de cálcio e creatinina urinária de 24 horas devem ser medidos para descartar hipercalcemia hipocalciúrica familiar. A razão cálcio: *clearance* de creatinina abaixo de 0,01 sugere esse diagnóstico, além de hipercalcemia em um ou mais parentes de primeiro grau.

A ultrassonografia de rins e vias urinárias é recomendada se a história sugerir litíase renal, porém pode também ser considerada na ausência desta para se descartar nefrolitíase ou nefrocalcinose.

A densidade mineral óssea deve ser medida na coluna lombar, no quadril e no terço distal do antebraço.

Após o estabelecimento do diagnóstico bioquímico do hiperparatireoidismo primário, a cintilografia de paratireoides e a ultrassonografia cervical podem ser utilizadas para localização da(s) glândula(s) acometida(s).

Diagnóstico diferencial

O achado de hipercalcemia associada a PTH inapropriadamente normal ou elevado pode ocorrer também no uso de tiazídicos ou lítio, no hiperparatiroidismo terciário da doença renal crônica e na hipercalcemia hipocalciúrica familiar e uma história clínica detalhada deve ser obtida para excluir essas possibilidades.

Neoplasias também podem cursar com hipercalcemia, por diferentes mecanismos:
- PTH-símile (*PTH related-peptide*): pulmão, rim, ovário e esôfago; é o mecanismo mais comum da hipercalcemia da malignidade. O PTHrp não cruza no ensaio do PTH e, portanto, cursa com PTH reduzido.
- Destruição do osso adjacente (osteólise): mieloma múltiplo, pulmão, câncer de mama metastático. Também cursa com PTH reduzido.
- Produção de $1,25(OH)_2$ vitamina D: linfomas. Também pode ocorrer em doenças granulomatosas e cursa com PTH reduzido.

Tratamento

Na maioria dos casos não se indica tratamento clínico, sendo o tratamento cirúrgico (paratiroidectomia) indicado nos seguintes casos:
- Valores de calcemia > 1 mg/dL do valor máximo de referência.
- Presença de osteoporose, determinada pela densidade mineral óssea no DXA, com T-*score* < 2,5 na coluna lombar, cabeça do fêmur, fêmur total ou radio 1/3 distal.
- Ocorrência de fratura por fragilidade, visualizada pela radiografia, tomografia ou VFA.
- Nefrolitíase ou nefrocalcinose na radiografia, ultrassonografia ou TC.
- Calciúria 24h > 400 mg ao dia.
- *Clearance* < 60 mL/min.

A paratiroidectomia está associada com uma taxa de cura de 95 a 98% e a uma baixa taxa (1 a 3%) de complicações (paralisia do nervo laríngeo e, menos frequentemente, hipocalcemia pós-operatória). Em comparação com os procedimentos abertos, as abordagens minimamente invasivas são associadas com um tempo cirúrgico mais curto, uma recuperação pós-operatória mais rápida, e menores índices de complicações. A cirurgia minimamente invasiva está sendo utilizada cada vez mais, exceto em pacientes com grandes bócios ou manipulações anteriores na região cervical. A monitorização dos níves de PTH no intraoperatório pode ser útil, pois a sua redução em 50% após a excisão do adenoma sugere a retirada total do tecido hiperfuncionante.

Um procedimento bem sucedido é seguido de normalização dos níveis PTH e cálcio sérico e urinário, além de um aumento gradual na densidade mineral óssea em torno de 10%, principalmente durante os primeiro anos do pós-operatório.

Seguimento

Para os pacientes que não realizaram a paratireoidectomia é mandatório o monitoramento anual dos níveis de cálcio e creatinina, além da avaliação da densidade mineral óssea a cada 1 ou 2 anos. Recomenda-se ainda a manutenção de níveis adequados de 25-hidroxivitamina D (maior que 20 ng/mL) e uma ingesta de cálcio adequada, já que seus baixos níveis podem exacerbar a hiperatividade da paratireoide.

- Dosagem da calcemia 1 a 2 vezes ao ano.
- Anualmente: *clearance* de creatinina e creatinina sérica; se houver litíase, imagem do trato urinário.
- Imagem da coluna vertebral, em caso de queixa clínica (dor) ou redução da estatura.

BIBLIOGRAFIA

1. Bilezikian JP, et al. Guidelines for de Management of Asymptomatic Primary Hyperparathyroidism: Summary Statement from the Fourth International Workshop. Journal Clinic Endocrinology Metabology 2014; 3561-3568.
2. Black DM, et al. Postmenopausal Osteoporosis. Massachuetts: The New England Journal of Medicine 2016; 374:254-262.
3. Cosman F, et al. Clinician's Guide to Prevention and Treatment of Osteoporosis. Osteoporos Int 2014.
4. Kronenberg H, et al. Williams Textbook of Endocrinology. Philadelphia: Saunders; 2007.
5. Macfarlane DP, et al. Asymptomatic and mild primary hyperparathyroidism. Paris: Annals of Endocrinology; 2015.
6. Moraes LFS, et al. Gastos com o tratamento da osteoporose em idosos do Brasil (2008–2010): análise dos fatores associados. São Paulo: Revista Brasileira Epidemiologia 2014; 17(3):719-734.
7. Pinto Neto, et al. Consenso Brasileiro de Osteoporose 2002. São Paulo: Revista Brasileira de Reumatologia 2002; 42(6):343-352.
8. Sato EI, et al. Guia de Reumatologia. Barueri: Manole 2004; 395-403.

DOENÇAS DA TIREOIDE

Filipe Dias de Souza
Rachel Teixeira Leal Nunes

A tireoide é uma glândula localizada na região cervical anterior, podendo ser palpável ao exame clínico, responsável pela produção dos hormônios tireoidianos, estes imprescindíveis para a manutenção da homeostase. Neste capítulo, estudaremos as doenças mais frequentes na prática clínica relacionadas à glândula: o hipertireoidismo, o hipotireoidismo e a doença nodular da tireoide.

HIPERTIREOIDISMO

Introdução

O termo hipertireoidismo refere-se ao aumento da síntese e liberação dos hormônios tireoidianos pela glândula tireoide. Já tireotoxicose é um termo mais abrangente e refere-se à síndrome clínica decorrente do excesso de hormônios tireoidianos circulantes, secundário à hiperfunção da glândula tireoide ou não. Tireotoxicose será melhor abordada no Capítulo 34 deste livro.

O termo hipertireoidismo refere-se ao aumento da síntese e liberação dos hormônios tireoidianos pela glândula tireoide. Já tireotoxicose é um termo mais abrangente e refere-se à síndrome clínica decorrente do excesso de hormônios tireoidianos circulantes, secundário à hiperfunção da glândula tireoide ou não. A crise tireotóxica foi abordada no Capítulo 33 deste livro.

Manifestações clínicas

As manifestações clínicas do hipertireoidismo são devidas ao estado de tireotoxicose, dentre elas a ansiedade/nervosismo, sudorese excessiva, intolerância ao calor, palpitações, fadiga/fraqueza e hiperdefecação (aumento do número de evacuações diárias). Sinais e sintomas secundários ao estímulo adrenérgico são mais comuns em jovens e com bócios volumosos. Perda ponderal também é um achado frequente, porém alguns pacientes jovens podem apresentar ganho de peso devido ao aumento no apetite.

Em pacientes idosos predominam os sintomas cardiopulmonares, tais como taquicardia, dispneia e edema) e constitucionais (astenia/fraqueza), por vezes com ausência total de sintomas adrenérgicos, situação conhecida como *hipertireoidismo apatético* (ou *apático*).

O exame físico também é inespecífico, podendo-se encontrar mais comumente taquicardia, tremores finos de extremidades, pele quente e úmida, bócio, hipertensão arterial sistólica e PA divergente. Dentre as arritmias, a mais frequentemente encontrada é a fibrilação atrial.

Dentre as manifestações clínicas sugestivas de DG encontramos o *bócio* (difuso e simétrico à palpação) e a *oftalmopatia infiltrativa*, com exoftalmia e proptose bilateral, olhar fixo, retração palpebral bilateral e eventualmente oftalmoplegia. Mais raramente, temos a dermatopatia, lesão descrita como *mixedema pré-tibial*, devido ao acúmulo de glicosaminoglicanos.

Diagnóstico

O diagnóstico do hipertireoidismo é determinado pela mensuração da função tireoidiana. Encontramos de forma clássica, um hormônio tireotrófico (TSH) suprimido ou menor que 0,1 mUI/L (valor normal: 0,5–5,0 mUI/L), associado a elevação T4 livre (normal: 0,9–2,0 ng/dL). Além disso, podemos utilizar de forma adicional, outras dosagens, que também podem encontrar-se elevadas, como o T3 (normal: 70–190 ng/dL), T4 (normal: 5–12 mcg/mL), e T3 livre (normal: 0,2–0,52 ng/dL).

Em fases iniciais pode-se detectar apenas um TSH suprimido sem outras alterações, o que define o hipertireoidismo subclínico. Observe a Tabela 68.1 para avaliar mais possibilidades da relação entre TSH e T4 livre e demais diagnósticos possíveis.

Dosagem de autoanticorpos como anti-TPO (tireoperoxidase) e antireceptor do TSH (TRAb) somente demonstram o caráter autoimune da doença, não sendo necessários para o diagnóstico de DG e somente são necessários em caso de dúvida diagnóstica.

A captação do iodo radioativo nas 24 horas (^{131}I ou ^{123}I) é útil no diagnóstico diferencial da causa de tireotoxicose, especialmente para diferenciar as tireoidites (captação desprezível) da DG, BMNT (ambas com captação bastante aumentada) e da doença de Plummer (captação localizada em área nodular com restante da tireoide demonstrando redução da captação).

Tratamento

Como a base fisiopatológica da DG é a hiperfunção glandular, o tratamento se baseia basicamente em três modalidades: (1) na inibição da síntese hormonal, com o uso de drogas antitireoidianas (DAT); (2) destruição de tecido tireoidiano com iodo radioativo (^{131}I) ou (3) tireoidectomia total (TT), sendo as duas últimas opções consideradas tratamentos definitivos.

As DAT usadas no Brasil são as tionamidas: propiltiouracil (PTU) ou metilmazol (MMI), são o tratamento inicial proposto para a DG. Têm como mecanismo de ação a inibição da síntese de hormônios tireoidianos, sendo a inibição da conversão periférica de T4 em T3 um dos mecanismos atribuída somente ao PTU. O MMI deve ser usado na dose de 10–30 mg/dia em única tomada diária, podendo chegar a 40–60 mg/dia em casos mais graves. Após cerca de 8 semanas a dose deve ser gradualmente reduzida até 5–10 mg/dia. A aplasia cútis congênita é um de seus efeitos colaterais, sendo contraindicada no 1º trimestre gestacional. O PTU deve ser usado na dose de 50–100 mg/dia, exibe perfil de toxicidade hepática e é a droga de escolha no primeiro trimestre da gestação.

O TSH não deve ser usado como parâmetro de monitoramento no início do tratamento, pois pode permanecer por cerca de 8–12 semanas suprimido. Após 12–24 meses de tratamento a DAT deve ser descontinuada. A taxa de remissão da DG varia de 30 a 50%, as recidivas costumam ocorrer nos primeiros meses após a suspensão da DAT.

O iodo radioativo é indicado como primeira escolha em pacientes com contraindicações às DAT e/ou cirurgia, ou recidiva de hipertireoidismo após tratamento com DAT. É contraindicado na gestação, lactação e em suspeita ou confirmada de câncer de tireoide. O tratamento é feito via oral e provoca inflamação e destruição do tecido tireoidiano induzido pela exposição à radiação, com posterior fibrose local. O uso prévio de betabloqueadores deve ser considerado em pacientes muito sintomáticos e/ou com risco aumentado para complicações no caso de piora do quadro de tireotoxicose. A dose utilizada geralmente varia de 10–30 mCi (milicuries) e hipotireoidismo após o tratamento pode ocorrer em até 80–90% dos casos. A resposta ao tratamento deve ser avaliada por meio de sinais e sintomas de tireotoxicose, volume e função tireoidiana; se o paciente permanece hipertireóideo após 6 meses após o tratamento, uma nova dose de iodo deve ser considerada. A presença de TSH suprimido com T3 total ou T4 livre normais não requer novo tratamento imediato, apenas deve ser seguida cuidadosamente quanto à recidiva do quadro.

A tireoidectomia total é indicada em casos de bócio volumoso com sintomas compressivos, nódulo suspeito ou maligno, gestante que não obtém controle com DAT, recusa ao tratamento com iodo, mulher planejando gravidez em 6–12 meses e intolerância à DAT. Oftalmopatia grave e pouca aderência à resposta ao tratamento com DAT, falha do tratamento com ^{131}I são outras indicações mais fracas. Tem como vantagem a rápida normalização da disfunção hormonal. No pré-operatório deve-se preparar o paciente com uso de betabloqueadores e lugol (6 mg/gota, 5–10 gotas 3 vezes ao dia) para evitar o risco de tireotoxicose pelo estresse cirúrgico e diminuição de vascularização da glândula, respectivamente. No pós-operatório deve-se atentar para hipocalcemia decorrente de possível hipoparatireoidismo por excisão de paratireoides, lesão de nervo laríngeo recorrente. A reposição de levotiroxina deve ser considerada já a partir do dia seguinte ao procedimento cirúrgico.

Nos casos de BNMT e adenoma tóxico o controle do hipertireoidismo deve ser feito pelo uso de DAT temporariamente e o tratamento de escolha deve ser tireoidectomia ou ablação com ^{131}I em caso de impossibilidade do procedimento cirúrgico. Alternativamente a alcoolização dos nódulos por injeção percutânea guiada por USG ou mesmo ablação térmica com laser podem ser utilizadas em casos selecionados. O preparo pré e pós-operatório são semelhantes aos descritos no tratamento cirúrgico para DG.

HIPOTIREOIDISMO
Introdução

O hipotireoidismo é caracterizado por uma deficiência de produção do hormônio pela glândula tireoide. Uma deficiência grave se manifesta como hipotireoidismo clínico; este pode ser: (1) primário, quando a deficiência do hormônio ocorre por disfunção da própria glândula tireoide ou (2) central, quando a disfunção se encontra em nível hipofisário (secundário) ou hipotalâmico (terciário). A forma moderada denominada hipotireoidismo subclínico (HS) raramente apresenta sinais e sintomas.

O hipotireoidismo primário (HP) se refere a uma diminuição da produção do hormônio da tireoide, o que provoca um aumento nos níveis de TSH. A causa mais frequente de HP é a tireoidite autoimune crônica (tireoidite de Hashimoto). No entanto, ele também pode resultar do tratamento do hipertireoidismo com cirurgia, radiação com ^{131}I, após uso de

DAT e outros tipos de tireoidite menos frequentes. Outras causas a serem citadas incluem: radioterapia externa, disgenesias tireoidianas, deficiência ou excesso na ingesta de iodo, uso de fármacos (p. ex., lítio, amiodarona, inibidores da tirosina-quinase etc.).

O hipotireoidismo central (HC) refere-se à estimulação reduzida da glândula tireoide, devido à diminuição do hormônio liberador de tirotropina (TRH) ou da ação reduzida do TSH por disfunção pituitária. Tem múltiplas causas (tumores, traumas, infecções vasculares, infiltrativas, inflamatórias ou congênitas). Além da perda de tecido funcional, o HC também pode resultar de defeitos funcionais na biossíntese ou liberação do TSH devido tanto a mutações genéticas como a drogas como a dopamina e glicocorticoides.

Outras causas de hipotireoidismo incluem: ação reduzida de hormônios tireoidianos nos órgãos-alvo, como nos casos de resistência aos mesmos. Uma deficiência extrema de HT pode levar ao que chamamos de coma mixedematoso com manifestações bem mais exuberantes e graves, porém esse tópico foi abordado no Capítulo 33 deste livro.

Manifestações clínicas

Na ausência de hormônio tireoidiano ocorrem basicamente duas alterações: (1) lentificação generalizada dos processos metabólicos e (2) acúmulo de glicosaminoglicanos (GCSG) no interstício de órgãos e tecidos, logo os sintomas mais frequentes são: fadiga, bradicardia, reflexo aquileu lentificado, pele grossa e seca, fraqueza, letargia, fala lenta, edema de pálpebras, sensação de frio, diminuição da sudorese, pele fria, macroglossia, edema facial, cabelo seco e sem brilho, edemas cavitários, palidez de pele, perturbações da memória, constipação, ganho de peso (por acúmulo de GCSG e água em tecidos periféricos, então o aumento é **discreto**), perda de cabelo, dispneia, edema periférico, rouquidão, anorexia, nervosismo, menorragia, surdez, palpitações, abafamento de bulhas cardíacas, entre muitos outros.

Diagnóstico

Sinais e sintomas clínicos não são específicos para o diagnóstico de hipotireoidismo, por isso é imprescindível a mensuração dos níveis de TSH (normal: 0,45–4,5 µm/L) e T4 livre, que, se alterados, devem ser repetidos num intervalo de de 3–6 meses para confirmação diagnóstica.

O passo seguinte após a confirmação do hipotireoidismo é verificar sua etiologia. Nesse processo, a história familiar e pessoal, a presença de bócio e anticorpos TPO positivo têm sua importância. Em pacientes idosos, níveis de corte mais elevados de TSH devem ser considerados. Observe na Tabela 67.1 a relação dos níveis de TSH e T4 livre com os possíveis diagnósticos de disfunção tireoidiana, incluindo os diversos tipos de hipotireoidismo.

Vários estudos falharam em demonstrar benefício de rastreio de hipotireoidismo para população geral, porém grupos específicos parecem estar mais relacionados à disfunção tireoidiana. Observe a Tabela 67.2.

Em pacientes internados, o uso de drogas como a dopamina ou glicocorticoides que reduzem os níveis séricos de TSH ou outras que interferem com a absorção da levotiroxina e a presença de doença não tireoidiana explicam por que a avaliação da função tireoidiana no paciente internado muitas vezes não é adequada. Dosagens de T4 livre tornam-se menos confiáveis durante a hospitalização, especialmente em pacientes em estado crítico, o que chamamos de síndrome do eutireoideo doente. O julgamento do perfil tireoidiano e ainda mais a decisão de reposição de levotiroxina no paciente internado devem ser, portanto, avaliados com cautela.

TABELA 67.1 Diagnósticos possíveis × relação TSH e T4 livre

		T4 livre		
		Baixo	Normal	Alto
TSH	Baixo	Tireotoxicose T3 Hipo central Uso de T3/tiratricol Doenças não tireoidianas	Dose supressiva L-T4 Tratamento inicial de hiper Hiper subclínico Medicações	Hipertireoidismo Hiper iatrogênico/factício
	Normal	Hipotireoidismo central com TSH anômalo	Normal	Resistência aos HT Anticorpos (auto/heterófilos) Medicações Outros interferentes
	Alto	Hipotireoidismo primário Hipotireoidismo central com TSH anômalo	Uso irregular L-T4 Autoanticorpos Anticorpos heterófilos Hipo subclínico	Resistência aos HT Anticorpos (auto/heterófilos) Medicações Outros interferentes Tumor produtor de TSH

TABELA 67.2 Condições clínicas a serem consideradas para avaliação de função tireoidiana/hipotireoidismo

Mulheres na idade fértil ou mais idosas, especialmente acima de 60 anos
Mulheres grávidas
Tratamento anterior de radiação da tireoide (iodo radioativo ou radiação terapêutica externa)
Cirurgia tireoidiana ou disfunção tireoidiana prévia
Diabetes *mellitus* tipo 1
História pessoal de doença autoimune (vitiligo, síndrome de Sjögren, LES, artrite reumatoide)
Síndrome de Down/Síndrome de Turner
História familiar de doença tireoidiana
Presença de bócio e/ou positividade para ATPO
Sintomas clínicos de hipotireoidismo
Uso de drogas (lítio, amiodarona, interferon-alfa, sunitinib e sorafenib)
Hiperprolactinemia
Dislipidemia (principalmente pacientes com LDL > 160)
Anemia
Insuficiência cardíaca

Tratamento

A droga de escolha para o tratamento do hipotireoidismo é a levotiroxina (L-T4). Não é recomendado o uso de terapia combinada de L-T4 com triiodotironina (T3), pois metanálises recentes não demonstraram vantagens clínicas significativas da terapia combinada em relação à L-T4 isolada, além do aumento do risco de complicações com a terapia combinada. A ingestão deve ser feita em jejum e com pausa de 30 minutos, para melhor absorção da droga. O objetivo da terapia é normalizar os níveis de TSH de acordo com os níveis considerados normais para a idade, exceto em grávidas, em que os níveis devem ser menores que 2,5 mU/L.

Recomenda-se uma dose inicial entre 1,6–1,8 mcg/kg de peso corporal ideal nos pacientes com hipotireoidismo clínico e entre 1–1,2 mcg/kg nos pacientes com HS. Pacientes cardiopatas e idosos devem iniciar doses menores (12,5–25 mcg/dia) para evitar descompensação de sintomas cardíacos.

Uma situação especial: o hipotireoidismo subclínico

O hipotireoidismo subclínico (HS) consiste na detecção de níveis elevados de TSH na presença de níveis normais de T4 livre, excluindo-se outras causas de elevação do TSH (Tabela 67.3), compartilha a mesma etiologia do hipotireoidismo primário.

O HS pode ser sintomático em uma pequena parcela da população, porém diferente do efeito sobre a qualidade de vida; e sobre funções cognitivas é controverso, diferentemente do hipotireoidismo manifesto, no qual o impacto é bem estabelecido. Há evidência atual consistente sobre a associação do HS com o risco de doença arterial coronariana e de morte pela mesma, particularmente em valores do TSH ≥ 10 mU/L, mas não em idosos, sugerindo um padrão diferente comparando-se com a população mais jovem (possivelmente pela elevação fisiológica do TSH nesta faixa etária como um possível fator de proteção cardiovascular).

O tratamento do HS é limitado à indicações específicas devido a resultados controversos do seu benefício em todos os pacientes. Deve-se considerar o tratamento nas seguintes situações: (1) TSH persistentemente ≥ 10 mU/L, devido à maior probabilidade de doença manifesta e maior risco de insuficiência cardíaca, doença arterial coronariana e mortalidade; (2) em níveis menores de TSH (4,5–10 mU/L), em pacientes com menos de 65 anos que apresentam um aumento no risco cardiovascular (DCV prévia, diabetes, dislipidemia, HAS, síndrome metabólica); (3) pacientes com aumento leve e persistente dos níveis de TSH com anti-TPO positivo e achados ultrassonográficos típicos de tireoidite autoimune, principalmente no sexo feminino, devido à probabilidade mais aumentada deste grupo para progressão de ao hipotireoidismo estabelecido (Fig. 67.1).

Pacientes com HS entre níveis de TSH 4,5–10 µm/L ou que apresentem sintomas cognitivos (geralmente idosos), depressão ou dislipidemia não deve ser indicado devido à

TABELA 67.3 Causas de elevação das concentrações séricas do TSH em vigência de concentrações normais do T4L que devem ser diferenciadas do HS

Elevação transitória de TSH

- Ajustes recentes na dosagem de levotiroxina
- Hipotireoidismo subtratado com levotiroxina
- Recuperação da tireoidite subaguda
- Após administração de radioiodo para doença de Graves
- Fase de recuperação da doença de Graves

Outras causas de elevação de TSH

- Elevação do TSH com o passar da idade
- Uso de TSH recombinante em pacientes operados para câncer de tireoide
- Insuficiência adrenal primária não tratada
- Reação cruzada do TSH com anticorpos heterófilos contra proteínas de ratos
- Mutações no receptor de TSH

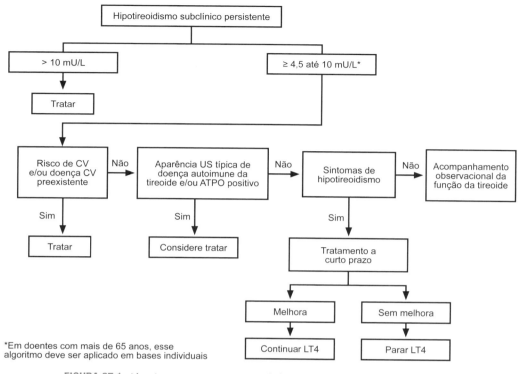

FIGURA 67.1 Algoritmo para o tratamento de hipotireoidismo subclínico em adultos (exceto em mulheres inférteis e grávidas).

insuficiência de evidências convincentes da eficácia da levotiroxina nessas situações. Outra situação frequente são os pacientes com HS de meia-idade e sintomáticos, nestes pode-se tentar terapia com levotiroxina e avaliar resposta clínica em curto prazo. Se um claro efeito benéfico for observado a terapia com levotiroxina pode ser mantida, caso contrário, deve-se descontinuar o tratamento. Durante a gestação a recomendação é incerta; estudos retrospectivos relacionam efeitos adversos ao não tratamento, porém não existem evidências consistentes para recomendar ou contraindicar o tratamento. O baixo risco que o uso de levotiroxina oferece nesta população é um dos fatores levados em consideração para a decisão do tratamento. A Tabela 67.4 resume as indicações discutidas anteriormente.

TABELA 67.4 Recomendações para o tratamento do hipotireoidismo subclínico persistente		
Parâmetro	**TSH (> 4,5 < 10 mU/L)**	**TSH (≥ 10 mU/L)**
Idade < 65 anos		
• Sem comorbidades	Não	Sim
• Risco de progressão ao hipotireoidismo franco	Considerar tratamento	Sim
• Doença cardiovascular preexistente ou risco cardiovascular	Considerar tratamento se TSH ≥ 7,0 mU/L	Sim
• Sintomas de hipotireoidismo	Considerar teste terapêutico	Sim
Idade > 65 anos	Não	Sim

DOENÇA NODULAR DA TIREOIDE

Introdução

Nódulos de tireoide palpáveis são achados eventuais no acompanhamento médico da população geral (cerca de 4–7% em mulheres e 1% em homens). Apesar da grande maioria ser benigna, a possibilidade de se tratar de uma doença maligna deve ser avaliada sempre que for necessário.

Diagnóstico e manejo clínico

A história clínica e exame físico fazem parte do manejo inicial, porém não são sensíveis ou específicas o suficiente para identificação de casos com maior risco de malignidade, logo devemos nos atentar para dados específicos (Tabela 67.5).

Avaliação complementar deve ser iniciada com dosagem de TSH. Caso seja identificada hiperfunção, mesmo subclínica, deve ser indicada cintilografia de tireoide com iodo radioativo, a fim de ver a captação do nódulo. Nos casos de nódulos solitários hipercaptantes com TSH suprimido, não deve ser indicada PAAF pelo baixo risco de malignidade.

Em casos de TSH normal ou alto ou mesmo em nódulos hipocaptantes (detectados na cintilografia realizada quando TSH suprimido) deve-se prosseguir com a ultrassonografia cervical para avaliação do tamanho, das características e composição do nódulo em questão, com o propósito de avaliar possíveis características sugestivas de malignidade (Tabela 67.6). Caso não sejam identificadas características suspeitas, a conduta deve ser conservadora com acompanhamento ultrassonográfico periódico (6–24 meses). Em caso de suspeita de malignidade, deve-se indicar a PAAF para investigação complementar.

A PAAF consiste no melhor método para diferenciar lesões benignas e malignas; os níveis de sensibilidade e especificidade excedem os 90%. As indicações para o procedimento devem considerar a história clínica e o tamanho do nódulo, como detalhado na Tabela 67.7.

O material obtido oferece substrato para análise citopatológica da tumoração. Os resultados da análise podem ser classificados segundo a classificação de Bethesda (Tabela 67.8), sendo a conduta subsequente diferenciada de acordo com o estágio classificado. Em resumo, resultados benignos indicam acompanhamento clínico e ultrassonográfico, exceto se houver mudanças das características dos nódulos, em que é prudente reavaliar o nódulo com nova punção. Resultados sugestivos de malignidade indicam abordagem cirúrgica (Fig. 67.2).

TABELA 67.5 Dados de história clínica e exame físico sugestivos de malignidade
Sexo masculino; idade < 20 ou > 70 anos; história de exposição à radiação ionizante ou radioterapia de pescoço na infância ou adolescência; diagnóstico prévio de câncer de tireoide tratado por tireoidectomia parcial.
História familiar (parentes de 1º grau) de câncer de tireoide, especialmente quando afetam dois ou mais pacientes (no caso de carcinomas diferenciados).
Síndromes hereditárias como NEM II, síndrome de Cowden, síndrome de Pendred, síndrome de Werner, complexo de Carney e polipose adenomatosa familiar.
Crescimento rápido ou nódulo grandes com sintomas compressivos.
Nódulos endurecidos, aderidos a planos profundos, com pouca mobilidade; associados à paralisia de corda vocal ipsilateral; ou linfadenopatia cervical.
Nódulos encontrados de forma incidental no PET em paciente com diagnóstico de câncer.

TABELA 67.6 Principais características no USG em nódulos tireoidianos

	Benigno	Maligno
Ecogenicidade	Anecoica (cística) ou hiperecoico	Hipoecoico
Calcificações	Grosseira	Microcalcificações
Bordos	Regulares	Irregulares
Vascularização	Ausência de vascularização ou predominantemente periférica	Predominante ou exclusivamente central
Halo hipoecogênico	Presente	Ausente
Linfonodos associados	Ausentes	Presente, geralmente com características suspeitas

TABELA 67.7 Indicações de PAAF em pacientes com nódulo tireoidiano (exceto hipercaptante ou puramente cístico)

Tamanho do nódulo	Indicação de PAAF
< 5 mm	Não indicada
≥ 5 mm	Pacientes com alto risco clínico de malignidade ou nódulo suspeito na USG (pode ser feito acompanhamento com USG como alternativa)
≥ 10 mm	Nódulo sólido hipoecoico
≥ 15 mm	Nódulo sólido iso ou hiperecoico
≥ 20 mm	Nódulo complexo ou espongiforme
Nódulo com aparente invasão extratireoidiana	Todos
Linfonodo suspeito na USG	PAAF do linfonodo

TABELA 67.8 Sistema Bethesda para laudos citopatológicos de tireoide e conduta orientada

Categoria diagnóstica	Descrição	Conduta sugerida
I	Amostra não diagnóstica	Repetir PAAF em 3–6 meses com auxílio de USG
II	Benigno	Acompanhamento clínico e com ultrassonografia
III	Atipia/Lesão folicular de significado indeterminado	Repetir PAAF em 3–6 meses
IV	Suspeito para neoplasia folicular	Indicar cintilografia de tireoide, se nódulo hipocaptante indicar cirurgia
V	Suspeito para malignidade	Cirurgia
VI	Maligno	Cirurgia

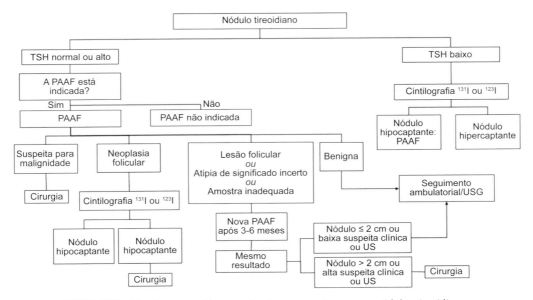

FIGURA 67.2 Algoritmo sugerido para abordagem a pacientes com nódulos tireoidianos.

BIBLIOGRAFIA

1. Brenta G, et al. Diretrizes clínicas práticas para o manejo do hipotireoidismo. Endocrinologia e Metabologia. 2013; 57(4):265-299.
2. Maia AL, et al. Consenso brasileiro para o diagnóstico e tratamento do hipertireoidismo: recomendações do Departamento de Tireoide da Sociedade Brasileira de Endocrinologia e Metabologia. Arquivos Brasileiros de Endocrinologia e Metabologia. 2013; 57(3):205-232.
3. Rosário PW, et al. Nódulo tireoidiano e câncer diferenciado de tireoide: atualização do consenso brasileiro. Arquivos Brasileiros de Endocrinologia e Metabologia. 2013; 57(4):240-264.
4. Sgarbi JA, et al. Consenso brasileiro para a abordagem clínica e tratamento do hipotireoidismo subclínico em adultos: recomendações do Departamento de Tireoide da Sociedade Brasileira de Endocrinologia e Metabologia. Arquivos Brasileiros de Endocrinologia e Metabologia. 2013; 57(3):166-183.

ASPECTOS DIAGNÓSTICOS DO DIABETES *MELLITUS*

Marina Campos Simões Cabral
Rachel Teixeira Leal Nunes

INTRODUÇÃO

O diabetes *mellitus* (DM) representa um grupo de distúrbios metabólicos de etiologias diversas que são caracterizados pela hiperglicemia e seus efeitos nos órgãos e sistemas. Sua fisiopatologia decorre da deficiência na secreção de insulina associada ou não à resistência insulínica tecidual periférica. Tal estado hiperglicêmico é associado, em longo prazo, a lesões orgânicas específicas nos rins, olhos, coração, vasos sanguíneos e sistema nervoso periférico e autonômico.

EPIDEMIOLOGIA

Estima-se que existam cerca de 422 milhões de indivíduos acometidos pelo DM, correspondendo a uma prevalência mundial de 8,5%. O aumento da longevidade, aliado à epidemia da obesidade e à expansão do estilo de vida ocidental contribuíram para o aumento do número de diabéticos nas últimas décadas, especialmente em países em desenvolvimento.

As complicações micro e macrovasculares do DM acarretam em maior morbidade (perda visual, doença renal crônica, amputações, infarto agudo do miocárdio, acidente vascular encefálico), mortalidade e menor expectativa de vida para essa população.

O DM representa hoje um desafio para a saúde pública, afinal o seu curso crônico, a gravidade das suas complicações e custo de seu tratamento oneram os pacientes e os sistemas de saúde. Nesse contexto, faz-se necessária a adoção de estratégias preventivas aliadas ao diagnóstico precoce e ao tratamento adequado.

CLASSIFICAÇÃO

A classificação atual do DM se faz com base na etiologia do distúrbio e vai além da dicotomia entre os tipos 1 e 2, os mais prevalentes e descritos. Existem formas atípicas que não se enquadram nas definições do DM tipo 1 ou 2, como o MODY, LADA e ainda condições específicas, como o DM gestacional.

O DM tipo 2 é forma mais comum do DM, correspondendo a mais de 90% dos casos. Sua patogênese envolve um prejuízo na secreção de insulina, concomitante a diversos níveis de resistência insulínica tecidual, tendo curso clínico insidioso. O diagnóstico, em geral, é feito com base em exame laboratorial de rotina, haja vista que os pacientes são majoritariamente assintomáticos.

No DM tipo 1, que acomete de 5–10% dos diabéticos, ocorre destruição autoimune ou idiopática das células β pancreáticas que leva à interrupção total da secreção de insulina. Os sintomas de hiperglicemia, tais como poliúria, polidipsia, noctúria, visão turva e perda ponderal, são comumente observados ao diagnóstico nesses pacientes. A presença de autoanticorpos ocorre na maior parte dos indivíduos e confirma a etiologia autoimune dessa condição (DM-1A); no entanto, a ausência deles leva ao diagnóstico do DM tipo 1 idiopático (DM-1B).

No diabetes autoimune latente do adulto (sigla em inglês: LADA) ocorre uma destruição autoimune mais lenta das células β pancreáticas, sendo uma espécie de DM-1 com diagnóstico tardio (30–50 anos) e evidência de autoanticorpos.

Dentre os tipos de DM ligados a alterações monogênicas encontram-se o DM neonatal (diagnóstico antes dos 6 meses de vida) e o *Maturity-onset Diabetes of the Young* (MODY). O diagnóstico de MODY pode ser cogitado naqueles com DM atípico (não facilmente classificado como tipo 1 ou 2) e importante história familiar para DM. Nesses casos, ocorre um prejuízo na secreção de insulina com mínima ou nenhuma alteração na sua ação periférica. Testes genéticos são necessários para a subclassificação dos 6 tipos de MODY, a depender do *locus* gênico acometido.

O diabetes gestacional ocorre em mulheres comprovadamente não diabéticas e que passam a desenvolver intolerância à glicose após a 24ª semana de gestação. Essa condição pode ser resolvida ou persistir após o parto e constitui importante fator de risco para o desenvolvimento de DM.

Outras formas de DM podem ocorrer secundárias a afecções pancreáticas (pancreatite, trauma, fibrose cística, infecção ou pancreatectomia), a síndromes genéticas (Stiffman, Down, Klinefelter ou Turner), defeitos genéticos que levam a defeitos na ação da insulina, endocrinopatias (síndrome de Cushing, acromegalia, feocromocitoma, glucagonoma) ou uso de medicações (especialmente os corticoides e agentes imunossupressores).

DIAGNÓSTICO

Os critérios diagnósticos propostos pela Associação Americana de Diabetes (American Diabetes Association – ADA) estão baseados na dosagem sérica de glicose (aleatória, em jejum ou após teste de tolerância a glicose) ou da hemoglobina glicada (HbA1c). Os pontos de corte estipulados representam os níveis glicêmicos acima dos quais se observa o aumento do risco de desenvolvimento de retinopatia.

Diagnostica-se o DM em indivíduos com sintomas clássicos de hiperglicemia (poliúria, polidipsia, visão turva) e dosagem aleatória de glicemia sérica ≥ 200 mg/L. Nos pacientes assintomáticos, pode-se chegar ao diagnóstico por meio de um único método, com duas medidas alteradas e em ocasiões distintas, ou por meio de medidas alteradas em dois métodos diferentes na mesma ocasião.

A medida da glicemia de jejum configura um método amplamente difundido e barato. Deve-se orientar o jejum por pelo menos 8 horas e os níveis glicêmicos considerados normais encontram-se abaixo de 100 mg/dL. O diagnóstico de DM por meio desse método se faz com duas medidas maiores ou iguais a 126 mg/dL. A sua desvantagem reside na possibilidade de flutuação dos níveis glicêmicos, sendo afetado por situações de estresse, além de requerer jejum para a sua realização.

O teste oral de tolerância à glicose consiste em um teste de estresse metabólico. Realiza-se a dosagem sérica de glicose em jejum e duas horas após a ingestão de 75 g de glicose por via oral. Níveis inferiores a 140 mg/dL são considerados normais e ≥ 200 mg/L configuram critérios diagnósticos para DM. Apesar de mais sensível, tal método pode ser inconveniente por consumir tempo, além ser mais caro.

O nível de hemoglobina glicada (HbA1c), aferido por meio de ensaios estandartizados, representa níveis mais fidedignos da glicemia crônica (últimos 2–3 meses), sendo menos suscetível a mudanças agudas na glicemia sérica. Nesse método, níveis ≥ 6,5% de HbA1c em duas ocasiões selam o diagnóstico de DM. É mais caro que os outros métodos, menos disponível e não deve ser usado em situações em que o *turnover* das hemácias está alterado (anemia hemolítica, ferropriva, hemotransfusão). Em hemoglobinopatias sem repercussão no *turnover* das hemácias, pode-se lançar mão de ensaios específicos que não sofrem interferência da hemoglobina anormal (Tabela 68.1).

Durante a gestação, recomenda-se a realização de testes glicêmicos já na primeira consulta do pré-natal para que sejam identificadas as pacientes com DM prévio. Para realizar o diagnóstico de DM gestacional, propõe-se que seja realizado teste de tolerância à glicose com 75 g de glicose entre a 24–28ª semanas, podendo seguir estratégias ainda não uniformemente recomendadas pelas diversas sociedades de obstetrícia e seus especialistas, havendo discordância na quantidade de glicose administrada, na duração do teste e na definição dos pontos de corte.

Os mais recentes critérios diagnósticos de DM gestacional foram propostos pela IADPSG (International Association of Diabetes and Pregnancy Study Groups) em 2010 e se baseiam nos valores de glicemia de jejum e após teste oral de tolerância com 75 g de glicose na 1ª ou 2ª hora obtidos entre a 24 e a 28ª semanas (Tabela 68.2). O estudo HAPO trouxe forte respaldo aos critérios da IADPSG ao revelar a associação entre hiperglicemia materna moderada e o risco de eventos gestacionais adversos por meio da análise de uma coorte com 25.505 mulheres grávidas de 15 centros distribuídos em 9 países.

TABELA 68.1 Critérios diagnósticos do diabetes *mellitus*

Glicemia aleatória ≥ 200 mg/dL + sintomas de hiperglicemia *ou*
Glicemia de jejum ≥ 126 mg/dL* *ou*
Glicemia 2 h após teste oral de tolerância ≥ 200 mg/dL* *ou*
HbA1c ≥ 6,5%*

*São necessárias duas dosagens alteradas pelo mesmo método em ocasiões distintas ou duas dosagens alteradas por métodos diferentes na mesma ocasião.

TABELA 68.2 Critérios diagnósticos do diabetes *mellitus* gestacional (IADPSG)

Glicemia de jejum ≥ 92 mg/dL *ou*
Glicemia 1 h após teste oral de tolerância ≥ 180 mg/dL *ou*
Glicemia 2 h após teste oral de tolerância ≥ 153 mg/dL

GRUPOS DE RISCO

A população de risco para o desenvolvimento do DM é composta por indivíduos com idade ≥ 45 anos, pré-diabéticos, com índice de massa corpórea (IMC) ≥ 25 kg/m^2, sedentários, hipertensos, dislipidêmicos, com doença cardiovascular, histórico de diabetes gestacional, síndrome dos ovários policísticos, que possuem parente de primeiro grau com DM ou pertencentes a grupos étnicos específicos (afro-americanos, latinos, índios, asiático-americano ou oriundos de ilhas no Pacífico).

Para os indivíduos com idade ≥ 45 anos ou naqueles com < 45 anos, com IMC ≥ 25 kg/m^2 e algum fator de risco adicional dentre os citados, propõe-se rastreio com teste glicêmico a fim de adotar terapêuticas e estratégias preventivas precoces. Testes glicêmicos devem ser realizados e então repetidos a cada 3 anos (em caso de rastreio negativo) ou anualmente quando há progressivo incremento no risco para DM, objetivando a detecção precoce desta patologia ou do pré-diabetes.

Diagnostica-se a condição de pré-diabetes por meio de níveis anormais de glicemia de jejum, hemoglobina glicada ou diante da evidência de intolerância a glicose após teste de estresse metabólico (Tabela 68.3).

TESTES PARA A CLASSIFICAÇÃO DO DM

A identificação de autoanticorpos anti-ilhotas pancreáticas (ICA), anti-insulina (IAA) e antidescarboxilase do ácido glutâmico (anti-GAD) na corrente sanguínea define a existência de marcadores de destruição autoimune da célula β pancreática, que podem inclusive preceder a hiperglicemia e seus sintomas. A pesquisa de autoanticorpos é útil para a confirmação diagnóstica do DM tipo 1 autoimune (DM-1A) e do LADA. O anti-GAD pode estar presente em até 80% dos pacientes com DM-1A.

O peptídeo C é produzido pelas células β pancreáticas e liberado na corrente sanguínea em conjunto com a insulina (após a clivagem de proinsulina em insulina). É útil na determinação de reserva pancreática, ou seja, da capacidade do pâncreas em secretar insulina. A curva obtida por meio da dosagem sérica do peptídeo C basal e pós-prandial estima a capacidade secretória pancreática e corrobora para o diagnóstico do DM-1 ou DM-2.

O desenvolvimento e a disponibilização de testes moleculares tem possibilitado avanços na identificação de genes associados a tipos específicos de DM, como o MODY (e os seus 6 subtipos), o DM mitocondrial, o neonatal e as síndromes de resistência a insulina. Deve-se ressaltar a importância de tais testes diante da possibilidade de ajuste terapêutico adequado para cada condição, a exemplo do tipo específico de MODY, que responde a medicação antidiabética oral (sulfonilureia).

TABELA 68.3 Critérios para pré-diabetes
Glicemia de jejum alterada: níveis de 100–125 mg/dL* ou
Intolerância à glicose: níveis entre 140–199 mg/dL, 2 horas após a ingestão oral de 75 g glicose ou
HbA1c alterada: níveis entre 5,7–6,4%

*A organização mundial da saúde (OMS) considera níveis entre 110–125 mg/dL

BIBLIOGRAFIA

1. American Diabetes Association. Classification and diagnosis of diabetes. Sec. 2. In Standards of Medical Care in Diabetes. 2016. Diabetes Care. 2016;39(Suppl. 1):S13-S22.
2. HAPO Study Cooperative Research Group, Metzger BE, Lowe LP, Dyer AR, Trimble ER, Chaovarindr U, et al. Hyperglycemia and adverse pregnancy outcomes. New England Journal of Medicine. 2008;358:1991-2002.
3. International Association of Diabetes and Pregnancy Study Groups Consensus Panel. International Association of Diabetes and Pregnancy Study Groups recommendations on the diagnosis and classification of hyperglycemia in pregnancy. Diabetes Care. 2010;33:676-82.
4. McCulloch DK, Nathan DM, Wolfsdorf JI. Clinical presentation and diagnosis of diabetes mellitus in adults. UpToDate; 2016.
5. Nathan DM, Balkau B, Bonora E, et al. International Expert Committee. International Expert Committee report on the role of the A1C assay in the diagnosis of diabetes. Diabetes Care. 2009;32:1327-1334.
6. Nathan DM. Diabetes Advances in Diagnosis and Treatment. JAMA. 2015;314(10):1052-62.

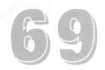

TRATAMENTO E COMPLICAÇÕES CRÔNICAS DO DIABETES

Mariana Lorenzi Savioli
Rachel Teixeira Leal Nunes

INTRODUÇÃO

As complicações da diabetes *mellitus* (DM) são causadas por hiperglicemia prolongada; e a extensão do dano tecidual em indivíduos é influenciada por suscetibilidade genética e pela presença de fatores de aceleração como a hipertensão e dislipidemia. Portanto, o controle glicêmico adequado é de fundamental importância. Os mecanismos que explicam porque os altos níveis de glicose causam essas complicações ainda não são bem estabelecidos. Algumas hipóteses que explicam esses mecanismos da patogênese das complicações são superprodução de radicais livres, hiperatividade da via de hexosamina, e os modelos mais atuais sugerem ativação do sistema complemento e proteínas reguladoras do complemento.

ALVOS GLICÊMICOS

O controle glicêmico desde o diagnóstico da DM é fundamental, reduzindo riscos de complicações microvasculares e macrovasculares, em médio e longo prazo

Recomendação geral: HbA1C menor 7%, glicemias jejum e pré-prandiais entre 80 e 130 mg/dL e glicemias pós-prandiais menor 180 mg/dL.

Porém, diversos aspectos influenciam na decisão da meta glicêmica. A decisão deve ser individualizada e deve ser tomada junto com o paciente, de acordo com suas preferências e necessidades. Alvos mais rigorosos (HbA1C < 6,5%) podem ser sugeridos para pacientes com expectativa de vida mais longa, DM de curta duração, sem hipoglicemias ou efeitos adversos das medicações e sem doença cardiovascular instalada. Já uma meta menos rigorosa (HbA1C em torno de 8%) pode ser apropriada para pacientes com história de hipoglicemia grave, expectativa de vida menor, complicações micro e macrovasculares instaladas e múltiplas comorbidades (Fig. 69.1).

TERAPIA NÃO FARMACOLÓGICA

Mudança do estilo de vida é imprescindível para todos os pacientes diabéticos a partir do diagnóstico. Temos três pilares que devem ser seguidos:

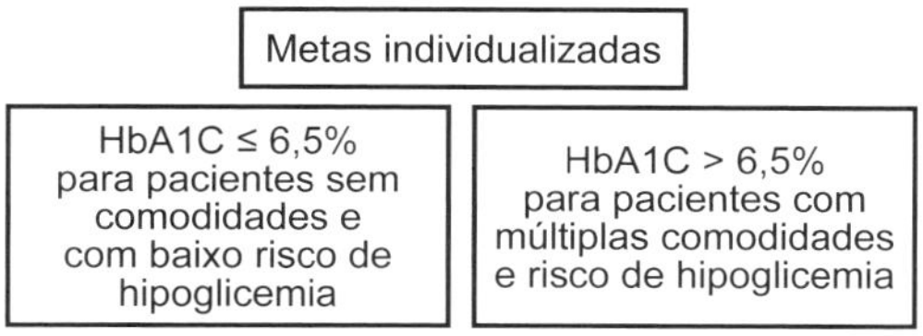

```
                    ┌─────────────────────────┐
                    │  Metas individualizadas │
                    └─────────────────────────┘
        ┌──────────────────────┐    ┌──────────────────────┐
        │   HbA1C ≤ 6,5%       │    │   HbA1C > 6,5%       │
        │ para pacientes sem   │    │ para pacientes com   │
        │   comodidades e      │    │ múltiplas comodidades│
        │  com baixo risco de  │    │ e risco de hipoglicemia│
        │    hipoglicemia      │    │                      │
        └──────────────────────┘    └──────────────────────┘
```

FIGURA 69.1 Metas terapêuticas individualizadas.

- Dieta: ingestão de vegetais, frutas, grãos integrais, legumes e produtos lácteos devem ser preferidos no lugar daqueles com alta taxa de gordura, açúcares e sódio. A dieta deve ser individualizada;
- Perda de peso: de 5 a 10%;
- Atividade física: pelo menos 150 minutos/semana, aeróbica e resistida, de moderada intensidade, distribuídos por pelo menos 3 vezes na semana.

PRÉ-DIABETES

Naqueles pacientes com glicemia de jejum alterada (100–125), intolerância a glicose (glicemia 2 h no TOTG 75 g entre 140–199) ou HbA1C entre 5,7 e 6,4%, devemos iniciar estratégias para prevenção do DM tipo 2. São elas:

- Mudanças no estilo de vida, como dieta, perda de peso e atividade física.
- Considerar metformina, especialmente se: IMC > 35 kg/m^2, idade < 60 anos e mulheres com DM gestacional prévio.
- Monitorização anual de evolução para diabetes estabelecido.
- *Screening* dos fatores de risco modificáveis para doença cardiovascular, como dislipidemia, obesidade, hipertensão arterial e cessação do tabagismo.

TERAPIA FARMACOLÓGICA DO DM2

Ver Tabela 69.1.

TABELA 69.1 Classes de agentes hipoglicemiantes

Medicamento (dose máxima e mínima em mg)	Mecanismo de ação	Desvantagens	Vantagens	Contraindicações
BIGUANIDAS				
Metformina • ClCr > 45: 1.000 a 2.550, dividida em 2 a 3x/dia • ClCr 30–45: 1.000 ao dia	Reduz produção e melhora sensibilidade hepática de glicose	Desconforto abdominal, diarreia	Baixo custo; redução de eventos cardiovasculares	Gravidez; DRC (ClCr < 30); Cirrose Child C; Insuf. cardíaca classes III e IV com hospitalização frequente; Idosos > 80 anos
SULFONILUREIAS				
Glibenclamida (2,5 a 20) Gliclazida (30 a 120) Glimepirida (1 a 8) Glipizida (5 a 40)	Aumento da secreção de insulina	Hipoglicemia e ganho ponderal	Baixo custo	Gravidez; DRC (exceto gliclazida e glipizida) Insuf. hepática

Continua

TABELA 69.1 Classes de agentes hipoglicemiantes (continuação)

Medicamento (dose máxima e mínima em mg)	Mecanismo de ação	Desvantagens	Vantagens	Contraindicações
GLINIDAS				
Repaglinida (0,5 a 16) Nateglinida (120 a 360 3×/dia)	Aumento da secreção de insulina (controle da hiperglicemia pós-prandial)	Baixa eficácia; hipoglicemia e ganho ponderal discreto	Baixo custo; curta duração; opção na DRC	Gravidez
GLITAZONAS				
Pioglitazona 15 a 45 1×/dia	Aumento da sensibilidade a insulina em músculo, adipócito e hepatócito	Retenção hídrica; ganho ponderal; aumenta risco de fraturas	Prevenção secundária na DCV; não causa hipoglicemia; reduz esteatose hepática	Gravidez; IC classe funcional III e IV; Insuf. hepática
GLIPTINAS				
Sitagliptina (50 a 100 1 a 2×/dia) Linagliptina (2,5 a 5 1×/dia) Vildagliptina (50 2×/dia)	Aumenta disponibilidade GLP1, levando aumento da síntese e secreção de insulina, além da redução de glucagon	Alto custo; angioedema e urticária	Redução da glicemia pós-prandial; não promove ganho ponderal; baixo risco de hipoglicemia; opção na DRC (linagliptina não necessita de ajuste de dose na DRC)	
ANÁLOGOS DE GLP1				
Exenatida 5 a 10 mcg 1 injeção antes do café e 1 antes do jantar Liraglutida 0,6; 1,2 e 1,8 1 injeção 1×/dia Dulaglutida 0,75 a 1,5 mg semanalmente	Estimula secreção de insulina dependente de glicose, suprime secreção de glucagon	Alto custo; injetável; náuseas e vômitos	Redução de peso e da PAs; preserva células beta; baixo risco de hipoglicemias	DRC (ClCr < 30)
INIBIDORES SGLT2				
Dapagliflozina (5 a 10) Empagliflozina (10 a 25) Canagliflozina (100 a 300 1×/dia)	Induz glicosúria ao reduzir reabsorção de glicose no túbulo proximal	Infecção urinária e genital; poliúria; fraturas, amputação de membros	Reduz PA; retarda esvaziamento gástrico; baixo risco de hipoglicemia	DRC (ClCr < 30)
OUTROS				
Bromocriptina	Agonista dopaminérgico, aumenta sensibilidade à insulina	Modesta redução da HBA1C; uso de exceção; tonturas; náuseas; vômitos	Não induz hipoglicemia	

A ESCOLHA DO TRATAMENTO FARMACOLÓGICO

A metformina, se não contraindicada e bem tolerada, é a medicação de escolha para iniciar tratamento. Até o alvo de HbA1C ser atingido, devemos reavaliar a terapia a cada 3 meses. Se ineficaz nos primeiros 3 meses de monoterapia, devemos combinar a uma segunda droga, entre as demais classes citadas ou insulinoterapia. Novamente, se não atingido o alvo após o período, uma terceira droga deve ser introduzida. Após mais 3 meses sem o sucesso terapêutico esperado, introduzir insulina basal, insulina às refeições ou análogos GLP 1.

Sugere-se considerar iniciar terapia dupla para todos os pacientes com HbA1C inicial > ou igual 9% para atingir a meta mais rapidamente; e iniciar combinação com insulina quando glicemia capilar > 300–350 mg/dL e/ou HbA1C > 10–12%, ou quando paciente apresenta sintomas de glicotoxicidade, como polidipsia, poliúria, perda de peso, cetose.

Recentemente, duas medicações têm-se mostrando promissoras não só no controle glicêmico, mas também na redução de mortalidade e outras complicações. São elas: empagliflozina e liraglutida. Estudos recentes compararam a eficácia dessas drogas (em relação ao placebo) em pacientes com diabetes tipo 2 com alto risco para eventos cardiovasculares (já em uso de terapia otimizada anti-hipertensiva e hipolipemiante).

O uso da empagliflozina, nesses pacientes, foi associado a uma progressão mais lenta da doença renal e da macroalbuminúria e a uma redução da taxa de morte por causa cardiovascular e por qualquer outra causa. Já o uso da liraglutida também mostrou redução de risco de morte de causa cardiovascular e de qualquer outra causa, porém sem diferença significativa nos casos de infarto agudo do miocardio e acidente vascular cerebral não fatais. A liraglutida também reduziu fatores de risco cardiovascular, com redução do peso e da pressão arterial sistólica. Já em relação aos desfechos microvasculares, também reduziu incidência de nefropatia. Ambas apresentaram menor interação com outros antidiabéticos ou insulina, e menor risco de hipoglicemia grave.

INSULINIZAÇÃO

Devido à progressão natural do DM 2, a insulinoterapia, eventualmente, estará indicada para muitos dos pacientes diabéticos, devendo ser regularmente abordada e explicada ao paciente, evitando termos como falência de tratamento ou punição por má-aderência, a fim de melhor aderência a essa nova terapêutica.

Insulinização basal (com uso de insulina NPH ou análogo de ação lenta) é a terapia inicial mais conveniente; inicia-se dose 10 U ou 0,1–0,2 U/kg à noite (ao deitar) e deve ser prescrita em conjunto com metformina. Se a insulina basal for titulada até atingir glicemia de jejum aceitável, porém HbA1C permanecer acima da meta, devemos acrescentar terapêutica para cobrir variações de glicemia pós-prandial. Opções incluem análogo GLP1 ou insulina rápida/ultrarrápida (regular, lispro, aspart) antes das refeições (Figs. 69.2 e 69.3).

COMPLICAÇÕES MICROVASCULARES

O rastreamento das complicações microvasulares deve ser realizado anualmente. No paciente com DM tipo 1 deve ser iniciado 5 anos após diagnóstico. Já no DM tipo 2, como a doença se instala de forma assintomática por muitos anos, não se sabendo exatamente quando a doença começou, o rastreio já está indicado no momento do diagnóstico.

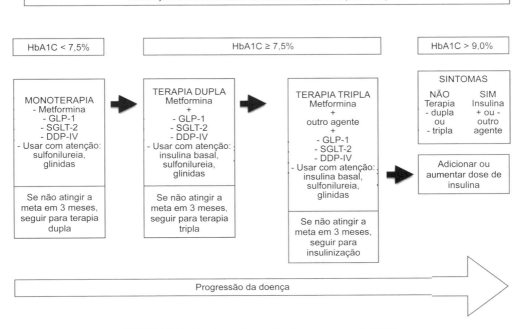

FIGURA 69.2 Algoritmo de escolha de tratamento do DM2.
Adaptada de AACE/ACE Comprehensive Diabetes Management Algorithm.

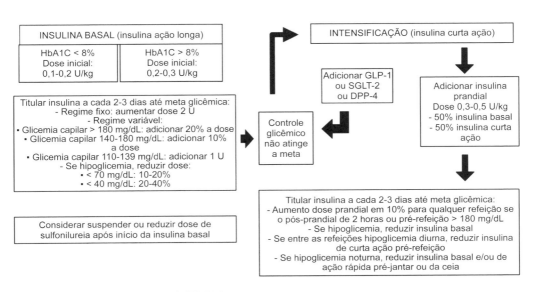

FIGURA 69.3 Insulização no paciente DM2.
Adaptada de AACE/ACE Comprehensive Diabetes Management Algorithm.

Retinopatia diabética (RD)

O tempo e a duração do diabetes e o controle glicêmico são os dois fatores mais importantes relacionados ao desenvolvimento e à gravidade da RD. Assim, o controle glicêmico adequado torna-se fundamental para a prevenção e diminuição de complicações relacionadas à doença. RD é a causa mais frequente de casos novos de amaurose em pacientes entre 20 e 74 anos (Tabela 69.2).

Rastreamento: exame oftalmológico com dilatação pupilar e fundoscopia.

Fotocoagulação é a terapia indicada para reduzir risco de perda visual em pacientes com RNP grave, RP e edema de mácula. Anticorpo monoclonal contra VEGF (fator de crescimento do endotélio vascular) é uma opção de tratamento para edema de mácula.

Nefropatia diabética (ND)

É definida por aumento da excreção urinária de albumina (EUA), valores maiores ou iguais a 30 mg/g e/ou redução da taxa de filtração glomerular. A EUA deve ser repetida 2 a 3 vezes em um período de 3 a 6 meses antes de ser considerada aumentada, pois a excreção de albumina pode variar muito.

Está associada a um aumento de mortalidade e relacionada a doença cardiovascular. Se não abordada adequadamente, apresenta alto risco de evoluir para doença renal crônica. Otimizar os controles glicêmico e o pressórico reduz risco e diminui progressão da doença.

Rastreamento: excreção urinária de albumina = índice albumina-creatinina em amostra isolada de urina; e taxa de filtração glomerular = equação de escolha CKD-EPI, baseada na creatinina sérica.

Estratégias de tratamento: as estratégias de tratamento estão descritas na Tabela 69.3.

Neuropatia diabética

É um distúrbio neurológico sintomático ou demonstrável por exame físico e testes clínicos em pacientes diabéticos, excluindo-se outras causas de neuropatia. Está presente em 50% dos pacientes diabéticos com mais de 60 anos. O controle glicêmico adequado é fundamental para prevenir e reduzir frequência e intensidade das lesões neurológicas.

Rastreamento:
- Sensibilidade dolorosa (palito ou agulha), tátil (algodão ou monofilamento de Semmes-Weinstein 5,07–10 g), térmica (quente e frio) e vibratória (diapasão 128 Hz).
- Pesquisa de reflexos tendinosos: aquileu, patelar e tricipital.

TABELA 69.2 Classificação da retinopatia diabética

Retinopatia não proliferativa (RNP)   • Leve: microaneurismas.   • Moderada: achados mais abundantes que a forma leve.   • Grave: mais de 20 hemorragias retinianas em cada um dos quatro quadrantes, ou microanormalidades vasculares intrarretinianas em um quadrante.
Retinopatia proliferativa (RP): presença de neovasos. Pode levar a perda súbita de visão por hemorragia vítrea (rotura dos neovasos) ou descolamento tracional da retina.
Maculopatia diabética: lesão da mácula, independente dos graus de RD. Os principais sintomas incluem borramento visual, escotoma central. Uma vez atingida a fóvea, provoca perda visual completa e irreversível.

TABELA 69.3 Estratégias de tratamento da ND
Controle glicêmico: HbA1C < 7%
Fármacos que atuam no sistema renina angiotensina aldosterona (inibidores da enzima conversora de angiotensina = iECAs; bloqueadores do receptor AT1 da angiotensina II = BRAs; antagonista dos receptores de aldosterona; inibidores diretos da renina): o uso é recomendado para todos os pacientes com EUA aumentada, independente dos valores de PA. Após o início dessas medicações, pode haver uma elevação da creatinina de até 30% dos valores iniciais. Não devemos suspender iECAs/BRAs, pois esse aumento é associado a uma preservação em longo prazo da função renal.
Controle pressórico: o tratamento deve ser iniciado com bloqueados SRAA, pelo efeito nefroprotetor. PA-alvo menor ou igual 140×80 mmHg.
Controle de lipídeos: estatinas são indicadas com objetivo principal de proteger contra doenças cardiovasculares. Principal objetivo LDL < 100 mg/dL, outros triglicerídeos < 150 mg/dL e HDL > 40 mg/dL (homens) e > 50 mg/dL (mulheres).

- Medida de PA em posições deitada e ortostática: queda de PA sistólica > 20 mmHg, um minuto após assumir posição ortostática.
- Frequência cardíaca de repouso: sugestiva de disautonomia cardiovascular se valor acima de 100 bpm.

Neuropatia sensitivomotora

A polineuropatia distal simétrica: forma mais comum de neuropatia, com predomínio sensitivo. Acometimento "em botas" ou "em luvas". Sintomas sensitivos incluem dor neuropática, parestesia, hipo/hiperestesia, câimbras; já os motores são fraqueza muscular, atrofia, marcha atáxica e distúrbios de equilíbrio. O tratamento baseia-se em terapias com ação para dor neuropática: acupuntura, anticonvulsivantes (gabapentina, carbamazepina), antidepressivos tricíclicos (amitriptilina, nortriptilina).

Outra forma de apresentação da neuropatia sensitivomotora é mononeuropatia, sendo a mais comum a paralisia do III par craniano, levando a ptose palpebral, oftalmologia, estrabismo divergente, diplopia, midríase (característica sugestiva). Trata-se de uma manifestação autolimitada, sem necessidade de tratamento específico.

Neuropatia autonômica

A neuropatia autonômica se manifesta de diversas formas, compondo síndrome de disautonomia, alguns exemplos são:
- Cardiovascular: hipotensão postural, síncope, taquicardia fixa, que podem levar a aumento do risco de morte súbita cardíaca e intolerância ao exercício. Deve-se evitar mudanças posturais bruscas, além de orientar-se o uso de meias compressivas, elevação da cabeceira do leito e, em último caso, fludrocortisona oral 0,1–0,4 mg/dia.
- Gastrointestinais: gastroparesia é a forma mais comum, devido a denervação gástrica, com episódios frequentes de plenitude pós-prandial, náuseas inexploradas. Diarreia e constipação de difícil controle, apesar de menos frequentes, também podem ocorrer. Estão indicados para tratamento da gastroparesia metoclopramida, bromoprida e domperidona e, em último caso, eritromicina por 7 dias; enquanto na constipação, loperamida, difenoxilato, antibiótico de amplo espectro (pela hipótese de supercrescimento bacteriano) e aumento da ingesta de fibras. A clonidina também é uma terapia possível e efetiva no controle das complicações cardiovasculares do diabetes.

- Geniturinárias: bexiga neurogênica do tipo hipotônica, em que paciente perde a sensibilidade vesical, podendo evoluir com retenção urinária, além de predisposição para infecção de trato urinário (ITU) de repetição. Indicado esvaziamento vesical programado (manobras de compressão abdominal e autossondagem), antibioticoterapia para ITU e na sua prevenção. Outra complicação comum é disfunção erétil, sendo indicados como primeira escolha inibidores da fosfodiesterase, também podendo ser utilizadas drogas intracavernosas/uretrais.

Pé diabético

O pé diabético é uma complicação do diabetes que engloba ulceração, destruição de tecidos moles, e/ou sua infecção, associados a alterações neurológicas e vários graus de doença arterial periférica (DAP) nos membros inferiores. A perda da sensibilidade impede que paciente evite e depois perceba pequenas feridas nos pés, que vão se tornando mais graves e profundas. Após porta de entrada estabelecida, há grande risco de infecções bacterianas locais e profundas, levando a gangrena e osteomielite. Constitui a principal causa de amputação não traumática no mundo.

Os principais fatores de risco para desenvolvimento de lesão são: história de úlcera prévia e/ou amputação, duração DM (> 10 anos), mal controle glicêmico (HbA1c > 7%), visão deficiente, neuropatia diabética, DAP, orientação deficiente em relação ao cuidado com os pés.

A avaliação clínica anual do paciente deve consistir em anamnese e avaliação criteriosa dos pés e MMII, com exame dermatológico (pele seca, ausência de pelos, unhas encravadas, micoses interdigitais, ulcerações); rastreio para neuropatia; avaliação vascular (palpação de pulsos periféricos e índice tornozelo braço > 0,9) e avaliação biomecânica dos pés (marcha, mobilidade articular, inspeção de deformidades).

Além disso, anualmente estão indicados na consulta do diabético os testes neurológicos, quem têm como objetivo avaliar a sensibilidade protetora plantar. A forma mais comum de realizar esse teste é com o uso do monofilamento de náilon (Semmes-Weinstein) 10 g, com o qual se testam quatro áreas plantares, a saber: hálux (falange distal), primeiro, terceiro e quinto metatarsos. Esse teste avalia a incapacidade de detectar pressão em um ou mais locais da superfície plantar. Além disso, esse teste positivo, em associação com alteração dolorosa, térmica, vibratória ou no reflexo aquileu, indica sensibilidade protetora plantar alterada.

Pacientes com diminuição da sensibilidade protetora dos pés devem ser orientados em relação às complicações e cuidados com os pés, devendo avaliá-los diariamente, ter cuidado com unhas e pele e uso de sapato apropriado.

COMPLICAÇÕES MACROVASCULARES

Essas complicações são representadas pelas doenças ateroscleróticas, como doença coronariana, cerebrovascular ou doença arterial periférica, constituindo a principal causa de óbito nos pacientes diabéticos.

A prevenção primária da doença macrovascular está relacionada com a prevenção do diabetes. Para isso, devemos identificar pacientes com fator de risco para desenvolver a doença, como idade > 40 anos, sobrepeso/obesidade, sedentarismo, antecedentes familiares de diabetes. Além disso, devemos tratar doenças que podem estar relacionadas ao diabetes e também aumentam risco cardiovascular, como hipertensão, dislipidemia, obesidade, sedentarismo, tabagismo.

A prevenção secundária compreende tratamento e controle glicêmico. Nessa fase é fundamental a mudança dos hábitos de vida, com dieta adequada, perda de peso e atividade física regular, sendo a cessação do tabagismo fundamental tanto na prevenção primária, quanto na secundária.

BIBLIOGRAFIA

1. Association between Insulin Monotherapy versus Insulin plus Metformin and the Risk of All-Cause Mortality and Other Serious Outcomes: A Retrospective Cohort study. Plos One, May 2016, 11(5)e0153594.
2. Diretrizes da Sociedade Brasileira de Diabetes - 2014 - 2015.
3. Empagliflozin, Cardiovascular Outcomes and Mortality in Type 2 Diabetes. The New England Journal of Medicine; 2016.
4. Garber AJ, Abrahamson MJ, Barzilay JI, Blonde L, Zachary T, et al. Consensus Statement By The American Association Of Clinical Endocrinologists And American College Of Endocrinology On The Comprehensive Type 2 Diabetes Management Algorithm – 2016 Executive Summary. Endocrine Practice 2016; 22(1):84-113.
5. Liraglutida and Cardiovascular Outcomes in Type 2 Diabetes. The New England Journal of Medicine; 2016.
6. Management of Hyperglycemia in Type 2 Diabetes: A patient-centered Approach. Diabetes Care. 2012 Jun;35(6):1364-79.
7. Role OS. Complement and Complement Regulatory Proteins in the Complications of Diabetes. Endocrine Reviews. 2015 Jun;36(3):272-88.
8. Standards of Medical Care in Diabetes - 2015. Diabetes Care Volume 38, Supplement 1, January 2015.

GASTROENTEROLOGIA E HEPATOLOGIA

Editor responsável: **Igor Gouveia Pietrobom**
Coordenadoras da Seção: **Carolina Frade M. G. Pimentel,**
Sarah Rodrigues Pilon Faria

70

ASCITE

Carolina Cristina Pellegrino Feres
Carolina Frade M. G. Pimentel
Igor Gouveia Pietrobom
Sarah Rodrigues Pilon Faria

INTRODUÇÃO

Entende-se como ascite o acúmulo patológico de líquido na cavidade peritoneal, podendo estar associado a um grande número de doenças, cujas etiologias devem sempre ser pesquisadas. A cirrose hepática é a principal causa relacionada à ocorrência de ascite e seu surgimento é considerado fator de mau prognóstico. O manejo clínico da ascite envolve múltiplos fatores, devendo ser continuamente monitorado no ambiente intra e extra-hospitalar. Neste capítulo, serão abordados os principais tópicos relacionados ao diagnóstico, tratamento e acompanhamento desses doentes.

EPIDEMIOLOGIA

A ascite está relacionada a diversas etiologias, porém cerca de 80% dos casos é decorrente de cirrose hepática. Outras etiologias devem sempre ser consideradas; dentre elas destacam-se a etiologia cardíaca (3%), renal (1%), neoplásica (10%), tuberculose (2%) e pancreática (1%). Cerca de 5% dos pacientes têm como causa da ascite a associação de mais de uma etiologia. O diagnóstico diferencial é fundamental para o estabelecimento do tratamento adequado e definição de prognóstico.

A cirrose hepática é uma doença com elevada morbidade e mortalidade, além de altos custos para o sistema de saúde. A ascite é a complicação mais comum relacionada a essa doença, com potencial de surgimento em aproximadamente 60% dos pacientes ao longo de 10 anos de evolução da doença. A ascite é considerada fator prognóstico, uma vez que após seu surgimento, estima-se mortalidade de até 40% em cinco anos.

DIAGNÓSTICO E CLASSIFICAÇÃO

A fisiopatologia relacionada ao surgimento de ascite é complexa, envolve múltiplos mecanismos e é relacionada à etiologia de base. A hipoalbuminemia, por exemplo, é o principal mecanismo fisiopatológico nos pacientes com síndrome nefrótica, enquanto a ascite neoplásica pode estar associada a carcinomatose peritoneal, hipertensão portal e trombose de veia renal. Neste capítulo vamos focar na fisiopatologia da ascite relacionada à cirrose hepática.

O conhecimento da fisiopatologia da ascite auxilia a compreensão do seu manejo clínico adequado. Com o avançar da cirrose hepática, há progressiva vasodilatação periférica secundária à liberação de vasodilatadores endógenos, como o óxido nítrico. A vasodilatação esplâncnica promove, em última instância, progressiva redução do volume efetivo circulante, promovendo hipoperfusão renal e desencadeamento da ativação do sistema renina-angiotensina-aldosterona, com consequente retenção de água e sódio pelos rins. A saturação da capacidade de drenagem linfática abdominal, e principalmente a limitação da drenagem linfática hepática, contribuem para o acúmulo de líquido na cavidade peritoneal.

A história clínica deve ser minuciosa, abrangendo todo o histórico pessoal do doente, medicamentos de uso contínuo, consumo de bebidas alcoólicas, cirurgias anteriores e outras comorbidades. No exame físico é importante buscar sinais relacionadas a síndromes edemigênicas, disfunção hepática e hipertensão portal, como icterícia, telangiectasias, estase jugular, anasarca, circulação colateral na parede abdominal. Ascite associada a queixa de dor abdominal ou febre deve alertar sobre a possibilidade de infecção concomitante.

A avaliação inicial de um paciente com ascite deve conter, além da investigação laboratorial, um exame de imagem, preferencialmente a ultrassonografia de abdômen com Doppler de sistema porta. Esse é um exame de baixo custo e muito bem aplicado na investigação hepática. O estudo ultrassonográfico permite classificar a ascite de acordo com o volume presente na cavidade peritoneal (Tabela 70.1), identificar a presença de imagens sugestivas de carcinoma hepatocelular e, no estudo com Doppler, verificar a presença de trombose das veias porta e hepáticas. O exame de imagem pode evidenciar esplenomegalia, outro achado relacionado à hipertensão portal.

A paracentese diagnóstica permite caracterizar se a ascite tem padrão sugestivo de hipertensão portal ou não, assim como detectar alterações sugestivas de etiologias específicas. Quando aplicada a técnica correta do procedimento, a chance de ocorrer qualquer tipo de complicação é inferior a 1%. Ela deve ser realizada em todos os pacientes no primeiro episódio de ascite; em pacientes cirróticos hospitalizados com aumento do volume da ascite ou na presença de qualquer outra complicação da cirrose na vigência de ascite. Todo paciente que procura a unidade de emergência, independent da queixa, deve ter o líquido ascítico coletado. A paracentese deve ser realizada precocemente, principalmente em pacientes sabidamente cirróticos; a mortalidade aumenta 3,3% para cada hora de atraso na realização da paracentese em paciente com peritonite bacteriana secundária.

A análise do líquido ascítico começa no momento da paracentese ao observar seu aspecto, podendo ser citrino, sanguinolento, sero-hemático, purulento ou com aspecto

TABELA 70.1	Classificação da ascite quanto ao volume
Grau 1	Pequena quantidade de líquido ascítico, visualizado apenas com ultrassonografia ou outros exames de imagem.
Grau 2	Moderada quantidade de líquido ascítico, distensão simétrica abdominal.
Grau 3	Grande quantidade de líquido ascítico, distensão importante da parede abdominal, podendo gerar restrição ventilatória.

quiloso. A celularidade total e diferencial, assim como o gradiente de albumina soro-ascite (GASA) são testes obrigatórios; a cultura do líquido ascítico é indicada se há suspeita de infecção. Os exames: proteína total, DHL, glicose e amilase devem ser feitos quando não for evidente o diagnóstico de ascite por cirrose hepática, sendo necessária exclusão de outros diagnósticos. A pesquisa de células neoplásicas e BAAR devem ser solicitadas respectivamente, apenas se a suspeita é de neoplasia ou tuberculose peritoneal. Amilase deve ser solicitada se há hipótese de pancreatite.

O GASA é a obtido pela fórmula representada pelo valor da albumina sérica menos o valor da albumina no líquido ascítico, ambos aferidos no mesmo dia. Se o GASA tiver o valor maior ou igual a 1,1 g/dL o paciente tem hipertensão portal com 97% de acurácia, ou seja, é uma medida indireta da pressão portal. Pacientes com GASA < 1,1 g/dL podem apresentar outras etiologias relacionadas à formação da ascite, como síndrome nefrótica, carcinomatose e tuberculose.

A celularidade total e diferencial é outro parâmetro que, obrigatoriamente, deve ser avaliado na ascite, sendo fundamental para a investigação de peritonite bacteriana espontânea (PBE). Para o diagnóstico de PBE são necessários a identificação de mais de 250 células por mm^3 (ascite neutrofílica), cultura positiva para um único germe (bacterascite) ou o conjunto dos dois achados (diagnóstico clássico de PBE). Na tuberculose e na carcinomatose peritoneal há aumento de leucócitos com predomínio de linfócitos. É importante sempre checar a quantidade de hemácias no líquido, se a paracentese for traumárica e houver uma grande quantidade de hemácias, deve-se subtrair 1 polimorfonuclear para cada 100.000 hemácias por mm^3.

A quantificação de proteínas totais no líquido é importante, pois pacientes que apresentarem valor inferior a 1,0 a 1,5 g/L têm maior predisposição para PBE, pela reduzida capacidade de opsonização de bactérias no líquido ascítico, podendo beneficiar-se de antibioticoterapia profilática. Estudos mais recentes indicam que a dosagem de DHL, proteína total e glicose ajudam a diagnosticar casos duvidosos de PBE; portanto, se a contagem de polimorfonucleares é compatível com PBE e houver ao menos 2 dos seguintes critérios: proteína total > 1 g/dL, glicose < 50 mg/dL ou DHL maior que o limite superior para o soro, a possibilidade do diagnóstico de PBE aumenta. O aumento de DHL pode estar associado, além do processo infeccioso, a malignidade.

A investigação diagnóstica inicial deve ser realizada da forma mais completa possível em todos os pacientes na primeira apresentação da ascite, e essa avaliação é essencial para definir o tratamento da causa de base e evitar recorrência do quadro.

TRATAMENTO

O sucesso no tratamento da ascite envolve o tratamento da causa etiológica subjacente, a melhora do edema periférico e a diminuição da ascite, sem que haja depleção do volume intravascular.

O tratamento da ascite depende da causa da retenção de fluidos. Pacientes com GASA < 1,1 g/dL não costumam cursar com hipertensão portal, logo não se beneficiam de restrição de sódio e líquidos, ao contrário dos pacientes com GASA ≥ 1,1 g/dL. Outro fator a ser considerado no momento de instituir a terapia é o grau da ascite em relação ao seu volume. Todos os pacientes devem ser orientados a não ingerir bebidas alcoólicas, evitar uso de anti-inflamatórios não esteroidais e inibidores de conversão de angiotensina, orientar vacinação para hepatites A e B e controle de comorbidades.

A dieta hipossódica é uma medida geral que deve ser adotada para todos os pacientes com ascite. A restrição de sódio de 2.000 mg (88 meq) por dia é recomendada para esses doentes. O grande inconveniente dessa restrição é a redução do aporte de alimentos, acarretando piora do estado nutricional, já muito comprometido nesses doentes. A restrição hídrica é um tema controverso e pode ser indicada em pacientes com sódio sérico entre 120–125 meq/L; contudo, não houve benefício sobre a diminuição do volume abdominal.

A retenção de sódio em pacientes cirróticos está intimamente ligada à reabsorção desse elemento nos túbulos distais do néfron. A explicação para essa reabsorção exagerada está associada ao estado de hiperaldosteronismo, secundário à ativação do sistema renina angiotensina aldosterona secundária a hipovolemia renal relativa. A aldosterona age no túbulo distal aumentando a reabsorção de sódio, logo diuréticos antagonistas da aldosterona são medicamentos de escolha em pacientes cirróticos. Outra opção é a introdução, isolada ou simultaneamente à espironolactona, de um diurético de alça, furosemida.

A terapia com diuréticos deve ter como alvo a perda de 0,5 kg/dia em pacientes com ascite sem edema periférico e de 1 kg/dia em pacientes com edema periférico. A dose da combinação entre furosemida e espironolactona deve respeitar as doses máximas de furosemida, 160 mg/dia e de espironolactona, 400 mg/dia. Após atingir a meta de perda ponderal, deve-se progressivamente reduzir as doses de diuréticos e até mesmo suspendê-los assim que possível.

As principais complicações envolvidas no tratamento estão relacionadas a depleção intravascular, podendo acarretar na piora da função renal, predispor encefalopatia hepática e distúrbios do potássio e sódio; geralmente os efeitos adversos costumam aparecer nas primeiras semanas do início do tratamento. Ginecomastia é outro efeito adverso que pode levar à troca da espironolactona por amilorida, porém este último é mais caro e tem menor eficácia. Caso o paciente evolua com encefalopatia hepática, sangramento gastrointestinal ou piora da função renal, os diuréticos devem ser suspensos.

Pacientes podem não atingir a meta desejada de perda ponderal, ou mesmo ganho de peso; nesse caso deve-se aumentar a dose de diuréticos, garantir que o paciente esteja fazendo a dieta hipossódica adequada e solicitar a medida de sódio urinário em urina de 24 horas para confirmação. Caso esta medida seja superior a 78 meq em 24 horas e o paciente não estiver perdendo peso, o paciente está ingerindo mais sódio do que os 88 meq programados, devendo ser reorientada a dieta antes do aumento de diuréticos.

Ascite refratária é definida pela incapacidade de controle da ascite, incluindo necessidade de paracenteses de repetição, em pacientes que seguem a dieta hipossódica adequadamente e utilizam doses máximas de diuréticos ou estão impossibilitados de utilizá-los pela presença de efeitos adversos relacionados ao seu uso (disfunção renal, encefalopatia, distúrbios hidroeletrolíticos). Muitos desses pacientes são portadores de síndrome hepatorrenal tipo II. Diante do diagnóstico de ascite refratária, sabe-se que a sobrevida é reduzida, aproximadamente 6 meses, devendo ser avaliada a possibilidade de transplante hepático. A mortalidade é tão maior neste grupo, que no Brasil, tais pacientes recebem pontos extras e são colocados em situação especial para priorização em fila de transplante.

A paracentese está indicada em pacientes com ascite volumosa associada a restrição ou desconforto respiratório. Paracenteses acima de 5.000 mL devem cursar com reposição de albumina intravenosa na dose de 6 a 8 g para cada litro de líquido ascítico removido no total. O motivo dessa reposição é evitar a chamada disfunção circulatória pós paracentese, secundária a depleção intravascular de volume e capaz de precipitar rápido acúmulo de líquido ascítico, síndrome hepatorrenal e óbito.

O uso dos TIPS (*transjugular intrahepatic portosystemic shunts*) deve ser reservado, no contexto da ascite, para pacientes com ascite refratária. Estudos mostram que não há diferença de mortalidade, internação, disfunção renal ou infecção em pacientes com TIPS comparando com pacientes com necessidade de paracenteses seriadas, porém TIPS demostrou um melhor controle da ascite. É importante ressaltar que TIPS é um fator de risco para desenvolvimento de encefalopatia hepática, chegando a ocorrer em 30 a 50% dos pacientes, muitas vezes passível de tratamento medicamentoso sem necessidade de oclusão do *shunt*. Esse procedimento é contraindicado em pacientes com disfunção hepática grave (MELD acima de 18), comorbidades cardiopulmonares e em vigência de processo infeccioso.

PROGNÓSTICO

O desenvolvimento de ascite na cirrose é um sinal de mal prognóstico, a mortalidade aproximada em um ano chega a 40%. Hiponatremia, disfunção renal, hipotensão arterial e baixa excreção urinária de sódio são marcadores de pior prognóstico, devendo ser pesquisados e monitorados nesses pacientes. Os escores de Child-Turcotte-Pugh e Meld são utilizados para classificar a gravidade da doença hepática e estão correlacionados com a sobrevida desses pacientes. Todo paciente com cirrose que descompense com ascite deve ser considerado para realização de transplante hepático.

BIBLIOGRAFIA

1. EASL clinical practice guidelines on the management of ascites, spontaneous bacterial peritonitis, and hepatorenalsyndrome in cirrhosis; 2010.
2. Runyon BA. Management of adult patients with ascites caused by cirrhosis. Hepatology. 1998;27:264.
3. Stassen WN, McCullough AJ. Management of ascites. Sem Liver Dis. 1985;5:291-307.
4. The American Association for the Study of Liver Diseases- Management of Adult Patients with Ascites Due to Cirrhosis: Update 2012.

DOENÇAS DO ESÔFAGO

Fernanda Badiani Roberto
Sarah Rodrigues Pilon Faria
Carolina Frade M. G. Pimentel
Igor Gouveia Pietrobom

O esôfago é um órgão tubular oco de 18 a 26 cm que funciona como conduto para o transporte de alimentos da cavidade oral para o estômago. Dessa forma, podem ocorrer afecções em relação a alterações estruturais, neoplásicas e de motilidade.

DOENÇA DO REFLUXO GASTROESOFÁGICO (DRGE)

A DRGE é o distúrbio mais comum do trato gastrointestinal (TGI) alto. Ocorre por insuficiência dos mecanismos de proteção da barreira antirrefluxo. A quebra dessa barreira ocorre por três mecanismos: relaxamento transitório do esfíncter esofágico inferior (EEI) não relacionado à deglutição, EEI hipotônico e anormalidades anatômicas da junção esofagogástrica, em geral associadas a hérnia hiatal.

Quadro clínico

Os sintomas clássicos da DRGE incluem pirose (relatada como sensação de queimação retroesternal com irradiação ascendente para o pescoço ou região posterior do tórax), regurgitação ácida, hipersalivação, disfagia, eructações, soluços, náuseas e vômitos. Manifestações extraesofágicas incluem dor torácica não cardíaca, asma, laringite, tosse crônica, pneumonite recorrente e erosão do esmalte dentário. Em geral, os sintomas são mais prevalentes após refeições copiosas ou após ingestão de alimentos condimentados, gordurosos, ácidos, chocolates e álcool. São exacerbados com a posição supina ou com a inclinação do tronco para frente.

Existem sinais de alarme que levantam suspeitas para complicações da DRGE (esofagite erosiva, esôfago de Barrett e adenocarcinoma), sendo elas: disfagia, odinofagia, perda ponderal, sangramento TGI, presença de anemia, náuseas/vômitos e história familiar de neoplasia. A obesidade é um fator de risco importante para DRGE e contribui tanto para o aumento da incidência como das complicações.

Diagnóstico

O diagnóstico da DRGE é presumido pela história clínica típica de pirose retroesternal e resposta ao tratamento empírico, o qual pode ser prontamente instituído em pacientes jovens sem sinais de alarme.

Nos pacientes acima de 40 anos ou que se apresentam com sinais de alarme, está indicada a endoscopia digestiva alta (EDA) para excluir a presença de complicações. Não está indicada em todos os casos em que há suspeita diagnóstica devido à sua baixa sensibilidade. A biópsia endoscópica é realizada apenas nos casos duvidosos, para afastar outros diagnósticos diferenciais, como esofagite eosinofílica e neoplasia de esôfago. A EDA permite diferenciar a DRGE erosiva da não erosiva (em inglês, NERD – *Non-Erosive Reflux Disease*). Existem várias classificações para DRGE erosiva, sendo a mais comumente utilizada em nosso meio a de Los Angeles, que varia de A a D de acordo com o tamanho da(s) erosões e extensão do acometimento circunferencial da mucosa.

O exame padrão-ouro para o diagnóstico de DRGE é a pHmetria de 24 horas, e no geral é indicada para pacientes que não responderam ao tratamento empírico e possuem EDA normal. A pHmetria de 24 horas pode ou não ser associada a impedanciometria, a qual detecta o refluxo não ácido.

Apesar de ser a afecção mais comum do esôfago, os sintomas de DRGE são comuns a outras doenças e o diagnóstico diferencial inclui esofagite eosinofílica, divertículo de Zencker, úlcera péptica e dispepsia funcional. Esses devem ser suspeitados na vigência de DRGE de difícil controle, pouco responsiva ao tratamento clínico.

Tratamento

O objetivo do tratamento da DRGE é o alívio dos sintomas, recuperação da mucosa gástrica e prevenção de recorrências e complicações. É importante orientar o paciente que se trata de uma doença crônica, com medidas comportamentais importantes que devem ser implementadas no estilo de vida.

As medidas comportamentais incluem elevação da cabeceira da cama em 15 a 20 cm, evitar determinados alimentos (gordurosos, cítricos, molho de tomate, álcool, café, chocolate, condimentos), evitar deitar até 2 horas após as refeições, cessar o tabagismo, reduzir o peso corporal (em obesos), alimentar-se em pequenas quantidades e várias vezes ao dia e evitar certos medicamentos (anticolinérgicos, tricíclicos, bloqueadores do canal de cálcio, beta-adrenérgicos, teofilina, alendronato) que podem piorar os sintomas.

O tratamento empírico baseia-se na administração de um inibidor de bomba de prótons (IBP) em dose plena diária por um período de 4 a 8 semanas (doses na Tabela 71.1). Se o paciente persistir com sintomas, está indicada a realização de EDA, porém também é importante checar se houve adesão à terapêutica e às medidas comportamentais. Caso a EDA não evidencie complicações, a dose do IBP deve ser dobrada por mais 6 a

TABELA 71.1 Dose plena diária dos IBP mais comumente utilizados no Brasil

Esomeprazol 40 mg/dia
Pantoprazol 40 mg/dia
Omeprazol 20 mg/dia
Lansoprazol 30 mg/dia
Rabeprazol 20 mg/dia

12 semanas. O tratamento de manutenção deve ser feito na menor dose possível para manter o paciente assintomático. É importante lembrar que como os IBP só bloqueiam as bombas de prótons ativas, eles devem sempre ser administrados meia hora antes de uma refeição.

A associação de bloqueadores H2 (rantidina, cimetidina, famotidina) à noite mostrou-se benéfica na presença de sintomas noturnos, por bloquear o fenômeno de "escape ácido noturno", com melhora da qualidade do sono. O uso de procinéticos (domperidona, bromoprida e metoclopramida) não teve sua eficácia comprovada na DRGE, sendo apenas indicados quando existem sintomas de mau esvaziamento gástrico associados. Antiácidos neutralizam diretamente a acidez do suco gástrico e são indicados somente nos casos de pirose ocasional.

A pesquisa rotineira e/ou o tratamento empírico do *Helicobacter pylori* não são recomendados para os portadores DRGE, com exceção dos pacientes que irão utilizar IBP cronicamente. Nestes casos, o *H. pylori* determina aumento na inflamação do corpo e redução na inflamação do antro durante o tratamento com IBP, o que pode propiciar o surgimento de câncer gástrico.

O tratamento cirúrgico consiste na recolocação do esôfago na cavidade abdominal, aproximação dos pilares do hilo diafragmático (hiatoplastia) e envolvimento do esôfago distal pelo fundo gástrico (fundoplicatura). Suas indicações são controversas, mas deve ser considerada nos casos refratários ao tratamento clínico com refluxo ácido comprovado; para jovens que necessitarão de tratamento contínuo de manutenção com IBP e na impossibilidade financeira de arcar com os custos do tratamento clínico em longo prazo.

ESÔFAGO DE BARRETT

Esôfago de Barrett (EB) é uma condição caracterizada pela substituição do epitélio escamoso do esôfago por epitélio colunar de padrão intestinal, que predispõe a transformação maligna, em um processo conhecido como metaplasia intestinal. Esse fenômeno é uma complicação adquirida da DRGE de longa data, sendo diagnosticado mais comumente por meio de EDA realizada pela presença de sinais de alarme. A incidência de adenocarcinoma de esôfago aumenta em até 30 vezes no EB quando comparado com a população geral, sendo, portanto, indicado seguimento regular.

Quadro clínico

A metaplasia intestinal característica do EB não causa sintomatologia própria. Em geral, pode haver redução dos sintomas da DRGE em decorrência da elevada resistência da metaplasia intestinal ao pH ácido.

Os fatores de risco para desenvolvimento de EB são: sexo masculino, idade acima de 50 anos, origem caucasiana e obesidade.

Diagnóstico

O diagnóstico de EB é suspeitado pela visualização de áreas de cor rosa-salmão em terço distal do esôfago e confirmado pela presença de metaplasia intestinal na histologia dessa região.

A biópsia também é necessária para identificar displasia de baixo grau, displasia de alto grau e adenocarcinoma *in situ*, sendo diferenciadas pelas características anatomopatológicas. São necessários pelo menos oito fragmentos de epitélio para o diagnóstico.

Tratamento

Todos os pacientes com EB devem receber o tratamento de manutenção com IBP por tempo indeterminado e independente da sintomatologia, a fim de reduzir os efeitos do refluxo gástrico sobre a mucosa esofágica.

O seguimento e tratamento específico dependem de cada tipo histológico:
- Metaplasia intestinal sem evidência de displasia: repetir EDA em 1 ano. Se persistir sem displasia, a EDA está indicada a cada 2 a 3 anos.
- Displasia de baixo grau: repetir EDA aos 6 e 12 meses. Caso mantenha displasia de baixo grau, recomenda-se endoscopia anual.
- Displasia de alto grau: está indicada terapia endoscópica, que consiste na ablação com ondas de radiofrequência.

NEOPLASIAS MALIGNAS

As principais neoplasias malignas do esôfago são o adenocarcinoma e o carcinoma de células escamosas, configurando-se entre as dez neoplasias mais incidentes no Brasil. É mais comum em homens acima de 40 anos.

O carcinoma de células escamosas é o subtipo mais prevalente nos países subdesenvolvidos. Os fatores de risco são: etilismo, tabagismo, ingestão de bebidas muito quentes, dieta pobre em selênio, folato e zinco, ingestão de alimentos ricos em compostos N-nitrosos (embutidos e defumados), acalásia, estenose cáustica, síndrome de Plummer-Vinson, tilose palmoplantar e história familiar positiva.

O adenocarcinoma vem apresentando aumento progressivo de incidência nos países desenvolvidos. Nestes, o adenocarcinoma é o subtipo mais prevalente. Os fatores de risco são: dieta rica em colesterol e pobre em fibras, tabagismo, obesidade central, DGRE e esôfago de Barrett.

Quadro clínico

O câncer de esôfago tende a ser assintomático nas fases iniciais, causando sintomas apenas quando envolve grande parte da luz do órgão. O sintoma predominante é a disfagia progressiva, inicialmente para sólidos e posteriormente para líquidos, associada a perda ponderal importante. Odinofagia ocorre na presença de ulceração tumoral e dor torácica é indicativa de invasão de estruturas adjacentes. Regurgitação, pneumonia aspirativa, rouquidão, tosse e hematêmese são sinais de doença avançada.

Os achados laboratoriais são inespecíficos e incluem anemia de doença crônica, hipoalbuminemia e hipercalcemia. Não há marcadores tumorais específicos.

Diagnóstico

O exame padrão-ouro para diagnóstico é a EDA, que permite visualização direta da lesão (que pode ser plana, infiltrativa ou polipoide), bem como a realização de biópsias.

Por meio da esofagografia baritada pode-se observar a irregularidade da mucosa e a súbita transição entre o esôfago normal e a obstrução ("sinal do degrau").

A tomografia computadorizada (TC) pode evidenciar uma massa intraluminal ou espessamento da parede esofágica com dilatação do lúmen proximal.

Radiografia de tórax é útil para diagnosticar complicações como pneumonia aspirativa, além de metástases pulmonares.

O estadiamento é realizado por meio de exames complementares como TC toracoabdominal, ultrassom endoscópico e PET-CT e segue a classificação TNM.

Os locais mais comuns de metástases são fígado e pulmão, seguidos por ossos e rins.

Tratamento

O tratamento é baseado no grau de invasão tumoral e deve ser sempre individualizado e conversado com o paciente sobre os riscos inerentes a cada modalidade de tratamento.

Neoplasias iniciais (*in situ* ou invasão mucosa/submucosa sem envolvimento linfonodal) podem ser abordadas via ressecção endoscópica, geralmente associadas a terapia endoscópica ablativa (laser, térmica, radiofrequência).

Tumores localmente avançados, ressecáveis e sem metástases a distância são candidatos a esofagectomia curativa (com linfadenectomia regional), associada a quimio e radioterapia neoadjuvantes.

Neoplasias localmente avançadas com tumores irressecáveis são candidatos a tratamento paliativo, que pode incluir quimio/radioterapia, gastro ou jejunostomia para alimentação, dilatação esofágica e/ou colocação de *stent* por via endoscópica, visando o conforto e alívio dos sintomas, associado a analgesia, suporte nutricional e interação de equipe multiprofissional.

ACALÁSIA

Distúrbio relacionado a dismotilidade esofágica, caracterizada pela dificuldade de relaxamento do esfíncter esofágico inferior (EEI) durante a deglutição, graus variados de hipertonia do EEI e peristalse esofagiana anormal. Essas alterações ocorrem pela degeneração dos corpos celulares de neurônios do plexo de Auerbach, que pode ocorrer de forma primária (idiopática) e secundária (dentre estas, a doença de Chagas é a principal causa). Afeta homens e mulheres na mesma proporção, com diagnóstico entre 25 e 60 anos.

Quadro clínico

Acalásia é uma desordem de progressão lenta e gradual. Os sintomas iniciais incluem disfagia para sólidos e líquidos, associada a regurgitação de alimentos não digeridos e evolução para perda ponderal insidiosa, leve a moderada. A presença de pirose, regurgitação e sensação de mau esvaziamento levam esses indivíduos a serem tratados como portadores de DRGE durante anos, devendo ser suspeitada naqueles com tratamento refratário ao uso adequado de IBP.

Diagnóstico

O diagnóstico de acalásia pode ser realizado por meio da complementariedade de exames que avaliam a motilidade esofágica. Não é necessária a realização de todos os exames; se for demonstrado o relaxamento incompleto do EEI e aperistalse, na ausência de fatores obstrutivos, o diagnóstico de acalásia pode ser confirmado.

A manometria é o padrão-ouro para o diagnóstico e demonstra relaxamento insuficiente do EEI em resposta à deglutição e perda da peristalse esofágica. Exames radiográficos contrastados (esofagograma baritado ou esôfago-estômago-duodenografia) mostram aperistalse, dilatação esofágica, EEI com abertura mínima (com aparência em "bico de pássaro") e esvaziamento lentificado do contraste baritado.

A EDA identifica um esôfago dilatado, com retenção de saliva, líquido e alimentos parcialmente digeridos, na ausência de estenose ou tumor esofágico. A presença de fator obstrutivo mecânico confirma o diagnóstico de pseudoacalásia. Biópsias são necessárias apenas para afastar outras condições, como carcinoma estenosante distal, estenose péptica e esofagite eosinofílica.

Tratamento

A acalásia é uma doença crônica, sem proposta curativa, sendo que o objetivo do tratamento é controlar os sintomas e minimizar as recorrências, por meio de medidas clínicas, endoscópicas e/ou cirúrgicas.

Em casos leves a moderados são utilizados nitratos via sublingual ou bloqueadores de canais de cálcio (nifedipino) antes das refeições a fim de promover o relaxamento do EEI. Podem ocorrer efeitos colaterais importantes, como cefaleia e hipotensão. Quando são necessários resultados mais imediatos, pode ser realizada a injeção de toxina botulínica na região do EEI, inibindo a liberação de acetilcolina e proporcionando paralisia temporária do mesmo. No entanto, a recorrência é esperada e injeções repetidas são necessárias.

Pacientes que apresentam sintomatologia exuberante, refratariedade ou impossibilidade de utilização do tratamento medicamentoso têm indicação de dilatação endoscópica pneumática (graduada) do EEI ou miotomia cirúrgica com fundoplicatura parcial. A dilatação por via endoscópica costuma ser utilizada como "ponte" para o tratamento cirúrgico e naqueles pacientes com risco cirúrgico inaceitável. Há risco de perfuração esofágica e em até 50% casos ocorrem recidivas.

A miotomia cirúrgica (de Heller) consiste na secção das camadas longitudinal e circular da musculatura lisa do esôfago distal e possui como principal complicação a DRGE (em até 10% dos casos). Dessa forma, alguns autores sugerem associar a fundoplicatura parcial, visando diminuir essa ocorrência.

Em casos avançados (especialmente para dolicomegaesôfago) tem sido recomendada como última alternativa à realização de esofagectomia total, tendo em vista as graves e irreversíveis alterações estruturais, que podem ainda levar ao surgimento de neoplasia de esôfago.

ESOFAGITE EOSINOFÍLICA

Distúrbio esofagiano crônico e imunomediado caracterizado pela presença de sintomas relacionados a disfunção esofágica e, histologicamente, por inflamação com predomínio eosinofílico. É importante diferenciar de eosinofila esofagiana, pois há diversas condições clínicas secundárias, como DRGE e doença celíaca, que podem cursar com a presença de eosinófilos no epitélio escamoso esofágico. A esofagite eosinofílica tem apresentado incidência crescente nos últimos anos, com predomínio em homens, caucasianos e habitantes de climas temperados.

Quadro clínico

O sintoma mais comum é a disfagia para sólidos, que pode estar associada à impactação de alimentos e traz prejuízo significativo na qualidade de vida dos indivíduos. A presença de estenoses pode piorar esses sintomas, com maior associação com dismotilidade esofágica. A esofagite eosinofílica também pode cursar com dor torácica retroesternal que não responde a terapia com inibidores de bomba de prótons, configurando importante diagnóstico diferencial com DRGE refratária ao tratamento clínico.

Há ainda associação expressiva entre esofagite eosinofílica e outras condições alérgicas, como asma, dermatite atópica e alergias alimentares.

Diagnóstico

O diagnóstico de esofagite eosinofílica é baseado na combinação de sintomas clínicos e biópsia de esôfago sugestivos, na ausência causas secundárias de eosinofilia esofagiana.

A resposta ao tratamento adequado corrobora com o diagnóstico, mas não é necessária para estabelecer o mesmo.

Preconiza-se a realização de 2 a 4 biópsias tanto do epitélio esofágico proximal quanto do distal, visando encontrar a presença de inflamação de predomínio eosinofílica, caracterizada pela contagem ≥ 15 eosinófilos/cga (campo de grande aumento).

A EDA é necessária para o diagnóstico por permitir a realização das biópsias, mas o padrão macroscópico não apresenta características típicas, apesar de evidenciar complicações como estenoses, calibre reduzido e anéis circulares. Essas anormalidades anatômicas também podem ser caracterizadas por meio de exames baritados.

Em geral, os pacientes também podem apresentar eosinofilia moderada em sangue periférico e aumento de IgE, sendo que ambas podem reduzir com o tratamento adequado. Devido à grande associação com doenças alérgicas, a avaliação por alergista ou imunologista deve ser orientada ao paciente.

Tratamento

O tratamento da esofagite eosinofílica baseia-se na associação de dieta, terapia farmacológica e endoscópica, visando melhora da inflamação mucosa e da sintomatologia.

A dieta consiste na eliminação de alimentos potencialmente alérgenos (p. ex., leite de vaca, ovos, soja) ou de alimentos individualmente comprovados a se comportarem como alérgenos, por meio de testes de sensibilidades. Essas medidas possuem alta taxa de sucesso, até com erradicação dos sintomas; no entanto, são difíceis de serem seguidas na presença de restrições excessivas.

A terapia farmacológica baseia-se no uso de glicocorticoides tópicos e IBP. Dentre os corticoides tópicos, utilizam-se fluticasona e budesonida por via oral (não é via inalatória) durante 8 semanas, com posterior avaliação da resposta clínica e histológica. Se houver melhora, preconiza-se a manutenção da terapia na menor dose possível efetiva; caso não haja melhora, pode-se aumentar a dose, associar corticoide sistêmico ou prosseguir para terapia endoscópica. O uso de bloqueadores de bomba protônica na dose-padrão mostrou benefício tanto em pacientes que possuíam DRGE, como naqueles sem doença associada, por prováveis mecanismos anti-inflamatórios ainda não totalmente estabelecidos.

A dilatação endoscópica é indicada apenas para pacientes com estenose de esôfago que persistem sintomáticos mesmo após terapia dietética e medicamentosa.

BIBLIOGRAFIA

1. Cathy Bennett, et al. Consensus Statements for Management of Barrett's Dysplasia and Early-Stage Esophageal Adenocarcinoma, Based on a Delphi Process. Gastroenterology. 2012;143:336-46.
2. Mark Feldman, Lawrence S. Friedman, Lawrence J. Brandt. Sleisenger and Fordtran´s Gastrointestinal and Liver Disease: Pathophysiology/Diagnosis/Management. 9th ed. Saunders, Elsevier. Philadelphia. 665-732. 2010.
3. Michael F. Vaezi, PhD, John E. Pandolfino and Marcelo F. Vela. ACG Clinical Guideline: Diagnosis and Management of Achalasia. Am J Gastroenterology; 2013.
4. Moraes-Filho JPP, Navarro-Rodriguez T, Barbuti R, Eisig J, Chinzon D, Bernanrdo W and the Brazilian GERD Consensus Group. Guidelines for the diagnosis and management of Gastroesophageal Reflux Disease: an evidence-based consensus. 2010.
5. Nicholas J. Shaheen, Gary W. Falk, Prasad G. Iyer, Lauren Gerson. ACG Clinical Guideline: Diagnosis and Management of Barrett's Esophagus. Am J Gastroenterology; 2015.
6. Nimish Vakil, Sander V. van Zanten, Peter Kahrilas, John Dent, Roger, Jones and the Global Consensus Group. The Montreal Definition and Classification of Gastroesophageal Reflux Disease: A Global Evidence-Based Consensus. 2006.

7. Peter A L Bonis, Glenn T Furuta, Nicholas J Talley, PhD, Shilpa Grover, MPH. Clinical manifestations and diagnosis of eosinophilic esophagitis. UpToDate. 2016. Disponível em: < http://www.uptodate.com/contents/clinical-manifestations-and-diagnosis-of-eosinophilic-esophagitis>. Acessado em junho/2016.
8. Peter A L Bonis, Glenn T Furuta, Nicholas J Talley, PhD, Shilpa Grover, MPH. Treatment of eosinophilic esophagitis. UpToDate. 2016. Disponível em: < http://www.uptodate.com/contents/treatment-of-eosinophilic-esophagitis>. Acessado em junho/2016.
9. Peter J Kahrilas, Nicholas J Talley, PhD, Shilpa Grover, MPH. Medical management of gastroesophageal reflux disease in adults. UpToDate. 2016. Disponível em: < http://www.uptodate.com/contents/medical-management-of-gastroesophageal-reflux-disease-in-adults>. Acessado em junho/2016.
10. Peter J Kahrilas, Nicholas J Talley, PhD, Shilpa Grover, MPH. Pathophysiology of reflux esophagitis. UpToDate. 2015. Disponível em: < http://www.uptodate.com/contents/pathophysiology-of-reflux-esophagitis>. Acessado em junho/2016.
11. Radu Tutuian, Donald O Castell, Peter J Kahrilas, Nicholas J Talley, PhD, Shilpa Grover, MPH. Clinical manifestations, diagnosis, and treatment of non-acid reflux. UpToDate. 2015. Disponível em: < http://www.uptodate.com/contents/clinical-manifestations-diagnosis-and-treatment-of-non-acid-reflux>. Acessado em junho/2016.
12. Stuart J Spechler, Nicholas J Talley, PhD, Shilpa Grover, MPH. Barrett's esophagus: Epidemiology, clinical manifestations, and diagnosis. UpToDate. 2016. Disponível em: < http://www.uptodate.com/contents/barretts-esophagus-epidemiology-clinical-manifestations-and-diagnosis>. Acessado em junho/2016.
13. Stuart J Spechler, Nicholas J Talley, PhD, Shilpa Grover, MPH. Barrett's esophagus:Surveillance and management. UpToDate. 2016. Disponível em: < http://www.uptodate.com/contents/barretts-esophagus-surveillance-and-management>. Acessado em junho/2016.
14. Stuart J Spechler, Nicholas J Talley, PhD, Shilpa Grover, MPH. Overview of the treatment of achalasia. UpToDate. 2016. Disponível em: < http://www.uptodate.com/contents/overview-of-the-treatment-of-achalasia>. Acessado em junho/2016.
15. Stuart J Spechler, Nicholas J Talley, PhD, Shilpa Grover,MPH. Clinical manifestations and diagnosis of achalasia. UpToDate. 2013. Disponível em: < http://www.uptodate.com/contents/clinical-manifestations-and-diagnosis-of-achalasia>. Acessado em junho/2016.

72

DISPEPSIA E DOENÇA ULCEROSA PÉPTICA

George Novais Farage
Sarah Rodrigues Pilon Faria
Carolina Frade M. G. Pimentel
Igor Gouveia Pietrobom

DISPEPSIA

Conceito

A dispepsia (ou síndrome dispéptica) é um termo utilizado para uma série de sintomas e, portanto, é comum a várias doenças gastrointestinais. Embora não comprometa a sobrevida, é responsável por um grande custo em saúde e diminuição da qualidade de vida. Define-se dispepsia como dor ou desconforto localizado no abdômen superior, podendo ou não estar associada a epigastralgia, plenitude pós-prandial, saciedade precoce, eructação, náuseas, pirose e regurgitação.

Etiologia

Aproximadamente 25% dos pacientes com dispepsia tem uma causa orgânica subjacente. Por outro lado, em até 75% dos pacientes não são identificadas causas óbvias que justifiquem os sintomas e, assim sendo, esses casos são definidos como dispepsia funcional (idiopática ou não ulcerosa).

As principais causas de dispepsia orgânica são: doença ulcerosa péptica (DUP), doença do refluxo gastroesofágico (DRGE), gastrite crônica por *Helicobacter pylori*, neoplasia gástrica e gastropatia medicamentosa (principalmente por anti-inflamatório não esteroidal – AINE), que serão brevemente comentadas abaixo.

- Doença ulcerosa péptica: dor ou desconforto em abdômen superior é o sintoma mais comum em pacientes com úlcera péptica e seu surgimento é comumente associado à infecção por *H. pylori* e uso de AINE.
- Doença do refluxo gastroesofágico: os sintomas mais comuns da DRGE são queimação retroesternal e regurgitação. Em geral, são desencadeados por refeições copiosas ou após ingestão de alimentos condimentados, gordurosos e ácidos.
- Gastrite crônica por *Helicobacter pylori*: a maioria dos casos é assintomática, porém alguns pacientes apresentam sintomas dispépticos como dor epigástrica, náuseas e vômitos, que melhoram após erradicação da bactéria.

- Neoplasia gástrica: em estágios iniciais tende a ser assintomático ou causa apenas dor abdominal leve e mal definida. Conforme a doença avança, a sintomatologia torna-se mais importante, especialmente com dor epigástrica, anemia, fadiga e perda de peso.
- Gastropatia medicamentosa: AINE e inibidores seletivos da COX-2 podem causar dispepsia mesmo na ausência de úlcera péptica, além de sangramento gastrointestinal agudo ou crônico. Outras medicações também podem causar dispepsia, como exemplo os bloqueadores do canal de cálcio, sulfato ferroso, anticoncepcionais orais e alguns antibióticos, como a eritromicina.
- Outras causas: apesar de incomum, algumas condições como doença celíaca e pancreatite crônica podem se apresentar com dispepsia isolada. Outras causas incluem doenças infecciosas (como infecção por *Giardia* e *Strongyloides*), inflamatórias/infiltrativas (gastroenterite eosinofílica, doença de Crohn, sarcoidose), gastroparesia diabética e alterações metabólicas (hipercalcemia, intoxicação por metais pesados).

Apesar de frequentemente se apresentarem de forma concomitante, a colelitíase não causa sintomas dispépticos. A manifestação clássica da colelitíase consiste em episódios agudos recorrentes de dor em epigástrio ou quadrante superior direito, que duram pelo menos uma hora e podem persistir por várias horas. A dor biliar pode irradiar para o dorso ou escápulas e costuma ser associada à sudorese e vômitos. Os episódios habitualmente têm intervalos de semanas a meses e os pacientes habitualmente são assintomáticos entre as crises álgicas.

A dispepsia funcional é definida de acordo com os critérios de Roma IV, como um ou mais dos seguintes sintomas: plenitude pós-prandial, saciedade precoce e/ou dor ou queimação epigástrica. Para o diagnóstico, os sintomas devem estar presentes nos últimos 3 meses, e devem ter se iniciado há pelo menos 6 meses. É imprescindível a exclusão de doenças estruturais que justifiquem os sintomas. Sua fisiopatologia é complexa, multifatorial, e ainda não totalmente compreendida. Dentre os fatores implicados estão a disfunção sensoriomotora gastroduodenal e a desregulação da fisiologia mucosa e do eixo intestino-cerebral. Além das medidas gerais para o tratamento da dispepsia, que serão detalhadas mais adiante, o uso de procinéticos e antidepressivos pode ser útil no manejo dos sintomas. A erradicação do *H. pylori*, se presente, também é indicada, visto que se o paciente melhorar dos sintomas dispépticos o diagnóstico que se impõe é de gastrite por *H. pylori* e não dispepsia funcional.

Propedêutica

Anamnese, exame físico e testes laboratoriais são os primeiros passos para avaliação de um paciente com queixa de dispepsia. O objetivo mais importante da avaliação inicial é identificar sinais de alarme para neoplasia (perda de peso, anemia e linfonodomegalias, por exemplo).

- Anamnese: uma anamnese detalhada é necessária para limitar o número de diagnósticos diferenciais, identificar DRGE, uso de AINE e definir sinais de alarme.
- Exame físico: o exame físico do paciente com dispepsia é usualmente normal, exceto pela possibilidade de dor à palpação do epigástrio, a qual não diferencia dispepsia de causa orgânica da funcional.
- Testes laboratoriais: hemograma e bioquímica sérica, além de função hepática, devem ser solicitados para identificar pacientes com sinais de alarme e doenças metabólicas que causam dispepsia.

Diagnóstico e tratamento

A abordagem propedêutica depende da idade do paciente, presença de sinais de alarme, e prevalência local do *Helicobacter pylori*.

Pacientes com DRGE sem sinais de alarme devem ser tratados com inibidor de bomba de prótons (IBP) por 4 a 8 semanas. Dentre os IBP podem ser utilizados esomeprazol, pantoprazol, omeprazol, lansoprazol e rabeprazol. A investigação desses pacientes deve ser continuada com endoscopia digestiva alta (EDA) se os sintomas persistirem após 8 semanas de tratamento ou mais precocemente, se surgirem sinais de alarme. Caso o paciente esteja utilizando AINE, este deve ser suspenso.

Pacientes com sinais de alarme e/ou idade maior ou igual a 55 anos

Nesses casos, a EDA é o primeiro exame a ser realizado em virtude da maior prevalência de neoplasia nesses pacientes. Também devem ser colhidas biópsias gástricas para o teste da urease e/ou pesquisa histopatológica de *H. pylori*.

Se a EDA for normal, a abordagem diagnóstica deve prosseguir para buscar outras etiologias.

Pacientes sem sinais de alarme e idade inferior a 55 anos

Em linhas gerais, as duas principais estratégias nesses pacientes baseiam-se na prevalência local de *H. pylori*. Caso a prevalência da bactéria seja superior a 10%, como no caso do Brasil, está indicada a pesquisa não invasiva do *H. pylori*, seguida de sua erradicação se o teste for positivo. Por outro lado, se a prevalência local de *H. pylori* for inferior a 10% é recomendada terapia empírica com IBP e caso esta seja refratária, justifica-se a pesquisa não invasiva do *H. pylori*.

Os testes não invasivos para pesquisa do *H. pylori* são o teste respiratório da ureia, sorologia (IgG anti-*H. pylori* ELISA) e pesquisa do antígeno fecal. Pacientes que apresentarem teste positivo devem receber tratamento para erradicação da infecção. O esquema terapêutico mais utilizado no Brasil consiste na administração de omeprazol 20 mg duas vezes ao dia (meia hora antes do desjejum e do jantar), associado a claritromicina 500 mg 12/12 h e amoxicilina 1 g 12/12 h, todos durante 7 dias. Caso os sintomas persistam, deve ser iniciado tratamento empírico com IBP por 4 a 8 semanas.

A abordagem inicial com terapia antissecretora empírica por 4 a 8 semanas deve ser considerada em áreas com baixa prevalência da infecção. Se a dispepsia for refratária, sugere-se a pesquisa não invasiva de *H. pylori* e consequente tratamento, se o exame for positivo.

Naqueles pacientes com sintomas refratários, apesar das abordagens acima, deve ser realizada EDA.

Sintomas persistentes

Apesar de toda a abordagem descrita, alguns pacientes persistirão com sintomas dispépticos. Esses casos podem representar: (1) infecção persistente por *H. pylori*, (2) outro diagnóstico mais provável e (3) pacientes com dispepsia funcional.

A pesquisa do *H. pylori* com cultura e teste de sensibilidade ao antimicrobiano é mandatório para pacientes já tratados para a infecção.

A história clínica deve ser revisada em busca de outros diagnósticos que justifiquem os sintomas. O paciente deve ser abordado quanto à aderência terapêutica, hábitos alimentares e medicações em uso.

O tratamento da dispepsia funcional é difícil e muitas vezes com resultados frustrantes tanto para o médico quanto para o paciente. O paciente deve ser tranquilizado quanto à benignidade da doença e orientado quanto ao seu caráter crônico. Caso haja sintomas de mal esvaziamento gástrico, como plenitude pós-prandial e saciedade precoce, pode ser tentado o uso de procinéticos como a domperidona (10 mg antes das principais refeições). Para pacientes refratários aos IBP e procinéticos podem ser úteis os antidepressivos tricíclicos (por exemplo, amitriptilina) e fluoxetina, em baixas doses.

Terapias complementares, como psicoterapia e hipnoterapia têm mostrado bons resultados em pacientes com dispepsia funcional.

Indicações de tratamento de H. pylori

Segundo o Terceiro Consenso Brasileiro de infecção por *H. pylori*, a erradicação da infecção é indicada em portadores de dispepsia funcional, adenocarcinoma gástrico e suas lesões precursoras, linfoma MALT, gastrite atrófica, DUP, usuários crônicos de AINE e ácido acetilsalicílico (AAS) e púrpura trombocitopênica imune.

O controle de cura é recomendado para todos os pacientes tratados, porém é obrigatório em portadores de úlcera gastrointestinal, linfoma MALT, câncer gástrico precoce ressecado e naqueles com sintomas persistentes. O controle de cura deve ser feito após 4 semanas do término do antibiótico.

Pacientes que farão uso de AINE ou AAS em longo prazo e têm alto risco para doença ulcerosa péptica devem ser testados para a infecção e tratados, caso positiva (Figs. 72.1 e 72.2).

DOENÇA ULCEROSA PÉPTICA

Conceito

Úlcera gastrointestinal é definida como uma ruptura na superfície mucosa, profunda o suficiente para ser visualizada à endoscopia, ou quando há evidências histológicas de envolvimento da submucosa. Erosões são rupturas mais superficiais que não apresentam profundidade perceptível. O termo doença ulcerosa péptica (DUP) é usado para definir as úlceras gástricas e duodenais causadas por diversas etiologias.

Mundialmente, a incidência de DUP declinou em paralelo com a redução do número de infecções por *Helicobacter pylori*, a qual resultou das melhores condições sanitárias da população.

Etiologia

Os principais fatores associados à DUP são infecção por *H. pylori* e uso de anti-inflamatórios não esteroidais (AINE). Quando juntos, apresentam efeito sinérgico, aumentando o risco de úlcera péptica.

O *H. pylori* é um bacilo Gram-negativo que coloniza apenas a mucosa gástrica. Em um estudo realizado nos Estados Unidos foi encontrada taxa de infecção por *H. pylori* em 73% dos pacientes com DUP. Essa infecção está mais relacionada às úlceras duodenais do que às gástricas.

Outros fatores de risco são o uso de drogas como cocaína e metanfetamina, além de medicamentos como AINE, bifosfonados e corticoides. As evidências são fracas quanto ao álcool e tabaco como fatores de risco isolados.

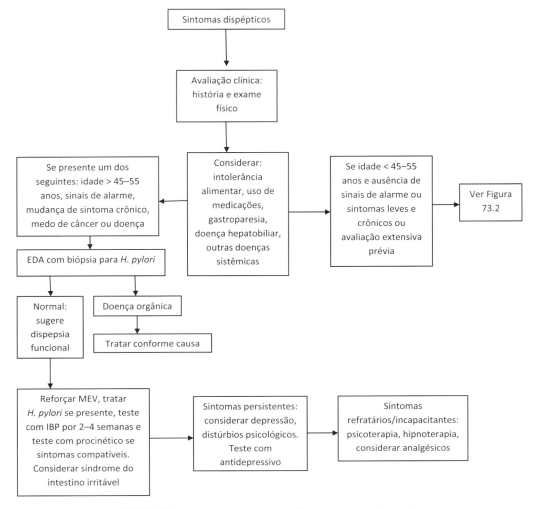

FIGURA 72.1 Algoritmo para manejo de pacientes com dispepsia. IBP: inibidor de bomba de próton. MEV: mudanças no estilo de vida.

Patogenia

Como regra geral, as úlceras pépticas decorrem do desequilíbrio entre fatores agressores e protetores da mucosa gastrointestinal, onde predominam os primeiros.

Quadro clínico

A dor ou desconforto em abdômen superior é o sintoma mais frequentemente relatado por pacientes com DUP. Geralmente a dor é epigástrica, do tipo em queimação e é aliviada por antiácidos. Embora a dor seja mais comumente referida no epigástrio, ela também pode ocorrer nos quadrantes superiores direito ou esquerdo. Ainda que a dor possa irradiar para o dorso, dorsalgia como sintoma primário não é típico de úlcera péptica. É importante lembrar que pacientes que fazem uso de AINE geralmente não apresentam dor.

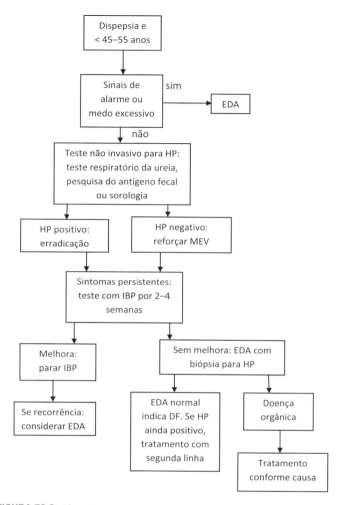

FIGURA 72.2 Algoritmo para tratamento de dispepsia sem sinais de alarme. EDA: endoscopia digestiva alta. IBP: inibidor de bomba de próton. HP: *Helicobacter pylori*. MEV: mudança de estilo de vida. HF: história familiar.

Classicamente os sintomas da úlcera duodenal surgem quando o ácido é secretado na ausência de bolo alimentar (ou seja, duas a quatro horas após a refeição ou em jejum). Por outro lado, na úlcera gástrica os sintomas tendem a ser desencadeados pelo alimento. Entretanto, essas características não são suficientemente confiáveis para se diferenciar a localização das úlceras.

O exame físico geralmente é normal em pacientes com doença não complicada, porém pode ser observada dor à palpação epigástrica.

Diagnóstico

A endoscopia digestiva alta (EDA) é o exame padrão-ouro para diagnóstico de DUP. A decisão de solicitá-la diante da suspeita diagnóstica de úlcera gastroduodenal deve levar em consideração uma série de fatores. Pacientes com sinais de alarme ou possíveis

TABELA 72.1 Sinais de alarme em pacientes com doença ulcerosa péptica

- Início de dispepsia após os 55 anos
- História familiar de câncer gastrointestinal
- Sangramento gastrointestinal, agudo ou crônico, incluindo anemia ferropriva inexplicada
- Icterícia
- Linfonodomegalia supraclavicular esquerda (linfonodo de Virchow)
- Massa abdominal palpável
- Vômitos persistentes
- Disfagia progressiva
- Perda de peso inexplicada

*Esses achados devem indicar endoscopia digestiva alta e frequentemente outros testes diagnósticos para o estabelecimento do diagnóstico definitivo.

complicações relacionadas à doença devem realizá-la para confirmação diagnóstica e terapia endoscópica, se possível. Úlceras gástricas não complicadas devem ter suas bordas biopsiadas, pelo risco de malignidade (Tabela 72.1).

Exames contrastados do trato gastrointestinal frequentemente permitem o diagnóstico de úlceras pépticas, entretanto dependem de médicos especializados para sua interpretação. Ademais, a EDA tem a vantagem de possibilitar a biópsia de lesões para pesquisa de malignidade e de infecção por *H. pylori*.

Complicações

- Hemorragia: ocorre quando a úlcera causa erosão em um vaso sanguíneo. Nas úlceras duodenais, as de parede posterior são as que mais sangram.
- Penetração e perfuração: penetração ocorre quando a úlcera invade estruturas adjacentes e perfuração quando há comunicação do interior da víscera com a cavidade peritoneal. Essas complicações ocorrem mais comumente em pacientes idosos e são menos frequentes que a hemorragia.
- Um sinal sugestivo de penetração de uma úlcera duodenal de parede posterior é a irradiação da dor para o dorso.
- A perfuração é uma emergência cirúrgica. O paciente se apresenta com dor abdominal difusa e sinais de peritonite ao exame físico. A mortalidade é alta, especialmente em idosos.
- Tanto a penetração quanto a perfuração de uma úlcera péptica podem ser diagnosticadas por meio da tomografia computadorizada de abdômen.
- Obstrução: a cicatrização de úlceras no antro gástrico pode cursar com obstrução da via de saída do estômago e causar vômitos pós-alimentares e dispepsia refratária. A estenose pilórica benigna era mais comum no passado, sendo rara nos dias de hoje, ocorrendo principalmente por neoplasia.

Tratamento

Em pacientes com DUP é obrigatória a pesquisa da infecção por *H. pylori* pelo método da urease e/ou pesquisa histopatológica da bactéria. Se presente, a infecção deve ser tratada, com controle de cura após 4 semanas do término do tratamento. Pacientes devem ser orientados a evitar AINE, tabagismo e etilismo. Outros fatores contribuintes, como a desnutrição, devem ser identificados e tratados.

Terapia antissecretora, preferencialmente com inibidores da bomba de prótons (IBP), deve ser indicada para todos os pacientes com úlcera, a fim de facilitar sua cicatrização. O tempo de tratamento deve considerar: características da úlcera, fatores de risco para recorrência (uso contínuo de AINE, falha prévia no tratamento do *H. pylori*) e a presença de complicações (penetração, perfuração, estenose e sangramento).

Pacientes com úlcera duodenal não complicada devem usar IBP por 10 a 14 dias. Com a erradicação do *H. pylori* e uso de IBP, mais de 90% dessas úlceras cicatrizam.

Pacientes com úlcera duodenal complicada ou úlcera gástrica devem usar IBP por 4 a 8 semanas e 8 a 12 semanas, respectivamente. Nas úlceras gástricas, a terapia deve ser descontinuada somente após confirmação de cicatrização por EDA. Em pacientes com úlceras gástricas o exame endoscópico deve ser repetido mesmo que a úlcera apresente características endoscópicas e biópsias compatíveis com benignidade. Isso se justifica pelo fato de que até 4% das úlceras aparentemente benignas ao exame inicial podem apresentar-se como malignas em exame subsequente.

Úlceras induzidas por AINE devem ser tratadas com IBP por pelo menos 8 semanas. Se a suspensão da medicação não for possível, o IBP deve ser mantido indefinidamente para minimizar o risco de recorrência.

Úlceras pépticas sem etiologia definida (não relacionadas ao *H. pylori* ou uso de AINE) devem receber IBP por 4 a 8 semanas, dependendo da localização e da presença de complicações. Dados sugerem que essas lesões têm menores taxas de cicatrização e maiores taxas de recorrência, por isso a terapia antissecretora prolongada pode ser considerada.

A terapia de manutenção com IBP deve ser limitada a grupos de alto risco para doença ulcerosa, tais como: úlceras refratárias, de etiologia indeterminada ou gigantes (maiores que 2 cm); pacientes com idade superior a 50 anos ou com múltiplas comorbidades; falha na erradicação do *H. pylori*; doença recorrente (mais de 2 episódios/ano) e uso contínuo de AINE.

BIBLIOGRAFIA

1. Coelho LG, Maguinilk I, Zaterka S, Parente JM, Passos MCF, Moraes-Filho JPP. 3rd Brazilian Consensus on Helicobacter pylori. Arq gastroenterol; 2011.
2. Longstreth G, Lacy B. Approach to the adult with dyspepsia. UpToDate. Disponível em: <http://www.uptodate.com/contents/approach-to-the-adult-with-dyspepsia>
3. Tack J. Dyspepsia. In: Feldman M, Friedman SL, Brandt JL, editors. Sleisenger and Fordtran's Gastrointestinal and Liver Disease. Ninth Edition. Philadelphia: Elsevier. 2010. p. 183-195.
4. Vakil N. Peptic ulcer disease: Management. UpToDate. Disponível em: <http://www.uptodate.com/contents/peptic-ulcer-disease-management>
5. Vincenzo Stanghellini, Francis K. L. Chan, William L. Hasler, Juan R. Malagelada, Hidekazu Suzuki, Jan Tack and Nicholas J. Gastroduodenal Disorders. Gastroenterology. 2016; p. 1380-1392.

73

DIARREIA AGUDA

Julia Fadini Margon
Sarah Rodrigues Pilon Faria
Carolina Frade M. G. Pimentel
Igor Gouveia Pietrobom

DEFINIÇÃO E EPIDEMIOLOGIA

A diarreia aguda é um dos principais motivos de consultas ambulatoriais e hospitalares no Brasil. Apesar de sua curta duração, é notório o ônus aos sistemas de saúde, redução da qualidade de vida e absenteísmo escolar e no trabalho. Entende-se como diarreia aguda a redução abrupta da consistência das fezes, com três ou mais evacuações diárias e duração inferior a 14 dias.

Na comunidade é causada principalmente por vírus, bactérias e parasitas. Entre as diarreias infecciosas nosocomiais, destaca-se a causada por *Clostridium difficile* e a diarreia decorrente do uso de medicamentos, especialmente antibióticos.

Em 2011, o Centro de Controle e Prevenção de Doenças dos Estados Unidos (CDC) verificou que a principal etiologia de diarreia aguda é a infecciosa, sendo responsáveis os vírus, bactérias e parasitas. Não há dados na literatura sobre a prevalência desta afecção no Brasil.

Dentre os vírus, o norovírus é responsável por cerca de 50% a 80% das diarreias infecciosas em países desenvolvidos, seguido de *Escherichia coli*, (inclusive as cepas produtoras de enterotoxinas), *Clostridium* e protozoários. Em países subdesenvolvidos, o rotavírus responde pela maioria dos casos de diarreia infecciosa aguda. Histórico de viagem ao exterior está associado a uma probabilidade de 80% de diarreia bacteriana. O fator de risco mais importante para a diarreia do viajante é o destino da viagem, sendo maior o risco em áreas que apresentam menor nível socioeconômico. Países da Ásia, África, América Latina e em partes do Oriente Médio são considerados destinos de alto risco para a diarreia do viajante, com taxas de incidência variando entre 20% e 75%.

FISIOPATOLOGIA

Existem quatro mecanismos básicos que causam diarreia: aumento da secreção intestinal, diminuição da superfície absortiva, aumento da carga osmótica, inflamação e motilidade intestinal anormal. Normalmente, o duodeno recebe entre 6 e 8 L por dia de fluidos provenientes da dieta e secreções gástrica, pancreática e biliar. Desse total, o intestino delgado saudável absorve cerca de 75% e, do volume restante, o cólon absorve 90%. Ou seja, em condições normais, muito pouco líquido é perdido nas fezes diariamente. Essa absorção se dá nas microvilosidades dos enterócitos por dois mecanismos: passivamente com o transporte de sódio e ativamente com o transporte de glicose. Quando o intestino entra em contato com enterotoxinas bacterianas, esse mecanismo é perdido, pois há bloqueio da reabsorção passiva de sódio e ocorre o inverso: há estímulo para a secreção de sódio, levando à perda de líquidos. O mecanismo de absorção de água dependente de glicose é menos afetado pelas enterotoxinas e é no que consiste a estratégia de tratamento por meio da reidratação oral, recomendada pela Organização Mundial de Saúde (OMS). Além disso, em estados diarreicos, as enterotoxinas interferem predominantemente nas vilosidades e menos nas criptas. Com isso, há também diarreia pela maior perda de fluidos nas fezes decorrente do comprometimento da função absortiva das vilosidades, sem oposição da perda de função secretória pelas criptas.

Outro mecanismo de diarreia é a ingestão de agentes osmoticamente ativos, como alguns laxantes, que carreiam fluidos para a luz intestinal a fim de tentar equilibrar a osmolalidade de seus conteúdos não digeríveis com a do meio extracelular. É importante lembrar que também pode haver diarreia osmótica por intolerância a dissacarídeos transitória após episódios de diarreia aguda por vírus e protozoários (especialmente *Giardia*), secundária à lesão mucosa do intestino delgado.

Por fim, a diarreia pode ocorrer por aumento da motilidade intestinal, que parece ser o principal mecanismo em pacientes com síndrome do intestino irritável, neuropatias ou síndrome do intestino curto secundária à enterectomias extensas.

DIAGNÓSTICO

Diarreia aguda de etiologia infecciosa geralmente está associada a náuseas, vômitos e dor ou desconforto abdominal. Devem ser pesquisadas com cautela as características da diarreia e sintomas associados para buscar os agentes mais prováveis. Entretanto, apenas a avaliação clínica não é confiável para a diferenciação entre as etiologias, visto que em muitos casos ocorre sobreposição de sintomas e de características da diarreia. A determinação do agente etiológico por meio de exames específicos não é necessária na maioria das vezes, visto que a diarreia geralmente é autolimitada e não traz maiores complicações.

Pacientes que apresentam sangue, muco ou pus nas fezes, comprometimento sistêmico e/ou diarreia com duração superior a 7 dias têm indicação de realizar exames específicos, que serão comentados abaixo.

- **Coloração de Wright.** Permite a detecção de leucócitos fecais, e quando positiva tem uma sensibilidade de 52% a 82% e uma especificidade de 83% para a presença de bactérias. Historicamente, o corante de Wright para leucócitos fecais foi usado para diferenciar diarreia infecciosa invasiva de não invasiva e até indicar ou não tratamento com antibióticos. Atualmente, tem sido pouco utilizado.
- **Cultura bacteriana nas fezes.** É um método caro e trabalhoso, que não auxilia de maneira satisfatória no diagnóstico etiológico das diarreias agudas, principalmente no departamento de urgência, com rendimento inferior a 5%. Deve-se solicitar em crianças, pacientes imunossuprimidos, toxemiados, desidratados ou febris, com diarreia por mais de 7 dias e/ou com produtos patológicos (sangue, muco ou pus).
- **Microscopia.** É a principal ferramenta de diagnóstico em parasitologia. As limitações desse método são a necessidade de conhecimentos técnicos específicos e tempo

para realização do exame, além de não apresentar boa sensibilidade e reprodutibilidade. São necessárias várias amostras para se identificar o agente. Deve ser solicitada na suspeita de infecção por parasitas, em pacientes com diarreia por mais de 7 dias e em viajantes com exposição a água não tratada. A imunofluorescência direta melhora a sensibilidade para a detecção de *Giardia* e *Cryptosporidium*.
- **Toxinas do *Clostridium difficile*.** A infecção por *C. difficile* é a causa mais comum de diarreia intra-hospitalar. O diagnóstico é feito por meio da pesquisa de toxina do *C. difficile* nas fezes. Apresenta uma taxa de falso-negativos de 10% e o resultado é obtido em aproximadamente 24 horas.
- **Outros métodos.** Ensaios imunoenzimáticos e estudos sorológicos também podem ser utilizados; mas, além de caros, não são amplamente disponíveis. Atualmente vários estudos bem desenhados mostram que os testes moleculares superam todas as outras abordagens diagnósticas na determinação da etiologia da diarreia, apresentando maiores taxas de rendimento quando comparados com os métodos convencionais. Uma desvantagem dessa técnica é que ela não diferencia se o material genético encontrado é de um microrganismo viável ou não. Ou seja, eventualmente pode-se identificar um microrganismo não patogênico.

TRATAMENTO

Hidratação oral

Um dos maiores avanços no manejo da diarreia aguda foi o desenvolvimento de uma solução oral equilibrada de sódio e glicose, que permite uma melhor absorção de eletrólitos e água. A utilização da solução de reidratação oral (SRO) reduziu a mortalidade infantil nos países em desenvolvimento em pelo menos 50%. Sempre que possível deve ser utilizada a fim de corrigir ou evitar o surgimento de desidratação e distúrbios hidroeletrolíticos.

Hidratação endovenosa

Deve ser considerada para todos pacientes com diarreia grave e naqueles que não toleram a reidratação oral.

Probióticos e prebióticos

Os probióticos são substâncias formuladas a partir de microrganismos vivos, como bactérias ou leveduras, que quando administradas em quantidades adequadas, conferem benefícios à saúde do hospedeiro. Os probióticos bacterianos mais conhecidos são os lactobacilos e as bifidobactérias. O mecanismo de ação dos probióticos inclui a "resistência à colonização", um efeito de barreira que impede a adesão ou a colonização de microrganismos. Auxiliam no restabelecimento da microbiota intestinal, impedindo a fixação de agentes patogênicos e, portanto, melhorando a resposta imune.

Os prebióticos são ingredientes alimentares indigeríveis que, ao serem fermentados no cólon, estimulam a reestruturação da microbiota intestinal normal. Quando são combinados com probióticos, formam soluções simbióticas. Formulações simbióticas têm sido testadas em modelos animais com efeitos benéficos na redução da aderência de bactérias patogênicas e neutralização de suas toxinas na mucosa do jejuno e cólon.

Metanálises recentes sugerem que na gastroenterite infecciosa o uso de probióticos diminui a frequência evacuatória, os dias de hospitalização e a duração dos vômitos e da diarreia. Entretanto, a recomendação do uso de probióticos na diarreia aguda permanece um assunto controverso, não havendo até o momento evidências fortes e consistentes da sua eficácia. Com relação aos prebióticos, existem poucos estudos com seu uso no tratamento de diarreia aguda, e os estudos disponíveis não obtiveram resultados favoráveis. Existe um benefício teórico do uso de prebióticos na prevenção de diarreia aguda infecciosa.

Agentes antidiarreicos

Drogas antidiarreicas apresentam a capacidade de reduzir a quantidade de fezes e o peristaltismo intestinal. Os medicamentos com essas propriedades são os antissecretores e antimotilidade. São contraindicados nos casos de diarreia invasiva pelo risco teórico de retardar o *clearance* de patógenos do intestino.

A loperamida é uma das principais drogas antimotilidade utilizadas para pacientes com diarreia. Apresenta dois mecanismos de ação, sendo o mais importante a contração segmentar do intestino, que retarda o movimento intraluminal de fluidos e permite maior absorção intestinal. Um efeito secundário parece ser a inibição da calmodulina, aumentando a absorção de água e eletrólitos. A dose sugerida para o tratamento de adultos é de 2 a 4 mg, após cada evacuação líquida, até uma dose diária máxima de 16 mg por dia. Não se recomenda sua utilização por mais de 48 horas.

O racecadotril é um inibidor periférico da encefalinase, enzima responsável pela degradação das encefalinas, que por sua vez são necessárias para inibir a atividade secretora da mucosa intestinal e reduzir a quantidade e o número de dejeções. Além disso, o racecadotril aumenta os efeitos dos opioides endógenos no receptor opioide μ. Apresenta como características principais o fato de não alterar a motilidade intestinal, não atravessar a barreira hematoencefálica e não gerar constipação intestinal rebote. A posologia recomendada é de 100 mg a cada 8 horas até que a diarreia cesse. A dose diária não deve exceder 400 mg.

O subsalicilato de bismuto (SSB) foi um dos primeiros medicamentos antissecretores utilizados. É a porção salicilato do SSB que tem propriedades antissecretoras, que pode reduzir a quantidade de fezes em aproximadamente 40%. A dose recomendada é de 30 mL (525 mg) ou dois comprimidos mastigáveis (263 mg cada) a cada 30 a 60 minutos se necessário, até o máximo de 8 doses (para ambas apresentações) por dia.

Terapia antibiótica

Tendo em vista que a infecção é uma causa frequente de diarreia aguda, a antibioticoterapia empírica pode ser utilizada em algumas situações. O uso de antibióticos para diarreia do viajante está bem estabelecido e vários estudos demonstraram redução da duração total da diarreia moderada a grave em 24 horas. A antibioticoterapia empírica também é amplamente aceita em casos graves, enquanto os resultados de cultura bacteriana ainda estiverem em andamento. Os antibióticos têm mostrado redução no tempo de diarreia em 1–3 dias quando comparados com placebo, e a combinação de um antibiótico com loperamida encurta ainda mais a duração da doença. Fluoroquinolonas, como ciprofloxacino ou levofloxacino são os principais antibióticos utilizados. Para o tratamento de *Campylobacter*, os macrolídeos, como a azitromicina, são superiores às fluoroquinolonas, devido à alta probabilidade de resistência da bactéria a esses antibióticos.

Para qualquer antibiótico usado, a terapia de dose única ou o tratamento por até 3 dias são igualmente eficazes, devido à maioria dos casos de diarreia do viajante ser causada por agentes patogênicos não invasivos. A terapia por 3 dias é recomendada para pacientes que apresentem febre ou disenteria. Na infecção por *Shigella dysenteriae*, a terapia por 5 dias parece ser superior.

Para diarreias adquiridas na comunidade, o uso de antibióticos não está indicado, uma vez que estudos epidemiológicos demonstram que a maioria é de origem viral (norovírus, rotavírus e adenovírus), e sua duração não é afetada pelo uso de antibióticos.

PREVENÇÃO

O aconselhamento a nível individual sobre infecção entérica não é recomendado de rotina, mas pode ser realizado em pacientes com alto risco para complicações. Indivíduos com viagens agendadas devem ser aconselhados sobre o risco de ingestão de certos alimentos, para evitar diarreia do viajante (Fig. 73.1 e Tabela 73.1).

Uma maneira importante de prevenção da diarreia aguda de origem infecciosa são os esforços governamentais para assegurar a qualidade dos alimentos industriais e a conscientização para que alguns cuidados domiciliares também sejam tomados em relação ao preparo dos alimentos, para reduzir a incidência de diarreia aguda.

O uso de soluções alcoólicas para a desinfecção das mãos tem papel limitado na prevenção de diarreia do viajante, porém pode ser útil em situações como surtos limitados em navios, creches, instituições ou na diarreia endêmica.

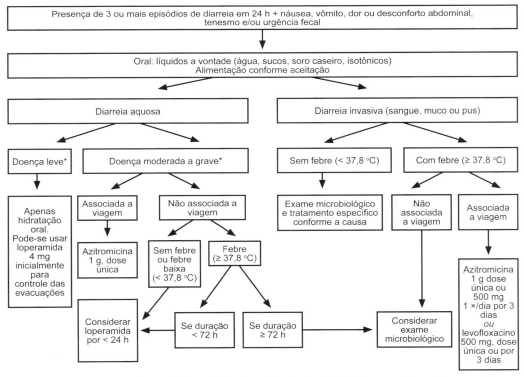

*Gravidade da doença: grave – incapacidade pela diarreia; moderada – funcionalidade preservada, porém com mudança forçada pela doença; leve – sem mudanças nas atividades.

FIGURA 73.1 Abordagem terapêutica empírica e manejo diagnóstico-dirigida do paciente adulto com diarreia aguda (suspeita de etiologia infecciosa).

TABELA 73.1 Recomendações para tratamento com antibióticos na diarreia aguda

Antibiótico[a]	Dose	Duração do tratamento
Levofloxacino	500 mg VO	Dose única[b] ou por 3 dias
Ciprofoxacino	750 mg VO *ou* 500 mg VO	Dose única[b]
Azitromicina[c]	1.000 mg VO *ou* 500 mgVO	Dose única[b] 3 dias[c]
Rifaximina[d]	200 mg VO	3 dias

[a] Os antibióticos podem ser combinados com loperamida 4 mg dose inicial e 2 mg após cada perda fecal, não excedendo 16 mg em 24 horas.
[b] Se os sintomas não resolverem após 24 horas, completar 3 dias de antibióticos.
[c] Esquema preferido para disenteria ou diarreia com febre.
[d] Não deve ser usada se suspeita clínica de *Campylobacter*, *Salmonella*, *Shigella* ou outras causas de diarreia invasiva.

A Organização Mundial de Sáude (OMS) recomenda fortemente a vacinação contra rotavírus para as crianças, sendo o esquema vacinal atual realizado com 2 doses, a primeira preferencialmente aos 2 meses (1 mês e 15 dias até 3 meses e 15 dias) e a segunda dose aos 4 meses (3 meses e 15 dias até 7 meses e 29 dias). O intervalo mínimo entre as duas doses deve ser de pelo menos um mês.

É importante ressaltar que pacientes com diarreia aguda de provável etiologia infecciosa que estejam incontinentes e em uso de fraldas, devem ter isolamento de contato para reduzir o risco de transmissão. O mesmo vale para pacientes com suspeita de diarreia por *Clostridium difficille*.

BIBLIOGRAFIA

1. Christine A Wanke, MD, Stephen B Calderwood, MD, Allyson Bloom, MD. Travelers' diarrhea: Microbiology, epidemiology, and prevention. UpToDate. 2015.
2. Jan E Drutz, MD, Teresa K Duryea, MD, Morven S Edwards, MD Mary M Torchia, MD. Standard immunizations for children and adolescents. UpToDate 2016.
3. Judith E. Tintinalli. Tintinalli's Emergency Medicine. A Comprehensive Study Guide. 8th Edition. McGraw-Hill Education. 2016;492-500.
4. Mark S. Riddle, MD, DrPH, Herbert L. DuPont, MD and Bradley A. Connor, MD. ACG Clinical Guideline: Diagnosis, Treatment, and Prevention of Acute Diarrheal Infections in Adults. *Am J Gastroenterol* advance online publication. 2016 Apr 12.
5. Sleisenger and Fordtran's. Gastrointestinal and Liver Disease. 9th Edition. Elsevier: 211-232. 2014.
6. Yvan Vandenplas, MD, PhD, Professor, Head of Department of Paediatrics. Probiotics and prebiotics in infectious Gastroenteritis. Best Practice & Research Clinical Gastroenterology. 30 (2016) 49 e 53.

74

DIARREIA CRÔNICA

Miriam Giorgetti
Sarah Rodrigues Pilon Faria
Carolina Frade M. G. Pimentel
Igor Gouveia Pietrobom

DEFINIÇÃO

Define-se diarreia crônica como a redução persistente da consistência das fezes por mais de quatro semanas. Nos Estados Unidos, aproximadamente 5% da população é diagnosticada com diarreia crônica anualmente. Para facilitar o diagnóstico diferencial, o clínico deve buscar categorizar a diarreia crônica em aquosa (osmótica ou secretora), motora, inflamatória (invasiva) ou disabsortiva, de acordo com o mecanismo fisiopatológico predominante.

DIARREIA AQUOSA

A diarreia aquosa ocorre como resultado do excesso de água nas fezes devido ao desequilíbrio entre absorção e secreção. Em condições normais o intestino delgado e o cólon absorvem 99% da ingestão oral e secreções endógenas, sendo que pequenas reduções na capacidade absortiva já são suficientes para causar diarreia. É subdividida em osmótica e secretora.

DIARREIA OSMÓTICA

Ocorre pela presença de metabólitos inabsorvíveis (ou pouco absorvíveis) na luz intestinal, que provocam aumento da osmolaridade e consequente retenção de líquidos intraluminal. Para fins práticos, é causada por uma dessas três condições: uso de laxativos (a base de lactulose, manitol oral, magnésio, fosfato ou sulfato); consumo de carboidratos pouco absorvíveis (por exemplo, sorbitol) ou má-absorção de carboidratos (por deficiência de lactase, primária ou secundária). Caracteristicamente a diarreia osmótica desaparece com o jejum e não prejudica a absorção de eletrólitos.

DIARREIA SECRETORA

A diarreia secretora difere da osmótica por não cessar na vigência de jejum. Ocorre pela liberação de substâncias que estimulam a secreção intestinal, tais como enterotoxinas bacterianas, sendo essas as principais causas. Embora a maioria das etiologias infecciosas tenham resolução espontânea em até 4 semanas, algumas bactérias podem causar diarreia crônica. A diarreia secretora pode também ser consequência da liberação de peptídeos produzidos por tumores carcinoides, neurotransmissores (como acetilcolina, serotonina e histamina), citocinas inflamatórias ou de agentes exógenos como venenos e drogas.

DIARREIA MOTORA

Quando a motilidade intestinal é acelerada, não só a água é pouco absorvida, mas também os nutrientes, o que gera um componente aquoso e osmótico para a diarreia. Nessa situação encontra-se a síndrome do intestino irritável, a neuropatia autonômica (como no diabetes *mellitus*) e o hipertireoidismo. Por outro lado, em pacientes com motilidade lentificada pode ocorrer supercrescimento bacteriano, sendo o melhor exemplo a esclerodermia.

DIARREIA INFLAMATÓRIA

Seu mecanismo decorre da inibição da absorção ou estímulo à secreção intestinal por lesão da mucosa, causada pela produção de citocinas e outros mediadores. Clinicamente os pacientes podem apresentar dor abdominal, perda de peso e produtos patológicos nas fezes (sangue, muco ou pus). Laboratorialmente podem ser suspeitadas pela presença de sangue oculto e leucócitos nas fezes, além de mais recentemente, dosagem de calprotectina fecal. Os principais representantes da diarreia inflamatória são doença de Crohn, retocolite ulcerativa, enterocolite pseudomembranosa, isquemia mesentérica, enterite de radiação, neoplasias e infecções. Destas, os agentes patogênicos mais prováveis são o *Clostridium difficile*, citomegalovírus, *Entamoeba histolytica*, *Yersinia spp.* e *Mycobacterium tuberculosis*.

DIARREIA DISABSORTIVA

Ocorre por má-digestão ou má-absorção dos carboidratos e ácidos graxos na luz intestinal. Clinicamente cursa com esteatorreia, perda de peso e deficiência nutricional. As principais causas de má-digestão são insuficiência pancreática exócrina (pancreatite crônica, que será abordada no Capítulo 76) e redução na liberação de bile (como na cirrose biliar primária). As principais causas de má-absorção são doença celíaca e supercrescimento bacteriano de intestino delgado.

A esteatorreia pode ser confirmada pelo método quantitativo (eliminação superior a 7 g de gordura por dia, após coleta de fezes em 72 h e dieta com 100 g de gordura) ou qualitativo (exame microscópico corado pelo Sudam III); este último muito mais utilizado pela sua praticidade. Vale salientar que a ausência de gordura fecal não necessariamente exclui doença disabsortiva.

Para diferenciar a má-absorção causada por doenças do intestino delgado daquela decorrente de insuficiência pancreática exócrina, podemos realizar o teste da D-xilose urinária. Realiza-se a administração oral dessa substância, que é absorvida no intestino proximal, e após 5 horas é feita a sua dosagem urinária. Como a absorção da D-xilose é independente das enzimas pancreáticas, caso haja lesão de delgado a substância é indetectável (ou detectável em quantidades muito pequenas) na urina.

AVALIAÇÃO DO PACIENTE

História clínica

No contexto das diarreias crônicas, a duração dos sintomas e a descrição das fezes tem grande importância para nortear o diagnóstico. Urgência e incontinência fecal sugerem um distúrbio esfincteriano subjacente. A diarreia que desperta o paciente à noite sugere fortemente uma causa orgânica, ao invés de uma desordem funcional. Flatos excessivos sugerem aumento da fermentação por bactérias do cólon, resultado da ingestão de carboidratos mal-absorvidos.

Nos antecedentes pessoais, deve ser interrogado sobre uso de medicamentos, abuso de laxantes, cirurgias anteriores e radioterapia. O hábito alimentar também deve ser questionado, porque a diarreia pode resultar da ingestão de grandes quantidades de substâncias pouco absorvíveis, tais como a frutose e o sorbitol, presentes em sucos, refrigerantes e produtos dietéticos. O consumo excessivo de café também pode estar associado. Sinais de alarme devem ser pesquisados, a saber: história familiar de câncer colorretal, sangramento retal na ausência de hemorroidas ou de fissuras anais, perda de peso não intencional, anemia e diarreia refratária ao tratamento empírico.

Exame físico

O exame físico é útil para definir a gravidade da diarreia e buscar sinais que levem à suspeição de patologias subjacentes. Deve-se procurar sinais de desidratação e febre para auxiliar a decisão de internação hospitalar. Quanto ao exame do abdômen, deve-se atentar aos ruídos hidroaéreos, presença de distensão e tensão abdominal, descompressão brusca, massas palpáveis e esplenomegalias.

Ocasionalmente o exame físico pode apontar para certas doenças; como exemplo, o achado de um nódulo de tireoide com linfadenopatia cervical deve levar à suspeita de carcinoma medular da tireoide. O exame anorretal cuidadoso pode evidenciar disfunção do esfíncter ou do assoalho pélvico.

Abaixo serão comentadas as principais doenças que cursam com diarreia crônica. A pancreatite crônica será descrita em capítulo específico.

COLITE MICROSCÓPICA

Definição

Até pouco tempo considerada rara, atualmente corresponde a 10% dos casos de diarreia crônica não sanguinolenta. Acomete principalmente mulheres, com pico de idade entre 60 e 70 anos, muitas vezes associada a doenças autoimunes. Sua etiologia ainda é desconhecida, porém provavelmente decorrente do descontrole da resposta imune da mucosa. Doença celíaca e má-absorção de sais biliares devem sempre ser pesquisadas, devido à elevada associação entre estas doenças.

Quadro clínico

As duas formas mais frequentes são colite colagenosa (CC) e colite linfocítica (CL), só distinguíveis entre si pelo exame histopatológico. Ambas causam diarreia aquosa crônica ou recorrente, frequentemente com episódios noturnos, urgência ou incontinência fecal (principalmente em idosos), dor abdominal, fadiga e perda de peso.

Diagnóstico

O diagnóstico é feito por meio de biópsias seriadas de todo o cólon. A colonoscopia geralmente é normal, porém mínimas alterações de mucosa podem ser encontradas, como edema, eritema e alteração do padrão vascular.

Tratamento

O tratamento objetiva induzir e manter a remissão clínica, a fim de melhorar a qualidade de vida do paciente. Para sintomas leves o tratamento de primeira linha consiste no uso de antidiarreicos, como a loperamida. Nos casos em que há associação com má-absorção de sais biliares está recomendada a colestiramina. Se houverem sintomas mais importantes está indicado o uso de budesonida 9 mg/dia por 6 a 8 semanas. Em pacientes não respondedores devem ser considerados aminossalicilatos e, em último caso, terapia imunossupressora. É importante também aconselhar a cessação do tabagismo, excesso de álcool e cafeína, além de alimentos que causam piora dos sintomas. Um terço dos pacientes atinge remissão completa e não necessita de dose de manutenção. Esta deve ser oferecida para pacientes que apresentarem recidiva dos sintomas após a indução, com budesonida na menor dose possível, até 6 mg/dia.

INTOLERÂNCIA À LACTOSE

Definição

Consiste na deficiência da enzima lactase, presente na borda em escova do intestino delgado, responsável pela clivagem da lactose. Por sua vez, a lactose não absorvida permanece no lúmen, ocasionando aumento da osmolaridade e, consequentemente, retenção de água. A atividade da lactase tende a reduzir com o passar da idade.

Quadro clínico

Os principais sintomas são diarreia osmótica, distensão abdominal, cólicas e flatulência.

Diagnóstico

O diagnóstico pode ser realizado por meio do teste respiratório, no qual após ingestão de 25 g de lactose é medida a quantidade de hidrogênio no ar exalado. Também pode ser realizado o teste de tolerância à lactose – curva glicêmica, no qual após mensuração da glicemia basal é ingerida lactose na dose de 50 g. A partir deste momento é realizada uma curva glicêmica aos 15, 30, 60 e 90 min. Um aumento inferior a 20 mg/dL da glicemia basal, em comparação à maior glicemia da curva sugere intolerância a lactose.

Tratamento

O tratamento consiste na dieta com baixo teor de lactose, uma vez que a maioria das pessoas não tem sintomas com até 12 g de lactose ao dia (equivalente a dois copos de leite). Para os que desejam maior ingestão de alimentos com lactose pode-se utilizar atenuantes como o uso da enzima lactase junto aos alimentos.

DOENÇA CELÍACA

Definição

A doença celíaca é uma enteropatia crônica, imunomediada, precipitada por exposição ao glúten em indivíduos geneticamente predispostos, caracterizada pela destruição das microvilosidades e consequente diarreia. A verdadeira prevalência da doença celíaca ainda é desconhecida, principalmente em adultos, que são assintomáticos em sua maioria.

Quadro clínico

O quadro clínico inclui principalmente as formas clássica (típica), atípica e silenciosa. A forma clássica é mais comum em crianças, com história de esteatorreia associada à dor abdominal tipo cólica. A forma atípica se manifesta com queixas não habituais, como anemia por deficiência de ferro, osteoporose ou osteopenia, infertilidade e baixa estatura. A forma mais comum de apresentação em adultos é a silenciosa, cujo diagnóstico é feito ao acaso.

A dermatite herpetiforme, caracterizada por *rash* papulovesicular pruriginoso em regiões extensoras, tronco, couro cabeludo e pescoço, desenvolve-se em menos de 10% dos celíacos.

Diagnóstico

O diagnóstico é feito por meio de sorologias e biópsia duodenal, em alguns casos sendo necessária ainda a tipagem HLA. A sorologia de escolha é antitransglutaminase tecidual IgA (95% sensibilidade e especificidade) associada à dosagem de IgA sérica (visto que 3% dos celíacos tem deficiência seletiva de IgA). Caso se confirme a deficiência de IgA o próximo teste é o antigliadina deaminada IgG. A dosagem do antiendomísio IgA possui baixa sensibilidade e especificidade e, além disso, há falta de padronização entre os laboratórios. Espera-se que os títulos dos autoanticorpos se tornem indetectáveis após 3 a 12 meses de dieta sem glúten. Portanto, também são úteis para monitorar a adesão ao tratamento.

A biópsia é obrigatória e sua análise histopatológica revela diferentes estágios da doença, que são classificados pelo escore de Marsh. A tipagem HLA deve ser realizada apenas quando há dúvida diagnóstica: o HLA-DQ2 está presente em 90% a 95% dos casos e o HLA-DQ8 nos demais.

Tratamento

O tratamento consiste na dieta isenta de glúten, associada à suplementação vitamínica conforme as deficiências identificadas ao diagnóstico. É frequente a coexistência de intolerância a lactose transitória pela deficiência quantitativa de lactase na borda em escova dos enterócitos associada a atrofia da mucosa. Inicialmente pode ser necessária restrição de lactose, mas após a melhora clínica os laticínios podem ser reintroduzidos.

SÍNDROME DO INTESTINO IRRITÁVEL

Definição

Síndrome do intestino irritável (SII) é um distúrbio intestinal funcional caracterizado por dor abdominal associada à alteração do hábito intestinal (diarreia, constipação ou alternância de ambos). Tem prevalência global de 11,2%, sendo mais frequente em mulheres jovens. Os fatores envolvidos na fisiopatologia da síndrome do intestino irritável incluem hipersensibilidade visceral intestinal, alteração da microbiota, aumento da permeabilidade intestinal, desbalanço do sistema neuroendócrino e desregulação do sistema imune. Além desses fatores, há forte associação entre SII e distúrbios psiquiátricos, como distúrbios do sono, transtornos afetivo e de vulnerabilidade.

Quadro clínico

O quadro clínico inclui dor abdominal, associada a diversos sintomas inespecíficos e não obrigatórios para o diagnóstico, tais como distensão abdominal, esforço excessivo durante a defecação, urgência evacuatória e sensação de evacuação incompleta.

Diagnóstico

Atualmente o diagnóstico é definido pelos critérios de Roma IV: dor abdominal recorrente, pelo menos por 1 dia na semana nos últimos 3 meses, associada a dois ou mais dos seguintes critérios: (1) relacionada à defecação; (2) associada a mudança na frequência evacuatória; (3) associada a alteração na forma (consistência) das fezes. Os sintomas devem ter iniciado há pelo menos 6 meses antes do diagnóstico.

Para a maioria dos pacientes, quando os critérios diagnósticos forem preenchidos e não houver sinais de alarme, devem ser solicitados apenas exames básicos. Sugere-se o hemograma completo, PCR, TSH, protoparasitológico de fezes e dosagem de calprotectina fecal para exclusão de diagnósticos diferenciais. Para pacientes que não respondem à terapêutica inicial deve ser realizada investigação para doença celíaca e má-absorção de carboidratos.

Tratamento

O tratamento deve ser direcionado para o tipo de sintoma e sua severidade. Além de tranquilizar o paciente sobre o caráter benigno da doença, devem ser orientadas mudanças no estilo de vida, como exercícios físicos, redução do estresse e melhora na qualidade do sono.

A suplementação dietética com fibras solúveis (como psyllium) melhora a constipação e a consistência das fezes. Alguns pacientes também se beneficiam da restrição alimentar de FODMAP (*Fermentable Oligosaccharides, Disaccharides, Monosaccharides, And Polyols*), por reduzir a fermentação bacteriana no cólon, responsável por parte dos sintomas.

Pacientes com constipação se beneficiam de laxantes osmóticos como o polietilenoglicol, mas outros como a lactulose podem piorar a flatulência e a distensão abdominal. Novos laxantes secretores como a lubiprostona e a linaclotide parecem melhorar também a dor abdominal, porém ainda não estão disponíveis no Brasil.

Pacientes com predomínio de diarreia se beneficiam de antidiarreicos, como a loperamida. Antagonistas do receptor 5-HT_3 (por exemplo, ondansertrona) também são utilizados com a mesma finalidade. Parece haver evidências crescentes de que os ácidos biliares participem da fisiopatologia da SII e, portanto, quelantes de sais biliares como a colestiramina podem ser tentados em casos refratários.

Antiespasmódicos como brometo de otilônio (40 mg, 3 vezes ao dia), mebeverina (200 mg, 2 vezes ao dia) e óleo de hortelã-pimenta (na forma de cápsulas entéricas revestidas) são utilizados para tratar a dor abdominal em todos subtipos de SII. Antidepressivos tricíclicos (como a amitriptilina 10 a 25 mg à noite) também podem ser utilizados por atuarem como modulares de dor visceral em doses baixas.

Apesar de seu papel ainda não bem definido, o uso de probióticos pode melhorar os sintomas dos pacientes com SII por vários mecanismos. O *Bifidobacterium infantis* 35624 (10^8 UFC ao dia) é o agente mais utilizado nessa situação.

Métodos complementares como terapia cognitivo-comportamental, hipnose, relaxamento e biofeedback podem auxiliar na redução da dor e desconforto abdominal quando associados às terapêuticas medicamentosas descritas acima.

SUPERCRESCIMENTO BACTERIANO DO INTESTINO DELGADO

Definição

O supercrescimento bacteriano do intestino delgado (em inglês, SIBO – *Small Intestinal Bacterial Overgrowth*) é caracterizado pelo aumento anormal do número e/ou tipo de bactérias nesse local. Habitualmente a porção proximal do intestino delgado possui uma contagem bacteriana baixa devido ao ácido gástrico e à peristalse. Entretanto, condições predisponentes podem levar ao aumento da população de bactérias nesse local, são elas: alças cegas (ressecções com anastomose terminolateral), estenoses (doença de Crohn, enterite por radiação), transtornos de motilidade (diabetes, esclerodermia, hipotireoidismo), secreção gástrica reduzida (medicações, gastrite atrófica, vagotomia prévia), fístula gastrocólica ou enterocólica, e causas diversas como doença celíaca, cirrose e pancreatite crônica.

Quadro clínico

O quadro clínico se apresenta com diarreia aquosa ou esteatorreia, empachamento, flatulência e desconforto abdominal. Pode ocorrer deficiência de vitamina B12, causada pela utilização bacteriana da vitamina no lúmen intestinal antes que ela possa ser absorvida pela mucosa. A má-absorção de gorduras e vitaminas lipossolúveis se deve à desconjugação de sais biliares pelas bactérias e a má-absorção de carboidratos e proteínas se deve à lesão da mucosa, nem sempre vistas à microscopia, mas totalmente reversíveis após o tratamento.

A idade avançada é um fator de risco independente para SIBO, podendo ser resultado do próprio envelhecimento, de alterações da motilidade relacionadas à idade ou hipo/acloridria, sendo causa comum e pouco conhecida de má-absorção em idosos.

Diagnóstico

O exame padrão-ouro consiste na cultura e contagem de bactérias no aspirado do intestino delgado coletado por EDA, sendo positiva para valores acima de 10^3 UFC/mL. No entanto, por ser cara e de difícil execução, é uma técnica pouco utilizada. Utiliza-se comumente o teste respiratório com medida do hidrogênio expirado, que indica supercrescimento bacteriano quando acima de 20 partes por milhão em relação ao basal.

Tratamento

O tratamento consiste em corrigir a condição predisponente, oferecer suporte nutricional e antibioticoterapia oral por duas semanas com rifaximina (ainda não disponível no Brasil), metronidazol, ciprofloxacino, norfloxacino ou amoxicilina-clavulanato.

CÂNCER COLORRETAL

Definição

De acordo com estatísticas mundiais, o câncer colorretal é o terceiro tipo de câncer mais comum entre os homens, e o segundo entre as mulheres. Apesar do aumento da detecção e remoção de lesões pré-cancerosas nos últimos anos, sua incidência é crescente nos países em desenvolvimento, como o Brasil. Acomete igualmente ambos os sexos e geralmente indivíduos acima de 50 anos.

A maioria dos tumores são do tipo adenocarcinoma, com origem no epitélio glandular do cólon. Os sintomas geralmente se devem ao crescimento do tumor para o lúmen intestinal ou para estruturas adjacentes indicando, portanto, doença em sua fase já avançada.

São fatores de risco para o desenvolvimento dessa neoplasia: síndromes de polipose familiar, dietas pobres em fibras e ricas em gorduras de origem animal e/ou carboidratos refinados, obesidade, tabagismo, história familiar ou pessoal de câncer colorretal.

Quadro clínico

Os sinais e sintomas podem incluir, de acordo com a localização do tumor: hematoquezia, melena, tenesmo, dor abdominal, perda de peso, anemia ferropriva inexplicada, massa abdominal palpável e mudança do hábito intestinal.

Diagnóstico

A colonoscopia permanece como método padrão-ouro para o diagnóstico, pois visualiza diretamente a lesão e permite a realização de biópsias. A enterotomografia (ou colonoscopia virtual) apresenta acurácia similar à colonoscopia e consiste em um método menos invasivo e de maior aceitação pelos pacientes. É especialmente útil para iniciar a investigação ou para avaliar a presença de tumores sincrônicos, quando o tumor mais distal é estenosante e não permite a progressão do colonoscópio. Marcadores tumorais como o CEA e o CA19-9 têm baixa especificidade e não são recomendados para diagnóstico. Em pacientes com diagnóstico confirmado, o CEA superior a 5 ng/mL prediz pior prognóstico. Valores persistentemente elevados após cirurgia indicam persistência ou recidiva do tumor.

Deve ser feito estadiamento tumoral com tomografia computadorizada de tórax, abdômen e pelve. Os sítios mais comuns de metástases são fígado, pulmão, sistema nervoso central, linfonodos e ossos.

Tratamento

Diante do diagnóstico de câncer colorretal, o encaminhamento ao oncologista não deve ser postergado. O tratamento depende da localização e do estadiamento tumoral, mas em termos gerais inclui ressecção cirúrgica, quimioterapia e/ou radioterapia.

BIBLIOGRAFIA

1. Böhn L, Störsrud S, Liljebo T, Collin L, Lindfors P, Törnblom H, et al. Diet low in FODMAPs reduces symptoms of irritable bowel syndrome as well as traditional dietary advice: a randomized controlled trial. Gastroenterology. 2015;149(6):1399-407.
2. Bohr J, Wickbom A, Hegedus A, Nyhlin N, Hultgren Hörnquist E, Tysk C. Diagnosis and management of microscopic colitis: current perspectives. Clin Exp Gastroenterol. 2014;7:273-84.
3. Colorectal Cancer Prevention and Early Detection. American Cancer Society 2016. Drossman A. Functional Gastrointestinal Disorders: History, Pathophysiology, Clinical Features and Rome IV. Gastroenterology. 2016;150:1262-79.
4. Estimativa 2016: Incidência de câncer no Brasil. Instituto Nacional de Câncer José Alencar Gomes da Silva. Rio de Janeiro: INCA, 2015.
5. Feldman M, Friedman LS, Brandt LJ. Sleninsenger and Fordtrans's Gastrointestinal and Liver Disease. Ed. Elsevier. Ninth Edition.
6. Lacy BE, Mearin F, Chang L, Chey WD, Lembo AJ, Simren M, et al. Bowel Disorders. Gastroenterology. 2016;150:1393-407.
7. Levitt M, Wilt T, Shaukat A. Clinical implications of lactose malabsorption versus lactose intolerance. J Clin Gastroenterol. 2013;47(6):471-80.
8. Macrae FA, Bendell J. "Clinical presentation, diagnosis, and staging of colorectal cancer". UpToDate, 2016.
9. Nguyen GC, Smalley WE, Vege SS, Carrasco-Labra A. Clinical Guidelines Committee. American Gastroenterological Association Institute Guideline on the Medical Management of Microscopic Colitis. Gastroenterology. 2016;150(1):242-6.
10. Park T, Cave D, Marshall C. Microscopic colitis: A review of etiology, treatment and refractory disease. World J Gastroenterol. 2015;21(29):8804-10.

75

CONSTIPAÇÃO

Aniele Cristine Ott Clemente
Sarah Rodrigues Pilon Faria
Carolina Frade M. G. Pimentel
Igor Gouveia Pietrobom

DEFINIÇÃO

Constipação é uma situação muito comum na prática clínica, principalmente em mulheres e idosos. Sua definição não é consensual, porém podem ser utilizados critérios clínicos para estabelecer o diagnóstico, tais como: redução da frequência evacuatória (menos que 3 evacuações por semana), dificuldade na eliminação das fezes ou aumento do esforço evacuatório, presença de fezes endurecidas, grumosas ou ressecadas (escala de Bristol 1 ou 2 – Tabela 75.1), sensação de evacuação incompleta, necessidade de manobras digitais (retais ou vaginais) para retirada do bolo fecal e utilização regular de supositórios, enemas ou laxantes para evitar que as evacuações sejam difíceis e/ou infrequentes.

Como será visto adiante, causas específicas de constipação (como doenças sistêmicas ou estruturais) devem ser excluídas, porém a constipação funcional, na qual não são encontradas causas orgânicas que a justifiquem, é a condição mais comumente observada.

Atualmente a constipação funcional é definida pelos critérios de Roma IV (Tabela 75.2). Os pacientes não podem preencher os critérios de síndrome do intestino irritável (ver Capítulo 74), tampouco de constipação induzida por opioides. Os sintomas devem estar presentes nos últimos 3 meses e iniciados há pelo menos 6 meses antes do diagnóstico.

EPIDEMIOLOGIA

Em países ocidentais, sua prevalência é estimada em até 28% da população geral. Comumente é associada com cronicidade e afeta consideravelmente a qualidade de vida das pessoas. Ocorre mais frequentemente em mulheres e sua incidência tende a aumentar com a idade. Indivíduos sedentários, institucionalizados e com baixa ingesta de fibras na dieta são os mais acometidos.

TABELA 75.1 Escala de Fezes de Bristol

Tipo		Descrição
Tipo 1		Separadas, caroços duros como nozes (difícil de passar)
Tipo 2		Em forma de salsicha, grumosa
Tipo 3		Como uma salsicha, com fissuras em sua superfície
Tipo 4		Como uma salsicha ou sobra, lisa e macia
Tipo 5		Pedaços macios com bordas claras (fáceis de passar)
Tipo 6		Pedaços fofos, com borda irregular, fezes moles
Tipo 7		Fezes aquosas, sem pedaços sólidos; inteiramente líquida

Adaptada de Heaton KW, Radvan J, Cripps H, et al. Defecation frequency and timing, and stool form in the general population: a prospective study. Gut 1992; 33:818-24.

TABELA 75.2 Critérios de Roma IV

Critérios diagnósticos para constipação funcional

1. Dois ou mais dos seguintes sintomas:
   - Esforço evacuatório em mais de 25% das evacuações
   - Fezes endurecidas ou em cíbalos (escala de Bristol 1 ou 2) em mais de 25% das evacuações
   - Sensação de evacuação incompleta em mais de 25% das evacuações
   - Sensação de obstrução ou bloqueio da via de saída anorretal em mais de 25% das evacuações
   - Manobras manuais facilitadoras de evacuação em mais de 25% das evacuações
   - Menos de três evacuações espontâneas por semana
2. Fezes amolecidas raramente estão presentes sem o uso de laxativos
3. Não há critérios suficientes para síndrome do intestino irritável

ETIOLOGIAS

Há diversas causas de constipação, classificadas em primária (constipação funcional) ou secundária (a alguma causa orgânica). A constipação funcional ocorre por disfunção motora colônica e da movimentação das fezes, em conjunto com a falta de coordenação neuromuscular, anorretal e do eixo cérebro-intestino. A síndrome do intestino irritável com componente predominante de constipação é outra causa primária de grande relevância clínica. Outras causas mais raras são a constipação com trânsito colônico lento e defecação dissinérgica.

As causas secundárias associadas à constipação incluem distúrbios neurológicos e metabólicos, lesões obstrutivas do trato gastrointestinal e uso de medicamentos (Tabelas 75.3 e 75.4).

TABELA 75.3 Causas de constipação secundária

Diabetes *mellitus*	Neuropatia autonômica
Doença de Hirschsprung	Doença de Chagas
Pseudo-obstrução intestinal	Esclerose múltipla
Doença de Parkinson	Hipotireoidismo
Hipocalemia	Hipercalcemia
Hipomagnesemia	Síndromes paraneoplásicas
Distúrbios alimentares	Dieta pobre em fibras
Neoplasias colorretais	Imobilidade

TABELA 75.4 Medicamentos associados à constipação

Opioides	Bloqueadores do canal de cálcio
Anti-inflamatórios não esteroidais	Antiácidos
Diuréticos tiazídicos	Ferro
Antidepressivos	Antiparkinsonianos
Anti-histamínicos	Bloqueadores 5-HT_3 (ondasentrona)

AVALIAÇÃO E DIAGNÓSTICO

A avaliação inicial do paciente com constipação crônica inclui uma história clínica detalhada e exame físico com anuscopia e toque retal, atentando-se para fezes endurecidas em ampola retal, massas, fissuras anais, hemorroidas e tonicidade do esfíncter anal.

Exames complementares devem ser realizados em indivíduos selecionados, porém são obrigatórios aos que apresentem sinais de alarme como: hematoquezia, perda de peso, história familiar de câncer de cólon ou doença inflamatória intestinal, anemia ou início recente de constipação (mudança do hábito intestinal habitual) em idosos. Dentre os exames complementares, podem ser solicitados, a depender da hipótese diagnóstica: exames bioquímicos (hemograma, glicemia de jejum, função tireoideana e renal), radiografia simples de abdômen (para megacólon e monitorização do esvaziamento colônico), colonoscopia, tempo de trânsito colônico (em casos refratários), defecografia (suspeita de causas anatômicas), e manometria anorretal. É importante lembrar que está indicada a colonoscopia para pacientes acima de 50 anos, independentemente da presença de sinais de alarme, para rastreio de câncer colorretal.

TRATAMENTO

Uma vez descartados sinais de alarme, o tratamento empírico (modifcações no estilo de vida e terapia com fibras, se necessário) pode ser considerado.

Em linhas gerais o tratamento da constipação consiste em modificações no estilo de vida. Deve ser orientado aumento da ingesta hídrica, dieta rica em fibras e realização de atividade física regular. É válido incentivar os pacientes a estabelecer um padrão regular de evacuação logo após acordar, quando a atividade motora do intestino está mais ativa, ou após as refeições, aproveitando o reflexo gastrocólico, considerando que o início da defecação é em parte um reflexo condicionado. Pode ser tentado o treinamento do toalete cronometrado, que consiste em educar os pacientes para tentar uma evacuação pelo menos duas vezes por dia, geralmente 30 minutos após as refeições, e se esforçar para não durar mais de cinco minutos.

As fibras são polímeros de carboidratos que aceleram o trânsito colônico e aumentam a formação do bolo fecal. Recomenda-se a suplementação de fibras na dieta com objetivo de ingestão de 20 a 35 gramas de fibra por dia. Podem causar flatulência e dor abdominal; por isso é necessária boa ingesta hídrica concomitante. Algumas frutas, particularmente as ameixas secas, também auxiliam no manejo da constipação, devido ao efeito formador de fezes e à sua ação osmótica.

O tratamento medicamentoso é indicado em pacientes refratários às medidas acima descritas.

Se a etiologia da constipação for secundária, a correção ou o controle da causa de base é fundamental.

Tratamento medicamentoso

- **Agentes formadores de bolo fecal:** são polissacarídeos naturais ou sintéticos que exercem efeito laxativo por meio da absorção de água, facilitando a formação do bolo fecal. Nesse grupo destacam-se as fibras solúveis (psyllium, metilcelulose, policarbofila de cálcio).
- **Umectantes:** atuam amolecendo as fezes, fazendo o papel de um detergente, o que possibilita maior interação entre a água e o conteúdo sólido das fezes. São exemplos o docusato de sódio e o óleo mineral.
- **Irritativos:** agem no plexo nervoso mioentérico, aumentando o peristaltismo intestinal e diminuindo a absorção intestinal de água. Incluem a antraquinona (como sene e cáscara) e o difenilmetano (por exemplo, bisacodil e picossulfato de sódio).
- **Laxantes osmóticos:** moléculas pobremente absorvidas que criam um gradiente osmótico, levando à retenção de água no lúmen intestinal. São considerados de primeira escolha no tratamento da constipação, particularmente o polietilenoglicol, pois está associado a menor flatulência e distensão abdominal. Também fazem parte dessa classe a lactulose e o sorbitol.
- **Agonistas do 5-HT_4:** a ativação desses receptores aumenta o peristaltismo e a contração do músculo liso. A prucaloprida é um potente agonista desse receptor com meia-vida longa (24–30 h) e perfil de interação medicamentosa muito baixo.

Novas terapêuticas medicamentosas

- **Lubiprostone:** atua por meio da ativação seletiva dos canais de cloreto tipo 2 na membrana apical, além de estimular a secreção passiva de sódio. Dessa forma, estudos demonstraram melhoria do peristaltismo e da consistência das fezes com diminuição do esforço evacuatório. Não está disponível no Brasil.
- **Linaclotide:** agonista nos receptores da guanilato ciclase C luminal – aumenta GMP cíclico intracelular e extracelular resultando em aumento da secreção luminal de cloreto e bicarbonato, que aceleram o trânsito intestinal e causam efeito laxativo. O GMP cíclico extracelular atua em terminações nervosas aferente no intestino, reduzindo a hipersensibilidade visceral. Não está disponível no Brasil.

Constipação induzida por opioides

Uma condição que vem ganhando grande importância é a constipação induzida por opioides, especialmente na população idosa. Assim, foram desenvolvidas drogas para reverter a disfunção intestinal induzida por opioides sem entretanto reverter a analgesia, ou precipitam os sinais de retirada do sistema nervoso central. A metilnaltrexona é um antagonista periférico do receptor µ dos opioides nos neurônios do plexo entérico, eficaz no aumento do peristaltismo, melhorando consideravelmente a qualidade de vida dos pacientes. O alvimopan foi aprovado pelo FDA para reduzir o risco de íleo pós-operatório, mas também parece melhorar os sintomas de constipação induzida por opioides. Ainda não está disponível no Brasil.

Biofeedback anorretal

Indicado para os casos de defecação dissinérgica, consiste no treinamento da musculatura do assoalho pélvico e do esfíncter anal externo com o objetivo de coordenar as suas contrações e facilitar a defecação.

Em média, quatro a seis sessões são necessárias, embora esse número deva ser individualizado para cada paciente. O treinamento pode ser interrompido quando os sintomas de defecação difícil melhorarem e o paciente demonstrar um padrão normal de defecação em pelo menos 50% das tentativas em mais de duas sessões consecutivas.

Cirurgia

O tratamento cirúrgico deve ser limitado aos pacientes com constipação grave e incapacitantes, refratários aos tratamentos clínicos e biofeedback, e que têm neuropatia do cólon demonstrável. Além disso, a falta de motilidade deve limitar-se ao cólon (avaliação objetiva da motilidade intestinal e da função defecatória são imprescindíveis). Podem ser realizadas colectomia (parcial ou total), confecção de estoma e cirurgias anorretais, sendo as opções individualizadas e conversadas com o paciente. A avaliação psicológica também é obrigatória no pré-operatório.

BIBLIOGRAFIA

1. Heaton KW, Radvan J, Cripps H, et al. Defecation frequency and timing, and stool form in the general population: a prospective study. Gut. 1992;33:818-24.
2. Rao SSC, Rattanakovit K, Patcharatrakul T. Diagnosis and management of chronic constipation in adults. Nat Rev Gastroenterol Hepatol; 2016.
3. Stanghellini V, Talley NJ, Chan F, et al. Rome IV - Gastroduodenal Disorders. Gastroenterology; 2016.

76

PANCREATITE AGUDA E CRÔNICA

Martin Marcondes Castiglia
Diego Adão Fanti Silva
Paulo Ricardo Gessolo Lins
Carolina Frade M. G. Pimentel
Igor Gouveia Pietrobom
Sarah Rodrigues Pilon Faria

PANCREATITE AGUDA

Introdução

A pancreatite aguda (PA) é síndrome inflamatória sistêmica de foco abdominal retroperitoneal, na qual há ativação de enzimas digestivas pancreáticas, dentro do parênquima do órgão e na circulação sanguínea. As enzimas digestivas pancreáticas que atingem a corrente sanguínea podem gerar quadros inflamatórios sistêmicos de graus variados, cursando, em alguns casos, com disfunção de múltiplos órgãos, potencialmente letal. Apresenta-se na forma leve em cerca de 80–90% dos casos, também conhecida como forma edematosa ou intersticial, com boa evolução e baixo índice de mortalidade. Já as formas mais graves, também denominadas necro-hemorrágicas (10%), têm maior tempo de hospitalização e maior mortalidade. A compreensão adequada de seu diagnóstico e tratamento é fundamental para otimizar o tempo de internação, o tratamento mais adequado e a prevenção de complicações relacionadas à doença.

Etiologia

A PA tem etiologias variadas. Entre as mais frequentes, estão a presença de cálculos biliares e a ingestão de álcool que, juntas, somam 80% dos casos. Entre outras causas, tem-se:
- Iatrogênica, principalmente após colangiopancreatografia retrógrada endoscópica (CPRE) ou outras manipulações cirúrgicas do pâncreas;
- Metabólicas, como as secundárias à hipertrigliceridemia (> 1.000 mg/dL) e hipercalcemia;
- Induzida por fármacos, embora rara, como codeína, furosemida, isoniazida, metronidazol, sinvastatina, ácido valproico, losartana, omeprazol, sulfametoxazol + trimetoprima, entre outros;
- Traumática, principalmente em trauma abdominal fechado com transferência de energia para o terço superior do abdômen, como na síndrome do tanque ou do guidão;

- Neoplasia de pâncreas, como adenocarcinoma com obstrução ductal;
- Infecções por vírus, como Coxsackie, citomegalovírus, varicela-zóster, entre outros;
- Anomalias congênitas, como pâncreas *divisum*;
- Familiar ou hereditária;
- Idiopática, sendo a maioria por cristais biliares não diagnosticados pelos métodos convencionais.

Quadro clínico

O quadro clínico tem início com forte dor localizada no abdômen superior e frequentemente associada a náuseas ou vômitos em até 90% dos casos. A dor tem irradiação para o dorso em alguns casos (50%), porém esse não é um achado *sine qua non*. Embora a dor abdominal seja bastante intensa, ela não tem relação direta com a gravidade do quadro.

Com menor frequência, a icterícia obstrutiva pode estar presente e trazer a suspeita de litíase na via biliar principal persistente. Porém, a maioria dos cálculos (90%) é expelida espontaneamente dentro dos primeiros cinco dias de evolução, restando a papilite duodenal como fator de hipertensão ductal. A persistência dos sinais e sintomas colestáticos deve levantar a suspeita de coledocolitíase, com ou sem colangite.

Casos mais graves podem apresentar, à admissão, além dos sinais e sintomas já citados, disfunção orgânica de diversos sistemas, como renal, respiratório, cardiovascular, neurológico, hematológico ou hepático. A perda de líquidos para o terceiro espaço é o principal mecanismo do choque distributivo relacionado à PA grave.

Ao exame físico, a dor à palpação do andar superior do abdômen é um achado comum. A presença de massa nessa topografia deve levantar a suspeita de complicações locais como edema e coleções peripancreáticas, com ou sem necrose. Em alguns casos, a peritonite difusa pode apresentar-se com abdômen em tábua, devendo ser feito diagnóstico diferencial com abdômen agudo perfurativo.

Diagnóstico

O diagnóstico da PA é estabelecido obtendo-se o mínimo de dois dos seguintes critérios (Atlanta, 2012):
- Clínico: história de dor abdominal típica;
- Laboratorial: aumento sérico de amilase e/ou lipase, com valores pelo menos três vezes acima do limite superior da normalidade;
- Imagem: achados típicos em imagem de ultrassonografia (USG), tomografia computadorizada (TC) com contraste intravenoso ou ressonância magnética (RNM).

É importante lembrar que a elevação sérica das enzimas pancreáticas tem maior valor preditivo no diagnóstico quando há associação com dor típica, fatores de risco e exames de imagem. A elevação sérica exclusiva das enzimas pancreáticas não é suficiente para fechar o diagnóstico de PA, podendo ocorrer em diversas outras situações, como:
- Abdômen agudo perfurativo;
- Abdômen agudo vascular;
- Doenças infecciosas pélvicas, ovarianas ou tubárias;
- Lesão renal aguda ou dialítica;
- Doenças das glândulas salivares;
- Macroamilasemia.

Embora tanto a amilase quanto a lipase ascendam precocemente, a cinética de queda da amilase é precoce (3 a 5 dias), enquanto a da lipase é tardia (10 dias). Desse modo, pacientes com quadro álgico de início há mais de 5 dias podem se apresentar no serviço com amilasemia normal, devendo o diagnóstico ser feito pela dosagem sérica da lipase ou por exame de imagem.

A avaliação por imagem não é necessária em todos os casos. Suas principais indicações são para quando há dúvida diagnóstica (por exemplo, dor típica com enzimas séricas normais, ou elevação de enzimas em pacientes sem dor ou sedados) ou para realização de diagnóstico diferencial (por exemplo, abdômen agudo perfurativo, diverticulite, colangite, colecistite etc.).

A radiografia simples de abdômen, embora de baixo custo e ampla difusão, tem valor restrito no diagnóstico da PA. Eventualmente, pode-se encontrar uma dilatação segmentar de cólon transverso devido ao processo inflamatório adjacente. A principal função da radiografia de abdômen é uma triagem inicial diante da suspeita de abdômen agudo perfurativo.

A USG, embora seja operador-dependente, é de baixo custo, não utiliza contraste e é extremamente útil na avalição etiológica de origem biliar da PA, bastando o achado de cálculos na vesícula biliar para fechar essa etiologia. A visualização direta do pâncreas é limitada nesse exame, em virtude da interposição de alças e gás.

A TC de abdômen utiliza radiação ionizante e contraste iodado intravenoso, não devendo ser solicitada de rotina. Seu maior valor está em casos nos quais exista dúvida diagnóstica, como perfuração ou isquemia intestinal. Em casos de PA grave, a TC está indicada para todos os pacientes a partir do 4° dia de história, na expectativa de diagnosticar complicações locais.

A RNM é cara e pouco acessível, sendo seu uso destinado a avaliar acometimento da via biliar principal, como coledocolitíase, suspeita de neoplasia ou melhor detalhamento das complicações locais, como pseudocistos ou necrose pancreática.

Estratificação de risco e gravidade

Uma vez estabelecido o diagnóstico de PA por meio dos dois critérios entre os três apresentados, pode-se tentar predizer precocemente a sua gravidade. Existem dezenas de escores de risco para PA grave, cada um com vantagens e limitações. Os mais utilizados na prática diária são: Ranson, Marshall, Marshall modificado, SOFA, qSOFA e APACHE II.

O escore de Ranson provavelmente foi o mais utilizado nas décadas passadas. Consiste de cinco critérios colhidos na admissão e mais seis critérios colhidos 48 horas após a chegada do paciente. O escore de Marshall modificado e qSOFA são os mais práticos e utilizados na atualidade, consistindo na avaliação específica de sistemas orgânicos e atualizada diariamente.

Por meio desses escores, é possível identificar os pacientes com maior gravidade e risco de mortalidade. Dessa forma, pode-se realizar uma ressuscitação e monitorização mais invasivas e precoces desses pacientes, assim como a transferência para unidade de terapia intensiva (UTI).

A gravidade propriamente dita da PA é definida pela presença de disfunções orgânicas e complicações locais, conforme a seguinte classificação:
- Leve: ausência de disfunção orgânica e sem complicações locais;
- Moderada: disfunção orgânica com resolução dentro de 48 h ou complicação local (coleção líquida ou necrose) não infectada;
- Grave: disfunção orgânica sustentada por mais de 48 h com ou sem complicação local, desde que não infectada;
- Crítica: disfunção orgânica sustentada por mais de 48 h associada a complicação local infectada.

Diante de um quadro de PA grave ou crítica, a pesquisa de complicação local deve ser realizada de rotina em todos os pacientes, por meio de TC de abdômen com contraste, preferencialmente após o 4º dia do início dos sintomas. Os principais achados tomográficos de complicação local são:
- Coleções líquidas: conteúdo fluido, sem limites bem definidos e tempo < 4 semanas;
- Necrose: conteúdo denso, sem limites bem definidos e tempo < 4 semanas;
- Pseudocisto: conteúdo fluido, com limites bem definidos e tempo > 4 semanas;
- WON (*walled-off necrosis*): conteúdo denso, com limites bem definidos e tempo > 4 semanas;
- Complicação local infectada: presença de gás ao exame de imagem ou cultura positiva em punção guiada.

Tratamento

As diretrizes iniciais do tratamento da PA são o jejum oral, a reposição volêmica e a analgesia rigorosa.

A reposição volêmica agressiva no início do tratamento tem impacto direto no prognóstico do paciente, especialmente se realizada nas primeiras 24 horas da admissão. A recomendação atual foca na utilização da solução cristaloide, como Ringer lactato. Sempre se deve levar em consideração as condições clínicas prévias do paciente para o qual infusão rápida de volume possa ter como consequência complicações cardiopulmonares, a exemplo do edema agudo de pulmão em paciente com disfunção cardíaca ou em pacientes falciformes. A seguir são citados alguns dos regimes de hidratação aceitos:
- 250 a 500 mL/h nas primeiras 12 a 24 horas;
- 20 mL/kg em bólus;
- 5–10 mL/kg em bólus a cada hora.

Sinais de resposta volêmica, embora pouco sensíveis, são débito urinário acima de 0,5 mL/kg/h, pressão arterial média acima de 60 mmHg, Glasgow 15, tempo de enchimento capilar menor que 2 s e redução dos níveis arteriais de lactato. Esses parâmetros não devem ser utilizados como metas terapêuticas restritivas.

A analgesia inicial deve aliviar significativamente a dor do paciente. Utilizam-se, em nosso meio, mais frequentemente, dipirona, tramadol e, em alguns casos, a morfina. Os opioides já foram considerados como deletérios na PA por causarem espasmo do esfíncter de Oddi da papila duodenal, o que levaria à piora dos sintomas. Entretanto, diversos estudos já mostraram sua segurança nesses pacientes. Após melhora da dor, a dose pode ser reduzida gradualmente até a suspensão do medicamento.

Nos casos leves da doença, a dieta oral com baixo teor de gordura pode ser iniciada assim que o paciente se apresentar com melhora da dor e cessação dos vômitos, preferencialmente com queda das enzimas pancreáticas. Não é necessário aguardar a normalização das enzimas para iniciar a dieta.

A dieta enteral por sonda gástrica ou duodenal é utilizada nos casos em que a via oral não pode ser utilizada. Não existe diferença entre a topografia da sonda, seja gástrica ou jejunal, na evolução da PA. A passagem de sonda por endoscopia pós-Treitz é realizada em casos selecionados, quando o volume gástrico residual é elevado e o paciente não tolera a dieta com sonda em posição gástrica.

Nos casos em que a via oral não é tolerada, a avaliação complementar por exames de imagem pode trazer informações úteis, como edema da glândula, coleções líquidas ou necrose da cabeça pancreática, que podem exercer efeito de compressão extrínseca do antro gástrico, piloro e arco duodenal, levando ao mau esvaziamento gástrico.

O reconhecimento da etiologia para prevenção de recorrências também é importante, sendo a etapa final do tratamento. Nos casos leves e de origem biliar, recomenda-se a colecistectomia na mesma internação, porém após 72 h e seguida da melhora clínica (denominada postergada). Nos casos graves ou com complicações locais, a cirurgia deve ser adiada para outra ocasião em que o paciente esteja clinicamente compensado e as alterações inflamatórias macroscópicas resolvidas (denominada tardia).

O uso de antibióticos na pancreatite já foi considerado rotina como profilaxia nas formas graves da doença com necrose da glândula e, atualmente, tem sido tema de debates, não mais se recomendando a sua utilização como profilaxia. Na atualidade, o uso de antibióticos está restrito para casos de complicação local infectada ou na suspeita de colangite. Quando indicada a antibioticoterapia, os carbapenêmicos, como monoterapia, ou a associação entre ciprofloxacino e metronidazol são opções com bons resultados. Sempre que possível, a punção guiada por TC da coleção pancreática deve ser realizada para obtenção da cultura e do antibiograma.

Quando não houver resposta clínica ao tratamento das complicações locais infectadas com o uso de antibióticos, faz-se necessária a drenagem da coleção. Sempre que possível, deve ser dada preferência para os métodos de drenagem minimamente invasivos, como os percutâneos ou endoscópicos. A drenagem cirúrgica, por estar associada a mortalidade superior a 50%, deve ser reservada para a falência ou indisponibilidade da drenagem guiada.

Outra possibilidade de intervenção cirúrgica na PA é para a complicação denominada síndrome compartimental abdominal, quando as medidas clínicas para o seu tratamento foram ineficazes. Nesses casos, procede-se à peritoneostomia ou ao abdômen aberto, cuja morbimortalidade é extremamente elevada.

Conclusão

A PA é uma doença prevalente, geralmente com boa evolução, porém com altos índices de morbimortalidade nas formas graves. O diagnóstico da PA deve ser preciso para a rápida administração das medidas clínicas, que visam ao suporte do paciente e à nutrição. Embora as etiologias para a PA sejam variáveis, a colecistopatia crônica calculosa e o etilismo continuam sendo suas principais causas, devendo ser o foco final do tratamento quando da resolução do processo inflamatório, a fim de se prevenirem novas recidivas.

PANCREATITE CRÔNICA

Definição

A pancreatite crônica (PC) caracteriza-se pelo processo inflamatório pancreático crônico e progressivo, que acarreta lesão tecidual irreversível, cuja síndrome clínica manifesta-se principalmente pela dor e pela insuficiência (exócrina e/ou endócrina) do órgão.

Etiologia

O etilismo é a principal causa de PC, principalmente entre os homens acima de 40 anos. Até 10% dos etilistas desenvolverão algum grau de lesão pancreática sintomática; e de todos os pacientes com PC, 75% são secundários à toxicidade pelo álcool. Não existe uma dose exata a partir da qual a lesão pancreática se desenvolva; porém, estudos sugerem que a PC ocorre nos etilistas cujo consumo de etanol seja superior a 150 g/dia por tempo > 15 anos.

Entre as etiologias não alcoólicas, mais prevalentes em mulheres, adultos jovens e crianças, destacam-se: doenças genéticas (fibrose cística, deficiência de alfa-1 antitripsina, pancreatite hereditária), secundárias à obstrução ductal (neoplasias, pseudocistos, cálculo), secundárias a doenças sistêmicas (lúpus, hipertrigliceridemia, hipercalcemia), secundária a drogas (ácido valproico, hidroclorotiazida, azatioprina, furosemida), isquêmica, actínica, autoimune, tropical e idiopática. A pancreatite hereditária, incidente em crianças e adolescentes após os 10 anos, está associada a maior risco para o desenvolvimento de adenocarcinoma de pâncreas. A PC autoimune é doença rara e pode ser dividida em tipo 1 (associada a aumento de IgG4, doença inflamatória intestinal, Sjögren e cirrose biliar) ou tipo 2 (acometimento pancreático isolado). A pancreatite tropical é mais comum na África e Ásia, com destaque para o sul da Índia, acometendo adultos jovens a partir dos 20 anos.

O tabagismo é um fator de risco independente e potencializador do agravo pancreático pelo álcool, com correlação diretamente proporcional à carga tabágica acumulada. Dados de literatura estimam *odds ratio* > 17.

Independentemente do fator desencadeante, a fisiopatogenia da PC está relacionada à ativação intrapancreática das enzimas digestivas, à deposição de rolhas de proteína na luz dos ductos e a uma redução da secreção de bicarbonato, acarretando desequilíbrio entre os processos inflamatórios e anti-inflamatórios.

Quadro clínico

O quadro clínico pode ser dividido didaticamente em 1) dor crônica com surtos de agudização e 2) insuficiência pancreática exócrina e/ou endócrina.

A dor é o sintoma mais prevalente nos pacientes com PC, presente em até 90% dos casos. Caracteriza-se pela sensação de aperto e pontada no andar superior do abdômen, eventualmente referida em dorso, com exacerbação após alimentação gordurosa, podendo ser acompanhada por náusea e vômitos. Os pacientes com dor crônica tendem a adotar posição antálgica de prece maometana e desnutrição secundária à fagofobia.

A insuficiência pancreática apresenta-se tardiamente na evolução da doença (> 10 anos), geralmente quando houve comprometimento de mais de 90% da glândula, seja pelo dano inflamatório, seja após ressecções cirúrgicas. A principal deficiência refere-se à digestão de gorduras, seguida pela de proteína e pelo diabetes. A esteatorreia, quando acompanhada de distensão abdominal, flatulência e desnutrição, é achado clássico da insuficiência exócrina pancreática.

Os pacientes com diabetes secundário à PC costumam apresentar calcificações difusas aos exames de imagens e maiores episódios de hipoglicemia em virtude da deficiência alfa na produção de glucagon. A nefropatia e a cetoacidose são raras nesse grupo de pacientes em comparação ao diabetes tipo 1 e 2. É muito incomum pacientes com PC terem insuficiência endócrina na ausência de insuficiência exócrina.

O exame físico, quando alterado, traz achados associados à desnutrição e ao etilismo. Em geral, os pacientes encontram-se emagrecidos e com hipertrofia das parótidas. A propedêutica abdominal apresenta dor à palpação profunda do epigástrio. A palpação de tumorações nessa topografia sugere complicação local, como pseudocisto ou neoplasia. A icterícia é infrequente, e sua presença sugere obstrução coledociana secundária a estenoses ou neoplasia periampular.

Diagnóstico

A suspeita diagnóstica é clínica, a partir da correlação entre o quadro álgico característico e os fatores de risco. Os achados de imagem compatíveis com lesão pancreática crônica e a documentação laboratorial da insuficiência do órgão confirmam o diagnóstico.

As enzimas séricas pancreáticas (amilase e lipase) podem estar normais, aumentadas ou diminuídas em pacientes com PC. Seu uso deve ser reservado para a suspeita de pancreatite aguda ou para surtos de agudização de um caso crônico.

A documentação da insuficiência exócrina do pâncreas pode ser feita por meio da pesquisa de gordura nas fezes (teste de Sudan com > 7 g/dia) ou da pesquisa quantitativa de elastase nas fezes (< 200 mcg/g). Sua positividade é confirmatória para a esteatorreia e fecha o diagnóstico de PC em casos com quadro clínico típico sem alteração em exames de imagem.

Os exames de imagem são úteis na detecção da lesão estrutural, complicações locais ou suspeita de neoplasia. Embora seja um achado tardio, a calcificação ductal é um sinal patognomônico de PC. A radiografia simples de abdômen, conquanto de baixo custo e fácil acesso, evidencia as calcificações em menos de 30% dos casos. O ultrassom também tem baixa acurácia, e é operador dependente. A tomografia de abdômen, por outro lado, apresenta sensibilidade de 90% e especificidade de 85%, sendo o exame de escolha para pesquisa de lesão pancreática, embora exponha o paciente a contraste e radiação. A ressonância nuclear magnética, apesar do maior custo e menor disponibilidade, apresenta elevada sensibilidade na caracterização de lesões tumorais, comprometimento ductal e envolvimento da via biliar.

O principal diagnóstico diferencial deve ser feito com o adenocarcinoma de pâncreas, tanto pela semelhança do quadro clínico quanto pelo maior risco de desenvolvimento dessa neoplasia entre os pacientes com PC. Achados de dilatação ductal devem ser diferenciados da neoplasia intraductal papilar mucinosa. Dados que falam a favor de neoplasia incluem idade avançada, perda de peso, ausência de fatores de risco claros para PC e elevação dos níveis séricos do CA 19-9. A punção guiada por ecoendoscopia é o exame de escolha nessa diferenciação.

A biópsia pancreática, embora seja o exame padrão-ouro na confirmação da PC por meio do achado histopatológico da tríade da PC (perda de ácinos, fibrose e infiltrado mononuclear), não é necessária para o diagnóstico dos quadros clássicos. Seu uso é reservado para a incerteza clínica ou para exclusão de neoplasia. Pode ser realizada via ecoendoscopia, percutânea guiada por imagem ou via cirúrgica.

Tratamento

O tratamento da PC deve ser focado na cessação do estímulo agressor, no controle da dor, na correção da insuficiência pancreática, na nutrição e no manejo das complicações locais.

A dor da PC tem origem multifatorial, geralmente com componente neuropático e isquêmico associados. O seu controle inicia-se pela suspensão do etilismo e do tabagismo, quando vigentes. A reposição de enzimas pancreáticas por si só já apresenta algum impacto significativo no controle da dor. As drogas inicialmente empregadas para os casos mais brandos são os analgésicos simples não esteroidais, como a dipirona, associados aos antidepressivos tricíclicos, como a amitriptilina (controle da depressão e da dor neuropática). Quando necessários, casos de dor mais intensa devem ser manejados com opioides de liberação lenta, como *patch* de fentanil. Em pacientes extremamente sintomáticos, um combo inicial de associação de drogas (dipirona, amitriptilina e morfina) pode ser tentando nas primeiras 2 a 3 semanas de tratamento, na tentativa de quebrar o ciclo álgico. Nos pacientes com PC autoimune, um curso de corticosteroide por 4 semanas seguido de desmame traz benefícios evidentes.

A suplementação com enzimas pancreáticas está indicada no controle da dor, no tratamento da desnutrição e da esteatorreia. A reposição deve ser feita com pancreatina via oral, na dose de 1 cápsula (25.000 UI lipase, 18.000 UI amilase e 1.000 UI protease) durante as principais refeições. Dietas elaboradas por nutricionistas devem ser baseadas na restrição de gorduras e no enriquecimento com vitaminas e triglicérides de cadeia média. O bloqueio ácido gástrico pode otimizar a ação das enzimas pancreáticas e prevenir a lesão de mucosa.

O tratamento do diabetes deve ser realizado conforme protocolo habitual. Deve-se atentar ao fato de que, pela perda global das ilhotas pancreáticas, existe maior risco de hipoglicemia e dificuldade no controle glicêmico.

Casos de obstrução ductal mecânica, como por neoplasias, pseudocistos ou cálculos, devem ter seu manejo realizado preferencialmente por técnica minimamente invasiva. O *stent* endoscópico e a drenagem percutânea ou transgástrica das coleções líquidas são alguns exemplos.

A cirurgia para a PC, como está associada a maior morbimortalidade e recidiva tardia dos sintomas, deve ser reservada aos casos de falência do tratamento clínico ou diante da suspeita de neoplasia (presente em até 15% das ressecções). Estima-se que 50% dos pacientes com PC serão submetidos a alguma intervenção cirúrgica ao longo de suas vidas. Os procedimentos são divididos entre as técnicas de ressecção, drenagem ou mistas. Existem mais de 40 técnicas descritas, porém as mais frequentemente realizadas são a cirurgia de Whipple modificada (duodenopancreatectomia), Partington Rochelle (drenagem ductal ampla com anastomose jejunal lateral) e Frey (ressecção em cunha da cabeça pancreática combinada com a drenagem jejunal lateral). Em geral, o alívio da dor ocorre em 80% dos pacientes, com permanência média de 2 anos da melhora dos sintomas e mortalidade de 5%. Casos de PC com importante dano estrutural prévio podem evoluir para insuficiência pancreática definitiva após as ressecções cirúrgicas.

Procedimentos de litotripsia, denervação, alcoolização ou bloqueio do gânglio celíaco têm resultados questionáveis na literatura e estão restritos a apenas alguns centros.

Prognóstico e seguimento

Pacientes com PC devem ser pesquisados anualmente quanto ao desenvolvimento de diabetes, cujo risco é > 40%. Nas PC, principalmente nas hereditárias, em virtude do maior risco para desenvolvimento de neoplasia (15 a 40%), está indicado o rastreamento oncológico com exames de imagem. Osteopenia e osteoporose são complicações frequentes, com índices próximos a 65%. A trombose de veia esplênica, embora rara (< 1%), pode ser causa de hemorragia digestiva alta secundária a hipertensão portal segmentar. A mortalidade geral para a PC é de 50% em 20 anos.

BIBLIOGRAFIA

1. Bakker OJ, van Brunschot S, van Santvoort HC, Besselink MG, Bollen TL, Boermeester MA, et al. Dutch Pancreatitis Study Group. Early versus on-demand nasoenteric tube feeding in acute pancreatitis. N Engl J Med. 2014 Nov 20;371(21):1983-93.
2. Banks PA, Bollen TL, Dervenis C, Gooszen HG, Johnson CD, Sarr MG, et al. Acute Pancreatitis Classification Working Group. Classification of acute pancreatitis--2012: revision of the Atlanta classification and definitions by international consensus. Gut. 2013 Jan;62(1):102-11.
3. Conwell DL, Lee LS, Yadav D, et al. American Pancreatic Association Practice Guidelines in Chronic Pancreatitis: evidence-based report on diagnostic guidelines. Pancreas. 2014 Nov;43(8):1143-62.
4. D'Haese JG, Ceyhan GO, Demir IE, Tieftrunk E, Friess H. Treatment options in painful chronic pancreatitis: a systematic review. HPB (Oxford). 2014 Jun;16(6):512-21.

5. Gurusamy KS, Belgaumkar AP, Haswell A, Pereira SP, Davidson BR. Interventions for necrotising pancreatitis. Cochrane Database Syst Rev. 2016 Apr 16;4:CD011383.
6. Gurusamy KS, Lusuku C, Halkias C, et al. Duodenum-preserving pancreatic resection versus pancreaticoduodenectomy for chronic pancreatitis. Cochrane Database Syst Rev. 2016 Feb 3;2:CD011521.
7. Johnson CD, Besselink MG, Carter R. Acute pancreatitis. BMJ. 2014 Aug 12;349:g4859.
8. Majumder S, Chari ST. Chronic pancreatitis. Lancet. 2016 May 7;387(10031):1957-66.
9. Mounzer R, Langmead CJ, Wu BU, Evans AC, Bishehsari F, Muddana V, et al. Comparison of existing clinical scoring systems to predict persistent organ failure in patients with acute pancreatitis. Gastroenterology. 2012 Jun;142(7):1476-82; quiz e15-6.
10. Tenner S, Baillie J, DeWitt J, Vege SS. American College of Gastroenterology. American College of Gastroenterology guideline: management of acute pancreatitis. Am J Gastroenterol. 2013 Sep;108(9):1400-15; 1416. Erratum in: Am J Gastroenterol. 2014 Feb;109(2):302.

77

ABORDAGEM DA ICTERÍCIA NO ADULTO

Brayan Martins Tomaz
Carolina Frade M. G. Pimentel
Igor Gouveia Pietrobom
Sarah Rodrigues Pilon Faria

INTRODUÇÃO

A bilirrubina é potencialmente tóxica; dessa forma, há mecanismos fisiológicos que promovem sua neutralização. Icterícia e hiperbilirrubinemia assintomática são situações comuns na prática clínica e são causadas por diversas doenças, podendo ser secundárias a hiperprodução de bilirrubinas, defeito na conjugação, obstrução da via biliar ou inflamação do parênquima hepático. Nesse capítulo será dada ênfase na classificação da icterícia, assim como na abordagem sistemática.

METABOLISMO DA BILIRRUBINA

O grupo heme é formado por quatro anéis pirrólicos ligados por pontes de carbono com um átomo de ferro central. A bilirrubina é formada pela degradação do grupo heme presente, principalmente, na hemoglobina. A heme-oxigenase inicia o processo de degradação do grupo heme ao abrir o anel, dando origem a biliverdina, um pigmento esverdeado. Essa última molécula, por sua vez, sofre ação da enzima biliverdina redutase, resultando na bilirrubina não conjugada, um pigmento amarelado. Esse processo ocorre principalmente no retículo endotelial das células do baço e nas células de Kupffer no fígado. No processo de captação, na superfície dos sinusoides e no retículo endoplasmático liso dos hepatócitos, a bilirrubina não conjugada é ligada à albumina por ação de enzimas microssomais (UDP glicuroniltransferase), dando origem à bilirrubina conjugada, que é hidrossolúvel. Por último, a bilirrubina é excretada pela membrana canalicular dos hepatócitos por transporte ativo.

FISIOPATOLOGIA

- Defeito na captação hepática:
  - Ao comprometer a chegada ou a internalização da bilirrubina nos hepatócitos, ocorre o acúmulo de bilirrubina não conjugada no plasma, como na insuficiência cardíaca congestiva, *shunt* portossistêmico e uso de medicamentos como rifampicina e probenecide.

- Defeito na conjugação hepática:
  - Ocorre redução da conjugação devido, por exemplo, à deficiência enzimática; e resulta na hiperbilirrubinemia indireta, sendo exemplos a síndrome de Gilbert e a síndrome de Crigler-Najjar tipo I e II.
- Hiperprodução de bilirrubina:
  - Hemólise extravascular: em desordens hemolíticas em que ocorre a destruição extravascular dos eritrócitos com degradação da hemoglobina em células do baço, fígado e medula óssea vermelha, p. ex., anemia falciforme, anemia hemolítica autoimune.
  - Extravasamento: em situações em que ocorre extravasamento de sangue em meio a tecidos também ocorrerá degradação dos eritrócitos por macrófagos e consequente degradação da hemoglobina, p. ex., hematoma de órgãos sólidos.
  - Hemólise intravascular: em situações em que ocorrem hemólise intravascular com liberação de hemoglobina que será ligada a haptoglobina e, após, internalizada e degrada em células hepáticas, p. ex., hemoglobinúria paroxística noturna, anemia hemolítica microangiopática.
  - Eritropoese ineficaz: em doenças em que ocorre defeito na maturação de pró-eritroblastos ou normoblastos resultando em morte prematura da célula da medula óssea, como na mielodisplasia, anemia megaloblástica e talassemias.
- Lesão hepatocelular:
  - Neoplasias: carcinoma hepatocelular, colangiocarcinoma, metástases, linfomas e hemangioendotelioma.
  - Metabólico/Hereditário: doença de Wilson, deficiência de alfa-1-antitripsina, hemocromatose.
  - Sistêmico: isquemia hepática aguda, insuficiência cardíaca grave, pericardite constritiva, síndorme de Budd-Chiari, sarcoidose, amiloidose.
  - Infecção: hepatite pelos vírus hepatotróficos, herpes-vírus, tuberculose, leptospirose, sífilis, abscesso piogênico, *Ascaris sp.*, esquistossomose, amebíase, toxoplasmose, leishmaniose, *Candida*, *Coccidioides*, histoplasmose, criptococose.
  - Tóxico/Imunológico: álcool, vitamina A, aflatoxina B1, hepatite autoimune, colangite esclerosante primária, cirrose biliar primária, esteato-hepatite não alcoólica, colangiopatia autoimune.
- Obstrução biliar:
  - Nessa situação ambas bilirrubinas direta e indireta se acumulam no plasma, pois ocorre transporte de volta ao plasma, sendo exemplos a coledocolitíase, colangiocarcinoma, síndrome de Mirizzi e obstrução por *Ascaris lumbricoides*.
- Causas intra-hepáticas:
  - Hepatite viral: ocorre uma síndrome colestática devido ao edema inflamatório.
  - Hepatite alcoólica: em paciente com dependência ao álcool pode ocorrer um quadro agudo de colestase associada a febre e leucocitose.
  - Colangite biliar primária: doença autoimune em que ocorre colestase, apesar de também estar associado a lesão hepatocelular.
  - Drogas e toxinas: pode ocorrer lesão hepatocelular eventualmente associada a síndrome colestática, p. ex., clorpromazina, etinilestradiol, halotano, arsênio.
  - Sepse e estado de má-perfusão: de etiologia multifatorial envolvendo hipotensão, drogas e endotoxinas bacterianas que causam uma síndrome colestática.
  - Malignidades: síndrome paraneoplásica pode causar colestase, por exemplo na síndrome de Stauffer.

- Infiltração hepática: processos infiltrativos no fígado como amiloidose, linfoma, sarcoidose e tuberculose podem precipitar colestase.
- Doenças congênitas: destacam-se a síndrome de Dubin-Johnson e síndrome de Rotor por defeito no transporte de bilirrubina conjugada na membrana canalicular.
- Doença falciforme: a icterícia nesses casos é multifatorial, devido à combinação de hemólise crônica, como também disfunção hepática; sendo assim, tanto bilirrubina indireta quanto direta se acumulam no plasma.
- Colestase gestacional: doença benigna em que ocorre geralmente no terceiro trimestre um quadro de colestase intra-hepática de causa ainda pouco conhecida.
- Nutrição parenteral total: colestase pode ocorrer quando em uso de NPT por mais de 2 a 3 semanas por mecanismo multifatorial envolvendo crescimento bacteriano ao deslocar endotoxinas ao sistema portal e promover sepse bacteriana.

ABORDAGEM DIAGNÓSTICA

Na hiperbilirrubinemia indireta, sendo o paciente assintomático e outros exames hepáticos normais, deve-se investigar hemólise, drogas ou doença associada a defeito na captação e na conjugação hepática (Fig. 77.1).

Na hiperbilirrubinemia direta deve-se investigar se a causa é devida a obstrução da via biliar, colestase intra-hepática, lesão de hepatócito ou doença congênita (Fig. 77.2).

Diante da suspeita de obstrução da via biliar, uma etapa importante é a realização de um exame de imagem das vias biliares, buscando indenticar dilatação intra e/ou extra-hepática que pode sugerir obstrução mecânica. Entre as opções estão a ultrassonografia, tomografia computadorizada, colangiorressonância e a colangiopancreatografia retrógrada endoscópica. A escolha inicial, especialmente em unidades de emergência, é a ultrassonografia abdominal, por ter uma boa sensibilidade na detecção de dilatação de vias biliares e litíase intra e extra-hepática. Além disso, oferece menor custo, é mais simples, rápida e apresenta menor risco pela não utilização de contrastes (Fig. 77.3).

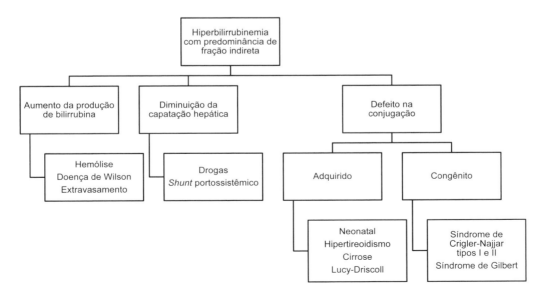

FIGURA 77.1 Abordagem diagnóstica de doenças com aumento de bilirrubina indireta.

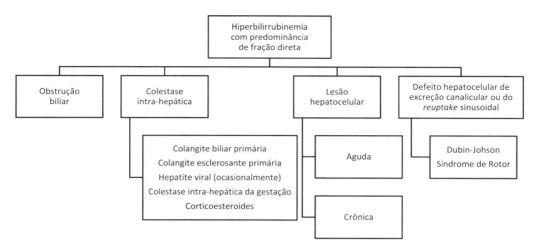

FIGURA 77.2 Abordagem diagnóstica de doenças com aumento de bilirrubina direta.

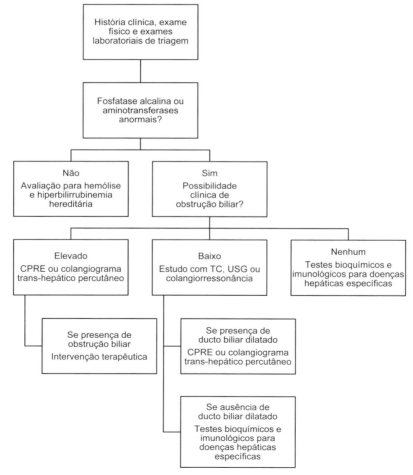

FIGURA 77.3 Algoritmo diagnóstico

BIBLIOGRAFIA

1. Allardyce DB. Cholestasis caused by lipid emulsions. Surg Gynecol Obstet. 1982;154:641.
2. Berk PD, Wolkoff AW, Berlin NI. Inborn errors of bilirubin metabolism. MedClin North Am. 1975;59:803.
3. Bolder U, Ton-Nu HT, Schteingart CD, et al. Hepatocyte transport of bile acids and organic anions in endotoxemic rats: impaired uptake and secretion. Gastroenterology. 1997;112:214.
4. Fuchs M, Sanyal AJ. Sepsis and cholestasis. Clin Liver Dis. 2008;12:151.
5. Goldman L, Ausiello D. Cecil: Medicina. 23ª ed. Rio de Janeiro: Elsevier, 2009. Vol I e II.
6. Hojo M, Sano N, Takikawa H. Effects of lipopolysaccharide on the biliary excretion of bile acids and organic anions in rats. J Gastroenterol Hepatol. 2003;18:815.
7. Stricker BHCH. Drug-induced Hepatic Injury, Elsevier, Amsterdam 1993.
8. van Deventer SJ, ten Cate JW, Tytgat GN. Intestinal endotoxemia. Clinical significance. Gastroenterology. 1988;94:825.

78

HEPATITES VIRAIS

Caio Vaciski Gallassi
Carolina Frade M. G. Pimentel
Igor Gouveia Pietrobom
Sarah Rodrigues Pilon Faria

INTRODUÇÃO

As hepatites virais são condições muito prevalentes na prática clínica; várias infecções virais podem cursar com acometimento do tecido hepático. Contudo, um pequeno grupo de vírus se caracteriza por especial trofismo por esse tecido, podendo gerar infecções agudas ou crônicas, variando de quadros assintomáticas até situações catastróficas. Essas infecções serão abordadas neste capítulo.

HEPATITE A

O vírus da hepatite A (VHA) é um RNA vírus, pertencente ao gênero hepatovírus e a família *Picornaviridae*. Mais prevalente em áreas com piores condições sanitárias, o contágio ocorre por ingestão de alimentos e água contaminados, contato íntimo com pessoas contaminadas e por via sexual (não há relatos de transmissão maternofetal).

Doença aguda, autolimitada e que raramente evolui para insuficiência hepática aguda. Esta complicação é mais comum em pacientes com doença hepática prévia, em particular infecção crônica pelo vírus C. O quadro clínico em crianças tende a ser oligossintomático; já em adultos as manifestações clínicas são mais graves.

Após um período de incubação médio de 30 dias, tem-se um início súbito de sintomas prodrômicos (astenia, febre, hiporexia, náuseas, vômitos etc.) com duração média de uma semana. A icterícia, colúria e acolia fecal tendem a aparecer na melhora do quadro prodrômico, tendo uma duração média de duas semanas. Icterícia e hepatomegalia são os sinais mais frequentes dessa doença, presentes em 70 e 80% dos casos, respectivamente. Manifestações extra-hepáticas: vasculite, artrites, neurite óptica, mielite transversa, trombocitopenia, anemia aplásica e aplasia de células vermelhas.

O diagnóstico da infecção aguda é feito pela dosagem sérica de anticorpos anti-VHA da classe IgM em pacientes com quadro clínico sugestivo da doença. Contudo, esses anticorpos podem permanecer detectáveis por até seis meses após o contato com o vírus.

Anti-VHA IgG começam a ser produzidos no período de convalescença e persistem detectáveis por décadas.

Não há tratamento específico para essa doença, sendo indicadas apenas medidas de suporte e sintomáticos.

A prevenção primária consiste em cuidados de higiene das mãos e dos alimentos nas áreas endêmicas. A Organização Mundial da Saúde recomenda a imunização de todas as crianças acima de um ano em áreas de moderada a baixa endemicidade. Em países com elevada endemicidade, a grande maioria dos indivíduos adquire a infecção na infância (cujo quadro clínico geralmente é oligossintomático), não sendo indicada a vacinação universal.

Em adultos, o Centers for Disease Control and Prevention dos Estados Unidos orienta vacinação nos seguintes grupos: hepatopatas, pacientes com distúrbios de coagulação, homens que fazem sexo com homens, usuários de drogas, indivíduos que viajarão para áreas de alta endemicidade. Para indivíduos expostos não previamente vacinados é possível realizar a profilaxia, em até duas semanas, com uma dose de vacina ou com o uso de imunoglobulina anti-VHA (dose 0,02 mL/kg). A última sendo indicada para indivíduos acima de 40 anos, imunossuprimidos, hepatopatas ou com contraindicação ao uso da vacina.

HEPATITE B

O vírus da hepatite B (VHB) é um DNA vírus pertencente à família *Hepadniviridae*, responsável pela infecção viral crônica mais prevalente no mundo. Cerca de 2 bilhões de pessoas foram infectadas pelo vírus e, destas, 350 milhões são portadoras crônicas da infecção.

É transmitido por meio do contato com secreções contaminadas, principalmente o sangue e o sêmen. Em áreas com alta endemicidade predomina a transmissão vertical (gestante infectada para o neonato); em áreas de baixa endemicidade predomina a transmissão por via sexual, sendo os grupos de riscos compostos por pessoas com múltiplos parceiros, homens que fazem sexo com homens e pessoas com histórico de outras doenças sexualmente transmissíveis (DSTs). A terceira maior causa de contaminação envolve o uso de seringas contaminadas, transfusões sanguíneas e diálise.

O VHS é um agente de baixa virulência, sendo a resposta do sistema imune a principal responsável pela patogênese da doença. Também é dependente da resposta imune inicial à infecção a evolução para cura ou cronificação, o que justifica as diferentes taxas de cronificação de acordo com a faixa etária: 95% para neonatos, 20 a 30% para crianças entre 1 e 5 anos e menos que 5% para adultos. Logo, as manifestações clínicas variam previsivelmente nesses grupos; neonatos e crianças geralmente apresentam quadros assintomáticos, enquanto 70% dos adultos apresentam quadros oligossintomáticos e 30% evoluem com icterícia. Apenas 1% dos casos evoluem para insuficiência hepática aguda, condição catastrófica com 80% de letalidade na ausência de transplante hepático.

Fundamental ao diagnóstico da infecção pelo vírus B, tanto aguda quanto crônica, são os marcadores sorológicos. Estes são compostos basicamente por partículas de componentes do vírus e por anticorpos contra elas; entender sua dinâmica ajuda a compreender a história natural da doença. Após o período de incubação (de 40 a 180 dias), o primeiro marcador detectável no plasma é uma proteína presente na membrana externa do vírus, o HBsAg, produzida durante a replicação viral, detectável tanto na infecção aguda quanto crônica. Cerca de 2 semanas após o início da infecção, inicia-se a produção de anticorpos da classe IgM contra o núcleo do vírus (o *core*), o anti-HBc IgM, que classicamente funciona como um marcador da infecção aguda (mas pode se elevar na infecção crônica durante exacerbações) devido à queda de seus títulos ao longo da evolução da doença. De forma esperada, esse é o momento de início dos sintomas e elevação das aminotransferases. Concomitante a esse processo, são produzidos anticorpos da classe IgG contra o *core*, o anti-HBc IgG, o qual permanece detectável por décadas. O HBeAg é uma proteína presente no *core* viral, produzida durante a replicação viral, e é um indicador indireto de replicação viral e infectividade; contudo, vem sendo substituído pelos testes de detecção de DNA do VHB. Nos pacientes com resposta adequada à infecção, de algumas semanas até 6 meses (após esse período caracterizamos o quadro de hepatite crônica), os níveis de HBsAg e de DNA viral caem a níveis indetectáveis e começa a ser detectável o anti-HBsAg, marcador de cura da doença. Este permanece detectável por décadas, podendo seus títulos caírem lentamente até níveis indetectáveis com o passar dos anos.

Uma situação que merece ser citada é a infecção oculta pelo VHB, identificada por níveis indetectáveis de HBsAg e anti-HBsAg, contudo com a presença de anti-HBcAg IgG. Esses marcadores refletem uma infecção presente no tecido hepático, podendo ser reativada na vigência de quimioterapia ou terapia imunossupressora.

O tratamento da infecção aguda pelo VHB, quando sintomática, consiste em suporte clínico e manejo dos sintomas. Na vigência de infecção crônica, os pacientes devem ser monitorizados regularmente para avaliar progressão da doença; essa monitorização é feita por meio da avaliação clínica, níveis de aminotransferases (especialmente ALT), carga viral ou HbeAg, e, quando indicado, biópsia hepática. O objetivo principal do tratamento é reduzir o risco de progressão da doença hepática e de seus desfechos primários, especificamente cirrose, hepatocarcinoma e óbito. A perda sustentada do HBsAg, com ou sem soroconversão para anti-HBs, é o resultado ideal da terapia. Esse perfil corresponde à completa remissão da atividade da hepatite crônica; porém, raramente é alcançado. Dessa forma, deve-se buscar desfechos secundários para pacientes com HBsAg e HBeAg reagente ou HBeAg não reagente: soroconversão para anti-HBe, redução de carga viral (resposta virológica) e/ou normalização de ALT (resposta bioquímica). A todos é indicado o rastreio de coinfecção pelo HIV e HCV, evitar o consumo de álcool e, a partir dos 40 anos ou na presença de cirrose ou história familiar positiva, realizar o rastreio para hepatocarcinoma com ultrassonografia e dosagem de alfafetoproteína, sendo esta última com benefício questionado para o rastramento por alguns estudos. Em regiões endêmicas, também deve ser pesquisada infecção pelo vírus da hepatite Delta.

Atualmente sete drogas estão aprovadas para o tratamento da doença, duas formulações de interferon alfa (convencional e peguilado, a última mais recomendada) e cinco análogos de nucleotídeo (lamivudina, entecavir, adefovir, telbivudina e tenofovir). Entre os análogos de nucleotídeo, os mais utilizados atualmente são o entecavir e o tenofovir. O objetivo do tratamento é suprimir a replicação viral (carga viral indetectável) e prevenir o dano hepatocelular (normalização das aminotransferases). O tratamento costuma ser prolongado (no mínimo um ano), haja vista que o tratamento tem por objetivo o controle da replicação viral, não sendo alcançada, muitas vezes, a cura com negativação do HbsAg e eliminação do DNA viral. As indicações variam de acordo com as diretrizes, mas todos concordam em iniciar o tratamento nos pacientes com carga viral superior a 20.000 U/mL e elevação persistente de aminotransferases (2× limite superior) ou evidência histológica de inflamação moderada a grave ou fibrose.

Além do uso de preservativos, descarte e processamento adequado de material biológico, a vacinação contra o vírus B é a base da prevenção contra essa doença, sendo administrada em 3 doses (intervalo de 0, 1 e 6 meses). Indicada para todos os neonatos e crianças como parte do calendário vacinal nacional, e também é indicada para todos os adultos de até 49 anos e para populações de risco, incluindo: pessoas com múltiplos parceiros, homens que fazem sexo com homens, usuários de drogas injetáveis, profissionais de saúde, pacientes institucionalizados, dialíticos e parceiros sexuais de pacientes sabidamente portadores da infecção crônica pelo vírus B. Pacientes hepatopatas crônicos e imunossuprimidos devem receber a vacinação com 4 doses (intervalo de 0, 1, 2 e 6 meses).

HEPATITE C

O vírus da hepatite C (VHC) é um vírus RNA da família dos flavivírus, infectando cerca de 185 milhões de pessoas em todo o mundo, sendo o principal responsável pelo carcinoma hepatocelular. Sua principal via de contaminação é por meio do contato com sangue contaminado (transfusões, diálise e uso de drogas injetáveis), sendo a via sexual de menor importância. Seis genótipos (1 a 6) foram identificados até o momento, sendo o tipo 1 a 3 de distribuição universal; o genótipo 1 responde por 40 a 80% dos casos.

Assim como o vírus B apresenta baixa virulência, sendo sua infecção aguda geralmente assintomática, menos de 25% dos pacientes apresentam icterícia. Contudo, é a infecção com maior índice de evolução para cronificação (de 60 a 80%) e maior progressão para cirrose (20–30% dos pacientes em um período de 10 a 30 anos); na presença do vírus C a progressão para hepatocarcinoma atinge taxa de 1 a 4% ao ano. Vários fatores interferem para o aumento da velocidade de progressão da doença: idade acima de 40 anos, coinfecção pelo HIV, sexo masculino, hepatopatia prévia, obesidade e uso de álcool. A infecção crônica está associada com diversas manifestações extra-hepáticas: crioglobulinemia, glomerulonefrite membranoproliferativa, porfiria cutânea tarda, artralgia, síndrome Sjögren e fenômeno de Raynaud, púrpura trombocitopênica idiopática e linfoma não Hodgkin.

O diagnóstico é feito por meio da suspeita clínica associada a uma sorologia positiva para os anticorpos anti-HCV e a detecção do RNA viral no sangue.

O tratamento da infecção crônica tem como meta a chamada resposta virológica sustentada, ou seja, a não detecção de HCV-RNA sérico após 24 semanas da interrupção do tratamento. As medicações classicamente usadas são o interferon peguilado com a ribavirina, contudo sua eficácia em atingir a meta terapêutica é baixa no tratamento do genótipo 1 (menor que 50%). Recentemente duas novas drogas para uso associado a terapia padrão com resultados promissores (próxima a 80%) foram aprovadas no Brasil; são elas o telaprevir e o boceprevir (dois inibidores de protease).

HEPATITE D

O vírus da hepatite D (VHD) é considerado um subvírus satélite do VHB, constituído por um genoma circular de RNA e o antígeno HDAg envelopados por HbsAg. Presente em áreas onde a hepatite B é endêmica (à exceção do sudeste asiático), estima-se 18 milhões de infectados entre os cerca de 350 milhões de portadores crônicos da infecção pelo HBV. No Brasil, é endêmico na região amazônica. Para sua replicação, o VHD depende do vírus B, apresentando assim duas formas clínicas:

Coinfecção: a infecção pelo vírus D ocorre concomitante a infecção aguda pelo vírus B, podendo apresentar um curso clínico bifásico de elevação das aminotransferases. Em geral a evolução é benigna, com cura em cerca de 95% dos casos.

Superinfecção: em pacientes portadores de HBsAg, o VHD encontra condições ideais para replicação, resultando em um quadro clínico e laboratorial idêntico ao da coinfecção, contudo, com uma taxa de cronificação de 80%. Em pacientes já portadores de infecção crônica pelo vírus B, ocorre o agravamento do quadro clínico e maior risco de progressão para as complicações crônicas (cirrose e carcinoma hepatocelular).

O diagnóstico sorológico depende da dosagem sérica dos anticorpos contra o HDAg (raramente se detecta o HDAg no plasma) e a diferenciação entre coinfecção e superinfecção requer a dosagem do anti-HBcIgM, em um contexto de infecção ativa pelo vírus B.

Na infecção crônica, a dosagem de anti-HDAg IgM em altos títulos ou a detecção do RNA viral pelo PCR ao longo do tempo permite identificar o processo de cronificação e estimar a gravidade e transmissibilidade.

A principal estratégia para o controle dessa doença é a erradicação da hepatite B, seja pela profilaxia primária por meio da vacinação universal quanto pelo tratamento dos indivíduos cronicamente infectados. A única droga aprovada até o momento para o tratamento da infecção crônica pelo vírus D é o interferon alfa.

HEPATITE E

O vírus da hepatite E (VHE) é o segundo vírus de transmissão fecal-oral com hepatotropismo confirmado, após o vírus da hepatite A. Endêmico no continente asiático, apresenta quadro clínico semelhante às hepatites virais; contudo, cerca de 20% das gestantes que adquirem a infecção desenvolvem formas graves. Estudos recentes identificaram um maior número de casos de hepatite E em pacientes imunossuprimidos, como portadores de HIV e transplantados. Tais achados sugerem a possível correlação entre essa infecção e quadros de imunossupressão, podendo predispor a quadros de infecções crônicas.

Confirma-se o diagnóstico por meio da detecção no plasma de partículas virais pela técnica de PCR. A utilização de anticorpos das classes IgM e IgG contra o HbeAg tem baixa sensibilidade, com resultados frequentemente falso-positivos ou negativos. Os testes não são disponíveis comercialmente, sendo muitas vezes restritos a centros de pesquisa.

Não há tratamento específico nem vacina eficaz contra a doença. Alguns relatos em pacientes imunossuprimidos pós-transplante sugerem que, com a redução da imunossupressão, é possível o controle dessa infecção viral. Além disso, séries de casos sugerem o uso de ribavirina isolada ou interferon peguilado, mas ainda sem diretrizes firmadas para sua recomendação rotineira.

BIBLIOGRAFIA

1. Fonseca JCF. Hepatite D. Rev. Soc. Bras. Med. Trop., Uberaba, v. 35, n. 2, p. 181-190, Apr. 2002
2. https://www.uptodate.com/contents/diagnosis-of-hepatitis-d-virus-infection?source=search_result&search=hepatite+d&selectedTitle=1~50
3. https://www.uptodate.com/contents/hepatitis-a-virus-vaccination-and-postexposure-prophylaxis?source=see_link
4. https://www.uptodate.com/contents/overview-of-hepatitis-a-virus-infection-in-adults?source=search_result&search=hepatite+viral&selectedTitle=2~150
5. https://www.uptodate.com/contents/treatment-and-prevention-of-hepatitis-d-virus-infection?source=search_result&search=hepatite+d&selectedTitle=3~50#H3
6. Modi A, Liang T. Hepatitis C: a clinical review. Oral diseases. 2008;14(1):10-14. doi:10.1111/j.1601-0825.2007.01419.x.
7. Parana R, Schinoni MI. Hepatite E. Rev. Soc. Bras. Med. Trop., Uberaba , v. 35, n. 3, p. 247-253, June 2002
8. Trépo C, Chan HLY, Lok A. Hepatitis B virus infection. Lancet. 2014;384:2053-63

79

ESTEATO-HEPATITE NÃO ALCOÓLICA

Camila Borges Bezerra Teixeira
Igor Gouveia Pietrobom
Carolina Frade M. G. Pimentel
Sarah Rodrigues Pilon Faria

DEFINIÇÃO E EPIDEMIOLOGIA

A doença hepática gordurosa do fígado (DHGF) é a hepatopatia crônica mais comum em países desenvolvidos (25 a 45% em alguns países), caracterizada pelo acúmulo de gordura no tecido hepático na ausência de consumo de álcool. Engloba um espectro de doenças que vai desde a esteatose simples, com curso benigno, até a esteato-hepatite não alcoólica (EHNA), associada a maior risco de progressão para cirrose hepática e hepatocarcinoma, além de associação com maior risco cardiovascular.

A EHNA é caracterizada histologicamente por graus variados de esteatose, balonização (apoptose), atividade inflamatória e fibrose. Estima-se que 15–20% dos portadores possam evoluir para cirrose em 20 anos, sendo, futuramente, a principal causa de indicação de transplante hepático no mundo.

FISIOPATOLOGIA

A resistência insulínica e a disfunção do tecido adiposo são alguns dos principais fatores associados à fisiopatologia da DHGF. Nas pessoas obesas, o excesso de tecido adiposo, principalmente visceral, promove grande inflamação, com presença de macrófagos e liberação de adipocinas com efeitos pró e anti-inflamatórios. Nos estados de resistência insulínica, predominam os efeitos pró-inflamatório, pró-trombótico e pró-fibrinogênico. Tais citocinas ativam lipases hormônio-dependentes que aumentam a lipólise e liberam ácidos graxos livres na circulação. Aproximadamente 60% da gordura acumulada nos hepatócitos vem dos ácidos graxos circulantes e, quando em grande quantidade, geram lipotoxicidade e dano ao hepatócito. A esteatose hepática leva ao aumento de mediadores inflamatórios locais e sistêmicos (TNF a, IL-6, IL-1b), assim como ativação das células de Kupffer e macrófagos hepáticos. A ativação das células estreladas hepáticas, favorece a maior produção e o depósito de colágeno, promovendo a progressiva fibrose do parênquima.

Um segundo aspecto diz respeito ao fato de que os ácidos graxos livres induzem lipo-oxigenases presentes no citocromo p-450 microssomais, capazes de produzir espécies reativas de oxigênio com potencial hepatotóxico. Além disso, a falha na betaoxidação dos ácidos graxos livres na presença de defeitos na fosforilação oxidativa mitocondrial, aumenta a produção desses radicais, com aumento da lesão hepatocelular e fibrose associada. A microscopia eletrônica de hepatócitos de pacientes com EHNA tem mostrado anormalidade estrutrurais mitocondriais significantes, o que não é visto nos pacientes com DHGF.

Alguns fatores de risco são descritos como preditores de pior evolução, como: idade avançada, diabetes *mellitus*, aminotransferases aumentadas, índice de massa corpórea maior que 28 kg/m² e índice de adiposidade visceral alto (engloba circunferência abdominal, IMC, triglicérides e níveis de HDL).

CAUSAS

Os fatores relacionados ao desenvolvimento da DHGF são didaticamente separados em grupos.
- Distúrbios metabólicos: obesidade, diabetes *mellitus*, dislipidemia, nutrição parenteral total, perda rápida de peso;
- Doenças metabólicas hereditárias: abetalipoproteinemia, doenças de depósito do glicogênio, homocistinúria, lipodistrofia hereditária, tirosinemia, doença de Wilson;
- Drogas e toxinas: tamoxifeno, amiodarona, estrógeno, glicocorticóides, cloroquina, bloqueadores do canal de cálcio, acido valpróico, tetraciclinas;
- Procedimentos cirúrgico: *bypass* jejunoileal, ressecções intestinais extensas, derivação biliopancreática para obesidade.

QUADRO CLÍNICO

Grande parte dos pacientes com DHGF enquadram-se no perfil da síndrome metabólica, sendo a obesidade (principalmente central) uma característica importante. Ocorre em todas as idades, sendo mais prevalente na quarta e quinta décadas de vida.

A doença costuma ser assintomática, mas alguns pacientes podem queixar-se de mal-estar, dispepsia e desconforto em hipocôndrio direito, sintomas inespecíficos sem relação com gravidade ou fase da doença.

O exame físico é incaracterístico e os achados encontrados são relacionados às comorbidades associadas à DHGF, como: obesidade, hipertensão, aumento da circunferência abdominal, acantose *nigricans* e eventualmente discreta hepatomegalia.

DIAGNÓSTICO

Achados laboratoriais

Cerca de 20% dos pacientes apresentam aumento de transaminases (mais caracteristicamente da alanina aminotransferase – ALT), raramente ultrapassando cinco vezes o valor da normalidade.

Em alguns casos, fosfatase alcalina (FA) e gamaglutamiltransferase (GGT) também podem estar discretamente aumentadas. Exames relacionados ao perfil do ferro podem estar alterados, sendo a elevação da ferritina presente em 50% dos casos e da transferrina em 10%. O aumento da quantidade de ferro depositado no tecido hepático parece estar relacionado ao processo crônico inflamatório e relacionar-se a evolução da EHNA.

Outras anormalidades laboratoriais encontradas estão relacionadas àquelas associadas a comorbidades que acompanham a DHGF, como hiperglicemia, hiperinsulinemia e alteracões no perfil lipídico.

Imagem

A ultrassonografia de abdômen pode evidenciar textura hepática hiperecoica devido a infiltração gordurosa difusa. Na tomografia computadorizada, é possível visualizar uma diminuição na atenuação hepática. Já a ressonância nuclear magnética ajuda a caracterizar o aumento do sinal de gordura na topografia do fígado, sendo a espectroscopia capaz de aumentar a acurácia desse exame.

Histopatologia

Apesar da análise histopatológica ser o padrão-ouro para o diagnóstico da DHGF e da EHNA, os fatores epidemiológicos, quadro clínico e exames de imagem podem sugerir o diagnóstico, sem a necessidade de técnica invasiva para confirmação.

Assim sendo, os pacientes com indicação de biópsia serão aqueles com diagnóstico inconclusivo ou sinais prognósticos sugestivos de evolução desfavorável da DHGF, como citopenias, ferritina sérica > 1,5 vez o limite superior da normalidade, maiores de 45 anos, obesos e diabéticos.

O critério para o diagnóstico de DHGF é a identificação de mais de 5% de hepatócitos esteatóticos, sendo classificado em 3 estágios: leve (5–33%), moderada (34–66%) e grave (> 66%).

A EHNA compreende achados inflamatórios focais ou lobulares caracterizados por lesão hepatocelular (balonização dos hepatócitos) e fibrose (em geral perissinusoidal em zona 3), indistinguíveis daqueles encontrados na doença de etiologia alcoólica. Outros achados que podem ser encontrados são corpúsculos de Mallory, vacuolização glicogênica nuclear e lipogranulomas.

Para melhor interpretação dos achados histopatológicos, foi criado um sistema de graduação (NAS Score) de DHGF, cujos valores quantificam a esteatose (0 a 3), a inflamação lobular (0 a 2), a balonização hepatocelular (0 a 2) e a fibrose (0 a 4). Um escore maior ou igual a 5 está relacionado ao diagnóstico de EHNA (Tabela 79.1).

TRATAMENTO

O tratamento da DHGF e da EHNA consiste no controle da síndrome metabólica, muitas vezes associada a obesidade, diabetes *mellitus* e hipertrigliceridemia. Deve-se também evitar drogas hepatotóxicas e ingestão alcoólica, assim como realizar vacinação para hepatites virais (A e B).

Entre todas as medidas estudadas, apenas a perda de peso em paciente com sobrepeso e obesidade, assim como a introdução de atividades físicas regulares, tem impacto estatisticamente significativo na evolução da doença, com redução da esteatose e fibrose.

Terapias voltadas para estilo de vida e nutrição

A EHNA é diretamente associada a síndrome metabólica e risco cardiovascular e o padrão de alimentação e estilo de vida têm relação com o desenvolvimento de comorbidades. Tanto a perda de peso como o tipo de dieta são independentemente associados à melhora da DHGF, sendo na verdade a presença de uma dieta saudável, independentemente da perda de peso, capaz de trazer benefícios. De uma maneira geral, recomenda-se

TABELA 79.1 Sistema de graduação proposto pelo Nonalcoholic Steatohepatitis Clinical Research Network

Variável	Pontuação	Descrição
Esteatose	0	< 5% dos hepatócitos
	1	5–33% dos hepatócitos
	2	33–66% dos hepatócitos
	3	> 66% dos hepatócitos
Inflamação lobular	0	Sem focos de inflamação
	1	< 2 focos por campo microscópico de 200×
	2	2–4 focos por campo microscópico de 200×
	3	> 4 focos por campo microscópico de 200×
Balonização	0	Ausência de balonização
	1	Poucas células balonizadas
	2	Muitas células balonizadas
Fibrose	0	Ausência de fibrose
	1a	Fibrose perissinusoidal leve em zona 3
	1b	Fibrose perissinusoidal moderada em zona 3
	1c	Fibrose portal/periportal
	2	Fibrose portal/periportal e perissinusoidal
	3	Fibrose com septos
	4	Cirrose

redução de 500 a 1.000 calorias por dia em pacientes com sobrepeso ou obesidade, mantendo cerca de 30 kcal/kg; objetivar redução de 0,5 kg/semana; reduzir o consumo de gordura a 30% do total de calorias; preferir ácidos poli e monoinsaturados ao invés de ácidos graxos saturados; redução do consumo de carboidratos a 40–45%, evitar consumo de produtos ricos em frutose e reduzir o consumo de carne vermelha. Além disso, deve-se orientar atividades físicas pelo menos 150 minutos por semana, consultas médicas pelo menos 4 vezes ao ano, reavaliação frequente pelo próprio paciente do seu estado nutricional, dieta e exercícios, sendo estimulado o automonitoramento e atividades em grupo.

Terapias farmacológicas

Agentes sensibilizadores da insulina, como tiazolinedionas (pioglitazona e rosiglitazona) e a metformina têm sido aplicados no intuito de reduzir a resistência insulínica e a progressão da DHGF, ainda sem efetividade comprovada. A liraglutida também tem sido uma opção nessa tentativa de controle glicêmico.

O ácido ursodesoxicólico apresenta as propriedades citoprotetora, imunológica, antioxidante e antiapoptótica no fígado e em alguns estudos mostrou reduzir as aminotransferases em pacientes com EHNA e até melhora histológica, mas ainda sem nível de evidência comprovado.

A vitamina E tem papel na redução do estresse oxidativo e foi relacionada à diminuição de aminotransferases hepáticas em pacientes com EHNA. Recomenda-se 800 mg de vitamina E ao dia como primeira linha de tratamento em pacientes não diabéticos e sem doença arterial coronariana, com biópsia comprovando EHNA. Estudos recentes sugerem uso seguro também em pacientes diabéticos e com cirrose hepática; contudo, ainda não é recomendado seu uso de rotina nessa população específica.

Outras medicações que tentam interferir na via fisiopatológica da esteatose hepática não alcoólica estão em estudo, como ácido obeticólico, probucol, ômega 3, pentoxifilina, entre outros.

Diante de baixas evidências científicas de muitos tratamentos farmacológicos, deve-se atuar combatendo a obesidade e mantendo hábitos de vida saudáveis, como forma de reduzir a progressão da doença e fatores de risco cardiovasculares.

BIBLIOGRAFIA

1. Argo CK, Northup PG, Al-Osaimi AM, Caldwell SH. Systematic review of risk factors for fibrosis progression in non-alcoholic steatohepatitis. J Hepatol. 2009; 51:371.
2. Caldwell SH, Crespo DM. The spectrum expanded: cryptogenic cirrhosis and the natural history of nonalcoholic fatty liver disease. J Hepatol. 2004;40:578.
3. Kleiner DE, Brunt EM, Van Natta M, et al. Design and validation of a histological scoring system for nonalcoholic fatty liver disease. Hepatology; 2005.
4. Sheth SG, Chopra S. Epidemiology, clinical features, and diagnosis of nonalcoholic fatty liver disease in adult. UpToDate. 2016
5. Sheth SG, Gordon FD, Chopra S. Nonalcoholic steatohepatitis. Ann Intern Med. 1997;126:137.
6. Talley NJ. Practical Gastroenterology and Hepatology-Liver and Biliary Disease. 1st ed. Oxford, Wilwy-Blackwell:224-234, 2010.

CIRROSE HEPÁTICA E COMPLICAÇÕES

Daniel Ribeiro da Rocha
Carolina Frade M. G. Pimentel
Igor Gouveia Pietrobom
Sarah Rodrigues Pilon Faria

INTRODUÇÃO

Cirrose hepática é definida como um processo difuso caracterizado por acúmulo de colágeno secundário a processo inflamatório crônico, gerando, em última instância, fibrose e conversão da arquitetura hepática normal em um padrão nodular. É uma condição grave e potencialmente fatal. Os pacientes com cirrose são predispostos a uma variedade de complicações e o risco de morte geralmente está aumentado na vigência dessas situações. Diversos órgãos estão relacionados ao processo de descompensação da função hepática, podendo ter seu acometimento secundário a evolução da hipertensão portal ou da própria disfunção hepatocelular. As complicações podem manifestar-se agudamente, como a hemorragia digestiva varicosa e a síndrome hepatorrenal tipo 1, ou de um modo mais insidioso, como a ascite, encefalopatia, hepatocarcinoma e síndrome hepatorrenal tipo 2.

A cirrose está entre as dez principais causas de morte no mundo ocidental; no Brasil responde pela 12ª causa de internação no Sistema Único de Saúde.

Após o primeiro episódio de descompensação, ocorre um aumento significativo na mortalidade nesses doentes. Dessa forma, todas as descompensações relacionadas a cirrose são marcadoras de prognóstico, devendo ser rapidamente identificadas e seu manejo instituído precocemente, dada a mortalidade relacionada ao próprio episódio agudo e predisposição a eventos futuros com igual impacto na sobrevida.

CLASSIFICAÇÃO E ETIOLOGIA

As classificações da função doença hepática têm por objetivo determinar a gravidade e prognóstico dos pacientes cirróticos, sendo as mais conhecidas a classificação de Child-Pugh-Turcotte e o MELD (*model for end-stage liver disease*) (Tabelas 80.1 e 80.2).

Várias etiologias estão relacionadas ao desenvolvimento da cirrose hepática, entre elas estão o abuso de álcool, infecções virais crônicas (hepatite C e hepatite B), doença hepática gordurosa não alcoólica, hepatite autoimune, doenças biliares, alterações no metabolismo de ferro ou cobre entre outras doenças genéticas, e sobrecarga de ferro (Tabela 80.3).

TABELA 80.1 Classificação de Child-Pugh-Turcotte

Critério	1 ponto	2 pontos	3 pontos
Encefalopatia hepática	Ausente	Grau I ou II	Grau III ou IV
Ascite	Ausente	Fácil controle	refratária
Bilirrubina (mg/dL)	1 a 2	2 a 3	> 3
Albumina (g/dL)	> 3,5	2,8 a 3,5	< 2,8
INR	< 1,7	1,7 a 2,3	> 2,3
Pontuação	**Classe**	**Sobrevida em 1 ano**	**Sobrevida em 2 anos**
5-6	A	100%	85%
7-9	B	80%	60%
10-15	C	45%	35%

TABELA 80.2 Model for End-stage Liver Disease – MELD

O *Model for End-stage Liver Disease* (MELD) avalia a gravidade da doença hepática crônica.

É calculado a partir da bilirrubina e creatinina séricas e o INR.

Em pacientes com cirrose, um aumento MELD está associada com o aumento da gravidade da disfunção hepática e um aumento da mortalidade em três meses.

Dada a sua precisão na previsão de sobrevivência em curto prazo entre os pacientes com cirrose, o MELD foi adotado pela United Network for Organ Sharing (UNOS), em 2002, para a priorização de pacientes aguardando transplante hepático nos Estados Unidos e atualmente foi adotado em vários outros países.

$$\text{MELD:}$$
$$3,8 \times \log_e (\text{bilirrubina sérica [mg/dL]}) + 11,2 \times \log_e (\text{INR}) + 9,6 \times \log_e (\text{creatinina sérica [mg/dL]}) + 6,4$$

TABELA 80.3 Etiologias da cirrose hepática

Mais comuns

- Infecção crônica viral (hepatite B e C)
- Doença hepática alcoólica
- Hemocromatose
- Doença hepática não alcoólica

Menos comuns

- Hepatite autoimune
- Cirrose biliar primária e secundária
- Colangite esclerosante primária
- Doença granulomatosa hepática
- Deficiência de alfa 1-antitripsina
- Fibrose portal idiopática
- Medicações
- Doença celíaca
- Doença de Wilson

COMPLICAÇÕES CLÍNICAS DA CIRROSE HEPÁTICA
Encefalopatia hepática (EH)

Encefalopatia hepática descreve o espectro de anormalidades neurológicas potencialmente reversíveis observadas em pacientes com cirrose hepática e hipertensão portal.

Os mecanismos da EH são multifatoriais. Dentre eles, destacam-se o metabolismo hepático e extra-hepático da amônia, hiperatividade do sistema GABA do sistema nervosa central (SNC), alterações iônicas como de manganês, sódio e zinco, alterações estruturais nos astrócitos no SNC e produção de mediadores inflamatórios (óxido nítrico e citocinas pró-inflamatórias).

A EH é classificada com base em cinco fatores: a doença subjacente, a presença das manifestações, a gravidade das manifestações, o curso e se os fatores precipitantes estão presentes (Tabela 80.4).

O quadro clínico da EH é caracterizada por deficiências cognitivas e função neuromuscular diminuída. Os pacientes com EH mínima ou também chamada EH não manifesta (*covert*) têm déficits cognitivos sutis, muitas vezes parecem ser assintomáticos; e só pode ser detectada com testes neuropsicométricos (*number conection test* 1 e 2, por exemplo), neuropsiquiátricos e/ou eletrofisiológicos (potencial evocado, *flicker test*, entre outros). Já

TABELA 80.4 Características de encefalopatia hepática

1. **Doença de base:**
   - Tipo A: encefalopatia hepática que ocorre em caso de insuficiência hepática aguda
   - Tipo B: encefalopatia hepática ocorrendo no cenário da circulação portal sistêmica sem doença hepatocelular intrínseca
   - Tipo C: encefalopatia hepática que ocorre no contexto de cirrose com hipertensão portal ou desvio sistêmico

2. **Gravidade das manifestações** (Classificação de West Haven):
   - Mínimo: resultados anormais de testes psicométricos ou neurofisiológico, sem manifestações clínicas
   - Grau I: alterações no comportamento, confusão leve, fala arrastada, distúrbios do sono
   - Grau II: letargia, confusão moderada
   - Grau III: confusão marcada (estupor), discurso incoerente, dormindo, mas desperta
   - Grau IV: coma, insensível à dor

3. **Tempo de curso** (Nomeclatura do 11º Congresso Mundial de Gastroenteorlogia, Viena):
   - Episódicos
   - Recorrente: episódios de encefalopatia hepática que ocorrem dentro de um intervalo de tempo de seis meses ou menos
   - Persistente: um padrão de alterações comportamentais que estão sempre presentes, intercaladas com
   - episódios de encefalopatia hepática manifesta

4. **Fatores precipitantes:**
   - Sangramento gastrointestinal
   - Infecção (incluindo pbe e itu)
   - Hipocalemia e/ou alcalose metabólica
   - Insuficiência renal
   - Hipovolemia
   - Hipóxia
   - Sedativos ou tranquilizantes
   - Hipoglicemia
   - Constipação
   - Carcinoma hepatocelular
   - Oclusão vascular (veias hepática ou porta)

aqueles com EH evidente (*overt*) têm características neurológicas mais avançadas ao exame físico, que incluem a presença de asterixis (*flapping*), reflexos profundos hiperativos e, em estágio mais avançados, coma hepático.

O tratamento irá variar, dependendo da gravidade da EH. Um nível sérico elevado de amônia, na ausência de sinais clínicos de EH não é uma indicação para o tratamento. Na prática, não há indicação ou utilidade comprovada para a dosagem de amônia de rotina em pacientes com cirrose hepática para diagnóstico, determinação de gravidade ou tratamento da encefalopatia hepática. Apenas no contexto de pacientes com insuficiência hepática aguda, a presença de amônia superior a 200 g/dL está relacionada a maior risco de herniação cerebral.

A seguir, as principais orientações no manejo desses pacientes:
- Avaliação inicial:
  - EH grau I – podem ser acompanhados de forma ambulatorial (com vigilância familiar).
  - EH grau II – devem ser avaliados no PS. Se houver alguma preocupação quanto à adesão ao tratamento, o paciente deve ser internado no hospital.
  - EH graus III e IV – internação hospitalar.
- Estabilização clínica (manejo de distúrbios hidroeletrolíticos, oxigenioterapia se necessário, controle de vias aéreas, suspensão dos diuréticos, manutenção de hidratação adequada).
- Pesquisa, controle e tratamento do fator desencadeante.
- Identificar e suspender o uso de medicações potencialmente relacionadas, como benzodiazepínicos e opioides.
- Redução da absorção de amônia: limpeza dos cólons (lactulose, polietilenoglicol).
- Suporte nutricional adequado.
- Precauções de quedas.
- Não alimentar via oral em pacientes sem proteção adequada de vias aéreas.
- Mesmo sem confusão mental, é importante orientar a não dirigir veículos ou realizar atividades que envolvam a necessidade de prestreza e reflexos rápidos (máquinas em indústrias, por exemplo), por serem atividades sabidamente comprometidas nesses pacientes, mesmo em fases iniciais da encefalopatia.

Peritonite bacteriana espontânea

A peritonite bacteriana espontânea (PBE) é definida como a infecção do líquido ascítico secundária à translocação bacteriana em pacientes com cirrose hepática, sem evidência de outras fontes intra-abdominais relacionadas. É uma das infecções mais frequentes em pacientes com cirrose hepática e ascite. Em pacientes com ascite secundária a outras etiologias, com síndrome nefrótica, carcinomatose peritoneal e insuficiência cardíaca, a ocorrência de PBE é menos frequente que na cirrose hepática. Cerca de 40 a 50% dos pacientes com cirrose que procuram unidades de urgência apresentam uma causa infecciosa como fator desencadente da internação, e destes, 10 a 15% apresentam PBE. A mortalidade quando não tratada alcança mais de 50% dos doentes, com sobrevida reduzida ao longo do tempo, após o primeiro episódio.

Na cirrose hepática a combinação de disfunção hepatocelular, hipertensão portal, vasodilatação esplâncnica, hipoperfusão renal e hipertensão portal levam, em última instância, ao acúmulo de líquido na cavidade peritoneal. O líquido ascítico apresenta baixa concentração de proteínas, com reduzida capacidade de opsonização de bactérias, sendo, dessa forma, mais suscetíveis à colonização bacteriana. Existe também a possibilidade de translocação bacteriana, por perda da permeabilidade intestinal, mas é menos comum que a bacteremia, sendo mais evidente em caso de lesão de mucosa intestinal.

As principais bactérias que infectam o líquido ascítico são os Gram-negativos entéricos, sendo a terapêutica inicial dirigida para esses microrganismos (Tabela 80.4). Recentemente, observa-se progressivamente a mudança do perfil de bactérias responsáveis por essa infecção. Até a década de 1980, apenas 6% das PBE eram relacionadas a bactérias resistentes; estudos recentes sugerem que até 30% das PBE atuais são relacionadas a este último perfil bacteriano, em especial por bacilos Gram-positivos (*S. aureus* meticilinorresistentes – MARS) e negativos resistentes a múltiplas drogas (germes ESBL e *Klebsiella sp.* resistente a carbapenêmicos – KPC).

A PBE deve ser suspeitada em pacientes com ascite devido a cirrose avançada, que desenvolvem sintomas como febre, dor abdominal e estado mental alterado (Tabela 80.5). Outros sinais e sintomas da SBP incluem diarreia, íleo paralítico, hipotensão, hipotermia e alterações laboratoriais, como leucocitose periférica, acidose metabólica e azotemia. Cerca de 10 a 12% dos pacientes são assintomáticos; dessa forma, não se deve excluir a presença da infecção na ausência de sintomas.

O diagnóstico é feito pela análise do líquido ascítico e o procedimento realizado para tal análise é a paracentese com técnica asséptica. Importante ressaltar que a cultura deve ser realizada por meio da inoculação do líquido ascítico, à beira do leito, em frasco de hemocultura. Com tal cuidado, aumenta-se a sensibilidade do meio de 60% para quase 80% para a identificação de bactérias. O procedimento deve ser realizado nas seguintes situações (Tabela 80.6).

O diagnóstico de PBE no líquido ascítico é dado com a contagem de polimorfonucleares maior ou igual a 250/mm^3 com cultura positiva. Outros diagnósticos devem ser

TABELA 80.5 Microrganismos isolados em cultura na PBE

Etiologia da PBE	Isolados (%)
Escherichia coli	43
Klebsiella pneumoniae	11
Pneumococo	9
Streptococcus spp.	19
Enterobactérias	4
Estafilococos	3
Pseudomonas	1

TABELA 80.6 Indicações de paracentese em pacientes com ascite

Na primeira descompensação em ascite em qualquer paciente com cirrose
Em cada admissão hospitalar por ascite
Piora clínica (ambulatorial ou na internação hospitalar): febre, encefalopatia hepática, dor/tensão abdominal, hipotensão
Piora laboratorial: leucocitose, piora progressiva da função renal e acidose metabólica
Sangramento gastrointestinal

TABELA 80.7 Diagnósticos feitos pela análise do líquido ascítico

PBE clássica:
PMN 250/mm³ com cultura positiva para uma bactéria

Ascite neutrocítica:
PMN ≥ 250/mm³ com cultura negativa

Bacteriascite não neutrocítica monobacteriana:
PMN < 250/mm³ com cultura positiva para uma bactéria

---

conhecidos (Tabela 80.7). Na prática clínica, apenas a presença de PMN > 250/mm³ é o suficiente para a instituição do tratamento. Pacientes com bacterascite devem ser acompanhados e, muitas vezes, repuncionados 48 horas após, para reavaliação da quantidade de PMN caso haja suspeita forte de infecção.

Deve-se corrigir a contagem de PMN de acordo com a quantidade de eritrócitos no líquido hemorrágico. Deve-se reduzir então 1 PMN a cada 250 eritrócitos.

É fundamental fazer o diagnóstico diferencial com peritonite bacteriana secundária (PBS), quando ocorre infecção, geralmente, polimicrobiana, secundária a alguma perfuração ou inflamação dos órgãos intra-abdominais. O diagnóstico pode ser dado com 2 dos 3 seguintes critérios abaixo, sendo a cultura positiva e de padrão polimicrobiano.

1. Glicose < 50 md/dL
2. Proteínas > 1 g/dL
3. DHL maior que o limite superior da normalidade do sérico

O tratamento específico da PBE deve ser introduzido o quanto antes e deve-se atentar para as complicações secundárias, como a síndrome hepatorrenal, devendo ser prevenidas. Os pacientes com PMN ≥ 250/mm³ devem receber antibioticoterapia empírica, geralmente com cefalosporinas de terceira geração (cefotaxime ou ceftriaxone). Normalmente o tratamento é feito por 5 a 7 dias, devendo ser sempre guiado por cultura e antibiograma. Pode ser utilizada quinolona em pacientes sem complicações, mas não deve ser realizado em pacientes que já fazem profilaxia primária de PBE, pela maior associação de PBEs por germes resistentes.

A piora de função renal é frequente nos pacientes com o diagnóstico de PBE, com maior risco de desenvolvimento de síndrome hepatorrenal. Essa condição pode ser prevenida com a administração de albumina 1,5 g/kg no 1° dia (máximo de 100 g por dia) e 1,0 g/kg no 3° dia. Essa profilaxia deve ser realizada em pacientes com creatinina > 1,0 mg/dL ou ureia > 60 mg/dL ou bilirrubina total > 4,0 mg/dL, pois os pacientes com essas condições têm maior risco de desenvolver disfunção renal.

Após o tratamento adequado por 5 dias deve-se avaliar se o paciente teve melhora clínica progressiva. Se sim, paracentese de controle não é indicada, e consideramos o paciente tratado. Por outro lado, se o paciente não apresentar melhora do quadro, deve-se aventar a possibilidade de nova paracentese, muitas vezes realizada 48 horas após o início do tratamento, com possível ampliação do espectro antibiótico se houver ausência de queda de 50% dos PMN e, de acordo com suspeita clínica, avaliação específica para a exclusão de PBS, muitas vezes realizada com exame de imagem complementar.

A profilaxia primária deve ser realizada em pacientes com hemorragia digestiva, com norfloxacino via oral, ciprofloxacino ou ceftriaxone endovenoso por 7 dias. Em pacientes com proteínas < 1,5 g/dL no líquido ascítico com falência hepática avançada (Child-Pugh ≥ 9 e bilirrubinas ≥ 3,0 md/dL) ou disfunção renal também devem realizar profilaxia com norfloxacino 400 mg/dia. Tal rotina é criticada pela maior exposição ao uso de antibióticos de forma contínua, devendo ser individualmente considerada.

A profilaxia secundária deve ser realizada em todos os pacientes que tiveram PBE por tempo indeterminado. Pode-se utilizar norfloxacino 400 mg/dia, ciprofloxacino 500 mg/dia ou sulfametoxazol/trimetoprim 800/160 mg/dia.

Síndrome hepatorrenal (SHR)

A SHR é caracterizada por disfunção renal secundária a hipoperfusão renal e hiperativação do sistema renina-angiotensina-aldosterona, ocorrendo tipicamente em rins que são histologicamente normais. É uma complicação grave da doença hepática avançada e caracteristicamente afeta pacientes com cirrose e ascite. O prognóstico é ruim, com a sobrevida média de semanas ou meses na ausência de tratamento. Devido à ausência de biomarcadores reconhecidos, o diagnóstico de SHR depende de uma combinação de critérios clínicos e laboratoriais. O tratamento e o diagnóstico precoces podem proporcionar uma melhor sobrevida ao paciente.

A vasodilatação arterial da circulação esplâncnica, secundária a hipertensão portal, parece desempenhar um papel central nas alterações hemodinâmicas e o declínio da função renal na cirrose. O mecanismo presumido é o aumento da produção ou atividade de vasodilatadores, principalmente na circulação esplâncnica, como o óxido nítrico, mas também, em menor escala, por outras substâncias, tais como monóxido de carbono, o glucagon e os peptídeos vasodilatadores.

Os principais fatores precipitantes relacionados à SHR são: PBE (mais comum), paracentese sem reposição plasmática adequada, sangramento gastrointestinal, uso de anti-inflamatórios não esteroidais, depleção volumétrica inadvertida por diuréticos, obstrução biliar.

Devido à ausência de marcadores bioquímicos ou radiológicos específicos, o diagnóstico de SHR é baseado em critérios de exclusão de outra causas da insuficiência renal que podem ser encontradas na cirrose. A SHR é caracterizada pelas seguintes características (Tabela 80.8).

De acordo com a evolução temporal da disfunção renal, duas formas de SHR têm sido descritas (Tabela 80.9).

A SHR tipo 1 mais frequentemente é associada a fatores precipitantes, principalmente PBE. Por outro lado, a SHR tipo 2 é mais associada ao contexto de pacientes com ascite refratária. O prognóstico é ruim em ambos os casos, sendo de meses na do tipo 2 e semanas na do tipo 1.

TABELA 80.8 Critérios diagnósticos de SHR (Clube internacional de ascite – 2007)
Cirrose com ascite
Creatinina sérica > 1,5 md/dL
Ausência de melhora da creatinina sérica (redução para níveis < 1,5 mg/dL) após retirada de diuréticos e expansão com albumina (1,0 g/kg/dia, no máximo 100 g/dia) por no mínimo 2 dias
Ausência de choque
Ausência de tratamento atual ou recente com drogas nefrotóxicas
Ausência de doença renal parenquimatosa indicada por proteinúria > 500 mg/dia e hematúria microscópica (hemácias > 50 células/campo) e/ou ultrassonografia

TABELA 80.9 Tipos de SHR

SHR tipo 1 É caracterizada uma duplicação das concentrações iniciais de creatinina sérica a um nível maior do que 2,5 mg/dL em menos de 2 semanas
SHR tipo 2 É caracterizada por uma concentração de creatinina sérica entre 1,5 a 2,5 mg/dL. Tem um curso mais estável ou lentamente progressivo.

TRATAMENTO

A primeira abordagem dos pacientes que são inicialmente admitidos com disfunção renal, sem causa definida, envolve a expansão volêmica com albumina 1,0 g/kg por 48 horas. Aqueles que apresentam redução de 50% do valor inicial de creatinina após esse período, são diagnosticados como insuficiência renal de padrão pré-renal, e a hidratação endovenosa deve ser mantida. Por sua vez, aqueles sem resposta, devem considerar a síndrome hepatorrenal como diagnóstico principal.

Terapia vasoconstritora

É o principal tratamento para a SHR tipo 1. Ela funciona causando vasoconstrição do leito vascular esplâncnico, resultando em aumento do retorno vascular sistêmico e da pressão arterial média (PAM) com consequente melhora da perfusão renal. A albumina aumenta a potência de drogas vasoconstritoras, melhorando a função cardíaca e o aumento do volume sanguíneo arterial efetivo. A terlipressina é o vasoconstritor de escolha. A dose da terlipressina é de 1,0 a 2,0 mg a cada 4–6 horas. A resposta ao tratamento é caracterizada por diminuição da creatinina sérica (diminuir a creatinina sérica em 50% em 7 dias ou ter qualquer diminuição em 3 dias), aumento do volume urinário, elevação do sódio sérico e PAM. Outros vasoconstritores podem ser usados como noradrenalina e a combinação de midodrina e octreotide (mais usado nos Estados Unidos). O uso de noradrenalina deve ser considerado em locais que não dispõem de terlipressina, e a dose sugerida é de 0,5 a 3 mg/h, com o objetivo de aumentar a PAM em 10mmHg; também deve ser administrada junto com albumina. Outra opção seria a vasopressina endovenosa, na dose de 0,01 UI/min até a elevação da PAM. O maior inconveniente relacionado ao uso dessas drogas é a necessidade de cateter venoso central para sua administração.

A dose de albumina deve ser 1,0 g/kg (máximo 100 g/dia) no primeiro dia e seguindo 20–40 g/dia até melhora da função renal, juntamente com a terapia vasoconstritora.

Transjugular intrahepatic portosystemic shunt (TIPS)

O TIPS reduz a hipertensão portal e aumenta o retorno venoso sistêmico, com consequente melhora da perfusão renal. As principais contraindicações relacionadas ao seu uso são pacientes com importante comprometimento da função (Child-Pugh > 11 e MELD > 18), portadores de doença cardiopulmonar (insuficiência cardíaca, hipertensão portal – PSAP > 45 mmHg) e pacientes com encefalopatia persistente de difícil controle. Algumas complicações podem surgir em decorrência da presença do TIPS, entre elas a encefalopatia (cerca de 30% dos casos), disfunção cardíaca e até piora da função hepática, podendo acelerar o transplante hepático ou levar ao óbito.

Terapia de substituição renal

Deve ser restrita para pacientes que apresentam complicações da insuficiência renal como acidose metabólica, uremia, hipercalemia, hipervolemia. Pacientes em hemodiálise por pelo menos 6 a 8 semanas antes do transplante hepático, podem ser considerados para o transplante duplo (fígado e rim), pela menor chance de recuperação da função renal após o procedimento.

Transplante hepático

É o tratamento definitivo para a SHR. A grande maioria dos pacientes apresentam total recuperação da função renal após o transplante, e uma pequena proporção mantém a necessidade de diálise continuamente após o procedimento.

PROFILAXIA

A profilaxia da SHR é realizada nos pacientes com PBE. A albumina deve ser infundida no primeiro dia na dose de 1,5 g/kg (máximo 100 g/dia) e no terceiro dia na dose de 1,0 g/kg.

BIBLIOGRAFIA

1. Egerod Israelsen M, Gluud LL, Krag A. Acute kidney injury and hepatorenal syndrome in cirrhosis. J Gastroenterol Hepatol. 2015 Feb;30(2):236-43.
2. Erly B, Carey WD, Kapoor B, McKinney JM, Tam M, Wang W. Hepatorenal Syndrome: A Review of Pathophysiology and Current Treatment Options. Semin Intervent Radiol. 2015 Dec;32(4):445-54.
3. Heidemann J, Bartels C, Berssenbrügge C, Schmidt H, Meister T. Hepatorenal syndrome: outcome of response to therapy and predictors of survival. Gastroenterol Res Pract; 2015.
4. Low G, Alexander GJ, Lomas DJ. Renal impairment in cirrhosis unrelated to hepatorenal syndrome. Can J Gastroenterol Hepatol. 2015 Jun-Jul;29(5):253-7.
5. Muller S, Krag A, Bendtsen F. Kidney injury in cirrhosis: pathophysiological and therapeutic aspects of hepatorenal syndromes. Liver Int. 2014 Sep;34(8):1153-63.
6. Peck-Radosavljevic M, Angeli P, Cordoba J, Farges O, Valla D. Managing complications in cirrhotic patients. United European Gastroenterol J. 2015 Feb;3(1):80-94.
7. Runyon BA; AASLD Practice Guidelines Committee. Management of adult patients with ascites due to cirrhosis: an update. Hepatology. 2009 Jun;49(6):2087-107.
8. Russ KB, Stevens TM, Singal AK. Acute Kidney Injury in Patients with Cirrhosis. J Clin Transl Hepatol. 2015 Sep 28;3(3):195-204.
9. Vilstrup H, Amodio P, Bajaj J, Cordoba J, Ferenci P, Mullen KD, et al. Hepatic encephalopathy in chronic liver disease: 2014 Practice Guideline by the American Association for the Study of Liver Diseases and the European Association for the Study of the Liver. Hepatology. 2014 Aug;60(2):715-35.

81

DOENÇAS INFLAMATÓRIAS INTESTINAIS

Filipe Dias de Souza
Sarah Rodrigues Pilon Faria
Carolina Frade M. G. Pimentel
Igor Gouveia Pietrobom

INTRODUÇÃO

O grupo de afecções chamadas de doenças inflamatórias intestinais (DII) é composto, basicamente, por duas desordens maiores: retocolite ulcerativa (RCU) e doença de Crohn (DC), que apresentam características clínicas e patológicas sobrepostas.

Retocolite ulcerativa é uma condição caracterizada por episódios recorrentes de inflamação limitada à camada mucosa do cólon, que acomete o intestino de forma contínua. Quase que invariavelmente envolve o reto e outras porções do cólon proximais a este, não acometendo outras partes do trato gastrointestinal (sem acometimento perianal; o íleo distal é afetado apenas como resultado do fenômeno de ileíte de refluxo). Diferentes termos são usados para descrever o grau de envolvimento do órgão afetado:
- *Proctite ulcerativa*, na doença que envolve apenas o reto;
- *Proctossigmoidite ulcerativa*, na doença limitada ao reto e sigmoide, não envolvendo o cólon descendente;
- *Colite ulcerativa esquerda* quando o acometimento vai do reto até a flexura esplênica do cólon;
- *Colite ulcerativa extensa* quando acomete além da flexura esplênica, porém poupa o ceco;
- *Pancolite* quando há doença por todo o cólon, incluindo o ceco.

Doença de Crohn é caracterizada pela inflamação transmural da parede colônica e presença de lesões salteadas (acometimento descontínuo). A natureza da inflamação transmural da DC pode levar a complicações como fibrose e estenose em vários segmentos intestinais, levando a quadros clínicos de obstrução intestinal, não vistos tipicamente na RCU. Mais comumente, também pode apresentar-se na forma de fístulas (enteroentéricas, enterocutâneas, enterovesical, enterovaginal e perianal) e microperfurações intestinais. Pode acometer todo o trato gastrointestinal, desde a boca até a região perianal, com a maioria dos pacientes apresentando acometimento do intestino delgado, principalmente em íleo distal. Mais raramente pode ocorrer doença restrita ao cólon (20% dos casos) e o acometimento perianal encontra-se presente em 1/3 dos casos.

As DII podem ser subclassificadas de diversas formas, baseadas na apresentação clínica, severidade da doença (leve, moderada e grave), fenótipo (da doença de Crohn: estenosante e/ou penetrante/fistulizante), localização (como citado acima para RCU).

EPIDEMIOLOGIA

Vários estudos avaliaram a epidemiologia das DII em diversas regiões geográficas. Na América do Norte, a incidência varia de 2,2 a 19,2 casos por 100.000 habitantes para RCU e de 3,1 a 20,2 casos por 100.000 habitantes para DC. A incidência e prevalência da DC e RCU parece ser menor na Ásia e no Oriente Médio. Em alguns países da Europa, tem sido observada menor incidência nas latitudes que tendem ao sul em comparação às do norte, padrão visto também nos Estados Unidos.

Fatores de risco

- *Idade e gênero:* a idade de apresentação na maioria dos casos de DII é entre 15 e 40 anos. Alguns estudos sugerem distribuição bimodal para ambas as doenças, com um segundo pico ocorrendo dos 50 aos 80 anos. O sexo feminino é ligeiramente mais acometido na DC, especialmente mulheres jovens, o que sugere que os hormônios possam ter um papel na expressão da doença. Em contraste, temos uma predominância de acometimento de homens na RCU.
- *Etnias:* ambas são mais comuns em judeus que em não judeus, e afetam menos as populações negras e hispânicas em comparação com as brancas.
- *Suscetibilidade genética:* aproximadamente 10 a 25% dos indivíduos com DII tem algum parente de primeiro grau com DC ou RCU. Estudos têm demonstrado uma concordância para o mesmo tipo de doença entre familiares, especialmente com a DC.
- *Tabagismo:* tem efeitos diferentes na RCU e DC.
  - Doença de Crohn: histórico de tabagismo atual ou prévio é associado com aumento do risco de desenvolver DC em comparação com aqueles que não tiveram exposição prévia. Nos já portadores de DC, o hábito também aumenta o risco de recorrência da doença e há estudos demonstrando que parar de fumar por mais de um ano reduz a recorrência das crises (*flares*).
  - Retocolite ulcerativa: em contraste, estudos sugerem que o tabagismo não é fator de risco para RCU e pode ser até considerado fator de proteção para seu o desenvolvimento.
- *Dieta:* antígenos presentes na dieta foram aventados como desencadeantes de resposta imunológica no desenvolvimento das DII, porém agentes patogênicos específicos nunca foram identificados. Nenhum estudo conseguiu, de forma consistente, correlacionar alguma dieta específica com o surgimento de DII, porém sugere-se que alimentos processados, embutidos e ricos em açúcares e gorduras estejam associados ao surgimento de DC, e possivelmente, de RCU.
- *Atividade física:* a prática de exercícios físicos regulares foi associada à uma diminuição no risco de DC. Acredita-se ainda que as atividades físicas podem estar ligadas a uma redução de atividade da doença nos portadores de DC.
- *Obesidade:* a relação entre obesidade e DII ainda é incerta, porém dados da literatura evidenciam que pacientes obesos apresentaram mais atividades da doença e foram necessárias mais hospitalizações pela doença em comparação com indivíduos não obesos.

- *Infecções:* estudos observacionais mostram um risco maior de desenvolvimento de DII em pacientes que tiveram um episódio de gastroenterite aguda, sendo documentadas infecções por *Salmonella* ou *Campylobacter* como fatores de risco para desenvolvimento de DII.
- *Antibióticos:* hipóteses de que o uso de antibióticos, por alterar a flora intestinal, poderia ser um fator de risco para o desenvolvimento de DII foram levantadas, porém o risco mostrou-se aumentado apenas para o desenvolvimento de DC, mas não de RCU, sendo incerto se haveria uma relação causal.
- *Aspectos psicossociais:* esses fatores mostraram resultados conflitantes quanto à associação com DII nos estudos mais recentes.

MANIFESTAÇÕES CLÍNICAS

Os pacientes com DII podem apresentar manifestações intestinais e extra-intestinais da doença:

Manifestações intestinais

A doença de Crohn pode se estender por todo o trato gastrointestinal e, portanto, as manifestações clínicas são diversas:
- *Diarreia:* geralmente o paciente refere diarreia com duração superior a 6 meses. As características da diarreia variam em função do local de acometimento da doença, porém caracteristicamente apresenta características de diarreia invasiva (sangue, muco ou pus). Pode ocorrer também esteatorreia associada a desnutrição e hipoalbuminemia (síndrome disabsortiva) por acometimento extenso e crônico do intestino delgado.
- *Dor abdominal:* presente em cerca de 70% dos casos, geralmente do tipo em cólica, e ocorre independentemente da distribuição da doença. A natureza transmural da doença forma estruturas fibróticas que eventualmente levam a processos obstrutivos do intestino delgado ou cólon, levando à dor por abdômen agudo obstrutivo ou suboclusão intestinal.
- *Fístulas:* a inflamação transmural pode levar à formação de fístulas entre o próprio intestino e/ou outros órgãos, com sintomas variando de acordo com sua localização (por exemplo, fístulas enteroentéricas = massas abdominais palpáveis; fístulas enterovesicais = infecções do trato urinário de repetição, fecalúria ou pneumatúria; fístulas enterovaginais = dispareunia, corrimento vaginal fétido, gás ou fezes na vagina; fístulas enterocutâneas = saída de secreção mucoide, purulenta ou fecaloide, por meio de pertuitos na pele)
- *Abcessos:* com origem semelhante às fístulas, os abcessos podem ser intra-abdominais, perianais e/ou cutâneos e se manifestam por meio de febre e dor local (pode haver peritonite se for intra-abdominal).
- *Doença perianal:* podem ser o quadro principal da doença, representada por dor perianal, fissuras, abcessos ou fístulas anorretais.
- *Boca:* úlceras aftosas em lábios, gengivas e mucosa jugal.
- Mais raramente pode acometer o trato gastrointestinal superior, e o paciente pode apresentar sintomas de dor torácica, empachamento e epigastralgia em queimação, simulando doenças pépticas.

A retocolite ulcerativa tem localização restrita ao cólon e reto. Os principais sintomas são diarreia, caracteristicamente de pequena quantidade e de ocorrência frequente, podendo vir associada com sangue ou muco, além de dor abdominal, tenesmo, urgência e incontinência fecal.

Manifestações extra-intestinais

São comuns e aparecem em ambas as doenças, tanto na RCU quanto na DC, sendo, porém, mais frequente nesta última e nas doenças com envolvimento do cólon. Algumas podem inclusive preceder o aparecimento da DII e ter curso independente da atividade da doença.

- **Sistêmicas:** fadiga é um dos sintomas mais comumente relatados, bem como a perda ponderal. Esta última chega a ocorrer em até 60% dos casos antes do diagnóstico. Febre também é descrita, porém menos frequentemente, e pode estar relacionada ao processo inflamatório em si ou ser resultado de alguma complicação da doença (perfuração, abscesso etc.). Pode ocorrer também dispneia e palpitações secundárias à anemia, geralmente multifatorial: perda sanguínea consequente aos sangramentos frequentes, má-absorção de nutrientes, anemia de doença crônica ou até mesmo anemia hemolítica autoimune.
- **Articulares:** são as manifestações extra-intestinais mais frequentes, podendo surgir até anos antes das alterações intestinais. Acomete cerca de 20% dos pacientes com DII, e são classificadas em artropatia enteropática periférica pauciarticular (tipo I, há acometimento de quatro ou menos articulações, assimétrico e migratório e tende a coexistir com recidivas da DII), artropatia enteropática periférica poliarticular (tipo II, com cinco ou mais articulações acometidas, tende a ser mais crônica, não erosiva, e com curso independente das exacerbações da DII) e envolvimento axial (espondilite e/ou sacroileíte, que exibem curso crônico, independente da atividade da DII e com HLA-B27 presente em até 50% dos casos).
- **Oculares:** presentes em cerca de 5% dos pacientes e geralmente acontecem quando ocorre pelo menos outra manifestação extra-intestinal. Incluem uveíte, episclerite, esclerite, uveíte e ceratopatia, sendo destas apenas a episclerite com relação com a DII ativa.
- **Dermatológicas:** ao diagnóstico da DII, a média de acometimento cutâneo é em torno de 10%. O eritema nodoso é a lesão mais comumente encontrada e manifesta-se por nódulos dolorosos na face extensora de membros, com correlação com a atividade da doença. O pioderma gangrenoso apresenta úlceras múltiplas e dolorosas, geralmente na face extensora dos membros inferiores, mas podem acometer qualquer local. Não tem relação com atividade da doença. A síndrome de Sweet é uma rara manifestação da DII, com relação com doença ativa e caracterizada por placas e nódulos eritematosos, febre, leucocitose e neutrofilia.
- **Hepatobiliares:** diversas manifestações hepatobiliares são observadas em portadores de DII, dentre elas a colangite esclerosante primária (CEP), hepatite medicamentosa, doença hepática gordurosa não alcoólica e litíase biliar. A CEP ocorre em 5% dos casos e sua presença deve ser aventada em todo portador de DII, principalmente RCU.
- **Urológicas:** nefrolitíase por cálculos de ácido úrico e oxalato de cálcio podem ocorrer em decorrência da má-absorção de gordura resultante da ressecção intestinal ou de doença extensa de intestino delgado.
- **Outras:** diversas outras doenças como osteoporose, deficiência de vitamina B12, envolvimento pulmonar (bronquite crônica, doença pulmonar intersticial, BOOP), doenças vasculares (tromboembolismo arterial e venoso) e amiloidose secundária podem ocorrer associadas às DII.

Índices de severidade das doenças inflamatórias intestinais

A literatura mundial frequentemente utiliza sistemas de graduação a fim de padronizar a classificação da gravidade da doença inflamatória intestinal. A gravidade de atividade da doença em pacientes com colite ulcerativa é um importante guia para o manejo clínico e pode predizer os resultados em longo prazo. Ela pode ser objetivamente avaliada por meio dos índices de Montreal e True Love & Witts, que são os mais utilizados atualmente. A classificação de Montreal, de acordo com a severidade da colite ulcerativa, classifica-a em leve, moderada e grave com base na frequência e intensidade da diarreia, presença de sinais de toxicidade sistêmica e anormalidade laboratoriais (Tabela 81.1).

Para a doença de Crohn, os dois sistemas mais utilizados são o índice de atividade da doença de Crohn (*Crohn's Disease Activity Index* – CDAI), que é o mais utilizado, e o índice de Harvey-Bradshawn (HBI), um derivado simplificado do CDAI. Na Tabela 81.2 estão descritas as definições mais práticas para a cada faixa de pontuação no CDAI.

DIAGNÓSTICO

O diagnóstico de doença de Crohn e retocolite ulcerativa é usualmente estabelecido por meio da associação entre história clínica, exame físico e exames complementares (radiológicos, endoscópicos e histopatológicos). Os sintomas presentes frequentemente determinam a ordem dos exames a serem feitos. Para pacientes que predominam com

TABELA 81.1 Classificação de Montreal de acordo com a gravidade

Gravidade		Definição
S0	Remissão clínica	Assintomático
S1	RCU leve	≤ 4 evacuações/dia, sem sinais sistêmicos e VHS normal
S2	RCU moderada	> 4 evacuações/dia com mínimos sinais de comprometimento sistêmico
S3	RCU grave	> 6 evacuações com sangue/dia, FC > 90 bpm, Tax ≥ 37,5 °C, Hb < 10,5 g/dL e VHS ≥ 30 mm/h

TABELA 81.2 Definições práticas para cada faixa de pontuação no *Crohn's Disease Activity Index* (CDAI)

CDAI	Classificação	Definição
< 150	Remissão assintomática	Pacientes assintomáticos (espontaneamente ou após tratamento clínico ou cirúrgico)*
150–220	Leve a moderada	Pacientes ambulatoriais que toleram dieta oral sem desidratação, toxemia, dor abdominal, massa ou obstrução. Perda ponderal se presente, deve ser inferior a 10%.
220–450	Moderada a grave	Pacientes que falharam à terapia para a doença leve a moderada ou apresentaram anemia ou sintomas proeminentes (febre, perda de peso, dor abdominal e fraqueza, náuseas ou vômitos)
> 450	Grave/ fulminante	Pacientes com sintomas persistentes apesar do uso de corticoides ou agentes biológicos ou indivíduos que se apresentam com febre alta, vômitos persistentes, obstrução intestinal, sinais de irritação peritoneal, caquexia ou abscesso.

*Pacientes que necessitam de corticoterapia para permanecerem assintomáticos não são considerados em remissão, porque são corticodependentes.

diarreia, a colonoscopia deve ser o exame inicial, enquanto estudos de imagem são mais apropriados inicialmente para pacientes com dor abdominal.

- **Exames laboratoriais inespecíficos:** hemograma, perfil do ferro, dosagem de vitamina B12 e PCR são usualmente realizados. Dosagem elevada de lactoferrina (glicoproteína ligada ao ferro secretada na maioria das membranas da mucosa) e calprotectina (cálcio e zinco ligados às proteínas encontradas no neutrófilos) fecal têm se mostrado sensíveis como marcadores de inflamação intestinal, podendo se correlacionar com recidiva de doença quiescente e com resposta à terapia biológica.
- **Exames endoscópicos:**
    - **Colonoscopia:** é usada para estabelecer o diagnóstico de DC ileocolônica e RCU. Os achados sugestivos de DC incluem lesões focais e descontínuas, na forma de úlceras aftoides, que podem ser estender de forma linear entremeadas por mucosa normal, conferindo aparência de "pedras de calçamento". Classicamente, a RCU é uma doença exclusiva da mucosa do cólon, tipicamente ascendente e uniforme. Macroscopicamente a mucosa apresenta-se de diferentes formas de acordo com a evolução da doença. Inicialmente há desaparecimento do padrão vascular, passando por mucosa hiperemiada, edemaciada e friável, com erosões, ulcerações e exsudação visível de muco, pus ou sangue, até a formação de pseudopólipos e mucosa atrófica, pálida, com aspecto tubular característico da cronicidade. Ileíte de refluxo ocasionalmente pode ocorrer nos pacientes com RCU e acometimento do cólon direito, denotando uma doença mais grave. Esse exame não deve ser feito nos pacientes com colite grave devido ao risco de megacólon tóxico, e a retossigmoidoscopia é preferida nestes casos. Biópsias seriadas devem ser obtidas de todo o cólon e do reto, mesmo se aparência macroscópica for normal, pois sabe-se que na DC as alterações microscópicas podem ocorrer mesmo sem alterações endoscópicas visíveis. Os principais achados endoscópicos que diferenciam DC de RCU são descritos na Tabela 81.3.
    - **Cápsula endoscópica:** consiste em outro meio de avaliar segmentos do TGI não visualizados por métodos convencionais, principalmente intestino delgado. Deve ser reservada para os pacientes com alta suspeita de DC, nos quais não foi possível o diagnóstico pelos métodos endoscópicos convencionais. Possui como limitação o fato de não ser terapêutica. Não deve ser usada nos pacientes com suspeita de doença estenosante, pois a cápsula pode impactar, sendo necessária intervenção cirúrgica para sua retirada.

TABELA 81.3 Diferenciação endoscópica entre colite ulcerativa e doença de Crohn

Característica	Colite ulcerativa	Doença de Crohn
Distribuição	Inflamação difusa que se estende proximalmente a partir da junção anorretal.	Tende à preservação do reto. Lesões são salteadas.
Inflamação	Eritema difuso, com perda precoce da trama vascular com granularidade da mucosa e friabilidade.	Focal e descontínua. Pode haver mucosa em "pedras de calçamento".
Ulceração	Pequenas úlceras na mucosa difusamente inflamada; úlceras profundas e irregulares em doença grave.	Úlceras aftoides, ulceração linear ou serpiginosa. A mucosa adjacente é muitas vezes normal.
Lúmen do cólon	Muitas vezes torna-se estreito na doença crônica de longa duração (cólon tubular); estenose é rara.	Estenoses são comuns.

- **Estudos de imagem:** são mais usados para avaliação do TGI alto e documentação da extensão e localização das estenoses em áreas não acessíveis à colonoscopia. Estudos radiológicos contrastados do intestino delgado (trânsito intestinal) e cólon (enema opaco) estão cada vez mais sendo substituídos por exames mais modernos como a TC ou RNM, entretanto eles ainda são utilizados em centros menores. Revelam a presença de estreitamentos no tubo digestivo, úlceras aftosas, perda das haustrações, granularidade da mucosa e submucosa e formação de fístulas, dentre outras alterações. A enterografia por tomografia computadorizada ou por ressonância magnética utiliza um scanner de alta definição, contraste venoso e grandes quantidades de contraste oral para incrementar a visualização da parede do intestino delgado e revelar detalhes do lúmen. Assim como a TC ou RNM convencional, permitem avaliar complicações extra-intestinais, mas o diferencial do estudo por enterografia é a análise da inflamação mural. Portanto, é especialmente útil para avaliação do acometimento de intestino delgado na DC.
- **Sorologia:** na DC o anticorpo anti-*Saccharomyces cerevisiae* (ASCA) é positivo em 41 a 76% dos pacientes e o p-ANCA (anticorpo anticitoplasma de neutrófilo perinuclear) em 20% a 25%. Já na RCU, a positividade é maior com p-ANCA (60 a 65%) do que com ASCA (presente em apenas 5% dos casos).
- **Histopatologia:** na DC a biópsia mostra úlceras focais com sinais de inflamação aguda ou crônica. Granulomas não caseosos podem ser vistos em até 30% dos casos, porém não são essenciais para o diagnóstico (devem ser excluídas outras afecções granulomatosas, como tuberculose e sarcoidose). Na RCU observam-se abscessos de cripta, criptas atrofiadas, ramificadas, encurtadas e mostrando desarranjo. Podem apresentar anormalidades em células epiteliais, além de infiltrados inflamatórios com plasmócitos, eosinófilos e agregados linfoides, porém nenhuma dessas alterações é específica de RCU. Devem sempre ser pesquisados agentes infecciosos que podem mimetizar um quadro de colite inflamatória (p. ex., citomegalovírus).

DIAGNÓSTICO DIFERENCIAL

- **DC:** síndrome do intestino irritável (diagnóstico de exclusão), intolerância à lactose, colite isquêmica (em pacientes idosos), colite infecciosa (*Shigella*, *Salmonella*, *Campylobacter jejuni*, *E. coli*, *Yersinia* enterocolítica, parasitas e amebíase devem ser excluídos). Infecção por *Clostridium difficile* deve ser considerada nos pacientes com uso recente de antibióticos. Em pacientes imunocomprometidos a infecção por citomegalovírus pode mimetizar a DC ou pode se confundir com RCU quando é restrita somente ao cólon.
- **RCU:** colites infecciosas, colite actínica (aspecto endoscópico semelhante, porém achados histopatológicos com mais fibrose, infiltrados eosinfilicos, atipia epitelial e teleangiectasias capilares), colite diverticular, colite associada a medicamentos (p. ex., AINEs), além da própria DC.

O maior desafio está nas DII que se restringem exclusivamente ao cólon, em que foram excluídas outras causas, chamadas de colites indeterminadas. Ocorrem em até 20% dos pacientes e a resposta à terapia e evolução tendem a revelar o diagnóstico.

TRATAMENTO

O objetivo do tratamento das DII consiste na indução e manutenção de remissão da doença. A intenção é melhorar os sintomas apresentados, manter nutrição adequada, manter remissão endoscópica e radiológica, além de tratar possíveis complicações e melhorar a qualidade de vida dos pacientes.

Conduta terapêutica no paciente com doença leve e moderada

Numerosas terapias são usadas para o tratamento da DC e RCU, e a escolha da medicação varia de acordo com o local de acometimento e severidade da doença. As opções terapêuticas abaixo mostram alternativas para doença leve ou moderada, em pacientes com bom estado geral, não toxemiados e que, portanto, não necessitam de hospitalização.

Vale ressaltar que o tratamento medicamentoso da RCU baseia-se na estratégia *step-up* (isto é, utilização inicialmente de substâncias menos potentes mas com baixo potencial para efeitos colaterais, progredindo para substâncias mais potentes, mas com maior potencial para efeitos colaterais, conforme resposta do paciente à terapêutica). Por outro lado, na DC, especialmente nas doenças moderadas a graves sugere-se o tratamento *top-down* (isto é, já iniciar biológicos e imunossupressores e descalonar a terapêutica conforme possibilidade clínica).

Aminossalicilatos (sulfassalazina e derivados do 5-ASA)

São as medicações de primeira escolha no tratamento da RCU pois induzem remissão em mais de 90% dos pacientes com doença leve a moderada. A via (retal ou oral) e a forma (supositório, enema, comprimido) a ser usada depende da extensão da doença, sendo supositório preferido quando o acometimento se restringe ao reto e o enema quando a extensão se dá até o sigmoide. Para casos refratários pode-se associar dose oral com tópica ou até mesmo alternativas de associação com enemas de corticosteroides. A dose usual recomendada de mesalazina oral varia de 2,4 a 4,8 g/dia dividida em 3 tomadas e supositório de 1 g via retal uma vez ao dia. A dose inicial de sulfassalazina é de 500 mg 12/12 h, ajustada de acordo com resposta terapêutica até a dose máxima de 4 a 6 g/dia. A melhora dos sintomas na RCU ocorre em alguns dias, porém a cura completa requer o uso das medicações por cerca de 4 a 6 semanas, não sendo necessário doses de manutenção a não ser que haja recidiva de sintomas em sua retirada ou em casos em que o acometimento seja extenso (proctossigmoidite, colite esquerda, colite extensa, pancolite). Os aminossalicilatos na doença de Crohn têm um papel mais limitado (estudos se mostram conflitantes), sendo apenas relatado algum benefício na doença ileocolônica. A maioria dos autores não considera essa classe como uma opção terapêutica na DC.

Antibióticos

Podem desempenhar papel coadjuvante no tratamento da DC e ser úteis no controle de complicações piogênicas da doença, no tratamento da doença perianal, das fístulas enterocutâneas ou doença do cólon ativa. Pesquisas clínicas sugerem que o metronidazol 20 mg/kg/dia é benéfico para auxiliar a cicatrização de fístulas perineais. Ciprofloxacino 1 g/dia também é citado como antibiótico adjuvante à terapia de remissão.

Corticosteroides

Continuam a ser o tratamento principal para os pacientes com doença leve a moderada que não são responsivas às medidas acima, tanto na DC quanto na RCU, ou aqueles que se apresentam com sintomas de doença grave. A dose de corticoide oral para os pacientes que não necessitam de hospitalização varia de 40 a 60 mg/dia de prednisona durante 10–14 dias com redução gradual de 5 a 10 mg por semana até um alvo de 20 mg com posterior redução ainda mais gradual de 2,5 a 5 mg por semana para evitar ocorrência de insuficiência adrenal. O objetivo final é descontinuar o uso de corticoides devido aos efeitos colaterais significativos em longo prazo. Uma alternativa em pacientes intolerantes ao uso de corticoide sistêmico seria o uso de budesonida tópica (9 mg/dia durante 8–16 semanas, também com redução gradual de 3 mg/mês até desmame) para indução de remissão, com um perfil menor de efeitos colaterais.

Terapias adjuvantes

Antidiarreicos podem ser usados para aliviar os sintomas, sendo a loperamida utilizada com segurança e boa eficácia nesses casos. Colestiramina pode ser usada para controle de diarreia ocasionada pelos sais biliares (quando há acometimento de segmento ileal na DC). Probióticos parecem ter papel como agentes adjuvantes em inflamações intestinais recorrentes, porém os ensaios clínicos são limitados. Monitorização da massa óssea deve ser feita nesses pacientes, com possível terapia com suplementação de cálcio e vitamina D, além de cessação do tabagismo (principalmente na DC) para melhorar os resultados em longo prazo. Deve-se lembrar de evitar o uso de anti-inflamatórios não esteroidais (AINEs) para evitar exacerbação das DII.

Conduta terapêutica no paciente com doença grave e/ou refratária à terapia inicial

Para pacientes com doença grave ou refratária às terapêuticas anteriormente citadas requerem tratamento mais agressivo ou até mesmo hospitalização para controle de sintomas. A terapia inclui: 1) jejum oral reservado para casos de doença fulminante; por vezes ajuda a reduzir o volume de fezes produzido, porém sem alterações positivas em desfecho clínico; 2) suporte nutricional, preferência para a via enteral, por esta apresentar menos complicações em relação à parenteral; porém muitas vezes não é tolerada pelo paciente devido ao seu estado geral; 3) corticoides intravenosos, hidrocortisona 300 mg/dia ou metilprednisolona 16 a 20 mg IV 8/8 h, sendo preferida esta última por menor efeito mineralocorticoide e retenção de líquidos; 4) antibióticos de amplo espectro, em caso de evidência de colite fulminante, peritonite, massa abdominal ou toxemia importante (geralmente associação de ciprofloxacino com metronidazol); 5) evitar fatores de piora, como medicações anticolinérgicas, opioides e AINEs, para evitar o desenvolvimento de megacólon tóxico, exacerbação da doença de base e às vezes por mascarar sinais de abdômen agudo (opioides). Pacientes que não respondem a esteroides podem necessitar de terapia com imunosupressores/imunobiológicos. Podemos ter 3 perfis distintos de refratários à terapia padrão se:

1. Apresentarem nova recaída após alcançar remissão com agentes de primeira linha;
2. Permancerem sintomáticos a despeito de doses adequadas de glicorticoides (corticorresistentes);
3. Apresentar "*flares*" (exacerbação da doença) quando corticoides são diminuídos ou descontinuados (corticodependentes).

Opções para esses pacientes incluem azatioprina, 6-mercaptopurina, metotrexato, terapias biológicas, ciclosporina e em último caso, abordagem cirúrgica:

- **Azatioprina e 6-mercaptopurina (6-MP):** vários pacientes tratados para DC recebem azatioprina com boa resposta em sintomas colônicos e de delgado (60–70% de remissão clínica). O tratamento pode ser iniciado com uma dose de 50 mg/dia de azatioprina, com um máximo de até 2,5 mg/kg/dia. Uma alternativa a ser usada é a 6-MP, na dose de até 2 mg/kg/dia. A resposta a essas terapias é vista em 3–6 meses, por isso, durante esse período não é incomum a necessidade de uso concomitante de corticoide.

- **Metotrexato:** é uma alternativa em pacientes que não respondem a azatioprina ou 6-MP, deve ser iniciado numa dose de 25 mg/semana IM ou SC, e a resposta é vista em 3 meses.
- **Terapia biológica:** indicada na doença de Crohn moderada a grave (ou com complicações tipo fístulas ou estenoses) e na RCU refratária à terapêutica convencional. Existem duas classes de imunobiológicos atualmente disponíveis para DII: os direcionados ao fator de necrose tumoral alfa (anti-TNF alfa) como o infliximabe, adalimumabe e certolizumabe, e os anti-integrina natalizumabe e, mais recentemente, vedolizumabe. Antes do início da terapia é importante a investigação de tuberculose, hepatite B, C e HIV, além de de neoplasias. Atualmente os imunobiológicos mais utilizados são o infliximabe (5mg/kg IV nas semanas 0, 2 e 6 para indução, e manutenção com 5 mg/kg IV a cada 8 semanas) e o adalimumabe (160 mg SC na semana 0, 80 mg SC na semana 2 e 40 mg SC na semana 4 para indução, com manutenção de 40 mg SC a cada 2 semanas). Naqueles pacientes que recidivam antes da reinfusão é tentado reduzir o intervalo das aplicações (mensal para infliximabe e semanal para adalimumabe). Para aqueles que perdem o efeito da medicação podem ser aumentadas as doses (até 10 mg/kg para infliximabe e até 80 mg para adalimumabe). Em último caso é tentada a troca do agente biológico.
- **Terapia cirúrgica:** é indicada principalmente para tratamento das complicações como abscessos intra-abdominais, fístulas clinicamente intratáveis, estenose fibrótica com sintomas obstrutivos, megacólon tóxico, hemorragia e câncer. Em pacientes com RCU grave fulminante e doença corticorresistente que não responde a terapia de resgate com ciclosporina ou infliximabe, também é indicada colectomia.

Manejo das complicações

Além das medidas iniciais devemos também atentar para as possíveis complicações que podem ocorrer nestes pacientes:

- **Megacólon tóxico:** deve ser realizada hidratação venosa, correção de distúrbios hidroeletrolíticos, jejum oral, passagem de sonda nasogástrica aberta e corticoterapia venosa. Caso não haja melhora em 72 horas (ou antes, se houver piora do quadro) está indicada colectomia. O aumento progressivo da dilatação colônica com "impressões digitiformes" (edema da parede colônica) ou pneumatose (ar dissecando a parede intestinal) indica perfuração iminente e necessidade de cirurgia de emergência.
- **Perfuração:** em casos de perfuração intestinal, a realização de cirurgia de emergência é indiscutível após estabilização clínica do doente. A abordagem cirúrgica a ser escolhida é variável de acordo com o estado clínico do paciente, o local da perfuração, dentre outros fatores. O manejo clínico inclui jejum e antibióticos de amplo espectro por 7 a 10 dias, devendo ser considerado um curso adicional de 2 a 4 semanas com ciprofloxacino e metronidazol após a alta. Para pacientes já em uso de corticoides pode ser necessário um pequeno aumento na dose. No entanto, para aqueles que não utilizavam corticoides, estes não são recomendados.
- **Sangramento:** diante de um quadro de sangramento digestivo importante, inicialmente se deve proceder à estabilização clínica-hemodinâmica, com correção de eventuais distúrbios hidroeletrolíticos. Em seguida, deve-se tentar identificar o local do sangramento e avaliar outras causas possíveis, como úlceras por AINEs, alterações vasculares ou isquêmicas, neoplasias, doença hemorroidária ou diverticular e coagulopatia. A depender do quadro clínico, a terapêutica endovenosa com corticoide, infliximabe ou ciclosporina pode ser estabelecida. Em geral, o sangramento cessa com

a terapia medicamentosa e raramente evolui para emergência médica. No entanto, pode ser grave e refratário em até 10% dos pacientes, com necessidade de colectomia de urgência.
- **Abscessos anorretais:** o objetivo nessa complicação é drenar a cavidade do abcesso sem lesar o esfíncter anal. Se houver sinais ou sintomas sistêmicos deve ser iniciada antibioticoterapia.
- **Abscessos intra-abdominais/pélvicos:** os pacientes devem ser abordados de acordo com a apresentação clínica, história de cirurgia intestinal prévia e características do abscesso. Antibióticos devem ser iniciados imediatamente. A abordagem do abscesso pode ser realizada por meio de drenagem percutânea ou cirúrgica, com ou sem ressecção dos segmentos intestinais envolvidos. O material deve ser encaminhado para exame bacterioscópico e cultura a fim de guiar a terapia antimicrobiana. Caso haja falha da drenagem percutânea, o momento ideal para cirurgia é após a resolução clínica da sepse.
- **Obstrução intestinal:** o tratamento imediato para o paciente que se apresenta com síndrome de obstrução intestinal consiste em hidratação endovenosa, jejum, passagem de sonda nasogástrica em drenagem e correção de distúrbios hidroeletrolíticos. Devido à sua etiologia predominantemente inflamatória nas DII, o tratamento inicial na ausência de abscesso intracavitário ou sepse deve ser medicamentoso, com uso de corticoides endovenosos. Se houver evidências de infecção, o início de antibioticoterapia sistêmica empírica está recomendado. A cirurgia está indicada para pacientes que não respondem ao tratamento clínico ou que apresentem sepse, abscesso intracavitário ou isquemia intestinal. Nos casos de emergências relacionadas ao uso de medicamentos, estes devem ser imediatamente suspensos e o tratamento deve ser direcionado à condição sobrejacente.

BIBLIOGRAFIA

1. Assche GV, et al. The second European evidence-based Consensus on the diagnosis and management of Crohn's disease: Definitions and diagnosis. Journal of Crohn's and Colitis. Elsevier, 2010. Cap. 4, p. 7-27
2. Cardozo WS, Sobrado CW. Doença inflamatória intestinal. 2ª Ed. Barueri, SP: Manole, 2015.
3. Cheifetz AS, Peppercorn MA. Definition, epidemiology and risk fator in inflammatory bowel disease. UpToDate, 2015. Disponível em: http://www.uptodate.com/contents/definition-epidemiology-and-risk-factors-in-inflammatory-bowel-disease. Acesso em 06/05/2015.
4. D'Haens G, Baert F, van Assche G, et al. Belgian Inflammatory Bowel Disease Research Group; North-Holland Gut Club. Early combined immunosuppression or conventional management in patients with newly diagnosed Crohn's disease: an open randomised trial. Lancet. 2008; 371:660-66.
5. Dignass A et al. Second European evidence-based consensus on the diagnosis and management of ulcerative colitis Part 2: Current management. J Crohns Colitis. 2012;6(10):991-1030. Disponível em: http://ecco-jcc.oxfordjournals.org/content/6/10/991
6. Dignass A, et al. The second European evidence-based Consensus on the diagnosis and management of Crohn's disease: Current management. J Crohns Colitis. 2010;4(1):28-62. Disponível em: http://ecco-jcc.oxfordjournals.org/content/4/1/28
7. Farrel RJ, Peppercorn MA. Management of severe ulcerative colitis in adults. UpToDate, 2016. Disponível em: http://www.uptodate.com/contents/management-of-severe-ulcerative-colitis-in-adults?source=see_link. Acesso em 19/05/2016.
8. Farrel RJ, Peppercorn MA. Overview of the medical management of mild to moderate Crohn disease in adults. UpToDate, 2016. Disponível em: http://www.uptodate.com/contents/overview-of-the-medical-management-of-mild-to-moderate-crohn-disease-in-adults. Acesso em 17/05/2016.
9. Farrel RJ, Peppercorn MA. Overview of the medical management of severe or refractory Crohn disease in adults. UpToDate, 2016. Disponível em: http://www.uptodate.com/contents/overview-of-the-medical-management-of-severe-or-refractory-crohn-disease-in-adults. Acesso em 19/05/2016.

10. MacDermottm RP. Management of mild to moderate ulcerative colitis in adults. UpToDate, 2016. Disponível em: http://www.uptodate.com/contents/management-of-mild-to-moderate-ulcerative-colitis-in-adults?source=see_link. Acesso em 19/05/2016.
11. Osterman MA, Lichtenstein GR. Colites Ulcerativas. In: FELDMAN, M. Sleisenger e Fordtran Gastroeneterologia e Doenças do Fígado / Mark Feldman, Lawrence S. Friedman. Rio de Janeiro: Elsevier, 2014. Cap. 112, p.2017-2055.
12. Peppercorn MA, Kane SV. Clinical manifestations, diagnosis and prognosis of Crohn disease in adults. UpToDate, 2015. Disponível em: http://www.uptodate.com/contents/clinical-manifestations-diagnosis-and-prognosis-of-crohn-disease-in-adults. Acesso em 12/05/2016.
13. Peppercorn MA, Kane SV. Clinical manifestations, diagnosis and prognosis of ulcerative colitis in adults. UpToDate, 2015. Disponível em: http://www.uptodate.com/contents/clinical-manifestations-diagnosis-and-prognosis-of-ulcerative-colitis-in-adults. Acesso em 14/05/2016.
14. Pilon SR, Mota CFMGP. Doenças Inflamatórias Intestinais. In: Emergências Médicas. São Paulo: Editora Atheneu, 2015. p.363-373.
15. Sands BE, Siegel CA. Doença de Crohn. In: FELDMAN, M. Sleisenger e Fordtran Gastroeneterologia e Doenças do Fígado / Mark Feldman, Lawrence S. Friedman. 1983-2016. Rio de Janeiro: Elsevier, 2014. Cap. 111, p.1983-2016.

82

ISQUEMIA MESENTÉRICA

Guilherme Malandrini Andriatte
Sarah Rodrigues Pilon Faria
Carolina Frade M. G. Pimentel
Igor Gouveia Pietrobom

INTRODUÇÃO

A isquemia mesentérica é uma causa infrequente de dor abdominal, correspondendo a menos de 1:1.000 das admissões hospitalares. No entanto, um atraso ou erro no seu diagnóstico pode comprometer seriamente o desfecho desses indivíduos, podendo atingir 60 a 80% de mortalidade nos casos agudos.

A isquemia mesentérica se refere a uma hipoperfusão intestinal, que pode se desenvolver aguda ou cronicamente, devido a uma obstrução arterial ou venosa, parcial ou total.

TIPOS DE ISQUEMIA MESENTÉRICA

- Isquemia arterial mesentérica:
  - Aguda: é composta por oclusão embólica em 50% dos casos. Em 20 a 35% dos casos, a isquemia é derivada da formação de um trombo em um vaso previamente acometido por doença aterosclerótica. Dissecção ou inflamação são responsáveis pela isquemia em 5% dos casos.
  - Crônica: é descrita também como angina mesentérica. É causada em 90% dos casos por doença aterosclerótica progressiva, que afeta a origem dos vasos intestinais. Pode causar isquemia mesentérica aguda pela formação progressiva do trombo.
  - Não oclusiva: corresponde a cerca de 5 a 15% de todos os casos de isquemia mesentérica. É mais frequente em casos de insuficiência cardíaca, hipovolemia, hemodiálise ou uso de substâncias vasoconstritoras, como agonistas alfa adrenérgicos.
- Isquemia venosa mesentérica: é responsável por 5 a 15% dos casos de isquemia mesentérica. Está classicamente relacionada a trombofilias, mas trauma, inflamações locais (como pancreatite, diverticulite) ou infecção do sistema biliar também estão associados.

FISIOPATOLOGIA

A circulação mesentérica é complexa, composta por três vasos principais: tronco celíaco, artéria mesentérica superior e artéria mesentérica inferior.

A oclusão arterial aguda de um único vaso (geralmente a artéria mesentérica superior), pode causar isquemia e infarto mesentérico. Já na isquemia mesentérica crônica, há tempo de ser desenvolvida uma complexa circulação colateral, e o paciente geralmente é assintomático até que duas ou mais artérias principais estejam obstruídas.

A queda na oferta de oxigênio gerada pela isquemia leva a uma resposta vasodilatadora inicial que, se perpetuada, leva a vasoconstrição afetando primeiramente a mucosa e submucosa. Se nenhuma conduta for tomada, a isquemia pode levar ao infarto intestinal.

FATORES DE RISCO

Algumas condições são importantes para o desenvolvimento da isquemia mesentérica, a saber:
- Disfunção cardíaca: a maioria dos êmbolos são de origem cardíaca (fibrilação atrial, doenças valvares, aneurisma ventricular). Além disso, o baixo débito cardíaco pode levar à hipoperfusão intestinal.
- Aterosclerose.
- Hemodiálise.
- Drogas (especialmente diuréticos, cocaína e digital).
- Trombofilias: até 75% dos pacientes com trombose venosa mesentérica tem trombofilia hereditária.
- Vasculites.
- Hipovolemia.

QUADRO CLÍNICO

Isquemia mesentérica crônica

Os sintomas mais comuns na isquemia mesentérica crônica são dor abdominal, náuseas e vômitos.

A dor abdominal é caracteristicamente iniciada de 30 a 60 minutos após a alimentação (conhecida como "angina mesentérica") e pode ocasionar "medo de comer", com consequente perda ponderal. Deve-se atentar para outras condições no diagnóstico diferencial, tais como: doença biliar, úlcera péptica e pancreatite.

Isquemia mesentérica aguda

A dor abdominal apresentada durante a isquemia arterial mesentérica aguda, costuma ser súbita, intensa, inicialmente periumbilical, passando a ser difusa e constante conforme o quadro evolui. A dor tende a ser desproporcional ao exame físico, isto é, o quadro álgico é muito importante para um exame abdominal não tão relevante, e pode ser acompanhada de náuseas e vômitos.

No caso da trombose venosa mesentérica aguda, a dor geralmente é menos intensa e mais insidiosa, podendo se estender por dias a semanas. Pode haver ainda diarreia e distensão abdominal.

Em pacientes com isquemia aguda não obstrutiva o sintoma inicial é melena ou hematoquezia, ocorrendo em seguida a dor abdominal, caracteristicamente leve a moderada.

EXAME FÍSICO

O exame físico inicial pode ser normal, ou evidenciar apenas distensão abdominal. No entanto, conforme a isquemia prossegue, ocorre marcada distensão abdominal, com diminuição dos ruídos hidroaéreos, e aparecimento de sinais de irritação peritoneal, como descompressão brusca. Um dado interessante, apesar de pouco prático, é que a temperatura retal costuma ser inferior à axilar. Hipotensão, taquicardia e rebaixamento do nível de consciência são sinais de gravidade.

LABORATÓRIO

Em linhas gerais, diante de uma suspeita de isquemia mesentérica devem ser solicitados: hemograma, eletrólitos e gasometria arterial com avaliação do lactato.

A presença de acidose metabólica com hiperlactatemia (acidose lática), reflete isquemia grave ou até infarto mesentérico, sendo que em estágios iniciais pode estar ausente. O hemograma pode mostrar leucocitose com desvio à esquerda, indicando um comprometimento de toda parede intestinal, ou até mesmo translocação bacteriana. O achado de hiperamilasemia é frequente.

EXAMES DE IMAGEM

- **Radiografia de abdômen:** deve ser solicitado como exame inicial para exclusão de outras etiologias de abdômen agudo. Achados que podem ser compatíveis com isquemia mesentérica aguda incluem: distensão de alças intestinais, afilamento da parede e pneumatose intestinal. Achados de ar livre na cavidade peritoneal, indicam abordagem cirúrgica imediata.
- **Ultrassonografia de abdômen com Doppler:** É indicado para suspeita de isquemia mesentérica crônica, na qual apresenta sensibilidade e especificidade de 85 e 90%, respectivamente. Fatores como obesidade, excesso de gás intestinal e experiência do operador são determinantes para a qualidade do exame.
- **Angiotomografia de abdômen:** apresenta acurácia de 95 a 100% para o diagnóstico de isquemia mesentérica aguda e por isso é o exame inicial de escolha nos pacientes hemodinamicamente estáveis que procuram o pronto-socorro.
  Pode-se visualizar o ponto da obstrução e o grau de aterosclerose adjacente, auxiliando a programação pré-operatória. Pode indicar a provável fonte emboligênica, e outros processos patológicos intra-abdominais. Além disso, mostra sinais de gravidade como pneumatose intestinal, pneumoperitônio, presença de gás na veia porta e afilamento da parede intestinal, com mais frequência que os outros métodos.
  A sensibilidade para trombose venosa é menor, mas pode ser incrementada, obtendo-se uma imagem em duas fases, com realce à fase venosa.
- **Angiorressonância de abdômen:** esse exame é tão eficiente quanto a angiotomografia, mas apresenta algumas limitações, como sua disponibilidade, alto custo, e tempo para realização. Pode ser uma opção à angiotomografia em casos de alergia ao contraste, e para evitar radiação.
- **Angiografia abdominal:** a angiografia até anos atrás era o método de escolha para a avaliação de isquemia mesentérica. Atualmente, é solicitada em casos de grande suspeita clínica, nos quais a angio-TC foi negativa. Além disso, pode ser usada uma vez que o plano terapêutico de revascularização já foi feito. Terapias como angioplastia (com ou sem *stent*), trombólise, e injeção de vasodilatadores podem ser feitos.

ABORDAGEM TERAPÊUTICA

O primeiro passo na abordagem terapêutica da isquemia mesentérica é definir se há ou não instabilidade hemodinâmica associada.

Para ambos os casos, expansão volêmica com cristaloides isotônicos é recomendada, associada a antibióticos de amplo espectro (por exemplo, ceftriaxone e metronidazol pelo risco de translocalção bacteriana). Além disso, deve-se estar atento às alterações de eletrólitos e parâmetros hemodinâmicos. Em casos de acentuada distensão abdominal, a sonda nasogástrica aberta pode ser um instrumento útil. O jejum é preferido em todos os casos, inicialmente.

Nos casos de instabilidade hemodinâmica e/ou sinais de peritonite, a laparotomia exploradora é mandatória, e o diagnóstico é realizado no intraoperatório.

Nos casos de estabilidade hemodinâmica, além das medidas iniciais, deve ser realizado o exame diagnóstico de escolha (angiotomografia de abdômen). Após a confirmação do diagnóstico, temos três situações possíveis:

Isquemia mesentérica aguda arterial

Nos casos de isquemia aguda arterial pode-se proceder a duas condutas:

Tratamento endovascular

Embora não existam estudos comprovando a eficácia de um método em relação ao outro (cirurgia aberta x tratamento endovascular), o tratamento endovascular vem sido preferido em casos de isquemia leve a moderada, ou nos casos em que o risco da cirurgia aberta é muito elevado. Normalmente o procedimento utilizado é a embolectomia ou a angioplastia com colocação de *stent*. Em casos selecionados, pode-se proceder à trombólise intra-arterial.

Se optado pela conduta endovascular exclusiva, deve-se monitorizar o paciente rigorosamente, e a laparotomia está indicada nos casos de instabilidade clínica.

Cirurgia aberta

Deve ser indicada quando a angiotomografia evidenciar sinais de necrose intestinal ou outras complicações. É o procedimento de escolha em isquemias graves. Em casos nos quais a tomografia é duvidosa quanto à presença de necrose, a cirurgia aberta deverá ser realizada, com a possibilidade de embolectomia e em alguns casos até *bypass* arterial ou injeção de trombolítico intra-arterial.

Isquemia mesentérica crônica

A revascularização está indicada para todos os pacientes jovens com isquemia mesentérica crônica, que apresentem sintomas recorrentes.

A abordagem endovascular (angioplastia + *stent*) vem sido utilizada como método de escolha em pacientes idosos ou com risco cirúrgico elevado.

Trombose venosa mesentérica aguda

Excetuando-se as contraindicações, todos os pacientes devem receber anticoagulação plena com heparina e, após 48 horas de estabilização do quadro, deve-se iniciar anticoagulação oral. Na maioria dos casos, a anticoagulação é a única terapêutica necessária.

Apenas 5% dos pacientes apresentam evolução adversa e, nesses casos, a cirurgia aberta ou embolectomia (trans-hepática ou percutânea) estão indicadas.

Como em todos os casos de isquemia mesentérica, qualquer sinal de instabilidade hemodinâmica é indicativo de laparotomia imediata.

Isquemia mesentérica não oclusiva

O objetivo inicial é garantir a estabilidade hemodinâmica, minimizando o uso de vasoconstritores sistêmicos. O mecanismo subjacente deve ser corrigido. Pode-se lançar mão de anticoagulação e vasodilatadores em alguns casos. Os pacientes devem ser monitorizados de perto, e avaliados para qualquer sinal de peritonite.

SEGUIMENTO

O principal objetivo do seguimento do paciente com isquemia mesentérica é o controle dos fatores de risco, como hipertensão, dislipidemia, tabagismo, consumo de álcool e diabetes.

Pacientes com trombose de artéria mesentérica aguda têm indicação de uso crônico de antiagregantes plaquetários, após resolução do quadro. Sua utilização nos casos de isquemia mesentérica não oclusiva é controversa.

Deve-se estar atento ao surgimento de diarreia, desnutrição e síndrome disabsortiva após grandes ressecções intestinais, pelo risco de desenvolvimento da síndrome do intestino curto.

BIBLIOGRAFIA

1. Brandt JL, Feuerstadt P. Isquemia intestinal. In: Sleisenger e Fordtran. Gastroenterologia e doenças do fígado. 9 ed. Rio de Janeiro: Elsevier 2014; 2069-2090.
2. Clair DG, Beach JM. Mesenteric Ischemia. N Engl J Med 2016; 374:959-968.
3. Tendler DA, Lamont JT, Grubel P. Mesenteric venous thrombosis in adults. UpToDate [internet]. 2016. Disponível em: https://www.uptodate.com/contents/mesenteric-venous-thrombosis.
4. Tendler DA, Lamont JT. Acute mesenteric arterial occlusion. UpToDate [internet]. 2016. Disponível em: https://www.uptodate.com/contents/acute-mesenteric-arterial-occlusion.
5. Tendler DA, Lamont JT. Overview of intestinal ischemia in adults. UpToDate [internet]. 2016. Disponível em: https://www.uptodate.com/contents/overview-of-intestinal-ischemia-in-adults.

GERIATRIA E CUIDADOS PALIATIVOS

Editor responsável: **Igor Gouveia Pietrobom**
Coordenador da Seção: **Henry Porta Hirschfeld**

83

AVALIAÇÃO GERIÁTRICA AMPLA

Gabriela Takayanagi Garcia
Henry Porta Hirschfeld
Igor Gouveia Pietrobom

INTRODUÇÃO

Com o aumento da expectativa de vida e do número de pacientes idosos, muitas vezes portadores de múltiplas comorbidades e demandas específicas, tornou-se urgente a criação de uma fórmula própria para avaliação de saúde desse grupo. A grande heterogeneidade da população geriátrica, assim como as alterações fisiológicas inerentes ao envelhecimento e a somatória de múltiplas enfermidades, tornam esses pacientes mais complexos e vulneráveis, de forma que a mesma não deve ser avaliada apenas como uma extrapolação do adulto, mas sim como merecedora de um modelo próprio de atendimento, que vai além do manejo tradicional da doença.

Para tal, foi proposta a avaliação geriátrica ampla (AGA). A AGA é um processo diagnóstico multidimensional, interdisciplinar que tem como objetivo determinar as deficiências e incapacidades clínicas, funcionais e psicossociais do idoso para estabelecer um plano global de cuidado adequado. Utiliza instrumentos de avaliação para facilitar a comunicação entre os membros da equipe e auxiliar na comparação evolutiva de cada paciente. Abrange os diversos domínios do paciente, como a saúde física, mental, suporte social e familiar, assim como funcionalidade e existência de doenças crônicas. Pode ser aplicada em diversos contextos, incluindo consultas ambulatoriais, internações em enfermaria ou UTI, e instituições de longa permanência.

Apesar da maioria dos pacientes supostamente se beneficiar com a aplicação da AGA, ela ganha importância nos pacientes mais complexos. Não existem critérios formais para indicação da mesma, de forma que idade, comorbidades (por exemplo, câncer, fragilidade, síndromes demenciais etc.), acometimento psicológico, perda de funcionalidade, múltiplas internações e alteração na condição de vida do paciente são indicativos de que tais pacientes se beneficiarão mais da sua aplicação.

Vários estudos confirmam os benefícios da AGA, relacionando a sua utilização à melhora do humor, da satisfação com o atendimento, do estado funcional e mental. Sua aplicação também foi associada à redução de internações, institucionalizações e de mortalidade, além de diminuição do uso e dos custos do sistema de saúde. Há comprovação na literatura de que a AGA melhora a detecção e documentação dos acometimentos geriátricos, além de ser ferramenta para estabelecer critérios para internação hospitalar ou em instituições de longa permanência; adequações nutricionais, ambientais; acompanhamento evolutivo do paciente e elaboração de políticas públicas para o idoso.

BASES DA AVALIAÇÃO GERIÁTRICA AMPLA

A AGA tem uma estrutura sistemática, que inclui o idoso e sua condição funcional como ponto central de análise. Sua aplicação pode variar, mas as características constantes são o fato de ser sempre multidimensional, utilizar instrumentos padronizados e avaliar todos os domínios do paciente (condições médicas, funcionalidade, saúde mental e social). A AGA tende a compreender os conhecidos "5 I's da Geriatria", que incluem insuficiência cognitiva, imobilidade, instabilidade postural, incontinências e iatrogenia.

Os principais parâmetros avaliados na AGA são:
- Avaliação clínica (deficiências sensoriais, comorbidades)
- Equilíbrio, mobilidade e risco de queda
- Avaliação nutricional
- Capacidade funcional
- Saúde mental (emocional e cognição)
- Avaliação social e ambiental
- Em alguns textos norte-americanos, já se acrescenta também:
- Preferências no suporte avançado de cuidados, espiritualidade e diretivas antecipadas

AVALIAÇÃO CLÍNICA

As doenças podem ter manifestações atípicas em idosos e a presença de sintomas inespecíficos abrem um leque de possibilidades etiológicas, o que exige muita perspicácia na avaliação clínica geriátrica.

Anamnese

A anamnese deve ser realizada em ambiente acolhedor, com tom de voz adequado, olhando para o paciente de forma a facilitar a leitura labial. É necessário perguntar ativamente ao idoso sobre eventuais acometimentos dos diversos sistemas, visto que, não raro, o mesmo e seus familiares ocultam queixas por considerá-las "normais" no processo de envelhecimento, muitas vezes não relatando ocorrência de dor não controlada, quedas, disfunções sexuais, modificação de dieta, dificuldade para deglutição e breves esquecimentos, por exemplo.

É importante também questionar sobre comorbidades e medicamentos em uso, incluindo fitoterápicos e terapias complementares. Frequentemente o idoso utiliza múltiplas medicações, e nessa população é mais comum a ocorrência de polifarmácia, efeitos adversos a medicamentos e interação medicamentosa.

Deve-se estimular que o paciente traga para a consulta remédios e compostos em uso não só para avaliar quais são, mas também checar a correta administração dos mesmos.

Avaliação de saúde física com análise dos múltiplos sistemas

O exame físico deve ser realizado de forma abrangente, atentando-se para avaliação de algumas peculiaridades, dentre elas algumas sensoriais, que muitas vezes comprometem drasticamente a qualidade de vida do paciente e sua funcionalidade.

Visão

As enfermidades oculares mais comuns nos idosos incluem presbiopia, glaucoma, retinopatia diabética, catarata e degeneração macular. Sabe-se que esse comprometimento está relacionado a aumento na frequência de quedas, declínio cognitivo e funcional, processos depressivos e imobilidade. Sendo assim, a Academia Americana de Oftamologia recomenda que a consulta com tal especialidade ocorra em intervalos de 1 a 2 anos. Testes de rastreamento também podem ser aplicados, como o teste de Snellen.

Audição

O déficit auditivo é bastante prevalente na população idosa e está associado de forma independente a comprometimento cognitivo e redução no engajamento social, comprometendo de forma progressiva a cognição desses pacientes à medida que não é revertido. Para rastreamento e devido encaminhamento para o otorrinolaringologista, são utilizados mais comumente a pergunta direta se o paciente percebeu comprometimento recente em sua audição e a realização do teste do sussurro.

Há algumas técnicas relatadas para aplicação do teste do sussurro; a mais comum é o médico posicionar-se atrás do paciente para evitar a leitura labial, tampar a orelha que não será testada naquele momento, permanecer a uma distância de 60 cm e sussurrar três palavras aleatórias (podendo ser letras ou números, por exemplo) e o paciente deverá repeti-las. Caso consiga, aquela orelha não tem comprometimento aparente; caso não consiga, esse procedimento deve ser repetido com 3 outras palavras e se o paciente não for capaz de reproduzi-las sugere-se avaliação complementar da acuidade auditiva.

Dentição

Avaliação da qualidade dos dentes, bem como de sua higiene, assim como do ajuste de próteses dentárias, buscando ativamente lesões gengivais.

Incontinência urinária e fecal

A incontinência urinária que leva a comprometimento da qualidade de vida ou prejuízo social deve ser rastreada, não apenas por causar isolamento social, mas também pelo risco aumentado de infecções, interrupções do sono que podem evoluir com quedas e úlceras de pressão. Deve-se perguntar sobre a ocorrência de incontinência, se ocorre após esforço ou com urgência e, principalmente, se gera impacto negativo na qualidade de vida.

EQUILÍBRIO, MOBILIDADE E RISCO DE QUEDA

Histórico de quedas

O teste de *screening* mais simples sugerido pela Sociedade Brasileira de Geriatria e Gerontologia é perguntar se o paciente caiu nos últimos 12 meses. É imprescindível questionar ativamente os pacientes sobre a frequência e as características de eventuais quedas, visto que 30 a 40% dos indivíduos com 65 anos ou mais e pelo menos metade dos indivíduos acima de 80 anos caem todos os anos. Além disso, pacientes que sofreram queda no último ano têm maior risco de nova queda e de subsequente perda de independência. É importante verificar se houve sintomas que precederam ou sucederam a queda, o ambiente em que aconteceu, horário do dia, atividade que estava desempenhando, se estava acompanhado, antecedentes patológicos e medicamentos em uso que podem ter contribuído, alteração de acuidade visual, uso de instrumentos auxiliares da marcha, presença de neuropatias, alterações de comportamento, uso de calçado inapropriado e local do corpo acometido.

Testes de equilíbrio e marcha

A mobilidade e o equilíbrio são fundamentais para manter independência funcional. Podem ser avaliados por meio de alguns testes como:
- **Velocidade de marcha:** medida pelo tempo que o indivíduo leva para percorrer 4 metros. Velocidade de marcha < 0,7 m/s é sugestiva de maior risco de morte, hospitalização e quedas.
- *Timed up and go test/Get up and go* (TUGT): levantar de cadeira reta com encosto e apoio para braços, em altura aproximada de 43 cm, caminhar 3 m, girar, retornar para a cadeira e sentar. TUGT > 13,5 s é indicativo de risco de quedas nos próximos 12 meses.

AVALIAÇÃO NUTRICIONAL

Para os idosos, os cortes de índice de massa corpórea (IMC) são normal: de 22 a 27 kg/m²; sobrepeso: > 27 a 29,9 kg/m²; e obesidade: ≥ 30 kg/m². Deve-se avaliar também a circunferência abdominal (sendo que valores ≥ 88 cm em mulheres e ≥ 102 cm em homens sugerem risco aumentado para hipertensão, diabetes e dislipidemia).

É importante também a avaliação da massa muscular. A mensuração da massa muscular pode ser feita por métodos antropométricos como a circunferência de panturrilha (sendo normal ≥ 31 cm), a avaliação do desempenho muscular pela velocidade de marcha e a força muscular pela força de preensão palmar (sendo o normal ≥ 30 kg para homens e ≥ 20 kg para mulheres).

A miniavaliação nutricional (MAN) é o instrumento validado utilizado para análise nutricional, incluindo risco de desnutrição do idoso (Tabela 83.1).

CAPACIDADE FUNCIONAL

A capacidade funcional do idoso relaciona-se com seu grau de independência. A funcionalidade é definida justamente por sua aptidão para realizar determinada tarefa que lhe permita cuidar de si mesmo e ter uma vida independente. Pode ser avaliada por instrumentos específicos, divididos em escalas de atividades básicas, instrumentais e avançadas de vida diária.

Escala de atividades básicas de vida diária

Avalia a aptidão para autocuidado do paciente. Interessante atentar que o declínio tende a ocorrer de forma progressiva e na ordem mencionada (de 1 a 6); assim como a recuperação em ordem inversa (de 6 a 1). Pode-se utilizar as escalas de Katz e de Barthel (Tabela 83.2).

Escala de atividades instrumentais de vida diária

Avalia a habilidade de interação do idoso com elementos do ambiente em que está inserido, delimitando a capacidade que o indivíduo tem de viver ou não sozinho (Tabela 83.3).

Escala de atividades avançadas de vida diária

As atividades avançadas variam muito de acordo com a pessoa e podem incluir práticas ocupacionais ou recreativas, como esporte, direção veicular, atividades familiares, políticas e comunitárias.

TABELA 83.1 escala miniavaliação nutricional – seção de triagem

Perguntas da triagem	Pontos
Nos últimos 3 meses houve diminuição da ingesta alimentar devido a perda de apetite, problemas digestivos ou dificuldade para mastigar ou deglutir? 0 = diminuição grave da ingesta 1 = diminuição moderada da ingesta 2 = sem diminuição da ingesta	
Houve perda de peso nos últimos 3 meses? 0 = superior a 3 kg 1 = não sabe informar 2 = entre 1 e 3 kg 3 = sem perda de peso	
Há comprometimento de mobilidade? 0 = restrito ao leito ou em cadeira de rodas 1 = deambula, não é capaz de sair de casa 2 = normal	
Passou por algum estresse psicológico ou doença aguda nos últimos três meses? 0 = sim 2 = não	
Há comprometimento neuropsicológico? 0 = demência ou depressão graves 1 = demência leve 2 = não há	
Qual é o índice de massa corporal (peso em kg/estatura em m²) 0 = IMC < 19 1 = 19 ≤ IMC < 21 2 = 21 ≤ IMC < 23 3 = IMC ≥ 23	

Pontuação final máxima = 14 pontos; 12 a 14 pontos = estado nutricional normal; 8 a 11 pontos = sob risco de desnutrição; 0 a 7 pontos = desnutrido. Para avaliação mais detalhada, seguir com a seção avaliação global da MAN.

TABELA 83.2 Escala de atividades básicas de vida diária (escala de Katz)

Atividade	Pergunta	Sim	Não
Banho	Não recebe ajuda ou somente recebe ajuda para uma parte do corpo	1	0
Vestir-se	Separa as roupas e se veste sem ajuda (exceto sapatos)	1	0
Higiene pessoal	Usa o banheiro, faz sua higiene, veste-se e retorna sem ajuda de outra pessoa	1	0
Transferência	Deita na cama, senta na cadeira e levanta sem ajuda de outra pessoa (pode usar bengala ou andador)	1	0
Continência	Tem controle de urina e fezes	1	0
Alimentação	Come sem ajuda (exceto ajuda para cortar carne e passar manteiga no pão)	1	0

Pontuação: 6 pontos = independência para AVD; 4 pontos = dependência parcial; < 2 pontos = dependência importante.

TABELA 83.3 Escala de atividades instrumentais de vida diária (escala de Lawton)

Atividade	Sem ajuda	Com ajuda parcial	Não consegue
Consegue usar o telefone?	3	2	1
Consegue ir a locais distantes, usando algum transporte, sem necessidade de planejamentos especiais?	3	2	1
Consegue fazer compras?	3	2	1
Consegue fazer suas próprias refeições?	3	2	1
Consegue arrumar a casa?	3	2	1
Consegue fazer os trabalhos manuais domésticos, como pequenos reparos?	3	2	1
Consegue lavar e passar sua roupa?	3	2	1
Consegue tomar seus remédios na dose certa e horário correto?	3	2	1
Consegue cuidar de suas finanças?	3	2	1

Pontuação: 9 pontos = totalmente dependente; 10 a 15 pontos = dependência grave; 16 a 20 pontos = dependência moderada; 21 a 25 pontos = dependência leve; 25 a 27 pontos = independente.

SAÚDE MENTAL

Os idosos podem ter importantes comprometimentos no âmbito de sua saúde mental, incluindo depressão e quadros demenciais.

Em relação à avaliação da função cognitiva, o diagnóstico precoce com início do tratamento adequado pode retardar a progressão da doença. A escala de rastreio mais utilizada é o mini exame do estado mental (MEEM). Sua pontuação depende da escolaridade do paciente, sendo importante também a evolução dos resultados ao longo do tempo para cada indivíduo. Performance abaixo da esperada indica a necessidade de submeter o paciente a exames neuropsicológicos mais aprofundados para fechar o diagnóstico (Tabela 83.4).

Outros exames para rastreamento de déficits cognitivos são o teste do relógio (solicitar ao paciente que desenhe um relógio de ponteiro com algum horário predeterminado, como 10 h:10 min) e o teste de nomeação de animais (falar o maior número de animais mencionados em 1 minuto, sendo o esperado de no mínimo 9 itens se escolaridade menor que 8 anos e 13 itens se escolaridade de 8 anos ou mais). É indicado que se encaminhe o paciente para testes neuropsicológicos mais elaborados para fechar algum diagnóstico se os testes de rastreamento detectarem eventual alteração.

O transtorno depressivo no idoso pode resultar em prejuízo importante em sua qualidade da vida, prejudicando *status* funcional, aumentando mortalidade e uso abusivo de recursos de saúde. Ademais, sabe-se que a população idosa tem maior risco de suicídio do que a população em geral. O principal teste utilizado para o rastreio é a escala de depressão geriátrica (Tabela 83.5).

Para avaliação mais completa da saúde mental do paciente, é também importante rastrear dependência alcoólica, aplicando o questionário CAGE para aqueles em que houver suspeita de tal acometimento.

AVALIAÇÃO SOCIAL FINANCEIRA E AMBIENTAL

Esse tipo de avaliação inclui a análise da existência de suporte familiar ou social, recursos financeiros, segurança ambiental no lar e na região que habita. Muitas vezes a

TABELA 83.4 Mini exame do estado mental

MINI EXAME DO ESTADO MENTAL (MEEM)

Em que data estamos?
( ) ano ( ) semestre ( ) mês ( ) dia ( ) dia da semana

Onde nós estamos?
( ) estado ( ) cidade ( ) bairro ( ) hospital ( ) andar

Repita as palavras a seguir:
( ) pedra ( ) caneca ( ) tapete
Se o paciente não conseguir, repetir e anotar em quantas tentativas conseguiu repetir.
Nº de tentativas: _____

Faz cálculos?
Se sim:
( ) 100 - 7 ( ) 93 - 7 ( ) 86 - 7 ( ) 79 - 7 ( ) 72 - 7
Se não:
Soletrar a palava MUNDO de trás para frente
O ( ) – D ( ) – N ( ) – U ( ) – M ( )

Repita as palavras que disse há pouco
( ) pedra ( ) caneca ( ) tapete

Mostre dois objetos e peça para que o paciente nomeie:
( ) relógio ( ) lápis

Repita: "nem aqui, nem ali, nem lá"

Siga uma ordem em 3 passos:
( ) pegue o papel com a mão direita
( ) dobre-o ao meio
( ) coloque-o no chão

Leia e execute (mostre um cartão com o que está escrito abaixo):
( ) feche os olhos

Escreva uma frase
( ) _____

Copie este desenho:

Pontos de corte – analfabetos: 20 pontos; 1 a 4 anos de estudo: 25 pontos; 5 a 8 anos de estudo: 26 pontos; 9 a 11 anos de estudo: 28 pontos; > 11 anos de estudo: 29 pontos.

avaliação de tais fatores é determinante para definição de onde o idoso vai morar, se conseguirá se manter em seu próprio lar, se há suporte familiar para tal, se deverá ir para uma instituição de longa permanência, e até se há recursos para tal. Importante citar que essa análise se correlaciona com a avaliação de funcionalidade, visto que pacientes caracterizados como mais dependentes para as atividades de vida diária acabarão por necessitar de maior suporte social (de familiares ou amigos), sendo sempre interessante perguntar durante a consulta com quem o paciente acredita que possa contar.

Fatores que interferem nas circunstâncias socioambientais dos idosos são rede de interação social, recursos de suporte disponíveis, necessidades especiais e segurança ambiental. Avaliar onde o idoso está inserido e fazer as modificações ambientais necessárias para manutenção de sua independência são essenciais para evitar quedas e contornar suas limitações físicas.

TABELA 83.5 Escala de depressão geriátrica		
Escala de depressão geriátrica (abreviada de Yesavage)	Sim	Não
Está satisfeito com a vida?	0	1
Interrompeu muitas de suas atividades?	1	0
Acha sua vida vazia?	1	0
Aborrece-se com frequência?	1	0
Sente-se de bem com a vida na maior parte do tempo?	0	1
Teme que algo ruim lhe aconteça?	1	0
Sente-se alegre a maior parte do tempo?	0	1
Sente-se desamparado com frequência?	1	0
Prefere ficar em casa a sair e fazer coisas novas?	1	0
Acha que tem mais problemas de memória do que outras pessoas?	1	0
Acha que é maravilhoso estar vivo agora?	0	1
Vale a pena viver como vive agora?	0	1
Sente-se cheio de energia?	0	1
Acha que sua situação tem solução?	0	1
Acha que tem muita gente em situação melhor?	1	0

Pontuação: > 5 pontos = suspeita de depressão.

Outro recurso de suporte a ser avaliado consiste na situação financeira do paciente. Esse elemento torna-se importante por influenciar desnutrição, capacidade de comprar medicamentos e realizar atividade física e terapias (como fisioterapia, fonoaudiologia etc.). Além disso, muitas vezes os pacientes relutam em admitir dificuldades financeiras e o suporte de assistência social pode ser interessante para analisar se o paciente teria direito a benefícios governamentais, por exemplo, que poderiam ajudar a custear seus cuidados.

A avaliação da saúde e do estresse do cuidador também são elementos que não podem ser esquecidos. Tal comprometimento psicológico pode ser evitado programando-se intervalos de cuidado, férias, além de treinamento adequado com a intenção de evitar desgastes à saúde do próprio cuidador e não prejudicar a prática de seu cuidado.

ESPIRITUALIDADE E DIRETIVAS ANTECIPADAS

Hoje, alguns modelos internacionais de AGA já incluem avaliação da espiritualidade e do planejamento volitivo do paciente, caso venha a ser necessário suporte de vida avançado. Desse modo, os clínicos devem iniciar a discussão em relação às preferências do paciente sobre procedimentos de saúde ao final da vida, entendendo-se que se trata de um processo e não de uma decisão pontual momentânea, respeitando que alguns pacientes podem ou não estar preparados para tratar sobre esse tema. Reforça-se que o Código de Ética Médica Brasileiro trata com importância os cuidados paliativos e que é autorizada ortotanásia em detrimento da distanásia, com proibição da eutanásia. É essencial que o médico e a equipe tenham sensibilidade e preparo para contato com tal tema, e que o profissional do cuidado esteja aberto a compartilhar informações verdadeiras em relação à perspectiva da doença do paciente e de sua evolução à medida que o mesmo solicite.

Além disso, o profissional tem o dever de colocar para paciente a possibilidade de fazer suas diretivas antecipadas e escolher alguém como seu representante legal caso venha a não conseguir manifestar sua vontade, deixando claro que tais discussões são dinâmicas e que ele pode mudar de opinião ao longo do tempo.

BIBLIOGRAFIA

1. Bohannon RW. Reference values for the Timed Up and Go Test: a descriptive metaanalysis. Journal of Geriatric Physical Therapy, v. 29, p. 6468, 2006.
2. Dalton DS, Cruickshanks KJ, Klein BE, et al. The impact of hearing loss on quality of life in older adults. Geronthologist. 2003;43:661-68.
3. Elsawy B, Higgins KE. The Geriatric Assessment. Am Fam Physician. 2011;83(1):48-56.
4. King MB. Falls. Hazzard's Geriatric Medicine and Gerontology. 6ª Ed. 2009.
5. Miranda RD, Freitas EV. Avaliação geriátrica ampla. Tratado de Geriatria e Gerontologia. 3ª Ed, 2011. Capítulo 85, páginas 970-978.
6. Ramani L, Furmedge DS. Comprehensive geriatric assessment. British Journal of Hospital Medicine. August 2014, Vol 75, No 8.
7. Rosen SL, Reube DB. Geriatric Assessment Tools. Mount Sinai Journal of Medicine. 2011;78:489-97.
8. Rosenthal BP. Ophtalmology: screening and treatment of age-related and pathologic vision changes. Geriatrics. 2001;56:27-31.
9. Shumwaycook A, Brauer S, Woollacott M. Predicting the probability for falls in communitydwelling older adults using the Timed Up and Go Test. Physical Therapy 2000; 80(9):896-903.
10. Ward KT, Reuben DB. Comprehensive geriatric assessment. Disponível em Uptodate. Acessado em 28/03/2016

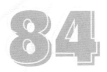

SÍNDROME DA FRAGILIDADE

Henry Porta Hirschfeld
Igor Gouveia Pietrobom

INTRODUÇÃO

Fragilidade é uma síndrome geriátrica caracterizada por fraqueza e declínio na reserva física, resultando em um estado de vulnerabilidade fisiológica. Indivíduos frágeis possuem menos capacidade de se adaptar a eventos estressores, sendo mais propensos a uma série de eventos adversos, como quedas, declínio cognitivo, incapacidade, hospitalizações, institucionalização e óbito.

A prevalência da síndrome de fragilidade varia muito entre os estudos devido a diferentes critérios diagnósticos descritos. Baseando-se nos critérios mais usados (propostos por Fried), a estimativa da prevalência em idosos de 65 a 70 anos é de 2,5%, enquanto em mais de 90 anos é de 30%. Em um estudo no estado de São Paulo utilizando esses mesmos critérios, foi encontrada prevalência de 8,3% de idosos frágeis e de 50,5% de idosos pré-frágeis.

DEFINIÇÃO

Apesar de idade avançada ser um fator de risco importante para fragilidade, ela por si só não define a síndrome. Muitos idosos longevos continuam vigorosos, sem caracterizar síndrome de fragilidade.

Tradicionalmente a fragilidade está associada a idade, porém o reconhecimento da síndrome é descrito como um importante indicador prognóstico em pacientes com outras doenças crônicas como insuficiência cardíaca, câncer e doença renal crônica.

A fisiopatologia da síndrome de fragilidade é definida por um declínio em espiral de energia, força e capacidade física secundária a perda do equilíbrio homeostático devido a sarcopenia, desregulação neuroendócrina e disfunção imunológica. Os idosos com essa síndrome apresentam redução acentuada da massa muscular e um estado inflamatório crônico que levam a um ciclo vicioso de redução de energia, aumento de dependência e susceptibilidade a agressores. A Figura 84.1 representa o ciclo autossustentado da

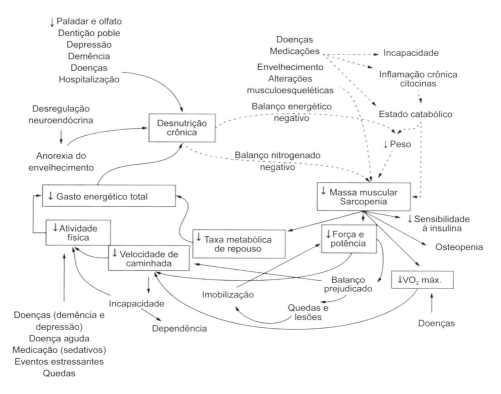

FIGURA 84.1 Ciclo descrito por Fried et al., 2001, traduzido e adaptado no Tratado de Geriatria e Gerontologia.

síndrome da fragilidade, que pode ter início em qualquer ponto, por exemplo uso de medicações, doenças agudas ou diminuição da ingestão alimentar.

Fragilidade está associada a uma série de alterações laboratoriais, representadas na Tabela 84.1; porém, nenhum teste isolado ou analisado em conjunto possibilita o diagnóstico da síndrome.

As manifestações clínicas da fragilidade são resultantes de seu processo fisiopatológico e, portanto, sugere-se que múltiplos sistemas devam ser afetados para que a síndrome se manifeste. As manifestações mais aceitas na literatura são perda de peso não intencional

TABELA 84.1 Alterações laboratoriais da síndrome da fragilidade
Genéticos: mutações de DNA mitocondrial, variabilidade genética, apolipoproteína E 11
Inflamação crônica: diminuição da imunidade celular, aumento de TNF-α, IL-6, IL-1, proteína C reativa, citocinas e quimoquinas
Endócrinos: diminuição de esteroides sexuais, DHEA-S e de IGF-1, aumento de insulina de jejum, insulina após teste de tolerância à glicose e de leptina
Nutricionais: diminuição de albumina, colesterol, macro e micronutrientes
Coagulação: aumento de fibrinogênio e dímero-D
Oxidação: aumento de radicais livres e redução de antioxidantes

(principalmente com redução da massa muscular), fraqueza muscular, fadiga, percepção de exaustão, inatividade e diminuição da aceitação alimentar. O paciente frágil apresenta maior risco para vários desfechos adversos de saúde como piora da dependência, institucionalização, quedas, hospitalizações e óbitos.

Alguns autores defendem que a síndrome da fragilidade tem uma fase clínica complementar, conhecida por *failure to thrive*, que representaria o estágio final da espiral descendente da fragilidade, em que as perdas se tornariam irreversíveis. Seria o estágio mais avançado dessa doença, associada a baixa taxa de recuperação, falta de resposta de intervenções terapêuticas e grande probabilidade de óbito em um período inferior a 12 meses.

DIAGNÓSTICO

Existem vários critérios elaborados por diferentes autores para definir fragilidade; um dos mais frequentemente usados são os critérios propostos por Fried, sendo que a presença de 3 ou mais critérios caracterizam o paciente como frágil e 1 ou 2 critérios como pré-frágil (Tabela 84.2). Alguns consensos internacionais recomendam realizar *screening* para fragilidade em todos pacientes com mais de 70 anos, adultos com doenças crônicas importantes ou com perda de peso maior que 5% ao ano.

TABELA 84.2 Critérios de fragilidade

Redução da força de preensão palmar	Aferida com dinamômetro na mão do membro dominante. Abaixo do percentil 20 da população, corrigido por gênero e índice de massa corporal (Tabela 84.3)
Redução de velocidade de marcha	Abaixo do percentil 20 da população em teste de caminhada de 4,6 m, em seu passo usual, corrigido por gênero e estatura (Tabela 84.3)
Perda de peso não intencional	Acima de 4,5 kg referidos ou 5% do peso corporal, se medido, em 1 ano
Sensação de exaustão	Paciente refere esforço em fazer as atividades habituais ou não consegue fazê-las em parte moderada de tempo, 3 ou 4 dias na semana
Atividade física baixa	Abaixo do percentil 20 da população em kcal/semana (*minesota leisure time activity questionnaire*)

TABELA 84.3 Avaliação de força e velocidade da marcha

Força de preensão palmar (FPP)				Velocidade de marcha (tempo para percorrer 4,6 m)				
Homens		Mulheres		Homens		Mulheres		
IMC (kg/m^2)	FPP (kg)	IMC (kg/m^2)	FPP (kg)	Altura (cm)	Tempo (s)	Altura (cm)	Tempo (s)	
≤ 24	≤ 29	≤ 23	≤ 17	≤ 173	≥ 7	≤ 159	≥ 7	
24,1 a 26	≤ 30	23,1 a 26	≤ 17,3	> 173	≥ 6	> 159	≥ 6	
26,1 a 28	≤ 30	26,1 a 29	≤ 18					
> 28	≤ 32	> 29	≤ 21					

TRATAMENTO

É fundamental suspeitar da síndrome de fragilidade para fazer o mais precoce possível seu diagnóstico e iniciar o tratamento. É importante também identificar e tratar doença crônicas (como insuficiência cardíaca, doença pulmonar obstrutiva crônica, diabetes, alterações tireoidianas, câncer, doenças inflamatórias etc.) que podem conduzir a um estado catabólico com perda de peso e diminuição da ingestão calórica, sendo um fator que pode iniciar ou agravar a síndrome de fragilidade.

Nessa abordagem inicial, deve-se rastrear fatores que possam exacerbar a vulnerabilidade, como uso de medicações inadequadas, polifarmácia, hospitalizações desnecessárias e cirurgias com alto potencial iatrogênico. A avaliação geriátrica ampla (AGA) é um instrumento global e interdisciplinar que deve ser usado para avaliar possíveis agravos em saúde e estabelecer um plano terapêutico integrado adequado. Os pacientes com fragilidade são um dos grupos que mais se beneficiam da AGA.

Atualmente as principais intervenções com benefício comprovado na literatura são atividade física e terapia nutricional.

Há evidência que exercício físico (principalmente resistido) tem potencial tanto na prevenção quanto na terapêutica de sarcopenia. Quanto mais precoce for o início da atividade, maior o ganho em velocidade de marcha e da força muscular. Por outro lado há evidências de que mesmo os pacientes mais frágeis também se beneficiam de exercício. Mesmo baixo níveis de atividade física são capazes de melhorar a força muscular em pacientes frágeis; estudos mostram o benefício da atividade física com resistência realizada apenas 2 vezes por semana. Atividade física também melhora mobilidade, marcha, densidade mineral óssea, sensação de bem estar e diminui o risco de quedas.

O papel da suplementação nutricional no tratamento da fragilidade não está tão bem estabelecido quanto a atividade física, no entanto há estudos que demonstram melhora da força de preensão palmar em pacientes suplementados. Por outro lado, a associação da suplementação alimentar com exercício físico apresentou evidências de benefícios mais consistentes. Embora há estudos revelando o benefício da terapia nutricional na população de idosos frágeis, ainda não se sabe como deve ser feita a suplementação nutricional, qual a população que se beneficiará dela e quando deve-se introduzi-la.

Apesar de várias alterações endócrinas como deficiência de testosterona, desidroepiandrosterona (DHEA), estrógeno e de hormônio de crescimento (GH) coexistirem com a síndrome de fragilidade, podendo contribuir para seu quarto clínico, até o momento não há evidência clara na literatura para reposição desses hormônios nesse contexto.

Nos pacientes com estágios mais avançados de fragilidade, *failure to thrive*, devem ser discutidos cuidados paliativos, com foco em alívio dos sintomas e melhora da qualidade de vida.

CONCLUSÃO

A síndrome da fragilidade é uma condição frequente na população idosa que propicia aumento da vulnerabilidade para eventos adversos importantes como hospitalização, institucionalização e óbito. Recomenda-se realizar *screening* para fragilidade em todos pacientes com mais de 70 anos, adultos com doenças crônicas importantes ou com perda de peso maior que 5% ao ano. É uma condição progressiva, porém com importante potencial para prevenção e tratamento que pode resultar em reversibilidade do quadro. A anamnese geriátrica ampla contribui não apenas para o diagnóstico de fragilidade mas também para o de outras condições que podem agravar o quadro, além de estabelecer um plano global de cuidado adequado.

BIBLIOGRAFIA

1. Ferrioli E, Moriguti JC, Formighieri PF. O idoso frágil. in Freitas, E.V.; et al. Tratado de Geriatria e Gerontologia. Guanabara Koogan, 3ª edição, 2011. Capítulo 89, paginas 1014-1018.
2. Fried LP, Tangen CM, Walston J, et al. Frailty in older adults: evidence for a phenotype. J Gerontol A Biol Sci Med Sci. 2001; 56:M146.1287.
3. Keysor JJ. Does late-life physical activity or exercise prevent or minimize disablement? A critical review of the scientific evidence. Am J Prev Med. 2003;25:129.
4. Rodriguez-Mañas L, Fried LP. Frailty in the clinical scenario. Lancet. 2015; 385:e7.
5. Sternberg SA, Wershof Schwartz A, Karunananthan S, et al. The identification of frailty: a systematic literature review. J Am Geriatr Soc. 2011;59:2129.
6. Walston JD. Frailty. Uptodate. 2016. https://www.uptodate.com/contents/frailty?source=search_result&search=frail&selectedTitle=1%7E136

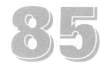

SÍNDROME DO IMOBILISMO

Priscila Rodrigues Leite Oyama
Henry Porta Hirschfeld
Igor Gouveia Pietrobom

INTRODUÇÃO

Nos últimos anos a população idosa (60 anos ou mais) e muito idosa (80 anos ou mais) tem crescido no Brasil e no mundo. Entre 1991 e 2000, de acordo com o IBGE, houve um crescimento de mais de 35% da população de maiores de 60 anos no Brasil.

Com a idade aumentam também as comorbidades e a prevalência da síndrome da fragilidade. Idosos fragilizados são mais propensos a ficar confinados ao leito e podem evoluir com a chamada síndrome do imobilismo (SI).

A SI é definida como a repercussão que os órgãos e aparelhos sofrem resultante da própria imobilidade e de suas consequências, a começar pela deterioração intelectual e comportamental, dos estados depressivos, dos distúrbios cardiovasculares, respiratórios, digestivos e metabólicos, constipação intestinal, hipotonia muscular, osteoporose, desnutrição, distúrbios metabólicos, contraturas e negativação do balanço nitrogenado. Trata-se, portanto, de todo um complexo de alterações que repercutem negativamente sobre o organismo, tendo origem na imobilidade.

Estudos demonstram que somente cerca de 30% dos pacientes que evoluíram para SI tiveram suas atividades de vida diárias acentuadamente reduzidas por alguma doença de base, mas que a maioria evoluiu desfavoravelmente pelo próprio confinamento no leito de forma prolongada.

EPIDEMIOLOGIA

Após tratamento hospitalar prolongado, 25–50% dos idosos ficam confinados ao leito e perdem a sua independência física.

Pelo fato de existirem divergências na literatura sobre a definição da síndrome da imobilidade, é difícil precisar sua prevalência em domicílio, asilos e hospitais; no entanto, considerando a proporção de idosos fragilizados e incapacitados, conclui-se que a prevalência da SI seja alta. A sua taxa de mortalidade gira em torno de 40%, sendo a causa de morte o resultado de complicações inerentes a imobilidade (pneumonia, tromboembolismo pulmonar, sepse). O cuidado desses idosos e de suas complicações representa alto custo para a saúde.

FATORES DE RISCO

Diversos fatores de risco, principalmente quando somados, podem levar a SI. Em geral são fatores que paulatinamente limitam a marcha do paciente, sua independência, acarretam maior risco de quedas e confinamento ao leito. Os principais fatores de risco são citados na Tabela 85.1.

CRITÉRIOS DIAGNÓSTICOS

A síndrome do imobilismo é um conjunto de sinais e sintomas resultantes da supressão de todos os movimentos articulares que, por conseguinte, prejudica a mudança postural, compromete a independência, leva à incapacidade, à fragilidade e à morte.

O diagnóstico é composto pela presença dos 2 critérios maiores e pelo menos 2 critérios menores demonstrados na Tabela 85.2.

TABELA 85.1 Fatores de risco para imobilidade

Sistema afetado	Doenças	
Osteoarticular	Osteoporose Fraturas	Osteoartrose Doenças reumatológicas
Muscular	Fibromialgia Polimialgia	Desnutrição
Cardiovascular/respiratória	Insuficiência cardíaca	Doença pulmonar obstrutiva crônica
Vascular	Insuficiência arterial Sequelas de trombose	Úlceras de membros inferiores
Neurológica	Sequela de acidente vascular cerebral	Demências avançadas Neuropatias periféricas
Psiquiátrica	Depressão	
Iatrogenia (medicamentos)	Neurolépticos Ansiolíticos Antidepressivos	Anticonvulsivantes Hipnóticos/sedativos
Déficit neurosensorial	Cegueira Surdez	Neuropatia periférica

TABELA 85.2 Critérios para definição de síndrome da imobilidade

Critérios maiores		Critérios menores
Déficit cognitivo moderado e grave	Sinais de sofrimento cutâneo ou úlcera de decúbito	Dupla incontinência
Múltiplas contraturas	Disfagia	Afasia

CONSEQUÊNCIAS E SUA ABORDAGEM

É bem estabelecido o benefício do exercício físico para a saúde: melhora do condicionamento com ganho de resistência e força, melhora do bem estar físico e psíquico. No entanto, idosos continuam sendo confinados ao leito mesmo em situações em que garantir e estimular a mobilidade é benéfica.

A SI leva a uma série de complicações; seguem alguns exemplos e sua conduta para prevenção e tratamento.

- **Pele:** a pele do idoso, fisiologicamente, já apresenta um adelgaçamento de aproximadamente 30% em sua espessura, com redução do número e tamanho das glândulas sudoríparas e maior fragilidade de sua vascularização. Se o idoso se torna desidratado, essa combinação de fatores leva a uma pele mais friável e inelástica, com maior probabilidade de lesões dermatológicas.
- **Micose:** ocorre por aumento da umidade local – banho no leito que dificulta a secagem correta; presença de fezes e urina no caso de incontinência; acúmulo de restos alimentares pela má-higiene. Nesses casos, infecções fúngicas de pele são comuns principalmente em locais de dobras – axila, mama, região inguinal – que podem ser limitadas a esses microrganismos ou ocasionar infecção bacteriana secundária. A prevenção está em proporcionar higiene adequada, hidratação da pele, melhorar o estado nutricional, exposição ao sol, mobilização sempre que possível, evitar materiais sintéticos e controle glicêmico adequado.
- **Xerose cutânea:** a redução das glândulas sudoríparas e a desidratação do idoso – muitas vezes por dificuldade de acesso à água – podem causar esse quadro. A pele ressecada pode ocasionar prurido intenso e descamação. A prevenção está em evitar banhos muito quentes ou de imersão, secar a pele corretamente e realizar hidratação local/sistêmica.
- **Laceração/equimose:** ocorre tanto pela fragilidade da pele como fatores mecânicos, como contenção no leito com ataduras e o próprio decúbito prolongado. Pode ser agravado pelo uso de anticoagulantes.
- **Dermatite amoniacal:** comum devido ao contato da pele com a urina. Para prevenção, sempre que possível usar coletores ao invés de fraldas. Se não for possível, sempre trocar fraldas após utilizadas, de forma a realizar higiene adequada.
- **Úlcera de decúbito:** problema muito comum em pacientes em decúbito dorsal prolongado, chegando a uma incidência de 10–20% e mortalidade de até 70% ao ano. Um conceito importante é que uma úlcera demora poucas horas para se formar, e muitos dias para cicatrizar, apresentando como principais fatores de risco a idade avançada, hospitalização prolongada, baixo peso, desnutrição e baixa pressão arterial diastólica. Dessa forma, a melhor maneira de lidar com esse problema é evitá-lo por meio de colchões específicos que distribuem o peso do paciente, mudança de decúbito de 2/2 h, proteção das áreas de proeminências ósseas, e tratamento de suporte – nutrição e hidratação adequadas, higienização, mobilização sempre que possível, tratamento de outras doenças crônicas concomitantes (diabetes, obesidade, desnutrição, hipoalbuminemia).

Osteoarticular
Contraturas

A imobilidade prolongada leva a uma redução no líquido sinovial articular e aumento de tecido conectivo fibrogorduroso, com elasticidade reduzida. Com apenas duas semanas de imobilização, já ocorre o processo de artrofibrose, principalmente devido à falta de estímulo de sobrecarga articular. Com a hipertrofia do tecido periarticular ocorrem modificações musculares, com contraturas e ancilose. Todos os pacientes com SI possuem contratura de joelhos, quadril e cotovelos. A prevenção dessa entidade ocorre por meio da cinesioterapia, posicionamento adequado no leito e uso de órteses para evitar e corrigir deformidades.

Osteoporose

A imobilidade ocasiona uma rápida perda de massa óssea, com aumento da reabsorção e diminuição na formação trabecular, em muito ocasionada pela redução de estímulo muscular e falta de sustentação do paciente sobre seu próprio peso, redução da ingestão de cálcio e falta de exposição solar. Para prevenção, além das medidas gerais para osteoporose, a posição ortostática por 3 h/dia reduz a perda de cálcio pela urina.

Muscular

A perda de massa muscular ocorre mais rapidamente em idosos acamados quando comparada a idosos sadios. Ocorre aumento de fibras musculares tipo II (contração lenta) em relação às fibras tipo I (contração rápida) após 3 semanas de imobilização. Em 6 semanas, a força de MMII é reduzida em 20% e dos MMSS em 10%, com piora da força, equilíbrio e capacidade de mobilização no leito, com menor probabilidade de o paciente sair da cama sozinho. Acredita-se que essa perda muscular é multifatorial e ocorre principalmente por falta de estímulo nervoso, com menor trofismo muscular/contraturas e por redução no anabolismo/aumento do catabolismo proteico do idoso acamado. Para prevenção, sugere-se uma dieta com aporte proteico adequado, mobilização precoce e posicionamento correto.

Sistema cardiovascular

Trombose venosa profunda (TVP)

É bem conhecida a contribuição fisiopatológica da estase na gênese da TVP. Idosos em geral possuem outros fatores de risco concomitantes para tal condição que não só a imobilidade, como insuficiência venosa periférica, neoplasias subjacentes, doenças inflamatórias crônicas, cirurgias ortopédicas grandes etc. O paciente com SI possui contraturas musculares, inclusive da musculatura da panturrilha, o que leva a uma maior estase no sistema venoso profundo. Dessa forma, idosos acamados internados têm uma incidência de TVP em torno de 15%. O diagnóstico nem sempre é fácil, pois muitos desses pacientes apresentam-se com demência avançada, não se queixando claramente do incômodo. O edema de MMII pode ser confundido com sintomas de ICC, hipoalbuminemia, doença renal oligúrica. Dessa forma, deve-se examinar cuidadosamente os MMII desses pacientes à procura de sinais de TVP. A prevenção deve ser feita preferencialmente com movimentação frequente de MMII, compressão pneumática intermitente e, caso necessário, heparinização profilática (enoxaparina ou heparia de baixo peso molecular).

Embolia pulmonar (EP)

Cerca de 20% das mortes de pacientes acamados são devido à EP, principalmente com trombos de origem em veias profundas dos MMII. Pacientes com taquicardia, tosse, dispneia, broncoespasmo sem causa clara, escarro hemoptoico, sinais e sintomas de choque devem receber a suspeita de EP. O fluxo diagnóstico deve ser seguido de acordo com a probabilidade pré-teste do paciente, e a prevenção é a mesma da TVP.

Isquemia arterial aguda dos MMII

Além de todos os fatores contribuintes para um estado de hipercoagulabilidade na população geral, as contraturas de quadril e joelhos de pacientes com SI levam a uma alteração na tríade de Virchow, com hipercoagulabilidade por estase. Trombos se formam nesses locais e podem ocasionar isquemia de MMII, levando a um quadro clínico de dor, palidez, gradiente térmico, ausência de pulso e até mesmo gangrena. A escolha do tratamento deve ser individualizada pesando o risco-benefício de procedimento cirúrgico para esse tipo de paciente.

Hipotensão postural

O diagnóstico é feito quando há uma variação da PAS > 20 mmHg ou PAD > 10 mmHg da posição supina para orstotática. Além das modificações da parede do vaso arterial no idoso, na SI a posição supina prolongada faz com que os barorreceptores percam sua sensibilidade, exacerbando a hipotensão postural e podendo ocasionar síncope por perda associada das respostas compensatórias, como aumento da frequência cardíaca e vasoconstrição arterial periférica.

Sistema urinário
Incontinência urinária

Fatores como demência avançada, dificuldade de marcha, infecção urinária crônica, uso de diuréticos, quando associados, podem levar a incontinência urinária. Como já visto anteriormente, a incontinência urinária é um dos fatores desencadeantes de lesão de pele e infecção secundária. A melhor forma de lidar com esse problema é garantir cuidados adequados de higiene para evitar as lesões.

Infecção do trato urinário (ITU)

A prevalência de ITU na população idosa é maior que na população geral. Quando são idosos institucionalizados e acamados, a prevalência dessa condição é ainda maior, devido à má-higiene, uso de fraldas geriátricas por longos períodos, presença de úlceras sacrais e trocantéricas, hipoestrogenismo, diminuição da capacidade de defesa, desidratação, desnutrição, uso de sondas vesicais de demora etc. A principal forma de propagação é por via ascendente; mas, no caso de haver a presença de úlcera, a via hematogênica ganha importância. Na suspeita de ITU – e, é importante ressaltar que idosos podem apresentar quadros atípicos, oligossintomáticos com apenas alteração do nível neurológico basal, é mandatória a coleta de urina 1 e urocultura, com antibioticoterapia guiada por antibiograma.

Sistema digestório
Desnutrição

Cerca de 90% dos pacientes com SI possuem o diagnóstico de desnutrição. A desnutrição pode ser avaliada por meio de exame físico (prega cutânea, IMC, circunferência de braço e panturrilha) e exames laboratoriais (albumina, transferrina, colesterol, hemograma, dosagem de vitaminas). Possui etiologia multifatorial como síndromes demenciais avançadas, incapacidade de cozinhar ou pedir por alimento, desidratação, perda do olfato, visão e paladar, problemas odontológicos ou de deglutição etc. As consequências da desnutrição já foram em grande parte abordadas nos tópicos acima – úlceras sacrais, dificuldade de cicatrização, maior probabilidade de infecções, perda de força e mobilidade. O ideal para o idoso – incluindo-se aqui o idoso acamado – é a ingestão de 1.800–2.000

kcal/dia; 0,8–1 g/kg/dia de proteína; 30 mL/kg/dia de líquidos e 1–1,5 g de cálcio elementar. O tratamento é manter uma nutrição adequada, é importante ressaltar que vias alternativas de alimentação, como sonda nasoenteral ou gastrostomia não é recomendada em paciente com síndrome demencial devendo-se preferir dieta oral assistida.

Constipação intestinal

A redução do número de evacuações e a consistência mais endurecida definem a constipação, que é ocasionada nesses pacientes pela soma de fatores como a desidratação, baixa ingestão de fibras, lentificação do trânsito intestinal, uso de medicamentos constipantes e a própria imobilidade. Os sintomas são desde a queixa de dor abdominal, náusea, vômito, até mudanças de comportamento. Também pode ocorrer fecaloma além de diarreia paraxodal (*soiling*). Nesses casos é obrigatório o toque retal e exame físico abdominal. No caso de constipação não complicada deve-se realizar dieta rica em fibras, hidratação adequada, posicionamento do paciente em cadeira higiênica no momento da evacuação, além de possibilidades medicamentosas, como bisacodil e lactulona.

Disfagia

A disfagia acomete a maioria dos pacientes com SI, sendo o resultado de déficits neurológicos severos. A consequência é a própria desnutrição/caquexia e o risco de pneumonia aspirativa. O tratamento envolve trabalho fonoaudiológico com técnicas para reduzir broncoaspiração em via oral assistida.

Sistema respiratório

Pneumonia é a principal causa de morte em pacientes acamados, com mortalidade de até 25% de pacientes acima de 70 anos. A maior propensão à pneumonia ocorre por redução do reflexo da tosse no idoso, disfagia, redução dos capilares e macrófagos alveolares, redução do volume corrente na posição supina, menor capacidade muscular de expansibilidade torácica, maior incidência de atelectasias, além das próprias doenças pulmonares que, no idoso, geralmente estão mais avançadas, como DPOC, sequelas de infecções prévias, fibrose pulmonar etc. Nem sempre idosos apresentam o quadro típico de pneumonia com tosse, expectoração, febre e dor torácica, e o médico assistente deve estar atento a outros sinais e sintomas: *delirium* hiper ou hipoativo, desidratação, hipotensão sem causa definida, rebaixamento do nível de consciência. No exame físico nem sempre a presença de estertores representa pneumonia, pois é comum o acúmulo de líquido nos pulmões do paciente acamado. Na suspeita de pneumonia deve-se solicitar radiografia de tórax, hemograma, PCR e hemoculturas. A leucocitose pode estar ausente no idoso e as culturas só positivam em 10% dos casos. Em pacientes que vivem em instituições de longa permanência deve-se pensar não só em germes típicos da comunidade em geral (pneumococo, *Haemophilus influenzae*, *Moraxella catarrhalis*) como também em bacilos Gram-negativos (*Legionella* spp., *Pseudomonas aeruginosa*, *Proteus* spp. *e Klebsiella* spp.), Gram-positivos (*Staphylococcus aureus*) – principalmente em pacientes com úlceras de decúbito – e anaeróbios. O tratamento, sempre que possível, deve ser guiado pela probabilidade de infecção por determinado microrganismo e antibiograma quando disponível.

Metabolismo

No paciente com SI ocorre um aumento na eliminação de sódio, cálcio, magnésio e potássio por falta de aproveitamento. Também ocorre aumento do cortisol e redução de andrógenos, levando a um estado predominantemente catabólico. A posição supina reduz a secreção de hormônio antidiurético, com maior perda hídrica e desidratação. A resistência à insulina é aumentada, provocando descontrole glicêmico nesses pacientes.

CONCLUSÃO

A maior importância do conhecimento da SI é entender suas graves consequências, para investir em sua profilaxia. Uma vez instalada, a SI leva o indivíduo a um grau de deterioração de difícil reversão e a um sofrimento intenso, visto que esses pacientes estão fisicamente conectados ao mundo, mas já perderam suas funções mais básicas, como a cognição, mobilidade, continência, deglutição e fala. Se não tiver sido abordado o tema do testamento vital com o paciente enquanto estava lúcido, este é um momento oportuno de conversar com a família sobre cuidados paliativos e a opção por adotar medidas não invasivas e de conforto para o paciente, para que este tenha o restante da sua vida digna e com o menor sofrimento possível.

BIBLIOGRAFIA

1. Coletta EM, Murphy JB. The complications of immobility in the elderly stroke patient. J Am Board Fam Pract. 1992 Jul-Aug;5(4):389-97. Review. PubMed PMID: 1496895.
2. Leduc, MMS. Imobilidade e Síndrome da Imobilização. Tratado de Geriatria e Gerontologia. 3ª ed, 2011. Capítulo 96, páginas 1100-08.
3. Lindgren M, Unosson M, Fredrikson M, Ek AC. Immobility--a major risk factor for development of pressure ulcers among adult hospitalized patients: a prospective study. Scand J Caring Sci. 2004 Mar;18(1):57-64. PubMed PMID: 15005664.
4. Mobily PR, Skemp Kelley LS. Iatrogenesis in the elderly. Factors of immobility. J Gerontol Nurs. 1991 Sep;17(9):5-11. PubMed PMID: 1880352.
5. Yildiz D, Büyükkoyuncu Pekel N, Kiliç AK, Tolgay EN, Tufan F. Malnutrition is associated with dementia severity and geriatric syndromes in patients with Alzheimer disease. Turk J Med Sci. 2015;45(5):1078-81. PubMed PMID: 26738350.

QUEDAS: PREVENÇÃO E REABILITAÇÃO

Priscila Rodrigues Leite Oyama
Henry Porta Hirschfeld
Igor Gouveia Pietrobom

INTRODUÇÃO

O risco de queda aumenta com a idade e com comorbidades, sendo um fator importante na geração de sequelas e incapacidade no paciente idoso.

Além ser uma condição comum na população geriátrica, muitas vezes é causa importante de morbidade, ameaçando a independência e qualidade de vida do paciente. Após uma fratura de quadril, de 25 a 75% dos idosos não retornam ao estado funcional prévio à fratura e cerca de 10% são encaminhados para institucionalização após a alta hospitalar.

Portanto, este é um tema que deve ser abordado em todas consultas geriátrica para que medidas de prevenção sejam devidamente aplicadas.

EPIDEMIOLOGIA

Quedas são extremamente comuns em pacientes idosos: 30% dos pacientes acima dos 65 anos e 50% dos pacientes acima de 80 anos já apresentaram alguma queda. Consequências importantes da queda ocorrem em cerca de 5% dos casos, o que está intimamente relacionado não só a aumento da morbimortalidade do paciente idoso, mas também à admissão desses pacientes em instituições de longa permanência e incapacidade. A maioria das quedas ocorre em período de atividade máxima no dia, e somente 20% ocorrem à noite.

Os acidentes são a quinta causa de morte em pacientes mais velhos, sendo que as quedas representam dois terços desses óbitos. A maior parte das lesões graves e fraturas nos pacientes mais velhos são decorrentes de quedas, embora as fraturas ocorram em menos de 10% desses eventos. Fratura de colo do fêmur é uma das complicações mais temidas, com importante impacto no declínio funcional. Foi realizado um estudo na Austrália em 2000 em que 80% dos pacientes idosos do sexo feminino disseram preferir a morte a uma fratura de quadril que resultasse em admissão em instituição de cuidados.

AVALIAÇÃO INICIAL

Quedas são um tema pouco abordado em consultas de rotina, até mesmo por geriatras. Isso ocorre porque não só o médico, mas também o paciente tendem a não considerar a queda como uma patologia de fato ou consideram que cair faz parte da história natural do paciente idoso, sendo, portanto, inevitável.

As causas podem ser únicas e facilmente identificavéis, porém mais comumente são múltiplas e de difícil caracterização. Como é o caso de muitas das síndromes geriátricas, as quedas ocorrem mais frequentemente em pacientes com múltiplos domínios comprometidos e com perda da capacidade compensatória individual.

Uma avaliação que abrange de forma global o paciente com o objetivo de encontrar fatores de risco e promover intervenções diminui o risco de quedas futuras. Dessa forma, a Sociedade Americana de Geriatria elaborou uma lista de recomendações para avaliação e prevenção de quedas em pacientes idosos:

- Todos os indivíduos idosos devem ser questionados sobre seu histórico de quedas (no último ano).
- Um idoso que refere queda prévia deve ser questionado sobre a frequência e as circunstâncias da queda.
- Pacientes idosos devem ser questionados sobre suas dificuldades para caminhar ou se equilibrar.
- Pacientes idosos que procuram serviço médico devido a queda, que referem quedas recorrentes no passado, dificuldade para caminhar ou se equilibrar, devem ter uma avaliação de risco de queda multifatorial.
- Pacientes idosos com uma única queda devem ser avaliados em relação a marcha e equilíbrio.
- Pacientes idosos que não conseguem executar ou que executam mal um teste padrão de marcha e equilíbrio devem ter uma avaliação multifatorial do risco de quedas.
- Pessoas idosas que têm dificuldade ou demonstram instabilidade durante a avaliação da marcha e equilíbrio exigem uma avaliação de risco de queda multifatorial.
- Pessoas idosas que referem uma única queda e referem ou não demonstram nenhuma dificuldade ou instabilidade durante a avaliação de marcha e equilíbrio, não necessitam de uma avaliação multifatorial do risco de quedas.
- A avaliação multifatorial do risco de quedas deve ser realizada por um médico ou equipe médica com habilidades e treinamento adequado.
- A avaliação multifatorial deve incluir:
  - Anamnese direcionada:
    - História de quedas, frequência, sintomas no momento da queda, lesões resultantes.
    - Devem ser identificados e corrigidos sempre que possível os principais fatores de risco relevantes, exemplificados na Tabela 86.1.
    - Rever remédios em uso e doses. Medicação é um dos fatores de risco de queda mais fácil de intervir. Os principais medicamentos que aumentam o risco de queda e, portanto, devem ser revistos e ter ponderado o risco-benefício são: benzodiazepínicos, antidepressivos, sedativos, neurolépticos, anti-hipertensivos vasodilatadores e diuréticos.
  - Exame físico direcionado:
    - Avaliação da marcha, equilíbrio, mobilidade e função articular de membros inferiores. O teste funcional para avaliação de queda mais estudado é o "*Get Up and Go test*": consiste em observar o paciente levantar de uma cadeira,

TABELA 86.1 Fatores de risco para quedas	
Queda prévia	Fraqueza de membros inferiores
Alterações de equilíbrio	Dor articular
Déficit cognitivo	AVC prévio
Parkinsonismo	Diabetes
Arritmias	Anemia
Tontura	Hipotensão ortostática
Polifarmácia	Déficit visual
Déficit de propriocepção	Uso de álcool
Calçados inadequados	Fatores ambientais

caminhar por 3 metros, dar a volta e sentar novamente na cadeira. Deve haver uma análise quantitativa desse teste (comparar o tempo desse teste com a média de tempo pelo grupo etário e com o próprio paciente ao longo do tempo) além de uma análise qualitativa (avaliando força de musculatura de membros inferiores, equilíbrio, distúrbios vestibulares e a marcha).
- Função neurológica completa (incluindo avaliação cognitiva, propriocepção, sensibilidade, reflexos, função cortical e cerebelar).
- Força muscular (membros inferiores).
- *Status* cardiovascular: frequência cardíada, ritmo, pressão arterial. A pressão deve ser aferida com o paciente deitado, sentado e em pé. Aguarda-se de 5 a 10 minutos com o paciente em repouso para aferir a pressão na posição supina. Em seguida afere-se em posição sentada, 1 minuto e 5 minutos após ter assumido a postura ereta. Hipotensão postural é definida como uma queda de 20 mmHg ou mais na pressão sistólica ou de 10 mmHg ou mais na pressão diastólica. Pacientes mais velhos podem não apresentar taquicardia reflexa à alteração ortostática, o que constitui um sinal de pior prognóstico, por não apresentarem um bom mecanismo compensador da manutenção do débito cardíaco.
- Avaliação da acuidade visual por equipe especializada.
- Exame dos pés e calçados.
- Avaliação funcional.
  - Atividades de vida diárias (básicas e instrumentais), incluindo necessidade de uso de equipamentos adaptados e auxiliadores de marcha.
  - Avaliação da autopercepção da capacidade funcional e o medo relacionado à queda (o indivíduo deixa de fazer atividades que seria capaz devido ao medo de cair).
- Avaliação ambiental, incluindo a segurança em casa.

PREVENÇÃO DE QUEDAS

A prevenção de quedas deve envolver intervenções específicas em relação aos fatores de risco e comorbidades identificadas que aumentem o risco de quedas. Dentre elas, destacamos:
- Adaptação ou modificação do ambiente familiar: retirar tapetes, mesas de centro, animais domésticos, colocar barras de segurança no banheiro, tapetes antiderra-

pantes, melhorar a iluminação, evitar degraus. O benefício é maior quando são realizadas intervenções direcionadas após avaliação por um especialista (terapeuta ocupacional).
- Retirada ou redução de drogas psicoativas: sedativos, hipnóticos, ansiolíticos, antidepressivos, antipsicóticos.
- Exercício físico, especialmente de marcha, equilíbrio e força: podem ser realizados em grupo ou individualmente. Uma modalidade muito conhecida que pode ser utilizada, com benefício comprovado em pacientes de baixo risco, é o Tai Chi.
- Melhorar deficiências sensoriais, principalmente pela correção de problemas visuais: óculos corretivo, cirurgia de catarata.
- Correção de deficiência de vitamina D com suplementação de pelo menos 800 UI/dia: reduz quedas, mas não o risco de fraturas.
- Dispositivos cardíacos para correção de hipersensibilidade de seio carotídeo que apresentaram quedas não justificadas.
- Manejo da hipotensão postural: corrigir desidratação, fazer revisão de medicamentos, uso de meias elásticas, avaliar necessidade de terapia medicamentosa (fludrocortisona, midodrina).
- Manejo de deformidades dos pés e modificação de calçados: correção ortopédica e uso de calçados sem salto e com superfície larga.
- Avaliar necessidade de instrumentos de auxílio à marcha como andadores e bengala, bem como sua adaptação correta ao paciente.

REABILITAÇÃO

Nos casos em que a queda não pode ser evitada, é fundamental rever e controlar os fatores de risco para reduzir a possibilidade de uma nova queda e reabilitar o paciente. O principal propósito da reabilitação é capacitar o indivíduo ao máximo de sua funcionalidade. Citaremos aqui os principais tópicos da reabilitação:
- Exercício: movimento corporal planejado, estruturado e repetitivo, realizado para melhorar ou manter um ou mais componentes da aptidão física. Reduz a morbimortalidade. Exercícios resistidos podem aumentar a funcionalidade de idosos frágeis. Exercícios físicos resistidos progressivos podem melhorar a força muscular e atividades funcionais, como levantar da cadeira e deambular.
- Métodos adaptativos e tecnologia assistiva: aparelhos que auxiliem o paciente a realizar tarefas ou que as tornem mais seguras e modificações na forma como as tarefas são realizadas para torná-las mais seguras ou mais fáceis.
- Equipamentos auxiliares de locomoção: 10% dos pacientes acima de 65 anos usam bengalas e 4,6% usam andadores. Esses aparelhos podem ser usados devido à dificuldade de mobilidade que pode levar à queda ou devido a alguma sequela da queda, que tornou seu uso necessário.
- Modificações no ambiente: é comprovado maior benefício em solicitar avaliação de um especialista, como um terapeuta ocupacional, do que optar por mudanças ambientais sem essa avaliação. No banheiro, por exemplo, deve-se fazer assentos altos e colocar barras de segurança na parede sempre que possível.
- Uso de próteses e órteses: próteses são dispositivos que substituem uma parte do corpo, enquanto órteses são dispositivos externos utilizados para apoiar ou melhorar a função de um segmento do corpo/articulação. Tais dispositivos, quando indicados, podem ser utilizados tanto na prevenção quanto na reabilitação após queda.

- Controle da dor: além de analgésicos com as mais variadas potências, outras estratégias podem ser utilizadas para pacientes que sofreram queda e evoluíram com algum tipo de dor:
  - O frio e o calor, nas suas mais diversas modalidades, podem ser utilizados: compressas, banheira de hidromassagem, ultrassonografia, lâmpadas de calor, banhos de parafina, cubos de gelo, massagem fria (contraindicações: lesão aguda de pele, fenômeno de Reynaud, pele insensível).
  - Estimulação elétrica transcutânea nervosa: para alívio de dor musculoesquelética.
  - Iontoforese/fonoforese: uso de corrente elétrica ou ultrassom, respectivamente, para facilitar a entrada de medicações (por exemplo, corticoesteroides) em tecidos. Utilizada para tratamento de tecidos moles e musculoesqueléticos.

CONCLUSÃO

Quedas são intercorrências frequentes na população geriátrica e suas consequências muitas vezes implicam em aumento de morbidade com piora importante na funcionalidade e qualidade de vida. O foco principal em sua abordagem é na prevenção, seja no paciente apenas com risco de cair ou no que já sofreu queda. Em todo paciente idoso deve-se procurar ativamente por fatores intrínsecos e extrínsecos que possam contribuir para queda e estabelecer um plano de cuidado para prevenção. Nesses casos, a prioridade é checar medicamentos e comorbidades que possam interferir com o risco de queda além de abordagem fisioterápica, visando treino de equilíbrio e fortalecimento de musculatura de membros inferiores. No paciente que já sofreu queda, é fundamental investir na reabilitação para preservar ao máximo sua independência.

BIBLIOGRAFIA

1. Falls in older people: assessing risk and prevention. Clinical guideline of National Institute for Health and Care Excellence; 2013 Jun.
2. Freitas EV, Py L, Cançado FAX, Doll J, Gorzoni ML. Tratado de Geriatria e Gerontologia. Guanabara Koogan, 3ª edição, 2011.
3. Hoenig H, Schmader KE, Park L. Overview of geriatric rehabilitation: Program components and setting for rehabilitation. UpToDate. 2016.
4. Kiel DP, Schmader KE, Park L. Falls in older person: risk factors and patient evaluation. UpToDate. 2016.
5. Kiel DP, Schmader KE, Park L. Falls: Prevention in community-dwelling older persons. UpToDate. 2016.
6. Rubenstein LZ, Josephson KR. Falls and their prevention in elderly people: what does the evidence show? Med Clin North Am. 2006;90:807.
7. The American Geriatrics Society Clinical Practice Guideline: Prevention of falls in older person (2010) http://www.americangeriatrics.org/health_care_professionals/clinical_practice/clinical_guidelines_recommendations/2010/.

POLIFARMÁCIA

Henry Porta Hirschfeld
Igor Gouveia Pietrobom

INTRODUÇÃO

Com o envelhecimento aumenta a prevalência de doenças crônicas, sendo muitas vezes necessário uso de múltiplas medicações para o tratamento adequado do paciente. Porém, esse uso maior de terapêutica medicamentosa pode ter consequências negativas. Devido à complexidade do paciente geriátrico, muitos são acompanhados por vários médicos especialistas que prescrevem independentemente diferentes medicações, aumentando o risco de interação medicamentosa e efeitos colaterais de cada droga.

Além da presença de múltiplas comorbidades, os pacientes idosos apresentam algumas características que alteram a farmacocinética das medicações, tornando-os mais susceptíveis a efeitos adversos. Com a idade, há alteração da composição corporal, com aumento proporcional do percentual de gordura, o que pode elevar à concentração de drogas hidrossolúveis e aumentar a meia-vida de drogas lipossolúveis. O declínio da função renal e hepática pode influenciar também no *clearance* de medicamentos com metabolização e excreção nesses orgãos.

CONCEITO E EPIDEMIOLOGIA

Polifarmácia é definida como o uso de múltiplos medicamentos de forma contínua. Não há consenso na literatura da quantidade mínima de medicamentos utilizados que caracterize polifarmácia, entretanto a maioria dos estudos considera a utilização de cinco ou mais para definir a síndrome.

É uma condição extremamente comum, principalmente na população idosa, tanto no contexto ambulatorial, hospitalar, quanto em instituição de longa permanência. De acordo com uma publicação do CDC (Center Disease Control) de 2010, 37% dos americanos idosos utilizam cinco ou mais medicamentos, número esse que dobrou desde 1999 e tende a continuar crescendo. Estudos realizados no Brasil demonstraram uma prevalência de polifarmácia de cerca de 30% e que um em cada cinco idosos faz uso de pelo menos um medicamento considerado inapropriado para essa faixa etária.

TABELA 87.1 Exemplos de prescrição em cascata		
Droga inicial	**Efeito adverso**	**Droga subsequente**
Antipsicóticos	Parkinsonismo	Drogas antiparkinsonianas
Inibidores do canal de cálcio	Edema de membros inferiores	Diurético de alça
Diurético de alça	Hipocalemia	Reposição de potássio
Diurético tiazídico	Hiperuricemia	Tratamento para gota

CONSEQUÊNCIAS

Quanto mais complexo for o esquema de tratamento do paciente, maior a chance de ocorrer falha na adesão medicamentosa, além de aumentar o risco do uso inapropriado desses remédios.

O uso de múltiplas medicações está independentemente associado ao aumento do risco de efeitos adversos a drogas, além de maior risco de hospitalizações. Há relação também com aumento de síndromes geriátricas tais como quedas, incontinência urinária, déficit cognitivo e declínio na funcionalidade. Nos Estados Unidos, aproximadamente 10% dos pacientes atendidos na sala de emergência se devem a efeitos adversos de medicamentos. Os principais medicamentos responsáveis por efeitos adversos graves foram: anticoagulantes, anti-inflamatórios, diuréticos, antibióticos, anticonvulsivantes, benzodiazepínicos e hipoglicemiantes.

A polifarmácia também proporciona um aumento expressivo na possibilidade de interações medicamentosas. Pacientes que fazem uso de 5 a 9 medicamentos têm 50% de probabilidade de apresentar alguma interação medicamentosa, que sobe para 100% naqueles que fazem uso de mais de 20 medicamentos.

Outro efeito nocivo que pode surgir da polifarmácia é a prescrição em cascata. Este termo é definido quando são utilizados medicamentos para controlar sintomas, erroneamente considerados como uma nova situação clínica, mas que na verdade são resultantes de um efeito adverso de outro medicamento. O paciente fica sob o risco de desenvolver efeitos adversos adicionais dessa segunda medicação relacionada a um tratamento potencialmente desnecessário. A Tabela 87.1 exemplifica alguns exemplos de prescrição em cascata.

Outra consequência da polifarmácia é o aumento de custos para o paciente e para o sistema de saúde relacionados não apenas ao valor do medicamento mas também aos custos que os eventos adversos decorrentes do seu uso podem gerar.

FERRAMENTAS PARA OTIMIZAR TERAPIA MEDICAMENTOSA EM IDOSOS

Algumas ferramentas foram desenvolvidas por especialistas para avaliação dos medicamentos mais apropriados a serem prescritos aos idosos. As mais conhecida são os critérios de Beers.

Os critérios de Beers foram inicialmente desenvolvidos em 1991 e já passaram por inúmeras revisões, sendo a mais recente a de 2015. A lista compreende mais de 50 medicamentos agrupados em três categorias: os que devem ser sempre evitados; os potencialmente inapropriados em idosos com alguma condição de saúde específica; e os que devem ser usados com precaução.

Segue alguns exemplos de medicamentos que devem ser evitados em idoso de acordo com os critérios de Beers:
- Anti-histamínicos de primeira geração (dexclorfeniramina, dimenidrato, difenidramina, hidroxizine, prometazina): efeito anticolinérgico, resultando em boca seca, constipação, tontura e confusão mental.
- Atiespasmódicos (atropina e escopolamina): também por apresentar efeitos anticolinérgicos importantes.
- Nitrofurantoína (principalmente de uso prolongado para prevenção de infecção do trato urinário de repetição): risco de toxicidade pulmonar, hepatotoxicidade e neuropatia periférica.
- Anti-hipertensivos como alfabloqueadores periféricos (prazosina e doxazosina) e centrais (clonidina e metildopa): risco de hipotensão ortostática.
- Antidepressivos tricíclicos (amitriptilina, imipramina, nortriptilina) e alguns inibidores seletivos da recaptação da serotonina (paroxetina): efeitos anticolinérgicos, sedação e hipotensão ortostática.
- Antipsicóticos: risco de acidente vascular cerebral, declínio cognitivo e maior risco de mortalidade. Em pacientes com *delirium* ou alterações comportamentais relacionadas a demência, usar apenas após esgotar medidas não farmacológicas.
- Barbitúricos (fenobarbital): muita depêndecia, risco de overdose.
- Benzodiazepínicos (clonazepam, diazepam, alprazolam, lorazepam): associados a declínio cognitivo, *delirium*, quedas, fraturas. Podem ser apropriados no contexto de convulsões, distúrbio comportamental do sono REM, e abstinência alcoólica.
- Hipnóticos (zolpidem): efeitos adversos similares aos benzodiazepínicos.
- Uso de insulna "*sliding scale*": risco de hipoglicemia sem controle adequado de hiperglicemia. Preferir usar esquema basal-bólus.
- Clorpropamida e gliburida: risco de hipoglicemia, preferir outras sulfonilureias
- Metoclopramida: efeitos extrapiramidais.
- Óleo mineral: risco de pneumonia se broncoaspiração, evitar principalmente em pacientes com disfagia.
- Inibidores de bomba de próton (omeprazol, pantoprazol, esomeprazol): risco de infecção por *Clostridium difficile*, diminuição de densidade mineral óssea e associação com fraturas. Evitar uso por mais de 8 semanas sem necessidade. Em pacientes com esôfago de Barret, esofagite erosiva, uso crônico de AINE ou falha após suspender medicação, avaliar manter.
- Meperidina: opioide de maior risco de neurotoxicidade, muita dependência. Preferir outros opioides, como morfina.
- Anti-inflamatórios não hormonais (ibuprofeno, meloxicam, naproxeno, piroxicam): risco de sangramento do trato gastrointestinal e de úlcera péptica.
- Relaxantes musculares (carisoprodol, ciclobenzaprina, orfenadrina): efeitos anticolinérgicos, sedação, risco de quedas e fraturas.

Outra ferramenta útil é o STOPP (*screening tool of older person's prescriptions*), publicado em 2008, que identifica problemas prevalentes associados a medicamentos comumente prescritos em idosos. Apresenta medicamentos e combinações medicamentosas que deveriam ser evitados em certas condições além de critérios a respeito de dose e tempo de tratamento. O START (*screening tool to alert doctors to right treatment*), por outro lado, aborda 22 medicamentos que apresentam evidência de benefício claro em doenças comuns e que, a princípio, deveriam ser prescritos em idosos. Alguns medicamentos propostos pelo START são:

- Anticoagulação oral se fibrilação atrial.
- Aspirina ou clopidogrel e estatinas em pacientes com doença aterosclerótica (doença coronariana, cerebral ou arterial periférica).
- Anti-hipertensivos se pressão arterial sistólica constantemente superior a 160 mmHg.
- Inibidores da enzima conversora de angiotensina (IECA) se infarto prévio ou insuficiência cardíaca.
- Antidepressivos na presença de sintomas de depressão.
- L-DOPA se doença de Parkinson com sintomas com impacto negativo na qualidade de vida.
- Inibidores de bomba de próton na presença de sintomas graves e refratários de refluxo gastroesofágico.
- Drogas modificadoras de doença (DMARD) em pacientes com artrite reumatoide moderada a grave com duração superior a 12 semanas.
- Suplementação de cálcio e vitamina D em osteoporose.
- Metformina se diabetes do tipo 2.

Todas essas ferramentas têm o objetivo de auxiliar o médico na tomada de decisão. Porém, é fundamental ressaltar que essas são orientações gerais e que o tratamento deve ser individualizado no contexto de cada paciente.

ESTRATÉGIAS PARA EVITAR POLIFARMÁCIA E SUAS CONSEQUÊNCIAS

A Sociedade Americana de Geriatria orienta alguns princípios para o manejo apropriado de multicomorbidade, com objetivo de diminuir o riscos de complicações decorrentes da polifarmácia.

- Reconhecer e incorporar as preferências, objetivos e expectativas do paciente para tomada de decisão em conjunto.
- Reconhecer as limitações de medicina baseada em evidências ao interpretar e aplicar condutas em pacientes com multicomorbidades.
- Avaliar se o sintoma do paciente pode ser manejado de maneira não medicamentosa. Segue alguns exemplos:
    - Realizar medidas dietéticas e de mudança de estilo de vida em pacientes com hipertensão, diabetes ou dislipidemia.
    - Orientar e garantir higiene do sono para pacientes com insônia.
    - Avaliar micção programada em pacientes com incontinência urinária.
    - Orientar mudanças da dieta e de posicionamento, como manter cabeceira da cama elevada em pacientes com doença do refluxo gastroesofágico.
    - Manter membros inferiores elevados e usar meias de compressão no caso de edema de membros inferiores.
- Rever todos os medicamentos que o paciente faz uso, inclusive fitoterápicos. Considerar sua real necessidade e avaliar possíveis interações medicamentosas (existem inúmeras ferramentas que auxiliam em detectar interações entre medicamentos).
- Descontinuar terapias desnecessárias que não apresentaram o benefício esperado.
- Preferir terapias que otimizem benefícios, diminuam possíveis danos e melhoram a qualidade de vida do paciente, sempre levando em consideração todas suas comorbidades, suas queixas, preferências e prognóstico (expectativa de vida, funcionalidade e qualidade de vida).
- Usar ferramentas que avaliam e otimizam terapia medicamentosa em idosos, como os critérios de Beers, o STOPP e o START.

- Quando for iniciar um medicamento, começar em dose baixa e progredir a dose com cautela até atingir o efeito terapêutico desejado.
- Usar sempre a menor dose que alcance o efeito terapêutico desejado.
- Avaliar se os sintomas e alterações clínicas do paciente podem estar relacionados a efeitos colaterais de medicamentos ou a possíveis interações medicamentosas.

CONCLUSÕES

O uso de múltiplos medicamentos é muito comum na população idosa, principalmente pela necessidade de abordar diferentes doenças que se tornam mais prevalentes com a idade. Infelizmente, quanto maior o número de medicamentos, maiores os riscos de efeitos adversos, interações medicamentosas e falha na adesão. Assim, é fundamental que o médico que assiste o idoso considere de maneira ampla seus aspectos biopsicossociais e busque o equilíbrio entre os riscos e benefícios para avaliar a real necessidade de cada medicamento proposto.

BIBLIOGRAFIA

1. American Geriatrics Society 2015 Beers Criteria Update Expert Panel. American Geriatrics Society 2015 Updated Beers Criteria for Potentially Inappropriate Medication Use in Older Adults. J Am Geriatr Soc. 2015;63(11):2227.
2. Bjorkman IK, Fastbom J, Schmidt IK, et al. Drug-drug interactions in the elderly. Ann Pharmacother. 2002; 36:1165-71.
3. Boyd CM, McNabney MK, Brandt N, Correa-de-Araujuo R, Daniel M, Epplin J, et al. Guiding principles for the care of older adults with multimorbidity: an approach for clinicians: American Geriatrics Society Expert Panel on the Care of Older Adults with Multimorbidity. J Am Geriatr Soc. 2012;60(10):E1.
4. Cabrera M. Polifarmácia e adequação do uso de medicamentos. in Freitas, E.V.; et al. Tratado de Geriatria e Gerontologia. Guanabara Koogan, 3ª edição, 2011. Capítulo 93, paginas 1055-1061.
5. Gallagher P, Ryan C, Byrne S, Kennedy J, O'Mahony D. STOPP (Screening Tool of Older Person's Prescriptions) and START (Screening Tool to Alert doctors to Right Treatment). Consensus validation. Int J Clin Pharmacol Ther. 2008;46(2):72.
6. Hohl CM, Dankoff J, Colacone A, et al. Polypharmacy, adverse drug-related events, and potential adverse drug interactions in elderly patients presenting to an emergency department. Ann Emerg Med. 2001;38: 666-671.
7. Robert L. Maher Jr, Joseph T. Hanlon, Emily R. Hajja. Clinical Consequences of Polypharmacy in Elderly.
8. Rochon PA. Drug prescribing for older adults. Uptodate. 2016. http://www.uptodate.com/contents/drug-prescribing-for-older-adults?source=search_result
9. Whitson HE, Boyd CM. Managing multiple comorbidities. Uptodate. 2016. http://www.uptodate.com/contents/managing-multiple-comorbidities?source=search_result&search=POLIFARM%C3%81CIA&selectedTitle=2~66#H30994494.

CONTROLE DE SINTOMAS EM CUIDADOS PALIATIVOS

Maria Carolyna Fonseca Batista
Katia Emi Nakaema
Igor Gouveia Pietrobom
Henry Porta Hirschfeld

INTRODUÇÃO

O cuidado paliativo é o cuidado interdisciplinar, envolvendo médicos, enfermagem, assistente social, apoio espiritual e outras especialidades quando apropriado, que se concentram em melhorar a qualidade de vida de pessoas de qualquer idade que vivem com alguma doença grave e prestar apoio também aos familiares. A OMS publicou em 2002 sua definição atualizada de cuidados paliativos: "Cuidado paliativo é uma abordagem que promove a qualidade de vida de pacientes e familiares, que enfrentam doenças que ameacem a continuidade da vida, através da prevenção e alívio do sofrimento. Requer a identificação precoce, avaliação e tratamento da dor e outros problemas de natureza física, psicossocial e espiritual."

O controle da dor, de outros sintomas e de problemas psicossociais e espirituais é primordial e essa meta deve, usando habilidades de comunicação e instrumentos de avaliação e parâmetros, se adequar aos projetos individuais de cada paciente, fornecendo o cuidado adicional e de suporte a eles e seus entes queridos. Idealmente, os cuidados paliativos devem ser iniciados no momento do diagnóstico e seguir concordantemente com todos os outros tratamentos direcionados ou curativos. O Consenso Nacional de Cuidados Paliativos Americano chamou a atenção para a importância do trabalho interdisciplinar no manejo do paciente paliativo, a fim de garantir a qualidade do atendimento por meio de recomendações ilustradas no Tabela 88.1.

AVALIAÇÃO DOS SINTOMAS

A dor é talvez o sintoma mais estudado e divulgado por pessoas com doenças graves comuns, dada sua prevalência. No entanto, é importante ressaltar que a dor é apenas um dos sintomas angustiantes, e os demais sintomas devem ter a mesma atenção e cuidado, como mostra o estudo de prevalência observacional mostrado na Figura 88.1.

TABELA 88.1 Recomendações para o manejo do paciente paliativo	
Domínio	**Principais recomendações**
Aspectos físicos do cuidado	Dor e outros sintomas devem ser abordados com o uso das melhores evidências
Aspectos psicológicos e psiquiátricos	Demandas psicológicas e psiquiátricas devem ser prontamente avaliadas; programas que abordem luto e tristeza devem estar disponíveis para pacientes e familiares
Aspectos sociais	Apoio interdisciplinar com plano de cuidado adequado; referência para serviços apropriados
Aspectos religiosos, espirituais e existenciais	Preocupações espirituais devem ser prontamente abordadas; recursos religiosos e espirituais da comunidade devem ser recrutados quando necessários e apropriados
Aspectos culturais	Preocupações culturais de pacientes e familiares devem ser abordadas e direcionadas; identificar pode refletir a diversidade de práticas da comunidade
Cuidado com o paciente em fase terminal	Identificar e prontamente abordar sinais e sintomas na fase terminal; referenciamento ao Hospice quando disponível e paciente elegível
Aspectos éticos e legais	Identificar preferências do paciente, escolhas e metas de tratamento; a equipe deve ter conhecimentos da legislação federal e regulação das boas práticas

Adaptada de Clinical practice guidelines for quality palliative care. 3rd ed. Pittsburgh: National Consensus Project for Quality Palliative Care, 2013

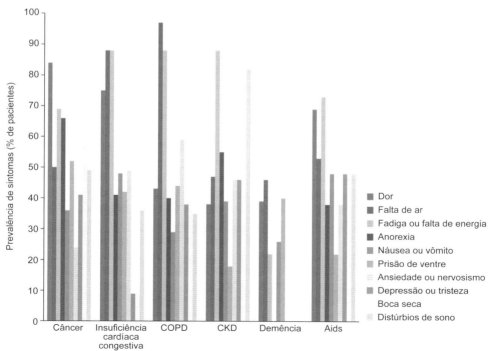

FIGURA 88.1 Principais sintomas em pacientes gravemente doentes de acordo com cada patologia. (Fonte: Palliative Care for the Seriously Ill. Engl J Med 2015.)

A avaliação dos sintomas deve ser realizada de forma sistemática na admissão, evoluções diárias, consultas ambulatoriais e visitas domiciliares. Os princípios do controle desses sintomas se baseiam em:
- Avaliar antes de tratar
- Explicar as causas dos sintomas
- Não esperar que um doente se queixe
- Adotar uma estratégica terapêutica multidisciplinar
- Monitorar os sintomas
- Reavaliar regularmente as medidas terapêuticas
- Cuidar dos detalhes
- Estar disponível

A escala de avaliação de sintomas desenvolvida em Edmonton, no Canadá, e adaptada ao português em 2013 – ESAS-r, é um instrumento de grande auxílio nessa tarefa. Consiste em um questionário que abrange 9 sintomas predefinidos e um décimo, de livre escolha do paciente conforme sua demanda. A escala deve ser aplicada não só para triagem, mas principalmente para acompanhamento e evolução dos sintomas e medidas adotadas. A cada sintoma solicita-se ao paciente que atribua uma nota de zero a dez, sendo zero a ausência do sintoma e dez a sua maior intensidade. A ESAS-r pode ser preenchida por um cuidador na impossibilidade de estabelecer a comunicação com o paciente e, nesse caso, os sintomas subjetivos (cansaço, depressão, ansiedade e bem estar), devem ser deixados em branco (Tabela 88.2).

Além da ESAS, deve ser realizado o registro livre do motivo principal da consulta e internação, das necessidades do doente e das suas preocupações subjetivas a fim de estabelecer uma meta dos cuidados e possibilitar a reavaliação de forma contínua.

TABELA 88.2 Escala de avaliação de sintomas de Edmonton (ESAS-r)

Por favor, circule o número que melhor descreve como você está se sentindo agora.

Sem dor	0 1 2 3 4 5 6 7 8 9 10	Pior dor possível
Sem cansaço Cansaço = falta de energia	0 1 2 3 4 5 6 7 8 9 10	Pior cansaço possível
Sem sonolência Sonolência = sentir-se com sono	0 1 2 3 4 5 6 7 8 9 10	Pior sonolência possível
Sem náusea	0 1 2 3 4 5 6 7 8 9 10	Pior náusea possível
Com apetite	0 1 2 3 4 5 6 7 8 9 10	Pior falta de apetite possível
Sem falta de ar	0 1 2 3 4 5 6 7 8 9 10	Pior falta de ar possível
Sem depressão Depressão = sentir-se triste	0 1 2 3 4 5 6 7 8 9 10	Pior depressão possível
Sem ansiedade Ansiedade = sentir-se nervoso	0 1 2 3 4 5 6 7 8 9 10	Pior ansiedade possível
Com bem-estar Bem-estar/mal-estar = como você se sente em geral	0 1 2 3 4 5 6 7 8 9 10	Pior mal-estar possível
Sem _____ Outro problema (p. ex., prisão de ventre)	0 1 2 3 4 5 6 7 8 9 10	Pior _____ possível

ESAS-r na versão brasileira. Porto Alegre, RS, 2011.
Fonte: Tradução e adaptação transcultural do instrumento *Edmonton Symptom Assessment System* para uso em cuidados paliativos. Rev. Gaúcha Enferm, 2013.

MANEJO DOS PRINCIPAIS SINTOMAS EM CUIDADOS PALIATIVOS

Sintomas com dor

Existem muitas maneiras de classificar a dor. Pode ser classificada quanto à duração, em aguda ou crônica, e quanto aos mecanismos fisiopatológicos, em dor noniceptiva, neuropática, mista e disfuncional (Tabela 88.3).

As escalas mais utilizadas para avaliação de dor conseguem quantificar apenas sua dimensão sensoriodiscriminativa (avaliar a intensidade propriamente dita), como a escala visual analógica (EVA) e a escala numérica verbal (ENV). Algumas escalas fazem uma avaliação mais ampla e conseguem identificar a interferência multidimensional da dor em outros domínios, mas exigem maior tempo para aplicação. São elas: inventário breve da dor (*brief pain inventory* – BPI); GPM (*geriatric pain measurement*) e a versão curta revisada do questionário de dor McGill (SF-MPQ-2).

Abordagem terapêutica: princípios

- Nunca usar placebo;
- O tratamento deve priorizar a via oral sempre que possível;
- Deve ter a administração de doses fixas conforme tempo de ação de cada medicação;
- Deve obedecer a escala de dor por meio da avaliação da intensidade da dor (Fig. 88.2);
- Abordagem individual, considerando as necessidades do doente e adequando tratamento para o mínimo de efeitos adversos;
- Atenção aos detalhes: reavaliação frequente, adequação de doses e tratamento; prevenindo efeitos colaterais previsíveis.

TABELA 88.3 Classificação da dor quanto aos mecanismos fisiopatológicos

Tipo de dor	Localização	Característica	Resposta a medicação
Noniceptiva (somática)	Bem localizada (p. ex., osteoartrose grave; fratura ou metástase óssea; infiltração de tecidos moles)	Pulsátil e em fincada	Responsiva a medicações anti-inflamatórias e opiodes
Noniceptiva (visceral)	Pobremente localizada; referida (p. ex., metástase hepática, obstrução intestinal, cólica renal)	Em aperto e em pressão	Responsiva a medicações anti-inflamatórias e opioides
Neuropática	Referida ao longo do trajeto neural (p. ex., neuralgia pós herpética; dor do membro fantasma)	Intensa, constante, com paroxismos de sensação de queimação e de choques	Resposta imcompleta a anti-inflamatórios e opioides; sempre requer medicação adjuvante
Mista	Quando há presença de mais de uma síndrome dolorosa presente (neuroceptiva e neuropática) (p. ex., neoplasia de próstata com metástase para coluna)	Pulsátil, intensa e constante	Resposta variável a medicações, frequentemente requer abordagem combinada.
Disfuncional	Ocorre em situações em que não existe um estímulo nocivo identificável nem qualquer inflamação ou lesão no sistema nervoso (p. ex., fibromialgia, síndrome do intestino irritável)	Mal-localizada, característica variável	Abordagem individual

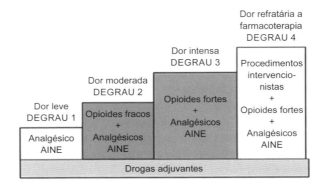

FIGURA 88.2 Escala analgésica da OMS.
Retirado e adaptado de WHO. Paliative care: symptom management and end-of-life care, 2004.

Analgésicos não opioides

São usados isoladamente para tratamento de dores leves (EVN até 4) ou associados a outros analgésicos opioides para tratamento de dor moderada ou severa. Apresentam efeito teto e possuem como possíveis efeitos colaterais: insuficiência renal ou hepática, dispepsia e sangramento gastrointestinal (Tabelas 88.4 e 88.5).

Opioides

Os opioides são classificados em fortes ou fracos, medicações pilares do tratamento da dor moderada ou severa, podendo ser usados em todos os tipos de dor (somática, visceral e neuropática). Apresentam importantes benefícios que superam seus efeitos colaterais e seu potencial de dependência química. Deve-se usar apenas um opioide e quando

TABELA 88.4 Analgésicos não opioides

Fármaco	Dose terapêutica /intervalo	Ação: início/ pico/fim	Efeito teto	Comentários
Dipirona	500–1.000 mg/4–6 h	30 min/ 2 h/8 h	6 g	• Apresenta ação analgésica e antipirética; • Pode provocar excitação do SNC, reações de hipersensibilidade e raramente granulocitopenia.
Paracetamol	500–1.000 mg/4–6 h	30 min/ 2 h/8 h	4 g	• Apresenta ação analgésica e antipirética; • Doses maiores que 6 g podem causar hepatotoxicidade.
Viminol	70–140 mg/6–8 h		560 mg	• Além de analgésico tem efeito antitussígeno.
Flupirtina	100–200 mg/6–8 h	20 min/ 3 h/10 h	600 mg	• Ação no SNC, atuando também como relaxante muscular; • Contraindicações: gestantes, fraqueza muscular, disfunção hepática e obstrução biliar; • Não associar com paracetamol; • Efeitos adversos: boca seca, sonolência e tontura.

TABELA 88.5 Anti-inflamatórios

Fármaco	Dose terapêutica/posologia (exemplos)	Comentários
Anti-inflamatórios não hormonais	• Cetoprofeno: 50–75 mg a cada 6–8 h VO/ 100 mg cada 12 h IV ou IM • Diclofenaco: 50–75 mg 8/8 h VO/ 75 mg IM cada 12 h • Ibuprofeno: 400–800 mg VO a cada 6–8 h (dose máx. 2.400 mg) • Naproxeno: 250–500 mg cada 12 h VO (dose máx. 1.250 mg)	• Eficazes na dor somática ou neuropática, sem ação central; • Efeitos adversos principais: sangramento gastrointestinal; insuficiência renal; retenção hídrica; farmacodermia; • Uso curto e cauteloso em idosos.
Anti-inflamatórios hormonais	• Dexametasona: 2 a 4 mg cada 6 h (VO, SC ou IV) • Prednisona: 0,5 a 1 mg/kg 1×/d VO • Deflazacort: 7,5 a 60 mg 1×/dia	• Eficazes no controle da dor por lesão tumoral óssea e de partes moles; em pacientes com câncer podem agir também diminuindo a massa tumoral e o edema peitumoral; • Principais efeitos colaterais: ansiedade, insônia, síndrome confusional, candidíase oral, hemorragia gastrointestinal.

necessário ou indicado, fazer a rotação de maneira adequada, levando-se em consideração a equipotência analgésica entre as drogas.

As doses iniciais devem ser mais baixas que as doses terapêuticas e os ajustes devem seguir uma progressão em média de 30% para mais ou para menos até que se obtenha o controle adequado. Os efeitos colaterais mais comuns são: constipação intestinal (que deve ser tratada com uso de laxativos e modificação da dieta); sonolência, boca seca; sudorese, prurido, tremores, náuseas e vômitos, que, com exceção da constipação, são controláveis e tendem a desaparecer em 3 a 7 dias (Tabela 88.6).

Medicações adjuvantes

São fármacos cujo efeito primário não consiste em analgesia, mas que, em associação com medicações analgésicas, melhoram seu efeito analgésico.

Os principais fármacos incluídos nessa categoria são: antidepressivos, anticonvulsivantes, anti-inflamatórios, neurolépticos, bloqueadores dos canais do receptor NMDA, antiespasmódicos e relaxantes musculares (Tabela 88.7).

Medidas não farmacológicas

É de extrema importância ressaltar o papel da abordagem multidisciplinar para tratamento da dor. Os recursos não farmacológicos são complementares em qualquer tipo de dor e intensidade, com pouco ou nenhum efeito colateral.

São exemplos de terapias disponíveis:
• Reabilitação fisioterapêutica;
• Hidroterapia;
• Técnicas de elaxamento;
• Intervenções psicológicas;
• Acupuntura.

TABELA 88.6 Analgésicos opioides

Fármaco	Dose terapêutica/ intervalo	Equipotência analgésica em relação a morfina oral	Comentários
Tramadol	50–100 mg/6–8 h	VO: 1/5 EV: 1/10	• A dose deve ser reduzida em pacientes com insuficiência hepática ou renal; • Quando comparado a codeína: é menos obstipante, mais nauseante e não tem ação antitussígena.
Tramadol SR	50–200 mg/12 h	1/5	
Codeina	7,5–120 mg/4–6 h	1/10	• A dose deve ser reduzida ou intervalo aumentado em pacientes com insuficiência renal; • 5 a 10% dos pacientes não fazem a metabolização para morfina, com baixa resposta analgésica.
Morfina	5–200 mg/4 h (dose oral)	VO: 1 SC: 1/2 EV: 1/3	• A dose deve ser reduzida ou intervalo aumentado em pacientes com insuficiência renal; • Medicação de eleição para administração de doses de resgate (1/6 ou 1/10 da dose total diária).
Morfina de ação longa	30–100 mg/8–12 h	1	
Fentanil transdérmico	12,5–100 mcg/h / 72 h	100 a 150	• Ideal para pacientes com disfagia, oclusões gastrointestinais; poradores de insuficiência hepática ou renal, com altas doses de morfina e de difícil controle dos efeitos colaterais.
Metadona	10 a 50 mg/ 6–12 h	*	• Pode causar aumento de intervalo QT, predispondo a arritmias, principalmente *torsades du pointe*.
Oxicodona	10–40 mg/12 h	1,5	• Na dose de até 20 mg por dia é considerado opioide fraco.
Hidromorfona	8 mg/24 h	5	• Pode ser usado em pacientes com insuficiência renal moderada e severa.

*Potência analgésica da metadona é variável. Inicialmente 10 mg de metadona corresponde a 50 mg de morfina. Com o uso continuado, doses menores tem a eficácia analgésica equivalente a doses maiores de morfina (1 mg de metadona equivale a 10 mg de morfina)

Sintomas sem dor

A Tabela 88.8 lista os principais sintomas em cuidados paliativos, cujo impacto na qualidade de vida é intenso e cujo tratamento é frequente desafiador para o médico não especialista. Longe de ser um guia protocolar, tais medidas visam auxiliar a abordagem e seu correto manejo, devendo sempre individualizar a abordagem e particularizar o plano terapêutico de acordo com as diretivas e escolhas de cada paciente e familiares.

TABELA 88.7 Medicações adjuvantes no controle da dor

Medicamento	Exemplos	Peculiaridades	Doses/faixa terapêutica
Antidepressivos tricíclicos	Nortriptilina, amitriptilina,	Alta potência, com perfil de efeitos adversos desfavorável. • *Nortriptilina:* eficaz no tratamento de neuropatias e outras condições dolorosas; baixas doses utilizadas para o tratamento de estados dolorosos (25–50 mg).	• *Nortriptilina:* começar com 10 mg, VO, ao deitar. Pode-se aumentar a dose em 1 semana. – Dor: 25–50 mg/d. – Depressão: 50–125 mg/d. • *Amitriptilina:* iniciar com 12,5 mg VO ao deitar. Titular a cada 5 dias. Dose máxima: 50 mg/d.
Antidepressivos duais	Venlafaxina, duloxetina	Boa potência analgésica. Ação serotoninérgica e noradrenérgica. • *Duloxetina:* eficaz para neuropatias dolorosas, dor lombar, fibromialgia e dor musculoesquelética causada por osteoartrite; (evitar em Cl Cr < 30 mL/min ou insuficiência hepática). • *Venlafaxina:* eficaz em várias polineuropatias dolorosas, não para neuralgia pós-herpética; importante monitorização de pressão arterial.	• *Duloxetina:* começar com 30 mg/d, VO. Pode-se aumentar para 60 mg após 1 semana. Máximo: 120 mg/d. • *Venlafaxina:* começar com 37,5 mg, VO. Pode-se aumentar a dose em 7 dias ou mais. Máximo de 225 mg/d.
Anticonvulsivantes	Pregabalina, lamotrigina, carbamazepina, gabapentina, oxcarbazepina, valproato.	Uso como adjuvante, ação estabilizadora do humor. Perfil de efeitos adversos bastante variável na classe. • *Carbamazepina:* primeira escolha para neuralgia do trigêmio. • *Pregabalina e gabapentina:* eficaz no tratamento de neuropatias e outras condições dolorosas (sd. das pernas inquietas e fibromialgia); cuidado em pacientes com disfunção renal.	• *Pregabalina:* começar com 25–50 mg, VO, ao deitar (se necessário manipular a fórmula). Pode-se aumentar a dose diária depois de 7 dias ou mais. Dar em doses divididas – máximo de 300 mg/d (ClCr 60 mL/min). • *Gabapentina:* começar com 100–300 mg, VO, ao deitar (manipular a fórmula se necessário). Pode-se aumentar a dose em 7 dias ou mais. Administrar em doses divididas cada 8–12 h. Dose máxima: 3.600 mg/d (ClCr 60 mL/min)
Relaxantes musculares	Ciclobenzaprina Baclofeno	Dor de origem musculoesquelética	• *Ciclobenzaprina:* 5 a 10 mg, 1–2×/d • *Baclofeno:* 10–20 mg 2–3×/d

TABELA 88.8 Principais sintomas em cuidados paliativos

Sintoma	Considerações especiais	Tratamentos específicos	Tratamento farmacológico
Anorexia e caquexia	• Sinal frequente de doença severa • A abordagem deve ser iniciada antes mesmo da fase de caquexia, a partir de alguns sinais: presença de doença grave, resposta inflamatória sistêmica, perda de peso não intencional; • Prover rastreio de distúrbios relacionados à imagem corporal/ alterada do corpo e garantir suporte psicológico.	• Ingesta oral: dieta equilibrada, fracionada e hiperproteica com acompanhamento nutricional; • Estimulantes do apetite: efeitos são de curta duração e têm benefícios limitados em longo prazo na qualidade de vida e sem benefícios de sobrevivência.	• Esteroides: prednisona (5–15 mg/dia) ou dexametasona (2–4 mg de 8/8 h); • Megestrol (160–160 mg/dia); • Antidepressivos (tricíclicos, ISRS etc.), s/n – dose usual; • Uso experimental: ômega 3, canabinoides, pentoxi lina, GH, talidomida.
Ansiedade	• Muitos pacientes podem não expressar ansiedade diretamente. Atentar para expressões de "preocupado", "assustado", "nervoso"; • A ansiedade pode ser diminuída por expressões explícitas de empatia, como "Deve ser assustador ouvir esta notícia" ou "O que mais te preocupa?".	• As intervenções não farmacológicas são particularmente eficazes para ansiedade leve a moderada e podem incluir psicoterapia, terapias integrativas (música, técnicas de relaxamento), e exercício físico; • Os inibidores seletivos da recaptação de serotonina (SSRI) são medicações de escolha, mas o tempo até a eficácia de várias semanas pode limitar seu uso nos doentes graves. • Nos casos em que a ansiedade é aguda e é necessário um alívio imediato, podem ser empregados benzodiazepínicos de curta ação (por exemplo, lorazepam), enquanto uma formulação de ação prolongada (por exemplo, clonazepam) pode ser necessária se a ansiedade for crônica.	• Tratar eficazmente a dor; • SSRI: dose habitual; • Benzodiazepínicos: lorazepam 1–2 mg, 1–2×/dia).
Boca seca	• Efeito colateral comum de medicações; • Pode ser um sinal de desidratação; • Atentar para respiradores orais.	• Oferecer frequentes goles de água ou outro líquido; • Umedecer os lábios; • Oferecer líquidos cítricos e gelados (sucos, gelatina, iogurte); • Oferecer pedacinhos de gelo.	• Rever medicação anticolinérgica (hioscina, morfina, atropina, amitriptilina) e diuréticos; • Saliva artificial, se disponível; • Tratar candidíase (nistatina oral, fuconazol), se for o caso.

TABELA 88.8 Principais sintomas em cuidados paliativos (continuação)

Sintoma	Considerações especiais	Tratamentos específicos	Tratamento farmacológico
Broncorreia (hipersecreção)	• Hipersecreção pela doença de base (DPOC, ICC, anasarca);	• Posicionamento em decúbito lateral; • Tentar reduzir aporte hídrico, principalmente hidratação venosa; • Se indicada, aspiração de vias aéreas com sonda.	• Iniciar uso de antibiótico se infecção presente ou se indicado; • Iniciar uso de diuréticos para diminuir edemas; • Drogas anticolinérgicas (ver em "sororoca").
Constipação	• Sintoma comum nos pacientes em uso de opioides.	• Nenhum ensaio randomizado documenta a superioridade de uma classe de laxante em relação a outra e as recomendações que se seguem são baseadas em opinião de consenso e melhores práticas; • Comece com doses crescentes de um estimulante intestinal e se for ineficaz, adicione um agente osmótico. Se ineficaz, considere a supositórios ou enemas.	• Óleo mineral (1 medida 2×/dia); • Bisacodil (5–10 mg até 2×/dia); • Lactulose (10 mL 2×/dia) (máximo de 30 mL 3×/dia); • Outros laxativos orais; • Enteroclismas s/n.
Convulsões	• Explicar em linguagem simples o que é convulsão e suas causas; esse sintoma costuma trazer muita ansiedade para o paciente e familiares.	• Corrigir distúrbios hidroeletrolíticos.	• Se tumor, dexametasona (4 mg de 6/6 h); • Drogas: benzodiazepínicos, anticonvulsivantes (doses habituais); • Manter anticonvulsivantes VR ou midazolam (5–10 mg SC) ou fenobarbital SC (deve ser diluído 1:10).
Depressão	• Alta prevalência (42% no contexto de cuidados paliativos); • Bom suporte e adequada comunicação podem ajudar a prevenir sintomas de depressão; • Os sintomas somáticos não são indicadores confiáveis de depressão; • Busque por sentimentos de desamparo, desesperança, anedonia, perda de autoestima, inutilidade, disforia persistente e ideação suicida.	• A terapia comportamental cognitiva parece oferecer benefícios consideráveis; • As intervenções não farmacológicas têm papel adjuvante.	• Avaliar prognóstico: se superior a 6 meses, usar terapias padrão (por exemplo, SSRI). Se menos de 6 meses, considerar o uso de psicossimilhantes devido ao seu rápido início de ação.

TABELA 88.8 Principais sintomas em cuidados paliativos (continuação)			
Sintoma	Considerações especiais	Tratamentos específicos	Tratamento farmacológico
Delirium	• Extremamente comum à medida que a morte se aproxima; • Procure identificar condições reversíveis.	• Estimular medidas ambientais: evitar o excesso de estímulo; orientação espacial e temporal, presença de familiares ou cuidadores habituais; • Os benzodiazepínicos podem exacerbar o *delirium* e devem ser evitados, exceto quando necessário e indicados em outras situações, principalmente na fase final de vida.	• Haloperidol (5–10 mg/2,5 mg no idoso)
Dispneia	• -Identificar condições reversíveis.	• Uso de ventiladores reduz a falta de ar por meio da estimulação do ramo V2 do nervo trigeminal; • Os opioides continuam sendo terapia de primeira linha. As doses efetivas são inferiores às utilizadas para tratar a dor. • As intervenções não farmacológicas, incluindo a reabilitação pulmonar, a ventilação não invasiva e outros podem proporcionar benefícios.	• Se hipersecreção, hioscina (10 mg VO 8/8 h); • Se tosse seca, codeína (5–10 mg 6/6h); • Se indicada, toracocentese de alívio; • Morfina (iniciar com 2,5–5 mg 4/4 h VO ou 2 mg 4/4 SC) • Sedação paliativa, se dispneia incontrolável, midazolam associado a morfina como primeira opção.
Fadiga	• Sintoma bastante comum no contexto de cuidados paliativos.	• Intervenções não farmacológicas, incluem programas de exercícios e reabilitação, principalmente no contexto de prevenção; • Os psicoestimulantes podem ser considerados em casos selecionados.	• Considerar uso de metifenidato – 5 mg/d
Náuseas/vômitos	• Determinar o (s) mecanismo (s) subjacente (s) a fim de propror tratamento mais eficaz.	• Selecione o agente com base na via provável.	• Metoclopramida (10–30 mg 8/8–4/4 h); • Dramin 10 mg 8/8 h; • Outras drogas: haloperidol (1–2 mg/dia), clorpromazina (25–50 mg a cada 12 h); • Ondansetrona (4–8 mg de 8/8 h), se pós-QT principalmente; • Via de administração SC (preferencial) ou supositórios.

TABELA 88.8 Principais sintomas em cuidados paliativos (continuação)

Sintoma	Considerações especiais	Tratamentos específicos	Tratamento farmacológico
Sororoca		• Explicar o significado do ruído à família/cuidador; • Eventualmente aspiração de VAS, procedimento que pode impressionar muito.	• Hioscina, homatropina ou escopolamina (30 gotas na boca até de 6/6 h ou 1 ampola de buscopam SC de 6/6 h ou até 4/4 h; • Atropina colírio a 1% VO (2–3 gotas [= 1–3 mg] a cada 8 h) (cuidado com taquicardia); • Se disponível, adesivo ou gel de propantelina.

BIBLIOGRAFIA

1. Bausewein C, et al. Non-pharmacological interventions for breathlessness in advanced stages of malignant and non-malignant diseases. The Cochrane Library, 2008.
2. Clinical practice guidelines for quality palliative care. 3rd ed. Pittsburgh: National Consensus Project for Quality Palliative Care, 2013. Disponível em: (http://www.nationalconsensusproject.org/NCP_Clinical_Practice_Guidelines_3rd_Edition.pdf).
3. Cuidados Paliativos com Enfoque Geriátrico- A Assistência Multidisciplinar. São Paulo. Editora Atheneu, 2014.
4. Cuidados paliativos oncológicos: controle de sintomas. Disponível em: <http://www.inca.gov.br/rbc/n_48/v02/pdf/condutas3.pdf>.
5. Dalacorte RR, Rigo JC, Schneider RH, Schwanke CHA, editores. Cuidados paliativos em geriatria e gerontologia. São Paulo: Atheneu, 2012.
6. DOYLE D. et al. Oxford textbook of palliative medicine. 3. ed. 2005.
7. Goldstein, N.M., R.S. Evidence-Based Practice of Palliative Medicine. 2013, Philadelphia, PA: Elsevier Saunders.
8. Kruse MHL. Tradução e adaptação transcultural do instrumento Edmonton Symptom Assessment System para uso em cuidados paliativos. Daiane da Rosa Monteiro[I]; Miriam de Abreu Almeida[II]; Rev. Gaúcha Enferm. vol.34 no.2 Porto Alegre June 2013;
9. Manual de Cuidados Paliativos ANCP, 2ª edição. Porto Alegre. Editora Meridional Ltda, 2012.
10. Morrison, R.S. and D.E. Meier, Palliative care. New England Journal of Medicine, 2004. 350(25): p. 2582-2590.
11. Palliative Care for the Seriously Ill. Amy S. Kelley, M.D., M.S.H.S., and R. Sean Morrison, M.D.N Engl J Med. 2015;373:747-755 DOI:10.1056/NEJMra1404684
12. Rayner L, et al. The development of evidence-based European guidelines on the management of depression in palliative cancer care. European Journal of Cancer. 2011;47(5): p. 702-712.
13. WHO. Paliative care: symptom management and end-of-life care, 2004. Disponível em:http://www.who.int/3by5/publications/documents/en/genericpalliativecare082004.pdf>.

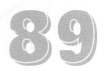

DIRETIVAS ANTECIPADAS DE VONTADE

Pérola Quintans de Almeida
Igor Gouveia Pietrobom
Henry Porta Hirschfeld

INTRODUÇÃO

O princípio bioético da autonomia defende que o paciente deve participar do processo de decisão sobre qualquer tratamento que o envolva; a autodeterminação do paciente e o seu direito de escolha são reconhecidos nas leis civis e no Código de Ética Médica.

As diretivas antecipadas de vontade são um conjunto de desejos, prévia e expressamente manifestados pela pessoa, sobre cuidados e tratamentos que quer, ou não, receber no momento em que estiver incapacitado de expressar livremente a sua vontade, caso uma doença se agrave. A expressão "testamento vital" possui igual significado de disposições, porém diretivas antecipadas de vontade é considerado um termo mais formal.

É de grande importância nesse contexto a distinção entre eutanásia e ortotanásia. As novas tecnologias, que permitem intervenções cada vez mais eficazes para salvar vidas, devem ser usadas com sabedoria, para que não sejam prolongados tratamentos quando não beneficiarem mais o paciente.

O Código de Ética Médica, em vigor desde abril de 2010, explicita que é vedado ao médico abreviar a vida, ainda que a pedido do paciente ou de seu representante legal (eutanásia). Mas prevê que nos casos de doença incurável, de situações clínicas irreversíveis e terminais, o médico pode oferecer todos os cuidados paliativos disponíveis e apropriados (ortotanásia).

A ortotanásia ocorre quando são suspensos os esforços terapêuticos e os meios artificiais de prolongamento da vida; é a renúncia à utilização de procedimentos médicos desproporcionais e sem razoável esperança de êxito positivo. Não se procura a morte, mas se aceita não poder impedi-la. Exige decisão médica e a autorização do paciente, se consciente, ou do seu representante legal.

Com as diretivas antecipadas (DAs), as pessoas podem escolher não serem submetidas a tratamentos extraordinários de manutenção da vida na fase final de doenças como demência, insuficiência cardíaca ou câncer, quando já não existe possibilidade de reversão do quadro. Nesses casos prevalecerão os cuidados paliativos que visam priorizar o controle dos sintomas e o conforto do paciente.

O impacto das DAs foi estudado em uma revisão sistemática de 2014. Todos os estudos incluídos (n = 45) foram de observação. Os resultados variaram, mas todos incluíam os tratamentos médicos recebidos, local de atendimento, os sintomas, e satisfação. Entre os principais resultados observou-se que a presença de DAs estava associado à:
- Diminuição da taxa de hospitalização e das chances de morrer no hospital;
- Diminuição do uso de tratamentos de suporte de vida;
- Aumento do uso de hospices ou de cuidados paliativos.

DIRETIVAS ANTECIPADAS DE VONTADE NO BRASIL

Em nosso país, não há lei dispondo sobre as DAs, porém em 30 de agosto de 2012 o Conselho Federal de Medicina editou a Resolução CFM n. 1.995 dispondo sobre as diretivas antecipadas de vontade.

Qualquer pessoa com idade igual ou maior a 18 anos ou que esteja emancipada judicialmente, está apta para expressar sua diretiva antecipada de vontade; a pessoa deve estar em pleno gozo de suas faculdades mentais, lúcida e responsável por seus atos perante a Justiça. É algo facultativo e poderá ser feito em qualquer momento da vida (mesmo por aqueles com perfeita saúde); somente a pessoa pode modificá-la ou revogá-la, e o pode fazer a qualquer momento.

Crianças e adolescentes não estão autorizados e nem seus pais podem fazê-lo em nome de seus filhos. Nesses casos, a vida e o bem estar deles permanecem sob a responsabilidade do Estado.

O registro pode ser feito pelo médico assistente no prontuário do paciente, desde que expressamente autorizado por ele. No texto, deverá ser mencionado pelo médico que o paciente está lúcido, plenamente consciente de seus atos e compreende a decisão tomada; também mencionará o limite da ação terapêutica estabelecido pelo paciente.

Não são exigidas testemunhas ou assinaturas, pois o médico – pela sua profissão – possui fé pública e seus atos têm efeito legal e jurídico. Esse registro em prontuário faz parte do atendimento e não poderá ser cobrado separadamente. Caso o paciente manifeste interesse poderá registrar sua DA também em cartório, mas esse documento não será necessariamente exigido para que a vontade do paciente seja realizada.

As DAs podem também ter caráter de procuração: por meio dela, o interessado pode indicar uma pessoa de sua confiança para tomar decisões sobre os rumos do tratamento a que será submetido a partir do momento em que não tiver condições de fazer escolhas, e para essa indicação também só é necessário o registro em prontuário.

Independentemente da forma – se em cartório ou no prontuário – as vontades registradas não poderão ser contestada por familiares; elas prevalecerão sobre qualquer parecer não médico, porém, desde que de acordo com os ditames do Código de Ética Médica.

Inexistindo determinações do paciente, na falta de familiares ou de consenso entre eles e nem havendo representante designado pelo doente para falar em seu nome, se surgirem conflitos éticos o médico, se achar necessário, pode recorrer ao Comitê de Bioética da instituição onde estiver atendendo ou à Comissão de Ética Médica do hospital ou, então, ao Conselho Regional e Federal de Medicina.

DIRETIVAS ANTECIPADAS DE VONTADE EM OUTROS PAÍSES

Nos Estados Unidos esse documento tem valor legal, tendo surgido com o Natural Death Act, no Estado da Califórnia, em 1970. Exige-se que seja assinado por pessoa maior e capaz, na presença de duas testemunhas. Pode ser revogável a qualquer

momento, devendo o estado terminal ser atestado por 2 médicos. Existem vários tipos de DAs, porém somente dois tipos de documentos são reconhecidos pela lei estadual dos Estados Unidos, são eles:
- **Living Will (LW):** é um documento que resume as preferências de uma pessoa para cuidados médicos futuros. O LW típico tem efeito se a pessoa estiver em estado terminal, sem chance de recuperação, e descreve o desejo de evitar medidas heroicas.
- **Durable Power of Attorney for Health Care (DPAHC):** é um documento jurídico assinado autorizando outra pessoa para tomar decisões médicas em nome do paciente no caso deste perder a capacidade de decisão.

Esses documentos estão disponíveis gratuitamente em fonte eletrônica e os médicos são sempre encorajados a avaliar se as DAs que os pacientes querem realizar atendem aos requisitos legais do estado em que se praticam.

Estudos contemporâneos mostram que aproximadamente 70% dos norte-americanos idosos completam DAs antes de morrerem. As taxas de conclusão para DAs fora dos Estados Unidos são muito mais baixas, sendo entre 8 e 10% relatados na Alemanha, Países Baixos e Reino Unido, respectivamente.

No Canadá a maioria das províncias já possuem leis relacionadas; na Austrália a lei foi criada em 1995 e estabelece que nos casos de indicação de um representante legal o mesmo não pode ser o médico do paciente; além disso, não permite ao representante decidir sobre administração de alimentos e água, ou drogas para aliviar a dor ou qualquer forma de sofrimento.

Exemplos de outros países onde as DA são normatizadas: Portugal, Japão, Suíça, Índia, Israel, Zimbábue, Uruguai e Argentina.

PLANEJAMENTO ANTECIPADO DE CUIDADO

Os pacientes, os familiares e o sistema de saúde beneficiam-se com as DAs e com o processo de decisão que o paciente e seus familiares precisam passar para elaborar as diretivas. Esse processo de decisão faz parte do planejamento antecipado de cuidado (ACP).

O ACP é um processo contínuo no qual todos reflitirão juntos sobre os conhecimentos, os objetivos, medos, esperanças, valores e crenças do paciente e do seu principal cuidador, discutindo assim, como deve ser a comunicação durante toda a assistência médica atual e futura, e, finalmente, usar essas informações para documentar com precisão as escolhas.

O período e a natureza do ACP pode variar dependendo se a pessoa é saudável, tem um doença crônica estável ou não, ou se tem uma doença avançada, com risco de vida, podendo morrer dentro dos próximos 12 meses. Independentemente do cenário clínico, ACP deve ser pró-ativo, no momento apropriado, e integrado em cuidados de rotina. Além disso, o ACP deve ser revisitado/reafirmado a cada vez que a condição médica da pessoa se altere. Esse processo sempre deve ocorrer longitudinalmente dentro do contexto de uma relação médica existente e contínua. A condição atual do paciente e prognóstico serão sempre revistos, dilemas médicos prováveis serão apresentados e opções discutidas.

Outro objetivo desse planejamento é fornecer orientações aos familiares quanto à forma de cuidar do paciente; além de que, o processo todo ajuda os pacientes a escolherem quem poderia substituí-lo em tomadas de decisões, quando não tiver mais condições de fazê-lo.

ACP normalmente ocorre no contexto de uma discussão semiestruturada, embora a ordem exata de uma conversa de ACP irá variar dependendo do paciente, do médico, e da maneira como as conversas progridem. Existem várias técnicas de comunicação (e cursos) que ajudam em todo esse processo, e é importante que o profissional de saúde as estude e as coloque em prática, pois ajudam muito a fortalecer a relação entre os envolvidos. O site da Sociedade Brasileira de Geriatria e Gerontologia (SBGG) disponibiliza duas cartilhas que podem facilitar a comunicação: "Quando um ente querido está morrendo" e "Vamos falar de cuidados paliativos". E podemos citar, por exemplo, o protocolo Spikes (para comunicação de más notícias) e o programa "Respecting Patient Choices" da Austrália, que também podem ser usados para guiar os diálogos.

Discutir metas de atendimento é uma situação única que idealmente deve ser separada de falar sobre o prognóstico ou comunicação de notícias ruins. As metas de atendimento não devem incluir somente reanimar ou não o paciente ou o seu "*status* de código", mas sim, abordar também discussões sobre tratamentos específicos e intensidade de cuidados.

Em alguns casos, os objetivos primários do paciente não são médicos, mas são mais pessoais, e incluem sobre onde ele quer falecer, e como ele quer viver sua vida no tempo que lhe resta.

Considere o exemplo de um paciente adulto com câncer pancreático avançado que passou por cirurgia curativa, terapia adjuvante, e em seguida, sofreu uma recidiva que respondeu, ainda que brevemente, a combinação de quimioterapia. Nessa situação, quimioterapia paliativa adicional poderia trazer benefícios importantes, como o prolongamento da vida. No entanto, mais tratamento também pode produzir efeitos indesejáveis, como fadiga induzida, mais tempo longe de casa, e potencialmente mais tempo no hospital. É razoável que o paciente tenha dúvidas sobre a melhor escolha em tal situação. Se o seu objetivo é viver o maior tempo possível, e se está disposto a assumir riscos significativos para fazê-lo, a terapia antineoplásica pode ser a melhor escolha. Se, por outro lado, está focado principalmente em conforto e qualidade de vida, uma quimioterapia paliativa pode prejudicar esse seu desejo. Uma discussão franca sobre os objetivos do paciente, bem como os riscos e benefícios dessas terapias, é necessário para ajudar o paciente a tomar essa importante decisão de tratamento. Sem uma discussão baseada em metas, é difícil, se não impossível, facilitar a tomada de decisão compartilhada.

Estudos em adultos mostraram que os pacientes com doenças em estágio final querem que seus médicos iniciem as discussões sobre prognóstico e metas de atendimento, mas os médicos erroneamente temem que isso irá induzir a ansiedade, por exemplo.

Alguns desfechos clínicos importantes do uso de ACP podem ser vistos em alguns estudos: maior satisfação com a qualidade dos cuidados, que é provavelmente devido a uma melhor comunicação entre o paciente, família e médicos, resultando na tomada de decisão compartilhada; melhor preparação da família sobre o que esperar durante o processo de morrer. Além disso, há um menor risco de estresse, ansiedade e depressão nos parentes de pessoas falecidas, provavelmente porque a maioria dos pacientes e famílias acolheram essas discussões. Finalmente, estão surgindo dados que mostram que ACP reduz o custo dos cuidados de fim de vida, sem aumentar a mortalidade.

Buscando-se a realização de ACP, evita-se que as DAs sejam só um papel previamente preenchido ou linhas em um prontuário, mas sim um instrumento que representa um diálogo verdadeiro e aberto ocorrido dentro da relação médico-paciente.

BIBLIOGRAFIA

1. Conselho Federal de Medicina (CFM). Resolução CFM no 1995/2012. Dispõe sobre as diretivas antecipadas de vontade dos pacientes. Diário Oficial da União. 2012;Seção1(170):269-270.
2. Detering K, Silveira MJ. Advance care planning and advance directives. Uptodate; 2016 (acesso 27/07/16). Disponível em: http://www.uptodate.com/online/

3. Fromme EK, Smith MD. Ethical issues in palliative care. Uptodate; 2016 (acesso 27/07/16). Disponível em: http://www.uptodate.com/online/
4. LeBlanc TW, Tulsky J. Discussing goals of care. Ethical issues in palliative care. Uptodate; 2016 (acesso 27/07/16). Disponível em: http://www.uptodate.com/online/
5. Lewis,Evelyn L, South-paul,Jeannette E, Matheny,Samuel C. Current - Medicina de Família e Comunidade - Diagnóstico e Tratamento. Amgh Editora. 3ª Ed. 2014. p. 684-685.
6. Moraes NS, Di Tommaso ABG, Nakaema KE, Pernambuco ACA, Souza PMR. Cuidados Paliativos com Enfoque Geriátrico. Rio de Janeiro: Atheneu. 2014.p. 57-62.
7. Site CFM: portal.cfm.org.br

COMUNICAÇÃO DE MÁS NOTÍCIAS

Gabriela Takayanagi Garcia
Henry Porta Hirschfeld
Igor Gouveia Pietrobom

INTRODUÇÃO

Má notícia consiste em qualquer notícia que altere de forma drástica ou negativa a perspectiva do paciente sobre seu futuro. Engloba notícia de morte, mas também do diagnóstico de uma doença de acometimento crônico ou que ameace o estado mental ou físico do paciente, levando a um risco de prejuízo de seu estilo de vida já estabelecido.

A comunicação relaciona-se com a sociabilidade própria da humanidade e, somada ao sentimento de simpatia, diferencia-nos dos animais. Na medicina, mesmo com o avanço da tecnologia, a boa comunicação permanece como elemento básico e indispensável na relação médico-paciente e na boa prática médica.

Por centenas de anos, a medicina foi paternalista, guiada por uma ética de inspiração hipocrática, sendo um dever do médico esconder do paciente sua real perspectiva, sob a justificativa de que a má notícia em si poderia desencorajá-lo e deprimir seu espírito, causando um verdadeiro mal. Tal atitude do médico era tida como um gesto sagrado em benefício daquele vulnerável de quem ele tratava, já que este último era visto como incapaz de compreender e se empoderar de suas escolhas no campo da saúde. O médico, naqueles tempos, era o responsável por zelar pelas melhores escolhas em relação ao cuidado ofertado, independente da opinião do doente.

Porém, a partir dos anos 70, no período pós-guerra, com o surgimento das discussões políticas e filosóficas sobre os direitos da pessoa humana e, mais tarde, com o desenvolvimento da bioética na área da saúde, o princípio da autonomia do paciente passou a ser valorizado e as decisões adquiriram outra perspectiva. Se antes o médico era o responsável, agora o paciente, sob a luz de suas próprias opiniões e concepções sobre a vida, é o principal responsável pelas escolhas, recebendo o apoio de sua família. Ao médico, cabe agora o papel de oferecer informações de qualidade, transmitidas por meio de uma boa comunicação.

Os 4 princípios que regem a bioética médica são beneficência, não maleficência, justiça e autonomia. Autonomia refere-se ao princípio de que indivíduos têm direito à privacidade, à liberdade de escolha e à liberdade de ação baseados nas necessidades, valores e prioridades de cada um. Na sociedade moderna, indivíduos que não sejam considerados vulneráveis, e que tenham competência para tal, têm o direito de exercer sua autonomia nos campos da saúde de acordo com o que lhe convir. Para que consigam exercê-la de forma responsável, os profissionais da área da saúde devem oferecer informações verdadeiras e profundas, incluindo perspectivas, tratamentos, riscos, benefícios e efeitos colaterais, além de prognóstico sobre as doenças dos mesmos.

No novo Código de Ética Médica do Conselho Federal de Medicina, válido a partir de 2010, há o enfoque mencionado do princípio da autonomia e da valorização do ser humano, inclusive com orientação moral para que se dê preferência à ortotanásia em detrimento da distanásia, com valorização dos cuidados paliativos. Sendo assim, é importante apontar que a má comunicação, assim como a omissão de informações ou más notícias, podem levar à responsabilização ética do profissional pelo ato. Alguns pontos importantes são mencionados a seguir:

Código de Ética Médica – Res. (1931/2009) – Capítulo I – Princípios Fundamentais – XXI – No processo de tomada de decisões profissionais, de acordo com seus ditames de consciência e as previsões legais, o médico aceitará as escolhas de seus pacientes, relativas aos procedimentos diagnósticos e terapêuticos por eles expressos, desde que adequadas ao caso e cientificamente reconhecidas.

Código de Ética Médica – Res. (1931/2009) – Capítulo I – Princípios Fundamentais – XXII – Nas situações clínicas irreversíveis e terminais, o médico evitará a realização de procedimentos diagnósticos e terapêuticos desnecessários e propiciará aos pacientes sob sua atenção todos os cuidados paliativos apropriados.

Código de Ética Médica – Res. (1931/2009) – Capítulo IV – Direitos Humanos – Art. 24: (É vedado ao médico:) Deixar de garantir ao paciente o exercício do direito de decidir livremente sobre sua pessoa ou seu bem-estar, bem como exercer sua autoridade para limitá-lo.

Código de Ética Médica – Res. (1931/2009) – Capítulo V – Relação com pacientes e familiares – Art. 31. (É vedado ao médico:) Desrespeitar o direito do paciente ou de seu representante legal de decidir livremente sobre a execução de práticas diagnósticas ou terapêuticas, salvo em caso de iminente risco de morte.

Código de Ética Médica – Res. (1931/2009) – Capítulo V – Relação com pacientes e familiares – Art. 41. (É vedado ao médico:) Abreviar a vida do paciente, ainda que a pedido deste ou de seu representante legal.

Parágrafo único. Nos casos de doença incurável e terminal, deve o médico oferecer todos os cuidados paliativos disponíveis sem empreender ações diagnósticas ou terapêuticas inúteis ou obstinadas, levando sempre em consideração a vontade expressa do paciente ou, na sua impossibilidade, a de seu representante legal.

Com tais elementos, fica clara a importância da comunicação de más notícias, além da necessidade dos profissionais serem honestos com seus pacientes e com o que eles querem saber sobre o fato, para que os mesmos possam participar do seu planejamento terapêutico com consentimento informado e para replanejar a própria vida e a de sua família.

Neste capítulo sugerimos uma abordagem multidimensional da questão, incluindo motivos pelos quais os profissionais a evitam, a importância da mesma e algumas propostas de protocolos para dar más notícias que podem ajudar nesse momento tão difícil.

POR QUE DAR MÁS NOTÍCIAS É TÃO DIFÍCIL?

Transmitir más notícias é difícil para os profissionais da saúde e é considerado um evento estressante, mesmo para aqueles que rotineiramente lidam com essa questão, por uma série de razões.

Preocupações comuns são como essa notícia vai afetar o paciente, sua família, como estes irão reagir, se terão emoções intensas com as quais o médico não sabe lidar e se a notícia fará o paciente perder as esperanças. Muitos profissionais relatam sentir verdadeiro incômodo ao ter que abordar uma notícia ruim, sentir culpa ou medo do desconhecido, de lidar com a questão da morte e de sua própria terminalidade, e receio de problemas judiciais.

A tristeza gerada por uma má notícia repercute tanto no paciente, quanto no profissional que a emite e o médico tende a reagir a esse sentimento com distanciamento ou omissão da informação.

Historicamente, existe um enfoque na formação médica com valorização da proficiência técnica em detrimento das habilidades de comunicação; além do culto à cura e não ao cuidado. Poucos médicos, mesmo os especialistas, recebem treinamento formal para comunicação de más notícias.

A falta de desenvolvimento da competência comunicativa do médico para transmitir más notícias, porém, não pode resultar na fuga do que eles temem como um possível conflito. Isso porque o suposto conflito, se bem administrado, pode ser produtivo, e a clareza do que ele gera pode melhorar a tomada de decisões e aumentar a satisfação da família, do paciente e do profissional. Por fim, a comunicação deve ser considerada uma responsabilidade fundamental, já que os pacientes esperam de nós essa franca conversa, por mais difícil que seja para todos os envolvidos.

POR QUE DAR MÁS NOTÍCIAS É TÃO IMPORTANTE?

Pacientes querem saber a verdade

Apesar de se imaginar o contrário, revisões sobre as preferências dos pacientes em relação à comunicação de uma doença terminal mostraram que 50 a 90% dos pacientes manifestaram sua vontade de receber todas as informações sobre seu quadro. Consistentemente nos estudos, a maior parte dos pacientes indica querer saber a maior quantidade de informações possível em relação ao seu diagnóstico, sintomas, tratamento, efeitos colaterais e prognóstico. Uma conversa franca sobre os objetivos do paciente, assim como os riscos e benefícios terapêuticos é necessária para assistir o paciente na importante tomada de decisão sobre seu tratamento.

Imperativos éticos

No Brasil, com o Novo Código de Ética Médica, em vigência desde 2010, existe uma clara obrigação ética de garantir que o paciente receba toda informação que desejar, para que consiga exercer de forma consistente sua autonomia, como já mencionado.

Influências no tratamento

A maneira com que graves notícias são colocadas pode influenciar o impacto com que elas são recebidas, incluindo a resposta emocional, crenças e atitudes frente à equipe médica, e a perspectiva de como o paciente vê seu futuro. Uma boa comunicação, centrada no paciente, está associada com significativos resultados em saúde, incluindo aderência medicamentosa, controle álgico, satisfação e ganho na saúde física.

Apesar da maioria dos pacientes com doença terminal querer que seus médicos iniciem discussões sobre seu prognóstico e objetivos de cuidado, erroneamente os profissionais consideram que tal abordagem pode levar a ansiedade. A ideia de que toda má notícia levará a um dano psicológico não é verdadeira. Muitos pacientes querem justamente tais informações precisas para conseguir fazer importantes decisões que garantam sua qualidade de vida, de forma que a falta de comunicação leva a pacientes com doenças graves rotineiramente que recebem tratamentos que não estão alinhados com seus objetivos pessoais.

Influência na vida pessoal do paciente

Infelizmente, 60% dos pacientes com câncer de pulmão chegam a 2 meses antes de sua morte sem terem recebido informações sobre cuidados paliativos. Além disso, 60% dos oncologistas preferem não discutir estágio da doença, diretivas antecipadas ou internação em hospice até que não haja mais tratamentos a serem feitos.

Com isso, os pacientes perdem um precioso tempo para refletir e para conviver com suas famílias e gastam mais tempo no hospital e nas unidades de terapia intensiva.

Influências no sistema de saúde

Apesar de ser difícil criar um consenso acerca de quais tratamentos são ou não necessários, é reconhecido que a má comunicação pode ser associada a condições nas quais o tratamento mesmo em fase terminal seja mais agressivo e a frequência de procedimentos considerados "fúteis" seja aumentada, principalmente em contexto oncológico.

O lapso de alguns oncologistas em manifestar informações e sua inabilidade para efetivamente transmitir más notícias é uma explicação possível para curtos e desproposidados ciclos de quimioterapia no final da vida. Novas evidências vêm apontando que problemas na comunicação também podem estar associados aos custos inerentes ao aumento do uso de quimioterapias de 3ª ou 4ª linha paliativa em cânceres metastáticos, por exemplo. Em um estudo com pacientes com câncer de pulmão, os autores sugeriram que, embora esta prática não levasse a aumento da sobrevida, elas tinham o potencial de gerar um aumento de 100% nos custos envolvidos com o tratamento.

JUSTIFICATIVAS ERRÔNEAS USADAS PELOS PROFISSIONAIS PARA EVITAR A COMUNICAÇÃO DA MÁ NOTÍCIA

"Não se sabe o real prognóstico do paciente"

Apesar dos profissionais não saberem precisamente quanto tempo seu paciente ainda tem de vida, essa incerteza não pode ser usada como desculpa para não oferecer a informação. Os médicos são capacitados para fornecer uma ideia razoável de prognóstico e de possíveis desfechos que são suficientes para ajudar o paciente a ter uma boa compreensão sobre seu verdadeiro quadro.

"Comunicar a má notícia vai levar a depressão e acabar com as suas esperanças"

Apesar de considerarem este um momento estressante, a maior parte dos pacientes prefere ser informada sobre seu diagnóstico, com alguns estudos sugerindo índices de até 95% deles. No estudo "Coping with Cancer", os pacientes com os quais foi conversado sobre sua terminalidade não tiveram taxas mais altas de depressão ou sofrimento relatado e tiveram taxas mais baixas de ventilação e ressuscitação cardiopulmonar. Na verdade, suporte médico mais agressivo no final da vida é que aumentou o risco de depressão grave nos cuidadores durante o luto.

Evidências mostram que a esperança pode derivar mais da boa relação do médico com o paciente do que do conhecimento do prognóstico em si; de forma que esta é mantida pelos pacientes mesmo após conversas sinceras que os informam sobre a ausência de perspectiva de cura. Importante dizer que independente do estágio da doença, o médico pode prover esperança e uma visão otimista; essa esperança deve ser realista e o enfoque deve ser em objetivos do cuidado, controle dos sintomas e fontes de suporte, ao invés da criação de expectativas fantasiosas.

"Não sei se devo conversar com o paciente ou com seus familiares"

Enquanto o paciente tiver competência para exercer a sua autonomia, ele deve ser o alvo da comunicação e fica a critério do mesmo quem de sua família ou de seu círculo social deverá ou não participar desse momento, apesar de que os membros da família frequentemente querem estar envolvidos em discussões sobre prognóstico e más notícias.

É importante respeitar as preferências dos pacientes e identificar a dinâmica familiar, decidindo quem vai participar das decisões e quem ficará responsável pela representação do paciente, caso venha a ser necessário. Estudos mostram que familiares e pacientes têm necessidades distintas durante uma conversa que traga más notícias. Em um estudo sobre terminalidade oncológica, familiares queriam informações sobre prognóstico e o que esperar com a progressão da doença, enquanto pacientes queriam informações sobre a vida diária e o controle de sintomas.

"Realizar cuidados paliativos vai reduzir a sobrevida do paciente"

Estudos mostram que a sobrevida é semelhante ou maior em pacientes em hospice ou serviço de cuidados paliativos e nenhum estudo demonstrou diminuição da sobrevida neste contexto.

PRINCÍPIOS FUNDAMENTAIS DE UMA COMUNICAÇÃO MELHOR

- Relação médico-paciente adequada
  A relação médico-paciente baseia-se na empatia e na confiança e, por mais assimétrica que seja, apenas será verdadeiramente eficaz se envolver acolhimento, escuta ativa, esperança embasada em fatos e garantia de cuidado integral ao enfermo.
- Princípio pergunta-fala-pergunta
  Questionar o quanto o paciente compreendeu sobre determinado fato até o momento, dar mais informações pertinentes e em seguida verificar o entendimento do paciente sobre o novo conteúdo.
- Lidando com as emoções
  Durante uma conversa, surgem emoções que devem ser identificadas e validadas, de forma a se agir com empatia. Valida-se uma emoção tanto de forma verbal, quanto não verbal, por meio de contato visual, de uma posição que demonstre interesse ou contato físico respeitoso.
- Ouvir mais que falar e demonstrar interesse
  É importante fazer uma escuta ativa e não sobrecarregar pacientes com palavras, nem lhes interromper em sua fala.
- Atenção para comunicação não verbal
  Postura não deve ser tensa, mas relaxada e demonstrar que profissional está atento ao que o paciente fala.

MÉTODOS DE ABORDAGEM DE MÁS NOTÍCIAS

Existe uma série de estudos que propõem diferentes modelos de comunicação de más notícias, porém não foi comprovada cientificamente superioridade de um em relação ao outro. A literatura mostra que uma abordagem preestabelecida para tal pode aumentar a confiança do médico, diminuir as chances de estresse emocional e *burnout* no mesmo e serve também para encorajar pacientes a participar de difíceis escolhas sobre tratamento.

O protocolo mais conhecido nessa área é denominado SPIKES, o qual foi inicialmente criado para comunicação com pacientes oncológicos e depois foi extrapolado para uso de comunicação de más notícias em geral. Outros modelos existentes são ABCDE, GUIDE, BREAKS (Tabela 90.1).

ERROS QUE LEVAM À MÁ COMUNICAÇÃO

Além dos pontos já enumerados, sabe-se que conversar tarde demais com o paciente e esperar uma decisão rápida acerca de seu planejamento futuro podem ser erros de comunicação que levam a maus desfechos. Muitas vezes é esperado que o paciente receba as más notícias em um dia e que necessite de alguns dias para elaborar seus sentimentos e ser capaz de estabelecer metas. Dessa forma, a comunicação de más notícias muitas vezes não se dá em apenas um dia, mas como um processo que respeita o tempo de cada indivíduo, de forma que seja suficiente para que ele compreenda as informações e que consiga trabalhar com elas, garantindo assim que ele exerça verdadeiramente sua autonomia.

TABELA 90.1 Protocolo SPIKES

Os 6 passos do protocolo SPIKES

1. **S – *SETTING UP* (preparar a conversa)**
   - Proceder com um ensaio mental acerca da conversa que terá com o paciente e lembrar que, apesar de trazer más notícias que podem deixar o paciente triste, essas informações são importantes para que ele consiga planejar seu futuro.
   - Garantir privacidade: escolher um local reservado.
   - Envolver quem é significativo para o paciente: perguntar ao paciente quem ele quer que esteja ao seu lado na conversa.
   - Sentar: este gesto tranquiliza o paciente e demonstra que não se está com pressa.
   - Fazer uma conexão com paciente: estabelecer contato visual é interessante e, se o paciente der abertura para tal, é possível tocá-lo nos membros superiores ou segurar sua mão.
   - Administrar o tempo, avisando o paciente se houver qualquer tipo de restrição, e desligar o celular.

2. **P – *PERCEPTION* (avaliar percepção do paciente)**
   - Perguntar ao paciente o que ele está entendendo sobre seu quadro de saúde, incluindo do que se trata e qual sua gravidade. Dessa forma se pode corrigir eventuais erros de compreensão e identificar se o paciente passa pela fase de negação, por exemplo.
   "O que lhe foi dito sobre seu quadro de saúde até o momento?"
   "Por que motivo o Sr. entende que lhe submeteram a tal exame?"

3. **I – *INVITATION* (obter o convite do paciente)**
   - Entender o que o paciente quer saber sobre seu quadro; e, caso ele não queira saber de detalhes, oferecer a possibilidade de responder a qualquer pergunta que tenha ou venha a ter e a conversar com familiares ou amigos.
   "Como o Sr. gostaria de receber as informações sobre seus resultados?"
   "O Sr. preferiria que eu lhe desse informações detalhadas sobre o diagnóstico ou que fale rapidamente sobre ele, enfocando nossa conversa na parte do planejamento dos próximos passos?"

TABELA 90.1 Protocolo SPIKES (continuação)
Os 6 passos do protocolo SPIKES
4. K – *KNOWLEDGE* (fornecer informação e conhecimento) • Começar avisando ao paciente que não tem boas notícias diminui o choque inicial: "Infelizmente, trago más notícias..." "Sinto por trazer estas informações, mas..." • Adeque-se ao nível de compreensão e ao vocabulário do paciente, tentando evitar o uso de termos técnicos. • Tenha cuidado com a forma de falar, comunique-se de forma empática. • Traga poucas informações de cada vez e cheque periodicamente a compreensão do paciente em relação ao que você diz. • Nunca diga que não há nada que possa ser feito, já que apesar de algumas vezes não haver perspectiva de cura, sempre há muito o que se possa fazer em relação a controle de sintomas e melhora da qualidade de vida.
5. E – *EMOTIONS* (responder às emoções) • Responder às emoções dos pacientes, as quais são imprevisíveis, podendo variar de silêncio, negação, raiva, choro a descrença. Em geral, quando os pacientes recebem más notícias sua reação costuma ser uma expressão de choque, isolamento e luto. Esses sentimentos podem ser aliviados pelo suporte médico, que inclui 2 passos: – Observe qualquer emoção manifestada pelo paciente. – Identifique a emoção manifestada e a nomeie: "Vejo que essa notícia lhe parece frustrante". • Identifique o motivo dessa emoção, se está relacionada à má notícia de fato, ou se há outra questão envolvida que também lhe entristeça. Depois de dar algum tempo para que o paciente manifeste seus sentimentos, deixe claro que você compreendeu o que ele sente, e que também se compadece pela má notícia; isso valida o sentimento do paciente: "Eu sei que essas não são as notícias que o Sr. gostaria de ouvir. Eu gostaria de lhe trazer notícias diferentes". "Eu imagino que o Sr. não estivesse esperando por isso; também gostaria de trazer notícias melhores". "Eu posso perceber que essas notícias lhe deixaram triste". "Isso é muito difícil para mim também".
6. S – *STRATEGY and SUMMARY* (resumir e discutir os próximos passos) • Perguntar se o paciente está pronto para discutir um plano nesse momento. O planejamento deve considerar as perspectivas individuais do paciente. Fazer este "plano" com o paciente, além de ser uma obrigação ética, reforça para o paciente que o médico se importa com seus desejos; além disso, é medida importante para diminuir a sensação de fracasso do profissional quando o desfecho é reservado. • Deve-se priorizar as questões colocadas pelos pacientes como mais importantes para os mesmos, por exemplo medidas que garantam sua qualidade de vida, em detrimento de cuidados curativos obstinados, caso seja vontade do mesmo. • Pode-se incluir, ao longo do tempo, discussões sobre diretivas antecipadas, com planejamento acerca de suporte avançado de vida.

CONCLUSÕES

O antigo modelo no qual o paciente assumia um papel passivo de receber informação do médico foi substituído por um modelo de parceria entre ambos e a boa comunicação está na base dessa nova relação. Ela consiste em elemento chave, que visa garantir o direito à autonomia do paciente; o que também passou a ser não apenas um dever, mas uma obrigação moral dos médicos para com seus pacientes.

Vários métodos de comunicação foram propostos; porém este se trata de um campo humano, mais do que técnico. Por isso, não há soberania de um modelo sobre outro, mas sim a percepção de que os modelos têm intersecções em torno de elementos básicos para a condução de uma boa comunicação.

Em um país onde há limites à informação e ao acesso dos cidadãos ao conhecimento, cabe ao médico exercer com qualidade sua profissão, entendendo que é de sua responsabilidade empoderar seu paciente sobre as suas escolhas. É preciso que o profissional assuma o papel que lhe cabe, de forma a orientar e informar indivíduos para que os mesmos possam arbitrar sobre suas próprias questões, inclusive a própria morte e a vida que ainda possui, de maneira consciente e verdadeiramente autônoma.

BIBLIOGRAFIA

1. Agledahl KM, Forde R, Wifstad A. Clinical essentialising: a qualitative study of doctors' medical and moral practice. Med Health Care and Philos. 2010;13:107-13.
2. Back AL, Arnold RM. Dealing with conflict in caring for the seriously ill: "it was just out of the question". JAMA. 2005 March 16; – Vol 293, No 11.
3. Baile WF, Buckman R, Lenzi R, Glober G, Beale EA, Kudelka AP. SPIKES – A Six Step Protocol for Delivering Bad News: Application to the patient with cancer. The Oncologist. 2000;5:302-11.
4. Barclay JS, Blackhall LJ, Tulsky JA. Communication strategies and cultural issues in the delivery of bad News. Journal of Palliative Medicine. Vol 10, number 4, 2007.
5. Blanchard CG, Labrecque MS, Ruckdeschel JC, Banchard EB. Information and decision-making preferences of hospitalized adult câncer patients. Soc. Sci. Med. Vol. 27, No 11, pp 1139-1145, 1998.
6. Epstein RM, Street RL. Shared mind: communication, decision making, and autonomy in serious illness. Annals of Family Medicine. Vol 9, no 5, September/October 2011.
7. Fujimori M, Uchitomi Y. Preferences of cancer patients regarding communication of bad News: a systematic literature review. Jpn J Clin Oncol. 2009;39(4):201-16.
8. Gillotti C, Thompson T, Mcneilis K. Communicative competence in delivery of bad News. Social Science & Medicine. 54 (2002) 1011-1023.
9. Harman SM, Arnold RM. Discussing serious News. Uptodate 28/03/2016.
10. Kunin H. Ethical issues in pediatric life threatening illness: dilemas of consente, assent, and communication. Ethis & behavior. 7(1):43-57.
11. Kutton N, Jones B, Hilden JM. From cure to palliation: managing the transition. Child and adolescente psychiatric clinics od North America 15(2006) 575-584.
12. Lavelle JJ, Folger R, Manegold JG. Delivering bad News: how procedural unfairness affects messengers' distancing and refusals. J Bus Ethics. 2016;136:43-55.
13. Leblanc TW, Tulsky J. Discussing Goals of care. Uptodate 28/03/2016.
14. Mack JW, Smith TJ. Reasons why physicians do not have discussions about poor prognosis, why it matters, and what can be improved. Journal of Clinical Oncology, v 30 ; No22; August 1, 2012.
15. Oliveira AC, Fortes PA. O direito à informação e à manifestação da autonomia de idosos hospitalizados. Ver. Esc. Enf. USP, v33, n1, p59-65, mar 1999.
16. Oliveira RA, Carvalho RT. Bioética: refletindo sobre os cuidados. Cuidado paliativo. Conselho Regional de Medicina do Estado de São Paulo, 2008.
17. Rie MA, Kofke WA. Nontheraoeutic quality improvement: the conflict of organizational ethics and societal rule of law. Critical Care Med. 2007; Vol 35, No 2.
18. Schaepe KS. Bad News and first impressions: patient and Family caregiver accounts of learning the cancer diagnosis. Social Science & Medicine. 73 (2011) 912-921.
19. Shaw JM, Brown RF, Dunn SM. A qualitative study of stress and coping responses in doctors breaking bad News. Patient Education and Counseling. Elsevier, 91 (2013) 243-248.
20. Silva MJP. Falando da comunicação. Cuidado paliativo. Conselho Regional de Medicina do Estado de São Paulo, 2008.
21. Thorne SE, Bultz BD, Baile WF. Is there a cost to poor communication in cancer care?: a critical review of the literature. Psycho-Oncology. 2005;14:875-84.
22. Vandekieft GK. Breaking Bad News. American Family Physician. 2001 Dec 15; volume 64, number 12.

91

MEDICAMENTOS POR HIPODERMÓCLISE

Maria Carolyna Fonseca Batista
Katia Emi Nakaema
Igor Gouveia Pietrobom
Henry Porta Hirschfeld

INTRODUÇÃO

O uso da via subcutânea para aplicação de medicamentos ou infusão de soluções encontra amplo respaldo na literatura internacional e começa a ganhar mais atenção também no Brasil nos últimos anos, mais recentemente após o lançamento do guia "O Uso da Via Subcutânea em Geriatria e Cuidados Paliativos" pela Sociedade Brasileira de Geriatria em conjunto com a Associação Nacional de Cuidados Paliativos.[1]

Hipodermóclise é definida como a infusão subcutânea (SC) de fluidos infundidos na hipoderme. A espessura da hipoderme varia nas pessoas conforme o local do corpo e tende a ser maior em mulheres.[2] A indicação mais comum e mais estudada é o tratamento de desidratação leve a moderada. Com o avançar da técnica, já é possível seu uso na administração de outros fluidos e medicamentos com segurança para uma variedade de situações e pacientes. É correto também afirmar que a via subcutânea provou ser capaz de substituir a via endovenosa em algumas situações e, por isso, sua prática deve ser melhor difundida e aproveitada pelos profissionais.[3]

No geral, os efeitos secundários foram poucos e mais relacionados a efeitos secundários locais no local de administração de fluidos (isto é, edema local, equimoses e celulite) ou à sobrecarga de fluido.[4]

PERFIL DA ABSORÇÃO

Os medicamentos e fluidos administrados por meio da hipodermóclise têm sua absorção por meio do mecanismo da difusão capilar. Vários fatores podem alterar a quantidade de medicamento absorvido por via subcutânea, assim como a velocidade dessa absorção. Fatores fisiológicos são o fluxo sanguíneo no local da aplicação e a profundidade do tecido subcutâneo. A profundidade de inserção do cateter e a presença de atrito ou calor também podem modificar a absorção.

A farmacocinética é semelhante aos medicamentos administrados pela via intramuscular, mas apresenta tempo de ação prolongado, além de melhor tolerabilidade para aqueles

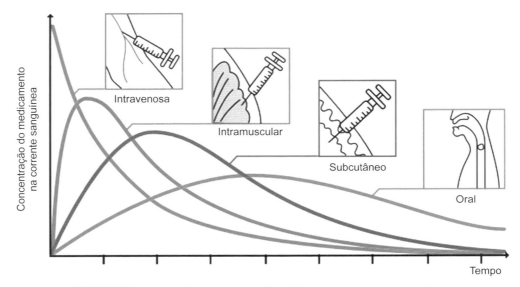

FIGURA 91.1 Variação da concentração do medicamento na corrente sanguínea conforme via de administração.[1]

medicamentos cujo pH é próximo da neutralidade, partículas menores e que sejam hidrossolúveis (Fig. 91.1).[5,6]

INDICAÇÕES

Suas indicações são variadas e incluem situações em que, basicamente, não é possível oferecer medicamentos pela via oral e o acesso venoso é difícil:
- Demência avançada com disfagia.
- Pacientes com náuseas e/ou vômitos por períodos prolongados.
- Intolerância gástrica, obstrução intestinal, diarreia.
- Desidratação leve a moderada.
- Confusão mental.
- Dispneia intensa.
- Lesões em cavidade oral.
- Rebaixamento do nível de consciência com sonolência, dentre outras.

Em cuidados paliativos, seu uso se mostra bastante interessante no controle farmacológico dos sinais e sintomas inerentes ao processo de morte, quando o doente, inevitavelmente, perde a capacidade de deglutir e requer uma via para oferta de medicamentos que lhe garantam o máximo conforto possível. Pela via subcutânea, é possível fazer aplicação de medicamentos para controle de dor, dispneia, náusea, *delirium* e convulsões, dentre outras potenciais causas de desconforto (Tabela 91.1), assunto abordado no Capítulo 88 deste livro.[1,7-10]

CONTRAINDICAÇÕES

A literatura sugere que a única contraindicação formal para o uso da via subcutânea é a recusa do paciente a se submeter ao procedimento. No entanto, vale ressaltar e reconhecer condições que podem não favorecer a escolha dessa via (Tabela 91.2).

TABELA 91.1 Vantagens e desvantagens da via subcutânea[1,6]

Vantagens	Desvantagens
• Via parenteral mais acessível e confortável que a venosa • Fácil inserção e manutenção do cateter • Mais fácil de obter novos locais de administração • Pode ser realizada em qualquer ambiente de cuidado, inclusive no domicílio • Complicações locais raras • Baixo risco de efeitos adversos sistêmicos (hiponatremia, hipervolemia, congestão) • Redução da flutuação das concentrações plasmáticas de opioides • Baixo custo • Redução de hospitalizações	• Volume e velocidade de infusão limitados (até 1.500 mL/24 h por sítio de punção) • Absorção variável (influenciada por perfusão e vascularização) • Limitação de medicamentos e eletrólitos que podem ser infundidos • Suplementos nutricionais e soluções hipertônicas não são indicados • Pode levar a edemas locais • Não indicado em casos de desidratação grave

TABELA 91.2 Contraindicações da via de administração subcutânea[1,6]

Absolutas

- Recusa do paciente
- Anasarca
- Trombocitopenia grave
- Necessidade de reposição rápida de volume ou eletrólitos (desidratação grave ou choque)
- Reposição maior que o total de 3 litros de fluidos/24 h

Relativas

- Caquexia (evitar áreas próximas de proeminências ósseas)
- Síndrome de veia cava superior (optar por acessos em abdômen e coxa)
- Ascite (evitar punções em abdômen)
- Áreas com circulação linfática comprometida (após cirurgia ou radioterapia)
- Áreas de infecção, inflamação ou ulceração cutânea
- Proximidades de articulações
- Crianças (poucos estudos)

SÍTIOS DE PUNÇÃO

A preservação do conforto, da mobilidade e da independência do paciente são os fatores determinantes para escolha do sítio de punção. Deve-se evitar, portanto, a punção em áreas próximas de articulações e atentar que as regiões topográficas para punção diferem em relação à quantidade máxima de volume que cada uma é capaz de receber ao longo de 24 h (Fig. 91.2). A parede abdominal e região anterolateral de coxa são as regiões de maior elegibilidade para a punção subcutânea, sendo esta última a região de eleição para infusão de volumes maiores.[11]

Os medicamentos podem ser administrados em bólus ou em infusão contínua. É preciso lembrar que, em caso de infusão contínua, não se deve ultrapassar 1.500 mL por dia em um mesmo acesso, sendo necessário outro sítio no lado oposto à primeira instalação. Atentar também para a prescrição de medicamentos incompatíveis para infusão por um único acesso, motivo pelo qual também é necessária a instalação de um acesso adicional.[12]

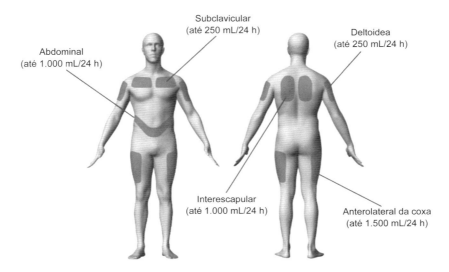

FIGURA 91.2 Sítios de punção para utilização de acesso subcutâneo.[1]

TÉCNICAS DE PUNÇÃO

A técnica de punção do subcutâneo com cateter implica angulação de 45° ou menos a depender da espessura do tecido; pacientes muito emagrecidos merecem uma angulação ainda menor (Fig. 91.3).

Os cateteres agulhados (*scalps*) têm custo menor do que os não agulhados e proporcionam punções menos dolorosas. Os calibres de escolha estão entre os números 21G a 25G.[13] O cateter agulhado pode permanecer instalado por até cinco dias, devendo ser removido antes, caso exista suspeita de alguma complicação.[14]

Os cateteres não agulhados são ideais para punções com previsão de uso prolongado. Podem permanecer instalados, em média, por onze dias.[13] Os calibres de escolha estão entre os números 20G a 24G (canhão rosa, azul ou amarelo).

Independente do tipo de cateter empregado, se após a punção houver retorno de sangue, o dispositivo deve ser removido e o procedimento repetido, utilizando um novo cateter. O ideal é que o direcionamento do cateter seja da periferia para o centro do corpo.[15]

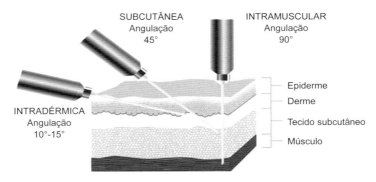

FIGURA 91.3 Angulação da agulha para aplicação em tecidos. Fonte: retirada de Medicamentos e Soluções.

O uso de medicamentos pela via subcutânea é bastante documentado em relatos de experiência em serviços de cuidados paliativos e em estudos clínicos que, em sua maioria, são séries de casos ou opiniões de especialistas – portanto, com baixo nível de evidência científica. Sendo assim, notamos que as informações relacionadas com a forma de preparo e administração de medicamentos ainda não estão padronizadas e, com frequência, a administração via subcutânea é *off-label*, ou seja, não consta nas bulas das medicações.

Listamos na Tabela 91.3 os medicamentos e soluções mais usados pela via subcutânea, discriminando por nome, dose e diluente sugerido, com base nas referências disponíveis até 2016 e na experiência dos principais serviços brasileiros. Vale salientar que outros medicamentos, como eritropoietina, insulina e heparina, são utilizados em bólus pela via subcutânea em apresentações e diluições já padronizadas e que, por esse motivo, não foram incluídos na tabela. Além disso, alguns antibióticos, como amicacina, gentamicina, tobramicina e teicoplanina, encontram-se em uso em serviços de cuidados paliativos brasileiros, porém as evidências relativas à eficácia do tratamento ainda são pobres e não constam nesse quadro.[1,6]

TABELA 91.3 Medicamentos e soluções mais utilizados pela via subcutânea

Medicamento	Dose	Diluição	Comentários
Antibióticos			
Ampicilina*	1 g/d	SF0,9% 50 mL	Tempo de infusão: 20 minutos
Cefepime*	1 g 12/12 ou 8/8 h	Reconstituir 1 g em 10 mL de água destilada e diluir em SF0.9% 100 mL	Tempo de infusão: 40 minutos. Não há estudos para doses maiores.
Ceftriaxone*	1 g 12/12 h	Reconstituir 1 g em 10 mL de água destilada e diluir em SF0.9% 100 mL	Tempo de infusão: 40 minutos
Ertapenem*	1 g 24/24 h	Reconstituir 1 g em 10 mL de água destilada e diluir em SF0.9% 50 mL	Tempo de infusão: 30 minutos. O protocolo original (Forestier, 2012) propõe alternativa de infusão em bólus com diluição de 1 g de Ertapenem em 3,2 mL de lidocaína 1% (sem vasoconstritor)
Meropenem**	500-1 g 8/8 h	SF0,9% 100 mL	Tempo de infusão: 40–60 minutos. A solução é estável por 3 h em temperatura ambiente após reconstituição ou por 15 h sob refrigeração (Roberts et al, 2009)
Soluções			
Soro Fisiológico 0,9%*	Máximo 1.500 mL/24 h por sítio	–	SF0,45% segue as mesmas recomendações. Volume de infusão máximo de 62,5 mL/h. Coxa é o sítio preferencial para volumes maiores

TABELA 91.3 Medicamentos e soluções mais utilizados pela via subcutânea (continuação)

Medicamento	Dose	Diluição	Comentários
Soluções (continuação)			
Soro glicofisiológico* (2/3 SG5% + 1/3 SF0,9%)	Máximo 1.500 mL/ 24 h por sítio	–	Volume de infusão máximo de 62,5 mL/h Coxa é o sítio preferencial para volumes maiores
Soro glicosado 5%*	Máximo 1.000 mL/ 24 h por sítio	–	Volume de infusão máximo de 62,5 mL/h Coxa é o sítio preferencial para volumes maiores
Nacl 20%**	10-20 mL/ 24 h	SF0,9% ou SG 5% 1.000 mL	Sempre requer diluição
Outros			
Dexametasona*	2–16 mg a cada 24 h	Diluir 1 ampola de dexametasona 1 mL em SF 0,9% 1 mL ou diluir 1 ampola de dexametasona 2,5 mL em SF 0,9% 2,5 mL	Aplicação lenta Administração 1 ou 2 vezes ao dia, pela manhã. Sítio exclusivo devido a incompatibilidade com outros medicamentos e risco de irritação local.
Diclofenaco**	75–150 mg em 24 h	SF0,9% 30 mL	Pode causar irritação local
Dimenidrinato*	50–100 mg em 24 h	SF0,9% 1 mL	
Dipirona*	1–2 g até 6/6 h	SF0,9% 2 mL	Aplicação lenta em bólus
Escopolamina*	20 mg 8/8 h até 60 mg 6/6 h	SF0,9% 1 mL (bólus)	Infusão em bólus ou contínua. Não confundir com a apresentação combinada com dipirona
Fenobarbital**	100–600 mg/24 h	SF0,9% 100 mL	Tempo de infusão: 40 minutos Pode causar dor e irritação local – se necessário, infundir mais lentamente. Sítio exclusivo.
Fentanil*	A critério médico	Diluir 4 ampolas de fentanil 50 mcg/mL em SF0,95 210 mL	Infusão contínua a critério médico.
Furosemida*	20–140 mg/24 h	SF 0,9% 2 mL (bólus) ou volumes maiores (infusão contínua)	
Haloperidol*	0,5–30 mg/ 24 h	SF 0,9% 5 mL	Se a solução preparada tiver concentração de haloperidol ≥ 1 mg/mL, recomenda-se usar água destilada como diluente (risco de precipitação com SF0,9%)
Levomepromazina**	Até 25 mg/ dia	SF0,9% 30 mL	Fotossensível Infusão em bólus ou contínua Pode causar irritação local
Metoclopramida*	30–120 mg/ dia	SF0,9% 2 mL (bólus)	Pode causar irritação local

TABELA 91.3 Medicamentos e soluções mais utilizados pela via subcutânea (continuação)			
Medicamento	Dose	Diluição	Comentários
Outros (continuação)			
Midazolam*	1–5 mg (bólus) ou 10–120 mg/d (infusão contínua)	SF0,9% 5 mL (bólus) SF0,9% 100 mL (infusão contínua)	Pode causar irritação local
Morfina*	Dose inicial: 2–3 mg 4/4 h (bólus) ou 10–20 mg/24 h (infusão contínua)	Não requer diluição (bólus) SF0,9% 100 mL (infusão contínua)	Infusão em bólus ou contínua Não existe dose máxima Iniciar com a menor dose possível em pacientes muito idosos, frágeis ou com doença renal crônica O intervalo entre as aplicações pode ser aumentado em pacientes com insuficiência hepática ou renal
Octreotide*	300–900 mcg/24 h em bólus ou infusão contínua	SF0,9% 5 mL (bólus) SF0,9% 100 mL (infusão contínua)	Armazenamento em refrigerador – deve atingir a temperatura ambiente antes da administração Sítio exclusivo
Omeprazol*	40 mg 24/24 h	SF0,9% 100 mL	Tempo de infusão: 4 horas Dose única diária Não mesclar com outros medicamentos
Ondasentrona*	8–32 mg/24 h	SF0,9% 30 mL	Tempo de infusão: 30 minutos (risco de prolongamento do intervalo QT)
Ranitidina*	50–300 mg/24 h	SF0,9% 2 mL	
Tramadol*	100–600 mg/24 h	SF0,9% 20 mL (bólus) SF0,9% 100 mL (infusão contínua)	

*Consenso na literatura e uso amplo em serviços de cuidados paliativos no Brasil.
**Divergências na literatura e uso em alguns serviços de cuidados paliativos.

A seguir, colocamos a tabela de compatibilidade das medicações, sugerindo sítios diferentes e distantes um do outro quando na administração de medicamentos e/ou soluções incompatíveis (Tabela 91.4).

TABELA 91.4 Compatibilidade de medicações pela via subcutânea

Medicamentos	Cefepime	Ceftriaxona	Dipirona	Escopolamina	Furosemida	Haloperidol	Levomepromazina	Metoclopromida	Midazolam	Morfina	Octreotida	Ondansetrona	Ranitidina	Tramadol	Dexametasona
Cefepime		C	C	C	C	C	C	C	C	C	I	C	I	C	I
Ceftriaxona	C		C	C	C	C	C	C	C	C	I	C	I	C	I
Dipirona	C	C		C	C	C	C	C	C	C	I	C	I	C	I
Escopolamina	C	C	C		C	C	C	C	C	C	I	C	I	C	I
Furosemida	C	C	C	C		C	C	I	I	I	I	C	I	C	I
Haloperidol	C	C	C	C	C		C	C	C	C	I	C	I	C	I
Levomepromazina	C	C	C	C	C	C		C	C	C	I	C	I	C	I
Metoclopromida	C	C	C	C	I	C	C		C	C	I	C	I	C	I
Midazolam	C	C	C	C	I	C	C	C		C	C	I	C	C	I
Morfina	C	C	C	C	I	C	C	C	C		I	C	C	I	C
Octreotida	C	C	C	C	C	C	C	C	C	C		C	I	C	I
Ondansetrona	C	C	C	C	C	C	C	C	C	C	C		I	C	I
Ranitidina	I	I	I	I	I	I	I	I	C	C	I	I		I	I
Tramadol	C	C	C	C	C	C	C	C	C	I	I	C	C		I
Dexametasona	I	I	I	I	I	I	I	I	I	I	I	I	I	I	

C: compatível; I: incompatível.
Fonte: Azevedo e Barbosa, 2012.

REFERÊNCIAS BIBLIOGRÁFICAS

1. O uso da via subcutânea em geriatria e cuidados paliativos/organização Daniel Lima Azevedo. – Rio de Janeiro: SBGG, 2016.
2. Richter WF, Bhansali SG, Morris ME. Mechanistic determinants of biotherapeutics absorption following SC administration. The AAPS Journal. 2012; v. 14, n. 3:559-70.
3. Lipschitz et al, 1991; Slesak G, Schnurle JW, Kinzel E, et al. Comparison of subcutaneous and intravenous rehydration in geriatric patients: a randomized trial. J Am Geriatrc Soc. 2003;51:155-60.
4. Schen RJ, Singer-Edelstein M. Subcutaneous infusions in the elderly. J Am Geriatr Soc. 1981;29:583-85; Schen RJ, Singer-Edelstein M. Hypodermoclysis (letter). JAMA. 1983;250:1694.
5. Hampshire Community Health Care. NHS. Administration of Subcutaneous Fluids Guidelines, 2011. Hays H. Hypodermoclysis for Symptom Control in Terminal Care. Can Fam Physician. 1985 Jun; 31: 1253-56.
6. Hipodermóclise: revisão de literatura para auxiliar a prática clínica, Vanessa Galuppo Bruno. 2015. Hospital Israelita Albert Einstein, São Paulo, SP, Brasil.
7. Marques C, Nunes G, Ribeira T, Santos N, Silva R, Teixeira R. Terapêutica subcutânea em cuidados paliativos. Rev Port Clin Geral. 2005;21(6):563-8.
8. Griffithis A. Clinical Guideline for Subcutaneous Infusion (Hypodermoclysis). NHS South Gloucestershire. 2010;1(3):1-13.
9. FINDAX. [acesso 27 dezembro 2015] http://www.findax.de/pflege-nichtmedikament/ subkutane-fluessigkeitszufuhr.html.

10. Schnürle J. Subkutane Flüssigkeitssubstitution bei betagten Patienten während Hitzewellen. Dtsch Med Wochenschr. 2015, v. 140:827-830.
11. Frisoli Junior A, et al. Subcutaneous hydration by hypodermoclysis. A practical and low cost treatment for elderly patients. Drugs Aging. 2000;16(4):313-9.
12. Lybarger EH. Hypodermoclysis in the home and long-term care settings. J Inf Nurs. 2009;32(1):40-4.
13. Pereira I. Hipodermóclise. In: Oliveira RA, coordenador. Cuidado Paliativo. São Paulo: CREMESP, 2008. p.259-72.
14. Dalacorte RR, Rigo JC, Schneider RH, Schwanke CHA, editores. Cuidados paliativos em geriatria e gerontologia. São Paulo: Atheneu, 2012.
15. Ferry M, Daradire V & Constans T. Subcutaneous infusion of hypodermoclysis : a practical approach. Journal of the American Geriatrics Society. 1999; 47:93-95.
16. Azevedo EF. Administração de antibióticos por via subcutânea: uma revisão integrativa da literatura. 2011. 159 f. Dissertação (Mestrado) – Escola Enfermagem São Paulo, Ribeirão Preto, 2011. [acesso em 27 dezembro 2015] Disponível em: http://www.teses.usp.br/teses/ disponiveis/22/22132/tde-19012012-104714/pt-br.php.

ONCO-HEMATOLOGIA

Editora responsável: **Ana Rita de Brito Medeiros da Fonseca**
Coordenadora da Seção: **Ana Rita de Brito Medeiros da Fonseca**

92

ANEMIAS

Guilherme Malandrini Andriatte
Ana Rita de Brito Medeiros da Fonseca

INTRODUÇÃO

A anemia é uma situação clínica definida pela redução da capacidade de oxigenação dos tecidos causada pela redução quantidade de eritrócitos (glóbulos vermelhos circulantes). Pode ser identificada pela redução de hemoglobina (Hb) (g/dL), hematócrito (Ht) (em %) e número de glóbulos vermelhos (quantidade/mm^3).

A identificação pelo Hb é a mais utilizada, sendo definida pela OMS (Tabela 92.1).

QUADRO CLÍNICO

As manifestações clínicas da síndrome anêmica podem ser decorrentes de alguns fatores como: hipóxia tecidual, hipotensão secundária a sangramento agudo, achados secundários a lise de eritrócitos (como nas anemias hemolíticas), achados relacionados a doença de base que provoca a anemia.

Importante ressaltar que o quadro clínico depende da velocidade de instalação da anemia, a gravidade da anemia, idade e comorbidades associadas.

TABELA 92.1 Definição de anemia pela faixa etária e sexo

Grupos por faixa etária/sexo	Hb (g/dL)
6 meses a 5 anos	< 11
6 anos a 14 anos	< 12
Homens adultos	< 13
Mulheres adultas	< 12
Mulheres grávidas	< 11

Nas anemias agudas, é frequente o aparecimento de dispneia, palpitações, taquicardia, tontura. Quadro agudo está associado a insuficiência cardíaca de alto débito (cor anêmico). Já nas anemias crônicas, o quadro pode ser oligosintomatico, predominando fraqueza e astenia.

As anemias hemolíticas podem estar associadas a esplenomegalia, urina avermelhada (hemoglobinúria). Nas anemias hemolíticas genéticas, observa-se ainda associação com quadros de úlceras venosas e litíase biliar de repetição.

Nas anemias carências aparecimento de glossite, queilite angular, unhas quebradiças, despapilação da língua e neuropatia (deficiência de B12) podem acontecer.

CLASSIFICAÇÃO

Didaticamente são utilizados 2 modos de classificar as anemias:
- Quanto a fisiopatologia (reticulócitos).
- Quanto a morfologia (VCM).

Classificação fisiopatológica

A base para a classificação fisiopatológica é a contagem de reticulócitos. O reticulócito é o precursor eritroide da hemácia. Ao contrário dos 120 dias de vida média da hemácia, o reticulócito apresenta a vida de 1 dia na circulação sanguínea. Apresentam tamanho maior que a hemácia normal.

A contagem de reticulócitos pode ser expressa em números absolutos (VR: 50.000–100.000), ou em porcentagem. Quando for expressa em porcentagem, o valor sempre deverá ser corrigido pela fórmula:

$$\text{Reticulócitos corrigido } (\%) = \frac{\text{Reticulócitos} \times \text{Ht paciente } (\%)}{40}, \text{ (VR: 0,5–2\%)}$$

Valores de reticulócitos abaixo do valor de referência indicam falta de produção, podem ser decorrentes de:
- Comprometimento da função medular (primário ou secundário).
- Falta de elementos para a eritropoese (ferro, vitamina B12, ácido fólico).
- Ausência de fator estimulante – eritropoetina, ou mais raramente hormônio tireoideano e andrógenos.
- Doenças inflamatórias crônicas (ou neoplásicas/infecciosas), devido à indisponibilidade de ferro pelo organismo.
- Exemplos: anemia ferropriva, anemia de doença crônica, deficiência de B12 e ácido fólico, anemia da doença renal crônica, anemia sideroblástica, insuficiência medular.

Já o aumento de reticulócitos indica diminuição da sobrevida das hemácias, significando na prática clínica duas condições: perdas sanguíneas agudas ou hemólise. São exemplos dessa situação: talassemia, falciforme, anemias hemolíticas autoimunes, defeitos de membrana, eritroenzimopatias, hemólise micro e macroangiopática, hemólise por drogas, hemoglobinúria paroxística noturna.

Deve-se atentar que os sangramentos crônicos, como no caso dos tumores gastrointestinais, levam a deficiência de ferro e, portanto, a anemia se torna hipoproliferativa, com reticulócitos baixos.

Classificação morfológica

A classificação morfológica baseia-se basicamente no VCM, o volume corpuscular médio, separando as anemias em macrocíticas (VCM > 100 fL), microcíticas (VCM < 80 fL) e normocítica (VCM 80-100 fL). Além disso, pode-se analisar outros índices hematimétricos, como hemoglobina corpuscular média (HCM), concentração de hemoglobina corpuscular média (CHCM), e RDW (grau de anisiocitose).

É importante ressaltar que se um indivíduo possuir duas etiologias diferentes para a anemia que comprometam a hemácia levando volumes corpusculares diferentes, por exemplo, ferropriva (microcítica) e deficiência de B12 (macrocítica), no hemograma o VCM pode estar normal.

- Anemias microcíticas (VCM < 80 fL): podem ser causadas pela falta de ferro (ferropriva), pela falta funcional de ferro (anemia – doença crônica), pela falta de protoporfirina IX (sideroblástica) ou pela falta de globina (talassemia).
- Anemias normocíticas (VCM 80-100 fL): a causa mais comum de anemia normocítica é a anemia de doença crônica (secundaria a infecções, neoplasias, autoimune, doença renal crônica, rejeição a transplantes), hipotireoidismo, dentre outros.
- Anemias macrocíticas (VCM > 100): podem ser megaloblásticas se causadas por deficiência de B12 ou ácido fólico, ou não megaloblásticas, geralmente decorrentes de reticulocitose (os reticulócitos possuem tamanho maior que hemáceas maduras), presente nas anemias hemolíticas, síndrome mielodisplásica, aplasia de medula óssea, ou aplasia pura de série vermelha. A macrocitose pode aparecer isoladamente no hemograma, precedendo a anemia como em etilistas, hipotireoidismo, hepatopatas.

A seguir veremos a abordagem dos principais diagnósticos diferencias das anemias.

ANEMIAS MICROCÍTICAS

As principais causas de anemia microcítica são: anemia ferropriva, anemia de doença crônica (ADC), anemia sideroblástica e talassemia.

Na investigação inicial desse tipo de anemia está indicado solicitar o perfil de ferro, composto por: ferro sérico, ferritina, transferrina, saturação de transferrina e capacidade total de ligação do ferro.

O ferro sérico está diminuído ou normal na ADC e na anemia ferropriva, e está aumentado na talassemia e anemia sideroblástica.

A ferritina reflete a reserva de ferro, portanto está diminuída na anemia ferropriva, e normal ou aumentada nos outros 3 diferenciais. Lembrar que a ferritina também reflete um proteína inflamatória de fase aguda, podendo estar aumentada em situações inflamatórias agudas, infecções ou neoplasias ativas.

Na anemia ferropriva, ocorre liberação de transferrina, proteína transportadora de ferro, aumentando a capacidade total de ligação do ferro (TIBC), ao contrário do que acontece na anemia de doença crônica, na qual não ocorre liberação de transferrina e a capacidade total de ligação do ferro está diminuída.

A saturação da transferrina é calculada pela razão entre ferro sérico e TIBC.(Fe/TIBC), está aumentada em doenças como hemocromatose ou talassemia, e baixa na anemia ferropriva e anemia de doença crônica.

O índice de anisiocitose (RDW) é aumentado na anemia ferropriva e diminuído na talassemia.

As principais características das anemias microcíticas estão na Tabela 92.2.

É importante salientar que na talassemia ocorre hemólise crônica, pela destruição das cadeias alfa/beta em excesso, levando a um aumento no número de reticulócitos.

Na anemia ferropriva pode ocorrer plaquetose, às custas do aumento de trombopoetina (plaquetose reativa).

TABELA 92.2 Características das anemias microcíticas

Teste/condição clínica	Deficiência de ferro	Doença crônica	Talassemia	Anemia sideroblástica
Esfregaço	Hipocromia e microcitose	Normal (80%) ou hipocromia e microcitose	Muito microcítico para o grau de anemia (hemácias em alvo)	• Variável (Pappenheimer) • Congênito: VCM baixo • Adquirido: VCM alto
Ferro sérico	Baixo	Baixo	Normal	Alto
TIBC	Alto	Baixo	Normal	Normal
IST	Baixo	Baixo	Normal ou alto	Normal
Ferritina	Baixa	Normal ou alta	Normal	Alta
Padrão eletroforese de hemoglobina	Normal	Normal	Alterada na betatalassemia (aumento de Hb A2)	Normal

ANEMIAS NORMOCÍTICAS

As anemias normocíticas podem ser dividias em hipoproliferativas (reticulócitos normais) ou hiperproliferativas (reticulócitos aumentados).
- Anemias hipoproliferativas:
    - Fase inicial da anemia ferropriva (ferritina baixa, TIBC alto, mas sem microcitose).
    - Anemia de doença crônica (deficiência do ferro funcional).
    - Anemia de doença renal crônica (deficiência de eritropoetina).
    - Anemia das doenças endócrinas hipo e hipertireoidismo).
- Anemia hiperproliferativas:
    - Sangramento agudo (com aumento de reticulócitos em 48–72 h).
    - Hemólise.

ABORDAGEM ÀS ANEMIAS HEMOLÍTICAS

O primeiro passo para avaliação de uma anemia hemolítica é solicitar as provas de hemólise. São elas: reticulócitos, bilirrubinas (t+ fr), DHL e haptoglobina.

Nas anemias hemolíticas ocorre um aumento dos níveis de reticulócitos por ativação da medula óssea, aumento da bilirrubina às custas de bilirrubina indireta, aumento do DHL e queda dos níveis da haptoglobina (proteína plasmática que se liga à hemoglobina, favorecendo sua retirada pelo baço).

Após essa diferenciação podemos classificar as anemias hemolíticas em imunes ou não imunes. Para isso, usamos o teste da antiglobulina direta (teste de Coombs ou teste da aglutinação direta (TAD)). Se o teste for positivo, temos uma anemia hemolítica autoimune. As anemia hemolíticas autoimunes podem ser subdivididas, de acordo com o padrão de anticorpos, em:
- AHAI por anticorpos quentes (IgG): tipo mais comum de AHAI, correspondendo por 75% dos casos. Nesse caso, as hemácias cobertas por IgG são removidas da circulação pelo baço (hemólise extravascular), levando à formação de esferócitos. A maioria dos casos é idiopática, mas pode haver uma causa secundária como:

doenças autoimunes (LES, AR, RCU), doenças linfoproliferativas, neoplasias, infecções e fármacos.
- AHAI por anticorpos frios (IgM): No caso da AHAI fria, o anticorpo envolvido é da classe IgM, e a reação de aglutinação acontece em baixas temperaturas (4 graus celsius). Neste caso, a hemólise pode ser tanto intravascular (por ativação do complemento) quanto extravascular. A maioria é idiopática, mas pode ser causada por infecções (mycoplasma, CMV), Mieloma múltiplo, Macroglobulinemia de Waldenstrom, e neoplasias.
- AHAI induzida por drogas: diversos tipos de drogas podem causar hemólise, por mecanismos distintos. Alguns exemplos são: rifampicina, omeprazol, MTX, hidralazina, cefalosporina anfotericina B, paracetamol, penicilinas, dentre outros.

Se o TAD for negativo, estamos diante de hemólise não imunomediada. O próximo passo é a avaliação da morfologia do sangue periférico (esfregaço), em busca de esquizócitos. Os esquizócitos são hemácias fragmentadas, característicos de anemia hemolítica angiopática (intravascular). Outros marcadores de que a hemólise é intravascular são: hemoglobinúria, hemossiderinúria.

Essa anemia hemolítica é dita macroangiopática se a lise da hemácia ocorrer em grandes vasos, como em próteses valvares mecânicas. Mas, se a hemólise ocorrer em pequenos vasos e capilares, esta é chamada de microangiopatica, e geralmente está associada a plaquetopenia por consumo.

As principais causas de anemias hemolíticas microangiopáticas são: SHU, PTT, CIVD, HELLP, crise renal esclerodérmica, rejeição a transplante renal, induzida por drogas (gencitabina, tacrolimus, clopidogrel).

Além disso, as anemias hemolíticas podem ser classificadas em congênitas ou adquiridas:
- Congênitas: compreendem 3 subgrupos:
  - Defeitos de membrana: esferocitose, eliptocitose.
  - Eritroenzimopatias (defeitos enzimáticos): deficiência de G6PD, piruvatoquinase.
  - Defeitos de hemoglobina: anemia falciforme, talassemia, hemoglobinas instáveis.
- Adquiridas: hemoglobinúria paroxística noturna, hiperesplenismo, anemias hemolíticas microangiopáticas, doença hepática. Infecções: malária; venenos: aranhas e cobras; agentes físicos: queimaduras e irradiação.

Destacamos que esse grupo de anemias podem apresentar VCM aumentado pelo alto número de reticulócitos em sangue periférico (que apresentam volume maior do que a hemácia normal).

ANEMIAS MACROCÍTICAS (VCM > 100)

As anemias macrocíticas são ditas megaloblásticas quando não apenas a série vermelha, mas a série branca e plaquetas também são acometidas. Geralmente o VCM é maior que 110.

As principais causas são:
- Deficiência de vitamina B12.
- Deficiência de ácido fólico.
- Drogas (hidroxiureia, MTX, trimetroprim).

Já as principais causas de anemia não megaloblásticas são (VCM > 100)
- Alcoolismo.
- Doença hepática.
- Hipotireoidismo.

- Hemólise/sangramento.
- Síndrome mielodisplásica.
- Anemia aplásica.

É importante ressaltar que algumas causas de anemia macrocíticas entram no diagnóstico diferencial de pancitopenia:

- Anemia aplástica.
- Síndromes mielodisplásicas.
- Infiltração medular neoplásica.
- Leucemia aguda.
- Infiltração infecciosa.
- Hiperesplenismo.
- Anemia megaloblástica.

DEFICIÊNCIA DE ÁCIDO FÓLICO

- A reserva de ácido fólico no organismo é de aproximadamente 5 meses, portanto déficit da ingestão desse elemento por esse período pode causar anemia macrocítica.
- Além disso, situações que cursam com absorção prejudicada (doença celíaca, anticonvulsivantes, MTX, trimetoprim) ou demanda excessiva como anemia hemolítica, gravidez, dermatite esfoliativa, podem ser a causa da anemia.
- No laboratório, pode haver aumento da homocisteína, e sinais de eritropoese ineficaz (hemólise intramedular): DHL elevado (mais elevado do que nos quadros de hemólise periférica), bilirrubina elevada, haptoglobina diminuída, mas os reticulócitos são normais ou diminuídos.
- No sangue periférico, ocorre a hipersegmentação de neutrófilos (5 ou mais lobos) e macro-ovalócitos.
- O tratamento é feito com a suplementação do ácido fólico.

DEFICIÊNCIA DE VITAMINA B12

- Ingesta inadequada (vegetarianos estritos).
- Drogas (metformina, omeprazol, colcicina).
- Tênia do peixe.
- Doença de Crohn.
- Pós-bariátrica.
- Anemia perniciosa (principal causa).

A anemia perniciosa é uma doença autoimune, com presença de anticorpo anticélula parietal em 90% dos casos e fator intrínseco em 60% dos casos. Causa gastrite atrófica e hipocloridria, levando assim à anemia. É comum a associação com doenças autoimunes como vitiligo, Addison, Graves e hipoparatireoidismo.

Além disso é fator de risco para neoplasia gástrica, sendo a EDA indicada a cada 2 anos para rastreamento.

Ao contrário da deficiência de ácido fólico, os estoques de vitamina B12 duram anos. Além disso, o quadro de anemia ou pancitopenia é somado frequentemente a sintomas neurológicos como ataxia (sintomas cordonais posteriores), e parestesias de extremidades. É uma causa reversível de demência, devendo sempre ser afastada.

No laboratório, é vista a elevação de ácido metilmalônico e homocisteína. No esfregaço de sangue periférico, neutrófilos hipersegmentados e macro-ovalócitos.

O tratamento é feito com reposição IM da vitamina por no mínimo 8 semanas. Uma forma alternativa para o tratamento da deficiência de vitamina B12 que demonstrou efetividade semelhante à reposição parenteral é a reposição via oral na dose de 1 a 2 mg/dia.

CONSIDERAÇÕES FINAIS

Deficiência de cobre: anemia e leucopenia estão presentes na maioria dos pacientes e podem estar associadas a alterações neurológicas. Geralmente a anemia é microcítica, mas não é uma regra. Plaquetopenia ou até mesmo pancitopenia associadas são raras. Os principais diagnósticos diferenciais são anemia sideroblástica, síndrome mielodisplásica e anemia aplásica.

Anemia relacionada a cirurgia bariátrica: importante lembrar da deficiência de vitamina B12, ácido fólico, ferro, cobre, zinco entre outras.

Importância da avaliação medular: geralmente confere pouca informação diagnóstica adicional. As principais indicações para a realização do inventário medular são: associação de anemia com outras citopenias com presença de células anormais na circulação. Na maioria das vezes esses exames costumam ser realizados quando não há elucidação diagnóstica.

Causas de anemia em atletas: diluicional or aumento do plasma; o exercício aumenta a síntese de proteínas de fase aguda, mimetizando uma doença inflamatória, sangramento de trato gastrointestinal e hemólise intravascular.

BIBLIOGRAFIA

1. Chhetri SK, Mills RJ, Shaunak S, Emsley HC. Copper deficiency. BMJ. 2014;348:g3691.
2. Clinical approach to anemia. In: Hematology in Clinical Practice, Hillman RS, Ault KA (Eds), McGraw-Hill, New York 2001. p.29.
3. Denny SD, Kuchibhatla MN, Cohen HJ. Impact of anemia on mortality, cognition, and function in community-dwelling elderly. Am J Med. 2006;119:327.
4. Donker AE, Raymakers RA, Vlasveld LT, et al. Practice guidelines for the diagnosis and management of microcytic anemias due to genetic disorders of iron metabolism or heme synthesis. Blood. 2014;123:3873.
5. Erslev AJ. Reticulocyte enumeration. In: Williams' Hematology, 5th ed, Beutler E, Lichtman MA, Coller BS, et al. (Eds), McGraw-Hill, New York 1995. p.L28.
6. Koch CG, Li L, Sun Z, et al. Hospital-acquired anemia: prevalence, outcomes, and healthcare implications. J Hosp Med. 2013;8:506.
7. Peeling P, Dawson B, Goodman C, et al. Athletic induced iron deficiency: new insights into the role of inflammation, cytokines and hormones. Eur J Appl Physiol. 2008;103:381.
8. Solomon LR. Oral vitamin B12 therapy: a cautionary note. Blood. 2004;103:2863.
9. Tefferi A. Anemia in adults: a contemporary approach to diagnosis. Mayo Clin Proc. 2003;78:1274.
10. Westerman DA, Evans D, Metz J. Neutrophil hypersegmentation in iron deficiency anaemia: a case-control study. Br J Haematol. 1999;107:512.
11. World Health Organization. Nutritional anaemias: Report of a WHO scientific group. Geneva, Switzerland: World Health Organization; 1968.

93

ANEMIA FALCIFORME

Thaíza Passaglia Bernardes
Ana Rita de Brito Medeiros da Fonseca

INTRODUÇÃO

Doença falciforme é um termo genérico usado para determinar um grupo de alterações genéticas caracterizadas pela alteração estrutural na cadeia da beta-hemoglobina, causando a produção de uma hemoglobina anormal denominada HbS. De acordo com o tipo de alteração presente na hemoglobina, pode-se classificar essa hemoglobinopatia em diferentes formas, como a homozigótica SS, que é a anemia falciforme (AF) e as formas heterozigóticas, representadas pelas associações de HbS com outras variantes de hemoglobinas, tais como: HbC, HbD, além de interações com as talassemias.

Acredita-se que 270 milhões de pessoas no mundo possuam genes que determinam hemoglobinopatias, tendo uma prevalência maior nos países africanos. No Brasil, segundo dados do Ministério da Saúde, essa prevalência é de cerca de 2 milhões de pessoas sendo que se estima que existam entre 20 e 30 mil brasileiros portadores da AF.

Essa alta prevalência, associada ao grau de morbimortalidade levou o Ministério da Saúde a tornar a AF como uma das doenças de triagem obrigatória pelo teste do pezinho em 2001. Posteriormente a essa implantação passamos a obter dados estatísticos que estimaram uma prevalência de aproximadamente 3 mil crianças nascidas portadoras de doença falciforme por ano.

ETIOLOGIA E FISIOPATOLOGIA

A doença falciforme é uma doença autossômica recessiva que leva à substituição do ácido glutâmico por valina na posição 6 da cadeia beta-hemoglobina, causando a formação da HbS.

A Hbs tem uma sobrevida menor quando comparada com a hemoglobina normal, de 16 a 20 dias para 120 da última. Em presença de uma baixa taxa de oxigênio, a HbS polimeriza-se adquirindo a forma clássica e conhecida de foice. Antigamente acreditava-se que essa forma especial justificava todos os sintomas; todavia, hoje sabemos que a dinâmica de equilíbrio do sangue desses pacientes tem um comportamento anormal durante todo o tempo, independente da presença ou não das hemácias em foice.

Durante uma crise vaso-oclusiva (CVO), por exemplo, ocorre ativação do sistema endotelial, aumento de moléculas de adesão dos eritrócitos e leucócitos, ativação da coagulação e aumento de proteínas de fase aguda, resultando em um processo que aumenta a viscosidade do sangue e a adesão celular e causando vaso-oclusão intermitente. Esse é o evento fisiopatológico base da maioria dos achados do quadro clínico, como as crises álgicas, úlceras de membros inferior, sequestro esplênico, acidente vascular cerebral, síndrome torácica aguda, priapismo, lesão renal, retinopatia entre outros.

A apresentação da AF varia bastante de paciente para paciente. Existem alguns que atingem até a oitava década de vida, enquanto outros não sobrevivem a infância. O que explica essa divergência ainda é muito pouco compreendido. Existem alguns marcadores de maior gravidade como a presença de contagem de leucócitos e marcadores inflamatórios elevados e a presença de comorbidades como asma. Por outro lado, a presença de nível de hemoglobina fetal (HbF) mais alto fala a favor de um prognóstico melhor. Geralmente todos os pacientes apresentam algum grau de anemia assim como alteração das provas de hemólise: aumento do LDH, aumento da bilirrubina indireta e diminuição da haptoglobina.

Baseados nas manifestações clinicas, podemos dividir os pacientes em dois grupos: os que predominam as manifestações hemolíticas e os que predominam as manifestações vaso-oclusivas. No primeiro grupo, os pacientes apresentam mais comumente úlceras em membros inferiores e hipertensão pulmonar. Já no segundo grupo predominam as CVO e a síndrome torácica aguda (STA).

AVALIAÇÃO DO PACIENTE NO PRONTO-SOCORRO

Todo paciente com AF que procura um setor de emergência deve ser questionado além da sua queixa atual sobre sua história pregressa. Entre as perguntas devemos incluir as complicações que o paciente já apresentou como a STA, a necrose avascular, o priapismo, as úlceras de membros inferiores, lesão renal ou hipertensão pulmonar. Além disso, devemos questionar também sobre quais as cirurgias o paciente já foi submetido, destacando-se a colecistectomia, esplenectomia e a amidalectomia. Outras indagações devem incluir com qual frequência o paciente tem dor, se já recebeu transfusões, de quais medicamentos faz uso e qual a sua hemoglobina basal.

Quando a queixa principal do paciente for a dor, devemos questionar sobre a intensidade, duração, localização e quanto de analgésico o paciente já fez uso desde o início do sintoma e qual efeito eles tiveram na redução da dor.

Um medo de muitos médicos é prescrever opioide para o paciente portador de AF temendo que eles sejam ou se tornem dependentes. Todavia, estudos indicam que apenas 5% dos pacientes são realmente dependentes de opioides. Portanto, a recomendação é: a não ser que você não tenha evidências claras de que o paciente possui AF, considere as queixas álgicas do mesmo e prescreva opioide. Pacientes dependentes de opioide devem ser identificados pelo médico hematologista ambulatoriamente e não em uma ida ao pronto-socorro.

No exame físico, atente-se para os olhos e mucosas em busca de sinais de icterícia, ausculte bem o coração e pulmão, e no exame do abdômen concentre-se na avalição do fígado e baço. Além disso, nos locais de dor, exame minuciosamente em busca de sinais de infecção.

A maioria dos pacientes deverá ser submetido a exames laboratoriais incluindo um hemograma completo, função hepática, e contagem de reticulócitos. Caso haja suspeita de ictérica também devem ser solicitados LDH, bilirrubina. A triagem infecciosa com culturas, exames de urina e raios X deve ser solicitada de acordo com a avaliação do quadro clínico de cada doente.

CRISES VASO-OCLUSIVAS

A manifestação mais comum dos pacientes portadores de AF é a crise álgica, ou crise vaso-oclusiva (CVO), correspondendo a cerca de 90% das internações hospitalares. O seu surgimento pode ocorrer após quadro de exposição ao frio, exercício físico, estresse emocional, abuso de álcool, desidratação ou infecção. Os locais mais comumente afetados são: a região lombar, o fêmur e os e joelhos.

Todo paciente com AF queixando-se de dor deve ser triado como um paciente grave e atendido precocemente. Idealmente o paciente deve receber analgesia dentro de 30 minutos da chegada ao pronto-socorro. A escolha de primeira linha para tratamento desses pacientes é o opioide endovenoso que pode ser reaplicado a cada 15–30 minutos de acordo com a evolução da dor.

A morfina, o fentanil e a hidromorfona podem ser opioides de escolha. Devem ser administrados até que o paciente apresente uma queda de 2 pontos na intensidade de sua dor e preferencialmente que essa dor não pontue mais que 5 em uma escala de 0 a 10 de intensidade. Como os pacientes frequentemente já possuem algum grau de lesão renal, a meperidina deve ser evitada pois sofre metabolização renal. Caso ela seja a única opção, não deve ser usada por mais de 48 horas.

Além disso, o paracetamol e a dipirona podem ser usados em associação com opioide, mas nunca sozinhos, assim como os anti-histamínicos em uma tentativa de potencializar a ação dos mesmos. Já os corticoides não são indicados no tratamento das CVS.

A hidratação venosa deve ser realizada apenas nos pacientes hipovolêmicos objetivando a euvolemia. Ela deve ser realizada com soluções hipotônicas como a associação de soro glicosado 5% + solução fisiológica 0,45%. Evite sempre a hipervolemia pois ela pode levar a uma descompensação pulmonar.

Por outro lado, a suplementação de oxigênio só está indicada se o paciente apresentar uma saturação menor do que 92%, pois estudos já demonstraram que a hiperoxia é maléfica.

SÍNDROME TORÁCICA AGUDA

A síndrome torácica aguda (STA) é a segunda causa de internação hospitalar nos pacientes portadores de AF, sendo a principal causa de internação em Unidade de Terapia Intensiva (UTI). É, portanto, uma emergência médica e uma das principais causas de morte no paciente com AF. Deve ser considerada em todo paciente que apresente sintomas respiratórios. Sua etiologia é complexa e engloba um quadro de infecção, infarto pulmonar ou embolismo.

A maioria das STA não se apresentam na entrada do PS, mas desenvolvem durante a internação, por isso é importante sempre atentar para sinais de descompensação respiratória durante a evolução do paciente. Já existem até alguns especialistas que defendem a realização de espirometria nos pacientes com crise álgica para detectar alterações precocemente. Além disso é importante evitar hiper-hidratação.

A STA é definida pela presença de um infiltrado pulmonar novo nos raios X associado a: dor torácica, febre acima de 38,5 °C, ou sintomas respiratórios. A hipoxemia é tida como um marcador de gravidade.

Como percebemos, esses sintomas também são clássicos de um quadro de pneumonia, podendo ser facilmente confundidos, e sendo diferenciados essencialmente pela resposta ao tratamento. A pneumonia geralmente responde ao tratamento com antibióticos, enquanto a STA pode evoluir com uma hipoxemia progressiva e até mesmo a SARA se o paciente não receber suporte transfusional.

Além dos exames já citados para qualquer paciente que da entrada no PS com AF, devemos também solicitar raios X de tórax. A utilização de gasometria arterial ainda é controversa. Todavia, de acordo com National Institutes of Health (NIH) a transfusão estaria recomendada para pacientes com PO_2 abaixo de 70 mmHg em ar ambiente, sendo, portanto, necessária uma gasometria. Os que não indicam a gasometria como exame básico, argumentam que a transfusão pode ser indicada de acordo com a evolução clínica. Além disso, pacientes com infiltrado pulmonar e oximetria abaixo de 90% geralmente necessitam de transfusão; esta não deve ser retardada enquanto se aguarda o resultado da gasometria.

O tratamento da STA inclui todos os tratamentos para a CVO: analgesia e hidratação objetivando a euvolemia associada à prescrição de antibióticos e transfusão de troca. Enquanto alguns estudos demonstram a clamídia como o germe mais típico, em outros o estreptococo foi o predominante, portanto a antibioticoterapia deve conter cobertura tanto para organismos típicos quanto atípicos. Um bom esquema seria a associação de uma cefalosporina de 3ª geração com um macrolídeo.

A transfusão em paciente com hipoxemia é sempre indicada. A primeira opção é a transfusão de troca, como o objetivo de aumentar a hemoglobina A em 70%. Todavia, caso ela não esteja disponível, pode ser realiza a transfusão simples. Em relação à ventilação não invasiva ainda não existem elementos suficientes que comprovem sua eficácia. Já os corticoides não estão indicados a não ser que o quadro esteja associado com uma exacerbação asmática, por exemplo.

Diante do exposto, e considerando-se a mortalidade elevada da doença, todos os pacientes com STA deveriam ser manejados em UTI.

ACIDENTE VASCULAR ENCEFÁLICO

O AVC é a complicação mais devastadora da AF. As crianças portadoras da doença têm uma chance de 300 vezes maior de desenvolver o evento cerebral comparadas com crianças não portadoras. Ele geralmente ocorre em crianças abaixo de 10 anos e são incomuns em paciente de 20 a 29 anos, com um segundo pico após 29 anos.

Em crianças o mecanismo causador do AVC resulta de uma adesão celular aumentada, aumento do tônus muscular e vasoconstrição. Já nos adultos a etiologia é a mesma da população geral. Por esse motivo o tratamento é diferente para adultos e crianças. Todavia, todos devem ser imediatamente submetidos a uma tomografia computadorizada de crânio sem contraste.

Não há consenso para o tratamento de crianças, sendo as orientações baseadas em opinião dos especialistas. Consistem em transfusão de troca e hidratação objetivando uma HbS < 30%. Nelas está contraindicada a trombólise. Nos adultos, por sua vez, a terapia convencional do AVC é a indicada.

INFECÇÕES

A AF é uma doença na qual o paciente vive em um estado imunocomprometido visto o alto *turnover* da medula, a ativação alterada do complemento e a asplenia funcional.

Isso predispõe a infecções por germes encapsulados e aumenta o risco de bacteremia, meningite e osteomielite.

A implementação de profilaxia com penicilina cristalina e a vacina antipneumocócica levaram a uma redução drástica no número de mortes por infecção nesses pacientes, mas esta ainda continua sendo uma causa importante de morbimortalidade.

No caso de sepse o germe mais comum é o pneumococo, causando uma pneumonia, quadro este muitas vezes indistinguível da STA e a otite média aguda. Em relação à meningite os germes mais encontrados são, além do pneumococo, o *H. influenzae*.

Outra infecção muito frequente é a osteomielite, sendo que os principais causadores dessa infecção são a salmonela, os estafilococos e os bacilos Gram-negativos. É uma entidade de difícil diagnóstico, uma vez que pode ser confundida com uma crise álgica. Geralmente só é suspeitada após uso de analgésicos sem melhora da dor. Os raios X nem sempre evidenciam alterações, sendo a cintilografia óssea e a ressonância magnética melhores opções de exames de imagem, mas nem sempre estão disponíveis.

Em vista desse quadro, existe uma indicação ainda controversa de realizar cultura da punção subperiostal antes de início de antibioticoterapia quando se suspeita de osteomielite. Isso é recomendado pois o uso do antibiótico pode mascarar a infecção e o tratamento ser interrompido precocemente. Todavia o antibiótico não deve ser atrasado caso não seja possível realizar a punção rapidamente.

Em um paciente com osteomielte o tempo de tratamento recomendado é de 6 semanas, no mínimo. No Brasil uma boa opção seria a associação de oxacilina com ceftriaxone ou ciprofloxacino.

Já quando o paciente apresenta febre e o foco não está claro, é sempre recomendado colher culturas do sangue, urina e escarro, hemograma e raios X de tórax. O líquor, a punção subperiostal e artrocentese também podem ser indicados dependendo da história clínica. O tratamento deve ser sempre instituído com base na localização da infecção e no germe mais presente.

SEQUESTRO ESPLÊNICO

O sequestro esplênico é uma das causas da queda rápida e intensa da hemoglobina no paciente com AF. Ocorre geralmente em crianças com uma mortalidade estimada em 12%, mas também pode ocorrer nos adultos, principalmente naqueles com HbSC ou HbS betatalassemia.

É definida como uma queda da hemoglobina de pelo menos 2 g/dL associada a sintomas de hipovolemia e anemia. O tratamento consiste em transfusão sanguínea imediatamente, assim que o diagnóstico é realizado com controle seriado de hematócrito para avaliar a necessidade de novas transfusões. Além disso é importante atentar para sinais de CVO que podem ocorrer após a transfusão para que possa ser tratado precocemente.

Após um primeiro evento, a principal medida seria evitar novas crises de sequestro esplênico. Para isso podem ser indicadas transfusões crônicas, esplenectomia total ou parcial.

PRIAPISMO

O priapismo é uma complicação bastante comum, cuja incidência pode chegar a 89% até os 20 anos. Episódios repetidos, principalmente se maltratados, podem levar a fibrose e impotência.

Ele deve ser manejado como uma CVO. A história e exame físico devem focar em sinais de infecção, estresse, desidratação e ingestão de certos medicamentos com sildenafil e trazodona.

O tratamento específico é baseado na duração do priapismo. Quando este durou menos de 2 horas é indicado apenas analgesia. Quando a duração se estender por mais de 2 horas o tratamento indicado é a aspiração intracavernosa seguida da injeção de epinefrina. Uma segunda linha de tratamento seria a transfusão de troca, mas como ela pode causar eventos neurológicos adversos só deve ser usada se a primeira linha de tratamento falhar. Nessa situação também pode ser tentada uma anestesia epidural.

CRISE APLÁSICA

A crise aplásica é uma causa comum de anemia em pacientes com AF. É causada principalmente por infecções pelo parvovírus B19. Consiste em uma supressão transitória na produção de hemácias por meio de efeito tóxico do vírus nos precursores eritróides. Nos pacientes falcêmicos, 62% dos infectados por esse vírus apresentaram a crise aplásica.

A marca laboratorial da crise é a reticulopenia desenvolvida 5 a 7 dias após a exposição ao vírus. Geralmente a queda da hemoglobina é mais gradual e menos intensa quando comprada com o sequestro esplênico.

O tratamento inclui administração de imunoglobulina, sendo a transfusão sanguínea indicada apenas se houver sintomas de anemia. Além disso, é importante isolar esses pacientes de gestantes já que essa infecção pode causar hidropisia fetal em até 10% dos casos.

TRATAMENTO CRÔNICO

O tratamento mais indicado para os pacientes com AF é o que visa diminuir as complicações, seja ele por meio de medicações como a hidroxiureia ou transfusões crônicas, seja por meio de mudanças de hábito de vida.

A hidroxiureia é uma droga utilizada para estimular a produção de HbF, já havendo comprovação da sua eficácia para minimizar complicações nesses pacientes. Todavia ainda é muito pouco utilizada.

É indicada para pacientes maiores de 18 meses que têm episódios frequentes de crises álgicas, anemia sintomática, história de STA ou outra CVO grave. Deve ser usada por 6 meses para demonstrar um benefício clínico e continuada por quanto tempo for tolerada e benéfica. A dose inicial recomendada para pacientes com *clearance* > 60 mL/min é de 10 a 15 mg/kg por dia, podendo ser aumentados de acordo com a evolução de cada paciente.

Para pacientes que são assintomáticos ou minimamente sintomáticos e nunca usaram o medicamento não é recomendada a sua prescrição.

Todavia a hidroxiureia não é um tratamento curativo, apenas diminuiu as chances de complicações. O único tratamento curativo atualmente disponível para a AF é o transplante de células hematopoiéticas. Porém, ele ainda não tem indicações claras e deve ser avaliado caso a caso considerando-se a evolução clínica e complicações apresentadas por cada paciente. Muito se vem pesquisando a respeio de alternativas terapêuticas e transplante de medula óssea surge como opção curativa.

CONCLUSÃO

A anemia falciforme é uma doença muito frequente no nosso meio com um alto grau de morbimortalidade. Apesar de ser uma doença frequentemente acompanhada pelo hematologista a nível ambulatorial, também é muito vivenciada pelos médicos do pronto-socorro devido às complicações frequentes. Portanto é de extrema importância o conhecimento da doença e da fisiopatologia das complicações para o correto manejo do doente no intuito de diminuir as sequelas e mortes.

BIBLIOGRAFIA

1. Brunetta DM, Clé DV, Haes TM, Roriz-Filho JS, Moriguti JC. Manejo das complicações agudas da doença falciforme. Revista de Medicina (Ribeirão Preto) 2010.
2. Field JJ, Vichinsky EP, DeBaun MR. Overview of the management and prognosis of sickle cell disease. Uptodate: May 25, 2016.
3. Glassberg J. Evidence-Based Management Of Sickle Cell Disease In The Emergency Department. Emergency Medicine Practice. 2011 Agosto. Volume 13.
4. http://www.nhlbi.nih.gov/health-pro/guidelines/current/management-sickle-cell-disease.htm
5. Khan S, Rodgers GP. Hematopoietic cell transplantation in sickle cell disease. Uptodate. Jul 29, 2014
6. The Managemente of Sickle cell disease. National Institutes of Health 2014. http://www.nhlbi.nih.gov/health-pro/guidelines/sickle-cell-disease-guidelines/index.htm

TROMBOCITOPENIAS

João Carlos Pina Saraiva Filho
Ana Rita de Brito Medeiros da Fonseca

CONCEITOS

Por definição, a trombocitopenia existe quando a contagem de plaquetas encontra-se abaixo de 150.000/mm^3, embora sangramentos raramente ocorram com valores acima de 100.000/mm^3. Essa faixa de normalidade pode variar de acordo com alguns estudos conforme a idade do indivíduo em questão. Existem diversos mecanismos fisiopatológicos que buscam explicar as formas de desenvolvimento dessa condição, que em comum levam à redução quantitativa de plaquetas, e que podem coexistir em um mesmo paciente:
- Aumento da destruição periférica de plaquetas.
- Redução da produção na medula óssea.
- Dilucional – relacionada à transfusão maciça ou ressuscitação hídrica.
- Distribuição anormal em consequência de hiperesplenismo.
- Pseudotrombocitopenia – relacionada à análise laboratorial.

Enquanto todos esses mecanismos devem ser avaliados no contexto de uma redução da contagem plaquetária, especial atenção deve ser destinada às causas de destruição periférica das plaquetas, por se tratar da causa mais comum.

ABORDAGEM CLÍNICA

Uma adequada anamnese e exame físico são fundamentais na avaliação de um paciente com plaquetopenia. Devem ser investigados histórico de uso de drogas e exposição a agentes tóxicos, e pesquisados outros sinais ou sintomas associados que possam sugerir diagnósticos diferenciais como infecção e doenças autoimunes.

O início da apresentação clínica no quadro tende a causar o aparecimento de petéquias, que surgem como hemorragias puntiformes em áreas de maior pressão venosa, e que não desaparecem à digitopressão, o que as diferencia de lesões vasculares como angiomas e teleangiectasias. Também podem estar presentes as equimoses, os sangramentos de mucosas como epistaxe, gengivorragia e nas mulheres, menorragia. A ocorrência de sangramentos mais graves também faz parte do espectro de apresentação da doença, se manifestando por sangramento do trato gastrointestinal e sistema nervoso central.

Além da ectoscopia, devem ser avaliados no exame físico destes pacientes a presença de achados que podem sinalizar a etiologia da trombocitopenia como hepatoesplenomegalia ou linfonodomegalias, muitas vezes encontrados em doenças hematológicas como linfomas e doenças infecciosas.

ABORDAGEM LABORATORIAL

Detectada uma redução na contagem plaquetária, um novo hemograma deve ser solicitado para confirmação, principalmente nos casos em que os achados clínicos do paciente não estiverem de acordo com o resultado laboratorial. A avaliação da presença simultânea de anemia e/ou leucocitose ou leucopenia também auxiliam na formulação de hipóteses.

Uma adequada análise do esfregaço de sangue periférico é de suma importância para a confirmação da trombocitopenia, bem como para a exclusão de eventos que levam a falsos valores nos contadores eletrônicos. Um desses eventos, é a pseudotrombocitopenia, conhecido fenômeno *in vitro*, sem qualquer implicação clínica, que normalmente é causado pela aglutinação plaquetária na presença do ácido etilenodiamino-tetra-acético (EDTA). Caso visualizado esse fenômeno, uma nova contagem plaquetária é preconizada com a utilização de outro anticoagulante como heparina ou citrato de sódio no tubo de coleta. A análise do esfregaço de sangue periférico, também auxilia na identificação de anormalidades na morfologia das plaquetas, como a ocorrência de plaquetas gigantes vistas em algumas condições congênitas (p. ex., síndrome de Bernard-Soulier), e que podem ser contabilizadas como hemácias nos contadores automáticos.

O mielograma e a biópsia de medula óssea não são exames obrigatórios em todos os casos de trombocitopenia. Entretanto, são úteis nas situações em que a etiologia da plaquetopenia é incerta ou na suspeita de neoplasia. O achado de megacariócitos em número normal ou aumentado na medula indica a fonte periférica de destruição plaquetária, enquanto a visualização de uma linhagem megacariocítica em quantidade reduzida ou a presença de formas displásicas podem indicar aplasia da medula ou leucemias.

PRINCIPAIS DIAGNÓSTICOS DIFERENCIAIS

Aumento da destruição periférica de plaquetas

As plaquetas possuem uma vida média em torno de 7 a 10 dias na circulação, sendo posteriormente removidas da circulação pelo sistema reticuloendotelial. Esse aumento da destruição plaquetária pode ser mediado ou não por mecanismo imune.

Fazem parte do grupo das microangiopatias trombóticas (MAT), duas causas de trombocitopenia de origem não imune de extrema importância clínica em decorrência da gravidade por elas conferidas: púrpura trombocitopênica trombótica (PTT) e síndrome hemolíticourêmica (SHU). Ambas levam a anemia hemolítica microangiopática, levando ao achado de hemácias fragmentadas chamadas esquizócitos no sangue periférico, causando também trombocitopenia e outras repercussões em órgãos-alvo como lesão renal aguda, manifestações neurológicas e febre, sendo as duas últimas relacionadas principalmente a PTT. Devido à alta mortalidade dessas doenças, o tratamento deve ser prontamente instituído após o diagnóstico, merecendo destaque medidas de suporte, plasmaférese e infusão de plasma fresco, devendo-se evitar ao máximo a transfusão de plaquetas pelo risco de se alastrar a trombose da microcirculação e acelerar a evolução da doença.

Medicamentos também são implicados como causadores de trombocitopenia; o uso da heparina pode levar à trombocitopenia induzida pela heparina (TIH), cuja apresentação clinicamente relevante é seu subtipo imunomediado pela produção de anticorpos contra o fator plaquetário 4 (FP4). O risco de desenvolver esse grupo de anticorpos está relacionado em número dez vezes superior ao uso da heparina não fracionada quando comparada à heparina de baixo peso molecular. Sua avaliação pré-teste deve ser feita a partir de critérios como a presença de trombocitopenia, o tempo de seu surgimento, a presença de trombose e a existência de outras causas para a redução da contagem plaquetária. Seu diagnóstico definitivo é realizado a partir do ELISA anti-FP4, e seu tratamento visa evitar o maior risco trombótico conferido pela doença, devendo ser utilizados anticoagulantes alternativos como o argatroban, o danaparoide e o fondaparinux.

Abaixo detalharemos a púrpura trombocitopênica imunológica, uma das principais causas de plaquetopenia relacionada a destruição:

Introdução e definição

Anteriormente conhecida como púrpura trombocitopênica idiopática, a púrpura trombocitopênica imunológica (PTI) ou trombocitopenia imune primária é uma doença adquirida, de caráter autoimune, caracterizada pela redução isolada na contagem de plaquetas para valores abaixo de 100.000/mm^3 de maneira persistente. Pode ser classificada como PTI primária quando não possuir fator causal aparente, sendo causada basicamente pela ligação de autoanticorpos às superfícies plaquetárias que levam à destruição destas pelo sistema reticuloendotelial, que tem o baço como seu principal componente, e PTI secundária quando associada à uma desordem clínica aparente (HIV, HCV, LLC, LES) ou induzida por medicações. A PTI pode ainda ser classificada em recém-diagnosticada, persistente, quando apresenta duração de 3 a 12 meses, ou crônica nos casos em que se estende por mais de 12 meses.

Nos adultos em que a doença tende a seguir um curso crônico e com pior prognóstico, apresenta incidência de 1 a 3 casos a cada 100.000 adultos, nas populações europeias e norte-americanas, com distribuição semelhante entre os sexos, excetuando-se a faixa etária de 30 a 60 anos, a qual apresenta leve predomínio no sexo feminino.

Etiologia e patogênese

A patogênese da PTI é caracterizada pela redução da meia-vida das plaquetas causada pela produção de autoanticorpos, normalmente do tipo IgG, direcionados a glicoproteínas presentes na superfície plaquetária – em especial GpIIB-IIIA e GpIb-IX- o que permite a ligação deste sistema a receptores FC gama presentes nos macrófagos do sistema reticuloendotelial, com consequente fagocitose e destruição plaquetária. Evidências mais recentes sugerem mecanismos associados de supressão imunomediada das linhagens megacariocíticas na medula óssea em determinados subgrupos de pacientes.

Sua etiologia ainda carece de esclarecimentos. Sabe-se que fatores relacionados ao próprio indivíduo como polimorfismos genéticos e disfunções do sistema imune, além de fatores adquiridos como infecções, devem estar implicados na gênese da doença.

Diagnóstico e exames complementares

O diagnóstico presuntivo de PTI é fundamentalmente de exclusão, no qual uma propedêutica armada assume papel de destaque, a partir da anamnese que permite a avaliação de outras possíveis causas de trombocitopenia, como por exemplo o uso de medicamentos; e em que um histórico familiar positivo pode indicar um cunho hereditário da doença;

passando pelo exame físico, hemograma completo, análise do esfregaço do sangue periférico, além de outros testes com indicações individualizadas, buscando-se excluir causas secundárias causadoras de trombocitopenia.

O hemograma dos portadores de PTI é caracterizado pelo achado de trombocitopenia isolada, com as demais linhagens hematopoéticas preservadas. Anemia causada pela perda de sangue pode estar presente em proporção ao grau de sangramento. Nesses pacientes, exames adicionais de avaliação da anemia devem ser solicitados com o objetivo de excluir outros desencadeantes.

Sorologias para HIV e hepatite C são indicadas para todos os pacientes investigados em decorrência da grande frequência de trombocitopenia encontrada nessas patologias. Avaliação laboratorial da função tireoidiana deve ser solicitada em naqueles portadores de quadro clínico compatível com hiper/hipotireoidismo, ou nos candidatos à esplenectomia. Pesquisas adicionais como sorologia para hepatite B, provas reumatológicas, testes de coagulação e investigação de *H. Pylori* – recentemente implicado como possível causador de PTI – não devem ser solicitados de rotina para todos os pacientes, devendo ser indicados de acordo com o grau de suspeição clínica.

A pesquisa de anticorpos antiplaquetários não está indicada de rotina pelo fato de que os anticorpos IgG associados às plaquetas podem estar elevados em causas imunes e não imunes, conferindo baixas sensibilidade e especificidade ao teste.

Diagnóstico diferencial

O diagnóstico diferencial da PTI inclui causas adquiridas e hereditárias de trombocitopenia, baseando a pesquisa adicional na exclusão de outras causas de destruição periférica de plaquetas como a coagulação intravascular disseminada (CIVD) e as microangiopatias trombóticas, cujas principais representantes são a púrpura trombocitopênica trombótica (PTT) e a síndrome hemolítico urêmica (SHU) que costumam se apresentar com outros comemorativos clínicos e laboratoriais além da trombocitopenia, como lesão renal aguda, anemia hemolítica e alterações do nível de consciência.

Certas medicações também possuem a capacidade de provocar reduções nas contagens plaquetárias a partir da supressão medular direta da produção ou pela destruição periférica de plaquetas como os derivados da quinina, linezolida, heparina, e incluindo vacinas como a tríplice viral (sarampo, rubéola, caxumba), devendo-se descontinuar essas medicações e vacinas para que o diagnóstico de PTI possa ser firmado.

A presença de hepatoesplenomegalia, linfadenopatia e sinais e sintomas constitucionais como febre, astenia, devem levantar suspeita para as doenças linfo e mieloproliferativas e para as causas infecciosas como hepatite C e HIV. Quadros clínicos semelhantes, muitas vezes associados com outras manifestações como *rash* cutâneo e artropatias podem levar ao diagnóstico de doenças autoimunes como o lúpus eritematoso sistêmico (LES). Ainda nesse grupo de doenças, atentar para a presença concomitante de anemia hemolítica autoimune (AHAI) e PTI que caracterizam a síndrome de Evans; neste caso um teste de Coombs direto + auxilia o diagnóstico.

Causas de trombocitopenias hereditárias apesar de menos comuns, também devem fazer parte da pesquisa de PTI. O esfregaço de sangue periférico auxilia na detecção de macroplaquetas características da síndrome de Bernard-Soulier e da anomalia de May-Eglin.

Tratamento

O objetivo primordial do tratamento é minimizar os riscos de sangramento. O tratamento medicamentoso baseado nesse princípio dessa forma não é necessário normalizar os níveis plaquetários. Na maioria das vezes, a PTI não requer tratamento. Entretanto, nos adultos, a remissão espontânea é incomum, ocorrendo em cerca de 10% dos casos, razão pela qual a terapia medicamentosa ou cirúrgica pode tornar-se necessária.

O marco para início do tratamento nos adultos é a presença de sintomas. A terapia de primeira linha baseia-se no uso de glicocorticoide, e imunoglobulina intravenosa ou anticorpo anti-D quando o corticoide está contraindicado. A esplenectomia, o rituximabe e o agonista do receptor de trombopoietina são considerados terapias de segunda linha.

Os glicocorticoides são os agentes de primeira escolha. Pode-se tentar a terapia via oral com prednisona, 1–1,5 mg/kg/dia até atingir níveis plaquetários normais, seguido da redução gradual da dose por 4 a 6 semanas. A maioria dos pacientes respondem em até duas semanas, porém a taxa de remissão da doença é elevada. A terapia prolongada com glicocorticoide não é recomendada pelos seus efeitos colaterais.

Outra alternativa é a pulsoterapia com dexametasona, na dose de 40 mg/dia por 4 a 8 dias, dados em 1 a 6 ciclos com intervalos de 14 a 28 dias, via oral ou intravenosa. A vantagem do uso da dexametasona é o tempo curto e predeterminado da terapia, diferente da prednisona em que se deve aguardar a normalização das plaquetas para reduzir o uso diário da medicação.

A pulsoterapia com metilprednisolona 1 g/dia intravenosa por 3 dias, normalmente é reservada para os casos emergenciais, lembrando-se antes de realizar profilaxia para *Strongyloides stercoralis*.

Nos pacientes que não respondem à corticoterapia ou se for preciso a elevação rápida das plaquetas, está indicado o uso da imunoglobulina intravenosa ou Ig anti-D. A imunoglobulina intravenosa é utilizada na dose de 1 g/kg/dia por 1 a 2 dias. A Ig anti-D, pode ser utilizada em pacientes Rh positivos, não submetidos à esplenectomia na dose de 50 a 75 mcg/kg/dia por 1 dia. A sua ação ocorre por meio do bloqueio dos receptores Fc dos macrófagos esplênicos, diminuindo a remoção das plaquetas ligadas a anticorpos. Como principal efeito colateral, ambos podem causar hemólise aloimune.

O tratamento de segunda linha é reservado para os pacientes que permanecem com plaquetopenia sintomática, apesar do tratamento com glicocorticoide. A esplenectomia é a terapia de escolha para o paciente com condição cirúrgica, pois apresenta menor taxa de recidiva. Cerca de 66% dos doentes tem resposta permanente. Os níveis plaquetários demoram de 1 a 56 dias para se elevarem, tempo mais prolongado do que com o uso do corticoide, que varia de 7 a 14 dias, e da imunoglobulina, com variação de 1 a 3 dias.

A esplenectomia foi o primeiro tratamento para PTI. Age removendo o principal local de destruição plaquetária do sistema reticuloendotelial e, diminuindo a quantidade de linfócitos B, responsáveis pela produção dos autoanticorpos. Nem sempre é um tratamento curativo, já que, mesmo com a retirada do baço, pode continuar a ocorrer destruição periférica das plaquetas. Não deve ser realizada antes de 4 a 6 semanas do diagnóstico da PTI, e de preferência após 6 meses, pois alguns pacientes podem apresentar remissão espontânea da doença. A esplenectomia aumenta o risco de infecção por germes encapsulados, por isso os pacientes devem ser imunizados contra *Haemophilus influenzae*, *Streptococcus pneumoniae* e *Neisseria meningitidis* pelo menos 2 semanas antes do procedimento.

O rituximabe, anticorpo anti-CD20, age por meio da depleção dos linfócitos B. É reservado para os pacientes que não responderam à corticoterapia e que não são candidatos a cirurgia. A dose administrada para PTI ainda não está estabelecida. Quando optado por essa terapia, utiliza-se 375 mg/m^2/semana por 4 semanas, dose padrão para o tratamento de linfoma.

Os agentes estimuladores da trombopoese, romiplostim (1 a 10 mcg/kg/dia) e eltrombopag (50 mg/dia), só são recomendados em caso de falha dos outros métodos. São medicamentos de alto custo, com efeitos colaterais em longo prazo desconhecidos, não induzem remissão, e só elevam as plaquetas enquanto estiverem sendo utilizados.

A doença refratária ocorre em menos de 10% dos doentes. Ela é definida por três critérios: persistência da PTI por mais de 3 meses, falência de resposta a esplenectomia ou ao rituximabe, contagem plaquetária menor que 50.000/mm^3. O tratamento é indicado nos pacientes que apresentam risco de sangramento grave. Nesse caso pode-se utilizar agentes estimuladores da trombopoese, imunossupressores, como azatioprina, ciclosporina e danazol. A taxa de sucesso é maior com o uso dos estimuladores da trombopoese.

No caso de tratamento emergencial, em que é preciso rápida elevação plaquetária, as opções terapêuticas são a transfusão de plaquetas, pulsoterapia com metilprednisolona, imunoglobulina intravenosa e uso do fator VIIa recombinante. A transfusão de plaquetas é reservada em caso de trauma, sangramentos ativos, ou necessidade cirúrgica. Os níveis plaquetários não se mantêm elevados, porém ajudam o paciente a esperar pela ação da metilprednisolona ou da imunoglobulina intravenosa. Em caso de ameaça à vida, pode-se tentar uma esplenectomia de emergência. Um tratamento considerado heroico, já que existe o risco do paciente sangrar durante a cirurgia, tratando-se de um procedimento não planejado, sem o preparo e a imunização apropiada do paciente.

Redução da produção na medula óssea

Normalmente é causada por uma insuficiência global na medula óssea, devendo a trombocitopenia ser olhada em conjunto à presença de anemia e/ou leucopenia, em que podem representar doenças como anemia aplásica, hemoglobinúria paroxística noturna, leucemias, deficiência de vitamina B12 ou folato, dentre outras. Uma depressão seletiva dos megacariócitos também pode ocorrer quando causada por drogas ou infecções virais. De modo mais raro a trombocitopenia pode ser congênita, secundária à hipoplasia megacariocítica ou à trombopoese ineficaz; como exemplo temos a síndrome de Wiskott-Aldrich na qual a trombocitopenia vem associada a graus variáveis de imunodeficiência. O diagnóstico precoce das patologias congênitas e o diferencial em relação às adquiridas é fundamental para o adequado manejo terapêutico desses pacientes.

Dilucional – relacionada à transfusão maciça ou ressuscitação hídrica

Principalmente relacionada à situações de trauma ou grandes cirurgias em que existe a necessidade de transfusão maciça de sangue estocado (mais de 10 unidades em 24 horas) pode ocorrer a redução do número de plaquetas associada a alterações de função em decorrência de suas condições de estocagem. Essa condição costuma responder satisfatoriamente à transfusão de plaquetas, e alguns estudos vêm demonstrando que em situações que exijam transfusão maciça, a proporção de 1:1:1 em relação ao número de unidades de concentrado de hemácias, plaquetas e plasma fresco, está relacionada a um menor risco de desenvolver coagulopatias.

Distribuição anormal em consequência de hiperesplenismo

Em condições fisiológicas, o baço contém cerca de 1/3 do total de plaquetas. Doenças que alterem esse equilíbrio ao promover o aumento do volume esplênico ou congestão esplênica causada por hipertensão portal, como doenças infecciosas (p. ex., leishmaniose visceral), doenças linfoproliferativas, ou cirrose, promovem o hiperesplenismo, no qual até 90% da massa plaquetária pode ficar retida no baço com a consequente redução do número de plaquetas circulantes. Essa condição raramente leva a sangramentos ameaçadores à vida, e a transfusão plaquetária costuma ser ineficaz pela tendência das plaquetas transfundidas a serem sequestradas pelo baço.

BIBLIOGRAFIA

1. Figueiredo MS, Kerbauy JEC, Lourenço DM, Schor N. Guias de medicina ambulatorial e hospitalar da UNIFESP-EPM-Hematologia. 1ªed. Manole. Baruerí(SP):249-258.2011.
2. George JN, Arnold DM. Approach to the adult with unexplained thrombocytopenia. Uptodate. 2016.
3. George JN, Nester CM. Syndromes of thrombotic microangiopathy. N Engl J Med. 2014;371:654.
4. Greinacher A. Clinical practice. Heparin-Induced Thrombocytopenia. N Engl J Med. 2015;373:252.
5. Hess JR. Massive blood transfusion. Uptodate. 2015.
6. Hoffbrand AV, Moss PAH. Essential Hematology. 6th ed. Blackwell. Oxford: 331-344. 2011.

95

TROMBOFILIAS

Ana Rita de Brito Medeiros da Fonseca

Trombofilia é uma falha no equilíbrio na homeostase, levando a um aumento da tendência à formação intravascular patológica de trombos arteriais ou venosos. Há uma tendência à trombose decorrente de alterações hereditárias ou adquiridas da coagulação ou da fibrinólise, que levam a um estado pró-trombótico.

A formação de um trombo está intimamente relacionada à presença da tríade de Virshow composta por alterações na função endotelial, estase e estados de hipercoagulabilidade. Estes podem estar relacionandos à predisposição genética; no entanto, predisposição genética não causa necessariamente prejuízo clínico contínuo, mas reduz a capacidade de dominar flutuações induzidas por interações com o ambiente. Assim, nem todos os pacientes com mutações nos fatores de coagulação apresentam trombose. Talvez isso explique a dificuldade de definir a utilidade da pesquisa dessas mutações no contexto clínico. O *screening* para trombofilias permanece em debate, já que os estudos não demonstram benefício na redução do risco de recorrência de tromboembolismo venoso.

A trombofilia é classificada como hereditária quando se demonstra a presença de uma anormalidade hereditária que predispõe à oclusão vascular. Não podemos esquecer que além dessa alteração genética é imprescindível a interação com outro componente, hereditário ou adquirido, para desencadear o episódio trombótico. Possivelmente, todos os pacientes com tromboembolismo venoso (TEV) têm um ou mais fatores de predisposição genética e todos os episódios de TEV têm um fator precipitante ou desencadeante.

As trombofilias hereditárias são, na maior parte dos casos, decorrentes de alterações ligadas aos inibidores fisiológicos da coagulação (antitrombina, proteína C, proteína S e resistência à proteína C ativada) ou de mutações de fatores da coagulação (FV G1691A ou fator V Leiden e mutação G20210A da protrombina) (Tabela 95.1).

- **Deficiência de antitrombina (AT), proteína C (PC) e proteína S (PS):** são anticoagulantes naturais ou inibidores fisiológicos da coagulação. A deficiência de AT foi a primeira anormalidade genética, associada a trombose familiar: em 1965, Egeberg descreveu uma família norueguesa em que diversos indivíduos apresentavam

TABELA 95.1 Prevalência de trombofilias hereditárias	
Tipo	Prevalência
Defeitos na antitrombina, proteína C e S (heterozigose)	5%
Mutação do fator V de Leiden (heterozigose)	12–20%
Mutação do fator V de Leiden (homozigose)	0,5–1%
Mutação do gene da protrombina G20110A (heterozigose)	6–10%
Mutação do gene da protrombina G20110A (homozigose)	0,1–0,5%
Hiper-homocisteinemia	10–25%
Níveis elevados de fator VIII	15–25%

deficiência de antitrombina. O padrão de herança da deficiência familiar de AT é, usualmente, autossômico dominante, sendo homens e mulheres igualmente afetados. A deficiência heterozigótica de AT é associada a risco aumentado para TEV de aproximadamente 10 vezes. Não foi descrito, até o momento, homozigose para deficiência de AT e especula-se que a mesma possa ser incompatível com a vida. Deficiências heterozigóticas de PC e PS são associadas a risco estimado para ocorrência de TEV aproximadamente 10 vezes maior em comparação a indivíduos normais. Homozigose para deficiência de PC ou PS é associada ao quadro clínico grave de púrpura *fulminans* neonatal, caracterizado por trombose de microcirculação, que se manifesta logo após o nascimento. Assim, como no caso da deficiência de AT, as bases moleculares das deficiências de PC e PS foram desvendadas em diversas famílias e exibem evidente diversidade genética. A heterogeneidade de defeitos moleculares, subjacentes aos estados de deficiência de AT, PC e PS implicam em dificuldade óbvia na utilização de métodos moleculares, como rotina da investigação dos citados estados trombofílicos. Essas deficiências, isoladamente, são causas bem estabelecidas, porém relativamente raras de trombofilia.

- **Resistência à proteína C ativada (RPCA) e mutação do fator V (FCVL):** RPCA hereditária é, em ao menos 95% dos casos, decorrente de uma mutação no fator V da coagulação. O fator V mutante é resistente à neutralização mediada pela PC ativada, o que resulta no fenótipo de RPCA. FVL aumenta o risco para TEV em aproximadamente 3 a 8 vezes em heterozigose e em 50 a 100 vezes em homozigose. A mutação do FVL é altamente prevalente em diversas populações caucasianas até então investigadas (frequências variando de 1 a 15%), e é considerado o mais frequente defeito genético, envolvido na etiologia das trombofilias, sendo encontrado em 10 a 60% dos casos de tromboembolismo venoso. Existem outras mutações no fator V como o fator V de Cambridge e fator V Hong-Kong, mas os mesmos não parecem estar implicados no aumento do risco de trombose.
- **Mutação do gene da protrombina (G20110A):** associado a hiperprotrombinemia, formação aumentada de trombina, e risco aumentado para ocorrência de tromboembolismo venoso (TEV). A mutação é encontrada em 1 a 3% de indivíduos da população geral, e em 6 a 18% dos pacientes com TEV. Pode ser considerada a segunda anormalidade genética mais frequentemente associada às trombofilias.
- **Hiper-homocisteinemia:** causas adquiridas de hiper-homocisteinemia incluem deficiências nutricionais de vitamina B6, vitamina B12 ou folato, idade avançada, insuficiência renal crônica e uso de antifólicos. Defeitos genéticos, envolvendo as enzimas,

metileno tetraidrofolato redutase (MTHFR) e cistationina –sintase(CBS), que participam do metabolismo intracelular da homocisteína, também podem resultar em deficiência enzimática e hiper-homocisteinemia. Esta última é usualmente diagnosticada por meio da dosagem plasmática de homocisteína basal e após sobrecarga com metionina.
- **Níveis plasmáticos elevados de fatores de coagulação:** concentrações plasmáticas de fator VIII acima de 1.500 UI/l (150% do normal) representam um fator de risco para trombofilia, visto que são encontradas em frequência significativamente maior em pacientes com trombose venosa que na população geral. Entretanto, nenhuma anormalidade molecular específica foi até então identificada no gene do fator VIII como fator de risco para TEV.

As causas adquiridas de trombofilia estão associadas a outras condições clínicas, como neoplasia, síndrome antifosfolípide, imobilização, ou do uso de medicamentos, como terapia de reposição hormonal, anticoncepcionais orais e heparina. Níveis plasmáticos moderadamente elevados de homocisteína também podem ser responsáveis por episódios vaso-oclusivos. Interação entre fatores de risco genéticos e adquiridos para trombose também ocorre, quando dois fatores de risco, presentes em combinação, resultam em efeito que exceda a soma de seus efeitos (esperados) quando presentes isoladamente.

É fundamental levarmos em consideração o território vascular (venoso e/ou arterial) de ocorrência do evento trombótico; isso implica em mecanismos fisiopatológicos diversos, com investigação laboratorial e tratamento também diferentes. As tromboses em leito arterial estão relacionadas a estresse de cisalhamento elevado e as plaquetas estão intimamente implicadas. Já as tromboses venosas relacionam-se ao estresse de cisalhamento baixo e são desencadeadas pelos fatores de coagulação.

Clinicamente, os casos hereditários geralmente manifestam-se como tromboembolismos venosos, com as seguintes caracteristicas: indivíduos jovens (< 45 anos); recorrência frequente; história familiar de eventos trombóticos; trombose migratória ou difusa ou em local pouco comum, e episódio trombótico desproporcionalmente grave em relação ao estímulo desencadeante. Os defeitos trombofílicos podem também causar várias complicações obstétricas, como dificuldade para engravidar, gestações complicadas, retardo do crescimento fetal, abortamentos e perdas fetais. A presença de história familiar de trombose, o primeiro episódio usualmente em idade jovem (< 45 anos) e a recorrências frequentes são menos evidentes na presença do FV Leiden.

A investigação de trombofilia deve ser feita por meio da tentativa de compreensão dos eventos que levaram a um estado pró-tombótico. A execução de exames laboratoriais isoladamente não faz sentido sem anamnese individual e familiar, antecedents pessoais, história de exposição anterior a outros fatores de risco, reconhecimento dos fatores de risco adiquiridos, doenças associadas, prognóstico, medicações em uso. Esse é o mesmo raciocínio que usamos para não indicar testes de trombofilia antes de prescrever contraceptivos orais ou reposição hormonal.

No primeiro evento de trombose geralmente não está indicado investigar trombofilia, já que a prevalência dessas alterações na população geral é muito pequena.

Reforçamos que a investigação é realizada após o evento trombótico, já que há inúmeras más interpretações dos resultados pelos portadores assintomáticos, e temporalmente distante do evento agudo, já que o processo inflamatório da fase aguda da trombose pode interferir na concentração dos inibidores fisiológicos da coagulação; além disso, os anticorpos antifosfolípides podem ser consumidos na formação do trombo. Os testes devem ser realizados 3 meses após o evento trombótico agudo. A investigação de trombofilia não altera a indicação, intensidade ou duração do tratamento (exceto nas associações). Essa investigação inclui a quantificação funcional dos inibidores da coagulação, a quantificação da homocisteína plasmática, as pesquisas das mutações FV G1691A e G20210A da protrombina, e da presença dos anticorpos antifosfolípides (anticoagulante lúpico e anticardiolipina). Segundo alguns autores, a presença de hiperfunção plaquetária (síndrome da plaqueta viscosa) também deveria ser investigada rotineiramente, por relacionar-se a tromboses arteriais e/ou venosas.

Porém, duas observações merecem ser feitas: a presença de associações de defeitos trombofílicos implica em maior potencial trombogênico e a demonstração da presença ou ausência de anticorpos antifosfolípides orienta quanto ao tempo e a intensidade da anticoagulação. Por fim, deve-se ainda considerar que, por serem defeitos hereditários, a demonstração de um defeito trombofílico congênito determina qual será a investigação dos familiares e aqueles que forem portadores assintomáticos deverão receber orientação adequada em situações de risco, visando evitar a ocorrência de eventos trombóticos

Nos pacientes portadores de trombofilias hereditárias, o tratamento do evento agudo deve levar em consideração os seguintes pilares: o tromboembolismo venoso deve ser considerado como uma doença crônica, independentemente da condição trombofílica subjacente, uma vez que o risco cumulativo de recorrência em longo prazo após o primeiro episódio de TVP ou EP atinge aproximadamente 25% após 5 anos e 30% após 10 anos; o risco basal de sangramento grave durante o tratamento é de 1% por ano; existem fatores que aumentam o risco hemorrágico, como idade e presença de neoplasia.

BIBLIOGRAFIA

1. Bank I, Middeldorp S, Büller HR. Hereditary and acquired thrombophilia. Semin Resp Crit Care Med. 2000;21:483-91.
2. De Stefano V, Rossi E, Paciaroni K, Leone G. Screening for inherited thrombophilia: indications and therapeutic implications. Haematologica. 2002;87:1095-108.
3. Giuseppe Colucci, Dimitrios A. Tsakiris. Thrombophilia Screening: Universal, Selected, or Neither? Clin Appl Thromb Hemost. 2017 Jan.
4. Kearon C, Crowther M, Hirsh J. Management of patients with hereditary hypercoagulable disorders. Annu Rev Med. 2000;51:169-85.
5. Wu O, Robertson L, Twaddle S, et al. Screening for thrombophilia in high-risk situations: systematic review and costeffectiveness analysis. The Thrombosis: Risk and Economic Assessment of Thrombophilia Screening (TREATS) Study. Health Technol Assess. 2006;10(11):1-110.

96

LEUCEMIAS

João Carlos Pina Saraiva Filho
Ana Rita de Brito Medeiros da Fonseca

INTRODUÇÃO

Designam-se leucemias o grupo de doenças em que ocorre um acúmulo de leucócitos com características malignas na medula óssea e no sangue periférico. São classificadas em quatro tipos – agudas e crônicas, que por sua vez, se dividem em linfoides ou mieloides.

As leucemias agudas, enfoque deste capítulo e representadas pelas leucemia mieloide aguda (LMA) e leucemia linfoide aguda (LLA), se caracterizam por parada na maturação celular, com consequente formação e multiplicação de céulas imaturas (blastos), que são incapazes de defender o organismo contra eventuais agentes agressores, mas dotadas de alto potencial replicativo e com a propriedade de suprimir a hematopoese fisiológica por ocupação medular e se infiltrarem em órgãos extramedulares.

LEUCEMIA MIELOIDE AGUDA
Conceitos

A LMA é a leucemia mais prevalente em adultos, caracterizada como uma desordem heterogênea provocada pela expansão clonal de progenitores mieloides (blastos), que levam a infiltração da medula óssea, do sangue periférico e de outros tecidos. Antes tida como incurável, hoje com o maior entendimento da fisiopatologia da doença e com o aumento do arsenal terapêutico, as taxas de cura em pacientes com idades < 60 anos alcançam os 35–40%, enquanto naqueles > 60 anos, apesar dos avanços, o prognóstico ainda é desfavorável. É uma condição que acomete predominantemente adultos, com uma média de idade de 67 anos, sendo mais comum em homens (5:3).

Múltiplos fatores vêm sendo associados à patogênese da LMA, como anormalidades genéticas (anemia de Fanconi, síndrome de Down), doenças hematológicas (doenças mieloprolifeativas crônicas, síndromes mielodisplásicas, anemia aplásica), e fatores ambientais como a exposição a radiação ionizante, tabaco e agentes quimioterápicos. Ainda que esses fatores estejam estabelecidos no surgimento da doença, a etiologia da maioria dos casos desse tipo de leucemia segue incerta, sendo classificados como idiopáticos.

Quadro clínico

Clinicamente, a LMA se manifesta de forma mais importante pelo quadro de insuficiência medular causado pelo acúmulo de células malignas. Inicialmente, os pacientes tendem a apresentar sintomas inespecíficos de fadiga, prostração e perda ponderal. Com o avançar da doença, os pacientes tendem a apresentar a tríade de sinais e sintomas decorrentes da falência medular, e que consequentemente levam a pancitopenia, como anemia, sepse neutropênica e trombocitopenia.

A anemia sintomática nesses pacientes tende a se apresentar na forma de fadiga, palidez cutânea e dispneia aos esforços. Manifestações trombo-hemorrágicas também são frequentes e decorrem da trombocitopenia, podendo gerar sangramentos cutaneomucosos, como petéquias e epistaxe, além de hemorragias mais intensas como do trato gastrointestinal e geniturinário. Outra manifestação decorre do consumo dos fatores de coagulação decorrentes da hiperativação dos mecanismos de hemostasia secundária, com atividade fibrinolítica exacerbada, quadro presente na coagulação intravascular disseminada (CIVD), fenômeno característico da variante promielocítica da LMA.

A febre de origem neoplásica é mais comumente observada na LLA, então febre em um paciente diagnosticado com LMA normalmente significa infecção. Nesses pacientes que apresentam neutropenia grave (neutrófilos < 500/mm^3) associada a febre, uma abordagem imediata é necessária pelo risco de rápida evolução para choque séptico, sendo uma das principais causas de morte decorrentes da doença.

Síndrome de leucostase pode ocorrer naqueles com contagem de leucócitos superior a 50.000/mm^3 devido à obstrução da microvasculatura por hiperviscosidade sanguínea. Esse quadro laboratorial pode se manifestar clinicamente com distúrbios neurológicos (cefaleia, vertigem), alterações visuais, taquidispneia e hipoxemia. Cerca de 10% dos pacientes portadores de LMA apresentam infiltrados cutâneos (*leukemia cutis*) e alguns desenvolvem tumores extramedulares como o sarcoma granulocítico.

Estratégia diagnóstica

O passo inicial para o diagnóstico da LMA é a suspeita da doença frente a alterações clínicas e laboratoriais. Em grande parte dos casos o hemograma revela anemia hipoproliferativa, normocítica e normocrômica além de trombocitopenia. A leucometria é variável nesses casos, podendo evidenciar desde uma leucopenia com neutropenia grave, até leucocitose à custa de blastos. Independente dos valores apresentados, esses pacientes se comportam como pancitopênicos pois, por serem imaturas, as células blásticas são incapazes de exercer funções de defesa adequadas.

A solicitação de marcadores de alto *turnover* celular, como a hiperuricemia e elevação do LDH, além de eletrólitos e escórias nitrogenadas são importantes na avaliação de síndrome de lise tumoral. Importante lembrar que a elevada celularidade sanguínea a resultados falso-positivos de hipercalemia, hipoglicemia e hipoxemia. O esfregaço de sangue periférico auxilia na diferenciação da neoplasia a partir da análise morfológica entre blastos mieloides e linfoides, sendo os primeiros de tamanho maior, além de possuírem grânulos azurófilos, e da presença de bastonetes de Auer – achados patognomônicos de LMA.

O mielograma, a biópsia de medula óssea (BMO), incluindo avaliação morfológica, citoquímica, imunofenotipagem e estudos genéticos (cariótipo e análise molecular) são fundamentais para o diagnóstico, classificação e estratificação de risco dos pacientes, bem como na escolha da terapêutica. É importante frisar que a partir da suspeita de uma leucose aguda, é de suma importância a avaliação do paciente por parte de um hematologista para um adequado manejo.

O estudo citoquímico ajuda na diferenciação do tipo de blasto encontrado por meio do uso de corantes específicos, em que a positividade para mieloperoxidase, Sudan Black B, e algumas estereases não específicas, indicam a presença de blasto mieloide. Já a imunofenotipagem, a partir da citometria de fluxo, permite a busca de antígenos celulares específicos da LMA. Os marcadores se distinguem a partir do subtipo de leucemia, mas a maioria dos casos expressa *cluster designation* (CD) 34, HLA-DR, CD117, CD33 e CD13.

A análise do cariótipo, em conjunto com as técnicas de reação em cadeia de polimerase (PCR) e hibridização fluorescente *in situ* (FISH), permitem a identificação morfológica para o diagnóstico de anormalidades cromossômicas específicas, que possuem importante significado prognóstico como t(15;17), PML-RARA e t(8;21).

Na última década, a pesquisa de anormalidades moleculares que mostra a presença ou ausência de mutação em determinado gene tem-se mostrado de grande importância na classificação e no prognóstico da doença, especialmente nos casos em que a avaliação citogenética (cariótipo) é normal. Exemplificando a importância dessa análise, a Organização Mundial de Saúde (OMS) incluiu em sua mais recente classificação os subtipos de LMA ligados a anormalidades moleculares chaves, como NPM-1, FLT-3 e CEBPA.

Para o diagnóstico da LMA devem ser respeitados os 2 critérios abaixo:
- Blastos > 20% em amostra de medula óssea ou sangue periférico. Exceções a isso ocorrem em caso de alterações citogenéticas específicas que independem da contagem de blastos, como aquelas com t(8;21), t(15;17), inv(16) e sarcoma granulocítico.
- As células leucêmicas devem ter origem mieloide, demonstradas pela presença de bastonetes de Auer, citoquímica positiva para mieloperoxidase ou presença de marcadores de superfície de linhagem mieloide na imunofenotipagem.

Tratamento e prognóstico

O esquema quimioterápico da LMA é comumente dividido entre terapia de indução e terapia de consolidação. Para aqueles pacientes adultos, em bom estado geral e idade < 60 anos ou para pacientes > 60 anos, mas que apresentam bom *performance status* e que tenham risco citogenético favorável (p. ex., mutação NPM1) ou intermediário, opta-se pelo regime com antracíclico e citarabina no esquema "3+7", como daunorrubicina (60–90 mg/m^2 nos dias 1, 2 e 3) ou idarrubicina (10–12 mg/m^2 nos dias 1, 2 e 3) associados a citarabina em infusão contínua por 7 dias (100–200 mg/m^2 dia, por uma semana, do D1-D7). O objetivo da indução é alcançar a remissão morfológica completa, que significa um controle inicial da doença definida por: blastos < 5% na medula óssea, ausência de blastos no sangue periférico, bastonetes de Auer ou doença extramedular, e recuperação hematopoética (≥ 1.000 neutrófilos/mm^3 e ≥ 100.000 plaquetas/mm^3). Pacientes com suspeita de leucemia promielocítica aguda, devem iniciar o tratamento com ácido transretinoico (ATRA) antes mesmo da confirmação diagnóstica, pelo decréscimo nas complicações e mortalidade.

Para aqueles pacientes > 60 anos e que não são elegíveis para esse esquema, opta-se por regimes de baixa intensidade como o uso de citarabina em baixas doses, agentes hipometilantes, ou terapia de suporte (incluindo o uso de hidroxiureia), visando preservar a qualidade de vida.

A terapia de consolidação é dada aos pacientes com o objetivo de prevenir recidiva e erradicar doença residual mínima na medula óssea, funcionando como uma ponte para transplante ou para alcançar a cura pela quimioterapia. Em geral existem duas estratégias principais de consolidação nesses pacientes, a quimioterapia e o transplante de células hematopoéticas (TCH), sendo que ambas podem ser usadas de forma isolada ou combinada, de acordo com o tipo de leucemia e sua estratificação de risco citogenético, o *performance status*, e a disponibilidade de doador de células tronco-hematopoéticas.

O tratamento de suporte nos portadores de leucemia é baseado na necessidade transfusional, e no manejo de complicações inerentes à doença e ao tratamento como síndrome de leucostase, lise tumoral, e neutropenia febril.

A resposta ao tratamento na maioria dos casos de LMA é heterogênea, e para uma adequada avaliação prognóstica dos pacientes, dados em relação à idade, alterações citogenéticas e moleculares, *performance status* e comorbidades são fundamentais. A estimativa de sobrevida em 5 anos de adultos portadores da doença depende diretamente desses dados, alcançando valores próximos a 70% naqueles de baixo risco.

LEUCEMIA LINFOIDE AGUDA

Conceitos

A LLA é uma condição heterogênea, na qual uma proliferação clonal de linfoblastos (originados de células B ou T), ocorre na medula óssea, no sangue periférico e com o potencial de se disseminar para outros órgãos como linfonodos, fígado, baço e sistema nervoso central. Embora seja menos comum que a LMA, é a neoplasia maligna mais comum da infância, com incidência de 1,6 casos a cada 100.000 habitantes/ano, sendo que 60% dos diagnósticos são realizados em indivíduos com idade < 20 anos, com um segundo pico de incidência após os 60 anos.

A patogênese da doença é heterogênea e incerta, embora ocorra com maior frequência em indivíduos portadores de distúrbios genéticos como nas síndromes de Down e cardiofaciocutânea, e em portadores de imunodeficiências.

Quadro clínico

As manifestações clínicas da LLA são principalmente aquelas próprias de uma leucose aguda, semelhante à apresentação da LMA, como fadiga e astenia, decorrentes da anemia, febre e infecções em decorrência da neutropenia, e sangramentos secundários à trombocitopenia.

Algumas características clínicas ocorrem mais frequentemente na LLA em comparação às outras leucemias, como dores ósseas (pela expansão clonal da medula óssea), acometimentos extramedulares como linfonodomegalia, esplenomegalia, acometimento de testículos e sistema nervoso central (SNC). O surgimento de massa mediastinal, principalmente o subtipo de células T do timo, pode provocar quadro clínico de síndrome de veia cava superior (dispneia, edema de face e pletora).

Estratégia diagnóstica

O diagnóstico da LLA segue as mesmas linhas gerais dos exames necessários para LMA, com o hemograma evidenciando citopenias variáveis na maioria dos casos. Uma contagem ≥ 20% de blastos com características linfoides na medula óssea ou no sangue periférico também é importante para o diagnóstico. Para a adequada diferenciação da célula blástica utilizamos as análises morfológica, citoquímica, de imunofenotipagem, citogenética e molecular.

Morfologicamente, os linfoblastos são menores do que aqueles presentes na LMA, apresentando pequeno a moderado tamanho, além de uma alta relação núcleo-citoplasma. Já na análise citoquímica apresentam apenas coloração PAS positiva. Cerca de 75% das LLA em adultos são derivadas de linhagens de células B, e são classicamente divididas de acordo com o padrão da imunofenotipagem em pró-B (CD19+, CD22+, CD79a+), pré-B (CD19+, CD22+, CD79a+, CD10+) e células B maduras (CD19+, CD22+, CD79a+, CD10+, CD20 +/-). As linhagens de células T costumam ser divididas em pró-timócito, imatura e madura, marcando principalmente CD2, CD3 e CD5.

Anormalidades citogenéticas são encontradas em cerca de 70% dos adultos investigados para LLA, e possuem importância estratégica na classificação e no prognóstico da doença, sendo o cromossomo Philadelphia – t(9;22) q(34;q11) – a alteração citogenética mais comum em adultos, levando ao aparecimento na avaliação molecular do gene de fusão BCR-ABL1.

A estratificação de risco nesses pacientes auxilia na tomada de decisão em relação ao prognóstico dos pacientes e ao tratamento que será proposto, reduzindo a toxicidade quimioterápica para aqueles de baixo risco, e ofertando tratamentos mais potentes para aqueles de riscos mais elevados. Fatores como idade > 35 anos, envolvimento do SNC e anormalidades citogenéticas, como as t(9;22) e t(4;11), conferem piores desfechos.

Tratamento e prognóstico em adultos

Uma particularidade da avaliação pré-quimioterápica nos pacientes diagnosticados com LLA é a realização de punção lombar para a análise liquórica (citológica e por citometria de fluxo), para a investigação de envolvimento do SNC na leucemia.

A terapêutica na LLA tende a ser mais prolongada quando comparada à LMA. Um dos esquemas que é mais comumente utilizado na indução em adultos é o Hyper-CVAD, que combina ciclofosfamida, vincristine, doxorrubicina e dexametasona, alternando com metotrexato e citarabina em altas doses, incluindo também ciclos destas últimas duas drogas via intratecal como profilaxia de SNC.

A adição de outros agentes como o anticorpo monoclonal rituximabe para aqueles que expressam CD20, e o uso de inibidores de tirosinoquinases (imatinibe, dasatinibe) para os subtipos positivos para o cromossomo Philadelphia, mostraram impacto na resposta à terapêutica e melhora da sobrevida.

O TCH alogênico é uma opção para a manutenção nos pacientes de risco alto ou muito alto, sendo indicado também naqueles com doença residual mínima positiva por no mínimo 4 semanas após o início do tratamento. Na ausência de um doador compatível, o uso de células-tronco de cordão e o transplante haploidêntico devem ser considerados.

Enquanto em crianças as taxas de cura alcançam os 80%, nos adultos esse número é bem menos expressivo, em torno de 20–40% de sobrevida em mais de 5 anos, sendo que esses valores variam de acordo com a estratificação de risco e prognóstico.

BIBLIOGRAFIA

1. Arber, et al. WHO myeloid and precursors neoplasms. Blood. 2016 May 19. Volume 127, number 20.
2. Döhner H, et al. Acute Myeloid Leukemia. N Eng J Med. 2015 Sep 17;373:12.
3. Dombret and Gardin. Treatment of adult AML. Blood. 2016 Jan 7; Volume 127, number 1.
4. Estey EH. CME information: Acute Myeloide Leukemia: 2016 Update on risk-stratification and management. American Journal of Hematology. 2016 Aug; Vol 91, No.8
5. Figueiredo MS, Kerbauy JEC, Lourenço DM, Schor N. Guias de medicina ambulatorial e hospitalar da UNIFESP-EPM-Hematologia. 1ª ed. Manole. Barueri(SP): 249-258.2011.
6. Hoffbrand AV, Moss PAH. Essential Hematology, 6th ed. Blackwell. Oxford: 331-344. 2011.
7. Hunger SP, Mullighan CG. Acute lymphoblastic leukemia in children. N Eng J Med. 2015 Oct 15;373:16.
8. Saultz JN, Garzon R. Acute Myeloid Leukemia: a concise review. J.Clin.Med. 2016;5,33.
9. Ustwani OA, et al. Clinical updates in adult acute lymphoblastic leukemia. Hematology 99 (2016) 189-199.

97

DOENÇAS LINFOPROLIFERATIVAS

Raphael Costa Bandeira de Melo
Ana Rita de Brito Medeiros da Fonseca

INTRODUÇÃO

As doenças linfoproliferativas constituem um grupo de distúrbios marcados por proliferação clonal de células linfoides. Neste capítulo, abordaremos as doenças linfoproliferativas ditas crônicas, quando esta proliferação clonal não está associada a um bloqueio de maturação (quando isso acontece, temos as leucemias agudas, abordadas no Capítulo 96 desta obra).

Apesar de agrupadas em conjunto, as doenças linfoproliferativas crônicas constituem um grupo extremamente heterogêneo de neoplasias hematológicas, podendo ser divididas em diversos subgrupos, sendo os principais: linfomas (subdivididos em linfoma de Hodgkin e o linfoma não Hodgkin), a leucemia linfocítica crônica e as neoplasias de células plasmáticas (por exemplo, mieloma múltiplo). Falaremos a seguir de cada uma delas.

LINFOMAS

Muito mais do que uma doença uniforme, os linfomas constituem um grupo amplo e distinto de doenças, com comportamentos diferentes, caracterizados pela proliferação de células linfoides. Geralmente, originam-se nos linfonodos ou em tecidos linfáticos de outros orgãos.

Dividem-se em dois grupos principais: os linfomas de Hodgkin (LH) e os linfomas não Hodgkin (LNH). Essas duas doenças têm comportamentos e padrões de disseminação diferentes. O LH é marcado por sua célula típica, a célula de Reed-Sternbeg (RS), em meio a uma variação de diversas células inflamatórias. Já os LNH são classificados de acordo com o fenótipo do clone celular, podendo este ter origem no linfócito B, T, ou *natural killer*, e com base no seu comportamento (indolente, agressivo ou altamente agressivo).

Epidemiologia

A prevalência dos linfomas é maior no sexo masculino e na maioria dos subtipos aumenta exponencialmente com a idade.

Etiologia

Apesar da maioria dos linfomas não ter uma causa específica, para alguns subtipos há uma provável relação causal com microrganismos, como o HTLV-1, o Epstein-Barr, o vírus da hepatite C, o herpes humano tipo 8 e o *H. pylori*. O vírus da imunodeficiência humana (HIV) possui uma relação facilitadora para a ocorrência dessas neoplasias (e de diversas outras). Diversas exposições ambientais podem estar relacionadas com os linfomas, como exposição a organoclorinas, herbicidas e radiação, porém faltam estudos para determinar com segurança o papel dos estímulos ambientais.

LINFOMA DE HODGKIN

O Linfoma de Hodgkin (LH) é uma doença linfoproliferativa originária de células B, caracterizada pela presença de células neoplásicas (a célula de Reed-Sternberg e suas variantes) em meio a células inflamatórias. Pode ser dividido em dois grandes grupos: a forma clássica (composto por 4 subtipos) e a forma predominância linfocitária nodular. Os LH respondem por aproximadamente 10% dos linfomas, possuindo uma curva bimodal de incidência em relação à idade (um pico aos 20 anos, mais comum, e outro aos 50 anos).

Quadro clínico

Os principais sinais e sintomas são a presença de linfadenomegalia cervical indolor e de sintomas inespecíficos, como febre, perda de peso, sudorese noturna ou prurido generalizado. Um sintoma relatado na literatura, apesar de pouco frequente, é a dor em um linfonodo associada com ingestão de álcool. Uma característica marcante do linfoma de Hodgkin é sua tendência a ter início em uma única cadeia linfonodal, disseminando por contiguidade para cadeias linfonodais vizinhas. Em uma fase mais avançada da doença, a invasão vascular leva a disseminação hematogênica disseminada.

Entre os diagnósticos diferenciais, podemos incluir outros linfomas e outras doenças que provoquem linfadenopatia reacional, como doença da arranhadura do gato, mononucleose ou algumas reações medicamentosas.

Diagnóstico

O pilar diagnóstico é a biópsia do tecido envolvido (em geral, um linfonodo). Nesse caso, dá-se preferência por biópsias excisionais ou *core biopsy* por agulha de grande calibre. Devemos evitar realizar a biópsia por aspiração por agulha fina, uma vez que esta não permite a obtenção de material o bastante para avaliar a estrutura linfonodal e permitir o diagnóstico adequado. Apesar de, nos casos típicos, a microscopia convencional permitir o diagnóstico, a imunofenotipagem sempre deve ser realizada para permitir o diagnóstico específico do subtipo de LH e diferenciar linfomas não Hodgkin. O diagnóstico é definido pela presença da célula de Reed-Sternberg (RS) em um pano-de-fundo inflamatório. As células RS costumam expressar CD15 e CD30.

Estadiamento

Após o diagnóstico, deve ser realizado o estadiamento para determinar a extensão da doença, o que envolve exames laboratoriais, imagem de corpo inteiro (PET ou CT) e biópsia de medula óssea.

O estadiamento mais utilizado para LH é o de Ann Arbor:
- Estádio I – envolvimento de uma única cadeia linfonodal.

- Estádio II – envolvimento de duas ou mais cadeias linfonodais do mesmo lado do diafragma.
- Estádio III – envolvimento de cadeias linfonodais dos dois lados do diafragma.
- Estádio IV – acometimento extranodal.

Além disso, classificamos com as letras A se não houver presença de sintomas constitucionais, ou B (se houver perda ponderal de pelo menos 10% em 6 meses, febre ou sudorese noturna). É importante salientar que existem outros critérios de estadiamento baseados em alguns subtipos de linfomas não Hodgkin. Outra classificação atualmente bastante difunfida é o estadiamento de Lugano.

Tratamento

O pilar do tratamento do LH é quimioterapia. O regime quimioterápico mais conhecido e utilizado é o chamado ABVD (doxorrubicina, bleomicina, vinblastina e dacarbazina). Os pacientes considerados de baixo risco são aqueles com estadiamento I ou II, sem massa mediastinal (*bulk*), e sem evidência de inflamação sistêmica. Esses pacientes costumam receber uma quimioterapia mais curta (com ou sem radioterapia). Já os pacientes de alto risco costumam receber um curso completo de ABVD por seis ciclos com radioterapia. Pode ocorrer toxicidade pulmonar decorrente da bleomicina ou da radiação. Nesses casos, o tratamento deve ser agressivo, já que podemos ter evolução para fibrose pulmonar ou morte.

LH recidivados após tratamento inicial podem ser tratados com um novo ciclo de quimioterapia baseado em anticorpos monoclonais como o brentuximabe – e, mais recentemente outro imunobiológico passou a ser usado, o nivolumabe –, ou com transplante de medula óssea (TMO) autólogo. Esses tratamentos costumam ter uma resposta entre 35–50%.

Prognóstico

O prognóstico do LH costuma ser melhor do que da maioria das doenças linfoproliferativas e, em geral, o tratamento é curativo. O prognóstico costuma ser influenciado por fatores como idade, estadiamento, sexo, nível de hemoglobina e albumina, e contagem total de leucócitos e de linfócitos. A taxa de cura é de 75% se até 2 desses fatores de risco estiverem presentes e 55% se três ou mais. O prognóstico da doença no estadiamento IA ou IIA é excelente, com sobrevida média de 10 anos maior que 90%. Pacientes com doença avançada (estádio III ou IV) possuem sobrevida em 10 anos de cerca de 50–60%. Os piores prognósticos são vistos em pacientes idosos, com massa mediastinal, e aqueles com os subtipos de depleção linfocitária ou celularidade mista. O LH não clássico (predominância linfocitária nodular) é altamente curável com radioterapia nas doenças iniciais. Entretanto, quando avançado, apesar de manter longo tempo de sobrevida, está associado com múltiplas recaídas.

LINFOMA NÃO HODGKIN

Os LNH são compostos por diversos subtipos de doença, cada uma com comportamento diferente. Podem ser derivados de células B, T ou *natural killer*. Cerca de 85% dos LNH são linfomas de células B, enquanto 15% são de células T ou NK. Em geral, são classificados quanto ao comportamento: indolente, agressivo ou altamente agressivo. O subtipo mais comum de LNH é o linfoma difuso de grandes células B (30%), seguido pelo linfoma folicular (25%), com os outros subtipos respondendo cada um por uma pequena proporção dos casos.

Quadro clínico

Costuma variar de acordo com o subtipo de linfoma, porém geralmente os pacientes apresentam linfadenomegalia, que pode ser isolada ou disseminada. Podemos ter envolvimento de qualquer linfonodo do corpo. Os linfomas indolentes possuem apresentação insidiosa, com crescimento lento e poucos sintomas, evoluindo com linfadenopatia, hepatomegalia, esplenomegalia e citopenias. Exemplos destes são o linfoma folicular, o linfoma linfocítico de pequenas células e o linfoma de zona marginal esplênico. Estes costumam estar disseminados no diagnóstico, com frequente envolvimento da medula óssea. Já os linfomas agressivos costumam ter apresentações agudas ou subagudas, com massas de crescimento rápido e sintomas B. Exemplos destes são o linfoma difuso de grandes células B, o linfoma de Burkitt, o linfoma/leucemia de células T do adulto e o linfoma linfoblástico.

Podemos ter acometimento de sítios extranodais, como pele, trato gastrointestinal ou medula óssea. Alguns tipos específicos de LNH podem apresentar sintomas mais específicos, como os pacientes com linfoma de Burkitt, que podem ter massas abdominais, com dor abdominal e sensação de plenitude.

Diagnóstico e exames complementares

O diagnóstico deve ser confirmado por meio da biópsia. Após o diagnóstico, é importante a realização de exames de imagem (de preferência o PET CT) – biópsia de medula óssea na maioria dos casos não é mais realizada rotineiramente – e, nos pacientes com linfoma de intermediário ou alto grau, análise do líquido cefalorraquidiano (LCR) para pesquisa de acometimento do sistema nervoso central.

Tratamento dos linfomas indolentes

O tratamento dos linfomas indolentes depende do estágio da doença e do *performance status* do paciente. Devido ao curso indolente, apenas um pequeno percentual dos pacientes possui doença limitada. Estes podem ser tratados com intenção curativa. Entretanto, cerca de 85% dos pacientes com linfomas indolentes apresentam doença disseminada ao diagnóstico. Esses casos geralmente não são considerados curáveis. Historicamente, o tratamento desses pacientes afeta pouco a sobrevida, sendo oferecido apenas quando há sintomas, como os provocados por uma grande massa tumoral (*bulk*).

Com o tratamento, os pacientes geralmente evoluem com períodos de remissão e períodos de piora. Com a evolução da doença, esses intervalos de remissão tornam-se cada vez mais curtos. Existem diversas opções de tratamento para os linfomas indolentes, porém há pouco consenso de qual a melhor estratégia. O tratamento com rituximabe é frequentemente utilizado em combinação com vários esquemas quimioterápicos. Alguns protocolos de quimioterapia mais utilizados, incluem bendamustina, ciclofosfamida, vincristina e prednisona (R-CVP) ou a associação de ciclofosfamida, doxorrubicina, vincristina, prednisona (R-CHOP).

Alguns pacientes com linfoma de baixo grau podem ser candidatos para TMO alogênico com indicação curativa. O papel do TMO autólogo é incerto, mas alguns pacientes com doença recorrente podem apresentar remissões prolongadas (mesmo sem a perspectiva de cura). Pacientes com linfoma de mucosa gástrica podem ser tratados com antibióticos dirigidos ao *H. pylori*, associados com bloqueadores da secreção ácida. O linfoma MALT confinado ao estômago pode ser tratado com radioterapia localizada.

Tratamento dos linfomas agressivos

Por serem agressivos e possuírem quadros clínicos mais evidentes, uma boa parte dos pacientes com estes linfomas possuem doenças mais localizadas e devem, em geral, ser tratados com intenção curativa. Os pacientes com doença localizada podem receber cursos mais curtos de quimioterapia (por exemplo, R-CHOP) associados com radioterapia do sítio envolvido. A maior parte dos pacientes que possuem doença mais avançada devem ser tratados por períodos mais longos. Pacientes com linfoma difuso de grandes células B que remitem após a quimioterapia inicial são candidatos a TMO alogênico.

O linfoma de células do manto responde pouco à quimioterapia convencional, sendo tratado em geral com imunoquimioterapia intensiva, associada com TMO autólogo ou alogênico. Os pacientes com LNH de alto grau primários de sistema nervoso central costumam ser tratados com ciclos repetidos de metotrexato com rituximabe, associados geralmente com radioterapia.

Pacientes com linfomas de alto grau (Burkitt ou linfoblástico) necessitam de quimioterapia de urgência, geralmente semelhante à realizada na leucemia linfoide aguda, associada com quimioterapia intratecal.

A resposta dos linfomas periféricos de células T costuma ser ruim ao tratamento, sendo o TMO autólogo incorporado como primeira linha.

Prognóstico

A sobrevida média de pacientes com linfoma indolente é de cerca de 10–15 anos. Essas doenças evoluem de forma refratária a quimioterapia. Isso ocorre com a progressão histológica da doença para formas de linfomas mais agressivas. O IPI (*international prognostic index*) é usado internacionalmente para dividir os pacientes com linfoma agressivo em grandes grupos de risco. Os fatores de mau prognóstico são: idade acima de 60 anos, DHL elevado, estágio III ou IV, mais de um sítio extranodal acometido e *performance status* baixo. As taxas de cura são acima de 80% para pacientes de baixo risco (sem fatores de risco) e menos de 50% para alto risco (4 ou mais fatores de risco).

Para pacientes com recidiva após quimioterapia inicial, o prognóstico depende da quimiorresponsividade da doença. Se o linfoma mantiver capacidade de responder a QT, o TMO autólogo oferece ainda uma chance de 50% de sobrevida em longo prazo livre de doença.

O tratamento de pacientes idosos com linfoma é mais complicado devido à baixa tolerância a quimioterapia agressiva. O uso de fatores de crescimento mieloide e antibióticos profiláticos pode reduzir taxa de complicações neutropênicas e melhora o desfecho.

LEUCEMIA LINFOCÍTICA CRÔNICA

A leucemia linfocítica crônica (LLC) é uma neoplasia maligna do sistema imune marcada pela acumulação progressiva de pequenos linfócitos B maduros. Apesar da linfocitose, essas células não são imunocompetentes. Clinicamente, portanto, a doença manifesta-se com linfocitose progressiva, imunossupressão e infiltração de órgãos (com esplenomegalia e falência medular progressiva). Além das células disfuncionantes, a doença resulta também em desregulação dos componentes celular e humoral da resposta imune, sendo complicações infecciosas a principal causa de mortalidade nesta doença.

Recentemente, nosso conhecimento da doença vem se expandindo exponencialmente, com diversos avanços terapêuticos e o desenvolvimento de novas drogas, como anticorpos monoclonais e inibidores de quinase. Apesar destas terapias não serem curativas, houve um impacto importante na sobrevida livre de doença e no tempo de vida desses pacientes.

Epidemiologia

Essa leucemia é mais comum nos países ocidentais e rara nos orientais, e corresponde a cerca de 30% das leucemias do adulto. Nos Estados Unidos, a prevalência estimada é de cerca de 126 mil pacientes, com uma incidência estimada em cerca de 15 mil casos ao ano. No Brasil, os dados epidemiológicos ainda são escassos. Acomete principalmente pacientes acima de 60 anos, sendo a idade média ao diagnóstico de 72 anos. É um pouco mais comum no sexo masculino (cerca de 1,5 vezes) e incomum antes dos 40 anos.

Etiologia

Apesar dos avanços recentes, sua etiologia continua indefinida. Estudos epidemiológicos demonstram que sua incidência pode ter um forte componente genético. Outros fatores de risco incluem exposição ocupacional (cabeleireiros, trabalho rural) e história de hepatite C. Curiosamente, alguns estudos feitos após a bomba atômica em Hiroshima sugerem que radiação, ao contrário da maior parte das doenças oncológicas, não afeta a incidência da LLC.

Quadro clínico

A maioria dos pacientes descobre a doença por meio de uma linfocitose assintomática, vista em um exame de rotina. Outros pacientes descobrem a partir de sintomas inespecíficos, como linfadenopatia ou fadiga. Estima-se que 80% dos pacientes possuem linfadenopatia no diagnóstico e 50% hepatomegalia ou esplenomegalia. Anemia, plaquetopenia e sintomas B, como sudorese noturna, febre e perda de peso, só costumam aparecer em uma fase avançada da doença. Em alguns casos, o diagnóstico é suspeitado em pacientes com infecções recorrentes (principalmente de vias aéreas superiores). Podemos ter acometimento de diversos outros órgãos e sistemas a partir da infiltração pelas células neoplásicas, como pulmão (infiltrado intersticial ou acometimento pleural), trato gastrointestinal (diarreia crônica ou anemia ferropriva), sistema nervoso central (cefaleia, confusão mental, meningismo ou paralisia de nervos cranianos) e pele (hipersensibilidade a picadas de insetos).

A LLC geralmente é uma doença de curso indolente, porém alguns subtipos podem ser mais agressivos. Uma variante, a leucemia prolinfocítica é um desses exemplos. A morfologia da leucemia prolinfocítica costuma ser um pouco diferente, com células maiores e mais imaturas. Em 5–10% dos casos, a LLC pode complicar com anemia hemolítica autoimune ou trombocitopenia autoimune. Em cerca de outros 5%, podemos ter transformação para uma forma mais agressiva, o linfoma de grandes células (síndrome de Richter).

Exames complementares

A principal característica da LLC é linfocitose isolada. A contagem de glóbulos brancos, em geral, está acima de 20 mil células/mm^3 e pode chegar a centenas de milhares. Geralmente, cerca de 75–98% das células circulantes são linfócitos pequenos, aparentemente maduros, morfologicamente indistinguíveis de linfócitos normais. O hematócrito e a contagem plaquetária costumam ser normais nas fases iniciais, com a medula óssea podendo apresentar diferentes graus de invasão.

A imunofenotipagem demonstra coexpressão de marcadores de linfócitos B (CD19) com marcadores de linfócitos T (CD5). Este é um achado comumente encontrado na LLC e no linfoma de células do manto, que podem ser diferenciados por outros marcadores (como CD23, CD20 e outras alterações citogenéticas).

A anemia na LLC costuma ser normocítica e normocrômica, geralmente associada com plaquetopenia e linfocitose. Em geral é de etiologia multifatorial. Uma das causas frequentes, como comentado, é a associação com anemia hemolítica autoimune. Nos casos de anemia macrocítica ou isolada, convém realizar provas de hemólise (Coombs, haptoglobina e contagem de reticulócitos). A avaliação de vitamina B12 e ácido fólico também costuma ser rotina.

A hipogamaglobulinemia é frequente nos pacientes com LLC, estando presente em cerca de 50%. Com o avançar da doença, torna-se ainda mais frequente. Uma pequena porcentagem de pacientes pode apresentar uma gamopatia monoclonal associada.

Diagnóstico

De acordo com o critério do International Workshop on Chronic Lymphocytic Leukemia, o diagnóstico de LLC é feito baseado na presença de 5.000 células B/µL com clonalidade demonstrada por citometria de fluxo.

Diagnóstico diferencial

Em geral, o diagnóstico diferencial de LLC é feito com outras causas de linfocitoses, como infecções virais. Além disso, na coqueluche podemos ter uma linfocitose acentuada. Outras doenças linfoproliferativas podem fazer parte do diagnóstico diferencial, particularmente macroglobulinemia de Waldenstrom, leucemia de células pilosas ou outros linfomas (particularmente de células do manto) na fase leucêmica. A presença de linfocitose B monoclonal (com < 5.000 células/mm^3) é considerada como pré-neoplásica (com progressão de cerca de 1–2% ao ano para LLC).

Tratamento

Classicamente, o tratamento para LLC é iniciado a partir do início do desenvolvimento dos sintomas. Os critérios para início de tratamento, conforme o IWCLL são:
- Evidência de falência medular progressiva, manifestada pelo desenvolvimento ou piora de anemia ou trombocitopenia;
- Esplenomegalia sintomática ou progressiva de grande monta (> 6 cm abaixo do rebordo costal esquerdo);
- Linfadenopatia sintomática ou progressiva (> 10 cm no maior diâmetro);
- Linfocitose progressiva com um aumento de mais de 50% em um período de 2 meses ou o tempo de duplicação linfocitária de menos de 6 meses.
- Anemia ou trombocitopenia autoimune refratárias a corticoterapia ou outra terapia-padrão;
- Sintomas constitucionais (sintomas B):
- Perda de peso de pelo menos 10% em 7 meses;
- Fadiga (ECOG 2 ou pior, incapacidade de trabalhar ou realizar atividades da vida diária);
- Febre de pelo menos 38 °C por pelo menos duas semanas sem evidência de infecção;
- Sudorese noturna por mais de 1 mês sem evidência de infecção.

A maioria dos pacientes, ao diagnóstico, não preenchem esses critérios e não necessitam de terapia específica, apenas de seguimento clínico. Entretanto, deve-se lembrar que esses critérios são baseados em estudos um pouco mais antigos, que não demonstraram impacto do tratamento precoce na sobrevida. Novos estudos estão sendo realizados para definir se isso também é válido com as novas drogas. Em pacientes com hipogamaglobulinemia e infecções recorrentes graves por microrganismos encapsulados, podemos realizar infusões periódicas com imunoglobulina, mas esse é um tratamento pouco disponível devido ao seu alto custo.

Devemos lembrar que a leucostase nos pacientes com LLC é rara, não sendo a contagem total de células um indicador ou não da necessidade de tratamento.

O tratamento de escolha para pacientes com menos de 65 anos sem comorbidades significativas costuma ser uma combinação de fludarabina com rituximabe, com ou sem ciclofosfamida. A adição da ciclofosfamida apresenta maior efeito antileucêmico, porém aumenta o risco de infecção relacionada ao tratamento.

Em pacientes idosos, uma combinação de clorambucil oral a cada 3 semanas é a terapia-padrão. Algumas drogas novas, não disponíveis em território nacional, demonstraram altas taxas de resposta, como o anticorpo monoclonal obinutuzumab, o ibrutinib e a lenalidomida. Muitos estudos têm surgido com novas alternativas terapêuticas para LLC objetivando não só a remissão da doença como também a diminuição dos efeitos adversos

A associação de AHAI ou trombocitopenia autoimune pode requerer a associação do tratamento com prednisona, rituximabe ou esplenectomia. A fludarabina deve ser evitada em pacientes com anemia hemolítica, pois pode provocar exacerbação. Um cuidado com o rituximabe deve ser o histórico de HVB, uma vez que essa droga pode induzir reativação.

Com o desenvolvimento das novas drogas, o papel do TMO na LLC vem ficando mais limitado. O TMO autólogo não oferece benefícios, porém o alogênico é um potencial tratamento curativo na LLC, porém só deve ser usado em pacientes cuja doença não é controlada pelas terapias-padrão devido a altas taxas de mortalidade no condicionamento.

Prognóstico

As novas terapias têm mudado o prognóstico da LLC. No passado, a sobrevida média era cerca de 6 anos e apenas 25% dos pacientes viviam mais de 10 anos. Pacientes com estágios 0 ou I têm uma sobrevida média de 10–15 anos e esses pacientes podem ser assegurados de uma vida normal por muitos anos. Pacientes com estágios III ou IV costumavam ter uma sobrevida média de menos de 2 anos no passado, porém a introdução de fludarabina mudou esse prognóstico significativamente e hoje espera-se que esses pacientes tenham sobrevida de 90% em 2 anos. Para pacientes com alto risco e formas resistentes, o TMO pode ser uma alternativa.

Alguns marcadores de mal prognóstico são: DHL elevada, tempo de duplicação dos linfócitos < 12 meses, atividade da tirosina quinase elevada, B2 microglobulina elevada, CD23 solúvel elevado, expressão de CD38 e CD49d maior que 30% e algumas alterações citogenéticas no FISH.

O estadiamento pode ser feito com base nos estadiamentos de Rai e Binet, que se correlacionam com a sobrevida (Tabela 97.1).

NEOPLASIAS DE CÉLULAS PLASMÁTICAS

Assim como os outros subgrupos de doenças linfoproliferativas, as neoplasias de células plasmáticas compreendem um amplo grupo de doenças, que podem variar desde quadros clínicos estáveis até doenças que evoluem para insuficiência de múltiplos órgãos. Essas neoplasias são neoplasias derivadas da proliferação de um clone de células B maduras ou de seus precursores. O protótipo dessas doenças é o mieloma múltiplo (MM), sobre a qual nos estenderemos mais. Fazem parte ainda desse grupo a gamopatia monoclonal de significado indeterminado, o mieloma *smoldering*, os plasmocitomas solitários ou extramedulares, a amiloidose de cadeias leves e a macroglobulinemia de Waldenstrom.

TABELA 97.1 Estadiamento de Binet				
Estadio ao diagnóstico	RAI equivalente		Proporção de pacientes (%)	Sobrevida média (anos)
A	0–2	Linfocitose > 5×10^9 com < 3 cadeias linfonodais aumentadas	15	12+
B	1–2	Linfocitose > 5×10^9 com 3 ou mais cadeias linfonodais aumentadas	30	7
C	3–4	Linfocitose > 5×10^9 com anemia (Hb < 10 g/dL) ou trombocitopenia (< 100×10^{12}) independente do número de cadeias linfonodais	55	2

MIELOMA MÚLTIPLO

O mieloma múltiplo (MM) é uma neoplasia maligna, caracterizada pela proliferação clonal de plasmócitos, produtores de uma imunoglobulina monoclonal (completa ou parcial). Origina-se na maioria dos casos de uma gamopatia monoclonal que progride por meio de evolução clonal (com aquisição de novas mutações).

Epidemiologia

Responde por cerca de 1% de todas as neoplasias malignas e 10% das neoplasias hematológicas no mundo, correspondendo a cerca de 20% dos óbitos por neoplasias hematológicas. A incidência varia com a etnia, sendo mais prevalente em negros (2–3 vezes) do que em brancos. Também é discretamente mais frequente em homens que mulheres (1,4:1). Tipicamente, é uma doença de idosos, com apenas cerca de 10% dos casos ocorrendo antes dos 50 anos.

No Brasil e na América Latina faltam dados epidemiológicos sobre a incidência e mortalidade da doença, porém alguns estudos observacionais sugerem taxas de incidência e mortalidade semelhantes.

Etiologia

A etiologia do MM é complexa e pouco conhecida. Os principais fatores de risco associados são: idade, imunossupressão e exposição ambiental (radiação, benzeno, solventes orgânicos, herbicidas, inseticidas, entre outros). Recentemente, demonstrou-se uma predisposição genética (é cerca de 3–4 vezes mais comum em parentes de primeiro grau), com uma pequena porção dos casos tendo origem familiar.

Acredita-se que o MM faça parte de um espectro de gamopatias monoclonais. A doença teria origem com uma proliferação clonal de plasmócitos conhecida como gamopatia monoclonal de significado indeterminado (GMSI), que está presente em cerca de 3% das pessoas acima de 50 anos. Enquanto a GMSI é uma gamopatia assintomática, no mieloma múltiplo esta gamopatia associa-se com lesões de órgão-alvo (hipercalcemia, disfunção renal, anemia e lesões líticas). A taxa de progressão para MM é de cerca de 1% ao ano. Em alguns pacientes, temos uma forma intermediária, conhecida como mieloma *smoldering*.

Quadro clínico

Os sintomas da doença se devem principalmente a infiltração dos plasmócitos ou a lesão renal proveniente do excesso de cadeias leves. Os principais sinais e sintomas podem ser resumidos no famoso CRAB, um mnemônico para os principais acometimentos (hipercalcemia, insuficiência renal, anemia e acometimento ósseo – do inglês *bone*). Os sintomas mais comuns são, portanto, anemia, dor óssea, insuficiência renal, fadiga/fraqueza, hipercalcemia e perda de peso.

Sintomas mais raros são parestesias, hepatomegalia, esplenomegalia, linfadenopatias e febre. Derrame pleural e acometimento pulmonar difuso por infiltração de plasmócito são raros, ocorrendo em quadros avançados. Cerca de 7% dos pacientes possuem plasmocitomas extramedulares (PE) ao diagnóstico, cuja presença marca um pior prognóstico e podem apresentar-se como massas subcutâneas arroxeadas. Um fenômeno paraneoplásico pode ser xantomas envolvendo as palmas das mãos e solas dos pés.

Sintomas neurológicos também são comuns, podendo derivar de hipercalcemia, hiperviscosidade ou de compressão medular provocado por fraturas patológicas.

Pacientes com MM possuem risco aumentado de infecções devido a uma combinação de disfunção imune, derivada da função linfocitária prejudicada, com supressão da função do plasmócito e hipogamaglobulinemia.

Exames complementares

O hemograma costuma demonstrar anemia normocrômica e normocítica, associada ou não com outras citopenias. A anemia no MM é multifatorial, geralmente sendo normocítica e normocrômica, sendo causada por invasão na medula óssea pelos plasmócitos clonais, por insuficiência renal, ou produção de citocinas pró-inflamatórias. Podemos ter ainda leucoeritroblastose, principalmente quando há grande ocupação medular pelos plasmócitos. No esfregaço do sangue periférico, podemos ver o fenômeno de *rouleaux* (hemácias empilhadas).

Assim como a anemia, a doença renal também é multifatorial, estando presente em cerca de metade dos pacientes ao diagnóstico e podendo inclusive ser a primeira manifestação. As principais causas são nefropatia por cilindros de cadeias leves (o chamado rim do mieloma) e hipercalcemia. Além da ureia e creatinina, devemos dosar proteinúria de 24 h.

A dor óssea é extremamente frequente no mieloma, geralmente torácica ou lombar, geralmente relacionada com o movimento e com melhora à noite. Os pacientes podem apresentar redução de estatura devido colapso vertebral. A hipercalcemia, presente em cerca de 28% dos pacientes, é uma das principais manifestações do mieloma. Devemos sempre medir o cálcio ionizado, uma vez que a ligação de uma proteína monoclonal com o cálcio pode provocar elevação do cálcio sérico. Todos os pacientes devem realizar exames de imagem para avaliar a lesão óssea, com o melhor exame sendo a ressonância nuclear magnética ou a tomografia por emissão de pósitrons (PET-CT), alguns estudos sugerem que o melhor exame seja a ressonância associada a técnica do PET.

A maioria dos pacientes portadores de MM secretam uma proteína monoclonal (M), que pode ser detectada na eletroforese sérica ou urinária, associadas com imunofixação. A proteína M geralmente apresenta-se como um pico monoclonal nesses exames. A imunofixação confirma a presença da proteína M e determina o seu tipo. O plasmócito neoplásico pode produzir cadeias pesadas e cadeias leves, cadeias leves isoladas, ou nenhuma das duas. A principal cadeia leve é a kappa (2:1 em relação à cadeia lambda). A eletroforese sérica mostra um pico monoclonal em cerca de 82% dos pacientes portadores de MM, com a imunofixação sérica aumentando a sensibilidade para 93%. Com a adição da pesquisa de cadeias leves (FLC) ou com estudos urinários (eletroforese e imunofixação), a sensibilidade aumenta para 97% ou mais.

A avaliação da medula óssea com mielograma ou biópsia também é fundamental, permitindo a pesquisa de alterações citogenéticas.

Diagnóstico

O Grupo de Trabalho Internacional do Mieloma (The International Myeloma Working Group) define os critérios diagnósticos para MM como (1) ≥ 10% de plasmócitos clonais na medula óssea; associado com (2) presença de lesão de órgão-alvo (hipercalcemia, anemia, lesão óssea ou insuficiência renal) ou (3) presença de um biomarcador associado com progressão para lesão de órgão-alvo (60% de plasmócitos clonais na medula óssea, relação livre de FLC > 100 ou RNM mostrando lesão focal).

A maioria dos pacientes irá apresentar a proteína M no sangue ou na urina, porém cerca de 3% dos pacientes não possuem proteína M detectável (mieloma não secretor).

Diagnóstico diferencial

O principal diagnóstico diferencial de mieloma deve ser realizado dentro do espectro das gamopatias monoclonais e de outras causas benignas que podem apresentar manifestações semelhantes (como hipercalcemia e insuficiência renal).

As outras discrasias plasmocitárias são apresentadas na Tabela 97.2.

Tratamento

O primeiro passo para o tratamento do MM após a confirmação diagnóstica é a estratificação com base no risco da doença. Os pacientes podem ser classificados como risco alto, intermediário ou padrão. Esta estratificação é realizada por meio de hibridização fluorescente *in situ* (FISH) com a busca de alterações citogenéticas marcadoras de prognóstico. Essa estratificação é importante, pois altera o tratamento.

TABELA 97.2 Outras discrasias plasmocitárias

Nome	Definição
Gamopatia monoclonal de significado indeterminado	• < 10% de plasmócitos clonais medulares • Proteína M < 3 g/dL
Mieloma assintomático (*smoldering*)	• < 10% de plasmócitos clonais medulares • Proteína M < 3 g/dL • Ausência de lesão de órgãos-alvo
Plasmocitoma solitário	• Lesão solitária comprovada por biópsia de osso ou tecido mole com evidência de plasmócitos clonais • Mielograma normal, sem evidência de plasmócitos clonais • RNM ou TC de coluna e pelve sem outras lesões • Ausência de lesões de órgão-alvo
Leucemia de células plasmáticas	• > 20% de plasmócitos clonais ou > 2.000 plasmócitos/mm^3 no sangue periférico
Síndrome de POEMS	• Presença de proteína M associada com polineuropatia, organomegalia, endocrinopatia e lesões cutâneas
Amiloidose primária (AL)	• Presença de síndrome sistêmica associada com a amiloidose (acometimento renal, hepático, cardíaco, gastrointestinal ou polineuropatia) • Coloração vermelho congo positivo em qualquer tecido • Evidência de que a proteína amiloide é relacionada com cadeia leve • Evidência de proliferação monoclonal de células plasmáticas (proteína M no sangue ou urina, relação FLC anormal ou plasmócitos clonais na medula óssea)

TABELA 97.3 Estadiamento do mieloma múltiplo			
Estadio	Durie-Salmon	ISS	Sobrevida
I	Todos abaixo: • Hb > 10 g/dL • Cálcio sérico normal • Proteína M de baixa concentração (IgG < 50 g/L, IgA < 30 g/L ou proteína de Bence-Jones < 4 g/24 h) • Sem lesões ósseas	Albumina sérica > 3,5 g/dL β2-microglobulina sérica < 3,5 mg/L	62 meses
II	Sem critério para estadios I ou II		44 meses
III	Qualquer dos abaixo: • Hb < 8,5 g/dL • Cálcio sérico > 3 mmol/L • Altas concentrações de proteína M (IgG > 70 g/L, IgA > 50 g/L ou proteína de Bence-Jones > 12 g/24 h)	β2-microglobulina sérica > 5,5 mg/L	29 meses

Além disso, os pacientes devem ser classificados quanto à elegibilidade ou não para o transplante de medula óssea (TMO). De uma maneira geral, os pacientes com mais de 65 anos, múltiplas comorbidades ou índices de performance baixos são considerados não elegíveis para TMO.

O tratamento inicia-se com um regime de indução, seguido por uma terapia pós-indução que pode ou não envolver TMO autólogo ou alogênico.

Nos pacientes com melhor ECOG o tratamento padrão-ouro é baseado na associação de três drogas que devem incluir obrigatoriamente inibidores de proteossoma, corticoide e talidomida e/ou ciclofosfamida. Para pacientes *unfit* o tratamento ideal é a combinação de dexametasona e lenalidomida. Muito se tem avançado no tratamento do mieloma múltiplo, inclusive com o surgimento do anticorpo monoclonal daratumumabe.

Prognóstico

O MM é, ainda hoje, considerado uma doença incurável, com uma sobrevida média de 3–4 anos, porém com grande variação individual. Além dos fatores relacionados com o paciente (comorbidades, *performance status*, idade, fragilidade) e das alterações citogenéticas, uma das formas de estimar o prognóstico é por meio dos sistemas de estadiamento de doença, como exemplo pelo ISS (International Score System), que utiliza a dosagem de albumina e de β2-microglobulina, e o de Durie-Salmon (Tabela 97.3).

BIBLIOGRAFIA

1. Greer JP, Arber DA, Glader B, Fist AF, Means Jr RT, Paraskevas F, et al. Wintrobe's Clinical Hematology, 13 ed. 2013.
2. Haushansky K, Prchal JT, Press OW, Lichtman MA, Levi M, Burns LJ, et al. Williams Hematology, 9 ed. 2016.

DOENÇAS MIELOPROLIFERATIVAS CRÔNICAS

João Carlos Pina Saraiva Filho
Ana Rita de Brito Medeiros da Fonseca

INTRODUÇÃO

As doenças mieloproliferativas crônicas constituem um grupo que compartilha determinadas características, como proliferação clonal das células-tronco da linhagem mieloide, o aumento da celularidade medular e organomegalias (hepatoesplenomegalia). Também podem apresentar graus variáveis de fibrose medular e são diferenciadas de acordo com qual linhagem mieloide domina a hematopoese.

Seguindo a classificação da Organização Mundial de Saúde (OMS) para neoplasias mieloides atualizada em 2016, fazem parte desse grupo: leucemia mieloide crônica (LMC), policitemia *vera* (PV), trombocitemia essencial (TE) e a mielofibrose primária (MFP), que por serem as mais frequentes, constituirão o enfoque deste capítulo. Outras neoplasias que fazem parte desse grupo são a leucemia neutrofílica crônica, a leucemia eusinofílica crônica não especificada e a neoplasia mieloproliferativa não classificável.

Ainda que separadas em entidades nosológicas distintas, esses grupos de doenças possuem a capacidade de evolução para fibrose medular ou para a leucemia aguda, e a possibilidade de apresentarem aspectos transicionais com características de duas doenças do grupo, com a chance de transformação durante o curso da neoplasia, de umas a outras, principalmente na PV, TE e MFP, relacionadas à mutação de ponto somática adquirida, que resulta da substituição da valina pela fenilalanina na posição 617 do gene JAK2, conhecida como JAK2V617F.

LEUCEMIA MIELOIDE CRÔNICA

Conceitos

A LMC é a principal representante das doenças mieloproliferativas, é caracterizada pela expansão clonal de uma célula-tronco pluripotente, levando a uma proliferação desregulada de granulócitos bem diferenciados. Essa neoplasia está relacionada com o cromossomo Philadelphia (Ph), resultado da fusão dos genes BCR (cromossomo 22) e ABL1 (cromossomo 9), resultando no gene de fusão BCR-ABL1, que deriva da translocação recíproca t (9; 22) (q34;q11). Este gene híbrido, BCR-ABL, codifica proteínas com atividade de tirosinoquinases que regulam o crescimento celular e sua hiperatividade desencadeia liberação de efetores da proliferação celular e inibidores da apoptose, sendo sua ação responsável pela oncogênese inicial da LMC.

Hoje, sabe-se que a incidência da LMC é de um a dois casos para cada 100 mil habitantes por ano, o que corresponde de 15% a 20% das leucemias. Ainda que a literatura internacional aponte uma média de idade ao diagnóstico de 60 anos, casuísticas nacionais mostram que a mediana de idade é, no mínimo, dez anos mais baixa que a encontrada em outros países.

História natural e quadro clínico

A história natural da LMC é a evolução que ocorre em média no decorrer de quatro anos, a partir da fase crônica (FC) até o estágio de fase blástica, ou crise blástica (CB). A doença se caracteriza clinicamente por três fases: FC, em que ocorre proliferação clonal maciça das células granulocíticas, mantendo ainda a capacidade de diferenciação. Esta pode ser seguida ou não pela fase acelerada (FA), na qual o clone leucêmico perde a capacidade de diferenciação e o controle da doença torna-se mais difícil. O último estágio é caracterizado pela CB, que se comporta como uma leucemia aguda, em que as células não se diferenciam e há predomínio de blastos (mieloides, linfoides ou indiferenciados).

O quadro clínico da doença possui um espectro variável, podendo comportar-se desde um quadro de sintomas constitucionais vagos na FC como fadiga, mal-estar geral; em que desconforto abdominal decorrente da esplenomegalia costuma ser a queixa principal, até quando ocorre a evolução da doença, e na CB, os pacientes, em geral, apresentam sinais e sintomas de leucemia aguda como febre, dor óssea, sangramento e sudorese.

Diagnóstico

Os exames de escolha para a confirmação diagnóstica da LMC são a presença de cromossomo Ph na análise citogenética, ou a visualização do gene de fusão BCR-ABL1, ou ainda seu produto de fusão de mRNA, analisados por hibridização *in situ* por fluorescência (FISH) ou reação em cadeia de polimerase com transcriptase reversa (RT-PCR). Outros exames laboratoriais complementares são úteis na avaliação diagnóstica desses pacientes, variando os resultados de acordo com a fase clínica da doença em que os mesmos se encontram:

- Leucocitose, normalmente > 50.000/mm^3, com valores médios em torno de 100.000/mm^3, e presença de neutrófilos nos diversos estágios de maturação de mieloblastos a segmentados. No hemograma também costumam estar presentes basófilos e eosinófilos em números elevados, anemia normocítica e normocrômica e contagem de plaquetas normal ou aumentada.
- Mielograma e biópsia de medula óssea hipercelulares, com o aspirado apresentando hiperplasia do setor megacariocítico, com a maturação preservada na FC.
- Na FC, os blastos estão presentes em < 2% das células granulocíticas no sangue periférico e < 5% das células nucleadas na medula óssea. Já na FA, estão presentes entre 10–19% no sangue periférico ou na medula óssea, enquanto para critérios de CB os blastos precisam estar em número superior a 20% no sangue periférico ou na medula óssea, também podendo haver proliferação blástica extramedular.

Tratamento e seguimento

As opções terapêuticas para a LMC são baseadas na fase específica da doença, sendo a escolha do tratamento complexa e envolvendo múltiplas variáveis como o controle da doença, sem cura, com os inibidores de tirosinaquinase; o potencial de cura com o transplante de células hematopoéticas (TCH) alogênico; e a opção pela terapia paliativa com agentes citorredutores. O seguimento do paciente é realizado a partir da avaliação periódica das respostas hematológicas, citogenéticas e moleculares, sendo uma oportunidade também de se verificar a adequada adesão ao tratamento e atentar para as fases evolutivas da doença (Tabelas 98.1 e 98.2).

POLICITEMIA *VERA*

Conceitos

A policitemia *vera* (PV) é uma neoplasia maligna clonal, caracterizada pelo aumento da massa de células vermelhas circulantes com maturação morfológica variável. Esse aumento ocorre de maneira independente dos fatores reguladores da eritropoese, entretanto um aumento isolado do volume de glóbulos vermelhos não é suficiente para o diagnóstico da doença, haja vista que essa condição também é observada em casos de hipoxemia crônica e tumores produtores de eritropoetina.

Ao diagnóstico a média de idade é de 60 anos, com discreta predominância no sexo masculino, sendo que raramente os casos possuem algum caráter familiar. Apesar da preocupação em relação aos possíveis efeitos na patogenia da exposição a radiação

TABELA 98.1 Tratamento da LMC na fase crônica

Tratamento de 1ª linha
- Imatinibe 400 mg/dia (ITQ de 1ª geração) ou dasatinibe 100 mg/dia ou nilotinibe 300 mg 12/12 (ITQ's de 2ª geração)
- Tipagem de HLA do paciente e dos irmãos apenas em caso de fatores de alarme (alto risco; CCA/Ph+)

Tratamento de 2ª linha – intolerância ao primeiro ITQ
- Qualquer um dos outros ITQ's aprovados para 1ª linha (imatinibe, dasatinibe ou nilotinibe)

Tratamento de 2ª linha – falência terapêutica ao uso de imatinibe
- Utilizar dasatinibe ou nilotinibe ou bosutinibe ou ponatinibe
- Realizar tipagem de HLA do paciente e dos irmãos

Tratamento de 2ª linha – falência terapêutica ao uso de nilotinibe
- Utilizar dasatinibe ou bosutinibe ou ponatinibe
- Realizar tipagem de HLA do paciente e dos irmãos; buscar doador de células-tronco não aparentado; considerar transplante de células hematopoéticas (TCH) alogênico

Tratamento de 2ª linha – falência terapêutica ao uso de dasatinibe
- Utilizar nilotinibe ou bosutinibe ou ponatinibe
- Realizar tipagem de HLA do paciente e dos irmãos; buscar doador de células-tronco não aparentado; considerar transplante de células hematopoéticas (TCH) alogênico

Tratamento de 3ª linha – falência terapêutica e/ou intolerância ao uso de 2 ITQ's
- Utilizar qualquer um dos ITQ's restantes; considerar TCH em todos os pacientes elegíveis

Tratamento de qualquer linha, com a mutação T315l
- Utilizar ponatinibe
- Realizar tipagem de HLA do paciente e dos irmãos; buscar doador de células-tronco não aparentado; considerar transplante de células hematopoéticas (TCH) alogênico

Fonte: Baccarani et al. ELN recommendations for CML. Blood 8 august 2013. Volume 122, número 6.

TABELA 98.2 Tratamentos da policitemia *vera* em outras situações

Tratamentos na fase acelerada e crise blástica em pacientes recém-diagnosticados, virgens de tratamento com ITQ's
- Imatinibe 400 mg 2 vezes/dia, ou dasatinibe 70 mg 2 vezes/dia ou 140 mg 1 vez/dia
- Busca de doador de células-tronco, em seguida TCH alogênico para todos os pacientes em crise bástica e para aqueles em fase acelerada com resposta terapêutica subótima
- Quimioterapia pode ser necessária antes do TCH para o controle da doença

Tratamentos na fase acelerada e crise blástica como progressão de fase crônica em pacientes que já fizeram uso de ITQ's
- Qualquer um dos outros ITQ's que não tenha sido utilizado na fase crônica da doença antes da progressão (ponatinibe para os portadores da mutação T315I), e então TCH alogênico para todos
- Quimioterapia frequentemente é necessária para manter os pacientes elegíveis ao TCH alogênico

Fonte: Baccarani et al. ELN recommendations for CML.Blood 8 august 2013. Volume 122, número 6.

ionizante e a agentes tóxicos como o benzeno, a grande maioria dos pacientes diagnosticados com PV não possuem esses fatores de exposição.

Quadro clínico

Os aspectos clínicos da PV são resultado de hiperviscosidade, hipervolemia e hipermetabolismo resultantes da expansão clonal.

Sintomas neurológicos como cefaleia, tontura e parestesias são as principais queixas, podendo vir acompanhados de distúrbios visuais e otológicos como zumbido e vertigem.

O prurido aquagênico, que surge principalmente após o banho por liberação de histamina resultante do aumento do número de mastócitos na pele, está presente em cerca de 40% dos pacientes. Eritromelalgia, que corresponde à sensação de queimação nas mãos e nos pés, associada a eritema, palidez e/ou cianose, na presença de pulsos palpáveis, também é uma característica da doença. Outra alteração cutânea bastante característica, é a aparência pletórica presente em mais da metade dos pacientes.

Trombose, tanto do leito arterial como do venoso, é uma complicação frequente da doença, chegando a acometer 30% dos pacientes. Hemorragias, com aumento importante do risco de doença ulcerosa péptica e hipertensão arterial sistêmica também são comuns. Consequências do aumento do *turnover* celular que promove a elevação dos níveis séricos de ácido úrico, como gota e nefropatia também são relatadas.

Diagnóstico

Ainda que o aumento dos valores no eritrograma seja a característica mais marcante da PV, a elevação das outras linhagens mieloides como as contagens de granulócitos e plaquetas também se fazem presentes. Muito se avançou a partir do uso da patologia molecular que permitiu a identificação da mutação JAK2V617F, ou outras funcionalmente similares, como a do éxon 12, presentes em aproximadamente 95% dos pacientes. Atualmente os critérios diagnósticos para PV seguem o exposto na Tabela 98.3.

Tratamento e prognóstico

O objetivo inicial do tratamento da PV é amenizar os aspectos clínicos da doença e simultaneamente reduzir o risco de eventos trombóticos sem aumentar a chance de ocorrência de complicações hemorrágicas. É importante também atentar para os riscos de transformação para mielofibrose pós-policitemia *vera* e leucemia mieloide aguda.

TABELA 98.3 Critérios para o diagnóstico de policitemia *vera*

Critérios maiores

1. Hb > 16,5 g/dL ou Ht > 49% em homens; Hb > 16 g/dL ou Ht > 48% em mulheres. Ou então um aumento da massa de células vermelhas > 25% acima do valor normal predito
2. Biópsia de medula óssea evidenciando hipercelularidade para a idade com pan-mielose (proliferação das séries eritroide, granulocítica e megacariocítica)*
3. Presença da mutação JAK2V617F ou mutação no éxon 12 do JAK2

Critério menor

Eritropoetina sérica abaixo do valor de normalidade

O diagnóstico de PV é estabelecido pela presença dos 3 critérios maiores ou dos 2 primeiros critérios maiores associados ao critério menor.
*O critério número 2 pode não ser necessário em casos de eritrocitose absoluta sustentada: Hb > 18,5 g/L (Ht > 55,5%) em homens ou Hb > 16,5 g/L (Ht > 49,5%) em mulheres, se o critério número 3 e o critério menor estiverem presentes. Entretanto, mielofibrose que está presente em cerca de 20% destes pacientes, só pode ser verificada a partir da realização da biópsia de medula óssea.

Inicialmente, é importante classificar os pacientes de acordo com o risco para eventos trombóticos: em baixo risco aqueles com idade inferior a 60 anos e sem histórico prévio de trombose, e alto risco aqueles com idade superior ou igual a 60 anos e/ou antecedentes prévios de trombose.

Todos os pacientes, respeitadas as contraindicações, devem receber ácido acetilsalicílico (AAS) na dose de 75 a 100 mg/dia, devendo-se evitar o uso de doses mais elevadas pelo maior risco de sangramento. O restante do tratamento é ajustado de acordo com o risco para eventos trombóticos, a resposta às terapias de primeira linha e a necessidade do uso de agentes mielossupressores.

A flebotomia com a retirada média de 7 mL/kg, máximo de 550 mL em até duas sessões por semana, ainda constitui uma terapia comum a todos os pacientes, visando manter níveis de Ht < 45% em homens e < 42% em mulheres. Como o objetivo dessa prática é induzir uma deficiência de ferro no organismo, a suplementação de ferro não deve ser ofertada.

Para os pacientes de alto risco, além da flebotomia é indicada a terapia com hidroxiureia (15–20 mg/kg/dia) como citorredutor de escolha. Para pacientes refratários a hidroxiureia, é proposto o uso de agentes alquilantes como o bussulfano, e em situações especiais como prurido refratário e mulheres em idade fértil, o uso do interferon alfa. O ruloxitinibe, um agente inibidor de JAK1 e JAK2, é reservado principalmente para os casos de mielofibrose pós-PV.

O tratamento de suporte é baseado no controle dos sinais e sintomas e alterações laboratoriais:

- Prurido: uso de anti-histamínicos, bloqueadores H-2 e interferon alfa em casos refratários.
- Eritromelalgia: AAS 50–100 mg/dia.
- Hiperuricemia: alopurinol 300 mg/dia.
- Trombose: tratamento com anticoagulantes conforme protocolo de rotina.
- Sangramento: suspender AAS e/ou anticoagulantes, avaliar o paciente para doença de von Wilebrand adquirida.

O prognóstico dos pacientes diagnosticados com PV e que recebem tratamento costuma ser bom, com sobrevida superior a 10 anos. A principal causa de morte nesses casos são eventos hemorrágicos e trombóticos e progressão para mielofibrose, que ocorrem em 30% dos casos, enquanto cerca de 5% evoluem para leucemia aguda.

TROMBOCITEMIA ESSENCIAL

Conceitos

A trombocitemia essencial (TE) é uma doença originada de uma proliferação clonal que envolve principalmente a linhagem megacariocítica. Sua principal característica é uma hiperplasia megacariocítica na medula óssea, associada a trombocitose no sangue periférico e aumento do risco para eventos trombóticos e/ou hemorrágicos.

Sua etiologia é pouco conhecida, a relação entre trombocitose e trombopoetina (TPO) também não está bem definida e a TPO sérica costuma ser normal ou discretamente aumentada, e a mutação no JAK2V617F está presente em cerca de 50% dos pacientes com TE. Apesar desses achados a exclusão de causas secundárias de trombocitose é fundamental.

A incidência aproximada da TE é de cerca de 2,5 casos a cada 100.000 habitantes por ano. Alguns estudos têm mostrado uma discreta predominância da doença no sexo feminino, com uma mediana de idade de 60 anos no momento do diagnóstico.

Quadro clínico

Cerca da metade dos pacientes é totalmente assintomática no momento do diagnóstico, sendo que entre os sintomáticos, os sintomas vasomotores e as manifestações trombo-hemorrágicas são os achados mais relevantes. Ao exame físico, esplenomegalia é percebida em um número importante entre os acometidos.

Manifestações vasomotoras como cefaleia, dor torácica atípica, eritromelalgia, sintomas visuais (escotomas, amaurose fugaz) e síncope podem estar presentes aproximadamente 40% dos pacientes.

Assim como na PV, a ocorrência de trombose na TE pode ocorrer tanto no leito arterial como no venoso, por exemplo: acidente vascular encefálico, infarto agudo do miocárdio, trombose venosa profunda e síndrome de Budd-Chiari. A ocorrência de isquemia digital pode surgir a partir de um fenômeno de Raynaud que progride para necrose dos dedos.

Apesar da alta contagem plaquetária, hemorragias, geralmente de mucosas, também fazem parte do espectro clínico da doença, principalmente quando o número de plaquetas ultrapassa a faixa de 1 milhão/μL, o que leva a uma redução da capacidade hemostática e a um risco aumentado do surgimento de doença de von Willebrand adquirida.

Diagnóstico

Costuma ser feito a partir da exclusão de outras causas reacionais de trombocitose, como as doenças inflamatórias, infecções, anemia ferropriva, as demais doenças mieloproliferativas crônicas, dentre outras. Para isso são úteis as avaliações de provas inflamatórias como proteína C reativa, a velocidade de hemossedimentação, além do perfil de ferro.

Vem ganhando espaço a pesquisa de outras mutações genéticas além do JAK2, como a mutação no gene da calreticulina (CALR) presente em cerca de 20% dos pacientes, e com uma penetração menos significativa em termos percentuais, a mutação no MPL (receptor de trombopoetina). Os critérios diagnósticos para ET estão dispostos na Tabela 98.4.

Tratamento e prognóstico

Para todos os pacientes recomenda-se o controle de fatores de risco cardiovasculares como tabagismo, obesidade, diabetes e hipertensão arterial sistêmica. As opções terapêuticas

TABELA 98.4 Critérios para o diagnóstico de trombocitemia essencial

Critérios maiores

1. Contagem plaquetária ≥ 450.000/mm³.
2. Biópsia de medula óssea evidenciando proliferação principalmente da linhagem megacariocítica, com aumento de megacariócitos grandes e maduros, e com núcleos hiperlobulados. Sem aumentos significativos, ou desvio à esquerda, das séries granulocíticas e eritroides, e sem aumento importante de fibras de reticulina (grau 1).
3. Ausência de critérios da OMS para LMC BCR-ABL⁺; PV; mielofibrose primária; síndrome mielodisplásica, ou outras neoplasias mieloides.
4. Presença de mutações do JAK2, CALR ou MPL.

Critério menor

Presença de marcador clonal, ou ausência de evidência de trombocitose reacional

O diagnóstico de TE é estabelecido pela presença dos 4 critérios maiores ou dos 3 primeiros critérios maiores associados ao critério menor.

---

para o manejo da TE dependem da estratificação de risco dos pacientes, que leva em consideração fatores que predisponentes para a ocorrência de trombose e sangramento:

- Baixo risco: idade < 60 anos, sem histórico prévio de trombose, e com contagem de plaquetas < 1 milhão/mm³.
- Alto risco: idade ≥ 60 anos e/ou trombose prévia.

Em decorrência da chance reduzida de eventos trombo-hemorrágicos, os pacientes de baixo risco não se beneficiam do uso de agentes citorredutores, devendo ser observados, e ainda que não seja consenso na literatura, devem iniciar o uso de AAS 100 mg/dia, respeitando contraindicações. Tal medicação também auxilia no controle dos sintomas vasomotores. Aqueles de baixo risco e que possuam contagem de plaquetas > 1 milhão/mm³ devem ser pesquisados para a presença de doença de von Willebrand adquirida antes de iniciarem o uso de antiagregante.

Os pacientes de alto risco se beneficiam do uso de agentes citorredutores para melhor controle da doença, então, além do uso do AAS 100 mg/dia, esses agentes estão indicados para todos os pacientes deste grupo.

A hidroxiureia, na dose de 15 mg/kg/dia, deve ser considerada o agente citorredutor de escolha para a maioria dos pacientes de alto risco, respeitando-se outras variáveis que devem ser avaliadas (exemplo: idade, desejo reprodutivo, custo, comorbidades), e de acordo com o caso fazer uso de outras drogas da classe como o interferon alfa, tratamento de escolha em gestantes, a anagrelida e o bussulfano.

A aférese plaquetária é uma opção em situações de emergência como eventos trombóticos ameaçadores a vida.

Por ser uma doença mieloproliferativa de curso clínico usualmente indolente, a maioria dos pacientes portadores de TE experimentam uma expectativa de vida entre 10 e 25 anos. O risco de transformação para leucemia aguda é relativamente baixo (cerca de 5%), existindo também a possibilidade de evolução para mielofibrose.

MIELOFIBROSE PRIMÁRIA

Conceitos

A mielofibrose primária (MFP), também conhecida como mielofibrose idiopática, é uma desordem clonal das células-tronco hematopoéticas que resulta em uma proliferação mieloide com predomínio de granulócitos, e hiperplasia atípica da linhagem megacariocítica, achados da fase pré-fibrótica da doença. Com o avançar da MFP, surge sua característica mais marcante que é a fibrose reativa da medula óssea e a hematopoese extramedular (fase fibrótica). Além desses achados é caracterizada também pelo surgimento de anemia, sangue periférico com reação leucoeritroblástica, hemácias em lágrimas (dacriócitos) e hepatoesplenomegalia.

Sua etiologia é incerta, alguns relatos de casos associam essa condição à exposição a radiação ionizante, benzeno e tolueno. É a menos frequente das doenças mieloproliferativas crônicas, com incidência aproximada de 1,5 casos a cada 100.000 habitantes por ano, acometendo principalmente adultos com idade superior a 60 anos, atingindo ambos os sexos de maneira semelhante.

Quadro clínico

Sua apresentação é caracteristicamente insidiosa, com sintomas secundárias à anemia, sendo a fadiga o sintoma mais relatado pelos pacientes, além de palpitação e dispneia. Alterações secundárias ao estado hipercatabólico com o aparecimento de sintomas constitucionais como perda de peso, febre e sudorese noturna, também podem ser encontrados. Eventos trombo-hemorrágicos, dor óssea e alterações decorrentes da hiperuricemia (artrite, cálculos renais) também são comuns.

No exame físico, a esplenomegalia é o achado mais comum, podendo conferir sintomas como desconforto abdominal, dor e dispepsia. Hepatomegalia também é um achado frequente, e ambos decorrem da hematopoese extramedular.

Diagnóstico

Os achados do hemograma dos pacientes com MFP incluem anemia progressiva, em geral normocrômica e normocítica e de etiologia multifatorial, leucocitose ou leucopenia, trombocitose ou trombocitopenia, e podem ser encontrados dependendo da fase da doença, além níveis elevados de LDH. No sangue periférico são caracteristicamente encontrados dacriócitos e leucoeritroblastose. Como esses achados também poderiam ser reproduzidos em casos de infiltração medular neoplásica ou doenças granulomatosas, a biópsia de medula óssea é necessária para demonstração de fibrose primária. Ainda que não haja um consenso para o diagnóstico da MFP, os critérios mais difundidos são os propostos pela OMS, conforme a Tabela 98.5.

Tratamento e prognóstico

A escolha do tratamento na MFP depende do risco individual do paciente, e para esta estimativa, utiliza-se o *dynamic international prognostic scoring system plus* (DIPPS-PLUS), que classifica os pacientes em riscos baixo, intermediários (1 e 2) e alto, projetando a expectativa de vida e auxiliando na escolha da terapêutica adequada. São variáveis desse escore:
- Idade > 65 anos.
- Leucócitos > 25.000/µL.
- Hb < 10 g/dL.
- Blastos no sangue periférico > 1%.
- Sintomas constitucionais.
- Contagem plaquetária < 100.000/µL.
- Anemia com necessidade transfusional.
- Cariótipo desfavorável.

TABELA 98.5 Critérios para o diagnóstico de mielofibrose primária

Critérios maiores

1. Presença de proliferação e atipia de megacariócitos, acompanhada de fibrose de colágeno e/ou reticulina de graus 2 ou 3.
2. Ausência de critérios da OMS para LMC BCR-ABL$^+$; PV; TE; síndrome mielodisplásica, ou outras neoplasias mieloides.
3. Presença de mutações do JAK2, CALR ou MPL. Ou na ausência dessas mutações, a presença de outro marcador clonal*, ou a ausência de mielofibrose reativa (secundária).

Critérios menores

Presença de pelo menos 1 dos abaixo, verificado em 2 avaliações consecutivas
1. Anemia não atribuída a alguma comorbidade
2. Leucocitose ≥ 11.000/ mm^3
3. Esplenomegalia palpável
4. LDH acima do valor superior de normalidade
5. Leucoeritroblastose

O diagnóstico de PV é estabelecido pela presença dos 3 critérios maiores associados a pelo menos 1 critério menor.
*Na ausência das 3 mutações principais, a pesquisa para outras mutações associadas (p. ex., ASXL1; EZH2; TET2; IDH1/IDH2; SRSF2; SF3B1) auxiliam na determinação da natureza clonal da doença.

A maioria das opções de tratamento na MFP são paliativas e focadas no controle dos sintomas, principalmente a anemia e a esplenomegalia, com melhora da qualidade de vida mesmo que não levem a um aumento de sobrevida. O transplante de células hematopoéticas alogênico (TCHA) é o único tratamento curativo para a doença, entretanto está indicado apenas em uma pequena parcela dos pacientes.

Pacientes assintomáticos e de baixo risco devem ser mantidos em conduta expectante com reavaliações periódicas em relação ao estado geral e a necessidade de controle de sintomas. Aparentemente este grupo de pacientes não se beneficia do TCHA, no qual os riscos parecem superar os benefícios. A hidroxiureia é a terapia de escolha neste grupo para controle dos sintomas constitucionais e da esplenomegalia sintomática. Em pacientes selecionados e que apresentem esplenomegalia refratária, hemólise persistente, hipertensão portal ou sintomas de hipercatabolismo como a caquexia, a esplenectomia deve ser considerada. Os inibidores de JAK (p. ex., ruloxitinibe) também podem ser empregados no tratamento da esplenomegalia refratária, entretanto estão liberados apenas para pacientes de risco intermediário e alto.

Visando o controle da anemia, os estimuladores da eritropoese, assim como corticosteroides, andrógenos (p. ex., danazol) e os análogos da talidomida podem ser utilizados. A radioterapia pode ser útil no controle da hematopoese extramedular, principalmente em pacientes com dor óssea refratária e no tratamento da hipertensão pulmonar.

O TCHA é indicado para pacientes de riscos intermediário 2 ou alto, ou para pacientes inicialmente diagnosticados como riscos baixo ou intermediário 1 mas que evoluem no avançar da doença conforme a avaliação periódica. Evidências mais recentes têm mostrado a melhor sobrevida desses pacientes com regimes de condicionamento de intensidade reduzida. O transplante autólogo de células hematopoéticas demonstrou benefício terapêutico mínimo nesses pacientes, não sendo indicado.

A sobrevida média dos pacientes com MFP pode variar entre 3 e 15 anos de acordo com a fase em que a doença é diagnosticada. As principais causas de morte são a progressão para leucemia mieloide aguda, infecções e hemorragias decorrentes da falência na medula óssea, e complicações da hipertensão portal.

BIBLIOGRAFIA

1. Arber, et al. WHO myeloid and precursors neoplasms. Blood, 19 may 2016. Volume 127, number 20.
2. Baccarani, et al. ELN recommendations for CML. Blood 8 august 2013. Volume 122, number 6
3. Choi CW, et al. Guidelines for the management of MPNs. The Kourean Journal of Internal Medicine. Vol 30. Number 6. November 2015.
4. Figueiredo MS, Kerbauy JEC, Lourenço DM, Schor N. Guias de medicina ambulatorial e hospitalar da UNIFESP-EPM-Hematologia.1ª ed. Manole. Barueri (SP):249-258.2011.
5. Hoffbrand AV, Moss PAH. Essential Hematology, 6th ed. Blackwell. Oxford: 331-344. 2011.
6. Hoffmann VS, Baccarani M, Lindoerfer D, et al. The EUTOS prognostic score: review and validation in 1288 patients with CML treated frontline with imatinib. Leukemia. 2013;27:2016.
7. Sochacki, et al. Therapy for myelofibrosis and MDS/MPN. OncoTargets and Therapy 2016:9
8. Tefferi A. Polycythemia vera and essential thrombocythemia: 2013 update on diagnosis, risk-stratification, and management. Am J Hematol. 2013;88:507.
9. Vannucchi. How I treat policitemia vera. Blood, 20 november 2014. Volume 124, Number 22.

NEUTROPENIA FEBRIL

Alice Nayane Rosa Morais
Ana Rita de Brito Medeiros da Fonseca

INTRODUÇÃO

As infecções são as complicações mais comuns dos pacientes em quimioterapia. A incidência é 10–50% dos pacientes com tumores sólidos e 80% daqueles com neoplasias hematológicas. Entre os fatores que contribuem para isso estão: imunodeficiências adquiridas relacionadas às neoplasias, perda da integridade das mucosas gastrointestinal, respiratória e geniturinária nas mucosites; alteração da distribuição de neutrófilos, monócitos e linfócitos em consequência de altas doses de corticosteroides; e deficiência da hematopoese, levando a neutropenia por ação direta de drogas antineoplásicas ou infiltração medular pela doença.

A neutropenia é geralmente definida como a presença de 500 ou menos neutrófilos/mm³, podendo ser considerados menos de 1.000 neutrófilos com tendência ao nadir nas próximas 48 horas. No Brasil, onde habitualmente se afere a temperatura axilar, considera-se febre com valor igual ou maior que 37,8 °C.

Cerca de 50 a 60% dos neutropênicos que desenvolvem febre têm uma infecção oculta ou estabelecida. Os principais patógenos envolvidos são bactérias, mas vírus e fungos também podem ser implicados, principalmente em quadros subsequentes ou persistentes.

A neutropenia febril (NF) é, portanto, uma síndrome heterogênea de evolução potencialmente grave, que inclui desde infecção clínica ou microbiologicamente documentada até quadros febris inexplicados.

ETIOLOGIA

As bactérias mais frequentemente implicadas são bacilos Gram-negativos (*Pseudomonas aeruginosa* e coliformes como *Escherichia coli*, *Enterobacter* e *Klebsiella*). Secundariamente, destacam-se os Gram-positivos coagulase-negativos (*S. epidermidis*), *S. aureus*, entecorococos e estreptococos do grupo *viridans*. Infecções polimicrobianas são infrequentes.

Ocasionalmente, vírus influenza A e B, parainfluenza e sincicial respiratório (VSR) podem ser os patógenos iniciais, mas reativações de infecções latentes em soropositivos são mais comuns, com destaque para os vírus herpes simples. Infecção disseminada pelo varicela-zoster vírus também é possível, quando se deve considerar envolvimento pulmonar junto aos típicos achados cutâneos. Quanto aos fungos, *Candida* costuma se relacionar à presença de mucosite; infecções por *Aspergillus* respondem por quadros de neutropenia grave e prolongada.

QUADRO CLÍNICO E DIAGNÓSTICO

História clínica e exame físico

A NF deve ser suspeitada em todo paciente recebendo quimioterapia que apresente febre, principalmente naqueles que estejam entre o sétimo e 14º dia considerado o nadir para a maioria dos protocolos. Sinais e sintomas que sugiram foco infeccioso ou denunciem complicação também devem ser considerados. Nessas condições, paciente deve ser abordado como neutropênico até que se disponha de hemograma para confirmação ou exclusão diagnóstica.

A história clínica deve incluir diagnóstico oncológico, tratamentos realizados, incluindo tempo, duração, dose e tipo de quimioterapia, além da presença de comorbidades. Idade maior que 65 anos, sexo feminino, baixa superfície corporal e *performance status* ruim são indicadores de risco do paciente. Entre os fármacos mais implicados, estão metotrexato, ciclofosfamida, azatioprina, gencitabina, alemtuzumabe, rituximabe, taxanos (cabazitaxel, docetaxel, paclitaxel) e inibidores da topoisomerase (topotecan e etoposide).

Exame físico com ênfase em possíveis sítios infecciosos deve ser realizado. Atenção deve ser dada à presença de cateteres venosos, principalmente se há flogose no local de inserção; alterações no fluxo podem se relacionar a trombose infectada. O foco pulmonar é o principal relacionado a NF, daí a importância da ausculta e sinais como hipóxia, taquipneia e desconforto respiratório. No abdômen, buscam-se sinais de irritação peritoneal, embora eles possam ser mascarados mesmo quando esse é o foco primário. Orofaringe deve ser avaliada para mucosite e celulite/abscesso periodontal. Na pele, lesões disseminadas como vesículas, nodulações e fenômenos vasculares podem indicar infecções sistêmicas e sugerir etiologias. Não se pode prescindir da inspeção da região perianal, mas o exame digital ou aferição da temperatura retal devem ser evitados pelo risco de trauma da mucosa e translocação bacteriana. Verificar sinais de irritação meníngea é importante, especialmente quando há história de cefaleia.

Na presença de instabilidade hemodinâmica e/ou sinais de disfunção orgânica o tratamento deve ser intensivo seguindo as orientações de manejo de pacientes sépticos.

Laboratório

Além do hemograma, urina 1, exames bioquímicos como coagulograma e provas de função renal e hepática devem ser solicitados para avaliar se há disfunção orgânica.

Coleta de urocultura e hemoculturas (esses sítios de coleta variam de acordo com cada instituição) é essencial em todos os pacientes para prover diagnóstico microbiológico e, subsequentemente, guiar antibioticoterapia. Análise de outros líquidos biológicos está indicada na investigação direcionada:
- Em caso de diarreia, além de coprocultura, considera-se pesquisa do *Clostridium dificille* nas fezes, além de pesquisa para rotavírus e em casos selecionados, adenovírus.

- Se houver sintomas respiratórios, escarro pode ser coletado para cultura, respeitando-se a elegibilidade da amostra (número de células epiteliais ou polimorfonucleares ao Gram conforme corte de cada laboratório). Naqueles com infiltrados pulmonares, que não consigam produzir escarro, particularmente se houver piora após 24-48 h do início da antibioticoterapia, broncoscopia com lavado broncoalveolar pode ser necessária.
- Se sinais e sintomas de meningite, coleta de líquor deve ser feita, com análise da amostra também para etiologias virais e fúngicas específicas, se possível.

Marcadores séricos de infecção fúngica como beta-D-glucana (inespecífico) ou galactomanana (aspergilose invasiva) estão indicados somente quando houver suspeita clínica, embora alguns centros indiquem a realização em pacientes de alto risco, relacionado a imunossupressão e neutropenia prolongada. Na suspeita de doença por citomegalovírus, a PCR quantitativa para detecção do DNA viral e a antigenemia sérica são os exames indicados.

A proteína C reativa (PCR) e a procalcitonina têm sido estudadas como possíveis preditores de risco ou marcadores diagnósticos de sepse em pacientes neutropênicos, mas ainda não há recomendações específicas quanto a sua aplicação nesses cenários ou em descalonamento antibiótico, não estando indicadas para este fim.

Imagem

A realização de exames de imagem é um passo indispensável, mas não deve retardar o início da terapia antimicrobiana.

Em pacientes com sintomas respiratórios, a tomografia computadorizada torna-se o exame de eleição, visto que tem sensibilidade muito superior. A solicitação de TC de abdômen, seios da face e/ou crânio será guiada pela presença de sintomas sugestivos ou fatores de risco para infecção nesses sítios. Por exemplo, na suspeita de enterocolite neutropênica ou colite pseudomembranosa, TC com contraste endovenoso e oral é o principal meio diagnóstico. Colonoscopia está em geral contraindicada (risco de translocação e perfuração, plaquetopenia associada).

ESTRATIFICAÇÃO DE RISCO

Dada a heterogeneidade da síndrome, pacientes com neutropenia febril são classificados de acordo com o risco de desenvolver complicações. A divisão em baixo e alto risco auxilia nas tomadas de decisão, como o ambiente onde o paciente será conduzido, via de antibioticoterapia e investigações adicionais que possam ser necessárias.

Dados de um estudo multicêntrico prospectivo em unidades oncológicas permitiram a criação de um sistema de pontuação pela Seção de Infecção da Associação Multinacional de Cuidado e Suporte ao Câncer (*Multinational Association for Supportive Care in Cancer* – MASCC) que ganhou denominação homônima. O escore MASCC leva em consideração o estado oncológico, comorbidades e a apresentação clínica, sendo de fácil aplicação (Tabela 99.1).

Considerando as principais diretrizes sobre o tema, os critérios frequentemente utilizados para essa distinção são:
- Baixo risco:
  - Escore MASSC maior ou igual a 21 pontos OU
  - Previsão de neutropenia < 100 neutrófilos por menos de 7 dias
  - Sem comorbidades significativas ou evidência de disfunção hepática/renal importante

TABELA 99.1 Sistema de pontuação MASCC	
Critérios de proteção	Pontos
Intensidade da doença	
Ausência de sintomas ou sintomas leves	5 pontos
Sintomas moderados	3 pontos
Comorbidades	
Ausência de hipotensão (pressão arterial sistólica > ou = 90 mmHg)	5 pontos
Ausência de doença pulmonar obstrutiva crônica	4 pontos
Ausência de desidratação (sem necessidade de hidratação venosa)	3 pontos
Neoplasia sólida ou hematológica sem infecção fúngica prévia (documentada ou tratada empiricamente)	5 pontos
Idade: menos de 60 anos	2 pontos
Paciente com perfil ambulatorial na apresentação da neutropenia febril	3 pontos

Multinational Association for Supportive Care in Cancer, 2010. Escore máximo: 26 pontos. 0–20 pontos: alto risco de complicações – hospitalização e antibioticoterapia parenteral. 21–26 pontos: baixo risco de complicações – possível tratamento ambulatorial com antibioticoterapia oral.

- Bom *performance status*
- Doença oncológica controlada (sem progressão).
- Alto risco:
    - Escore MASSC menor que 21 pontos OU
    - Neutropenia grave e prolongada (< 100 neutrófilos por mais de 7 dias)
    - Comorbidades significativas (especialmente doença pulmonar obstrutiva crônica)
    - Instabilidade hemodinâmica
    - Insuficiência hepática (transaminases > 5 vezes o limite superior de normalidade) ou renal (*clearance* de creatinina < 30 mL/min)
    - Alteração do nível de consciência
    - Infiltrado pulmonar novo ou hipoxemia (pneumonia provável ou documentada)
    - Possível infecção relacionada a cateter
    - Mucosite oral ou gastrointestinal que leve a disfagia ou diarreia (mucosite grau 3 a 4)
    - Uso de alemtuzumabe nos últimos dois meses.

Tratamento

O primeiro passo para o tratamento da NF é suspeitar do diagnóstico de todo paciente com febre e/ou sinais de infecção que tenha recebido terapia citotóxica antineoplásica nas últimas seis semanas ou em imunossupressão para transplante.

Avaliar gravidade: nem todos os pacientes com NF necessitam antibiótico endovenoso e internação hospitalar. Não se deve aguardar confirmação de neutropenia por hemograma. Em todo paciente com febre e/ou sinais de infecção que tenha recebido terapia citotóxica antineoplásica nas últimas seis semanas ou em imunossupressão para transplante, a suspeita deve ser levantada.

Diretrizes internacionais orientam que essa conduta deve ser realizada em até 60 minutos da triagem. Acumulam-se evidências de que abreviar o início dessa terapia reduz mortalidade. No entanto, estudos retrospectivos recentemente publicados avaliaram o tempo de início do antibiótico na NF, e a rapidez do mesmo não mostrou alterar desfecho.

A escolha do antibiótico deve se basear na estratificação de risco do paciente, presença de disfunções orgânicas ou alergias, suspeita de patógenos específicos ou resistentes, uso recente de antimicrobianos (inclusive para profilaxia), além dos padrões de suscetibilidade antibiótica local.

No paciente de baixo risco, há possibilidade de tratamento ambulatorial desde que se assegure capacidade de ingesta por via oral e condições de retorno para reavaliação. Uma observação por 2 a 12 horas pode ser útil para confirmar o *status* ambulatorial do paciente. O regime mais recomendado é a associação de ciprofloxacino com amoxicilina-clavulanato. Monoterapia com quinolona ou associar ciprofloxacino com clindamicina são esquemas possíveis, embora menos utilizados. Lembrar que se o paciente vinha recebendo fluoroquinolona como profilaxia, ele não deve receber terapia empírica com droga da classe.

Devem ser orientados sinais de alarme para retorno ao hospital, a saber: persistência da febre em até dois dias de tratamento, surgimento de novos sinais/sintomas ou piora dos prévios, e intolerância à medicação. Nesses casos, torna-se necessária a internação e início de antibióticos de segunda linha (piperacilina-tazobactam). Mesmo em caso de melhora ou estabilidade, é necessário agendar retorno para checar resultados de culturas.

No paciente de alto risco, deve-se proceder à internação. Opções para antibioticoterapia parenteral são: betalactâmico antipseudomonas, como cefepime, um carbapenêmico, como imipenem-cilastatina, ou ainda piperacilina-tazobactam. Não é recomendado o uso de ertapenem como parte do tratamento empírico da neutropenia febril, pela ausência de atividade antipseudomonas deste agente. A adição de outras drogas como aminoglicosídeo ou cobertura para Gram-positivos e infecções fúngicas, deverá ser avaliada caso a caso, conforme sugerido abaixo na Tabela 99.2. É preciso lembrar que se trata de sugestão e que os antibióticos devem ser suspensos tão logo seja evidenciado foco e patógeno.

O ajuste dos esquemas deverá ser guiado pelos dados microbiológicos, logo que disponíveis, mas não deve ser retardado se houver deterioração clínica. Após identificação inicial de microrganismo, a repetição seriada de culturas pode ser útil mas não é obrigatória em pacientes com NF prolongada.

Casos selecionados podem se beneficiar de regime hospital-dia. O tempo de tratamento dependerá do sítio infeccioso identificado ou do germe isolado em culturas. A Tabela 99.3 traz duração de antibioticoterapia sugerida conforme sítio ou condição clínica. No caso de febre inexplicada, ainda assim o estado clínico do paciente é o mais importante. Anteriormente acreditava-se que era necessário manter o antimicrobiano até que houvesse sinais de recuperação da medula óssea, o que é extremamente discutível, pois alguns estudos já demonstram que não há necessidade. Além disso, ausência de febre por pelo menos 5 dias também é questionável, principalmente no contexto hematológico, no qual a febre pode estar relacionada à própria recuperação neutrofílica. Se se mantiver neutropenia, mas os sinais/sintomas do quadro infeccioso tenham se resolvido, pode-se instituir profilaxia até que haja sinais de recuperação mieloide (Tabela 99.4).

Na presença de febre persistente associada a deterioração clínica e sinais infecciosos deve-se lembrar da infecção fúngica. Em pacientes que estavam sob profilaxia com fluconazol, *Candida glabrata* e *Candida krusei* são comumente implicadas, direcionando para terapia com outras drogas.

Para pacientes com apresentação clínica não complicada, sem história de colonização ou infecção prévia por bactéria resistente, em centros onde infecções por esses patógenos são incomuns no início da NF, opta-se por esquema de escalonamento, iniciando-se com as drogas previamente sugeridas e aumentando-se o espectro conforme evolução clínica/

TABELA 99.2 Antibioticoterapia para tratamento hospitalar da neutropenia febril

Condições	Cobertura	Opções
• Infecção relacionada a cateter (suspeita clínica) ou qualquer sinal de celulite no sítio de inserção • Infecção de pele e partes moles • Hemocultura positiva para Gram-positivo (sem perfil de sensibilidade ou com MRSA) • Colonização conhecida por MRSA ou pneumococo resistente a penincilina/cefalosporina • Mucosite grave	Gram-positivos	Vancomicina Teicoplanina, daptomicina e linezolida são alternativas Considerar linezolida na pneumonia associada a ventilação por MRSA.
• Diarreia persistente/dor abdominal	*Clostridium dificille*	Vancomicina (ou metronidazol) por via oral.
• Em pacientes de alto risco, se persistência de febre após 4–7 dias de antibioticoterapia de amplo espectro e/ou sem identificação do sítio de infecção	Infecções fúngicas	Caspofungina. Voriconazol ou anfotericina B lipossomal (em caso de nódulos/infiltrados pulmonares).
• Lesões cutâneas ou mucosas vesiculares. • Sinais/sintomas neurológicos com suspeita de encefalite	Vírus (HSV) ou varicela-zóster (VZV)	Aciclovir
• Infiltrados pulmonares	Germes atípicos *Pneumocystis jirovecii*	Azitromicina Sulfametoxazol-trimetoprima
• Sinais/sintomas neurológicos com suspeita de meningite	*Listeria*	Ampicilina
• Síndromes *flu-like* e surtos	*Influenza*	Oseltamivir
• Colonização prévia relatada • Culturas novas	VRE KPC ESBL	Linezolida ou daptomicina Tigeciclina ou polimixina Carbapenêmico

MRSA: *Staphylococcus aureus* resistente à meticilina. VRE: *Enterococcus spp.* resistentes à vancomicina. KPC: *Klebsiella pneumoniae* produtora de carbapenemase. ESBL: Bactérias produtoras de betalactamases de espectro estendido.

cultura. Para pacientes com apresentação complicada, com história de infecção prévia ou colonizados por bactéria resistente, em centros onde são frequentes germes resistentes ao início da NF, recomenda-se abordagem por descalonamento: inicia-se com carbapenêmico em monoterapia ou combinação de betalactâmico antipseudomonas com aminoglicosídeo (ou polimixina B, se uso prévio de carbapenêmico) e reavalia-se em 72–96 horas a possibilidade de descalonar conforme culturas/estado clínico. O grau de recomendação para estratégias de descalonamento é menor, mas essa abordagem tem integrado com cada vez mais frequência protocolos hospitalares, principalmente no caso de pacientes que já apresentaram NF antes.

Não há evidências fortes para recomendar administração de fatores de crescimento hematopoiéticos no tratamento da NF estabelecida de forma rotineira. A *American Society of Clinical Oncology* (ASCO) recomenda fortemente o uso dos fatores como profilaxia secundária antes do próximo ciclo de quimioterapia em pacientes que já tenham apresentado NF e em que a redução da dose ou alteração do esquema possa causar prejuízos.

A necessidade de uma dieta específica para neutropênico é controversa e não há evidência que a sua execução altere qualquer desfecho. Recomenda-se a correta higiene dos

TABELA 99.3 Tempo de duração sugerido para tratamento da NF conforme condição clínica ou sítio infeccioso

Sítio infeccioso/condição clínica	Duração sugerida	
	HSP	NCCN
Infecção do trato urinário alto (pielonefrite)	10 a 14 dias	
Infecção do trato urinário baixo (cistite)	7 dias	
Pneumonia	10 a 14 dias	10 a 21 dias
Otite	10 a 14 dias	
Sinusite	10 a 14 dias	10 a 21 dias
Diarreia infecciosa	5 a 7 dias	
Amigdalite	7 a 10 dias	
Infecções do sistema nervoso central	14 a 21 dias	
Celulites	7 a 10 dias	Pele e partes moles 7 a 14 dias
Sepse clínica (sem agente isolado)	10 a 14 dias	
Abscesso perineal	10 a 14 dias	
Mucosite	5 a 7 dias	
FOI com neutropenia prolongada	14 dias	
Infecção de corrente sanguínea		10 a 14 dias (Gram-negativo) 7 a 14 dias (Gram-positivo) *S. aureus*: pelo menos 2 semanas após primeira hemocultura negativa Leveduras: pelo menos 2 semanas após primeira hemocultura negativa
Infecção relacionada a cateter		Retirar cateter se por *S. aureus* ou *Candida sp.* ou tunelite.
Infecções por fungos filamentosos (*Aspergillus*)		Pelo menos 12 semanas
Infecção viral		HSV/ZVZ, não complicada, restrita a pele/partes moles: 7 a 10 dias Influenza: 5 a 10 dias (curso maior para pacientes altamente imunocomprometidos)

alimentos e de forma controversa não ingerir alimentos crus como peixes crus. Outro assunto controverso é a utilização de máscaras e aventais, a única medida com impacto cientificamente comprovado é a correta higiene das mãos.

PROFILAXIAS

O papel da profilaxia antimicrobiana está bem estabelecido em pacientes portadores de neoplasias hematológicas. Em pacientes portadores de neoplasias sólidas ou outras doenças que tenham evoluído com neutropenia após terapia citotóxica, as recomendações em geral derivam da experiência dos serviços.

De modo geral, está indicada a pacientes em que a expectativa de duração da neutropenia (< 500 neutrófilos/mm^3) é maior que 7 dias. Um grupo de alto risco é candidato à

TABELA 99.4 Doses sugeridas para os antimicrobianos comumente utilizados na neutropenia febril (atenção para ajustes na insuficiência renal)

Antimicrobiano	Dose
Cefepime	2 g EV a cada 8 horas
Meropenem	1 g EV a cada 8 horas (2 g EV a cada 8 horas para meningite)
Imipenem-cilastatina	500 mg EV a cada 6 horas.
Ceftazidima	2 g EV a cada 8 horas.
Piperacilina-tazobactam	4,5 g EV a cada 6 horas.
Vancomicina	15 mg/kg/dose EV a cada 12 horas (monitorizar níveis séricos conforme protocolo institucional vigente).
Ciprofloxacino + Amoxicilina-clavulanato	500–750 mg VO a cada 12 horas ou 400 mg EV a cada 8–12 horas. + 500 mg VO a cada 8 horas
Amicacina	15 mg/kg/dia IV (dose única diária; dose máxima de 1g/d)
Gentamicina	5 mg/kg/dia IV (dose única diária)
Anfotericina B desoxicolato	0,7 a 1,0 mg/kg/dia IV (dose única diária)
Anfotericina B lipossomal	3 a 5 mg/kg/dia IV (dose única diária)
Fluconazol (tratamento)	10 a 12 mg/kg/dia IV ou VO
Voriconazol	400 a 600mg/dia IV ou VO (divididos em 2 a 3 doses diárias)
Aciclovir (tratamento de infecção herpética)	10 mg/kg IV 8/8 horas
Ganciclovir	5 mg/kg IV 12/12 horas
Metronidazol	500 mg IV ou VO 8/8 horas
Sulfametoxazol-trimetropina	15 a 20 mg/kg/dia de trimetropina + equivalente de sulfametoxazol IV (divididos em 3 a 4 doses diárias)
Polimixina B	25.000 UI/kg/dia IV (dividido em 2 ou 3 doses diárias)

profilaxia independentemente de neutropenia estabelecida. Ele inclui pacientes na fase de indução para transplante alogênico de células hematopoiéticas e aqueles em quimioterapia para leucemia aguda.

A prescrição para pacientes de risco intermediário (transplante autólogo de células hematopoiéticas, terapia com análogos de purina, portadores de linfoma, leucemia mieloide crônica, mieloma múltiplo) deve ser discutida caso a caso.

Para infecção bacteriana, recomenda-se fluoroquinolona (ciprofloxacino 500 mg EV 12/12 h ou VO diariamente) durante todo o período de neutropenia ou terapia citotóxica (grupo de alto risco).

Para infecção fúngica, a droga indicada é o fluconazol 400 mg EV ou VO uma vez ao dia, ou ainda com micafungina 100 mg 1× ao dia. Como ela não exerce profilaxia para infecções fúngicas causadas por fungos filamentosos como *Aspergillus spp.*, nos pacientes de alto risco, pode ser realizada, concomitantemente à profilaxia, a pesquisa sérica do antígeno galactomanana periodicamente para rastreio de infecção. Para pacientes de alto risco para infecção fúngica opta-se por profilaxia com outros azólicos como posaconazol.

Para infecção viral (pelos vírus herpes simples e varicela-zóster), aciclovir 400 mg VO 12/12 h, ou valganciclovir 500 mg VO 1× dia, está indicado enquanto houver neutropenia. Aqueles sob uso de alemtuzumabe ou em tratamento de segunda linha com análogos de purina e uma das condições seguintes – uso de corticoides ou dosagem de CD4 < 50 ou idade > 65 anos – devem receber a profilaxia desde a primeira semana da quimioterapia até 30 dias após seu término.

Nos pacientes em que o risco de infecção por *Pneumocystis jirovecii* for elevado (receptor de transplante alogênico, leucemia linfoide aguda, uso de alemtuzumabe), recomenda-se a profilaxia com sulfametoxazol/trimetoprima 800/160 mg por VO três vezes por semana. Deve-se avaliar também a necessidade dessa profilaxia para pacientes em terapia combinada com fludarabina e outro agente depletor de células T, uso de prolongado de corticoide, ou temozolomide e radioterapia.

BIBLIOGRAFIA

1. American Society of Clinical Oncology: Recommendations for the use of hematopoietic colony-stimulating factors—Evidence-based, clinical practice guidelines J Clin Oncol 12: 2471– 2508,1994 American Society of Clinical Oncology: Medline
2. Flowers CR, Seidenfeld J, Bow EJ, Karten C, Gleason C, Hawley DK, et al. Antimicrobial prophylaxis and outpatient management of fever and neutropenia in adults treated for malignancy: American Society of Clinical Oncology clinical practice guideline. Journal of Clinical Oncology. 2013;31(6):794-810.
3. Freifeld AG, Bow EJ, Sepkowitz KA, et al. Clinical practice guidelines for the use of antimicrobial agents in neutropenic patients with cancer: 2010 Update by the Infectious Disease Society of America. CID. 2011;52:e56–e93.
4. Hall KK, Lyman JA. Updated review of blood culture contamination. Clin Microbiol Rev. 2006;19(4): 788-802.
5. Kaji AH, Schriger D, Green S. Looking through the retrospectoscope: reducing bias in emergency medicine chart review studies. Ann Emerg Med. 2014;64(3):292-98.
6. Klastersky J, Paesmans M, Georgala A, Muanza F, Plehiers B, Dubreucq L, et al. Outpatient oral antibiotics for febrile neutropenic cancer patients using a score predictive for complications. Journal of Clinical Oncology. 2006;24(25):4129-34.
7. Klastersky J, Paesmans M, Rubenstein EB, Boyer M, Elting L, Feld R, et al. The Multinational Association for Supportive Care in Cancer risk index: A multinational scoring system for identifying low-risk febrile neutropenic cancer patients. Journal of Clinical Oncology. 2000;18(16):3038-51.
8. Libuit J, Whitman A, Wolfe R, Washington CS. Empiric vancomycin use in febrile neutropenic oncology patients. Open Forum Infect Dis. 2014;1(1):ofu006. 1
9. Mirrett S, Weinstein MP, Reimer LG, Wilson ML, Reller LB. Relevance of the number of positive bottles in determining clinical significance of coagulase-negative staphylococci in blood cultures. J Clin Microbiol. 2001;39(9):3279-81.
10. Weinstein MP. Blood culture contamination: persisting problems and partial progress. J Clin Microbiol. 2003;41(6):2275-78.

100

PRINCÍPIOS DE HEMOTERAPIA

Aniele Cristine Ott Clemente
Ana Rita de Brito Medeiros da Fonseca

CONCEITO

A transfusão de hemocomponentes e hemoderivados é um dos procedimentos de suporte mais comuns em pacientes hospitalizados, especialmente em unidades de terapia intensiva, e aproximadamente 40% destes pacientes precisarão de um ou mais concentrados de hemácias (CH). Em 2014 foram realizadas no Brasil 3.293.934 transfusões sanguíneas, 60,61% foram de CH, 16,56% de concentrado de plaquetas (CP).

O uso racional dessa modalidade terapêutica é fundamental, levando-se em conta o custo dessa terapia e potenciais riscos envolvidos.

Hemocomponentes são produtos originados um a um a partir do processamento do sangue total, por meio de processos físicos como centrifugação e congelação. Já hemoderivados são os produtos obtidos em escala industrial pelo fracionamento do plasma por processos fisicoquímicos.

TIPOS E INDICAÇÕES

Concentrado de hemácias

É o hemoderivado mais utilizado. Cada unidade possuiu um volume aproximado de 300 mL, a ser infundida em 1 a 4 h. Pode aumentar em 1 g/dL os níveis de hemoglobina (Hb) e o hematócrito cerca de 3%.

A indicação da transfusão de hemácias é estritamente relacionada À avaliação clínica do paciente, algumas sugestões são descritas abaixo:
- Hemorragia aguda com instabilidade hemodinâmica;
- Anemia aguda com inadequeda entrega de oxigênio.

A associação americana de banco de sangue (AABB) publicou em 2016 uma atualização a respeito da transfusão de concentrados de hemácias, na qual foram avaliados 31 estudos randomizados, com mais de 12.500 pacientes que foram randomzados para receber transfusão com gatilho menor que 7–8 g/dL (estratégia conservadora) ou menor que

9–10 g/dL (estratégia liberal). Foram avaliadas mortalidade e morbidade e não houve diferença entre os grupos, o que fez com que fosse recomendada a estratégia conservadora.

Recomendação da AABB:
- Pacientes adultos internados, incluindo aqueles internados em unidades de terapia intensiva, gatilho transfusional < 7 g/dL.
- Alguns grupos selecionados de pós-operatório (grandes cirurgias ortopédicas), ou pacientes com doença cardíaca preexistente, gatilho transfusional < 8 g/dL.
- Pacientes em vigência de síndrome coronariana aguda, em que o corte de Hb para indicação de CH é 10, considerando que estudos recentes mostraram melhores desfechos com conduta mais agressiva em relação à indicação de transfusão.

Concentrado de plaquetas

Para transfusão de plaquetas há disponibilidade mais frequente de plaquetas randômicas e aquelas obtidas por aférese.

As plaquetas randômicas são obtidas a partir de uma unidade de sangue total. O cálculo de dose é de 1 unidade/10 kg de peso do receptor. O concentrado de plaquetas contém grande quantidade de leucócitos. Quando estiver indicada a leucorredução, esta poderá ser realizada no momento da transfusão.

Plaquetas obtidas por aférese, ou de doador único, são obtidas por meio de processo automatizado de centrifugação que promove a separação dos componentes. Cada bolsa contém, em média, $3,5 \times 10^{11}$ plaquetas (o correspondente a seis a sete unidades de plaquetas randômicas) e pode ser utilizada por até cinco dias. O produto coletado já é leucorreduzido (número de leucócitos inferior a 1×10^6). A população que utiliza esse hemocomponente é composta prioritariamente de pacientes oncohematológicos.

As indicações para transfusão de plaquetas podem ser terapêuticas ou profiláticas.
- Profiláticas:
  – Contagem de plaquetas < 10.000 com o objetivo de se evitar hemorragia espontânea.
  – < 100.000 se paciente for submetido a procedimento neurocirúrgico.
- Terapêuticas:
  – 50.000 para aqueles em programação de procedimento invasivo ou que apresentam alguma desordem plaquetária qualitativa intrínseca.
  – Pacientes com contagem de plaquetas normal com sangramento ativo mas que apresentam motivo de disfunção plaquetária, como uma desordem congênita de plaquetas, terapia antiplaquetária crônica ou síndrome urêmica.

Em caso de indisponibilidade de hemocomponente isogrupo, a compatibilidade ABO não é condição obrigatória para a transfusão, porém é preferida, pois plaquetas ABO-incompatíveis podem ter menor sobrevida no plasma de doadores incompatíveis e também produzir um pequeno grau de hemólise.

Em geral a transfusão de plaquetas não está indicada em trombocitopenia induzida pela heparina, púrpura trombocitopênica trombótica, púrpura trombocitopênica aguda, síndrome hemolítico urêmica, coagulação intravascular disseminada, exceto em casos de sangramento que ameacem a vida.

Plasma fresco congelado

O plasma fresco congelado é obtido por meio da separação de uma unidade de sangue total por centrifugação e totalmente congelado até 8 horas após a coleta. É rico em albumina, fibrinogênio e todos os fatores de coagulação (contém níveis hemostáticos de todos os fatores de coagulação, inclusive FV e FVIII). Deve ser congelado a -18 a -30 °C quando adequadamente armazenado, e é utilizável por um ano a partir da data da coleta.

O volume de cada unidade deve ser maior que 180 mL, geralmente cerca de 200 a 250 mL. A dose em geral é de 10–15 mL/kg.

Uma vez descongelado, deve ser transfundido dentro de 24 horas, pois os fatores V e VIII são inativados em tempo superior a este. Deve ser ABO-compatível, mas não exige reações cruzadas ou Rh.

De um modo geral, é indicado sempre que a hemostasia é inadequada e o benefício de sua correção realmente compensa o risco da transfusão. Deve ser administrado para corrigir sangramentos por anormalidade ou deficiência de um ou vários fatores da coagulação, quando os concentrados de fatores específicos não estiverem disponíveis.

Indicações
- Sangramento ativo no cenário de alterações da coagulação conhecidos ou fortemente suspeitas.
- Transfusão maciça de hemácias, com o objetivo de se evitar deficiência de fatores de coagulação devido a diluição.
- Antes de procedimentos invasivos e cirúrgicos para o qual existe um alto risco de complicações hemorrágicas (por exemplo neurocirurgias e cirurgias urológicas), se o paciente tiver qualquer alteração potencialmente significativa de seus testes de coagulação.
- INR ou TTPa > 2× o controle antes de procedimentos invasivos para os quais há um baixo risco de complicações hemorrágicas – endoscopia, cineangiocoronariografia, inserção de cateter venoso central.
- Pacientes com edema angioneurótico (edema de Quincke) recidivante causado por déficit de inibidor de c1-esterase.
- Tratamento da púrpura trombocitopênica trombótica, em especial na plasmaférese.
- Trombose por déficit de antitrombina III, quando não houver concentrado específico.
- Hemorragia em hepatopatia com déficit de múltiplos fatores da coagulação e com INR > 1,5 e/ou TTPA no mínimo de 1,5× o controle.
- Coagulopatia intravascular disseminada (CIVD) grave com sangramento ativo e grande diminuição na concentração sérica de múltiplos fatores, com hemorragia e evidências laboratoriais de deficiências de fatores, com INR > 1,5 e/ou TTPA no mínimo de 1,5× o controle.

Contraindicações
- Expansor volêmico.
- Hipovolemias agudas (com ou sem hipoalbuminemia).
- Sangramentos sem coagulopatia.
- Imunodeficiências.
- Sepse e grandes queimados.
- Complemento de alimentação parenteral.
- Manutenção da pressão oncótica do plasma e tratamento de desnutrição.
- Fonte de imunoglobulina.

Crioprecipitado
É o precipitado separado a partir do plasma por centrifugação, quando este é descongelado a 4 °C. Rico em fator VIII, fator XIII, fibrinogênio e fator de von Willebrand.

Transfusão de dez unidades pode elevar o nível de fibrinogênio aproximadamente 70 mg/dL. Indicado em hipofribrinogenemia, transfusão maciça, CIVD e deficiências congênitas de fatores de coagulação.

Deve conter, no mínimo, 80 unidades do fator anti-hemofílico e 150 a 250 mg de fibrinogênio. Cada unidade tem de 10 a 20 mL de volume; deve ser armazenado em temperatura inferior a -20 °C e tem validade de um ano. A dose habitual é de um concentrado para cada 10 quilos de peso. Quando se tratar de sangramento por perda sanguínea aguda, deve-se mensurar o fibrinogênio antes e após o tratamento.

PROCEDIMENTOS ESPECIAIS PARA HEMÁCIAS E PLAQUETAS

Leucorredução: realizada por meio de filtro especial que reduz o número de leucócitos detritos e citocinas gerados por estes leucócitos. Cada uma das unidades de sangue completo contém cerca de $2-5 \times 10^9$ leucócitos que têm sido cada vez mais reconhecidos como um contribuinte de algumas consequências adversas da transfusão de sangue como efeitos imunológicos – reações febris não hemolíticas, rejeição de transplante, imunossupressão, reativação de doenças virais, transmissão de doenças infecciosas (CMV, HTLVI e II, EBV, *Yersinia enterocolitica*). Sendo assim, são preferidos para pacientes cronicamente transfundidos, receptores de potenciais transplantes, história prévia de reação transfusional, pacientes submetidos a *bypass* cardiopulmonar, e pacientes sem infecção prévia por CMV mas em risco de infecção, e para os quais os componentes seronegativos não estão disponíveis. Em pacientes submetidos a *bypass* cardiopulmonar, o objetivo é diminuir a lesão de reperfusão após a circulação extracorpórea, no qual os leucócitos desempenham um papel central nesta resposta inflamatória.

Irradiação: objetivo de inativar linfócitos do doador e evitar a doença do enxerto contra hospedeiro.

AUTOTRANSFUSÃO

Como o nome já diz, consiste no armazenamento de sangue de um paciente durante a perda sanguínea aguda, seguida de transfusão desse sangue de volta para o mesmo. É a técnica preferida quando a captação está rapidamente disponível ou um grande volume de perda de sangue pode ser antecipada (por exemplo, algumas cirurgias). Esse sangue geralmente é coletado por drenos torácicos ou aspirados das cavidades pleural e peritoneal. É especialmente de grande valia para os pacientes que têm múltiplos aloanticorpos que impedem a transfusão de sangue de doadores, e também são aceitáveis em algumas comunidades em que há restrições quanto à aceitação de sangue, como para algumas Testemunhas de Jeová.

REAÇÕES TRANSFUSIONAIS

As reações transfusionais são o efeito adverso mais associado com a administração de derivados sanguíneos, ocorrendo em 1 a cada 100 transfusões. A maioria das reações são benignas, porém 1 a cada 200.000–420.000 é fatal. Dessa forma, é essencial para todos os médicos o conhecimento dessas reações e o manejo adequado.

Geralmente causam alteração dos sinais vitais ou algum novo sintoma. Independente da gravidade, a primeira conduta é sempre interrupção imediata da transfusão. A identificação da bolsa deve ser checada para confirmar que o paciente recebeu o produto correto, e o banco de sangue deve ser comunicado.

Reações transfusionais alérgicas ou anafiláticas

Ocorrem dentro de 4 h da transfusão de um componente do sangue e são mais frequentemente associadas a transfusões de plaquetas. Os sintomas são causados por mediadores como a histamina, levando à ativação de mastócitos e basófilos. A grande maioria são leves, manifestando-se com exantema, prurido, urticária. As reações mais graves são anafiláticas, caracterizadas por broncoespasmo, desconforto respiratório e hipotensão.

Na presença de sintomas leves, a realização de um anti-histamínico H1 para alívio sintomático é indicada, após a melhora da sintomatologia, a transfusão pode ser reiniciada com observação rigorosa. Reações anafiláticas requerem a administração imediata de adrenalina intramuscular.

Os pacientes com história de reações transfusionais alérgicas devem ser cuidadosamente monitorizados nas transfusões subsequentes. Naqueles pacientes com história de reações alérgicas graves, considerar a realização de anti-histamínicos H1 e corticoesteroides como pré-medicação.

Reações transfusionais hemolíticas

Classificadas em imune e não imunes.
- Imune: infusão de hemácias ABO incompatíveis com o paciente. Geralmente são causadas por falha na identificação da bolsa de sangue. Pode levar a hemólise intravascular ou extravascular. Manifestando-se por meio de início súbito de febre ou calafrios, podem ser a única manifestação, dor (distensão da cápsula renal), hipotensão e dispneia. Outros sinais podem incluir hemoglobinúria, CIVD, lesão renal aguda, choque. O tratamento é de suporte. Em reações graves, garantir suporte cardiovascular e respiratório.
- Não imune: ocorre quando as hemácias são hemolisadas por outros fatores, como armazenamento inadequado de sangue, administração logo após a infusão de soluções glicosadas.

Reação febril não hemolítica

Reação mais comum, ocorrendo em 40% dos pacientes que recebem sangue. Manifesta-se somente por meio de febre e calafrios, sem outros sintomas sistêmicos, após 1 a 6 h da transfusão de hemácias ou plaquetas. Como são sinais muitos inespecíficos, diagnóstico de exclusão é preconizado. Ocorre devido a liberação de citocinas a partir de leucócitos contidos na bolsa de sangue que não passou pela leucorredução. Tratamento sintomático após suspensão da transfusão.

Reações tardias

A incidência é de um caso a cada 2.500 transfusões, mas sobe para 11% em pacientes com doença falciforme. Ocorre quando o paciente produz anticorpos após 2 a 10 dias de uma transfusão sanguínea ou pela resposta anamnésica. Apresenta-se com icterícia e/ou queda inesperada da hemoglobina. O diagnóstico é sugerido pelo do teste da antiglobulina direta positivo para IgG e teste do eluato positivo e, confirmado pela repetição de rastreio de anticorpo no plasma do paciente, não estava anteriormente presente. Os anticorpos anti-Jka e anti-Jkb estão mais associado com hemólise tardia. Em transfusões subsequentes deve-se buscar estes autoanticorpos.

Reações sépticas

Ocorrem em geral até 4 h do recebimento da transfusão. Febre com calafrios, hipotensão, e outros sinais associados a resposta inflamatória sistêmica são a apresentação mais comum. O diagnóstico definitivo requer o isolamento do mesmo organismo no derivado do sangue e na hemocultura periférica. Em um paciente com nova infecção de corrente sanguínea após transfusão, todas as unidades recentemente transfundidas devem ser avaliadas para a contaminação bacteriana com coloração de Gram e cultura.

O tratamento deve ser realizado empiricamente com -lactâmicos e aminoglicosídeos com cobertura antipseudomonas. Como medidas preventivas, recomenda-se rastreio rigoroso nos doadores no momento da coleta e desinfecção cuidadosa da pele. Os concentrados de plaquetas possuem o maior potencial de contaminação, pois são conservados ao ar ambiente. O risco de contaminação bacteriana de produtos derivados de sangue é muito maior do que o risco de transmissão viral.

TRALI

TRALI é a principal causa de mortalidade relacionada à transfusão nos Estados Unidos, caracterizado por um edema pulmonar não cardiogênico bilateral que ocorre caracteristicamente dentro de 6 h após o término da transfusão em 1 a cada 5.000 transfusões. Apresenta-se por meio de dispneia, hipotensão e febre. É causada devido à interação entre leucócitos do receptor de anticorpos anti-HLA do doador.

O diagnóstico é baseado em alguns critérios, sendo que todos devem estar presentes (Tabela 100.1); caso contrário, recomenda-se o termo possível TRALI. O tratamento é realizado por meio de suporte ventilatório e hemodinâmico. Não está recomendado uso de corticoesteroides.

DOENÇA DO ENXERTO CONTRA HOSPEDEIRO

Complicação rara, de alta letalidade que ocorre 4 a 30 dias após o recebimento de transfusão sanguínea. Prevenível por meio da utilização de produtos irradiados. É causada por linfócitos viáveis do doador que são transfundidos para um paciente cujo sistema imune, ou não, os reconhece como células estranhas ou não tem a capacidade de destruí-los. Pacientes em risco incluem transplantados, tratamento quimioterápico atual ou outra terapia imunossupressora. O quadro clínico é composto por alterações cutâneas, hepáticas, gastrointestinais e hematológicas, entre elas, febre, *rash* maculopapular eritematoso que pode progredir para necrólise epidérmica tóxica (NET), anorexia, vômitos, dor abdominal mais localizada em quadrante superior direito, diarreia e tosse. Nos

TABELA 100.1 Critérios diagnósticos de TRALI

	TRALI	Possível TRALI
SDRA*	• Início agudo – até 6 h após a transfusão • Hipoxemia – $PaO_2/FiO_2 < 300$ • Infiltrado bilateral na radiografia de tórax • Ausência de sobrecarga cardíaca ou aumento de pressão de AE** • Ausência SDRA	Mesmos para TRALI
Fatores de risco para SDRA	Ausentes	Presentes

*SDRA: Síndrome do desconforto respiratório agudo; **AE: átrio esquerdo.

exames laboratoriais podemos encontrar pancitopenia, aumento de transaminases e alargamento do RNI.

O diagnóstico frequentemente é tardio porque os sintomas são relativamente leves ou atribuídos a doença subjacente. A biópsia cutânea pode demonstrar vacuolização da camada basal e infiltrado histiocítico, visto também na medula óssea aplástica. Podemos ocasionalmente encontrar na avaliação citológica disqueratose satélite – caracterizada por células individuais, disceratóticas acompanhadas de linfócitos, um chamado quase patognomônico.

Não há tratamento eficaz, e por isso, a prevenção é fundamental, por meio da irradiação de hemocomponentes para pacientes com fatores de risco.

BIBLIOGRAFIA

1. Brasil. Ministério da Saúde. Secretaria de Atenção à Saúde. Departamento de Atenção Especializada e Temática.Caderno de informação : sangue e hemoderivados : dados de 2014 / Ministério da Saúde, Secretaria de Atenção à Saúde, Departamento de Atenção Especializada e Temática. 9. ed. Brasília: Ministério da Saúde, 2015.
2. Carson JL, Brooks MM, Abbott JD, et al. Liberal versus restrictive transfusion thresholds for patients with symptomatic coronary artery disease. Am Heart J. 2013;165:964.
3. Carson JL, Guyatt G, Heddle NM, et al. Clinical practice guidelines from the AABB: red blood cell transfusion thresholds and storage. JAMA. doi:10 .1001/jama.2016.9185
4. Delaney M, Wendel S, Bercovitz RS, et al. Transfusion reactions: prevention, diagnosis, and treatment. Lancet; 2016.
5. Kopolovic I, Ostro J, Tsubota H, et al. A systematic review of transfusion-associated graft-versus-host disease. Blood; 2015.

101
DISTÚRBIOS DA HEMOSTASIA

Gabriel Oliveira de Souza
Ana Rita de Brito Medeiros da Fonseca

No Brasil, o Programa Nacional de Atenção às Pessoas com Hemofilia e Outras Doenças Hemorrágicas Hereditárias do Ministério da Saúde estima que, no ano de 2014, o número de pacientes com coagulopatias hereditárias era de 21.066, dos quais 9.616 (45,65%) correspondiam à hemofilia A; 1.881 (8,93%) à hemofilia B; 6.544 (31,06%) à doença de von Willebrand; e 3.025 (14,36%) a outras coagulopatias hereditárias e aos demais transtornos hemorrágicos. A doença de von Willebrand parece ser subdiagnosticada, pois o número de casos reportados é bastante inferior ao de pacientes com hemofilia. Do total, 70,55% dos pacientes são do sexo masculino e 29,45% do sexo feminino. No tocante à doença de von Willebrand, 65,45% dos pacientes são do sexo feminino e 34,55% do sexo masculino. Internacionalmente a doença de Von Willebrand é a mais prevalente das coagulopatias. Isso pode ser explicado pela dificuldade diagnóstica em alguns lugares do país, ou ainda, pela subnotificação.

DOENÇA DE VON WILLEBRAND

A doença de von Willebrand (DvW) é a mais prevalente das doenças hemorrágicas hereditárias, chegando até a um caso para cada 100 habitantes. É bastante subdiagnosticada em nosso meio, esse fato relaciona-se ao desconhecimento da doença e da dificuldade em diagnosticá-las por limitações regionais e técnicas.

A doença de von Willebrand é um distúrbio hemorrágico resultante de defeito quantitativo e/ou qualitativo do fator von Willebrand (FvW). A DvW pode ser adquirida, sendo esta forma rara, secundária a doenças malignas (principalmente doenças linfo e mieloproliferativas) e doenças autoimunes, entre outras. Mais comumentemente, a DvW é uma doença genética, congênita, transmitida como caráter autossômico, resultante de mutações no gene que codifica o FvW. O gene que codifica o FvW é extenso e está localizado no braço curto do cromossomo 12 (12p12). O FvW é uma glicoproteína multimérica de alto peso molecular, produzida pelas células endoteliais e pelos megacariócitos. No plasma, os multímeros do FvW são clivados por uma metaloprotease denominada ADAMTS13. As funções do FvW compreendem a adesão das plaquetas, via GpIb, ao colágeno do subendotélio lesado, formando o tampão plaquetário; a agregação plaquetária, via GpIIb/IIIa, e a adesão e o transporte do fator VIII (FVIII), protegendo-o da degradação na circulação. As concentrações plasmáticas do FvW variam de acordo com idade, exercícios físicos, ambiente inflamatório (doença autoimune, infecção e neoplasia) e *status* tireoidiano. A influência do ciclo menstrual ainda é obscura.

A classificação atualmente utilizada consiste em três diferentes tipos (1, 2 e 3). Os tipos 1 e 3 são defeitos quantitativos e o tipo 2 é um defeito funcional ou qualitativo. O tipo 1 apresenta um defeito quantitativo parcial e o tipo 3 um defeito quantitativo total (deficiência grave). O tipo 2 tem quarto diferentes subtipos (2A, 2B, 2M e 2N).

O diagnóstico da DvW baseia-se na presença de três condições: história pessoal de sangramentos, história familiar de manifestações hemorrágicas e exames laboratoriais que demonstrem um defeito quantitativo e/ou qualitativo do FvW.

As manifestações hemorrágicas típicas da DvW são equimoses aos menores traumatismos, epistaxe, gengivorragia e, no sexo feminino, menorragia. Este último pode ser o único sintoma nas mulheres, iniciando geralmente na menarca e podendo ser incapacitante. Em crianças, os sintomas mais comuns são equimoses e epistaxe, sendo que a frequência das epistaxes diminui na vida adulta. Sangramentos aumentados após trauma e cirurgias, especialmente após extração dentária ou outros procedimentos na boca e nariz, podem ocorrer em qualquer idade e podem ser a apresentação inicial. A prevalência de sangramento gastrointestinal aumenta com a idade e reflete o aumento da prevalência de angiodisplasia intestinal com o envelhecimento. São raros os sangramentos em tecidos moles, hematomas musculares e hemartroses, embora estes achados possam ser encontrados na DvW tipo 3.

Uma história familiar positiva compatível com uma herança de caráter dominante da DvW requer que um familiar de primeiro grau ou dois familiares de segundo grau apresentem história evidente de sangramento cutaneomucoso ou exames laboratoriais compatíveis com DvW. Porém, devido à penetrância incompleta da doença, o caráter autossômico dominante completo nem sempre é encontrado. Por outro lado, na DvW tipo 3 e no subtipo 2N, com padrão de transmissão autossômico recessivo, os pais usualmente são assintomáticos.

Contagem de plaquetas, tempo de sangramento (TS) e tempo de tromboplastina parcial ativada (TTPa) são amplamente difundidos em nosso meio e podem estar alterados na DvW, mas funcionam como testes de triagem. Dependendo do sítio funcional que estiver alterado, somente alguns testes especiais podem estar anormais, exigindo um conjunto de determinações que avaliem quantitativa e qualitativamente o FvW e o FVIII. Os exames com maior utilidade para o diagnóstico da DvW são: o estudo funcional do FvW por meio da sua atividade de cofator de ristocetina (FvW:Rco), o teste imunológico para o FvW [os níveis de FvW:Ag serão baixos nos tipos de DvW quantitativos (tipos 1 e 3) e normais ou limítrofes no tipo qualitativo de DvW (tipo 2)] e o teste que avalia a função do FVIII (FVIII:C). A determinação da relação FvW:RCo/FvW:Ag pode ser usada para indicar anormalidade quantitativa ou qualitativa. Já o teste da agregação plaquetária induzida pela ristocetina (RIPA) visa avaliar a afinidade do FvW pelas plaquetas. É possível ainda, para diferenciação dentre os diversos tipos da doença, recorrer à análise da estrutura do FvW por meio de eletroforese. Recentemente, foram descritas, em várias famílias, redução dos níveis de ligação do colágeno ao FvW, trazendo à tona a provável necessidade de ensaios específicos de potencial de ligação do colágeno à proteína, visto que os testes atuais não são capazes de atingir esta população.

O objetivo do tratamento da DvW consiste na correção das deficiências na atividade do FvW e do FVIII aos níveis adequados para cada situação clínica (hemorragias ou antes de procedimentos cirúrgicos). Pouco mudou no panorama terapêutico da DvW ao longo das últimas 2 décadas. A desmopressina (1-deamino-8-D-arginina vasopressina ou DDAVP), um análogo sintético da vasopressina, aumenta os níveis do FvW plasmático por meio da indução da secreção do conteúdo dos grânulos de estoque do endotélio. A desmopressina pode ser administrada por vias subcutânea, intravenosa ou intranasal. A dose recomendada para uso intravenoso, em infusão lenta de 30 minutos, é de 0,3 µg/kg, diluída em 50–100 mL de solução salina. A dose recomendada para uso subcutâneo é a mesma (0,3 µg/kg), porém empregando-se a apresentação da desmopressina de alta concentração (15–20 mcg/ampola). Para aplicação intranasal, a dose recomendada é de 300 µg para adultos e de 150 µg para crianças. A utilização das vias subcutânea e intranasal são convenientes para o tratamento de hemorragias de gravidade leve a moderada em nível domiciliar. Previamente à infusão da desmopressina e uma hora após, devem ser colhidas amostras de sangue para a quantificação do FVIII:C, do FvW:Ag e FvW:RCo, visando mensurar o pico pós-infusão e, após 4 horas da infusão, faz-se uma nova coleta a fim de se avaliar a taxa de depuração do FvW.

O tratamento concomitante com agentes antifibrinolíticos também tem benefício significativo em DvW. São opções o ácido épsilon amino caproico (EACA, 50 mg/kg/dose, quatro vezes ao dia, via oral) e o ácido tranexâmico (15–20 mg/kg/dose, três vezes ao dia, via oral). Os antifibrinolíticos são bastante eficazes para controlar sangramento na mucosa oral, epistaxes, menorragias e após extração dentária. Podem ser utilizados como tratamento único, em sangramentos de menor gravidade nestes locais, ou associados à desmopressina ou ao concentrado de fator, para sangramentos mais graves em pré e pós-operatório. Embora sejam utilizados mais frequentemente por via oral, os antifibrinolíticos podem também ser administrados pelas vias intravenosa e tópica. São contraindicados nos casos de hematúria e apresentam o risco de precipitar eventos vasoclusivos nos pacientes em estado pró-trombótico. Mulheres com menorragia apresentam excelentes resultados com uso de contraceptivo oral ou dispositivo intrauterino com levonorgestrel.

A terapia de reposição é indicada aos pacientes que não respondem ou respondem de forma insatisfatória à desmopressina. Observa-se um incremento mantido do FVIII, maior do que o calculado pelas doses infundidas, em decorrência do efeito estabilizador do FvW exógeno sobre o FVIII endógeno. Alguns estudos mostram que esses altos níveis do FVIII apresentam risco para trombose venosa profunda no período pós-operatório. Em cirurgias, recomenda-se monitorar o FVIII:C a cada 12 horas, no dia da cirurgia e diariamente a partir do primeiro dia de pós-operatório, visando mantê-lo em valores inferiores a 100 UI/dL (100%). Nos casos de sangramento não controlado, apesar do uso adequado do concentrado de fator, especialmente quando também há TS aumentado, pode-se tentar a transfusão de plaquetas, após a administração do concentrado de fator. Geralmente é necessário em pacientes com DvW tipo 3, que apresentam baixos níveis de FvW intraplaquetário.

Nos últimos anos, temos visto o ensaio clínico inicial de um novo FvW recombinante (rFvW), o qual tem mostrado sua eficácia hemostática e segurança, com controle de sangramento e sem evidência de imunogenicidade. Além disso, tem evidenciado que a proteólise mediada por ADAMTS13 do rFvW infundido é rápida e não há evidência de microangiopatia após a administração. Com relação às imunizações, elas devem ser realizadas na ocasião preconizada, considerando-se que a via subcutânea é preferível em relação à via intramuscular. Todos os pacientes devem ser vacinados contra hepatite A e hepatite B.

HEMOFILIA

Hemofilia é uma doença hereditária ligada ao cromossomo X, caracterizada pela deficiência ou anormalidade da atividade coagulante do fator VIII (hemofilia A) ou do fator IX (hemofilia B). A prevalência estimada da hemofilia é de aproximadamente um caso em cada 5.000 a 10.000 nascimentos do sexo masculino para a hemofilia A, e de um caso em cada 30.000 a 40.000 nascimentos do sexo masculino para a hemofilia B. A hemofilia A é mais comum que a hemofilia B e representa cerca de 80% dos casos. As hemofilias são de origem hereditária em cerca de 70% dos casos, sendo 30% de origem esporádica. Devido a lionização (inativação do cromossomo X não mutado), mulheres portadoras podem apresentar baixos níveis de fator VIII (FVIII) ou fator IX (FIX).

Deficiência grave de FVIII ou FIX, quando não tratada, pode levar a hemorragias nas articulações, músculos e cérebro. Joelho e cotovelo são as articulações mais acometidas. Tornozelo, ombro e quadril também podem ser afetados. Pacientes com doença grave podem desenvolver articulações "alvo", as quais são afetadas repetidamente e em frequência muito maior que as demais, podendo ocasionar danos permanentes nas mesmas, acompanhado de dor crônica. A primeira hemartrose espontânea, em geral, ocorre em crianças hemofílicas graves quando começam a deambular, por volta de 12 a 18 meses de idade. Nas articulações, o sangramento se dá no espaço sinovial, o sangue causa irritação e inflamação, levando a edema, dor, calor e restrição de movimento. Antes desses sintomas, pode ocorrer uma sensação de formigamento, ou queimação, caracterizando a aura da hemartrose. A punção intra-articular só deve ser realizada se há dúvida diagnóstica, pois tem altas chances de infecção. Posteriormente, a hipertrofia sinovial e o aumento da vascularização, que é mais friável, podem levar a mais sangramento, levando a um ciclo vicioso que culmina na destruição articular. Vale lembrar que a hemartrose aumenta o risco de artrite séptica e, apesar dos sintomas das duas entidades serem os mesmos, a última não melhorará apenas com reposição de fatores de coagulação. A ressonância magnética é o exame de eleição para monitorar danos precoces e tardios das articulações envolvidas em um episódio de hemartrose.

A hemorragia muscular, que corresponde a 30% dos eventos hemorrágicos no paciente hemofílico, pode ocorrer em qualquer grupamento muscular. A complicação mais temida é a síndrome compartimental. Hematomas retroperitoneais podem ser confundidos clinicamente com apendicite. Sangramentos musculares recorrentes podem levar a pseudotumores (hematomas capsulados). Hemorragia de língua ou do espaço retrofaríngeo podem levar a um quadro de obstrução de vias aéreas. Hematúria ou hemospermia macroscópica ocorrem em até 90% dos hemofílicos. Sangramentos intracranianos são fatais em 30% dos casos e ocorrem em 10% dos pacientes. A causa, em geral, é trauma.

Para o diagnóstico é importante lembrar que em 30% dos casos pode não haver antecedente familiar de hemofilia. O coagulograma com alargamento do tempo de tromboplastina parcialmente ativada (TTPa) e tempo de protrombina (TP) normal é observado na grande maioria das vezes, com exceção de alguns casos de hemofilia leve, em que o TTPa permanece normal. O diagnóstico confirmatório é realizado por meio da dosagem da atividade do fator VIII (hemofilia A) ou fator IX (hemofilia B). Essa dosagem também fornece a gravidade das hemofilias (Tabela 101.1).

O tratamento consiste em reposição de fatores sob demanda, terapia adjuvante, profilaxia primária, secundária e terciária. O DDAVP deve ser utilizado para o tratamento de hemorragia de leve a moderada intensidade e no preparo de pequenos procedimentos em todos os pacientes com hemofilia A leve responsivos ao medicamento, embora alguns

TABELA 101.1 Gravidade das hemofilias em relação a dosagem do fator de coagulação envolvido

Classificação	Fator:c	Características clínicas	HA	HB
Grave	< ou = 1%	Sangramentos espontâneos desde a infância, hemartroses espontâneas frequentes.	70%	50%
Moderada	1–5%	Hemorragia secundária a pequenos traumas, hemartrose espontânea pouco frequente.	15%	30%
Leve	5–40%	Hemorragia secundária a traumas e cirurgias, hemartrose espontânea incomum.	15%	20%

pacientes com hemofilia A moderada possam também apresentar boa resposta. A dose e as recomendações são as mesmas usadas no tratamento da DvW.

Os antifibrinolíticos são particularmente úteis no controle das hemorragias em mucosas, tais como sangramento oral, periextração dentária, sangramento menstrual e epistaxe, além de ser indicado no preparo de alguns procedimentos cirúrgicos em pacientes com outras coagulopatias hereditárias. Os antifibrinolíticos podem ser utilizados para o tratamento isolado de algumas hemorragias ou como adjuvante no caso de hemorragias mais volumosas, dessa forma reduzindo o consumo de concentrados de fator. Compreendem o ácido épsilon aminocaproico e o ácido tranexâmico, na mesma dose e recomendações para DvW.

As modalidades de tratamento da hemofilia são definidas pela periodicidade com que é realizada a reposição dos fatores de coagulação, podendo ser sob demanda ou profilática. A profilaxia pode ser primária, quando a reposição é regular e contínua com início antes de evidências de alteração osteocondral e iniciada antes da segunda hemartrose e idade até 3 anos; ou secundária, quando a reposição é regular e contínua com início após 2 ou mais hemartroses e antes da evidência de alteração osteocondral; ou terciária, quando a reposição é regular e contínua com início após evidência de alteração osteocondral; ou ainda intermitente, quando a reposição se dá por um período inferior a 45 semanas ao ano, com o objetivo de se evitar o ressangramento ou amenizar as complicações hemorrágicas.

No tratamento sob demanda, o concentrado de fator de coagulação deficiente é administrado somente após a ocorrência de um episódio hemorrágico. A eficiência do tratamento do episódio hemorrágico em pacientes com hemofilia depende da reposição imediata do fator deficiente, o que abrevia o sangramento e a extensão do dano tissular. A reposição imediata, por conseguinte, depende da pronta identificação da hemorragia pelo paciente e do acesso ao concentrado de fator. Além disso, sabe-se que a terapia de reposição empregada no início do sangramento reduz a quantidade necessária de fator para o controle do quadro hemorrágico. A reposição tem como meta para cada situação um aumento específico em quantidade de fator. As fórmulas para cálculos são:

- Unidades internacionais (UI) de fator VIII = peso (kg) × D/2
- Unidades internacionais (UI) de fator IX = peso (kg) × D

Sendo D a variação entre a quantidade de fator residual e a quantidade que se espera para cada situação clínica.

O Programa de Dose Domiciliar (DD), implementado no Brasil em 1999, oferece concentrado de fator aos pacientes com hemofilia para tratamento domiciliar. De maneira geral são liberadas doses de concentrado de fator suficientes para elevar o nível plasmático do fator deficiente para 30% a 40%.

Os inibidores na hemofilia congênita são aloanticorpos policlonais de classe IgG que neutralizam a atividade dos fatores VIII ou IX da coagulação. A incidência cumulativa de inibidores varia de 20% a 30% entre os pacientes com hemofilia A, e de 1% a 5% entre pacientes com hemofilia B. Os inibidores resultam de uma resposta imune complexa. Atualmente, esta é a maior complicação relacionada à hemofilia e seu tratamento, levando a aumento da morbidade e piora da qualidade de vida do paciente. A presença de inibidores deve ser suspeitada na ocorrência de falta de resposta ao tratamento habitual ou pelo aumento da frequência e/ou gravidade dos episódios hemorrágicos.

O teste qualitativo para sua identificação consiste na realização da técnica de mistura, que é o teste de eleição para o rastreamento de inibidor. No entanto, uma vez positivo, é imprescindível a realização da quantificação do inibidor para definição do título, que orienta a conduta e tratamento. A presença do inibidor é titulada por meio do método Bethesda modificado e, por definição, uma unidade Bethesda (UB) corresponde à quantidade de anticorpos circulantes capazes de inativar 50% do fator VIII ou fator IX existente em 1 mL de plasma normal.

Os inibidores são classificados segundo o título de anticorpos circulantes e a resposta antigênica inibitória. Considera-se inibidor de baixo título quando este for ≤ 5 UB/mL, e alto título se for > 5 UB/mL, em qualquer mensuração. Em relação ao tipo de resposta, os inibidores são classificados como de baixa resposta se o título de inibidor mantém níveis persistentemente ≤ 5 UB/mL apesar de constantes/repetidos estímulos com o fator deficiente. O termo inibidor de alta resposta deve ser utilizado para aqueles casos em que a atividade inibitória seja > 5 UB/mL, em qualquer momento histórico do inibidor e, nessa situação, mesmo que o título seja baixo, é possível observar títulos altos após um estímulo com o fator deficiente. Os dois componentes do tratamento dos inibidores em hemofilia são o controle do sangramento e a erradicação do inibidor por meio do tratamento de IT.

COAGULOPATIAS CONGÊNITAS RARAS

Deficiência de Fator XI (FXI), também conhecida como hemofilia C, é uma doença com traço autossômico recessivo, mais prevalente em judeus Askhenazi. Os níveis do FXI não se correlacionam com a gravidade dos sangramentos, configurando um espectro amplo de apresentações clínicas. Sangramentos são mais comuns em traumas ou cirurgias.. Plasma fresco congelado é o tratamento de escolha quando não há concentrado de FXI recombinante disponível. Terapia adjuvante (DDAVP, acido épsilon aminocaproico e acido tranexâmico) é indicada antes de procedimentos ou para sangramentos de mucosa, diminuindo a necessidade de reposição de FXI.

Deficiência congênita de fatores II, V, VII e X são raras e tipicamente apresentam padrão autossômico recessivo. Alargamento de TP (e TTPa para deficiência de FX e FII) são corrigidos após teste de mistura com plasma normal. O tratamento da deficiência de FII é feito com concentrado de complexo protrombínico; deficiência de FV é tratada com plasma fresco congelado ou concentrado de plaquetas (que contêm grânulos de FV); na deficiência de FVII a reposição deve ser feita com FVII ativado recombinante humano (15–30 mcg/kg a cada 4 ou 6 horas) e plasma fresco congelado pode ser usado para tratamento de deficiência de FX.

Deficiência congênita de FXIII, uma transglutaminase que estabiliza a fibrina, leva a sangramentos prolongados que ocorrem por horas ou dias após cirurgia ou trauma. Hemorragias intracranianas, precipitadas por trauma em sua maioria, assim como perdas gestacionais recorrentes ocorrem com maior frequência nesses pacientes. Crioprecipitado ou concentrado de FXIII derivado de plasma são os tratamentos de escolha para sangramentos e profilaxia cirúrgica.

COAGULAÇÃO INTRAVASCULAR DISSEMINADA

Coagulação intravascular disseminada (CIVD) resulta do descontrole local ou sistêmico da ativação da coagulação, que leva a depleção dos fatores de coagulação e fibrinogênio e a trombocitopenia por ativação e consumo de plaquetas. Há várias desordens que estão associadas com CIVD, incluindo sepse (na qual a ativação da coagulação se dá por lipopolissacarídeo), neoplasias, trauma, queimaduras, complicações obstétricas (exposição de fator tecidual). Aneurisma de aorta e hemangiomas cavernosos também podem levar a CIVD devido a estase sanguínea e, por fim, toxinas exógenas também podem deflagrar CIVD. Pode ocorrer sangramento em múltiplos sítios, hemorragia cutaneomucosa, gastrointestinal, pulmonar, ou ainda por cateteres intravenosos e áreas já lesadas, como feridas operatórias. Porém, podem ocorrer tromboses como manifestação de malignidades (síndrome de Trousseau) em situações em que há tempo para haver resposta compensatória medular e hepática.

No início, a contagem de plaquetas e os níveis de fibrinogênio podem estar perto de normais, embora diminuídos. Há plaquetopenia progressiva (raramente acentuada), prolongamento de TTPa e TP e queda nos níveis de fibrinogênio. Níveis de dímero-D estão elevados devido à ativação da coagulação e à degradação da fibrina. No esfregaço de sangue periférico, é possível surpreender esquizócitos devido à microangiopatia em 10–20% dos pacientes. Vale lembrar que alterações sugestivas de síndrome HELLP podem ser encontradas em contextos de complicações obstétricas alertando para uma CIVD grave.

Na CIVD que se dá de forma insidiosa, por exemplo quando relacionada a neoplasias, a contagem de plaquetas e os testes de coagulação podem estar normais devido à resposta compensatória do fígado e da medula. O tratamento da CIVD deve ser focado primeiramente no tratamento da doença de base e, se houver sangramento significativo e ameaçador à vida, deve-se lançar mão de hemoderivados. Objetiva-se uma contagem de plaquetas maior que 20.000 ou maior que 50.000 em sangramentos intracranianos; plasma fresco congelado pode corrigir TP e TTPa alargados e crioprecipitado deve ser fornecido ao paciente com níveis de fibrinogênio abaixo de 80–100 mg/dL. É de suma importância que os níveis de plaquetas e fibrinogênio, TP e TTPa devam ser analisados com curta periodicidade e o paciente seja entendido como crítico e acompanhado de perto.

DEFICIÊNCIA DE VITAMINA K

Deficiência de vitamina K pode ocorrer por deficiência alimentar, má absorção, ou ainda por diminuição da produção intestinal da flora bacteriana (devido a tratamento com quimioterapia ou antibióticos). Leva ao prolongamento de TP que é corrigido com teste de mistura com plasma normal. Níveis de fatores II, VII, IX e X estão, em geral, diminuídos. Um nível baixo de fator V não é indicador isolado de deficiência de vitamina K, e pode indicar um defeito na função de síntese hepática. Para tratamento, vitamina K1 (fitomenadiona) pode ser administrada por via endovenosa ou oral. A dose oral é de 5–10 mg/dia e a absorção costuma ser muito boa. Correção parcial do TP pode ser observada após 1 dia de administração. Via endovenosa (1 mg/dia) leva a normalização de TP mais rapidamente.

COAGULOPATIA NA INSUFICIÊNCIA HEPÁTICA

Insuficiência hepática devido a cirrose, ou a outras causas, leva a diminuição na síntese de todos os fatores de coagulação, exceto fator de von Willebrand, com acentuada redução dos fatores vitamina K dependentes. Pode levar também à deficiência qualitativa e quantitativa de fibrinogênio. Anormalidades quantitativas e qualitativas de plaquetas também podem ocorrer e contribuir para a diátese hemorrágica e, por fim, um certo grau de CIVD também pode ser esperado. Há prolongamento de TP e, com o avançar da doença, do TTPa, que são corrigidos com teste de mistura com plasma normal, além de plaquetopenia. Aumento desproporcional no tempo de trombina sugere deficiência qualitativa ou quantitativa de fibrinogênio.

Coagulopatia na insuficiência hepática normalmente não requer tratamento com hemoderivados até ocorrerem complicações de sangramentos. Plasma fresco congelado pode ser considerado se sangramento ativo está presente e tanto TP quanto TTPa estão prolongados; entretanto, o efeito é transitório e a sobrecarga de volume deve ser considerada. Pacientes com sangramentos e níveis de fibrinogênio constantemente abaixo de 80 mg/dL devem receber crioprecipitado. Transplante hepático, quando possível, resulta em produção normalizada de fatores de coagulação, mas vale lembrar que a própria cirurgia de transplante é um risco ao sistema de coagulação, pelo tempo prolongado de inibição de síntese de fatores.

BIBLIOGRAFIA

1. Beverley J, Hunt MD. Bleeding and Coagulopathies in Critical Care. N Engl J Med. 2014;370:847-59.
2. Brasil. Ministério da Saúde. Secretaria de Atenção à Saúde. Coordenação Geral de Sangue e Hemoderivados. Perfil das coagulopatias hereditárias no Brasil : 2014 – Brasília: Ministério da Saúde, 2015.
3. Brasil. Ministério da Saúde. Secretaria de Atenção à Saúde. Departamento de Atenção Especializada e Temática. Manual de hemofilia – 2. ed., 1. reimpr. – Brasília: Ministério da Saúde, 2015.
4. Brasil. Ministério da Saúde. Secretaria de Atenção à Saúde. Departamento de Atenção Especializada. Manual de diagnóstico e tratamento da doença de von Willebrand.– Brasília: Editora do Ministério da Saúde, 2008.
5. Goldman L, Ausiello D. Cecil: Tratado de Medicina Interna. 25ª Edição. Rio de Janeiro: Elsevier, 2015.
6. Josephson N. The hemophilias and their clinical management. Hematology Am Soc Hematol Educ Program. 2013;2013:261-7.
7. Lillicrap D. von Willebrand disease: advances in pathogenetic understanding, diagnosis, and therapy. Blood. 2013 Nov 28;122(23):3735-40.
8. Roberta Palla, Flora Peyvandi, Amy D. Shapiro. Rare bleeding disorders: diagnosis and treatment. Blood. 2015;125:2052-61.
9. World Federation of Hemophilia. Guidelines for the Management of Hemophilia. Haemophilia; Epub 6 jul 2012.

102

TOXICIDADE DE QUIMIOTERÁPICOS

Gerard Fajula Sales
Ana Rita de Brito Medeiros da Fonseca

QUIMIOTERAPIA

Quimioterapia consiste no uso de compostos químicos para tratamento de doenças com substrato biológico. As drogas quimioterápicas agem em todas as células do organismo, sem seletividade, tendo um maior efeito sobre as células que apresentam maior velocidade de replicação, dentre as quais as células neoplásicas. A maioria dos efeitos adversos serão secundários aos danos causados em células sadias.

Foi por meio do gás mostarda, usado na I e II Guerra Mundial, que se desenvolveu o primeiro quimioterápico antineoplásico. Observou-se que, após serem expostos a esse agente, os soldados desenvolveram hipoplasia medular e linfoide, pelo que o composto passou a ser utilizado no tratamento de doenças hematológicas malignas. Atualmente, quimioterápicos mais ativos e menos tóxicos encontram-se disponíveis para uso na prática clínica. Os avanços verificados nas últimas décadas, na área da quimioterapia antineoplásica, têm facilitado consideravelmente a aplicação de outros tipos de tratamento de câncer e permitido maior número de curas

Essas drogas foram classificadas segundo o mecanismo de ação por Bruce e cols., em 1996 (Tabela 102.1).

TABELA 102.1 Tipos de quimioterápicos	
Ciclos inespecíficos	Aqueles que atuam nas células que estão ou não no ciclo proliferativo (p. ex., mostarda nitrogenada).
Ciclos específicos	Os quimioterápicos que atuam somente nas células que se encontram em proliferação (p. ex., ciclofosfamida).
Fases específicas	Aqueles que atuam em determinadas fases do ciclo celular, por exemplo, o metotrexato (fase S), o etoposídeo (fase G2) e a vincristina (fase M).

TABELA 102.2 Principais efeitos adversos

Precoces (de 0 a 3 dias)	Imediatos (de 7 a 21 dias)	Tardios (meses)	Ultratardios (meses ou anos)
• Náuseas • Vômitos • Mal-estar • Adinamia • Artralgias • Agitação • Exantemas • Flebites	• Mielossupressão com citopenias • Mucosites • Cistite hemorrágica • Imunossupressão • Potencialização dos efeitos das radiações	• Miocardiopatia • Hiperpigmentação e esclerodermia • Alopecia • Pneumonite • Imunossupressão • Neurotoxidade • Nefrotoxidade	• Infertilidade • Carcinogênese • Mutagênese • Distúrbio do crescimento • Sequelas no sistema nervoso central • Fibrose/cirrose hepática

Os mais característicos efeitos adversos estão relacionados a destruição de células com alto *turnover* como as mucosas intestinais e as células hematopoiéticas. Na Tabela 102.2 listamos os principais efeitos adversos.

A partir de agora iremos rever os mecanismos de ação e a toxicidade produzidos por cada grupo de quimioterápicos, e pelas drogas mais habituais:

PRINCIPAIS EFEITOS ADVERSOS

Náusea e vômito

É um dos principais efeitos adversos, gerando grande desconforto e perda de qualidade de vida dos pacientes. Os principais mecanismos geradores de náusea são mediados por receptores de serotonina (5-HT3) localizados no trato digestivo e sistema nervoso central. Outros receptores implicados são os da dopamina (D-2), receptor de endorfinas, receptor colinérgico muscarínico, entre outros.

As principais drogas relacionadas ao aumento do potencial emetogênico são a cisplatina, carboplatina, a ciclofosfamida, dacarbazina, ifosfamida e 5-fluorouracil (Tabela 102.3).

Mielotoxicidade

Dentre as citopenias relacionadas a mielotoxicidade, a mais temida é a neutropenia, favorecendo a infecção bacteriana e fúngica. Atinge o maior pico no nadir do quimiote-

TABELA 102.3 Tratamento de náuseas e vômitos devido ao uso de quimioterápicos

Droga	Tratamento
Cisplatino (100%)	• Agudo (primeiras 24 horas): ondasentrona + corticoide (dexametasona ou metilprednisolona) associado ou não a aprepitanto • Tardio (2–5 dias): metoclopramida + corticoide.
Ciclofosfamida (50–70%)	Ondasentrona ou metoclopramida por 5 dias + corticoide ev (dexametasona 12 mg ou metilprednisolona 250 mg) antes da infusão.
Carboplatino	Ondasentrona 8 mg 12/12 h ou dexametasona 4 mg 12/12 h por 5 dias.
Ifosfamida	Ondasentrona associada ou não a corticoide
5-fluorouracil	Procloperazina ou tietilperazina
Dacarbazina	Metoclopramida ou ondasentrona associada ou não a corticoide

TABELA 102.4 Classificação e tratamento da mucosite		
Grau	Clínica	Tratamento
Normal	Mucosa normal	Prevenção, suporte e medidas higienodietéticas.
I	Eritema. Assintomático ou sintomas discretos.	Sem intervenção específica. Medidas gerais.
II	Úlcera ou pseudomembrana. Dor moderada, não interferindo com a dieta.	Analgesia simples ou anestésico tópico.
III	Úlcera ou pseudomembrana confluentes, com sangramento. Dor intensa interferindo com a dieta.	Analgesia sistêmica ou anestésico tópico. Avaliar e tratar infecção secundária e controle de sangramento.
IV	Necrose e sangramento espontâneo. Situação de risco à vida.	Opioide ou anestésico tópico. Antibióticos conforme suspeita clínica. Se houver sangramento intenso, usar fibrina, plaquetas ou ácido épsilon aminocaproico.

rápico, prazo que varia de droga pra droga, sendo em média de 1–2 semanas. A situação mais grave é a neutropenia febril, definida como temperatura axilar superior a 37,8 graus em paciente com menos de 500 neutrófilos. Esta situação está associada com uma mortalidade de 10–40%.

O tratamento da neutropenia é baseado no uso de antibiótico de amplo espectro de forma empírica e na pesquisa intensiva de um foco infeccioso (tema abordado detalhadamente no Capítulo 99).

Mucosite

Inflamação aguda ou ulceração das membranas mucosas da região orofaríngea. É uma importante causa de morbidade, levando a dificuldade para alimentação e fala, com consequente desidratação e desnutrição.

Como medidas profiláticas, deve ser feito tratamento odontológico, prévio ao uso de quimioterápicos, recomendar evitar alimentos ácidos e secos e manter uma boa higiene oral. Não existe evidência do uso de antibioticoterapia tópica profilática (Tabela 102.4).

Alopecia

Trata-se da perda de pelos por ação do quimioterápico no folículo piloso, levando a queda reversível do cabelo. É um dos efeitos mais temidos pelo paciente por suas consequências psicológicas e o estigma social associado a ele.

A principal medida relacionada a esse efeito adverso é reforçar a transitoriedade do efeito e oferecer suporte psicológico.

TOXICIDADES ESPECÍFICAS

Alquilantes

São quimioterápicos ciclo-inespecíficos. Agem trocando um hidrogênio da cadeia do DNA por um grupo alquil, impedindo dessa forma a separação dos dois filamentos da dupla hélice e a replicação do DNA. Tem ação em todas as células do organismo. Formam parte desse grupo a mostarda nitrogenada, mostarda fenilalanina, ciclofosfamida, bussulfam, nitrosureias, cisplatina, carboplatina e ifosfamida.

Os principais efeitos adversos do grupo são náusea e vômito, de aparecimento precoce; alopecia, de início em 1–2 semanas e totalmente reversível após o tratamento; e mielosupressão, levando a linfopenia e neutropenia, deixando o paciente mais suscetível para infecções bacterianas. O nadir da neutropenia acontece em 1–2 semanas. Pode acontecer também trombocitopenia, favorecendo sangramentos.

- *Ciclofosfamida:* a toxicidade específica mais característica é a cistite hemorrágica, produzida pelo metabolito acroleína. Tem uma incidência de 40–78%. Essa toxicidade pode ser prevenida com o uso de MESNA, sustância que inativa a acroleína.
  Outras toxicidades específicas são a lesão pulmonar (pneumonite e fibrose pulmonar), cardíaca (miocardiopatia), testicular e ovariana (azoospermia, amenorreia) e neoplasias secundárias (mais frequente de bexiga). A ciclofosfamida é também uma substância teratogênica, sendo contraindicada em pacientes gestantes.
- *Cisplatina e carboplatina:* a principal toxicidade da cisplatina e carboplatina é a renal. A droga é excretada e posteriormente reabsorvida, sendo interiorizada nas células tubulares. O acúmulo da droga dentro das células tubulares leva a lesão do DNA mitocondrial e do núcleo, estresse oxidativo, e apoptose. Isso acontece em até 20% dos pacientes. Para prevenção é feita hidratação vigorosa, uso de diurético osmótico ou tiossulfato de sódio, podendo considerar o uso de plasmaférese. É necessário monitorar marcadores de lesão renal e considerar diálise se necessário.
  Outros efeitos adversos incluem cardiotoxicidade, levando a um QT longo, o que justifica a realização de um eletrocardiograma antes do início do uso. Atentar também para neurotoxicidade e ototoxicidade.
- *Oxaliplatina:* o principal efeito adverso é a neurotoxicidade, caracterizada por neuropatia sensitiva aguda, reversível na grande maioria dos casos. Ao contrário das outras drogas de sua família, não é um fármaco nefrotóxico.

Antimetabólitos

Essas substâncias agem substituindo um ácido nucleico na multiplicação do DNA e impedindo assim que esta aconteça. São ciclo-específicas e apresentam uma ação maior na fase S. Podem agir em substituição de uma purina (6-mercaptopurina e 6-tioguanina), do ácido timidílico (5-fluorouracil e metotrexato), ou outras fases de síntese dos ácidos nucleicos (citosina-arabinosídeo C).

A toxicidade de grupo mais frequente inclui mucosite e mielotoxicidade com leucopenia e trombocitopenia. Essa toxicidade é reversível.

- **5-fluorouracil/capecitabina:** a capecitabina é uma pró-droga administrada por via oral, que após metabolização é transformada em 5-fluorouracil. Além da toxicidade própria do grupo, o efeito adverso mais característico é a eritrodistesia palmoplantar, caracterizada por eritema, edema e dor de mãos e pés, associado a disestesias e podendo levar a úlceras. Quadro reversível com a suspensão da droga.
- **Metotrexato:** mucosite, *rash* maculopapular, hepatite, mielosupressão, toxicidade renal e pneumopatia. Acompanhar marcadores de lesão hepática em todos os paciente em uso de metotrexato.
- **Arabinosídeo-C (citarabina):** produz náusea, vômito, pancitopenia, mialgia, dor óssea, dor torácica e febre.

Antibióticos

Atuam incorporando um excesso de elétrons, aumentando a quantidade de radicais livres reativos. Podem funcionar com alquilação (mitomicina C), inibição enzimática (actinomicina D e mitramicina) e inibindo a ação do DNA por intercalação (bleomicina, daunorrubicina, acinomicina D, adriamicina, mitoxantona e epirrubicina).

Os principais efeitos adversos do grupo são:

- *Bleomicina*: a principal toxicidade da bleomicina é a fibrose pulmonar. Esse efeito pode ser minimizado com nifusão contínua.
- *Antraciclinas* (epirrubicina, adriamicina, daunorrubicina): produzem mielotoxicidade, sendo este o efeito mais limitante do seu uso. Podem gerar cardiomiopatias e arritmias, precisando de controle eletrocardiográfico nesses pacientes. A toxicidade cardíaca é dose-dependente, e muitas vezes irreversível. A toxicidade cardíaca pode ser diminuída pela infusão contínua, evitando grandes picos plasmáticos, e pelo uso de dexrazoxane.

Inibidores mitóticos

Atuam sobre a proteína tubulina, inibindo a mitose na fase de metáfase, impedindo a migração dos cromossomos e a divisão celular. Para aumentar a sua efetividade, são usados em combinação com outras classes de quimioterápicos.

Os principais efeitos adversos do grupo são:

- *Derivados da vinca* (vincristina, vinblastina, vindesina): induzem neurotoxicidade, sendo a mais frequente uma neuropatia mista sensitivomotora. Outros efeitos incluem convulsão, mudança do estado mental, hipotensão ortostática, SIADH e potenciação de doenças neurológicas preexistentes.
- *Derivados da podofilotoxina* (etoposídeo e teniposídeo): os efeitos adversos incluem alopeia, mucosite, mielosupressão, vômito e hipotensão após infusão rápida.

BIBLIOGRAFIA

1. Ana-Maria Florea, Dietrich Büsselberg. Cisplatin as an Anti-Tumor Drug: Cellular Mechanisms of Activity, Drug Resistance and Induced Side Effects. Cancers. 2011;3(1):1351-71.
2. Bellesso M Costa SF, Fischer Chamone DA, Dorlhiac-Llacer PE. Triagem para o tratamento ambulatorial da neutropenia febril. Rev Bras Hematol Hemoter. 2010;32(5):402-8.
3. Cassidy, Jim; Misset, Jean-Louis. Oxaliplatin-related side effects: Characteristics and management Seminars in Oncology Volume 29, Issue 5, Supplement 15, October 2002, Pages 11–20
4. Cerosino RJ, Hong WK. Epirubicin: a review of the pharmacology, clinical activity, and adverse effects of an adriamycin analogue. JCO. Mar 1, 1986:425-39
5. Cooper KR , Hong WK. Prospective study of the pulmonar toxicity of continously infused bleomicyn. Cancer treatment reports. 1981;65(5-6)
6. Hortobágyi GN. Anthracyclines in the Treatment of Cancer. An Overview. Drugs. October 1997, Volume 54, Supplement 4, pp 1-7
7. http://www.inca.gov.br/
8. Kigen G, Busakhala N, Njiru E, Chite F, Loehrer P. Palmar-plantar erythrodysesthesia associated with capecitabine chemotherapy: a case report. Pan Afr Med J. 2015;21:228.
9. Lucy H. Fraiser, Sarathchandra Kanekal, James P. Kehre. Cyclophosphamide Toxicity. Characterising and Avoiding the Problem. Drugs. 1991Nov; Volume 42, Issue 5, pp 781-795
10. Luis Alberto Batista Peres[I]; Ademar Dantas da Cunha Júnior[II]. Nefrotoxicidade aguda da cisplatina: Mecanismos moleculares. J. Bras. Nefrol. vol.35 no.4 São Paulo Oct./Dec. 2013
11. Rajesh V. Lalla, Joanne Bowen, Andrei Barasch, Linda Elting, Joel Epstein, Dorothy M. Keefe, Deborah B. McGuire, Cesar Migliorati, Ourania Nicolatou-Galitis, Douglas E. Peterson, Judith E. Raber-Durlacher, Stephen T. Sonis, Sharon Elad, and The Mucositis Guidelines Leadership Group of the Multinational Association of Supportive Care in Cancer and International Society of Oral Oncology (MASCC/ISOO) MASCC/ISOO clinical practice guidelines for the management of mucositis secondary to cancer therapy. Cancer. 2014 May 6;120(10):1453-61.
12. Rosenthal S, Kaufman S. Vincristine Neurotoxicity. Ann Intern Med. 1974;80(6):733-37.
13. SB Kaye New antimetabolites in cancer chemotherapy and their clinical Impact. British Journal of Cancer. 1998;78(Supplement 3):1-7.

103

SÍNDROMES PARANEOPLÁSICAS

Thiago Carneiro Vieira da Rosa
Ana Rita de Brito Medeiros da Fonseca

INTRODUÇÃO

Síndromes paraneoplásicas são distúrbios que se desenvolvem devido à secreção tumoral de hormônios, peptídeos ou citocinas, ou de reação imunológica cruzada entre os tecidos neoplásicos e saudáveis e não possuem relação direta com efeito de massa ou invasão metastática do tumor. Podem afetar diversos sistemas, majoritariamente os sistemas endócrino, neurológico, dermatológico, reumatológico e hematológico. Estima-se que 8% dos pacientes com câncer tenham manifestações paraneoplásicas, com provável tendência de alta devido a aumento da sobrevida dos pacientes oncológicos.

Quase todos os tipos de tumores, sejam malignos ou benignos, possuem o potencial de causar esse distúrbio. Os tumores de origem neuroendócrina, como o carcinoma pulmonar de pequenas células (CPPC) e os tumores carcinoides, são causas comuns de síndromes paraneoplásicas. O surgimento de sintomas atípicos em um paciente com câncer devem levantar a suspeita, assim como em pacientes não diagnosticados com neoplasias, podendo levar a uma detecção mais precoce.

SÍNDROMES PARANEOPLÁSICAS ENDÓCRINAS

Síndrome da secreção inapropriada do hormônio antidiurético (SIADH)

É caracterizada por hiponatremia hipo-osmótica e euvolêmica. Ocorre em 1–2% dos pacientes com câncer, metade desses com CPPC. Origina-se da produção ectópica pelas células tumorais de vasopressina, o que leva a uma maior reabsorção renal de água livre. A maioria dos pacientes são assintomáticos, com a hiponatremia sendo encontrada nos testes bioquímicos; entretanto podem ocorrer sintomas clínicos, tais como fraqueza, náuseas, confusão mental, convulsões. No laboratório, além de hiponatremia, a osmolaridade sérica estará baixa, e a osmolaridade e excreção urinária de sal estará aumentada ou normal. Procura-se por outras causas de hiponatremia e de SIADH (lesões neurológicas, medicamentos). Restrição hídrica é suficiente para correção parcial da hiponatremia na maioria das vezes. Nos casos graves (Na < 115 mEq/L) ou com sintomas neurológicos, pode ser feita reposição com salina hipertônica a 3% ou fisiológica associada a furosemida. Para os casos refratários, há a opção demeclociclina e conivaptana. Maiores informações no Capítulo 126.

Hipercalcemia

Decorre mais frequentemente pela produção da proteína relacionada ao paratormônio (PTHrP), produzido pelas células tumorais e que se liga ao receptor do PTH, exercendo seu papel de maneira inapropriada no metabolismo do cálcio. Também pode ocorrer devido a metástases osteolíticas ou produção excessiva de 1,25-diidroxivitamina D. O quadro normalmente é assintomático, podendo apresentar alterações neurológicas nos casos mais graves. Os níveis de PTH estarão suprimidos e o de PrPTH elevados. Tratamento se baseia em restrição do excesso de cálcio na dieta, reposição de fórforo VO em caso de hipofosfatemia e reidratação com solução salina. Diuréticos de alça podem ser administrados após reidratação, mas possuem pouco valor. Bifosfonatos (pamidronato, zoledronato) reduzem o cálcio sérico em 1–2 dias. Diálise pode ser considerada em casos refratários. Maiores informações no Capítulo 128.

Síndrome de Cushing

Associada com CPPC. É causada por produção ectópica de ACTH pelas células tumorais na maiorias dos casos. Muitas vezes precede a clínica da neoplasia. Clinicamente é caracterizada por hipertensão, hipocalemia, fraqueza muscular e edema. Ganho de peso não é tão comum quanto nas etiologias não paraneoplásicas. Cortisol sérico e urinário geralmente estão elevados, assim como o ACTH. A administração de dexametasona não suprime o ACTH em 90% dos casos. Tratamento com cetoconazol, metirapona ou mitotano pode ser tentado.

Hipoglicemia

A produção excessiva do precursor do fator de crescimento semelhante à insulina tipo II (IGF-II), produzido por tumores mesenqumais, hepatocelulares, carcinomas suprarrenais e outros, leva a efeitos semelhantes ao da insulina. A hipoglicemia é clinicamente evidente e ocorre em jejum. Haverá baixos índices de glicose e insulina no sangue. Tratamento envolve o da neoplasia, glicose e refeições frequentes.

SÍNDROMES PARANEOPLÁSICAS NEUROLÓGICAS

As síndromes paraneoplásicas neurológicas resultam de reação cruzada imunológica entre as células tumorais e componentes do sistema nervoso. É pouco comum, presente apenas em 1% dos cânceres, sendo mais presente no CPPC e linfomas. Em 60–80% dos casos, os sintomas precedem o câncer. O tratamento do tumor geralmente não melhora o déficit neurológico, recaindo sobre a imunossupressão a principal linha de tratamento.

Encefalomielite

Corresponde a processo inflamatório do sistema nervoso, cujas manifestações clínicas são determinadas pela área afetada. As seguintes síndromes clinicopatológicas podem ocorrer: encefalite cortical, encefalite límbica (alteração do humor, perda de memória, sintomas hipotalâmicos), encefalite do tronco encefálico, marcha cerebelar e ataxia dos membros, mielite e disfunção autonômica. Os autoanticorpos anti-Hu, anti-Ma2 e anti-CRMP5 estão associados ao quadro.

Degeneração celular paraneoplásica

Ocorre ataxia, disfagia, disartria com pródromos de tontura, náusea e vômitos. Associado com CPPC, tumores ginecológicos e linfoma de Hodgkin.

Síndrome paraneoplásica de opsoclonomioclonia

Envolve múltiplos movimentos oculares involuntários arrítmicos, caóticos e multidirecionais, acompanhada de contrações musculares mioclônicas nos membros e tórax, ataxia cerebelar, tremores e encefalopatia. Principais tumores associadaos são CPPC e de mama.

Síndrome miastênica de Lambert-Eaton

Anticorpos atuam no receptor que regula o influxo de cálcio no terminal pré-sináptico da junção neuromuscular para dentro da célula, impedindo-o. Fraqueza muscular proximal em membros inferiores, fraqueza diafragmática, fadiga, sintomas bulbares e sintomas autonômicos mais tardiamente fazem parte das manifestações. Na eletroneuromiografia, há resposta incremental ao estímulo repetitivo do nervo (ao contrário da miastenia *gravis*). Relacionado com CPPC, câncer de próstata, cervical e linfoma. Maiores informações no Capítulo 137.

SÍNDROMES PARANEOPLÁSICAS DERMATOLÓGICAS E REUMATOLÓGICAS

Na maioria das vezes, as síndromes paraneoplásicas dermatológicas e reumatológicas são condições que ocorrem sem ter uma doença maligna associada. Entretanto o rastreio de neoplasias de acordo com a idade se justifica pela alta prevalência de malignidades nesses indivíduos.

Acantose *nigricans*

Espessamento hiperpigmentado da pele, muito associada à resistência à insulina. Nos casos paraneoplásicos, o adenocarcinoma gástrico é o mais associado. Como síndrome paraneoplásica, tende a ser mais severa. Pode acometer mãos.

Dermatomiosite

É uma miopatia inflamatória associada a alterações cutâneas, como heliótropo, *rash* eritematoso e pápulas de Grotton. Está associada a neoplasias em 10–25% dos casos. Exemplos: mama, pulmão, ovário e próstata. Diagnóstico se dá pela clínica, alterações típicas na eletroneuromiografia e biópsia muscular e níveis elevados de creatinafosfoquinase. O rastreio deve ser o recomendado para a idade, e exames complementares como TC de tórax/abdômen/pelve estão indicados para paciente com alto risco para neoplasia (idade avançada, doença grave, resistência ao tratamento, história prévia de malignidade, ausência de pneumopatia intersticial, ausência de autoanticorpos específicos para miosite).

Osteoartropatia hipertrófica

Caracterizada pela formação de tecido ósseo nas diáfises dos ossos longos e das falanges, artrite e dor. 90% dos casos estão associados com neoplasias. Bifosfonatos, AINEs, opioides e radioterapia local podem servir de tratamento, além do tratamento da neoplasia.

Vasculite leucocitoclástica

Os casos paraneoplásicos estão associados com tumores hematológicos, pulmonares, urinários e gastrointestinais. O quadro clínico é de púrpura em extremidades inferiores associada a dor, queimação e prurido. Sintomas constitucionais podem estar presentes. Maioria dos casos não é neoplásica, não necessitando de rastreio de neoplasias além do indicado para idade.

Pênfigo paraneoplásico

Dermatose bolhosa grave que afeta pele e membranas mucosas. São lesões mucosas muito dolorosas associadas a *rash* polimórfico em palmas, plantas e tronco. Se não tratadas, podem evoluir para infecções graves e óbito. Está mais associado a tumores hematológicos.

Síndrome de Sweet

É caracterizada por início súbito de placas, pápulas e nódulos dolorosos na face, tronco e extremidades, associada a neutrofilia e febre. Em 20% dos casos, está associada a neoplasias, principalmente leucemia mieloide aguda ou outras hematológicas. Dos tumores sólidos, genitoruinários, gastrointestinais e mama estão entre os mais comuns.

SÍNDROMES PARANEOPLÁSICAS HEMATOLÓGICAS

Eritrocitose

Causada por produção ectópica de eritropoietina na maioria dos casos. Mais comum em indivíduos com hepatoma, carcinoma renal e hemangioblastoma cerebelar.

Granulocitose

Ocorre em 30% dos paciente com tumores sólidos, sendo metade de origem paraneoplásicas. É associado principalmente com câncer de pulmão de não pequenas células, além de tumores gastrointestinais, de mama, cerebrais, renais e ginecológicas. A maioria dos paciente é assintomática, não necessitando de tratamento.

Trombocitose

Aproximadamente 35% dos paciente com trombocitose possuem alguma doenças neoplásica. Provavelmente decorre devido à produção de citocinas com IL-6 aumentada. É um sinal de doença avançada e de pior prognóstico. Dificilmente se manifesta clinicamente com trombose, não necessitando de tratamento.

Eosinofilia

Relacionada com aumento da produção de IL-5. Está presente em paciente com linfomas e câncer de pulmão e, em menor grau, câncer de colo uterino, gastrointestinal, renal e mamário. Normalmente é uma alteração assintomática, mas pode cursar com dispneia e sibilos. Na radiografia de tórax, pode haver infiltrados difusos. Em caso de sintomas respiratórios, tratar com corticoide oral e inalação.

Aplasia pura de células vermelhas

Mais associada com timoma. Ocorre por meio de mecanismo autoimune. Na medula óssea, há quase ausência de precursores da linhagem vermelha e preservação de megacariócitos e da linhagem granulócita. Tratamento baseado no tumor e em imunossupressão. Realizar transfusões, se necessário.

Tromboflebite

Trombose venosa profunda e embolia pulmonar são os dois eventos trombóticos mais comuns em paciente com câncer, enquanto a tromboflebite superficial recorrente e migratória pode ser um achado inicial de neoplasia. A presença de trombose venosa periférica e adenocarcinoma (principalmente pancreático) é chamada de síndrome de Trousseau. No caso de trombose venosa profunda ou embolia pulmonar, deve-se fazer a investigação oncológica de rotina para a idade. Entretanto, se o coágulo for refratário, trombose de localização incomum ou tromboflebite migratória, está indicada investigação adicional.

BIBLIOGRAFIA

1. Dalmau J, Rosenfeld MR. Overview of paraneoplastic syndromes of the nervous system. In: Uptodate, Post TW (Ed), Uptodate, Waltham, MA. (acessado em 20/07/2016).
2. Dalmau J, Rosenfeld MR. Paraneoplastic syndromes of the CNS. The Lancet Neurology. 7(4):327-40.
3. Jameson JL, Longo DL. Síndromes Paraneoplásicas: Endocrinológicas/Hematológicas. In: Medicina Interna de Harrison. 18ª edição. Porto Alegre: AMGH, 2013. p. 826-831.
4. Pelosof LC, Gerber DE. Paraneoplastic syndromes: An approach to diagnosis and treatment. Mayo Clin Proc. 2010;85:838-54.

SEÇÃO 10

INFECTOLOGIA

Editor responsável: **Lucas Ferreira Theotonio dos Santos**
Coordenadores da Seção: **Moacyr Silva Júnior,
Lucas Ferreira Theotonio dos Santos**

104

SÍNDROME DA MONONUCLEOSE

Carolina Cristina Pellegrino Feres
Lucas Ferreira Theotonio dos Santos
Moacyr Silva Júnior

INTRODUÇÃO

A monucleose infecciosa (MI) é uma síndrome febril aguda causada pela infecção primária do vírus Epstein-Barr. A síndrome da mononucleose infecciosa é a forma sintomática da doença, geralmente benigna e mais comum em adultos jovens, sendo caracterizada pela tríade: febre elevada, linfadenopatia e faringite. O polimorfismo clínico dessa síndrome e sua associação com a etiopatogenia de algumas neoplasias tornam seu conhecimento de grande importância na prática médica.

EPIDEMIOLOGIA

A mononucleose infecciosa apresenta distribuição universal, aproximadamente 90–95% dos adultos são soropositivos para o Epstein-Barr vírus (EBV), podendo ocorrer em qualquer faixa de idade, gênero ou etnia. A alta prevalência do vírus na população pode ser justificada pelo longo tempo de transmissão viral após o quadro agudo, podendo chegar a mais de 18 meses.

O pico de incidência da infecção sintomática é entre 15–25 anos. Em crianças escolares a infecção geralmente é subclínica. Após os 30 anos é uma patologia extremamente incomum, sendo obrigatória uma investigação minuciosa.

FISIOPATOLOGIA

O vírus Epstein-Barr (EBV) é membro da família Herpesviridae e possui dois sorotipos virais – o EBV-1 e o EBV-2. O EBV-1 é o subtipo mais comum e de distribuição mundial, enquanto o EBV-2 é mais encontrado em indivíduos infectados pelo HIV.

O epitélio da orofaringe é o local de replicação viral primária, justificando o potencial contágio com secreções da orofaringe; contudo, o contato sexual é outra forma de transmissão da doença. Após a infecção do tecido linfoide da orofaringe, o vírus infecta as células B, o que desencadeia a proliferação intensa dos linfócitos T – linfócitos atípicos – e células NK. A proliferação das células infectadas leva ao crescimento de tecidos linfoides e à produção de anticorpo IgM (anticorpos heterófilos). O linfócitos atípicos encontrados no sangue periférico correspondem às células TCF8 e *natural killers*.

Uma pequena parcela das células B irá continuar infectada de maneira latente e, se combinada com fatores genéticos e ambientais favoráveis, poderá induzir transformação neoplásica. Na ausência de uma resposta imune adequada, o EBV pode provocar a multiplicação descontrolada de linfócitos B, sendo os pacientes transplantados e aqueles com baixa contagem de CD4, como ocorre na síndrome da imunodeficiência humana, os mais suscetíveis a isso e consequentemente ao desenvolvimento neoplásico. Linfoma de Burkit, linfoma de Hodgkin, linfoma primário do sistema nervoso central e carcinoma nasofaringeal são as neoplasias com maior correlação com a infecção por EBV.

QUADRO CLÍNICO

A mononucleose clássica apresenta a tríade febre alta, linfonodomegalia e faringite, sendo esse quadro geralmente precedido por um pródromo de fadiga e mialgia. O período de incubação varia de 4 a 6 semanas.

A linfonodomegalia é um achado presente na quase totalidade dos doentes com MI na primeira semana da doença. O envolvimento costuma ser simétrico, acometendo principalmente as cadeias cervicais anteriores e posteriores, porém podendo apresentar linfonodomegalia inguinal associada. A febre costuma atingir altas temperaturas, não obstante o bom estado geral do doente. A faringite causa importante odinofagia e costuma estar presente a partir do quinto dia de doença.

A fadiga é o sintoma mais limitante da doença e o que mais se perdura, podendo levar meses até sua extinção. Artralgia, mialgia, náuseas, *rash* cutâneo, dor abdominal e hepatoesplenomegalia são outros sinais e sintomas inespecíficos de quadros infecciosos virais que estão usualmente presentes.

A esplenomegalia está presente em 50% dos pacientes, podendo durar dez dias e tornando o baço frágil e suscetível ao rompimento. Hepatomegalia é o achado menos frequente do exame físico.

O *rash* costuma apresentar-se como uma erupção morbiliforme ou papular em tronco e membros superiores, e geralmente ocorre após a administração de antimicrobianos, sendo a amoxicilina o mais relacionado a essa reação. O sinal de Hoagland, definido pelo edema periorbitário, ocorre em um terço dos casos diagnosticados. Icterícia é um sinal raro, presente em somente 5% dos casos.

É importante lembrar que a idade influi diretamente nas manifestações clínicas, sendo a maior parte das infecções por EBV em lactentes e crianças com idade inferior a cinco anos assintomática ou que se apresenta sob a forma de faringite leve. Já em adultos, a infecção geralmente é mais sintomática.

COMPLICAÇÕES

A evolução da mononucleose infeciosa é benigna e autolimitada, porém em uma pequena parcela dos casos pode haver complicações que tornam o quadro mais agressivo e com necessidade de internação hospitalar imediata.

A ruptura do baço, apesar de rara, é umas das complicações mais dramáticas, podendo ocasionar grave hemorragia com risco de morte. Deve ser suspeitada quando há queixa de dor abdominal no quadrante superior esquerdo no paciente e quadro compatível com mononucleose infecciosa.

Anemia hemolítica autoimune ocorre em 3% dos casos, geralmente associada a anticorpos IgM, e torna-se clinicamente aparente na terceira semana de infecção. Pode ser acompanhada de plaquetopenia.

Quadros neurológicos ocorrem em menos de 1% dos casos e podem aparecer como única manifestação da infecção pelo EBV. Meningite asséptica, Guillain-Barré, mielite transversa são exemplos de complicações neurológicas e, apesar de serem a principal causa de morte na MI, 85% dos pacientes apresentam remissão sem sequelas.

DIAGNÓSTICO

O diagnóstico de mononucleose infecciosa é feito por meio de quadro clínico compatível, atipia linfocitária no exame laboratorial e a detecção de anticorpos heterófilos.

O achado laboratorial mais característico encontra-se na análise do hemograma. A leucocitose com linfocitose absoluta é um achado presente em 70% dos pacientes e usualmente precede o aparecimento dos anticorpos heterófilos. A presença de linfócitos atípicos, apesar de frequente, não é um achado patognomônico da doença, podendo estar presente na infecção por citomegalovírus, HIV agudo, toxoplasmose, rubéola e roséola. Esses achados hematimétricos costumam estar presentes após a primeira semana de início dos sintomas clínicos. Outros achados laboratoriais incluem o aumento discreto de transaminases e fosfatase alcalina.

O teste clássico de Paul-Bunnell-Davidson consiste na pesquisa de anticorpos heterófilos, teste feito por meio da aglutinação do soro humano com hemácias de outros mamíferos, é útil para o diagnóstico da primoinfecção. Ele é capaz de detectar altos títulos de IgM a partir da primeira semana de infecção, contudo é mais sensível a partir da terceira semana. Não há relação entre o título do teste e a gravidade da doença. O resultado do teste pode ser falso-positivo em pacientes portadores de hepatites virais e linfomas, e falso-negativo no estágio tardio da doença ou em paciente com menos de 5 anos.

Mais específica que a pesquisa de anticorpos heterofilos é a pesquisa do antígeno do capsídeo viral (VCA). Raramente é necessária sua solicitação, sendo mais indicada em casos de apresentação atípica da doença.

Técnicas de biologia molecular como a reação em cadeia da polimerase (PCR) são estudadas para avaliação diagnóstica e prognóstica relacionada ao EBV. A detecção do vírus no soro por meio da reação em PCR indica infecção prévia, porém a contagem de carga viral é de pouca utilidade na prática clínica. O padrão-ouro para a detecção viral é a biópsia de tecido com hibridização *in situ*, procedimento realizado em casos de correlação com neoplasias.

DIAGNÓSTICOS DIFERENCIAIS

O principal diagnóstico diferencial da mononucleose infecciosa é a infecção pelo citomegalovírus. Algumas diferenças no quadro clínico podem ser observadas como, por exemplo, a odinofagia e linfonodomegalia menos importante nas infecção por CMV. Outras síndromes virais, como hepatites e a infecção aguda pelo HIV, podem apresentar-se na fase aguda como uma síndrome mono-*like*, e sorologias específicas devem sempre ser solicitadas após o período de janela imunológica. Toxoplasmose, rubéola e faringite estreptocócica também devem ser lembrados como diagnóstico diferencial.

TRATAMENTO

Não há um tratamento farmacológico antiviral específico para a mononucleose. Geralmente o quadro é benigno e autolimitado, sendo indicado apenas repouso e uso de sintomáticos.

O repouso, durante três semanas costuma ser uma medida importante para evitar o aumento da pressão intra-abdominal e evitar ruptura esplênica. O uso de anti-inflamatórios e analgésicos pode ser necessário para alívio de odinofagia e febre.

Antibioticoterapia e corticoterapia não são indicados de rotina. O corticoide é usado quando houver complicações, tais como anemia hemolítica, trombocitopenia grave, hipertrofia de tonsilas com obstrução de vias aéreas superiores ou infecção do sistema nervoso central; prednisona na dose de 60 a 80 mg pode ser administrada diariamente por 7 a 14 dias.

Paciente com diagnóstico de mononucleose infecciosa nos últimos seis meses devem evitar doar sangue, pois o vírus pode ser encontrado no sangue periférico por muitos meses após a recuperação da doença.

BIBLIOGRAFIA

1. Aronson M, Auwaerter P. Infectious mononucleosis in adults and adolescents. In: UpToDate, Post TW (Ed), UpToDate, Waltham, MA. (Acessado em 20 de julho de 2016.)
2. Balfour HH Jr, Holman CJ, Hokanson KM, et al. A prospective clinical study of Epstein-Barr virus and host interactions during acute infectious mononucleosis. J Infect Dis. 2005;192:1505.
3. Doenças Infecciosas e Parasitárias; Guia de Bolso da Secretaria de Vigilância em Saúde/ Ministério da Saúde; Quarta edição ampliada. 1999;51:241-42.
4. Vetsika EK, Callan M. Infectious mononucleosis and Epstein-Barr virus. Expert Rev Mol Med. 2004;6:1.

SÍNDROMES FEBRIS HEMORRÁGICAS

Fernanda Badiani Roberto
Lucas Ferreira Theotonio dos Santos
Moacyr Silva Júnior

INTRODUÇÃO

As síndromes febris hemorrágicas são um grupo de zoonoses de diferentes etiologias que, por meio dos seus patógenos, se comportam como vasculites, com alteração da permeabilidade capilar e sintomas de diástase hemorrágica, podendo ter alta mortalidade. Dentre essas, destacam-se a leptospirose, dengue hemorrágica, febre amarela e hantavirose, sendo todas de notificação compulsória no Brasil.

LEPTOSPIROSE

A leptospirose é uma zoonose de distribuição global, causada pela bactéria espiroqueta do gênero *Leptospira*, o qual possui 19 sorogrupos e mais de 200 sorotipos, sendo o patógeno mais comum o *Leptospira interrogans*. A leptospirose é uma doença subdiagnosticada, dado seu amplo espectro de apresentação e da capacidade limitada de diagnóstico nas regiões endêmicas. A espiroqueta pode sobreviver no organismo dos animais hospedeiros desde a infecção primária até por toda a vida, pela colonização do trato urinário dos animais e a excreção das bactérias de maneira contínua ou intermitente. Dentre os hospedeiros, destacam-se os roedores, cães, bovinos, suínos, equinos, ovinos e caprinos.

A transmissão ocorre pelo contato direto de urina ou tecido de animais infectados ou pelo contato indireto com água ou solo contaminados, principalmente nas regiões tropicais e durante o período de chuvas, por meio das mucosas, conjuntiva, lesões de continuidade na pele ou pela inalação de partículas aerossóis. Os principais indivíduos expostos são aqueles que trabalham na agricultura, veterinários ou criadores de animais, manipuladores de esgoto, garis, populações sem acesso a saneamento básico e, ocasionalmente, praticantes de atividades aquáticas recreativas ou competitivas.

Quadro clínico

A maioria das infecções por *Leptospira* é assintomática, com período de incubação médio de 5 a 14 dias. Quando presente, o quadro clínico é variável, desde síndrome febril indiferenciada até síndrome ictero-hemorrágica, com altas taxas de mortalidade. O curso clínico da doença é dividido em 2 fases: a fase precoce (fase leptospirêmica) e a fase tardia (fase imune) com manifestações clínicas graves, sendo que a forma mais conhecida é a síndrome de Weil determinada pelo comprometimento da função renal e hepática.

A fase aguda é caracterizada por períodos de febre intermitente (38 a 40 °C), cefaleia, calafrios, mialgia, dor abdominal, perda de apetite, náusea, vômitos, diarreia, tosse seca, sufusão conjuntival e erupção maculopapular pré-tibial. A presença de sufusão conjuntival levanta a hipótese de leptospirose em todas as síndromes febris, pois não é característica nas outras afecções. Em geral, essa fase é autolimitada com duração de 3–7 dias e remissão completa dos sintomas – cerca de 90% dos pacientes apresentam apenas a primeira fase. Nesse período, exames laboratoriais são inespecíficos e sugestivos de infecção bacteriana, sendo que a bactéria pode ser encontrada no sangue e no LCR (líquido cefalorraquidiano).

A fase imune possui duração mais prolongada, de 4 a 30 dias, com desparecimento da *Leptospira* do sangue e LCR e positividade de anticorpos IgM. Além dos sintomas descritos na fase leptospirêmica, a fase imune exibe: icterícia de tonalidade alaranjada (rubínica) com predomínio de bilirrubina direta; insuficiência renal aguda não oligúrica e hipocalêmica; arritmias cardíacas; hemorragia alveolar com evolução para síndrome do desconforto respiratório do adulto (SDRA); meningite asséptica; hepatoesplenomegalia e dor abdominal sugestiva de pancreatite. Os exames laboratoriais mostram aumento de transaminases até 3 vezes o limite superior da normalidade, ureia um pouco elevada, usualmente abaixo de 100 mg/dL, creatinina acima de 2 mg/dL, trombocitopenia (acompanha a disfunção renal), hiponatremia e hipocalemia. O LCR apresenta pleocitose com predomínio linfocítico (usualmente menos que 500 células/mm^3), proteinorraquia e glicose normal.

Diagnóstico

A suspeita é feita com base no quadro clínico e epidemiológico, com necessidade de confirmação por meio de testes laboratoriais específicos. Na fase precoce, o diagnóstico tem baixa sensibilidade de ambos os métodos, e pode ser feito pela visualização direta das espiroquetas no sangue ou LCR, ou por meio da detecção do DNA do microrganismo pela técnica da reação em cadeia da polimerase (PCR). A cultura apenas revela o diagnóstico retrospectivo da doença, pois o crescimento inicial das bactérias é lento e demora semanas. Na fase tardia, a *Leptospira* pode ser encontrada na urina (a partir do 7º dia de doença) e identificada por meio de testes sorológicos ELISA-IgM e da microaglutinação (MAT), porém com possibilidade de reação cruzada com outros anticorpos (p. ex., sífilis, HIV, hepatite).

Tratamento

Em caso de forte suspeita clínica, o início de antibioticoterapia empírica é recomendada para o tratamento da leptospirose, dado que quanto mais precoce o início do tratamento, melhor o prognóstico. Na fase inicial (forma leve), o tratamento indicado é amoxacilina 500 mg VO 8/8 h ou doxiciclina 100 mg VO 12/12 h por 5 a 7 dias. A doxiciclina é contraindicada em gestantes, crianças < 9 anos, nefropatas ou hepatopatas. A claritromicina e azitromicina são os antibióticos de 2ª linha em caso de necessidade. Na fase tardia (formas graves), é indicado uso de penicilina G cristalina 1,5 milhões UI EV 6/6 h ou ampicilina 1 g EV 6/6 h ou ceftriaxone 1 g EV 24/24 h por no mínimo 7 dias. Nos casos graves, o suporte intensivo é essencial, com necessidade de reposição volêmica, suplementação de potássio, diálise e suporte respiratório inclusive com estratégia de ventilação protetora para SDRA. Após a resolução do quadro, os pacientes tendem a recuperar completamente a função renal e hepática.

HANTAVIROSE

As hantaviroses compreendem um grupo de zoonoses virais agudas causadas por um vírus RNA da família Bunyaviridae, gênero *Hantavirus*, o qual possui diversas variantes, com cada uma provocando uma síndrome distinta e transmitida por espécie própria de roedor, portanto de distribuição geográfica específica. A febre hemorrágica com síndrome renal (FHSR) é uma variante que predomina na Europa e Ásia, caracterizada por febre, dilatação capilar e extravasamento de sangue, levando a hemorragias e doença tubular renal.

A FHSR é transmitida pela inalação de partículas aerossóis da urina, saliva e fezes de roedores silvestres contaminados. Esses animais comportam-se como reservatórios da doença, com excreção dos vírus na urina e saliva provavelmente durante toda a vida.

Quadro clínico

Os sintomas se iniciam após um período de incubação médio de 2 semanas (4–60 dias) com febre, hemorragia, hipotensão e falência renal. O curso clínico é variável e dependente do subtipo viral, sendo mais branda nas infecções pelo *Puumala* e mais grave naquelas causadas pelo *Haantan* e *Dobrava*. Outros achados inespecíficos incluem mialgia, dor lombar, rubor facial, hiperemia conjuntival e cefaleia. Nos casos mais graves, a hipotensão é acompanhada de oligúria, manifestações hemorrágicas (petéquias, hematomas, hemoptise, hematêmese e melena), proteinúria, queda de taxa de filtração glomerular (TFG) e distúrbios hidroeletrolíticos. Exames laboratoriais demonstram leucocitose, trombocitopenia, aumento do hematócrito, aumento da lactato desidrogenase (DHL), proteinúria, hematúria microscópica, aumento de creatinina e transaminases.

O curso clínico engloba 5 fases: a fase febril inicial inespecífica; fase hipotensiva com queda TFG; fase oligúrica com hipervolemia relativa, hipertensão e edema pulmonar; fase diurética com retorno da depuração renal e desequilíbrio hidroeletrolítico; e fase de convalescença que pode durar 1 a 3 meses.

Diagnóstico

O diagnóstico pode ser confirmado pela sorologia, com positividade de anticorpos IgM pelo método Elisa logo no início dos sintomas, ou pela técnica de PCR no sangue ou tecido nos primeiros 7 a 10 dias de doença. O comprometimento renal é confirmado por meio dos exames laboratoriais, sendo que a biópsia renal é indicada apenas nos casos com curso clínico atípico e demonstra nefrite intersticial aguda com detecção dos vírus pela técnica de PCR.

Tratamento

O tratamento baseia-se no suporte intensivo aos pacientes com necessidade de estabilização hemodinâmica e ventilação invasiva na maioria dos casos. A lesão renal aguda, mesmo com indicação de diálise, tende a regredir após a resolução do quadro. Apesar de não haver terapia específica para hantaviroses, um estudo prospectivo duplo cego demonstrou redução de mortalidade com o uso de ribavirina endovenosa, mas esse resultado não foi comprovado em outros estudos. O uso de AINEs e de corticoides não é recomendado para o tratamento sintomático. Recomenda-se o isolamento do paciente em condições de proteção com barreiras (avental, luvas e máscaras N95).

FEBRE AMARELA

A febre amarela é uma doença viral aguda de curta duração (máximo de 12 dias) com gravidade variável, mas que classicamente se caracteriza por início abrupto de febre, disfunção hepática e renal, coagulopatia, icterícia e choque. O agente etiológico é o vírus amarílico, gênero *Flavivirus*, da família Flaviviridae. Epidemiologicamente, a febre amarela distribui-se na América do Sul e na África subsaariana e apresenta-se como febre amarela silvestre (FAS) e febre amarela urbana (FAU), sendo que ambas apresentam o mesmo curso clínico mas diferem no mecanismo de transmissão.

A FAS é transmitida na América do Sul pelo mosquito do gênero *Haemagogus janthinomys* nas áreas endêmicas (no Brasil são as regiões Norte, Centro-Oeste, oeste de Minas Gerais e área pré-amazônica do Maranhão), a partir da picada do mosquito com sangue contaminado de macacos (reservatórios naturais do vírus). A febre amarela na África e a FAU são transmitidas pelo mosquito *Aedes aegypti*, sendo o homem o próprio reservatório urbano da doença. A ameaça de epidemia de febre amarela ocorre quando uma pessoa infectada viaja para uma região infestada pelo mosquito *Aedes*; dessa forma, o Brasil se encontra sob risco iminente de FAU na atualidade.

Quadro clínico

As manifestações da febre amarela variam da forma assintomática a febre hemorrágica com letalidade de até 50%. O período de incubação é de 3 a 6 dias após a picada do mosquito fêmea infectado, sendo que o período de transmissibilidade no homem é de 48 horas antes do início dos sintomas até 5 dias após e no *Aedes* de 9 dias após a contaminação até por toda a vida.

A febre amarela clássica se divide em 3 períodos: infecção, remissão e intoxicação. O período de infecção caracteriza-se pelo início abrupto de febre alta com pulso lento em relação a temperatura (sinal de Faget), cefaleia, mialgia, dor lombar, náuseas, vômitos, prostração, rubor facial, hiperemia conjuntival e irritabilidade, associados a leucopenia com neutropenia relativa com duração média de 3 dias. Em seguida, há o período de remissão dos sintomas por algumas horas até 2 dias. Cerca de 15% dos pacientes evolui para o período de intoxicação que envolve o retorno da febre, dor epigástrica com hematêmese e melena, icterícia, petéquias, hemoptise, olig úria e sonolência com possível evolução para hipotensão e coma. Devido à disfunção hepática, surgem os sintomas de diástase hemorrágica pela queda na síntese dos fatores da coagulação dependentes de vitamina K (II, VII, IX e X), sendo que os sangramentos do TGI são em geral de origem gástrica. Nessa fase, exames laboratoriais demonstram aumento de bilirrubina direta e aumento de transaminases (TGO > TGP), com níveis de fosfatase alcalina (FA) normais, albuminúria e acidose metabólica. Indicadores de mau prognóstico incluem níveis persistentemente elevados de transaminases e o surgimento de soluços de difícil controle. A intoxicação pode durar de 3 a 14 dias, com recuperação funcional completa, ainda que a prostração possa perdurar por alguns meses.

Diagnóstico

O diagnóstico pode ser feito pelo isolamento do vírus da febre amarela no sangue por meio de sorologia Elisa-IgM, ou pela análise do tecido hepático *post-mortem*. Outras técnicas de diagnóstico sorológico, como inibição da hemaglutinação ou fixação do complemento, exigem duas amostras de sangue colhidas em períodos diferentes do curso clínico para comparar o aumento dos títulos de autoanticorpos. A biópsia hepática é contraindicada devido ao risco de sangramento incontrolável.

Tratamento

Não existe tratamento antiviral específico. Dessa forma, o suporte hemodinâmico e intensivo nos casos graves é imprescindível. É indicado repouso absoluto no leito, além de reposição volêmica e de hemoderivados, vasopressores, além de suporte ventilatório e diálise, se necessários. Pelo risco de sangramento de TGI, o uso de inibidores da bomba de prótons, bloqueadores H2 e sucralfato pode ser considerado. É prudente evitar uso de sedativos e drogas de metabolização hepática, mas se não puderem ser evitados, corrigir as doses para função hepática e renal. A febre amarela pode cursar com infecções bacterianas secundárias, que devem ser prontamente identificadas e tratadas.

DENGUE

A infecção pelo vírus da dengue é majoritariamente assintomática ou autolimitada, porém com risco de transformação para a forma hemorrágica devido à resposta imune do indivíduo com aumento da permeabilidade vascular e extravasamento de plasma que levam aos sintomas hemorrágicos e de choque hipovolêmico. O vírus da dengue pertence ao gênero *Flavivirus* da família Flaviviridae e possui 4 sorotipos (DEN-1 a DEN-4), sendo que a segunda infecção por sorotipos diferentes associado a extremos de idade e comorbidades prévias são fatores de risco para a dengue hemorrágica.

A atual epidemia de dengue vivida nas regiões tropicais e subtropicais se configura em um problema de saúde pública devido a proliferação e disseminação do principal mosquito vetor, o *Aedes aegypti*, o que exige das autoridades em saúde medidas mais eficientes do controle do vetor, desenvolvimento de vacinas específicas e medidas terapêuticas de maior eficácia.

Quadro clínico

As manifestações da dengue clássica são divididas em 3 fases distintas, iniciadas após período de incubação médio de 3 a 7 dias:
- **Fase febril:** início abrupto de febre alta (≥ 38,5 °C), associada a cefaleia com dor retro-orbitária, mialgia, artralgia, exantema maculopapular aditivo, náuseas, vômitos, diarreia pouco volumosa e petéquias com duração de até 7 dias com recuperação gradativa após melhora da febre.
- **Fase crítica:** ocorre com a defervescência da febre, entre o 3º e 7º dia de doença, com o surgimento dos sinais de alarme – dor abdominal intensa e contínua, vômitos persistentes, acúmulo de líquidos (ascite, derrame pleural, derrame pericárdico), hipotensão postural e/ou lipotimia, hepatomegalia maior que 2 cm abaixo do rebordo costal, sangramento de mucosas, letargia e/ou irritabilidade e aumento progressivo do hematócrito. Esses sintomas são decorrentes do aumento da permeabilidade vascular e podem evoluir para o estado de choque, exigindo maior atenção médica. Os sinais de choque são: taquicardia, extremidades frias com tempo de enchimento capilar (TEC) prolongado, pulso fraco e filiforme, pressão de pulso pinçada (≤ 20 mmHg), taquipneia, oligúria (diurese < 1,5 mL/kg/h), hipotensão arterial e cianose, além de sangramento grave ou comprometimento orgânico importante.
- **Fase de recuperação:** ocorre após a fase crítica, com reabsorção do conteúdo plasmático extravasado em 48 a 72 horas, sendo necessário procurar complicações relacionadas a hiper-hidratação realizada na fase crítica. Pode ocorrer o aparecimento de um segundo *rash* cutâneo pruriginoso com resolução em 1 a 2 semanas e persistência de fadiga por algumas semanas.

Diagnóstico

Em épocas de epidemia, o diagnóstico é primariamente clínico-epidemiológico, sendo que a confirmação laboratorial está formalmente indicada apenas para pacientes com necessidade de internação hospitalar. Essa confirmação pode ser realizada pela detecção de antígenos virais até o 5º dia de doença por meio do NS1 ou detecção viral por PCR; ou ainda pela solicitação de sorologia IgM pelo método Elisa a partir do 6º dia após o início dos sintomas.

Tratamento

O tratamento preconizado pelo Ministério da Saúde baseia-se em protocolos preestabelecidos para grupos de A a D, divididos pela sua gravidade de acordo com os sinais de alarme, comorbidades associadas e grupos de risco (lactentes menores de 2 anos, gestantes, adultos > 65 anos). A título de triagem, realizamos a prova do laço que consiste na insuflação do manguito no valor da média da PA [(PAS + PAD)/2] por 5 minutos e verificação do surgimento de petéquias em um quadrado de 2,5 cm de lado desenhado no antebraço; o teste é positivo em adultos se houver ≥ 20 petéquias no local.

Algumas orientações são comuns para todos os grupos e incluem: evitar uso de AINEs ou salicilatos, orientar sinais de alarme e retorno ao pronto socorro se necessário.

- **Grupo A:** paciente sem sinais de alarmes ou comorbidades, que não se enquadra em grupo de risco ou condições clínicas especiais e apresentam prova do laço negativa.
    - Manejo clínico: orientação de repouso, hidratação oral e uso de dipirona (500 mg até 6/6 h) ou paracetamol (500–750 mg até 6/6 h). Exames laboratoriais ou testes confirmatórios não são necessários. A terapia de hidratação oral é calculada para 60 mL/kg/dia, sendo 1/3 com solução salina e 2/3 com ingestão de líquidos caseiros e deve ser mantida durante todo o período febril e até 24 h após a defervescência da febre. Orientar retorno entre o 3º e 6º dia de doença para reavaliação ou se houver sinais de alarme.
- **Grupo B:** presença de comorbidades, grupos de risco, condições clínicas especiais ou prova do laço positiva. Ausência de sinais de alarme.
    - Manejo clínico: solicitar hemograma completo para avaliar hemoconcentração (mulheres > 44% e homens > 50%) e ofertar hidratação oral enquanto aguarda resultado. Não há necessidade de teste confirmatório. Se o hematócrito for normal, tratar como grupo A. Se houver hemoconcentração, manter paciente em observação com reidratação oral 60 mL/kg/dia, sendo 1/3 do volume administrado em 4 horas. Em caso de melhora do hematócrito, tratar como grupo A e, em caso de persistência, manejar como grupo C.
- **Grupo C:** presença de qualquer sinal de alarme.
    - Manejo clínico: iniciar reposição volêmica imediata com 10 mL/kg de soro fisiológico 0,9% na primeira hora e reavaliar sinais vitais e diurese (desejável 1 mL/kg/h) e manter hidratação de 10 mL/kg na segunda hora até avaliação do hematócrito. Se não houver melhora clínica ou laboratorial, a fase de expansão pode ser repetida até 3 vezes. Esses pacientes necessitam de acompanhamento em leito de enfermaria por no mínimo 48 horas e solicitação de teste confirmatório. Outros exames obrigatórios incluem hemograma, albumina sérica e transaminases. A fase de manutenção é dividida em 25 mL/kg em 6 horas e 25 mL/kg em 8 horas, sendo 1/3 com soro fisiológico e 2/3 com soro glicosado. Se não houver melhora, tratar paciente como grupo D.

- Grupo D: presença de sinais de choque, sangramento grave ou disfunção orgânica grave.
  - Manejo clínico: início imediato de 20 mL/kg de solução salina em 20 minutos e repetir até 3 vezes, em caso de necessidade. Reavaliação clínica a cada 15–30 minutos e de hematócrito em 2 horas, com monitorização contínua e internação em leito de UTI por no mínimo 48 horas e permanecer em leito de enfermaria até estabilização do quadro. Em caso de reposta inadequada, verificar a necessidade de uso de coloides (albumina a 5%), vasopressores e transfusão de hemoderivados.

Devemos lembrar que os pacientes dos grupos C e D podem apresentar edema subcutâneo generalizado e derrames cavitários pela perda capilar e não pela hiper-hidratação (guiar reposição volêmica pelo hematócrito, diurese e sinais vitais).

BIBLIOGRAFIA

1. Cameron P. Simmons, Ph.D., Jeremy J. Farrar, M.D., Ph.D., Nguyen van Vinh Chau, M.D., Ph.D., and Bridget Wills, M.D., D.M. Dengue. N Engl J Med. 2012;366:1423-32.
2. Jukka Mustonen, MD, PhD, Gerald B Appel, MD, Alice M Sheridan, MD. Renal involvement with hantavírus infection (hemorrhagic fever with renal syndrome). UpToDate. 2015.
3. Lee Goldman MD, Dennis Ausiello MD. Cecil, textbook of medicine. 22nd edition. Philadelphia, Saunders, an imprint of Elsevier Inc: 2361-2370. 2004.
4. Lee Goldman MD, Dennis Ausiello MD. Cecil, textbook of medicine. 22nd edition. Philadelphia, Saunders, an imprint of Elsevier Inc: 2265-2267. 2004.
5. Nick Day, DM, FRCP, Stephen B Calderwood, MD, Elinor L Baron, MD, DTMH. Epidemiology, microbiology, clinical manifestations, and diagnosis of leptospirosis. UpToDate. 2016.
6. Thomas P Monath, MD, Martin S Hirsch, MD, Elinor L Baron, MD. Yellow fever. UpToDate. 2015.

106

HERPES SIMPLES E VARICELA-ZÓSTER

George Novais Farage
Lucas Ferreira Theotonio dos Santos
Moacyr Silva Júnior

HERPES SIMPLES

Introdução

Os herpes-vírus tipos 1 e 2 (HSV-1 e HSV-2) produzem uma grande variedade de doenças, incluindo infecções mucocutâneas, infecções do sistema nervoso central e ocasionalmente de órgãos viscerais; algumas dessas doenças podem ser ameaçadoras à vida.

Os HSV tipos 1 e 2 pertencem a família Herpesviridae, da qual fazem parte o citomegalovírus, o vírus varicela-zóster, o vírus Epstein-Barr, herpesvírus humano 6 e o herpesvírus humano 8. Embora os HSV 1 e 2 possam provocar lesões em qualquer parte do corpo, há predomínio do tipo 2 nas lesões genitais e do tipo 1 nas periorais. Ambos são vírus de DNA.

Fisiopatologia

Ambos têm como reservatório o homem. São transmitidos por contato íntimo do indivíduo portador do vírus, a partir de superfície mucosa ou lesão infectante. A disseminação por aerossóis ou fômites é rara. O vírus ganha acesso através de escoriações na pele ou contato direto com a cérvix uterina, uretra, orofaringe ou conjuntiva.

A replicação viral ocorre nos gânglios e tecidos nervosos contíguos durante a infecção primária, onde permanecem em estado latente. Quando reativado (por exposição a radiação UV, queda da imunidade, uso de antibióticos) o vírus se dissemina para outras superfícies mucosas em um padrão centrífugo, por meio de nervos sensoriais periféricos. Isso explica a presença de novas lesões em locais distantes dos sítios de inoculação.

Quadro clínico

O HSV é comumente associado a lesões de mucosas e pele, ao redor da cavidade oral (herpes orolabial) e da genitália (herpes anogenital). Determina quadros benignos ou graves. O tipo 1 geralmente infecta face e tronco e o tipo 2 a região anogenital.

O quadro clínico caracteriza-se pelo aparecimento de lesões vesicobolhosas que em poucos dias transformam-se em pequenas úlceras, precedidas de sintomas de ardência, prurido e dor. Acredita-se que a maioria dos casos de transmissão ocorra por pessoas assintomáticas ou que não saibam que estão infectadas. As úlceras genitais respondem por grande percentual dos casos de transmissão do HIV, por facilitarem a entrada desse patógeno.

O período de incubação é de 1 a 26 dias (média de 8 dias após o contato). O periodo de transmissibilidade varia de 4 a 12 dias do aparecimento dos primeiros sintomas.

Podemos dividir a apresentação clínica em subgrupos específicos, a saber:
- Primoinfecção herpética: é em geral subclínica. Em pequena porcentagem de indivíduos, a infecção é grave e prolongada, perdurando por algumas semanas. Após a infecção primária, o vírus pode permanecer latente em gânglios de nervos cranianos ou da medula. Quando reativado, migra de forma centrífuga à pele ou mucosa e produz a lesão recidivante.
- Gengivoestomatite herpética primária: é mais comum em crianças, podendo variar de um quadro discreto com algumas lesões vesicoerosivas e subfebril, até quadros graves com erupção vesicobolhosa, febre alta, adenopatia e comprometimento do estado geral. A faringe pode ser atingida.
- Panarício herpético: infecção herpética recidivante, atingindo os dedos das mãos e pés. Na primoinfecção o quadro inicial é de vesículas que coalescem com adenopatia e eventualmente, febre. Após a cura da primoinfecção, ocorrem recidivas locais.
- Herpes genital: é necessário que haja solução de continuidade para que a infecção ocorra. Pode produzir pródromos como aumento da sensibilidade, parestesias, mialgias, ardência ou prurido. No homem é mais frequente a infecção na glande e prepúcio; na mulher, nos pequenos lábios, clitóris, grandes lábios e colo do útero. As lesões são inicialmente pápulas eritematosas de 2 a 3 mm, seguidas de vesículas agrupadas com conteúdo citrino que se rompem e dão origem a úlceras. Adenopatia inguinal dolorosa bilateral pode ocorrer em 50% dos casos. As lesões cervicais (cervicite herpética), frequentes na primoinfecção, podem estar associadas a corrimento genital aquoso. No homem, não raramente pode haver corrimento uretral hialino acompanhado de disúria.
- Doença neurológica: o HSV é o principal agente identificável de encefalite aguda esporádica nos Estados Unidos (2,3 casos/milhão/ano). Tem dois picos de incidência, dos 5 aos 30 anos e após 50 anos. O HSV1 causa mais de 95% dos casos. A patogênese da doença varia. Em crianças e adultos jovens tende a ser causada na primoinfecção, quando as partículas virais atingem o SNC via nervos periféricos (mais comumente bulbo olfatório). Em adultos, podem ser causadas por reativação de uma infecção latente, ou por reinfecção por uma cepa diferente. Os principais sintomas dessa doença são início agudo de febre e sintomas neurológicos focais (especialmente lobo temporal). A diferenciação com outras encefalites virais, infecções focais e processos não infecciosos é difícil. O método não invasivo mais sensível para diagnóstico precoce é a pesquisa do DNA viral no LCR por PCR, ainda que ela possa estar negativa nos primeiros dias do quadro. Os anticorpos contra HSV no LCR e no soro demoram até 10 dias de doença para aumentar, por isso não são úteis para diagnóstico precoce. Ressonância nuclear magnética é o exame de imagem de escolha para diagnóstico da encefalite herpética e frequentemente evidencia lesões com realce por gadolínio nos lobos temporais.

Diagnóstico

O diagnóstico é eminentemente clínico. Contudo, o método citológico de Tzanck (visualização de multinucleação e balonização celulares em lâmina fixada com álcool 70%) pode ser utilizado. A coloração pelo Papanicolau permite a observação de inclusões virais na fase de vesículas, porém tem baixa sensibilidade. O isolamento do vírus em cultura de tecido é a técnica mais específica para diagnóstico da infecção herpética, mas não é um método disponível ou necessário na prática diária; sua sensibilidade é maior nas lesões vesiculosas e, progressivamente, menor nas fases de pústula, úlcera e crostas. O PCR é altamente sensível, embora seja pouco acessível. A sorologia só tem papel na identificação de soroprevalência ou confirmação de soroconversão, porém não se aplica na rotina diagnóstica.

Tratamento

O tratamento deve ser iniciado o mais precocemente possível, embora a terapia antiviral não atue na infecção latente pelo HSV. Aciclovir, famciclovir e valaciclovir têm eficácia semelhante contra o HSV.

Para o primeiro episódio de infecção genital, recomenda-se tratamento antiviral com qualquer das três drogas por 7 a 10 dias (aciclovir 200 mg, 5 vezes ao dia; famciclovir 250 mg, 3 vezes ao dia; valaciclovir 1 g, 2 vezes ao dia).

Em pacientes com herpes genital recorrente, deve-se avaliar a frequência dos sintomas e sua gravidade, indicando-se, caso a caso, tratamento do episódio, terapia supressora crônica ou não tratamento. Sugere-se:
- Seis ou mais episódios/ano ou sintomas graves: terapia supressora (aciclovir 400 mg 2×/dia; famciclovir 250 mg 2×/dia; valaciclovir 1 g ao dia).
- Menos de seis episódios/ano ou sintomas moderados: tratamento episódico, com o objetivo de diminuir a duração das lesões e o tempo de transmissibilidade.
- Pacientes com sintomas leves e recorrência ocasional: não necessitam de tratamento específico.

Em pacientes imunossuprimidos é recomendável tratamento endovenoso: aciclovir 5–10 mg/kg, EV, 8/8 horas, por 5 a 7 dias, ou até resolução clínica.

A maioria dos autores indica uso empírico de aciclovir endovenoso em pacientes com suspeita clínica de encefalite herpética, até prova em contrário. Os casos devem ser tratados com aciclovir endovenoso 30 mg/kg/dia, dividido em três doses, por 14 a 21 dias. Alguns ainda aguardam negativação do PCR no LCR para suspensão do tratamento. Apesar do tratamento, as sequelas neurológicas são frequentes, especialmente em maiores de 35 anos.

VARICELA-ZÓSTER

Introdução

O vírus varicela-zóster (VZV) é um vírus de RNA que apresenta o homem como seu principal reservatório. Pode causar dois espectros de doença: varicela (ou catapora) e herpes-zóster.

Varicela (catapora)

Manifestação da primoinfecção pelo VZV, a varicela é uma doença aguda altamente contagiosa, caracterizada por exantema maculopapular e distribuição centrípeta, que em horas evolui para vesículas. Posteriormente essas vesículas formam pústulas que se rompem e originam crostas em 3 a 4 dias. Pode haver febre e sintomas sistêmicos.

O polimorfismo das lesões cutâneas é sinal característico. Em crianças é doença benigna e autolimitada. Em jovens e adultos, causa quadro mais exuberante.

A doença é transmitida de pessoa a pessoa, pelo contato direto ou por secreções respiratórias (gotículas e aerossóis), e raramente pelo contato com as lesões. Também pode haver transmissão por fômites. Caracteristicamente apresenta período de incubação de 14 a 16 dias, com transmissibilidade de 2 dias antes do surgimento das lesões até 5 dias após surgimento das vesículas.

A doença pode ser complicada por infecção bacteriana secundária, síndrome de Reye (alteração neurológica aguda e disfunção hepática após uso de AAS, mais frequente em crianças) ou neuralgia pós-herpética (dor após 6 semanas da erupção cutânea). Imunodeprimidos podem apresentar a forma disseminada (varicela hemorrágica).

O diagnóstico é fundamentalmente clínico-epidemiológico. Em casos suspeitos, o vírus pode ser isolado do conteúdo vesicular nos primeiros 4 dias. O PCR é o padrão-ouro para o diagnóstico da infecção pelo VZV. Os diagnósticos diferenciais incluem coxsackioses, infecções cutâneas, impetigo, entre outras.

O tratamento tem como base medicações sintomáticas, como anti-histamínicos sistêmicos, para atenuar o prurido, e banhos de permanganato de potássio (diluição 1:40.000), que atua como antisséptico e na melhora do prurido. Se houver infecção secundária, recomenda-se antibióticos sistêmicos. A doença em crianças é benigna, e geralmente não necessita de tratamento específico. Quando indicado (crianças imunodeprimidas e casos graves), o tratamento específico deve ser feito com aciclovir endovenoso, 10 mg/kg 8/8 horas, por 7 a 14 dias. Em adultos, o tratamento antiviral tem benefício se iniciado nas primeiras 24 horas da doença e a critério médico. Nesse caso, pode ser por via oral, 800 mg, 5 vezes ao dia, por 7 dias. Casos graves em adultos devem receber aciclovir endovenoso. Os pacientes internados devem permanecer em isolamento de contato e respiratório para aerossol.

Herpes-zóster

O herpes-zóster é uma doença viral autolimitada, com duração de aproximadamente 15 dias, mais frequente na idade adulta e em idosos, uma vez que é a reativação do vírus da varicela em situações de queda da imunidade. Ocorre em geral em portadores de doenças crônicas como neoplasias e HIV, dentre outras. A reativação viral ocorre a partir de partículas virais que permanecem latentes nos gânglios nervosos. Em situações de baixa imunidade, percorrem centrifugamente a raiz nervosa, para causar as lesões de pele no dermátomo correspondente. Antes das lesões cutâneas, os doentes geralmente referem dores neuropática, parestesia e prurido locais, acompanhados de febre, cefaleia e mal-estar.

As lesões características são vesículas sobre base eritematosa, que surgem de modo gradual e levam de 2 a 4 dias para se estabelecerem. Se não ocorrer infecção secundária, elas secam e em alguns dias formam crostas que são liberadas gradativamente. Os nervos mais atingidos pelo herpes-zóster são os intercostais. Quando os nervos cranianos são afetados, podem ocorrer úlceras de córnea, vertigem e surdez. O envolvimento do VII par craniano leva a combinação de paralisia facial periférica e *rash* no pavilhão auditivo, quadro denominado síndrome de Ramsay-Hunt,

O diagnóstico é clínico. Em situações de dúvida diagnóstica, pode ser feito o isolamento viral em linhagens celulares suscetíveis, ou demonstrando a soroconversão ou elevação de 4 vezes ou mais nos títulos de anticorpos entre as fases de convalescência e aguda. O PCR no líquido vesicular é disponível em alguns laboratórios. Embora o diagnóstico geralmente seja fácil, lesões vesiculares na distribuição do dermátomo também podem ser causadas pelo HSV e Coxsackie.

O objetivo da terapia antiviral é diminuir a duração das lesões, diminuir a gravidade e a intensidade da dor relacionada a neurite aguda. Também diminui a incidência de neuralgia pós-herpética. Recomenda-se o tratamento até 72 horas após o início dos sintomas. Em pacientes com sintomas há mais de 72 horas, o tratamento é indicado naqueles casos com surgimento de novas lesões no momento da indicação do tratamento. Os regimes terapêuticos indicados são: aciclovir (800 mg, 5 vezes ao dia), famciclovir (500 mg, 3 vezes ao dia) ou valaciclovir (1.000 mg, 3 vezes ao dia) por 7 dias.

Medicações analgésicas podem ser usadas para tratamento sintomático da neurite aguda. O papel dos corticoides e tricíclicos ainda não foi demonstrado, mas podem ser tentados em casos seletos.

Imunocompetentes com herpes-zóster ocular ou manifestações neurológicas devem receber antivirais endovenosos e/ou terapia prolongada. Nessas ocasiões pode haver benefício do uso de corticosteroides. Imunodeprimidos devem receber antivirais endovenosos em qualquer situação.

BIBLIOGRAFIA

1. Albrecht M. Clinical manifestations of varicella-zoster virus infection: Herpes zoster. In: UpToDate, Post TW (Ed), UpToDate, Waltham, MA. (Acessado em 20 de julho de 2016.)
2. Doenças infecciosas e parasitárias. Guia de bolso. 8ª edição revista. Brasília-DF, 2010.
3. Klein R. Clinical manifestations and diagnosis of herpes simplex virus 1 infection. In: UpToDate, Post TW (Ed), UpToDate, Waltham, MA. (Acessado em 20 de julho de 2016.)
4. Mandell, Douglas and Bennett´s. Principles and Practice of Infectious Diseases. Eighth Edition.

107

HIV E AIDS

Julia Fadini Margon
Lucas Ferreira Theotonio dos Santos
Moacyr Silva Júnior

EPIDEMIOLOGIA

O vírus da imunodeficiência humana (HIV) é a principal causa de morte por doenças infecciosas em todo o mundo. Em 2013, cerca de 36 milhões de pessoas morreram de doenças relacionadas ao HIV e aproximadamente 35,3 milhões de pessoas viviam com síndrome de imunodeficiência adquirida (Aids). Embora o HIV exista em toda parte, a grande maioria das novas infecções (95%) ocorrem em indivíduos que vivem em países de baixa e média renda, como exemplo, a África subsaariana, que é a região mais afetada do mundo, em que cerca de 1 em cada 20 adultos vivem com o HIV.

Apesar da elevada prevalência da infecção pelo HIV, o número de novas infecções está caindo anualmente, assim como as mortes. Contudo, não obstante às tendências promissoras globais, o desafio de reduzir novas infecções persiste, e cerca de 50.000 novos casos ocorrem a cada ano nos Estados Unidos. Os fatores de risco associados à infecção pelo HIV incluem a homossexualidade ou a bissexualidade, uso de drogas injetáveis, ter recebido transfusão sanguínea antes de 1985 e infecção materna pelo HIV. A taxa de infecção pelo HIV entre homens que fazem sexo com homens aumentou de 55% em 2008 para 62% em 2011. A taxa de infecção entre heterossexuais é de aproximadamente 28%, seguido de cerca de 8% para usuários de drogas injetáveis.

VÍRUS HIV

O HIV é um retrovírus citopático com capacidade de destruir as células infectadas. Existem dois subtipos principais de HIV. O HIV-1 é o subtipo predominante em todo o mundo e é a causa Aids. O HIV-2 provoca uma síndrome imune semelhante, que é restrita principalmente à África Ocidental e é pouco frequente nos Estados Unidos, mas a sua incidência vem aumentando.

A estrutura do HIV é constituída por duas cadeias de RNA central e três proteínas: a transcriptase reversa – responsável pela transcrição do RNA viral, a integrase e a protease.

Essas estruturas são envolvidos por uma camada proteica e um envoltório externo composto por uma bicamada lipídica. O genoma do HIV inclui três principais genes que codificam as proteínas estruturais e enzimas virais: *gag*, *env* e *pol*. O gene *gag* codifica a p55, a partir da qual quatro proteínas estruturais do capsídeo são formadas: p6, p9, p17 e p24. O capsídeo que circunda o ácido nucleico viral contém p24, p6 e p9, enquanto a p17 se encontra em uma camada entre o núcleo proteico e o invólucro, denominada matriz proteica, a qual reveste a superfície interna da membrana viral. O gene *env* é responsável pela formação das proteínas do envelope viral, a gp120 e gp41. Enquanto isso, o gene *pol* é responsável pela produção de 3 proteínas do *core* – integrase, transcriptase reversa e protease.

FISIOPATOLOGIA

O risco de infecção varia conforme a via de exposição, mas independente da via de transmissão, o momento em que os marcadores virais podem ser identificados no sangue é geralmente uniforme e segue um padrão ordenado.

O HIV-1, na maioria das vezes, entra no hospedeiro através da mucosa anogenital. Horas após a infecção pela via sexual, o HIV e células infectadas atravessam a barreira da mucosa, permitindo que o vírus se estabeleça no local de entrada e continue infectando linfócitos T CD4+, além de macrófagos e células dendríticas. As células dendríticas são encontradas no epitélio cervicovaginal, bem como no tecido tonsilar e adenoide, que podem servir como células-alvo iniciais na infecção transmitida por via sexual genital-oral.

Na infecção recente pelo HIV são mais comuns as cepas virais com tropismo para macrófagos, que com tropismo para linfócitos T. A entrada dos vírus nessas células ocorrem através de correceptores. Ao infectar macrófagos, a gp120 liga-se ao receptor de quimiocina CCR5. Vírus com tropismo para macrófagos são denominados R5, enquanto vírus com tropismo para linfócitos T, são chamados X4, com base no receptor CXCR4 nestas células. Os pacientes homozigotos para a deleção em CCR5 são relativamente resistentes à infecção R5, mas casos de infecção X4 podem raramente acontecer nesses indivíduos.

Após a transmissão do vírus, há um período de aproximadamente 10 dias, denominado "fase eclipse", e nesta fase, o RNA viral não é detectável no plasma. A replicação viral nessa fase é auxiliada, em parte, pela resposta imunológica inata que encaminha uma quantidade adicional de células T suscetíveis ao foco da infecção. A partir dessa pequena população de células infectadas, o vírus atinge inicialmente linfonodos locais e depois se dissemina sistemicamente e em número suficiente, garantindo assim a manutenção da produção viral em outros tecidos linfoides e formando um reservatório viral, principalmente em linfócitos T CD4+ de memória. Com a manutenção da replicação viral e a livre circulação do vírus na corrente sanguínea, ocorre um pico de viremia por volta de 21 a 28 dias após a exposição ao HIV, e consequentemente uma queda acentuada no número de linfócitos T CD4+.

Durante a infecção inicial pelo HIV, os doentes têm um grande número de células T CD4+ sensíveis e nenhuma resposta imunitária específica contra o HIV e, em consequência disso, a replicação viral é rápida.

A partir dessa disseminação sistêmica do HIV, ocorre indução a resposta imunológica pelo organismo, que a princípio é realizada com a ativação de linfócitos T CD4+, que se tornam alvo de novas infecções e não são suficientes para controlar totalmente a infecção. Concomitante a isso e geralmente antes da fase de soroconversão, ocorre ativação de linfócitos T CD8 específicos contra o HIV que, juntamente com a formação de anticorpos, exercem um efeito importante no controle parcial da infecção, levando a queda vertiginosa de até 2 a 3 logs de RNA viral no plasma. No entanto, na ausência de terapia específica, os níveis plasmáticos do RNA viral se estabilizam em um determinado "*set point*" e essa resposta celular específica não evita a lenta e progressiva depleção de linfócitos T CD4 e evolução para a síndrome de imunodeficiência.

Alguns indivíduos HIV positivos podem, mesmo na ausência de terapia antirretroviral, manter contagens de CD4 elevadas e carga viral baixa ou indetectável. São chamados de "controladores de elite" e constituem um fenótipo muito raro, sendo observada prevalência de 1 para cada 300 pacientes.

ESTÁGIOS DA INFECÇÃO PELO HIV

Infecção aguda e precoce pelo HIV

Infecção precoce pelo HIV se refere ao período de aproximadamente seis meses após a aquisição do vírus, e pode ter como sinônimos os termos infecção recente ou inicial pelo HIV. O termo infecção aguda geralmente é usado para designar a infecção precoce sintomática.

A classificação laboratorial de Fiebig, para o estadiamento de infecção recente pelo HIV, está sendo cada vez mais usada na prática clínica devido a uma maior sensibilidade no reconhecimento da infecção precoce e aguda pelo HIV, a fim de permitir o início da terapia antirretroviral precoce, apresentando vários benefícios. A detecção da infecção precoce é facilitada por "testes de quarta geração" que detectam o antígeno p24 do vírus antes da soroconversão.

A síndrome retroviral aguda é caracterizada por febre, linfadenopatia, inflamação na garganta, *rash* cutâneo, mialgia, artralgia, cefaleia. Uma parcela importante dos pacientes com infecção precoce pelo HIV são assintomáticos. Nessa fase, ocorre replicação intensa do vírus e infecção de linfócitos CD4+, que por essa razão podem apresentar uma queda transitória em sua contagem. A presença de sintomas e a duração deles por mais de 14 dias estão correlacionados com progressão mais rápida para síndrome de imunodeficiência adquirida (Aids). Perante forte suspeita clínica de infecção aguda pelo HIV e na ausência de positividade em testes sorológicos, a confirmação da infecção poderá ser realizada por meio da pesquisa do RNA do HIV-1 ou antígeno p24, porém esses métodos não são disponíveis amplamente.

Infecção crônica pelo HIV, sem Aids

A fase de infecção crônica pelo HIV se caracteriza por estabilidade dos níveis de carga viral após a infecção aguda e declínio progressivo nas contagens de CD4 sem, no entanto, apresentar imunodeficiência grave. Em média, são necessários 8 a 10 anos para atingir contagem de linfócitos TCD4 + < 200 células/µL.

Fase assintomática

Durante essa fase, a maioria dos pacientes infectados pelo HIV são assintomáticos. No entanto, muitos pacientes podem apresentar a chamada "linfadenopatia generalizada persistente" (PGL), que se caracteriza por linfonodomegalias de duas ou mais cadeias não contiguas além da cadeia inguinal, por mais de três a seis meses, sem outra explicação. É um achado comum em indivíduos saudáveis com infecção pelo HIV em que ocorrem linfonodomegalias de características inflamatórias e de localização predominante em regiões cervical, submandibular, occipital e axilares.

Fase sintomática

Apesar da maioria dos pacientes permanecerem assintomáticos na fase crônica da infecção até o aparecimento de imunosupressão grave, existe um aumento na incidência de certas síndromes clínicas, como exemplo: aftas, candidíase vaginal recorrente, persistente ou com manejo difícil, leucoplasia pilosa oral, herpes-zóster apresentando dois episódios ou episódio único acometendo dois ou mais dermátomos, neuropatia periférica, displasia cervical, carcinoma cervical *in situ*, sintomas cosntitucionais com febre ou diarreia com duração maior que um mês e púrpura trombocitopênica idiopática. Embora as condições acima descritas ocorram com maior frequência ou apresentem maior gravidade em pacientes com imunossupressão grave, muitas ocorrem com CD4 > 200 células/μL.

Em pacientes com doenças relacionadas ao HIV e sem imunodeficiência grave, a maioria dos sinais e sintomas se deve ao comprometimento de pele e mucosas, sendo candidíase orofaríngea e vulvovaginal recorrente ou persistente, leucoplasia pilosa oral e dermatite seborreica achados comuns, bem como infecção pelo herpesvírus simples, vírus varicela-zóster e papilomavírus humano que são mais graves nos pacientes infectados pelo HIV.

Aids e infecção avançada pelo HIV

A síndrome da imunodoficiência adquirida (Aids) ocorre na evolução da infecção crônica pelo HIV e é definida por contagem de CD4 < 200 células/μL ou presença de doença definidora de Aids (Tabela 107.1). Infecção avançada pelo HIV é usada para se referir à contagem de CD4 < 50 células/μL.

TABELA 107.1 Doenças definidoras de Aids (Organização Mundial da Saúde)

- Infecções bacterianas múltiplas ou recorrentes
- Candidíase esofágica ou de traqueia, brônquios ou pulmões
- Carcinoma cervical invasivo
- Coccidioidomicose disseminada ou extrapulmonar
- Criptococose extrapulmonar
- Criptosporidiose intestinal crônica (duração > 1 mês)
- Doença por citomegalovírus (retinite ou outros órgãos, exceto fígado, baço ou linfonodos)
- Retinite por citomegalovírus com perda da visão
- Encefalopatia pelo HIV
- Herpes simples com úlceras mucocutâneas (duração > 1 mês) ou visceral em qualquer localização
- Histoplasmose disseminada ou extrapulmonar
- Isosporíase intestinal crônica (duração > 1 mês)
- Sarcoma de Kaposi
- Linfoma Burkitt
- Linfoma imunoblástico
- Linfoma primário do sistema nervoso central
- Doença disseminada ou extrapulmonar por *Mycobacterium avium* ou *Mycobacterium kansasii*
- Doença pulmonar, disseminada ou extrapulmonar pelo *Mycobacterium tuberculosis*
- Infecção disseminada por micobactérias não *M. tuberculosis*
- Pneumonia por *Pneumocystis jirovecii*
- Pneumonia bacteriana recorrente (dois ou mais episódios em um ano)
- Leucoencefalopatia multifocal progressiva
- Septicemia recorrente por *Salmonella*
- Neurotoxoplasmose
- Síndrome debilitante atribuída ao HIV

Doenças definidoras de Aids são doenças oportunistas, na maioria das vezes infecciosas, mas podem ser neoplásicas ou de etiologia incerta, que surgem ou apresentam maior gravidade em quadros de imunodepressão. São muito mais comuns em pacientes com contagem de CD4 < 200 células/µL, porém podem ocorrer acima desse limite e definem o indivíduo como portador de Aids. Essas doenças eram a maior causa de morbimortalidade em indivíduos infectados pelo HIV, antes da terapia antirretroviral (TARV). Em um estudo nos Estados Unidos, selecionou-se indivíduos infectados pelo HIV, sendo 10.658 homens e 2.324 mulheres e, entre as doenças oportunistas diagnosticadas inicialmente, a principal era a pneumonia por *Pneumocystis jiroveci* (35,9%), seguida de candidíase esofágica (12,4%), sarcoma de Kaposi (11,6%), síndrome debilitante (6,4%) e infecção disseminada pelo *Mycobacterium avium* (6,4%).

Além das doenças definidoras de Aids, outras condições mencionadas anteriormente neste capítulo podem ocorrer e apresentarem maior gravidade em pacientes com CD4 < 200 células/µL. Além dessas, alterações hematológicas como anemia, leucopenia, linfopenia e pancitopenia podem ser encontrados em até 40% dos pacientes com CD4 < 200 células/µL.

Na evolução natural da doença, na ausência de TARV, o tempo médio entre o momento da infecção até o desenvolvimento de uma condição definidora de Aids é de 12 a 18 meses.

DIAGNÓSTICO

Desde a descoberta do vírus HIV, vários testes diagnósticos foram desenvolvidos, e avanços importantes aconteceram, de modo a melhorar a acurácia e constatar mais precocemente a infecção pelo HIV. Vale lembrar que para confirmarmos o diagnóstico de infecção pelo HIV, sempre realizamos ao menos dois testes. A seguir, citaremos os diversos tipos de teste disponíveis.

Imunoensaio de triagem

Após a descoberta do HIV, testes de imunoensaio (IE) foram desenvolvidos para o diagnóstico da infecção e atualmente existem quatro gerações de ensaios que evoluiram de acordo com as metodologias empregadas. As principais características das quatro gerações de imunoensaios serão desritas a seguir.

- **Primeira geração:** disponível comercialmente desde 1985, esse ensaio tem formato indireto, ou seja, a presença de anticorpos específicos é detectada por um conjugado constituído por um anticorpo anti-IgG humana e um fragmento viral de HIV. É um ensaio pouco específico e o tempo de janela de soroconversão desse ensaio é de 6 a 8 semanas, não sendo usado de rotina atualmente.
- **Segunda geração:** esse ensaio também tem formato indireto, porém se diferencia do IE de primeira geração por utilizar antígenos recombinantes ou peptídeos sintéticos derivados de proteínas do HIV que são produzidos a partir de regiões mais antigênicas e são chamados de epítopos imunodominantes. Pelo fato do ensaio de segunda geração apresentar mais epítopos imunodominantes que o IE de primeira geração, a sensibilidade e especificidade é maior e a janela de soroconversão média é de 28 a 30 dias.
- **Terceira geração:** no ensaio de terceira geração, os antígenos recombinantes são usados tanto na forma sólida como na forma de conjugado, o que permite a detecção simultânea de anticorpos anti-HIV IgG e IgM (formato "sanduíche"). É um ensaio

mais sensível que os anteriores pela possibilidade de detectar anticorpos IgM, e mais específico, visto que o conjugado se liga somente aos anticorpos que já estão ligados a antígenos na forma sólida. O tempo de janela de soroconversão é de aproximadamente 22 a 25 dias.
- **Quarta geração:** o ensaio de quarta geração também possui o formato "sanduíche" e permite detectar o antígeno p24 e anticorpos específicos anti-HIV. Por este método são detectadas todas as classes de imunoglobulinas contra proteínas recombinantes ou peptídeos sintéticos derivados das glicoproteínas gp41 e gp120/160. Já a detecção do antígeno p24 se dá por meio da ligação deste antígeno (presente no soro) ao anticorpo específico presente na fase sólida e ao conjugado constituído por um antissoro (anticorpo) poliespecífico contra a proteína p24. Em média, a janela diagnóstica dos ensaios de quarta geração é de 15 dias.

Testes rápidos

Os testes rápidos são imunoensaios que podem ser realizados com fluido oral, soro, plasma ou sangue total e podem fornecer o resultado em até 30 minutos, o que é possível graças à interação mais acelerada entre antígeno e anticorpo, e para tanto uma maior concentração de antígenos é necessária. Tem como vantagem a possibilidade de fornecer mais amplamente o diagnóstico da infecção pelo HIV, pois pode ser realizado em ambiente laboratorial ou não laboratorial, o que facilita o acesso ao diagnóstico. O teste rápido é muito útil quando há a necessidade de se fazer o diagnóstico no mesmo dia, por exemplo em acidentes biológicos ocupacionais, pessoas que sofreram violência sexual como prevenção de DST/Aids, parturientes ou puérperas que não tenham sido testadas durante o pré-natal, entre outras.

Ensaios complementares

Os ensaios diagnósticos complementares foram desenvolvidos para confirmar resultados positivos em testes de imunoensaio e testes rápidos pois, apesar de sensíveis e específicos, estes ensaios podem apresentar resultados falsos positivos. Fazem parte dos exames complementares: western blot (WB), imunoblot (IB) ou imunoensaios em linha (LIA, do inglês *line immunoassay*), incluindo o imunoblot rápido (IBR) e imunofluorescência indireta (IFI). Atualmente os mais utilizados são western blot e imunoblot, que são métodos que utilizam tiras com membranas contendo proteínas nativas do HIV, sendo que a diferença entre eles está na forma como essas proteínas são dispostas na membrana. Ao ficarem em contato com amostras de soro ou plasma, os anticorpos presentes na amostra se ligam às proteínas das tiras e em seguida são colocados em contato com anticorpos conjugados com uma enzima; e quando a ligação entre anticorpos ligados a proteínas e anticorpos conjugados é feita, ocorre a formação de um produto colorido que indica resultado reagente. Estes dois exames apresentam custo elevado e, para confirmar o diagnóstico, necessitam ter um padrão mínimo de reatividade para pelo menos duas das seguintes proteínas: p24; gp41; gp120/gp160.

Detecção direta do HIV

O diagnóstico da infecção pelo HIV pode ser feito de maneira direta por meio da identificação da proteína viral p24, do RNA e do DNA pró-viral. Os métodos diretos de diagnóstico são especialmente úteis quando a detecção dos anticorpos contra o vírus ainda não é possível, como exemplo na infecção aguda no adulto ou em crianças menores de 18 meses e com exposição perinatal.

O "Manual Técnico para Diagnóstico da Infecção pelo HIV", do Ministério da Saúde, apresenta os fluxogramas de abordagem diagnóstica, bem como a indicação de cada um conforme o perfil dos indivíduos.

TRATAMENTO

Desde as primeiras drogas disponíveis, a terapia antirretroviral (TARV) passa por constante evolução, objetivando o melhor controle da infecção e profilaxia mais eficiente, e a minimização de efeitos colaterais.

Com raras exceções, todos os pacientes com infecção pelo HIV e carga viral detectável devem iniciar o tratamento com drogas antirretrovirais o mais rapidamente possível após o diagnóstico, para evitar progressão da doença, melhorar desfechos clínicos e reduzir o risco de transmissão. Essa recomendação é fortemente apoiada por ensaios clínicos randomizados recentemente publicados (novo paradigma: testar e tratar). As novas medicações atualmente disponíveis combinam potência elevada, com maior segurança, comodidade e tolerabilidade, propiciando controle da viremia e risco reduzido de resistência.

Na Tabela 107.2, serão apresentadas as classes de antirretrovirais, o mecanismo de ação, bem como os medicamentos atualmente disponíveis no Brasil e fornecidos pelo Sistema Único de Saúde.

Quando começar

O tratamento está indicado para todos os pacientes com carga viral detectável, independente da quantidade de células CD4, e deve ser iniciado o mais precocemente possível após o diagnóstico. Não se deve interromper o tratamento após um período definido de tempo. Em indivíduos com carga viral persistentemente indetectável, a TARV está indicada quando houver queda de CD4. Segundo as evidências atuais baseadas nos estudos randomizados, o início precoce da TARV melhora os desfechos clínicos associados a Aids, além de melhorar também os não relacionados a Aids e reduzir mortalidade por todas as causas e o risco de transmissão.

TABELA 107.2 Antirretrovirais

Classes	Mecanismo de ação	Exemplos
Inibidores nucleosídeos da transcriptase reversa (ITRN)	Atuam na transcriptase reversa, incorporando-se a cadeia de DNA que o vírus produz. Tornam essa cadeia defeituosa, impedindo que o vírus se reproduza	Abacavir, didanosina, estavudina, lamivudina, tenofovir, zidovudina
Inibidores não nucleosídeos da transcriptase reversa	Bloqueiam diretamente a ação da enzima e a multiplicação do vírus	Efavirez, nevirapina e etavirina
Inibidores de protease	Atuam na enzima protease, bloqueando a sua ação e impedindo a produção de novas cópias de células infectadas com HIV	Atazanavir, darunavir, fosamprenavir, lopinavir/ritonavir, saquinavir e tipranavir
Inibidores da fusão	Impedem a entrada do vírus na célula e com isso impedem sua reprodução	Enfuvirtida
Inibidores de integrase	Bloqueiam a atividade da enzima integrase, responsável pela inserção do DNA do HIV ao DNA humano. Assim, inibe a replicação do vírus e sua capacidade de infectar novas células.	Raltegravir, dolutegravir.

Os estudos mais recentes recomendam a realização de teste de resistência antes de iniciar a terapia; porém, em alguns casos, essa abordagem poderia ser dispensada. Em nosso meio existe dificuldade em realizar essa recomendação de forma rotineira.

Da mesma forma, a TARV deve ser iniciada o mais precocemente possível no contexto da infecção aguda e há evidência de que o início do tratamento antes da soroconversão pode reduzir o reservatório de HIV, reduz a ativação imunitária e a infecção de linfócitos T de memória centrais. O maior benefício é alcançado quando introduzimos a TARV nas primeiras semanas após a infecção, mas ainda há benefício até os primeiros 6 meses. O tratamento não deve ser interrompido pois isso acarreta piora dos eventos clínicos e aumento da transmissão.

O início da TARV para os chamados "controladores de elite", os indivíduos com carga viral persistentemente indetectável sem o uso de TARV, permanece controverso. Esses indivíduos apresentam mais ativação imunitária, aumento do risco cardiovascular e hospitalização em relação aos pacientes que apresentam carga viral indetectável em decorrência do uso da TARV. Entretanto, o início do tratamento nesse grupo só está indicado quando houver declínio na contagem de CD4, mesmo que a carga viral permaneça persistentemente indetectável.

Esquemas iniciais recomendados

Esquemas com 2 análogos da transcriptase reversa nucleosídeos (ITRN) e uma 3ª droga de classe diferente consegue supressão viral na maioria dos pacientes. Atualmente vários esquemas estão disponíveis e alguns apresentam maior potência de supressão viral e devem ser escolhidos, sobretudo em pacientes com CV acima de 100.000 cópias/mL ou CD4 inferior a 200 células/µL. Os esquemas devem ser escolhidos levando-se em conta os efeitos adversos em curto em longo prazo, facilidade de administração, interações medicamentosas, risco de resistência caso ocorra falha virológica, custo e disponibilidade das medicações.

Os esquemas de primeira escolha recomendados atualmente são:

- Dolutegravir/abacavir/lamivudina
- Dolutegravir + tenofovir alafenamide (TAF)/emtricitabine
- Elvitegravir/cobicistate/TAF/emtricitabine
- Raltegravir + TAF/emtricitabine

Quando o TAF não for disponível, pode-se usar o fumarato de tenofovir desoproxila (TDF), exceto em indivíduos com doença mineral óssea (osteoporose e osteopenia) e risco de doença renal.

Quando os inibidores de integrase não estiverem disponíveis, deve-se optar por outro esquema terapêutico. Dentre as opções estão:

- Efavirenz/TDF/emtricitabina
- Darunavir + TDF/emtricitabine ou abacavir/lamivudina

Entretanto, muitos desses novos medicamentos ainda não estão disponíveis no Brasil e alguns, apesar de estarem disponíveis, não são fornecidos pelos Sistema Único de Saúde (SUS). Com isso, as recomendações do Ministério da Saúde para início do tratamento da infecção pelo HIV são:

	Combinação	Opção mais utilizada
1ª linha	2 ITRN/ITRNt + ITRNN	Tenofovir, lamivudina e efavirenz
2ª linha	2 ITRN + IP/r	Tenofovir, lamivudina com lopinavir e ritonavir

Em mulheres grávidas, o tratamento deve ser iniciado o mais precocemente possível ou continuado, visando a própria saúde e o redução do risco de transmissão vertical. O esquema recomendado pelo Ministério da Saúde para gestantes é:

- Zidovudina, lamivudina e lopinavir/ritonavir.

Nos pacientes coinfectados com vírus da hepatite B, o esquema de TARV recomendado é:

	Esquema	
Hepatite B	TDF, lamivudina ou entricitabina associados à uma 3ª droga	As 3 drogas tem atividade viral contra o VHB

Terapia antirretroviral e doenças oportunistas

A TARV deve ser iniciada assim que possível após o diagnóstico de infecção oportunista e preferencialmente nas primeiras 2 semanas. Deve-se ter cautela ao escolher a TARV quando houver doença oportunista associada devido o risco de interações medicamentosas e intolerância.

Nos pacientes com tuberculose, a TARV deve ser iniciada nas primeiras 2 semanas após o início do tratamento da tuberculose em indivíduos com CD4 ≤ 50 células/µL e após 2 a 8 semanas para os que tiverem CD4 > 50 células/µL. Para o tratamento de tuberculose em pacientes com HIV, o Ministério da Saúde orienta usar, sempre que possível, esquema que contenha efavirenz e orienta também evitar inibidores de protease.

Após a indicação de TARV para todos os pacientes com HIV independente da contagem de CD4, a incidência de infecções oportunistas de morte vem em declínio. Com isso, se o indivíduo apresenta boa supressão viral em uso de TARV, a incidência de doença pelo *Mycobacterium avium* (MAC) foi substancialmente reduzida a ponto de a mortalidade entre os indivíduos que fizeram ou não profilaxia ser a mesma. Ou seja, se a TARV é eficiente não existe indicação para profilaxia para MAC.

Em relação à profilaxia para pneumonia por *P. jiroveci*, existe a tendência de não se iniciar a profilaxia, caso a TARV seja efetiva. Entretanto, como se tratada da infecção oportunista mais frequente no pacientes HIV e acarreta uma elevada mortalidade, ainda é indicada a profilaxia para pneumonia por *P. jiroveci* quando a contagem de CD4 < 200 células/µL, presença de candidíase oral ou febre indeterminada por mais de 2 semanas ou doença definidora de Aids.

Quando e como mudar o esquema de TARV

Com a evolução do tratamento antirretroviral, a necessidade de mudar o tratamento devido a falha virológica ou resistência vem diminuindo. Porém, em algumas situações, apesar do indivíduo apresentar boa supressão viral com o esquema usado, estes podem ser menos convenientes e apresentar mais efeitos colaterais e isso pode ser indicação de mudança de esquema terapêutico. As situações em que se pode avaliar a necessidade de troca de TARV são a presença de efeitos colaterais ou tóxicos, interações medicamentosas, facilidade de tomada da medicação (menos comprimidos, menos vezes ao dia), gravidez ou plano de gravidez e restrições alimentares.

Estratégias de manutenção da supressão viral, trocando-se esquemas com 3 drogas para 2 drogas, ainda estão sendo estudadas, e essa é uma abordagem que ainda não é recomendada.

Na disponibilidade de medicamentos mais novos, como menos efeitos adversos em curto e em longo prazo, maior facilidade posológica, mesmo na presença de supressão viral completa e boa aderência ao tratamento por parte do paciente e sem que este apresente efeitos colaterais, algumas drogas devem ser avaliadas para serem substituídas devido aos riscos de toxicidade que podem desenvolver em longo prazo. Essas são a didanosina, estavudina e zidovudina; inibidores de protease mais antigos como darunavir e atazanavir pela toxicidade metabólica; e efavirenz pode causar alterações psiquiátricas sutis, como tonturas, alterações do sono, alterações cognitivas e depressão. A mudança de TDF para TAF é uma alternativa razoável, mesmo na ausência de efeitos colaterais, alterações renais e ostepenia ou osteoporose, desde que o custo não seja maior.

Monitorização laboratorial

Antes de se iniciar a terapia, recomenda-se a dosagem de carga viral do HIV, contagem de células CD4, sorologia para hepatite A, B e C e outras doenças sexualmente transmissíveis, hemograma, urina 1, função renal e *clearance* de creatinina, perfil lipídico e glicemia. Também são recomendados testes genéticos para a pesquisa de resistência para transcriptase reversa e protease, porém não existe indicação para pesquisa de resistência para integrase rotineiramente. É importante ressaltar que todos esses exames devem ser colhidos antes do início do tratamento e que os resultados dos testes de resistência devem ser usados para fazer alterações nos esquemas inicias, caso seja necessário.

A quantificação da carga viral deve ser realizada a cada 4 a 6 semanas após o inicio ou mudança no tratamento até que seja indetectável. Após isso, pode ser quantificada a cada 3 meses durante o primeiro ano e a cada 6 meses, em indivíduos estáveis, após o primeiro ano. Se antes de iniciar o tratamento a contagem de CD4 era inferior a 200 células/μL, a reavaliação deve ser feita a cada 3 a 4 meses, até que a carga viral seja suprimida e a contagem de CD4 esteja acima de 350 células por 1 ano. Após isso, a contagem de CD4 deve ser avaliada a cada 6 meses até que o vírus esteja suprimido por 2 anos e a contagem de CD4 esteja persistentemente acima de 500 células/μL. Quando se atingir esse objetivo, não é mais recomendada a monitorização da contagem de CD4, a menos que ocorra falha virológica ou alguma condição imunossupressora esteja presente.

Se a carga viral do HIV permanecer acima do limite de detecção por mais de 24 meses após o início do tratamento ou aumentar mais que 50 cópias/mL em qualquer tempo, o exame deve ser repetido em 4 semanas para avaliar presença de falha virológica, que é definida como a presença de carga viral acima de 200 cópias/mL.

Profilaxia

O uso da TARV atualmente não está indicado apenas para tratamento da infecção, mas também para evitar que ela ocorra. O tratamento com TARV está indicado para todos os indivíduos infectados pelo HIV e com carga viral detectável, não apenas como benefício a sua própria saúde, como também para reduzir os riscos de transmissão.

Temos também como medida preventiva a profilaxia pré-exposição (PrEP), uma ferramenta de prevenção da infecção em indivíduos soronegativos sob risco. Foi desenvolvida principalmente para tentar eliminar o risco de transmissão do HIV por meio de relações sexuais entre casais sorodiscordantes. O esquema recomendado é um comprimido de TDF/emtricitabine, uma vez ao dia. Antes do início da PrEP, deve-se excluir a infecção prévia pelo HIV por meio de um ensaio que combine antígeno-anticorpo. Outras doenças sexualmente transmissíveis (DSTs) devem ser rastreadas e tratadas. Está indicada vacinação para hepatite A e B, caso o indivíduo não seja imune. A vacinação para papilomavírus humano também é recomendada. O acompanhamento deve ser feito a cada 3 meses, para permitir que sejam feitos testes de HIV e rastreio de outras DSTs.

Pacientes que estão fazendo profilaxia pré-exposição e estão sob suspeita de infecção pelo HIV devem adicionar um inibidor de protease e deve-se avaliar a introdução de dolutegravir também ao esquema de TDF/emtricitabine, enquanto aguardamos o resultado da carga viral.

A profilaxia pós-exposição deve ser realizada por 28 dias e deve-se avaliar o estado sorológico a cada 4 a 6 semanas, 3 meses e 6 meses após a exposição. Seguimento mais curto, por exemplo, 3 ou 4 meses pode ser realizado se ensaios de 4ª geração forem utilizados.

BIBLIOGRAFIA

1. Huldrych F. Gunthard, MD; et al. Antiretroviral Drugs for Treatment and Prevention of HIV Infection in Adults: 2016 Recommendations of the International Antiviral Society–USA Panel. JAMA. 2016;316(2): 191-210.
2. John G Bartlett, MD. The natural history and clinical features of HIV infection in adults and adolescents. UpToDate, 2015.
3. Manual Técnico para o diagnóstico da infecção pelo HIV. Ministério da Saúde, 2013.
4. Myron S. Cohen, et al. Acute HIV-1 Infection: Review. N Engl J Med. 364;20 nejm.1944 org may 19, 2011.

MICOSES INVASIVAS ENDÊMICAS E OPORTUNISTAS

Ludmila de Andrade Barberino
Lucas Ferreira Theotonio dos Santos
Moacyr Silva Júnior

PARACOCCIDIOIDOMICOSE

Introdução

A paracoccidioidomicose (PCM) é uma doença sistêmica endêmica no Brasil causada pelo fungo *Paracoccidioides brasiliensis*. Em zonas endêmicas, a prevalência de exposição ao fungo chega a números tão altos quanto 50–75% da população; felizmente, apenas 2% dos expostos chegam a desenvolver doença clinicamente significante. A incidência anual no Brasil é estimada entre 10–30 casos/milhão de habitantes, sendo responsável por, aproximadamente, 80% dos casos reportados mundialmente. Acomete principalmente indivíduos entre 30–50 anos, com importante predomínio no sexo masculino (cerca de 90% dos casos) com proporção média de 15 homens para cada mulher. Uma das hipóteses para tamanha desproporção é de haver ação protetora do estrógeno. Corrobora tal hipótese o fato de a doença, ao aparecer na idade pré-púbere, não mostrar diferença de incidência entre os sexos.

O principal fator de risco para infecção pelo *P. brasiliensis* é a exposição a solo contaminado, por meio de atividades agrícolas, terraplanagem e jardinagem. Caracteriza-se por apresentar longo período de latência, com pico de infecção entre 10 e 20 anos, mas com apresentação da doença décadas após. Desse modo, na suspeita clinica da paracoccidioidomicose, deve-se indagar quanto à exposição rural atual ou prévia.

Patogênese

A principal via de entrada para o *P. brasiliensis* é a via inalatória, sendo os pulmões o principal sítio de doença. O controle da infecção depende da resposta imune celular, principalmente do tipo Th1, que leva à formação de granulomas compactos com o intuito de eliminar o agente. No entanto, podem persistir formas viáveis e quiescentes do fungo no interior do granuloma. Anos depois da exposição, após desequilíbrio da resposta imune, pode haver reativação dessas formas quiescentes, levando ao desenvolvimento de doença (forma crônica). Os pacientes que desenvolvem a doença costumam ter comprometimento da resposta tipo Th1, sendo as formas mais graves associadas com predomínio de resposta imunológica celular tipo Th2 (forma juvenil e forma multifocal do adulto).

Apesar do papel importante da imunidade celular no desenvolvimento da PCM, não há correlação de imunossupressão celular (como HIV, transplante de órgãos sólidos e transplante de medula) e desenvolvimento desta doença. O quadro clínico no portador de HIV costuma ser mais grave e disseminado, acometendo mais frequentemente o sistema reticuloendotelial e a pele.

Forma aguda/subaguda (tipo juvenil)

A forma aguda/subaguda é responsável por cerca de 5% dos casos, com predomínio em crianças e adolescentes, com distribuição semelhante entre os sexos. Apresenta evolução mais rápida e mais grave, apresentando pior prognóstico e acomete principalmente o sistema reticuloendotelial, apresentando hepatoesplenomegalia e linfonodomegalias pronunciadas, que podem levar a complicações como icterícia obstrutiva por compressão de colédoco, suboclusão/oclusão intestinal, síndrome de veia cava ou ascite. Dessa forma, deve-se sempre pensar na possibilidade de PCM como diagnóstico diferencial de doenças linfoproliferativas e vice-versa. Pode acometer também pele, sistema osteoarticular, sistema nervoso central e adrenal, sendo as queixas respiratórias mais raras nesse tipo de apresentação.

Forma crônica (tipo adulto)

A forma crônica representa mais de 90% dos casos de PCM e ocorre principalmente em adultos entre 30–60 anos. Pode ser de apresentação unifocal, quando apenas um órgão é acometido, ou multifocal (mais comum). Como a via inalatória é a principal forma de exposição, mais de 90% dos pacientes apresentam manifestações pulmonares.

No momento do diagnóstico, boa parte dos pacientes apresenta tosse seca, embora algumas vezes possa haver expectoração e hemoptise associadas, além de algum grau de dispneia. No entanto, muitos apresentam achados apenas em exames de imagem ou em provas de função pulmonar. Muitas vezes os achados pulmonares são de difícil interpretação, haja vista as altas taxas de tabagismo na população em geral e entre os portadores de PCM. Na radiografia de tórax, pode-se encontrar frequentemente infiltrado alveolointersticial, envolvendo principalmente regiões peri-hilares e campos inferiores pulmonares de forma bilateral e simétrica (padrão clássico descrito como em "asa de borboleta") ou opacidades nodulares e micronodulares difusas. A tomografia de tórax (TC) de alta resolução pode demonstrar diversos padrões de acometimento, sendo os principais: espessamento dos septos interlobulares, vidro fosco, consolidações, nódulos, cavitações e sinal do halo invertido. No momento do diagnóstico, cerca de 1/3 dos pacientes com a forma crônica já apresentam sequelas pulmonares graves, como fibrose bilateral, bolhas, áreas de enfisema, hipertensão pulmonar e *cor pulmonale*.

Após os pulmões, os sítios mais acometidos são mucosa e pele. Na mucosa, desenvolvem-se lesões infiltradas, ulceradas, dolorosas e com bordas elevadas, com localização principalmente no segmento cefálico. As lesões podem gerar grande desconforto, levando a sintomas como disfagia, odinofagia, disfonia e diarreia (quando do envolvimento da mucosa intestinal). Na pele, as lesões se concentram na cabeça, pescoço e próximas a orifícios naturais, apresentam-se com forma verrucosa, ulcerada e/ou crostosa. Linfonodomegalia também é encontrada em cerca de metade dos pacientes com essa forma da doença, com localização principalmente em região cervical, axilar, mediastinal e mesentérica. As adrenais também podem ser lesadas, com apresentação de doença de Addison em cerca de 3% dos pacientes. O sistema nervoso central é acometido em 6–25% dos casos, sendo sua apresentação mais comum como lesões expansivas únicas ou múltiplas em hemisférios do cérebro ou cerebelo. Pode haver apresentação de déficit motor, síndrome convulsiva, hipertensão intracraniana, com alto potencial de sequelas. Outros locais menos comumente lesados são: fígado, baço, trato gastrointestinal, trato geniturinário, vasos, ossos e medula óssea.

Diagnóstico diferencial

O principal diagnóstico diferencial de PCM é a tuberculose pulmonar ou disseminada, podendo esta também coexistir com a PCM em 15% dos casos. Deve-se pensar também em neoplasias, principalmente linfomas, e outras doenças infecciosas como histoplasmose, leishmaniose, hanseníase e sífilis.

Diagnóstico

O padrão-ouro para diagnóstico é a visualização direta de elementos fúngicos do *P. brasiliensis* em escarro, raspado de lesão, aspirado linfonodal ou fragmento de biópsia de órgão acometido. O aspecto do fungo à visualização direta é classicamente descrito como em "roda de leme" ou em formato de "cabeça do Mickey Mouse". Mais de 90% dos diagnósticos conseguem ser fechados com esse método. Outra forma de visualização é por meio da cultura, porém o método possui menor sensibilidade em relação à visualização direta.

Os testes sorológicos têm utilidade não só no auxílio diagnóstico, mas também permitem avaliação da resposta do hospedeiro ao tratamento. Os títulos de anticorpos são mais elevados na forma aguda/subaguda. A sensibilidade e a especificidade dos testes chegam a 85–100%, quando padronizados e bem executados. Pode haver resultados falsos positivos em indivíduos com histoplasmose ou aspergilose e falsos negativos em imunodeprimidos (incluindo portadores de HIV). Os títulos de anticorpos apresentam diminuição progressiva à medida que a doença é controlada.

Tratamento

O *P. brasiliensis* é sensível à maioria dos antifúngicos existentes; necessita de tratamento prolongado, haja vista seu potencial de disseminação e a presença de formas viáveis quiescentes do fungo em granulomas que, sem tratamento com medicação e tempo adequados, podem levar a recidivas da doença. As opções terapêuticas recomendadas no Consenso de PCM podem ser observadas na Tabela 108.1. Apesar da posologia mais cômoda e menor duração do tratamento com itraconazol, o sulfametoxazol/trimetoprim é o medicamento mais utilizado no tratamento ambulatorial devido à maior disponibilidade na rede pública.

A classificação de gravidade é feita de forma subjetiva, avaliando estado geral, perda ponderal, gravidade do acometimento pulmonar, acometimento do sistema nervoso central e outros órgãos vitais. São considerados graves os casos associados a perda ponderal > 10% devido à disfagia, insuficiência respiratória, comprometimento neurológico e de adrenais, além de grave deterioração do estado geral; tais pacientes devem ser tratados inicialmente em regime hospitalar com drogas endovenosas, até que possam fazer transição para medicação via oral.

TABELA 108.1 Tratamento da paracoccidioidomicose

Medicamento	Dose/via	Duração do tratamento
Itrazonazol	200 mg/dia via oral, em dose única diária após o almoço ou jantar	6 a 9 meses nas formas leves e 12 a 18 meses nas formas moderadas
Sulfametoxazol-trimetoprim	800 a 1.200 mg/160 a 240 mg respecivamente, via oral 12/12 horas	12 meses para as formas leves e 18 a 24 meses para as moderadas
Anfotericina B	1 mg/kg/dia	Para formas graves; usar até melhora clínica, que permita uso de medicação via oral
Sulfametoxazol/trimetoprim	800/160 mg via endovenosa a cada 8 h	

Prognóstico

A PCM pode deixar sequelas nos indivíduos acometidos, levando a importante impacto socioeconômico, já que os principais acometidos são pessoas em idade economicamente ativa. Entre as sequelas tem-se: fibrose pulmonar, com alguns pacientes evoluindo para doença pulmonar obstrutiva crônica e suas complicações, insuficiência adrenal primária com necessidade de reposição hormonal, déficit motor, epilepsia, hidrocefalia, disfonia, obstrução laríngea com necessidade de uso crônico de traqueostomia, microstomia e sinéquia de glúteo.

HISTOPLASMOSE

Introdução

A histoplasmose é uma micose sistêmica causada pelo *Histoplasma capsulatum*, altamente prevalente em algumas áreas dos Estados Unidos e na América Latina. O fungo é encontrado no solo, principalmente em locais com presença de fezes de pássaros e morcegos e a via de contagio é por meio da inalação. A exposição se dá em atividades associadas a manipulação mais profunda do solo, como escavações e construções, além de exposição a galinheiros e atividades agrícolas. Assim como na PCM, as taxas de infecção avaliadas por testes de reação cutânea são similares entre homens e mulheres, porém o desenvolvimento da doença ocorre mais em homens, na proporção de 4:1. Antes do surgimento da síndrome de imunodeficiência adquirida (SIDA), a histoplasmose era raramente descrita. Porém, após o surgimento da SIDA na década de 1980, houve um importante aumento do número de casos, principalmente sob a forma disseminada da doença.

Patogênese

Ao chegar nos pulmões, o *H. capsulatum* se multiplica no interior de células do sistema imune, chega aos linfonodos para-hilares e mediastinais e se dissemina para órgãos à distância, como fígado, baço e medula óssea. Após 2 semanas da infecção, desenvolve-se resposta imune celular tipo Th1, que faz os macrófagos adquirirem a capacidade de lisar o *H. capsulatum* intracelular. Essa resposta imune leva à formação de granulomas caseosos, que posteriormente fibrosam e calcificam. Acontece também formação de anticorpos específicos, ocorrendo então cura da infecção primária. No entanto, podem permanecer fungos viáveis nas áreas cicatriciais e, em situações que leve à imunodepressão do paciente, como linfomas, transplantados em uso de imunossupressores ou pacientes com SIDA, podemos observar a recrudescência de infecções latentes, com apresentações disseminadas e graves da doença. Os imunossuprimidos podem também responder de forma ineficaz à primoinfecção ou a uma reinfecção, levando também ao surgimento de formas mais graves da doença.

Quadro clínico
Histoplasmose pulmonar aguda

Mais de 90% das infecções primárias ocorre de forma assintomática ou com apresentação clínica leve, com sintomas gripais. Os principais determinantes para desenvolvimento de sintomas mais exuberantes são: o tamanho do inóculo, idade (menor que 2 anos e idosos são mais suscetíveis) e sistema imune do hospedeiro. Nos indivíduos que manifestam a doença o período de incubação varia de 7 a 21 dias. Os principais sinais e sintomas são: febre alta, cefaleia, tosse seca, dor torácica, astenia, fadiga. Pode ser encontrado também artralgia, eritema nodoso e eritema multiforme. Os sintomas costumam cessar em 10 dias, mas podem persistir por semanas, se o inóculo for muito grande. A radiografia de tórax do paciente com doença em atividade mostra infiltrado reticulonodular acompanhado de linfadenopatia hilar e paratraqueal. Alguns pacientes podem também desenvolver pericardite aguda, que raramente leva a tamponamento cardíaco.

Histoplasmose pulmonar crônica

Ocorre principalmente em indivíduos com idade superior a 50 anos e com grande carga tabágica e/ou com diagnóstico de DPOC (doença pulmonar obstrutiva crônica), nos quais a histoplasmose pulmonar pode evoluir lentamente para uma forma fibrocavitária crônica. Essa forma de apresentação da doença lembra muito o quadro de tuberculose pulmonar, devendo sempre a tuberculose pulmonar refratária ao tratamento levantar a suspeita de histoplasmose pulmonar crônica. Exames complementares de imagem (radiografia e tomografia de tórax) podem mostrar infiltrados intersticiais nos ápices pulmonares, principalmente à direita, com cavitações de paredes espessas. Faz-se necessário o uso de métodos complementares para diferenciar a histoplasmose pulmonar crônica da tuberculose, como baciloscopia e PCR no escarro, história epidemiológica, cultura do escarro, teste cutâneo com tuberculina, entre outros.

Histoplasmose disseminada

A forma disseminada pode ocorrer após infecção primária, após reativação ou após reinfecção com grandes inóculos. Os principais fatores de risco são: SIDA (geralmente com CD4 < 200 células/mm^3); imunodeficiências primárias; uso de medicações imunossupressoras, como corticosteroides e drogas anti-TNF (fator de necrose tumoral); neoplasias hematológicas; terapia imunossupressora pós-transplantes; extremos de idade. A disseminação ocorre principalmente para órgãos ricos em macrófagos como fígado, baço, linfonodos e medula óssea. Pode acometer também trato gastrointestinal, pele, cérebro, adrenais, entre outros. O envolvimento pulmonar na histoplasmose disseminada não é comum, mas em casos mais graves pode ser encontrado padrão de acometimento intersticial ou miliar em exames de imagem. É importante salientar que indivíduos imunocompetentes também podem apresentar disseminação desse fungo; no entanto, com o desenvolvimento da resposta imune anti-histoplasma, não costumam apresentar doença clinicamente manifesta. Em exames complementares pode ser observado: pancitopenia, aumento de transaminases hepáticas, fosfatase alcalina, gamaglutamiltransferase, ferritina e desidrogenase lática, além de hipoalbuminemia. Pacientes gravemente imunossuprimidos podem apresentar quadros agudamente graves com choque, lesão renal aguda, coagulação intravascular disseminada, insuficiência respiratória e hepática; quadros estes com elevada letalidade.

Diagnóstico diferencial

A histoplasmose pulmonar aguda deve ser diferenciada de pneumonias bacterianas atípicas, pneumonias virais e da própria tuberculose pulmonar aguda. A forma pulmonar crônica é confundida frequentemente com a tuberculose pulmonar fibrocavitária, sendo que muitos pacientes têm diagnóstico após uso empírico de tratamento com tuberculostáticos sem melhora apesar de uso correto das medicações. Já a forma disseminada da doença deve ser diferenciada da tuberculose miliar, leishmaniose visceral, paracoccidioidomicose, linfomas, criptococose disseminada.

Diagnóstico

O diagnóstico da histoplasmose baseia-se na suspeita clínica associada a exames complementares, que visam encontrar o fungo no tecido acometido ou por meio de testes sorológicos. O método complementar utilizado varia de acordo com a forma de apresentação. Na forma pulmonar aguda, a história de exposição a locais possivelmente contaminados pode ser de grande ajuda; as reações sorológicas têm importante papel no diagnóstico dessa forma da doença, sendo que estas podem ser negativas inicialmente e se tornar positivas apenas um mês após a exposição; o encontro do fungo nas secreções respiratórias nesta fase da doença é pouco comum. No quadro pulmonar crônico, há uma maior sensibilidade das culturas de escarro ou lavado bronco alveolar (LBA), sendo relatados valores de sensibilidade entre 65–85%, com crescimento do fungo em cerca de duas semanas. Nessa fase da doença, as reações sorológicas também costumam ser positivas. Há uma melhora da sensibilidade ao se utilizar os dois métodos em conjunto, podendo chegar a 90%. Para o diagnóstico da histoplasmose disseminada, pode-se fazer uso de métodos para visualização direta do fungo por meio da microscopia de esfregaços da medula óssea, sangue periférico, líquor, escarro, lesões cutâneas, entre outros. As culturas de tecidos acometidos e também hemoculturas, semeadas em meios específicos para fungos, também podem isolar o *H. capsulatum*. A histopatologia dos tecidos também pode propiciar a visualização do fungo, com ajuda de colorações especiais, como Gomori-Grocott e ácido periódico de Schiff (PAS).

Os principais métodos de reações sorológicas são a imunodifusão e a fixação de complemento, sendo a imunodifusão mais específica e menos sensível que a fixação de complemento; ressalta-se o fato de que as sorologias têm menor sensibilidade em indivíduos imunocomprometidos. A detecção de antígeno tem então um importante papel nos imunossuprimidos, principalmente no portador do HIV. O antígeno polissacarídico do fungo pode ser detectado no sangue em 85% e na urina em 95% dos infectados, podendo ser encontrado também no líquor e nas secreções respiratórias.

Tratamento

O tratamento varia de acordo com a forma clínica da doença e com a imunidade do hospedeiro. Resumo dos esquemas de escolha pode ser visualizado na Tabela 108.2.

ASPERGILOSE

Introdução

O termo aspergilose se refere a um espectro de doenças causadas por fungos filamentosos do gênero *Aspergillus*, sendo a espécie mais descrita o *Aspergillus fumigatus*. Assim como nas duas infecções fúngicas já descritas neste capítulo, a principal forma de contaminação por esse fungo se dá pela via inalatória. A forma de apresentação da doença vai

TABELA 108.2 Tratamento da histoplasmose

Apresentação clínica	Tratamento de escolha
Histoplasmose pulmonar aguda • Sem sinais de gravidade • Sintomas há menos de 4 semanas	Não indicado. Orientar paciente e acompanhar.
Histoplasmose pulmonar aguda • Sem sinais de gravidade • Sintomas há > 4 semanas	Itraconazol 200 mg 3×/dia por 3 dias seguido de 200–400 mg/dia por 6–12 semanas.
Histoplasmose pulmonar aguda • Com sinais de gravidade (p. ex., dispneia, hipoxemia, SDRA, fungemia)	Internação hospitalar: anfotericina B lipossomal 3 mg/kg/dia EV OU anfotericina B deoxicolato 0,7–1 mg/kg/dia por 1–2 semanas; Após: itraconazol 200 mg 3×/dia por 3 dias, seguido de 200 mg 2×/dia por 12 semanas Se insuficiência respiratória: metilprednisolona 0,5–1 mg/kg/dia EV por 1–2 semanas
Histoplasmose pulmonar crônica	Itraconazol 200 mg 3×/dia por 3 dias, seguido de 200 mg 1 ou 2×/dia por mínimo de 12 meses.
Histoplasmose disseminada – Com sinais de gravidade	Anfotericina B lipossomal ou deoxicolato nas doses acima descritas até paciente afebril e com estabilidade clínica, seguido por itrazonazol na dose acima descrita por mínimo de 12 meses.
Histoplasmose disseminada – Sem sinais de gravidade	Itraconazol na mesma dose descrita
Histoplasmose envolvendo sistema nervoso central	Anfotericina B lipossomal 5 mg/kg/dia por 4 a 6 semanas; seguido por itraconazol 400–600 mg/dia por mínimo de 12 meses.

depender principalmente da resposta imune do indivíduo ao fungo. Abordaremos as principais formas de apresentação desta doença a seguir.

Aspergilose invasiva

Essa forma da doença ocorre quando há grande quantidade de inóculo inalado e, principalmente, em indivíduos com comprometimento da resposta imune ao fungo. Os principais acometidos são aqueles com grave imunossupressão celular, como após transplante de medula óssea, pulmão ou fígado e neutropenia grave por tempo prolongado, mas também pode ser visto em portadores de SIDA, doenças granulomatosas crônicas, entre outras causas. Essa forma da doença acomete principalmente o pulmão, podendo gerar febre, dispneia, tosse, hemoptise e dor torácica pleurítica. No entanto, como acomete principalmente indivíduos imunossuprimidos, muitas vezes o único sinal presente é a febre. Nesse contexto, a realização de exame de imagem é muito importante para suspeita clínica e diagnóstico. A radiografia de tórax tem baixa sensibilidade e especificidade. Na tomografia computadorizada (TC) de tórax podemos encontrar nódulo único ou múltiplos nódulos, cavitados ou não, associados a consolidação, infiltrado peribrônquico que pode ter padrão de "árvore em brotamento". Em pacientes neutropênicos, é descrito o "sinal do halo", que caracteriza-se por nódulo circundado por área com padrão de "vidro fosco", que reflete a presença de hemorragia na área que circunda o fungo. Após suspeita clínica e exame de imagem sugestivos de micose invasiva, as principais e mais disponíveis técnicas para confirmar o diagnóstico são: visualização direta do fungo no escarro ou LBA, cultura do escarro/LBA ou dosagem sérica ou no LBA da galactomanana, um polissacarídeo que constitui a parede do *Aspergillus spp*.

A droga de escolha para tratamento da aspergilose invasiva é o voriconazol, que pode ser usado em monoterapia ou em associação com uma equinocandina. Na indisponibilidade dessas medicações, pode ser usada a anfotericina B, idealmente com formulação lipídica (menos tóxica).

A aspergilose invasiva pode se manifestar também em outros órgãos/tecidos, como sistema nervoso central, pele, coração (endocardite), olhos (endoftalmite) e trato gastrointestinal. A rinossinusite por *Aspergillus sp.* deve sempre ser lembrada como diagnóstico diferencial de mucormiconse, pois tem forma de apresentação muito similar.

CRIPTOCOCOSE

A criptococose é uma micose sistêmica que também tem como porta de entrada a via inalatória. Está associada a duas espécies de fungo: *Cryptococcus neoformans* e *Cryptococcus gattii*. A primeira espécie está associada principalmente a infecções encontradas em pessoas com imunossupressão celular; já a segunda é encontrada mais comumente em indivíduos sem história de imunossupressão. Locais com acúmulo de fezes de aves, notadamente de pombos, são considerados de risco para adquirir a criptococose, de modo que é possível se expor mesmo em centros urbanos.

Cryptococcus neoformans

Infecções por essa espécie são encontradas principalmente em indivíduos portadores de imunossupressão celular, tendo como principal exemplo os portadores do HIV, em especial aqueles com contagem de linfócitos CD4 < 100 células/μL. Como a via de contato é inalatória, pode haver comprometimento pulmonar com tosse produtiva, hemoptise, dispneia, sudorese noturna, perda ponderal e achado de nódulo pulmonar; no entanto, as principais manifestações ocorrem no sistema nervoso central, sendo a meningoencefalite a principal forma de apresentação. Clinicamente, apresenta-se com sintomas inespecíficos, como febre, cefaleia, astenia, vômitos; e ao exame físico, pode-se notar confusão mental, letargia e em poucos casos sinais neurológicos focais. Na avaliação do indivíduo imunossuprimido com cefaleia e febre, com ou sem sinais focais, é importante a realização de neuroimagem e coleta de líquor (LCR), sendo que a análise do LCR e da pressão de abertura no momento da coleta são essenciais no diagnóstico da meningoencefalite criptocócica. A análise irá mostrar discreto aumento da contagem de leucócitos (em geral < 50 células/μL), com predomínio mononuclear, proteínas levemente aumentadas, glicose baixa e pressão de abertura do LCR elevada. Para confirmar o diagnóstico deve-se solicitar coloração de "tinta da China" (nankin), que permite visualização direta do fungo, e enviar amostra para cultura específica. A detecção do antígeno sérico do criptococo ou no LCR é outra forma de realizar o diagnóstico, porém é pouco disponível no Brasil. O tratamento da meningoencefalite criptocócica se divide em três fases: indução, consolidação e manutenção. A indução pode ser feita com anfotericina B, idealmente lipossomal, na dose de 3 a 4 mg/kg/dia associada a 5-flucitosina 100 mg/kg/dia divididos em 4 doses, por 2 semanas; se anfotericina lipossomal indisponível, a forma deoxicolato deve ser usada na dose de 0,7–1 mg/kg/dia. A fase de consolidação é feita com fluconazol 400 mg/dia, via oral, por um período mínimo de 8 semanas. A fase de manutenção é feita com fluconazol 200 mg/dia por período mínimo de 12 meses. Nos indivíduos com HIV, a terapia de manutenção pode ser descontinuada precocemente se houver boa adesão à terapia antirretroviral (TARV) e CD4 >100 células/μL. Se houver acometimento pulmonar exclusivo, sem sinais de gravidade, pode-se realizar o tratamento apenas com fluconazol 400 mg/dia por

6 a 12 meses. Em caso de acometimento pulmonar grave ou disseminado, deve-se realizar o mesmo tratamento descrito para a meningoencefalite.

Cryptococcus gattii

Assim como a outra espécie de criptococo, acomete principalmente o SNC, podendo ter acometimento pulmonar associado ou não. Além de afetar principalmente indivíduos imunocompetentes, há outras características que diferem essa infecção da causada pelo C. *neoformans:* maior número de complicações em SNC (papiledema, convulsões, déficits focais e sequelas graves) e maior associação com criptococomas, tanto em SNC como em pulmão. O tratamento da infecção em SNC, pulmonar grave ou pulmonar em imunossuprimido também possui fases de indução, consolidação e manutenção, com uso das mesmas drogas utilizadas para o C. *neoformans*, sendo que a terapia de indução tem duração de 4 a 6 semanas. Em imunocompetentes com criptococoma único e pequeno e sem doença disseminada o tratamento pode ser feito com fluconazol 400 mg/dia por 6 a 12 meses.

BIBLIOGRAFIA

1. Akuthota P, Weller PF. Treatment of allergic bronchopulmonary aspergillosis. Uptodate. Acessado em 04/06/2016.
2. Chen S, Marr KA, Sorrell TC. Cryptococcus gattii infection: Clinical features and diagnosis. Uptodate. Acessado em 12/06/2016.
3. Cox MG, Perfect JR. Cryptococcus neoformans infection outside the central nervous system. Uptodate. Acessado em 12/06/2016.
4. Cox MG, Perfect JR. Epidemiology, clinical manifestations, and diagnosis of Cryptococcus neoformans meningoencephalitis in HIV-infected patients. Uptodate. Acessado em 12/06/2016.
5. Cox MG, Perfect JR. Treatment of Cryptococcus neoformans meningoencephalitis and disseminated infection in HIV seronegative patients. Uptodate. Acessado em 12/06/2016.
6. Deepe GS-JR. Histoplasma capsulatum. Mandell.
7. Marr KA. Epidemiology and clinical manifestations of invasive aspergillosis. Uptodate. Acessado em 04/06/2016.
8. Marr KA. Treatment and prevention of invasive aspergillosis. Uptodate. Acessado em 04/06/2016.
9. Nucci M, Colombo AL. Clinical manifestations and diagnosis of chronic paracocidioidomycosis. Uptodate. Acessado em 10/05/16
10. Nucci M, Colombo AL. Treatment of paracoccidioidomicose. Uptodate. Acessado em 10/05/2016
11. Seal HB. Aspergilosis. N Engl J Med. 2009;360:1870-84.
12. Shikanai-Yasuda MA, et al. Consenso e Paracoccidioidomicose. Rev Soc Bras Med Trop. 2006;39:297.
13. Wheat J, Kauffman CA. Diagnosis and treatment of pulmonar histoplasmosis, Uptodate. Acessado em 02/06/16;
14. Wheat J, Kauffman CA. Pathogenesis and clinical features of disseminated histoplasmosis. Uptodate. Acessado em 02/06/2016
15. Wheat J, Kauffman CA. Pathogenesis and clinical features of pulmonary histoplasmosis. Uptodate. Acessado em 02/06/2016

109

PNEUMONIA ADQUIRIDA NA COMUNIDADE

Paulo André Pamplona Marques dos Santos
Lucas Ferreira Theotonio dos Santos
Paulo Ricardo Gessolo Lins
Moacyr Silva Júnior

INTRODUÇÃO

A pneumonia adquirida na comunidade (PAC) se refere à doença adquirida fora do ambiente hospitalar ou de unidades especiais de atenção à saúde ou, ainda, que se manifesta em até 48 horas da admissão à unidade assistencial. Pacientes portadores de pneumonia que estiveram hospitalizados em unidades de pronto atendimento por 2 ou mais dias nos 90 dias precedentes, aqueles provenientes de asilos ou de casas de saúde, aqueles que receberam antibióticos por via endovenosa, quimioterapia, ou tratamento de escaras nos 30 dias anteriores à doença, ou aqueles que estejam em tratamento em clínicas de diálise constituem atualmente um grupo especial que está incluído mais apropriadamente na classificação da pneumonia nosocomial.

A PAC mantém-se como a doença infecciosa aguda de maior impacto médico-social quanto à morbidade e a custos relacionados ao tratamento. Os grupos etários mais suscetíveis de complicações graves situam-se entre os extremos de idade, fato que tem justificado a adoção de medidas de prevenção dirigidas a esses estratos populacionais. Apesar do avanço no conhecimento no campo da etiologia e da fisiopatologia, assim como no aperfeiçoamento dos métodos propedêuticos e terapêuticos, inúmeros pontos merecem ainda investigação adicional. Isso se deve à diversidade clínica, social, demográfica e estrutural, que são tópicos que não podem ser previstos em sua totalidade.

EPIDEMIOLOGIA

A maioria dos estudos de PAC no Brasil é dirigida à etiologia e ao tratamento, sendo as estatísticas oficiais uma importante fonte de informações sobre a sua ocorrência. No ano de 2007, ocorreram 733.209 internações por pneumonia no Brasil, conforme o Sistema de Informações Hospitalares do Sistema Único de Saúde, correspondendo à primeira causa de internação por doença, isto é, retirando-se as causas obstétricas (partos). Essas internações tiveram maior predominância do sexo masculino e maior ocorrência nos meses de março a julho. A taxa de internações por pneumonia vem diminuindo desde a última década, enquanto a taxa de mortalidade hospitalar mostra uma tendência ascendente, o que aponta para diversas hipóteses, tais como a internação de casos mais graves de pneumonia e o envelhecimento da população. As maiores taxas de internação por pneumonia ocorrem nos menores de 5 anos e nos maiores de 80 anos, sendo que apresentam tendências temporais inversas: descendente nos primeiros, e ascendente nos segundos.

As doenças do aparelho respiratório constituem a quinta causa de óbitos no Brasil, e, dentre essas, a pneumonia é a segunda mais frequente, com 35.903 mortes em 2005, sendo 8,4% delas em menores de 5 anos e 61% nos maiores de 70 anos. O coeficiente de mortalidade específica por pneumonia, que tinha uma tendência ascendente no período entre 2001–2004, diminuiu para níveis abaixo de 20/100.000 habitantes no ano de 2005, último dado disponível do Ministério da Saúde quanto a estatísticas de mortalidade. O coeficiente de mortalidade por pneumonia difere conforme a faixa etária. Nos últimos 5 anos, a taxa de mortalidade tem aumentado de forma importante nas faixas etárias acima de 70 anos, alcançando níveis acima de 500/100.000 habitantes nos maiores de 80 anos. Os menores coeficientes estão nas faixas etárias entre 5 e 49 anos (menos de 10/100.000 habitantes), sendo que, entre os menores de 5 anos, o coeficiente mantém-se em torno de 17/100.000 habitantes com leve tendência à queda. Esses dados são semelhantes aos de outros países da América Latina, como o Chile.

ETIOLOGIA

Durante a era pré-antibiótica, o *Streptococcus pneumoniae* era responsável por 95% dos casos de pneumonia. Atualmente, embora permaneça como agente causal mais identificado, sua incidência vem em declínio. Segundo dados americanos, o pneumococo é identificado em 10 a 15% dos casos de PAC, o que é explicado principalmente pelo uso da vacina pneumocócica polissacarídica em adultos, pela vacina conjugada em crianças e a pelas medidas de controle do tabagismo.

Outras bactérias implicadas na PAC são: *Haemophilus influenzae*, *Staphylococcus aureus*, *Moraxella catarrhalis*, *Pseudomonas aeruginosa* e outros bacilos Gram-negativos. Pacientes com doença pulmonar obstrutiva crônica (DPOC) têm um maior risco de desenvolver PAC por *H. influenzae* e *M. catarralis*. O uso prolongado de corticoesteroides nessa população também aumenta o risco de PAC por *P. aeruginosa*. Pacientes com alteração da arquiterura pulmonar, como os bronquiectásicos também estão susceptíveis a infecção por *P. aeruginosa*. Taxas altas de reinfecção pulmonar nessa população devem sempre levantar suspeita ao médico assistente de colonização por esse agente.

A incidência de PAC causada por *Mycoplasma pneumoniae* e *Chlamydophila pneumoniae*, agentes ditos como atípicos, é bastante variável e depende das técnicas diagnósticas empregadas. O uso de reação em cadeia de polimerase (PCR), poderá futuramente auxiliar na identificação e na real determinação da incidência desses agentes.

Durante surtos de influenza, a circulação do vírus torna-se a principal responsável pelos casos de pneumonia da comunidade. Deve-se ficar atento que o agente viral pode também predispor à infecção bacteriana secundária. Vírus sincicial respiratório, parainfluenza, metapneumovírus, adenovírus, coronavírus e rinovírus também são agentes comumente identificados. A despeito dos esforços e da evolução das técnicas diagnósticas, menos de 50% dos casos de pneumonia têm o agente causal identificado.

QUADRO CLÍNICO E DIAGNÓSTICO

O diagnóstico de pneumonia é mais desafiador do que aparenta. Baseia-se na presença de sintomas de doença aguda do trato respiratório inferior (tosse e um ou mais dos seguintes sintomas: expectoração, falta de ar e dor torácica), achados focais no exame físico do tórax e manifestações sistêmicas (confusão, cefaleia, sudorese, calafrios, mialgias e temperatura superior a 37,8 °C), os quais são corroborados pela presença de uma opacidade pulmonar nova detectada por radiografia do tórax.

Diagnóstico por imagem

A radiografia de tórax constitui o método de imagem de escolha na abordagem inicial da PAC, pela sua ótima relação custo-efetividade, baixas doses de radiação e ampla disponibilidade. Auxilia na avaliação da gravidade, identifica o comprometimento multilobar e pode sugerir etiologias alternativas, tais como abscesso e tuberculose. A radiografia de tórax pode identificar condições associadas, tais como obstrução brônquica ou derrame pleural, sendo também útil na monitorização da resposta ao tratamento. A radiografia de tórax deve ser repetida após seis semanas do início dos sintomas em fumantes com mais de 50 anos e na persistência dos sintomas ou achados anormais no exame físico.

A ultrassonografia é útil nos casos de derrames pleurais pequenos ou quando suspeitos de loculação, permitindo a sua localização precisa para a coleta do líquido pleural. Em derrames com altura superior a 5 cm, estimada a partir do recesso posterior em radiografia de tórax obtida na projeção lateral em ortostase, ou no caso de derrame loculado, deve-se considerar a realização de toracocentese para excluir o diagnóstico de empiema ou de derrame parapneumônico complicado.

A TC de tórax é útil quando há dúvidas sobre a presença ou não de infiltrado radiológico, na presença de um quadro clínico exuberante associado à radiografia normal, na detecção de complicações, tais como derrame pleural loculado e abscesso ainda não aberto nas vias aéreas, assim como para diferenciar infiltrado pneumônico de massas pulmonares.

Diagnóstico laboratorial

O resultado de dosagem de ureia acima de 65 mg/dL constitui um forte indicador de gravidade. O hemograma tem baixa sensibilidade e especificidade, sendo útil como critério de gravidade e de resposta terapêutica. Leucopenia (< 4.000 leucócitos/mm^3) denota mau prognóstico. Dosagens de glicemia, de eletrólitos e de transaminases não têm valor diagnóstico, mas podem influenciar na decisão da hospitalização, devido à identificação de doenças associadas. A proteína C reativa é um marcador de atividade inflamatória e pode ter valor prognóstico no acompanhamento do tratamento. A manutenção de níveis elevados após 2 a 3 dias de tratamento e uma redução inferior a 50% do valor inicial sugere pior prognóstico ou surgimento de complicações. Por outro lado, uma redução igual ou maior que 80% do seu valor inicial em 2 a 3 dias de tratamento correlaciona-se com boa resposta ao tratamento antimicrobiano e é um fator a ser levado em conta para término precoce da terapia antimicrobiana. A procalcitonina é um melhor marcador de gravidade que a proteína C reativa. Estudos em pacientes com diferentes classificações de risco demonstraram que, em pacientes com baixo risco de morte, ou seja, *pneumonia severity index* (PSI) I ou II, os níveis tendem a ser mais elevados nos casos de etiologia bacteriana em oposição aos de etiologia não bacteriana.

Os métodos de identificação etiológica têm rendimento imediato baixo e são desnecessários em pacientes ambulatoriais, tendo em vista a eficácia elevada do tratamento empírico e a baixa mortalidade associada a esses casos (< 1%). A comprovação da etiologia da PAC não resulta em menor mortalidade, quando comparada com a antibioticoterapia empírica adequada e instituída precocemente. Nos casos de PAC grave com falência do tratamento empírico, a identificação etiológica e o tratamento direcionado associam-se a menor mortalidade. Não se deve retardar a instituição do tratamento em função da realização de exames para a identificação etiológica. Os agentes mais frequentemente encontrados, de acordo com a gravidade e local do tratamento, estão descritos na Tabela 109.1.

Embora o exame de escarro seja frequentemente utilizado na busca do diagnóstico, seu uso ainda é controverso. Constituem obstáculos à sua realização a necessidade de coleta de forma adequada de amostra, a não uniformização das técnicas de preparação dos espécimes, a variabilidade da habilidade de interpretação do examinador e a inexistência de um padrão-ouro de diagnóstico microbiológico de PAC. Dada a alta prevalência de TB pulmonar e de micoses em nosso meio, a pesquisa de bacilos álcool-ácido resistentes, pela técnica de Ziehl-Neelsen, e a pesquisa de fungos podem ser realizadas em casos suspeitos.

Outras técnicas disponíveis para a obtenção de espécimes das vias aéreas inferiores são o aspirado traqueal, o minilavado broncoalveolar, a broncoscopia com cateter protegido ou o lavado broncoalveolar, além da punção pulmonar transtorácica. Esses procedimentos não devem ser rotineiramente indicados na maioria dos pacientes com PAC, mas são úteis naqueles que necessitam de admissão em UTI e nos que não respondem ao tratamento empírico. A punção percutânea pulmonar está contraindicada em indivíduos sob ventilação mecânica invasiva. Quando a intubação traqueal e o início de ventilação mecânica estão indicados, deve-se realizar a coleta de material das vias aéras inferiores por aspirado traqueal ou por técnicas broncoscópicas para a realização de culturas quantitativas.

A hemocultura deve ser reservada para a PAC grave e no caso de pacientes internados não respondedores à terapêutica instituída, pois normalmente apresenta baixo rendimento. Resultados falsos negativos são comuns, especialmente se houve uso prévio de antibióticos. As amostras devem ser coletadas antes do início ou da modificação do tratamento e não devem retardar a administração da primeira dose de antibiótico.

Testes sorológicos não devem ser rotineiramente solicitados. Permitem estabelecer o diagnóstico retrospectivo da infecção por alguns microrganismos que são de difícil cultura (gêneros *Mycoplasma*, *Coxiella*, *Chlamydophila* e *Legionella*, assim como vírus). Consideram-se positivos os testes cujo título obtido na fase de convalescença, ou seja, quatro a seis semanas após a defervescência, seja quatro vezes superior ao título obtido na fase aguda. Em função dessa característica técnica, eles não são úteis para o tratamento dos pacientes individualmente, mas para se estabelecer o perfil epidemiológico de uma determinada região ou um surto epidêmico. São exames simples, rápidos e não influenciáveis pelo uso de antibióticos. O teste para *Legionella pneumophila* torna-se positivo a partir do primeiro

TABELA 109.1 Agentes etiológicos mais comuns em pneumonia adquirida em comunidade

PAC ambulatorial (leve)	Internados em enfermaria	Internados em UTI (grave)
• S. pneumoniae	• S. pneumoniae	• S. pneumoniae
• M. pneumoniae	• M. pneumoniae	• Bacilos Gram-negativos
• C. pneumoniae	• C. pneumoniae	• H. influenzae
• Vírus respiratórios	• Vírus respiratórios	• Legionella sp.
• H. influenzae	• H. influenzae	• S. aureus
	• Legionella sp.	

dia da doença e assim permanece durante semanas. A sua sensibilidade varia de 70% a 90%, com especificidade próxima de 100%. Como o exame detecta o antígeno de *L. pneumophila* sorogrupo 1 (sorogrupo mais prevalente), infecções por outros sorogrupos, embora menos frequentes, podem não ser identificadas. O teste para pneumococos apresenta sensibilidade que varia de 50% a 80% (maior que na pesquisa do escarro e hemocultura) e especificidade de 90%. A utilização prévia de antibióticos não altera os resultados.

O maior potencial de utilização da reação em cadeia da polimerase (PCR) reside na identificação de *L. pneumophila*, *M. pneumoniae* e *C. pneumoniae*, além de outros patógenos habitualmente não colonizadores. A PCR, que pode ser realizada apenas para um agente, ou na modalidade multiplex (*M. pneumoniae*, *C. pneumoniae* e *Legionella spp.*), apresenta boa sensibilidade e especificidade, muito embora não esteja disponível na maioria dos laboratórios clínicos.

CLASSIFICAÇÃO DE GRAVIDADE

Os pacientes com diagnóstico de PAC devem ser avaliados quanto à gravidade da doença, o que orientará a decisão do local de tratamento, a intensidade da investigação etiológica e a escolha do antibiótico. Fatores sociais e econômicos devem ser levados em consideração nessa decisão.

O índice de gravidade de pneumonia (*pneumonia severity index* – PSI) abrange 20 variáveis que incluem características demográficas, doenças associadas, alterações laboratoriais, alterações radiológicas e achados do exame físico. A pontuação das variáveis encontradas permite estratificar a gravidade em cinco classes, baseadas no risco de morte. Entretanto, o objetivo primário do estudo original foi a identificação de pacientes de baixo risco. O PSI pode subestimar a gravidade em pacientes jovens sem doenças associadas (Tabelas 109.2 e 109.3).

O escore CURB-65, sugerido pela British Thoracic Society, é um acrônimo e baseia-se em variáveis representativas da doença aguda na PAC: confusão mental (escore ≤ 8 no *abbreviated mental test*); ureia > 50 mg/dL, frequência respiratória ≥ 30 ciclos/min,

TABELA 109.2 Pneumonia Severity Index (PSI)

Fatores demográficos		Achados laboratoriais e radiológicos	
Idade		pH < 7,35	+30
Homens	1 ponto/ano de idade	Ureia > 65 mg/dL	+20
Mulheres	idade - 10 anos	Sódio < 130 mEq/L	+20
Procedentes de asilos	idade + 10 anos	Glicose > 250 mg/dL	+10
		Hematócrito < 30%	+10
		pO_2 < 60 mmHg	+10
Comorbidades		Derrame pleural	+10
Neoplasias	+30	Alteração do estado mental	+20
Doença hepática	+10	Frequência respiratória > 30 irpm	+20
ICC	+10	PA sistólica < 90 mmHg	+20
Doença cerebrovascular	+10	Temperatura < 35 °C ou > 40 °C	+15
Doença renal	+10	Pulso ≥ 125 bpm	+10

TABELA 109.3 Pontuação e estratificação PSI

Classe	Pontos	Mortalidade (%)	Local sugerido do tratamento
I	–	0,1	Ambulatório
II	≤ 70	0,6	Ambulatório
III	71–90	2,8	Ambulatório ou internação breve
IV	91–130	8,2	Internação
V	> 130	29,2	Internação

pressão arterial sistólica < 90 mmHg ou pressão arterial diastólica ≤ 60 mmHg; e idade ≥ 65 anos. Pode ser apresentado de forma mais simplificada (CRB-65), sem a dosagem de ureia. Nesse escore, cada variável representa 1 ponto, e o escore total tem 4 ou 5 pontos, respectivamente. Sua maior limitação é a não inclusão das doenças associadas que podem acrescentar maior risco, tais como alcoolismo, insuficiência cardíaca e hepática, além de neoplasias. Na ausência de indicações socioeconômicas, de doenças associadas descompensadas, de hipoxemia e da impossibilidade de ingestão oral de medicamentos, a presença de pelo menos dois pontos no escore CURB-65, ou de pelo menos um no escore CRB-65, sugere admissão ao hospital. O médico assistente pode decidir pelo tratamento ambulatorial nos demais casos (Fig. 110.1).

Do ponto de vista prático, a PAC grave é definida como aquela em que há uma probabilidade maior de deterioração do quadro clínico ou alto risco de morte. A indicação de admissão à unidade de terapia intensiva (UTI) é mandatória para o manejo adequado desse grupo de pacientes. A presença de choque séptico e a necessidade de ventilação mecânica são critérios absolutos de admissão à UTI. Os critérios atualmente aceitos foram definidos por Ewig e cols. e apresentam sensibilidade de 78%, especificidade de 94%, valor preditivo negativo de 95% e valor preditivo positivo de 75% na escolha de pacientes com indicação de internação em UTI (Tabela 109.4).

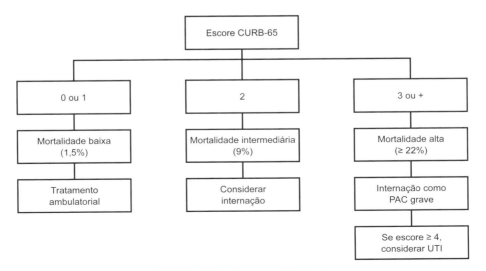

FIGURA 109.1 Algoritmo CURB-65.

TABELA 109.4 Critérios propostos por Ewig para PAC grave

Critérios maiores: a presença de um critério maior indica necessidade de UTI
- Choque séptico necessitando de vasopressores
- Insuficiência respiratória aguda com indicação de ventilação mecânica

Critérios menores: a presença de dois critérios menores indica a necessidade de UTI
- Hipotensão arterial
- Relação $PaO_2/FiO_2 < 250$
- Presença de infiltrados multilobulares

TRATAMENTO

Uma vez suspeitado o diagnóstico de pneumonia, a terapia antimicrobiana empírica deve ser prontamente iniciada. Para a grande maioria dos pacientes com PAC, não é possível definir o agente etiológico no momento da decisão terapêutica. A antibioticoterapia empírica é habitualmente dirigida aos microrganismos mais prevalentes. Não raramente, mais de um patógeno pode estar presente, incluindo os atípicos, o que exige uma cobertura empírica mais ampla, sobretudo nos casos de maior gravidade. A terapia dirigida tem o potencial de minimizar os efeitos adversos, de diminuir a indução de resistência a antimicrobianos e de reduzir custos. A terapia dirigida pode substituir o tratamento empírico nos pacientes hospitalizados quando o patógeno específico é identificado nas primeiras 48-72 h do início do tratamento.

A cobertura antibiótica deve sempre ser estendida aos germes considerados atípicos, pois esta terapêutica em pacientes hospitalizados pode acarretar menor taxa de mortalidade no caso de pneumonia confirmada por *Legionella sp.* e pode reduzir a permanência hospitalar, a mortalidade geral e a mortalidade atribuída à pneumonia por esse grupo de germes.

A terapia inicial para pacientes tratados ambulatorialmente dependerá principalmente das comorbidades do doente e do uso recente de antibióticos. Pacientes sem esses fatores poderão ser tratados com macrolídeos (p. ex., azitromicina) ou doxiciclina, segundo os *guidelines* americados da IDSA/ATS. Já pacientes candidatos a tratamento ambulatorial com comorbidades e/ou uso antimicrobiano recente deverão ser tratados com quinolonas (p. ex., levofloxacino e moxifloxacino) ou com a associação de um agente betalactâmico com macrolídeo.

Em pacientes com indicação de tratamento hospitalar, os *guidelines* recomendam a terapia combinada de betalactâmico associado a um macrolídeo, ou uma quinolona isolada. Em pacientes com doenças pulmonares estruturais, como DPOC e bronquiectasia, especialmente os que estão em uso de agentes imunossupressores e corticoesteroides, um agente betalactâmico com cobertura para *P. aeruginosa* (piperacilina-tazobactam, cefepime) ou um carbapenêmico deverá ser iniciado.

Pacientes com critérios de internação em UTI também devem ser estratificados pelo risco de infecção de bacilos Gram-negativos. Caso o risco esteja presente, orienta-se o uso de betalactâmico com ação antipseudomonas (piperacilina + tazobactam, carbapenêmicos, cefepime) associado a quinolona (ciprofloxacino, levofloxacino) (Fig. 109.2).

Em períodos de alta incidência de influenza, oseltamivir deverá também ser adicionado à terapêutica inicial, mesmo que os sintomas tenham sido iniciados 48 horas após o quadro clínico pneumônico. O tratamento deverá ser continuado até que o resultado da pesquisa de influenza com PCR tenha sido negativa.

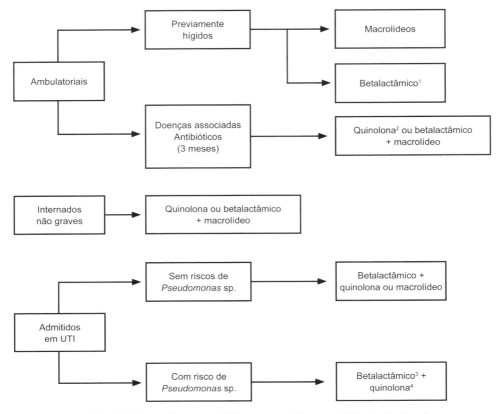

FIGURA 109.2 Algoritmo de tratamento para PAC.

[1]Com uso de betalactâmico isolado, considerar a possibilidade de uma falha a cada 14 pacientes tratados.
[2]Quinolonas: levofloxacino, moxifloxacino.
[3]Antipneumococo/antipseudomonas: piperacilina+tazobactam; cefepime; imipenem ou meropenem.
[4]Levofloxacina ou ciprofloxacina.

BIBLIOGRAFIA

1. Corrêa RA, Lundgren FLC, Pereira-Silva JL, Diretriz LFeS(GT. Diretrizes brasileiras para pneumonia adquirida na comunidade em adultos imunocompetentes - 2009. J Bras Pneumol. 2009;35(6):574-601.
2. File, Thomas. Antibiotic studies for the treatment of community-acquired pneumonia in adults. In: UpToDate, Post TW (Ed), UpToDate, Waltham, MA. (Acessado em 20 de julho de 2016.)
3. Mandell LA, et al. Infectious diseases society of America/American thoracic society consensus guidelines on the management of community-acquired pneumonia in adults. CID. 2007;44(suppl 2)S27-S72.
4. Musher DM, Thorner AR. Community-acquired pneumonia. In: N Engl J Med 2014; 371:1619-1628;October 23, 2014
5. Strange, Charlie; et al. Parapneumonic effusion and empyena in adults. Uptodate. 2016. In: UpToDate, Post TW (Ed), UpToDate, Waltham, MA. (Acessado em 20 de julho de 2016.)

110

TUBERCULOSE

Pedro Henrique Carr Vaisberg
Lucas Ferreira Theotonio dos Santos
Moacyr Silva Júnior

INTRODUÇÃO

A tuberculose (TB) é doença de grande importância na saúde pública por sua alta prevalência, sendo aproximadamente 8 milhões de novos casos por ano no mundo com 1,7 milhões de mortes. No Brasil são diagnosticados, em média, 73 mil casos novos de tuberculose por ano e, em 2013, ocorreram 4.577 óbitos. Por esse motivo, nosso país faz parte do grupo dos países priorizados pela Organização Mundial de Saúde para o combate à doença, grupo este que contempla os 22 países que concentram 80% dos casos no mundo. O pulmão é o sítio mais importante de desenvolvimento da doença pelo bacilo *Mycobacterium tuberculosis*. A transmissão da TB ocorre via inalação de gotículas contendo o bacilo, que se deposita nos pulmões e tem quatro desfechos possíveis no organismo: destruição total dos bacilos pelo sistema imune, TB primária, infecção latente ou TB pós-primária.

TUBERCULOSE PRIMÁRIA

Se a imunidade inata do indivíduo contaminado falha em eliminar o bacilo do pulmão, ele acaba proliferando dentro dos macrófagos pulmonares, podendo permanecer nos pulmões ou migrar para outras regiões.

Nos pulmões, há então a produção de interleucinas, que atraem monócitos, neutrófilos e outros macrófagos, formando um granuloma local que pode ou não conter a infecção. O desenvolvimento desse granuloma e o fenômeno de hipersensibilidade tardia levam à típica formação de necrose caseosa no interior desse granuloma tuberculoso. Essa lesão acaba sendo envolvida por linfócitos, fibroblastos e até calcificação, podendo ser visível radiologicamente e sendo chamada de nódulo de Ghon.

Os bacilos e a resposta inflamatória podem atingir os linfonodos hilares. A linfadenopatia, característica da TB primária, associada à lesão granulomatosa, é chamada de complexo de Ghon.

A TB primária geralmente é assintomática ou apresenta sintomas leves. Quando sintomático, o paciente costuma apresentar febre, não necessariamente acompanhada de outros sintomas. Pode-se encontrar também dor pleurítica ou retroesternal ventilatório dependente, por vezes acompanhadas de derrame pleural. Com menor prevalência podemos encontrar tosse, fadiga e artralgia.

A radiografia de tórax muitas vezes pode ser normal na TB primária. Entre as alterações mais comuns, podemos encontrar linfonodomegalia hilar (mais comum), derrame pleural e infiltrado, mais comumente peri-hilar.

A maioria dos pacientes evolui com melhora espontânea dos sintomas evoluindo para a fase latente da doença. O desenvolvimento da tuberculose primária progressiva ou a TB disseminada são menos comuns e mais prevalentes entre pacientes imunossuprimidos.

TUBERCULOSE SECUNDÁRIA

Também chamada de pós-primária ou recrudescente, é consequência da reativação e proliferação do foco primário bacteriano, ou de reinfecção do indivíduo que previamente esteve em contato com o bacilo. Aproximadamente 5% dos indivíduos infectados desenvolverão a reativação da doença, fato que tem relação direta com imunossupressão. Entre as condições que estão relacionadas à reativação da TB podemos citar Aids, doença renal crônica terminal, diabetes *mellitus*, linfoma, uso de corticoides, uso de inibidores de TNF-alfa, fumo e etilismo.

A TB pulmonar pós-primária acomete mais os segmentos apicais/posteriores dos lobos superiores e os segmentos superiores dos lobos inferiores, o que pode estar relacionado a uma preferência do bacilo por regiões com maiores pressões de oxigênio e ao menor fluxo linfático nas regiões apicais. A reativação pode permanecer assintomática ou oligossintomática e é potencialmente transmissível por meses a anos.

Quadro clínico

Os sintomas são tipicamente insidiosos e podem incluir tosse, perda de peso, fadiga, febre, sudorese noturna e hemoptise. A febre inicia-se tipicamente no período diurno, apresentando aumento progressivo da temperatura durante o dia com pico no período vespertino. Geralmente regride durante a noite, momento em que o paciente pode apresentar sudorese.

A tosse inicialmente pode não estar presente ou ser de leve intensidade, muitas vezes não produtiva ou com pouca secreção. Com a progressão da doença, a tosse torna-se mais intensa e produtiva com secreção amarelada e, por vezes, laivos de sangue. A hemoptise franca é menos comum e ocorre em estágios mais avançados da doença. Dispneia e dor pleurítica também podem ocorrer.

Assim, podemos definir que pacientes com tosse por um período maior que duas semanas, associada a febre, sudorese noturna, perda de peso ou hemoptise devem ter a hipótese diagnóstica de TB pulmonar e iniciar investigação diagnóstica pertinente. Pacientes com sorologia para HIV positiva com tosse e febre sem diagnóstico também devem ter investigação para TB realizada.

Pacientes idosos podem apresentar quadros menos sintomáticos, principalmente com ausência de febre e de sudorese noturna. Hemoptise também é menos comum nessa faixa etária.

DIAGNÓSTICO

Como dito acima, paciente com tosse por um período de duas semanas ou mais (definição de sintomático respiratório), associada ou não a febre, sudorese noturna, perda de peso ou hemoptise deve ter investigação para TB pulmonar, assim como o paciente com sorologia para HIV positiva com tosse e febre ainda não explicadas por outro diagnóstico.

O diagnóstico de tuberculose é confirmado quando há isolamento do *Mycobacterium tuberculosis* na secreção (ou tecido pesquisado no caso de outros sítios). Em certos pacientes, não será possível isolar o agente, sendo o diagnóstico firmado a partir do quadro clínico e radiológico sugestivos, associados a boa resposta a prova terapêutica.

Radiológico

A radiografia de tórax deve ser realizada sempre que houver suspeita de TB pulmonar. Tipicamente a reativação leva a infiltrado em segmentos posterior/apical de lobo superior ou em segmento superior de lobo inferior. Cavitações, também chamadas de "cavernas", podem estar presentes, geralmente sem nível hidroaéreo. A destruição de tecido pulmonar pode levar a fibrose local e consequente tração e deslocamento de estruturas na radiografia.

Apresentações radiológicas atípicas são mais comuns em pacientes imunossuprimidos, principalmente naqueles com Aids. Do grupo de apresentações atípicas, podemos citar: consolidações lobares ou em outros segmentos diferentes dos citados acima, micronódulos difusos (TB miliar) e visualização de tuberculoma.

A tomografia computadorizada (TC) de tórax é mais sensível que a radiografia de tórax e pode ser necessária quando o exame inicial é inconclusivo ou para detalhar melhor as lesões consequentes da TB. Os achados são semelhantes aos descritos na radiografia de tórax, com infiltrados em regiões superiores do pulmão, cavitação, deslocamento de estruturas e adenopatia hilar. A TC de alta resolução geralmente mostra um padrão de nódulos centrolobulares, associada ao padrão de árvore em brotamento.

Laboratorial

Um paciente com suspeita de TB pulmonar deve ter o escarro colhido para testes laboratoriais. São colhidas pelo menos 3 amostras de escarro para pesquisa de bacilo álcool-ácido resistente (BAAR) e cultura, sendo que ao menos uma delas deve ser submetida, idealmente, ao teste baseado na reação em cadeia da polimerase (PCR). O escarro pode ser obtido espontaneamente pela tosse do paciente ou ser induzido (secreção nasofaringea ou saliva não são considerados como material adequado). Três amostras devem ser colhidas com intervalos entre 8 e 24 horas com ao menos uma delas sendo colhida no início da manhã.

As amostras são submetidas à baciloscopia em esfregaço corado pela técnica de Ziehl-Neelsen e a visualização de bacilos álcool-ácido resistentes em duas delas é suficiente para firmar o diagnóstico de infecção por micobactéria. Sendo assim, a cultura não é essencial para o diagnóstico em si, mas pode ser importante se há dúvida na espécie de micobactéria e no caso de cepas resistentes às drogas do esquema inicial. Dessa forma, todas as amostras devem ser enviadas à cultura, para análise de perfil de sensibilidade.

Já os testes de amplificação de ácido nucleico para TB foram inicialmente recomendados pela Organização Mundial de Saúde em 2010 e aprovados no Brasil para incorporação ao SUS (Sistema Único de Saúde) em 2013. O teste liberado no Brasil é conhecido como Xpert MTB/RIF® e realizado no sistema GeneXpert®. Esse teste é baseado na reação em cadeia da polimerase (RCP) e detecta simultaneamente o *Mycobacterium tuberculosis* e a resistência à Rifampicina em aproximadamente 2 horas. Tem alta sensibilidade e especificidade e deve ser interpretado dentro do contexto clínico e epidemiológico do paciente. Não devem substituir a pesquisa de BAAR no escarro e a cultura.

Se a pesquisa de BAAR no esfregaço corado for negativa e o teste de amplificação de ácido nucleico for positivo, deve-se repetir este último. Se dois ou mais testes de amplificação de ácido nucleico forem positivos, o diagnóstico de TB pode ser presumido e o contexto clínico e social deve ser considerado para se iniciar a terapia enquanto aguardamos as culturas. Caso a pesquisa de BAAR no esfregaço seja positiva e o teste de amplificação de ácido nucleico negativo, mesmo após repetição de ambos, deve-se pensar em infecção por micobactéria não tuberculosa.

A suscetibilidade do germe à isoniazida, rifampicina e etambutol deve ser testada pelo serviço de saúde. Em casos de pacientes já previamente tratados para TB, aqueles que tiveram contato com portadores de bacilos sabidamente resistentes ou pacientes com culturas positivas após três meses de tratamento, devem ser também testados para as drogas de segunda linha.

A prova tuberculínica com aplicação intradérmica do "PPD", que provoca reação com eritema na região, é teste válido para a pesquisa de TB latente e não deve ser usado para diagnóstico da doença. A leitura deve ser feita 48 a 96 h após a aplicação e pode mostrar que o paciente teve contato ou não com o bacilo. A interpretação do PPD segue a seguinte norma:
- Não reator – 5 mm;
- Reator fraco – 5 a 9 mm;
- Reator forte – mais que 10 mm.

O paciente com boas condições clínicas que aguarda o diagnóstico de TB pulmonar não tem necessidade de ser hospitalizado, podendo ser acompanhado na Unidade Básica de Saúde e devendo evitar contato com grupos mais suscetíveis a desenvolver a doença como crianças e imunossuprimidos. A todos os paciente com diagnóstico de TB, deve ser oferecida a sorologia para HIV.

TRATAMENTO

A tuberculose é uma doença curável em praticamente 100% dos casos novos e sensíveis aos medicamentos anti-TB, quando seguidas as orientações adequadas. O tratamento da tuberculose em pacientes sem diagnóstico de TB prévia e sem contato com TB resistente deve basear-se no esquema básico e acompanhado na unidade básica de saúde.

A fase inicial do esquema básico tem duração de dois meses com uso diário em única tomada de rifampicina, isoniazida, pirazinamida e etambutol e a segunda fase consiste no uso diário de rifampicina e isoniazida por mais quatro meses. Em casos individualizados, cuja evolução clínica não seja satisfatória, o tratamento pode ser prolongado, dependendo de resultados de exames de imagem, baciloscopia e sensibilidade do agente etiológico.

Em pacientes com tratamento anterior, recidiva após cura ou retorno de tratamento após abandono, deve ser realizado o esquema básico descrito acima até o resultado da cultura e do teste de sensibilidade. Dependendo desses resultados, esses pacientes podem ser encaminhados para serviços especializados.

São diversos os efeitos adversos às drogas do esquema básico, sendo os principais descritos na tabela a seguir (Tabela 110.1). Por esse motivo, e visando maior aderência, o paciente em tratamento deve ser acompanhado pela unidade básica de saúde, sendo monitorizadas novas queixas e evolução do quadro clínico, bem como a aderência ao tratamento. A baciloscopia de controle deve ser realizada mensalmente, sendo indispensáveis as do segundo, quarto e sexto meses no paciente em uso do esquema básico.

TABELA 110.1 Efeitos adversos das medicações do esquema básico

Efeito adverso	Provável fármaco	Conduta
Cutâneo (exantema/ hipersensibilidade)	Rifampicina, isoniazida, pirazinamida, etambutol	Suspender o tratamento e reintroduzir os medicamentos um a um após resolução do quadro. Se reincidência, considerar esquema alternativo.
Sistema nervoso central (psicose, crises convulsivas, encefalopatia)	Isoniazida	Suspender a isoniazida e reiniciar esquema especial sem a droga
Oftalmológico (neurite óptica)	Etambutol	Suspender etambutol e reiniciar esquema especial sem a droga
Hepático (hepatite medicamentosa)	Pirazinamida, isoniazida, etambutol	Suspender as medicações, aguardar melhora dos sintomas e redução dos valores das enzimas hepáticas para reintrodução das medicações uma a uma, avaliando a função hepática.
Hematológico (trombocitopenia, eosinofilia, agranulocitose, leucopenia, anemia hemolítica)	Rifampicina	Suspender a rifampicina e iniciar esquema especial sem a droga
Renal (nefrite intersticial)	Rifampicina	Suspender a rifampicina e iniciar esquema especial sem a droga
Muscular (rabdomiólise)	Pirazinamida	Suspender a pirazinamida e reiniciar esquema especial sem a droga

BIBLIOGRAFIA

1. http://portalsaude.saude.gov.br/images/pdf/2015/marco/27/2015-007---BE-Tuberculose---para-substitui----o-no-site.pdf Acessado em: 04/07/2016
2. http://portalsaude.saude.gov.br/index.php?option=com_content&view=article&id=11045&Itemid=674 Acessado em: 04/07/2016
3. http://revista.hupe.uerj.br/detalhe_artigo.asp?id=231 Acessado em: 04/07/2016
4. http://www.jornaldepneumologia.com.br/PDF/2009_35_10_11_portugues.pdf Acessado em: 04/07/2016
5. http://www.paho.org/bra/index.php?option=com_content&view=article&id=1723:teste-rapido-diagnostico-tuberculose-aprovado-pela-oms-sera-implantado-no-brasil-2011&Itemid=777 Acessado em: 04/07/2016

111

H1N1 E INFLUENZA SAZONAL

Vitor Dornela de Oliveira
Lucas Ferreira Theotonio dos Santos
Moacyr Silva Júnior

INTRODUÇÃO

O vírus *Influenza* pertence à família Orthomyxoviridae e é dividido em tipos A, B e C. O vírus influenza A foi posteriormente separado em subtipos de acordo com a atividade de hemaglutininas (H) e neuraminidase (N) como H1N1, H3N2 e outros.

A influenza (gripe) caracteriza-se por um quadro febril agudo, geralmente autolimitado, causado pela infecção dos vírus influenza A e B. Essa enfermidade pode ocorrer durante todo o ano, porém é mais comumente observada em surtos nos meses de outono e inverno. Apesar do curso benigno na maioria dos pacientes, a influenza pode causar grande morbimortalidade em algumas populações de risco.

EPIDEMIOLOGIA

O vírus *Influenza* já causou inúmeras epidemias nos últimos 400 anos, ocorrendo geralmente a cada 2–3 anos. A maior pandemia registrada na história ocorreu entre os anos 1918 e 1919 com um total de 21 milhões de mortes ao redor do mundo. Estima-se que, nos Estados Unidos, ocorram entre 13,8 e 16 milhões de infecções ao ano em indivíduos com menos de 20 anos e de 4,1 a 4,5 milhões entre pessoas mais velhas. O número de óbitos naquele país é de 51.000 ao ano. Apesar de ser mais comum em jovens, a infecção causa maior morbimortalidade em pessoas mais velhas, portadoras de doenças crônicas e alguns grupos especiais.

Durante os meses de março e abril de 2009, um surto de influenza A por H1N1 foi detectado no México, espalhando-se rapidamente por vários países do globo. Em junho daquele ano, a OMS declarou nível máximo de alerta de pandemia, que veio a durar até outubro de 2010.

No Brasil, em 2015, dos casos de síndrome respiratória aguda grave (SRAG), 9,1% foram classificados como relacionados ao vírus *Influenza*. Dentre os casos notificados, 11,8% evoluíram para óbito.

ASPECTOS CLÍNICOS

A doença é causada a partir do contágio de secreções provenientes das vias aéreas de indivíduos infectados. Acredita-se que a transmissão seja mais comum por partículas maiores (gotículas) que menores (aerossóis). O período de incubação é de um a quatro dias. O período de transmissibilidade no adulto geralmente ocorre entre 24 horas antes do início dos sintomas e dura até três dias após o final da febre. Em crianças, esse período pode durar até 10 dias. Já em pacientes imunossuprimidos, esse tempo parece ser ainda maior.

O quadro clínico caracteriza-se por aparecimento súbito de um quadro febril (Tax > 37,8 °C) acompanhado de outros sintomas, sendo os mais comuns: calafrios, mal-estar, cefaleia, mialgia, dor de garganta, artralgia, prostração, rinorreia e tosse seca. Outros sintomas que também podem ocorrer, menos frequentemente, incluem: diarreia, vômitos, rouquidão, hiperemia conjuntival e linfadenopatia. A febre dura por volta de três dias, porém pode persistir por quatro a oito dias. Febre e linfadenopatia são mais proeminentes em crianças.

A melhora da maioria dos sintomas geralmente ocorre por volta de sete dias, porém alguns podem persistir por mais tempo, como tosse, mal-estar e fadiga. Alguns casos podem evoluir com complicações, sendo as mais comuns: pneumonia (bacteriana, por outros vírus ou pelo próprio *Influenza*), sinusite, otite, desidratação, miosite e exacerbação de doenças crônicas.

A pneumonia causada pelo vírus *Influenza* é mais comum em indivíduos jovens com cardiopatia estrutural reumática, particularmente estenose mitral, e costuma ser grave. A pneumonia bacteriana secundária, em geral, acomete pacientes mais velhos e portadores de comorbidades, e correlaciona-se com persistência ou recrudescência da febre após três dias associada a sintomas clássicos de pneumonia.

Outras complicações menos frequentes são: mio/pericardite, encefalite, síndrome de Guillain-Barré e síndrome de Reye. Os grupos de paciente mais propensos a complicações são: adultos com mais de 60 anos, crianças menores que 5 anos, gestantes (principalmente no 3º trimestre), puérperas (até 2 semanas), população indígena aldeada, imunossuprimidos, portadores de doenças crônicas (inclusive doenças metabólicas e obesidade) e usuários crônicos de salicilatos.

Sinais de agravamento da doença incluem: taquidispneia ou hipoxemia, persistência ou aumento da febre por mais de 3 dias, miosite (CPK > 2 a 3 vezes), aumento de DHL, exacerbação de doença preexistente, alteração do sensório, desidratação e disfunções orgânicas graves.

O Ministério da Saúde (MS) propõe a divisão de dois espectros distintos de apresentação clínica: a síndrome gripal (SG) e a síndrome respiratória aguda grave (SRAG). Síndrome gripal é definida pela presença de febre de início súbito acompanhada de tosse ou dor de garganta e pelo menos um dos seguintes sintomas: cefaleia, mialgia ou artralgia, na ausência de outro diagnóstico específico. A SRAG compreende o quadro de síndrome gripal acompanhado de dispneia ou algum sinal de gravidade, a saber:
- $SpO_2 < 95\%$ em ar ambiente;
- Sinais de desconforto respiratório ou taquipneia;
- Piora nas condições clínicas de doença de base;
- Hipotensão em relação à pressão habitual do paciente;

DIAGNÓSTICO

O diagnóstico de influenza pode ser dado apenas por dados clinicoepidemiológicos. A acurácia do diagnóstico clínico durante surtos chega a 80–90% em alguns estudos. Os sintomas de maior valor preditivo positivo são tosse e febre, sendo que níveis elevados de febre aumentam o valor preditivo, principalmente em adultos jovens.

Existem alguns métodos para confirmação diagnóstica, porém não imprescindíveis para o início da terapêutica. O isolamento viral a partir de secreções das vias aéreas (*swab* nasal, oral ou escarro) é o método mais utilizado, com resultados após três dias da inoculação em meios de cultura. Métodos de detecção rápida vêm sendo testados, sendo os mais comuns: detecção de antígenos virais por métodos imunológicos e pesquisa direta dos ácidos nucleicos virais por hibridização e amplificação com PCR. Esses métodos podem mostrar resultados em 30 minutos, porém não são amplamente disponíveis na prática clínica.

Testes sorológicos também podem ser usados, todavia apenas ajudam no diagnóstico retrospectivo e podem ser influenciados por infecções antigas, o que implica em realização de mais de um teste para correta análise.

TRATAMENTO

O tratamento antiviral é de extrema importância e deve ser iniciado preferencialmente até 48 horas do início dos sintomas. Quanto mais precoce iniciado o tratamento, melhores são os desfechos clínicos, entretanto a maioria dos pacientes costuma passar por avaliação médica após a janela de oportunidade. Devido a esse fato, apesar de pouco benefício em literatura do início tardio dos antivirais, o MS recomenda que o tratamento pode ser iniciado até 5 dias do início dos sintomas. Duas classes de medicamentos estão atualmente disponíveis para tratamento e profilaxia de influenza: os adamantanos ou inibidores do M2 (amantadina e rimantadina) e os inibidores da neuraminidase (zanamivir, oseltamivir e peramivir).

As duas primeiras drogas atuam inibindo o canal iônico M2, que tem importante função na replicação viral. Elas têm eficácia apenas contra influenza A e devem ter suas doses ajustadas para função renal e nos pacientes com mais de 65 anos. Os principais efeitos colaterais recaem sobre a amantadina e destacam-se os relacionados ao sistema nervoso central, como insônia, tontura, dificuldade de concentração e convulsões, principalmente se história prévia. A rimantadina apresenta principalmente sintomas gastrointestinais como efeitos adversos. A principal limitação desses medicamentos é a presença de resistência viral, portanto são pouco utilizadas para esse fim.

Os inibidores da neuraminidase, enzima que tem função de clivar glicoproteínas que atuam na adesão do vírus às células hospedeiras, são as drogas mais eficazes no tratamento de influenza. O oseltamivir é administrado por via oral, na dose de 75 mg duas vezes ao dia por 5 dias (para adultos), porém a dose e o tempo podem ser aumentados de acordo com julgamento clínico. Os efeitos colaterais mais comuns são relacionados ao trato gastrointestinal. Devido à sua excreção renal, sua dose deve ser ajustada conforme a taxa de filtração glomerular do paciente.

O zanamivir é disponível para administração inalatória ou intravenosa, sendo esta última pouco utilizada. No Brasil, ele é liberado em sua forma inalatória e apenas em casos de intolerância gastrointestinal grave, alergia ou resistência ao oseltamivir. O zanamivir não pode ser usado em crianças menores que cinco anos e deve ser evitado em pacientes portadores de doenças obstrutivas das vias aéreas (p. ex., asma, DPOC) pelo risco de broncoespasmo grave. A apresentação inalatória não deve ser usada em pacientes que estejam em ventilação mecânica, pois a susbstância pode obstruir o circuito do ventilador.

O Ministério da Saúde preconiza que todos indivíduos com SRAG recebam tratamento antiviral, de preferência com oseltamivir, e antibioticoterapia associada, além do tratamento de suporte. No caso de síndrome gripal, está indicado o tratamento com antiviral em caso de fatores de risco ou sinais de piora do estado clínico (Tabelas 111.1 e 111.2). Nos demais casos, é necessário apenas administração de sintomáticos, aumento da ingesta hídrica e acompanhamento ambulatorial, com orientação de retorno se piora clínica.

PREVENÇÃO

A vacina contra os vírus *Influenza* é capaz de promover imunidade durante os períodos de maior circulação. Atualmente, são contemplados para vacinação os adultos com mais de 60 anos, população privada de liberdade e funcionários do sistema prisional, povos indígenas, crianças entre 6 meses e 5 anos, profissionais de saúde, pessoas portadoras de doenças crônicas e outras condições especiais, gestantes e puérperas.

Durante hospitalização de pacientes vítimas de influenza, deve-se respeitar as normas de precaução padrão e de gotículas. Em situações que gerem formações de aerossóis (p. ex., intubação, sucção, nebulização), o profissional de saúde deve usar EPI adequado (avental, luvas, óculos e máscara N95, N99, PFF2 ou PFF3 para o procedimento), inclusive ao entrar em ambientes potencialmente contaminados.

A quimioprofilaxia, quando indicada, pode ser feita com oseltamivir na dose de 75 mg ao dia por 10 dias para adultos. Ela não é recomendada, no entanto, caso a última exposição a pessoas infectadas tenha ocorrido há mais de 48 horas.

Em relação à vigilância epidemiológica, os órgãos responsáveis devem estar atentos a surtos e epidemias, a fim de antecipar ações necessárias. A SRAG é de notificação compulsória e esta pode ser realizada por qualquer profissional de saúde.

TABELA 111.1 Fatores de risco

- População indígena
- Gestantes e puérperas (até duas semanas após o parto)
- Crianças com menos de cinco anos
- Adultos com mais de 60 anos
- Pneumopatias (inclusive asma), cardiopatias (excluindo HAS), doenças hematológicas (incluindo anemia falciforme), distúrbio metabólicos (inclusive DM), nefropatias e hepatopatias
- Transtornos neurológicos ou do desenvolvimento que possam comprometer a função respiratória ou aumentar o risco de aspiração (disfunção congênita, lesões medulares, epilepsia, paralisia cerebral, síndrome de Down, AVE ou doenças neuromusculares)
- Imunossupressão (p. ex., infecção pelo HIV, medicamentos, neoplasias)
- Obesidade (especialmente se IMC > 40 em adultos)
- Portadores de tuberculose

TABELA 111.2 Sinais de piora do estado clínico

- Persistência ou agravamento da febre por mais de três dias
- Miosite (CPK > 2 a 3 vezes)
- Alteração do sensório
- Desidratação
- Exacerbação dos sintomas gastrointestinais (em crianças)

BIBLIOGRAFIA

1. Glezen WP. Clinical practice. Prevention and treatment of seasonal influenza. N Engl J Med. 2008; 359:2579-85.
2. Harper SA, Bradley JS, Englund JA, et al. Seasonal Influenza in Adults and Children--diagnosis, treatment, chemoprophylaxis, and institucional outbreak management: Clinical Practice Guidelines of the Infectious Diseases Society of America. Clin Infect Dis. 2009;48:1003-32.
3. JJ Treanor. Influenza Viruses, Including Avian Influenza and Swine Influenza.
4. Ministério da Sáude. Protocolo de Tratamento de Influenza: 2015. Disponível em: www.saude.gov.br/bvs (10 jun. 2016).
5. Thorner AR, Hirsch MS, Baron EL. Clinical Manifestations and diagnosis of pandemic H1N1 influenza ('swine influenza'). Uptodate 2016. Disponível em www.uptodate.com (08 jun. 2016).
6. Writing Committee of the WHO Consultation on Clinical Aspects of Pandemic (H1N1) 2009 Influenza. Clinical Aspects of Pandemic 2009 Influenza A (H1N1) Virus Infection. N Engl J Med. 2010;362:1708-19.
7. Zachary K, Hirsch MS, Thorner AR. Treatment of Seasonal Influenza in Adults. Uptodate 2016. Disponível em: www.uptodate.com (08 jun. 2016).

INFECÇÃO DO TRATO URINÁRIO

Aline Thebit Bortolon
Lucas Ferreira Theotonio dos Santos
Moacyr Silva Júnior

INTRODUÇÃO

A infecção do trato urinário (ITU) é extremamente comum na prática clínica, sendo a infecção bacteriana ambulatorial mais comum. No entanto, apesar de apresentar uma incidência alarmante, a maioria dos quadros tem evolução benigna. Sua distribuição é bastante desigual entre os sexos, sendo que entre os envolvidos, 84% são mulheres. Entretanto, essa divergência reduz consideravelmente em pacientes idosos, devido principalmente ao surgimento de fatores de risco no sexo masculino.

O quadro de ITU possui diversas apresentações, podendo ser classificado em:
- Cistite: acometimento do trato urinário baixo;
- Pielonefrite: infecção do trato urinário alto;
- Bacteriúria assintomática: bacteriúria significante na ausência de sintomas;
- ITU complicada: alteração estrutural ou funcional, incluindo cálculos e cateteres; ITU em homens, gestantes, crianças, pacientes hospitalizados ou associados a cuidados de saúde, imunossuprimidos, diabéticos, portadores de insuficiência renal; sintomas mantidos por mais de 7 dias após avaliação médica;
- ITU não complicada: ausência dos fatores descritos em ITU complicada.

EPIDEMIOLOGIA

Nos Estados Unidos, a prevalência de bacteriúria em mulheres não grávidas é de 1–3%, sendo que 40 a 50% da população feminina irá apresentar um quadro de ITU durante a vida e a chance de um segundo episódio é de 20% em 6 meses. Já a prevalência de bacteriúria em homens adultos é 0,1%. Entretanto, ao considerar a população idosa, essa prevalência sobe para 10 e 20% em homens e mulheres, respectivamente. Em pacientes hospitalizados, a simples sondagem vesical gera ITU em 10% dos casos.

Mais de 95% das infecções urinárias são causadas por uma bactéria, sendo a *E. coli* a mais frequente.

Infecções complicadas apresentam maior frequência de outras bactérias: *Proteus, Pseudomonas, Klebsiella* e *Enterobacter spp.*, *staphylococcus, enterococcus*. Nesses casos, há também maior incidência de infecções por múltiplos organismos e maior resistência antimicrobiana.

Outros microrganismos podem estar presentes, porém de forma mais rara. Fungos (principalmente *Candida spp.*) devem ser lembrados em pacientes com sonda vesical em antibioticoterapia. Adenovírus são relacionados aos casos de cistite hemorrágica, principalmente em pacientes transplantados de células hematopoiéticas. *Staphylococcus saprophyticus* acometem mulheres jovens sexualmente ativas em 5–15%.

FATORES DE RISCO

- ITU prévia;
- Instrumentação ou cirurgia urológica;
- Cateterização uretral;
- Obstrução do trato urinário;
- Bexiga neurogênica;
- Transplante renal;
- Circuncisão;
- Relação sexual;
- Uso de espermicidas;
- Novo parceiro sexual;
- Gestação;
- Diabetes;
- Baixo nível socioeconômico;
- Comprometimento funcional ou mental;
- Prolapso vesical;
- Deficiência de estrógeno;
- Hiperplasia prostática.

QUADRO CLÍNICO

A infecção do trato urinário baixo frequentemente apresenta disúria com ou sem polaciúria, além de urgência, dor suprapúbica e hematúria. Em geral, não ocasiona febre. Já a infecção do trato urinário alto é sugerida pelos achados de febre, dor em flanco, associados ou não a sintomas de acometimento do trato urinário baixo (TU baixo). É importante lembrar que pacientes idosos podem apresentar sintomas atípicos, como dor abdominal e confusão mental, e que pacientes sondados geralmente não apresentam sintomas urinários baixos.

DIAGNÓSTICO

O diagnóstico de ITU pode ser realizado por meio da avaliação das manifestações clínicas e pelo sumário urinário (Urina tipo 1). No entanto, deve-se considerar que em pacientes com sintomatologia clássica, mesmo com exames complementares de urina sem alterações, o diagnóstico de ITU não pode ser descartado. Dessa forma, em pacientes com ITU não complicada e sintomatologia clássica, o diagnóstico não requer exames complementares. Já pacientes com ITU complicada necessitam de avaliação complementar com urina tipo 1 e urocultura.

Por meio da urina tipo 1, podem ser avaliados esterase leucocitária ou nitrito, que quando positivos apresentam boa acurácia diagnóstica, com sensibilidade de 75% e especificidade de 82%.

A urocultura é considerada positiva quando evidencia 100.000 unidades formadoras de colônia/mL (UFC/mL) de um organismo, considerando-se significativas contagens de 100.000 UFC de dois organismos ou 10^3 UFC de um organismo, em contexto clínico adequado. Caso a amostra seja colhida por sonda vesical, considera-se positivo acima de 100. Quando valores inferiores são obtidos, deve-se pensar em infecção do TU baixo ou diagnósticos menos usuais, como infecção por clamídia, gonococo, micoplasma, herpes genital ou tricomoníase. Deve-se ressaltar que a urocultura apresenta baixa sensibilidade para infecções do TU baixo, não sendo necessária sua solicitação.

DIAGNÓSTICOS DIFERENCIAIS

Disúria pode estar presente em quadros de vaginite ou uretrite, porém estes geralmente não apresentam associação com outros sintomas como polaciúria, urgência ou hematúria.

Infecção do trato urinário recorrente

ITU recorrente é por definição a ocorrência de 3 ou mais episódios em um ano ou 2 ou mais em seis meses. Há diversas causas para ocorrência do quadro e, em geral, está associado a presença de fatores de risco não controlados.

Em alguns casos de ITU recorrente, pode-se lançar mão de profilaxia antibiótica, a qual está indicada na presença de 3 ou mais episódios em um ano ou 2 ou mais em seis meses com pelos menos uma urocultura positiva.

Bacteriúria assintomática

É definida pelo isolamento de um microrganismo na quantidade de 100.000 UFC/mL, em dois exames consecutivos na mulher, e em apenas um exame no homem, na ausência de sintomas. Já nos pacientes cateterizados, a presença de 100 UFC/mL já caracteriza o quadro.

O tratamento apenas é indicado em: gestantes, transplantados de órgãos sólidos, granulocitopenia e pacientes que irão se submeter a procedimentos urológicos nos quais há probabilidade de sangramento de mucosa.

TRATAMENTO

Cistite

Recomendado tratamento de curta duração. São considerados primeira linha:
- Nitrofurantoína 100 mg VO 12/12 h por 5 dias;
- Sulfametoxazol-trimetropim 160 e 800 mg VO 12/12 h por 3 dias;
- Fosfomicina 3 g VO em dose única.

Segunda linha:
- Ciprofloxacino 500 mg VO 12/12 h por 3 dias;
- Betalactâmicos (amoxicilina-clavulanato, cefaclor) por 3 a 7 dias.

Pielonefrite

Devem ser internados os pacientes com pielonefrite grave, instabilidade hemodinâmica, fatores complicadores (diabetes, cálculo renal, gestantes) e portadores de fatores que

dificultam adesão. Fluoroquinolonas são os únicos antibióticos fortemente recomendados para tratamento oral de pielonefrite complicada, porém outros antibióticos podem ser efetivos no contexto apropriado. Dentre as opções terapêuticas temos:
- Ciprofloxacino 500 mg VO 12/12 h por 7 dias;
- Levofloxacino 750 mg VO 12/12 h por 5 dias;
- Sulfametoxazol-trimetropim 160 e 800 mg VO 12/12 h por 14 dias;
- Betalactâmicos (amoxicilina-clavulanato, cefaclor) por 10 a 14 dias.

Infecção urinária relacionada a cateter

O sintoma mais comum encontrado nessa afecção é a febre, podendo também estar presentes: dor em flanco, dor suprapúbica, dor em ângulo costovertebral. Além disso, pode haver obstrução da sonda. Alguns achados inespecíficos incluem *delirium* e manifestações sistêmicas de infecção. Vale lembrar que piúria é um achado comum, entretanto também pode estar presente na ausência de ITU.

O diagnóstico de ITU relacionada a cateter é baseado em bacteriúria no paciente com sinais ou sintomas de ITU ou infecção sistêmica sem outro sítio identificado. Dessa forma, deve-se realizar a coleta de urocultura após troca da sonda vesical. A escolha do antimicrobiano deve se basear em cultura recente e fatores de risco do paciente que sugiram infecção por bactérias resistentes como uso prévio de antimicrobiano por ITUs de repetição. De acordo com prevalência, o antibiótico empírico deve cobrir bacilos Gram-negativos, com duração de 2 a 3 semanas.

Infecção não grave, sem evidência de resistência antimicrobiana:
- Ceftriaxone 1–2 g IV 1×/dia;
- Cefotaxime 1 g IV 8/8 h;
- Ciprofloxacino 500 mg VO 12/12 h;
- Levofloxacino 250–500 mg VO ou IV 1×/dia.

Se infecção grave ou suspeita de resistência à droga (internação prolongada, por exemplo):
- Suspeita de pseudomonas: ciprofloxacino 400 mg 12/12 h IV, ceftazidima 1 g 8/8 h IV ou cefepime 2 g 12/12 h IV;
- Suspeita de ESBL: meropenem 1 g 8/8 h IV;
- Gram-positivos: vancomicina 1 g 12/12 h IV.

Piúria estéril

Definida como a presença de 10 ou mais leucócitos por milímetro cúbico em amostra urinária, na ausência de bactéria.

Pode ser causada por: uso atual de antibióticos; tratamento de ITU recente; infecção ginecológica; uretrite por *Chlamydia spp.*, *Neisseria gonorrhoeae*, *Mycoplasma spp.* ou *Ureaplasma spp.*; prostatite; balanite; apendicite; tuberculose geniturinária; infecção fúngica; tricomoníase; cistoscopia recente; neoplasia do trato urinário; rim policístico; irradiação pélvica; fístula pélvica; cálculo; nefrite intersticial; trombose de veia renal; doença inflamatória sistêmica; cistite intersticial.

ITU em homens

A prevalência de bacteriúria e incidência de infecção do trato urinário é substancialmente maior em homens idosos em comparação aos jovens. Isso se deve principalmente às anormalidades urológicas subjacentes, sendo a mais comum a hiperplasia prostática, a qual pode causar infecção por obstrução ou fluxo urinário turbulento.

É importante determinar o local de infecção: rim, bexiga ou próstata. Os sintomas de cistite e pielonefrite seguem, em geral, o padrão já descrito. Prostatite aguda geralmente se manifesta por meio de sintomas de trato urinário baixo e, ocasionalmente, uropatia obstrutiva. Já a prostatite bacteriana crônica pode se manifestar por meio de cistites recorrentes.

Para elucidação diagnóstica, é essencial a solicitação de urocultura na suspeita de ITU em homens. Vale ressaltar que na suspeita de prostatite crônica, o diagnóstico pode ser confirmado por cultura do líquido prostático.

Para pacientes com primeira ITU, é recomendada avaliação do trato urinário inferior e superior, dada a alta prevalência de anormalidades urológicas. O volume residual de urina deve ser avaliado por meio de ultrassonografia (US). Em pacientes com quadro de febre associado é imprescindível a realização de tomografia com contraste ou ultrassonografia para investigar obstrução ou anormalidades, sendo a tomografia o método mais sensível. Dentre as anormalidades estão cálculo renal ou ureteral, prostatite, câncer de bexiga, estenose ureteral.

O tratamento de cistite em homens deve ser feito por 7 dias, podendo ser usados os mesmos antibióticos das cistites não complicadas. Já o tratamento da pielonefrite é de 7–14 dias. O tratamento de prostatite bacteriana aguda deve ser iniciado empiricamente com antibióticos parenterais de amplo espectro e descalonado após culturas, devendo se estender por ao menos 4 semanas. Prostatite bacteriana crônica pode ser tratada com fluoroquinolonas ou sulfametoxazol+trimetropim por 30 dias.

Pacientes com hiperplasia prostática podem se beneficiar de alfabloqueadores ou ressecção transuretral da próstata.

Falha terapêutica

Sintomas urinários que se repetem em uma ou duas semanas de tratamento sugerem infecção resistente, e mais raramente recaída. Nesses pacientes, deve-se realizar urocultura e iniciar antimicrobiano de espectro mais amplo, como fluoroquinolona. Se o tratamento prévio ocorreu há mais de um mês, deve ser utilizado regime de primeira linha.

BIBLIOGRAFIA

1. Fekete T, Hooton TM. Approach To The Adult With Asymptomatic Bacteriuria. In: UpToDate, Post TW (Ed), UpToDate, Waltham, MA. (Acessado em 25 de julho de 2016.)
2. Fekete T. Catheter-associated Urinary Tract Infection In Adults. In: UpToDate, Post TW (Ed), UpToDate, Waltham, MA. (Acessado em 25 de julho de 2016.)
3. Hooton TM. Acute Complicated Cystitis And Pyelonephritis. In: UpToDate, Post TW (Ed), UpToDate, Waltham, MA. (Acessado em 25 de julho de 2016.)
4. Hooton TM. Uncomplicated Urinary Tract Infection. N Engl Med. 2012;366:1028-37.
5. Schaeffer AJ, Nicolle LE. Urinary Tract Infections in Older Men. N Engl Med. 2016;374:562-71.
6. Sobel JD, Kaye D. Urinary Tract Infections. Mandell. 957-85.
7. Wise GJ, Schlegel PN. Sterile Pyuria. N Engl Med. 2015;372:1048-54.

113
INFECÇÕES DE PARTES MOLES E OSTEOMIELITE

André Chateaubriand Campos
Lucas Ferreira Theotonio dos Santos
Moacyr Silva Júnior

INFECÇÃO DE PARTES MOLES
Introdução

As infecções de partes moles ocorrem em todas as faixas etárias e têm amplo espectro de manifestações, variando significativamente quanto à localização preferencial, extensão, profundidade, microbiologia, presença de pus, repercussões sistêmicas e possíveis complicações. Dentre os fatores de risco mais importantes, podemos destacar: imunodeficiências primárias ou secundárias, diabetes *mellitus*, obesidade, deficiências vasculares, linfáticas e extremos de idade. Os principais agentes são o *Streptococcus pyogenes* e o *Staphylococcus aureus*, e o tratamento empírico busca cobertura adequada para ambos e, se possível, identificação do agente etiológico.

Definições, epidemiologia e quadro clínico
Impetigo

Infecção superficial da pele, inicialmente eritematovesicular e com evolução pustulosa e então crostosa e que melhora sem deixar cicatriz. Prurido é comum e pode levar à disseminação das lesões. Classicamente, subdivide-se o impetigo em bolhoso e não bolhoso, sendo a primeira forma causada principalmente por *Staphylococcus aureus* (atualmente o principal agente de forma geral) e a segunda, por *Streptococcus pyogenes*. Caracteristicamente, acomete pré-escolares e espalha-se com facilidade em aglomerações e entre membros da mesma família, sendo mais comum em épocas de temperatura e umidade mais elevadas. Ectima é caracterizada por lesões semelhantes às de impetigo, sendo forma de acometimento mais profundo (atinge derme), frequentemente com margens violáceas e com lesão cicatricial residual.

Abscesso cutâneo

Acúmulo de pus na derme ou tecido subcutâneo e se apresenta como uma massa vermelha, firme e com flutuação, frequentemente com celulite circundante. Furúnculo é um abscesso que se desenvolve no folículo piloso e deve ser distinguido de foliculite, na qual a inflamação é mais superficial e o pus está restrito à epiderme. Clinicamente, o furúnculo é um nódulo inflamatório com pústula através do qual superficializa-se um pelo. Uma infecção que acomete diversos folículos adjacentes e produz uma massa inflamatória com pus que drena através de vários folículos, constitui um carbúnculo.

S. pyogenes é o principal agente de todas essas entidades, havendo maior ocorrência polimicrobiana nos abscessos. Áreas de fricção e transpiração com folículos pilosos, tais como pescoço e axilas, são os principais sítios. Abcessos normalmente requerem drenagem no seu tratamento, enquanto furúnculos e carbúnculos frequentemente o farão espontaneamente. Vale destacar a maior gravidade do carbúnculo, sendo uma lesão de maior tamanho e que pode ter repercussões sistêmicas como febre e fadiga.

Invasão de corrente sanguínea pode ocorrer espontaneamente ou ser precipitada por manipulação do sítio, podendo gerar manifestações embólicas como osteomielite ou endocardite. Em casos de acometimento facial há risco de invasão de sistema nervoso central.

Celulite e erisipela

Formas disseminadas de infecções cutâneas. Erisipela é uma infecção da epiderme com acometimento de vasos linfáticos, classicamente causada pelo S. pyogenes, enquanto a celulite é uma infecção mais profunda, envolvendo derme e hipoderme, mais frequentemente causada pelo S. aureus. Na prática clínica, não raro é difícil a distinção entre as duas entidades; porém, delimitação clara da lesão e presença de lesões elevadas marcam a erisipela. Essas infecções são marcadas por áreas com sinais inflamatórios de rápida disseminação, e alterações superficiais, como aspecto em casca de laranja, vesículas, bolhas e equimoses podem estar presentes. Membros inferiores são a principal localização, e pode haver porta de entrada como lesões traumáticas. As manifestações sistêmicas são geralmente discretas, porém pode haver evolução para quadro séptico. Deve-se atentar para possibilidade de trombose venosa profunda concomitante.

Infecções necrotizantes

Profundas, acometem fáscia e músculos e têm potencial letal devido à destruição tecidual maciça. Em um quadro inicial, pode ser difícil a distinção entre uma celulite que terá boa resposta à antibioticoterapia exclusiva e uma infecção necrotizante que exige abordagem cirúrgica; no entanto, alguns achados devem ser valorizados: dor desproporcional aos achados de exame físico; falha à antibioticoterapia; endurecimento subcutâneo mais extenso que acometimento cutâneo; toxemia; crepitação. Gangrena de Fournier é uma variante que acomete o períneo, escroto e pênis ou vulva. Frequentemente ocorre como extensão de infecção perianal, infecção de trato urinário associada a estenose uretral ou trauma local. Pode ter início abrupto ou insidioso e além dos sinais inflamatórios, pode haver febre. A gangrena é restrita a pele e subcutâneo, poupa estruturas reprodutivas mais profundas e pode se estender à parede abdominal.

Gangrena gasosa ou mionecrose

Causada por Clostridium spp., sendo o Clostridum perfringens o agente mais frequentemente associado a mecanismo traumático. Nesse caso, piora precoce de dor no local da lesão é o principal achado, havendo também sinais inflamatórios, bolhas de conteúdo avermelhado e crepitações (ou gás no exame de imagem). Gangrena espontânea é mais associada ao C. septicum e ocorre principalmente em neutropênicos e portadores de neoplasia gastrointestinal, por meio de disseminação colônica. É um diagnóstico de difícil suspeição até que se detecte presença de gás. Em ambos os casos o quadro clínico é fulminante e exige abordagem imediata, com possibilidade de choque séptico e óbito.

Piomiosite

Presença de pus em grupamentos musculares, especialmente de extremidades, e apresenta-se com dor e endurecimento adjacente e febre. Dada a profundidade da infecção, inicialmente pode não haver flutuação palpável. Abscesso será clinicamente detectável em casos mais avançados. 90% das vezes o agente etiológico é o *S. aureus*, e pode haver associação com trauma local ou exercício vigoroso.

Exames complementares

Salvo raras exceções, o diagnóstico das infecções de pele e partes moles é clínico e deve estar pautado em uma história epidemiológica detalhada, bem como em um exame físico adequado. Reconhecer os achados de exame físico e saber correlacioná-los com as relações anatômicas de pele e subcutâneo é crucial. O valor dos exames complementares está essencialmente no direcionamento da antibioticoterapia, podendo também contribuir na detecção de sinais de gravidade (como disfunções orgânicas) em alguns casos. Os métodos de imagem terão maior importância diagnóstica em casos de infecções mais profundas, nas quais o exame físico terá baixa sensibilidade inicialmente. De antemão, é importante ressaltar que pacientes com infecções de grande extensão, recorrentes, toxemiados e, em especial, imunocomprometidos devem motivar investigação complementar mais aprofundada, sem nunca atrasar a terapêutica.

Culturas

Coleta de pus, com cultura e bacterioscopia (Gram) deve ser realizada sempre que houver material disponível; no entanto, é aceitável que não seja realizada em casos de baixa gravidade, típicos de impetigo, ectima ou furunculose, por exemplo. Em infecções profundas, como piomiosite, o material pode ser obtido por meio de aspiração ou durante procedimento cirúrgico. Hemoculturas têm baixa positividade (< 5%), devendo ser colhidas em caso de bacteremia, necessidade de internação e imunocomprometidos. Biópsia local com cultura tem sensibilidade superior à das hemoculturas, no entanto ainda é inferior a 30%, tendo indicações semelhantes, e com maior valor em casos crônicos ou de repetição. Exames laboratoriais gerais devem ser considerados para avaliação de repercussão sistêmica segundo princípios gerais.

Exames de imagem

Suspeita de piomiosite é a principal indicação para realização de exame de imagem, sendo a ressonância magnética (RM) o método de escolha, por proporcionar melhor avaliação de acometimento de partes moles. Em sua indisponibilidade, pode-se lançar mão da ultrassonografia ou da tomografia computadorizada (TC). Caso a hipótese diagnóstica seja de infecção necrotizante ou gangrena, TC e RM podem auxiliar na abordagem diagnóstica; no entanto, têm acurácia questionável e podem postergar tratamento definitivo, sendo a suspeita clínica suficiente para indicar abordagem cirúrgica.

A ultrassonografia pode ter papel importante na avaliação de abscessos. Casos simples não demandam investigação complementar; no entanto, em casos de áreas extensas e endurecidas de celulite, nas quais o clínico tem dúvida quanto à presença um abscesso adjacente, a ultrassonografia pode alterar a conduta ao poupar ou indicar drenagem. Caso se indique drenagem, pode também influenciar na técnica adotada.

Tratamento
Impetigo

Bolhoso ou não bolhoso pode ser tratado com antibioticoterapia tópica (mupirocina ou retapamulina, a cada 12 horas) por 5 dias. Caso as lesões sejam numerosas, em surtos, ou em caso de ectima, o tratamento deverá ser via oral, por 7 dias, com cobertura para *S. aureus* suscetível a oxacilina (MSSA), sendo cefalexina, cefadroxila ou amoxicilina-clavulonato boas opções. Caso se confirme *S. aureus* oxacilina resistente (MRSA), clindamicina, doxiciclina ou sulfametoxazol-trimetropim são boas opções. Em algumas casuísticas nos Estados Unidos, MRSA adquirido na comunidade (CA-MRSA) responde pela maioria das infecções cutâneas; no Brasil, ainda são poucos os dados a respeito de sua prevalência.

Abscessos

Devem ser drenados, com esvaziamento completo e com quebra de *debris*, sendo contraindicada a aspiração por agulha por taxa de cura muito inferior. Para melhora da ferida pós-cirúrgica, cobertura com gaze pode ser adequada, no entanto fechamento primário tem sido considerado, especialmente em casos de incisão > 2 cm, em áreas importantes esteticamente, sem sinais sistêmicos e de infecção não recorrente. Drenos simples podem ser utilizados em casos de maior extensão. Antibioticoterapia está indicada quando houver sinais de SIRS, recorrência, progressão rápida, celulite adjacente relevante, drenagem difícil ou incompleta, extremos de idade e comorbidades associadas ou imunossupressão. Em caso de infecção recorrente, deve-se guiar antibioticoterapia por cultura e pode ser feita descolonização do paciente e contactantes íntimos por 5 dias com mupirocina nasal e banhos com clorexidina.

Celulite e erisipela

Algumas medidas gerais devem ser sempre tomadas: elevação do membro; cuidados locais, como hidratação da pele; tratamento de condições predisponentes, como insuficiência venosa, obesidade, linfedema ou onicomicose. Internação hospitalar está indicada na presença de sinais de SIRS, suspeita de infecção necrotizante, alteração de estado mental, baixo suporte social, imunocomprometidos ou na falha de tratamento ambulatorial. O esquema antimicrobiano deverá ter boa cobertura estafilocócica e estreptocócica, sempre com o cuidado de evitar subdoses em pacientes obesos. Dentre as possibilidades via oral estão amoxicilina, amoxicilina-clavulonato, clindamicina e cefalexina. Caso seja optado por via parenteral, cefazolina, penicilina cristalina, oxacilina, ceftriaxone, clindamicina são possibilidades.

Algumas associações oferecem ampla cobertura, com utilidade especial em casos de difícil distinção entre celulite e erisipela, como oxacilina + ceftriaxone ou penicilina cristalina. Deve-se evitar monoterapia empírica caso não ofereça cobertura para os dois agentes, como no caso do sulfametoxazol-trimetroprim e da ciprofloxacina (cobertura estreptocócica questionável) (não cobrimos com cipro-rever) e da penicilina benzatina (ausência de cobertura estafilocócica).

MRSA é agente pouco prevalente em casos de celulite mesmo nos Estados Unidos, porém recomenda-se sua cobertura em casos de mecanismo traumático, uso de droga endovenosa, infecção concomitante por MRSA ou drenagem de pus. Sulfametoxazol-trimetropim e clindamicina oferecem boa cobertura, e caso se opte por internação, vancomicina, linezolida e daptomicina são possibilidades.

Pode haver piora do eritema secundária à destruição dos patógenos com liberação de enzimas proteolíticas no início do tratamento, e não deve ser confundido com falha terapêutica. Infecções leves podem ser tratadas por 5 dias caso haja melhora clínica. Infecções mais graves devem ser tratadas até a resolução clínica, o que pode demandar períodos superiores a 3 semanas. Caso haja infecções de repetição – conveciona-se pelo menos 3 episódios no ano – a despeito do controle de fatores predisponentes ou em tentativas falhas, está indicada profilaxia, que pode ser feita com penicilina benzatina a cada 3 semanas, eritromicina ou penicilina V 2 vezes ao dia ou clindamicina 1 vez ao dia.

Em pacientes diabéticos, infecções leves a moderadas podem ser tratadas mantendo-se os princípios gerais, sendo terapia de amplo espectro e coleta de culturas geralmente reservada a casos graves ou crônicos. Cobertura para pseudomonas não é necessária a não ser que o paciente apresente fatores de risco reais para colonização. Cobertura para MRSA também não deve ser realizada a não ser que haja colonização prévia ou elevada prevalência local. Casos moderados a graves podem requerer avaliação cirúrgica, e sinais de isquemia podem sugerir a necessidade de procedimentos mais complexos, sendo fundamental a avaliação do cirurgião vascular.

Em casos de celulite associada a mordidas de animais, um agente com cobertura aeróbia e anaeróbia deve ser usado, como amoxicilina-clavulonato. O seu uso também está indicado profilaticamente quando houver ferimento grave e/ou que envolva mão ou face, asplenia, imunocomprometidos, edema adjacente, insuficiência hepática ou acometimento periosteal ou articular.

Fasciite necrotizante ou gangrena

Caso haja suspeita, está indicada avaliação cirúrgica precoce e deve ser iniciada antibioticoterapia de amplo espectro, tal como piperacilina-tazobactam ou carbapenêmico associados a vancomicina ou linezolida, considerando a possibilidade de flora multibacteriana. Caso se identifique infecção monomicrobiana, pode-se descalonar a terapêutica, como uso de penicilina associado a clindamicina em caso de etiologia estrepcocócica. Em casos de piomiosite, é essencial a cobertura para MSSA, sendo oxacilina uma opção e, de acordo com o perfil de flora local, pode-se cobrir MRSA empiricamente com vancomicina, por exemplo. Drenagem precoce do material é essencial. Caso o paciente evolua com melhora clínica e sem evidências de embolização séptica, pode-se mudar antibioticoterapia para via oral, completando 2 ou 3 semanas de tratamento.

OSTEOMIELITE

Introdução

Osteomielite é a infecção de tecido ósseo. Ela pode se dar por meio de mecanismo hematogênico, por contiguidade com outro foco ou por inoculação direta em mecanismo traumático ou cirúrgico. De forma geral, a osteomielite hematogênica é causada por agente único (*S. aureus* em especial), enquanto os outros tipos tendem à etiologia polimicrobiana (marcadamente estafilococos coagulase-negativos e bacilos Gram-negativos). Uma forma peculiar de osteomielite é a espondilodiscite, manifestação mais comum de osteomielite hematogênica em adultos. Tuberculose é sua principal causa, no entanto tem crescido a incidência por *S. aureus* devido à maior prevalência de fatores de risco como idade avançada, insuficiência renal, drogas EV e imunossupressão.

Fisiopatologia

Na vigência de osteomielite, a presença de exsudato na medula eleva a pressão local, o que se estende ao córtex e pode interromper o fluxo sanguíneo periosteal e gerar necrose. As porções necrosadas separadas do tecido ósseo são conhecidas como sequestro e sua presença classicamente conceitua a osteomielite como crônica.

Classificações

São duas as classificações mais utilizadas: a de Waldvogel e a de Cierny e Mader. A primeira leva em consideração a fisiopatologia (hematogênese, foco contíguo ou insuficiência vascular) e a duração da infecção (aguda ou crônica), sem um período de tempo estabelecido para essa diferenciação. A segunda leva em conta aspectos anatômicos do osso acometido e as condições clínicas do paciente, tendo maior impacto terapêutico e prognóstico.

Manifestações clínicas

Osteomielite aguda se apresenta principalmente como dor de evolução gradual, podendo ou não haver sinais inflamatórios locais e sintomas constitucionais. Outra apresentação possível é artrite séptica secundária à inoculação de pus procedente de metáfise adjacente infectada. Em casos de localização vertebral, pode haver também déficit neurológico associado. Úlceras crônicas em pacientes com numerosas comorbidades devem sempre levantar a suspeita de osteomielite, especialmente em diabéticos, e a presença de osso palpável pode ser suficiente para o diagnóstico. Em casos de mecanismo traumático, pode haver sinais inflamatórios locais e drenagem de secreção purulenta pela ferida cirúrgica, mas os únicos sinais clínicos podem ser ausência de consolidação da fratura e dificuldade de cicatrização da ferida cirúrgica.

Exames complementares e diagnóstico

Avaliação inicial

Diante de história e exame físico que sugiram a hipótese de osteomielite, deve se dar com radiografias da área, exames laboratoriais gerais e coleta de hemoculturas. Na presença de achados radiológicos sugestivos, deve-se realizar biópsia óssea para cultura e planejamento terapêutico, a não ser que hemoculturas já evidenciem germe típico. Caso a avaliação radiográfica não seja elucidativa, ou em casos de sintomas há menos de duas semanas, deve-se optar por método de imagem mais sofisticado, sendo a RNM o método de escolha pela sua maior sensibilidade e valor preditivo negativo. Em sua indisponibilidade, deve-se realizar TC, e, na impossibilidade de ambas, pode-se lançar mão de medicina nuclear. Diante de achados sugestivos, deve-se realizar biópsia.

Exames laboratoriais gerais

Serão de pouco valor diagnóstico, sendo raramente detectada leucocitose. Proteína C reativa (PCR) e velocidade de hemossedimentação (VHS) podem ou não estar alteradas, no entanto é importante a determinação de um valor no início do quadro para posterior seguimento e avaliação terapêutica. Culturas de material ósseo são essenciais para a determinação do agente etiológico, e devem ser enviadas amostras para meios específicos para aeróbicos, anaeróbicos, fungos e micobactérias. Hemoculturas devem ser sempre colhidas, mas o seu maior valor está em casos de mecanismo hematogênico. É importante destacar que culturas de amostras superficiais colhidas por *swab* ou aspiração por agulha não têm utilidade, visto que não há correlação relevante com os agentes patogênicos presentes no osso infectado.

Biópsia óssea

É padrão-ouro para diagnóstico de osteomielite ao proporcionar isolamento bacteriano em tecido marcado por inflamação e osteonecrose. Todavia, somente em raros casos o diagnóstico será estabelecido por meio desse resultado, sendo normalmente necessária a correlação entre o quadro clínico e resultados radiológicos, laboratoriais e de culturas. Terá grande impacto diagnóstico e também terapêutico, já que fornecerá as amostras com microbiologia confiável, e a técnica aberta é preferível à realizada por agulha por possibilitar melhor obtenção de material. Pelo menos duas amostras devem ser obtidas, sendo uma para culturas e outra para estudo histopatológico. Em casos de hemocultura positiva e evidência radiológica de osteomielite, pode-se abrir mão da biópsia, assim como na suspeita de reinfecção em paciente com cultura óssea prévia positiva. Pacientes com doença vascular importante podem ter grande dificuldade de cicatrização após realização de biópsia, e sob essa circunstância pode ser necessária terapia empírica, dado o potencial iatrogênico do procedimento.

Tratamento

Antibioticoterapia

Conjuntamente com o desbridamento cirúrgico, é um dos pilares do tratamento da osteomielite. A escolha do antimicrobiano deve levar em conta não só o agente etiológico e seu perfil de sensibilidade, como também a penetração óssea da droga e características do paciente que possam nela interferir. O início da antibioticoterapia deverá ser adiado até que se obtenham amostras teciduais para culturas, a não ser que haja quadro séptico ou sintomas neurológicos quando se tratar de espondilodiscite. Na impossibilidade de obtenção de culturas, deve-se optar por antibioticoterapia de amplo espectro (incluindo cobertura para MRSA e Gram-negativos).

Para o tratamento de osteomielite por Gram-negativos, fluorquinolonas são consideradas uma ótima opção devido à sua boa penetração óssea, mesmo com administração via oral. Em caso de MSSA pode-se usar oxacilina ou cefazolina; na indisponibilidade de antibioticoterapia parenteral ambulatorial, a via oral contra esse agente pode ser considerada. Já em casos de MRSA, é imprescindível a via parenteral, sendo vancomicina e daptomicina as drogas de escolha. O uso de rifampicina deve ser considerado, dada a sua conhecida ação contra biofilmes, em especial em caso de infecção de prótese. A introdução deve se dar quando a infecção já estiver sob controle e nunca em monoterapia, devido ao rápido desenvolvimento de resistência.

Fratura exposta

Osteomielite pode ocorrer em até 25% dos casos. Nesses casos, o risco de infecção deve ser avaliado precocemente de acordo com as características do ferimento e o mecanismo do trauma (classificação de Gustilo-Anderson) e antibioticoterapia profilática deve ser instituída nas primeiras seis horas. A duração da profilaxia deve ser de 24–48 horas no tipo I e 48–72 horas no tipo II, não devendo ultrapassar esses períodos, sob risco de desenvolvimento de resistência. Não se deve realizar coleta de culturas na cirurgia para correção inicial da fratura, pois não servirá para guiar antibioticoterapia caso se desenvolva osteomielite, já que os microrganismos presentes inicialmente podem não causar infecção, e esta pode ser causada por germes de instalação local posterior. A antibioticoterapia inicial deve ter cobertura para Gram-negativos e Gram-positivos, como cefuroxima, e deve incluir vancomicina caso haja fator de risco para MRSA.

Duração do tratamento

Osteomielite requer tratamento de longa duração e idealmente, a administração de antibióticos parenterais deve ocorrer em esquema ambulatorial, com seguimento e exames laboratoriais seriados. Há poucas evidências quanto ao tempo adequado de tratamento, porém se acredita que deve ocorrer até que o osso desbridado esteja coberto por tecido vascularizado, o que ocorre geralmente dentro de 4 a 6 semanas do último desbridamento, como em muitos casos de osteomielite hematogênica. Em casos de remoção total do osso acometido, a duração do tratamento pode ser mais curta, podendo ser suspenso o antibiótico quando se notar processo adequado de cicatrização, sem sinais de infecção.

Desbridamento cirúrgico

Sua adequada realização será o melhor preditor de sucesso no tratamento e deverá ser do tipo "oncológico", ou seja, com ressecção ampla e eliminação de qualquer tecido desvitalizado.

Osteomielite crônica

Cirurgia ampla é a única forma de tratamento definitivo, entretanto nem sempre é a melhor opção, sendo necessária uma abordagem multidisciplinar e, em alguns casos, deve-se considerar a possibilidade de tratamento paliativo. Vários passos devem ser seguidos: diagnóstico microbiológico e anatômico, controle de comorbidades, escolha adequada do antimicrobiano, desbridamento amplo e reparo de tecidos moles. Caso haja exposição de estruturas como vasos, nervos, osso ou tendões, o fechamento da ferida é imperativo, e podem ser necessárias várias abordagens cirúrgicas, inclusive com necessidade de retalhos. Pode-se lançar mão ainda de cimento cirúrgico impregnado com antibiótico.

TABELA 113.1 Terapia antimicrobiana para osteomielite crônica

Agente infeccioso	Antibiótico	Dosagem
MSSA	Oxacilina	2 g IV a cada 4 horas
	Cefazolina	2 g IV a cada 8 horas
MRSA	Vancomicina	30 a 40 mg/kg a cada 24 horas divididos em 2 ou 3 doses; não exceder 2 g por dose
Estafilococo coagulase-negativo	Vancomicina	30 a 40 mg/kg a cada 24 h divididos em 2 ou 3 doses; não exceder 2 g por dose
Gram-negativos (incluindo pseudomonas)	Ciprofloxacin	750 mg VO 2 vezes ao dia ou 400 mg IV a cada 12 horas
	Levofloxacin	750 mg VO ou IV 1 vez ao dia
	Ceftazidime	2 g IV a cada 8 horas
	Cefepime	2 g IV a cada 8 a 12 horas
Terapia empírica	Vancomicina associada a um agente com cobertura para Gram-negativos	

Oxigenoterapia hiperbárica

Deve ser considerada como terapêutica adjuvante, já que a ocorrência de osteomielite geralmente está associada à redução de fluxo sanguíneo intraósseo e, consequentemente, baixa concentração de oxigênio local. A hiperoxigenação estimula a atividade leucocitária, proliferação celular, neovascularização e imunomodulação e pode acelerar o tratamento. Outra modalidade de terapia adjuvante possível é o uso de sucção a vácuo, com efeitos semelhantes (Tabela 113.1).

BIBLIOGRAFIA

1. Berbari EF, Kanj SS, Kowalski TJ, Darouiche RO, Widmer AF, Schmitt SK, et al. 2015 Infectious Diseases Society of America (IDSA) Clinical Practice Guidelines for the Diagnosis and Treatment of Native Vertebral Osteomyelitis in Adults. 2015;61:26-46.
2. Calhoun J, Sexton DJ, Shirtliff ME. Hematogenous osteomyelitis in adults, 2016. Disponível na internet: http://www.uptodate.com/contents/hematogenous-osteomyelitis-in-adults (20 de Maio de 2016)
3. Lima AL, Oliveira PR, Carvalho VC, Cimerman S, Savio E. Recommendations for the treatment of osteomyelitis. 2014 Brazilian Journal of Infectious Diseases. 2014;18(5):526-34.
4. Lipsky BA, Berendt AR, Cornia PB, Pile JC, Peters EJG, Armstrong DG, et al. 2012 Infectious Diseases Society of America Clinical Practice Guideline for the Diagnosis and Treatment of Diabetic Foot Infections. 2012;54:132-73.
5. Shmitt S. Treatment and prevention of osteomyelitis following trauma in adults, 2016. Disponível na internet: http://www.uptodate.com/contents/treatment-and-prevention-of-osteomyelitis-following-trauma-in-adults (20 de Maio de 2016)
6. Singer AJ, Talan DA. 2014 Management of Skin Abscesses in the Era of Methicillin-Resistant. The New England Journal of Medicine. 2014;370:1039-47.
7. Spritzer CE. Approach to imaging modalities in the setting of suspected osteomyelitis, 2016. Disponível na internet: https://www.uptodate.com/contents/approach-to-imaging-modalities-in-the-setting-of-suspected-osteomyelitis (20 de Maio de 2016)
8. Stevens DL, Bisno LA, Chambers HF, Dellinger EP, Goldstein EJC, Gorbach SL, et al. Practice Guidelines for the Diagnosis and Management of Skin and Soft Tissue Infections: 2014 Update by the Infectious Diseases Society of America.

114

TÉTANO, BOTULISMO E RAIVA

André Luis Xavier Franco
Lucas Ferreira Theotonio dos Santos
Moacyr Silva Júnior

TÉTANO

Introdução

O tétano é uma doença causada pela exotoxina produzida pela bactéria Gram-positiva, formadora de esporos e anaeróbia, *Clostridium tetani*. Caracteriza-se por rigidez generalizada e espasmos da musculatura esquelética.

Os esporos do *C. tetani* têm ampla distribuição no solo em todo o mundo; além disso, são encontrados no intestino e fezes de cavalos, cachorros, gatos, ratos e muitos outros animais. A infecção pelo *C. tetani* se dá, geralmente, pelo contato de feridas com material contaminado com esporos. Uma vez dentro do organismo, o *Clostridium tetani* produz toxinas que se disseminam por meio da rede linfática e corrente sanguínea: a tetanolisina e a tetanospasmina. A função da tetanolisina ainda não é bem estabelecida. A neurotoxina tetanospasmina é a responsável pelo quadro clínico.

Epidemiologia

Os esporos do *C. tetani* são encontrados no solo por todo o mundo, com predomínio em regiões de clima quente e úmido. A Organização Mundial de Saúde documentou 11.367 casos de tétano em 2014, dos quais 2.161 trataram-se de tétano neonatal. A incidência de tétano é maior em países em desenvolvimento, isso se deve à menor abrangência dos programas de vacinação nesses países.

Quadro clínico

O período de incubação do tétano varia de 3 a 21 dias, sendo habitualmente em torno de 8 dias. No geral, quanto mais distante for o ponto de inoculação do sistema nervoso central, maior o tempo de incubação. A depender da apresentação clínica, podemos dividir o tétano em 3 formas: localizado, cefálico e generalizado.

O tétano localizado é uma forma incomum da doença e caracteriza-se por contrações persistentes da musculatura esquelética próxima ao ponto de inoculação. O quadro pode persistir por semanas até a remissão. O tétano localizado pode preceder o quadro generalizado, mas, em geral, evolui de forma menos agressiva.

O tétano cefálico é uma forma rara da doença associada a lesões em segmento cefálico. Apresenta tempo de incubação de 1 a 2 dias. Caracteriza-se principalmente por paralisia de nervos faciais. Assim como no tétano localizado, o quadro pode preceder o tétano generalizado. Disfagia, trismo e rigidez de nuca podem estar presentes.

A apresentação do tétano mais comum é o quadro generalizado (aproximadamente 80% dos casos), que se caracteriza por um padrão descendente de rigidez e espasmos musculares. O primeiro sinal costuma ser o trismo, seguido por rigidez nucal, disfagia e contraturas da musculatura abdominal. O acometimento da musculatura da laringe e faringe pode levar a insuficiência respiratória. Inicialmente, os espasmos são desencadeados por pequenos estímulos, como toque, luminosidade e ruídos, mas conforme a doença progride passam a ocorrer espontaneamente. Além disso, pode haver comprometimento do sistema nervoso autônomo, levando à labilidade pressórica, diaforese e arritmias. O quadro pode levar meses até completa remissão.

Diagnóstico

O diagnóstico do tétano é clínico. Não existem achados laboratoriais sugestivos da doença. Os exames laboratoriais devem ser solicitados conforme necessidade clínica.

Tratamento

Todas as feridas do paciente devem ser limpas. Corpos estranhos e tecido necrótico devem ser removidos dos ferimentos. A imunoglobulina antitetânica deve ser administrada em dose única, por via intramuscular, na dose de 500 UI. Recomenda-se antibioticoterapia endovenosa, apesar de eficácia pouco estabelecida, sendo o esquema terapêutico de escolha baseado em duas drogas: metronidazol 500 mg 8/8 h EV por 7–10 dias e penicilina cristalina 200.000 UI EV 4/4 h por 7–10 dias.

O controle dos espasmos musculares deve ser feito com benzodiazepínicos, como o diazepam ou midazolam. O sulfato de magnésio pode ser utilizado no controle dos espasmos musculares e da disautonomia. Bloqueadores neuromusculares podem ser utilizados se houver falha no controle dos espasmos com benzodiazepínicos ou se houver comprometimento da ventilação por conta dos espasmos. Medidas clínicas de suporte e conforto devem ser instituídas para todos os pacientes.

Profilaxia

O Ministério da Saúde (MS) no Brasil disponibiliza no calendário nacional de vacinação a vacina pentavalente (hepatite B, tétano, difteria, coqueluche e *Haemophilus influenzae* tipo B) a ser administrada em crianças com 2,4 e 6 meses de vida. Reforços são realizados aos 15 meses e 4 anos com a vacina DTP (não inclui hepatite B nem *Haemophilus*). Ao longo da vida, são realizados reforços de 10 em 10 anos com a dT (dupla do adulto).

Em caso de ferimentos com risco de infecção pelo *C. tetani*, o MS propõe o seguinte esquema de profilaxia com a vacina e imunoglobulina antitetânica (Tabela 114.1).

TABELA 114.1 Esquemas de profilaxia para tétano

História de vacinação prévia contra tétano	Ferimentos com risco mínimo de tétano[1]		Ferimento com alto risco de tétano[2]	
	Vacina	Imunoglobulina	Vacina	Imunoglobulina
Incerta ou menos de 3 doses	Sim	Não	Sim	Sim
3 doses ou mais, sendo a última dose há menos de 5 anos	Não	Não	Não	Não
3 doses ou mais, sendo a última há mais de 5 anos e menos de 10 anos	Não	Não	Sim	Não
3 doses ou mais, sendo a última há 10 anos ou mais	Sim	Não	Sim	Não
3 doses ou mais, sendo a última há 10 anos ou mais (paciente imunodeprimido)	Sim	Não	Sim	Sim

[1]Ferimentos superficiais, limpos, sem corpos estranhos ou tecidos desvitalizados.
[2]Ferimentos profundos ou superficiais sujos; com corpos estranhos ou tecidos desvitalizados; queimaduras; ferimentos puntiformes ou por armas brancas e de fogo; mordeduras; politraumatismos e fraturas expostas.

BOTULISMO

Introdução

Botulismo é uma rara e potencialmente letal condição clínica causada pela ação da neurotoxina da bactéria *Clostridium botulinum* caracterizada por paralisia neuromuscular descendente. O *C. botulinum* forma um grupo heterogêneo de Gram-positivos, formadores de esporos, anaeróbios obrigatórios. São facilmente encontrados na superfície de frutas, vegetais e frutos do mar e no solo por todo o mundo. Existem 8 toxinas produzidas pelo *C. botulinum* conhecidas (de A a H), sendo as toxinas A, B, E, F, G e H as causadoras de doença em humanos.

A depender da forma de aquisição da doença, podemos dividir o botulismo em: de origem alimentar, de feridas, do lactente, por inalação, iatrogênico ou intestinal do adulto. No entanto, apesar de existirem diversas formas de aquisição, as manifestações clínicas são essencialmente as mesmas.

O botulismo de origem alimentar se dá pela ingestão de alimentos contaminados pela toxina botulínica pré-formada. Alimentos caseiros enlatados constituem uma importante fonte de toxinas. A maioria dos casos são esporádicos ou envolvem 2 a 3 pessoas (pequenos surtos).

O botulismo de feridas é causado pela contaminação de ferimentos por esporos do *C. botulinum* do ambiente, que são capazes de germinar e produzir toxinas no ambiente anaeróbio do abscesso formado. Existem relatos de surtos causados pelo uso de heroína injetável contaminada.

O botulismo do lactente resulta da absorção da toxina botulínica produzida *in situ* pelo *C. botulinum* no intestino de crianças menores de 1 ano. A colonização intestinal pelo *C. botulinum* é possível porque a flora intestinal dessas crianças ainda não se encontra totalmente estabelecida. Existe relação dessa forma de doença com o consumo de mel, apesar de não ser possível a identificação da fonte dos esporos na maioria dos casos.

O botulismo por inalação seria a forma da doença que ocorreria caso a toxina botulínica fosse aerolizada e utilizada como arma biológica. Já o botulismo iatrogênico resulta do uso da toxina botulínica em alta concentrações com finalidade estética.

Por fim, o botulismo intestinal do adulto é uma forma rara de doença que, semelhante ao botulismo do lactente, resulta da proliferação intestinal do *C. botulinum*. Isso é possível na presença de alterações anatômicas ou funcionais do intestino ou pelo uso de antibióticos.

Manifestações clínicas

O botulismo é classicamente descrito como o início agudo de neuropatia bilateral de nervos cranianos associada a fraqueza muscular simétrica descendente. São características chaves do quadro a ausência de febre, preservação do nível de consciência, frequência cardíaca e pressão arterial geralmente sem alterações e ausência de déficits sensoriais (exceto pelo borramento visual e diplopia, que resultam do acometimento do II, IV e VI nervos cranianos).

No botulismo de origem alimentar, sintomas gastrointestinais como náuseas e vômitos podem preceder o quadro neurológico. Com a progressão da doença, pode haver acometimento do diafragma e da musculatura acessória, levando à insuficiência respiratória.

DIAGNÓSTICO

A confirmação de um caso de botulismo se dá por meio do isolamento da toxina botulínica no sangue, secreção gástrica, fezes ou em amostra de alimento consumido. O teste padrão se faz por meio da injeção intraperitoneal da toxina isolada em camundongos e na observação de sintomas compatíveis com botulismo nos animais.

Tratamento

Medidas de suporte intensivo devem ser tomadas para todos os pacientes com suspeita de botulismo. O único tratamento específico consiste na administração de antitoxina botulínica, idealmente nas primeiras 24 horas do início dos sintomas, tendo em vista que a antitoxina só é capaz de neutralizar as toxinas que ainda não se ligaram às terminações nervosas.

RAIVA

Introdução

A raiva é uma doença causada por diferentes espécies de vírus neurotrópicos da família *Rhabdoviridae*, gênero *Lyssavirus*. Os vírus desse gênero alcançam o sistema nervoso central por meio da inervação periférica (motora e sensorial). A transmissão da raiva se dá pela exposição transdérmica do vírus, normalmente pela mordida de animais infectados e, raramente, pelo contato de mucosas com saliva infectada ou pela exposição de feridas abertas à saliva infectada. O tamanho do inóculo, o grau de inervação do local da mordida e a imunidade do hospedeiro são fatores que influenciam no grau de suscetibilidade à infecção.

Manifestações clínicas

O período de incubação geralmente varia entre um e três meses após exposição, no entanto existe relato na literatura de período de incubação de até oito anos.

A doença desenvolve-se em cinco estágios. Após o período de incubação, existe uma fase prodrômica que dura de dias a semanas e caracteriza-se por febre, adinamia, anorexia e cefaleia.

Após os pródromos, desenvolve-se a fase neurológica aguda, que pode apresentar-se de duas formas: a forma encefalítica (furiosa) e a forma paralítica. A forma encefalítica corresponde a 80% dos casos e caracteriza-se por episódios de hiperexcitabilidade generalizada, hidrofobia, aerofobia, hipersalivação, priapismo, arritmias cardíacas e piloereção que progridem para alucinações, torpor, tetraparesia e disfunção de múltiplos órgãos. A forma paralítica (20% dos casos) caracteriza-se por paresia no membro do ponto de inoculação que progride para tetraparesia, fraqueza facial bilateral, incontinência fecal e urinária e disfunção de múltiplos órgãos.

Tanto a forma encefalítica quanto a forma paralítica evoluem para o coma. A doença é letal na vasta maioria dos pacientes. A forma encefalítica tem um curso mais agressivo e progride para o óbito em aproximadamente cinco dias, enquanto a forma paralítica leva algumas semanas até o óbito por paralisia bulbar e diafragmática.

TABELA 114.2 Esquema de vacinação contra raiva

Tipo de exposição	Condições do animal agressor		
	Animal não suspeito (sem clínica)	Animal suspeito (com clínica)	Animal silvestre, animal sabidamente infectado ou animal desaparecido
Contato indireto	Lavar com água e sabão o ferimento e não tratar	Lavar com água e sabão o ferimento e não tratar	Lavar com água e sabão o ferimento e não tratar
Acidentes leves Ferimento superficial, pequeno, único, em tronco e membros (exceto mãos, polpas digitais e planta dos pés) Lambedura de pele com lesões superficiais.	Lavar com água e sabão Observar o animal por 10 dias. Se o animal permanecer sadio no período, encerrar o caso; se o animal morrer, desaparecer ou se tornar raivoso, administrar 5 doses de vacina (D 0, 3, 7, 14 e 28)	Lavar com água e sabão Iniciar o esquema profilático com duas doses e observar o animal durante 10 dias Se a suspeita for descartada, suspender o esquema. Se o animal morrer, desaparecer ou se tornar raivoso, aplicar mais 3 doses de vacina	Lavar com água e sabão Iniciar imediatamente o esquema profilático com 5 doses de vacina, administradas no dias 0, 3, 7, 14 e 28.
Acidentes graves Ferimentos na cabeça, face, pescoço, mão, polpa digital e/ou planta do pé, profundos, múltiplos ou extensos, em qualquer região do corpo. Lambedura de mucosas ou de pele com lesão grave Ferimentos profundos causados por unhas de animais Ferimento por morcego	Lavar com água e sabão Iniciar imediatamente o esquema profilático com duas doses da vacina. Observar o animal por 10 dias. Se o animal permanecer sadio no período de observação, encerrar o caso. Se o animal morrer, desaparecer ou se tornar raivoso, continuar esquema profilático com mais 3 doses da vacina	Lavar com água e sabão Iniciar imediatamente o esquema profilático com soro e cinco doses de vacinas. Observar o animal por 10 dias. Se a suspeita de raiva for descartada após o 10° dia de observação, suspender o esquema profilático e encerrar o caso	Lavar com água e sabão Iniciar imediatamente o esquema profilático com soro e 5 doses da vacina nos dias 0, 3, 7, 14 e 28

Diagnóstico

Os testes de confirmação diagnóstica incluem: isolamento viral na saliva, pesquisa de anticorpos séricos ou no líquor, biópsia nucal ou cerebral. Os testes invasivos raramente são realizados.

Tratamento

O tratamento da raiva após período de incubação é geralmente paliativo, focado na analgesia, sedação e controle de convulsões. O uso de vacinas e imunoglobulina não é indicado após o início dos sintomas. No entanto, a raiva é uma doença em que o período de incubação tende a ser maior do que o período de carência vacinal (tempo que leva até a vacina produzir anticorpos protetores), portanto, a vacinação após exposição tem capacidade de proteger o indivíduo exposto do desenvolvimento de doença. O MS propõe o seguinte esquema de vacinação contra a raiva (Tabela 114.2).

BIBLIOGRAFIA

1. Brett WP, Charles ER. Human Rabies Epidemiology and Diagnosis. Sergey Tkachev, ed. Non flavivirus Encephalitis. November 2011
2. Center for Disease Control and Prevention. The Pink book 13th ed. Atlanta GA: Centers for Disease Control and Prevention; 2015
3. Daniel JS, John GB, Anna RT. Tetanus. In: UpToDate, Post TW (Ed), UpToDate, Waltham, MA. (Acessado em 20 de julho de 2016.)
4. Doenças Infecciosas e Parasitárias: Guia de Bolso / Ministério da Saúde, Secretaria de Vigilância em Saúde, Departamento de Vigilância Epidemiológica. – 8 ed – Brasília: Ministério da Saúde 2010
5. Jackson AC. Rabies in the Critical Care Unit: Diagnostic and Therapeutic Approaches. Can J Neurol Sci. 2011 Sep;38(5):689-95.
6. P. Samuel P, Sean MS, John GB, Anna RT. Botulism. In: UpToDate, Post TW (Ed), UpToDate, Waltham, MA. (Acessado em 20 de julho de 2016.)
7. Sobel J. Botulism. Clin Infect Dis. 2005 Oct 15;41(8):1167-73.

115

DOENÇA DE CHAGAS

Camila Borges Bezerra Teixeira
Lucas Ferreira Theotonio dos Santos
Moacyr Silva Júnior

INTRODUÇÃO

Apesar de conhecida há muitos anos, a doença de Chagas é ainda uma entidade endêmica em várias regiões do Brasil e da América Latina. É consequência da infecção humana pelo protozoário flagelado *Trypanossoma cruzi*, que na corrente sanguínea se apresenta na forma tripomastigota e nos tecidos, como amastigota. Os vetores são triatomíneos que vivem em meio silvestre ou intradomiciliar, sendo mais classicamente destacado o *Triatoma infestans*, cuja propagação é considerada controlada no Brasil desde 2006.

FORMAS DE TRANSMISSÃO

O *Trypanossoma cruzi* é um parasita de muitos hospedeiros, capaz de infectar dezenas de espécies de mamíferos silvestres e domésticos. Os exemplos mais comuns são quatis, gambás, tatus, morcegos (como representantes silvestres) e cães, gatos, ratos e porcos (como representantes domésticos).

Já os meios de transmissão para os mamíferos são os mais diversos, destacando-se cinco formas principais:
- Vetorial: consiste na inoculação do *Trypanossoma* (presente nas fezes do triatomíneo) no sítio da picada após o repasto do inseto. É considerada a forma mais importante de transmissão.
- Oral: já era comum entre os animais por ingestão de vetores ou reservatórios infectados, mas vem se tornando importante também na transmissão humana pós-ingestão de alimentos contaminados.
- Vertical ou congênita: transmissão de mãe infectada para filho por via transplacentária durante gestação ou por contato com o sangue durante o parto. Também é possível a transmissão por meio do aleitamento na presença de fissuras mamárias.
- Transfusão ou transplante: transmissão após transplante de células hematopoiéticas ou de órgãos sólidos ou após transfusão de hemocomponentes de doador infectado.

- Acidental: contato de mucosas ou de pele não íntegra com material contaminado durante manipulação em laboratório.

QUADRO CLÍNICO

Fase aguda

O período de incubação após a exposição vai de uma a duas semanas, podendo se estender até 4 meses nos casos de exposição transfusional ou pós transplante. Inicia-se então a fase aguda, que dura de 8 a 12 semanas e é caracterizada por sintomas inespecíficos como mal-estar, febre, anorexia, cefaleia, adenopatia generalizada, hepatoesplenomegalia e exantema. Alguns pacientes podem apresentar edema e inflamação no local de inoculação, o que é chamado de chagoma. Já quando a inoculação desencadeia um edema palpebral unilateral dá-se o nome de sinal de Romaña.

Uma pequena porcentagem dos indivíduos infectados pode apresentar manifestações mais graves, como miocardite, pericardite, derrame pericárdico ou meningoencefalite, sendo essas manifestações mais comuns em imunossuprimidos e em lactentes.

Sintomas gastrointestinais como diarreia, vômitos e epigastralgia são raros e mais associados à transmissão oral. Dados sugerem que a infecção desencadeada por essa via de transmissão possa ser associada a uma morbidade aguda mais severa que por aquela vetorial. Vale ressaltar que a doença de Chagas aguda é de notificação compulsória.

Doença de Chagas congênita

A maior parte dos casos é assintomática, mas uma pequena parcela apresenta manifestações que englobam baixo peso ao nascer, hepatoesplenomegalia, anemia, meningoencefalite ou insuficiência respiratória. O diagnóstico dificilmente é feito ao nascimento, mas se a mãe for sabidamente infectada é importante não perder o seguimento do neonato até confirmação ou descarte da transmissão vertical.

Forma indeterminada

São os pacientes com anticorpos positivos para *T. cruzi* mas sem sinais ou sintomas da doença chagásica.

Doença de Chagas crônica

Manifestação cardíaca

Pode ter ampla apresentação clínica, desde achados eletrocardiográficos sem repercussão clínica a insuficiência cardíaca plenamente manifesta. O eletrocardiograma pode evidenciar distúrbios de condução mais simples (bloqueio de ramo direito e hemibloqueio anterior esquerdo) ou distúrbios arritmogênicos que conferem maior morbidade (*flutter*, fibrilação atrial, bloqueios atrioventriculares, taquicardias ventriculares não sustentadas, dentre outros). A insuficiência cardíaca é relacionada a miocardiopatia dilatada, eventualmente associada a aneurismas de ventrículo esquerdo, arritmias e fenômenos tromboembólicos.

Manifestação gastrointestinal

Acomete predominantemente esôfago e cólon, como consequência da destruição de neurônios intramurais. A doença esofágica vai desde alterações em motilidade sem sintomas até disfagia, odinofagia e refluxo, importantes relacionados à acalásia e ao megaesôfago. O megacólon se manifesta com constipação, distensão abdominal, fecalomas, podendo culminar em volvos e isquemia intestinal.

Reativação em paciente imunocomprometidos

Em pacientes com imunidade comprometida (coinfectados com HIV, portadores de neoplasias hematológicas, transplantados) o tempo de incubação em geral é mais prolongado e as manifestações clínicas podem ser mais graves, com meningoencefalite, abscessos cerebrais e miocardite aguda de início mais tardio.

DIAGNÓSTICO

Fase aguda

Em função do nível alto de parasitemia, os tripomastigotas podem ser detectados pelos exames parasitológicos diretos, como microscopia de sangue a fresco, esfregaço e gota espessa. A partir de 90 dias da infecção, os níveis do parasita já caíram bastante, dificultando a detecção. Frente a quadro clínico e epidemiológico compatível, a sorologia para Chagas com anticorpos IgM anti-*Trypanossoma cruzi* positivos em níveis > 1:10 indica doença aguda.

Métodos baseados na reação em cadeia da polimerase (PCR) são considerados sensíveis no diagnóstico da fase aguda e podem evidenciar a infecção dias a semanas antes dos tripomastigotas serem detectados em análise de sangue periférico. Esses métodos são eficientes também para detecção precoce em casos pós-transplante e pós-exposição acidental, além de reativação, situação em que observamos resultados com valores progressivamente maiores (PCR quantitativo).

Chagas congênito

Para o diagnóstico de Chagas congênito é utilizado o método de micro-hematócrito, com centrifugação do sangue de cordão ou do neonato a fresco, técnica essa com sensibilidade de apenas 50%, mas que pode ser ampliada com a repetição das amostras. Sugere-se que para as crianças não diagnosticadas ao nascimento, a sorologia buscando anticorpos IgG anti-*Trypanossoma cruzi* seja realizada após os 9 meses, quando os anticorpos transferidos pela mãe já desapareceram e a detecção destes vai corroborar a efetiva transmissão vertical.

Fase crônica

O diagnóstico é feito por testes sorológicos buscando anticorpos IgG anti-*Trypanossoma cruzi* em pelo menos dois métodos diferentes (ELISA, imunofluorêscencia indireta ou hemoaglutinação). A demonstração direta do parasita por hemocultura ou xenodiagnóstico pode também ser utilizada, mas a sensibilidade desses testes é em geral menor que 50%, não sendo muito utilizados na prática.

TRATAMENTO

A terapia antitripanossoma é indicada nas formas aguda, crônica indeterminada, crônica recente (crianças menores que 12 anos) e congênita. Nas formas crônicas, o benefício é controverso, mas sugere-se que possa reduzir a progressão da cardiomiopatia. Nas reativações pós-transplante, o tratamento pode diminuir parasitemia e sintomas, prolongando sobrevida. No entanto, não há impacto sobre a evolução da doença gastrointestinal.

O esquema terapêutico consiste no uso de benznidazol na dose de 5 a 7 mg/kg/dia em maiores de 12 anos ou 7,5 mg/kg/dia em crianças < 12 anos, ambos divididos em duas administrações e com duração de 60 dias. Os efeitos colaterais incluem *rash* cutâneo (que responde muito bem ao uso de anti-histamínicos), dermatite esfoliativa, com ou sem adenomegalias, e neuropatia periférica, que melhoram com suspensão do medicamento. Essa medicação é contraindicada em gestantes e em pacientes com doença renal crônica ou disfunção hepática. Interessante notar que crianças costumam tolerar doses maiores em relação aos adultos, sendo os efeitos colaterais mais proeminentes em maiores de 12 anos.

A cardiopatia chagásica é tratada conforme as mesmas diretrizes de manejo de insuficiência cardíaca e arritmias. De forma semelhante, o acometimento gastrointestinal, segue as orientações terapêuticas da acalasia idiopática e do megacólon. Sintomas esofágicos podem ser melhorados com drogas que relaxem o esfíncter ou com miotomia. As fases iniciais da dismotilidade colônica podem ser tratadas com dietas ricas em fibras e laxativo, enquanto o megacólon implica em tratamento cirúrgico.

BIBLIOGRAFIA

1. Berne C, Longo DR. Chagas" Disease. N Engl J Med. 2015;373:456-66.
2. Berne C, Weller PF, Baron EL. Chagas disease: Management of acute disease, early chronic disease, and disease in immunocompromised hosts. UpToDate. 2015.
3. Berne C, Weller PF, Baron EL. Chagas disease: Natural history and diagnosis. UpToDate. 2015.
4. Berne C. Antitrypanosomal Therapy for Chronic Chagas' Disease. N Engl J Med. 2011;364:2527-34.
5. BRASIL. Ministério da Saúde. Secretaria de Vigilância em Saúde. Guia para vigilância, prevenção, controle e manejo clínico da doença de Chagas aguda transmitida por alimentos. Rio de Janeiro: PANAFTOSA-VP/OPAS/OMS, 2009.
6. BRASIL. Ministério da Saúde. Secretaria de Vigilância em Saúde. Programa Nacional de Controle da Doença de Chagas. Vigilância em saúde: doença de Chagas. Brasília, 2009.
7. Mandell LG, et al. Principles and practice of infectious diseases, 7th ed.USA, Churchill Livingstone, 2009.

116

INFECÇÃO DE CORRENTE SANGUÍNEA

Brayan Martins Tomaz
Lucas Ferreira Theotonio dos Santos
Moacyr Silva Júnior

INTRODUÇÃO

A infecção de corrente sanguínea (ICS) é uma entidade clínica de alta prevalência no ambiente hospitalar e importante causa de morbimortalidade neste cenário. Na prática, observamos duas formas clínicas distintas:
- Infecção primária de corrente sanguínea;
- Infecção secundária de corrente sanguínea.

A última é relacionada a infecções primárias de outros sítios, com bacteremia secundária. Neste capítulo, daremos ênfase à infecção primária de corrente sanguínea, particularmente a infecção de corrente relacionada a cateter (ICSRC), por suas particularidades e importância clínica e epidemiológica.

FISIOPATOLOGIA

Na literatura médica especializada, encontramos a descrição de ao menos 4 mecanismos relacionados ao aparecimento de ICSRC, a saber:
- Migração de microrganismos por via extraluminal, a partir da microbiota da pele.
- Migração de microrganismos por via intraluminal, por contaminação da via de entrada (*hub*).
- Biofilme extraluminal na porção intravascular, formado por bactérias com disseminação hematogênica.
- Solução administrada por meio do cateter (infusato) previamente contaminada.

Os dois últimos mecanismos são pouco comuns no dia a dia, mas sempre devem ser lembrados como diagnóstico diferencial.

QUADRO CLÍNICO

O quadro clínico da ICSRC é pouco específico e devemos manter a alta suspeição em pacientes com dispositivos intravasculares. Suspeitamos de infecção de corrente sanguínea relacionada a cateter em todo indivíduo com cateter vascular apresentando febre, ou sinais de instabilidade hemodinâmica, sem outro foco infeccioso aparente ou presumido. Febre é a principal manifestação clínica dessa entidade, sendo um sinal altamente sensível apesar de pouco específico. Em contrapartida, sinais inflamatórios e secreção purulenta no sítio de inserção do cateter venoso central são altamente específicos e pouco sensíveis.

Vale ressaltar que toda hemocultura positiva para *Candida spp.*, *Staphylococcus aureus* ou estafilococo coagulase-negativo, sem foco presumível que justifique a presença do microrganismo na corrente saguínea, é um forte indício de ICSRC e a investigação deve prosseguir de acordo.

Por fim, a melhora clínica 24 horas após a retirada do cateter é um forte indicativo do diagnóstico, mas não é por si só um critério definitivo.

DIAGNÓSTICO

Na suspeita de ICSRC, devemos colher culturas pareadas do cateter central e de um sítio periférico (um par para cada sítio). Nesse momento, atenção especial deve ser dada a pacientes dialíticos com programação para realização de fístula arteriovenosa, pois devemos poupar o sítio provável da fístula. Na incapacidade técnica de se obter o par de culturas de sítio periférico, podemos coletar culturas das diferentes vias do cateter central, se ele possuir mais de uma, com posterior recoleta de amostras seriadas.

É importante observar a adequada técnica de antissepsia antes da coleta de amostras periféricas, procedendo a limpeza do local com solução de clorexidina alcoólica ou álcool. Para a coleta de culturas do cateter, higienizar o *hub*, conforme já indicado para qualquer manipulação do cateter.

O diagnóstico é firmado a partir de critérios microbiológicos, a saber:
- Cultura positiva para o mesmo microrganismo na ponta do cateter e em ao menos uma amostra de sangue periférico.

OU

- Cultura positiva para o mesmo microrganismo em duas amostras de sangue, sendo uma do cateter e uma periférica ou do segundo lúmen, que satisfaçam o critério de diferença quantitativa ou de tempo de crescimento entre culturas.
    - Critério de diferença quantitativa: contagem de colônias da amostra do cateter maior ou igual a 3 vezes o valor da contagem de colônias do sangue periférico.
    - Critério de tempo de crescimento: crescimento bacteriano na amostra do cateter que ocorre ao menos 2 horas antes do crescimento bacteriano na amostra periférica.

OU

- Cultura positiva para o mesmo microrganismo em duas amostras de sangue (uma do cateter e uma periférica ou do segundo lumen) e em uma amostra do local de inserção do cateter, demonstrando contagem semiquantitativa de ao menos 15 UFC/mL (unidades formadoras de colônias por mL) nas três amostras.

A cultura do próprio cateter não é obrigatória, sendo realizada apenas na impossibilidade técnica de se obter amostras de sangue adequadas (por exemplo, cateter não funcionante). É interessante observar que, se o cateter foi inserido há no máximo 7 a 10 dias antes da sua retirada, devemos enviar o seguimento intradérmico para cultura. Na eventualidade do cateter ter mais de 7 a 10 dias desde a sua inserção até a sua retirada, a cultura da ponta está indicada. Essa regra não vale para cateteres de longa permanência (implantados, com túnel e *cuff*), estando indicada a cultura da ponta de cateter nesta situação independente do tempo de vida do dispositivo.

Os critérios diagnósticos para colonização do cateter são os seguintes:
- Crescimento de ao menos 15 UFC/mL pelo método semiquantitativo em ponta de cateter de curta permanência (não implantado).

OU

- Crescimento de 10^2 ou mais UFC pelo metódo quantitativo em amostra de cateter.

Vale ressaltar que o diagnóstico de colonização do cateter por si só não deve implicar em conduta terapêutica. Contudo, alguns microrganismos, como *Staphylococcus aureus*, *Streptococcus pneumoniae*, *Streptococcus* do grupo A, *Enterobacteriaceae*, *Haemophilus influenzae*, *Pseudomonas aeruginosa*, e *Candida* spp., são de especial importância, pois geralmente estão relacionados a infecção.

Outros organismos nem sempre estão relacionados a infecção ativa, e devemos distinguir se correspondem a contaminação ou infecção, como *Propionibacterium acnes*, *Corynebacterium* e *Staphylococcus* spp. coagulase-negativo. A probabilidade de o organismo estar envolvido em um processo patogênico aumenta se há múltiplas culturas positivas para o mesmo agente em sítios diferentes, como ocorre frequentemente com o *Staphylococcus* coagulase-negativo, que é um agente da microbiota normal da pele, sendo um dos principais agentes responsáveis por infecção relacionada a cateter venoso central.

Devemos suspeitar de contaminação quando ocorre crescimento após 72 horas da incubação ou se houver isolamento em apenas uma das amostras de hemocultura. Exceção feita ao grupo de microrganismos fastidiosos como *Eikenella*, algumas espécies do grupo *Haemophilus*, *Kingella* e *Cardiobacterium*, além de bactérias cujos hospedeiros receberam antibioticoterapia antes da coleta da hemocultura.

TRATAMENTO

Devemos ter em mente que nem sempre o tratamento com antibiótico está indicado. Situações como cultura positiva de ponta de cateter sem manifestação clínica, cultura de cateter positiva com cultura periférica negativa ou flebite sem sinais de infecção, não demandam tratamento com antimicrobiano. Contudo, em contexto clínico favorável ao diagnóstico (por exemplo, febre sem foco aparente), o tratamento empírico está indicado até que cultura com antibiograma esteja disponível para terapêutica guiada.

O antibiótico de escolha é a vancomicina, devendo ser substituída por daptomicina se observadas altas taxas de infecção por MRSA ou *S. aureus* com MIC ≥ 2 para vancomicina na instituição. Linezolida não deve ser usada, por apresentar efeito bacteriostático. Outra opção interessante de terapia empírica é a ceftarolina fosamil, uma cefalosporina de quinta geração com efeito anti-MRSA, apesar de não termos ainda estudos adequados que comprovem sua eficácia nesse contexto. A cobertura para Gram-negativos não é mandatória, exceto em paciente neutropênicos ou sépticos, devendo ser particularizada para cada paciente observando o histórico prévio e avaliando o risco para patógenos hospitalares com perfil de multirresistência (como os Gram-negativos resistentes aos carbapenêmicos).

Terapia empírica para *Candida spp*. deve ser instituída em casos selecionados, de acordo com fatores de risco específicos, a saber:
- Nutrição parenteral.
- Uso prolongado de antibiótico de largo espectro.
- Neoplasia hematológica atual.
- Transplante de medula óssea ou órgão sólido.
- Cateter femoral.
- Colonização por *Candida spp*. em ao menos 2 sítios.

A escolha do antifúngico inicial deve se basear no perfil epidemiológico da instituição, sendo possível optar pelo uso de fluconazol em ambientes sabidamente de baixo risco para *Candida* resistente (*C. kruzei* e *C. glabrata*). Em caso de alta prevalência de *Candida* resistente, o uso de equinocandinas está indicado.

Em geral, a retirada do cateter está indicada nas seguintes circunstâncias:
- Sepse.
- Instabilidade hemodinâmica.
- Endocardite ou evidência de infecção metastática.
- Tromboflebite supurativa.
- Bacteremia persistente após 72 h de antibioticoterapia adequada ao perfil de sensibilidade.
- Infecção de cateter de curta permanência por *S. aureus*, enterococos, bacilos Gram-negativos, fungos ou micobactérias.
- Infecção de cateter de longa permanência por *S. aureus*, *Pseudomonas aeruginosa*, fungos ou micobactérias.

BIBLIOGRAFIA

1. Boyce JM, Nadeau J, Dumigan D, et al. Obtaining blood cultures by venipuncture versus from central lines: impact on blood culture contamination rates and potential effect on central line-associated bloodstream infection reporting. Infect Control Hosp Epidemiol. 2013;34:1042.
2. Coburn B, Morris AM, Tomlinson G, Detsky AS. Does this adult patient with suspected bacteremia require blood cultures? JAMA. 2012;308:502.
3. Mermel LA, Allon M, Bouza E, et al. Clinical practice guidelines for the diagnosis and management of intravascular catheter-related infection: 2009 Update by the Infectious Diseases Society of America. Clin Infect Dis. 2009;49:1.
4. Pien BC, Sundaram P, Raoof N, et al. The clinical and prognostic importance of positive blood cultures in adults. Am J Med. 2010;123:819.
5. Safdar N, Fine JP, Maki DG. Meta-analysis: methods for diagnosing intravascular device-related bloodstream infection. Ann InternMed. 2005;142:451.

COLITE PSEUDOMEMBRANOSA

Bruno Del Bianco Madureira
Lucas Ferreira Theotonio dos Santos
Moacyr Silva Júnior

INTRODUÇÃO

A colite pseudomembranosa é uma entidade clínica causada pela bactéria *Clostridium difficile*, um bacilo Gram-positivo, anaeróbio estrito e produtor de esporos. O *C. difficile* pode ser encontrado colonizando o trato gastrointestinal em cerca de 3% da população em geral, podendo atingir taxas de colonização em torno de 20 a 50% em indivíduos hospitalizados ou institucionalizados. Sua transmissão se dá por meio do ciclo fecal-oral, na forma de esporos inativos. Normalmente esse patógeno convive em harmonia com a nossa flora intestinal fisiológica, porém quando ocorrem alterações nessa flora, essencialmente pelo uso de antimicrobianos, pode ocorrer um crescimento anormal do *C. difficile*, levando a doença clinicamente manifesta.

PATOGÊNESE

A grande maioria das cepas (em torno de 70%) de *C. difficile* são enteropatogênicas, e o principal mecanismo envolvido na instalação da doença é a produção de exotoxinas, a saber: toxina A (enterotoxina) e toxina B (citotoxina). Essas toxinas promovem a inativação de uma via de sinalização intracelular (via inativação de GTPases da família Rho), levando a morte celular e consequente quebra de barreira intestinal, com instalação de reação inflamatória neutrofílica (colite neutrofílica). Vale ressaltar que o *C. difficile* não é um microrganismo invasivo, o que explica a ausência de potencial patogênico das cepas não toxigênicas.

Uma cepa especialmente hipervirulenta é descrita na literatura. Conhecida por *C. difficile* NAP1/BI/027, essa variante produz uma terceira exotoxina denominada toxina binária, cujo papel na patogênese ainda é pouco compreendido, mas correlaciona-se com apresentação clínica mais grave. Sabemos, no entanto, que ela guarda correlação molecular com a toxina iota, produzida pelo *Clostridium perfringens*.

TABELA 117.1 Antibióticos correlacionados à infecção por C. difficile

Antibióticos	Incidência de infecção
Clindamicina	Muito comum
Ampicilina	Muito comum
Amoxacilina	Muito comum
Cefalosporinas	Muito comum
Fluorquinolona	Muito comum
Sulfametoxazol + trimetropim	Comum
Macrolídeos	Comum
Aminoglicosídeos	Raro
Metronidazol	Raro
Rifampicina	Raro
Carbapenêmicos	Raro
Daptomicina	Raro
Tigeciclina	Raro
Tetraciclinas	Raro
Teicoplanina	Raro

FATORES DE RISCO

Os fatores de risco melhor relacionados ao desenvolvimento de infecção ativa pelo C. difficile são os seguintes:
- Uso de certos antimicrobianos (Tabela 117.1).
- Idade superior a 65 anos.
- Uso de quimioterápicos.
- Uso de inibidores de bomba de prótons.
- Uso de imunossupressores.
- Pacientes transplantados.
- Comorbidades: doença renal crônica, cardiopatia, pneumopatia e hepatopatia crônica.

APRESENTAÇÃO CLÍNICA

Os sintomas costumam aparecer em vigência de tratamento antimicrobiano, ou no máximo 5 a 10 dias após o término deste. Porém, existem relatos na literatura de tempo de incubação mais prolongado, podendo levar até 10 semanas desde o término da terapia antimicrobiana até o aparecimento de sintomas.

A manifestação clínica mais comum da infecção pelo C. difficile é a diarreia associada a colite, caracterizada por 3 ou mais evacuações líquidas em 24 horas, podendo ou não ter muco ou sangue em pequena quantidade, acompanhadas de cólicas abdominais, náuseas, anorexia e febre baixa. Leucocitose (em torno de 15.000 células/µL), elevação discreta da creatinina sérica e hiperlactatemia são achados comuns nesse contexto.

O quadro clínico pode evoluir de forma grave, com colite fulminante, caracterizada por dor abdominal difusa e muito intensa, febre > 38,5 °C, leucocitose em torno de

40.000 células/µL ou mais, hipoalbuminemia, lesão renal aguda e choque circulatório. Esse quadro está relacionado a megacólon e/ou perfuração de alça intestinal, podendo evoluir para essas situações clínicas ou ser consequência delas.

Em alguns casos raros o paciente pode apresentar um quadro de íleo adinâmico, devendo a hipótese de colite pseudomembranosa ser sempre lembrada nessa situação, se o contexto clínico for favorável.

DIAGNÓSTICO

É importante ressaltar que o diagnóstico de infecção pelo *Clostridium difficile* é essencialmente clinicolaboratorial. Os testes laboratoriais disponíveis atualmente não são capazes de distinguir entre colonização e infecção ativa e, portanto, só devem ser solicitados dentro do contexto clínico e epidemiológico apropriado.

O padrão-ouro para o diagnóstico é a cultura toxigênica do *C. difficile*, que consiste em semear a amostra em meio adequado, aguardar o crescimento do patógeno e posteriormente fazer a pesquisa direta de toxinas A e B no meio. Esse método é pouco utilizado na prática clínica pois demora de 3 a 5 dias para positivar a amostra.

Ensaios imunoenzimáticos são uma alternativa à cultura toxigênica. Temos disponíveis no mercado dois testes, a saber: ensaio para pesquisa de toxinas A e B e ensaio para pesquisa de glutamato desidrogenase (enzima produzida pelo *C. difficile*). Na presença dos dois ensaios positivos, podemos inferir infecção se o contexto clínico for favorável. Se ambos os ensaios resultarem negativos, podemos afastar a hipótese diagnóstica.

Contudo, se houver discordância entre os dois ensaios, devemos passar para um teste confirmatório baseado em reação em cadeia da polimerase (PCR). A PCR para *C. difficile* pode ser utilizada como método isolado ou confirmatório, a depender da disponibilidade no serviço e do custo local. É um método extremamente sensível e específico, e baseia-se na amplificação do gene que codifica a produção de toxina B, o tcdB. Portanto, o teste pesquisa apenas a presença de cepas enteropatogênicas.

A colonoscopia não está indicada como método diagnóstico para colite pseudomembranosa, devendo ser solicitada apenas para pesquisa de diagnósticos diferenciais. O achado clássico de pseudomembrana envolvendo a mucosa intestinal está presente na maioria dos casos, porém a ausência desse achado não exclui o diagnóstico de infecção por *Clostridium difficile*, especialmente se o paciente já está em vigência de tratamento apropriado.

DIAGNÓSTICOS DIFERENCIAIS

Dentre os diagnósticos diferenciais da colite pseudomembranosa, podemos citar:
- Diarreia osmótica induzida por antibióticos;
- Outras diarreias infecciosas relacionadas a antibióticos (por exemplo, por *Staphylococcus aureus* ou *Salmonella spp.*);
- Doença inflamatória intestinal.

TRATAMENTO

O tratamento da colite pseudomembranosa consiste primariamente no uso de antibiótico oral com baixa absorção, visando reduzir a superpopulação de *Clostridium difficile* no cólon. Com esse objetivo, há décadas utiliza-se como primeira linha o metronidazol oral, que apresenta boa tolerabilidade, é parcialmente absorvido e apresenta taxa de cura

TABELA 117.2 Esquemas terapêuticos para infecção por *C. difficile*
• Metronidazol VO 500 mg 8/8 h ou 250 mg 6/6 h 10–14 dias
• Vancomicina VO 125 mg 6/6 h 10–14 dias
• Alternativa: vancomicina via enema + metronidazol VO

de 60 a 70%. Em casos graves ou refratários ao tratamento inicial, a preparação oral de vancomicina é uma alternativa. A vancomicina oral não é absorvida, e estudos demonstraram taxa de cura em torno de 90%. Os esquemas posológicos recomendados estão descritos na Tabela 117.2.

É interessante observar que, com o surgimento de cepas mais patogênicas e mais virulentas, a taxa de recorrência ou falha terapêutica vem aumentando ao longo dos anos, atingindo, nos últimos trabalhos, 20–30% dos casos, podendo ocorrer entre 2 a 3 meses após o tratamento. A taxa de sucesso de retratamento com metronidazol ou vancomicina é em torno de 50%; e por esse motivo novas terapias surgiram como alternativa, dentre as quais a findamoxina, a imunoterapia, o transplante de fezes e o uso de próbioticos.

Dentre essas novas terapias, duas se destacam devido a seus resultados contundentes: a findamoxina e o transplante de fezes. A findamoxina é um antibiótico macrolídeo, que demonstrou ser mais eficaz que a vancomicina no tratamento das recorrências, com taxa de cura por volta de 90%.

O transplante de fezes é a terapia mais promissora no tratamento da colite pseudomembranosa recorrente. Esta consiste na infusão de conteúdo fecal, processado de um doador saudável, no cólon do paciente com o objetivo de recompor a microbiota normal e assim reduzir a população do *Clostridium difficile*. Existem diversos protocolos para infusão do material, podendo ser realizado por meio de uma cápsula oral, por sonda nasogástrica, enema retal ou colonoscopia, este último sendo o mais recomendado. A taxa de cura dessa terapia gira em torno de 81 a 94%.

PREVENÇÃO

A transmissão ocorre principalmente pelo ciclo fecal-oral, por meio dos esporos, que são resistentes a calor, ácido e álcool. Por isso a medida mais eficaz para prevenção da infecção é a lavagem das mãos com água e sabão, obedecendo a técnica adequada, visto que o esporo é resistente à higiene com álcool em gel. Outras medidas a serem adotadas incluem minimizar o uso de antimicrobianos e isolamento de contato de paciente infectados.

BIBLIOGRAFIA

1. Kelly PC, Lamont JT. Clostridium difficile in adults: Treatment. In: UpToDate, Post TW (Ed), UpToDate, Waltham, MA. (Acessado em 20 de julho de 2016.)
2. Lamont JT. Clostridium difficile in adults: Epidemiology, microbiology, and pathophysiology. In: UpToDate, Post TW (Ed), UpToDate, Waltham, MA. (Acessado em 20 de julho de 2016.)
3. Lamont JT. Clostridium difficile infection in adults: Clinical manifestations and diagnosis. In: UpToDate, Post TW (Ed), UpToDate, Waltham, MA. (Acessado em 20 de julho de 2016.)
4. Leffler DA, Lamont JT. Clostridium difficile infection. N Engl J Med. 2015;372:1539-48.
5. Louie TJ, Miller MA, Mullane KM, et al. Fidaxomicin versus vancomycin for Clostridium difficile infection. N Engl J Med. 2011; 364:422-31.
6. van Nood E, Vrieze A, Nieuwdorp M, et al. Duodenal infusion of donor feces for recurrent Clostridium difficile. N Engl J Med. 2013;368:407-15.

118

ACIDENTES COM ANIMAIS PEÇONHENTOS

Aniele Cristine Ott Clemente
Lucas Ferreira Theotonio dos Santos
Moacyr Silva Júnior

ACIDENTES OFÍDICOS

No Brasil, ocorrem cerca de 30 mil acidentes causados por serpentes anualmente, sendo que 85% são causados por cobras peçonhentas.

Há quatro gêneros de maior importância:
- *Bothrops* (acidente botrópico – jararaca)
- *Crotalus* (acidente crotálico – cascavel)
- *Lachesis* (acidente laquético – surucucu)
- Família Elapidae, gênero *Micrurus* (acidente elapídico – coral verdadeira)

A maioria desses acidentes ocorre em áreas rurais das regiões Norte e Nordeste, sendo o Pará o estado com maior número de notificações. Os membros inferiores são a região do corpo mais frequentemente acometida, indicando que o uso de botas e perneiras seria válido como medida preventiva. Em relação à gravidade, predominam os acidentes classificados como leves e de baixa letalidade.

Certas medidas são sempre recomendadas independente do gênero:
- Remover acessórios ou calçado da extremidade afetada;
- Manter o paciente deitado;
- Imobilizar a parte lesada do corpo em uma posição funcional com uma tala rígida para diminuir ao máximo a propagação do veneno;
- Realizar debridamento da ferida após assepsia;
- Avaliar profilaxia antitetânica de acordo com a história vacinal;
- Notificar todos os casos.

Algumas medidas difundidas pela população, como a realização de torniquetes, que pode prejudicar ainda mais o suprimento arterial, e a sucção do veneno, medida pouco efetiva e que aumenta a possibilidade de infecção secundária, devem ser proscritas.

A seguir discutiremos as especificidades de cada gênero e a melhor abordagem terapêutica.

Acidente botrópico

Responsável pela maioria dos casos (90%) e sequelas. Essas serpentes têm hábitos preferencialmente noturnos ou crepusculares, encontradas em todas as regiões do país, principalmente zona rural e periferia de grandes cidades e em ambientes úmidos com proliferação de roedores, tais como depósitos de lenhas e celeiros.

O veneno botrópico possui três ações diferentes – proteolítica, coagulante e hemorrágica, caracterizando o quadro clínico local e sistêmico

- Local: ação proteolítica – presença de dor e edema. Pode complicar com a presença de flictemas, infecção secundária, síndrome compartimental, necrose, déficit funcional e amputação.
- Sistêmica: ação coagulante – consumo de fatores da coagulação e ação hemorrágica, podendo ocorrer gengivorragia, epistaxe, além de acometimento de órgãos nobres com hemorragia pulmonar, hemorragia digestiva alta e baixa e choque hemorrágico. Injúria renal aguda de etiologia multifatorial muitas vezes acompanha quadro, devido a má perfusão, rabdomiólise ou CIVD.

Os exames complementares essenciais compreendem: TP e TTPa (devem sempre ser solicitados, pois são parâmetro para o controle da eficácia do soro antibotrópico), hemograma (leucocitose com desvio à esquerda, plaquetopenia podem estar presentes), ureia e creatinina (podem estar alteradas se comprometimento renal), assim como CPK, ALT e aldolase (aumentadas nos quadros de rabdomiólise). Na urina 1 podemos observar hematúria.

O tratamento consiste essencialmente na administração de soro antibotrópico endovenoso, com dose a depender da gravidade e tempo de coagulação, como mostra a Tabela 118.1. Durante a infusão, o paciente deverá ficar monitorizado para observação e eventual intervenção precoce de qualquer sintoma urticariforme ou anafilático. Se presentes, a infusão deverá ser interrompida, retornando após o tratamento da anafilaxia. Reações tardias 1 a 4 semanas após a soroterapia também podem ocorrer, cursando com urticária, febre baixa e adenomegalia (doença do soro).

Não há evidência para o uso profilático de antibióticos, apenas nos casos de infecção secundária. Nesses casos, deve haver a cobertura para bactérias Gram-negativas e anaeróbicas, e como opção podemos citar a associação de ciprofloxacino e clindamicina.

TABELA 118.1 Tratamento específico conforme classificação de gravidade

Gravidade	Leve	Moderado	Grave
Quadro clínico	Edema local de até um segmento*	Edema local de 2 segmentos*	Edema local de 3 ou mais segmentos*
	Hemorragia sistêmica ausente ou discreta	Hemorragia sistêmica ausente ou discreta	Hemorragia sistêmica ou grave, choque e lesão renal aguda
TTPa	Normal ou alterado	Normal ou alterado	Normal ou alterado
TP	Normal ou alterado	Normal ou alterado	Normal ou alterado
Dose de soro	4 ampolas	8 ampolas	12 ampolas

*Divisão do membro acometido em 3 segmentos:
- Membro superior (mão/punho, antebraço/cotovelo e braço);
- Membro inferior (pé/tornozelo, perna/joelho e coxa).

Adaptada de Brasil – Ministério da Saúde. Manual diagnóstico e tratamento dos acidentes por animais peçonhentos. Brasília: Ministério da Saúde; 2001.

Acidente laquético

Ocorre em áreas florestais como Amazônia e Mata Atlântica. O veneno laquético apresenta as mesmas ações que o botrópico; porém, sua particularidade é o efeito neurotóxico, com sintomas vasovagais como hipotensão arterial, pré-síncope, bradicardia, cólicas abdominais, vômitos e diarreia.

O tratamento é realizado com 10 a 20 ampolas de soro antibotrópico-laquético endovenoso, e é indicado apenas nos acidentes moderados a graves, caracterizados pela presença de manifestações cardiovasculares e gastrointestinais.

Acidente crotálico

É considerado o acidente de maior mortalidade. As serpentes desse gênero habitam áreas secas, não são habitualmente agressivas, e quando acuadas denunciam sua presença pelo característico guizo ou chocalho.

O quadro clínico é baseado predominantemente nos efeitos neurotóxico e miotóxico do veneno. A neurotoxina atua na região pré-sináptica levando ao bloqueio neuromuscular, podendo aparecer já nas primeira horas: fácies miastênica (ptose palpebral, flacidez dos músculos da face e oftalmoplegia), turvação visual, diplopia e miose ou midríase, podendo ocorrer insuficiência respiratória por paralisia dos músculos da parede torácica. A ação miotóxica é responsável pela mialgia generalizada e pelo aparecimento de mioglobinúria, podendo cursar com lesão renal aguda por necrose tubular aguda.

Na análise de exames complementares podemos observar o aumento de enzimas musculares (CPK, aldolase, TGO, DHL), aumento das escórias nitrogenadas, dependendo do grau de lesão renal aguda, e hemograma com leucocitose e desvio à esquerda.

O tratamento baseia-se na administração de soro anticrotálico, na dose de 5 a 20 ampolas endovenoso de acordo com a gravidade do quadro, como descrito na Tabela 118.2. Atenção especial deve ser dada à prevenção/tratamento de rabdomiólise com hidratação vigorosa, visando um débito urinário de 300 mL/h.

Acidente elapídico

Cobras desse gênero são encontradas em todo território nacional.

O veneno contém neurotoxinas pós-sinápticas e em algumas espécies também há atuação pré-sináptica. Ambas impedem a ação da acetilcolina nos receptores da junção neuromuscular. O quadro clínico neuroparalítico é semelhante ao do acidente crotálico.

TABELA 118.2 Tratamento específico conforme classificação de gravidade

Gravidade	Leve	Moderado	Grave
Fácies miastênica	Ausente	Moderada ou evidente	Moderada ou evidente
Mialgia	Ausente	Moderada ou intensa	Moderada ou intensa
LRA	Ausente	Ausente	Presente
Urina vermelha ou marrom	Ausente	Discreta ou ausente	Presente
Insuficiência respiratória aguda	Ausente	Ausente	Presente
Tempo de coagulação	Normal ou alterado	Normal ou alterado	Normal ou alterado
Dose do soro	5 ampolas	10 ampolas	20 ampolas

Adaptada de Brasil – Ministério da Saúde. Manual diagnóstico e tratamento dos acidentes por animais peçonhentos. Brasília: Ministério da Saúde; 2001.

Tratamento

Soro antielapídico de 10 ampolas endovenoso para todos os acidentes desse grupo, considerando a potencial gravidade. Um teste com o uso de anticolinesterásicos é recomendado, se houver resposta, sugere-se terapia de manutenção com neostigmina. Lembrando que o teste só será positivo se o bloqueio for pós-sináptico.

ACIDENTES ESCORPIÔNICOS

São os acidentes responsáveis pelo maior número de notificações no Brasil, predominantemente de ocorrência urbana. Os estados em que ocorrem mais registros são Minas Gerais, São Paulo e Bahia. A maioria dos acidentes são causados pelo escorpião amarelo do gênero *Tityus*, e atinge dedos das mãos ou dos pés. Locais úmidos, escuros e que tenham insetos podem favorecer a proliferação desse animal.

O mecanismo de ação dos venenos escorpiônicos envolve a ativação de canais de sódio, levando à despolarização de membranas de músculos e nervos sensitivos e autonômicos. A liberação de neurotransmissores como acetilcolina e epinefrina determina o quadro sistêmico.

Dessa forma, o quadro clínico é caracterizado por dor intensa, com duração de até 24 h associada a parestesia, eritema e sudorese localizada de instalação imediata após o acidente. Após um intervalo curto da picada podem surgir as manifestações sistêmicas semelhantes a um quadro de intoxicação adrenérgica com taquicardia e hipertensão arterial, que pode evoluir com insuficiência cardíaca aguda, arritmias e choque. Manifestações neurológicas também são descritas, como agitação psicomotora, confusão mental e convulsões. Adultos em geral apresentam quadro local benigno, enquanto as crianças são o grupo mais suscetível ao envenenamento sistêmico grave.

O eletrocardiograma pode mostrar diversas alterações, desde bradicardia sinusal até supradesnivelamento de ST com presença de onda Q de necrose, que costumam desaparecer em até 3 dias. Radiografia de tórax pode revelar aumento da área cardíaca e congestão pulmonar. Nos exames laboratoriais das formas graves encontramos leucocitose com desvio à esquerda, elevação da amilase, CPK e troponinas, hiperglicemia, hipocalemia e hiponatremia.

O tratamento é sintomático na maioria dos casos, com analgésicos e compressas quentes. Se houver dor moderada ou intensa, recomenda-se a infiltração de anestésico local (lidocaína 2% sem vaconstritor). O tratamento específico é a administração de soro antiescorpiônico endovenoso, somente para paciente com formas moderadas e graves (Tabela 118.3).

Em caso de sintomas decorrentes do excesso de catecolaminas, como hipertensão, recomenda-se o uso de alfabloqueadores como prazozin 0,5 mg de 3 em 3 h. Nos casos de hipotensão devido ao choque cardiogênico, o uso de inotrópicos como dobutamina é indicado.

ACIDENTES POR ARANHAS

Representam o terceiro acidente por animal peçonhento mais comum e de menor letalidade entre os três já citados. Destacam-se três gêneros de maior relevância clínica no país:
- *Loxosceles* – aranha marrom;
- *Phoneutria* – aranhas armadeiras;
- *Latrodectus* – viúvas negras.

TABELA 118.3 Tratamento específico conforme classificação de gravidade

Gravidade	Leve	Moderado	Grave
Quadro clínico	Apresentação local, caracterizada por dor, acompanhada de parestesias, eritema e sudorese local.	Apresentação local, associada a qualquer um dos seguintes: agitação, taquipneia, taquicardia, náuseas, vômitos, sialorreia, sudorese	Apresentação local, associada a qualquer um dos seguintes: espasmos musculares, bradicardia, alteração do ECG, edema agudo de pulmão, convulsão, choque, insuficiência cardíaca ou coma
Dose do soro	Não indicado	2 a 3 ampolas	4 a 6 ampolas

Adaptado de Brasil – Ministério da Saúde. Manual diagnóstico e tratamento dos acidentes por animais peçonhentos. Brasília: Ministério da Saúde; 2001.

Loxosceles

Encontrado em todo país, mas principalmente na região Sul, mais especificamente no Paraná, onde configura importante problema de saúde pública. São aranhas pequenas, não agressivas, de hábitos noturnos e que picam somente quando comprimidas contra o corpo. Locais mais comuns são coxa, tronco, braço e perna e a maioria dos acidentes é de forma leve.

O quadro clínico deve-se à ação da enzima esfingomielinase sobre as membranas das células, principalmente endotélio e hemácias, ocasionando um processo inflamatório intenso, com ativação do sistema complemento, da coagulação e das plaquetas. A evolução pode ser de duas formas:

- Forma cutânea: responsável por 98% dos casos, os sintomas evoluem de forma lenta e progressiva, com dor, edema e eritema. Astenia, mialgia, *rash*, febre e cefaleia podem estar presentes nas primeiras 24 horas. A lesão característica apresenta base eritematosa, com centro isquêmico, mesclado com áreas violáceas, com ou sem bolhas hemorrágicas, acompanhada de dor em queimação. Ela evolui progressivamente para necrose completa em alguns dias, levando à formação de uma necrose seca que, destacada, deixa uma úlcera de difícil cicatrização.
- Forma cutaneovisceral ou hemolítica: presença de hemólise intravascular geralmente nas primeiras 36 h após a picada, podendo evoluir com CIVD. A principal causa de morte é a lesão renal aguda.

O tratamento específico é indicado para quadros moderados a graves e consiste na administração de soro antiloxoscélico, nas primeiras 24–36 h do acidente. Prednisona 40–60 mg/dia durante 5 a 10 dias pode ser realizada nas formas cutânea moderada a grave nas primeiras 48 h.

Phoneutria

O acidente ocorre comumente no ato de calçar sapatos, já que a aranha desse gênero costuma viver próxima aos domicílios. A fêmea é mais agressiva e, quando ameaçada, assume posição característica de defesa armada.

O quadro clínico caracteriza-se por dor local de início imediato após a picada, edema, eritema, parestesias e sudorese local. Em 8% dos casos há sintomas sistêmicos – classificando o acidente como moderado a grave – como sudorese, tremores, convulsões, taquicardia, arritmias, distúrbios visuais e choque.

O tratamento com soroterapia antiaracnídea é indicado somente nos casos moderados a graves. Para casos leves podemos indicar analgesia sistêmica com analgésicos orais e, se necessário, infiltração.

Latrodectus

Encontradas principalmente no litoral da região Nordeste, são causadoras de acidente quando comprimidas contra o corpo.

O componente do veneno responsável pelo quadro clínico é a alfalatrotoxina, uma toxina que atua nas terminações nervosas sensitivas e no sistema nervoso autônomo, promovendo descargas adrenérgicas e colinérgicas. A dor é leve, com posterior sensação de queimação.

As manifestações sistêmicas mais frequentes são motoras com dor irradiada e contrações espasmódicas dos membros inferiores, contraturas musculares intermitentes, tremores, dor com rigidez abdominal e fácies latrodectísmica. A fácies latrodectísmica é caracterizada por eritema e sudorese de face e pescoço, edema palpebral, blefaroconjuntivite, expressão de dor, e eventualmente trismo de masseteres.

O tratamento é realizado com soro antilatrodéctico. Para alívio sintomático, analgésicos sistêmicos podem ser realizados.

BIBLIOGRAFIA

1. Albuquerque PLM, Jacinto CN, Silva Jr GB, et al. Acute kidney injury aused by Crotalus and Bothrops snake venom: a review of epidemiology, clinical manifestations and treatment. Rev. Inst. Med. Trop. Sao Paulo. Setembro-Outubro, 2013.
2. Brasil. Ministérios da Saúde. Manual de Diagnóstico e Tratamento dos acidentes por animais peçonhentos. Brasília: Ministério da Saúde; 2001.
3. Isbister GK, Bawaskar HS. Scorpion Envenomation. N Engl J Med; 2014.

SEÇÃO 11

NEFROLOGIA

Editor responsável: **Igor Gouveia Pietrobom**
Coordenador da Seção: **Igor Gouveia Pietrobom**

LESÃO RENAL AGUDA

Lucas Ferreira Theotonio dos Santos
Thaíza Passaglia Bernardes
Igor Gouveia Pietrobom

INTRODUÇÃO E DEFINIÇÃO

De acordo com a definição mais aceita na literatura atualmente (diretrizes da KDIGO – Kidney Disease Improving Global Outcomes), a lesão renal aguda (LRA) é caracterizada por:
- Aumento da creatinina sérica ≥ 0,3 mg/dL em relação ao valor basal, dentro de 48 horas; *ou*
- Aumento da creatinina sérica ≥ 1,5 vez o valor basal, dentro de um intervalo de 7 dias; *ou*
- Redução do débito urinário para taxas inferiores a 0,5 mL/kg/hora por um período mínimo de 6 horas.

Podemos ainda graduar a LRA quanto a sua gravidade, de acordo com os critérios estabelecidos na Tabela 119.1.

TABELA 119.1 Estágios da lesão renal aguda – classificação de KDIGO (2012)

Estágio	Creatinina sérica	Débito urinário
1	Aumento de 1,5–1,9 vezes o valor basal ou Aumento de 0,3 mg/dL	< 0,5 mL/kg/h por 6–12 h
2	Aumento de 2,0–2,9 vezes o valor basal	< 0,5 mL/kg/h por > 12 h
3	Aumento de 3 vezes o valor basal ou Aumento da creatinina para > 4,0 mg/dL ou Início de terapia renal substitutiva (TRS) ou Em pacientes com menos de 18 anos, diminuição da TFG para < 35 mL/min por 1,73 m²	< 0,3 mL/kg/h por > 24 h ou Anúria por > 12 h

Apesar de abrangentes, estes critérios diagnósticos apresentam algumas falhas, principalmente relacionadas à creatinina: 1) dependem do conhecimento do valor de creatinina sérica dita "basal"; 2) assumem que o metabolismo da creatinina apresenta um comportamento semelhante em todos os indivíduos, independente de comorbidades e composição corporal, dentre outros interferentes.

Para contornarmos essas duas falhas, temos algumas estratégias disponíveis, descritas a seguir.

Creatinina basal

É definida como o menor valor de creatinina nos 3 meses que antecedem o quadro de disfunção renal.
- Contudo, aceita-se o menor valor disponível no último ano, quando não há creatinina dosada nos últimos 3 meses.
- Na eventual falta de um valor de creatinina dosado no último ano, podemos estimar um valor de creatinina basal a partir da fórmula MDRD (uma das principais fórmulas para estimativa de taxa de filtração glomerular). Basta assumir que o paciente teria de base uma taxa de filtração glomerular (TFG) de 75 mL/min/1,73m^2 e fazer o cálculo reverso (MDRD "reverso") – em outras palavras, partimos da TFG para chegar no valor de creatinina.
- Vale ressaltar que o MDRD 75, como é conhecido, é um artifício idealizado a partir de outra definição clínica de LRA (RIFLE) que antecede a definição da KDIGO.

Metabolismo da creatinina

Infelizmente não possuímos estratégia razoável para contornarmos eventuais influências do metabolismo da creatinina no momento de avaliarmos um quadro de lesão renal aguda. Contudo, devemos conhecer o básico sobre ele para prevermos eventuais situações que podem subestimar ou superestimar a disfunção renal, a fim de construirmos um raciocínio clínico mais acurado.

De forma simplificada, o metabolismo da creatinina passa pela produção de um precursor (creatina) que, por sua vez, depende da metabolização de dois aminoácidos (glicina e arginina). A síntese de creatina ocorre no pâncreas, no fígado e nos rins. As células musculares recebem a creatina como substrato energético, e o produto final do processo de geração de energia é a creatinina, que é então levada através do sangue para os rins onde é filtrada pelo glomérulo (em torno de 90% do total, em condições normais) ou secretada pelos túbulos (em torno de 10% do total), e posteriormente excretada na urina.
- Situações que subestimam a disfunção renal: hepatopatia grave (por menor produção de creatina, e consequentemente de creatinina) e sarcopenia (por menor conversão de creatina em creatinina).
- Situações que superestimam a disfunção renal: altíssima ingesta de proteínas de origem animal (creatina exógena) e uso de medicações que bloqueiam a secreção tubular de creatinina (cimetidina, bactrim, tazocin, dentre outras).

EPIDEMIOLOGIA

A incidência de LRA é bastante variável de acordo com a população e o nível econômico do país analisado. A doença tem prevalência de 1–9% em pacientes hospitalizados e é ainda mais frequente em pacientes em unidades de cuidados intensivos (UTI), chegando a cerca de 15–20% do total de pacientes internados nessas unidades. Nos pacientes em sepse, a prevalência de LRA é maior que 40% na admissão na UTI e maior que 60% durante a estadia em UTI.

A taxa de mortalidade associada à LRA é alta, maior que outras doenças como a síndrome respiratória aguda ou o infarto agudo do miocárdio, sendo em torno de 33% em pacientes hospitalizados e chegando a 50–60% na UTI. Além disso, a LRA prolonga a internação, aumenta os custos e afeta a função renal em longo prazo. Por exemplo, nos pacientes internados que chegam a necessitar de hemodiálise, 5–20% continuarão necessitando de alguma terapia renal de suporte após a alta (hemodiálise, diálise peritoneal, transplante renal). Ademais, esses pacientes estão sob maior risco de complicações em longo prazo, como fraturas ósseas, sangramentos gastrointestinais e eventos cardiovasculares.

ETIOLOGIA E FISIOPATOLOGIA

A LRA pode ser dividida em pré-renal, renal (ou intrínseca) e pós-renal. Em âmbito ambulatorial, a principal causa de LRA é pré-renal, correspondendo a 50-60% dos casos, seguidos por causa renal (30–40%) e, por último, a pós-renal. Já no ambiente hospitalar, a principal causa passa a ser a renal, destacando-se a sepse, seguida pelo etiologia pré-renal, e a menos prevalente também é a lesão pós-renal.

LRA pré-renal

Ocorre secundária a uma isquemia renal isolada ou secundária a redução generalizada da perfusão tecidual. Pode ser causada por:
- Hipovolemia: perdas gastrointestinais (vômitos, diarreia, sangramento), perdas renais (diuréticos), perdas respiratórias ou por lesão de pele.
- Perda de volume circulante efetivo: insuficiência cardíaca, cirrose, sequestro para o terceiro espaço.
- Estenose renal bilateral ou unilateral em rim único.
- Drogas, por menor dilatação da arteríola aferente (isquemia): anti-inflamatórios não esteroidais (AINEs) e inibidores da calcineurina (tacrolimo, ciclosporina).
- Drogas, por menor constrição da arteríola eferente (menor pressão de filtração): inibidores da enzima conversora de angiotensina (IECA) e bloqueadores do receptor de angiotensina II (BRAs).

LRA intrínseca

Ocorre secundária a um dano renal. Tem diversas causas, destacando-se a necrose tubular aguda (NTA), a nefrite intersticial (NIA), doenças vasculares e glomerulopatias.

A NTA pode ocorrer após quadro de LRA pré-renal prolongado, sepse ou uso de drogas com toxicidade tubular direta, como aminoglicosídeos, cisplatina, contraste, pentamidina, foscarnet, tenofovir, imunoglobulinas, manitol, canibiodes sintéticos e HET. A exposição a certos pigmentos endógenos, notadamente a mioglobina e as bilirrubinas, também leva a lesão tubular direta.

Já a NIA é uma lesão renal caracterizada por um infiltrado inflamatório no interstício renal que ocorre por diversos fatores, notadamente após uso de drogas (principalmente AINEs, inibidores de bomba de prótons e antibióticos). Outras causas mais raras, porém esquecidas, de NIA que valem citação são: lúpus eritematoso sistêmico, doença relacionada a IgG4 e doenças inflamatórias intestinais.

LRA pós-renal

Ocorre secundária a obstrução do trato urinário. Vale lembrar que a causa da disfunção renal é o aumento da pressão hidrostática no interior do sistema coletor, que cursa inicialmente com vasodilatação, sucedida por uma vasocontrição importante (instalando-se a fase de necrose tubular aguda). Dessa forma, mesmo obstruções parciais (bilaterais), ou obstruções unilaterais em indivíduos com disfunção renal de base, podem causar lesão renal aguda. Além disso, o fenômeno da diurese por "transbordamento" também não exclui a possibilidade de lesão de etiologia pós-renal.

Quanto a localização, a obstrução pode ser intrínseca como a causada por coágulos (nefropatia por cumarínicos, por exemplo), cálculos e infecções, ou extrínseca como a causada por hiperplasia prostática benigna, fibrose retroperitoneal e infiltração tumoral. Também pode ocorrer nos quadros de bexiga neurogênica (trauma raquimedular, neuropatia diabética, uso de opioides).

DIAGNÓSTICO

O diagnóstico etiológico da lesão renal aguda passa por uma história clínica detalhada, passando por antecedentes pessoais e hábitos de vida, seguida de uma solicitação criteriosa de exames complementares. Vale ressaltar que, muitas vezes, a LRA é de causa multifatorial, podendo estar presente mais de um mecanismo de lesão (pré-renal, renal ou pós-renal). A seguir, algumas dicas práticas para avaliação de cada uma das três possibilidades:

LRA pré-renal
- Avaliar grau de hidratação pelo exame de mucosas é válido, porém pouco sensível para a real detecção de hipovolemia – principalmente em idosos.
- Tendo isso em mente, procure dados na história que possam indicar essa hipótese, como diarreia, vômitos, exposição solar prolongada, baixa ingesta alimentar/hídrica e uso de diuréticos.
- Não esquecer de causas óbvias, como sangramento de grande monta, bem como outras causas de choque circulatório.

LRA renal
- Nefrotóxicos:
  - Em pacientes internados, lembrar dos principais antimicrobianos com potencial nefrotóxico, a saber: polimixina, vancomicina, amicacina e gentamicina, anfotericina B, aciclovir e ganciclovir, piperacilina-tazobactam (controverso).
- Nefrite intersticial aguda:
  - Apresenta diversas etiologias, dentre elas medicações e infecções (Tabela 119.2).
  - Não há um período típico de apresentação após a exposição ao fator causal, podendo se apresentar 3 a 5 dias após, ou até mesmo semanas a meses (a NIA relacionada a rimfapicina, por exemplo, pode se instalar em 24 horas).

TABELA 119.2 Algumas causas de nefrite intersticial aguda

Principais drogas relacionadas	Principais patógenos relacionados
Betalactâmicos, bactrim, rimfampicina, furosemida, ciprofloxacina, alopurinol, IBPs (omeprazol, por exemplo) e claritromicina	*Legionella* spp., *Leptospira* spp., CMV e *Streptococcus* spp.

- A tríade clássica de *rash* cutâneo, febre e eosinofilia é rara, e devemos sempre nos atentar para outros sintomas possíveis, como dor lombar bilateral e hematúria microscópica (podendo ser confundida com nefrolitíase no pronto-socorro).
- Glomerulopatias: serão abordadas no Capítulo 122.

LRA pós-renal

- Tanto homens quanto mulheres podem apresentar obstrução do trato urinário, de diversas causas, as quais devem ser devidamente excluídas com cateterismo vesical ou exame de imagem, por exemplo ultrassonografia à beira do leito (a palpação de bexigoma é pouco sensível para este fim).
- As principais causas de obstrução do trato urinário são: bexiga neurogênica, hiperplasia prostática benigna, câncer de próstata, câncer de reto, câncer de bexiga, câncer de colo uterino, nefrolitíase bilateral, disfunção de assoalho pélvico.

MANEJO DA LRA

Assim que a LRA for diagnosticada deve-se partir em busca da sua causa para tratá-la, já que apenas desse modo a LRA será revertida, enquanto as complicações devem ser avaliadas e manejadas. As principais complicações encontradas são: hipercalemia, hipervolemia, acidose metabólica, hipocalcemia, hiperfosfatemia. Assim, quando encontramos achados diferentes desses, podemos pensar em causas específicas, como no caso de um paciente com LRA e hipocalemia (achado relacionado a lesão tubular na alça de Henle, como a observada nos casos de leptospirose) ou hipercalcemia (relacionada a uma neoplasia ou mieloma múltiplo, ou mesmo a intoxicação por vitamina D).

O divisor de águas no manejo clínico da LRA é a caracterização das chamadas urgências dialíticas, que podem ser facilmente lembradas pelo mnemônico AEIOU:

- **A (acidose metabólica):** usualmente acidose metabólica não relacionada a cetonemia ou hiperlactatemia. Consideramos emergência se Bic < 15 ou pH < 7,15, após outras medidas (como reposição de bicarbonato, 1 a 2 mEq/kg de peso).
- **E (eletrólitos):** K+ > 5,0-5,5 mEq/L com repercussão no ECG ou K+ ≥ 6,5 refratário a medidas clínicas que reduzam o *pool* (diuréticos) ou redistribuam definitivamente (correção de acidose) o K+. Glicoinsulina, β2-agonista e gluconato de cálcio são medidas temporárias.
- **I (intoxicações exógenas):** alguns drogas são dialisáveis como, por exemplo, **lítio, atenolol, metanol, metformina**, ácido valproico, carbamazepina e paracetamol. Os critérios para indicar diálise para cada uma das intoxicações citadas fogem ao escopo deste manual. (As drogas em **negrito** são as que tem maior indicação.)
- **O (*overload*):** sobrecarga de volume, principalmente edema agudo de pulmão ou IC descompensada refratários a diureticoterapia ou com boa resposta, porém com efeitos colaterais importantes dos diuréticos (hiper/hiponatremia, hipocalemia, alcalose metabólica com BIC > 35 mEq/L).
- **U (uremia):** coma, sangramento urêmico (trato gastrointestinal), pericardite/pleurite urêmica, convulsão (crise usualmente do tipo mioclônica – excluir outras causas como sangramento de SNC é prudente).

A hemodiálise de urgência é sempre do tipo intermitente (duração usual de 4 a 6 horas). Usualmente, não utilizamos a diálise peritoneal para este fim. Sempre que pensarmos em caracterizar uma situação como urgência dialítica, sempre devemos ter em mente a refratariedade a outros tratamentos menos invasivos (por exemplo, hipercalemia refratária a furosemida ou hipercalemia em paciente anúrico).

PREVENÇÃO

Sempre que possível, devemos instituir medidas para prevenção da LRA em situações de risco. Em paciente submetidos a quimioterapia com risco da síndrome de lise tumoral, por exemplo, dever ser prescrito alupurinol e feita hidratação venosa.

Outro ponto importante é o manejo das drogas: sempre que possível, evitar drogas nefrotóxicas, corrigir as doses para a função renal e mensurar a nível sérico das drogas, evitando superdosagem, que podem levar a lesão renal.

No caso da necessidade de realização de exames de imagem contrastados devem ser usados contraste hipo ou iso-osmolar, sempre na menor dose possível. Em pacientes portadores de doença renal crônica ou diabéticos deve ser feito um preparo com solução bicarbonatada ou solução fisiológica antes e após o exame. O uso de n-acetilcisteína ainda é controverso.

Além disso, destaca-se também a prevenção de LRA no caso de peritonite bacteriana espontânea por meio do uso de albumina na dose de 1,5 g/kg no primeiro dia e 1,0 g/kg no terceiro dia.

BIBLIOGRAFIA

1. Bellomo R, Ronco C, Kellum JA, et al. Acute renal failure: definition, outcome measures, animal models, fluid therapy and information technology needs: the second international consensus conference of the acute dialysis quality initiative (ADQI) group. Crit Care 2004; 8:R204-212.
2. Joannidis M, Metnitz PG. Epidemiology and natural history of acute renal failure in the ICU. Crit Care Clin 2005; 21(2):239-249.
3. Kellum JA, et al. Kidney Disease: Improving Global Outcomes (KDIGO) Acute Kidney Injury Work Group. KDIGO Clinical Practice Guideline for Acute Kidney Injury. Kidney Inter 2012; 2(Suppl):1-138.
4. Kellum JA, Sileanu FE, Murugan R, Lucko N, Shaw AD, Clermont G. Classifying AKI by urine output versus serum creatinine level. J Am Soc Nephrol 2015; 26(9):2231-2238.
5. Thomas M, Blaine C, Dawnay A, Devonald MA, Ftouh S, Laing C, Latchem S, Lewington A, Milford DV, Ostermann M. The definition of acute kidney injury and its use in practice. Kidney Int 2015; 87:62-73.

120

DOENÇA RENAL CRÔNICA

Carolina Cristina Pellegrino Feres
Igor Gouveia Pietrobom

INTRODUÇÃO

O aumento da prevalência da doença renal crônica, somado ao seu prognóstico reservado, com elevada morbimortalidade e altos gastos para a saúde, tornou seu conhecimento primordial na medicina. O reconhecimento dos fatores de risco para desenvolvimento dessa doença, solicitação de testes para rastreamento, classificação, manejo terapêutico e decisão de quando encaminhar aos cuidados do médico especialista são itens fundamentais para a pratica clínica de um médico generalista.

EPIDEMIOLOGIA

A doença renal crônica (DRC) está cada vez mais prevalente na população mundial, associando-se a uma grande morbimortalidade, com altos índices de internações hospitalares e desfechos negativos, tornando-a um problema de saúde pública mundial.

A prevalência mundial estimada da DRC é de 10%, afetando um em cada cinco homens e uma em cada quatro mulheres entre 65 e 74 anos. Metade da população com 75 anos ou mais sofre com algum grau de perda da função renal. No Brasil, no ano de 2015, 36.000 pacientes iniciaram diálise.

Ainda no Brasil, a principal etiologia da doença renal crônica é a hipertensão arterial sistêmica, responsável por 35% dos casos; seguida de diabetes, responsável por 30% dos casos; das glomerulonefrites, responsáveis por 15%; e da doença renal policística autossômica dominante, representando 4% dos casos. Cerca de 10% dos casos que evoluem para DRC com necessidade de terapia substitutiva renal (TRS) têm diagnóstico etiológico indefinido.

A DRC geralmente tem um curso silencioso, apresentando manifestações clínicas apenas em estágio muito avançado, em que não é incomum o único desfecho possível ser o início de algum tipo de terapia de substituição renal ou transplante. O número de pacientes com doença renal progressiva terminal vem crescendo a cada ano, proporcionando assim um aumento de 11% na prevalência de pacientes com necessidade de TRS de 2010 para 2015. Esse fato pode ser parcialmente explicado pelo envelhecimento da população e maior prevalência de diabetes e hipertensão.

A doença renal crônica tem uma íntima ligação com a doença cardiovascular; inflamação crônica faz com que haja com um aumento na ocorrência de eventos cardiovasculares e, consequentemente uma maior morbimortalidade. A necessidade de hospitalização em renais crônicos é superior à da população geral, e esse número é ainda maior em pacientes com necessidade de terapia de substituição renal, em que os índices de internação hospitalar chegam a 6% ao mês, ou seja, em um total estimado de 111.000 pacientes em diálise no ano de 2015 no Brasil, cerca de 6 mil pacientes foram internados por mês.

A taxa de mortalidade de pacientes em diálise em um ano é de 18,5%, valor este superior ao de muitas outras doenças crônicas. Esse fato pode ser explicado por múltiplos fatores, como o alto risco cardiovascular e principalmente as infecções, já expostos anteriormente. Aproximadamente 20% dos pacientes em vigência de diálise fazem uso de cateteres venosos centrais, portanto estão sujeitos a um importante sítio de infecção.

O transplante renal é a modalidade de tratamento de eleição para os casos de perda renal evolutiva e doença renal em estágio terminal. Atualmente no Brasil existem cerca de 28 mil pessoas em vigência de terapia de substituição renal na fila para realização de transplante.

DIAGNÓSTICO E CLASSIFICAÇÃO

Doença renal crônica é um termo genérico que engloba uma grande variedade de patologias que acometem sua estrutura e a função renal, levando a uma perda da capacidade de filtração glomerular.

A identificação de pacientes com potencial risco de ter doença renal crônica é a medida inicial mais importante para a realização do diagnóstico precoce e posterior acompanhamento daqueles com predisposição a um curso mais rápido e agressivo da doença.

A definição de doença renal crônica é baseada na presença de lesão parenquimatosa renal, dimensionada com a dosagem quantitativa de albumina na urina (albuminúria), e na diminuição da função renal, representada por uma queda da taxa de filtração glomerular (TFG). Portanto, podemos definir doença renal crônica como qualquer indivíduo que apresente, por um período superior a três meses consecutivos, TFG menor que 60 mL/min/1,73 m² ou presença de marcador de dano renal parenquimatoso.

São considerados marcadores de dano renal parenquimatoso:
- Albuminúria > 30 mg/24 horas ou relação albuminúria-creatininúria (RAC) > 30 mg/g;
- Hematúria de origem glomerular, definida pela presença de cilindros hemáticos ou dismorfismo eritrocitário no exame de urina;
- Alterações eletrolíticas ou outras anormalidades tubulares (síndromes tubulares renais – ATR, DIN, Fanconi, por exemplo);
- Alterações estruturais documentadas pela biópsia renal (histopatológico);
- Alterações documentadas por exames de imagem;
- Transplante renal.

O estadiamento da doença renal crônica (Tabela 120.1) é feito pela classificação da taxa de filtração glomerular estimada e pela dosagem quantitativa de albumina na urina. Essa classificação é fundamental para avaliação prognóstica do doente, direcionando a investigação diagnóstica e implementação de metas terapêuticas, assunto que será abordado posteriormente neste capítulo.

A classificação da doença é importante para a determinação do momento correto de encaminhar o paciente ao especialista. Pacientes com DRC estadiados como classe IV ou V, ou que tiverem a relação de proteinúria sobre creatinúria maior que 1 g, ou que apresentarem uma queda da TFG de 30% após a introdução de inibidores da enzima conversora de angiotensina, e ainda, pacientes em estadio IIIb com relação proteinúria sobre creatinúria acima de 300 mg, devem obrigatoriamente ser encaminhados aos cuidados de um nefrologista.

O cálculo da taxa de filtração glomerular é uma medida difícil de ser realizada com precisão, porém pode ser estimada pela quantificação da creatinina sérica. Recomenda-se duas formulas para estimar a taxa de filtração glomerular: MDRD simplificado ou CKD-EPI. A MDRD utiliza como variáveis a creatinina sérica, idade, sexo e raça; ela não é recomendada para avaliação em indivíduos com TFG estimada acima de 60 mL/min/1,73 m². A CKD-EPI utiliza-se das mesmas variáveis, porém apresenta uma acurácia melhor que a MDRD, principalmente para pacientes com TFG maior que 60 mL/min/1,73 m². A fórmula de Cockcroft-Gault não é recomendada, porque necessita da correção para a superfície corpórea e apresenta vieses na correlação com a TFG.

A dosagem de cistatina C é um marcador mais preciso que a creatinina sérica para avaliação da TFG, e também para a predição de mortalidade e risco cardiovascular; no entanto, seu alto custo e indisponibilidade na maioria dos serviços de saúde culminam com seu restrito uso na prática clínica. É recomendada a solicitação no paciente adulto, com TFG 45–59 (que seria classificado como DRC IIIa) mas que não apresenta marcadores de lesão renal parenquimatosa. Desse modo pode-se utilizar a fórmula de CKD-EPI creatinina-cistatina para melhor elucidação do diagnóstico (≥ 60 exclui DRC e < 60 confirma o diagnóstico).

A abordagem diagnóstica após cálculo da TFG, dosagem de albuminúria e de sumário de urina pode se estender conforme a avaliação minuciosa da anamnese de cada paciente. A realização de um exame de imagem obrigatoriamente deve ser solicitada se houver história familiar de doença renal crônica, infecções do trato urinário de repetição, doenças urológicas associadas ou quando a etiologia da DRC for incerta. O ultrassom de rins e vias urinárias é um método não invasivo, de baixo custo e, quando disponível pode ser

TABELA 120.1 Estágios de taxa de filtração glomerular e albuminúria

Estágio de TFG (mL/min/1,73 m²)			Albuminúria (mg/g)			
			A1	A2	A3	
			< 10	10 a 29	30 a 299	300 a 1.999	> 2.000
G1	Normal	> 90					
G2	Leve	60–89					
G3a	Moderada a grave	45–59					
G3b	Moderada a muito grave	30–44					
G4	Grave	15–29					
G5	Falência renal	< 15					

Fonte: Adaptado do Kdigo 2013
As cores da tabela representam o risco relativo, conforme o estadiamento da doença, dos indivíduos evoluírem para o óbito por qualquer causa, óbito por evento cardiovascular, evolução para diálise ou transplante e lesão renal agudo com o decorrer da doença.

solicitado com o objetivo de analisar a anatomia renal, ou seja, dimensões, presença de cálculos, cistos e relação corticomedular. Caso julgue necessário, o estudo tomográfico renal pode ser realizado em um segundo tempo.

A biópsia renal é indicada para casos selecionados em que, após toda a investigação não invasiva, não foi possível chegar a uma hipótese diagnóstica plausível para a etiologia da lesão renal. A indicação de biópsia está reservada aos médicos especialistas e será avaliada em capítulo específico desse livro. A avaliação da capacidade renal de concentração urinária por meio da dosagem de íons urinários e pH pode ser solicitada pelo médico especialista se julgar necessário.

TRATAMENTO

A doença renal crônica costuma ter um curso silencioso, pobre em sinais e sintomas, tornando a triagem diagnóstica essencial para o diagnóstico precoce e prognóstico, para isso identificar grupos de risco é fundamental. Indivíduos hipertensos, diabéticos, idosos, obesos, tabagistas, em uso de drogas nefrotóxicas e com história familiar de DRC devem ser avaliados periodicamente, uma vez que são os pacientes mais envolvidos com a etiologia de lesão renal crônica. É possível inferir que a principal medida preventiva é o controle dos fatores de risco modificáveis já expostos acima.

Identificados o grupo de risco ou feito o diagnóstico de doença renal crônica, o segundo passo a ser seguido é a avaliação de preditores de progressão de doença, ou seja, identificar os indivíduos que têm maior chance de evoluir com desfechos negativos. Além da classificação da DRC conforme a albuminúria e a TFG, fatores como o controle pressórico e glicêmico, o tabagismo e o uso de medicamentos nefrotóxicos também são preditores de progressão de doença, devendo ser monitorados continuamente pelo médico. O tratamento e acompanhamento adequado da DRC pode prevenir ou diminuir a progressão da doença, reduzir o risco cardiovascular, reduzir a mortalidade e melhorar a qualidade de vida dos pacientes.

A classificação do estágio da DRC, somada aos fatores de progressão, podem estabelecer de uma maneira hierárquica como deve ser feito o acompanhamento e o tratamento desses pacientes. A Tabela 121.1 representa, por meio da divisão em escala de cinza, o risco de progressão de acordo com o estágio da doença: indivíduos que se encaixam na cor preta da tabela têm um risco maior de evolução para terapia dialítica, maior mortalidade geral, maior risco cardiovascular e necessidade de transplante e, por isso, devem ser monitorados quanto à TFG mensalmente. A cor cinza mais clara e mais à esquerda da tabela representa doença renal estável, para a qual um controle anual da TFG em caso de presença de fatores de risco é suficiente. Os tons de cinza intermediários representam pacientes de risco moderado, necessitando de controle da TFG de duas a três vezes no ano. A cor cinza mais escura representa pacientes de alto risco, em que a avaliação da função renal deve ser feita a cada três meses. Uma abordagem mais específica de cada item da prescrição dos doentes renais crônicos será detalhada a seguir.

MUDANÇA DE ESTILO DE VIDA

Todos os pacientes devem ser orientados a cessar tabagismo, o qual é sabidamente um fator independente de aumento da mortalidade cardiovascular. Estimular a prática de atividade física de moderada a alta intensidade, compatível com a saúde cardiovascular, ao menos 30 minutos cinco vezes na semana é recomendada.

DIETA

Redução no consumo de sódio objetivando uma dosagem de 2 g por dia, equivalente a 5 g de cloreto de sódio. O aumento da absorção de sódio leva ao descontrole pressórico por aumento do tônus vascular e ativação do sistema renina-angiotensina-aldosterona. Essa recomendação deve ser seguida por todos os portadores de doença renal crônica, independente do estadiamento.

A restrição do consumo proteico diário é uma medida mais controversa, sem grandes alterações no desfecho clínico do doente renal crônico. Atualmente, a recomendação do Ministério da Saúde é de restringir o consumo de proteínas para 0,8 g/kg/dia em adultos a partir do estadiamento IV ou na presença de diabetes *mellitus* associado, porém uma ingesta proteica acima de 1,3 g/kg/dia não é recomendada para nenhum paciente com DRC.

VACINAÇÃO

A diminuição da taxa de filtração glomerular está associada com a redução da taxa de soro conversão, logo a vacinação precoce torna-se uma necessidade para esses pacientes

A imunização para hepatite B é recomendada e a conversão sorológica deve ser documentada. A dose influenza deve ser aplicada anualmente e a pneumocócica polivalente aplicada a cada 5 anos. A vacinação deve seguir o calendário vacinal do Programa Nacional de Imunização e do Ministério da Saúde.

NEFROTOXICIDADE

O uso indiscriminado de agentes nefrotóxicos, sobretudo sem prescrição médica, é uma realidade observada no ambiente ambulatorial. É dever do médico sempre orientar quanto ao risco de uso de alguns medicamentos, principalmente dos anti-inflamatórios não esteroidais. Evitar o uso de contraste iodado de maneira indiscriminada é outra recomendação importante para todos os portadores de doença renal e, quando imprescindível, sugere-se administrar solução salina ou bicarbonatada antes da realização do exame, e solicitar nova dosagem de creatinina de 48–96 horas após a administração do contraste. A correção da dosagem dos medicamentos de acordo com a taxa de filtração glomerular também é de extrema importância para evitar nefrotoxicidade, e deve ser uma preocupação entre médicos generalistas.

HIPERTENSÃO E CONTROLE GLICÊMICO

Os doentes renais crônicos devem ter um controle mais rigoroso da pressão arterial e índice glicêmico quando comparados à população geral. Pacientes hipertenso com DRC devem ter o alvo de pressão arterial abaixo de 140×90 mmHg e, se diabéticos, esse alvo cai para 130×80 mmHg.

O descontrole glicêmico desencadeia uma reação inflamatória renal e a ativação do sistema renina angiotensina, perpetuando um processo de lesão e reparo renal, o qual é agravado na presença de hipertensão arterial. Pacientes portadores de diabetes *mellitus* com doença renal crônica devem objetivar uma hemoglobina glicada abaixo de 7%.

ESTATINAS

O uso de estatinas como profilaxia secundária de doença arterial coronária é bem validado e está indicado para todos os pacientes com DRC. O uso de estatinas para profilaxia primária de eventos da doença arterial coronariana ainda é controverso, porém estudos apontam que a introdução de estatinas nas fases iniciais da doença renal, guiada pelo cálculo do risco cardiovascular, traz mais benefícios que o início da terapia em fase tardia.

ANTI-HIPERTENSIVOS

O uso de IECA ou BRA está bem estabelecido em pacientes com a relação albuminúria-creatinúria (RAC) acima de 30. Seu efeito renoprotetor é decorrente da vasodilatação da arteríola eferente e consequente queda da pressão intraglomerular, levando a uma diminuição da excreção proteica e da esclerose glomerular. Os pacientes em uso dessas classes de anti-hipertensivos devem ser monitorados quanto a hipotensão, hipercalemia e TFG. Quedas superiores a 30% da TFG devem levar a imediata suspensão desse medicamento e a pesquisa de estenose de artéria renal.

A maioria dos pacientes com DRC deve ser tratada com um diurético. Os tiazídicos podem ser usados nos estágios de 1 a 3, enquanto os diuréticos de alça, em todos os estágios de DRC, são indicados quando a TFG for menor que 30 mL/min/1,73 m^2. Os diuréticos poupadores de potássio devem ser evitados nos estágios 4 e 5 e em pacientes recebendo terapêutica conjunta com IECA ou BRA. Pacientes em uso de diuréticos devem ser monitorados para desidratação, hipocalemia e outras alterações eletrolíticas.

ANEMIA

Anemia é definida como a dosagem de hemoglobina menor do que 13 mg/dL no sexo masculino e menor do que 12 mg/dL para o sexo feminino. A anemia da doença renal crônica é encontrada em estágios mais avançados da doença e é de etiologia multifatorial. Primeiramente a produção renal de eritropoietina, hormônio que estimula a proliferação da série vermelha do sangue, está diminuída. O estresse oxidativo e a inflamação crônica aumentam a produção de hepcidina, diminuindo a absorção de ferro no trato gastrointestinal, consequentemente diminuindo os estoques de ferro no organismo.

Pacientes identificados com anemia devem ter seus níveis de ferro, ferritina e saturação de transferrina medidos, se houver dosagem de ferritina sérica abaixo de 100 ng/mL ou saturação de transferrina abaixo de 20% a reposição com sulfato ferroso deverá ser iniciada.

O uso de eritropoietina está recomendado para pacientes com TFG menor que 60 mL/kg/1,73 m^2, com hemoglobina sérica menos que 10 mg/dL e reservas de ferro adequadas. A dose varia de acordo com a fase de tratamento que o paciente se encontra, em tratamento conservador ou dialítico, e a via de aplicação preferencial é subcutânea; o tratamento deve ser mantido de maneira contínua visando um alvo de hemoglobina de 11 mg/dL. A aplicação da eritropoietina diminuiu drasticamente a necessidade de transfusão em renais crônicos, diminuindo assim a morbimortalidade desses doentes.

DISTÚRBIOS DO METABOLISMO ÓSSEO E MINERAL

Distúrbios no metabolismo do cálcio, fósforo, calcitriol, paratormônio (PTH) e vitamina D ocorrem nos pacientes portadores de DRC em estágios mais avançados, formando uma entidade clínica chamada de distúrbio mineral e ósseo da doença renal crônica (DMO-DRC).

O metabolismo ósseo envolve cálcio, fósforo, vitamina D, PTH e são dependentes da atividade renal, logo devem ser dosados periodicamente em todos os indivíduos com TFG abaixo de 60 mL/min/1,73 m^2. Os rins reabsorvem cálcio, excretam potássio e ativam a

TABELA 120.2 Valores recomendados de fósforo e de PTH, conforme estágio de DRC

DRC	Fósforo (mg/dL)	PTH (pg/mL)
3	3,0–4,6	35–70
4	3,0–4,6	70–110
5	3,5–5,5	150–300

produção de vitamina D que, por sua vez é estimulada pela secreção de PTH. A secreção de PTH é estimulada pelo fósforo sérico e contrarregulada pelo cálcio e vitamina D séricas; logo quanto menor o nível sérico de cálcio e vitamina D, maior será a produção de PTH. Com a diminuição da massa renal decorrente da DRC há diminuição da produção de vitamina D, um aumento do fósforo sérico e uma diminuição do cálcio, levando a um hiperparatireoidismo secundário. Dentre as consequências da hiperfosfatemia citam-se hiperparatireoidismo secundário, calcificações metastáticas, osteíte fibrosa cística e a sua própria contribuição para a progressão da insuficiência renal, o risco cardiovascular como morte súbita e a ocorrência de arritmias cardíacas.

Tendo em vista todas as complicações citadas acima, é recomendada a dosagem desses marcadores periodicamente e indicada a correção da hiperfosfatemia e da deficiência de vitamina D, por meio da dieta e uso de quelantes de fósforo, visando evitar o hiperparatireoidismo secundário e suas complicações. Na Tabela 120.2 encontram-se os valores esperados de fósforo e PTH ajustados para a TFG.

Os medicamentos que contêm cálcio, como o carbonato de cálcio, são os de primeira escolha pois quelam o fósforo na luz intestinal, diminuindo sua absorção no tubo digestivo. O cloridrato de sevelamer é um polímero quelante de fósforo que não contém cálcio nem alumínio e vem sendo proposto como uma alternativa para o controle da hiperfosfatemia em pacientes com IRC em estágios avançados. A deficiência de vitamina D deve ser igualmente corrigida.

ACIDOSE

A acidose da doença renal crônica está associada ao intenso catabolismo proteico, inflamação crônica, progressão de doença e aumento da mortalidade. É recomendada a administração de bicarbonato oral para os pacientes com nível sérico de bicarbonato inferior a 22 mmol/L.

TERAPIA DE SUBSTITUIÇÃO RENAL

A terapia de substituição renal está indicada para pacientes com TFG inferior a 10 mL/min/1,73 m² ou se diabético com idade inferior a 18 anos com TFG inferior a 15 mL/min/1,73 m². Essa indicação é devida à maior ocorrência de sinais de falência renal como a hipervolemia, distúrbios hidroeletrolíticos, acidemia, sonolência, náuseas e outras alterações que geralmente ocorrem quando a TFG é mínima. Atualmente, na presença de doador de rim vivo e compatível, o transplante renal está indicado se TFG menor que 20 mL/min/1,73 m².

A condição clínica do doente, as alterações laboratoriais e o esclarecimento sobre possibilidades terapêuticas, seus risco e benefícios, são fundamentais no momento da decisão da introdução de qualquer tipo de terapia de substituição renal. O paciente deve participar da escolha do modo terapêutico a ser instituído, mesmo que a opção seja manter o tratamento conservador. A abordagem multiprofissional é fundamental para adesão ao tratamento, manejo das complicações e aderência as exigências necessárias de cada opção.

O tratamento conservador é uma modalidade terapêutica plausível para os pacientes que não têm condições clínicas de dialisar; ou, após o esclarecimento sobre riscos e benefícios de todas as outras opções, em um paciente com nível cognitivo adequado, que opte por fazer manejo sintomático sem instituir uma TRS.

O tratamento dialítico engloba a hemodiálise e a diálise peritoneal, sendo hemodiálise a forma terapêutica mais prevalente. De acordo com o censo da Sociedade Brasileira de Hemodiálise do ano de 2015, 90% dos pacientes realizam hemodiálise e 10% realizam a diálise peritoneal. O conceito de diálise envolve, resumidamente, a troca de solutos por uma membrana semipermeável, visando o equilíbrio hidroeletrolítico entre a solução programada e o sangue do paciente.

A hemodiálise necessita de uma via de acesso venoso, que pode ser permanente ou temporário. O acesso definitivo é o de escolha para pacientes renais crônicos, visto que ele permite fluxo adequado para diálise prescrita com menor índice de complicações e fístula arteriovenosa (FAV), sendo o acesso venoso mais adequado. Contudo, muitas vezes não há tempo hábil para a maturação da fístula antes de se iniciar a hemodiálise, sendo necessário um acesso venoso central, de curta ou longa permanência. O sítio a ser escolhido deve considerar a anatomia do paciente e, sobretudo, o risco de complicações, sendo a infecção de corrente sanguínea a mais frequente e com maior morbimortalidade; logo, deve-se pensar no cateter de curta permanência como uma medida temporária. O manejo do cateter, curativo e hábitos de higiene devem ser cuidadosamente explicados ao paciente. A hemodiálise pode ser realizada três vezes na semana ou diariamente, a depender do método utilizado.

A diálise peritoneal exige um bom suporte social e capacidade cognitiva do doente, uma vez que ela costuma ser realizada pelo próprio doente ou familiar com auxílio de um ciclador, somada ou não a drenagem manual. O paciente deve ser instruído cuidadosamente e ter acompanhamento ambulatorial adequado.

Após o início do tratamento dialítico, em um prazo de 90 dias, o serviço de diálise tem a responsabilidade de apresentar ao paciente apto ou ao seu representante legal, a opção de inscrição na Central de Notificação, Captação e Distribuição de Órgãos (CNCDO) local ou de referência. Existem duas modalidades de transplante: de doador vivo e de doador falecido. Pode-se considerar o transplante preemptivo, que é aquele realizado antes do paciente iniciar TRS.

O transplante de doador vivo pode ser realizado entre parentes de até quarto grau e cônjuges, sendo os doadores extensamente avaliados clinicamente e laboratorialmente, visando o menor número de complicações tanto para o doador quanto para o receptor. Doadores vivos não aparentados necessitam de liberação judicial.

A alocação dos órgãos de doador falecido é regulamentada, sendo o rim distribuído de acordo com a melhor compatibilidade com *human leucocyte antigen* (HLA). A sobrevida entre essas duas modalidades de transplante é muito semelhante.

PROGNÓSTICO

O prognóstico dos pacientes com DRC é multifatorial e está relacionado ao estadiamento inicial, portanto na taxa de filtração glomerular estimada e na dosagem de albúminuria. A mortalidade dos doentes renais crônicos é superior à da população geral, sendo a etiologia cardiovascular a principal causa de morbimortalidade.

A identificação de fatores de risco, o rastreio adequado, seguimento médico periódico e controle dos demais agravantes da função renal são fundamentais para evitar a evolução da doença renal crônica. O momento de encaminhar ao médico especialista é outra medida importante e muito útil para a introdução de tratamentos adjuvantes que melhoram a qualidade de vida do doente e prognóstico.

O transplante renal é a terapia mais custoefetiva, sendo a sobrevida em 1 ano de um após transplante de doador falecido de 90% e, após 10 anos, de 40%. A taxa de mortalidade anual de pacientes em diálise é de 18,5%, atingindo um número próximo de 20 mil pessoas ao ano. A taxa de internação desses doentes é de 6% ao mês, ou seja, há um grande uso de recursos públicos e gastos em saúde com pacientes em tratamento dialítico.

BIBLIOGRAFIA

1. Hill NR, et al. Global prevalence of chronic kidney disease – a systematic review and meta-analysis. PLoS ONE; 2016 11, e0158765.
2. Kidney Disease: Improving Global Outcomes (KDIGO), CKD Work Group. KDIGO 2012 clinical practice guideline for the evaluation and management of chronic kidney disease. Kidney Int Suppl 2013; 3:1-150.
3. Levey AS, Coresh J. Chronic kidney disease. Lancet 2012; 379:165-180.
4. Weisbord SD, Gallagher M, Jneid H, et al., on behalf of the PRESERVE Trial Group. Outcomes After Angiography With Sodium Bicarbonate and Acetylcysteine. N Engl J Med 2018; 378:603-614.
5. Zoccali C, et al. The systemic nature of CKD. Nat Rev Nephrol 2017; 13:344-358.

TERAPIA RENAL SUBSTITUTIVA

Klaus Nunes Ficher
Lucas Ferreira Theotonio dos Santos
Paulo Ricardo Gessolo Lins
Igor Gouveia Pietrobom

INTRODUÇÃO

Terapia renal substitutiva é um termo amplamente utilizado para compreender diferentes modalidades de tratamento quando a função renal residual não é capaz de suprir as necessidades fisiológicas do organismo, em situações relacionadas a patologias crônicas ou agudas – isto é, doença renal crônica em estágio terminal ou lesão renal aguda e intoxicações – e engloba as diferentes modalidades de hemodiálise/hemofiltração, diálise peritoneal, transplante renal e tratamento de suporte renal (cuidados paliativos ao paciente com disfunção renal). Neste manual, abordaremos as terapias relacionadas ao tratamento dialítico da lesão renal aguda.

INDICAÇÕES DE TERAPIA RENAL SUBSTITUTIVA

A diretriz do KDIGO de lesão renal aguda sugere que a terapia renal substitutiva deva ser iniciada emergencialmente quando mudanças ameaçadoras à vida no balanço hídrico, eletrolítico e ácido-base existirem. A TRS pode ser considerada a partir do estágio 2 ou 3 da classificação de KDIGO de estadiamento da lesão renal aguda.[1]
- Compreendem indicações clássicas ou convencionais da terapia renal substitutiva – condições ameaçadoras à vida:
- Hipercalemia grave e refratária ao tratamento clínico (K+ > 6,5 mEq/L);
- Acidose metabólica grave e refratária ao tratamento clínico (pH < 7,1 e/ou bicarbonato < 10 mmol/L);
- Hipervolemia grave e refratária (especialmente edema pulmonar não responsivo a diureticoterapia);
- Complicações clínicas da uremia (encefalopatia, neuropatia, pericardite, disfunção plaquetária da uremia com sangramento ativo).

Em algumas situações o médico tem dificuldade em estimar a probabilidade de recuperação ou progressão da lesão renal aguda, de modo que a decisão de início da TRS pode ser complicada. Em pacientes com lesão renal aguda KDIGO 1, o teste de estresse de furosemida (1 mg/kg em bólus ou 1,5 mg/kg em pacientes que utilizaram diuréticos) é capaz de predizer progressão para lesão renal aguda KDIGO 3 e necessidade de TRS quando o débito urinário é menor que 200 mL em 2 horas com acurácia superior ao uso de biomarcadores séricos ou urinários.

Indicações não clássicas de terapia renal substitutiva – não emergenciais e de suporte renal ao paciente crítico incluem:

- Anúria ou oligúria grave (< 200 mL em 12 horas) e necessidade de controle de volume – o balanço hídrico positivo acumulado está associado a pior evolução do paciente em UTI – aumento de mortalidade, disfunção orgânica, tempo de ventilação mecânica, tempo de internação em UTI, dentre outros.
- Nutrição – permite ao paciente com LRA, especialmente a forma oligúrica, o aporte necessário de nutrientes com menor preocupação à sobrecarga de líquidos.
- Drogas – permite o aporte das drogas que forem necessárias com menor preocupação sobre o acúmulo de fluidos relacionado à diluição dessas medicações.
- Controle ácido-base fino – controlar a acidose respiratória secundária a hipercapnia permissiva que algumas vezes é necessária na SDRA, por exemplo.
- Modulação de solutos – controle de compostos azotêmicos em pacientes hipercatabólicos ou quando há desbalanço metabólico progressivo e esperado como, por exemplo, na síndrome de lise tumoral.
- Disnatremias graves e refratárias às medidas clínicas.
- Intoxicação grave por droga dialisável – lítio, salicilatos, metanol, etilenoglicol, barbitúricos, teofilina, dabigatrana, dentre outros.

CONTRAINDICAÇÕES

- Diretivas antecipadas indicando que o paciente ou seu responsável legal não desejam terapia renal substitutiva.
- Impossibilidade de se estabelecer um acesso vascular ou peritoneal para diálise.
- Ausência de infraestrutura mínima e pessoal treinado para a execução do procedimento – solicitar transferência imediata à unidade capaz de prover esses recursos.

MOMENTO (*TIMING*)

O momento inicial indicado para início de TRS persiste em aberto na literatura. Já foi sugerido que o início precoce de diálise em pacientes com sepse grave e choque séptico fosse associado com melhores desfechos por um benefício teórico no aumento do *clearance* de citocinas, fato esse que não foi confirmado em outros trabalhos. Dois grandes estudos clínicos foram publicados com resultados controversos sobre o momento de início de TRS, não havendo benefício claro em diálise precoce de rotina na UTI.[3-5] Em situações específicas, como em pacientes com leptospirose – síndrome de Weil, o início precoce de hemodiálise está associado à redução da mortalidade.[6] Até o momento, a escolha do momento ideal para o início de TRS deve ser individualizada.

ACESSO VASCULAR

O acesso vascular é um determinante importante da qualidade da TRS em lesão renal aguda. Inicialmente, o cateter de escolha é um cateter venoso duplo-lúmen de curta permanência (não tunelizado) que deve ter diâmetro de aproximadamente 1/3 do sítio venoso de escolha. Quando houver estimativa que a duração da lesão renal aguda com necessidade de TRS se prolongue além de 14 dias e em casos específicos, alguns autores sugerem que se considere um cateter venoso duplo-lúmen de longa permanência (tunelizado). Quando o paciente já possuir acesso vascular definitivo para diálise, este deve ser utilizado. Recomenda-se que a instalação do acesso provisório para hemodiálise seja realizada com punção guiada por ultrassonografia para reduzir número de complicações mecânicas.

A veia preferencial a ser utilizada é a jugular interna direita pela sua facilidade de punção, melhor performance e melhor meia-vida do filtro de diálise. A segunda de escolha de sítio são as veias femorais, seguido da veia jugular interna esquerda. Considerando-se que a lesão renal aguda é um fator de risco para doença renal em estágio terminal, há que se considerar que o paciente é um doente renal crônico em potencial; a canulação da veia subclávia está associada a estenose e trombose venosa, impossibilitando todo um membro superior para a confecção de um acesso vascular definitivo de melhor qualidade posteriormente (fístulas e próteses).

MODALIDADE

A escolha da modalidade de diálise deve ser individualizada à necessidade do paciente. Na Figura 121.1 estão as modalidades disponíveis utilizadas na prática clínica e a seguir um detalhamento sobre as técnicas.

- Ultrafiltração: é o processo pelo qual a água plasmática é forçada através de uma membrana semipermeável por uma pressão hidrostática do sangue para o dialisato.
- Hemodiálise: engloba o processo físico de difusão na qual o *clearance* de solutos ocorre por diferença de concentração do sangue para o dialisato através de uma membrana semipermeável. O gradiente de concentração é mantido e maximizado, pois o fluxo do dialisato é mantido em contracorrente com o fluxo de sangue através da membrana.
- Hemofiltração: é conduzido pelo processo físico de convecção, no qual ocorre passagem de água e solutos por "arraste" por uma membrana semipermeável por meio de um gradiente de pressão transmembrana.
- Hemodiafiltração: combina os processos de difusão e convecção.
- Diálise peritoneal: é infundida uma solução hipertônica, habitualmente contendo glicose, que, em contato com a membrana peritoneal (membrana de diálise endógena), permite a difusão de solutos e a ultrafiltração de líquido por meio de um gradiente osmótico.
- Fluido de reposição: fluido utilizado nas técnicas convectivas para reposição do excesso de perdas hídricas e eletrolíticas no método e que pode ser realizado antes do filtro (menor efetividade do método e menos coagulação do filtro), após o filtro (maior efetividade do método e maior coagulação do filtro) ou mista (pré e pós-filtro). Há diversos fluidos comerciais, que, em geral, têm composição próxima à dos eletrólitos plasmáticos.
- Dialisato: fluido em contracorrente ao sangue nos métodos difusivos, com concentração de substâncias distintas do plasma para garantir o processo de difusão (gradiente de concentração).
- Efluente: reunião de líquido, eletrólitos e solutos que pode conter o dialisato e/ou o ultrafiltrado e fluido convectivo que é desprezado.

A escolha entre modalidades contínuas e intermitentes deve ser ponderada caso a caso. As modalidades intermitentes habitualmente têm maior eficiência de diálise por unidade de tempo, com fluxos de sangue e dialisato mais altos, além de tempo em geral inferior a

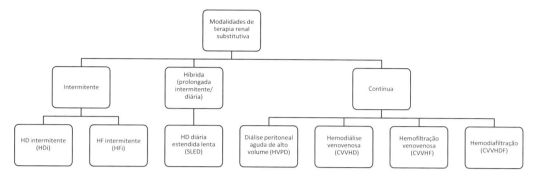

FIGURA 121.1 Modalidades de terapia renal substitutiva.
HD: hemodiálise; HF: hemofiltração; HDF: hemodiafiltração; CVV: venovenosa contínua.

6–8 horas. Essa modalidade é relacionada com menor custo e maior e mais rápida saída de solutos do sangue. Em pacientes com condições ameaçadoras à vida, tais como hipercalemia grave e refratária, hipervolemia grave e refratária e intoxicações graves por drogas/toxinas dialisáveis a alta eficiência da terapia intermitente, ao menos na primeira sessão ou nas primeiras horas de terapia renal substitutiva pode ser a melhor opção.

Alguns ensaios clínicos randomizados e metanálises não demonstraram benefício de sobrevida das terapias contínuas sobre as intermitentes. O KDIGO sugere que sejam utilizadas como terapias complementares no paciente com lesão renal aguda, podendo ocorrer mudança da utilização de uma modalidade em detrimento a outra no seguimento do mesmo paciente. Em pacientes com instabilidade hemodinâmica, pacientes com risco de hipertensão intracraniana (HIC) e pacientes com insuficiência hepática fulminante e encefalopatia hepática progressiva, sugere-se o uso de terapias contínuas pelo menor potencial de exacerbar essas condições. Quando há grande acúmulo de fluido, a terapia contínua é capaz de retirar maior quantidade de volume em 24 horas com menor taxa de ultrafiltração por unidade de tempo (volume de retirada de líquido/hora de diálise) e menor potencial de instabilidade hemodinâmica.

A terapia híbrida ou prolongada intermitente apresenta benefícios em comum às duas terapias, utilizando o equipamento comumente utilizado para as terapias intermitentes e, portanto, de menor custo. Uma metanálise recente, com dados de estudos observacionais observou menor mortalidade com terapia híbrida quando comparada a terapias contínuas.[7]

A diálise peritoneal é pouco utilizada na prática clínica no contexto de lesão renal aguda. Um grupo de pesquisadores brasileiros comparou uma modalidade de diálise peritoneal de alto volume (HVPD) com 18–22 trocas por dia, volume de troca de cerca de 2 litros e volume diário de troca de 36–44 L, além de tempo médio de permanência do líquido na cavidade peritoneal de 35–50 minutos utilizando cicladora. Os pacientes que foram submetidos a esse método apresentaram sobrevida e tempo para recuperação da função renal semelhantes aos pacientes que realizaram HD intermitente diária, com quantidade semelhante de pacientes com instabilidade hemodinâmica (60%) provando que essa é uma opção de terapia que pode ser considerada nessa população.[8]

DOSE DE DIÁLISE

A dose de diálise é tema de controvérsia na literatura. Sugere-se que terapias intermitentes mantenham Kt/V por sessão ≥ 1,2 e as terapias contínuas com taxa de efluente de pelo menos 20–25 mL/kg/h, com necessidade de prescrição de dose 5–10 mL/kg/h superior à dose-alvo devido a redução do tempo de diálise para procedimentos, transporte do paciente e intercorrências.

DESCONTINUAÇÃO DA TERAPIA RENAL SUBSTITUTIVA

O momento ideal de descontinuar a terapia renal substitutiva é quando ocorrer recuperação suficiente da função renal para manter a homeostase. Apesar disso, não é tão simples avaliar a recuperação da função renal em um paciente em diálise. Os dados da literatura são escassos e o que rege a prática clínica é a recuperação do débito urinário. O retorno do débito urinário em volume superior a 400–500 mL em 24 horas é um dos primeiros sinais de recuperação e, geralmente, precede a recuperação da função tubular (controle eletrolítico e ácido-base) em alguns dias. Em pacientes em terapia renal substitutiva intermitente a manutenção ou a queda da concentração de creatinina sérica pode sinalizar para a recuperação da função renal enquanto pacientes em terapias contínuas essa avaliação prova-se ainda mais difícil.

ANTICOAGULAÇÃO

Durante os procedimentos de hemodepuração é necessária a manutenção da patência do circuito e da membrana para uma terapia efetiva. Desse modo a anticoagulação do sistema pode ser realizada de dois modos básicos: anticoagulação regional e anticoagulação sistêmica. A diretriz do KDIGO sugere o uso de anticoagulação regional com citrato durante as terapias contínuas e o uso de heparina não fracionada ou heparina de baixo peso molecular com as técnicas intermitentes, nos pacientes sem risco de sangramento ou coagulopatia. O uso de anticoagulação regional com citrato diminui o risco de sangramento, entretanto alguns pacientes, em especial os hepatopatas com choque séptico, podem evoluir com intoxicação com citrato (alcalose metabólica, hipocalcemia com relação cálcio total sobre cálcio iônico superior a 2,5 e hipernatremia).

REFERÊNCIAS BIBLIOGRÁFICAS

1. John a Kellum et al. Kidney Disease: Improving Global Outcomes (KDIGO) Acute Kidney Injury Work Group. KDIGO Clinical Practice Guideline for Acute Kidney Injury. Kidney inter., Suppl. 2012;2:1-138.
2. Jay L. Koyner et al. Furosemide Stress Test and Biomarkers for the Prediction of AKI Severity. J Am Soc Nephrol 26: , 2015. doi: 10.1681/ ASN.2014060535
3. Ronco et al. Renal replacement therapy in acute kidney injury: controversy and consensus. Critical Care (2015) 19:146 - DOI 10.1186/s13054-015 0850-8.
4. Zarbock A, Kellum JA, Schmidt C, et al. Effect of Early vs Delayed Initiation of Renal Replacement Therapy on Mortality in Critically Ill Patients With Acute Kidney Injury: The ELAIN Randomized Clinical Trial. JAMA. 2016;315(20):2190-99. doi:10.1001/jama.2016.5828.
5. Gaudry S, Hajage D, Schortgen F, et al. The AKIKI Study Group. Initiation Strategies for Renal-Replacement Therapy in the Intensive Care Unit. N Engl J Med. 2016;375:122-33.July 14, 2016DOI: 10.1056/NEJMoa1603017
6. Lúcia Andrade et al. Door-to-Dialysis Time and Daily Hemodialysis in Patients with Leptospirosis: Impact on Mortality. Clin J Am Soc Nephrol. 2007;2:739-44. doi: 10.2215/CJN.00680207
7. Ling Zhang, MD et al. Extended Daily Dialysis Versus Continuous Renal Replacement Therapy for Acute Kidney Injury: A Meta-analysis. Am J Kidney Dis. 2015 Aug;66(2):322-30. doi: 10.1053/j.ajkd.2015.02.328.
8. AL Balbi et al. High volume peritoneal dialysis vs daily hemodialysis: A randomized, controlled trial in patients with acute kidney injury. Kidney International. 2008;73, S87-S93; doi:10.1038/sj.ki.5002608.

122

DOENÇAS GLOMERULARES

Sarah Pontes de Barros Leal
Igor Gouveia Pietrobom

INTRODUÇÃO

As glomerulopatias são um tema de grande relevância, uma vez que podem afetar pacientes jovens, muitas vezes não são curáveis e podem levar à doença renal crônica e à hemodiálise, gerando grande morbimortalidade e custos ao sistema de saúde.

O diagnóstico das doenças glomerulares deve ser suspeitado quando houver uma história compatível (inclusive história familiar de glomerulopatia), quadro clínico (por exemplo, edema) e alterações no exame de urina (hematúria, cilindros de hemácias, lipidúria, proteinúria, dentre outros). As manifestações da lesão glomerular incluem desde hematúria microscópica assintomática até lesão renal aguda oligúrica. O quadro clínico pode ter início abrupto ou manifestar-se insidiosamente como doença renal crônica.

O diagnóstico diferencial com outras doenças renais, tais como tubulopatias e doenças vasculares, pode ser trabalhoso, e muitas vezes é necessário biópsia renal para esclarecimento do quadro.

As doenças glomerulares estão divididas em cinco grandes grupos: síndrome nefrótica, síndrome nefrítica, glomerulonefrite rapidamente progressiva, alterações urinárias assintomáticas e microangiopatias trombóticas.

A maioria das doenças glomerulares, apesar da grande miríade de possibilidades diagnósticas, divide-se principalmente entre dois padrões: nefrítico e nefrótico, de acordo com as características clínicas, sedimento urinário e grau de proteinúria.

As glomerulopatias podem ser primárias ou secundárias a outras doenças sistêmicas, por exemplo lúpus eritematoso sistêmico e diabetes *mellitus*. Apesar de terem em comum alguns mecanismos fisiopatológicos, tais como rotura de paredes capilares glomerulares e perda da seletividade da barreira capilar glomerular, a natureza dos processos que desencadeiam as lesões glomerulares varia muito a depender da doença de base.

EPIDEMIOLOGIA E FATORES DE RISCO

A epidemiologia das doenças glomerulares varia de acordo com diferentes regiões. Nos países desenvolvidos, observa-se que as principais causas de glomerulonefrite aguda (focal e difusa) são nefropatia por IgA e glomerulonefrite proliferativa endocapilar (geralmente de natureza pós-infecciosa).

Glomerulonefrite rapidamente progressiva (crescêntica) não tem uma causa principal, uma vez que os crescentes podem ser induzidos pela maior parte das glomerulonefrites.

Nefropatia membranosa, doença por lesão mínima e glomeruloesclerose focal e segmentar são as principais causas de síndrome nefrótica em adultos nos países desenvolvidos.

Além das diferenças geográficas, a epidemiologia das glomerulopatias varia também de acordo com a raça do paciente. Em negros, a glomerulonefrite segmentar e focal corresponde a 57% dos casos, seguida pela nefropatia membranosa, com 24% dos casos. Já em brancos, a nefropatia membranosa aparece em primeiro lugar (36%), seguida pela glomerulonefrite segmentar e focal (23%).

A história familiar aparece como fator de risco, uma vez que diversas glomerulopatias estão associadas com desordens genéticas hereditárias. Doença da membrana basal fina (hematúria benigna familiar) e nefrite hereditária (síndrome de Alport) são alguns dos exemplos.

As glomerulopatias associadas a agentes infecciosos também se apresentam como um grave problema em todo o mundo. Doenças como malária, esquistossomose e endocardite infecciosa já são bem estabelecidas como causadoras de lesão glomerular. Causas virais, em especial HIV e hepatites B e C também têm ganhado espaço nas últimas décadas.

AVALIAÇÃO DO PACIENTE COM DOENÇA GLOMERULAR

Quando diante de um paciente com possível doença glomerular, deve-se solicitar uma análise de urina, taxa estimada de filtração glomerular e o grau de proteinúria. Características clínicas, tais como idade, raça, comorbidades e história familiar de doença renal também devem ser avaliadas. O diagnóstico, apesar de presumido por meio da avaliação inicial, muitas vezes só é possível por meio da biópsia renal.

Na avaliação do sedimento urinário, a excreção de 500 a 1.000 eritrócitos por mililitro já é considerada anormal. Eritrócitos dismórficos, deformados pela passagem através da parede capilar glomerular e túbulos, são bastante sugestivos de uma origem glomerular da hematúria. Os cilindros hemáticos, por sua vez, são formados quando os eritrócitos atravessam a barreira capilar glomerular e ficam presos na luz do túbulo.

No indivíduo normal, a excreção urinária de albumina é inferior a 50 mg/dia. A lesão glomerular é a causa mais comum de proteinúria, em particular albuminúria. Outros mecanismos menos comuns são aumento na excreção urinária de proteínas devido à presença e filtração de proteínas anormais (p. ex., cadeias leves no mieloma múltiplo) e reabsorção tubular proximal deficiente de proteínas de baixo peso molecular normalmente filtradas (p. ex., B2-microglobulina). O grau de proteinúria varia amplamente entre as diferentes glomerulopatias, desde centenas de miligramas até mais de 30 g ao dia. A principal proteína excretada na maior parte das condições, em especial na doença por lesão mínima, é a albumina. Entretanto, a proteinúria é composta também por outras proteínas de maior peso molecular, em particular no glomerulonefrite esclerosante focal e na diabetes *mellitus*. No mieloma múltiplo, pode ocorrer excreção renal de proteínas de cadeia leve, muitas vezes não detectadas pelo exame simples de sedimento urinário, fazendo-se necessária a quantificação em urina de 24 h.

O envolvimento renal pode ser a única manifestação do paciente com glomerulopatia, mas deve-se estar atento a sintomas sistêmicos que porventura possam direcionar o raciocínio diagnóstico. O envolvimento pulmonar, com hemorragia alveolar, ou articular, por exemplo, podem estar presentes em diversas vasculites e no lúpus eritematoso sistêmico.

SÍNDROME NEFRÓTICA

Síndrome nefrótica é definida como uma combinação de sinais e sintomas clássicos: edema, proteinúria nefrótica (> 3,5 g/d na urina de 24 h ou aumento da relação proteína/creatinina em urina isolada), hipoalbuminemia (< 3 g/dL) e hiperlipidemia.

Os pacientes podem apresentar também outras alterações no sedimento urinário, como hematúria, porém cilindros hemáticos são pouco comuns e muitas vezes refletem um quadro de glomerulonefrite associado. Cilindros lipídicos, por sua vez, são frequentemente encontrados.

O sedimento urinário pouco ativo na síndrome nefrótica pura é explicado pela pouca quantidade de células inflamatórias no glomérulo e pela ausência de deposição de imunocomplexos na maioria das doenças. Devido à pouca inflamação presente nesses pacientes, quando não há componente nefrítico associado, geralmente não há prejuízo da função renal, podendo ocorrer leve aumento da creatinina. Em alguns casos, entretanto, pode haver lesão renal aguda associada, em geral em situações em que ocorre necrose tubular aguda concomitante ou injúria tubular.

A hipoalbuminemia ocorre devido à perda urinária de proteínas, mas também devido ao catabolismo da albumina no túbulo proximal e à redistribuição da albumina no organismo, o que explica a correlação inexata entre o valor da proteinúria, a dosagem de albumina sérica e as consequências secundárias da hipoalbuminemia.

Os pacientes com síndrome nefrótica têm risco aumentado de desenvolver complicações ateroscleróticas, em decorrência dos níveis elevados de colesterol total e LDL, acompanhados de níveis baixos de HDL. O perfil lipídico normaliza com a remissão da síndrome nefrótica. Além de hipercolesterolemia, os pacientes nefróticos apresentam um estado de hipercoagulabilidade, que predispõe a tromboflebite venosa profunda, embolia pulmonar e trombose da veia renal.

As principais categorias de síndrome nefrótica são:
- Doença por lesão mínima ;
- Glomerulosesclerose focal e segmentar (GESF);
- Nefropatia membranosa.

Outras causas importantes de síndrome nefrótica são diabetes *mellitus* e amiloidose.

O espectro clínico da síndrome nefrótica é bastante amplo, variando desde proteinúria assintomática até o quadro completo da síndrome, com anasarca importante. A maior parte das causas de síndrome nefrótica podem se apresentar com proteinúria subnefrótica, com exceção da doença por lesão mínima e da GESF primária, as quais costumam abrir o quadro com uma clínica exuberante.

A avaliação inicial do paciente nefrótico deve incluir, além dos exames para confirmação da síndrome em si, outros testes laboratoriais para definir se o paciente apresenta síndrome nefrótica idiopática primária ou uma causa secundária relacionada a doenças sistêmicas. Glicemia de jejum, hemoglobina glicada, FAN, dosagem de complemento e sorologias fazem parte dessa investigação. Em função do estabelecimento do diagnóstico específico, do prognóstico e do tratamento, a biópsia renal está indicada na maior parte dos pacientes adultos com síndrome nefrótica.

Doença por lesão mínima

A doença por lesão mínima é a causa mais comum de síndrome nefrótica em crianças, ocorrendo também em adultos. Pode ser idiopática ou ocorrer em associação a medicamentos (anti-inflamatórios não esteroidais e lítio) ou a tumores (doença de Hodgkin e leucemias).

Os pacientes costumam apresentar edema periorbitário e periférico, hipoalbuminemia e proteinúria em níveis nefróticos. Adultos cursam com hipertensão e hematúria microscópica, porém sem sedimento ativo ou cilindros hemáticos. Com a hipoalbuminemia e depleção do volume intravascular, a função renal pode alterar leve a moderadamente. Os níveis de complemento e as sorologias são normais na lesão mínima.

A histopatologia é tipicamente normal à microscopia óptica. Na microscopia eletrônica, a membrana basal glomerular encontra-se normal e observa-se apagamento dos processos podocitários ao longo de praticamente toda a alça capilar. Não são encontrados depósitos imunes na microscopia eletrônica, nem na imunofluorescência.

A evolução da doença é caracterizada por remissões e recidivas, com resposta ao tratamento com corticoide. As crianças respondem bem ao curso de corticoide por oito semanas, alcançando 90 a 95% de remissão. Nos adultos, o número de remissões fica entre 70 e 85% dos casos. O tempo necessário para obter uma resposta clínica é maior nos adultos e cerca de 30% apresentam recidiva dentro de 1 ano.

Os pacientes que apresentam recidivas frequentes ou se tornam dependentes do corticoide (incapacidade de reduzir a dose do corticoide sem retorno da proteinúria) podem ser candidatos a tratamento com ciclofosfamida ou, em alguns casos, ciclosporina.

Glomeruloesclerose segmentar e focal

A incidência de GESF vem aumentando em todas as raças, já sendo a primeira causa de síndrome nefrótica em negros. Pode ser de etiologia idiopática ou secundária a diversas causas, como infecção por HIV, anemia falciforme, obesidade, abuso de heroína, refluxo vesicoureteral, dentre outras.

Os pacientes com GESF idiopática costumam se apresentar com proteinúria assintomática ou edema. A proteinúria nem sempre aparece em níveis nefróticos inicialmente, somente em dois terços dos casos. Hipertensão e hematúria microscópica aparecem em até metade dos pacientes. A taxa de filtração glomerular está diminuída em 20 a 30% dos pacientes e os níveis de complemento são tipicamente normais.

Inicialmente, somente alguns glomérulos aparecem áreas de fibrose segmentar à microscopia óptica. Com a evolução da doença e a piora da taxa de filtração glomerular, vão aparecendo glomérulos com lesão esclerosante segmentar e aumentando o número de glomérulos com esclerose global. A imunofluorescência evidencia depósitos de IgM e C3 nas áreas de esclerose. A microscopia eletrônica exibe apagamento dos processos podocitários nas células epiteliais viscerais. Existem variantes morfológicas de GESF que determinam pior prognóstico, como a variante colapsante.

Deve-se estar atento para não confundir GESF, enquanto uma classe de glomerulopatia, com uma alteração histológica avulsa, que pode estar presente em várias condições.

A evolução natural da GESF não tratada consiste em proteinúria progressiva e diminuição da TFG, culminando em DRC em 5 a 20 anos após o início do quadro. A remissão espontânea é bastante rara, sendo utilizados esquemas imunossupressores intensivos para alcançá-la. Corticoides e agentes citotóxicos, como a ciclosporina, são o tratamento inicial de escolha.

Nefropatia membranosa

A nefropatia membranosa pode ser, semelhante à doença por lesão mínima e à GESF, idiopática ou associada a causas sistêmicas, como infecções (sífilis, hepatites B e C), lúpus eritematoso sistêmico, medicações (sais de ouro, AINEs) e a alguns tumores (tumores sólidos, como pulmão e prostáta, e linfomas).

Proteinúria e edema são as manifestações iniciais, não raro associadas a hipertensão e hematúria microscópica. A taxa de filtração glomerular e a função renal costumam estar preservadas no início do quadro. Níveis séricos de complemento encontram-se normais. Testes mais específicos como anticorpo antirreceptor de fosfolipase A2 podem ser realizados e estudos apontam relação de até 80% dos casos com doença autoimune mediada por esse anticorpo. O título dos anticorpos se associa à doença em atividade e pode ajudar a predizer prognóstico, resposta ao tratamento e possibilidade de recorrência após transplante renal.

A associação mais comum de síndrome nefrótica e estados de hipercoagulabilidade acontece na nefropatia membranosa, especialmente trombose de veia renal. Dessa forma, o aparecimento súbito de dor nos flancos, rápida deteriorização da função renal ou surgimento de sintomas respiratórios devem determinar a pesquisa de trombose de veia renal ou de embolia pulmonar. A albumina sérica < 2 g/dL é um fator de risco para trombose nesses pacientes, devendo ser considerado início de anticoagulação profilática.

Na microscopia óptica, as alças capilares glomerulares aparecem frequentemente espessadas, mas sem proliferação celular. A microscopia eletrônica e a imunofluorescência revelam depóstios imunes densos subepiteliais, ao longo de toda a extensão das alças glomerulares.

A taxa de remissão espontânea varia entre 20 a 30% dos casos, com evolução para DRC em menos de 30% dos casos em 10 anos. Para o tratamento são utilizados corticoides, agentes citotóxicos (ciclofosfamida ou clorambucil) e outros agentes, como micofenolato mofetil, pentoxifilina e anticorpo monoclonal anti-CD20 (rituximabe).

SÍNDROME NEFRÍTICA

Síndrome nefrítica se caracteriza pelos seguintes sinais e sintomas: hipertensão, hematúria, proteinúria e piora da função renal, em alguns casos com uremia e oligúria. A doença pode ser mediada por imunocomplexos, pauci-imune ou por anticorpo antimembrana basal glomerular.

A glomerulonefrite aguda se caracteriza, à microscopia óptica, por hipercelularidade do glomérulo, que pode ser secundária à proliferação de células glomerulares residentes, à infiltração de células inflamatórias ou a ambos os processos. Neutrófilos, monócitos e células residentes lesam o glomérulo por meio da liberação de mediadores inflamatórios, agentes oxidantes, citocinas e fatores de crescimento, dentre outras substâncias.

O sedimento urinário na síndrome nefrítica costuma ser mais exuberante, com presença de hematúria, ocasionalmente também de leucocitúria e cilindros celulares. Graus variáveis de proteinúria podem ser encontrados, eventualmente alcançando níveis nefróticos. A hematúria é de origem glomerular, confirmada quando as hemácias encontradas são dismórficas ou quando são visualizados acantócitos, em particular se essas características estiverem presentes em pelo menos 5% das hemácias descritas no sedimento. Os pacientes podem referir urina escura, turva ou cor de refrigerante de cola em decorrência do sedimento urinário ativo.

Em muitos casos, a biópsia renal é fundamental para a definição do diagnóstico e da terapêutica. As glomerulonefrites são descritas à microscopia óptica como sendo focais ou difusas. Essa terminologia é particularmente utilizada para nefrite lúpica e para vasculites associadas ao ANCA.

Se houver acometimento de menos de 50% dos glomérulos, a glomerulonefrite é caracterizada como focal. Se esse acometimento for de mais de 50% dos glomérulos, é descrita como difusa. A lesão também pode ser dividida entre segmentar, quando o envolvimento é de menos de 50% do tufo glomerular, ou global, quando o envolvimento for maior do que 50%.

Nefropatia por IgA

A nefropatia por IgA é a forma mais frequente de glomerulonefrite idiopática no mundo, chegando a ser responsável por até 40% dos casos em algumas regiões. A fisiopatologia da doença envolve uma estimulação antigênica anormal da produção de IgA da mucosa, o que leva à deposição de imunocomplexos nos glomérulos. Inicialmente, acreditava-se que a nefropatia por IgA fosse uma forma beninga da glomerulopatia então conhecida como doença de Berger. Entretanto, hoje se sabe que a evolução para DRC acontece em até 30% dos portadores de nefropatia por IgA em 10 anos.

O quadro clínico da nefropatia por IgA é muitas vezes silencioso, com hematúria microscópica assintomática, proteinúria isolada ou ambos. Aparece também como hematúria macroscópica episódica após infecção das vias aéreas superiores ou exercícios físicos.

O diagnóstico se dá por meio de biópsia com imunofluorescência evidenciando depósitos glomerulares de IgA, sendo esta imunoglobulina dominante ou codominante. A proliferação mesangial é o padrão mais comum à microscopia óptica.

A evolução é variável, desde casos assintomáticos e sem declínio da função renal, até aqueles que desenvovem síndrome nefrótica, hipertensão e insuficiência renal. Os níveis de IgA podem estar elevados, mas não se correlacionam com a evolução da doença. A dosagem de complemento sérica é normal.

Como muitos pacientes apresentam curso benigno e remissão espontânea, é fundamental a identificação de fatores de mau prognóstico na nefropatia por IgA. Os principais são início da doença em idade mais avançada; ausência de hematúria macroscópica; hipertensão; proteinúria persistente maior que 1 g/dia; sexo masculino; elevação da creatinina e padrão histológico com presença de proliferação; esclerose intensa; lesão tubulointersticial e formação de crescentes.

Os inibidores da enzima conversora de angiotensina (iECA) e os bloqueadores de receptores da angiotensina (BRA) têm um papel importante na redução da proteinúria e da progressão da doença renal. Glicocorticoides são utilizados no tratamento e o papel dos demais imunossupressores ainda não é totalmente estabelecido.

A nefropatia por IgA pode fazer parte do espectro clínico de uma vasculite sistêmica conhecida como púrpura de Henoch-Schölein. Essa condição é caracterizada por vasculite dos pequenos vasos, artralgias, púrpuras cutâneas, sintomas abdominais e glomerulonefrite proliferativa aguda, com aspecto histopatológico semelhante ao da nefropatia por IgA.

Glomerulonefrite pós-estreptocócica

A glomerulonefrite pós-estreptocócica (GNPE) é uma doença aguda e autolimitada decorrente da formação de anticorpos contra estreptococos e subsequente deposição de imunocomplexos e complemento no glomérulo. Apenas algumas cepas de estreptococos B-hemolíticos do grupo A são nefritogênicas e capazes de desencadear GNPE.

Clinicamente, a GNPE pode se manifestar tanto como síndrome nefrítica quanto como hematúria e proteinúria isoladamente. A maioria dos casos acontece na infância, seja como casos isolados ou mesmo de forma epidêmica, e tem evolução mais benigna do que quando ocorre em adultos. Em geral, a GNPE é precedida por uma infecção estreptocócica faríngea, embora possa ocorrer secundária a infecção em qualquer outro local, em especial da pele.

Os sintomas aparecem após um período de latência de cerca de 10 dias a várias semanas após o episódio de faringite. As culturas para estreptococos obtidas a partir de garganta ou lesões de pele frequentemente são negativas. Já diversos anticorpos, em particular antiestreptolisina O (ASLO), anti-hialuronidase, antiestreptoquinase e anti-DNAase, são encontrados em títulos elevados, indicando infecção estreptocócica recente. Mais de 95% dos pacientes com GNPE secundária a faringite e 85% dos pacientes com infecções cutâneas estreptocócicas apresentam dosagem positiva dos anticorpos. Os níveis séricos de complemento total e C3 estão diminuídos em até 90% dos pacientes com GNPE.

O tratamento da GNPE baseia-se em medidas de suporte e sintomáticos. O controle da hipertensão e da retenção de líquidos é feito com anti-hipertensivos e diuréticos, usualmente por via oral.

Em casos de GNPE clássica (nefrite aguda, relação temporal estabelecida com infecção estreptocócica, positividade de anticorpos antiestreptocócicos e queda dos níveis de complemento), a biópsia usualmente não é necessária. Em situações atípicas ou se não houver recuperação da função renal e desaparecimento da hipertensão em algumas semanas, a biópsia é importante para fazer diagnóstico diferencial com outras glomerulonefrites. A proteinúria e a hematúria, por sua vez, podem permanecer por meses, não sendo indicativas de biópsia.

Na microscopia óptica, são observados glomérulos aumentados de tamanho, muitas vezes preenchendo o espaço de Bowman. Hipercelularidade decorrente de infiltração de células inflamatórias e proliferação de células glomerulares, chegando a obliterar a luz capilar. A imunofluorescência revela os depósitos de IgM, IgG e complemento, particularmente C3, ao longo da parede capilar. Já na microscopia eletrônica, são característicos os depósitos subepiteliais em forma de corcovas de camelo.

A divisão das doenças glomerulares entre nefróticas e nefríticas é didática e permite que os clínicos identifiquem a maior parte das patologias; no entanto, essa classificação encontra muitas falhas, uma vez que há grande sobreposição entre as síndromes, tanto a nível clínico e laboratorial, quanto a nível histopatológico. Os padrões encontrados na biópsia nem sempre são específicos e muitas vezes podem corresponder a diferentes patologias. Deve-se, portanto, avaliar o contexto e as características clínicas de cada paciente para um diagnóstico mais acurado.

Alguns pacientes podem ainda apresentar mais de uma causa de doença glomerular concomitante, apesar de essa situação ser menos comum. Pelo menos dois mecanismos podem estar envolvidos nessa situação: a associação ocasional entre duas doenças renais independentes ou uma só doença que inicie resposta imune e se assemelhe a uma segunda condição.

GLOMERULONEFRITE RAPIDAMENTE PROGRESSIVA

A glomerulonefrite rapidamente progressiva (GNRP) é uma condição pouco frequente e bastante agressiva, que inclui doenças renais com diferentes etiologias, fisiopatologias e manifestações clínicas. Seu ponto em comum é uma evolução rápida para insuficiência renal em dias, semanas ou meses, com a formação histológica de crescentes em > 50% dos glomérulos, devido à proliferação extracapilar intensa.

Uma resposta inflamatória inespecífica deflagrada por lesão na parede capilar glomerular desencadeia a formação de crescentes, que pode ser observada em várias doenças glomerulares. O processo de formação dos crescentes inclui passagem de células circulantes (macrófagos e linfócitos), mediadores inflamatórios (citocinas e interleucinas) e proteínas plasmáticas para o espaço de Bowman, com subsequente deposição de fibrina e perpetuação das resposta inflamatórias. A lesão glomerular é gerada pela obstrução parcial ou total do restante do tufo glomerular pela crescente.

O estágio de inflamação ativa é seguido pela formação de crescentes fibrosos ou fibrocelulares, deposição de colágeno e proliferação de fibroblastos. Nesse estágio da doença, a resposta à terapia é bastante precária.

Quanto maior o número de glomérulos acometidos por crescentes, maior a gravidade da lesão renal e pior o prognóstico. Pacientes com crescentes circunferenciais em mais de 80% dos glomérulos tendem a ter pior evolução e fraca resposta terapêutica. O tratamento deve ser iniciado precocemente para evitar evolução para DRC terminal.

A GNRP é dividida em três tipos: tipo I – doença do anticorpo antimembrana basal glomerular, tipo II – mediada por imunocomplexos e tipo III – pauci-imune. A investigação básica envolve exame de sedimento urinário, proteinúria de 24 h, creatinina sérica, cálculo da taxa de filtração glomerular e ultrassonografia renal. Insuficiência renal está presente ao diagnóstico na maioria dos casos, muitas vezes já com creatinina maior que 3 mg/dL. Hematúria dismórfica, cilindros hemáticos e graus variáveis de proteinúria costumam ser encontrados. Como a filtração glomerular está usualmente diminuída, níveis nefróticos de proteinúria são menos comuns. A investigação complementar deve ser direcionada e depende da suspeita diagnóstica.

Tipo I - Doença por anticorpo antimembrana basal glomerular

A doença por anticorpo anti-MBG é causada por anticorpos circulantes direcionados contra o domínio não colagenoso da cadeia α3 do colágeno tipo IV, com consequente lesão da MBG. Esse processo inicia uma resposta inflamatória, levando à rotura da membrana e ao desenvolvimento de glomerulonefrite proliferativa crescêntica.

O colágeno do tipo IV também está presente na membrana basal dos capilares pulmonares. Alguns pacientes desenvolvem reação cruzada, o que acarreta hemorragia alveolar e hemoptise. A associação entre acometimento renal e pulmonar é denominada síndrome de Goodpasture.

A síndrome de Goodpasture costuma ocorrer a partir da terceira década de vida em homens e a partir da sexta década em mulheres. O quadro inicial é nefrítico, com deterioração para diálise rapidamente, casos em que a recuperação renal é rara, mesmo com tratamento adequado. O quadro pulmonar pode ser difuso e potencialmente letal. A plasmaférese é indicada nos casos mais graves, além da imunossupressão.

A doença por anticorpo anti-MBG é caracterizada por deposição linear de imunoglobulina (geralmente IgG) ao longo da MBG na imunofluorescência. A proliferação crescêntica no espaço de Bowman costuma ser extensa. A dosagem de complemento é usualmente normal.

Tipo II – GNRP mediada por imunocomplexos

A GNRP medida por imunocomplexos pode ocorrer em decorrência de glomerulopatias idiopáticas (nefropatia por IgA, membranoproliferativa) ou de doenças de origem conhecida, como glomerulonefrite pós-estreptocócica ou LES.

Na imunoflorescência, o padrão de depósito dos imunocomplexos é granular, diferindo do padrão linear encontrado na doença por anticorpo antimembrana basal glomerular.

Para a investigação, deve-se solicitar pesquisa de fator antinúcleo (FAN), anti-DNA, crioglobulinas, antiestreptolisina O (ASLO), determinação do perfil de complemento, sorologias para hepatite B e C, anti-HIV e hemoculturas, de acordo com as principais suspeitas clínicas. O complemento encontra-se frequentemente consumido em muitas das etiologias, à exceção da nefropatia por IgA.

Tipo III – GNRP pauci-imune e associada à vasculite

GNRP pauci-imune é um tipo de glomerulonefrite necrotizante em que há pouco ou nenhum depósito imune à imunofluorescência ou à microscopia eletrônica.

A maioria dos pacientes com acometimento renal por vasculites são ANCA-positivos. As principais vasculites relacionadas são granulomatose com poliangeíte e poliangeíte microscópica. O padrão de positividade de ANCA citoplasmático (c-ANCA) ou perinuclear (p-ANCA) é característico das diferentes vasculites, mas não exclusivo, com considerável *overlap*. A granulomatose com poliangeíte está mais associada com o c-ANCA, enquanto a poliangeíte microscópica, com o p-ANCA. No entanto, 20% dos pacientes apresentam positividade alternativa do ANCA e 10% dos casos são ANCA negativos.

Pacientes com ANCA negativo, porém com GNRP pauci-imune são considerados parte do mesmo espectro de doença, com clínica, achados de biópsia e prognóstico semelhantes.

O tratamento da GNRP deve ser precoce, em alguns casos prévio ao diagnóstico da doença de base e à biópsia renal. Uma vez feito o diagnóstico etiológico, a terapêutica deve ser direcianada de acordo.

Imunossupressão é a base do tratamento e consiste em duas fases: indução e manutenção. A indução é feita com pulsoterapia com metilprednisolona ou ciclofosfamida, seguidos de prednisona. Em alguns casos, a plasmaférese é indicada, como na síndrome de Goodpasture com hemorragia pulmonar associada. A manutenção é feita com ciclofosfamida, azatioprina ou micofenolato mofetil.

ALTERAÇÕES URINÁRIAS ASSINTOMÁTICAS

Alterações urinárias como micro-hematúria e proteinúria subnefrótica são encontradas em alguns indivíduos assintomáticos por meio de exames de rotina.

Nos pacientes em que as alterações urinárias são de origem glomerular, a lesão pode corresponder a uma condição benigna não progressiva ou à fase inicial de umas das doenças glomerulares progressivas. A maioria dos pacientes apresenta lesão restrita às áreas mesangiais dos glomérulos. É possível encontrar depósitos imunes mesangiais de IgA (nefropatia por IgA), IgM ou complemento.

Em geral, para pacientes com hematúria glomerular e/ou proteinúria < 1 g/dia, não é necessária a realização de biópsia renal, a menos que haja piora da função renal. A maioria dos casos não necessita de terapia imunossupressora, somente de acompanhamento periódico da taxa de filtração glomerular e dos níveis de proteinúria. Caso haja piora progressiva desses parâmetros, deve-se considerar biopsiar para esclarecimento diagnóstico.

Alguns pacientes com alterações urinárias assintomáticas possuem história familiar positiva, com achados semelhantes em irmãos ou outros parentes. Nesses casos, as formas hereditárias de glomerulonefrites devem ser consideradas. Dentre essas condições, a síndrome de Alport se destaca por se apresentar frequentemente em pacientes assintomáticos do ponto de vista renal, apesar de poder evoluir para DRC, especialmente em pacientes do sexo masculino. A síndrome de Alport é uma doença ligada ao cromossomo X em 85% dos casos, frequentemente acompanhada por perda da audição de alta frequência e anomalias nas lentes dos olhos (lenticone).

MICROANGIOPATIAS TROMBÓTICAS

A microangiopatia trombótica (MAT) é caracterizada por uma síndrome aguda composta por anemia hemolítica microangiopática, trombocitopenia e lesão de órgão ocasionada por agregação plaquetária na microcirculação. Os achados renais podem ser dominantes, ou apenas fazer parte de um quadro mais generalizado de microangiopatia.

Os dois principais protótipos de MAT são a púrpura trombocitopênica trombótica (PTT) e a síndrome hemoliticourêmica (SHU), embora diversas outras condições possam cursar de maneira semelhante, como a síndrome do anticorpo antifosfolípide (SAAF) e a microangiopatia associada ao uso de fármacos (p. ex., mitomicina, ciclosporina).

Os achados histopatológicos da MAT são semelhantes em todas as etiologias e consistem em proliferação da camada íntima das arteríolas e pequenas artérias, com estreitamento da luz por trombos. Alguns glomérulos têm seus capilares trombosados, enquanto em outros observa-se lesão somente decorrente da isquemia.

As manifestações renais das microangiopatias trombóticas incluem hematúria, proteinúria usualmente inferior a 2 g/dia e insuficiência renal aguda (oligúrica ou não oligúrica). Os achados gerais incluem presença de esquizócitos no sangue periférico, marcadores de hemólise elevados (DHL elevado, bilirrubina indireta elevada, haptoglobina baixa e reticulocitose).

As manifestações clínicas variam de acordo com a etiologia. Na PTT clássica, as anormalidades neurológicas e a febre são mais proeminentes, sendo a lesão renal aguda menos grave em comparação com a SHU. Já nos quadros de SHU, a falência renal aguda é dominante, enquanto as anormalidades neurológicas são mínimas ou ausentes.

Suporte clínico, correção da hipovolemia e controle pressórico são parte do tratamento geral de todas as microangiopatias trombóticas. Suporte dialítico pode ser necessário. Transfusão de plasma com ou sem plasmaférese tem sido benéfica nos casos de PTT. Níveis plaquetários e de DHL vêm sendo utilizados como marcadores de resposta à terapia.

BIBLIOGRAFIA

1. Lee A Hebert MD, Samir V Parikh MD. Differential diagnosis and evaluation of glomerular disease. UpToDate; 2016.
2. Jürgen Floege, Kerstin Amann. Primary glomerulonephritides. The Lancet; 2016.
3. Geral B Appel. Doenças Glomerulares e Síndromes Nefróticas. Cecil Medicine. 23ª ed.
4. Gerald B Appel MD, Andre A Kaplan MD. Overview of the classification and treatment of rapidly progressive (crescentic) glomerulonephritis. UpToDate; 2016.

INDICAÇÕES DE BIÓPSIA RENAL

Felipe Alves Paste
Igor Gouveia Pietrobom

INTRODUÇÃO

A biópsia renal é uma importante ferramenta na nefrologia. Seu desenvolvimento, iniciado ao final da década de 50, tem se mostrado de grande valia tanto no diagnóstico quanto na descoberta de novas fisiopatologias das doenças renais. O advento desse procedimento possibilitou um grande avanço no manejo do paciente, uma vez que, anteriormente, essa avaliação somente era feita *post-mortem*.

Portanto, por meio do estudo da biópsia renal, ainda há muito de ser descoberto no que concerne a patogênese dessas doenças. O procedimento, além de ser o padrão-ouro para o diagnóstico, tem promovido uma revolução nos conceitos dos mecanismos patológicos, por meio do desenvolvimento de novos marcadores.

A utilização da ultrassonografia na realização do procedimento, o que possibilita a visualização da entrada da agulha de biópsia no rim, tem aumentado consideravelmente a taxa de biópsia renal bem sucedida, além de minimizar o risco de eventos adversos ao procedimento.

INDICAÇÕES DE BIÓPSIA RENAL

Sendo a biópsia renal o padrão-ouro para o diagnóstico de doenças renais, é importante saber suas indicações:
- Proteinúria > 1 g/24 horas.
- Hematúria micróscopica de etiologia renal presumida, com qualquer grau de proteinúria.
- Insuficiência renal inexplicada.
- Manifestação renal de doença sistêmica.

Por se tratar de um teste diagnóstico invasivo, a biópsia renal é recomendada se os seguintes critérios forem atendidos:
- A biópsia renal é necessária para fazer um diagnóstico ou fornecer informações que orientam o tratamento.

- A história natural das doenças suspeitas está associada com morbidade e/ou mortalidade significativas.
- A história natural dessas doenças pode se melhorada com a terapia (isto é, se a história natural destes distúrbios não pode ser alterada, logo, uma biópsia não iria ser realizada).
- Os tratamentos para essas doenças diferem entre os diagnósticos que são feitas por biópsia renal (isto é, uma terapia não existe para todas as doenças renais para as quais é realizada uma biópsia).
- O risco do procedimento é aceitável para o paciente em estado de saúde atual.

SEGURANÇA E COMPLICAÇÕES DA BIÓPSIA RENAL

Apesar de ser considerado um procedimento seguro, existem complicações potenciais ao submeter um paciente à biópsia renal. Diante disso, é importante só expor a estes riscos pacientes que realmente necessitam dessa intervenção.

As complicações são mais comuns em biópsias de rins nativos, em doentes com DRC avançada e com níveis de hemoglobinas mais baixos. Além disso, sexo feminino, idade mais jovem e um tempo prolongado de tromboplastina parcial também se mostraram como fator de risco para complicações.

As complicações mais importantes relacionadas são: hemorragia, desenvolvimento de fístulas arteriovenosas e infecção.

O sangramento pode variar desde pequena monta, com o paciente apresentando hematúria microscópica, que normalmente tem resolução espontânea, até grandes sangramentos por desenvolvimento de hematomas perinefréticos, que podem necessitar de intervenções como embolização ou cirurgia. Algum grau de sangramento é comum, podendo ocorrer em até metade dos pacientes, porém a grande maioria tem resolução espontânea. Alguns estudos têm demonstrado que o uso prévio de desmopressina (DDAVP) reduziu sangramento pós-biópsia de forma considerável.

O desenvolvimento de fístulas arteriovenosas também pode variar. Pode ser assintomático com resolução espontânea ou pode levar a um distúrbio vascular chamado de síndrome do roubo, podendo evoluir para comprometimento renal por isquemia.

Por fim, existe o risco de infecção local, inerente a qualquer procedimento, porém pouco observado nesses procedimentos.

É importante frisar que o risco de complicação varia de acordo com o grau de experiência do profissional e também de centro para centro. A taxa de complicação varia de 3,5% a 13%, sendo a maior parte complicações de menor importância.

A mortalidade associada – alguns estudos mostram ser de 0,2%, outros mostram taxas ainda menores – normalmente é em consequência de hemorragias com formação de hematomas não diagnosticados.

Além do risco de desenvolver complicações relacionadas ao procedimento, existe a possibilidade de que a amostra obtida seja inadequada para o diagnóstico, contendo poucos glomérulos ou material cortical insuficiente.

No intuito de evitar esses eventos não esperados, faz-se necessária uma avaliação do paciente antes de submetê-lo à biópsia. É importante assegurar que o paciente tenha uma pressão arterial controlada, que não tenha nenhuma hemorragia ativa, que não tenha infecção urinária e que não tenha nenhuma obstrução do trato urinário. A avaliação pré-operatória, nesses casos, visa reconhecer aqueles pacientes com maior risco de complicações e oferecê-los outras opções diagnósticas, como biópsia aberta, biópsia laparoscópica e biópsia transjugular.

TABELA 123.1 Contraindicações à biópsia renal	
Contraindicações absolutas	**Contraindicações relativas**
• Hipertensão descontrolada • Sangramento ativo • Múltiplos cistos • Hidronefrose • Paciente não cooperativo	• Rim único • Uso de anticoagulantes ou antiplaquetários • Anormalidade anatômicas • Rins de tamanho pequeno • Sepse urinária ou cutânea no local da biópsia • Obesidade

CONTRAINDICAÇÕES À BIÓPSIA RENAL

As contraindicações à biópsia renal estão listadas abaixo na Tabela 123.1.

REALIZAÇÃO DO PROCEDIMENTO

O procedimento é realizado com o paciente em posição prona em rins nativos, e em posição supina em rins transplantados. O procedimento é feito sob condições estéreis com capas estéreis e descartáveis de sonda de ultrassonografia, permitindo a visualização em tempo real dos rins. O processo é geralmente realizado com o paciente sob sedação leve e com anestesia local. O polo inferior do rim esquerdo é normalmente o local da biópsia, mas o rim que é melhor visualizado e mais acessível é preferível.

Após a preparação da pele, uma pequena incisão é feita para acomodar a agulha de biópsia, que é avançada até que atinja a cápsula renal. O paciente é solicitado a segurar a sua respiração enquanto o gatilho para biópsia de agulha é implantado.

Duas amostras são obtidas, o que deve ser dividido para avaliações diferentes. Uma avaliação completa da amostra da biópsia renal requer um exame por microscopia de luz, os métodos de imuno-histoquímica e microscopia eletrônica (EM), com o uso de outros testes em algumas circunstâncias.

Uma biópsia renal deve incluir pelo menos 10 glomérulos, embora 20 podem ser necessários para diagnosticar uma doença glomerular focal.

Observação cuidadosa após o procedimento é importante para detectar os primeiros sinais de hemorragia. O tempo de observação difere em vários estudos. Por um lado, a alta precoce – em 4 horas – tem o prejuízo de se perder algumas complicações. Por outro, a alta tardia – em 24 horas – aumenta o risco de infecção. Muitos centros têm utilizado um tempo de 6 horas pós-biópsia para observar o paciente.

BIBLIOGRAFIA

1. Brenner, Barry B. (ed). Brenner and Rector's The Kidney. Philadelphia, Elsevier W. B. Saunders, 10 ed. 2016.
2. Dhaun N, Bellamy CO, Cattran DC, Kluth DC. (2014) Utility of renal biopsy in the clinical management of renal disease. Kidney Int. 85:1039-48.
3. Faubel S., Patel N. U., Lockhart M. E., and. Cadnapaphornchai M. A. "Renal relevant radiology: use of ultrasonography in patients with AKI,". Clinical Journal of the American Society of Nephrology, vol. 9, no. 2, pp. 382–394, 2014.
4. Gupta RK, Balogun RA. Native renal biopsies: complications and glomerular yield between radiologists and nephrologists. J Nephrol. 2005;18: 553-58.
5. Hogan JJ, Mocanu M, Berns JS. The native kidney biopsy: Update and evidence for best practice. Clin J Am Soc Nephrol. 2016;11:354-62.

SÍNDROMES TUBULARES

Daniel Ribeiro da Rocha
Igor Gouveia Pietrobom

INTRODUÇÃO

No estudo das lesões renais, os compartimentos são individualizados para melhor entendimento das doenças. Como os túbulos e o interstício renal são compartimentos estruturalmente próximos e suas funções estão intimamente ligadas, uma lesão que altere um trará consequências importantes para o outro. Dessa forma, este capítulo falará sobre as principais lesões tubulointersticiais.

A classificação pode ser feita quanto à origem (primárias ou secundárias) e quanto à apresentação (agudas ou crônicas).

NEFRITE INTERSTICIAL AGUDA

A nefrite intersticial aguda (NIA) representa uma frequente causa de lesão renal aguda, sendo responsável por 15–27% das biopsias renais por esta condição.

De modo geral, NIA induzida por drogas é atualmente a etiologia mais comum (Tabela 124.1), com antimicrobianos e drogas anti-inflamatórias não esteroidais sendo os agentes agressores mais frequentes.

A característica do infiltrado inflamatório no interstício é predominantemente de linfócitos, macrófagos e eosinófilos, e podem evoluir rapidamente com transformação em áreas de fibrose intersticial.

Uma significativa proporção de NIA tem hoje uma apresentação oligossintomática, embora a presença de sintomas extrarrenais tais como febre, erupções cutâneas, artralgias, e eosinofilia periférica tenha um papel importante na sua orientação clínica e diagnóstico (Tabela 124.2).

A biópsia renal para confirmação histológica é indicada quando a insuficiência renal é rapidamente progressiva ou se o tratamento conservador falha. A eosinofilúria não tem valor diagnóstico, uma vez que outras moléstias podem cursar com esse achado, como ateroembolismo renal, glomerulonefrites agudas e infecção urinária.

TABELA 124.1 Etiologias de NIA

Drogas (> 75%)
- Antibióticos: ampicilina, cefalosporinas, ciprofloxacino, vancomicina etc. AINEs, alopurinol, aciclovir, furosemida, omeprazol

Infecção (5–10%)
- Bactéria: *Brucella, Campylobacter, Escherichia coli, Legionella, Salmonella, Streptococcus, Staphylococcus, Yersinia*
- Vírus: CMV, EBV, hantavírus, HIV, poliomavírus
- Outros: leptospirose, tuberculose, micoplasma, esquistossomose, toxoplasmose

Idiopáticas (5–10%)
- Anti-TMB (antimembrana basal tubular) e TINU (síndrome da nefrite tubulointersticial e uveíte)

Associada à doenças sistêmicas (10–15%)
- Sarcoidose, lúpus, Sjögren

TABELA 124.2 Principais manifestações clinicolaboratoriais

- Insuficiência renal aguda (100%)
- Insuficiência renal aguda requerendo diálise (40%)
- Artralgia (45%)
- Febre (36%)
- *Rash* cutâneo (22%)
- Eosinofilia (35%)
- Hematúria microscópica (67%)
- Hematúria macroscópica (5%)
- Leucocitúria (82%)
- Proteinúria não nefrótica (93%)
- Proteinúria nefrótica (2,5%)
- Síndrome nefrótica completa (0,8%)

A identificação e remoção da droga causadora são o pilar do tratamento, mas estudos recentes sugerem fortemente que a administração precoce de esteroides (até 7 dias após diagnóstico) melhora a recuperação da função renal, diminuindo o risco de insuficiência renal crônica. Uma significativa proporção de pacientes, que variam de 30 a 70%, não recupera totalmente a função renal de base, provavelmente por causa da transformação rápida de infiltrados celulares intersticiais em grandes áreas de fibrose (Fig. 124.1).

NEFRITE TUBULOINTERSTICIAL CRÔNICA

A nefrite tubulointersticial crônica (NTIC), diferentemente da NIA, ocorre de uma forma crônica e lenta. Defeitos tubulares como acidose tubular renal (ATR), defeitos de concentração urinária, glicosúria, aminoacidúria, ou fosfatúria são relativamente comuns. A NTIC é caracterizada por um infiltrado inflamatório mononuclear, fibrose intersticial e atrofia tubular.

Várias causas da NTIC são descritas e a patogênese da lesão depende da etiologia, tais como anormalidades anatômicas (nefropatia de refluxo), exposição a toxinas (medicamentos, metais pesados, ou remédios à base de plantas), distúrbios metabólicos

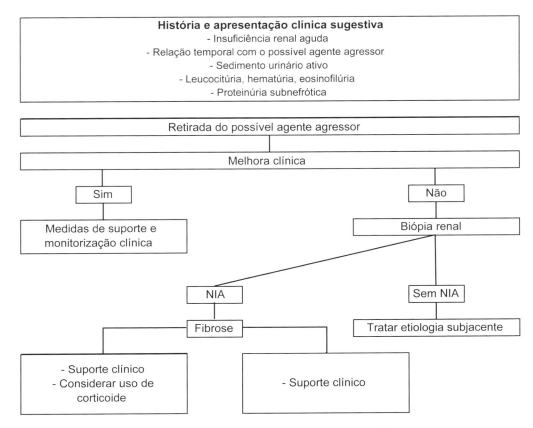

FIGURA 124.1 Algoritmo de manejo em uma suspeita de NIA

(hiperuricemia, hiperoxalúria, ou hipocalemia crônica), anormalidades hematológicas (mieloma múltiplo ou doença das células falciformes) e distúrbios infiltrativos como a sarcoidose ou linfoma. NTIC também pode ser visto nas fases avançadas de uma ampla variedade de processos patológicos que envolvem o glomérulo.

QUADRO CLÍNICO E LABORATORIAL

Geralmente os pacientes com NTIC apresentam-se com os sintomas sistêmicos da doença primária, ou com sintomas inespecíficos de insuficiência renal, tais como fraqueza, náuseas, vômitos, nictúria, poliúria, isostenúria e distúrbios do sono. Em alguns casos os exames de rotina apresentam anormalidades no sedimento urinário e/ou elevação da creatinina sérica.

Pode haver envolvimento vascular e glomerular na NTIC, mas nos estágios iniciais da doença essas manifestações (refletidas como proteinúria e hipertensão) são pouco importantes, predominando as disfunções tubulares.

Nos estágios avançados da doença, com o surgimento da glomeruloesclerose, há declínio progressivo da filtração glomerular (FG), desenvolvimento de proteinúria glomerular e hipertensão volume-dependente. Quando comparadas às glomerulonefrites, as nefropatias tubulointersticiais apresentam hipertensão menos grave, menor velocidade de perda da função renal e menor formação de edema.

A sintomatologia específica das NTIC varia de acordo com a porção do néfron acometida. Na acidose tubular renal proximal por exemplo (tipo II), pode ocorrer disfunção na reabsorção do bicarbonato pelo túbulo proximal, geralmente associada a hipopotassemia, em decorrência da perda de potássio pelo néfron distal. Na síndrome de Fanconi, que é caracterizada por disfunção generalizada do túbulo proximal, há prejuízo na absorção de bicarbonato, potássio, fósforo, aminoácidos, glicose e ácido úrico. Proteinúria constituída basicamente por proteínas de baixo peso molecular pode refletir disfunção tubular proximal na absorção de proteínas filtradas.

O acometimento do néfron distal pode manifestar-se por acidose tubular renal distal (tipo I), resultante de um defeito na acidificação acompanhada de hipopotassemia, ou pelo quadro de acidose tubular renal do tipo IV causada pela resistência do néfron distal à aldosterona ou hipoaldosteronismo hiporreninêmico, caracterizado por hiperpotassemia e acidose metabólica desproporcionalmente graves em relação ao grau de acometimento da função renal.

Pode-se também encontrar perda renal de sódio em decorrência de alteração da reabsorção distal do néfron e alteração na capacidade de concentração urinária secundária a alteração na reabsorção de água pelo ducto coletor.

TRATAMENTO

Um dos objetivos do tratamento é remover o agente do insulto, se possível. O tratamento de suporte inclui o manejo de anormalidades metabólicas e retardo da progressão da doença renal crônica (DRC).

O controle rigoroso da hipertensão e hiperlipidemia e dieta com baixa ingesta proteica retardam progressão da doença.

TABELA 124.3 Tubulopatias: de acordo com o segmento do néfron

Túbulo contorcido proximal
- Acidose tubular renal proximal – ART II: é causada por um defeito na reabsorção do bicarbonato no túbulo proximal. Essa tubulopatia caracteriza-se por acidose metabólica hiperclorêmica com ânion *gap* normal, déficit de crescimento, anorexia, poliúria e constipação.
- Síndrome de Fanconi: é um distúrbio complexo na reabsorção do túbulo proximal e, por isso, a acidose tubular renal é apenas uma das alterações do transporte tubular neste segmento do néfron. Os pacientes com síndrome de Fanconi apresentam aminoacidúria, fosfatúria, glicosúria, proteinúria, poliúria e acidose metabólica hiperclorêmica.

Alça de Henle
- Síndrome de Bartter: as características clínicas da síndrome de Bartter incluem a hipocalemia hiperreninêmica com a hiperplasia do aparelho justaglomerular, a alcalose metabólica, a pressão arterial baixa ou normal e o aumento da excreção urinária de sódio e potássio.

Túbulo contorcido distal
- Síndrome de Gitelman: é caracterizada por alcalose metabólica hipocalêmica em combinação com hipomagnesemia e hipocalciúria.

Ducto coletor
- Acidose tubular renal distal – ATR I: é caracterizada por acidose metabólica hiperclorêmica, devido à falha na secreção dos íons hidrogênio no ducto coletor.
- Síndrome de Liddle: caracteriza-se por hipertensão grave, alcalose metabólica, hipocalemia, mas com concentrações baixas de renina e aldosterona plasmática.
- Diabetes *insipidus* nefrogênico (DIN): o DIN congênito é uma doença rara, na qual a produção de hormônio antidiurético é normal, ocorrendo uma insensibilidade das células dos ductos coletores ao hormônio com incapacidade em graus variáveis na reabsorção de água, acarretando poliúria e suas consequências.

Os inibidores da enzima de conversão da angiotensina (IECA) e do receptor da angiotensina II (BRA) reduzem as pressões sistêmica e intraglomerular, diminuem a proteinúria e retardam a progressão da DRC.

OUTRAS TUBULOPATIAS

As tubulopatias constituem um conjunto de afecções comprometendo de forma variada, quer isolada, quer generalizada, a função do túbulo renal na ausência de alteração primária da função glomerular.

Os defeitos de função tubular podem ser simples ou múltiplos, comprometendo uma ou várias funções tubulares, sendo por vezes primários e frequentemente genéticos ou secundários a outros processos e potencialmente reversíveis.

As tubulopatias hereditárias são doenças que podem afetar o crescimento, o desenvolvimento, e também podem apresentar ou não alterações neurológicas na infância. Além disso, um percentual importante desses pacientes evolui para a doença renal crônica ainda na faixa etária pediátrica.

O tratamento e prognóstico dependem do acometimento de cada doença. A seguir uma tabela com características das tubulopatias mais frequentes (Tabela 124.3).

BIBLIOGRAFIA

1. Chawla LS, Eggers PW, Star RA, Kimmel PL. Acute kidney injury and chronic kidney disease as interconnected syndromes. N Engl J Med. 2014 Jul 3;371(1):58-66.
2. Kraut JA, Madias NE. Treatment of acute metabolic acidosis: a pathophysiologic approach. Nat Rev Nephrol. 2012 Oct;8(10):589-601.
3. Markowitz GS, Perazella MA. Drug-induced renal failure: a focus on tubulointerstitial disease. Clin Chim Acta. 2005 Jan;351(1-2):31-47.
4. Praga M, González E. Acute interstitial nephritis. Kidney Int. 2010 Jun;77(11):956-61.
5. Rastegar A, Kashgarian M. The clinical spectrum of tubulointerstitial nephritis. Kidney Int. 1998 Aug;54(2):313-27.
6. Rodríguez-Iturbe B, Johnson RJ, Herrera-Acosta J. Tubulointerstitial damage and progression of renal failure. Kidney Int Suppl. 2005 Dec;(99):S82-6.

ABORDAGEM DOS DISTÚRBIOS ACIDOBÁSICOS

Guilherme Malandrini Andriatte
Igor Gouveia Pietrobom

INTRODUÇÃO

A análise correta dos distúrbios acidobásicos é de fundamental importância ao clínico, uma vez que sua alteração pode significar risco de morte iminente ao paciente. Dois órgãos estão mais envolvidos nesses distúrbios: os rins (parte metabólica) e os pulmões (parte respiratória).

Existem três tipos diferentes de abordagem desses distúrbios: (i) a fisiológica, (ii) pelo *base excess*; (iii) e a abordagem fisicoquímica (método de Stewart). Neste capítulo será estudada a abordagem fisiológica.

A abordagem fisiológica é baseada no sistema tampão do ácido carbônico-bicarbonato (1), principal sistema tampão extracelular; sendo a equação de Henderson-Hasselbalch (2) a representação desse processo:

$$CO_2 + H_2O \leftrightarrow H_2CO_3 \leftrightarrow H^+ + HCO_3^- \quad (1)$$

$$pH = pK + \log_{10} \frac{([HCO_3^-])}{0{,}03\,(PaCO_2)} \quad (2)$$

Em que pK = constante de dissociação ácida. $PaCO_2$ = pressão parcial de CO_2 no sangue, 0,03 = solubilidade do CO_2 no sangue e HCO_3 = íons bicarbonato.

Por essa equação, alterações na pressão parcial de CO_2 (hipoventilação ou hiperventilação) levam a alterações no HCO_3 e vice-versa, visando sempre tentar manter o pH na faixa de normalidade.

DEFINIÇÕES

Algumas definições são importantes, antes da análise de um distúrbio acidobásico:
- Acidemia: pH sanguíneo abaixo da referência de normalidade.
- Alcalemia: pH sanguíneo acima da referência de normalidade.

- Acidose: processo que tende a diminuir o pH, seja por excesso de ácidos ou falta de base. O pH pode se apresentar normal se houver associação de distúrbios.
- Alcalose: processo que tende a aumentar o pH. Seja por excesso de bases ou falta de ácido. O pH pode se apresentar normal se houver associação de distúrbios (Tabela 125.1).

Existem quatro tipos de distúrbios acidobásicos primários: metabólicos (acidose e alcalose) e respiratórios (acidose e alcalose).

Os distúrbios são ditos primariamente metabólicos quando há uma alteração primária no bicarbonato (HCO_3), e respiratórios quando a alteração primária é na pressão parcial de gás carbônico ($PaCO_2$).

É importante ressaltar que distúrbios metabólicos geram compensações respiratórias e distúrbios respiratórios geram compensações metabólicas. Isso é feito na tentativa de mantar o pH normal, o que quase nunca acontece.

Além disso, a resposta compensatória de um distúrbio simples é sempre no mesmo sentido do distúrbio primário (Tabela 125.2).

Outro conceito importante é que a compensação respiratória de um distúrbio metabólico é rápida, enquanto a resposta metabólica para um distúrbio respiratório leva 2 a 5 dias para estar completa (Tabelas 125.3 e 125.4).

TABELA 125.1 Valores de referência das diversas variáveis metabólicas

Variável	Valor de referência
pH	7,4 ± 0,02
$PaCO_2$	40 ± 2 mmHg
PO_2	80–100 mmHg
HCO_3	24 ± 2 mEq/L
Base excess	0 ± 3
SpO_2%	95–98%
Cloro	95–105 mEq/L
Ânion gap	10 ± 2
ΔÂnion gap – ΔHCO_3	Colocar valor no NE
Osmolaridade estimada	290 ± 5 mOsm/kg
Gap osmolar	Menor que 10 mOsm/kg

Ânion gap = [Na^+] – [Cl + HCO_3]; osmolariade estimada: 2[Na^+] + glicose/18 + ureia/6
Gap osmolar: osmolaridade medida – osmolaridade estimada.
ΔÂnion gap – ΔHCO_3 = (ânion gap encontrado – 10) – (24 – HCO_3 encontrado).

TABELA 125.2 Comportamento das variáveis nos distúrbios primários e respostas compensatórias

Distúrbio primário	pH	Bicarbonato	$PaCO_2$
Acidose metabólica	Baixo	Baixo	*Baixo*
Alcalose metabólica	Alto	Alto	*Alto*
Acidose respiratória	Baixo	*Alto*	Alto
Alcalose respiratória	Alto	*Baixo*	Baixo

Em negrito e itálico, estão destacadas as respostas compensatórias.

Os distúrbios podem ser simples ou mistos:
- Simples: a resposta esperada calculada está dentro do valor esperado.
- Mistos: a resposta esperada calculada não está dentro do valor esperado.

Se o $PaCO_2$ encontrado pela fórmula for inferior ao valor esperado, temos uma alcalose respiratória concomitante.

Se o $PaCO_2$ encontrado pela fórmula for superior ao valor esperado, temos uma acidose respiratória concomitante.

Assim, para o cálculo do HCO_3 esperado, temos que definir primariamente se a acidose/alcalose respiratória é aguda ou crônica.

Para saber se um distúrbio respiratório é agudo (p. ex., TEP – acidose aguda) ou crônico (p. ex., DPOC – acidose crônica – retentor crônico de CO_2) existe um parâmetro gasométrico associado: o *base excess*.

O *base excess* mede a variação da concetração total de bases no sangue. Sendo a referência de -3 a +3. Um valor inferior a -3 indica um déficit de bases no sangue, enquanto um valor maior que +3 significa um acúmulo de bases no sangue.

Se, em um episódio de acidose respiratória, o BE se encontra dentro do valor de referência, provavelmente esse distúrbio é agudo, refletindo que não houve tempo suficiente para a resposta renal de retenção de bases (bicarbonato).

Já em um episódio de acidose respiratória crônica, como em um DPOC, o BE está claramente aumentado, refletindo que houve tempo suficiente para a compensação renal (retenção de base – bicarbonato).

Se o HCO_3 encontrado pela fórmula for **inferior** ao valor esperado, temos uma **acidose metabólica** concomitante.

Se o HCO_3 encontrado pela fórmula for **superior** ao valor esperado, temos uma **alcalose metabólica** concomitante.

TABELA 125.3 Cálculo da compensação respiratória para distúrbios metabólicos

Distúrbio primário	pH	Bicarbonato	$PaCO_2$ esperado
Acidose metabólica	Baixo	Baixo	$PaCO_2 = 1,5 \times [HCO_3^-] + 8 \pm 2$ mmHg
Alcalose metabólica	Alto	Alto	$PaCO_2 = 0,7 \times ([HCO_3^-] - 24) + 40 \pm 2$ mmHg
			ou $[HCO_3^-] + 15$ mmHg
			ou $0,7 \times [HCO_3^-] + 20$ mmHg

TABELA 125.4 Cálculo da compensação metabólica para distúrbios respiratórios

Distúrbio primário	pH	$PaCO_2$	Bicarbonato esperado
Acidose respiratória	Baixo	Alto	Aguda: o HCO_3 aumenta 1 mmol/L a cada 10 mmHg acima de 40 mmHg de $PaCO_2$ Crônica: o HCO_3 aumenta 4–5 mmol/L a cada 10 mmHg acima de 40 mmHg de $PaCO_2$
Alcalose respiratória	Alto	Baixo	Aguda: o HCO_3 diminui 2 mmol/L para cada 10 mmHg abaixo de 40 mmHg de $PaCO_2$ Crônica: o HCO_3 diminui 4–5 mmol/L para cada 10 mmHg abaixo de 40 mmHg de $PaCO_2$

AVALIAÇÃO DO COMPONENTE METABÓLICO DOS DISTÚRBIOS ACIDOBÁSICOS

Acidose metabólica

Definição gasométrica: pH < 7,38 HCO_3 < 22

Causas: dividem-se em dois grupos distintos, as de ânion *gap* aumentado e ânion *gap* reduzido (Tabela 125.5).

Ânion *gap*: como visto na tabela acima, o conceito de ânion *gap* é de fundamental importância para estabelecer a etiologia da acidose metabólica.

O ser humano, como qualquer outro sistema químico, parte do princípio da eletroneutralidade, ou seja, a somatória de todas as cargas negativas é igual à somatória de todas as cargas positivas.

[Na] + [K] + [Mg] + [H] + [Ca] + [cátions não medidos] = [Cl] + [HCO_3] + [albumina] + [fosfato] +[sulfato] + [lactato] + [CO_3] +[OH] + [ânions não medidos].

Como a maioria desses íons está presente em uma quantidade muito pequena no plasma, e não varia de forma significativa nos processos patológicos, uma forma mais prática de expressar o ânion *gap* é apenas considerar os íons que estão em maior quantidade no plasma e sofrem grandes alterações:

TABELA 125.5 Acidoses metabólicas

Acidose metabólica com AG aumentado (normoclorêmicas)	Acidose metabólica com AG normal (hiperclorêmicas)
Aumento da produção de ácido	Perda de bicarbonato
Cetoacidose (diabética, alcoólica, jejum)	Gastrointestinal: diarreia, fístulas pancreáticas ou biliares, resinas de troca (colestiramina), derivações ureterais, ingestão de cloreto de cálcio ou cloreto de magnésio. Renal: acidose tubular renal tipo 2 (proximal), medicações (tenofovir, topiramato, acetazolamida).
L – acidose lática: – Tipo A: hipoxêmica – (choque séptico, hipovolêmico, hipoxemia, isquemia mesentérica, intoxicação por monóxido de carbono ou cianeto). – Tipo B: não hipoxêmica – deficiência de tiamina, convulsões, medicações (inibidores da transcriptase reversa, metformina, propofol, isoniazida, ferro), intoxicação (etilenoglicol, metanol, salicilatos, propilenoglicol).	Diminuição de excreção renal de ácido: – Acidose tubular renal tipo 1 (distal) e tipo 4 (hipoaldosteronismo)
D – acidose lática (síndrome do intestino curto)	– Estados urêmicos iniciais
Baixa excreção de ácido	Miscelânea
Insuficiência renal (ClCr < 20 mL/minuto)	Sobrecarga de soluções fisiológicas Nutrição parenteral
Lise celular	
Rabdomiólise	
Miscelânea	
Falência hepática (diminuição do *clearance* de lactato). Uso de ATB derivados de penicilina Ácido piroglutâmico	

$$[Na] + [\text{cátions não medidos}] = [Cl] + [HCO_3] + [\text{ânions não medidos}]$$

ou

$$[\text{ânions não medidos}] - [\text{cátions não medidos}] = [Na] - [Cl + HCO_3]$$

Para a diferença: [ânions não medidos] – [cátions não medidos] convencionou-se o nome ânion *gap* (AG ou hiato aniônico), com valor de referência de 8–12, mostrando que no plasma existem mais ânions não medidos do que cátions, e assim temos:

$$AG = [Na] - [Cl + HCO_3]$$

Outro ponto importante é o fato de que a albumina constitui um importante "ânion não medido" (podendo chegar a 75%), e variações no seu valor podem alterar o ânion *gap*.

Assim, a cada 1 g de queda de albumina no plasma, o ânion *gap* aumenta em 2,5 mEq/L e cai na mesma proporção, a cada 1 g de albumina acima da referência. O ânion *gap* corrigido pode ser calculado pela equação de Figge:

$$AGc = AG + 2,5 \,(\text{albumina normal} - \text{albumina medida})$$

O uso dessa equação melhorou em muito a sensibilidade na detecção de hiperlactatemia (acidose lática). Além disso, o AG é muito utilizado na cetoacidose diabética, sendo um dos critérios de resolução da mesma. O AG também pode ser útil na identificação de acidose metabólica de AG normal no excesso de infusão de salinas isotônicas.

Um AG baixo ou negativo é observado quando a hipercloremia é causada por alto níveis de cátions, que normalmente não estão em grandes quantidades como na intoxicação por lítio, alto níveis de magnésio ou cálcio ou na gamopatia monoclonal IgG. Um ânion *gap* negativo é causado por pseudo-hipercloremia em intoxicações por brometo ou iodeto.

Uma vez calculado o AG, separa-se as causas entre AG normal e AG elevado, como visto na Tabela 126.5.

Veremos a seguir os tipos de distúrbios acidobásicos mais importantes na prática clínica.

Acidose metabólica com AG normal (hipercloremicas)

O cloro (Cl) desempenha um papel importante na regulação dos distúrbios acidobásicos. Na acidose metabólica com AG normal, a queda dos íons bicarbonato é acompanhada por um aumento dos íons Cl, para manter a eletroneutralidade, e por isso também é chamada de Ac metabólica hiperclorêmica.

Nesse grupo, podemos separar a acidose didaticamente em 2 causas:
- As perdas de bicarbonato (sem comprometimento da acidificação renal) ou,
- Dificuldade de excreção de ácido pelos rins (com comprometimento da acidificação renal).

As causas de perda de bicarbonato podem ser gastrointestinais (diarreia, fístulas pancreáticas ou biliares, resinas de troca) ou por perda renal de bicarbonato (acidose tubular renal tipo 2, acetazolamida – induz bicarbonatúria). Repare que no caso de acidose tubular renal tipo 2, a função de eliminar ácidos pelo rim está mantida, o comprometimento é o excesso de excreção de base.

Já nos casos de dificuldade de excreção renal de ácido pelos rins (acidose tubular renal tipo 1, acidose tubular renal tipo 4 – hipoaldosteronismo, lesão renal inicial), a acidose se dá por dificuldade de excreção dos íons hidrogênio, seja por acúmulo desses íons no túbulo distal (ATR tipo 1) ou por menor ação da aldosterona (ATR tipo 4).

Para diferenciar os dois tipos de acidose metabólica com AG normal (hiperclorêmica), existe o conceito de AG urinário: o acúmulo de íons Cl no plasma leva a um aumento da excreção renal de amônio (NH_4^+). Logo, se a excreção de amônio está preservada, a causa da acidose metabólica é pela perda de bicarbonato (gastrointestinal ou renal). Mas, se a excreção de amônio está prejudicada, a excreção de ácido pelo rins está comprometida, e temos então uma causa renal (ATR 1, ATR4, ou Ins renal) como causa do processo.

Bastaria medir a quantidade de amônio na urina para fazer essa diferenciação. Contudo, essa medição quase nunca é possível. Assim, foi criado o conceito de ânion *gap* urinário, que estima a quantidade de amônio que é excretada pelos rins.

Assim como no sangue, na urina existe o principio da eletroneutralidade; o que muda é a relação de íons presentes. Na urina, a somatória dos principais cátions, que nesse caso são potássio (K) e sódio (Na), geralmente é inferior à soma do principal ânion (Cl), levando a um valor de AG urinário negativo (Vr entre -20 e -50). Na urina, ao contrário do sangue, existem principalmente cátions não medidos, e entre eles, o principal é o amônio (NH_4^+). O amônio, quando é excretado, é feito na forma de NH_4Cl, aumentando assim a concentração de Cl na urina, e deixando o AGu mais negativo.

$$\text{AG urinário} = [Na] + [K] - [Cl]$$

Portanto, quanto mais negativo for o ânion *gap* urinário, mais excreção de NH_4Cl está presente, denotando uma função renal preservada na eliminação de ácidos; logo, a causa da acidose não é a disfunção de eliminação de ácidos, mas a eliminação exacerbada de bicarbonato (gastrointestinal ou perda de bicarbonato pela urina).

No entanto, se o AG urinário tender a valores positivos, subentende-se que a excreção de NH_4Cl está prejudicada, portanto a função de eliminação renal de ácido está prejudicada, e então temos uma acidose por dificuldade de excreção renal de ácido (ATR 1, ATR 4 ou Ins renal).

Existem alguns fatores que podem diminuir a acurácia do AG urinário, como cetonúria, pH urinário > 6,5, poliúria, ou quando o amônio é excretado com um outro ânion ao invés do Cl (cetoacidose, intoxicação por salicilatos, grandes quantidades de penicilina). Além disso, se a concentração de sódio na urina for menor que 20 mmol/L, a medição do AG urinário não é confiável. Nesses casos, é calculado o *gap* osmolar urinário.

$$\text{Osmolaridade urinária: } 2 \times ([Na^+] + [K^+]) + [\text{glicose}]/18 + [\text{ureia}]/6$$

O *gap* osmolar urinário determina a diferença entre a osmolaridade normal (referência do laboratório) e a osmolaridade calculada pela fórmula acima.

O *gap* osmolar urinário representa a excreção renal de amônio; assim, quando o valor do GOU for < 150 mOsm/kg, em um paciente com acidose metabólica, é provável que a excreção renal de amônio esteja comprometida, e a causa uma provável acidose tubular renal (tipo 1 ou 4).

Já, se o valor de GOU for > 400 mOsm/kg, a excreção de amônio não está comprometida, falando a favor de uma perda de bases (gastrointestinal ou renal).

É importante ressaltar que quando comparado com o AGU, o GOU apresenta melhor correlação com o valor urinário de amônio.

Como citado acima, as acidoses tubulares renais são importantes causas de acidose metabólica com Ag normal. São definidas pela síndrome clínica que consiste em: hipercloremia, acidose metabólica e deficiência de excreção de ácidos (tipo 1 e 4) ou excesso de excreção de base (tipo 2), desproporcional ao déficit de filtração glomerular.

A acidose tubular renal tipo 1, tem como característica acometer a secreção de H^+ no túbulo coletor, levando a uma dificuldade de acidificar a urina (pH > 5,5). Há também perda urinária de K⁺, pela impossibilidade de eliminação de H⁺. Uma característica da ATR 1 é a calculose renal pelo depósito de fosfato de cálcio, podendo levar a nefrocalcinose.

As principais causas de ATR 1 são: sd. de Sjögren, genética, induzida por anfotericina B e lúpus eritematoso sistêmico.

A acidose tubular renal tipo 2 é causada pela dificuldade de reabsorção de bicarbonato no túbulo proximal, levando a bicarbonatúria. Há também hipocalemia, pois o K⁺ é excretado junto com os íons bicarbonato. Geralmente se apresenta com AGU negativo. Como o comprometimento está no túbulo proximal, pode ocorrer espoliação de uma série de substâncias que são absorvidas nesta região, como aminoácidos, glicose, fosfato, ácido úrico, constituindo a síndrome de Fanconi. O exame de urina 1 pode ajudar, demonstrando glicosúria sem hiperglicemia.

As causas mais comuns de ATR 2 são: hereditária, amiloidose, mieloma múltiplo, toxicidade por metais pesados (chumbo, cobre, mercúrio) e o uso de acetazolamida.

A acidose tubular renal tipo 4 é causada por resistência ou deficiência à ação da aldosterona, e portanto menos Na⁺ é reabsorvido, e menos H⁺ e K⁺ são excretados, levando a uma acidose metabólica hipercalêmica.

Entre as principais causas estão: hipoaldosteronismo hiporreninêmico (secundário a diabetes, nefropatias obstrutivas, uso de IECA, AINH, ciclosporina), insuficiência adrenal, uso de heparina, pseudo-hipoaldosteronismo e drogas que fecham os canais de Na⁺ no túbulo coletor (espironolatona, amilorida, triantereno, trimetoprim).

Relembrar que tanto a ATR tipo 1 quanto tipo 4 normalmente se apresentam com ânion *gap* urinaria positivo.

Acidose metabólica com AG aumentado (normoclorêmicas)

Quando estivermos diante de uma acidose metabólica com AG aumentado, devemos estar atentos à possibilidade de se tratar de uma associação de distúrbios metabólicos.

Nas acidoses metabólicas com ânion *gap* aumentado, a magnitude do aumento do AG (ΔAG) está relacionada com a diminuição dos íons bicarbonato (ΔHCO_3)

Assim, para avaliar se há mais de um distúrbio metabólico, realiza-se o cálculo:

$$\Delta AG - \Delta HCO_3, \text{ ou seja (AG medido} - 10) - (24 - \text{bicarbonato medido)}$$

Na cetoacidose diabética, existe uma correlação de 1:1 entre o aumento do ânion *gap* e a queda dos íons bicarbonato. Já na acidose lática, o decréscimo de íons bicarbonato é igual 0,6 vezes o aumento do ânion *gap*. Assim, se o ânion *gap* aumenta em 10, o decréscimo de íons bicarbonato é igual a 6. Essa diferença se dá, provavelmente, pelo menor *clearance* renal de lactato quando comparado aos cetoânions.

Se a diferença $\Delta AG - \Delta HCO_3$ for igual a 0 ± 5 mmol/L em um paciente com cetoacidose, ou 0,6 × $\Delta AG - \Delta HCO_3$ igual 0 ± 5 mmol/L, uma acidose metabólica com ânion *gap* aumentado está presente, sem nenhum outro distúrbio metabólico.

Uma diferença acima de 5 mmol/L, sugere que a ΔHCO_3 não foi tão grande como esperada, logo temos uma alcalose metabólica associada a uma acidose metabólica com ânion *gap* aumentado.

Uma diferença abaixo de -5 mmol/L, sugere que a ΔHCO_3 foi maior que a esperada, logo temos uma acidose metabolica de ânion *gap* normal, associada a uma acidose metabólica com ânion *gap* aumentado.

Um exemplo disso são os casos nos quais temos uma gasometria com valores normais de pH, bicarbonato, e $PaCO_2$, mas mesmo assim temos uma associação de distúrbio acidobásico, como no caso abaixo:

Paciente etilista chega ao PS, e inicia quadro de vômitos. Com a seguinte gasometria:

$$\text{pH: 7,41 HCO]}_3\text{: 23 PaCO}_2\text{: 37 Na: 136 Cl: 83}$$

A princípio não teríamos nenhum distúrbio na gasometria acima, com pH, bicarbonato e $PaCO_2$ no valor de referência. Mas, nesses casos, podemos ter uma associação de distúrbios metabólicos, normalizando o pH.

No caso acima: ânion *gap* = [Na] − [Cl + HCO_3]. ânion *gap* = 136 − 107. AG = 29.

Fazendo a relação ΔAG − ΔHCO_3 temos: (29 − 10) − (24 − 23). ΔAG − ΔHCO_3 = 18.

Assim temos uma acidose metabólica com AG aumentado, associado a uma alcalose metabólica.

As principais causas de acidose metabólica com AG aumentado são (Tabela 126.5):
- Pela produção excessiva de ácido: cetoacidose (diabética, alcoólica, jejum), acidose lática, intoxicações (metanol, etilenoglicol, salicilatos).
- Pela falência de excreção de ácido, como na insuficiência renal crônica.

Em um paciente com acidose metabólica com AG aumentado sem nenhuma justificativa clínica plausível, coma, ou suspeita de ingestão de tóxicos, o conceito de *gap* osmolar sérico se faz necessário.

O *gap* osmolar sérico é a diferença entre a osmolaridade medida (valor de referência) e a osmolaridade calculada.

$$\text{gap osm sérico: osm medida} - \text{osm calculada}$$
$$\text{Osmolaridade calculada} = 2 \times ([Na^+] + [K^+]) + [\text{glicose}]/18 + [\text{ureia}]/6$$

Se essa diferença for maior que 10 mOsm/kg, nos mostra que existem substâncias osmoticamente ativas além das conhecidas pela fórmula acima.

Essas substâncias geralmente são tóxicas, como metanol, etanol e etilenoglicol. Lembrando que para o diagnóstico definitivo é necessária a dosagem sérica dessas substâncias, o que nem sempre é possível.

Alguns problemas do *gap* osmolar sérico é seu amplo valor normal de referência (-10 e +10), fazendo com que seja insensível para baixas concentrações desses tóxicos. Além disso, não é específico, pois pode estar elevado em situações como cetoacidose e acidose lática.

Tratamento

Graus leves de acidose metabólica são descritos como benéficos na literatura, por facilitarem a liberação de oxigênio na periferia, por exemplo. No entanto, em casos de grave acidemia (pH < 7,1) ocorre severa depressão miocárdica e queda da resistência vascular periférica.

Em geral, o tratamento da acidose metabólica com AG aumentado (cetoacidose, acidose lática), será o tratamento da condição de base, para que os ânions acumulados sejam transformados em bicarbonato.

O uso de bicarbonato de sódio ou outros alcalinizantes na literatura é controverso. Não há evidência que sustente o uso nem sua contraindicação. Em algumas situações como doença renal crônica e perda aguda de bases por via renal ou intestinal, o uso de bicarbonato é mais liberal. Não há envidência que o uso de outros alcalinizantes seja melhor do que o uso de bicarbonato.

O uso de bicarbonato nessas situações é feito de maneira intravenosa (IV), da solução de bicarbonato de sódio a 8,4% (1 mL da solução contem 1 mEq de bicarbonato e 1 mEq de Na^+).

É aceito indicar reposição com bicarbonato com pH < 7,1 e HCO_3 < 8, objetivando um pH 7,2 e um HCO_3 entre 8–10 mEq/L. Como dito acima, esses valores podem ser maiores em caso de perda renal ou intestinal de bicarbonato, chegando a valores normais de bicarbonato (22–24 mEq/L)

Para a reposição de bicarbonato, deve-se calcular o déficit total de bicarbonato. Este é calculado pela fórmula:

$$\text{Déficit de bicarbonato} = 0{,}6 \times \text{peso (kg)} \times (24 - HCO_3).$$

Nunca se deve repor todo esse déficit. Na prática, usa-se a diferença entre o bicarbonato desejado (geralmente entre 8 e 10 mEq/L) e o bicarbonato encontrado. Exemplo: um paciente de 70 kg com bicarbonato sérico de 5 mEq/L, a correção seria: $0{,}6 \times 70 \times (8 - 5)$, ou seja, 126 mEq de bicarbonato, a serem infundidos em 2 horas.

Durante a infusão de bicarbonato deve-se estar atento a efeitos colaterais como hipervolemia, hipernatremia e hipocalemia.

SITUAÇÕES ESPECIAIS

Acidose lática: é a situação clínica com maior controvérsia a respeito do uso de bicarbonato, especialmente em casos de acidose tipo A (choque séptico, cardiogênico, infarto mesesterico, anemia). No momento, não há evidência que suporte o uso rotineiro de bicarbonato, sendo este reservado para situações de perigo eminente à vida. Deve ser feito não excedendo 1–2 mEq/L. A principal medida é a correção da causa primária, devendo dar o suporte hemodinâmico e ventilatório necessário. Dessa forma em geral a infusão de bicarbonato de sódio apenas é necessária se pH < 7,1 e bicarbonaro sérico < 6 mEq/L. A meta deve ser manter o pH = 7,1, lembrando sempre de otimizar a parte ventilatória.

Cetoacidose diabética

Na cetoacidose diabética o uso de bicarbonato é restrito aos casos com pH < 6,9. Uma sugestão é administrar 100 mEq diluídos em 400 mL de água destilada, em 2 horas.

Intoxicação por salicilatos

A intoxicação por aspirina pode ocorrer com a ingestão de 10 a 30 g de aspirina em adultos ou 3 g em crianças. O quadro clínico consiste em: náuseas, vômitos, taquipneia, zumbidos, tontura e distúrbios acidobásicos (geralmente acidose metabólica com AG aumentado). A intubação orotraqueal deve ser evitada, mas em um contexto clínico desfavorável, deve-se manter pH entre 7,50 e 7,59, quando for indicada. A alcalinização com bicarbonato de sódio está indicada para manter pH > 7,5, o que evita a difusão de salicilatos para o cérebro. Deve-se administrar 100–150 mEq/L de bicarbonato diluídos em 1.000 mL SG 5% a uma taxa de infusão de 250 mL/h. Quando disponível, pode-se solicitar a dosagem sérica de salicilatos a cada 2 horas. Indicações para terapia dialítica são: alteração grave do estado mental, edema cerebral ou pulmonar, concentração de salicilatos > 100 mg/dL, sobrecarga hídrica.

Intoxicação por álcoois tóxicos (metanol e etilenoglicol)

A grande dica nesses casos, é a acidose metabólica com AG aumentado e *gap* osmolar aumentado que a intoxicação por esses álcoois causa. O metanol, é metabolizado pela álcool desidrogenase em ácido fórmico, causando o quadro de náusea, vômitos,

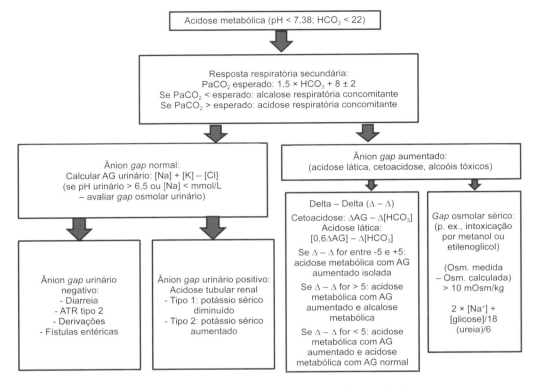

FIGURA 125.1 Fluxograma da abordagem da acidose metabólica.

embriaguez, distúrbios visuais (cegueira, escotomas), convulsões e coma. O etilenoglicol é o principal anticongelante comercial, podendo apresentar quadro semelhante ao do metanol, sem causar alterações visuais. Causa mais frequentemente insuficiência renal aguda. Os metabólitos nesse caso são: glicolato, glioxalato e oxalato. O exame de urina 1 pode mostrar cristais de oxalato, que auxiliam o diagnóstico.

O tratamento com bicarbonato está indicado em pacientes com pH < 7,3. Pode-se lançar mão do bloqueio da álcool desidrogenase por meio de etanol ou fomepizol, os quais apresentam maior afinidade pela álcool desidrogenase, inibindo a formação de metabólitos tóxicos do metanol ou etilenoglicol, funcionando como bloqueadores metabólicos.

Em casos de evidência de lesão de órgão-alvo, acidose metabólica refratária, ou em pacientes com suspeita da ingestão de metanol ou etilenoglicol, com acidose metabólica com AG aumentado e *gap* osmolar aumentado sem outra explicação, pode-se indicar hemodiálise (Fig. 125.1).

Alcalose metabólica

Definição gasométrica: pH > 7,42 e HCO_3 > 26.

A alcalose metabólica é causada quando há um excesso de bases e uma deficiência de excreção renal de bicarbonato. As principais causas são:
- Carga exógena da base: síndrome leite-álcali, citratos (transfusão sanguínea), antiácidos.

- Hipervolêmicas: renina alta – estenose de artéria renal, HAS acelerada maligna; renina baixa: hiperaldosteronismo primário, síndrome de Liddle, síndrome de Cushing.
- Hipovolemicas: vômitos, SNG aberta, alcalose de contração por diuréticos (furosemida, tiazídicos), adenoma viloso dos cólons, hipocalemia e hipomagnesemia.

As alcaloses metabólica dividem-se em cloro-sensíveis e cloro-resistentes. Essa classificação é fundamental para decidir a terapêutica.

Para isso, obtem-se o cloro urinário. Em estados em que o volume efetivo está reduzido (hipovolemia), o rim reabsorve ativamente sódio, bicarbonato e cloreto, pela ativação do sistema renina-angiotensina-aldosterona, reduzindo então a concentração de cloro urinário. Uma concentração de cloro urinário < 25 mmol/L, define uma alcalose metabólica cloro-sensível.

Na prática clínica, são as mais prevalentes, pois compreendem as perdas de ácidos gástricos e o uso de diuréticos (furosemida e tiazídicos). As alcaloses metabólicas mais graves geralmente são decorrentes de alcaloses cloro-sensíveis.

Já, se o cloro urinário for > 40 mmol/L, temos uma secreção inapropriada de cloro na urina, refletindo um excesso de mineralocorticoides ou hipocalemia severa (K < 2 mmol/L). A alcalose metebólica pelos diuréticos é uma exceção, devido ao fato que inicialmente a concentração de cloro urinário aumenta, até o efeito pleno diurético, e após isso, diminui para menos de 25 mmol/L. As alcaloses cloro-resistentes geralmente são menos graves, mas estão mais associadas a hipertensão e hipocalemia. Algumas causas de alcalose metabólica cloro-resistente são:
- Com hipertensão arterial: hiperaldosteronismo primário;
- Sem hipertensão arterial: sd. de Bartter, síndrome de Gitelman, deficiência grave de magnésio e hipercalcemia grave.

As alcaloses metabólicas podem gerar algumas consequências:
- Hipovolemia: a hipovolemia pode ser a causa ou perpetuar a alcalose. Em estados hipovolêmicos, ocorre maior avidez do túbulo proximal pelo sódio, que é reabsorvido juntamente com o bicarbonato. Por esse motivo, o paciente hipovolêmico não consegue eliminar o bicarbonato pela urina, colaborando para manutenção da alcalose. Além disso, a urina desses pacientes, como é pobre em bicarbonato, muitas vezes se apresenta com pH reduzido, ao oposto do que era de se esperar para um quadro de alcalose, gerando uma acidúria urinária paradoxal.
- Hipocloremia: o aumento dos íons bicarbonato leva a uma maior eliminação renal de cloro, assim como a perda de Cl, por vômitos por exemplo, leva a maior retenção de bicarbonato, perpetuando a alcalose.
- Hipocalemia: ocorre maior eliminação renal de potássio, já que existem poucos íons hidrogênio para serem eliminados, em troca da reabsorção de Na (ação da aldosterona). Além disso, baixas concentrações de potássio estimulam maior produção de NH_3, eliminando mais H^+ pela urina e perpetuando a alcalose. Assim, a hipocalemia pode ser consequência e perpetuar a alcalose metabólica.
- Piorar sintomas de hipocalcemia: o pH alcalino favorece a ligação de cálcio com a albumina, reduzindo a fração ionizada de cálcio, podendo precipitar sintomas de hipocalcemia como tetania, convulsões, alargamento do intervalo QT e papiledema.
- Precipitação de encefalopatia hepática: o pH alcalino favorece a conversão de amônio (NH_4^+) em amônia (NH_3), esta última com capacidade de passar pela barreira hematoencefálica e precipitar encefalopatia hepática.

A alcalose metabólica grave pode causar arritimias (pela hipocalemia ou hipocalcemia), convulsões, letargia, depressão respiratória e coma.

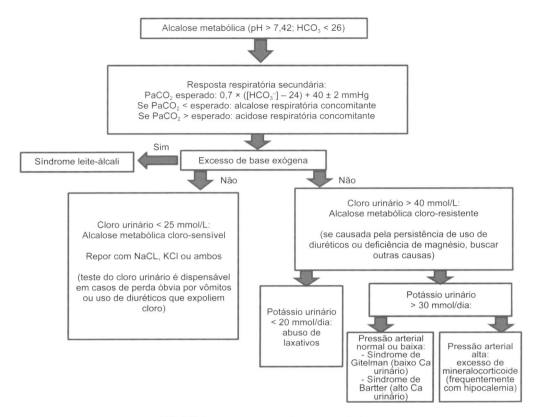

FIG. 125.2 Fluxograma de alcalose metabólica.

Tratamento

Como todo distúrbio acidobásico, é fundamental o tratamento da doença de base. Em alguns casos, como de alcalose mista (metabólica + respiratória), o paciente pode apresentar sintomas ameaçadores à vida, sendo a IOT um procedimento que pode vir a ser necessário. O controle de vômitos com antieméticos, e inibidores H2 ou IBP pode ajudar na perda de ácido (Fig. 125.2).

- Alcalose metabólica cloro-sensível: reposição de NaCl 0,9%, podendo conter KCl, geralmente melhora a hipovolemia, e melhora a hipocalemia, com correção da acidose. Em alguns casos refratários, pode tentar a administração de acetazolamida, para induzir bicarbonatúria. Efeitos colaterais da acetazolamida: caliúria e fosfatúria.
- Alcalose metabólica cloro-resistente: em casos graves pode-se tentar acetazolamida. Pode-se tentar reposição de potássio associado a um diurético poupador de potássio (espironolactona) se o paciente não estiver hipovolêmico (hiperaldosteronismo primário). IECA pode ser uma opção nas síndromes de Bartter e Gitelman.

AVALIAÇÃO DO COMPONENTE RESPIRATÓRIO DOS DISTÚRBIOS ACIDOBÁSICOS

Acidose respiratória

Definição gasométrica: pH < 7,38 e $PaCO_2$ > 45.

A acidose respiratória pode ser divida em dois distúrbios:
- Aguda: geralmente com pH < 7,38 e BE normal. Pode ser causada por: deformidades da caixa torácica, miastenia *gravis*, Guillain-Barré, asma e obstrução das vias aéreas.
- Crônica: pH normal com BE alto. Exemplos: DPOC avançado, fibrose intersticial, obesidade + apneia do sono.
- Crônica agudizada: pH < 7,38 e BE alto. Exemplo: DPOC exacerbado.

A acidose respiratória está associada com quadros de hipoventilação pulmonar (baixa eliminação pulmonar de CO_2). Essa hipoventilação pode ser por comprometimento pulmonar ou não.

Uma forma de tentar distinguir se a acidose é por comprometimento pulmonar ou não é calcular o gradiente alvéolo arterial de oxigênio. Em ar ambiente, ao nível do mar, essa diferença pode ser calculada por:

$$G(A-a) = 150 - PaO_2 - 1,25\, PaCO_2$$

Essa diferença será alta (> 10 mmHg em jovens ou > 20 mmHg em idosos), se houver comprometimento pulmonar, ou desequilíbrio na ventilação/perfusão pulmonar (DPOC exacerbado, pneumonia, crise asmática).

Se a diferença for baixa (< 10 mmHg ou < 20 mmHg em idosos), a principal hipótese é a hipoventilação sem doença pulmonar estrutural (doenças da caixa torácica, neuromusculares, intoxicação por benzodiazepínicos, opioides).

Tratamento: para correção da acidose respiratória grave, muitas vezes a ventilação invasiva (IOT) é necessária.

Alcalose respiratória

Definição gasométrica: pH > 7,42 e $PaCO_2$ < 35.

A alcalose respiratória está associada à hiperventilação pulmonar (altas taxas de eliminação de CO_2). As principais causas são:
- Hiperventilação psicogênica;
- Pneumopatias agudas (TEP, pneumonia);
- Hipertensão intracraniana com hiperventilação central;
- Intoxicação por salicilatos (acidose metabólica com AG aumentado + alcalose metabólica);
- Sepse por Gram-negativo (acidose lática + alcalose respiratória);
- Gravidez;
- Dor.

A alcalose respiratória causa vasoconstrição cerebral, podendo ser utilizada com artifício nos casos de hipertensão intracraniana. Além disso, pelo aumento da ligação do cálcio com albumina, pode causar sintomas de hipocalcemia.

Tratamento: tratar a causa de base.

BIBLIOGRAFIA

1. Bartter TC, Abouzgheib WB, Pratter MR, Irwin RS. Respiratory Failure – Part 1. In: Irwin and Rippe's Intensive Care Medicine, 6 ed. Lippincott, Williams and Wilkins Publishers 2008; 485-489.
2. Marino PL. Arterial Blood Gas Interpretation. In: The ICU Book, 2 ed. Lippincott, Williams and Wilkins Publishers 1998; 582-605.
3. Narins RG, Emmett M. Simple and mixed acid-base disorders: a practical approach. Medicine 1980; 59:161-187.
4. Rao SM, Nagendranath V. Arterial Blood Gas Monitoring: Indian J Anaesth 2002; 46:289-297.
5. Rose BD, Post TW. Clinical Physiology of Acid-Base and Electrolyte Disorders, 5 ed. New York: McGraw-Hill 2001; 307, 328.

DISTÚRBIO DO SÓDIO

Italo Menezes Ferreira
Igor Gouveia Pietrobom

HIPONATREMIA

Introdução

Hiponatremia é o distúrbio hidroeletrolítico mais comum na prática médica, ocorrendo em 20–30% dos pacientes internados e 7,7% dos pacientes ambulatórios. Considera-se hiponatremia quando o sódio se encontra menor que 135 mEq/L. As causas de hiponatremia são inúmeras, sendo um desafio diagnóstico.

O primeiro passo para entender e diagnosticar hiponatremia é tentar determinar a tonicidade, e osmolalidade. Para tanto devemos entender o conceito desses termos: tonicidade, ou osmolalidade efetiva, é a propriedade de uma solução de causar edema ou desidratação de uma célula; já osmolalidade refere-se ao número de partículas osmoticamente ativas de soluto presente em um quilograma do solvente. Com essas informações podemos determinar se a solução é hipotônica, isotônica ou hipertônica (Tabelas 126.1 e 126.2).

Fisiopatologia e diagnóstico

O raciocínio inicial do diagnóstico da hiponatremia deve começar com a determinação da osmolalidade sérica. A maior parte dos casos ocorre com osmolalidade sérica menor

TABELA 126.1 Conceitos
Valor normal de osmolalidade sérica: 275–295 mOsm/kg de H_2O
Osmolalidade sérica estimada: $2 \times (Na + K)$ + glicemia/18 + ureia/6
Osmolalidade sérica efetiva (tonicidade): $2 \times (Na + K)$ + glicemia/18
Solução hipotônica: causa aumento do volume da célula por entrada de água
Solução hipertônica: causa redução do volume da célula por saída de água
Solução isotônica: não causa movimento de água

TABELA 126.2 Classificação de hiponatremia

Pelo tempo de evolução
- Aguda: hiponatremia que se desenvolveu em menos de 48 h
- Crônica: hiponatremia que se desenvolveu em mais de 48 h

Gravidade dos sintomas
- Sintomas moderadamente graves: náuseas, cefaleia e confusão
- Sintomas graves: vômitos, convulsões, rebaixamento do nível de consciência e coma

Intensidade da hiponatremia
- Leve: 130–135 mEq/L
- Moderada: 125–129 mEq/L
- Profunda: < 125 mEq/L

Osmolalidade e tonicidade
- Hiponatremia hipotônica: osm. < 275 mOsm/kg de água
- Hiponatremia hipertônica: > 275 mOsm/kg de água
- Hiponatremia isotônica: entre 275 e 295 mOsm/kg de água

Pelo volume do líquido extracelular
- Aumentado: hiponatremia hipervolêmica
- Reduzido: hiponatremia hipovolêmica
- Normal: hiponatremia euvolêmica

que 275 mOsm/kg, que é chamada de hiponatremia hipotônica. Para definirmos a etiologia da hiponatremia hipotônica devemos avaliar a volemia do paciente, tentando enquadrar a hiponatremia em: hiponatremia euvolêmica, hipovolêmica ou hipervolêmica. Exame físico bem realizado e preciso pode ajudar nessa determinação da volemia. Exemplo: paciente com redução do turgor de pele, hipotensão ortostática ou mesmo sede levantam a hipótese de hipovolemia. Já pacientes com edemas de membros, turgência jugular, reflexo hepatojugular são sinais que chamam a atenção para hipervolemia.

Devemos lembrar ainda dos casos em que a hiponatremia ocorre com osmolaridade sérica normal ou aumentada. No caso da hiperglicemia em uma cetoacidose diabética ou estado hiperosmolar hiperglicêmico, temos osmolaridade sérica aumentada.

A situação com osmolaridade sérica normal é no caso da pseudo-hiponatremia. O que é isso?

A pseudo-hiponatremia é um artefato laboratorial que ocorre quando há grande aumento de lipídeos (triglicerídeos ou colesterol) ou paraproteinemias. Isso não ocorre quando o sódio é medido em máquinas de gasometria arterial.

Hiponatremia hipotônica hipovolêmica

Paciente apresenta volume líquido extracelular reduzido. Quase sempre são condições que ocorrem por perda de volume e desidratação. A perda de volume, com ou sem déficit de sódio, aumenta a secreção de vasopressina, levando à retenção de água.

Após definirmos que o paciente está hipovolêmico, temos que tentar entender se a perda de líquido foi renal ou extrarrenal. Fazemos isso dosando o sódio urinário. Sódio urinário menor ou igual a 30 mEq/L ocorre em perdas extrarrenais, maior que 30 mEq/L em perdas renais. Uma exceção é quando há vômitos incoercíveis que levam à perda de ácido e alcalose metabólico, logo o organismo age perdendo bicarbonato que acaba levando sódio junto na urina.

Dentre as causas de perda renais temos o uso excessivo de diuréticos de alça que levam a hipovolemia intensa, liberando vasopressina, retenção de água e hiponatremia. Os diuréticos tiazídicos geralmente causam SIADH.

A síndrome cerebral perdedora de sal ocorre após uma lesão cerebral grave (hemorragia subaracnoide, meningite, encefalite, cirurgia). O mecanismo para justificar a síndrome é a secreção anômala de peptídeo natriurético cerebral (BNP) que estimula a perda urinária de sódio. Insuficiência adrenal primária (doença de Addison) e nefropatia perdedora de sal também são causas de perdas renais.

Hiponatremia hipotônica hipervolêmica

São pacientes que apresentam insuficiência cardíaca, doença hepática avançada ou doença renal crônica avançada com ingesta excessiva de água. Esses pacientes apresentam um volume extracelular elevado, porém o volume arterial é reduzido, ocorrendo estímulo a liberação de vasopressina.

Hiponatremia hipotônica euvolêmica

A causa mais comum é a síndrome da secreção inapropriada de ADH (SIADH). Diurético tiazídico, insuficiência adrenal secundária, hipotireoidismo grave e polidipsia primária são outras causas de hiponatremia euvolêmica.

- **SIADH:** é o protótipo da hiponatremia hipotônica. A doença apresenta dois estágios: de desenvolvimento e de manutenção. No estágio de desenvolvimento, os pacientes apresentam retenção de água por estímulo do ADH com aumento do volume corporal que não é detectável clinicamente por ausência de edema. O aumento do volume leva a um aumento na natriurese com excreção de sódio pela urina que regula a volemia. Observa-se, portanto, uma hiponatremia por diluição e perda de sódio.
- **Causas de SIADH:** são variadas e incluem neoplasias malignas, drogas como derivados da anfetamina (ecstasy), doenças do SNC, infecções, patologias pulmonares. Lembrar que medicações são uma das principais causas (Tabelas 126.3 e 126.4 e Fig. 126.1).

TABELA 126.3 Causas de SIADH

Grupos	Etiologia
Neoplasias	Pulmão/mediastino: carcinoma de pequenas células, mesotelioma, timoma Carcinomas extratorácicos: estômago, pâncreas, ureteral, bexiga, endométrio, nasofaringe Câncer hematológicos: linfoma Sarcoma de Ewing
Doenças neurológicas	Meningite, encefalite, abscessos cerebrais. Doenças vasculares ou massas: HSA, AVC, tumor cerebral, hematoma subdural
Doenças pulmonares	Tuberculose, pneumonia, aspergilose, abscesso pulmonar Ventilação com pressão positiva
Outras causas	Náuseas, dor, estresse, *delirium tremens*, exercício extenuante, uso de ecstasy, porfiria intermitente aguda
Medicamentos	Anticonvulsivantes: carbamazepina, lamotrigina, valproato Diuréticos tiazídicos Antidepressivos: tricíclicos, IRSS, IMAO Antineoplásicos: ciclofosfamida, ifosfamida, cisplatina

TABELA 126.4 Critérios diagnósticos de SIADH

Essencias
- Osmolalidade plasmática < 275 mOsm/kg
- Osmolalidade urinária > 100 mOsm/kg → inapropriada concentração urinária
- Euvolemia: ausência de sinais de hipovolemia ou hipervolemia
- Sódio urinário > 30 mEq/L com ingesta normal de água e sal
- Ausência de outras causas potenciais de hiponatremia hipotônica euvolêmica (hipotireoidismo, hipocortisolismo ou doença renal)
- Não houve uso de diuréticos recentemente

Suplementares
- Ácido úrico sérico < 4 mg/dL
- Ureia sérica < 21,6 mg/dL
- Falência em corrigir hiponatremia após infusão de SF 0,9%
- Correção da hiponatremia com restrição hídrica
- Fração da excreção de sódio > 0,5%; fração de excreção de ureia > 55%

Manifestação clínica de hiponatremia

Os achados clínicos da hiponatremia devem ser dividos em sintomas relacionados à doença e sintomas relacionados à hiponatremia. A hiponatremia por si só pode causar sinais ou sintomas. Podem ser manifestações desde achados inespecíficos como fraqueza, adinamia, anorexia ou fadiga até quadros de confusão mental e coma.

A gravidade dos sintomas é determinada pela presença de edema cerebral e hipertensão intracraniana. Isso ocorre principalmente nas situações de hiponatremia aguda (< 48 h).

Temos que lembrar que definimos atualmente hiponatremia moderadamente grave e grave pela presença dos achados clínicos. Quando a hiponatremia é menor que 125 mEq/L, é chamada de profunda e não de grave (Tabela 126.5).

Tratamento

Pacientes que apresentam sintomas moderadamente graves ou graves devem independente de ter hiponatremia aguda ou crônica ter um tratamento imediato com reposição de sódio, pois esses sintomas denotam edema cerebral e risco de morte (Tabela 126.6).

Na situação em que não se alcance a melhora dos sintomas após aumento de 5 mmol/L, deve-se continuar infusão até alcançar 130 mEq/L de sódio ou aumento de 10 mmol/L. Associado a isso deve-se procurar outra causa que justifique os sintomas do paciente.

Quanto à hiponatremia aguda que não apresenta sintomas de gravidade, deve-se inicialmente confirmar o diagnóstico. Logo em seguida, deve-se suspender qualquer medicação, fluidos e outros fatores que piorem a disnatremia. Procurar e tratar a causa da

TABELA 126.5 Classificação quanto às manifestações clínicas

Gravidade	Manifestações
Moderadamente grave	Náuseas sem vômitos Cefaleia Confusão mental
Grave	Vômitos Rebaixamento do nível de consciência Convulsão Coma

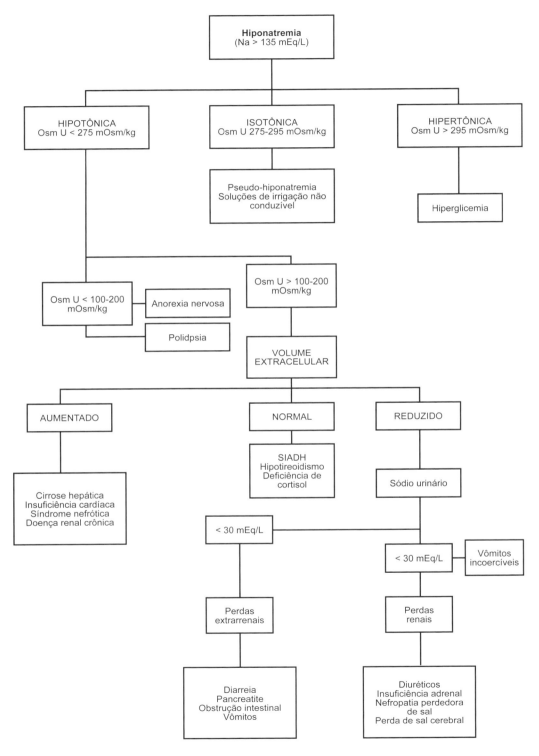

FIGURA 126.1 Algoritmo diagnóstico.

TABELA 126.6 Hiponatremia grave e moderamente grave

- Recomenda-se repor IV 150 mL de solução a 3% em 20 minutos
- Deve-se dosar o sódio após 20 minutos
- Repetir a infusão por duas vezes ou até ocorrer aumento de 5 mmol/L
- Deve-se manejar o paciente em ambiente de UTI
- Após alcançada melhora dos sintomas ou aumento de 5 mmol/L, deve-se parar a infusão de solução a 3% e iniciar a 0,9% enquanto se descobre a causa
- Aumento de no máximo 10 mmol/L em 24 horas
- Aumento de 18 mmol/L em 48 horas
- Dosar sódio de 6/6 h nas primeiras 24 horas

hiponatremia. Caso a queda seja maior que 10 mmol/L deve-se fazer uma reposição de solução a 3% 150 mL em 20 minutos.

Caso se apresente um paciente com hiponatremia crônica, porém sem sintomas de gravidade, devemos: parar quaisquer fluidos, medicações e qualquer outro fator que possa piorar ou provocar hiponatremia. Procurar e tratar a causa, lembrando sempre de questionar quais medicações o paciente usa. A hiponatremia por medicações apresenta algumas peculiaridades: frequentemente é normovolêmica, apresenta maior risco nas primeiras duas semanas e não é dose-dependente. Idade avançada, sexo feminino e uso de várias medicações são fatores de risco (Tabelas 126.6 a 126.10).

Síndrome de desmielinização osmótica

Pacientes com correção rápida do sódio podem desenvolver um distúrbio neurológico grave que se chama síndrome da desmielinização osmótica. A correção rápida em pacientes com hipernatremia crônica é o principal fator desencadeador. Pacientes com sódio

TABELA 126.7 Tratamento de hiponatremia crônica sem sinais de gravidade

- Parar quaisquer fluidos, medicações e qualquer outro fator que possa piorar ou provocar hiponatremia
- Procurar e tratar a causa
- Caso seja hiponatremia leve, não se deve tratar com o objetivo de aumentar apenas a concentração de sódio
- Caso a hiponatremia crônica seja de moderada a profunda, não se deve almejar aumento maior que 10 mmol/L

TABELA 126.8 Tratamento de hiponatremia hipervolêmica

- Deve-se tratar com o objetivo apenas de aumentar o sódio
- Deve-se fazer restrição hídrica
- Não se deve usar antagonistas do receptor de vasopressina
- Não se deve usar demeclociclina

TABELA 126.9 Tratamento de hiponatremia hipovolêmica

- Deve-se realizar expansão volêmica com soro fisiológico 0,9% (0,5–1,0 mL/kg/h)
- Não se deve preocupar com o volume administrado em pacientes instáveis hemodinamicamente

TABELA 126.10 Tratamento de SIADH
• Restrição volêmica em caso de hiponatremia moderada a profunda
• Em hiponatremia moderada a profunda podemos usar como segunda linha de tratamento: aumento da ingesta de ureia em 0,25–0,5 g/kg/dia ou diuréticos de alça
• Não se deve usar demeclociclina ou lítio em hiponatremia moderada a profunda
• Não se deve usar antagonistas de vasopressina em hiponatremia moderada a profunda

menor que 105 mmol/L, hipocalemia, alcoólatras, desnutridos ou com doença hepática avançada são considerados de maior risco.

As manifestações ocorrem em 2 a 6 dias e geralmente são irreversíveis. Os pacientes se manifestam com distúrbio do comportamento, confusão mental, disartria, disfagia, convulsões e coma.

Para realizar o diagnóstico deve-se realizar uma ressonância magnética de crânio com alterações podendo surgir até 4 semanas, portanto primeiro exame normal não exclui o diagnóstico. Infelizmente não há tratamento para doença, sendo o suporte clínico a única medida.

HIPERNATREMIA
Pontos-chave

1) Relativa ou absoluta deficiência de água-eletrólito está presente em casos de hipernatremia
2) Identificar e reverter as causas de hipernatremia são fundamentais no tratamento
3) Definir o estado volêmico do paciente é fundamental no tratamento da hipernatremia
4) Reduzir no máximo 0,5 mEq/L/h com redução de no máximo 10 mEq/L/h em 24 h

Hipernatremia é definida pela presença de sódio sérico maior que 145 mEq/L. A hipernatremia é um distúrbio eletrolítico comum encontrado em pacientes internados. A hipernatremia denota hiperosmolalidade e hipertonicidade, o que acarreta em desidratação celular. O mecanismo de adaptação leva ao acúmulo de solutos (creatina, mioinositol, taurina, glutamato, betaína) no interior das células com intuito de não perder água para o meio extracelular.

Todas as formas de hipernatremia representam um estado de hipertonicidade que libera vassopressina e ativa o centro modulador da sede. Sede é um mecanismo muito eficiente em corrigir hipernatremia; portanto, a hipernatremia raramente se desenvolve em situações que esse mecanismo está regulado ou haja acesso a água.

Os princípios para tratar hipernatremia são: diagnosticar a causa, definir o estado volêmico do paciente, escolher taxa de correção, escolher um fluido para recorreção e monitorar a taxa de resposta.

Causas de hipernatremia

A hipernatremia pode ser classificada quanto ao volume do extravascular do paciente (euvolêmica, hipovolêmica e hipervolêmica) e quanto à perda de líquido, se renal ou extrarrenal.

- Diarreia é uma causa comum de perda de líquido pelo TGI. As diarreias osmóticas levam a perdas de grande quantidade de água e eletrólitos, ocorrendo hipernatremia. Já a diarreia secretória leva à perda de fezes isotônicas, que acarreta em hipovolemia com ou sem hiponatremia.
- Podem ocorrer perdas insensíveis de água após exercícios físicos, exposição ao calor, febre, queimaduras graves e ventilação mecânica.
- Hipodipsia: redução patológica de água.

- Perdas renais: diurese osmótica secundária: hiperglicemia, manitol ou ureia elevada, diurese pós-obstrutiva, diuréticos tiazídicos e de alça.
- Ganho de sal ou soluções hipertônicas: ingestão de soro fisiológico, hipertônico ou bicarbonato de cálcio.
- Hiperaldosteronismo primário e síndrome de Cushing levam a retenção de sódio, hipervolemia, alcalose metabólica e discreta hipernatremia.

DIABETES *INSIPIDUS*

É uma doença causada pela perda da capacidade dos néfrons de reter água devido à falta de vasopressina (DI central) ou resistência à sua ação nas células tubulares renais. Os pacientes apresentam poliúria e polidipsia. Caso não haja acesso à água, esses pacientes desidratam. Devido à incapacidade de reter água, esses pacientes apresentam a urina hipotônica, o que leva a uma dissociação de hipernatremia com urina hipotônica.

Um defeito na concentração de urina pode ocorrer em pacientes com doença renal crônica avançada independente da etiologia, mas esse defeito é mais acentuado nos pacientes com doença tubulointersticial. Hipocalemia e hipercalcemia também geram DI reversível pela redução da expressão da aquaporina 2 (AQP2). O lítio também é uma causa de DI nefrogênico por causa do *downregulation* dos AQP2.

Manifestações clínicas

Distúrbios neurológicos são as manifestações mais comuns dos pacientes com hipernatremia: agitação, irritabilidade, confusão mental, letargia e coma. Podem ocorrer espasmos musculares, hiperreflexia, tremores, ataxia e crises convulsivas.

Hipernatremia aguda é aquela que ocorre em menos de 48 horas. Sintomas mais graves ocorrem quando o sódio atinge valor superior a 158 mEq/L. A mortalidade alcança 75% quando atinge valores acima de 160 mEq/L. Hipernatremias que têm tempo de duração maior que 48 horas são portanto chamadas de crônicas e devem apresentar uma taxa de correção de no máximo 8 mEq/L em 24 horas com intuito de evitar edema cerebral e síndrome semelhante à síndrome de desmielização osmótica.

Tratamento

Hipernatremia aguda

É causada por ingestão excessiva de sal, infusão excessiva de salina hipertônica, isotônica ou bicarbonato de sódio. Nessas condições o sódio tem que ser reduzido aos valores normais em no máximo 24 horas, pois o aumento agudo pode levar a lesões neurológicas irreversíveis. Hemorragias subaracnoides, hemorragia intraparenquimatosa e trombose de seio venoso podem ocorrer em hiponatremias agudas. Afim de evitar isso, deve ser feito o tratamento.

Inicialmente, calculamos o déficit de água com a fórmula de Edelman: déficit de água = água corporal total (Na pct/140 - 1). O valor encontrado sera igual, em litros, à quantidade de solução que tem ser administrada para atingir o valor de 140 do sódio. Faremos metade desse valor em 24 horas e a outra metade em 48 horas subsequentes. Iremos usar soro glicosado a 5%.

Hemodiálise às vezes é preciso para restaurar a normonatremia.

Hipernatremia crônica

Devemos inicialmente acessar o estado volêmico do paciente. Caso ele esteja hipovolêmico e com instabilidade hemodinâmica, devemos primeiramente melhorar os parâmetros clínicos com solução fisiológica 0,9%. Após os sinais vitais estáveis, iremos repor

TABELA 126.11 Hipernatremia

Etiologia	Causas	Clínica	Tratamento
Hipernatremia hipovolêmica	Renais: manitol, hiperglicemia, ureia aumentada, diurese pós-obstrução. Extrarrenais: queimaduras graves, diarreias.	Hipotensão Taquicardia Mucosa seca	SF 0,9% ate melhora da hipotensão, taquicardia Iniciar correção de água livre após melhora dos sinais vitais
Hipernatremia hipervolêmica	Renais: DI central ou nefrogênico Extrarrenais: hipodipsia, aumento de perdas insensíveis	Sinais vitais normais Sem edema	Reposição de água livre
Hipernatremia hipervolêmica	Extrarrenal: grandes volumes de $NaHCO_3$ 10%/NaCl 3% EV ou ingesta de sal em grande monta	Edema de membros, possível hipertensão	Diurético de alça Reposição de água livre Hemodiálise caso nada resolva

água livre com soro glicosado ou soro ao meio. Devemos objetivar uma redução de no máximo 0,5 mEq/L/h e não ultrapassar 10–12 mEq/L em 24 horas. Lembrar que durante a correção, o sódio deve ser avaliado a cada 6 horas nas primeiras 24 horas. Após 24 horas, sódio deve ser medido a cada 12 horas e no dia subsequente a cada 24 horas.

A correção deve ser baseada na fórmula de Adrogue: variação de sódio estimada = Na solução – Na paciente/água corporal total – 1. Esse valor nos informa quantos mEqs um litro da solução reduz.

Nos casos dos pacientes com euvolemia podemos acessar direto a variação de sódio estimada e iniciar a reposição de água livre, sempre lembrando de reduzir no máximo 0,5 mEq/L/h.

Nos pacientes com hipervolemia, que geralmente são os paciente que não estão desidratados, iniciaremos uma reposição de água livre associada com diuréticos de alça. Objetiva-se atingir sódio e balanço hídrico negativos para corrigir a hipervolemia e gradualmente corrigir a hipernatremia (Tabela 126.11).

BIBLIOGRAFIA

1. Verbalis JG, et al. Diagnosis, evaluation, and treatment of hyponatremia: expert panel recommendations. Am J Med 2013; 126(10 suppl 1):S1-S42.
2. Spasovski G, et al. Hyponatraemia Guideline Development Group. Clinical practice guideline on diagnosis and treatment of hyponatraemia. Eur J Endocrinol 2014; 170(3):G1-G47.
3. Lehrich RW, et al. Role of vaptans in the management of hyponatremia. Am J Kidney Dis 2013; 62(2): 364–376.
4. Nguyen MK, Kurtz I. Reply to: Weschler LB. The Edelman equation as it applies to acute and chronic hyponatremia. Am J Physiol Regul Integr Comp Physiol 2012; 302:R899-R901.
5. Adrogué HJ, Madias NE. Hypernatremia. N Engl J Med 2000; 342:1493-1499.
6. Sam R, Hart P, Haghighat R, Ing TS. Hypervolemic hypernatremia in patients recovering from acute renal failure in the intensive care unit. Clin Exp Nephrol 2012; 16:136-146.
7. Lobo DN, Stanga Z, Alastair J, Simpson D, Anderson JA, Rowlands BJ, Allison SP: Dilution and redistribution effects of rapid 2-litre infusions of 0.9% (w/v) saline and 5% (w/v) dextrose on haematological parameters and serum biochemistry in normal subjects: a double-blind crossover study. Clin Sci 2001; 101:173-179.
8. Sarahian S, Pouria MM, Ing TS, et al. Hypervolemic hypernatremia is the most common type of hypernatremia in the intensive care unit. Int Urol Nephrol 2015; 47(11): 1817-1821.
9. Felizardo Lopes I, Dezelée S, Brault D, et al. Prevalence, risk factors and prognosis of hypernatraemia during hospitalisation in internal medicine. Neth J Med 2015; 73(10): 448-454.
10. Hanna RM, Yang WT, Lopez EA, et al. The utility and accuracy of four equations in predicting sodium levels in dysnatremic patients. Clin Kidney J 2016; 9(4):530-539.

127

DISTÚRBIOS DO POTÁSSIO E MÁGNÉSIO

Filipe Dias de Souza
Igor Gouveia Pietrobom

INTRODUÇÃO

Na prática clínica é muito comum nos depararmos com diversas situações que alterem o equilíbrio do potássio e magnésio corporais. Nos próximos tópicos faremos a explanação em separado de cada uma dessas condições.

HIPERCALEMIA

Definição

Distúrbio hidroeletrolítico marcado por uma concentração sérica de potássio > 5,0 mEq/L.
Podemos ainda categorizar a hipercalemia quanto a sua severidade, a saber:
- Hipercalemia leve: 5,1 a 6,0 mEq/L.
- Hipercalemia moderada: 6,1 a 7,0 mEq/L.
- Hipercalemia grave: K+ > 7,0 mEq/L.

Etiologia

Diversas são as causas de hipercalemia, basicamente por três mecanismos distintos: *shift* transcelular, deficiência na excreção renal e, mais raramente, ingestão aumentada de potássio.

Causas de hipercalemia aguda geralmente estão associadas a problemas relacionados ao *shift* transcelular, enquanto hipercalemia crônica é mais associada a defeitos na excreção renal do potássio. Observe a Tabela 127.1.

Manifestações clínicas

As manifestações clínicas da hipercalemia não necessariamente são proporcionais aos níveis de potássio mensurados; em geral, dependem da velocidade de instalação do distúrbio e da sua gravidade.

TABELA 127.1 Causas de hipercalemia
Ingestão aumentada de potássio (ocorre geralmente somente associada a outros contribuintes como perda da função renal)
Shift **transcelular** (saída de potássio do meio intra para o meio extracelular) • Hipertonicidade (saída de água do meio intracelular, com saída concomitante de potássio) • Deficiência de insulina • Acidose metabólica/acidose mineral (por ácidos não orgânicos) • Uso de betabloqueadores • Estimulo alfa-adrenérgico • Injúria tecidual (rabdomiólise, hemólise e lise tumoral) • Paralisia periódica hipercalêmica • Toxinas/suplementos herbais/drogas (digoxina, ácido aminocaproico, tetrodotoxina, succinilcolina) • Recidiva após término de ação de insulina exógena ou infusão de tiopental
Deficiência na excreção renal • Injúria renal aguda/doença renal crônica • Hipoaldosteronismo (devido a sua baixa secreção ou resistência à sua ação)

As manifestações clínicas importantes ocorrem em tecidos excitáveis. Exemplos são manifestações neuromusculares, tais como fraqueza, parestesias e miofasciculações, íleo metabólico, podendo evoluir para paralisia com eventual quadriplegia flácida. Classicamente, tronco, cabeça e trato respiratório são poupados.

Alterações eletrocardiográficas

A progressão da hipercalemia mostra-se sob a forma de onda T apiculada, depressão do segmento ST, alargamento do intervalo PR, alargamento do complexo QRS, perda da onda P, e desenvolvimento de padrão sinusoide, no qual as T se fundem com os complexos QRS alargados.

A correlação nas mudanças do ECG e os níveis séricos de potássio geralmente depende da velocidade de instalação da hipercalemia: se for aguda, nível de 6–7 mEq/L já pode demonstrar alterações; enquanto em estados de hipercalemia crônica, as alterações no ECG só costumam acontecer em níveis de 8–9 mEq/L. Apesar dessas generalidades, estudos clínicos mostram correlações pobres entre as concentrações séricas de potássio e manifestações cardíacas (Fig. 127.1).

Diagnóstico diferencial (pseudo-hipercalemia)

O diagnóstico de pseudo-hipercalemia pode ser realizado comparando-se as medidas do potássio plasmático e sérico. Quando a medida do potássio plasmático exceder em 0,5 mEq/L o potássio sérico, o diagnóstico pode ser firmado. Isso ocorre geralmente associado a desordens hematológicas (leucocitose pronunciada – geralmente acima de 70.000/cm³,

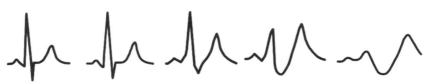

FIGURA 127.1 Alterações eletrocardiográficas na hipercalemia relacionadas com o nível sérico de potássio.

e trombocitose – geralmente acima de 500.000/cm³); além disso pode estar associada com técnicas de coleta de exame como aplicação de torniquetes, apertamento do punho e uso de agulhas de pequeno calibre, em que a recoleta do exame com técnica adequada resolve essa questão pré-analítica.

Tratamento

Hipercalemia aguda

Deve ser tratado todo paciente com manifestações eletrocardiográficas ou níveis superiores a 6,5 mEq/L devido ao risco aumentado de desenvolvimento de arritmias. Observe a Tabela 127.2 e Figura 127.2.

Hipercalemia crônica

Deve-se revisar medicações do paciente, quando possível descontinuar drogas que podem estar interferindo na excreção renal de potássio.

Deve-se evitar uso de anti-inflamatórios não esteroidais e drogas com base em extratos vegetais (possíveis fontes ricas em potássio), principalmente em pacientes com doença renal crônica.

Se necessário, resinas de troca e diuréticos podem ser usados para minimizar a hipercalemia. Em pacientes com TFG > 30 mL/min/1,73 m², os tiazídicos são uma boa alternativa, porém com queda da função renal além deste nível, faz-se necessário o uso de diuréticos de alça. A única resina de troca disponível no Brasil é o Sorcal® (poliestirenossulfonato de cálcio), sendo uma alternativa segura para hipercalemias refratárias às medidas anteriores. Novas drogas como o ciclosilicato sódio-zircônio (ZS-9) e patiromer são promissoras como terapias mais recentes; até o momento estudos têm mostrado boa segurança e efetividade em seu uso como alternativas para controle crônico de hipercalemia, porém novos estudos ainda são necessários para avaliação pormenorizada de efeitos colaterais e uso seguro na prática clínica.

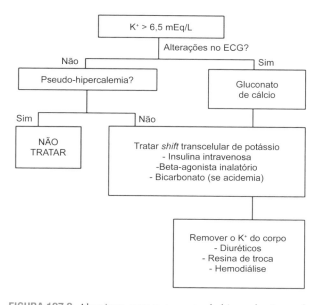

FIGURA 127.2 Algoritmo para tratamento da hipercalemia aguda

TABELA 127.2 Tratamento da hipercalemia

Restauração do gradiente transmembrana dos miócitos cardíacos

- Gluconato de cálcio 10% – 1 ampola (10 mL) + SF 100 mL, IV, em 2–3 minutos (alternativa: cloreto de cálcio)
  - Indicado quando há alteração eletrocardiográfica
  - Início de ação: 5–10 minutos
  - Duração de ação: 30–60 minutos (repetir até reversão das alterações eletrocardiográficas, a cada 5–10 min)
  - Efeito esperado: normalizar o ECG. Não diminui os níveis de potássio
- Salina hipertônica a 5% (100 mL SF 0,9% + 20 mL NaCl 20%) – administrar 50 mL da solução em 5 minutos
  - Alternativa na falta de gluconato de cálcio
  - Pacientes com hiponatremia e hipercalemia com QRS alargado

Tratamento do *shift* transcelular

- Solução polarizante: insulina regular – 10 UI + 50 g de glicose (500 mL de SG 10% ou 100 mL de glicose 50%)
  - Início de ação: 15–20 minutos
  - Duração de ação: 4–6 horas
  - Efeito esperado: ↓K em 0,5–1,5 mmol/L
  - **CUIDADO:** essa solução é hipertônica e pode ocasionar piora transitória da hipercalemia até que haja ação da insulina, desviando o potássio para o intracelular
- Inalação com beta-agonista: salbutamol ou fenoterol 10 a 20 mg (40 a 80 gotas, 0,25 mg/gota) é a dose preconizada para tratamento de hipercalemia pela literatura; porém, devido a efeitos adversos frequentes, na prática, preconizamos a dose de 20 gotas (5 mg).
  - Início de ação: 30–60 minutos
  - Duração de ação: 3–4 horas
  - Efeito esperado: **com a dose de 20 mg**: até 1,0 mmol/L de ↓K
- Bicarbonato de sódio 8,4% (1 mEq/mL): 150 mEq (150 mL) + SG 5% 850 mL (solução isotônica), em 2–4 horas; **deve ser considerado apenas em acidose metabólica grave concomitante** – pH < 7,20 ou HCO_3^- < 15 mEq/L
  - Início de ação: 4–6 horas
  - Duração de ação: 4–6 horas
  - Efeito esperado: variável
  - **CUIDADO:** pode-se usar bicarbonato de sódio 8,4% (puro) 1 mEq/kg em emergências (arritmias graves e PCR) – risco de piora da hipercalemia transitoriamente por hipertonicidade da solução

Remoção efetiva do potássio corporal

- Diuréticos de alça
  - 1 mg/kg de furosemida (ou dose correspondente)
  - Início de ação: 2–4 horas
  - Não usar em pacientes com depleção de volume
  - Mecanismo: estimula eliminação renal de potássio
- Resina de troca: Sorcal® (poliestirenossulfonato de cálcio): 30 g (via oral: via preferencial) ou 60 g (via retal)
  - Início de ação: variável, até 10 horas
  - Duração de ação: 4–6 horas
  - Efeito esperado: variável
  - Mecanismo: quelante do potássio secretado no cólon, sendo eliminado nas fezes
  - O FDA não recomenda administração junto a sorbitol devido ao risco de necrose colônica.
- Diálise: consiste na terapia definitiva para os pacientes em doença renal em estágio terminal, DRC grave e LRA, intoxicação digitálica ou rabdomiólise. Nesses casos, a hemodiálise convencional é a forma preferida devido à rapidez na redução da calemia.

Caso haja acidose metabólica associada, podemos utilizar reposição de bicarbonato de sódio via oral 1 mEq/kg ao dia (1 colher de chá = 30 mEq).

Dieta com restrição de K é essencial no tratamento da hipercalemia nos pacientes com doença renal crônica.

HIPOCALEMIA

Definição

Distúrbio hidroeletrolítico marcado por uma concentração sérica de potássio < 3,5 mEq/L.

Etiologia

As causas de hipocalemia podem ser transitórias ou sustentadas. Causas transitórias de hipocalemia geralmente se devem ao mecanismo de *shift* transcelular (neste caso pela entrada excessiva de K⁺ no meio intracelular), enquanto causas sustentadas de hipocalemia estão relacionadas à ingestão inadequada ou perda excessiva de potássio (que pode ter causa renal ou extrarrenal) (Fig. 127.3). Observe a Tabela 127.3, que mostra as diversas causas de hipocalemia.

TABELA 127.3 Causas de hipocalemia

***Shift* transcelular (entrada de potássio do meio extra para o meio intracelular)**

- Alcalose
- Administração de Insulina
- Estímulo beta-adrenérgico
  – Induzido por estresse: crise asmática, síndrome coronariana aguda, abstinência de álcool
  – Intoxicação por drogas: teofilina, cocaína, terbutalina, salbutamol, fenoterol, ritodrina (usado em trabalho de parto prematuro)
- Anabolismo: tratamento de anemia perniciosa, linfomas ou leucemias com crescimento rápido
- Paralisia periódica hipocalêmica: em associação com hipertireoidismo ou como causa familiar
- Como efeito de drogas/toxinas/ervas: intoxicação por bário, cloroquina ou sais de césio (vistas em preparações de ervas vendidas como agentes antitumorais)

Perdas extrarrenais de potássio

- Perdas gastrointestinais superiores: vômitos, grande débito em sonda nasoenteral aberta
- Perdas fecais: diarreia, tumores (vipoma, adenoma viloso de cólon, síndrome de Zollinger-Ellison), *bypass* jejunoileal, fístula entérica, síndromes de disabsorção
- Perda cutânea por sudorese intensa (é incomum, porém pode ocorrer relacionada a exercício intenso e ambiente quente e úmido)

Perdas renais de potássio

- Diuréticos
- Hiperaldosteronismo primário ou secundário, síndrome de Cushing
- ATR tipo 1 (distal) e 2 (proximal)
- Hipomagnesemia
- Uso de anfotericina B e aminoglicosídeos
- Causas hereditárias: síndrome de Bartter (intoxicação por diuréticos de alça-*like*), síndrome de Gitelman (intoxicação por diuréticos tiazídicos-*like*) e síndrome de Liddle (excesso de mineralocorticoide)

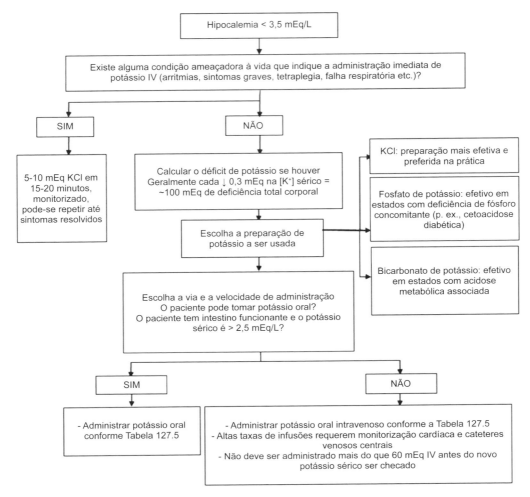

FIGURA 127.3 Algoritmo para tratamento da hipocalemia.

Manifestações clínicas

A hipocalemia pode levar a uma variedade de manifestações clínicas devido a alterações de excitabilidade de tecidos neuromusculares. A queda da concentração do potássio extracelular leva à hiperpolarização da membrana celular, que fica muito sensível à estimulação. Clinicamente temos a ocorrência de fraqueza muscular, às vezes podendo se apresentar até como paralisia flácida; pode ocorrer miopatia, que em suas formas graves pode levar a rabdomiólise e insuficiência renal, além de alterações no sistema nervoso central (como confusão e desordens afetivas) e disfunção no músculo liso (como íleo paralítico).

A hipocalemia grave (K < 2,5 mEq/L) e crônica pode levar a diabetes *insipidus* nefrogênico adquirido, além de ser causa de nefrite tubulointersticial crônica com progressão para doença renal crônica.

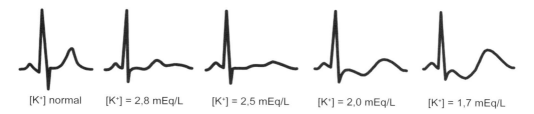

FIGURA 127.4 Alterações eletrocardiográficas na hipocalemia relacionadas com o nível sérico de potássio.

Alterações eletrocardiográficas

O ECG típico mostra depressão do segmento ST, achatamento da onda T e aumento da amplitude de onda U (que comumente é confundida como alargamento do intervalo QT). Observe a Figura 127.4.

Tratamento

Deve-se buscar e corrigir a causa de base. Além disso, o tratamento é feito com base na reposição de potássio, que pode vir em diferentes apresentações, tanto na forma oral como intravenosa (Tabela 127.4).

Além do cloreto de potássio, existem outras formulações disponíveis, porém sua aplicabilidade se restringe a situações específicas como: hipofosfatemia concomitante à hipocalemia (fosfato de potássio) e acidose metabólica associada à hipocalemia (bicarbonato ou citrato de potássio). Em todas as outras situações devemos usar preparações de cloreto de potássio.

A reposição via oral sempre deve ser preferida tanto em casos de hipocalemia leve (entre 3,0–3,5 mEq/L) quanto em casos graves (K < 3,0 mEq/L), desde que haja possibilidade viável de administração enteral. A reposição intravenosa só se justifica nos seguintes casos: (1) K < 2,5 mEq/L (pelo risco de manifestações clínicas graves); (2) cardiopatia (taqui e bradiarritmias, ou evidência de isquemia miocárdica); (3) paciente em uso de digitálico; (4) hipocalemia grave sem sintomas, porém com início agudo (< 24–48 h); e (5) hipocalemia grave com sintomas graves (tetraparesia, arritmias) (Tabela 127.5).

Outras estratégias que podem contribuir para a prevenção de hipocalemia em alguns pacientes são: dieta hipossódica e uso concomitante de betabloqueadores não seletivos, inibidores da enzima conversora de angiotensina (ou antagonista do receptor de angiotensina-II) ou diuréticos poupadores de potássio.

TABELA 127.4 Preparações disponíveis no mercado para reposição de potássio

Apresentação farmacêutica	Concentração
Cloreto de potássio 6%, solução oral	8 mEq/10 mL
Cloreto de potássio 10%, solução oral ou ampola (IV)	13 mEq/10 mL
Cloreto de potássio 19,1%, ampola (IV) ou solução oral	25 mEq/10 mL
Cloreto de potássio 600 mg (Slow K®)	8 mEq/drágea
Citrato de potássio (Litocit®)	10 mEq/cp

TABELA 127.5 Manejo de hipocalemia

Hipocalemia leve a moderada (K⁺ sérico entre 3,0–3,5 mEq/L)
- Tratar distúrbio de base se possível
- Iniciar com reposição oral:
  - Cloreto de potássio (formulação preferida)
    - 1º dia: 60–80 mEq/dia; 2º e 3º dia: 20–30 mEq/dia
    - Guiar terapia com alvo K > 3,5 (4,0 em cardiopatas)
    - Fazer doses fracionadas 3–4 vezes ao dia.
- Dosar potássio sérico após terapia de reposição e seguir com novos ajustes

Modelo de prescrição sugerida:
- KCl 6% (solução oral) 25 mL VO 8/8 h (D1) / 10 mL VO 8/8 h (D2 e D3)
- KCl 19% (solução oral) 10 mL VO 8/8 h (D1) / 5 mL VO 12/12 h (D2 e D3)
- Slow K® 600 mg 3 comp. VO 8/8 h (D1) / 1 comp. VO 8/8 h (D2 e D3)

Hipocalemia grave (K⁺ sérico < 3,0 mEq/L)
- Iniciar com reposição oral:
  - Cloreto de potássio (formulação preferida)
    - 1º dia: 120–160 mEq/dia; 2º e 3º dia: 40–50 mEq/dia
    - Guiar terapia com alvo K > 3,5 (4,0 em cardiopatas)
    - Fazer doses fracionadas 3–4 vezes ao dia.
- Se necessário: iniciar reposição intravenosa (formulação preferida: cloreto de potássio)
  - Concentração máxima (devido ao risco de flebite):
    - Veia periférica: 40 mEq/L (máximo de KCl 19,1% 8 mL em 500 mL de SF 0,9%)
    - Veia central: 60–80 mEq/L
  - Velocidade de infusão (risco de arritmia, principalmente se feita em veia central alta – jugulares internas e subclávias):
    - < 10 mEq/hora: seguro
    - > 10 mEq/hora: necessário monitorização com ECG
    - Máximo de 40 mEq/hora: monitorização em UTI (incluindo casos graves como arritmias ou tetraparesia/tetraplegia ambos devidos à hipocalemia)
  - Dosar o potássio após 2–4 horas da reposição (e garantir níveis acima de 3,5 mEq/L em situações relacionadas a taquiarritmias, isquemia cardíaca ou intoxicação digitálica)

Modelo de prescrição sugerida (em maior concentração e menor tempo possível de acordo com a via escolhida):
- Veia periférica (40 mEq/L – 10 mEq/h): KCl 19,1% 8 mL + SF 0,9% 500 mL, correr em 2 horas.
- Veia central (80 mEq/L – 40 mEq/h): KCl 19,1% 16 mL + SF 0,9% 500 mL, correr em 1 hora.

HIPERMAGNESEMIA

Definição

Distúrbio hidroeletrolítico marcado por uma concentração sérica de magnésio > 2,5 mg/dL.

Etiologia

A hipermagnesemia por ser causada por: (1) ingestão e absorção intestinal aumentada (medicamentos contendo magnésio: sais de magnésio, catárticos, antiácidos, laxativos ou enemas); (2) administração de magnésio intravenoso ou intramuscular usados no tratamento da pré-eclâmpsia ou asma; e (3) redução da excreção renal, como nos casos de lesão renal aguda ou doença renal crônica, dentre outras causas menos comuns. Observe a Tabela 127.6.

TABELA 127.6 Causas de hipermagnesemia

Causas mais comuns
- Insuficiência renal
- Infusão de magnésio, seja intramuscular ou intravenosa
- Aumento da ingestão oral

Miscelânea
- Hiperparatireoidismo primário (incomum)
- Hipercalcemia hipocalciúrica familiar
- Cetoacidose diabética (associação com hipocalemia)
- Estados hipercatabólicos (como na síndrome de lise tumoral, na qual o magnésio é liberado do meio intracelular)
- Lítio
- Síndrome leite-álcali
- Insuficiência adrenal (talvez devido à depleção de volume e hemoconcentração)

Manifestações clínicas

Náuseas, vômitos, alterações neurológicas, hipotensão podem estar relacionadas à hipermagnesemia. Os sintomas se tornam mais evidentes em níveis mais altos (> 4,8 mg/dL), quando o paciente desenvolve hiporreflexia tendinosa, arreflexia, fraqueza muscular, íleo paralítico, bradipneia, bradicardia ou podendo evoluir até mesmo para coma, choque ou parada cardiorrespiratória.

Alterações eletrocardiográficas

Geralmente ocorrem com magnesemia de 6–12 mg/dL e incluem alterações como QRS alargado e intervalo PR e QT prolongados, podendo levar a bloqueios cardíacos totais.

Tratamento

O tratamento da hipermagnesemia deve levar em conta primariamente os sintomas clínicos, os níveis de magnésio e a função renal do paciente; uma vez que pacientes com concentrações mais altas tendem a se apresentar com sintomas mais graves, sendo a função renal um importante determinante da estratégia a ser adotada. Observe os seguintes tópicos:

- *Pacientes com função renal normal ou levemente alterada:* em pacientes com TFG maior que 45 mL/min/1,73 m², cessar a terapia/ingestão de magnésio já é suficiente. Diuréticos de alça podem ser usados para aumentar a excreção renal de magnésio.
- *Pacientes com disfunção renal moderada:* pacientes com TFG entre 15–45 mL/min/ 1,73 m² ou com lesão renal aguda, especialmente se há disfunção renal progressiva, também deve-se cessar a administração de magnésio e deve-se associar terapia com salina isotônica associada com diuréticos de alça. Se essas medidas falharem, diálise pode ser necessária, especialmente se ocorrerem manifestações neurológicas ou cardiovasculares graves.
- *Pacientes com disfunção renal grave:* em pacientes com TFG menor que 15 mL/ min/1,73 m², opta-se pela diálise, sendo a hemodiálise a modalidade preferida por realizar correções mais rápidas e efetivas do íon.
- *Paciente com sintomas graves relacionados à hipermagnesemia:* deve-se infundir gluconato de cálcio, que atua como antídoto temporário contra o magnésio, até que medidas mais efetivas de seu controle sérico sejam implementadas.

Sugestão de prescrição

Gluconato de cálcio 10% 1–2 ampolas + SF 0,9% 100 mL, IV, em 5 a 10 minutos.

Em algumas situações clínicas, como pacientes com difícil manejo de volume (p. ex., insuficiência cardíaca descompensada), mesmo que com função renal preservada, também pode ser necessária terapia dialítica. A prevenção da hipermagnesemia é essencial, devendo-se, portanto, evitar administração desnecessária de medicações contendo magnésio em pacientes com função renal alterada.

HIPOMAGNESEMIA

Definição

Distúrbio hidroeletrolítico marcado por uma concentração sérica de magnésio < 1,8 mg/dL.

Etiologia

A hipomagnesemia usualmente está associada a outros distúrbios hidroeletrolíticos, em especial hipocalemia e hipocalcemia, sendo incomum como distúrbio isolado. Podemos dividi-la em causas adquiridas e hereditárias, observe a Tabela 127.7 a seguir.

Manifestações clínicas

Os sinais e sintomas podem não ser evidentes até níveis mais baixos (< 1,2 mg/dL. Pode resultar em uma gama de sintomas que incluem desde fadiga/fraqueza muscular,

TABELA 127.7 Causas de hipomagnesemia

Adquiridas

Induzidas por drogas
- Diuréticos: osmóticos, de alça ou tiazídicos
- Antimicrobianos: aminoglicosídeos, anfotericina B
- Inibidores da calcineurina: ciclosporina, tacrolimus
- Moduladores do receptor do fator de crescimento epidermoide: cetuximab, erlotinib
- Imunossupressores sirolimus
- Outras: cisplatina (agente quimioterápico), pentamidina, foscarnet (antiviral), uso prolongado de inibidores de bomba de próton (p. ex., omeprazol)

Miscelânea
- Distúrbios hidroeletrolíticos: acidose metabólica, hipercalcemia, hipocalcemia, depleção de potássio, depleção de fosfato
- Perdas gastrointestinais: síndromes diarreicas (principalmente as associadas com esteatorreia), pancreatite aguda
- Expansão de volume extracelular
- Disfunção tubular: recuperação de necrose tubular aguda, transplante, obstrução
- Diabetes descompensado (parece estar associado à perda renal de magnésio nos pacientes com hiperglicemia corrigida por insulina)
- Alcoolismo (pela de desnutrição e efeito espoliante renal direto de magnésio pelo etanol)

Hereditárias
- Síndrome de Bartter
- Síndrome de Gitelman
- Hipermagnesemia familiar associada a hipercalciúria e nefrocalcinose
- Outras síndromes devidas a mutações genéticas específicas

parestesias, irritabilidade neuromuscular como tetania, sinais de Chvostek e Trousseau, convulsões, torpor e arritmias cardíacas.

Alterações eletrocardiográficas

São inespecíficas, podendo ocorrer aumento do intervalo PR e QT, planificação de onda P, QRS alargado, depressão do segmento ST, inversão de onda T e *torsades de pointes*.

Tratamento

A causa base do distúrbio deve ser tratada e o tratamento se baseia na reposição do íon depletado. A administração oral é mais efetiva para reposição do magnésio corporal, visto que a perda renal é mais intensa quando administrado via intravenosa, devido ao pico de concentração sérica. Deve-se levar em consideração os níveis de magnésio e a gravidade das manifestações clínicas.

- **Pacientes com sintomas graves ou Mg sérico < 1,2 mg/dL:** devem receber magnésio intravenoso e devem ter o ritmo cardíaco monitorizado continuamente, conforme visto na Tabela 128.8.
- **Paciente sem sintomas ou sintomas leves** devem receber magnésio via oral. Efeitos adversos como diarreia podem ocorrer nessa modalidade de reposição. Se o paciente não tolerar a via oral ou esta for indisponível no serviço pode-se usar a via intravenosa de acordo com o esquema da Tabela 127.8.

Em pacientes usuários de diuréticos com hipomagnesemia persistente, e que não podem descontinuar seu uso, pode ter benefício o uso de diurético poupador de potássio (p. ex., amilorida). Pacientes com disfunção renal e hipomagnesemia devem ter os níveis séricos de magnésio monitorados mais frequentemente, pois têm o risco maior de desenvolver hipermagnesemia. Não existem esquemas recomendados de reposição nessa subpopulação, porém recomendamos que doses menores (25–50%) sejam usadas em comparação com pacientes com função renal preservada.

TABELA 127.8 Tratamento de hipomagnesemia

Pacientes com sintomas graves ou Mg sérico < 1,2 mg/dL
Instabilidade hemodinâmica + arritmia consistente + *torsades de pointes* ou hipomagnesemia hipocalêmica • Sulfato de magnésio 10% 2–4 ampolas + SF 0,9% 100 mL IV, em 2–15 minutos
Estabilidade hemodinâmica + hipomagnesemia grave (< 1,2 mg/dL ou 0,8 mEq/L) • Sulfato de magnésio 10% 1–2 ampolas + SF 0,9% 100 mL IV, em 5–60 minutos, com posterior infusão prolongada – Infusão prolongada: 4–8 g/12–24 horas (correção de estoques)
Pacientes sem sintomas ou com sintomas leves
Via oral: 240 a 1.000 mg de magnésio elementar por dia • Óxido de magnésio 400 mg (240 mg Mg elementar), 1 comprimido, VO, de 8/8 h • Glicinato de magnésio 722,2 mg (130 mg Mg elementar) (Magnem B6®) 2–3 comprimidos VO, de 8/8 h
Via intravenosa: • **Se [Mg] entre 1,2 e 1,5 mg/dL:** sulfato de magnésio 10% 2–4 ampolas + SF 0,9% 500 mL IV, em 4–12 horas. • **Se [Mg] entre 1,6 e 1,9 mg/dL:** sulfato de magnésio 10% 1–2 ampolas + SF 0,9% 100 mL IV, em 1–2 horas.

Em pacientes com hipomagnesemia associada ao uso de inibidores de bomba de prótons, deve-se sempre que possível suspender a droga. Nos pacientes em que o uso do IBP é estritamente necessário opta-se por reposição oral com sais de magnésio.

BIBLIOGRAFIA

POTÁSSIO

1. Asmar A, Mohandas R, Wingo CS. A physiologic-Based Approach to the Treatment of a Patient with Hypokalemia. American Journal of Kidney Diseases, Vol 60, No 3 (January), 2012: p. 492-97.
2. Ellison DH, Terker AS, Gamba G. Potassium and Its Discontents: New Insight, New Treatment. Journal of American Society Nephrology 27, 2016: p. 981-89.
3. Garcia-Palmieri MR. Reversal of hyperkalemic cardiotoxicity with hypertonic saline. Am Heart J. 1962;64:483-8.
4. Gennari FJ. Hypokalemia. The New England Journal of Medicine, Vol 339, No 6 (August),1998: p. 451-8.
5. Mount DB. Treatment and prevention of hyperkalemia in adults. UpToDate, 2015. Disponível em: https://www.uptodate.com/contents/treatment-and-prevention-of-hyperkalemia-in-adults. Acesso em 31/05/2015.
6. Palmer BF. A Physiologic-Based Approach to the evaluation of a Patient With Hyperkalemia. American Journal of Kidney Diseases, Vol 56, No 2 (August), 2010: p. 387-93.
7. Palmer BF. A Physiologic-Based Approach to the evaluation of a Patient With Hypokalemia. American Journal of Kidney Diseases, Vol 56, No 6 (December), 2010: p. 1184-90.
8. Shingarev R, Allon M. A Physiologic-Based Approach to the Treatment of Acute Hyperkalemia. American Journal of Kidney Diseases, Vol 56, No 3 (September), 2010: p. 578-84.
9. Wiseman AC, Linas S. Disorders of Potassium and Acid-Base Balance. American Journal of Kidney Diseases. VOl 45, No 5 (May), 2005: p. 941-49.

MAGNÉSIO

10. Blaine J, Chonchol M, Levi M. Renal Control of Calcium, Phosphate, and Magnesium Homeostasis. CLinical Journal of the American Society of Nephrology. Vol 10, July, 2015. p. 1257-1272.
11. Dimke, et al. Evaluation of Hypomagnesemia: Lesson From Disorders of Tubular Transport. American Journal of Kidney Diseases, Vol 62, No 2 (December), 2013: p. 377-383.
12. John Ayuk, MRCP, and Neil J.L. Gittoes, PhD, FRCP. Treatment of hypomagnesemia. Am J Kidney Dis. 2014;63(4):691-5.
13. Slovis C, Jenkins R. ABC of clinical electrocardiography. Conditions not primaly affection the heart. BMJ. 2002;324:1320-3.
14. Yu ASL, Gupta A. Causes and treatment of hypermagnesemia. UpToDate, 2015. Acesso em 14/06/2016. Disponível em: https://www.uptodate.com/contents/causes-and-treatment-of-hypermagnesemia.
15. Yu ASL. Causes of hypomagnesemia. UpToDate, 2016. Acesso em 14/06/2016. Disponível em: https://www.uptodate.com/contents/causes-of-hypomagnesemia.
16. Yu ASL. Evaluation and treatment of hypomagnesemia. UpToDate, 2015. Acesso em 14/06/2016. Disponível em: https://www.uptodate.com/contents/evaluation-and-treatment-of-hypomagnesemia.

DISTÚRBIOS DO CÁLCIO E FÓSFORO

Marina Campos Simões Cabral
Igor Gouveia Pietrobom

HIPERCALCEMIA

Introdução

Os níveis séricos de cálcio total podem variar de 8,8 a 10,4 mg/dL. A hipercalcemia ocorre quando a dosagem confirmada do cálcio total é superior a 10,4 mg/dL, que, em geral, equivale a um cálcio ionizado/livre ≥ 5,3 mg/dL (1,32 mmol/L). Como aproximadamente 40% do cálcio sérico encontra-se ligado a complexos proteicos (em geral a albumina), condições clínicas que alteram a ligação proteica do cálcio podem propiciar dosagens falsamente altas ou baixas do cálcio total. Nessas ocasiões em que a relação cálcio total/ionizado encontra-se prejudicada (doentes críticos, doentes renais crônicos) recomenda-se a dosagem do cálcio ionizado e, quando indisponível, a realização da correção do cálcio total para o nível de albumina por meio da seguinte fórmula:

$$\text{Ca corrigido} = \text{Ca total} + 0,8 \times [4 - \text{albumina}]$$

Lembrando que essa fórmula pode apresentar falhas, tendo em vista que não corrige para outros fatores que alteram a ligação proteica do cálcio como pH, proteínas que não a albumina, ácidos graxos, bilirrubina, drogas e heparina

A hipercalcemia é um distúrbio comum na prática clínica e a sua prevalência e etiologia podem variar conforme a população observada: estima-se sua prevalência em até 1% na população em geral, podendo acometer 3% dos indivíduos no ambiente hospitalar, os quais são mais frequentemente acometidos pela hipercalcemia associada a malignidade. Já nos pacientes ambulatoriais a etiologia mais prevalente é o hiperparatireoidismo primário.

Fisiopatologia e etiologia

A elevação sérica do cálcio pode decorrer da absorção intestinal aumentada, da reabsorção óssea acelerada ou de reduzida excreção renal, sendo mediados ou não por fatores hormonais (paratormônio e vitamina D). Tais mecanismos, isolados ou em conjunto, são responsáveis pela hipercalcemia em diversas condições clínicas. Dentre elas, as mais comuns são o hiperparatireoidismo primário e as neoplasias que juntos representam quase 90% dos casos. De forma didática, podemos dividir as causas de hipercalcemia entre aquelas relacionadas a altos ou baixos níveis de de paratormônio (PTH).

A hipercalcemia associada a níveis elevados de PTH se justifica pelo efeito desse hormônio nos ossos, com ativação de osteoclastos e consequente reabsorção óssea, e de forma indireta no intestino (maior absorção intestinal de cálcio). As principais condições que levam ao aumento do cálcio sérico por meio desse mecanismo são o hiperparatireoidismo primário, hiperparatireoidismo terciário, uso de drogas (lítio e tiazídicos), a hipercalcemia hipocalciúrica familiar e produção ectópica de PTH.

O hiperparatireoidismo primário resulta, com maior frequência, de adenomas na glândula paratireoide, mas pode ocorrer também com a hiperplasia glandular difusa. É observada de forma esporádica, familiar ou em casos de neoplasia endócrina múltipla tipo 1 ou 2A. Em todas essas situações, ocorre hipersecreção do PTH por meio da hiperfunção do tecido paratireoidiano tópico. Tecidos neplásicos ectópicos, mais raramente, podem secretar o PTH levando aos mesmos efeitos metabólicos do hiperparatireoidismo primário.

Indivíduos com doença renal crônica normalmente apresentam níveis normais ou baixos de cálcio sérico, porém no curso da doença é possível o desenvolvimento de hipercalcemia. Nesses pacientes, o aumento do cálcio pode decorrer da falência de deposição óssea de cálcio secundária a doença óssea adinâmica associada a ingesta de cálcio, quelantes de fósforo, análagos/metábolitos da vitamina D ou ainda do hiperparatireoidismo terciário. No hiperparatireoidismo terciário, a hiperplasia da paratireoide progride para um hiperparatireoidismo autônomo com secreção aumentada de PTH. Pacientes com doença renal em estágio final submetidos a transplante renal podem apresentar hipercalcemia transitória ou permanente, quando a hiperplasia paratireoidiana não regride após um período de meses a anos.

A hipercalcemia hipocalciúrica familiar é uma rara condição autossômica dominante que leva a hipercalcemia, hipocalciúria com níveis de PTH elevados ou normais, como consequência de um defeito nos sensores de cálcio nas paratireoides e nos rins. Desse modo, altos níveis de cálcio sérico são necessários para suprimir o PTH.

A hipercalcemia com níveis altos de PTH pode decorrer ainda da ingesta de certas medicações. O lítio está relacionado ao aumento direto da secreção do PTH e os tiazídicos, por reduzirem a excreção renal de cálcio, podem levar à hipercalcemia franca em pacientes com hiperparatireoidismo primário leve.

As principais condições em que a hipercalcemia não resulta da ação direta do PTH nos tecidos são: câncer, doenças granulomatosas, tireotoxicose, intoxicações pela vitamina D/metábolitos ou vitamina A e síndrome leite-álcali.

A fisiopatologia da hipercalcemia em pacientes com câncer pode envolver a secreção tumoral de uma proteína relacionada ao PTH (PTH-rP) que age tal qual o PTH em seus receptores teciduais (mecanismo humoral), a ação osteolítica local de metástases ósseas ou ainda a conversão extrarrenal de 25[OH]vitamina D em 1,25[OH]2-vitamina D nos casos de linfoma ou disgerminomas ovarianos. A secreção de PTH-rP é o principal mecanismo da hipercalcemia da malignidade e ocorre mais frequentemente em carcinomas escamocelulares (cabeça e pescoço, esôfago, pulmão e colo uterino), nos carcinomas renais, de bexiga, ovarianos, de mama, nos linfomas e leucemias. Já as metástases ósseas com ação lítica são vistas nos cânceres de mama, mieloma múltiplo, linfoma/leucemia e podem ser mediadas pela secreção de fatores locais, como citocinas inflamatórias ou do próprio PTH-rP.

Os casos de intoxicação por vitamina D, seus metabólitos ou análogos podem ocorrer pela ingesta excessiva ou conversão aumentada da 25[OH]D em 1,25[OH]2-vitamina D. Nessas situações, a hipercalcemia se dará pelo aumento da absorção intestinal de cálcio. A conversão extrarrenal de 25[OH]vitamina D em 1,25[OH]2-vitamina D também justifica a hipercalcemia nas doenças granulomatosas, como a sarcoidose, devido à ação da 1--hidroxilase em macrófagos teciduais ativados. A intoxicação por vitamina A leva à maior reabsorção óssea e, consequentemente, hipercalcemia.

A ingesta excessiva de carbonato de cálcio (para tratamento de osteoporose ou dispepsia) pode levar a alcalose metabólica, hipercalcemia e lesão renal aguda, caracterizando a síndrome leite-álcali. Nesses casos, a alcalose metabólica agrava a hipercalcemia pela redução na excreção renal de cálcio, resultando ainda em em lesão renal.

Na tireotoxicose, a hipercalcemia ocorre em até 15 a 20% dos indivíduos pelo aumento da reabsorção óssea estimulada pelos altos níveis de hormônio tireoidiano. A hipercalcemia independente de PTH também pode ser encontrada em pacientes com insuficiência adrenal e feocromocitoma.

Manifestações clínicas

As manifestações clínicas da hipercalcemia variam conforme a velocidade de instalação do distúrbio e o nível sérico de cálcio atingido. Em geral, na hipercalcemia leve (< 12 mg/dL) os sintomas, quando ocorrem, são inespecíficos, como constipação, depressão e fadiga. Níveis mais elevados (12–14 mg/dL), quando se instalam de forma aguda, são associados a poliúria, polidipsia, desidratação, anorexia, náusea, fraqueza muscular e alteração no nível de consciência, podendo ser melhor tolerados quando instalados cronicamente. Pacientes com cálcio sérico > 14 mg/dL (hipercalcemia grave), via de regra, são sintomáticos, independentemente do tempo de instalação do distúrbio (Tabela 128.1).

Diagnóstico

Uma vez confirmada a hipercalcemia, faz-se necessário dosar o PTH sérico para diferenciar as condições dependentes do paratormônio ou não, inclusive em casos em que há forte suspeita de hipercalcemia da malignidade, tendo em vista a alta incidência de hiperparatireoidismo primário em indivíduos com câncer.

Níveis de PTH altos ou no limite superior da normalidade indicam a presença de hiperparatireoidismo primário. Diante de baixos níveis de PTH (< 20 pg/mL), o próximo passo da investigação consiste na dosagem do peptídeo relacionado ao PTH (PTH-rp) e dos metabólitos da vitamina D.

TABELA 128.1 Manifestações clínicas da hipercalcemia

Órgão/sistema	Sinais e sintomas
Neuropsiquiátricos	Quadros leves de ansiedade, depressão ou prejuízo cognitivo a graves de letargia, estupor e coma
Gastrointestinal	Constipação, hiporexia e náusea
Renal	Poliúria, nefrolitíase e lesão renal (aguda ou crônica)
Cardiovascular	Aguda e grave: ecurtamento do intevalo QT e arritmias cardíacas. Crônica: deposição de cálcio no tecido valvar, coronariano e miocárdico além de hipertensão arterial
Musculoesquelético	Frazequeza muscular e dor óssea

- PTH: elevado no hiperparatireoidismo primário. Níveis no limite superior da normalidade podem ser encontrados na hipercalcemia hipocalciúrica familiar (complementar a investigação com dosagem de cálcio urinário em urina de 24 h ou por meio da razão cálcio-creatinina).
- PTH-rp: elevado na hipercalcemia da malignidade de mecanismo humoral. É importante frisar que sua dosagem pode ser dispensada em casos em que há forte evidência de malignidade, além de ser pouco disponível na prática clínica.
- 25[OH]vitamina D: elevada em casos de intoxicação por vitamina D ou pela própria 25[OH]vitamina D.
- 1,25[OH]2-vitamina D: elevada em doenças granulomatosas, linfoma e em casos de produção renal aumentada por estimulada pelo PTH (hiperparatireoidismo primário). Complementar a investigação com radiografia de tórax em busca de alterações mediastinais ou pulmonares.

O laboratório adicional recomendado diante de baixos níveis de PTH, PTH-rp, 25(OH)vitamina D e 1,25(OH)vitamina D inclui: eletroforese de proteínas, dosagem de vitamina A, fósforo, cálcio urinário e TSH.

- Eletroforese de proteínas: útil para o diagnóstico de mieloma múltiplo;
- Vitamina A: elevada nos casos de intoxicação.
- Fósforo: a hipofosfatemia pode ser vista no hiperparatireoidismo ou na hipercalcemia da malignidade. A hiperfosfatemia ocorre em casos de doenças granulomatosas, intoxicação por vitamina D, tireotoxicose, síndrome leite-álcali ou doença óssea metastática.
- Cálcio urinário: quando abaixo de 100 mg/dia (hipocalciúria) pode indicar a síndrome leite-álcali, uso de tiazídicos ou hipercalcemia hipocalciúrica familiar.
- THS: elevado na hipercalcemia induzida por tireotoxicose.

Tratamento

O objetivo do tratamento consiste na redução do nível sérico de cálcio e as estratégias terapêuticas variam conforme a gravidade e a velocidade de instalação do distúrbio. A hipercalcemia leve (< 12 mg/dL), oligossintomática, não exige tratamento imediato e hospitalar, bem como a hipercalcemia moderada (12–14 mg/dL) de instalação crônica. Elevações agudas do cálcio sérico e ainda níveis superiores a 14 mg/dL requerem tratamento agressivo. Nesses casos, o princípio da terapêutica envolve a hidratação e estratégias que impedem a reabsorção óssea e aumentam a excreção renal de cálcio.

A hidratação vigorosa com soluções isotônicas visa restabelecer a volemia, depletada com a perda urinária salina induzida pela hipercalcemia, além de incrementar a calciurese. Preconiza-se a infusão de 200–300 mL/h de soluções isotônicas (SF 0,9% ou Ringer lactato) almejando um débito urinário de 100–150 mL/h, atentando para intolerância à expansão volêmica secundária a idade avançada e comorbidades clínicas (insuficiência cardíaca, edema, doença renal). Nesses casos, após restabelecida a euvolemia, pode-se lançar mão de diuréticos de alça objetivando maior tolerância ao volume infundido.

Estratégias que reduzem a reabsorção óssea compreendem o uso dos bisfosfonados (pamidronato, ácido zoledrônico, ibandronato), drogas que prejudicam a interação entre os osteoclastos e a superfície óssea, impedindo a liberação de cálcio à circulação (Tabela 128.2).

Além de reduzir a reabsorção óssea, a calcitonina aumenta a excreção renal do cálcio. Deve ser usada em associação à hidratação e pamidronato na dose de 4 UI/kg através da via intravenosa ou subcutânea, objetivando redução aguda (em torno de 1–2 mg/dL) do cálcio sérico.

TABELA 128.2 Uso dos bisfosfonados na hipercalcemia

Bisfosfonado	Uso
Pamidronato	Dose de 60–90 mg, IV, diluído em 250 mL de SF 0,9%, infundido em 2–4 h, tem sua ação iniciada dentro de 2 dias. Mantém a normocalcemia por 2 semanas e não deve ser repetido com menos de 7 dias
Ibandronato	Dose de 2–6 mg, IV, sem diluição, infundido em 15–30 segundos
Ácido zoledrônico	Dose de 4 mg, IV, diluído em 100 mL de SF 0,9%, infundido em 15 minutos. É considerado o bisfosfonado de escolha nos caso de hipercalcemia da malignidade.

Outras opções de tratamento incluem corticoide nos casos de doenças granulomatosas e linfoma, o denosumabe e ainda a hemodiálise, que é uma importante opção de tratamento para indivíduos com hipercalcemia grave e que não toleram a expansão volêmica por insuficiência cardíaca ou renal.

HIPOCALCEMIA
Introdução

A hipocalcemia é definida a partir de níveis confirmados de cálcio sérico abaixo de 8,5 mg/dL, valor que equivale a um cálcio ionizado/livre de 4,4 mg/dL (1,1 mmol/L). Como já previamente discutido, quando a dosagem do cálcio ionzado estiver indisponível e houver indícios de distúrbios que resultam em baixos níveis de albumina (p. ex., desnutrição grave, hepatopatias), deve-se corrigir o cálcio total por meio da fórmula

$$\text{Ca corrigido} = \text{Ca total} + 0{,}8 \times [4 - \text{albumina}]$$

já que o cálcio total pode estar falsamente baixo nesses casos. É importante lembrar que em pacientes com alterações no pH sérico (p. ex., doentes críticos, pós-operatórios) existe perda do equilíbrio entre a ligação do cálcio com a albumina e a fórmula supracitada não é acurada, sendo indicada a dosagem do cálcio inonizado para a avaliação de distúrbios deste eletrólito.

A hipocalcemia é um distúrbio comum na prática clínica, especialmente em pacientes hospitalizados. É identificado com frequência a pacientes críticos em unidades de terapia intensiva e é considerado um fator de mau prognóstico nos pacientes sépticos.

Fisiopatologia e etiologia

A homeostasia do cálcio é regulada por meio dos níveis deste íon, do fosfato e da ação hormonal do PTH e da vitamina D nos ossos, rins e intestino. A redução do nível sérico do cálcio pode, portanto, estar relacionada a baixa absorção intestinal (dependente da ação da 1,25[OH]2-vitamina D), maior remodelamento ósseo (ação osteoblástica) ou menor reabsorção tubular renal desse eletrólito. Esses mecanismos, isolados ou em conjunto, compreendem a fisiopatologia das principais causas de hipocalcemia.

A hipocalcemia associada a baixos níveis de PTH ocorre nas situações em que a glândula paratireoide não apresenta funcionamento adequado, seja por destruição autoimune, cirúrgica, malformação tecidual ou por defeitos na formação/secreção do PTH.

A destruição cirúrgica é a principal causa de hipotireoidismo com PTH baixo e pode ocorrer em cirurgias que envolvem a tireoide, as paratireoides ou grandes abordagens oncológicas na região da cabeça e pescoço. A hipofunção glandular pode ser transitória ou permanente quando há extensa lesão glandular.

O hipoparatireoidismo autoimune pode decorrer da ação direta de anticorpos contra o tecido paratireoidiano, levando à sua destruição, ou de anticorpos ativadores antirreceptor-sensor de cálcio que levam à redução da secreção de PTH. O hipoparatireoidismo autoimune é uma apresentação comum da síndrome poliglandular autoimune tipo I.

A hipermagnesemia grave, como a que pode ocorrer em grávidas submetidas a terapêutica da eclâmpsia, leva a supressão da secreção do PTH e hipocalcemia, em geral transitórias.

Os casos de hipocalcemia com altos níveis de PTH revelam um tecido paratireoidiano funcionante e com boa resposta à baixa concentração sérica de cálcio. Sendo assim, é possível que haja distúrbios na ação sistêmica desse hormônio por resistência tecidual ou deficiência de vitamina D e seus metabólitos.

Indivíduos com doença renal crônica em estágio final desenvolvem hipocalcemia pela falência na produção renal de 1,25[OH]2-vitamina D, que leva ao prejuízo na absorção intestinal de cálcio. A hiperfosfatemia, presente nos pacientes com doença renal crônica, colabora para o agravamento da hipocalcemia nesses casos.

A deficiência de vitamina D é uma importante causa de hipocalcemia com altos níveis de PTH e pode decorrer de inadequação dietética, má absorção intestinal, pobre exposição à radiação ultravioleta ou defeitos metabólicos na formação de seus metabólitos (25[OH]vitamina D e 1,25[OH]2-vitamina D) no fígado e nos rins.

O pseudo-hipoparatireoidismo ocorre em indivíduos com resistência tecidual à ação do PTH ocasionada por defeitos genéticos e se apresenta com hipocalcemia, hiperfosfatemia e altos níveis de PTH. A hipomagnesemia persistente também pode levar à resistência tecidual ao PTH, ocasionando uma hipocalcemia refratária à reposição de cálcio.

Pacientes acometidos por metástases osteoblásticas, pancreatite aguda, sepse, criticamente enfermos ou pós-cirúrgicos podem apresentar hipocalcemia com altos níveis de PTH, bem como aqueles em uso de substâncias quelantes do cálcio (p. ex., citrato, EDTA, lactato) ou medicações como bisfosfonados ou foscarnet.

O tratamento com aminoglicosídeos, especialmente a gentamicina, pode gerar alcalose metabólica hipocalêmica com hipomagnesemia e hipocalcemia (síndrome de Bartter-*like*) por ativação de receptor-sensor de cálcio tubular, quadro muito semelhante ao visto na hipocalcemia autossômica dominante, patologia na qual ocorrem mutações ativadoras do receptor-sensor de cálcio.

Manifestações clínicas

As manifestações clínicas da hipocalcemia costumam variar conforme a gravidade e a velocidade de instalação do distúrbio eletrolítico. A maioria dos pacientes com distúrbio leve são assintomáticos. Os sintomas clássicos são relacionados à excitabilidade neuromuscular secundária a alterações no potencial de ação das fibras neurais.

A hipocalcemia de instalação crônica, vista no hipoparatireoidismo, leva a catarata, alterações dentárias, cutâneas e calcificação de gânglios basais. Já a hipocalcemia grave e aguda está associada a apresentações ameaçadoras à vida como tetania, convulsões e arritmias.

Dentre os sinais que podem ser pesquisados estão o sinal de Trousseau e Chvostek. O sinal de Chvostek é observado quando há espasmo da musculatura facial ipsilateral à percussão do nervo facial (anteriormente ao lóbulo da orelha ou abaixo do arco zigomático). Já o sinal de Trousseau é um mais específico e é positivo quando há espasmo carpal (adução do polegar, extensão das interfalangianas, flexão do punho e metacarpofalangianas) ao insuflar o manguito do esfigmomanômetro no braço do paciente, acima da pressão arterial sistólica por 3 minutos (Tabela 128.3).

TABELA 128.3 Manifestações clínicas da hipocalcemia	
Órgão/sistema	Sinais e sintomas
Neuropsiquiátricos	Labilidade emocional, ansiedade e depressão. Convulsões focais, tipo ausência ou tonicoclônicas generalizadas. Parestesias, distonias, disartria e ataxia. Papiledema e neurite óptica
Respiratório	Espasmo da musculatura respiratória, estridor laríngeo e cianose
Cardiovascular	Prolongamento do intervalo QT, disfunção sistólica e arritmias cardíacas.
Musculoesquelético	Tetania, mialgias, espasmos e rigidez musculares. Sinal de Trousseau e Chvostek.
Pele/olhos/dentes	Hiperpigmentação, dermatite e eczema. Catarata e ceratoconjuntivite. Hipoplasia dentária.

Diagnóstico

Após a confirmação da hipocalcemia, faz-se necessária a dosagem do PTH para a diferenciação das causas de hipocalcemia com PTH baixo ou não. Deve-se seguir a investigação com a dosagem de fósforo, ureia, creatinina e magnésio. Outros testes relevantes incluem a dosagem de 25[OH]vitamina D, 1,25[OH]2-vitamina D, fosfatase alcalina, função hepática, amilase, CPK e ainda testes genéticos (síndromes genéticas associadas a hipocalcemia).

- PTH: níveis baixos ou inapropriadamente normais de PTH são fortes indicativos de hipoparatireoidismo. Níveis elevados podem estar presentes em pacientes com disfunção renal aguda ou crônica, deficiência de vitamina D ou pseudo-hipoparatireoidismo.
- Fósforo: a hipocalcemia associada a hiperfosfatemia é vista em pacientes com insuficiência renal. A hiperfosfatemia sem disfunção renal pode ocorrer nos casos de hipoparatireoidismo ou pseudo-hipoparatireoidismo. Hipofosfatemia é vista em casos de hiperparatireoidismo secundário.
- Magnésio: a hipomagnesemia grave pode ser a causa da hipocalcemia pela indução de resistência periférica ao PTH e redução da sua secreção.
- 25[OH]vitamina D e 1,25[OH]2-vitamina D: níveis baixos sugerem deficiência de vitamina D. Níveis normais de 25[OH]vitamina D com 1,25[OH]2-vitamina D baixa podem indicar deficiência da α-1-hidroxilase renal. Níveis normais de 25[OH]vitamina D com 1,25[OH]2-vitamina D elevada falam a favor de resistência tecidual periférica.
- Fosfatase alcalina: níveis elevados sugerem alto *turnover* ósseo;
- CPK: elevada nos casos de rabdomiólise (com PTH e fósforo elevados mas função renal preservada).
- Urina 24 h: níveis normais de PTH com hipercalciúria podem sugerir hipercalciúria autossômica dominante.

Tratamento

O manejo da hipocalcemia varia conforme a gravidade do distúrbio e sua associação com sintomas. Recomenda-se a reposição de cálcio pela via intravenosa de forma agressiva nas situações em que há hipocalcemia sintomática, prolongamento do intervalo QT ao eletrocardiograma ou níveis séricos de cálcio ≤ 7,5 mg/dL. Nesses casos, deve-se administrar doses em bólus (10 a 20 minutos) até resolução dos sintomas, seguida por infusão intravenosa contínua com associação precoce da reposição de cálcio pela via oral.

TABELA 128.4 Reposição de cálcio na hipocalcemia grave	
Cálcio	Uso
Gluconato de cálcio 10% (90 mg de Ca elementar a cada 10 mL)	• Ataque: 10 a 20 mL (1–2 ampolas), em 50 mL de SG 5%, infundido em 10–20 minutos • Manutenção: 10 g (10 ampolas), em SG 5% para um volume final de 1.000 mL, na velocidade inicial de 50 mL/h

Pacientes com níveis de calcemia > 7,5 mg/dL e sintomas leves (parestesias) devem receber reposição de cálcio pela via oral (1,5 a 2 g de cálcio elementar por dia). Condições específicas, como hipoparatireoidismo ou deficiência de vitamina D, requerem tratamento com suplementação de vitamina D concomitante. É importante lembrar da necessidade de reposição de magnésio nos casos de hipomagnesemia grave associada (Tabela 128.4).

HIPERFOSFATEMIA

Introdução

A hiperfosfatemia é definida pelo nível de fóforo sérico superior a 4,5 mg/dL (< 0,8 mmol/L). É um dos distúrbios eletrolíticos mais frequentes na prática clínica dos nefrologistas, tendo em vista sua forte relação com a doença renal crônica avançada. Quando a hiperfosfatemia ocorre em indivíduos com função renal normal ou discretamente alterada, pode representar um desafio diagnóstico. É preciso ter atenção diante de condições que podem interferir nos ensaios bioquímicos e gerar falsas dosagens de fósforo acima do limite da normalidade como a hiperglobulinemia, hiperlipidemia e hiperbilirrubinemia.

Fisiopatologia e etiologia

A homeostase do fósforo é promovida pelo equilíbrio entre a sua absorção intestinal, deposição na matriz mineral óssea e nos tecidos e a excreção/reabsorção renal. A absorção intestinal do fósforo se dá majoritariamente de forma passiva sendo, portanto, inteiramente dependente do aporte dietético, que em geral é abundante. O rim possui papel fundamental na homeostase do fósforo, tendo em vista que cerca de 90% do fósforo filtrado é reabsorvido no túbulo proximal através de transportadores que têm sua ação inibida pelo PTH e FGF-23 e estimulada por baixos níveis de fosfato sérico. Sendo assim, os níveis séricos do fósforo são um reflexo direto da capacidade renal da excreção deste íon a partir do seu aporte dietético.

A hiperfosfatemia, portanto, pode decorrer de uma sobrecarga sérica aguda oriunda de destruição tecidual (rabdomiólise, lise tumoral, hemólise), ingesta oral excessiva, da redução de filtração glomerular (doença renal crônica ou aguda) ou de um aumento primário da rebsorção tubular de fosfato.

A causa mais frequente de hiperfosfatemia é a insuficiência renal em estágios avançados. A progressiva redução na taxa de filtração glomerular leva inicialmente a um discreto acúmulo sérico do fósforo, compensado pela diminuição da reabsorção tubular, por meio do aumento dos níveis de PTH e FGF-23, o que eleva a sua taxa de excreção urinária. Com o avanço da doença renal (estágios IV e V) a diminuição da reabsorção tubular se torna insuficiente para compensar o acúmulo de fósforo sérico resultante das baixas taxas de filtração glomerular.

Doenças que levam a uma maior reabsorção tubular de fósforo podem decorrer de baixos níveis de PTH, como no hipoparatireoidismo, ou ainda da resistência tecidual (túbulo proximal) à sua ação, como no pseudo-hipoparatireoidismo. Mutações que levam a deficiência de FGF-23 ou a falhas no seu receptor também acarretam em hiperfosfatemia por aumento da reabsorção tubular desse íon e ocorrem na calcinose tumoral familiar. A calcinose tumoral familiar é uma condição autossômica recessiva rara, na qual ocorre deposição maciça de cálcio e fosfato nos tecidos, resultante da falta da ação do FGF-23 associada a elevação dos níveis 1,25(OH)2-vitamina D, que incrementa a absorção intestinal de cálcio sem, contudo, resultar em hipercalcemia.

Situações que resultam em absorção intestinal aumentada de fósforo levam a hiperfosfatemia transitória na vigência de função renal preservada ou persistente e grave naqueles com doença renal crônica. O uso de laxantes ou enemas ricos em fosfato ou a ingesta oral excessiva de vitamina D são responsáveis por esses casos.

A destruição tecidual maciça, vista na rabdomiólise, na lise tumoral, na hemólise ou em situações de extremo estresse metabólico, leva a tamanha liberação sérica de fósforo (que é um importante íon intracelular) que não consegue ser adequadamente eliminada pelos rins, resultando em hiperfosfatemia aguda e grave. Causas menos frequentes de hiperfosfatemia seriam a tireotoxicose e acromegalia.

Manifestações clínicas

Os indivíduos são em geral assintomáticos; porém, quando ocorrem, os sintomas são relacionados à hipocalcemia concomitante. A hiperfosfatemia crônica, vista na insuficiência renal avaçada, se relaciona à calcificação vascular e ao aumento da mortalidade desses pacientes.

Diagnóstico

A dosagem repetida e confirmada dos níveis de fósforo deve ser acompanhada basicamente da investigação da função renal, dos níveis de PTH e de cálcio. Deve-se afastar, ainda, condições que tornam a dosagem de fósforo falsamente elevada como a hiperglobulinemia, hiperlipidemia e hiperbilirrubinemia.

Diante de disfunção renal leve ou moderada, que não é suficiente para justificar a hiperfosfatemia, deve-se prosseguir à investigação com a dosagem de PTH. Níveis elevados de PTH são encontrados nas situações em que há sobrecarga sérica aguda ou ainda no pseudo-hipoparatireoidismo (quando há resistência do túbulo proximal à sua ação).

Indivíduos com hiperfosfatemia associada a níveis baixos ou normais de PTH devem prosseguir com a dosagem do cálcio sérico. A hipocalcemia nesse contexto fala a favor de um quadro de hipoparatireoidismo, já a hipercalcemia é vista nos casos de intoxicação por vitamina-D. Níveis normais de cálcio corroboram para o diagnóstico de calcinose tumoral familiar.

Para o diagnóstico diferencial de condições mais específicas, deve-se dosar CPK, hormônio do crescimento (GH), LDH, potássio e ácido úrico.

Tratamento

A hiperfosfatemia pode ser naturalmente revertida em indivíduos com a função renal preservada dentro de 6 a 12 horas. Quando a hiperfosfatemia é aguda e sintomática pode ser manejada com a expansão volêmica com cristaloides que leva a um aumento da excreção renal de fósforo. Pode-se acrescentar ao esquema a administração de 10 UI de insulina regular com 10 mL de SG 50% para estimular o influxo celular do fósforo. A hemodiálise, contudo, representa a melhor forma de corrigir a hiperfosfatemia especialmente em indivíduos com a função renal prejudicada.

O tratamento da hiperfosfatemia nos pacientes com doença renal crônica envolve a restrição dietética ou quelantes orais do fósforo. Orienta-se evitar alimentos processados/industrializados, refrigerantes e fontes proteicas com altas taxas de fósforo. É importante frisar que não se deve restringir totalmente os alimentos ricos em proteínas, tendo em vista que pacientes submetidos à terapia dialítica devem evitar perda proteica. O uso de quelantes de fósforo representa estratégia fundamental para o controle da absorção intestinal. Os quelantes que contêm alumínio foram os primeiros a serem utilizados no controle da hiperfosfatemia, mas têm seu uso atual limitado pelo risco de toxicidade pelo alumínio. O uso quelantes contendo cálcio, como o carbonato de cálcio e o acetato de cálcio, é bastante difundido por reduzir a absorção intestinal de fósforo e oferecer aporte de cálcio. No entanto, deve-se estar atento ao risco de hipercalcemia promovido por essa estratégia. Os mais novos quelantes de fósforo não contêm alumínio ou cálcio e são representados pelo sevelamer e carbonato de lantânio.

HIPOFOSFATEMIA

Introdução

A hipofosfatemia é definida pelo nível sérico de fósforo inferior a 2,5 mg/dL (< 0,8 mmol/L) e classificada grave a partir de níveis < 1 mg/dL (< 0,3 mmol/L). É um distúrbio relativamente comum na população em geral, presente em aproximadamente 5% dos pacientes hospitalizados, sendo mais prevalente em grupos especiais como em pacientes sépticos, etilistas e naqueles que requerem cuidados intensivos. Em pacientes internados em unidades de terapia intensiva a hipofosfatemia é relacionada a maior morbidade incluindo maior tempo de ventilação mecânica e de internação, disfunção sistólica do ventrículo esquerdo e taquicardias ventriculares.

É importante salientar que a dosagem sérica do fósforo pode não representar o estoque corporal desse eletrólito, e mesmo diante de quadros de depleção tecidual os níveis sérios podem ser normais, baixos ou altos (apenas 1% do fósforo corporal encontra-se no sangue) e existem condições que podem falsear a dosagem sérica de fósforo como hiperglobulinemia, hemólise, hiperlipidemia e hiperbilirrubinemia.

Fisiopatologia e etiologia

A hipofosfatemia decorre de basicamente três mecanismos: redistribuição do compartimento extra para o intracelular, baixa absorção intestinal e excreção renal aumentada.

A excreção renal de fosfato é regulada por meio do nível sérico deste eletrólito e também do PTH e do FGF-23. Baixos níveis de fosfato estimulam a sua reabsorção tubular por meio do incremento da síntese de transportadores sódio-fosfato. Já o PTH e o FGF-23 diminuem a atividade destes transportadores, estimulando a excreção renal de fósforo. Sendo assim, condições relacionadas a altos níveis de PTH sérico, como o hiperparatireoidismo primário ou secundário, se associam a hipofosfatemia. A deficiência de vitamina D ocasiona hipofosfatemia pela hipocalcemia e consequente hiperparatireoidismo secundário. Existem patologias que levam a perda renal primária de fosfato por meio de mutações específicas nos transportadores sódio-fosforo, nos genes que codificam o FGF-23 ou nos seus receptores. Na síndrome de Fanconi, por ocorrer perda funcional total do túbulo proximal, observa-se hipofosfatemia associada a hipouricemia, glicosúria, aminoacidúria e acidose metabólica.

TABELA 128.5 Manifestações clínicas da hipofosfatemia

Órgão/sistema	Sinais e sintomas
Neuropsiquiátricos	Varia entre parestesias/irritabilidade a convulsões e até mesmo o coma. Pode ocorrer encefalopatia (pelos baixos níveis de ATP) na hipofosfatemia grave. *Mielinólise pontina
Pulmonar	Redução da função diafragmática levando à hipoventilação e à maior dependência de ventilação mecânica nos doentes críticos
Hematológico	Hemólise, redução na quimiotaxia/fagocitose de granulócitos e plaquetopenia
Cardiovascular	Redução na contratilidade miocárdica e associação com arritmias
Musculoesquelético	Miopatia proximal, disfagia e íleo. Atentar para a ocorrência de rabdomiólise (principalmente em etilistas e naqueles com síndrome de realimentação)

A baixa absorção intestinal pode decorrer do uso de medicações como antiácidos e quelantes de fosfato e mais raramente de regimes dietéticos cronicamente deficientes em fosfato, em especial quando em associação a diarreia ou esteatorreia crônicas.

A redistribuição para compartimentos intracelulares ocorre em situações como no tratamento da cetoacidose diabética, no retorno da alimentação em pacientes desnutridos, na alcalose respiratória e na síndrome do osso faminto.

Manifestações clínicas

As manifestações clínicas da hipofosfatemia dependem do tempo de instalação e do grau de depleção desse eletrólito. Em geral, níveis abaixo de 1 mg/dL (0,3 mmol/L) costumam trazer sintomas. Quando não estão relacionadas ao metabolismo do cálcio e magnésio, tais manifestações devem-se à depleção crônica do fosfato intracelular nos diversos órgãos e sistemas. A hipofosfatemia aguda e decorrente da redistribuição corporal (sem depleção tecidual) tem pouca repercussão clínica.

Os sintomas da hipofosfatemia, em geral, decorrem da depleção intracelular da 2,3-difosfoglicerato (2,3-DPG) e do trifosfato de adenosina (ATP), que reduzem a disponibilização tecidual de oxigênio e comprometem gravemente à atividade celular, respectivamente (Tabela 128.5).

A hipofosfatemia crônica pode comprometer gravemente o metabolismo mineral ósseo, acarretando em prejuízo no crescimento e na formação óssea em longo prazo.

Diagnóstico

A dosagem repetida e confirmada dos níveis de fósforo deve ser acompanhada da dosagem sérica de cálcio, PTH, 25(OH)vitamina D, bem como da excreção urinária de fósforo.

Um dos passos fundamentais no diagnóstico das condições relacionadas à hipofosfatemia consiste na avaliação da excreção urinária de fosfato. Tal avaliação pode ser feita a apartir da coleta de urina em 24 horas ou de uma amostra urinária isolada (por meio do cálculo da fração de excreção do fosfato). O cálculo da fração de excreção de fosfato é feito por meio da seguinte fórmula:

$$\text{Fração de excreção de PO}_4 = \frac{\text{PO}_4 \text{ urinário} \times \text{Cr plasmática} \times 100}{\text{PO}_4 \text{ plasmático} \times \text{Cr urinária}}$$

e seus níveis normais são oscilam entre 5 a 20%. No contexto de hipofosfatemia, uma excreção baixa de fosfato (< 100 mg em urina de 24 h ou < 5% de fração de excreção

TABELA 128.6 Reposição de fosfato na hipofosfatemia	
Nível de fósforo	Reposição
< 2 mg/mL	Assintomáticos: via oral. Dose: 30 a 80 mmol/dia, divididos em 3-4 tomadas
1-1,9 mg/dL	Sintomáticos: via oral. Dose: 30 a 80 mmol/dia, divididos em 3-4 tomadas
< 1 mg/dL	Sintomáticos: via intravenosa – até fósforo sérico ≥ 1,5 mg/dL. Dose: 0,25 a 0,5 mmol/kg em 8-12 horas (máximo de 80 mmol)

Nota: A ampola de fosfato de potássio possui 2 mEq de fosfato por mL. Sob um pH de 7,4, cada mL de fosfato equilave a 1,8 mEq.

pela amostra isolada) indica adequada resposta renal e fala a favor de baixa absorção intestinal (esteatorreia, uso crônico de antiácidos) ou redistribuição interna de fosfato (síndrome de realimentação, alcalose respiratória aguda). A evidência de excreção renal de fosfato ≥ 100 mg em urina de 24 h ou ≥ 5% de fração de excreção pela amostra isolada é sugestiva de perda urinária de fosfato, vista em condições como hiperparatireoidismo, deficiência de vitamina D e tubulopatias.

Tratamento

De forma geral, a hipofosfatemia leve não traz sintomas e não requer tratamento específico. Níveis séricos inferiores a 2 mg/dL podem trazer sintomas e são relacionados a complicações clínicas. Recomenda-se, portanto a reposição de fosfato naqueles com níveis < 2 mg/dL mesmo que assintomáticos. Pacientes hipofosfatêmicos e com sintomas podem receber reposição por via oral se apresentarem níveis entre 1 e 1,9 mg/dL e a reposição via intravenosa deve ocorrer naqueles com níveis < 1 mg/dL, até que atinjam 1,5 mg/dL de fósforo sérico e possam continuar a terapia pela via oral. Suspende-se a reposição quando o nível sérico de fósforo é ≥ 2 mg/dL, exceto naqueles que necessitarão de correção crônica (Tabela 128.6).

Nas unidades de terapia intensiva, a correção da hipofosfatemia resulta em melhora da função respiratória e miocárdica. A reposição intravenosa requer atenção, tendo em vista que que o fosfato pode precipitar em associação ao cálcio sérico, ocasionando hipocalcemia aguda, arritmias graves e até lesão renal.

Não se recomenda a correção da hiposfosfatemia em condições transitórias e potencialmente tratáveis. Nesses casos, deve-se tratar a condição de base e aguardar a correção natural do distúrbio eletrolítico, como na cetoacidose diabética, diarreias e deficiência de vitamina D.

BIBLIOGRAFIA

1. Bacchetta J, Salusky IB. Evaluation of Hypophosphatemia: Lessons From Patients With Genetic Disorders. Am J Kidney Dis. 2012;59(1):152-9.
2. Endres DB. Investigation of hypercalcemia. Clinical Biochemistry. 2012;45:954-63.
3. Felsenfeld AJ, Levine BS. Approach to Treatment of Hypophosphatemia. Am J Kidney Dis. 2012;60(4):655-661.
4. Goltzman D, Rosen CJ, Mulder JE. Clinical manifestations of hypocalcemia. UpToDate; 2016.
5. Goltzman D, Rosen CJ, Mulder JE. Diagnostic approach to hypocalcemia. UpToDate; 2016.
6. Goltzman D, Rosen CJ, Mulder JE. Etiology of hypocalcemia in adults. UpToDate; 2016.
7. Goltzman D, Rosen CJ, Mulder JE. Treatment of hypocalcemia. UpToDate; 2016.

8. Kelly A, Levine MA. Hypocalcemia in the Critically Ill patient. Journal of Intensive Care Medicine. 2013;28(3):166-77.
9. Leaf DE, Wolf M. A Physiologic–Based Approach to the Evaluation of a Patient With Hyperphosphatemia. Am J Kidney Dis. 2013;61(2):330-6.
10. Peacock M. Calcium Metabolism in Health and Disease. Clin J Am Soc Nephrol. 5: S23–S30, 2010.
11. Shane E, Berenson JR, Rosen CJ. Treatment of hypercalcemia. UpToDate; 2016.
12. Shane E, Rosen CJ, Mulder JE. Clinical manifestations of hypercalcemia. UpToDate; 2016.
13. Shane E, Rosen CJ, Mulder JE. Diagnostic approach to hypercalcemia. UpToDate; 2016.
14. Shane E, Rosen CJ, Mulder JE. Etiology of hypercalcemia. UpToDate; 2016.
15. Stubbs JR, Yu ASL, Goldfarb S. Overview of the causes and treatment of hyperphosphatemia. UpToDate; 2016.
16. Yu ASL, Stubbs JR, Goldfarb S. Causes of hypophosphatemia. UpToDate; 2016.
17. Yu ASL, Stubbs JR, Goldfarb S. Evaluation and treatment of hypophosphatemia. UpToDate; 2016.
18. Yu ASL, Stubbs JR, Goldfarb S. Signs and symptoms of hypophosphatemia. UpToDate; 2016.

NEFROLITÍASE E CÓLICA NEFRÉTICA

Paulo André Pamplona Marques dos Santos
Igor Gouveia Pietrobom

INTRODUÇÃO

Nefrolitíase é uma das mais prevalentes doenças não transmissíveis do ocidente. Está diretamente associada a doenças cardiovasculares, osteoporose, hipertensão, diabetes *mellitus*, obesidade e outras comorbidades relacionadas à síndrome metabólica, resistência insulínica e alteração do metabolismo mineral.

Médicos e profissionais da saúde necessitam estar atentos aos sintomas da nefrolitíase e suas consequências, para que possam decidir prontamente quanto à abordagem diagnóstica, aplicação terapêutica e encaminhamento do paciente ao urologista e nefrologista.

EPIDEMIOLOGIA

A nefrolitíase é uma doença crônica e frequente que acomete entre 5 e 15% da população mundial. Afeta especialmente homens, com pico de incidência entre 20 e 40 anos, sendo o risco em caucasianos cerca de três vezes maior que em negros. A taxa de recorrência é considerada alta após o primeiro episódio, atingindo cerca de 50% dos doentes não tratados em um período de cinco anos e até 75% em 20 anos.

A prevalênciade de cálculo renal vem aumentando significativamente nas 3 últimas décadas. Estudos indicam que, aos 70 anos, 11% dos homens e 5,6% das mulheres terão cálculo renal sintomático.

Portanto, a nefrolitíase é considerada um problema de saúde pública, custando aos Estados Unidos mais de U$ 5 bilhões anuais com hospitalizações, tempo de trabalho perdido, cirurgias, exames e tratamentos associados a cálculos renais.

A formação desses cálculos predispõe o paciente a níveis aumentados de doença renal crônica e hipertensão. O diagnóstico requer a análise após a passagem ou retirada do cálculo.

Em países ocidentais, os componentes da maioria dos cálculos renais são:
- Sais de cálcio: aproximadamente 80% são compostos de oxalato de cálcio, com quantidades variáveis de fosfato de cálcio, frequentemente representado pela hidroxiapatita ou menos comumente por brushita.
- Ácido úrico: corresponde de 5 a 10% dos casos, sendo mais comum em homens.
- Estruvita (fosfato-amônio-magnésio): compõe 5% dos cálculos incidentes.
- Cistina: é incomum, formando cerca de 1% dos cálculos.

FISIOPATOLOGIA

A formação das litíases ocorre por um processo multifatorial e complexo, habitualmente provocado pelo colapso de um delicado equilíbrio entre solubilidade e precipitação de sais. Dentre os fatores que as influenciam, tem-se o clima, profissão, dieta, idade, sexo, fatores genéticos e distúrbios metabólicos.

Os rins, responsáveis por esse processo, devem conservar água e concomitantemente excretar substâncias de baixa solubilidade. Essas duas exigências antagônicas devem estar balanceadas e adaptadas ao clima, à dieta, e às atividades diárias.

Existem diferentes teorias a respeito da formação de cálculos. A principal delas, baseia-se na supersaturação da urina por substâncias habitualmente solúveis, dando início a um processo de calculogênese por cristalização. Os principais fatores que colaboram nesse processo são:
- Excesso da concentração das substâncias formadoras de cálculos;
- Redução de substâncias inibidoras da cristalização e do pH da urina;
- Redução do volume urinário;
- Infecções por bactérias que influenciam na precipitação dos sais e formação dos cristais.

Como resultado desses processos, ocorre cristalúria anormal com nucleação, agregação e crescimento dos cristais. A aglomeração destes se torna intensa o bastante para ancorar-se e aumentar seu tamanho lentamente. Essa ancoragem ocorre usualmente entre o final dos ductos coletores ou em locais de lesão epitelial, provavelmente induzida pelos próprios cristais.

Cálcio, oxalato e fosfato formam vários complexos solúveis entre si e com outras substâncias presentes na urina, como o citrato. Como resultado, as atividades de seus íons livres estão abaixo de suas concentrações químicas. A redução nos ligantes, como o citrato, pode fazer aumentar a atividade iônica e, portanto, a supersaturação.

Outra teoria explica que a formação de cálculos é iniciada no interstício medular renal. Os cristais são retidos na pelve renal por um período suficientemente longo para alcançarem um tamanho clinicamente significativo.

Os cálculos de oxalato de cálcio são formados nas papilas renais por crescimentos exuberantes sobre as placas de apatita, denominadas placas de Randall, que proporcionam uma excelente superfície para a nucleação heterogênea desses sais. As placas de Randall começam na medula interna na membrana basal do ramo delgado da alça de Henle e espalham-se pelo interstício até a membrana basal do urotélio papilar. Se o urotélio sofre alguma lesão, a placa fica exposta à urina e aí se acumulam os cristais de oxalato de cálcio formando uma massa clinicamente significativa.

Os indivíduos que desenvolvem cálculos de fosfato de cálcio, particularmente formadores de brushita, não seguem esse padrão. Os ductos coletores da medula interna ficam obstruídos com cristais de apatita e formam-se cálculos com a extensão desses tampões, alterando a micromorfologia das papilas renais que, frequentemente, tornam-se fibróticas e deformadas.

O pH na urina também é relevante na formação de cálculos, uma vez que fosfato e ácido úrico são substâncias que se dissociam facilmente por meio da variação fisiológica do pH urinário. A urina alcalina contém mais fosfato dibásico, favorecendo os depósitos de brushita e apatita. Abaixo de um pH urinário de 5,5, os cristais de ácido úrico predominam, enquanto os cristais de fosfato são raros. A solubilidade do oxalato de cálcio não é influenciada pelas mudanças no pH da urina.

As mensurações da supersaturação de uma amostra de urina em 24 horas, subestimam provavelmente o risco de precipitação. Uma desidratação transitória, uma variação no pH da urina e as explosões pós-prandiais de excreção excessiva, podem causar picos na supersaturação.

FATORES DE RISCO
Cálculos de cálcio

O risco de nefrolitíase é influenciado pela composição urinária, a qual pode ser afetada por certas doenças e hábitos dos pacientes. Para cálculos de oxalato de cálcio, fatores de risco urinários incluem hipercalciúria, hiperoxalúria, hipocitratúria e riscos dietéticos como baixa ingesta de cálcio e água, alta ingesta de oxalato, de proteína animal e de sódio. Elevada ingesta de vitamina C está associada a um aumento de risco de cálculo somente em homens. Vide tabela abaixo (Tabela 129.1).

A diurese inadequada é bastante frequente nos pacientes propensos a litíase. Cerca de 50% apresentam diurese menor que 2.000 mL/dia. Sugere-se que pacientes litiásicos devam alcançar diurese em torno de 30 mL/kg/dia.

Deve-se também considerar aqueles pacientes que apresentam ingesta relativamente insuficiente por sofrerem maior perda, como os que vivem em clima seco e quente, os que trabalham em ambiente de umidade reduzida do ar, com perdas por excesso de atividade física profissional ou exercício físico intenso, bem como os que são sujeitos a maior sudorese ou perda excessiva pelo trato gastrointestinal, por exemplo, diarreia crônica, síndrome de má absorção ou colites.

A hipercalciúria idiopática é a anormalidade metabólica mais comum em pacientes com nefrolitíase. Resulta de um traço familiar e provavelmente poligênico. É diagnosticada pela hipercalciúria sem hipercalcemia e pela ausência de outros distúrbios sistêmicos que afetem o metabolismo do cálcio.

O hiperparatiroidismo resulta em mobilização óssea de cálcio que ultrapassa a capacidade de reabsorção tubular, gerando, portanto, intensa hipercalciúria. Deve ser sempre rastreado. Doenças granulomatosas também podem ser acompanhadas de hipercalciúria, especialmente a sarcoidose, devido a um excesso de vitamina D3 gerado pela atividade da

TABELA 129.1 Cálculos de oxalato de cálcio – fatores de risco

Urinário	Dieta	Anatomia	Miscelânea
• Oligúria • Hipercalciúria • Hiperoxalúria • Hipocitratúria • pH urinário alcalino	• Baixa ingesta hídrica • Baixa ingesta de cálcio • Alta ingesta de oxalato • Baixa ingesta de potássio • Alta ingesta de sódio • Alta ingesta de vitamina C	• Espongiose medular renal • Rins em ferradura	• Hiperparatiroidismo primário • Gota • Obesidade • Diabetes • Acidose tubular renal distal • Doença inflamatória intestinal • Cirurgia bariátrica disabsortiva • Doença do intestino curto

doença. O urato em excesso presente em pacientes com hiperuricosúria é um facilitador da precipitação de oxalato de cálcio. Cerca de 20% dos pacientes com cálculos de oxalato são hiperuricosúricos. A acidose tubular renal distal, ou seja, a incapacidade do néfron distal de estabelecer um gradiente normal de pH entre a urina e o sangue, resultando em acidose hiperclorêmica, é uma das causas de cálculos de cálcio. A incapacidade de acidificar a urina torna o pH sérico ácido, ativando o tamponamento ósseo e gerando hipercalciúria e hipocitratúria. Esses pacientes normalmente apresentam importantes distúrbios ósseos, como raquitismo e osteomalácia. A hiperoxalúria também predispõe a formação de cálculos de cálcio. O oxalato é produto final do metabolismo humano e provém principalmente da produção endógena e da dieta. Espinafre, nozes e chocolate são ricos em oxalato. Dietas pobres em cálcio, ricas em ácidos graxos, doenças disabsortivas, doença de Chron, cirurgias biliodigestivas e cirurgia bariátrica, fazem com que o oxalato fique disponível para ser absorvido pelo intestino, gerando, portanto, hiperoxalúria, que combinada ao cálcio urinário pode cristalizar.

Cálculos de ácido úrico

Os principais fatores de risco que promovem a precipitação de ácido úrico são o baixo pH urinário e a alta concentração urinária de ácido úrico. O baixo pH urinário favorece a conversão do urato solúvel em ácido úrico insolúvel. A acidez urinária é o fator de risco mais importante. Por exemplo, a solubilidade urinária do ácido úrico é de aproximadamente 200 mg/dL em um pH de 7. Em um pH de 5, sua solubilidade cai para 15 mg/dL. Dietas ricas em purinas, ou seja, alimentos ricos em proteínas, como vísceras, leguminosas e frutos do mar aumentam a formação de ácido úrico. Gota deve ser sempre pesquisada. Outra comorbidade com importante associação com a litíase por ácido úrico é a síndrome metabólica, haja vista que a resistência insulínica diminui a amoniogênese, exigindo, portanto, maior produção de ácidos metabólicos tituláveis. Síndromes mieloproliferativas, lise tumoral espontânea ou secundária ao uso de quimioterápicos podem fazer picos de ácido úrico, favorecendo maior precipitação urinária até mesmo em pH urinário normal.

Cálculos de estruvita

Os cálculos de estruvita ou fosfato amoníaco-magnesiano são secundários à infecção urinária por bactérias produtoras de urease, como *Klebsiella* e *Proteus*. Essa enzima urease degrada ureia em amônio, o que alcaliniza o pH urinário, precipitando fósforo, amônia, magnésio e cálcio. Fatores que predispõem infecções urinárias devem ser amplamente rastreados.

Cálculos de cistina

A cistina é um homodímero do aminoácido cisteína. Pacientes com cistinúria têm defeito na reabsorção tubular proximal de cistina, que acumularia na urina e precipitaria. Outros componentes dibásicos, como ornitina, arginina e lisina também não serão reabsorvidos, porém, como são componentes solúveis, não causam nefrolitíase.

QUADRO CLÍNICO

Quando os cálculos crescem sobre as papilas renais ou no sistema coletor, normalmente são assintomáticos, sendo descobertos durante a realização de exames de imagem. Tornam-se sintomáticos quando penetram no ureter ou ocluem a junção uteropélvica, causando dor. Em alguns casos, a nefrolitíase pode se manifestar como hematúria isolada.

A passagem de cálculos pelo ureter pode gerar dor e sangramento. A dor começa geralmente no flanco e aumenta de intensidade em 20 a 60 minutos. O desconforto pode ser tão intenso, que alguns casos necessitam de narcóticos parenterais para obtenção de alívio. O sítio de obstrução determina o local da dor. Cálculos na pelve renal ou ureterais altos manifestam-se com dor que pode permanecer no flanco ou irradiar-se para baixo e anteriormente na direção do quadril ipsilateral, do testículo ou da vulva à medida que o cálculo migra. A dor se deve à obstrução urinária com distensão da cápsula renal e aos espasmos ureterais. A presença de cálculo na porção vesical do ureter pode causar sintomas urinários de urge-incontinência, podendo ser confundidos com infecção do trato urinário. Em casos em que ocorre impactação do cálculo, a dor pode tornar-se mal localizada, podendo simular abdômen agudo. Os sintomas melhoram rapidamente após a passagem do cálculo. Outros sintomas bastante frequentes são náusea e êmese.

Os cálculos de estruvita, cistina e ácido úrico podem alcançar dimensões avantajadas, preenchendo a pelve renal, estendendo-se pelos infundíbulos até os cálices, o que dificulta sua passagem pelo ureter, diminuindo os sintomas produzidos. Embora sejam pouco sintomáticos, estão associados a perda de função renal.

Alguns pacientes hipercalciúricos apresentam um quadro chamado de nefrocalcinose. A nefrocalcinose papilar ocorre quando a calcificação permanece na papila renal, não se desprendendo e não gerando sintomas. Está associada principalmente com acidose tubular renal distal e deve ser tratada pois predispõe formação de cálculos.

DIAGNÓSTICO

O diagnóstico de nefrolitíase deve ser suspeitado inicialmente pela apresentação clínica. Os exames diagnósticos de imagem que devemos utilizar são a tomografia computadorizada sem contraste e a ultrassonografia. Mulheres com risco potencial de estarem gestantes devem ser submetidas a testes de gravidez antes de tomografia.

Quando comparadas às sensibilidades e especificidades de ambos os métodos, a literatura atual sustenta como padrão-ouro a tomografia helicoidal sem contraste, que apresenta uma sensibilidade de 88% e especificidade de 100%. Capaz inclusive de visualizar cálculos radiotransparentes e diferenciar em alguns casos o material formador do cálculo por meio de sua densidade. Uma importante vantagem desse método é predizer o tamanho do cálculo, dado esse fundamental no manejo terapêutico do paciente. Sua principal desvantagem seria a exposição à radiação e sua dose cumulativa em pacientes com litíase de repetição. Uma das formas de se evitar essas desvantagens seria o uso de tomografias com baixa radiação, que mantém sensibilidade e especificidade semelhantes, embora deva-se atentar que em cálculos menores de 2 mm e em pacientes com IMC > 30 kg/m^2 pode-se não visualizar nesse subtipo de tomografia.

A ultrassonografia, embora apresente sensibilidade e especificidade menores, não deve ser esquecida. É método útil principalmente em pacientes com contraindicação a exposição à radiação ionizante, como gestantes. Outra vantagem seria a utilização *point-of-care*, já que muitos prontos-socorros atualmente dispõem dessa ferramenta. Estando apto, o médico poderia utilizá-la prontamente.

Quanto à avaliação laboratorial, a investigação irá depender da gravidade do quadro e das comorbidades do paciente principalmente. Os exames básicos na avaliação de um paciente com litíase renal são a urina 1 e urinocultura, urina de 24 horas com a dosagem de pH, cálcio, cistina, oxalato e creatinina. O volume urinário da amostra também deve ser anotado. Hemograma, dosagem sérica dos principais eletrólitos: sódio, cálcio total e iônico, magnésio, fósforo, potássio, além da gasometria venosa, ureia e creatinina. Esses exames devem ser solicitados semanas após o evento agudo e preferencialmente sem o uso de medicações que possam falseá-los. O paciente deve coletá-los mantendo suas atividades diárias e dieta habitual.

A solicitação de exames mais específicos para rastreio de comorbidades, como densitometria óssea, quantificação da cistinúria PTH sérico e testes de acidificação urinária devem ser preferencialmente solicitados e interpretados pelo especialista.

Deve-se atentar aos critérios laboratoriais para cada subtipo de litíase:
- Cálcio urinário maior que 4 mg/kg/24 horas, ou maior que 250 mg/24 horas em mulheres e 300 mg/24 horas em homens.
- Ácido úrico maior que 750 mg/24 horas em mulheres e 800 mg/24 horas em homens.
- Citrato urinário menor que 320 mg/24 horas.
- Oxalato urinário maior que 44 mg/24 horas.
- Cistinúria com teste qualitativo positivo ou com teste quantitativo maior que 100 mg/24 horas ou maior que 750 mg/24 horas em pacientes homozigotos.

TRATAMENTO

A conduta para os cálculos já presentes do rim ou nas vias urinárias requer uma abordagem clínica e cirúrgica combinada. O tratamento específico depende da localização do cálculo, da extensão da obstrução, da natureza do cálculo, da função renal, da presença ou ausência de infecção do trato urinário, da progressão da passagem do cálculo e dos riscos cirúrgicos e anestésicos tendo em vista o estado clínico do doente.

De forma geral, é recomendada ingestão de 2,5 a 3 L/dia de líquidos, sendo que metade deve ser preferencialmente de líquidos de baixa osmolaridade, como água e chás diluídos. Recomenda-se atividades físicas moderadas. A relação entre sedentarismo e litíase é diretamente proporcional.

No manejo da cólica nefrética, devemos iniciar uma boa analgesia. Ambos anti-inflamatórios não estereoidais (AINEs), como opioides têm sido tradicionalmente utilizados para o manejo álgico. Os AINEs têm a possível vantagem de diminuir o tônus da musculatura lisa ureteral, portanto diminuindo um dos mecanismos que gera dor, que são os espasmos ureterais.

Outras classes de medicações utilizadas na prática em pacientes com cólica nefrética são as drogas facilitadoras da migração do cálculo. Essas drogas seriam alfabloqueadoras, bloqueadores de canal de cálcio ou inibidores da fosfodiesterase 5. Em nosso meio, podemos utilizar a tansulosina, nifedipina e a tadafila, respectivamente. Há um leve benefício da tansulosina, quando comparada com a ninfedipina. Segundo orientações da American Urological Association and the European Association of Urology, pacientes com litíase menor que 10 mm e, logicamente, sem indicações de abordagem cirúrgica de urgência, como obstrução ou infecção associada do trato urinário, são candidatos ao uso desses fármacos. Vide algoritmo para abordagem cólica nefrética (Fig. 129.1).

Quanto à orientação nutricional, deve-se evitar a restrição de cálcio da dieta. Essa medida, além de piorar a formação de cálculos pela maior absorção de oxalato da dieta, facilita o desenvolvimento de osteoporose e osteopenia nessa população. Pelo efeito calciúrico, deve-se restringir a dieta com sal. O consumo de potássio deve ser estimulado em pacientes com função renal preservada, pois este elemento favorece a eliminação de citrato.

O tratamento de hipercalciúria depende da causa de base. No geral, restringe-se a calciúria com uso de diuréticos tiazídicos, e orienta-se a ingesta de alimento rico em cálcio até duas vezes ao dia, por exemplo derivados de leite; com restrição hidrossalina da dieta,

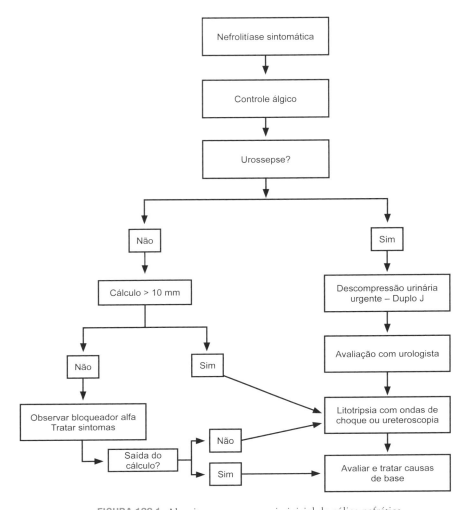

FIGURA 129.1 Algoritmo para o manejo inicial da cólica nefrética.

além de evitar uso de diuréticos de alça. O controle da hipercalciúria pode ser feito ambulatorialmente com a dosagem de cálcio urinário em urina de 24 horas após 7 a 10 dias do início do tratamento.

A hiperoxalúria deve ser tratada com a reposição dietética de cálcio, conforme mencionado acima.

Pacientes hiperuricosúricos devem ter urina alcalinizada, já que o pH urinário é um dos principais determinantes da cristalização do ácido úrico. Citrato de potássio 40 a 60 mEq/dia, ou bicarbonato de sódio 3 colheres de café ao dia, tendo-se o devido cuidado de hipercalemia nos pacientes renais crônicos e em pacientes com hipercalciúria prévia, respectivamente. Inibidores de xantina-oxidase devem ser utilizados.

A hipocitratúria é manejada clinicamente com uso de citrato de potássio 40 a 60 mEq/dia.

Em casos de cálculos de cistina, deve-se manter boa hidratação e alcalinizar a urina. Em alguns casos está indicado uso de penicilamina ou tionina.

O tratamento cirúrgico deverá ser indicado quando há:
- Cálculos maiores que 1 cm;
- Crescimento do cálculo quando em seguimento de 6 meses a 1 ano;
- Cálculo associado a infecção urinária;
- Cálculo associado a obstrução ou semiobstrução urinária;
- Dores subentrantes de difícil controle;

Existem 3 alternativas para a remoção do cálculo. A litotripsia extracorpórea causa fragmentação *in situ* dos cálculos menores que 1 a 1,5 cm no rim, na pelve renal ou no ureter em virtude da exposição às ondas de choque. A nefrolitotomia percutânea torna necessária a introdução de um necroscópico dentro da pelve renal através de uma pequena incisão no feita no flanco. É indicada principalmente para cálculos maiores que 1,5 cm. O terceiro método é a ureteroscopia com a ruptura de cálculos utilizando um laser de hólmio. Indicada normalmente em cálculos localizados no ureter.

BIBLIOGRAFIA

1. Andreas Neisius, Glenn M. Preminger. (2013) Stones in 2012: Epidemiology, prevention and redefining therapeutic standards. Nature Reviews Urology 10, 75-77
2. Curhan GC, et al. Diagnosis and acute management of suspected nephrolithiasis in adults. Uptodate. 2016. Disponível em: < http://www.uptodate.com/contents/diagnosis-and-acute-management-of-suspected-nephrolithiasis-in-adults?source=search_result&search=nefrolit%C3%ADase&selectedTitle=1%7E150#H2698242 > Acesso em :16/08/2016
3. Heilberg IP, et al. Diretrizes de litíase renal da sociedade brasileira de nefrologia. J Bras Nefrol. 2002; 24(4):203-7.
4. Vezzoli G, et al. Intestinal Calcium Absorption among Hypercalciuric Patients with or without Calcium Kidney Stones. In: Clinical Journal of the American Society of Nephrology. 2016 Aug 8;11(8):1450-5.
5. Worcester EM, Coe FL. Calcium kidney stones. In: N Engl J Med. 2010;363:954-63. September 2, 2010.

SEÇÃO 12

NEUROLOGIA

Editora responsável: **Ana Rita de Brito Medeiros da Fonseca**
Coordenadora da Seção: **Caroline De Pietro Franco Zorzenon**

EXAME NEUROLÓGICO

Breno Kazuo Massuyama
Caroline De Pietro Franco Zorzenon
Ana Rita de Brito Medeiros da Fonseca

INTRODUÇÃO

A avaliação médica se inicia com a anamnese, a qual deve ser completa e compreender todos os dados atuais e pregressos envolvendo o indivíduo que possam ajudar no raciocínio diagnóstico. Uma história detalhada pode fornecer mais informações que o exame físico ou os exames complementares. As hipóteses derivadas da anamnese são testadas no exame neurológico. Prossegue-se à elaboração de hipóteses diagnósticas baseadas nos seguintes questionamentos: existe disfunção do sistema nervoso? Onde se localiza? Quais as possíveis causas?

Não cabe ao escopo deste capítulo adentrar em pormenores especializados, sendo que um exame neurológico de rastreamento é suficiente para o médico não especialista ser capaz de suspeitar de doenças neurológicas quando se depara com uma. Pode se desenvolver de duas maneiras: regional e sistêmico. A avaliação sistêmica é uma maneira mais palatável ao clínico, auxiliando na construção do raciocínio diagnóstico.

O exame neurológico contém os seguintes tópicos avaliados:
- Estado mental;
- Nervos cranianos;
- Motor;
- Sensibilidade;
- Reflexos;
- Função cerebelar e coordenação;
- Sinais meningorradiculares;
- Marcha e postura estática.

ESTADO MENTAL

O exame do estado mental é extremamente útil no momento da diferenciação de uma alteração psiquiátrica, apesar de ambas poderem coexistir. Deve ser iniciado já na

TABELA 130.1 Características das afasias						
Afasia	Fluência	Compreensão auditiva	Repetição	Nomeação	Leitura	Escrita
Broca	-	+	-	-	-	-
Wernicke	+	-	-	-	-	-

anamnese e ser distribuído no decorrer do exame, no qual o médico deve buscar dados essenciais como: estado emocional, memória, inteligência, capacidade de observação, comportamento e outros. Há diversos fatores diretos e indiretos que influenciam no exame do estado mental, como o nível educacional e a idade do paciente. Pode ser dividido em:

- Funções corticais superiores: conteúdo da consciência, miniexame do estado mental (MEEM)
- Nível de consciência: alterações no estado de excitação, podendo variar de um estado de alerta, em que o paciente se encontra normal; letárgico, quando o mesmo está entre o estado de normalidade e estupor. Estupor envolve um estado basal de pouca responsividade ao meio externo, sendo este alcançado somente ao estímulo vigoroso. Coma é o estado de total arresponsividade ao meio externo, estando o paciente com olhos fechados.
- Linguagem: consiste em um mecanismo para expressar, por meio de figuras de linguagem, algum pensamento ou sentimentos. Existem diversas formas de se caracterizar uma alteração da linguagem (afasia). Na afasia de expressão, o paciente encontra dificuldade na produção da fala e acaba lutando para falar (não fluente). Na afasia de recepção, o principal problema é a compreensão da linguagem externa, estando a produção verbal fluente (Tabela 130.1).

NERVOS CRANIANOS

Ver Tabela 130.2.

TABELA 130.2 Nervos cranianos			
Nervo		Função	Avaliar
I	Olfatório	Olfato	Testar uma narina por vez com substâncias aromáticas não irritantes
II	Óptico	Visão	Acuidade visual: cartão de Rosenbaum; tabela de Snellen
			Campimetria visual: de confrontação de cada olho; se afasia ou não cooperativo: ver reação a ameaças
			Reação pupilar à luz: direta e consensual com fonte de luz intensa; reflexo de acomodação: ver pupilas com olhar de longe para perto
			Reflexo fotomotor (direto e consensual): via aferente, o II nervo craniano e, como eferente, o III nervo craniano
			Fundoscopia direta: observar reflexo vermelho; edema ou palidez da papila, ausência de pulso venoso, hemorragias e presença de depósitos

TABELA 130.2 Nervos cranianos (continuação)

Nervo		Função	Avaliar
III	Oculomotor	Elevação da pálpebra superior; elevação, depressão e adução do olho; constrição pupilar	Avaliar musculatura ocular extrínseca
IV	Troclear	Depressão do olho aduzido; intorção do olho abduzido	
VI	Abducente	Abdução do olho	
V	Trigêmeo	Sensibilidade da face e dos 2/3 anteriores da língua; inervação dos músculos mastigatórios	Avaliar sensibilidade da face Porção sensitiva: ramos oftálmico (V1), maxilar (V2) e mandibular (V3) Reflexo corneano: aferência, V nervo, e eferência, VII nervo
VII	Facial	Mímica facial; gustação nos 2/3 anteriores da língua (azedo, amargo, doce, salgado, umami)	Avaliar mímica facial Lesões periféricas × centrais (supranucleares) Neurônio motor inferior: paresia facial completa unilateral Neurônio motor superior: inervação bilateral (poupa músculo frontal e orbiculares do olho)
VIII	Vestibulococlear	Divisão coclear (audição) e vestibular (equilíbrio)	Teste de Rinne: apoiar o diapasão (256 Hz) na mastoide e posteriormente em frente ao meato acústico externo Normal (teste positivo): condução aérea maior que condução óssea Surdez de condução: CO > CA (teste negativo) Surdez neurossensorial, CO e CA alterados Teste de Weber: colocar diapasão (256 Hz) no ápice da cabeça na linha média Surdez de condução unilateral: som mais bem ouvido no lado comprometido Surdez neurossensorial: som mais bem ouvido no lado normal
IX	Glossofaríngeo	Sensibilidade geral e gustação no 1/3 posterior da língua; via aferente do reflexo nauseoso	Avaliar reflexo nauseoso Ausência ou diminuição do reflexo de vômito ipsilateral ao lado comprometido
X	Vago	Via eferente do reflexo nauseoso; inervação motora do palato mole, faringe e laringe; fibras autonômicas para o esôfago, estômago, intestino delgado, coração e traqueia; sensibilidade visceral	Avaliar reflexo nauseoso e simetria do palato mole no repouso e elevação. Avaliar disfunção neurovegetativa Inspeção: elevação do véu palatino; fraqueza do lado comprometido e desvio da úvula na direção contralateral Ausência ou diminuição do reflexo de vômito ipsilateral ao lado comprometido
XI	Acessório	Inervação motora dos músculos esternocleidomastóideos e trapézios	Avaliar elevação dos ombros e avaliar os músculos esternocleidomastóideos por meio da rotação cefálica contra resistência.
XII	Hipoglosso	Movimentação da língua	Avaliar motricidade da língua

MOTOR

A força e a potência motora demonstram, objetivamente, a capacidade dos grupos musculares em exercer força e despender energia. A diminuição da força é denominada paresia, sua ausência é denominada plegia ou paralisia. Embora geralmente suficiente, a impressão interexaminador pode ser consideravelmente diferente, a depender da experiência, habilidade do examinador e cooperação do paciente com o exame. É importante avaliar quantitativamente a força, por meio de manobras de contraposição e provas deficitárias (maior sensibilidade), assim como manter seu registro, para posterior correlação clinicoevolutiva. A escala mais utilizada para este fim é a escala do MRC (Medical Research Council) (Tabela 130.3).

SENSIBILIDADE

A sensibilidade é um tópico do exame neurológico altamente subjetivo e dependente da cooperação do paciente. Preconizamos que, se não houver queixa ou indício de que esteja alterada, não há necessidade de realizá-lo. Deve-se explicar o exame ao paciente, o qual deve permanecer de olhos fechados e com a área a ser examinada despida. É um exame metódico e comparativo (entre hemicorpos e gradiente distal-proximal), mapeando-se a sensibilidade pela superfície corporal e verificando se respeita algum dermátomo (nível sensitivo). Divide-se em:
- Exteroceptiva: dolorosa (agulhas); térmica (tubos de ensaio com água fria (5–10 °C) e quente (40–45 °C)); tátil (algodão, lenço de papel, pincel macio).
- Proprioceptiva consciente: cineticopostural ou artrestesia (fixação da falange proximal).
- Palestesia ou vibratória (diapasão 128 Hz): proeminências ósseas interfalangeanas, maléolos, tuberosidade da tíbia, cristas ilíacas.

REFLEXOS

O reflexo é causado pelo estiramento muscular súbito (profundo) pela percussão do seu tendão ou pela estimulação da pele ou da mucosa (superficial). Para sua obtenção, deve-se aplicar um golpe com o martelo rápido e forte, porém não além do necessário. Os reflexos profundos são graduados em: ausente, hipoativo (+1), normoativo (+2), vivo ou hiperativo (+3), exaltado (+4).
- Avaliar: ausência ou presença de reflexo, aumento de área reflexógena, velocidade e amplitude de resposta (Tabela 130.4).

TABELA 130.3	Escala de força muscular do Medical Research Council
0	Ausência de contração
1	Tremor ou esboço de contração muscular
2	Movimento ativo com eliminação da gravidade
3	Movimento ativo contra a gravidade
4-	Movimento ativo contra a gravidade e resistência leve
4	Movimento ativo contra a gravidade e resistência moderada
4+	Movimento ativo contra a gravidade e resistência forte
5	Força normal

TABELA 130.4 Reflexos tendinosos profundos		
Reflexo	**Nervo**	**Raiz**
Bicipital	Musculocutâneo	C5-C6
Braquiorradial	Radial	C5-C6
Tricipital	Radial	C7
Quadricipital	Femoral	L3-L4
Aquileu	Isquiático	S1

- Reflexos superficiais:
    - Abdominal (superior T8/T9; inferior T10/T11): ausente em lesões de neurônio motor superior;
    - Cremastérico (L1/2): elevação testicular a estímulo cutâneo em região medial da coxa ipsilateral;
    - Anal (S4/5): contração após estímulo cutâneo perianal;
    - Cutaneoplantar: estimulação da superfície plantar, do calcanhar para a parte anterior, seguida de flexão plantar e dos dedos. A resposta plantar extensora, sobretudo do hálux, é considerada variante patológica (sinal de Babinski).

FUNÇÃO CEREBELAR E COORDENAÇÃO

O cerebelo, de forma geral, é responsável pelo controle do equilíbrio, da movimentação ocular, da musculatura axial (postura e locomoção) e proximal dos membros e de movimentos ágeis e precisos das extremidades. As lesões são ipsilaterais aos achados do exame clínico. A avaliação da disfunção cerebelar tem como base do diagnóstico alterações da coordenação, como dissinergia (movimento não uniforme), decomposição do movimento e dismetria. A coordenação pode ser dividida naquela associada ou não ao equilíbrio; sendo que esta última é abordada no tópico "marcha e postura estática". A capacidade de realização de movimentos finos, isolados e voluntários é o foco desse tópico.

- Teste dedo-nariz: extensão total do braço, encostando a ponta do 2º dedo da mão na ponta do nariz, alternando a velocidade e com os olhos abertos e fechados; teste dedo-dedo (pontas dos dedos na linha mediana); teste calcanhar-joelho-crista da tíbia/dedo. Busca-se avaliar a presença de oscilações, abalos e tremor.
- Testar o controle de contração e relaxamento muscular de um grupo de agonistas e antagonistas. Movimentos alternados rápidos (disdiadococinesia): pronação e supinação alternadas, repetitivas e rápidas das mãos, sobre a coxa sobre a palma da outra mão. Avaliar a velocidade, o ritmo, a exatidão e a uniformidade dos movimentos. Outro teste útil para avaliar o comprometimento do controle de contração dos antagonistas é o teste do rebote de Holmes.

SINAIS MENINGORRADICULARES

Úteis como exames a beira leito, os sinais de irritação meníngea ocorrem em processos infecciosos (p. ex., meningite) ou pela presença de sangue (hemorragia subaracnóidea) ou outras substâncias estranhas no espaço subaracnóideo. Os principalmente pesquisados são:
- Sinal de rigidez de nuca: há resistência ao movimento passivo de flexão do pescoço, causando dor, rigidez e espasmo dos músculos cervicais posteriores.

TABELA 130.5 Anormalidades da marcha	
Distúrbio da marcha	Característica da marcha
Espástica	Pernas em tesoura, rígidas
Parética (ceifante)	Espasticidade da perna acometida, movimento de semicírculo
Escarvante	Espasticidade da perna acometida, circundução
Ataxia sensitiva (talonante)	Base alargada, ergue o pé e toca o chão com firmeza
Ataxia cerebelar (ebriosa)	Base alargada, oscilação
Miopática (anserina)	Movimento exagerado do quadril, hiperlordose lombar, bamboleio
Pequenos passos	Passos arrastados, pequenos e lentos
Parkinsoniana	Festinação, passos arrastados e pequenos, postura fletida, rigidez, bradicinesia, atitude em bloco

- Sinal de Brudzinski: flexão passiva do pescoço com o paciente em decúbito dorsal, causando flexão dos quadris e joelhos.
- Sinal de Kernig: flexão do quadril e do joelho em ângulo reto seguida de dor durante a extensão passiva do joelho.

Radiculopatias, mais frequentemente compressivas, também podem ser avaliadas por meio de manobras:

- Teste de elevação da perna estendida: paciente em decúbito dorsal, realiza-se lenta elevação da perna sintomática com joelho estendido. Dor na perna ipsilateral entre 30° a 70° sugere compressão radicular (sinal de Lasègue presente)
- Sinal de Bikele: resistência à extensão passiva do cotovelo flexionado com ombro ipslateral abduzido, elevado e rodado externamente.

Outro sinal meningorradicular importante a ser lembrado é o sinal de Lhermitte (sensação de choque no pescoço com irradiação para a coluna, decorrente da flexão do pescoço, ocorrendo em comprometimentos cervicais altos em processos compressivos ou desmielinizantes, por exemplo).

MARCHA E POSTURA ESTÁTICA

Marcha é o modo de caminhar e postura estática é a maneira de ficar de pé. Sua avaliação pode trazer muitas informações, visto que para sua integridade funcional é necessário o bom funcionamento de mecanismos complexos, como tônus, reflexos e a sensibilidade. A Tabela 130.5 destaca anormalidades da marcha.

Sinal de Romberg: é um teste da função cerebelar e, principalmente, da propriocepção. Procurar por diferença entre o equilíbrio de pé, em posição ortostática, com os olhos abertos e fechados (dependência da propriocepção para manter o equilíbrio), evidenciada por queda ou oscilação postural.

BIBLIOGRAFIA

1. Bertolucci PHF, Ferraz HB, Barsottini OGP, Pedroso JL. Neurologia – diagnóstico e tratamento. 2.ed. Barueri, SP: Manole, 2016.
2. Campbell WW. DeJong – o exame neurológico. 7.ed. Rio de Janeiro: Guanabara-Koogan, 2014.
3. Daroff RB, Jankovic J, Mazziotta JC, Pomeroy SL. Bradley's neurology in clinical practice. 7.ed. Elsevier, 2016.
4. Kandel ER, Schwartz JH, Jessel TM (eds.). Principles of neural Science. 4.ed. Nova York: McGraw-Hill, 2000.
5. Masruha MM, Bertolucci PHF. Neurologia para o clínico-geral. 1.ed. Barueri, SP: Manole, 2014
6. Ropper AH, Samuels MA, Klein JP. Adams and Victor's principles of neurology. 10.ed. Nova York: McGraw-Hill, 2014.

131

CEFALEIAS

Nicolas de Oliveira Amui
Caroline De Pietro Franco Zorzenon
Ana Rita de Brito Medeiros da Fonseca

Cefaleia é uma das queixas mais frequentemente apresentadas em atendimentos. Tem uma prevalência global de 47%, sendo uma das principais causas de incapacidade pela OMS. Dessa forma, o médico deve estar apto a avaliar pacientes com essa queixa, a qual requer história e exame físico detalhados para diagnóstico correto, o que implica no tratamento e prognóstico do mesmo.

AVALIAÇÃO DO PACIENTE COM CEFALEIA

O início da avaliação da queixa de cefaleia requer uma história detalhada, contendo os seguintes elementos:
- Forma de início;
- Localização;
- Duração;
- Caráter da dor;
- Intensidade da dor;
- Presença de pródromos/aura;
- Evolução da dor ao longo do tempo;
- Fatores desencadeantes/de melhora/de piora;
- Sintomas associados;
- Episódios semelhantes prévios.

A dor pode se iniciar de forma insidiosa ou súbita. Essa informação é particularmente útil na diferenciação de alguns tipos de cefaleia secundária. Um episódio de início abrupto pode acontecer na cefaleia decorrente de hemorragia subaracnóidea secundária a ruptura de aneurisma, bem como nas cefaleias *thunderclap*, nas quais se incluem a trombose venosa cerebral e as síndromes de vasoespasmo, como a vasoconstrição cerebral reversível, a apoplexia hipofisária e o uso de cocaína.

A localização da dor pode auxiliar no diagnóstico, porém as causas de cefaleia nem sempre têm apresentação típica. Originalmente descrita como unilateral, a migrânea pode ser bilateral em um terço dos casos. Lesões de fossa posterior podem apresentar dor nucal/occipital, enquanto lesões supratentoriais podem levar a dor frontotemporal.

A duração da dor pode sugerir diagnóstico em algumas situações. Tradicionalmente, as crises de migrânea tem duração de até 72 horas, embora cefaleias com tempo de evolução superior a esse ainda possam ser compatíveis com o diagnóstico. Cefaleias com duração de poucos minutos podem acontecer nas trigêmino-autonômicas.

O caráter da dor pode ser uma informação difícil de se obter do paciente. Nesse aspecto, pode ser útil a comparação com experiências prévias não relacionadas com a cefaleia. Queimação, facada, aperto, pulsátil, latejante são algumas das formas como a dor pode ser descrita.

A intensidade da dor é uma informação que pode ser útil a depender da forma como for questionada. A melhor forma de obter esse dado é utilizando-se do impacto da cefaleia nas atividades diárias do paciente, sejam profissionais que demandem necessidade de licença do trabalho, sejam pessoais, que impeçam a realização de tarefas comuns ou até que levem à permanência no leito.

A presença de pródromos ou aura acontece, predominantemente, no diagnóstico de migrânea e será abordado mais à frente neste capítulo.

A evolução da dor, apesar de não específica, pode ser útil em alguns casos. A migrânea, por exemplo, é uma dor que surge pela manhã ou ao longo do dia e tende a apresentar melhora com o sono, enquanto dores intensas que se iniciam durante o sono ou em episódios curtos no dia são mais compatíveis com as cefaleias trigêmino-autonômicas.

Fatores de melhora, piora ou desencadeantes podem ser típicos de algumas etiologias, como, por exemplo, piora da dor ao decúbito que ocorre na presença de hematoma subdural crônico, lesões expansivas, pincipalmente aquelas que levem a hipertensão intracraniana, como as de fossa posterior, além da hipertensão intracraniana idiopática. Por outro lado, existem as dores desencadeadas por ortostase e que melhoram com o decúbito, como na hipotensão liquórica, seja primária ou pós-punção.

Sintomas associados devem ser amplamente questionados, uma vez que muitas vezes o doente não transmite ativamente, o que pode levar ao erro diagnóstico.

Presença de sintomas sistêmicos ou de outros aparelhos, como febre, diarreia, exantemas, tosse, mialgias, artralgias podem acontecer em cefaleias secundárias a patologias de outros sítios, como infecções virais. Olho vermelho pode estar presente em doenças do olho ou cefaleias trigêmino-autônomicas. Fotofobia, fonofobia, osmofobia, náuseas, vômitos, tontura, lipotímia e síncope são acompanhantes geralmente associados com a migrânea, mas alguns deles também podem estar relacionados com patologias que cursam com irritação meníngea e hipertensão intracraniana. Alteração da acuidade visual, diplopia, zumbidos, confusão mental, paresia, parestesias e hipoestesias são alguns de outros sintomas que devem ser questionados e que podem estar presentes em variantes de migrânea ou causas secundárias de cefaleia.

A avaliação de episódios prévios é o último parâmetro que precisa ser questionado. Uma vez que causas primárias de cefaleia correspondem à maior parte dos atendimentos, o diagnóstico das mesmas não é estabelecido no primeiro episódio e a mudança de padrão de uma cefaleia, mesmo que exista um diagnóstico de causa primária já estabelecido, deve ser investigada.

Após história clínica, o exame físico também é imperativo para estabelecimento do diagnóstico correto, o qual deve começar sempre pela avaliação dos sinais vitais e seguir ao exame físico geral e aparelhos (respiratório, cardiovascular e gastrointestinal).

No exame neurológico, aspectos como avaliação básica de cognição e estado mental já são avaliados durante a confecção da história clínica, porém deve ser feita avaliação da marcha, força muscular, sensibilidade, nervos cranianos (incluindo fundoscopia direta), provas de irritação meníngea, testes de sistema nervoso autonômico. Podem ser feitos testes adicionais a depender da etiologia que se tem em mente, como a palpação do pulso das artérias temporais, quando se tem a hipótese de arterite de células gigantes ou arterite temporal, ou ausculta da região da órbita, na suspeita de fístula carótida cavernosa, palpação dolorosa de trajeto de nervo, como na neuralgia do nervo occipital maior, palpação dolorosa na topografia dos seios da face, como nas rinossinusites.

ETIOLOGIAS

Uma vez realizada a avaliação com história e exame físico, é possível agrupar o paciente dentre as causas de cefaleias primárias ou secundárias. Dentre as primárias, as principais etiologias são migrânea, cefaleia tensional e cefaleias trigêmino-autonômicas (salvas, hemicrania paroxística, hemicrania contínua, SUNCT, SUNA). Serão abordadas, resumidamente, algumas causas mais frequentes de cefaleia secundária.

Migrânea

Dentre todas as cefaleias, a migrânea tem prevalência estimada em 38% em estudo europeu. Um estudo brasileiro mostrou que em 2 centros a migrânea foi o diagnóstico de 45% nas queixas de cefaleia. É mais prevalente no sexo feminino, na ordem de 3:1, e geralmente as primeiras crises têm início na criança, adolescente e adulto jovem. Apesar da doença ter caráter benigno, alguns ataques podem ser incapacitantes, além de alguns casos evoluirem para complicações; por isso o diagnóstico bem estabelecido e o tratamento de crise/indicação de profilaxia podem ser impactantes, funcionalmente, para os pacientes. De acordo com a 3ª Classificação Internacional das Cefaleias, o diagnóstico de migrânea pode ser feito:
- Pelo menos 5 crises preenchendo itens B-D.
- Crises com duração de 4 a 72 horas (não tratado ou tratado sem sucesso).
- Cefaleias com pelo menos duas das 4 características a seguir:
  - Localização unilateral;
  - Dor pulsátil;
  - Intensidade moderada a grave;
  - Agravada por ou que leve a evitar atividade física rotineira, como andar ou subir escadas.
- Durante a cefaleia, pelo menos um fator a seguir:
  - Náuseas e/ou vômitos;
  - Fotofobia e fonofobia.
- Quadro clínico não é melhor explicado por outro diagnóstico.

Duas grandes entidades se destacam nessa população de pacientes. A migrânea sem aura (anteriormente chamada de migrânea comum) e a migrânea com aura (anteriormente chamada de migrânea clássica), com prevalência na população de 5:1, respectivamente. São diferentes os tipos de aura, sendo mais comum a aura visual, e elas podem coexistir no mesmo paciente. Segue a seguir o critério diagnóstico para aura relacionada a migrânea:
- Pelo menos 2 crises preenchendo itens B e C.
- Um ou mais dos seguintes sintomas de aura, completamente reversíveis:
  - Visual;
  - Sensorial (parestesias, dormência);
  - Fala ou linguagem;
  - Motora (fraqueza);

- Tronco encefálico (disartria, vertigem, zumbidos, hipoacusia, diplopia, ataxia, rebaixamento de nível de consciência);
- Retiniana (sintomas positivos ou negativos monoculares – fosfenas, escotomas ou cegueira).
- Pelo menos 2 das 4 características a seguir:
  - Pelo menos um sintoma de aura se dissemina em período igual ou maior a 5 minutos, e/ou 2 ou mais sintomas ocorrem em sucessão;
  - Cada aura individual dura 5 a 60 minutos;
  - Pelo menos um sintoma de aura é unilateral;
  - A aura é acompanhada ou sucedida, após 60 minutos, pela cefaleia.
- Sintoma não é melhor explicado por outro diagnóstico, e ataque isquêmico transitório foi excluído.

A migrânea pode ainda ser classificada conforme a frequência, em episódica (até 14 dias/mês) ou crônica (15 ou mais dias por mês em um período mínimo de 3 meses).

Como foi dito, a migrânea pode também levar a complicações, as quais são:
- *Status* migranoso – persistência da crise de cefaleia por mais de 72 horas, frequentemente incapacitante, em indivíduos já com o diagnóstico de migrânea.
- Aura persistente sem infarto – aura típica, porém com duração de 1 semana ou mais, em indivíduo já com o diagnóstico de migrânea com aura.
- Infarto migranoso – aura típica, porém com duração maior de 60 minutos, em indivíduo já com diagnóstico de migrânea, sendo que a neuroimagem demonstra região de infarto em área compatível. Mais frequente na circulação posterior (sistema vertebrobasilar) e em mulheres jovens.
- Convulsão desencadeada por crise de migrânea com aura – crise convulsiva que acontece durante ou até uma hora após episódio de migrânea com aura.

Cefaleia tensional

É um tipo mais benigno de dor, também mais prevalente no sexo feminino, cuja prevalência é incerta, com variações de 45 a 80% dos diagnósticos de cefaleia na população em geral. Os pacientes, frequentemente, não procuram serviço médico porque costumam ter alívio completo da dor com analgesia simples e a dor por si só não é incapacitante como a migrânea. A dor geralmente tem início na vida adulta, sendo frequentemente associada com ansiedade, fadiga e depressão.

O achado geralmente mais significativo é a palpação dolorosa pericrânio, apesar de alguns estudos demonstrarem que esse mecanismo não está presente em todos os pacientes. Seu diagnóstico é feito baseado nos seguintes critérios:
- Pelo menos 10 episódios de cefaleia que preencha os critérios B-D.
- Duração de 30 minutos a 7 dias.
- Pelo menos duas das seguintes características:
  - Localização bilateral;
  - Dor tipo aperto ou pressão;
  - Leve a moderada intensidade;
  - Não é agravada por atividade física rotineira.
- Ambos dos seguintes:
  - Ausência de náuseas e vômitos;
  - Presença de nenhuma ou no máximo uma das características: fotofobia ou fonofobia.
- Não é melhor explicada por outro diagnóstico.

Pela frequência de episódios, pode ainda ser classificada em episódica infrequente (menos de 1 dia/mês ou 12 por ano), episódica frequente (de 1 a 14 episódios/mês em período mínimo de 3 meses) e crônica (15 ou mais episódios/mês em período mínimo de 3 meses).

Cefaleias trigêmino-autônomicas

São o terceiro tipo mais frequente de cefaleia primária, porém com uma parcela pouco representativa se comparada a migrânea ou cefaleia tensional. É um grupo heterogêneo, porém partilha a característica de apresentar sintomas autonômicos expressivos (lacrimejamento, edema palpebral, rinorreia/obstrução nasal, suor ou vermelhidão faciais, miose e/ou ptose, plenitude auricular). Dentre as mesmas, podemos destacar:
- Cefaleia em salvas (*cluster* headache): predomina em homens (5:1) com faixa etária entre 20 e 50 anos, episódios de cefaleia de duração de 15 a 180 minutos, na frequência de 1 a 8 episódios ao dia, unilateral, e geralmente periorbitária. Geralmente severa e frequentemente episódios são noturnos, acontecendo entre 1 e 2 horas após início do sono.
- Hemicrania paroxística: sem predominância entre os sexos, episódios de duração de 2 a 30 minutos de dor intensa periorbitária. Ocorrem mais de 5 episódios por dia.
- Ataques de cefaleia neuralgiformes unilaterais de curta duração – compreendem as cefaleias do tipo SUNCT (relacionada com lacrimejamento bilateral) ou SUNA (lacrimejamento ausente ou unilateral). São episódios de cefaleia moderada a severa, com duração de 1 segundo a 10 minutos, e acontecem como uma facada, série de facadas ou com um padrão em dente de serra. Mais de um episódio por dia.
- Hemicrania contínua: dor unilateral, contínua (por mais de 3 meses com períodos de exacerbação), associado a agitação.

Cefaleias secundárias

Pela classificação internacional das cefaleias, compreende o grupo de causas secundárias:
- Cefaleia atribuída a trauma ou lesão de cabeça e/ou pescoço.
- Cefaleia atribuída a distúrbio vascular do crânio ou cervical.
- Cefaleia atribuída a distúrbio não vascular intracraniano.
- Cefaleia atribuída a substância ou sua retirada.
- Cefaleia atribuída a infecção.
- Cefaleia atribuída a distúrbio da homeostase.
- Cefaleia ou dor facial atribuída a distúrbio do crânio, pescoço, ouvidos, olhos, nariz, seios da face, dentes, boca, ou outra estrutura facial ou cervical.
- Cefaleia atribuída a distúrbio psiquiátrico.

Alguns exemplos:
- Cefaleia por uso excessivo de medicação – cefaleia com ocorrência de 15 ou mais crises por mês, como consequência do uso de medicação sintomática para cefaleia (analgésicos e anti-inflamatórios não esteroidais por 15 dias ou mais; triptanos, ergotaminas e associações por 10 ou mais dias por mês, durante 3 meses).
- Trombose venosa cerebral – cefaleia que pode ter início súbito, associação com papiledema, escotomas, piora com decúbito, crises epilépticas. Mais frequente em mulheres com fatores de risco para trombose (gravidez, uso de anticoncepcional oral, tabagismo).
- Hemorragia subaracnóidea – cefaleia de início súbito, náuseas/vômitos, alteração de nível de consciência, déficits focais, rigidez de nuca.

- Meningite/encefalite – cefaleia associada a febre ou sepse, náuseas/vômitos, alteração nível de consciência, rigidez de nuca, exantema, fotofobia.
- Hipertensão intracraniana idiopática – cefaleia que geralmente acontece em mulheres de IMC elevado, associado a papiledema, zumbido, diplopia.

O tratamento de cada uma dessas condições varia conforme a etiologia, por isso o mesmo não será abordado neste capítulo.

TRATAMENTO

Migrânea

O tratamento da migrânea baseia-se em medidas farmacológicas e não farmacológicas. A escolha do melhor regime é multifatorial, e depende da resposta individual, alergias e classe da medicação. Depende, ainda, da identificação de fatores desencadeantes, como, por exemplo, jejum prolongado, privação de sono, estresse e alimentos.

Tratamento da crise

- Tratamento não farmacológico: dormir durante a crise ou permanecer em ambientes silenciosos, ventilados e de baixa luminosidade, além de compressas frias na região frontal e temporal, que são as principais medidas de alívio da dor durante as crises. Outras terapias potencialmente utilizáveis são acupuntura, TENS, técnicas de relaxamento, massagem, estimulação magnética transcutânea, estimulação de nervo occipital e terapia supraorbital transcutânea, porém apresentam evidência baixa ou insuficiente.
- Tratamento farmacológico: pode ser realizado a partir de múltiplas classes de medicação, podendo ser específicos para migrânea (triptanos, ergotamínicos) ou não específicos (anti-inflamatórios não hormonais, analgésicos simples). Outras classes são antieméticos, neurolépticos e corticoides. Não é recomendado o uso de opioides, devendo esta classe ser evitada.
- Triptanos: medicações dessa classe disponíveis no Brasil são sumatriptano (dose máxima diária 200 mg via oral, 12 mg subcutânea e 40 mg nasal), naratriptano (apresentação oral exclusiva 2,5 mg por comprimido), zolmitriptano (apresentação oral exclusiva 2,5 mg/comprimido) e rizatriptano (apresentação oral 10 mg/dia com dose máxima 30 mg/dia). As apresentações parenterais (subcutâneo e nasal) são particularmente úteis nas apresentações de migrânea com náuseas e vômitos precoces. Contraindicado em paciente com história de cardiopatia isquêmica ou AVC isquêmico.
- Ergotamínicos: o único disponível no Brasil é diidroergotamina, disponível apenas na forma de combinação. A absorção oral da droga é errática.
- Analgésicos simples: disponíveis sob a forma de paracetamol (até 4 g/dia) ou dipirona.
- Anti-inflamatórios não esteroidais: são úteis principalmente os de início rápido e meia-vida curta a média. É sugerido o uso de naproxeno sódico, ibuprofeno, cetoprofeno, ácido mefenâmico, ácido tolfenâmico.
- Agonistas dopaminérgicos: os disponíveis são metoclopramida, domperidona e bromoprida, e são úteis mesmo na ausência de náusea. Essa utilidade é baseada na gastroparesia relacionada à migrânea. A metoclopramida tem ação adicional antimigranosa, por isso é superior aos demais.
- Neurolépticos: clorpromazina é utilizada geralmente em crises refratárias, na forma parenteral. Haloperidol é alternativa ao seu uso.
- Corticoides – dexametasona é a principal droga utilizada. Prednisona também é listada para tratamento.

Tratamentos profiláticos

A profilaxia para a migrânea geralmente é considerada quando há 4 ou mais dias por mês de crise, entretanto pode ser iniciada com menos episódios por mês, desde que incapacitantes. As medicações mais frequentemente utilizadas, baseado em evidências são:
- Anticonvulsivantes: topiramato, divalproato de sódio.
- Betabloqueadores: propranolol, atenolol e metoprolol.
- Antidepressivos: amitriptilina, nortriptilina, duloxetina e venlafaxina.
- Bloqueadores de canal de cálcio: flunarizina.
- Inibidores da enzima conversora de angiotensiva e antagonistas do receptor de angiotensina 2: lisinopril, candesartan.
- Toxina botulínica (apenas se migrânea crônica).
- Outros: magnésio, riboflavina, coenzima Q10.

A escolha da profilaxia baseia-se no melhor perfil de evidência bem como características individuais do paciente e uso de outras medicações.

Cefaleia tensional

O tratamento das crises de cefaleia tensional geralmente é feito com analgésicos e anti-inflamatórios não esteroidais simples, o que é suficiente para remissão da crise. Indica-se profilaxia nessa população apenas quando a cefaleia tensional é do tipo crônica, geralmente sendo feito uso de anticonvulsivantes ou antidepressivos. Existe boa resposta também com terapias não farmacológicas, como massagem, acupuntura, *biofeedback* e meditação.

Cefaleias trigêmino-autonômicas

Exceto pela cefaleia em salvas, as outras cefaleias desse grupo geralmente têm boa resposta com indometacina, seja na apresentação aguda da dor ou como profilático (esse grupo também é chamado de cefaleias responsivas à indometacina).

O tratamento da cefaleia em salvas na fase aguda consiste no uso de oxigênio a 100% via máscara 12 a 15 L/min, geralmente sendo usado de 10 a 20 minutos. O uso de verapamil com dose inicial 80 mg também é indicado na crise, porém com necessidade de monitoramento de eletrocardiograma. Outras possibilidade de tratamento para a crise incluem lidocaína ou sumatriptano intranasal. Existem diretrizes que recomendam na primeira linha de tratamento o uso de sumatriptano subcutâneo 6 mg, podendo ser feitas 2 doses diárias.

Como profilaxia, pode ser feito o uso de verapamil até 480 mg/dia, com a recomendação de ECG a cada aumento de dose. Outras opção são carbonato de lítio, divalproato de sódio, topiramato, gabapentina e melatonina.

BIBLIOGRAFIA

1. Adams e Victor'. Principles of Neurology. 10th edition. United States, McGraw Hill. 2014
2. Bigal ME, Bordini CA, Speciali JG. Etiology and distribution of headaches in two Brazilian primary care units. Headache. 2000;40:241.
3. Carlos Alberto Bordini, et al. Recommendations for the treatment of migraine. Arq Neuropsiquiatr. 2016;74(3):262-71.
4. International Headache Society 2013. The International Classification of Headache Disorders, 3rd edition (beta version). Cephalagia. 2013;33(9):629-808.
5. Sinclair AJ, et al. Headache management: pharmacological approaches. Pract Neurol. 2015;15:411-23.

132

MENINGITES E ENCEFALITES

Felipe Chaves Duarte Barros
Caroline De Pietro Franco Zorzenon
Ana Rita de Brito Medeiros da Fonseca

MENINGITES

Introdução

Meningite é definida como uma resposta inflamatória que ocorre no espaço subaracnoideo, evidenciado por aumento de celularidade no líquido cefalorraquidiano (LCR). Ela pode ter diversas causas infecciosas e não infecciosas, sendo as primeiras o objetivo desse capítulo. Os patógenos mais comumente relacionados com meningites em adultos, como o *Streptococcus pneumoniae* e o *Neisseria meningitidis*, apresentam diversos fatores virulentos que permitem a colonização do epitélio da mucosa, invasão e sobrevivência na corrente sanguínea, cruzamento da barreira hematoencefálica e multiplicação dentro do LCR.

Epidemiologia

A maioria das meningites comunitárias são causadas por vírus, principalmente enterovírus dos grupos Coxsackie B e Echovírus. Entretanto, as meningites bacterianas apresentam maior morbimortalidade. Nos países desenvolvidos, após o maior acesso à vacinação, a incidência de meningite bacteriana vem caindo de 2 casos para 1,38 casos por 100.000 habitantes entre 1998 e 2006, sendo a faixa etária mais prevalente acima de 65 anos. No Brasil, em 2014, foram relatados 5.848 casos de meningite bacteriana, tendo a *N. meningitidis* como patógeno mais comum (Tabela 132.1). Em idosos e crianças menores de 1 ano, aumenta proporcionalmente a frequência de meningite por *Listeria monocytogenes*.

Quadro clínico

A tríade clássica da meningite consiste em febre, rigidez de nuca e alteração do estado mental. Entretanto, um estudo prospectivo mostrou que os três sintomas juntos só ocorrem em 44% dos casos de meningite bacteriana, principalmente aqueles causados por *S.*

TABELA 132.1 Meningites bacterianas. Brasil, 2014		
Etiologia	Casos	%
Neisseria meningitidis	1.617	28
Streptococcus pneumoniae	947	16
Haemophilus influenzae	118	2
Outras bactérias	1.371	23
Bactéria não especificada	1.795	31
Total	5.848	100

Fonte: SINAN/SVS/MS, 2014

pneumoniae. Em geral, a apresentação é aguda, com a maioria dos pacientes procurando o hospital nas primeiras 24 horas da doença. Sintomas associados incluem cefaleia, náuseas, vômitos, mialgia, calafrios e fotofobia.

Algumas dicas diagnósticas incluem lesões petequiais, purpúricas e choque circulatório para meningite meningocócica, história de pneumonia, otite ou sinusite para meningite pneumocócica e por *H. influenzae*. Nas meningites bacterianas, deve-se tradicionalmente pesquisar os sinais meníngeos de Kerning, Lasegue e Brudzinski; entretanto, sua sensibilidade é de cerca de 5%, de modo que sua ausência não deve excluir o diagnóstico. O sinal vital mais importante a ser pesquisado é a febre, presente em 95% dos casos.

Diagnóstico

Diagnósticos diferenciais são vastos e incluem meningites virais, por fungos, tuberculosa, química, carcinomatosa, linfomatosa, além de abscessos cerebrais e associados a algumas doenças inflamatórias, principalmente lúpus eritematoso sistêmico, sarcoidose, doença de Behçet e doença de Sjögren.

O diagnóstico é clínico, mas confirmado pela análise do líquido cefalorraquidiano (LCR) obtido a partir de uma punção lombar. A análise mínima inicial inclui a realização de citologia com contagem bacteriana diferencial, glicorraquia, coloração pelo Gram e cultura de bactérias. O resultado pode orientar o diagnóstico (Tabela 132.2). Previamente à punção lombar, é recomendada uma tomografia de crânio em pacientes com nível de consciência alterado (escala de coma de Glasgow menor que 10), déficit neurológico focal, imunossupressão, doença prévia do sistema nervoso central, convulsão recente e papiledema.

TABELA 132.2 Perfil do líquido cefalorraquidiano nas meningites				
Meningite	Celularidade	Tipo de célula	Proteína	Glicose
Valores normais	Até 4	–	Até 40	2/3 da glicemia
Viral	5–500	Linfócitos	Normal ou aumentada	Normal
Bacteriana	Mais que 1.000	Neutrófilos	Aumentada	Baixa
Tuberculose	Centenas	Linfócitos	Aumentada	Baixa
Fungos	1–100	Linfócitos	Aumentada	Normal/baixa

Também é importante a coleta de um par de hemoculturas periféricas e a dosagem de proteína C reativa sérica, que apresenta um bom valor preditivo negativo para meningite bacteriana aguda.

Tratamento

O tratamento não deve ser adiado para concluir a propedêutica diagnóstica. Caso uma tomografia computadorizada seja solicitada antes da punção lombar, o início do tratamento não deve aguardar a punção lombar, devendo ser iniciado logo após a coleta de hemoculturas. Um atraso de mais de 3 horas do início do tratamento após a admissão hospitalar é um preditor independente de mortalidade. Após a decisão de tratar, deve ser feito dexametasona na dose de 0,15 mg/kg, de preferência 20 minutos antes de iniciar o antibiótico ou no máximo ao mesmo tempo de administração. Seu objetivo é diminuir as taxas de sequelas auditivas, outras complicações neurológicas e mortalidade. Sua principal indicação é a meningite por S. pneumoniae. A terapia antimicrobiana empírica deve levar em conta a faixa etária do paciente e seus fatores de risco. Adultos sem fatores de risco devem receber uma cefalosporina de terceira geração, como ceftriaxona na dose de 2 g de 12/12 h. Idosos devem ter ampicilina na dose de 2 g de 4/4 h adicionada ao esquema, para cobrir *Listeria monocytogenes*. Pacientes com trauma penetrante, derivação ventriculoperitoneal ou neurocirurgia recente devem ser tratados com vancomicina (15 a 20 mg/kg a cada 8 ou 12 h, em seguida controlada por vancocinemia) associada a uma cefalosporina com cobertura para *Pseudomonas aeruginosa*, por exemplo ceftazidima 2 g de 8/8 h ou um carbapenêmico como meropenem na dose de 2 g de 8/8 h. O esquema empírico pode ser ajustado a partir do diagnóstico etiológico com exames complementares (Tabela 132.3). A suspensão do antibiótico a partir de uma cultura negativa é um procedimento seguro, devendo-se encarar a meningite como não bacteriana e tratar apenas com sintomáticos. A via de administração do antibiótico deve ser sempre intravenosa, apesar da falta de estudos comprovatórios, de modo a garantir uma biodisponibilidade efetiva no sistema nervoso central. O tempo de tratamento varia com a resposta clínica do paciente. Não é recomendada uma nova coleta de líquido cefalorraquidiano após a conclusão do antibiótico; entretanto, isso pode ser feito caso o paciente não melhore em 48 horas, com o objetivo de pesquisar bactérias resistentes ao tratamento empregado.

Terapia de suporte inclui um balanço hidroeletrolítico adequado, objetivando euvolemia. Pacientes que estão torporosos ou comatosos podem se beneficiar de uma monitorização invasiva de pressão intracraniana.

Complicações e prognóstico

Complicações neurológicas são comuns e ocorrem em até 28% dos casos de meningites bacterianas. Elas incluem alteração no nível de consciência, edema cerebral, crises epilépticas, déficits neurológicos focais, acidentes cerebrovasculares, perda auditiva neurossensorial e déficit cognitivo. O risco de complicações ou morte intra-hospitalar pode ser estimado a partir da presença de alteração do estado mental, crises epilépticas e/ou hipotensão no momento da admissão. Os três fatores presentes sugerem um risco de complicações ou morte intra-hospitalar de 56%.

Prevenção e profilaxia

Vacinas para *S. pneumoniae*, *N. meningitidis*, e *H. influenzae* estão disponíveis e comprovadamente reduziram a incidência de meningite bacteriana aguda.

TABELA 132.3 Esquemas antimicrobianos específicos

Patógeno	Esquemas principais	Esquemas alternativos	Duração (dias)
S. pneumoniae	Penicilina G 4 milhões UI, EV, a cada 4 h (se CIM menor que 0,1) ou Ceftriaxona 2 g, EV, a cada 12 h ou Cefotaxima 2 g, EV, a cada 6 h	Vancomicina 1 g, EV, a cada 12 h ou Meropenem 2 g, EV, a cada 8 h ou Clorafenicol 1 g, EV a cada 6 h	1 a 14
N. meningitidis	Penicilina G 4 milhões UI, EV, a cada 4 h	Ampiclina 2 g, EV, a cada 4 h ou Ceftriaxona 2 g, EV, a cada 12 h ou Cefotaxima 2 g, EV, a cada 6 h ou Cloranfenicol 1 g, EV, a cada 6 h	7 a 10
H. influenzae	Ceftriaxona 2 g, EV, a cada 12 h ou Cefalexina 2 g, EV, a cada 6 h	Clorafenicol 1 g, EV, a cada 6 h	7 a 10
L. monocytogenes	Ampicilina 2 g, EV, a cada 4 h com gentamicina 3 a 5 mg/kg/dia divididos em 3 doses	Cotrimoxazol 10 mg/kg, EV, a cada 12 h	Mais que 21
Enterobactéria	Ceftriaxona 2 g, EV a cada 12 h ou cefotaxima 2 g, EV, a cada 6 h, associadas ou não a gentamicina 3 a 5 m/kg/dia, em 3 doses	Meropenem 2 g, EV, a cada 8 h, com ou sem gentamicina 3 a 5 mg/kg/dia, em 3 doses	21
S. aureus	Oxacilina 2 g, EV, a cada 4 h, se sensível ou vancomicina 1 g, EV, a cada 12 h, associada ou não a rifampicina 600 mg/dia, VO	Linezolida 600 mg, EV, a cada 12 h	14 a 21

EV: endovenoso; UI: unidades internacionais; VO: via oral; CIM: concentração inibitória mínima.
Adaptado de Bertolucci. Meningites. Em: Neurologia Diagnóstico e Tratamento 2ª ed. São Paulo, Manole, 664.

A quimioprofilaxia é indicada em todos os contatos próximos de pacientes com meningite por *N. meningitidis*. Define-se como contato próximo aquele que passou mais de 8 horas próximo ao paciente ou que foi exposto às suas secreções orais (incluindo intubação orotraqueal sem máscara) entre 7 dias anteriores ao início dos sintomas e 24 horas após o início do antibiótico. A profilaxia em adultos deve ser realizada com rifampicina 600 mg de 12/12 h por 2 dias ou ciprofloxacino 500 mg dose única.

No caso de meningite por *H. influenzae*, é indicada a profilaxia para todos os moradores da mesma casa ou contatos próximos que passaram ao menos 4 horas com o paciente nos 5 dos últimos 7 dias, desde que na casa do paciente ou de um desses contatos viva uma criança com menos de 1 ano que não completou o esquema vacinal para *H. influenzae* ou um imunocomprometido de menos de 18 anos, independente do *status* vacinal. Ela deve ser realizada com rifampicina na dose de 20 mg/dia (máximo de 600 mg), uma vez ao dia por 4 dias.

ENCEFALITES

Introdução

Encefalite é a presença de um processo inflamatório no parênquima encefálico, associado à evidência clínica de disfunção encefálica. É frequentemente causada por infecções virais, que serão o foco deste capítulo.

Epidemiologia

O vírus do herpes simples tipo 1 (HSV1) é o principal causador de encefalite viral. Causas menos comuns incluem o vírus varicela-zóster (VZV), principalmente em imunocomprometidos, o vírus Epstein-Barr, o vírus do herpes tipo 6 e o vírus Zika.

Quadro clínico

Os pacientes apresentam uma alteração aguda de estado mental, que pode ir de sonolência ao coma, associado a febre e sinais de disfunção cerebral. Eles incluem hemiparesia, lesões de nervos cranianos, reflexos patológicos, desorientação, psicose, alucinações, anomia, afasia e crises epilépticas. Na encefalite pura, sinais e sintomas de irritação meníngea em geral estão ausentes, mas podem ocorrer na meningoencefalite.

Diagnóstico

A partir da suspeição clínica, a propedêutica diagnóstica mínima inclui um LCR com análise citológica e bioquímica, pesquisa de vírus específicos no LCR pela reação em cadeia de polimerase, detecção de antígenos específicos no LCR e no sangue e um exame de neuroimagem, preferencialmente ressonância magnética. O LCR pode mostrar um aumento da celularidade, usualmente menos de 250/mm^3, com predomínio de linfócitos, aumento da concentração proteica, porém menor que 150 mg/mL, com glicorraquia normal. A neuroimagem pode dar pistas diagnósticas importantes. O envolvimento do lobo temporal é sugestivo de encefalite por HSV; envolvimento do tálamo e dos gânglios da base ocorre devido a vírus respiratórios e arboviroses; e encefalomielite, ventriculite e arterite de pequenos e grandes vasos ocorrem na infecção por VZV. O eletroencefalograma também pode ser útil, mostrando alterações prévias aos exames de neuroimagem. Descargas epileptiformes periódicas lateralizadas na área temporal são sugestivas de infecção por HSV1.

Tratamento

A suspeita de uma encefalite viral já direciona ao início de um tratamento empírico até esclarecimento diagnóstico. Deve ser usado aciclovir 10 mg/kg endovenoso de 8/8 h. Uma terapia precoce diminui a mortalidade e as complicações. Deve-se atentar para a terapia de suporte, com tratamento de possíveis crises epilépticas, suporte ventilatório por rebaixamento do nível de consciência e suporte de UTI. O tratamento específico da encefalite por HSV1 e VZV é feito com aciclovir na dose supracitada por 14 dias. Na ocasião de vasculite grave, pode-se associar um pulso com 1 g de metilprednisolona por 3 a 5 dias. A infecção por citomegalovírus é tratada com ganciclovir mais foscarnete.

BIBLIOGRAFIA

1. American Academy of Pediatrics. Haemophilus influenzae infections. In: Red Book: 2015 Report of the Committee on Infectious Diseases, 30th ed, Elk Grove Village, IL 2015. p.368.

2. Aronin SI, Peduzzi P, Quagliarello VJ. Community-acquired bacterial meningitis: risk stratification for adverse clinical outcome and effect of antibiotic timing. Ann Intern Med. 1998;129(11):862.
3. Bertolucci. Neurologia Diagnóstico e Tratamento. 2ª ed. São Paulo, Manole
4. Cohn AC, MacNeil JR, Clark TA, Ortega-Sanchez IR, Briere EZ, Meissner HC, et al. Centers for Disease Control and Prevention (CDC). Prevention and control of meningococcal disease: recommendations of the Advisory Committee on Immunization Practices (ACIP). MMWR Recomm Rep. 2013;62(RR-2):1.
5. Diederik van de Beek, M.D., Ph.D., Jan de Gans, M.D., Ph.D., Lodewijk Spanjaard, M.D., Ph.D., Martijn Weisfelt, M.D., Johannes B. Reitsma, M.D., Ph.D., and Marinus Vermeulen, M.D., Ph.D. Clinical Features and Prognostic Factors in Adults with Bacterial Meningitis. N Engl J Med. 2004;351:1849-59.
6. Gans J, van de Beek D. European Dexamethasone in Adulthood Bacterial Meningitis Study Investigators. Dexamethasone in adults with bacterial meningitis N Engl J Med. 2002;347(20):1549.
7. Gluckman SJ, DiNubile MJ. Acute viral infections of the central nervous system. In: Emergent and Urgent Neurology, Weiner WJ (Ed), Lippincott, Philadelphia 1992.
8. Thigpen MC, Whitney CG, Messonnier NE, Zell ER, Lynfield R, Hadler JL, et al. Bacterial meningitis in the United States, 1998-2007. N Engl J Med. 2011;364(21):2016.
9. Thomas KE, Hasbun R, Jekel J, Quagliarello VJ. The diagnostic accuracy of Kernig's sign, Brudzinski's sign, and nuchal rigidity in adults with suspected meningitis. Clin Infect Dis. 2002 Jul 1;35(1):46-52.
10. Tunkel AR, Glaser CA, Bloch KC, Sejvar JJ, Marra CM, Roos KL, et al. The management of encephalitis: clinical practice guidelines by the Infectious Diseases Society of America. Clin Infect Dis. 2008;47(3):303.
11. Tunkel AR, Hartman BJ, Kaplan SL, Kaufman BA, Roos KL, Scheld WM, et al.Practice guidelines for the management of bacterial meningitis. Clin Infect Dis. 2004 Nov 1;39(9):1267-84.

133

DOENÇAS DESMIELINIZANTES

Érika Lopes Honorato
Caroline De Pietro Franco Zorzenon
Ana Rita de Brito Medeiros da Fonseca

ESCLEROSE MÚLTIPLA

Doença inflamatória autoimune, crônica, desmielinizante, do sistema nervoso central, que se manifesta, inicialmente, por déficits focais e que, posteriormente, recorre e dissemina pelo sistema nervoso central (SNC).[1]

Imunopatologia

Processo autoimune mediado por células T autorreativas, com perfil Th17, que reconhecem antígenos derivados da mielina. A célula T *helper* autorreativa ativa linfócitos B, TCD8+ e macrófagos, levando à invasão do SNC e à ativação da micróglia e à subsequente produção de anticorpos, citocinas e outros mediadores que provocam a destruição da mielina e levam à formação de placas.[2]

Histopatológico

Placas são caracterizadas por área hipocelular com perda de mielina, relativa preservação de axônios e formação de tecido cicatricial de astrócitos, lesões glióticas. As placas são divididas em três tipos: agudas, que apresentam processo inflamatório ativo, desmielinização e dano axonal uniformemente distribuídos; crônicas ativas, com centro gliótico e atividade nas bordas; e crônicas silenciosas, constituídas por tecido gliótico.

Curso da doença

A esclerose múltipla (EM) é uma doença que reduz a expectativa de vida em 7 a 14 anos; em média 10 anos. 25% dos pacientes não são afetados quanto às atividades de vida diária e 15% apresentam grandes limitações em um curto período após o diagnóstico. A EM é dividida em 4 tipos:
- EM recorrente-remitente (RR): representa 80% dos pacientes, caracteriza-se por surtos intercalados por períodos de remissões.

- EM secundariamente progressiva: 70% dos pacientes inicialmente com a forma remitente-recorrente atingirão a fase secundariamente progressiva, o que ocorre após 10 anos de doença, aproximadamente. Nessa forma, ocorre progressão dos déficits neurológicos, porém sem surtos bem marcados.
- EM primariamente progressiva: 20% dos pacientes têm curso progressivo desde o início, com piora contínua, gradual e aditiva de déficits neurológicos por mais de 6 meses, podendo, entre os períodos de piora, apresentar estabilização do quadro.
- EM recorrente-progressiva: 5% dos pacientes apresentam a combinação de exacerbações (surtos) e progressão (sem surtos bem marcados).

Síndrome clínica isolada

A síndrome clínica isolada (CIS) é a clínica de apresentação inicial. Existem quadros sintomatológicos clássicos de CIS que corroboram o diagnóstico de EM e que serão descritos abaixo. Ela será de alto risco se a ressonância (RM) apresentar 3 a 4 critérios de Barkhoff, ou 1 a 2 critérios de Barkhoff com presença de bandas oligoclonais (BOC) na análise do líquor (LCR), e de baixo risco se apresentar apenas 1 a 2 critérios de Barkhoff.

Critérios de Barkhoff são formados pelos seguintes itens:
1) Uma lesão captante de gadolíneo ou nove lesões hiperintensas em T2;
2) Uma ou mais lesões infratentoriais;
3) Uma ou mais lesões justacorticais;
4) Três ou mais lesões periventriculares.

Obs.: uma lesão na medula pode substituir a lesão captante de gadolínio, uma das lesões em T2 ou uma das lesões periventriculares.

CIS típicas

- Neurite óptica (NO): a sua apresentação típica é um quadro de baixa acuidade visual unilateral, progressiva, associado a dor à movimentação ocular. Ao exame, é observado defeito pupilar aferente relativo. 1/3 das neurites ópticas são anteriores e 2/3 são posteriores. Haverá edema de papila à fundoscopia apenas se a neurite for anterior.
- Mielite aguda: o paciente se apresenta com uma síndrome medular, que pode ser composta por sintomas sensitivos, motores e/ou esfincterianos. Normalmente, a síndrome medular é incompleta, ou seja, não apresenta os três componentes de forma simultânea (motor, sensitivo e esfincteriano), e a lesão não acomete todo o diâmetro medular. Síndrome medular completa deve levantar diagnósticos diferenciais. Outros sintomas que podem estar associados são o sinal de Lhermitte (choque descendente na coluna à flexão cervical) e a presença de sensação de faixa abdominal (a qual pode servir para delimitação do nível da lesão medular). A taxa de conversão de mielite transversal aguda parcial em EM é de 10 a 62%.
- Lesão de tronco/cerebelo: as apresentações dessas lesões podem ser oftalmoparesia internuclear, nistagmo, hemiparesia, síndrome sensitiva cruzada, hemi-hipoestesia, neuralgia do trigêmeo e espasmos hemifaciais, entre outras.
- Lesões cerebelares: as quais podem se apresentar com uma síndrome atáxica aguda ou um tremor cerebelar.
- Sintomas paroxísticos: como espasmos tônicos e ataxia/disartria paroxísticas.

Propedêutica

- LCR: normal em 85 a 90% dos pacientes com EM, porém pode se apresentar com pleocitose e leve hiperproteinorraquia. Na eletroforese de imunoglobulinas no LCR,

usualmente, há aumento das gama globulinas (IgG) ou presença de duas ou mais bandas oligoclonais (BOC) não presentes no sangue.
- Potencial evocado visual (PEV): são estudos eletrofisiológicos das vias visuais e das colunas dorsais da medula espinhal, os quais são anormais em 85% dos pacientes com EM. Sua grande utilidade está em identificar alterações neurológicas subclínicas.
- Ressonância magnética de encéfalo e coluna cervicotorácica com gadolíneo: A RM apresenta alterações em 95 a 99% dos pacientes com EM RR, porém tem uma especificidade de 49 a 65%.

Se observa, na sequência T1, lesões ovaladas hipointensas, também chamadas de "buracos negros", que correspondem a placas crônicas com perda axonal; em T2, vê-se lesões ovaladas, hiperintensas, com maior eixo perpendicular ao corpo caloso ("Dawson's fingers"), que são áreas correspondentes às de hiposinal em T1; nas sequências T1 ou MTC pós gadolíneo, são observadas áreas de hipersinal que aparecem após a injeção deste, correspondendo a placas agudas, áreas com inflamação ativa.

Na RM, as lesões medulares se entendem por 1 a 2 corpos vertebrais e não ocupam todo o diâmetro medular.

Na RM, pode-se avaliar a disseminação das lesões no espaço, ou seja, há em T2 uma ou mais lesões comprometendo pelo menos 2 dos 4 compartimentos (periventricular, justacortical, infratentorial, ou medula espinhal) do SNC. No novo critério de McDonald, 2010, no caso de pacientes com lesão de tronco ou medula espinhal, esse compartimento é excluído do critério.

Também se observa a disseminação no tempo pela presença simultânea de lesão assintomática que realça pós-gadolíneo e outra lesão que não realça, ou em RM de controle com o surgimento de lesão nova em T2 ou pós-gadolíneo.

Diagnóstico

Na EM, vários critérios diagnósticos foram determinados nas últimas décadas. O critério de McDonald de 2010 é o último deles. Em todos os critérios, o diagnóstico de EM é estabelecido pela presença de disseminação da doença em tempo e espaço e pela exclusão de qualquer outro diagnóstico que justifique melhor os sintomas do paciente (Tabelas 133.1 e 133.2).

Surto e tratamento

Sintoma agudo de comprometimento neurológico, na ausência de febre ou infecção, que tem duração maior que 24 horas, dura de 4 a 6 semanas e tem remissão total ou parcial. O intervalo entre um surto e outro é maior que 30 dias.[4]

TABELA 133.1 Critérios de McDonald para EM não primariamente progressiva[3]

Apresentação clínica	Dados complementares
2 ou mais surtos e evidência ao exame clínico de 2 ou mais lesões objetivas	Nenhum
2 ou mais surtos e evidência ao exame clínico de 1 lesão objetiva	Disseminação no espaço observada à RM
1 surto e evidência ao exame clínico de 2 ou mais lesões objetivas	Disseminação no tempo observada à RM
1 surto e evidência ao exame clínico de 1 lesão (CIS)	Disseminação no tempo e no espaço à RM

Adaptada da revisão dos critérios de McDonald, 2010

TABELA 133.2 Critérios de McDonald para EM primariamente progressiva
Um ano de progressão de doença associado a 2 dos 3 critérios seguintes:
1) Evidência de disseminação no encéfalo, baseado na presença em T2 de 1 ou mais lesões em 1 dos 4 compartimentos;
2) Evidência de disseminação na medula, baseado na presença em T2 de 2 ou mais lesões;
3) BOC positivo no LCR ou índice de IgG elevado no LCR.

Adaptada da revisão dos critérios de McDonald, 2010.

O tratamento desse é feito com corticoesteroides, metilprednisolona 0,5 a 1 g/dia, IV, por 3 a 10 dias.

Tratamento ambulatorial da EM

- Interferons (IFN): citocinas secretadas endogenamente e que inibem a replicação viral. Por isso, 75% dos pacientes que fazem uso de interferons apresentam uma reação semelhante a gripal (febre, mialgia, cefaleia calafrios e fadiga) 4 a 6 horas após a administração da medicação.
Os IFN beta tem função reguladora sobre o sistema imune. São medicações utilizadas por via IM e SC, de uma a 3 vezes por semana. Durante o uso, deve ser monitorada a função hepática e hematológica a cada 3 meses e a função tireoidiana anualmente.
- Glatirâmer: copolímero sintético (L-lisina, L-glutâmico, L-alanina e L-tirosina) que se assemelha à proteína básica da mielina, de administração subcutânea, e que promove a produção de citocinas e a resposta Th2. 15% dos pacientes apresentam uma reação sistêmica autolimitada de sensação de aperto no peito, rubor, ansiedade, dispneia e palpitações. A monitorização laboratorial é semelhante à dos interferons.
- Fingolimoide: antagonista funcional dos receptores de esfingosina 1-fosfato, uma medicação de administração oral, que teoricamente promoveria maior aderência. Seu principal efeito colateral é o cardiovascular e o seu uso está contraindicado em pacientes com insuficiência cardíaca moderada a grave, bloqueios atrioventriculares de alto grau e em usuários de medicamentos betabloqueadores ou antagonistas de canal de cálcio. A primeira dose deve ser administrada sob observação médica e monitorização cardíaca. Avaliação oftalmológica deve ser realizada durante os primeiros 6 meses de uso da medicação e o surgimento de edema de mácula exige suspensão definitiva da medicação. Durante todo o tempo de uso, hemograma deve ser realizado trimestralmente pelo risco de linfopenia. Linfócitos abaixo de 400 podem exigir redução da dose ou, até mesmo, suspensão da medicação.
- Natalizumabe: anticorpo monoclonal que liga alfa 4 integrina nas superfícies dos linfócitos ao endotélio vascular, ficando os linfócitos incapazes de migrar para os tecidos e causarem inflamação. A indicação do seu uso é geralmente na falha do tratamento e em casos de doença agressiva, sendo este último caso definido por mais de dois surtos em 12 meses e duas ou mais novas lesões na ressonância magnética.
O uso do natalizumabe está associado ao risco de desenvolvimento de leucoencefalopatia multifocal progressiva (LEMP). O risco para o desenvolvimento dessa patologia correlaciona-se com a presença títulos séricos de anticorpos contra o vírus JC e pelo uso prévio pelo paciente de imunossupressores. Além disso, controle por imagem com ressonância de crânio com difusão é essencial para avaliar o aparecimento de lesões sugestivas de LEMP.

NEUROMIELITE ÓPTICA (NMO) OU DOENÇA DE DEVIC

Doença inflamatória desmielinizante e autoimune caracterizada por neurite óptica e mielite transversa.

Fisiopatologia

Ocorre a desmielinização de segmentos medulares e do nervo óptico associado à necrose com captação de gadolíneo e perda final de substância branca e cinzenta, com pouca evidência de remielinização.

Na macroscopia, se observa edema da medula espinhal e nervo óptico. A microscopia evidencia infiltrado celular e depósito perivascular de produtos da ativação do complemento e imunoglobulina (IgG antiaquaporina 4 – Anti-AQP4).

Apresentações clínicas características[5]

- Neurite óptica: baixa acuidade visual (AV 20/200) associada a dor à movimentação ocular. Esta é considerada de apresentação atípica quando a dor persiste por mais de 4 a 6 semanas, quando é bilateral ou na presença de sinais de retinite. O que diferencia a neurite óptica da doença de Devic da EM é a maior gravidade da baixa acuidade visual.
- Mielite aguda: uma síndrome medular completa ou não, com alteração esfincteriana ou não, que costuma evoluir com recuperação parcial. A prevalência de mielite completa é maior na NMO que na EM.
- Síndromes de tronco aguda.
- Síndrome de área postrema: soluços e/ou náuseas e/ou vômitos incoercíveis.
- Narcolepsia sintomática ou síndrome diencefálica com lesão correspondente na RM.
- Síndrome encefálica com lesão correspondente na RM. As lesões encefálicas, em sua grande maioria, não fecham critério radiológico para EM.

Propedêutica

- AQP4: está presente nos pés astrocitários que compõem a barreira hematoencefálica, concentrados principalmente na medula espinhal, tronco cerebral, quiasma óptico, hipotálamo, regiões periaquedutais e perimesencefálicas. A dosagem da AQP4 sérica tem uma especificidade de 91% e sensibilidade de 73%.[6]
- LCR: celularidade de mais de 50 células/mm^3, com presença de neutrófilos. Nos pacientes com NMO, 30% são positivos para BOC.
- Ressonância magnética: o nervo óptico se apresenta com edema e realce ao contraste, uma lesão que costuma abranger mais que metade da extensão do nervo ou que se estende ao quiasma. A medula espinhal também se apresenta com edema e realce ao contraste, com uma lesão longitudinalmente extensa que alcança três ou mais níveis vertebrais. No caso de lesões medulares crônicas, podem estar presentes cavitações centrais nas lesões e atrofia medular. Também se observam hipersinal em áreas AQP4 positivas.

Diagnóstico pelos critérios de Wingerchuk, 2015

- Neuromielite óptica AQP4 positiva: presença de AQP4 sérica positiva e um evento clínico característico, com a exclusão de diagnósticos alternativos.

- Neuromielite óptica AQP4 negativa: AQP4 negativa e a presença de dois eventos clínicos em momentos diferentes (neurite óptica, mielite longitudinalmente extensa ou uma síndrome de área postrema), além de RM com sinais característicos, com a exclusão de diagnósticos alternativos.

Tratamento na fase aguda[7]
- Metilprednisolona 3 a 10 g (1 g/dia por 3 a 10 dias ou 2 g/dia por 5 dias). Plasmaférese 4 a 6 trocas em dias alternados.
- Imunoglobulina humana 2 g/kg, divididos em 5 doses diárias.

Prevenção de recaídas[8]
- Prednisona 1 mg/kg associada à azatioprina 2 a 3 mg/kg. A prednisona é reduzida, lentamente, após 6 meses de tratamento conjunto e a azatioprina deve ser monitorizada quanto a sua eficácia e toxicidade. No primeiro caso deve aumentar o VHS em 5 pontos e reduzir os linfócitos em 1.000 células/mm^3 e, no segundo caso, a toxicidade hemática e hepática são as mais importantes.
- Micofenolato 700 a 3.000 mg por dia.
- Rituximabe 1 g/semana por 2 semanas a cada 6 meses.
- Imunoglobulina humana 2 g/kg, divididos em 5 doses diárias, a cada 3 meses.
- Eculizumabe 600 mg/semana por 4 semanas, seguido de 900 mg/semana a cada 2 semanas.

REFERÊNCIAS BIBLIOGRÁFICAS

1. Ropper AH, Samuels, MA, Klein, JP. Adams and Victor's Principles of Neurology. 10th Ed. McGraw-Hill; 2014. Chapter 36, Multiple Sclerosis and Demyelinating Diseases; p. 915-945.
2. Oliveira EML. Esclerose Múltipla. In: Bertolucci PHF, Ferraz HB, Barsottini OGP, Pedroso, JL. Neurologia: Diagnóstico e Tratamento. 2nd ed. Manole; 2016. p. 513-521.
3. Polman CH, Reingold SC, Banwell B, Clanet M, Cohen JA, Filipi M, et al. Diagnostic criteria for multiple sclerosis: 2010 revisions to McDonald criteria. Annals of Neurology. 2011;69:292-302.
4. Freedman MS, Selchen D, Arnold DL, Prat A, Banwell B, Yeung M, et al. Treatment optimization in MS: Canedian MS Working Group update recommendations. The Canadian Journal of Neurological Sciences. 2013;40:307-23.
5. Wingerchuk DM, Banwell B, Bennett JL, Cabre P, Carrol W, Chitnis T, et al. International consensus diagnostic criteria for neuromyelitis optica spectrum disorders. Neurology. 2015;85:1-13.
6. Wingerchuk DM, Lennon VA, Lucchinetti CF, Pittock SJ, Weinshenker BG. The spectrum of neuromyelitis optica. Lancet Neurology. 2007;6:805-15.
7. Brasil Neto JP, Takayanagui OM. Tratado de Neurologia da Academia Brasileira de Neurologia. Elsevier; 2013.
8. Jacob A, McKeon A, Nakashima I, Sato DK, Elsone L, Fujihara K, et al. Current concept of neuromyelitis optica (NMO) and NMO spectrum disorders. Journal of Neurology, Neurosurgery and Psychiatry. 2013;84:922-30.

DOENÇA DE PARKINSON

Rodrigo Andrade da Silva
Caroline De Pietro Franco Zorzenon
Ana Rita de Brito Medeiros da Fonseca

INTRODUÇÃO

A doença de Parkinson (DP) foi descrita, inicialmente, em 1817, na Inglaterra, pelo médico James Parkinson, a partir da observação de seis pacientes. Posteriormente, o médico francês Jean Martin Charcot complementou a descrição, identificando a presença de bradicinesia como sintoma base para o diagnóstico. Com a evolução do conhecimento médico, foram descobertas as bases anatômicas e bioquímicas que levaram ao desenvolvimento das terapias atuais para a doença.[1]

EPIDEMIOLOGIA

Acomete, preferencialmente, indivíduos com mais de 50 anos, com leve predominância masculina, relação homem-mulher de 1,3–1,5:1 e prevalência de cerca de 150–200 casos/100.000 habitantes.[1]

FISIOPATOLOGIA

A marco patológico da doença de Parkinson é a presença de corpos de Lewy e a degeneração das vias nigroestriatais.

O processo de degeneração celular inicia-se no bulbo e no núcleo olfatório e ascende à ponte, ao mesencéfalo e ao córtex.[1] É causado por uma falha na degradação intracelular de proteínas, gerando acúmulo citoplasmático proteico nocivo com consequente morte celular. Os corpos de Lewy são formados por meio desse acúmulo de proteínas, principalmente de ubiquitina e alfa-sinucleína.

Os núcleos da base atuam como moduladores das funções motoras e são constituídos pelo caudado e putâmen, que juntos formam o *striatum*, pelo globo pálido medial, globo pálido lateral e subtálamo. Eles recebem vias aferentes e projetam via eferentes. As vias eferentes em direção ao córtex passam pelo tálamo, cujo estímulo sobre o córtex é sempre excitatório. Dentro dos núcleos da base, há uma via chamada "direta" que é excitatória, mediada por receptores dopaminérgicos do tipo D1, a qual aumenta a atividade talâmica sobre o córtex, facilitando os movimentos; e outra chamada "indireta" que é inibitória, mediada por receptores dopaminérgicos do tipo D2, a qual diminui a atividade talâmica sobre o córtex, dificultando assim os movimentos.

A via nigroestriatal é formada pela projeção de neurônios dopaminérgicos da *pars compacta* do mesencéfalo sobre o *striatum*. Sua principal ação é estimular a via direta e inibir a indireta, funcionando, portanto, como uma via facilitadora dos movimentos. Na doença de Parkinson, a degeneração da via nigroestriatal gera exatamente o oposto: inibição da via direta e facilitação da indireta, levando à dificuldade dos movimentos. Quando os sintomas da doença aparecem, já houve perda de cerca de 80% dos neurônios dopaminérgicos da substância negra.[1]

Diversos genes estão implicados no surgimento da DP, sendo que o gene PARK2 e PARK8 são os mais descritos na população brasileira.

QUADRO CLÍNICO
Manifestações motoras

As manifestações motoras clássicas da DP compõem a síndrome de parkinsonismo (dois ou mais dos seguintes, sendo obrigatória a presença de bradicinesia): tremor de repouso, rigidez muscular, bradicinesia e instabilidade postural. Essa síndrome está presente não apenas na doença de Parkinson, mas em outros distúrbios do movimento.[2] Na DP, em geral, tais sintomas desenvolvem-se de forma unilateral, evoluindo para o lado oposto com o avançar da doença, porém mantendo característica assimetria.[1]

O tremor de repouso pode acometer qualquer dos quatro membros e, mais raramente, o seguimento cefálico ou cordas vocais. Caracteriza-se por tremor que mantém maior amplitude quando o membro se encontra em repouso, melhorando, ou mesmo desaparecendo, quando se inicia um movimento. O tremor pode, também, piorar com o estresse emocional. O tremor, normalmente, tem baixa frequência (3,5–6 ciclos/segundo) e é em supinação e pronação.[1] Durante a avaliação clínica, pode-se revelar o tremor ao solicitar que o paciente permaneça com os braços semiflexionados em repouso sobre as pernas e estimulá-lo a realizar subtrações repetidas.[2]

A rigidez muscular deve ser pesquisada por meio da manipulação passiva das articulações. A resistência apresenta-se tanto na flexão quanto na extensão. Pode-se perceber também o clássico sinal da roda denteada, que é uma rigidez de caráter intermitente. A rigidez pode iniciar-se de modo unilateral e progredir para o lado contralateral.[1] Outra característica importante da rigidez do parkinsonismo é que ela independe da velocidade com que o movimento passivo é executado, o que auxilia na diferenciação da rigidez muscular espástica, que aumenta com o aumento da velocidade de execução do movimento.[2]

Bradicinesia é a dificuldade em realizar movimentos, por redução da amplitude, velocidade e capacidade de iniciar atos motores.[1] É o sinal mais importante e necessário para levar ao diagnóstico de parkinsonismo e é causada pelo funcionamento anormal do circuito cortical – núcleos da base.[2] Afeta movimentos voluntários e também involuntários (como o balançar dos braços ao andar e a deglutição).[1] Pode ser pesquisada pedindo-se ao paciente que execute movimentos repetitivos como tocar os dedos polegares e indicadores, realizar pronação e supinação dos antebraços, fletir e estender os dedos das mãos ou solicitar que bata o calcanhar no chão de forma repetitiva.[1] É necessário que o estímulo seja mantido por, pelo menos, 15 segundos para que se observe o sinal. Em casos mais graves, pode-se observar congelamento ou bloqueio do movimento. É necessário que ocorra decremento da velocidade de execução dos movimentos para que se caracterize a bradicinesia clássica. Caso esse dado não esteja presente, deve-se considerar outras patologias que cursem com parkinsonismo, principalmente, a paralisia supranuclear progressiva (PSP).[2]

A postura do paciente com DP apresenta encurvamento anterior do tronco, com os braços semifletidos na altura da cintura. O indivíduo apresenta grande dificuldade de equilíbrio quando há pequenos desvios da posição ereta. Pode-se pesquisar tal instabilidade posicionando-se atrás do paciente, que deve permanecer com os pés juntos e olhos fechados. Após avisar ao paciente da manobra, faz-se impulso de deslocamento posterior. O médico deve estar atento para amparar possível queda. Em casos de comprometimento leve, o paciente dará dois ou três passos para trás para restabelecer o equilíbrio. Nos casos mais avançados, o paciente cursará com queda ao solo.[1] Deve-se estar atento ao fato de que a instabilidade postural é um sintoma tardio no desenvolvimento da doença de Parkinson e que sua presença de forma precoce deve alertar para possível presença de outros diagnósticos, tais como PSP ou atrofia de múltiplos sistemas (AMS).[2]

A marcha do paciente poderá sofrer diversas alterações e é caracterizada por passadas curtas, com os calcanhares arrastando no chão, e leve tendência do paciente a se projetar para frente.[1] É necessário um espaço adequado de, pelo menos, dez metros, para que se permita que o paciente percorra. Deve-se solicitar que o paciente ande de um extremo a outro, vire-se e retorne. Pode-se notar redução da amplitude dos movimentos dos braços, além de dificuldade no giro para retornar ao ponto de origem. A rotação do corpo se decompõe se em diversas etapas. Pode haver bloqueio ou congelamento da marcha, principalmente quando o paciente é forçado a atravessar espaços estreitos.[2]

Manifestações não motoras

Em estágios precoces da doença, pode ocorrer déficit cognitivo leve, além de depressão, fadiga, distúrbios do sono REM, anosmia e constipação. Em fases tardias da doença, há uma progressão para demência com grande impacto na qualidade de vida do paciente e de seus familiares. Invariavelmente, esses pacientes evoluem para dependência completa para suas atividades de vida diária.

DIAGNÓSTICO

O diagnóstico da síndrome parkinsoniana é inteiramente clínico, baseado nos dados da anamnese e exame físico. A experiência do examinador é importante na identificação dos achados. Não existem marcadores séricos e não há a necessidade de exames de imagem para a definição de síndrome parkinsoniana. Muitas vezes, é necessário que se observe a evolução do paciente por um período de tempo para que os componentes da síndrome possam aflorar.[2]

O diagnóstico de doença de Parkinson é guiado pelos critérios clínicos, segundo o banco de cérebros da Sociedade de Parkinson do Reino Unido. (Tabela 134.1). Os exames de imagem, apesar de dispensáveis para o diagnóstico, são importantes no estudo dos diagnósticos diferenciais da doença. O primeiro passo consiste, obrigatoriamente, na presença de bradicinesia e mais pelo menos um dos seguintes: rigidez muscular, tremor de repouso 4 a 6 Hz ou instabilidade postural não causada por disfunção visual primária, vestibular, cerebelar ou propriocepção. O segundo passo envolve descartar os critérios de exclusão, que são diversos e englobam alterações ao exame neurológico como sinais cerebelares, sinal de Babinski, além de dados de antecedentes pessoais e familiares, assim como resposta insatisfatória à levodopa, dentre outros. O terceiro passo envolve a presença

TABELA 134.1 Critérios diagnósticos para doença de Parkinson, segundo o banco de cérebros da Sociedade de Parkinson do Reino Unido

1º Passo: diagnóstico da síndrome parkinsoniana (vide texto)

- Acinesia (bradicinesia)
- Pelo menos um dos seguintes:
  - Rigidez muscular
  - Tremor de repouso de 4 a 6 Hz
  - Instabilidade postural não causada por disfunção visual primária, vestibular, cerebelar ou propriocepção.

2º Passo: critérios de exclusão para doença de Parkinson

- História de acidente vascular cerebral de repetição com progressão em degraus dos sintomas parkinsonianos
- História pregressa de traumatismo cranioencefálico de repetição
- História pregressa de encefalite
- Crises oculogíricas
- Tratamento com neurolépticos coincidindo com o início dos sintomas
- Mais de um parente afetado
- Sintomas exclusivamente unilaterais após três anos de sintomas
- Paralisia dos movimentos conjugados do olhar
- Sinais cerebelares
- Envolvimento autonômico grave
- Demência grave com distúrbios da memória, linguagem e praxia
- Sinal de Babinski
- Presença de tumor cerebral ou hidrocefalia comunicante na TC de crânio
- Resposta negativa a altas doses de levodopa
- Exposição a metilfeniltetra-hidropiridina (MPTP)

3º passo: critérios prospectivos de suporte para doença de Parkinson (3 ou mais são requeridos para o diagnóstico definitivo de doença de Parkinson)

- Início unilateral
- Tremor de repouso presente
- Sintomas de caráter progressivo
- Assimetria persistente afetando o lado acometido no início
- Resposta excelente à levodopa
- Resposta à levodopa durante 5 anos ou mais
- Curso clínico de 10 anos ou mais

de pelo menos três dos critérios prospectivos elencados, que dizem respeito à evolução natural da doença e resposta ao tratamento. É importante, portanto, que um médico com experiência em distúrbios de movimento seja consultado, assim como seja realizada uma anamnese extensa e completa para que se possa reduzir a chance de erro diagnóstico. Acompanhar o paciente durante alguns meses ou anos antes de determinar um diagnóstico definitivo é importante. A definição diagnóstica implica em determinar prognóstico ao paciente e aos seus familiares, assim como em guiar a terapia a ser instituída. Portanto, deverá ser feita de forma objetiva e cuidadosa.[1,2]

TRATAMENTO

A primeira etapa do tratamento consiste em esclarecer ao paciente as dúvidas referentes à doença e informá-lo sobre todas as terapias disponíveis e prognóstico de sua doença.

A família também deverá ser envolvida nesse processo. O momento de iniciar a terapia dopaminérgica depende do grau de acometimento das funções motoras no momento do diagnóstico. Devem ser pesados os efeitos colaterais das medicações na tomada de decisão.

A principal droga no arsenal terapêutico contra a DP é a levodopa, que é convertida em dopamina sob a ação da dopadescarboxilase (DDC). Ela deve ser oferecida em preparações combinadas com inibidores da dopamina descarboxilase no sangue periférico para diminuir os efeitos colaterais da metabolização periférica da levodopa (hipotensão, vômitos, arritmias). Os dois principais inibidores da DDC periférica atualmente são a carbidopa e benzerazida.

A monoamina oxidase, enzima responsável pela degradação da dopamina na fenda sináptica, possui duas isoenzimas, MAO-A e MAO-B, sendo que a última está presente de forma predominante no estriado. Dessa forma, a rasagilina, que é um inibidor seletivo da MAO-B pode ser associado ao tratamento da DP, gerando menos efeitos colaterais do que os não seletivos, como a selegilina. Os inibidores da MAO devem ser usados com cautela em pacientes idosos.[3]

Com o avançar da doença, há uma falha nas terapias iniciais. Pode-se utilizar inibidor da catecolormetil-transferase (COMT), como a entacapona ou tolcapona, que aumenta a biodisponibilidade da levodopa, pois a COMT é uma das principais enzimas metabolizadoras de levodopa, especialmente quando a DDC está bloqueada. Os agonistas dopaminérgicos (pramipexol), em associação às drogas anteriores, podem manter o paciente funcional por mais tempo.[3]

Em pacientes com sintomas motores não controlados satisfatoriamente com medicações orais, mas sem comprometimento cognitivo grave, podem ser recomendadas terapias como a técnica neurocirúrgica de estimulação craniana profunda, apomorfina subcutânea ou infusões intraduodenais de levodopa. A apomorfina pode ser utilizada para o tratamento de resgate em pacientes com fenômeno *off* grave. A depressão pode ser tratada com tricíclicos ou inibidores seletivos da receptação de serotonina. Constipação pode responder apenas a mudanças da dieta, mas a maioria dos pacientes irá necessitar de laxativos.[2]

COMPLICAÇÕES

Discinesias ocorrem em 50% dos pacientes com DP no decorrer do tratamento e estão associadas ao uso de levodopa, agonistas dopaminérgicos e inibidores da MAO. Ocorrem mais frequentemente em homens, pacientes mais jovens e em uso de altas doses de levodopa (> 600 mg/dia). Nesses casos, pode-se tentar, quando possível, reduzir as doses de levodopa e associar amantadina para minimizar as discinesias.[2]

O fenômeno de *wearing off*, que é a diminuição de tempo de ação da levodopa, desenvolve-se com o tempo, sendo necessário a redução do intervalo entre as doses do fármaco. Com o passar do tempo, quase todos os pacientes em uso de levodopa irão progredir na redução do efeito da droga, com períodos em que o seu desempenho funcional é satisfatório (período *on*) e em outros em que o desempenho é inequivocamente inferior por ausência de efeito da droga (período *off*). Na verdade, esses períodos estão presentes desde o início do uso do fármaco, mas se tornam mais evidentes com o passar do tempo. Em dez anos de tratamento, cerca de 60% dos pacientes irão apresentar flutuações *on-off*.[3]

É importante saber que a suspensão abrupta de levodopa ou de outros fármacos dopaminérgicos pode induzir o surgimento de síndrome neuroléptica maligna.

CONCLUSÃO

Apesar das terapias disponíveis, todos os pacientes evoluirão para perda progressiva de resposta às terapias, surgimento de instabilidade postural e quedas, disfunção autonômica e cognitiva, alucinações e distúrbios da fala e deglutição, com grande prejuízo à qualidade de vida. Deve-se oferecer acompanhamento precoce e programar junto ao paciente e familiares os passos do tratamento. É necessário que seja feita abordagem precoce ao paciente sobre seus desejos quanto à instituição de terapias invasivas em possíveis intercorrências que venham a surgir quando o paciente não mais tiver condições cognitivas de decidir sobre as condutas médicas a que será exposto. É recomendável que o paciente tenha o seu testamento vital registrado e para isso é necessário que o médico lhe forneça as informações necessárias. O cuidado médico passa não só pela terapia medicamentosa, mas também por salvaguardar o direito à dignidade do paciente quando as terapias disponíveis não mais se fizerem eficazes.

REFERÊNCIAS BIBLIOGRÁFICAS

1. Bertolucci, et al. Neurologia Diagnóstico e Tratamento. 2ª Edição. São Paulo. Manole. 2016. p. 429-55.
2. Williams DR, Litvan I. Parkinsonian Syndromes. Continumm. 2013;19(5):1189-212.
3. Andrade, et al. Doença de Parkinson - Estratégias atuais de tratamento. 4ª Edição. São Paulo. OMNIFARMA. 2014.

135

DEMÊNCIAS

Vanessa Pereira de Alencar Souza
Caroline De Pietro Franco Zorzenon
Ana Rita de Brito Medeiros da Fonseca

INTRODUÇÃO

Demência é uma síndrome caracterizada por declínio cognitivo progressivo, de dois ou mais domínios, sendo eles memória, linguagem, função visuoespacial e executiva, ou um domínio cognitivo e um comportamental. Para o diagnóstico de uma síndrome demencial, é necessário que o déficit cause impacto nas atividades da vida diária do paciente.[1]

As demências são doenças mais frequentes em idosos e, com o envelhecimento da população, tornam-se cada vez mais comuns, afetando mais de 30% das pessoas acima de 80 anos.[2]

A queixa de perda de memória é muito frequente em idosos. No entanto, é necessário diferenciar, principalmente, o envelhecimento normal da depressão e do declínio cognitivo leve. Este último representa um déficit cognitivo que não interfere com a independência do paciente, podendo ser amnéstico (mais comum; altera a memória) ou não amnéstico (sem alteração da memória). O declínio cognitivo leve é considerado, às vezes, uma etapa intermediária entre o envelhecimento normal e a demência.[1] O objetivo de diagnosticar o declínio cognitivo leve é a tentativa de retardar a sua progressão para um quadro demencial, efetivamente.

São várias as causas de demência. Podem ser divididas em degenerativas e não degenerativas,[3] sendo a doença de Alzheimer (DA) a mais comum.

Algumas causas secundárias de demência são tratáveis e é necessário excluir tais etiologias. Assim, recomenda-se rotineiramente a dosagem de vitamina B12 e T4 livre.[1] Outros exames complementares devem ser solicitados dependendo da situação clínica. São eles: hemograma, eletrólitos, sorologia para sífilis, HIV, velocidade de hemossedimentação, teste da função hepática, eletroencefalograma, exame de líquor.

DOENÇA DE ALZHEIMER

A doença de Alzheimer (DA) é uma demência degenerativa associada ao depósito cerebral das proteínas amiloide e tau. É uma doença mais prevalente em indivíduos idosos, sendo responsável por cerca de 70% das causas de demência.[4]

Atualmente, estudam-se biomarcadores que poderiam auxiliar no diagnóstico precoce da DA, com inclusão de alguns desses biomarcadores nos critérios diagnósticos de DA provável do National Institute on Aging e Alzheimer's Association (NIA-AA).[5] No entanto, tais marcadores não são de fácil acesso em nosso meio e, mesmo com o diagnóstico precoce, ainda faltam medicações que modifiquem a evolução da doença. Contudo, o diagnóstico da DA é essencialmente clínico, com uma acurácia de 80%.[1]

Epidemiologia

A DA é a doença degenerativa mais comum. Sua prevalência está aumentando rapidamente, sendo mais frequente em indivíduos mais idosos. Nos Estados Unidos, estima-se que 14% da população acima de 70 anos tenham DA.[4]

A idade é o fator de risco mais importante para o desenvolvimento de DA. No entanto, outros fatores de risco são a presença de alelos E4 codificantes do gene da apolipoproteína, baixo nível educacional, história familiar de DA, trauma craniencefálico grave, e fatores de risco cardiovasculares como hipertensão arterial, diabetes, obesidade e dislipidemia.

Quadro clínico

O quadro clínico pode variar entre sintomas de declínio cognitivo e funcional e alteração de comportamento, com piora progressiva durante o curso da doença.

A DA é caracterizada pelo acometimento precoce da memória episódica, ou seja, o aprendizado de novas informações é prejudicado, e em geral, a memória de fatos antigos é preservada.

Alteração de linguagem também é observada no início da DA. O paciente apresenta dificuldade em encontrar palavras, podendo ser notada uma fala lentificada, com repetição e perseveração de palavras.

Disfunções visuoespaciais também podem ser notadas no começo da doença, caracterizadas por desorientação espacial, além de disfunções executivas, causando dificuldade de julgamento e raciocínio.

Os sintomas comportamentais são comuns, tendem a ter um curso flutuante e, assim como os outros sintomas, progridem ao longo da doença. Os sintomas iniciais mais comuns são a apatia, ansiedade e irritabilidade. Muitos pacientes apresentam alucinações, delírios, desinibição e perturbações do ciclo sono-vigília e alimentares. Tais sintomas causam grande perturbação aos cuidadores, mas são passíveis de tratamento quando reconhecidos.

Diagnóstico

O diagnóstico provável de demência da DA é feito quando o paciente preenche os critérios para demência, apresenta início insidioso e declínio cognitivo progressivo, possui a clínica de comprometimento de memória e de outros domínios cognitivos. Além disso, é necessário exame de imagem (tomografia computadorizada ou, de preferência, ressonância magnética) para excluir outras causas de demência, principalmente a vascular.

Tratamento

O tratamento da DA deve se basear em medidas não farmacológicas, com envolvimento da equipe multidisciplinar, orientações aos familiares sobre a progressão da doença e a necessidade de manter o paciente com rotina diária estabelecida.

Deve-se, inicialmente, evitar o uso de múltiplos medicamentos e qualquer droga deve ser introduzida lentamente. Duas classes farmacológicas são aprovadas para o tratamento do declínio cognitivo na DA: inibidores de acetilcolinesterase e antagonista de receptores NMDA. Os inibidores da acetilcolinesterase são representados pela rivastigmina (6 a 12 mg ao dia divididos em 2 doses), donepezil (10 mg ao dia) e galantamina (16 a 24 mg ao dia). Os três podem melhorar a função cognitiva e comportamental do paciente e retardar a progressão da doença. Os efeitos colaterais mais comuns são náuseas, vômitos e diarreia, que surgem geralmente com o aumento da dose. Bradicardia e bloqueio atrioventricular podem ocorrer em pacientes com alteração da condução cardíaca e em uso de betabloqueadores. O antagonista de receptores NMDA, ou seja, antagonista glutamatérgico é a memantina (10 mg ao dia), geralmente usada em associação aos inibidores da acetilcolinesterase em DA moderada e grave. Os efeitos colaterais mais frequentes são tontura, cefaleia e agitação.

Para o controle dos sintomas depressivos, os inibidores seletivos de receptação de serotonina são a medicação de primeira escolha, devido aos poucos efeitos anticolinérgicos. O tratamento de agitação e alucinação é feito com neurolépticos atípicos (risperidona, quetiapina e olanzapina) em dose baixa por apresentarem menor risco de sintomas extrapiramidais.

DEMÊNCIA COM CORPOS DE LEWY

A demência com corpos de Lewy (DCL) é umas das formas de demência mais comuns em idosos, principalmente em homens, e faz parte de um espectro clínico de doenças com inclusões neuronais compostas por alfassinucleína denominadas corpos de Lewy.[6] É caracterizada por alucinações, flutuação cognitiva e parkinsonismo durante sua evolução.

Os pacientes com DCL geralmente apresentam memória preservada, com disfunção executiva e visuoespacial, e assim os escores do miniexame do estado mental podem ser normais[6] – nota-se maior alteração na cópia dos pentágonos. Alucinações visuais recorrentes e complexas são comuns no início da doença e um dos marcos da doença. Os pacientes podem apresentar delírios, principalmente paranoide, em fases mais avançadas. A atenção e o alerta podem flutuar, com episódios de sonolência diurna e fala desorganizada. O parkinsonismo ocorre na maioria dos pacientes, costuma ser simétrico, sendo a bradicinesia e a instabilidade de marcha mais evidentes que o tremor de repouso (parkinsonismo rígido-acinético), além de possuir pouca resposta às medicações antiparkinsonianas. Sintomas disautonômicos também são frequentes, principalmente incontinência urinária e hipotensão ortostática. Outras características sugestivas de DCL são o distúrbio comportamental do sono REM e a hipersensibilidade aos neurolépticos, causando sedação, confusão mental, piora do parkinsonismo e risco aumentado de síndrome neuroléptica maligna.

Os principais diagnósticos diferenciais são a demência na doença de Parkinson (DDP) e a DA. Em relação à DDP, a diferença é uma questão temporal – no mínimo 1 ano entre a doença de Parkinson e a síndrome demencial para estabelecer critério para DDP.[1] Diferenciar entre DA e DCL pode ser difícil por sobreposição dos sintomas, mas alucinações no início do quadro clínico sugerem DCL, e nos exames de imagem observa-se pouca atrofia temporal mesial, diferente da DA.

O tratamento da DCL se baseia no déficit de neurônios colinérgicos e no quadro clínico do paciente. Donepezil e rivastigmina são inibidores da acetilcolinesterase que melhoram a função cognitiva de pacientes com DCL, e inclusive, são também as drogas de escolha para as alucinações e delírio.[6] Em um contexto de pronto-socorro ou quadro psiquiátrico grave, introduzir antipsicótico atípico, de preferência clozapina ou quetiapina.

DEMÊNCIA FRONTOTEMPORAL

As demências frontotemporais (DFTs) são um grupo heterogêneo de doenças neurodegenerativas caracterizado por acometer, predominantemente, os lobos frontais e temporais. A DFT é o terceiro tipo de demência mais comum, mas a segunda com início pré-senil, atrás apenas da DA, afetando pessoas entre 45 a 65 anos. Aproximadamente 40% dos casos de DFT é familiar com padrão de herança autossômica dominante, sendo os demais casos esporádicos. Dentre os subtipos da DFT, a variante comportamental (cDFT) é responsável por mais de 50% das formas clínicas.[7]

A cDFT é definida por alteração progressiva da personalidade e comportamento e redução das funções executivas. O paciente pode se tornar desinibido e apresentar aumento do interesse sexual, ter conversas inapropriadas e aumento de impulsividade, ou apático, com perda de interesse em atividades prévias. A hiperoralidade é percebida por aumento no consumo de um tipo específico de alimentos, principalmente doces, ou até objetos não comestíveis. Os indivíduos podem ter aparência inadequada, descuidados, ou comportamento infantilizado. Apresentam déficit em tarefas executivas, com preservação relativa da memória e função visuoespacial, e podem apresentar sinais de liberação frontal ao exame neurológico.

A tomografia computadorizada ou a ressonância magnética podem evidenciar atrofia dos lobos frontais e temporais, principalmente à direita, e nos exames de neuroimagem funcional como o SPECT (TC por emissão de fóton único) nota-se hipoperfusão na mesma região, diferenciando da DA com sensibilidade e especificidade de 80%.[7]

O tratamento é limitado ao controle das alterações de comportamento com inibidores seletivos da receptação de serotonina (ISRS) e, se necessário, antipsicóticos atípicos.

DEMÊNCIA VASCULAR

A demência vascular (DV) é uma doença com aspectos clínicos e fisiopatológicos diversos, secundária a afecções de grandes ou pequenas artérias cerebrais. A DV é uma importante causa de demência, atrás apenas da DA,[8] mas ainda é pouco diagnosticada e está muitas vezes associada à DA, em um quadro de demência mista.

São fatores de risco para o desenvolvimento de DV: dislipidemia, diabetes *mellitus*, hipertensão arterial, obesidade, tabagismo, etilismo, hiper-homocisteinemia, hiperuricemia, arritmia, valvulopatias, insuficiência cardíaca, insuficiência coronariana, idade, menopausa, baixa escolaridade e alguns fatores genéticos, como o gene NOTCH-3 (responsável pela doença CADASIL) e APOE-e4.[1]

Para o diagnóstico de DV, são necessários dois fatores: primeiro, a presença de declínio cognitivo e, segundo, história clara de acidente vascular cerebral (com relação temporal compatível) ou doença vascular na neuroimagem que justifique o declínio.[9] Quando o paciente tem história de AVC, o diagnóstico de doença cerebrovascular é bem evidente, mas quando o indivíduo não tem esse antecedente, alguns sinais e sintomas, além da presença dos fatores de risco citados acima, podem sugerir DV. São eles: distúrbio de marcha, incontinência urinária, declínio cognitivo em degrau, disfunção executiva e assimetrias ao exame físico e sinais de liberação frontal.[8] O exame de imagem é essencial para o diagnóstico, tanto para evidenciar doença cerebrovascular quanto para verificar a localização e a gravidade das lesões, e assim avaliar se as mesmas são responsáveis pelo declínio cognitivo do paciente.

A DV possui três síndromes clínicas principais relacionadas à isquemia cerebral: demência por múltiplos infartos, demência por infarto estratégico e doença de pequenos vasos. A demência por múltiplos infartos geralmente tem início abrupto, até 3 meses após AVC, com declínio cognitivo em degraus e apresenta sinais focais conforme a área acometida. A demência por infarto estratégico também tem início abrupto, causada por isquemia em locais responsáveis pela linguagem, memória e atenção – tálamo, área perisylviana e lobos frontal e temporal mesiais – causando amnésia, disfasia e disfunções executivas. A doença de pequenos vasos e sua forma mais grave, a doença de Binswanger, são causas de demência subcortical consequentes a infartos lacunares na substância branca. Sua clínica é caracterizada por início gradual do declínio cognitivo, apatia, lentificação psicomotora e prejuízo da memória. Nesse caso, a imagem evidenciaria várias lesões lacunares e periventriculares.

Geralmente, o que se observa na DV é predominantemente disfunção executiva com lentidão de processamento e alteração de humor, principalmente apatia, além de sinais focais e a progressão em forma de pioras súbitas.

O tratamento da DV que pode mudar o prognóstico do paciente é a prevenção secundária dos fatores de risco. O uso de inibidores de acetilcolinesterase na demência mista pode ter alguma resposta positiva, mas não há evidência para o uso dessas medicações na DV pura.[1]

OUTRAS DEMÊNCIAS

Demência na doença de Parkinson

O quadro clínico é semelhante ao da DCL, com alucinações visuais e disfunção executiva. Ocorre, no mínimo, após 1 ano do início dos sintomas motores e em até 40% dos pacientes com doença de Parkinson.[10] Os fatores de risco para a DDP são: idade mais avançada, doença de Parkinson grave, com mais rigidez e alteração da marcha, e presença de transtorno cognitivo no início da doença.[1] Há benefício do tratamento com rivastigmina para as alterações cognitivas e comportamentais.

Demência alcoólica

Aproximadamente 20% das pessoas que fazem uso abusivo de álcool têm demência.[3] O quadro demencial pode estar associada à síndrome de Korsakoff, causada pela deficiência de tiamina nesses pacientes, geralmente após episódio de encefalopatia de Wernicke. O quadro é caracterizado por amnésia anterógrada e retrógrada com confabulação e alucinação.

Hidrocefalia de pressão normal (HPN)

A tríade clínica clássica da HPN é apraxia de marcha, incontinência urinária e demência. A alteração da marcha pode ser semelhante à parkinsoniana e os déficits cognitivos são principalmente de memória, lentidão do processamento mental e pensamento abstrato. A imagem (TC ou RM) evidencia dilatação ventricular desproporcional à atrofia cerebral.

Demência associada ao HIV

O vírus do HIV causa diretamente desordem cognitiva e motora que pode evoluir para demência, que pode apresentar sinais focais ao exame físico, déficit de atenção, alteração de linguagem e de memória. A prevalência está em queda pelo uso de medicações antirretrovirais e redução do tempo de imunossupressão.[3]

REFERÊNCIAS BIBLIOGRÁFICAS

1. Bertolucci PH, Ferraz HB, Barsottini OG. Neurologia: diagnóstico e tratamento, 2ª ed. Manole, São Paulo: 77-158, 2016.
2. Fiest KM, Jetté N, Roberts JI, Maxwell CJ, Smith EE, Black SE, et al. The prevalence and incidence of dementia: a systematic review and meta-analysis. The Canadian Journal of Neurological Sciences. 2016;43:S3-S50.
3. Daroff RB, Fenichel GM, Jankovic J, Mazziotta JC. Bradley's Neurology in Clinical Practice, 6ª ed. Elsevier, Philadelphia: 1534-1582, 2012.
4. Apostolova LG. Alzheimer disease. Continuum. 2016;22:419-34.
5. McKhann GM, Knopman DS, Chertkow H, Hyman BT, Jack Jr CR, Kawas CH, et al. The diagnosis of dementia due to Alzheimer's disease: Recommendations from the National Institute on Aging and the Alzheimer's Association workgroup. Alzheimer's & Dementia: 1-7, 2011.
6. Gomperts SN. Lewy Body dementias: Dementia with Lewy bodies and Parkinson disease dementia. Continuum. 2016;22:435-63.
7. Finger EC. Frontotemporal Dementias. Continuum. 2016;22:464-89.
8. Smith E. Vascular cognitive impairment. Continuum. 2016;22:490-509.
9. Gorelick PB, Scuteri A, Black SE, DeCarli C, Greenberg SM, Iadecola C, et al. Vascular contributions to cognitive impairment and dementia: a statement for healthcare professionals from the American Heart Association/American Stroke Association. Stroke. 2011;42:2674-82.
10. Kester MJ, Scheltens P. Dementia. Neurology in practice. 2009;9:241-51.

136

COMA E MORTE ENCEFÁLICA

Fabiano Ferreira de Abrantes
Ana Rita de Brito Medeiros da Fonseca
Caroline De Pietro Franco Zorzenon

Os assuntos coma e morte encefálica envolvem conceitos difíceis de serem definidos de maneira intuitiva, já que a diferença entre sonolência, estupor e coma, por exemplo, pode estar em detalhes. Esses detalhes necessitam ser aprendidos e procurados de maneira minunciosa e insistente pelo examinador. Este capítulo tem como intuito definir de forma prática as alterações do nível de consciência e a morte encefálica a fim de facilitar a avaliação e a investigação de pacientes com nível de consciência prejudicado.

CONCEITOS

Antes de discutir a avaliação no paciente com alteração do nível de consciência, temos que delimitar alguns conceitos. A consciência pode ser definida como o estado de percepção completa de si mesmo e das coisas ao seu redor. Ela é formada por dois componentes: conteúdo e nível, este segundo sendo objeto do capítulo. O conteúdo se trata da soma de todas as funções mediadas pelo córtex cerebral. Essas funções são realizadas por circuitarias únicas entre os neurônios e lesões que prejudiquem o funcionamento desses circuitos e causam perda de *frações da consciência* (domínios da cognição). Dessa forma, o paciente mantém-se alerta, porém com perda de funções específicas (p. ex., afasias, síndromes agnósticas ou síndromes sensitivas). Por outro lado, para haver alterações do nível da consciência, é necessária uma redução global da capacidade de interação com o meio e com si mesmo. A atividade normal do sistema de vigilância está diretamente ligada com a aparência de estar vigil. E, é claro, que o conteúdo está diretamente ligado ao nível da consciência, ou seja, cognição não é possível sem algum nível de consciência.

O sono é uma forma de redução do nível da consciência recorrente e fisiológica na qual a capacidade de resposta dos sistemas cerebrais responsáveis pela cognição é globalmente reduzida. A diferença entre sono e coma se reside no fato que com um estímulo suficiente o indivíduo retornará ao estado de vigília. Em situações patológicas do nível de consciência, o indivíduo pode ser acordado, entretanto, retornará ao estado prévio logo que o estímulo cesse.

Alterações no nível da consciência não formam níveis bem limitados e sim um contínuo de alterações sutis dos estados comportamentais que variam de alerta a comatoso. Esses estados são dinâmicos e podem variar em pequenos intervalos de tempo. Quatro pontos do contínuo do nível de consciência são frequentemente utilizados para descrever o estado do paciente: alerta, obnubilação, estupor e coma. Alerta refere ao estado perfeitamente normal de vigília. O paciente obnubilado tem uma redução leve a moderada do nível de alerta, acompanhado de menor interesse pelo ambiente. Esses pacientes têm resposta mais lenta aos estímulos e aumento de horas de sono. Estupor é uma condição de sono profundo na qual o sujeito pode ser acordado somente com um estímulo vigoroso e contínuo e, logo que o estímulo cesse, o paciente retorna ao estado prévio. Esses pacientes podem ser diferenciados dos com comprometimento psiquiátrico, como catatonia e depressão grave, porque podem ser acordados com estímulo vigoroso. Coma é um estado de arresponsividade no qual o paciente não pode ser acordado mesmo com estímulos vigorosos. O paciente pode apresentar respostas inespecíficas a estímulos vigorosos, como retirada inespecífica dos membros ou fácies de dor, mas não produz respostas localizatórias ou movimentos de defesa. Conforme o coma se aprofunda, a resposta do paciente, mesmo a estímulos vigorosos, pode diminuir ou desaparecer. Entretanto, é importante separar a qualidade das respostas motoras do nível do coma, já que as estruturas neurais que regulam as respostas motoras diferem daquelas que regulam a consciência. Assim, nem sempre a ausência de resposta motora significa coma e um bom exemplo disso é a síndrome *locked-in,* que será discutida abaixo.

A síndrome do encarceramento (*locked-in*) é um estado no qual os pacientes perdem a eferência, resultando em paralisia dos 4 membros e dos nervos cranianos inferiores. Apesar de não estarem em coma, eles estão incapacitados de responder à maioria dos estímulos. A lesão mais comum envolvida nesse quadro é a lesão da base e tegumento da ponte média, interrompendo as funções dos controles corticais descendentes motores. Esses pacientes usualmente mantêm o controle do olhar vertical e a abertura ocular. É importante identificar esses pacientes para que eles sejam tratados de forma adequada por todos da equipe assistente, já que não se trata de um paciente inconsciente. Outra situação que merece destaque é o *delirium,* definido como um estado de obnubilação com redução da habilidade de sustentar a atenção frente a estímulos ambientais. Esse é um bom exemplo de um estado de confusão mental (alteração do conteúdo da consciência) somado a uma redução do nível da consciência.

Algumas situações que alteram a cognição e a consciência também podem simular o coma. No estado vegetativo, o paciente perde as funções cognitivas e a capacidade de interação com o meio, mas mantém funções vegetativas, como funções cardiorrespiratórias, regulação autonômica visceral e ciclo sono-vigília. Estado vegetativo persistente é a manutenção desse quadro por mais de 30 dias. O estado de consciência mínima ocorre quando o paciente mantém alguma interação com o meio, porém bastante limitada (obedece a comandos simples, gestos ou repostas sim/não verbais, verbalização inteligível e/ou comportamento proposital). Catatonia é uma condição em que ocorre um estado de mutismo com redução importante da atividade motora. A manutenção da postura e a preservação da capacidade de sentar ou de ficar em pé a distinguem do estupor patológico orgânico. Essas alterações são geralmente psiquiátricas, mas podem ser mimetizadas por disfunções dos lobos frontais e efeito de drogas. Abulia é uma condição de apatia grave em que o paciente apresenta embotamento de sentimentos, de intenções e do comportamento na qual ele pode não falar ou se mover espontaneamente, podendo chegar ao mutismo acinético (são geralmente causadas por lesões bilaterais das porções mediais dos lobos frontais).

NEUROFISIOLOGIA DA VIGÍLIA

O início do estudo das alterações do nível de consciência foi baseado em observações de pacientes com doenças que tinham como marca esse sintoma. Exemplos dessas doenças são a encefalopatia de Wernicke e a encefalite letárgica (doença epidêmica do século 20) que geram, consecutivamente, lesões na substância cinzenta periaquedutal e no hipotálamo. A junção das localizações das lesões de cada doença junto a estudos experimentais formou o que hoje conhecemos como sistema ativador reticular ascendente (SARA). Tendo como estruturas mais caudais o *locus ceruleus* e o núcleo pedunculopontino, ascendendo pelo tronco até o diencéfalo, onde se espalha por todo o córtex; esse sistema envia estímulos a todo córtex, fazendo-o manter o estado de vigilância. Sabe-se então que lesões em qualquer ponto desse sistema podem alterar o nível de consciência, levando o paciente a não manter a vigília.

A partir dessas observações se pode concluir que para o paciente ficar torporoso ou comatoso necessita-se ou de lesões difusas do córtex cerebral bilateral ou uma lesão acometendo o SARA. O desafio a ser enfrentado frente a um paciente comatoso é conseguir com a história e exame físico saber a topografia da lesão e a etiologia do que levou o paciente ao coma.

O EXAME DO PACIENTE COM COMA

As alterações do nível da consciência são emergências médicas e, ao manejar um paciente com esse quadro, o médico deve ser capaz de diagnosticar suas etiologias e implementar o tratamento adequado o mais rápido possível. A avaliação do paciente começa com o exame físico geral, a partir do qual uma conduta será tomada visando a proteção da vida do paciente, como intubação orotraqueal ou correção de uma hipoglicemia sintomática. A história clínica colhida, na maioria das vezes, com familiares ou pessoas que levaram o paciente ao hospital, é essencial e ajuda no detalhamento posterior do exame físico. Vale lembrar que o manejo emergencial do paciente não deve ser atrasado para a confirmação do diagnóstico etiológico.

Saber o estado prévio do paciente é de profunda importância, se ele já se queixava de algum sintoma, suas comorbidades e a última vez que foi visto. A instalação do quadro pode nos dar dicas importantes, por exemplo, um quadro metabólico (p. ex., encefalopatia hepática) tem instalação gradual, enquanto um quadro estrutural tem instalação mais abrupta. Outro fato que auxilia no diagnóstico é a descrição da cena em que o paciente foi encontrado, por exemplo, com cartelas de medicações vazias ou com seringas ao lado, fato que fala a favor de um quadro de intoxicação exógena. Após esses passos, deveremos focar nos dados objetivos que o exame físico pode nos trazer.

O exame físico se inicia na inspeção, descobrir o paciente e procurar sinais de trauma, locais de injeção, presença de petéquias ou posições anormais do corpo e olhos. Após essa inspeção, devemos iniciar uma avaliação direta do nível de consciência. Primeiro, temos que determinar a intensidade do estímulo necessário para obter uma resposta do paciente e o tipo de resposta obtida. Se o paciente não responde a um chamado ou a um estímulo tátil vigoroso, temos que partir para o estímulo doloroso. A melhor forma de avaliar a resposta é com estímulos poucos lesivos e em lados diferentes (p. ex., leitos ungueais, fissuras orbitais superiores ou articulações temporomandibulares). Isso nos mostra assimetria de resposta. Se não obtivemos resposta com esses estímulos, temos que partir para um estímulo mais vigoroso e na linha média (p. ex., fricção do esterno). As respostas que devem ser avaliadas são as oculares, verbais e motoras e elas devem ser descritas e graduadas. Diversas escalas já foram estudadas para avaliação do nível de consciência. A mais conhecida é a escala de coma de Glasgow (ECG) que, inicialmente, foi formalizada para traumatismo cranioencefálico (13 ou mais indicando lesão cerebral leve, entre 9 e 12 moderada e 8 ou menor indicando lesão grave). Hoje, essa escala é usada em diversas situações não ligadas ao trauma para facilitar a comunicação entre profissionais, na tentativa de estimar a gravidade do quadro. Classificar o paciente na ECG não exclui a necessidade de se descrever a resposta obtida no exame físico, já que também é preciso localizar a condição que leva ao coma.

Outros detalhes que devem ser avaliados de maneira cuidadosa são os sinais vitais. Devemos nos atentar às alterações no sistema cardiovascular e respiratório. É preciso garantir que o encéfalo esteja recebendo um fluxo sanguíneo adequado. A perfusão cerebral é calculada pela diferença entre pressão arterial média e a pressão intracraniana (PPC = PAM – PIC), sendo a pressão de perfusão importante para a estimativa do fluxo sanguíneo cerebral. O cérebro tem mecanismos de autorregulação que mantêm esse fluxo adequado mesmo quando há alterações importantes na pressão arterial. Entretanto, esses mecanismos por vezes falham e qualquer alteração na PA pode levar a uma alteração de fluxo importante, por exemplo nos extremos de variação de pressão. Há situações em que lesões no sistema nervoso podem levar a alterações cardiovasculares. Lesões medulares podem levar à hipotensão por dano direto às vias simpáticas descendentes, gerando níveis de PAM em torno de 60 a 70 mmHg. Pressões menores que estas e persistentes, na maioria das vezes, não são causadas pelo dano neurológico. Há situações em que o sistema simpático pode ser estimulado e levar a aumento de pressão e frequência cardíaca, como na dor ou nas irritações meníngeas ou hipotalâmicas (p. ex., hemorragia subaracnóidea, meningites infecciosas). Outra situação que merece uma cautelosa observação é a redução da frequência cardíaca e aumento da pressão arterial secundária à hipertensão intracraniana, chamado de reflexo de Cushing, mais precisamente por compressão da porção ventral do bulbo.

A avaliação da respiração pode trazer detalhes importantes da causa do coma. A respiração é uma condição fundamental para o funcionamento cerebral. Sem uma oferta adequada de oxigênio, em alguns segundos perdemos o funcionamento normal do cérebro e em alguns minutos já a morte neuronal começa a ocorrer. Assim, é fundamental garantir uma oxigenação adequada. Os padrões respiratórios podem nos trazer dicas importantes para localizar a lesão cerebral. Os padrões respiratórios patológicos que podemos esperar são: Cheyne-Stokes, hiperventilação, apnêustico e atáxico.

O padrão de Cheyne-Stokes é caracterizado por períodos de hiperpneia seguidos de apneia, alternados em intervalos regulares. O período de hiperpneia se inicia com respirações superficiais que aumentam o seu volume de forma progressiva até atingir o pico, quando começa a reduzir o volume progressivamente. O padrão de Cheyne-Stokes resulta da interação dos reflexos da respiração no tronco. Esse padrão é visto em lesões cerebrais difusas, quadros metabólicos (p. ex., encefalopatia hepática e uremia) e lesões frontais bilaterais. Para esse padrão estar presente, é necessário que as estruturas responsáveis pela respiração no tronco cerebral estejam íntegras. A hiperventilação sustentada em pacientes comatosos, na maioria das vezes, está relacionada a condições clínicas, como sepse, cetoacidose ou coma hepático. Em alguns casos, esse padrão é encontrado em alterações no sistema nervoso, lesões no tronco cerebral (geralmente gliomas ou linfomas) e alterações no líquor que reduzam o pH (meningite ou sangramentos). O padrão apnêustico é a pausa respiratória no fim da inspiração e da expiração, com duração aproximada de 2 a 3 segundos. Esse padrão é encontrado em infartos pontinos secundários à oclusão da artéria basilar, na herniação transtentorial e em raros casos de encefalopatia metabólica (p. ex., hipoglicemia, anóxia e meningite). A respiração atáxica é um padrão totalmente irregular de respiração, com *gasping*, e é observada em pacientes com lesões da porção superior do bulbo (em sua porção rostral).

Após avaliar os parâmetros vitais, o próximo passo na avaliação do paciente em coma é a cuidadosa observação das pupilas e sua resposta aos estímulos luminosos. O reflexo fotomotor é formado por um equilíbrio entre vias simpáticas (dilatadoras) e parassimpáticas (constritoras). A grande importância do reflexo pupilar reside no fato da sua resistência frente a um insulto metabólico. Por isso, anormalidades na resposta pupilar têm um grande valor localizatório, sendo o sinal com maior valor no diagnóstico diferencial entre o coma estrutural e o metabólico. A avaliação das pupilas tem que ser realizada em um ambiente não muito claro e, em situações normais, elas são de igual tamanho, ou com uma diferença menor que 2 mm que se mantém mesmo com o estímulo luminoso, e têm a resposta à luz simétrica. Os principais locais que podem resultar em alteração da resposta pupilar são: diencéfalo (mióticas e com reação reduzida), mesencéfalo (médio-fixas), região pré-tectal (midriáticas) e ponte (puntiformes). Também há situações em que há alterações pupilares por lesões indiretas ao sistema de resposta pupilar, por exemplo na síndrome de Horner (miose) e compressão do terceiro nervo craniano por herniação uncal (midríase). Nas causas metabólicas, a alteração pupilar mais típica são pupilas mióticas com reação. É importante lembrar que nos casos de intoxicação exógena por substâncias que possam alterar o sistema autonômico, a resposta pupilar é compatível com o quadro que a droga produz (p. ex., agentes colinérgicos produziram miose, bradicardia e sialorreia; agentes simpatomiméticos, taquicardia, midríase e sudorese). O próximo passo da avaliação ocular no coma é a motricidade ocular.

Assimetrias nas respostas dos movimentos oculares, com raras exceções (p. ex., estrabismo congênito), tipicamente identificam um paciente com lesão estrutural ao invés de um coma metabólico. No primeiro momento, temos que checar o olhar do paciente. A maioria dos pacientes com prejuízo da consciência mantém uma leve exoforia e seus movimentos espontâneos. O olhar em varredura geralmente está presente em encefalopatias metabólicas e, se estão conjugados, implicam na integridade do sistema oculomotor. As respostas vestíbulo-oculares (reflexos oculocefálicos) são testadas movimentando a cabeça do paciente. É importante, antes de realizar esse tipo de manobra, excluir a possibilidade de lesão cervical que possa ser piorada com o teste. O teste se baseia na movimentação lateral da cabeça do paciente por cerca de 45° mantendo seus olhos abertos, tendo como resposta normal a manutenção do olhar em um ponto fixo apesar da movimentação cefálica. Isso implica na integridade das vias dos núcleos vestibulares através da ponte inferior até a ponte superior e do tegumento paramediano mesencefálico. Essas vias são próximas ao SARA, portanto é raro um paciente com alguma causa estrutural de coma manter o exame oculocefálico normal. Os pacientes que estão em um coma mais profundo por vezes apresentam respostas pobres ou até mesmo ausente nas manobras. Outro teste que tem como função demonstrar a integridade das vias vestibulares e oculocefálicas é a prova calórica. Consiste na instilação de um líquido, geralmente soro fisiológico, no conduto auditivo, lembrando que se deve observar a integridade da membrana timpânica antes de realizar o teste. A cabeça deve estar elevada a aproximadamente 30° em relação ao corpo e, após o posicionamento, um dos condutos auditivos é irrigado na sua porção interna com soro fisiológico gelado (15 °C a 20 °C). A infusão de 50 mL de líquido deve ser feita em 5 minutos e enquanto é infundido observa-se o posicionamento dos olhos. Para realizar o teste contralateral, tem que se esperar ao menos 5 minutos para que a resposta do lado já testado se dissipe. A resposta esperada em um paciente com o tronco íntegro é o desvio do olhar para o lado da infusão. Na observação do olhar temos que nos atentar à posição e aos movimentos espontâneos do olhar.

Como já dito, os pacientes que mantêm algum estado de torpor apresentam um certo grau de exoforia, entretanto em algumas situações podemos observar desalinhamentos do olhar diferentes a esse. Os desvios conjugados do olhar podem nos dar dicas importantes quanto ao sítio da lesão. Lesões frontais unilaterais podem levar a um desvio forçado do olhar para o lado da lesão (p. ex., AVC) ou para o lado contralateral à lesão (quadros epileptiformes). Lesões pontinas podem causar uma paresia para o lado ipsilateral à lesão e a sua identificação ocorrerá pela manobra oculocefálica, que estará ausente para esse lado lesado, diferentemente da lesão frontal. Lesões mesencefálicas posteriores, na placa tectal, podem causar um desvio conjugado do olhar para baixo, por exemplo massas pineais e hemorragias talâmicas. Desvios não conjugados do olhar geralmente implicam em lesões nas vias oculomotoras no tronco, núcleos dos nervos cranianos envolvidos na motricidade ocular extrínseca e nos próprios nervos. Desvio de um olho para medial com prejuízo da motricidade para a movimentação lateral fala a favor de uma lesão no nervo abducente ipsilateral. Se houver prejuízo na motricidade medial contralateral somada ao déficit anterior, a lesão provavelmente se localiza no núcleo do abducente ipsilateral. A suspeita de uma lesão do sexto nervo craniano por vezes não possui valor localizatório, pois pode estar alterado na hipertensão intracraniana. Se apenas a adução de um dos olhos estiver acometida e ao aduzi-lo o olho contralateral mostrar um nistagmo à abdução, o local provável de lesão é o fascículo longitudinal medial ipsilateral ao olho que não aduz. Esse achado é denominado oftalmoplegia internuclear. A combinação de perda da adução e paresia no olhar vertical fala a favor de uma lesão no nervo oculomotor ipsilateral, geralmente acompanhado de ptose. Em lesões do terceiro nervo craniano por compressão, o primeiro sinal de disfunção é a alteração pupilar, midríase ipsilateral. Outro desvio do olhar é o *skew deviation* que se trata de um desalinhamento dos olhos, sendo que um fica desviado para baixo e o outro centrado. Essa alteração implica em lesão do bulbo lateral e da parte inferior da ponte ipsilateral ao olho hipotrópico ou do fascículo longitudinal ipsilateral ao olho hipertrópico.

Os movimentos oculares que o paciente pode apresentar nos dão dicas importantes para o local e tipo de lesão que o paciente apresenta. Uma alteração que é comum que o paciente apresente quando sonolento, torporoso ou em coma é o olhar em varredura. Esse movimento, que normalmente pode estar presente no sono de indivíduos normais, é comum em quadros metabólicos. Os nistagmos, que são movimentos rápidos repetitivos que se alternam com movimentos lentos contralaterais, são incomuns no coma, já que a fase rápida é a correção que o sistema sacádico voluntário faz quando a imagem desvia do ponto de fixação. Nistagmo de retração (movimentos de retração do globo ocular por contração simultânea dos 6 músculos) e convergência são vistos em lesões compressivas ou destrutivas do mesencéfalo dorsal. O *bobbing* ocular, descida rápida dos olhos seguido de um retorno mais lento à sua posição prévia, é observado em lesões pontinas. Outro momento fundamental no exame físico no paciente em coma é a avaliação da resposta motora.

A avaliação motora é iniciada com a observação do paciente, de movimentos estereotipados, de posições anormais ou de assimetrias posturais. A avaliação motora continua nas respostas obtidas aos estímulos. As respostas podem ser graduadas em apropriadas, inapropriadas e sem resposta. Uma resposta apropriada é caracterizada pela tentativa de escapar do estímulo nocivo e, geralmente, é acompanhada de fácies de dor e alterações autonômicas (taquicardia e hipertensão). A dificuldade na interpretação está na confusão com respostas inespecíficas, como a flexão dos dedos, punho e cotovelo nos membros superiores e tríplice flexão no membro inferior, que são respostas reflexas e não demonstram integridade cortical. É importante observar as assimetrias, visto que a redução da resposta de um lado pode significar prejuízo sensitivo ou motor desse lado. Caso a ausência de resposta aconteça bilateralmente e haja fácies de dor, provavelmente a lesão localiza-se abaixo da ponte. Podemos observar posições anormais aos estímulos. A posição de flexão dos membros superiores com extensão dos membros inferiores (decorticação) é observada em lesões cerebrais difusas ou mesencefálicas, geralmente com motricidade ocular normal. A posição de extensão dos membros superiores e inferiores (descerebração) é produzida por disfunção das estruturas na parte superior do tronco cerebral (geralmente na parte superior da ponte). Avaliação de outros sinais como rigidez de nuca, sinais de Kernig e Brudzinski também são de grande importância, pois em pacientes com quadros de irritação meníngea (p. ex., hemorragia subaracnóidea e meningite) pode ser o único indício.

Após concluir o exame físico do paciente com coma, geralmente faz-se necessário o uso de exames complementares. Exames sanguíneos, como gasometria, urinários, perfil toxicológico e glicemia capilar devem ser prontamente obtidos. Caso o paciente apresente algum sinal localizatório no exame físico neurológico, a avaliação por imagem torna-se o passo mais importante na investigação. A punção lombar por vezes também é necessária nos casos de suspeita de hemorragia subaracnóidea com imagem normal e de meningite. O eletroencefalograma é um exame fundamental no coma, tanto para a avaliação da possibilidade de crises epilépticas (p. ex., *status* não convulsivos) como para identificar alterações que sugiram algum diagnóstico (p. ex., descargas periódicas lateralizadas – PLEDs – que sugerem o diagnóstico de meningoencefalite herpética em pacientes com quadro sugestivo de encefalite).

MORTE ENCEFÁLICA

A definição de morte encefálica é caracterizada pelo coma e pela perda das capacidades autonômicas responsáveis por manter a vida. Para se diagnosticar a morte encefálica, há vários protocolos que podem ser seguidos; todos trazem uma sequência comum. O primeiro passo é confirmar que o paciente está em coma e não apresenta resposta alguma aos estímulos (sonoros e dolorosos). É importante estar atento a reflexos medulares, que podem estar mantidos (p. ex., reflexo de Lázaro, tríplice flexão de retirada dos membros inferiores) e não excluem o diagnóstico de morte encefálica. Após diagnosticar o coma, deve-se excluir causas reversíveis para o quadro (p. ex., efeito residual de sedação e bloqueio neuromuscular, distúrbios hidroeletrolíticos). Observado que não há causas reversíveis, devemos avaliar a presença dos reflexos do tronco (representados pelo corneopalpebral, oculocefálico, prova calórica e tosse). Caso esses testes não mostrem resposta, o próximo teste a ser realizado é a prova da apneia. Caso o paciente não apresente respiração espontânea ou a $PaCO_2$ aumente acima de 60 mmHg, a prova é positiva. Esses testes devem ser repetidos por um médico diferente em um intervalo proposto pelo protocolo, geralmente 6 horas em adultos.

Realizados dois testes compatíveis com morte encefálica, deve-se solicitar algum exame complementar, dentre eles: eletroencefalograma, Doppler transcraniano, angiografia cerebral ou cintilografia cerebral. Por facilidade de acesso, os mais comumente solicitados são o EEG e o Doppler. Após duas provas positivas e exame complementar não mostrando função encefálica (ausência de atividade elétrica ou de fluxo cerebral), fecha-se o protocolo e a morte encefálica estará confirmada. A escolha do protocolo geralmente é realizada pela instituição em que o paciente se encontra.

BIBLIOGRAFIA

1. Bradley, Walter George, ed. Neurology in clinicalpractice: principlesofdiagnosisand management. Vol. 1. Taylor & Francis, 2012.
2. Plum, Fred, Jerome B. Posner. The diagnosisofstuporand coma. Vol. 19. Oxford University Press, USA, 1982.
3. Wijdicks, Eelco FM. The Bare Essentials Coma. Practicalneurology 10.1 (2010): 51-60.

137
DISTÚRBIOS DA JUNÇÃO NEUROMUSCULAR

Fabiano Ferreira de Abrantes
Caroline De Pietro Franco Zorzenon
Ana Rita de Brito Medeiros da Fonseca

A contração muscular é o fenômeno final de uma série de processos iniciados por impulsos nervosos, com origem no sistema nervoso central, gerando o movimento. A junção neuromuscular (JNM) é a estrutura que faz a conversão do impulso nervoso para o potencial de ação da fibra muscular. Os distúrbios que envolvem essa estrutura podem ser de natureza autoimune, genética e tóxica. Os distúrbios autoimunes são a principal causa de distúrbio da JNM, sendo a principal representante do grupo a miastenia *gravis*.

DISTÚRBIOS AUTOIMUNES DA JNM

A JNM é vulnerável a insultos imunes pois não possui algo que crie barreiras para fatores circulantes, como os anticorpos. A miastenia *gravis* adquirida, a doença mais prevalente da JNM, é causada por anticorpos contra o receptor de acetilcolina (AChR) ou estruturas envolvidas em sua exposição (tirosina quinase músculo específica – MuSK). O quadro clínico, na maioria das vezes, é sugestivo e a confirmação se dá com exames complementares. A incidência da doença tem dois picos, o primeiro por volta dos 30 anos, em que a prevalência é maior em mulheres, e o segundo após os 50 anos, no qual a prevalência é um pouco maior em homens.

A queixa do paciente é, geralmente, de fraqueza em algum grupo muscular específico, que tem como particularidade a melhora após repouso, flutuação ao longo do dia, piora após esforço sustentado ou repetitivo e no fim do dia. O grupo muscular mais comumente afetado é a musculatura ocular extrínseca (em aproximadamente 60% dos casos), com queixa de ptose e diplopia, e quase a totalidade dos pacientes vão desenvolver esse tipo de acometimento dentro de 2 anos. Os outros quadros clínicos classicamente descritos são os sintomas de musculatura orofaríngea (com disfagia, dificuldade na mastigação, engasgos e disfonia) e de fraqueza nos membros. Os pacientes com essa doença têm maior incidência de outras doenças autoimunes, especialmente tireoidite. O exame físico do paciente pode trazer dicas importantes no diagnóstico e a parte mais importante deste é a avaliação da motricidade ocular extrínseca e da força muscular.

Para avaliação dos movimentos do paciente, é interessante avaliá-lo após o esforço repetitivo e após o repouso, notando a diferença do desempenho nesses dois momentos. O acometimento da musculatura ocular extrínseca geralmente é assimétrico com a resposta pupilar normal. Eventualmente, o quadro é sutil e alterações vão surgir, apenas, com testes provocativos, como o olhar fixo para cima. Por conta da ptose, o paciente tende a manter uma contração dos músculos frontais, dando ao paciente um aspecto de assustado. O acometimento da musculatura orofaríngea produz alterações na voz, que pode ficar anasalada ou rouca, e dificuldade na mastigação e deglutição. Ao deglutir líquidos, pode haver escape pelo nariz devido a fraqueza do palato mole. A fraqueza da musculatura da mímica facial pode gerar dificuldade para sorrir (o paciente eleva apenas a parte medial dos lábios, dando um aspecto de "rosnada") ou gerar uma face com aspecto de "triste" (queda dos cantos da boca).

O mecanismo envolvido na gênese do quadro clínico é o insulto direto por anticorpos contra o AchR. Esses anticorpos causam destruição, por deposição de complemento, aceleram a degradação e a internalização dos receptores e, em alguns casos, promovem o bloqueio do receptor. Esse conjunto de processos leva à falência da JNM e à fraqueza muscular. Os linfócitos T também têm papel importante na manutenção e início da resposta contra o receptor. A presença dos anticorpos anti-AChR é de 80–85% dos paciente com miastenia *gravis* com a forma generalizada e 50% nas formas oculares. A pesquisa do anticorpo é um passo fundamental para o diagnóstico da doença. Nos casos em que o anticorpo contra o AChR é negativo, pode-se pesquisar outros anticorpos mais raros. Outro método que auxilia o diagnóstico é a avaliação com eletroneuromiografia. O teste mais comumente realizado é a estimulação repetitiva com frequência de 2–5 Hz, que mostra, após os primeiros estímulos, um decremento de pelo menos 10% na resposta motora (padrão decremental). Outra técnica que pode ser realizada é a eletromiografia de fibra única que em pacientes com miastenia apresentaram o aumento de *jitter*. Esse é o achado mais sensível na investigação, mas menos específico, podendo ocorrer em miopatias, neuropatias e doenças do neurônio motor. Portanto, esse teste deve complementado pela investigação de diagnósticos diferenciais. Outros testes que podem ser úteis na suspeita de um quadro miastênico são: o teste com neostigmina e o teste do gelo. A neostigmina é um inibidor da acetilcolinesterase que, quando aplicado, causa um aumento da oferta de acetilcolina na JNM, apresentando melhora da força. A dose de neostigmina é de 0,5 mg, realizada por via intramuscular ou subcutânea, e a resposta começa a ser observada após 5 a 15 minutos e consiste na observação de melhora inquestionável do déficit prévio. O teste do gelo é realizado com o resfriamento da pálpebra do olho ptótico com gelo, com cuidado para não causar lesões da pele local pelo frio, por 2 a 5 minutos, observando a resposta após. Considera-se positiva a resposta quando há um aumento de, ao menos, 2 mm na fenda palpebral para se considerar a prova como positiva. Outros exames que devem ser realizados para o paciente com o diagnóstico de miastenia *gravis* são os testes de função tireoidiana e tomografia do tórax (para se excluir timoma) e, nos que iniciarão tratamento imunossupressor, é importante a realização de teste tuberculínico (PPD). Após o diagnóstico do quadro ser definido, o tratamento deve ser iniciado e ele consiste em dois tipos de intervenções: a sintomática e imunológicas. A meta do tratamento é retornar o paciente ao seu estado basal o mais rapidamente possível.

O tratamento sintomático consiste no uso de inibidores da acetilcolinesterase, e a mais comum dessa classe é a piridostigmina. É iniciada com a dose de 30–60 mg a cada 4 a 8 horas, com posologia planejada segundo a duração do efeito ótimo da medicação, que ocorre nos primeiros 30 a 45 minutos após a tomada. Assim, as doses devem ser distribuídas ao longo do dia conforme a necessidade do paciente, lembrando o horário de maior uso das musculaturas acometidas. A dose da medicação tem como fator limitante, seus efeitos colaterais. Os mais comuns são os gastrointestinais, com náusea, vômitos, diarreia e cólicas. A superdosagem pode causar fraqueza muscular e aumento da secreção brônquica, podendo levar à insuficiência respiratória.

As medicações com atuação imunológica são de 2 tipos, de rápida resposta e de resposta tardia. As medidas de curto prazo são indicadas para quadros de miastenia com sintomas incapacitantes, crise miastênica, preparação para cirurgias e para prevenção de exacerbações induzidas por corticoide. Há dois tipos de intervenções de rápida resposta: a plasmaférese e a imunoglobulina intravenosa. A plasmaférese reduz temporariamente os níveis circulantes de anticorpos, ocasionando melhora em poucos dias. O esquema preconizado é a realização de cinco seções em dias alternados. Os efeitos na doença começam a diminuir por volta da quarta semana após a intervenção, mas podendo durar até três meses. O principal obstáculo para realização da plasmaférese é a passagem de um acesso venoso calibroso (geralmente utiliza-se cateteres de diálise). A outra possibilidade de tratamento com rápida resposta é a imunoglobulina intravenosa, na dose de 2 g/kg dividida em 5 dias. A melhora ocorre por volta de 7 dias após o início do tratamento e dura por algumas semanas a meses, podendo ser utilizada cronicamente em pacientes refratários aos imunossupressores. As principais contraindicações à imunoglobulina são a deficiência de IgA (lembrando de dosar antes de iniciar o tratamento) e tendência a doenças vasculares (aumento da viscosidade sanguínea facilitando fenômenos tromboembólicos, p. ex., AVC isquêmico recente, angina instável e trombofilia). Essas duas alternativas são de importante conhecimento para o manejo rápido de casos graves. Entretanto, para o controle em longo prazo da miastenia, outras medicações são necessárias.

O principal componente do tratamento em longo prazo são os corticoides, sendo a prednisona a principal representante dessa classe. Na dose inicial de 0,75–1 mg/kg/dia, começa a apresentar melhora a partir da 2 semana de uso, sendo uma abordagem alternativa o início com 20 mg/dia, com acréscimos da dose em 10 mg a cada 1 a 2 semanas até a melhora dos sintomas. No início do tratamento com altas doses, o paciente pode apresentar uma piora transitória dos sintomas, geralmente iniciada com 7 dias após o início da dose. É importante orientar o paciente em relação a medidas que possam evitar efeitos colaterais da corticoterapia, como dieta com pouca gordura e sódio, realização de exercícios físicos, suplementação de vitamina D e cálcio. A principal função dos outros imunossupressores é nos casos em que o corticoide, de forma isolada, não apresenta resposta satisfatória ou mesmo na redução da dose dos corticoides para evitar seus efeitos colaterais em longo prazo. A azatioprina é o imunossupressor mais estudado no tratamento da miastenia *gravis*, seu efeito baseia-se na interferência da proliferação dos linfócitos B e T. Ela melhora a fraqueza na maioria dos pacientes, mas o benefício pode não ser claro nos primeiross 6 a 12 meses. Os pacientes tendem a responder melhor e mais rapidamente quando há o uso concomitante de corticoide. A dose inicial é 50 mg/dia com acréscimos de 50 mg/dia a cada 7 dias, até um total de 150 a 200 mg/dia. Os principais efeitos colaterais são leucopenia, pancitopenia e toxicidade hepática (há necessidade de realizar exames de controle em intervalos regulares para monitorização desses efeitos, já que esses efeitos tóxicos podem ocorrer em qualquer momento do tratamento). Outras drogas que podem ser usadas de maneira alternativa são a ciclosporina, micofenolato de mofetil e ciclofosfamida (esta última em formas refratárias e graves). Novos estudos com outros agentes imunossupressores, como o rituximabe e etanercepte, estão em andamento, e geralmente essas drogas são utilizadas em formas graves e refratárias às outras drogas.

Outra estratégia utilizada no tratamento dessa doença é a timectomia. O timo tem papel fundamental na maturação dos linfócitos porque nele ocorre grande parte dos processos de apresentação de antígenos às formas mais imaturas dos linfócitos. Esse processo é reconhecido como um dos principais mecanismos do reconhecimento do AChR como alvo do sistema imune. Sob a suspeita de timoma, a timectomia é obrigatória independente da idade. Em pacientes sem timoma, a timectomia é recomendada como uma opção para aumentar a probabilidade de remissão ou melhora do quadro, sendo que nos pacientes com início precoce e com presença de anti-AChR o procedimento é indicado. Faz parte do tratamento, também, orientar aos pacientes quais drogas devem ser evitadas, pela possibilidade de piora da doença. As drogas que mais comumente podem afetar a transmissão neuromuscular são: aminoglicosídeos, fluoroquinolonas, macrolídeos, betabloqueadores, bloqueadores de canal de cálcio, sais de magnésio, lítio e bloqueadores neuromusculares. O tratamento de comorbidades, como doença tireoidiana, deve ser otimizado, pois ajuda no melhor controle da miastenia. A vacinação para influenza sazonal anual é recomendada, assim como a vacinação contra pneumococo antes do início de imunossupressores e corticoides. Pacientes que foram submetidos à timectomia não devem receber vacina para febre amarela e os imunossuprimidos não podem receber vacinas de vírus vivo atenuado.

A situação mais grave no paciente com miastenia *gravis* é a crise miastênica, que é definida como a falência respiratória secundária à fraqueza produzida pela doença. Na maioria das vezes, um fator desencadeante é identificado (infecções, cirurgia ou mudança na medicação). Outra situação que deve ser diferenciada é a crise colinérgica, secundária ao uso de altas doses de piridostigmina. Uma vez identificado o risco de evolução para crise miastênica, o paciente deve ser admitido em UTI para observação e manejo. A principal forma para indicar a intubação, nesses pacientes, são a medidas de variáveis relacionadas à respiração: capacidade vital forçada (< 20 mL/kg), pressão inspiratória mínima (> -30 cmH_2O) e pressão expiratória máxima (< 40 cmH_2O). Valores iguais ou menores aos mencionados devem indicar intubação orotraqueal. Em paciente em que os valores estão alterados, mas não chegam a indicar intubação imediata, a ventilação não invasiva no modo BiPAP pode ser utilizada. Após a intubação, os inibidores de acetilcolinesterase devem ser retirados para reduzir a produção de secreção brônquica do paciente e deverão ser reintroduzidos próximo ao dia programado para a extubação. O tratamento, na crise miastênica, deverá ser com imunoglobulina intravenosa ou plasmaférese.

Há situações particulares que devem ser lembradas. Durante a gestação, os sintomas miastênicos podem melhorar, piorar ou se manterem estáveis, com probabilidade igual desses eventos. O tratamento de escolha é a piridostigmina e, caso necessário, prednisona. Imunoglobulina e plasmaférese podem ser utilizados. Para o tratamento da pré-eclâmpsia, as medicações de escolha são os barbitúricos.

Outra doença que gera alterações na junção neuromuscular e também tem substrato autoimune é a síndrome de Lambert-Eaton. Essa doença consiste no ataque contra canais de cálcio presentes nos terminais sinápticos do nervo colinérgico, na junção neuromuscular e nos gânglios autonômicos. O quadro clínico típico é de fraqueza de início progressivo nos membros inferiores, acompanhado de disfunção autonômica (boca seca, disfunção erétil, hipotensão postural, constipação e olhos secos). Os sintomas oculares e bulbares em geral não são proeminentes. Aproximadamente metade dos pacientes com essas síndrome tem alguma neoplasia maligna oculta (em 80% das vezes carcinoma de pequenas células pulmonar). Na avaliação da força e reflexo, estes dois podem apresentar melhora breve após exercício ou atividade sustentada. O diagnóstico é confirmado com achados neurofisiológicos. O achado típico é o CMAP com amplitude reduzida que apresenta incremento com a estimulação repetitiva de 20 a 50 Hz ou após ativação muscular voluntária máxima. Após o diagnóstico, o rastreio para neoplasias é mandatório, principalmente para pulmão. Caso o rastreio inicial seja negativo, ele deve ser repetido, especialmente nos primeiros dois anos de doença. O tratamento é focado na neoplasia e, se realizado com sucesso, a melhora clínica é importante, não necessitando de outras formas de controle. O tratamento sintomático com piridostigmina também é possível. Os pacientes também apresentam resposta à imunoglobulina intravenosa e plasmaférese. O principal fator prognóstico é a resposta ao tratamento da neoplasia.

DISTÚRBIOS CONGÊNITOS DA JNM

Os distúrbios congênitos da JNM (síndromes miastênicas congênitas) são um grupo de doenças ocasionadas por defeitos da placa motora no músculo. Os sintomas podem estar presentes ao nascimento, mas algumas formas podem passar sem serem diagnosticadas até a adolescência ou a idade adulta. Os sintomas mais comuns são oftalmoparesia e ptose durante a infância. Deformidades ósseas também são observadas, como artrogripose, dismorfismo facial, palato arqueado e escoliose. Algumas formas respondem bem a inibidores da acetilcolinesterase. A maioria das representantes desse grupo são autossômicas recessivas, apenas uma forma tem padrão de herança dominante (síndrome miastênica congênita por canal lento) e essa tem como característica a piora da força muscular com a administração de inibidores de acetilcolinesterase.

DISTÚRBIOS TÓXICOS DA JNM

O representante desse grupo é o botulismo, que é uma doença que ocorre a partir do efeito de uma toxina que impede a liberação de ACh na junção, resultando em paralisia muscular grave e duradoura. Os sintomas costumam se iniciar com 12 a 36 horas após a ingestão de alimentos contaminados e são precedidos por náuseas e vômitos. Além da forma alimentar, existem outras formas de botulismo como o infantil (colonização do trato gastro intestinal pela bactéria) e por ferimento (usuários de drogas injetáveis que podem inocular a bactéria). O quadro clínico é caracterizado por visão turva, disfagia e disartria. Os sintomas progridem e, em alguns dias, atingem estabilidade, sendo que o sintoma mais preocupante é a paralisia respiratória. Por bloqueio de liberação da ACh no sistema autonômico, o paciente apresenta anormalidades pupilares, boca seca, hipotensão postural e retenção urinária. A avaliação complementar é baseada na eletroneuromigrafia, que pode sugerir alterações compatíveis com o defeito da liberação da ACh. O tratamento é fundamentado na administração de antitoxina e suporte. A recuperação pode ser prolongada e alguns pacientes podem apresentar sintomas mesmo após um ano.

Outro exemplo de distúrbio tóxico da JNM é a intoxicação por organofosforados, que são inibidores irreversíveis da acetilcolinesterase, provocando um bloqueio neuromuscular duradouro.

BIBLIOGRAFIA

1. Bradley, Walter George, ed. Neurology in clinical practice: principles of diagnosis and management. Vol. 2. Taylor & Francis, 2012.
2. Gilhus, Nils Erik, and Jan J. Verschuuren. Myasthenia gravis: subgroup classification and therapeutic strategies. The Lancet Neurology 14.10 (2015): 1023-1036.
3. Sanders, Donald B, Jeffrey T. Guptill. Myasthenia gravis and Lambert-Eaton myasthenic syndrome. CONTINUUM: Lifelong Learning in Neurology 2015, Peripheral Nervous System Disorders (2014): 1413-1425.
4. Sussman, Jon, et al. Myasthenia gravis: association of British Neurologists' management guidelines. Practical neurology 15.3 (2015): 199-206.

MIOPATIAS

Fabiano Ferreira de Abrantes
Ana Rita de Brito Medeiros da Fonseca
Caroline De Pietro Franco Zorzenon

As miopatias são doenças que podem afetar a estrutura, a excitabilidade e o metabolismo do músculo esquelético. Na maioria das vezes, as queixas do paciente são fraqueza, dor e fadiga. Por serem sintomas inespecíficos, tornam o diagnóstico correto um desafio. O primeiro passo a ser realizado pelo médico é determinar em que ponto está a doença, ou seja, qual tipo de alteração está levando ao quadro, e após isso definir sua etiologia. Os principais diagnósticos diferenciais são: as doenças do neurônio motor inferior, as polineuropatias motoras e os distúrbios da junção neuromuscular. Cada uma dessas tem características específicas, seja no exame físico ou nos exames complementares, que nos ajudarão no diagnóstico diferencial.

A parte mais importante na avaliação do paciente com miopatia é a obtenção de uma história detalhada. É preciso interrogar e obter dados como os sintomas que o paciente possui (positivos – mialgia, câimbras, mioglobinúria, hipertrofia, rigidez e contraturas; negativos – intolerância ao exercício, fadiga, atrofia e fraqueza), a evolução do quadro (idade de início, descrição dos episódios, velocidade de evolução), presença de fatores predisponentes do quadro, distribuição da fraqueza, presença de sintomas sistêmicos, exposição a medicações/substâncias nocivas e história familiar. Outro ponto fundamental na avaliação é o reconhecimento do padrão de fraqueza que o paciente possui. São descritos classicamente 10 padrões de fraqueza: proximal de cinturas escapular e pélvica; distal; proximal nos membros superiores e distal nos inferiores (escapuloperoneal); distal nos membros superiores e proximal nos inferiores; ptose com ou sem oftalmoparesia; dos extensores do pescoço (*droppedhead*); bulbar; episódica com dor, fraqueza e mioglobinúria; episódica desencadeada ou sem relação com o exercício; e rigidez com inabilidade para relaxar. Cada padrão dos descritos tem certas miopatias mais frequentes. Após a avaliação clínica, os exames complementares também agregam valor à investigação.

O exame sérico mais importante na investigação é a creatinofosfoquinase (CPK), enzima localizada dentro do músculo que é liberada quando há algum processo que afete o músculo. A CPK é elevada na maioria das miopatias, mas pode ser normal nas de evolução lenta. Os níveis de CPK podem ajudar a distinguir as miopatias, algumas com níveis extremamente altos e outras com elevações sutis. Outras situações, como doença do neurônio motor inferior, hipotireoidismo, doença de Charcot-Marie-Tooth e a síndrome de Guillian-Barré podem cursar com elevações sutis da CPK (menos que 10 vezes do limite superior da normalidade). Quedas, injeções intramusculares, doenças virais e exercício também aumentam os níveis de CPK (menos que 5 vezes o limite superior da normalidade). A raça e o sexo também variam os níveis de CPK, sendo mais elevada em homens e negros (sendo a normalidade para o homem negro próximo de 1.200). Outros parâmetros laboratoriais que podem estar elevados nas miopatias são: aldolase, lactato desidrogenase (DHL), aminotransferase da alanina (ALT) e aminotransferase do aspartato (AST). Outro estudo complementar que auxilia o diagnóstico é a eletroneuromiografia.

A eletroneuromiografia ajuda a diferenciar a topografia da lesão quando existe a dúvida, indicando o principal componente da doença, seja ela nos nervos, músculo, junção neuromuscular ou neurônio motor inferior. Em casos em que existam fenômenos miotônicos associados, auxilia no diagnóstico diferencial entre as síndromes miotônicas, com manobras especiais. Outra possibilidade na avaliação do paciente com miopatia é a realização de imagens musculares. Técnicas de ultrassom e ressonância nuclear magnética podem trazer informações importantes como padrões de acometimento e alterações específicas do parênquima. Essas técnicas vêm melhorando a acurácia, por vezes sendo o método de escolha para concluir o diagnóstico. Se o diagnóstico ainda não consegue ser definido de maneira precisa com os dados colhidos com os métodos já descritos, a biópsia muscular pode ser a questão definidora para o diagnóstico. A análise histológica do músculo nos traz informações importantes como presença de inflamação, sinais de disfunção mitocondrial, alterações estruturais, padrão de distribuição dos tipos de fibras, depósitos de alguma substância e, com técnicas mais específicas de imuno-histoquímica, a ausência de algum componente no músculo. Com a suspeita de algum quadro de etiologia genética, a avaliação genética ganha o papel de definidora da doença investigada, por vezes, com quadros clínicos muito sugestivos, sendo solicitada logo após a avaliação inicial ou em situações em que não foi possível definir a etiologia mais provável apenas após toda essa avaliação. As miopatias possuem padrões de herança diferentes umas das outras, então a escolha do teste deve ser individualizada.

Outros testes que podemos empregar na investigação do paciente com miopatia são os exames para doenças sistêmicas incluindo: eletrólitos, função tireoidiana, paratormônio, vitamina D e sorologia para HIV. Para pacientes com suspeita de miopatia inflamatória, pesquisa de autoanticorpos é importante.

ETIOLOGIAS
Distrofias musculares
- Doenças hereditárias que são caracterizadas por anormalidades moleculares em proteínas estruturais do músculo. Elas podem ocorrer em qualquer idade e com graus diferentes de gravidade.
- Deficiência de distrofina (distrofia muscular de Duchenne/distrofia muscular de Becker): doenças recessivas ligadas ao X (sendo um terço dos casos esporádicos), que ocorrem pela ausência (Duchenne) ou redução/alteração de forma da distrofina (Becker). Pela falta da distrofina, ocorre um processo contínuo de degeneração com tentativa de regeneração, levando a perda muscular e substituição por tecido fibroso. Na forma de Duchenne, os meninos se desenvolvem normalmente até os 2 anos quando começam a apresentar sinais de fraqueza (andar desajeitado, manobra de

Gowers para levantar e parada dos ganhos motores esperados para idade). Por volta dessa idade, o paciente começa a apresentar hipertrofia das panturrilhas (pseudo-hipertrofia). Podem ocorrer retrações tendíneas. Esse quadro evolui continuamente até a perda da marcha por volta dos 9 anos, necessitando de cadeira de rodas. Esses pacientes possuem cardiomiopatia associada (degeneração e fibrose da parede posterior do ventrículo esquerdo). O diagnóstico é por teste genético (deleção do gene da distrofina) ou pesquisa direta da distrofina na biópsia muscular. O óbito geralmente é por causas cardíacas ou respiratórias. A CPK nesses pacientes costuma estar elevada em níveis maiores que 10.000 mU/mL. A distrofia muscular de Becker compartilha os mesmos achados da tipo Duchenne, entretanto com evolução mais lenta, abrindo o quadro geralmente após os 10 anos.
- Distrofias de cinturas escapular e pélvica: são classificadas com seus padrões de herança, sendo as dominantes o tipo 1 e as recessivas o 2. Cada uma delas possui mutações que alteram a expressão de alguma proteína estrutural específica, mas elas acabam por compartilhar o quadro clínico semelhante de padrão de acometimento proximal. São 8 formas dominantes (de A a H) e 16 formas recessivas (de A a Q); cada uma possui detalhes para auxílio no diagnóstico diferencial, mas, eventualmente, o diagnóstico se dá em pesquisa genética ampla para esse padrão de acometimento.
- Miopatia miofibrilar: tem como marcador da doença o acúmulo de desmina e outros complexos proteicos nas fibras musculares. Geralmente, manifesta-se com fraqueza ao redor dos 25 aos 45 anos e podem ter acometimento cardíaco, ósseo e intestinal associados. Diversas mutações podem causar esse quadro, algumas com o padrão de herança dominante.
- Distrofias musculares congênitas: caracteristicamente, se iniciam com hipotonia e fraqueza dos membros e tronco ao nascer. Todas as formas são autossômicas recessivas. Tem como característica importante a presença de contraturas, principalmente dos membros inferiores. Alterações cognitivas, presença de epilepsia, alterações na morfologia do encéfalo e alterações oculares podem ser dicas para o etiológico mais preciso.
- Distrofia de Emery-Dreyfuss ligada ao X: caracterizada por fraqueza e fadiga dos membros superiores e dos músculos do compartimento anterior dos membros inferiores. Pode também apresentar contraturas. É uma doença lentamente progressiva e tem complicações cardíacas associadas. Mulheres carreadoras do gene podem apresentar anormalidades cardíacas na idade adulta. É importante a avaliação com eletrocardiograma de forma seriada nesses pacientes.
- Distrofia facioescapuloumeral: doença de herança autossômica dominante, de manifestação clínica variável de acordo com o tamanho da deleção. A manifestação mais típica é de início na adolescência com um quadro assimétrico de fraqueza facial, fraqueza da musculatura do ombro (afetando principalmente a fixação da escápula e ocasionando em casos avançados a horizontalização da clavícula), fraqueza dos membros inferiores (flexores do quadril e quadríceps) e lordose. Surdez é um sintoma frequente nesses pacientes. Alterações vasculares retinianas podem ocorrer (doença de Coats).
- Síndrome escapuloperoneal: caracterizada por fraqueza do ombro e do componente anterior da perna como sinais mais precoces. Importante diagnóstico diferencial de neuropatias e doença do neurônio motor inferior.
- Distrofia muscular oculofaríngea: doença de padrão de herança autossômico dominante com penetrância quase completa. Geralmente com início ao redor da quinta

à sexta década de vida com quadro de fraqueza da musculatura ocular extrínseca e ptose. Inicialmente pode ser assimétrica, mas com a evolução a ptose torna-se bilateral. O paciente evolui com disfagia progressiva.
- Distrofias distais: trata-se de um diagnóstico difícil pela semelhança com quadros como neuropatias motoras e doenças do neurônio motor. São 6 tipos descritos: miopatia Miyoshi (recessiva), Welander (dominante), Udd (dominante), Markesbery-Griggs (dominante), Nonaka (recessiva) e Laing (dominante).
- Distrofias miotônicas: caracterizadas pelo fenômeno de miotomia, são representadas por dois tipos: tipo 1 (de Steinert) e tipo 2 (miopatia miotônica proximal). A do tipo 1, de herança autossômica dominante, é caracterizada por fraqueza e fadiga associada a fenômenos miotônicos e outros achados sistêmicos (bloqueios cardíacos, distúrbios de motilidade do trato gastrointestinal, atraso do desenvolvimento neuropsicomotor em crianças). O quadro mais típico é iniciado por fraqueza nas mãos e pés caídos durante a juventude (atinge de maneira mais importante a musculatura distal), acompanhado de miotonias. Os pacientes costumam apresentar atrofia masseteriana, temporal e dos esternocleidomastóideos. Sonolência excessiva também é uma queixa comum. O surgimento de catarata em algum ponto da doença é presente na maioria dos pacientes. Distúrbios endócrinos são comuns (distúrbios da tireoide, paratireoide, pâncreas, hipotálamo e gônadas). Em mulheres, abortos e irregularidades menstruais são frequentes. A distrofia miotônica do tipo 2, também de herança dominante, apresenta quadro de rigidez, dor e fraqueza de predomínio proximal. Também apresenta achados sistêmicos como catarata (com muita frequência), atrofia gonadal e anormalidades cardíacas. O fenômeno miotônico tende a melhorar após a repetição do movimento por algumas vezes.

Canalopatias

Grupo de doenças que variam de síndromes miotônicas às paralisias periódicas que resultam de anormalidades nos canais iônicos. Essas alterações nos canais levam a fluxos iônicos anormais no músculo, alterando os mecanismos de despolarização e polarização.
- Anormalidades no canal de cálcio (paralisia periódica hipocalêmica familiar tipo 1): Doença autossômica dominante, caracterizada por início em qualquer idade (mais frequente na segunda década) de ataques de fraqueza com intensidade progressiva (principalmente nos músculos proximais), sem comprometimento grave da musculatura respiratória. Os ataques podem durar de algumas horas a pouco mais de um dia. São desencadeados por situações que façam o potássio ir para dentro da célula (exercício intenso seguido de descanso, dieta com altos volumes de carboidratos, ou outra causa que possa levar ao aumento da secreção de insulina). Durante as crises, o nível de potássio sérico se encontra baixo, podendo alterar o ECG. O tratamento se dá com potássio via oral (5–10 g).
- Anormalidades no canal de sódio: as alterações do canal de sódio variam de paralisia periódica hipercalêmica a paramiotonia congênita. A paralisia periódica hipercalêmica, doença de herança autossômica dominante de forte penetrância, manifesta-se em ambos sexos geralmente durante a infância. Os ataques são geralmente desencadeados por frio, ingesta de sucos com altos níveis de potássio ou descanso após o exercício, e são mais leves que na paralisia periódica hipocalêmica. A paramiotonia congênita tem como características episódios de miotonia ou fraqueza, que são desencadeados por exercícios repetidos e frio. Durante o ataque, o potássio

sérico encontra-se elevado. Os ataques geralmente não requerem tratamento por serem breves. Podem melhorar ingerindo alimentos com alto teor de açúcar. Uma outra forma de paralisia periódica hipocalêmica familiar, a do tipo 2, também é devida a mutação no gene que codifica parte do canal de sódio; a diferença clínica entre as duas formas é a presença de dor após os ataques.
- Anormalidades do canal de potássio: a síndrome de Andersen-Tawil é caracterizada pela presença de paralisia periódica, disritmias cardíacas e dismorfismos (hipertelorismo ocular, implantação baixa das orelhas, micrognatia, clinodactilia do quinto dedo e sindactilia dos artelhos). Os episódios de paralisia podem ocorrer na infância ou serem mais tardios, podendo ser com potássio alto ou baixo. A importância do reconhecimento dessa síndrome se encontra no frequente acometimento cardíaco, podendo ser um prolongamento do intervalo QT até taquicardias ventriculares, que pode levar à parada cardíaca.
- Anormalidades no canal de cloro: a miotonia congênita pode ser de herança autossômica dominante (formas mais brandas) e recessiva (formas mais graves). O quadro é caracterizado por rigidez e perda de força importante após período de repouso que melhora de maneira importante após alguns movimentos, recuperando quase toda força.

Miopatias metabólicas

Esses tipos de miopatias têm como ponto em comum o defeito em algum ponto do metabolismo de formação da ATP, resultando em intolerância a exercícios e fadiga. Dor durante o exercício é o sintoma mais típico dessa classe de miopatias, podendo ter contraturas, refletindo destruição muscular e como consequência mioglobinúria. A importância de identificar essas doenças é devida principalmente a evitar a mioglobinúria, porque pode levar a dano renal. As miopatias metabólicas são divididas em: distúrbios do metabolismo dos carboidratos, lipídios e da função mitocondrial.
- Distúrbios do metabolismo dos carboidratos: os carboidratos intramusculares são importantes no fornecimento de energia no início do exercício. O sintoma mais típico é a intolerância ao exercício no seu início, após aproximadamente 1 minuto, sendo acompanhado de dor muscular e podendo ocorrer rabdomiólise. As doenças que ocorrem por distúrbios nessa via metabólica são: deficiência de miofosforilase (doença de McArdle), deficiência de fosfofrutoquinase, deficiência de fosfogliceratoquinase, deficiência de fosfogliceratomutase, deficiência de lactato desidrogenase, deficiência de β-enolase, e deficiência de α-glucosidase (doença de Pompe). Esta última trata-se de um distúrbio do metabolismo lisossomal que se apresenta em três formas: forma infantil (mais grave), de início no jovem e de início adulto, sendo as manifestações mais comuns: fraqueza (hipotonia no lactente), cardiomegalia e hepatomegalia.
- Distúrbios do metabolismo de lipídeos: os lipídeos têm sua importância no fornecimento de energia para o músculo no exercício sustentado (a partir de 20 a 30 minutos). As principais doenças desse grupo são: deficiência de carnitinapalmitoiltransferase (mioglobinúria após exercício prolongado) e deficiência de carnitina (fraqueza lentamente progressiva, fadiga e dores relacionadas ao exercício).
- Miopatias mitocondriais: geralmente provocadas por alterações na cadeia respiratória, esse grupo de doenças tem como sintoma principal a intolerância ao exercício. Outras dicas para a suspeita são: taquicardia, taquipneia, intolerância ao calor, febre frequente e sudorese profusa. Os distúrbios mitocondriais podem vir

acompanhados de outros sintomas neurológicos e sistêmicos (p. ex., MERRF – epilepsia mioclônica, MELAS – encefalopatia, acidose lática e episódios de déficits súbitos, síndrome de Kearns-Sayre – retinite pigmentosa, oftalmoplegia externa progressiva e bloqueio cardíaco).

Miopatias inflamatórias

A inflamação é um processor presente em muitas das miopatias e distrofias. Nas miopatias inflamatórias trata-se do principal achado da biópsia, mostrando uma anormalidade do sistema imune ou uma infecção do músculo. As três principais doenças desse grupo são: polimiosite, dermatomiosite e miosite por corpúsculo de inclusão.

- Dermatomiosite: nessa doença a fraqueza é associada às típicas alterações da pele. Podendo ocorrer da infância à idade adulta, essa doença apresenta um quadro de fraqueza simétrica com componente proximal mais importante que distal, eventualmente com um padrão temporal remitente-recorrente. As alterações de pele são o aparecimento de *rash* concomitante ao surgimento da fraqueza, eritema violáceo nas bochechas e pálpebras (heliótropo), presença de pápulas eritematodescamativas sobre as articulações interfalangeanas (pápulas de Gottron), joelhos e cotovelos. Pode haver acometimento cardíaco variando de defeitos de condução a insuficiência cardíaca secundária à cardiomiopatia. O acometimento pulmonar, com fibrose intersticial, pode estar presente na síndrome antissintetase (anticorpo anti-Jo-1). O paciente com dermatomiosite possui um aumento no risco de câncer. A CK geralmente está aumentada, mas pode ser normal em um terço dos casos, e seus níveis não refletem necessariamente atividade da doença. A biópsia é fundamental no diagnóstico, com os achados de atrofia perifascicular e infiltrado inflamatório ao redor dos vasos e no tecido conjuntivo perimisial. Os autoanticorpos mais frequentes são o fator antinúcleo e o fator reumatoide.
- Polimiosite: é uma doença que tipicamente se apresenta no adulto com um quadro agudo ou insidioso. Sintomas sistêmicos são comuns no início do quadro, como mal-estar, febre e perda de apetite. Ocasionalmente o paciente pode apresentar dor nos músculos que piora à palpação. A CK nessa doença deve estar sempre elevada. O achado mais típico na biópsia dessa doença é o infiltrado endomisial.

   Essas duas doenças podem ocorrer combinadas com outras doenças autoimunes como lúpus, doença mista do tecido conjuntivo, esclerose sistêmica, artrite reumatoide e síndrome de Sjögren, em um quadro conhecido como síndromes de *overlap*. Como a presença de neoplasias é mais frequente nessas duas doenças, deve-se proceder a rastreio de neoplasia para esses pacientes, quando maiores de 40 anos, avaliando: mama, intestino grosso, reto, estômago, medula óssea e região pélvica. O tratamento da polimiosite e dermatomiosite são semelhantes e baseiam-se na corticoterapia e imunossupressão. Inicialmente a droga de escolha é a prednisona e quando não há resposta satisfatória (geralmente após 8 a 12 semanas), opta-se por imunossupressores como a azatioprina e o metotrexato. A imunoglobulina também pode apresentar benefícios em casos refratários.
- Miosite por corpúsculos de inclusão: miopatia mais comum em pacientes acima de 50 anos, sendo mais comum em homens. O padrão de acometimento dessa doença é típico, afetando inicialmente os flexores profundos dos dedos, flexores do punho, quadríceps e tibiais anteriores, com atrofia predominante nos quadríceps e flexores do punho. A doença é crônica e progressiva, não apresentando resposta aos corticoides e outros imunossupressores. A biópsia muscular é confirmatória.

Miopatias tóxicas

Várias drogas podem levar a quadros miopáticos, por vários mecanismos, como destruição direta do sarcolema, disfunção mitocondrial ou induzindo uma lesão imunomediada.

- Miopatias necrotizantes: os pacientes costumam apresentar um quadro variável de dor muscular, mioglobinúria, fraqueza ou aumentos assintomáticos da CK, que podem se resolver após a interrupção da medicação, podendo durar semanas. A principal droga envolvida nesse grupo são as que reduzem colesterol (principalmente as estatinas), que têm seu risco de fazer esse tipo de reação quando tomadas em associação com outras drogas (niacina, eritromicina, ciclosporina e ezetimiba). Outras drogas que podem dar quadro parecido são a ciclosporina e tacrolimus.
- Outras medicações: quadros mais brandos relacionados a outras drogas como cloroquina, colchicina, amiodarona (as três com comprometimento de nervo periférico associado), zidovudina (alterações do metabolismo mitocôndrial) e corticoides (relacionados ao uso prolongado e melhora após a interrupção).

Miopatia do doente crítico

Quadro que se apresenta geralmente em pacientes graves com exposição a doses altas de corticoides e bloqueadores musculares não despolarizantes, geralmente com quadro de tetraparesia e com sinal mais típico sendo dificuldade no desmame da ventilação mecânica. Há associação com neuropatia na maioria das vezes. A força apresenta melhora lentamente após alguns meses.

BIBLIOGRAFIA

1. Barohn, Richard J., Mazen M. Dimachkie, Carlayne E. Jackson. A Patternrecognition approach topatientswith a suspectedmyopathy.Neurologicclinics 32.3 (2014): 569-593.
2. Bradley, Walter George, ed. Neurology in clinicalpractice: principles of diagnosis and management. Vol. 2. Taylor & Francis, 2012.
3. Jackson, Carlayne E., Richard J. Barohn. A patternrecognition approach tomyopathy. CONTINUUM: Lifelong Learning in Neurology 19.6, MuscleDisease (2013): 1674-1697.
4. Merrison, A. F. A., M. G. Hanna. Musclediseaase The Bare Essentials. PracticalNeurology 9.1 (2009): 54-65.

139

SÍNDROME DE GUILLAIN-BARRÉ

Bárbara Gomes Barbeiro
Caroline De Pietro Franco Zorzenon
Ana Rita de Brito Medeiros da Fonseca

POLIRRADICULONEUROPATIA DESMIELINIZANTE INFLAMATÓRIA AGUDA

As polirradiculoneuropatias desmielinizantes inflamatórias imunologicamente mediadas são classificadas em 2 grandes grupos conforme seu curso clínico, em: (1) síndrome de Guillain-Barré (SGB), e (2) polineuropatia desmielinizante inflamatória crônica (PDIC). Na SGB, a maior parte dos déficits se desenvolvem em dias ou semanas (máximo de 4 semanas), seguida por uma fase de platô e recuperação gradual. As formas crônicas evoluem como uma forma lentamente progressiva (2 meses ou mais) ou apresentam um curso remitente-recorrente.

INTRODUÇÃO

Em 1916, Guillain, Barré e Strohl enfatizaram as principais manifestações clínicas do SGB: fraqueza, arreflexia, parestesias com pequena perda sensorial e aumento de proteína no líquor sem pleocitose (dissociação proteinocitológica). O achado frequente de bloqueio da condução motora e a redução da velocidade de condução, evidenciados pela eletrofisiologia, confirmaram a ocorrência da desmielinização. Aprimoramentos nos cuidados críticos têm mudado, dramaticamente, o prognóstico no SGB, incluindo uma redução na taxa de mortalidade de 33% antes da introdução da ventilação mecânica com pressão positiva para a taxa atual de cerca de 1–5%.

A forma clássica de SGB é uma doença sem sazonalidade que afeta pessoas de todas as idades, porém homens são mais frequentemente afetados que mulheres (1,5:1). Com a erradicação da poliomielite aguda, a SGB tem se tornado a principal causa de paralisia flácida aguda nos países ocidentais. A sua incidência é de cerca de 1,8 para cada 100.000 pessoas e tem permanecido estável nas últimas três décadas. A taxa de incidência aumenta com a idade de cerca de 0,8 nos mais jovens (abaixo de 18 anos) para 3,2 na população com 60 anos ou mais.

O diagnóstico de SGB depende de critérios clínicos, estudos eletrofisiológicos e achados no exame do líquido cefalorraquidiano (LCR). Esses critérios diagnósticos definem a polirradiculoneuropatia desmielinizante inflamatória aguda, cuja forma mais comum na Europa e na América do Norte é o Guillain-Barré. Entretanto, recentemente, tem sido reconhecido que SGB é um distúrbio heterogêneo e que não são todos os casos de SGB que ocorrem por consequência de desmielinização aguda. As lesões axonais imunomediadas podem, também, produzir uma apresentação clínica semelhante. Esse subtipo axonal do SGB é chamado neuropatia axonal sensitivomotora aguda (AMSAN) devido ao envolvimento de ambas as fibras, motoras e sensitivas, e é conhecido sua gravidade e mal prognóstico de recuperação. O segundo subtipo é puramente motor, chamado neuropatia axonal motora aguda (AMAN), que foi, inicialmente, descrita na China, onde ocorrem epidemias durante o verão nas crianças e em adultos jovens. Outra variante, a síndrome de Miller-Fisher, responde por cerca de 6% do total de casos de SGB nos países ocidentais; entretanto, em Taiwan, a proporção é mais alta (18%), sugerindo uma diferença geográfica. Outras variantes do SGB como a pandisautonomia aguda e a variante cervicofaringeobraquial são tão infrenquentes que não têm uma quantificação da sua prevalência e incidência. A classificação dos subtipos de SGB e suas variantes é baseada na apresentação clínica, e achados eletrofisiológicos e patológicos.

MANIFESTAÇÕES CLÍNICAS

Pacientes com SGB clássico, inicialmente, apresentam fraqueza, com ou sem sintomas sensitivos, que frequentemente é pior nas mãos e nos dedos. A fraqueza simétrica dos membros inferiores ascende, proximalmente, em horas a vários dias e pode, subsequentemente, envolver braços, face, musculatura da orofaringe e, em casos mais graves, a musculatura respiratória. Menos frequentemente, a fraqueza pode descender e começar em membros superiores ou nos músculos inervados pelos pares cranianos. Sua gravidade varia de leve, naqueles pacientes que ainda são capazes de caminhar sem auxílio, à tetraplegia. Hiporreflexia ou arreflexia são manifestações presentes SGB, entretanto podem estar ausentes no início da doença.

O envolvimento de nervos cranianos ocorre em 45% a 75% dos casos. Paresia facial, geralmente bilateral, é encontrada em, no mínimo, metade dos pacientes. O envolvimento da musculatura ocular extrínseca e dos nervos cranianos mais baixos parece ser menos frequente. A proporção de pacientes que evoluem para falência respiratória e necessitam de ventilação mecânica parece aumentar com a idade e as taxas variam de 9% a 30% em relatos de caso hospitalares.

A perda sensorial não é uma manifestação proeminente e é, frequentemente, limitada ao prejuízo distal da sensibilidade vibratória. Dor moderada a grave nas extremidades, na região interescapular ou nas costas, ocorre em cerca de 70% dos pacientes durante a fase aguda da doença e pode persistir por um ano (1/3 dos casos). Disestesia, descrita como dor em queimação ou formigamento nos membros, ou rigidez articular são menos comuns.

Disfunção autonômica em vários graus pode ser observada em 65% dos pacientes admitidos no hospital. A maior parte da disfunção autonômica relevante clinicamente ocorre dentro das primeiras duas a quatro semanas de doença – o período de pico da paresia. As manifestações podem ser associadas tanto ao aumento como à diminuição da atividade simpática e parassimpática, resultando em hipotensão ortostática, retenção urinária, atonia gastrointestinal, iridoplegia, hipertensão sustentada ou episódica, taquicardia sinusal, taquiarritmias, anidrose ou episódios de diaforese. A atividade vagal excessiva responde por episódios de bradicardia, bloqueio cardíaco e assistolia. Esses episódios vagais podem ocorrer espontaneamente ou podem ser desencadeados por aspiração traqueal ou algum estímulo similar. Arritmias cardíacas graves com instabilidade hemodinâmica tendem a ser mais frequentes em pacientes com tetraparesia grave e falência respiratória. A disfunção autonômica pode resultar em alterações eletrocardiográficas incluindo anormalidades da onda T, redução do segmento ST, alargamento do QRS, aumento do intervalo QT, e várias formas de bloqueio cardíaco. É importante observar que algumas condições médicas comuns, incluindo embolia pulmonar, hipóxia e pneumonia, causam sintomas semelhantes (p. ex., taquicardia) e devem ser excluídas antes de serem atribuídas a disfunção autonômica.

VARIANTES

Existem diversas variações da apresentação típica de SGB. Suas associações com SGB são relacionadas a episódios infecciosos precedentes, diminuição dos reflexos, elevados níveis de proteína no líquor e uma origem imunomediada presumida.

Variantes (ou subtipos) principais

- Neuropatia axonal aensitivomotora aguda (AMSAN) – subtipo fulminante. Com um prognóstico ruim, todos os pacientes apresentam um curso agudo e rapidamente progressivo, atingindo o máximo de déficit em menos de sete dias, frequentemente marcado por tetraparesia com perda muscular grave e necessitando de suporte ventilatório prolongado. Tem-se redução importante ou ausência de potencial de ação muscular e de potencial de ação sensitivo.
- Neuropatia axonal motora aguda (AMAN) – subtipo de SGB mais comum na Ásia. Apresenta-se como paralisia flácida aguda sem manifestações clínicas ou eletrofisiológicas de comprometimento dos nervos sensitivos. A maioria dos pacientes se recuperam rapidamente. Antecedente de infecção por *Campylobacter jejuni* é detectado em testes sorológicos em cerca de 76% dos pacientes com AMAN, no norte da China, sugerindo que esse organismo desempenha um importante papel na sua patogênese.
- Síndrome de Miller-Fisher (SMF) – responde por cerca de 5% dos casos. É caracterizada pela tríade: oftalmoplegia, ataxia e arreflexia. Pacientes apresentam diplopia seguida por ataxia de marcha e de membros. Os sinais oculares variam de oftalmoplegia, incluindo pupilas midriáticas e não fotorreativas, à oftalmoparesia com ou sem ptose palpebral. Outros nervos cranianos, além daqueles responsáveis pela motricidade ocular extrínseca, podem ser afetados. A ataxia é atribuída a uma incompatibilidade periférica entre a propriocepção dos fusos musculares e as informações cinestésicas dos receptores articulares. A força motora é caracteristicamente preservada. A maioria dos pacientes tem proteína no líquor aumentada, porém sem pleocitose, uma semana depois do início do quadro. Ressonância nuclear magnética (RNM) de crânio geralmente é normal. Cerca de 20% dos pacientes com sd. de Miller-Fisher apresentaram infecção prévia por *C. jejuni* e 8% por *H. influenzae*. Autoanticorpos séricos IgG para gangliosídeo, GQ1b, são detectados na fase aguda em cerca de 98% dos pacientes com Miller-Fisher e em muitos pacientes com SGB com oftalmoplegia e ataxia, especialmente naqueles precedidos de infecção por *C. jejuni*, sugerindo que os anticorpos são específicos da doença e estão relacionados com sua patogênese. A SMF tem um prognóstico favorável, com recuperação

depois de um período médio de 10 semanas e uma redução correspondente nos títulos de anticorpos.
- Pandisautonomia aguda: caracterizada por rápido começo da combinação de falência simpática e parassimpática, sem envolvimento sensitivo e motor somático. Os reflexos tendinosos profundos são geralmente perdidos durante o curso da doença. Esses pacientes desenvolvem grave hipotensão ortostática, intolerância ao calor, anidrose, olhos e boca secos, pupilas fixas, frequência cardíaca fixa, e distúrbios da função intestinal e vesical. Cerca de metade dos pacientes tem autoanticorpos contra os receptores ganglionares de acetilcolina, que podem desempenhar um papel na patogênese por bloquear a transmissão colinérgica em gânglios autonômicos.
- Variante faringocervicobraquial: pacientes apresentam um início rápido de paralisia de múltiplos nervos cranianos, mais notavelmente paralisia facial bilateral. Diplegia facial isolada com parestesias distais pode ser uma forma frustra desta variante de SGB.

DIAGNÓSTICO

Além da suspeita clínica, o exame do líquor e estudos seriados de eletroneuromiografia (ENMG) são fundamentais para a confirmação diagnóstica do SGB. Outros estudos laboratoriais têm valor limitado. Na primeira semana dos sintomas neurológicos, a proteína no líquor pode estar normal em mais de 50% dos pacientes, mas torna-se elevada nos exames subsequentes. Em aproximadamente 10% dos casos, a proteína do líquor permanece normal ao longo da doença. O aumento da proteinorraquia e de imunoglobulinas no líquor não é, geralmente, associada com resposta celular (dissociação proteinocitológica). Em cerca de 10% dos pacientes, há uma leve pleocitose linfocítica maior que 10 células/mm^3. Entretanto, pleocitose moderada (geralmente acima de 50 células) é uma característica distintiva de SGB associada a HIV ou Lyme.

O diagnóstico de SGB é importante pela necessidade de iniciar o tratamento precocemente. A ENMG é, frequentemente, realizada não apenas para excluir outros diagnósticos (p. ex., botulismo, miastenia *gravis*), mas, também, para confirmar o diagnóstico de SGB, pois auxilia na detecção de desmielinização multifocal, marca da polineuropatia desmielinizante adquirida.

As anormalidades mais comuns vistas na ENMG nas primeiras 2 semanas de doença são ausência do reflexo H e ausência, atraso, ou não persistência de ondas F – achados comuns nas polineuropatias, mas não são específicos para os tipos desmielinizantes. Em geral, os estudos eletrofisiológicos tornam-se mais específicos para doença desmielinizante multifocal durante a terceira e quarta semanas da doença. De fato, cerca de metade dos pacientes tem condução nervosa normal durante os primeiros 4 dias de doença (exceto pela ausência de reflexo H), enquanto apenas cerca de 10% deles tem estudos normais na primeira semana de doença.

O valor de testes sorológicos específicos para o diagnóstico de SGB é limitado, exceto para Miller-Fisher e AMAN (elevadas taxas de anticorpo anti-GQ1b são encontrados em cerca de 95–98% dos pacientes com SMF). Antecedente de infecção por C. *jejuni* tem sido associada à variante AMAN, assim como altos títulos de anti-GM1, anti-GD1b e anti-GD1a, anticorpos da classe IgG. Testes sorológicos para infecção por C. *jejuni* são difíceis tanto para realização quanto para interpretação. Estudos de imagem, mais especificamente RNM do cérebro e da medula, são mais úteis para excluir doenças de tronco cerebral ou da medula espinal como causas da fraqueza.

TRATAMENTO

A administração de suporte clínico geral é a base do tratamento. Pacientes com SGB aguda de piora rápida devem ser observados em unidade hospitalar até o limite máximo de progressão da doença ter se estabilizado. A redução na mortalidade para menos de 5% reflete melhorias nos cuidados intensivos. A prevenção de complicações, como insuficiência respiratória e disfunção autonômica, principalmente, fornecem melhores chances de um resultado favorável. As funções respiratória e bulbar, a capacidade de lidar com secreções, a frequência cardíaca, e a pressão sanguínea devem ser monitorados de perto durante a fase progressiva. A insuficiência respiratória necessitando de ventilação mecânica ocorre em cerca de 30% dos pacientes com SGB. Preditores da necessidade futura de ventilação mecânica incluem progressão rápida da doença (do início à admissão em menos de 7 dias), a gravidade da fraqueza dos membros, a presença de fraqueza facial e fraqueza bulbar. Consequentemente, pacientes com um ou mais desses preditores, evidência de disautonomia, ou sinais de insuficiência respiratória devem ser admitidos na UTI para observação. Sinais de falência respiratória iminente incluem deterioração da capacidade vital forçada (CVF), declínio das pressões respiratórias e hipoxemia causada por atelectasia. Os pacientes devem ser monitorados por oximetria de pulso, especialmente à noite, para a detecção precoce de dessaturação. Medidas seriadas de declínio da função respiratória que poderiam predizer falência respiratória futura, incluem CV menor que 20 mL/kg ou um declínio maior que 30% da linha de base, pressão inspiratória máxima menor que 30 cmH_2O, e pressão expiratória máxima menor que 40 cmH_2O. Isso é conhecido como a regra do 20-30-40, aplicada em pacientes de risco para identificá-los e transferi-los para UTI. A intubação eletiva para assistência ventilatória deve ser realizada quando a CVF cai abaixo de 12–15 mL/kg, ou quando a CVF está abaixo de 18 mL/kg em pacientes com fraqueza grave de orofaringe, ou quando a PO_2 arterial cai abaixo de 70 mmHg em ar ambiente. Quando a assistência respiratória é necessária por mais que 2 semanas, a traqueostomia deve ser realizada.

Nos casos de arritmias cardíacas ou flutuações da pressão arterial, o ECG contínuo e a monitorização da pressão arterial permitem a detecção precoce de situações de risco de vida que requerem tratamento imediato. Aspiração traqueal pode desencadear episódios repentinos de hipotensão ou bradiarritmia. Dores das costas e radiculares frequentemente respondem a anti-inflamatórios não esteroidais. Às vezes, opioides orais ou parenterais são necessários para o adequado controle da dor. As necessidades nutricionais devem ser calculadas e, se for o caso, devem ser providenciadas dietas hipercalóricas e hiperproteicas, ou iniciar alimentação enteral precocemente.

Heparina não fracionada ou heparina de baixo peso molecular subcutâneas associadas a compressão pneumática intermitente devem ser prescritas rotineiramente em pacientes imobilizados para diminuir os riscos de trombose venosa profunda e embolia pulmonar. Infecções pulmonares e urinárias ocorrem em quase metade dos pacientes com SGB na UTI. A prevenção e o tratamento imediato de infecções nosocomiais são importantes aspectos do cuidado. A fisioterapia respiratória e a frequente aspiração oral ajudam na prevenção de atelectasia nos pacientes com o reflexo de tosse prejudicado. O cuidado especializado de enfermagem com mudança de decúbito regular e atenção para pele, olhos, boca, intestino e bexiga são essenciais. A ceratite por exposição nos casos de diplegia facial deve ser evitada com o uso de colírios e por oclusão das pálpebras à noite. A fisioterapia é iniciada precocemente porque ajuda a prevenir contraturas, imobilização articular e estase venosa. Suporte psicológico e a confiança no potencial de recuperação são importantes para o paciente e sua família.

Sobre intervenções terapêuticas específicas, tendo em vista limitar os efeitos nocivos da reação autoimune e dos autoanticorpos, a plasmaférese e a infusão de altas doses de imunoglobulinas endovenosas mostraram ser igualmente efetivas. A plasmaférese é recomendada para os pacientes com fraqueza moderada a grave (definida como capacidade de andar apenas com apoio ou pior). Os benefícios são mais claros quando a plasmaférese é iniciada dentro de 2 semanas no início do quadro. Pacientes pouco afetados se beneficiaram de 2 sessões; 4 sessões foram ideais para os casos moderados a graves; 6 sessões não tiveram benefício adicional. O cronograma recomendado de plasmaférese compreende uma série de 4 a 5 sessões (40–50 mL/kg) com fluxo contínuo pela máquina, em dias alternados, usando soro fisiológico e albumina como fluido de substituição. Uma revisão da Cochraine confirmou a importância da plasmaférese sobre a terapia de suporte em acelerar a recuperação da SGB, quando iniciada dentro de 30 dias após o início da doença. A maioria das complicações graves são associadas a problemas no acesso venoso central, incluindo formação de hematoma nos locais de punção, pneumotórax após a inserção do cateter central, e infecção de corrente sanguínea relacionada ao cateter. Sepse, sangramento ativo e instabilidade cardiovascular são contraindicações para a plasmaférese.

Três ensaios randomizados comparando imunoglobulina endovenosa com plasmaférese demonstraram o benefício de 5 infusões diárias, 1 vez ao dia, de imunoglobulina (0,4 g/kg/dia) administradas nas primeiras 2 semanas de doença. Ambas as modalidades de tratamento foram igualmente efetivas. Não há nenhuma vantagem entre uma ou outra. Anticorpos fornecidos pela imunoglubulina endovenosa (Ig EV) são capazes de se ligar aos anticorpos patogênicos e de neutralizá-los como modo de ação proposto. Efeitos colaterais menores são: cefaleia, mialgias e artralgias, sintomas gripais, febre e reações vasomotoras são observadas quando a velocidade de infusão está alta. Complicações mais graves como anafilaxia em pessoas com deficiência de IgA (1 por 1.000 na população, que desenvolvem anticorpos anti-IgA depois do primeiro contato com IgA presente na infusão de Ig EV), meningite asséptica, insuficiência cardíaca congestiva, complicações trombóticas (trombose venosa e infarto cerebral e miocárdico) e insuficiência renal têm sido relatados. A taxa de complicações vasculares, particularmente AVC e IAM, é mais alta em pacientes com fatores de risco cardiovascular tratados com uma velocidade de infusão alta. Para prevenir cefaleia e possível meningite asséptica, os pacientes devem ser pré-tratados com acetaminofeno 500–1.000 mg por via oral, ou ibuprofeno, 800 mg, poucas horas antes de cada infusão; a dose pode ser repetida 6 horas depois, se o paciente apresentar cefaleia. Ig EV tem se tornado o tratamento de preferência para SGB aguda, provavelmente devido à sua facilidade na administração. Para pacientes com hiperviscosidade, insuficiência cardíaca congestiva, insuficiência renal crônica (especialmente devido ao diabetes) ou deficiência congênita de IgA, a Ig EV é contraindicada e a plasmaférese é preferida.

BIBLIOGRAFIA

1. Ropper, AH, Brown RJ. Adams andVictor's Principles of Neurology Edited by McGraw Hill; 8 ed.
2. Guillain–BarréSyndrome.NobuhiroYuki, M.D., Ph.D., and Hans-Peter Hartung, M.D. N Engl J Med. 2012;366:2294-2304 June 14, 2012 DOI: 10.1056/NEJMra1114525.
3. Merritt'sNeurology, editedby Lewis P. Rowland, Timothy A. Pedley; 12th Edition
4. Neurologia: Diagnóstico e Tratamento 2ª ed / Bertulucci, Paulo H. F. / Ferraz, Henrique Ballalai / Barsottini, Orlando G. P. / Pedroso, Jose Luiz.
5. Neurology in ClinicalPractice (2 vol. set) Editedby Walter Bradley, Robert Daroff, Gerald Fenichel, Joseph Jankovic. Butterworth-Heinemann; 7 thEdition.
6. What's new in Guillain-Barrésyndrome? J Pritchard / Postgrad Med J 2008; 84:532-538 doi:10.1136/jnnp.2006.097709.

SEÇÃO 13

PNEUMOLOGIA

Editora responsável: **Rachel Teixeira Leal Nunes**
Coordenadora da Seção: **Luiza Helena Degani Costa**

140

DERRAME PLEURAL

André Luis Xavier Franco
Luiza Helena Degani Costa
Rachel Teixeira Leal Nunes

INTRODUÇÃO

Derrame pleural (DP) consiste no acúmulo de líquido no espaço pleural (cavidade virtual entre a pleura parietal e visceral que, em condições fisiológicas, é ocupada apenas por 5 a 10 mL de líquido pleural).

Podemos dividir os derrames pleurais em transudatos e exsudatos a depender do mecanismo de formação. Transudatos se formam a partir do aumento da pressão hidrostático (p. ex., insuficiência cardíaca congestiva e disfunção renal), da diminuição da pressão oncótica (p. ex., hipoalbuminemia) no capilares pulmonares ou por meio do aumento da pressão negativa no espaço pleural pleural (p. ex., atelectasia). Por outro lado, exsudatos resultam de uma variedade de mecanismos, a saber: infecções, malignidades, resposta imunológica, anormalidades linfáticas, inflamações não infecciosas etc.

A diferenciação entre transudatos e exsudatos é feita por meio da análise bioquímica do líquido pleural. Desde 1972, com a publicação dos chamados critérios de Light, vários critérios bioquímicos vêm sendo utilizados para definir exsudato (Tabela 140.1). O gradiente de albumina e de proteínas é particularmente útil no diagnóstico

TABELA 140.1 Critérios de exsudato
Proteína$_{líquido}$ / Proteína$_{sangue}$ > 0,5
DHL$_{líquido}$ / DHL$_{sangue}$ > 0,6
DHL$_{líquido}$ > 2/3 do limite superior de normalidade sérico
Proteína$_{sangue}$ - Proteína$_{líquido}$ < 3,1 g/dL
Albumina$_{sangue}$ - Albumina$_{líquido}$ ≤ 1,2 g/dL
Colesterol$_{líquido}$ > 45 mg/dL

de transudatos em pacientes com insuficiência cardíaca (IC) em uso de diuréticos. Nesses pacientes, os critérios clássicos de Light podem erroneamente indicar a presença de exsudato em derrames pleurais transudativos secundários a IC, de forma que a determinação do gradiente de proteína é altamente recomendável para se fazer um diagnóstico assertivo.

A amostra do líquido pleural para análise é obtida por meio de toracocentese diagnóstica. São considerados derrames puncionáveis aqueles cuja lâmina de líquido seja maior que 10 mm na radiografia de tórax em decúbito lateral com raios horizontais. A toracocentese é realizada com técnica asséptica e anestesia local guiada por ultrassonografia. Na ausência de ultrassonografia, derrames pleurais não loculados podem ser puncionados na linha média entre a coluna vertebral e a linha axilar posterior, um a dois espaços intervertebrais abaixo do limite superior do derrame pleural, identificado ao exame físico, evitando-se puncionar abaixo do nono espaço intervertebral pelo risco de punção subdiafragmática.

TRANSUDATOS

Insuficiência cardíaca

A insuficiência cardíaca congestiva (ICC) é a causa mais comum de derrame pleural, sendo caracteristicamente transudatos. Derrame pleural bilateral ou somente à direita em paciente com quadro clínico clássico de insuficiência cardíaca não necessita de investigação adicional para se estabelecer a etiologia. A indicação de toracocentese diagnóstica fica restrita aos casos de derrame pleural isolado à esquerda, suspeita de derrame pleural de outra etiologia (p. ex., parapneumônico, pós-pericardiotomia) ou na ausência de melhora do DP após instituídas medidas para ICC.

Hidrotórax hepático

Hidrotórax hepático consiste na presença de derrame pleural (mais frequente à direita) em pacientes portadores de cirrose hepática e hipertensão portal na ausência de doença cardíaca, pulmonar ou pleural associada. A formação do hidrotórax hepático se dá por meio da passagem de líquido ascítico da cavidade abdominal à cavidade pleural através de pequenos defeitos na porção tendínea do diafragma (inferiores a 1 cm de diâmetro). Seu manejo é clínico, com o tratamento da doença de base e da ascite com diureticoterapia.

A pleurite bacteriana espontânea é diagnosticada nas seguintes situações: (1) quando a cultura do líquido é positiva para bactérias, na presença de mais de 250 neutrófilos/mm^3; (2) na presença de mais de 500 neutrófilos/mm^3, independentemente de cultura positiva. O tratamento é puramente clínico, com antibioticoterapia empírica. A drenagem torácica é raramente recomendada pelo risco de depleção proteica e eletrolítica, infecção, disfunção renal e sangramento.

Síndrome nefrótica

Na síndrome nefrótica existe uma perda excessiva de proteínas através dos glomérulos. O diagnóstico se dá por meio da demonstração de proteinúria na faixa nefrótica (> 3,5 g/dia) e outros comemorativos clínicos, como hipoalbuminemia, hipercolesterolemia e edema periférico.

O derrame pleural na síndrome nefrótica forma-se pela diminuição da pressão oncótica no capilares pulmonares decorrente da proteinúria excessiva.

EXSUDATOS

Derrame pleural parapneumônico

Derrame pleural parapneumônico (DPP) consiste no DP associado a pneumonia ou abscesso pulmonar. Derrames parapneumônicos estão presentes em 20–57% dos pacientes que cursam com pneumonia; desses, aproximadamente 40% complicam ou tornam-se empiemas. Fatores de risco para o desenvolvimento de DPP incluem: doença pulmonar crônica, imunossupressão, DRGE, abuso de álcool, uso de drogas intravenosas, desnutrição, e fatores predisponentes a infecções por anaeróbios (p. ex., aspiração e higiene dental precária).

Podemos classificar os derrames pleurais parapneumônicos em simples, complicados e empiemas, a depender de suas características bioquímicas e citológicas. Derrames pleurais complicados são aqueles com pH < 7,2, glicose < 40 mg/dL, DHL > 1.000 u/L ou presença de bactérias à coloração de Gram. Dá-se o nome de empiema ao líquido pleural francamente purulento.

O tratamento do derrame pleural parapneumônico é baseado em dois pontos fundamentais: (1) antibioticoterapia empírica com cobertura adequada para os principais agentes etiológicos; e (2) avaliação da necessidade de drenagem torácica e limpeza cirúrgica. Nos pacientes com derrame pleural associado a pneumonia comunitária, a antibioticoterapia inicial empírica com ceftriaxone + clindamicina é adequada. Após cinco ou mais dias de tratamento endovenoso é possível avaliar a troca para antibióticos de espectro equivalente por via oral (p. ex., amoxacilina + ácido clavulânico) caso o paciente esteja apresentando boa evolução. O tratamento antibiótico deve ser mantido por duas a quatro semanas a depender da evolução clinicorradiológica.

Diante de derrames pleurais parapneumônicos complicados ou empiemas, devemos proceder à drenagem torácica. Caso haja persistência ou aumento do derrame pleural ou não se observe melhora clinicolaboratorial após 3 a 5 dias da drenagem torácica, deve-se considerar as hipóteses de que o dreno esteja obstruído ou mal locado ou que o derrame esteja loculado e apenas uma loja esteja sendo drenada. Nesta situação, recomenda-se realizar avaliação radiológica complementar com US de tórax e/ou TC de tórax com contraste e solicitar avaliação da cirurgia torácica para a necessidade de limpeza cirúrgica com ou sem decorticação. Aproximadamente 15 a 20% dos pacientes com empiema precisarão de abordagem cirúrgica.

Tuberculose pleural

O acometimento pleural pelo *Mycobacterium tuberculosis* é o segundo acometimento extrapulmonar mais comum por essa micobactéria, sendo o acometimento linfonodal o mais frequente.

O derrame pleural causado por infecção pela micobactéria da tuberculose (TB) ocorre devido a uma reação de hipersensibilidade tardia à micobactéria ou a antígenos da mesma no espaço pleural. O acometimento pleural pelo BK se dá normalmente por reativação da doença, no entanto um quadro primário também pode ser causa de derrame pleural por tuberculose.

Ao contrário da TB pulmonar, a TB pleural geralmente tem evolução aguda ou subaguda em pacientes imunocompetentes, com sintomas presentes há uma a quatro semanas por ocasião do diagnóstico. Em pacientes HIV positivos, por outro lado, a evolução pode ser mais prolongada. O quadro clínico é de febre vespertina, dispneia, tosse predominantemente seca e dor torácica ventilatorio-dependente.

Radiograficamente, verifica-se derrame pleural unilateral pequeno a moderado. A toracocentese diagnóstica demonstra exsudato, com líquido predominantemente linfocítico, redução de mesoteliócitos (frequentemente com 0% de células mesoteliais) e ADA > 40 UI/L, sendo que valores acima de 70 UI/L são praticamente diagnósticos de TB pleural (sensibilidade de 92% e especificidade de 90%). Cabe ressaltar que a toracocentese, em um estágio precoce da TB pleural, pode evidenciar neutrofilia; nesses casos, a repunção após 48 h pode evidenciar a mudança do diferencial de células para predomínio linfocítico.

A pesquisa de BAAR e cultura para micobactérias no líquido pleural têm baixa sensibilidade para o diagnóstico de TB pleural. Sendo assim, no Brasil está autorizado o início empírico de esquema básico nos pacientes com quadro clínico sugestivo e líquido pleural com as características descritas acima. O diagnóstico de certeza poderá ser firmado nesses casos de duas formas: (1) pesquisa de BAAR e cultura para micobactérias no escarro induzido, que serão positivos em até 50% dos pacientes HIV-negativo e 75% do HIV-positivo com TB pleural; (2) biópsia pleural com achado de granuloma com necrose caseosa, com ou sem positividade na coloração de Ziehl-Neelsen e cultura de fragmento.

O tratamento da tuberculose pleural é semelhante ao tratamento de TB pulmonar: esquema com rifampicina, isoniazida, pirazinamida e etambutol por dois meses seguidos de rifampicina e isoniazida por quatro meses. A drenagem sistemática dos pacientes portadores de TB pleural não demonstrou melhores resultados clínicos, portanto sua realização deve ser individualizada.

Quilotórax

Quando a aparência do líquido pleural é leitosa, devemos pensar no quilotórax (ou, menos frequentemente, no pseudoquilotórax). Nesse caso, devemos submeter o líquido à centrifugação: se ficar clara a diferenciação de um sobrenadante, estamos diante de um empiema (discutido anteriormente). No entanto, se após centrifugação o derrame pleural permanecer homogêneo, estamos diante de uma quilotórax ou de um pseudoquilotórax.

O quilotórax consiste no acúmulo de linfa no espaço pleural. Seu diagnóstico é dado por triglicérides no líquido pleural > 110 mg/dL e colesterol < 220 mg/dL. Triglicérides entre 50 a 110 mg/dL ainda podem ser quilotórax e a confirmação depende da identificação de quilomícrons por eletroforese de lipoproteínas. A formação do quilotórax se dá a partir de lesão ou obstrução no ducto torácico. São causas de quilotóraces: linfomas, trauma, massas mediastinais, sarcoidose, linfangioleiomiomatose, idiopático.

O pseudoquilotórax é formado a partir de inflações crônicas na cavidade pleural, como nos derrames pleurais de longa duração na artrite reumatoide e na tuberculose pleural. Laboratorialmente, o pseudoquilotórax é caracterizado por colesterol no líquido pleural > 220 mg/dL e uma relação colesterol/triglicérides > 1. Normalmente, temos triglicérides < 110 mg/dL, mas ele pode estar acima deste valor.

O tratamento do quilotórax envolve tratar a causa de base, drenagem torácica e dieta pobre em gordura. Pleurodese química ou cirúrgica ou ligadura do ducto torácico podem ser realizados na ausência de resposta às medidas dietéticas e toracocentese. Já o tratamento do pseudoquitórax deve ser dirigido ao seu fator etiológico.

Derrame neoplásico

Os derrames pleurais neoplásicos, em sua maioria, são de origem metastática, sendo os principais causadores os cânceres de pulmão, mama e os linfomas. O líquido pleural frequentemente tem aspecto sero-hemático e a análise laboratorial revela um exsudato com linfocitose e/ou eosinofilia.

A presença de espessamento pleural circunferencial e/ou nodular na tomografia de tórax fala a favor de derrame neoplásico, no entanto, o diagnóstico definitivo só é possível pela identificação de células neoplásicas no líquido pleural e/ou biópsia pleural identificando neoplasia.

A sobrevida dos pacientes com derrame pleural neoplásico, em geral, é muito baixa e a escolha do tratamento é determinada fundamentalmente pela performance do indivíduo (utilizando escalas de funcionalidade como a de Karnofsky e/ou ECOG), a intensidade dos sintomas, tipo de tumor, resposta à quimioterapia e o grau de reexpansão pulmonar após toracocentese de alívio.

Pacientes com expectativa de vida muito baixa devem ser submetidos à toracocentese de repetição conforme demanda. No entanto, pode-se considerar a instalação de cateter tunelizado de longa permanência para derrames que recoletam em menos de 72 horas. Pacientes com maior expectativa de vida e funcionalidade devem ser submetidos à drenagem torácica. Havendo reexpansão pulmonar ipsilateral, está indicada pleurodese com 4 g de talco ou 10 mL de nitrado de prata 1%. A retirada do dreno só deve ser feita quando o débito do mesmo for inferior a 200 mL/dia (pode ser necessária para isso a realização de outras sessões de pleurodese). Indivíduos com reexpansão pulmonar insatisfatória devem ter um cateter tunelizado de longa permanência instalado. Nos pacientes assintomáticos, a conduta deve ser expectante.

BIBLIOGRAFIA

1. Heffner JE, Broaddus VC, Finlay G. Diagnostic thoracocentesis. UpToDate; 2016.
2. Heffner JE, Broaddus VC, Finlay G. Etiology, clinical presentation and diagnosis of chylothorax. UpToDate; 2016.
3. Heffner JE, Jr King TE, Finlay G. Diagnostic evaluation of a pleural effusion in adults: initial testing. UpToDate; 2016.
4. Light RW. Pleural Effusion. N Engl J Med No25, 2002 Jun 20.
5. Sahn SA, Huggins JT, Jose ES, Alvarez-Dobano JM, Valdes L. The Art Of Pleural Fluid Analysis. Clin Pulm Med. 2013;20:77-96.
6. Wilcox ME, Chong CA, Stanbrook MB, Tricco AC, Wong C, Straus SE. Does this patient have an exudative pleural effusion? The Rational Clinical Examination systematic review. JAMA. 2014 Jun 18;311(23): 2422-2423.

141

ASMA

Vitor Dornela de Oliveira
Rachel Teixeira Leal Nunes
Luiza Helena Degani Costa

INTRODUÇÃO

A asma é uma doença inflamatória crônica das vias aéreas que cursa com quadros recorrentes de tosse, sibilância, dor torácica e dispneia desencadeados por alérgenos e outros estímulos externos, como mudança de tempo e infecções respiratórias. Manifesta-se com obstrução variável ao fluxo aéreo que é potencialmente reversível espontaneamente ou com tratamento. É uma das doenças crônicas mais comuns, afetando tanto adultos quanto crianças, podendo causar grande impacto na qualidade de vida dos seus portadores.

EPIDEMIOLOGIA

A doença afeta 1–18% da população nos diferentes países, acometendo cerca de 300 milhões de indivíduos ao redor do mundo. No Brasil, há estimativa de cerca 20 milhões de portadores, com 160 mil hospitalizações em 2011, segundo o DATASUS, dado que colocou a doença como quarta causa de internações naquele ano. A taxa de mortalidade média no nosso país entre 1998 e 2007 foi de 1,52/100 mil habitantes. Os custos diretos ou indiretos com asma aumentam com a gravidade da doença, chegando a atingir 25% da renda familiar de pacientes de classes menos favorecidas.

FISIOPATOGENIA

A patogênese da asma não está totalmente esclarecida. Acredita-se que a doença se estabelece a partir de correlações genéticas, imunológicas e ambientais. Estudos genéticos demonstram que existem mais de 100 genes associados com alergia e asma.

A cascata imunológica é vasta nos pacientes portadores de asma e varia de acordo com os múltiplos fenótipos da doença. De maneira geral, observa-se que, a partir da exposição de aeroalérgenos, ocorre ativação imune, com desvio para resposta mediada por linfócitos Th2. Há papel de vários mediadores inflamatórios e células do sistema imunitário, tais como células dendríticas, macrófagos, neutrófilos, eosinófilos, linfócitos T e mastócitos. A IgE tem importante papel em alguns subtipos e pode ser alvo de tratamento.

Com relação aos fatores ambientais associados, destacam-se fortemente: (1) tabagismo ativo e passivo em todos os períodos da vida (inclusive tabagismo materno durante a gestação), (2) infecção por vírus sincicial respiratório (VSR) na primeira infância (< 3 anos), (3) exposições ocupacionais, de maior importância em indivíduos adultos e (4) poluição ambiental.

Outros fatores parecem ter associação, porém os estudos são conflitantes. Dentre os fatores perinatais, podemos citar: dieta materna, nível de estresse da mãe, uso de antibióticos e via de parto. Já na infância, é possível observar correlação com: sensibilização alérgica, exposição a animais (crianças criadas com animais de fazenda desenvolvem menos asma), dieta (retirada precoce do aleitamento materno e introdução do leite de vaca aumenta risco de asma), uso de antibióticos, infecções das vias aéreas e fatores socioeconômicos.

QUADRO CLÍNICO

Os sintomas mais frequentes encontrados no paciente asmático são tosse, dispneia, sibilância, opressão ou desconforto torácico. Tais sintomas são mais comuns à noite ou no início da manhã e geralmente são desencadeados por: infecções virais, exposição a alérgenos, exercício, mudanças climáticas, fumaça ou fortes odores. A melhora espontânea ou após uso de medicamentos específicos para a doença reforça a probabilidade de asma.

Outros dados da história clínica que sugerem o diagnóstico são: início dos sintomas respiratórios na infância, presença de rinite ou eczema e história familiar de asma ou atopia. Tais achados, no entanto, não estão presentes em todos os fenótipos de asma.

O exame físico geralmente é normal na maioria dos pacientes. O achado mais frequente é a presença de sibilos expiratórios à ausculta pulmonar, mas podem estar ausentes ou somente serem percebidos durante expiração forçada. Durante crises graves de asma, os sibilos podem estar ausentes ("tórax silencioso") e isso se deve a acentuada redução ao fluxo aéreo. O exame da cavidade nasal pode identificar sinais de rinite alérgica ou pólipos nasais.

DIAGNÓSTICO

O diagnóstico de asma é clinicofuncional. A espirometria é o primeiro exame a ser solicitado, pois além de estabelecer o diagnóstico, mostra a gravidade da obstrução ao fluxo aéreo e auxilia no monitoramento do tratamento. Dessa forma, uma espirometria com distúrbio ventilatório obstrutivo e resposta ao broncodilatador confirma o diagnóstico de asma em pacientes com sintomas típicos.

A espirometria identifica obstrução a partir da relação VEF_1/CVF abaixo do limite inferior de referência para indivíduos de mesmo sexo, idade e altura. A resposta positiva ao broncodilatador (200–400 mcg de salbutamol) se caracteriza por aumento de 200 mL e 12% do VEF_1 inicial ou 200 mL e 7% do valor previsto do VEF_1. Vale ressaltar, no entanto, que uma espirometria normal não exclui o diagnóstico de asma, já que se trata de uma doença que cursa com obstrução variável e reversível ao fluxo aéreo. Nesses casos, pode-se utilizar outros métodos diagnósticos, como a medida seriada do pico de fluxo expiratório (PFE) e os testes de broncoprovocação.

Medidas diárias do PFE em duas ocasiões (pela manhã e à tarde) durante duas semanas podem evidenciar a variabilidade da obstrução. Variações de PFE maiores que 20% ([maior PFE matinal – maior PFE vespertino]/maior valor de PFE) no período são compatíveis com asma. Da mesma forma, o aumento do PFE > 15% após o uso de broncodilatadores também corrobora o diagnóstico. A medida seriada do PFE é particularmente útil quando se suspeita de asma ocupacional ou asma agravada pelo trabalho.

Alternativamente, o diagnóstico de asma pode ser confirmado mediante prova terapêutica com prednisona 40 mg/dia por 2 a 4 semanas. Aumento de VEF_1 superior a 250 mL e 20% do inicial ou aumento superior a 20% do PFE são compatíveis com asma.

Testes de provocação também podem ser usados para evidenciar a hiperresponsividade das vias aéreas. O mais comum é o teste de broncoprovocação com inalação de concentrações progressivamente maiores de metacolina, um irritante inespecífico da via aérea. A queda de 20% do VEF_1 inicial com concentrações inferiores a 16 mg/dL (CP_{20} < 16 mg/dL) de metacolina sugere hiperresponsividade brônquica e, portanto, é compatível com o diagnóstico de asma. No entanto, a presença de rinite alérgica, refluxo gastroesofágico e IVAS recente podem gerar resultados falso-positivos. Sendo assim, o resultado do teste de broncoprovocação deve ser interpretado de acordo com a probabilidade pré-teste de asma. O uso de valores de cortes menores para a CP_{20} (CP_{20} < 4 mg/dL) aumenta a especificidade para o diagnóstico de asma, embora consequentemente aumente também os falso-negativos.

Pode-se também pesquisar a presença de hiperresponsividade brônquica em resposta ao exercício físico intenso por meio do teste de exercício cardiopulmonar incremental em bicicleta. Embora existam protocolos de incremento de carga específicos para a pesquisa de broncoespasmo induzido por exercício, já foi demonstrado que o teste incremental em rampa até o limite da tolerância é capaz de desencadear uma resposta semelhante das vias aéreas quando realizado em ambiente frio e com baixa umidade.

Embora estudos tenham demonstrado que o teste cardiopulmonar tenha pior perfil de sensibilidade e especificidade quando comparado ao teste de broncoprovocação com metacolina, ele é útil para o diagnóstico de asma em atletas e em pacientes cujos sintomas são desencadeados predominantemente pelo exercício. Além disso, ele permite a avaliação da capacidade aeróbica e identificação de outros eventuais mecanismos de limitação ao exercício.

A identificação de atopia, seja por medida de IgE ou testes cutâneos, aumenta a chance de os sintomas respiratórios serem devido a asma. Tal achado, entretanto, não é específico de asma e não compreende todos os fenótipos da doença.

A fração expirada de óxido nítrico (FENO) está aumentada nos quadros de inflamação eosinofílica das vias aéreas e pode ser útil no diagnóstico, diferenciação de fenótipos e manejo da asma. Embora ele não seja um marcador patognomônico de asma, já que estará aumentado em outras condições que também cursam com inflamação eosinofílica das vias aéreas (p. ex., bronquite eosinofílica), a FENO pode ser utilizada para corroborar o diagnóstico de asma e já foi incorporada a algumas diretrizes europeias.

Além disso há uma relação diretamente proporcional entre os níveis de FENO e a probabilidade de resposta à corticoterapia inalatória. Uma diretriz da ATS (American Thoracic Society) sugere que valores menores que 25 ppb (20 para crianças) indicam baixa probabilidade de inflamação eosinofílica e resposta à corticoterapia, enquanto valores maiores que 50 ppb (35 para crianças) indicam alta chance de inflamação eosinofílica e resposta a corticosteroides. Valores intermediários merecem cuidado na sua interpretação. Sendo assim, a FENO pode ser útil no acompanhamento e escolha medicamentosa, uma vez que ajuda a avaliar a probabilidade de melhora, a resposta em si e a aderência ao tratamento. Vale ressaltar que, no Brasil, esse teste ainda não está disponível na prática clínica diária, sendo ainda restrito ao âmbito da pesquisa clínica.

CLASSIFICAÇÃO EM FENÓTIPOS

Diversos fenótipos de asma foram identificados. Os mais comuns são:
- *Asma alérgica:* é o mais comum dos fenótipos. Geralmente se correlaciona a outras manifestações atópicas (p. ex., eczema, rinite alérgica) e história familiar positiva. O escarro desses pacientes geralmente evidencia atividade eosinofílica e há boa resposta a corticoterapia inalatória.
- *Asma não alérgica:* alguns pacientes asmáticos não têm evidência de atopia. A análise do escarro pode revelar aumento de neutrófilos, eosinófilos ou paucigranulocitose. A resposta à corticoterapia geralmente é ruim.
- *Asma de início tardio:* esses pacientes começam a apresentar sintomas na vida adulta, geralmente não há relação com alergia e a resposta aos corticoides inalatórios costuma ser ruim.
- *Asma com limitação fixa ao fluxo aéreo:* alguns pacientes com muitos anos de doença podem apresentar remodelamento brônquico e perda da característica reversibilidade da doença.
- *Asma com obesidade:* alguns pacientes obesos têm sintomatologia severa e pouca atividade eosinofílica nas vias aéreas.

TRATAMENTO

O objetivo do tratamento se baseia em controle dos sintomas, diminuição das exacerbações e evitar o remodelamento brônquico. Todo paciente deve fazer controle de desencadeantes ambientais, evitar o tabagismo e ser vacinado anualmente contra influenza. O tratamento específico da asma será instituído de acordo com a gravidade inicial da doença e presença de fatores de risco para desfechos adversos e posteriormente adaptado ao nível de controle obtido (Tabelas 141.1 a 141.3).

Pacientes que apresentem sintomas diurnos menos do que duas vezes por mês e não apresentem sintomas noturnos ou exacerbações frequentes (asma controlada) podem ser mantidos apenas com medicações sintomáticas de demanda (*STEP* 1).

Pacientes com asma parcialmente controlada podem ser tratados inicialmente com *STEPs* 2 ou 3. Pacientes que apresentem sintomas diurnos até duas vezes por semana, mas com despertares noturnos menos do que 1×/semana e não apresentem limitação às atividades diárias podem ser tratados inicialmente com corticoide inalatório em dose baixa (*STEP* 2). Por outro lado, aqueles pacientes que apresentarem sintomas diurnos frequentes (> 2 ×/semana) ou despertares noturnos frequentes por asma (> 1 ×/semana), especialmente quando há fatores de risco para eventos adversos, podem ser tratados inicialmente com uma combinação de beta 2 agonista de longa duração e corticoide inalatório em baixas doses (*STEP* 3).

No entanto, se na apresentação inicial os sintomas são graves, com limitação às atividades habituais, sintomas diurnos e noturnos praticamente diários ou em vigência de uma exacerbação, opta-se por início do tratamento já com combinação de beta 2 de longa duração e corticoide inalatório em doses moderadas (*STEP* 4).

A partir do início do tratamento, avalia-se o paciente a cada 2 a 3 meses e se reclassifica a asma em controlada, parcialmente controlada ou não controlada de acordo com a intensidade de sintomas nas últimas 4 semanas (Tabela 141.1). O objetivo é avaliar a necessidade de avançar etapas de tratamento ou eventualmente a possibilidade de reduzir a quantidade de medicação. A asma pode ser também classificada em leve se permanece controlada com baixa intensidade de tratamento (*STEPs* 1–2); moderada se necessita de

TABELA 141.1 Avaliação de gravidade de sintomas e risco futuro

A. Controle dos sintomas de asma

Nas últimas 4 semanas:	Controlada	Parcialmente controlada	Não controlada
Sintomas diários > 2×/semana?			
Acordou à noite por sintomas?	Nenhum	1–2 destes	3–4 destes
Necessitou de medicação de alívio > 2×/semana?			
Alguma limitação às atividades?			

B. Fatores de risco para desfechos desfavoráveis

Fatores de risco para exacerbação (potencialmente modificáveis):
- Asma não controlada
- Uso frequente de SABA
- Uso inadequado de CI
- VEF1 baixo (principalmente se < 60% predito)
- Problemas psicológicos ou socioeconômicos importantes
- Exposição a alérgenos ou tabagismo
- Comorbidades: obesidade, rinossinusite, alergia alimentar
- Eosinofilia sérica ou no escarro
- Gravidez

Outros fatores de risco independentes:
- Intubação ou necessidade de UTI previamente
- ≥ exacerbação grave nos últimos 12 meses

Adaptada de Global Initiative for Asthma. Global Strategy for Asthma Management and Prevention, 2016. Disponível em: www.ginasthma.org

TABELA 141.2 Opções terapêuticas em cada etapa de tratamento da asma

	STEP 1	STEP 2	STEP 3	STEP 4	STEP 5
Medicação para controle (de escolha)		CI baixas doses	CI baixas doses/LABA	CI (dose intermediária/alta)/LABA	Encaminhar para pneumo • Tiotrópio • Omalizumab • Mepolizumab
Outras opções para controle	Considerar CI em baixas doses	ARL Teofilina baixas doses	CI (dose interm./alta) CI dose baixa + ARL (ou + teofilina)	Acrescentar tiotrópio Alta dose CI + ARL (ou + teofilina)	Acrescentar CO baixas doses
Medicação de alívio	SABA		SABA ou ICS baixas doses/formoterol		

CI: Corticoide inalatório; LABA: B2-agonista de longa duração; SABA: B2-agonista de curta duração; CO: corticoide oral; ARL: antagonista do receptor de leucotrieno.
Adaptada de Global Initiative for Asthma. Global Strategy for Asthma Management and Prevention, 2016. Disponível em: www.ginasthma.org (18 jun. 2016)

TABELA 141.3 Equivalência de doses entre corticóides inalatórios (≥ 12 anos)			
	Dose diária(mcg)		
Medicamento	Baixa	Intermediária	Alta
Beclometasona (CFC)	200–500	500–1.000	> 1.000
Beclometasona (HFA)	100–200	200–400	> 400
Budesonida (DPI)	200–400	400–800	> 800
Ciclesonida (HFA)	80–160	160–320	> 320
Fluticasona furoato (DPI)	100	n.a.	200
Fluticasona propionato (DPI)	100–250	250–500	> 500
Fluticasona propionato (HFA)	100–250	250–500	> 500
Mometasona furoato	110–220	220–440	> 440

n.a.: não aplicável
Adaptada de Global Initiative for Asthma. Global Strategy for Asthma Management and Prevention, 2016. Disponível em: www.ginasthma.org

STEP 3 para controle de sintomas e grave se é necessária alta intensidade de tratamento (STEPs 4 e 5) para controle. Pacientes em etapa 5 de tratamento devem ser referenciados para um pneumologista.

Em caso de controle inadequado dos sintomas, antes de optar pelo *step up* na terapia medicamentosa, é fundamental reavaliar os seguintes pontos: (1) controle de desencadeantes ambientais (poeira, ácaro, mofo, animais domésticos), (2) grau de aderência ao tratamento, (3) uso correto dos medicamentos, (4) presença de comorbidades que possam prejudicar controle da asma (principalmente doença do refluxo gastroesofágico, rinite alérgica, síndrome da apneia do sono e distúrbios do humor), (5) uso de medicações que podem piorar o quadro de asma (p. ex., betabloqueadores, AINEs), (6) possibilidade de outros diagnósticos diferenciais.

O tratamento da asma é por longo prazo e muitas vezes pelo resto da vida. Nos casos em que o paciente apresenta boa resposta clínica e permanece assintomático com dose baixa de corticoide inalatório por um ano, pode-se considerar a suspensão da medicação desde que todos os fatores desencadeantes ambientais tenham sido afastados e o paciente não apresente nenhum dos critérios de risco do Tabela 141.1. Em adultos, em geral, recomenda-se não suspender o corticoide inalatório devido ao aumento do risco de exacerbações.

MANEJO DAS EXACERBAÇÕES

A doença pode agudizar em exacerbações, geralmente desencadeadas por infecções virais ou exposição a alérgenos. O manejo das exacerbações depende da gravidade (Fig. 141.1). Oxigenioterapia deve ser oferecida se hipoxemia, habitualmente para manter uma $SO_2 \geq 92\%$. Inalação com broncodilatadores de curta duração (p. ex., fenoterol) associados ou não a anticolinérgicos (p. ex., ipratrópio) constitui o tratamento inicial. Na primeira hora, pode-se repetir as inalações a cada 20 ou 30 minutos, sempre reavaliando o paciente após cada etapa.

Os corticoides sistêmicos são essenciais e devem ser administrados precocemente, seja por via oral ou endovenosa (p. ex., prednisona 40–50 mg/dia por 5–7 dias). Uma opção

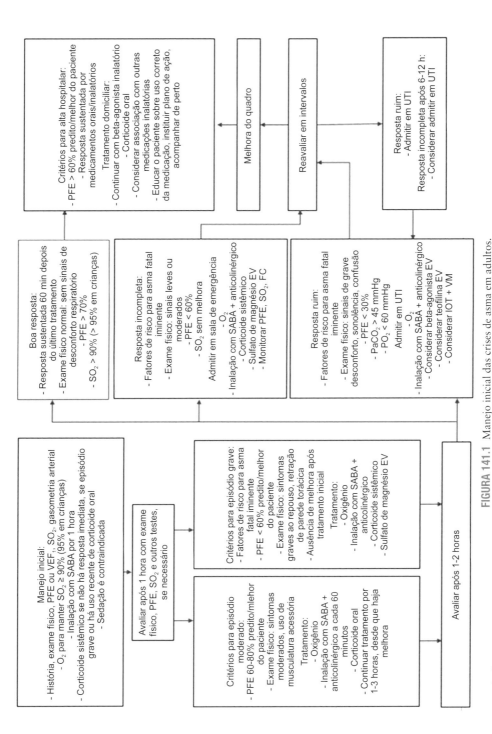

FIGURA 141.1 Manejo inicial das crises de asma em adultos.

PFE: pico de fluxo expiratório; VEF1: volume expiratório forçado no 1° segundo; SO_2: saturação de oxigênio; O_2: oxigênio; SABA: B2-agonista de curta duração; EV: endovenoso; FC: frequência cardíaca; IOT: intubação orotraqueal; VM: ventilação mecânica; UTI: unidade de terapia intensiva.
Adaptada de Global Initiative for Asthma. Global Strategy for Asthma Management and Prevention, 2016. Disponível em: www.ginasthma.org

ao uso de corticoide sistêmico seria administrar altas doses de corticoide inalatório. Para as crises graves e refratárias, é possível usar sulfato de magnésio. Aminofilina deve ser evitada, pelo baixo limiar terapêutico e adrenalina fica reservada aos casos associados a angioedema ou anafilaxia, não devendo ser usada de rotina. Os antibióticos não devem ser usados indiscriminadamente, exceto se houver evidência de infecção bacteriana associada.

A ventilação não invasiva (VNI) tem pouca evidência de benefício. Uma revisão sistemática englobando 206 pacientes não mostrou diferença de mortalidade ou intubação endotraqueal, entretanto um estudo mostrou redução da necessidade de hospitalização nos pacientes submetidos a VNI.

BIBLIOGRAFIA

1. Diretrizes da Sociedade Brasileira de Pneumologia e Tisiologia para o Manejo da Asma – 2012. J Bras Pneumol. 2012;38(supl.1):S1-S46.
2. Dweik RA, Boggs PB, et al. American Thoracica Society Documents. An Official ATS Clinical Practice Guideline: Interpretation of Exhaled Nitric Oxide Level (FENO) for Clinical Applications. Am J Respir Crit Care Med. 2011;184:602-15.
3. Froidure A, Mouthuy J, et al. Asthma phenotypes and IgE responses. Eur Respir J. 2016;47:304-19.
4. Global Strategy For Asthma Management and Prevention – 2016. Global Iniative for Asthma. Disponível em: www.ginasthma.org (18 jun. 2016).
5. Postma DS, Rabe KF. The Asthma–COPD Overlap Syndrome. N Engl J Med. 2015;373:1241-9.
6. Subbarao P, Mandhane PJ, Sears MR. Asthma: Epidemiology, etilogy and risk factors. Canadian Medical Association or Its Ilcensors. 2009;181(9):181-90.
7. Voraphani N, Stern DA, et al. Risk of Current Asthma among Adult Smokers with Respiratory Syncytial Virus Illnesses in Early Life. Am J Respir Crit Care Med. 2014;190:392-8.

DOENÇA PULMONAR OBSTRUTIVA CRÔNICA

Claudio Vinicius Menezes de Brito
Felipe Vellasco de O. e Souza
Rachel Teixeira Leal Nunes
Luiza Helena Degani Costa

CONCEITO

A doença pulmonar obstrutiva crônica (DPOC) é uma doença respiratória comum, evitável e tratável; caracteriza-se por obstrução crônica, progressiva e não reversível ao fluxo aéreo devido a processo inflamatório crônico nas vias aéreas em resposta a gases e partículas tóxicas.

Acomete especialmente indivíduos tabagistas e com idade superior a 40 anos, tendo uma prevalência estimada entre 4–10% na população mundial, com aumento importante da prevalência na população com consumo de tabaco e com idade mais avançada. O estudo PLATINO encontrou uma prevalência de 18% em homens e 14% em mulheres na cidade de São Paulo, o que representa uma estimativa entre 5 e 6 milhões de brasileiros com DPOC.

A DPOC está associada a outras condições clínicas que têm elevado suas taxas de morbidade e mortalidade, entre elas câncer de pulmão, doença coronariana, osteoporose, hipertensão, diabetes, fraqueza muscular, caquexia, doença do refluxo gastroesofágico hipertensão pulmonar, SAHOS, insuficiência cardíaca, depressão e outras.

No Brasil, a DPOC é a terceira causa de morte entre as doenças crônicas não transmissíveis, com um aumento de 12% no número de óbitos entre 2005 e 2010, o que representa quase 40.000 óbitos anuais decorrentes da DPOC. Além disso, a DPOC foi responsável por um por custo de 103 milhões de reais ao Sistema Único de Saúde em 2011, referente a 142.635 internações. Atualmente é a quarta causa de morte em países desenvolvidos com estimativa de cerca de 6 milhões de mortes por ano, em 2020, se tornando a terceira causa de morte no mundo.

ETIOLOGIA

A DPOC ocorre como resultado da interação entre fatores genéticos e exposição a partículas nocivas. O tabagismo sem dúvida constitui o principal fator de risco para o desenvolvimento de DPOC, mas não se pode desconsiderar a relevância da exposição ocupacional (p. ex., mineradores de carvão e sílica) e da queima de biomassa (p. ex., fogão à lenha), especialmente em países em desenvolvimento.

A deficiência de alfa-1 antitripsina é uma doença genética autossômica recessiva que resulta no aumento da atividade da elastase neutrofílica nos pulmões e destruição tecidual com desenvolvimento de DPOC em pacientes expostos a partículas nocivas. A doença se manifesta tipicamente de forma precoce e mesmo após curtos períodos de exposição. Embora seja rara em nosso meio, recomenda-se que todo paciente com DPOC realize ao menos 1 dosagem de alfa-1 antitripsina no momento do diagnóstico, já que a existência de uma doença genética tem implicações em termos de planejamento familiar.

ALTERAÇÕES PATOLÓGICAS

Bronquite crônica: presença de tosse crônica produtiva por três meses em dois anos sucessivos, em paciente sem outra causa para da tosse crônica (p. ex., bronquiectasias). Essa definição não inclui obstrução ao fluxo aéreo. Resulta da resposta imune inata à inalação de gases e partículas tóxicas na fumaça do tabaco. Ocorre inflamação do epitélio das vias aéreas centrais e das glândulas, associada a aumento na produção de muco, redução do clareamento mucociliar, e aumento da permeabilidade da barreira epitelial da via aérea.

Enfisema: é o alargamento do espaço aéreo distal aos bronquíolos terminais por destruição da parede alveolar, causando redução ao fluxo aéreo máximo por redução do recolhimento elástico pulmonar.

Essas duas entidades estão sobrepostas em um mesmo paciente, tornando a distinção entre um tipo específico difícil.

DIAGNÓSTICO E CLASSIFICAÇÃO

O diagnóstico de DPOC deve ser considerado em qualquer indivíduo que tenha história de exposição a fatores de risco para o desenvolvimento da doença e apresente quadro de dispneia, tosse crônica e/ou expectoração, especialmente em indivíduos acima de 40 anos.

A espirometria com prova broncodilatadora é o exame complementar essencial para estabelecer o diagnóstico. A presença de redução na relação VEF_1/CVF define DPOC, e o grau de redução do VEF_1 após o uso do broncodilatador define a gravidade da obstrução. O Global Initiative for Chronic Obstructive Lung Disease (GOLD) recomenda uma relação VEF_1/CVF abaixo de 70% como limiar da normalidade. Essa relação fixa leva a um sobrediagnóstico em idosos pois o valor dessa relação tende a cair naturalmente com a idade, mesmo em indivíduos hígidos. O valor do percentil 50 do Limite Inferior do Normal para a idade (LIN) como ponto de corte pode ser utilizado, com o objetivo de aumentar a especificidade do diagnóstico de DPOC.

Até o ano 2011, a classificação dos pacientes portadores de DPOC era guiada apenas pela medida do VEF_1 pós-broncodilatador, conforme demonstrado na Tabela 142.1.

Em 2012, o modelo de classificação dos pacientes em categorias (A–D) foi proposto (Fig. 142.1), com enfoque na avaliação dos sintomas apresentados e do risco do paciente, que é estimando classificação do GOLD e pela ocorrência de exacerbações no ano anterior. Os sintomas são avaliados pela escala de avaliação de dispneia (mMRC – apresentada na Tabela 142.2) e pelo CAT – questionário de avaliação do *status* de saúde do portador de DPOC. A história prévia de exacerbações é o melhor preditor para estimar futuras exacerbações.

TABELA 142.1 Classificação baseada no VEF1 pós broncodilatador		
Gold	Classificação	Valores de VEF1
1	Leve	> 80% do predito
2	Moderada	≥ 50% e < 80% do predito
3	Grave	≥ 30% e < 50% do predito
4	Muito Grave	< 30% do predito

TABELA 142.2 Escala de dispneia do Medical Research Council modificada (mMRC)	
Pontuação	Atividade
0	Dispneia a exercícios intensos.
1	Dispneia andando rápido no plano ou subindo aclives leves
2	Andar mais lentamente que pessoas da mesma idade devido à dispneia ou parar para respirar andando normalmente no plano.
3	Parar para respirar após caminhar uma quadra (90 a 120 metros) ou após poucos minutos no plano.
4	Não sair de casa devido à dispneia ou dispneico ao vestir-se.

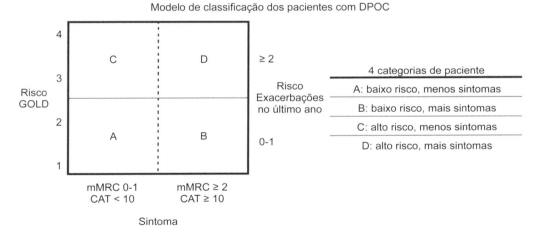

FIGURA 142.1 Classificação ABCD GOLD.

TRATAMENTO

O tratamento do paciente portador de DPOC está direcionado a dois pontos específicos. Um deles consiste na redução e alívio dos sintomas, objetivando a melhor tolerância ao exercício físico e melhora do *status* de saúde do indivíduo. O outro, visa reduzir os riscos associados à patologia, como a velocidade de progressão da doença, prevenir e tratar as exacerbações e reduzir a mortalidade dos pacientes por meio da vacinação, abstinência do uso de tabaco e tratamento de comorbidades. Tanto a abordagem farmacológica quanto a não farmacológica têm se mostrado importantes para atingir os objetivos desejados, sendo aqui enumerados alguns dos principais pontos do planejamento terapêutico.

Tratamento farmacológico

Estão disponíveis para o tratamento dos pacientes portadores de DPOC: broncodilatadores (β_2- agonistas e antimuscarínicos de curta e longa ação), corticoide inalatório e inibidores de fosfodiesterase. A preferência pela via inalatória traz benefícios quanto à redução dos efeitos colaterais. A escolha do tratamento será guiada predominantemente pela função pulmonar, grau de dispneia e número de exacerbações no último ano conforme demonstrado no Tabela 142.3.

Os broncodilatadores constituem a base do tratamento farmacológicos dos pacientes portadores de DPOC. Os β_2-agonistas e antimuscarínicos de longa ação (LABA e LAMA na sigla em inglês) são preferíveis aos de curta ação por reduzirem os sintomas de dispneia e promoverem melhora funcional por tempo mais prolongado. Estudos recentes têm demonstrado que a associação de LABA e LAMA pode reduzir mais o números de exacerbações que a associação de corticoide inalatório com LABA.

O corticoide inalatório (CI) tem sido recomendado aos pacientes com obstrução ao fluxo aéreo grave ou muito grave (VEF < 50% do previsto) e para os pacientes com exacerbações recorrentes, cujo controle não é atingido com o uso de broncodilatadores. Contudo, devido ao risco discretamente aumentado de pneumonia nos usuários crônicos de CI, seu uso deve estar de acordo com as indicações citadas acima, e a monitorização do tratamento deverá ser realizada periodicamente.

TABELA 142.3 Esquema de tratamento de acordo com a gravidade

	Leve	Moderado	Grave	Muito grave
Dispneia (mMRC)	0–1	2	3	4
Obstrução (VEF$_1$ pós-BD)	≥ 80%	< 80% ≥ 50%	< 50% e ≥ 30%	< 30%
Tratamento farmacológico			Terapia tripla (LAMA + LABA + CI)	
		Terapia dupla (LAMA + LABA)		
	Monoterapia broncodilatadora (LABA ou LAMA segundo resposta)			
Exacerbações ou hospitalizações (no último ano)			≥ 2 exacerbações ou ≥ 1 hospitalização por exacerbação	
			Dispneia 0–2 ou VEF$_1$ > 50%	Dispneia 3–4 ou VEF$_1$ < 50%
Tratamento farmacológico				Terapia tripla associar roflumilast
			Terapia dupla Terapia combinada (LABA + CI) monoterapia (LAMA)	
Educação para o autocuidado/cessação do tabagismo e exposição à biomassa/exercício físico regular (5 vezes por semana, 30 minutos)/vacinação influenza/nutrição equilibrada				

LAMA: anticolinérgico de longa ação; LABA: β2 agonista de longa ação; CI: corticoide inalatório
Fonte: Diretrizes Brasileiras para o Manejo da DPOC 2016

Em pacientes muito sintomáticos, a despeito da otimização da broncodilatação por via inalatória pode-se considerar a introdução de xantinas (teofilina, bamifilina). Embora promovam alívio sintomático, essas medicações não são eficazes para reduzir exacerbações e seus principais efeitos colaterais são cefaleia, desconforto abdominal, diarreia e arritmias.

Pacientes que mantêm exacerbações frequentes (2 ou mais por ano) mesmo em uso de terapia inalatória tripla (LABA + LAMA + corticoide inalatório) devem ser investigados quanto a fatores individuais ou ambientais que estejam precipitando as exacerbações (p. ex., microaspiração, exposição ocupacional). Além disso, pode-se considerar o uso de medicações específicas para redução de exacerbações, tais como inibidores de fosfodiesterase-4 (roflumilast) e macrolídeos em dose profilática (500 mg 3×/semana).

O roflumilast é eficaz em reduzir exacerbações em pacientes com DPOC GOLD grave e muito grave e bronquite crônica, sendo diarreia e perda de peso não intencional seus principias efeitos colaterais. Vale ressaltar que ele não pode ser utilizado em pacientes em tratamento com xantinas. Há evidência para o uso profilático de macrolídeos em pacientes com DPOC, embora essa estratégia esteja mais bem estabelecida para pacientes portadores de bronquiectasias. Antes da sua introdução, no entanto, deve-se excluir a existência de micobacteriose não tuberculose e prolongamento do intervalo QTc. Por fim, deve-se orientar o paciente e monitorá-lo quanto a potenciais efeitos colaterais do uso prolongado de macrolídeos, em especial a perda da acuidade auditiva.

Cessação do tabagismo

É a estratégia mais importante para modificar a história natural da doença. Deve ser realizada idealmente por equipe multidisciplinar e englobar a terapia cognitivo-comportamental. Pacientes com indicação de tratamento farmacológico podem ser candidatos ao uso de reposição de nicotina por adesivo transdérmico ou formulações orais, bupropiona ou vareniclina.

Vacinação

Todos os pacientes com DPOC devem, anualmente, ser vacinados contra gripe (influenza) e a cada 5 anos com a vacina antipneumocócica polivalente 23. Além disso, os pacientes devem ser vacinados contra tétano e difteria e hepatite B, como todos os demais indivíduos. Não há indicação para vacinação contra hemófilos, visto que a vacina disponível é eficaz contra o *H. influenzae* tipo B, capsulado, e não contra o *H. influenzae* não tipável, que não tem cápsula, e é o principal responsável pelas infecções respiratórias nos pacientes com DPOC.

Reabilitação pulmonar

A reabilitação pulmonar constitui um conjunto de medidas dotadas de abordagem multiprofissional, cujos objetivos são reduzir os sintomas, melhorar a qualidade de vida e aumentar a participação física e emocional do paciente nas atividades cotidianas. O programa é composto por treinamento físico, cessação do tabagismo, aconselhamento nutricional e educação em saúde; e deve ser oferecido, idealmente, a todos os portadores de DPOC.

Oxigenoterapia

A oxigenoterapia de longo prazo (> 15 horas/dia) tem mostrado aumento de sobrevida em pacientes com insuficiência respiratória crônica e hipoxemia importante em repouso. Os critérios de indicação são: PaO$_2$ < 55 mmHg ou SpO$_2$ < 88%, com ou sem hipercapnia; ou PaO$_2$ entre 55 e 60 mmHg, ou SpO$_2$ de 88%, se houver evidência de hipertensão pulmonar, edema periférico sugestivo de insuficiência cardíaca ou policitemia (hematócrito > 55%).

Cirurgia

A cirurgia de redução do volume pulmonar tem sido indicada especialmente para os pacientes que apresentam enfisema predominantemente de lobos superiores e baixa capacidade ao exercício após terapia de reabilitação física, com objetivo de melhorar a função pulmonar e sintomas. Atualmente técnicas endobrônquicas de redução de volume com colocação de válvulas têm sido introduzidas na tentativa de reduzir riscos e custos. O transplante de pulmão tem se mostrado benéfico em pacientes bem selecionados, com melhora da capacidade funcional e da qualidade de vida.

Cuidados paliativos nos estágios finais da doença

Deve ser considerado nos pacientes com pior prognóstico. Alguns critérios para identificar esses pacientes: idade avançada, VEF$_1$ < 30%, dispneia intensa (mMRC 3–4), limitação importante para as atividades da vida diária, depressão, exacerbações frequentes, atendimentos em emergência e internações, BODE 7–10, e índice COTE > 4.

A abordagem terapêutica deve ser focada no alívio da dispneia e no impacto sobre a ansiedade e a depressão.

EXACERBAÇÃO (E-DPOC)

É definida como evento agudo de piora da dispneia, aumento da tosse e/ou expectoração (volume ou purulência) que excede a variabilidade diária habitual e exige modificação do tratamento regular. No longo prazo, piora a função pulmonar, qualidade de vida, aumenta a mortalidade e traz custos elevados ao sistema de saúde.

O diagnóstico é clínico. A E-DPOC pode se apresentar de forma aguda ou progressiva, pode se resolver rápida ou lentamente. Como as exacerbações levam a uma deterioração mais acelerada da função pulmonar, é imperativo que elas sejam prevenidas e tratadas imediatamente a fim de minimizar essa progressão.

As exacerbações podem ser classificadas em leve, moderada, grave e muito grave conforme a terapêutica necessária (Tabela 142.4).

A E-DPOC pode ter várias etiologias, dentre elas infecções bacterianas e virais (70%), exposição a poluição, mudança de clima, não adesão ao tratamento. Os exames

TABELA 142.4 Classificação da gravidade da exacerbação da DPOC

Classificação	Característica	Local de manejo
Leve	↑ *Broncodilatadores* de ação curta em relação às doses habituais (3 ou mais jatos adicionais por 2 dias consecutivos)	Ambulatorial
Moderada	Uso de corticosteroides e/ou antibióticos por via oral	Ambulatorial ou PS
Grave	Uso de corticosteroides e/ou antibióticos por via oral ou *endovenosa*	Enfermaria
Muito grave	Perigo à vida do paciente e uso de corticosteroide e/ou antibióticos por via endovenosa e por vezes *ventilação mecânica*	UTI

complementares devem incluir gasometria arterial, radiograma de tórax, eletrocardiograma, hemograma, bioquímica, cultura do escarro com antibiograma.

Se possível, deve-se manter o LABA durante a exacerbação com associação de broncodilatadores de curta ação. O corticoide pode ser feito por via oral na dose de 40 mg de prednisolona por via oral por 5–10 dias, e nos casos mais grave pode ser utilizada metilprednisolona intravenosa 40 mg a cada 8 horas (120 mg/dia) ou hidrocortisona 25–50 mg 6/6 h inicialmente com transição para corticoide oral após 2–3 dias.

Oxigenoterapia deve ser iniciada caso SpO_2 < 90% ou PaO_2 < 60 mmHg, tendo como objetivo manter a PaO_2 entre 60 e 70 mmHg e/ou produzir uma SpO_2 entre 88% e 92%, preservando a função dos órgãos vitais e garantindo transporte de oxigênio adequado. Normalmente essa condição é atingida com fluxos relativamente baixos de oxigênio (fluxo ≤ 4 L/min sob cateter nasal ou FiO_2 ≤ 35% em máscara de Venturi), e a necessidade de fluxos maiores deve alertar para possíveis diagnósticos diferenciais (embolia pulmonar, síndrome do desconforto respiratório agudo, edema pulmonar ou pneumonia grave).

A ventilação não invasiva (VNI) está indicada para pacientes com insuficiência respiratória que não estejam respondendo às medidas iniciais. Deve-se avaliar frequência respiratória, gasometria e nível de consciência ao iniciar e após duas horas, caso não apresente melhora prosseguir com intubação orotraqueal e ventilação mecânica invasiva.

A alta hospitalar deve ser considerada quando da estabilização clínica e gasométrica, sendo permitida hipoxemia leve ou hipercapnia desde que não curse com acidose respiratória. O paciente deve ser aconselhado à reavaliação médica em 15 dias após a alta, visto que ¼ dos pacientes pode apresentar nova piora com risco de reinternação, e há também risco aumentado de eventos cardiovasculares (arritmias e síndrome coronariana aguda).

BIBLIOGRAFIA

1. Barnes PJ, Celli BR. Systemic manifestations and comorbidities of COPD. Eur Respir J. 2009;33:1165-85.
2. Cavaille A, Brinchault-Rabin G, Dixmier A, Goupil F, et al. Comorbidities of COPD. Eur Respir Rev. 2013;22:454-75.
3. Decramer M, Vogelmeier C, et al. Global Strategy for the Diagnosis, Management and Prevention of Chronic Obstrutive Pulmonary Disease (GOLD); 2016.
4. Donohue JF. Another Choice for Prevention of COPD Exacerbations. N Engl J Med; 2016.
5. Drazen JM, Postma DS and Rabe KF. The Asthma–COPD Overlap Syndrome. N Engl J Med. 2015;373: 1241-1249.
6. Jardim JR, Oliveira JA, Nascimento O, et al. II Consenso Brasileiro sobre Doença Pulmonar Obstrutiva Crônica - DPOC. Jornal Brasileiro de Pneumologia. 2004;30(5).
7. Magnussen H, Disse B, Rodriguez-Roisin R, et al. Withdrawal of Inhaled Glucocorticoids and Exacerbations of COPD. N Engl J Med. 2014;371:14.
8. Menezes AMB, Jardim JR, Pérez-Padilla R, Camelier A, Rosa F, Nascimento O, et al. Prevalence of chronic obstructive pulmonary disease and associated factors: the PLATINO Study in São Paulo, Brazil. Cad. Saúde Pública. 2005;21(5):1565-73.
9. Patel ARC, Hurst JR. Gastro-oesophageal reflux disease and COPD. Eur Respir Monogr. 2013;59:105-16.
10. Rabahi MF. Epidemiologia da DPOC: Enfrentando Desafios. Sumário Content, v. 22, n. 2, p. 84, 2013.
11. Stirbulov R, Jardim JR, et al. Diretrizes Brasileiras para o Manejo da DPOC (Adaptação para o Brasil do Consenso Latino-Americano de DPOC); 2016.
12. Suissa S, Coulombe J, Ernst P. Discontinuation of Inhaled Corticosteroids in COPD and the Risk Reduction of Pneumonia. CHEST. 2015;148(5):1177-83.
13. Watz H, Pitta F, Rochester CL, Garcia-Aymerich J, et al. An official European Respiratory Society statement on physical activity in COPD. Eur Respir J. 2014;44:1521-37.
14. Wedzicha JA, Banerji D, Chapman KR, Vestbo J, et al. Indacaterol–Glycopyrronium versus Salmeterol–Fluticasone for COPD. N Engl J Med. 2016;10.1056.
15. Woodruff PG, Barr RG, Bleecker E, et al. Clinical Significance of Symptoms in Smokers with Preserved Pulmonary Function. N Engl J Med. 2016;374:1811-21.

FIBROSE CÍSTICA EM ADULTOS

Karoline Soares Garcia
Maíra Thomazini Rodrigues
Rachel Teixeira Leal Nunes
Luiza Helena Degani Costa

INTRODUÇÃO

A fibrose cística (FC), ou mucoviscidose, é uma doença genética, autossômica recessiva com penetrância variável. Decorre de uma mutação no gene que codifica a proteína reguladora da condutância transmembrana celular (CFTR – *cystic fibrosis transmembrane conductance regulator*). Tal proteína é responsável pela regulação do transporte de eletrólitos, principalmente cloreto e bicarbonato, através da membrana de células epiteliais. Esse transporte, quando prejudicado, gera um aumento da viscosidade das secreções em diversos órgãos.

É a doença genética mais comum entre os caucasianos, com uma incidência de 1 a cada 2.500–3.500 nascidos vivos nos Estados Unidos, sendo menos frequente entre afro-americanos (1:17.000). No Brasil, a incidência não é bem determinada, mas estima-se, por estudos regionais, que acometa cerca de 1 a cada 7.000 nascidos vivos. Mais de 2.000 mutações já foram descritas, sendo a deleção do F508 a mais prevalente.

A FC é caracterizada pelas infecções crônicas dos tratos respiratórios superiores e inferiores levando a bronquiectasias e doença pulmonar terminal. Manifestações pancreáticas, gastrointestinais, cutâneas e no aparelho reprodutor masculino também podem estar presentes.

Anteriormente de prognóstico sombrio, os fibrocísticos não ultrapassavam a expectativa de um ano de vida. Com os avanços de capacidade diagnóstica e terapêutica, a sobrevida desses pacientes vem aumentando, chegando a ultrapassar 40 anos nos países desenvolvidos. Em virtude da maior longevidade, associada a um aumento no número de diagnósticos realizados já na fase adulta, vem emergindo a necessidade de um maior conhecimento de clínicos e especialistas adultos a respeito de tal condição.

QUADRO CLÍNICO

A fibrose cística é uma doença multissistêmica, podendo ter o acometimento de diversos órgãos, sendo que as principais manifestações estão relacionadas aos pulmões, pâncreas e às glândulas sudoríparas.

No sistema respiratório, os danos decorrem do aumento da viscosidade do muco, com prejuízo no transporte mucociliar, e da alteração de pH local, com alteração da imunidade inata. Podem ocorrer polipose nasal recidivante, sinusopatia crônica, tosse crônica com produção de escarro, sibilância, infecções recorrentes, entre outras manifestações.

A pneumopatia crônica, caracterizada por bronquiectasias, pode evoluir para um quadro de insuficiência respiratória e *cor pulmonale*. A doença é progressiva e apresenta períodos de exacerbações, com aumento de tosse e expectoração, associado à piora da taquidispneia e sintomas sistêmicos (como a anorexia e a perda de peso).

Indivíduos com fibrose cística geralmente são colonizados por patógenos típicos, sendo os mais frequentes: *Haemophilus influenzae, Staphylococcus aureus* e *Pseudomonas aeruginosa*. Outros Gram-negativos cuja incidência também está aumentada nesse grupo são *Stenotrophomonas maltophilia, Burkholderia spp.* e *Achromobacter spp.* (Fig. 143.1). A colonização por *P. aeruginosa* está associada a um rápido declínio da função pulmonar e menor sobrevida.

A pancreatite obstrutiva crônica pode levar a um prejuízo tanto na função endócrina (intolerância à glicose ou diabetes *mellitus*) quanto na exócrina (déficit de enzimas digestivas). Esta última leva a um quadro de síndrome de má absorção, manifestando-se com distensão abdominal, esteatorreia e deficiência de vitaminas lipossolúveis. Cabe ressaltar que nos pacientes diagnosticados na idade adulta, a insuficiência pancreática clínica é menos frequente do que nos diagnosticados na infância.

No fígado, a obstrução dos ductos biliares leva, inicialmente, à alteração de testes laboratoriais sem prejuízo funcional, podendo posteriormente evoluir para cirrose e hipertensão portal.

O acometimento do trato genital pode envolver puberdade tardia e infertilidade masculina, por defeito na formação de vasos deferentes. Mulheres com fibrose cística não são inférteis, mas podem apresentar dificuldade em gestar, por alteração de viscosidade do muco cervical e de ovulação.

A disfunção renal não é infrequente e decorre do uso de aminoglicosídeos para tratamento de exacerbação pulmonar e da progressão da doença microvascular associada ao diabetes.

Por fim, nas glândulas sudoríparas, a manifestação é de maior concentração de eletrólitos no suor.

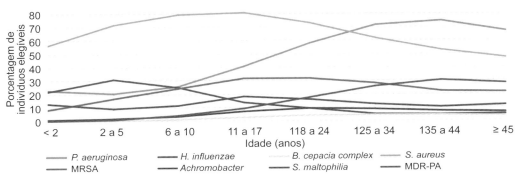

FIGURA 143.1 Prevalência de microrganismos respiratórios nas diferentes faixas etárias nos fibrocísticos. Na infância, o *S. aureus* e o *H. influenza* são os principais agentes e com o passar dos anos, a *P. aeruginosa*, juntamente com o *S. aureus* são os principais colonizadores das vias aéreas desses pacientes. MDR-PA – *P. aeruginosa* multidroga-resistente.
Adaptada de Cystic Fibrosis Foundation Patient Registry: Annual Data Report to the Center Directors, 2014.

DIAGNÓSTICO

A FC é geralmente diagnosticada no início da infância, por meio dos programas de rastreio em recém-nascidos. No Brasil, o programa nacional de triagem neonatal, o "teste do pezinho", inclui a dosagem de tripsina imunorreativa, enzima que geralmente se encontra elevada nos recém-nascidos com a doença. Em caso de positividade, um exame confirmatório deverá ser solicitado, sendo o teste do suor o exame padrão-ouro para o diagnóstico. Casos leves e/ou atípicos podem passar desapercebidos, sendo que 10–15% dos pacientes recebem o diagnóstico apenas na idade adulta.

Na suspeita clínica de FC, deve-se solicitar o teste do suor ou a avaliação genética. Outro exame disponível, no entanto, menos acessível, é a quantificação direta da disfunção de CFTR por meio da diferença de potencial nasal.

A forma clássica da doença é diagnosticada por meio de manifestações clínicas sugestivas, história familiar ou rastreio neonatal positivo, associados a duas dosagens de cloro no suor ≥ 60 mmol/L, o encontro de duas mutações no gene CFTR ou alterações entre o potencial iônico da pele e o nasal. Já a forma não clássica (mais comum em pacientes com diagnóstico tardio) é caracterizada por um acometimento mais brando (geralmente doença sinopulmonar crônica com ou sem acometimento pancreático) com dosagens de cloro no suor, podendo ser normal (< 40 mmol/L) ou limítrofe (40 a 59 mmol/L).

Outros exames complementares podem ajudar na investigação, apesar de não serem diagnósticos. A radiografia de tórax pode ser normal por um longo período nos indivíduos com acometimento pulmonar leve. Geralmente a hiperinsuflação é a primeira alteração apresentada. Com o avançar da doença, surgem sinais de espessamento brônquico e de imagens císticas, sugestivas de bronquiectasias. Durante as agudizações, consolidações e sinais de impactação mucoide podem estar presentes.

A tomografia computadorizada (TC) de tórax torna possível a caracterização das bronquiectasias e da bronquiolite obliterante, sinais mais tardios do acometimento pulmonar (Fig. 143.2). Já a TC de seios da face pode auxiliar na avaliação de sinusopatias crônicas.

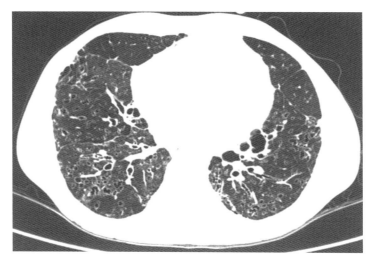

FIGURA 143.2 Tomografia computadorizada de alta resolução de tórax de paciente fibrocístico evidenciando bronquiectasias císticas bilaterais, nódulos centrolobulares esparsos. Padrão de atenuação em mosaico.

Na maioria dos pacientes, a espirometria mostra um distúrbio ventilatório obstrutivo. A redução do fluxo expiratório forçado em 25–75% ($FEF_{25-75\%}$) é o sinal mais precoce. Com o avançar da doença ocorre um declínio da função pulmonar, evidenciado pelo declínio da capacidade vital forçada (CVF) e do volume expiratório forçado no 1º segundo (VEF_1). Este último está associado ao prognóstico desses pacientes.

A cultura de escarro pode isolar microrganismos colonizadores e potenciais patógenos das vias aéreas e ajudar a guiar a terapêutica nos quadros de exacerbações.

A ultrassonografia escrotal pode evidenciar a ausência de vasos deferentes. A dosagem de gordura em coleta de fezes de 72 horas e elastase fecal e exames que avaliem o perfil glicêmico podem indicar certo grau de acometimento pancreático exócrino e endócrino, respectivamente. Dosagem das transaminases e exames de função hepática podem estar alterados nos pacientes com hepatopatia obstrutiva.

TRATAMENTO

A abordagem terapêutica envolve, basicamente, higiene e exercícios de vias aéreas, antibioticoterapia para tratamento precoce de infecções e suporte nutricional. Uma equipe multidisciplinar, preferencialmente em centros especializados, é fundamental para a abordagem dos diversos comprometimentos biológicos e também psicológico desses pacientes.

O uso de terapia-alvo na doença é promissor. Os moduladores do CFTR são capazes de intervir na função da proteína CFTR, aumentando sua funcionalidade. Ivacaftor e lumacaftor foram os primeiros medicamentos dessa classe aprovados para uso clínico em pacientes acima de 12 anos, no entanto ainda não estão disponíveis no Brasil.

Manejo da doença pulmonar

- Depuração das secreções respiratórias: a combinação de técnicas para aumentar a eficácia da tosse, com o intuito de auxiliar a eliminação das secreções das vias aéreas, constitui um ponto fundamental no tratamento da FC. Garantir uma boa higiene brônquica, além de reduzir a obstrução brônquica, previne os episódios de exacerbações. Para esse fim, podem ser utilizadas a fisioterapia respiratória, a drenagem postural e outras técnicas como o uso de pressão positiva expiratória e válvulas de *flutter*. Nenhuma técnica se mostrou superior à outra nos estudos realizados.
- Mucolíticos: a viscosidade aumentada do muco dos fibrocísticos deve-se em parte à presença de polimorfonucleares e DNA de células mortas. A alfadornase, uma solução de DNase recombinante humana (rhDNase), cliva o DNA extracelular, fluidificando as secreções. O uso regular da medicação melhora a função pulmonar e a qualidade de vida. A dose recomendada é de 2,5 mg, via inalatória, uma vez por dia, de modo contínuo.
- Terapia osmótica: a inalação com solução salina hipertônica (entre 5–7%) promove a hidratação das secreções ajudando o *clearance* mucociliar e está associada a melhora na função pulmonar e menores taxas de exacerbações. Evidências sugerem que seu efeito seja aditivo ao da rhDNase. O uso de broncodilatador previamente à inalação é recomendado para evitar o broncoespasmo. Essa terapia deve ser utilizada com cautela em pacientes com obstrução brônquica grave.
- Terapia broncodilatadora: alguns pacientes com FC apresentam certo grau de hiper-reatividade brônquica (HRB), podendo cursar com sintomas típicos de asma. O uso de agonistas beta-adrenérgicos pode ser útil nesses pacientes e também antes da fisioterapia respiratória e de determinadas terapias, como inalação com alfadornase, antibióticos ou com salina hipertônica.

- Antibioticoterapia: os pacientes com FC apresentam diversas exacerbações infecciosas ao longo de sua vida. A escolha do antibiótico deve ser guiada pela cultura de escarro mais recente do paciente e o tratamento deve ser mantido de 14 a 21 dias. Em casos leves, para cobertura de *S. aureus* ou *H. influenzae*, usualmente utiliza-se medicação por via oral. Já quando há o isolamento de *Pseudomonas aeruginosa* ou outras bactérias Gram-negativas, a via parenteral geralmente é preferida. Geralmente esse tratamento é realizado com uma penicilina de espectro estendido, uma cefalosporina de terceira geração ou um carbapenêmico, associado a um aminoglicosídeo ou a colicistina. Durante os episódios de agudização, técnicas para auxiliar o *clearance* mucociliar devem ser intensificadas. Oxigenioterapia e suplementação nutricional podem ser necessárias em alguns casos. Corticoide oral pode ser usado nos pacientes que apresentam HRB, porém não está indicado de rotina nas exacerbações.
O tratamento crônico com antibiótico para controle infeccioso em geral não é encorajado, por induzir resistência bacteriana. As únicas exceções são: o uso de azitromicina oral, devido a seus benefícios anti-inflamatórios e o tratamento crônico com antibióticos inalatórios, como tobramicina e aztreonam, direcionados para o combate da *P. aeruginosa*.
- Terapia anti-inflamatória: o uso prolongado de azitromicina (500 mg, via oral, três vezes por semana) está indicado em pacientes colonizados por *P. aeruginosa*, como terapia anti-inflamatória. Seu uso demonstrou melhora da função pulmonar, além de diminuir o número de exacerbações. Em pacientes não colonizados, estudos demostraram benefícios na redução das taxas de exacerbações. No entanto, pelo risco de induzir resistência de micobactérias não tuberculosas (MNT), recomenda-se que um rastreio para MNT seja realizado antes de iniciar o medicamento, além de se repetir o exame a cada 6 a 12 meses. Nos pacientes infectados por essas micobactérias, a azitromicina deve ser suspensa. O uso crônico de corticoide oral não é recomendado, a não ser em pacientes asmáticos ou com aspergilose broncopulmonar alérgica.
- Cuidados gerais: recomenda-se vacinação anual contra influenza para todos os pacientes com fibrose cística, assim como vacinação contra pneumococo. Com a progressão da doença, ocorre piora da hipoxemia e suplementação de oxigênio deve ser oferecida para esses pacientes para evitar complicações da hipoxemia crônica.
- Transplante de pulmão: O transplante bilateral de pulmão é oferecido aos pacientes com progressão da doença pulmonar que apresentam $VEF_1 < 30\%$ e exacerbações infecciosas frequentes. Hipoxemia em repouso ($PaO_2 < 55$ mmHg) e hipercapnia ($PaCO_2 > 50$ mmHg) são outras indicações. Os pacientes transplantados por FC, além de apresentam uma melhora importante da qualidade de vida, possuem uma maior sobrevida quando comparados aos transplantados por outras causas.

Manejo dos sintomas não respiratórios

Um bom estado nutricional nos fibrocísticos está associado a melhores desfechos clínicos. Devido ao estado inflamatório crônico, à má absorção e ao grande trabalho respiratório, esses pacientes apresentam uma alta demanda metabólica. Uma dieta hipercalórica rica em proteínas é recomendada e, em casos selecionados, o uso de suplementos e de estimuladores de apetite pode ser necessário. Alguns pacientes podem precisar de gastrostomia para manter o aporte calórica adequado.

Em pacientes que apresentam insuficiência pancreática utiliza-se formulação com enzimas pancreáticas para o controle da má absorção. Essas substâncias devem ser ingeridas antes de refeições ricas em gordura.

O manejo do diabetes *mellitus* associado à fibrose cística envolve controle dietético e reposição de insulina.

BIBLIOGRAFIA

1. Bush A, Davies JC. Cystic Fibrosis. In: Palange P, Simonds AK, eds. ERS Handbook. 2nd ed. Sheffield. European Respiratory Society. 2013:315-25.
2. Cystic Fibrosis Foundation Patient Registry: Annual Data Report to the Center Directors; 2014.
3. Elborn JS. Cystic fibrosis. Lancet. 2016 Apr 29. pii: S0140-6736(16)00576-6. doi: 10.1016/S0140-6736(16)00576-6. [Epub ahead of print]
4. Farrell PM, Rosenstein BJ, White TB, Accurso FJ, Castellani C, et al. (2008). Guidelines for diagnosis of cystic fibrosis in newborns through older adults: Cystic Fibrosis Foundation consensus report. J Pediatr. 2008 Aug;153(2):S4-S14.
5. Flume PA, Mogayzel PJ Jr., Robinson KA, Goss CH, Rosenblatt RL, et al. Cystic fibrosis pulmonary guidelines: treatment of pulmonary exacerbations. Am J Respir Crit Care Med. 2009;180(9):802-8.
6. Mogayzel Jr. PJ, Naureckas ET, Robinson KA, Mueller G, Hadjiliadis D, et al. Cystic Fibrosis Pulmonary Guidelines: Chronic Medications for Maintenance of Lung Health. Am J Respir Crit Care Med. 2013;187(7):680-9.
7. Nick JA, Rodman DM. Manifestations of cystic fibrosis diagnosed in adulthood. Curr Opin Pulm Med. 2005 Nov;11(6):513-8.
8. Raskin S, Pereira-Ferrari L, Reis FC, Abreu F, Marostica P, et al. Incidence of cystic fibrosis in five different states of Brazil as determined by screening of p.F508del, mutation at the CFTR gene in newborns and patients. Cyst Fibros. 2008 Jan;7(1):15-22.
9. Saiman L, Marshall BC, Mayer-Hamblett N, Burns JL, Quittner AL, et al. Azithromycin in patients with cystic fibrosis chronically infected with Pseudomonas aeruginosa: a randomized controlled trial. JAMA. 2003 Oct 1;290(13):1749-56.
10. Simon RH. Cystic fibrosis: Overview of the treatment of lung disease. In: UpToDate, Post TW (Ed), UpToDate, Waltham, MA. (Acessado em 16 de junho de 2016.)

144

DOENÇAS PULMONARES INTERSTICIAIS

Alice Nayane Rosa Morais
Rachel Teixeira Leal Nunes
Luiza Helena Degani Costa

INTRODUÇÃO

As doenças pulmonares intersticiais (DPI) são um grupo de transtornos heterogêneos do trato respiratório inferior com variadas etiologias. Apesar do termo "intersticial", os processos fisiopatológicos que levam a estas doenças não se restringem ao espaço microscópico limitado entre as membranas basais das células epiteliais e endoteliais. O assim definido interstício é o cenário para apenas parte das DPIs; todos os demais constituintes celulares ou solúveis das unidades de troca gasosa, vias aéreas, vasos e tecidos de sustentação podem ser comprometidos. Assim, patologias de preenchimento alveolar, bronquiolites e até mesmo vasculites, junto às doenças do interstício propriamente dito, estão sob a mesma denominação devido à semelhança de seus achados clínicos, radiológicos e funcionais.

A diversidade etiológica dessas patologias vai de um vasto grupo de causas bem reconhecidas (como infecções, exposição ambiental e ocupacional, doenças do tecido conjuntivo) a uma série de condições cuja gênese é ainda desconhecida, as chamadas DPIs idiopáticas, embora em algumas delas se possa identificar fatores desencadeantes em hospedeiros geneticamente predispostos. Estimar a frequência dessas patologias é tarefa difícil, geralmente realizada à base de registros hospitalares; nesse contexto, o estudo mais importante revelou uma incidência de 30 casos por 100 mil habitantes ao ano. Apesar dos vieses de seleção que tornam as amostras pouco representativas da população geral, não há dúvidas que DPIs são condições raras e ainda subdiagnosticadas. A despeito da ideia de que a identificação pouco influiria em reposta terapêutica e prognóstico, sabe-se hoje que o diagnóstico específico permite manejo adequado e melhora da qualidade de vida em muitos grupos.

CLASSIFICAÇÃO

Dentre os diversos sistemas de classificação já propostos, destacamos o da Sociedade Brasileira de Pneumologia e Tisiologia em suas últimas diretrizes sobre o tema (Fig. 144.1).

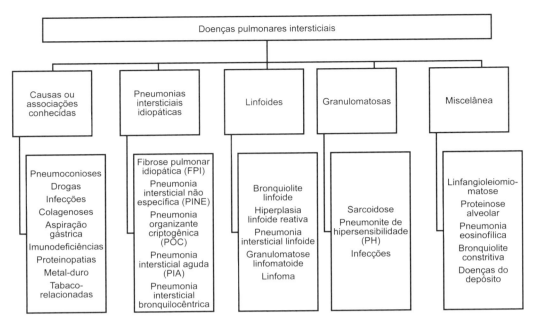

FIGURA 144.1 Classificação das DPIs mais comuns.

Diante dessa variedade, o diagnóstico específico dependerá do conhecimento clínico e de recursos materiais e humanos nas áreas de radiologia e patologia, sempre articulados sistematicamente, condições disponíveis quase de maneira exclusiva em centros de referência. A terapêutica das DPIs, por sua vez, requer envolvimento multiprofissional. Ao clínico, caberá, portanto, saber reconhecer os padrões clínicos de apresentação das doenças intersticiais, discernindo-as de seus diagnósticos diferenciais mais comuns, a fim de iniciar a abordagem adequada até que o paciente seja avaliado por equipe especializada. No cenário da medicina de urgência e em pacientes com patologia previamente conhecida, é essencial identificar processo de exacerbação aguda para garantir o suporte apropriado.

DIAGNÓSTICO

Quadro clínico

As doenças pulmonares intersticiais apresentam-se classicamente por sintomas de dispneia progressiva ou tosse não produtiva persistente. Outros motivos para suspeição são sintomas pulmonares em portadores de doença do tecido conjuntivo, história de exposição ocupacional, exame de imagem do tórax com alterações específicas ou anormalidades de função pulmonar, principalmente de padrão restritivo.

Na avaliação dos sintomas, é importante pesquisar outras causas e quantificar gravidade e evolução (Tabela 144.1).

É imprescindível uma documentação detalhada da história pregressa do paciente. Os seguintes aspectos devem ser considerados (Tabela 144.2).

O exame físico deve ser detalhado, valorizando inclusive aspectos extrapulmonares que possam guiar para condições associadas. No exame pulmonar, estertores em velcro são comuns nas doenças fibrosantes. Crepitações podem ocorrer mesmo na ausência de alterações radiográficas; a ausculta das bases pulmonares na linha axilar posterior pode

TABELA 144.1 Sinais e sintomas habituais na apresentação de doenças intersticiais pulmonares	
Dispneia	A sensação de falta de ar é a queixa mais comum, de evolução aguda, subaguda ou indolente. Útil na avaliação da gravidade da doença e acompanhamento.
Tosse	A tosse seca é comum. Produtividade é atípica, mas escarro hialino pode ocorrer. É importante pesquisar a presença de refluxo gastroesofágico, pois a aspiração pode estar relacionada a fibrose pulmonar bronquiolocêntrica.
Sibilância	Manifestação incomum. Ocasionalmente observada nas entidades mais incidentes em asmáticos ou que cursem com bronquiolite ou envolvimento do feixe broncovascular.
Hemoptise	Escarro francamente sanguinolento ou hemoptoicos podem ocorrer nas vasculites, hemorragia alveolar difusa, esclerose tuberosa, doença pulmonar veno-oclusiva. Alternativamente, dispneia e anemia ferropriva podem ser a única manifestação de sangramento alveolar.
Sintomas extrapulmonares	Mialgia, fadiga, febre, artralgia ou artrite, fotossensibilidade e serosites devem chamar a atenção para as desordens sistêmicas relacionadas.

TABELA 144.2 Aspectos relevantes na história clínica do paciente com DPI suspeita	
Idade e sexo	A FPI e doenças ocupacionais costumam predominar em homens. Quando DPI relaciona-se à doença do tecido conjuntivo, mulheres são mais acometidas. Lifangioleiomiomatose é quase exclusiva de mulheres em pré-menopausa.
Tabagismo	Tão estreita é a relação, que as DPIs podem ser classificadas em grupos conforme a exposição ao tabaco: há doenças mais prevalentes em fumantes atuais ou prévios (pneumonia intersticial descamativa, FPI, histiocitose pulmonar por células de Langerhans, bronquiolite respiratória); as que são menos prevalentes em fumantes (sarcoidose, PH); e aquelas que podem ser precipitadas pelo tabagismo: síndrome de Goodpasture e pneumonia eosinofílica aguda.
Exposição ocupacional e ambiental	Um relatório detalhado de exposição a poeira, fumo, vapores e gases é essencial na investigação das DPIs. Deve-se pesquisar o processo de trabalho e as atividades de lazer do paciente que possam tê-lo exposto a substâncias e materiais particulados. Doenças ocupacionais que afetam o parênquima pulmonar são conhecidas como pneumoconioses e são abordadas em um capítulo à parte neste livro.
Drogas e radiação	As drogas que mais determinam lesão pulmonar são: amiodarona, minociclina, nitrofurantoína, bleomicina e metotrexato. Muitos fármacos antineoplásicos também participam da lista. A patologia pode se desenvolver em semanas a anos após o uso. A lesão pulmonar induzida por radiação relaciona-se diretamente com o volume pulmonar irradiado e a dose de radiação cumulativa aplicada.
História familiar	A associação familiar pode resultar de fatores genéticos, identificados em casos de FPI e doenças do tecido conjuntivo, por exemplo, bem como de exposição ambiental comum (PH).
Comorbidades	Além dos portadores de doença do tecido conjuntivo, os imunossuprimidos estão predispostos a uma série de DPIs de origem infecciosa ou imunomediada. No portador de HIV/SIDA, a pneumocistose é o infiltrado pulmonar mais clássico, ao lado de doenças virais e fúngicas. A proteinose alveolar, além dos casos associados a autoimunidade, pode ocorrer em pacientes transplantados e portadores de neoplasias hematológicas.

revelá-los em fases iniciais. O grasnido (*squawk*) é um som musical, agudo, comumente ouvido ao final da inspiração, típico de pacientes com bronquiolite ou bronquiectasia de tração secundária a fibrose pulmonar. Exame cardíaco pode se alterar tardiamente quando surgem anormalidades secundárias a *cor pulmonale*, como hiperfonese de B2, edema periférico e estase jugular. A hipertensão pulmonar pode ser manifestação primária de doenças do tecido conjuntivo. O baqueteamento digital é observado frequentemente em doenças fibrosantes como a FPI e a asbestose (30 a 50% dos casos) em fases avançadas.

Imagem
Radiografia de tórax

Os achados anormais na radiografia de tórax em DPIs estão relacionados aos volumes pulmonares, ao padrão e à distribuição da doença, além de achados extrapulmonares. Alterações são frequentes e há padrões bem reconhecidos, mas um radiograma normal na suspeita clínica de DPI jamais deve desencorajar a investigação. Na PH, por exemplo, a dissociação clinicorradiológica é frequente.

Do ponto de vista do volume pulmonar, é comum sua redução, que reflete diminuição da capacidade pulmonar total. Volume pulmonar normal ou aumentado pode ser visto na associação entre fibrose e enfisema e nas patologias das vias aéreas mais distais, como as bronquiolites, HPCL e LAM. Perda de volume lobar pode ser secundária a bronquiectasias, irradiação e broncoaspiração.

Os padrões mais comuns são infiltrados reticulares ou nodulares, com distribuições variáveis. A FPI caracteristicamente envolve as regiões periféricas e subpleurais, nas bases, com infiltrado reticular e faveolamento. Pneumonia em organização e pneumonia eosinofílica crônica exibem consolidações periféricas. A presença de outras alterações como adenomegalias mediastinais e hilares (sarcoidose, metástases e silicose), derrame pleural (doenças reumatológicas) e placas pleurais (asbestose) deve ser valorizada.

Tomografia computadorizada de alta resolução

É essencial a realização do exame em decúbito ventral e em inspiração/expiração. Muitas doenças comuns têm aspecto tomográfico altamente sugestivo; assim, em associação com os dados clínicos, esse método pode levar ao diagnóstico correto em aproximadamente dos 60% casos. Os seguintes padrões podem ser identificados:

- Padrão septal: o espessamento linear de septos costuma ocorrer por edema pulmonar hidrostático, mas pode ser visto em carcinomatose linfática e doença induzida por droga. Quando nodular, carcinomatose, sarcoidose devem ser lembradas. Espessamento irregular ocorre na doença fibrosante, mas raramente como achado predominante.
- Padrão reticular: opacidades lineares intralobulares irregulares refletem comumente fibrose. Bronquiectasias e bronquiolectasias são associações frequentes.
- Padrão cístico: o faveolamento é típico da fibrose pulmonar terminal. Nesse caso, os cistos compartilham paredes e tendem a ser adjacentes à pleura. Pode ocorrer também na PH, esclerodermia, AR e asbestose. Cistos esparsos representando pneumatoceles podem ser vistos na pneumocistose.
- Padrão nodular: em geral, micronódulos (1–10 mm) que variam quanto à distribuição. Os perilinfáticos, acompanhando feixes broncovasculares e septos são comuns à sarcoidose e à disseminação linfática tumoral. Os centrolobulares indicam

alterações na região central do lóbulo secundário (bronquíolo terminal, arteríola pulmonar, bainha peribroncovascular), representando entidades como a PH, bronquiolite respiratória ou infecciosa e disseminação endobrônquica da tuberculose. A distribuição randômica de micronódulos é achado típico de disseminação hematogênica, como tuberculose e histoplasmose miliar, metástases e vasculites.
- Padrão de vidro fosco: como representação de preenchimento parcial do espaço alveolar, esse padrão resulta de anormalidade intersticial ou ocupação alveolar leve ou aumento do fluxo vascular pulmonar. Opacidades em vidro fosco são vistas na PH e na pneumonia intersticial não específica. Quando bilaterais associados a espessamento septal liso, deve-se lembrar da pavimentação em mosaico da proteinose alveolar.

Laboratório

A rotina sugerida em pacientes com DPIs inclui: hemograma, VHS, proteína C reativa, ureia, creatinina, glicemia, cálcio, fósforo, DHL, trasaminases hepáticas, fosfatase alcalina, CPK, aldolase, FAN, fator reumatoide e urina tipo I. Outros exames devem ser realizados de acordo com o contexto em questão. Em pacientes que se apresentam com dispneia aguda ou subaguda, principalmente em serviços de urgência, a análise da gasometria arterial pode revelar hipoxemia e sugerir seu tempo de instalação.

Função pulmonar

O padrão ventilatório restritivo, caracterizado por redução de capacidade vital forçada (CFV) e capacidade pulmonar total, é o mais comum, em decorrência da redução dos volumes pulmonares. Esse caráter pode ficar mais evidente em fases avançadas da doença, quando há rigidez pulmonar instalada. A relação VEF_1/CVF pode estar normal ou aumentada. A difusão medida por meio do CO (DLCO) é um teste sensível, com valores reduzidos nas DPIs. Em pacientes com dispneia e exames de imagem normais, a presença de achados funcionais clássicos pode ser indicação para biópsia pulmonar.

DIAGNÓSTICO DIFERENCIAL

Apresentações agudas e subagudas compartilham muitos aspectos clínicos com pneumonias atípicas, pelo rápido início dos sintomas, opacidades radiográficas difusas e febre. Quadros indolentes podem lembrar insuficiência cardíaca e doença pulmonar obstrutiva crônica. É digno de nota que o enfisema pode coexistir com doenças fibrosantes em tabagistas e que a DRGE pode ser um diferencial, uma causa ou uma associação comum de DPI.

TRATAMENTO

O tratamento em longo prazo dependerá do diagnóstico etiológico, ficando reservado ao especialista. Cessação de tabagismo e retirada de fatores desencadeantes e abordagem de doença sistêmica relacionada são algumas estratégias comuns. Drogas modificadoras do curso da doença (com desaceleração da progressão e discreto impacto em mortalidade) já estão disponíveis para algumas entidades, como é o caso da FPI. Vacinação contra influenza e pneumococo está indicada, pois essas infecções costumam ser pouco toleradas.

Para o clínico, o principal desafio é o manejo adequado das exacerbações agudas.

EXACERBAÇÕES

A causa mais comum de hospitalização em pacientes com DPI previamente diagnosticada é a exacerbação aguda (EA) da própria DPI. Doenças intersticiais como a fibrose pulmonar idiopática (FPI), pneumonia intersticial não específica (PINE) e a pneumonite por hipersensibilidade crônica podem apresentar períodos de exacerbação por atividade patológica intrínseca à doença, mas uma DPI de apresentação aguda também pode representar uma doença de início recente como pneumonia intersticial aguda (PIA), pneumonia intersticial aguda em doenças associadas a doenças do tecido conectivo (DPI-DTC), hemorragia alveolar difusa (HAD), pneumonia em organização criptogênica (POC), pneumonia eosinofílica aguda (PEA) ou doença pulmonar intersticial induzida por drogas.

Por último, uma complicação sobreposta, como infecção, tromboembolismo venoso, IAM ou descompensação de comorbidades preexistentes, como insuficiência cardíaca esquerda, hipertensão pulmonar, DRGE e distúrbios do sono, podem ser a causa da exacerbação. Os pacientes costumam procurar os serviços de urgência/emergência com queixa de piora da dispneia associada ou não à febre ou outros sintomas constitucionais, tosse produtiva, dor torácica, palpitações. O exame físico muitas vezes revela hipoxemia. A avaliação dos exames radiológicos pode ser auxiliada pela comparação com imagens prévias. Sugere-se que uma piora clínica, dentro dos últimos 30 dias, caracterize a exacerbação aguda (EA) de uma DPI; no entanto, sabe-se que os pacientes podem piorar em períodos mais longos de tempo. A Tabela 144.3 traz critérios da EA da FPI, a exemplo do que pode ser considerado também em outras DPIs.

Exames complementares

- *TC de tórax*. Na abordagem inicial na unidade de urgência e emergência, deve-se solicitar TC de tórax, que auxilia na distinção entre causas infecciosas ou não. Nódulos centrolobulares de distribuição irregular podem sugerir quadro infeccioso. Novas áreas de vidro fosco e consolidações sobrepostas sobre áreas de fibrose prévias, podem predizer EA de DPI prévia. Na PEA, opacidades em vidro fosco ou consolidações podem ser encontradas, predominantemente, na periferia pulmonar. A POC pode cursar com alterações perilobulares e consolidações que muitas vezes mimetizam um quadro infeccioso.
- *Broncoscopia*. A broncoscopia é exame de grande utilidade quando a história clínica e as imagens radiológicas não podem estabelecer o diagnóstico. É um teste excelente para excluir etiologia infecciosa. No entanto, seu risco deve ser considerado, pois pode levar à piora da hipoxemia. Em pacientes intubados pode ser feita sob visão direta ou de maneira cega. A contagem diferencial de células também pode ser de

TABELA 144.3 Critérios diagnósticos da exacerbação aguda na fibrose pulmonar idiopática

- Diagnóstico prévio ou concorrente de FPI (radiológico ou histopatológico)
- Piora inexplicada ou desenvolvimento de dispneia dentro de 30 dias
- TC com padrão de pneumonial intersticial usual e áreas novas de vidro fosco e/ou consolidação
- Queda da PaO_2 em comparação à gasometria anterior
- Nenhuma evidência de infecção por aspiração endobrônquica ou LBA
- Exclusão de causas alternativas, incluindo: insuficiência cardíaca esquerda, embolia pulmonar ou outra causa identificável de lesão pulmonar aguda.

Fonte: Diretrizes de Doenças Pulmonares Intersticiais da Sociedade Brasileira de Pneumologia e Tisiologia, 2012.

grande importância, como na PEA, em que uma contagem de eosinófilos no lavado broncoalveolar (LBA) maior que 30% ajuda a corroborar o diagnóstico.
- *Biópsia transbrônquica.* A biópsia transbrônquica (BTB) tem utilidade limitada no paciente com DPI hospitalizado devido ao pequeno tamanho da amostra tecidual obtida.
- *Biópsia cirúrgica.* A biópsia cirúrgica pode ser útil na elucidação de diagnósticos duvidosos e diferenciar doenças pulmonares intersticiais de outras causas. Também pode ser útil na avaliação de pacientes com apresentação clínica compatível com síndrome do desconforto respiratório agudo (SDRA) ou pneumonia intersticial aguda (PIA), mas uma avaliação criteriosa em relação aos riscos e benefícios deve ser realizada.

Tratamento

O tratamento é de suporte. O diagnóstico diferencial entre uma doença pulmonar infecciosa e uma exacerbação aguda de uma DPI preexistente ou uma apresentação aguda de DPI preexistente é sempre um desafio. Portanto, a administração de antibioticoterapia de amplo espectro deve ser considerada para todos os pacientes. Corticoesteroides também são comumente prescritos, podendo ser utilizada a dose inicial de 1 mg/kg/dia de prednisona com posterior desmame após algumas semanas para 20 mg/dia. Algumas doenças pulmonares específicas como pneumonia eosinofílica aguda (PEA), pneumonia em organização criptogênica (POC), DPI induzidas por drogas ou associadas a doenças do tecido conectivo (DPI-DTC), apresentam resposta expressiva aos corticoesteroides (exceto em casos de DPI associadas à esclerose sistêmica, em que altas doses de corticoesteroides são contraindicadas). Imunossupressores como micofenolato de mofetila, azatioprina ou ciclofosfamida podem ser consideradas, especificamente, para o grupo de DPI-DTC, considerando que a hiperatividade do sistema imune, subjacente a essas doenças, como causa da exacerbação. Importante destacar que a indicação dessas drogas fica restrita ao especialista.

As opções para o suporte ventilatório nesses pacientes vão desde a suplementação de oxigênio por cânula ou máscara a métodos de ventilação invasiva. Em pequenos estudos retrospectivos, a ventilação não invasiva (VNI) mostrou-se capaz de reduzir necessidade de intubação orotraqueal na minoria dos pacientes. Apesar da carência de estudos controlados para avaliar o papel da VNI nas DPIs, acredita-se que ela possa beneficiar uma parcela de pacientes, evitando necessidade de ventilação invasiva. No paciente em ventilação invasiva, as estratégias são semelhantes àquelas utilizadas no suporte à síndrome do desconforto respiratório agudo, pela similaridade das anormalidades patológicas encontradas. O paciente com DPI, porém, costuma ter menos pulmão recrutável e está mais disposto ao barotrauma pela superdistensão alveolar. Pacientes com fibrose pulmonar avançada que ingressam na unidade de terapia intensiva em VM raramente conseguem desmame e acabam evoluindo ao óbito (Tabela 144.4).

PROGNÓSTICO

Embora varie entre entidades e possa ser estimado com mais precisão por meio de testes clínicos e funcionais, o prognóstico das DPIs é em geral ruim. Nos casos agudos ou crônicos pós-exacerbação, os desfechos são frequentemente desfavoráveis. Na EA da FPI, por exemplo, estudos reportaram uma sobrevida mediana de 2,2 meses e mortalidade intra-hospitalar de 50%, o que aumenta para 90% quando há a necessidade de ventilação

TABELA 144.4 *Keypoints* na exacerbação das doenças pulmonares intersticiais

1. Identificar se há causas secundárias e dirigir tratamento específico.
2. Sempre que possível, exames de imagem novos devem ser comparados a anteriores.
3. Iniciar antibioticoterapia de amplo espectro.
4. Corticoterapia empírica também pode ser realizada.
5. Se IRpA, VNI pode ser tentada. Reconhecer que, uma vez sob ventilação invasiva, desmame é potencialmente difícil.
6. Avaliação do especialista deve ser solicitada logo que possível.

mecânica. Portanto, ao diagnóstico, a discussão sobre cuidados paliativos, incluindo diretivas antecipadas, não deve ser postergada. Sendo inegáveis os avanços recentes no cuidado desses pacientes, este cenário prognóstico não deve desencorajar o clínico ao apropriado diagnóstico e manejo.

CONSIDERAÇÕES FINAIS

A atuação do clínico na abordagem das DPIs é essencial em todas as suas fases de evolução. Do ponto de vista diagnóstico, a suspeição clínica é o primeiro passo para garantir a identificação da doença. Tomografia de tórax é de grande importância no diagnóstico diferencial, bem como a broncoscopia em casos selecionados, principalmente na distinção entre DPIs agudas e exacerbações. No que tange ao tratamento, cabe ao médico oferecer suporte clínico na unidade de urgência/emergência até a avaliação do especialista.

BIBLIOGRAFIA

1. Baldi BG, Pereira CA. Diretrizes de Doenças Pulmonares Intersticiais da Sociedade Brasileira de Pneumologia e Tisiologia. J Bras Pneumol. 2012;38(S2):S1-S133.
2. Blivet S, Philit F, Sab JM, Langevin B, Paret M, Guerin C, et al. Outcome of patients with idiopathic pulmonary fibrosis admitted to the ICU for respiratory failure. Chest. 2001;120:209-12.
3. Chetta A, Marangio E, Olivieri D. Pulmonary function testing in interstitial lung diseases. Respiration. 2004;71(3):209-13.
4. Collard HR, Moore BB, Flaherty KR, Brown KK, Kaner RJ, King TE Jr, et al. Acute exacerbations of idiopathic pulmonary fibrosis. Am J Respir Crit Care Med. 2007 Oct;176(7):636-43.
5. Disayabutr S, Calfee CS, Collard HR, Wolters PJ. Interstitial lung diseases in the hospitalized patient. BMC Medicine. 2015;13:245.
6. Grenier P, Chevret S, Beigelman C, Brauner MW, Chastang C, Valeyre D. Chronic diffuse infiltrative lung disease: determination of the diagnostic value of clinical data, chest radiography, and CT and Bayesian analysis. Radiology. 1994;191(2):383-90.
7. King Jr TE. Approach to the adult with interstitial lung disease: Clinical evaluation and Diagnostic Testing. In: UpToDate, Flaherty KR (Ed), UpToDate, Waltham, MA. (Acesso em 08 de maio de 2016.)
8. Lim SY, Suh GY, Choi JC, Koh WJ, Lim SY, Han J, et al. Usefulness of openlung biopsy in mechanically ventilated patients with undiagnosed diffuse pulmonary infiltrates: influence of comorbidities and organ dysfunction. Crit Care. 2007;11:R93.
9. Nava S, Rubini F. Lung and chest wall mechanics in ventilated patients with end stage idiopathic pulmonary fibrosis. Thorax. 1999;54:390-5.
10. Palakshappa JA, Meyer NJ. Which patients with ARDS benefit from lung biopsy? Chest. 2015. doi: 10.1378/chest.15-0076.
11. Park IN, Kim DS, Shim TS, Lim CM, Lee SD, Koh Y, et al. Acute exacerbation of interstitial pneumonia other than idiopathic pulmonary fibrosis. Chest. 2007;132(1):214-20.
12. Pereira CA. Abordagem das Doenças Pulmonares Intersticiais Difusas. In: Pereira CA, Holanda MA, editores. Medicina Respiratória. São Paulo; Editora Atheneu, 2014. p.1163-1170.

13. Perkins GD, Chatterjee S, Giles S, McAuley DF, Quinton S, Thickett DR, et al. Safety and tolerability of nonbronchoscopic lavage in ARDS. Chest. 2005;127(4):1358-63.
14. Raghu G, Nyberg F, Morgan G. The epidemiology of interstitial lung disease and its association with lung cancer. British Journal of Cancer. 2004;91(S2),S3-S10.
15. Silva CI, Marchiori E, Souza Júnior AS, Müller NL. Comissão de Imagem da Sociedade Brasileira de Pneumologia e Tisiologia. Illustrated Brazilian consensus of terms and fundamental patterns in chest CT scans. J Bras Pneumol. 2010;36(1):99-123.
16. Song JW, Hong SB, Lim CM, Koh Y, Kim DS. Acute exacerbation of idiopathic pulmonary fibrosis: incidence, risk factors and outcome. Eur Respir J. 2011;37(2):356-63.
17. Travis WD, Costabel U, Hansell DM, King Jr TE, Lynch DA, Nicholson AG, et al. An official American Thoracic Society/European Respiratory Society statement: Update of the international multidisciplinary classification of the idiopathic Interstitial pneumonias. Am J Respir Crit Care Med. 2013;188:733-48.
18. Ujita M, Renzoni EA, Veeraraghavan S, Wells AU, Hansell DM. Organizing pneumonia: perilobular pattern at thin-section CT. Radiology. 2004;232:757-61.
19. Yokoyama T, Kondoh Y, Taniguchi H, Kataoka K, Kato K, Nishiyama O, et al. Noninvasive ventilation in acute exacerbation of idiopathic pulmonary fibrosis. Intern Med. 2010;49:1509-14.

145

HIPERTENSÃO PULMONAR

Luiz Henrique da Silveira Cavalcanti
Luiza Helena Degani Costa
Rachel Teixeira Leal Nunes

DEFINIÇÃO

A hipertensão pulmonar é atualmente definida como pressão média de artéria pulmonar (PAPm) ≥ 25 mmHg ao repouso no cateterismo cardíaco direito. Na prática, a presença de HP é inferida por medidas ecocardiográficas e a avaliação complementar com cateterismo cardíaco nem sempre é necessária, já que a maioria dos casos de HP são secundários a doenças cardíacas de câmaras esquerdas ou doenças pulmonares crônicas que cursam com hipoxemia.

O termo hipertensão arterial pulmonar (HAP) descreve uma subpopulação de pacientes com doença primária da circulação pulmonar, nos quais se verifica espessamento intimal, hipertrofia da camada média e trombose *in situ* nas arteríolas pulmonares. Essas alterações levam ao aumento da resistência vascular pulmonar (RVP) e, consequentemente, ao aumento da PAPm e redução do débito cardíaco. Conforme veremos a seguir, esse é um diagnóstico de exclusão que depende necessariamente da avaliação hemodinâmica por cateterismo cardíaco direito demonstrando RVP > 3 u. Wood (unidades Wood) e uma pressão de oclusão da artéria pulmonar (POAP) ≤ 15 mmHg, compatível com padrão pré-capilar.

CLASSIFICAÇÃO E ETIOLOGIA

A hipertensão pulmonar é atualmente classificada em 5 grandes grupos, que compartilham características fisiopatológicas, achados hemodinâmicos e manejo semelhantes entre si (Tabela 145.1).

Grupo 1: Hipertensão arterial pulmonar

Nesse caso há uma doença primária da circulação pulmonar, verificando-se espessamento intimal, hipertrofia da camada média e trombose *in situ* nas arteríolas pulmonares. O desenvolvimento dessas alterações pode ocorrer em resposta a agentes externos (medicações – Tabela 145.2) e ao hiperfluxo sanguíneo prolongado na circulação pulmonar nas

TABELA 145.1 Classificação da hipertensão arterial pulmonar

1. Hipertensão arterial pulmonar
1.1. Hipertensão arterial pulmonar idiopática
1.2. Hipertensão arterial pulmonar hereditária
1.3. Induzida por drogas ou toxinas
1.4. Associada a outras condições
1.4.1. Colagenoses
1.4.2. Infecção pelo HIV
1.4.3. Hipertensão portal
1.4.4. Cardiopatias congênitas
1.4.5. Esquistossomose
1'. Doença veno-oclusiva pulmonar e hemangiomatose capilar pulmonar
1''. Hipertensão pulmonar persistente do recém-nascido

2. Hipertensão pulmonar secundária a patologias cardíacas esquerdas
2.1. Disfunção sistólica do ventrículo esquerdo
2.2. Disfunção diastólica do ventrículo esquerdo
2.3. Valvopatias
2.4. Obstrução congênita/adquirida da via de entrada/saída do ventrículo esquerdo

3. Hipertensão pulmonar secundária a doenças pulmonares crônicas ou hipóxia
3.1. Doença pulmonar obstrutiva crônica (DPOC)
3.2. Doença intersticial pulmonar
3.3. Outras doenças pulmonares com padrão misto restritivo e obstrutivo
3.4. Síndrome de apneia hipopneia obstrutiva do sono (SAHOS)
3.5. Distúrbios de hipoventilação alveolar
3.6. Exposição crônica a altas altitudes
3.7. Doenças do desenvolvimento pulmonar

4. Hipertensão pulmonar secundária a tromboembolismo pulmonar crônico

5. Hipertensão pulmonar multifatorial ou de mecanismos incertos
5.1. Doenças hematológicas: anemia hemolítica crônica, síndromes mieloproliferativas, esplenectomia
5.2. Doenças sistêmicas: sarcoidose, histiocitose pulmonar, linfangioleiomiomatose
5.3. Distúrbios metabólicos: doença nde Gaucher, glicogenoses, doenças da tireoide
5.4. Outras: obstrução tumoral, mediastinite fibrosante, doença renal crônica, hipertensão pulmonar segmentar

TABELA 145.2 Classificação da HAP induzida por drogas e toxinas

Associação definitiva	Associação possível
• Aminorex • Fenfluramina • Dexfenfluramina • Óleo de colza (couve-nabiça) • Benfluorex • Inibidores da receptação de serotonina (RNs)	• Cocaína • Fenilpropanolamina • Erva de São João • Agentes quimioterápicos (p. ex., bleomicina) • Interferon alfa e beta
Provável	**Improvável**
• Anfetaminas • Triptofano • Metanfetaminas • Desatinibe	• Anticoncepcionais orais • Estrógenos • Tabagismo

cardiopatias congênitas que cursam com *shunt* esquerdo → direito; pode estar associado a outras doenças como colagenoses, esquistossomose, HIV e cirrose hepática com hipertensão portal e pode ainda ter caráter hereditário nos casos de HAP familiar. Quando todas essas causas são excluídas, damos o nome de HAP idiopática.

Independentemente da etiologia, a HAP é hemodinamicamente caracterizada por um padrão pré-capilar, com PAPm ≥ 25 mmHg, RVP > 3 u. Wood e POAP ≤ 15 mmHg. Em algumas situações, como na esclerodermia e no HIV, a presença concomitante disfunção cardíaca diastólica pode se sobrepor ao quadro de HAP e prejudicar a sua avaliação hemodinâmica, gerando valores de POAP > 15 mmHg. Nesses casos, o gradiente diastólico (GDP = PAP diastólica − POAP média) superior a 7 mmHg revela doença intrínseca da circulação pulmonar, com aumento da PAPm desproporcional à POAP.

Grupo 2: Hipertensão pulmonar secundária a patologias cardíacas esquerdas

É a principal causa de HP, sendo decorrente de acúmulo passivo de sangue a montante devido a uma disfunção cardíaca esquerda, seja esta ventricular ou valvar. A POAP reflete a pressão diastólica em câmaras cardíacas esquerdas e como PAPm = (RVP × DC) + POAP, aumentos da POAP gerarão aumentos proporcionais da PAPm.

A avaliação hemodinâmica, quando realizada, revelará na maioria dos casos um padrão exclusivamente pós-capilar: PAPm ≥ 25 mmHg, RVP < 3 u. Wood, POAP > 15 mmHg e GDP < 7 mmHg. No entanto, a congestão pulmonar crônica pode levar a um remodelamento da circulação pulmonar semelhante ao que é visto na HAP, com hipertrofia da camada média e aumento da RVP. Nesses casos, observa-se aumento da RVP e GDP ≥ 7 mmHg. Esse é um diagnóstico importante de ser feito principalmente nos pacientes portadores de valvopatia mitral, nos quais a HP reativa é um fator de pior prognóstico e maior risco cirúrgico.

Grupo 3: Hipertensão pulmonar secundária a doenças pulmonares crônicas ou hipóxia

O desenvolvimento de HP pode ser uma complicação de doenças pulmonares crônicas que cursam com hipoxemia, como doenças instersticiais fibrosantes e enfisema pulmonar. A origem, nesses casos, costuma ser multifatorial: destruição do leito capilar nas doenças fibrosantes e no enfisema, remodelamento vascular induzido pela hipoxemia e inflamação crônica, vasoconstrição hipóxica, aumento da viscosidade sanguínea nos pacientes com policitemia.

O padrão hemodinâmico, desde que disfunções cardíacas esquerdas não estejam presentes, é predominantemente pré-capilar, com PAPm ≥ 25 mmHg, RVP > 3 u. Wood e POAP ≤ 15 mmHg. A maior dificuldade, no entanto, está em determinar se a HP nesses casos pode ser considerada proporcional à gravidade da doença pulmonar de base ou se existiria uma doença intrínseca da circulação pulmonar concomitante. Por muito tempo utilizou-se o termo "HP desproporcional" para valores de PAPM > 40 mmHg. No entanto, a última atualização das diretrizes de HP recomendou uma nova terminologia:
- Doença pulmonar sem HP: PAPm < 25 mmHg.
- Doença pulmonar com HP: PAPm ≥ 25 mmHg.
- Doença pulmonar com HP grave: PAPm > 35 mmHg.

Grupo 4: Hipertensão pulmonar secundária a tromboembolismo pulmonar crônico

O tromboembolismo pulmonar crônico é outra causa importante de HP, não apenas pela sua frequência, mas por se tratar de uma causa potencialmente curável. A presença de um ou múltiplos trombos na circulação pulmonar por si só já resulta em aumento da

RVP e consequentemente desenvolvimento de HP. No entanto, sabe-se também que pode haver um remodelamento da circulação pulmonar distal aos trombos, semelhante ao que se encontra na HAP.

O padrão hemodinâmico é predominantemente pré-capilar, com PAPm ≥ 25 mmHg, RVP > 3 u. Wood e POAP ≤ 15 mmHg. No entanto, aumentos pronunciados da RVP (acima de 15 u. Wood) indicam maior risco perioperatório naqueles em que os trombos sejam passíveis de retirada por tromboendarterectomia pulmonar. Esse fato está relacionado ao maior remodelamento da circulação pulmonar desses indivíduos e, consequentemente, à persistência da HP no pós-operatório.

Grupo 5: Hipertensão pulmonar multifatorial ou de mecanismos incertos

No grupo 5 estão incluídas doenças que podem cursar com desenvolvimento de HP por mecanismos ainda não completamente elucidados. Histiocitose pulmonar de células de Langerhans, sarcoidose, linfangioleiomiomatose e anemias hemolíticas crônicas estão nesse grupo.

INVESTIGAÇÃO DIAGNÓSTICA

O diagnóstico de HP, especialmente naqueles sem fatores de risco aparentes necessita de um alto nível de suspeição, já que os sintomas típicos, tais como dispneia, intolerância ao exercício e fadiga são pouco específicos. A Figura 145.1 resume o algoritmo recomendado para investigação da HP.

Dados da história clínica que aumentam a probabilidade de HP incluem: tontura aos esforços ou síncope; sintomas de insuficiência cardíaca direita como edema de membros inferiores, distensão abdominal e anorexia; presença de fatores de risco para HAP, tais como hipertensão portal, esquistossomose, colagenoses, cardiopatias congênitas, HIV, exposição a drogas e toxinas (p. ex., anorexígenos) e história familiar de HAP.

Achados de exame físico que podem estar presentes na HP e disfunção ventricular direita incluem: pressão venosa jugular elevada com ondas A proeminentes (redução da complacência de VD) e presença de ondas V (regurgitação tricúspide), sinal de Kussmaul (aumento da pressão venosa jugular durante inspiração, devido à rigidez do VD e insuficiência tricúspide), íctus de VD palpável, hiperfonese de P2, sopro de insuficiência tricúspide e sinais de insuficiência de VD (hepatomegalia, ascite e edema periférico).

Achados no eletrocardiograma presentes na HP incluem sinais de sobrecarga de VD com padrão *strain* (ondas r amplas com infra-ST e inversão assimétrica de onda T em precordiais direitas), e sinais de sobrecarga atrial direita (aumento da amplitude e aspecto apiculado da onda P em DII e V1). Na radiografia de tórax, nota-se perda do espaço retroesternal no perfil, dilatação das artérias pulmonares centrais, com aparecimento do terceiro arco na silhueta mediastinal no radiograma em posição posteroanterior, e atenuação dos vasos pulmonares na periferia.

Ecocardiograma

O ecocardiograma com Doppler é essencial para o rastreamento inicial não invasivo da HP, além de também poder revelar a sua causa (p. ex., insuficiência ventricular esquerda, valvopatias esquerdas, *shunts* intracardíacos).

O principal parâmetro avaliado é a PSAP (pressão sistólica da artéria pulmonar), sendo que PSAP > 35 mmHg sugerem HP. No entanto, a PSAP não é medida diretamente e sim estimada pela equação PSAP = 4 (VRT)^2 + PAD, em que VRT é a velocidade de

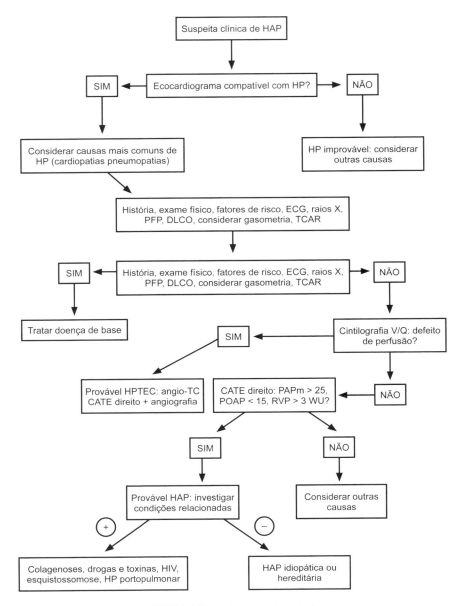

FIGURA 145.1 Algoritmo diagnóstico.

regurgitação tricúspide e PAD é a pressão de átrio direito. Como a PAD não é medida e sim estimada de forma subjetiva pelo examinador, o próprio valor da PSAP também acaba apresentando um certo grau de subjetividade. Dessa forma, recentemente tem-se valorizado mais a medida da VRT para rastreamento da HP, sendo que valores acima de 2,8 m/s são indicativos do diagnóstico. Nos pacientes em que não se conseguir quantificar o refluxo tricúspide, pode-se pesquisar sinais indiretos de HP, como aumento das câmaras direitas, disfunção sistólica de VD, dilatação do tronco da pulmonar e movimento paradoxal do septo.

O TAPSE (*tricuspid anular plane systolic excursion*) é uma medida do deslocamento do anel da válvula tricúspide durante a sístole. TAPSE < 18 mm sugere disfunção de VD grave e tem valor prognóstico na HAP.

Por fim, vale ressaltar que pacientes com suspeita de *shunt* intracardíaco devem ter solicitado um ecocardiograma com contraste de microbolhas, em que 10 mL de solução salina agitada são infundidos em veia periférica e observa-se o aparecimento de bolhas em câmaras cardíacas esquerdas. Normalmente, não deve haver passagem dessas bolhas para o coração esquerdo e a sua visualização denota a existência de *shunt*. O aparecimento das bolhas em menos de 4 batimentos é altamente indicativo de *shunt* intracardíaco, enquanto sua visualização a partir do 5º batimento sugere *shunt* extracardíaco, em geral intrapulmonar.

Demais exames complementares

Conforme citado anteriormente, doenças pulmonares com hipoxemia são causas frequentes de HP e, portanto, precisam ser investigadas quando se está diante de um paciente com HP sem fator etiológico definido. A exclusão de HP associada à doença pulmonar ou hipoxemia (grupo 3) implica a realização de gasometria arterial (avaliação da PaO_2 e $PaCO_2$), tomografia de tórax de alta resolução (investigação de doenças intersticiais, enfisema) e prova de função pulmonar com espirometria + pletismografia + medida da capacidade de difusão pulmonar (D_LCO).

É necessário destacar que a presença de HP por si só leva normalmente a uma redução da capacidade de difusão pulmonar devido ao espessamento da membrana alvéolo-capilar. A HP passiva pós-capilar secundária a doenças de câmaras esquerdas pode ser uma exceção à regra, já que o aumento do volume capilar pode, por vezes, aumentar a capacidade de difusão pulmonar. Nesse sentido, pacientes com HAP mais comumente apresentam espirometria e pletismografia com valores dentro dos limites de referência e redução de intensidade variável da DLCO.

No entanto, distúrbio ventilatório obstrutivo (DVO) e distúrbio ventilatório restritivo (DVR) já foram observados em pacientes com HAP sem outras doenças pulmonares concomitantes. A presença de obstrução leve ao fluxo aéreo nesses pacientes pode ser atribuída à compressão de pequenas vias aéreas pelos vasos pulmonares dilatados; por sua vez, especula-se que o aumento da área cardíaca poderia justificar a presença de DVR. Sendo assim, a presença de distúrbios ventilatórios deve ser interpretada levando-se em conta a presença de sintomas, de exposições relevantes (p. ex., tabagismo) e a tomografia de tórax.

Uma polissonografia deve ser solicitada para os pacientes que tiverem sintomas e sinais de síndrome da apneia do sono e/ou síndrome de obesidade-hipoventilação.

Cintilografia de ventilação e perfusão pulmonar é o exame de escolha para o diagnóstico de hipertensão pulmonar associada a tromboembolismo pulmonar crônico – HPTEC (grupo 4), devido a sua elevada sensibilidade (90–100%) e especificidade (94%). Angiotomografia de tórax tem menor sensibilidade para o diagnóstico de TEP crônico e deve ser reservada para a avaliação de possibilidade cirúrgica dos pacientes com HPTEC, já que auxilia na avaliação da potencial remoção dos trombos e na identificação das artérias brônquicas colaterais.

Por fim, alguns exames laboratoriais são importantes na investigação etiológica da HAP:
- Anticorpo antinuclear, anticorpos anti-DNA e fator reumatoide na avaliação de HAP associada a doenças do tecido conjuntivo. Caso a suspeita de esclerodermia seja alta, sugere-se realização de antitopoisomerase 1 (esclerodermia difusa), anti-RNP (doença mista do tecido conjuntivo) e anticentrômero (síndrome CREST).

- Anticorpo anti-HIV na avaliação da infecção pelo HIV.
- ALT, AST, HbsAg, anticorpo anti-HBC, anticorpo anti-HCV e ultrassonografia abdominal na investigação de hepatopatia e avaliação de hipertensão portal.
- Exame parasitológico de fezes e biópsia de reto (se alta suspeição), na avaliação da esquistossomose.

Cateterismo cardíaco direito

Conforme descrito anteriormente, o cateterismo cardíaco direito é um passo essencial no diagnóstico e prognóstico da HAP, assim como na avaliação de pacientes com HPTEC, devendo ser realizado previamente ao início da terapêutica específica. Ele determina a classificação hemodinâmica (pré-capilar, pós-capilar, mista), quantifica a gravidade da hipertensão pulmonar e avalia a resposta hemodinâmica frente a intervenções farmacológicas.

Durante avaliação hemodinâmica, a HP é confirmada quando a pressão média de artéria pulmonar (PAPm) é ≥ 25 mmHg, sendo considerada pré-capilar quando houver POAP ≤ 15 mmHg e RVP aumentada. Se a pressão capilar pulmonar for > 15 mmHg, é importante determinar o gradiente diastólico pulmonar (GDP = PAPd – POAP). O GDP < 7 mmHg reflete a elevação da pressão hidrostática e confirma-se o diagnóstico de HP passiva pós-capilar. Se for ≥ 7 mmHg, denota um componente arterial (pré-capilar) na elevação da pressão pulmonar.

Além da medida das pressões de artéria pulmonar e RVP, outras variáveis hemodinâmicas devem ser avaliadas no cateterismo direito por terem valor prognóstico na HAP e HPTEC. Em especial, a pressão de átrio direito acima de 8 mmHg e o índice cardíaco ≤ 2 L/min/m^2 são considerados indicativos de pior prognóstico nesses doentes.

O teste agudo de vasorreatividade deve ser realizado durante a avaliação hemodinâmica inicial em pacientes com HAP idiopática, HAP hereditária e HAP secundária a drogas. O teste pode ser feito com óxido nítrico inalatório, adenosina ou prostaciclina endovenosos. Considera-se uma resposta positiva (apenas 16% dos casos) quando há redução de pelo menos 10 mmHg na PAPm para valores abaixo de 40 mmHg, associada à manutenção ou aumento do débito cardíaco. Pacientes respondedores são candidatos à terapia com bloqueadores do canal de cálcio e apresentam melhor prognóstico, com taxas de mortalidade menores do que os não respondedores.

Por fim, durante a avaliação inicial por cateterismo cardíaco direito devem ser coletadas amostras de sangue na veia cava inferior, veia cava superior e artéria pulmonar, pelo menos. A medida da saturação venosa de oxigênio em diferentes pontos visa detectar a presença de *shunts* intracardíacos ou intrapulmonares que eventualmente não tenham sido detectados pelo estudo ecocardiográfico, além de também confirmar a presença de *shunts* sugeridos pelo ecocardiograma.

TRATAMENTO DA HIPERTENSÃO ARTERIAL PULMONAR (GRUPO 1)

Pacientes com HAP devem ser encaminhados para tratamento em centros de referência, dada a complexidade de seu manejo. A terapia é orientada fundamentalmente por sintomas (escala NYHA modificada – Tabela 145.3), capacidade funcional (teste de caminhada de 6 minutos e teste de exercício cardiopulmonar) e gravidade hemodinâmica (cateterismo cardíaco direito).

Embora não existam evidências definitivas, objetivos razoáveis a serem alcançados durante a terapia de HAP incluem: (1) classe funcional NYHA modificada I ou II; (2)

TABELA 145.3 Classificação funcional NYHA modificada para HP (OMS)

Classe I: pacientes com HP, mas sem limitação das atividades físicas. Atividades físicas habituais não causam dispneia ou fadiga excessiva, dor torácica ou pré-síncope

Classe II: pacientes com HP resultando em discreta limitação das atividades físicas. Estes pacientes estão confortáveis ao repouso, mas atividades físicas habituais causam dispneia ou fadiga excessiva, dor torácica ou pré-síncope

Classe III: pacientes com HP resultando em importante limitação das atividades físicas. Estes pacientes estão confortáveis ao repouso, mas esforços menores que as atividades habituais causam dispneia ou fadiga excessiva, dor torácica ou pré-síncope

Classe IV: pacientes com HP resultando em incapacidade de realizar qualquer atividade física sem sintomas. Estes pacientes manifestam sinais de falência de VD. Dispneia e/ou fadiga podem estar presentes ao repouso

ecocardiograma/RNM cardíaca com função e tamanho do ventrículo direito normal/próximo normal; (3) parâmetros hemodinâmicos mostrando pressão atrial direita < 8 mmHg e débito cardíaco > 2,5 a 3,0 L/min/m²; (4) teste de caminhada de 6 minutos > 380–440 m; (5) teste de exercício cardiopulmonar com consumo de oxigênio de pico (VO_2 pico) > 15 mL/min/kg e equivalente ventilatório de CO_2 (VE/VCO_2) < 45 L/min; (6) níveis normais de BNP. Pacientes que atingem esses objetivos, independente de qual terapia específica ou abordagem usada, parecem ter um melhor prognóstico quando comparados aos que não conseguem tais metas.

Medidas gerais incluem: (1) anticoncepção com métodos de barreira associados a contraceptivos hormonais compostos apenas de progestágenos (elevada mortalidade maternofetal); (2) oxigenioterapia domiciliar suplementar, quando necessário, para manter SatO_2 ≥ 90% e PaO_2 ≥ 60 mmHg em repouso; (3) restrição de sódio na dieta em pacientes com falência de VD; (4) imunização contra pneumococo e influenza; (5) anticoagulação nos pacientes com HAP idiopática, hereditária ou secundária a drogas; e (6) reabilitação cardiopulmonar.

Agentes diuréticos estão indicados para manejo da sobrecarga de volume do VD, sendo o uso intravenoso ocasionalmente necessário. Existem poucos dados sobre uso da digoxina, embora ocasionalmente seja usada em pacientes com insuficiência cardíaca direita com baixo débito e naqueles com taquiarritmias atriais para controle de frequência cardíaca. A HAP secundária ao lúpus eritematoso sistêmico é uma situação particular em que a HP pode ser revertida pelo tratamento agressivo da doença de base com pulsoterapia.

Terapia medicamentosa específica
Bloqueadores do canal de cálcio

os bloqueadores do canal de cálcio devem ser usados naqueles pacientes que preencheram critério de resposta ao teste de vasorreatividade, porém sua eficácia e efeitos colaterais devem ser seguidos de perto. Se não houver melhora da classe funcional e demais parâmetros de resposta ao tratamento, outro medicamento específico para HAP deve ser prescrito. Poucos pacientes (< 7%) com HAP idiopática mantêm resposta sustentada aos bloqueadores do canal de cálcio. Os agentes mais comumente utilizados são os de meia-vida longa: nifedipino, anlodipino e diltiazem. Devido ao potencial inotrópico negativo, o verapamil deve ser evitado.

Prostaciclinas

A expressão da enzima prostaciclina sintase é reduzida nas células endoteliais dos pacientes com HAP, resultando na produção deficiente de prostaglandina I2, um vasodilatador com propriedades antiproliferativas. Atualmente, existem alguns prostanoides disponíveis: epoprostenol (infusão contínua IV), treprostinil (infusão contínua subcutânea e IV, inalatório e oral) e iloprost (inalatório). O principais efeitos colaterais são cefaleia, náuseas, *flushing*, dor mandibular, hipertensão de rebote.

Inibidores da endotelina

Expressão tecidual aumentada e aumento dos níveis plasmáticos de endotelina-1, um potente vasoconstritor e estimulante da proliferação celular, têm sido descritos na HAP.

A bosentana, um antagonista não seletivo das endotelinas A e B, é atualmente amplamente utilizada em pacientes com HAP. Estudos mostraram melhora no teste de caminhada de 6 minutos em pacientes com classe funcional III e IV, além de melhora da RVP e do tempo de progressão da doença nos pacientes com classe funcional II. Tal droga também requer seguimento quanto à eficácia e efeitos colaterais. Seu principal efeito colateral é hepatotoxicidade e a FDA sugere realização de função hepática mensalmente. Outros incluem cefaleia, anemia e edema periférico.

Já a ambrisentana, um antagonista seletivo da endotelina A, também mostrou benefício em estudos, porém a FDA dispensa monitorização da função hepática, embora muitos especialistas continuem monitorando sinais de hepatotoxicidade periodicamente. Outros efeitos colaterais incluem retenção hídrica, congestão nasal, *flushing* e anemia.

Por último, o macitentan, outro antagonista não seletivo das endotelinas A e B, tem maior penetração tecidual e bloqueio mais sustentado do receptor quando comparado à bosentana. Ele se mostrou eficaz em reduzir o tempo de progressão da doença, tempos para transplante pulmonar, septostomia atrial, início do tratamento com prostanoides e morte. Os principais efeitos colaterais são cefaleia, nasofaringite e anemia, sendo a hepatotoxicidade bem menos comum.

Estimulantes da via do óxido nítrico

O óxido nítrico é um potente vasodilatador da circulação pulmonar, agindo por meio do aumento do monofosfato cíclico de guanosina (GMPc) e sendo degradado principalmente por meio da fosfodiesterase tipo 5 (PDE-5). Redução da expressão da óxido nítrico sintase tem sido descrita como mecanismo associado a patogênese da HP. Atualmente, existem 2 classes terapêuticas atuando na via do óxido nítrico: os inibidores da fosfodiesterase 5, que diminuem a degradação do GMPc, e os estimuladores da guanilato ciclase solúvel, que aumentam a produção de GMPc.

- *Inibidores da fosfodiesterase*: o sildenafil é atualmente aprovado na dose de 20 mg, 3 vezes ao dia, e mostrou melhora no teste de caminhada de 6 minutos e nos parâmetros hemodinâmicos em 3 meses. Já o tadalafil é aprovado na dose de 40 mg, 1 vez ao dia, e mostrou benefício adicional de retardar tempo de progressão da doença. Os principais efeitos colaterais incluem: cefaleia, *flushing*, dispepsia, mialgias e epistaxe.
- *Estimuladores da guanilato ciclase solúvel*: o riociguat é o primeiro representante dessa classe. Ele estimula diretamente a guanilato ciclase solúvel, independentemente do óxido nítrico e aumenta a sensibilidade da guanilato ciclase ao óxido nítrico. Os principais efeitos colaterais incluem síncope, cefaleia, dispepsia, edema periférico, hipotensão e casos esporádicos de hemoptise. O FDA aprovou o riociguat para melhora da capacidade de exercício e da classe funcional e retardo na progressão clínica nos pacientes com HAP e HPTEC inoperáveis ou com HP persistente após tromboendarterectomia.

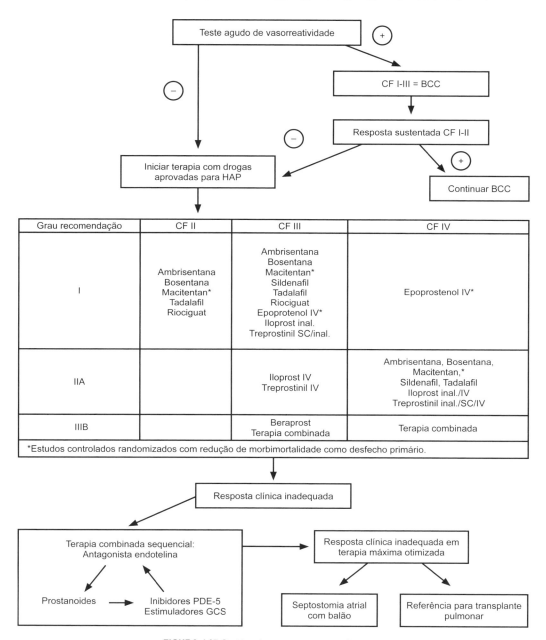

FIGURA 145.2 Abordagem terapêutica da HAP.

Abordagem terapêutica

Pacientes que respondem ao teste de vasoreatividade devem ser tratados com doses altas de bloqueadores do canal de cálcio. Avaliação da resposta deve ser feita após 3–4 meses. Aqueles com resposta negativa ao vasodilatador em classe funcional II devem ser tratados com uma droga via oral. Já os que não respondem ao teste ou os respondedores que continuam em classe funcional III após reavaliação, são candidatos a qualquer classe de drogas aprovadas para HAP. Epoprostenol IV em infusão contínua é recomendado como terapia de primeira linha em paciente com classe funcional IV (aumento de sobrevida nesse cenário). Na ausência de epoprostenol IV, todas as outras drogas podem ser usadas; inclusive terapia combinada pode ser considerada desde o início. Em caso de resposta clínica inadequada a uma droga isolada, terapia combinada deve ser considerada, podendo-se associar drogas das três classes descritas (prostanides, antagonistas da endotelina e inibidores da fosfodiesterase), com exceção da associação entre riociguat e inibidores da fosfodiesterase, que é contraindicada. Por fim, em caso de resposta inadequada à terapia dupla, deve-se tentar a terapia tripla e encaminhar o paciente para serviços de transplante pulmonar para que se possa avaliar se o paciente é elegível para o mesmo (Fig. 145.2).

TRATAMENTO DE OUTRAS CAUSAS DE HP

HP dos grupos 2 e 3

Não há evidências para se recomendar a prescrição de medicações utilizadas na HAP para tratamento de HP secundária a doenças cardíacas esquerdas ou doenças pulmonares crônicas hipoxêmicas. O tratamento desses casos fundamenta-se no controle da doença de base e o uso de vasodilatadores pulmonares pode agravar distúrbios V/Q e aumentar a mortalidade.

HP do grupo IV

A anticoagulação por tempo indeterminado está indicada nos pacientes com HPTEC. Adicionalmente, eles devem ser avaliados quanto à elegibilidade para tromboendarterectomia pulmonar. Essa é a terapia de escolha para pacientes com trombos cirurgicamente acessíveis, com RVP > 3,7 u. Wood, classe funcional II–IV e que não tenham comorbidades que contraindiquem o procedimento cirúrgico. Deve-se ressaltar que a presença de RVP > 15 u. Wood está associada a maior mortalidade perioperatória e persistência de HP pós-operatória, de forma que tais casos devem ser avaliados individualmente de acordo com a experiência do centro e do cirurgião.

Pacientes que não forem elegíveis para tromboendarterectomia pulmonar ou que tiverem HP persistente pós-operatória e estejam em classe funcional II a IV podem ser tratados com riociguat. Nesses doentes, o riociguat foi capaz de aumentar a distância caminhada em 6 minutos e reduzir a RVP.

BIBLIOGRAFIA

1. 2015 ESC/ERS Guidelines for the diagnosis and treatment of pulmonary hypertension. Eur Heart J. 2016 Jan 1;37(1):67-119.
2. Chronic Thromboembolic Pulmonary Hypertension. Journal of the American College of Cardiology. 2013;62(25):D92-D99.
3. Definitions and Diagnosis of Pulmonary Hypertension. Journal of the American College of Cardiology. 2013;62(25):D42-D50.
4. Management of Pulmonary Arterial Hypertension. Journal of the American College of Cardiology. 2015;65(18):1976-97.
5. Pulmonary Hypertension Due to Left Heart Disease. Circulation. 2012;126:975-90.
6. Pulmonary Hypertension in Chronic Lung Diseases. Journal of the American College of Cardiology. 2013;62(25_S).
7. Treatment Goals of Pulmonary Hypertension. Journal of the American College of Cardiology. 2013;62(25):D73-D81.
8. Updated Clinical Classification of Pulmonary Hypertension. Journal of the American College of Cardiology. 2013;62(25):D34-D41.
9. Updated Treatment Algorithm of Pulmonary Arterial Hypertension. Journal of the American College of Cardiology. 2013;62(25):D60-D72.

SÍNDROME DA APNEIA E HIPOPNEIA OBSTRUTIVA DO SONO (SAHOS)

Carlos Francisco da Silva
Adriana Hora de M. Fontes
Rachel Teixeira Leal Nunes
Luiza Helena Degani Costa

INTRODUÇÃO

A síndrome da apneia e hipopneia obstrutiva do sono (SAHOS) caracteriza-se por paradas da respiração ou limitação do fluxo inspiratório durante o sono devido a episódios recorrentes de obstrução, parcial ou completa, das vias aéreas superiores (VAS). A falta de ventilação alveolar adequada leva à dessaturação da oxi-hemoglobina, com aumento progressivo da pressão parcial de gás carbônico do sangue arterial e ocorrência de microdespertares. Tais eventos respiratórios estão associados à hipóxia intermitente e à fragmentação do sono. Os pacientes apresentam sintomas como fadiga, sonolência diurna excessiva, ronco ou sensação de asfixia, dificuldade de concentração e sono não reparador. A identificação desses sintomas, aliados aos fatores de risco que predispõem à síndrome, são importantes para a triagem e investigação com testes diagnósticos específicos.

EPIDEMIOLOGIA

A prevalência da SAHOS é alta (varia entre 2 a 4% na população), com pico entre 60 e 70 anos. Seu aumento é associado à obesidade, assim como varia também entre etnia (maior predisposição em negros, latinos e asiáticos, devido a características craniofaciais) e gênero (maior prevalência em homens; entre as mulheres a incidência é maior na pós-menopausa). Relaciona-se com má qualidade de vida levando à piora do rendimento intelectual e profissional do paciente, além de interferir no âmbito pessoal do mesmo.

FATORES DE RISCO

Dentre os fatores de risco mais importantes estão a idade avançada, o gênero masculino, a obesidade, além da alteração da anatomia craniofacial e pescoço. Alguns estudos sugerem que o tabagismo e a menopausa também estão fortemente associados. Tem-se notado a presença da síndrome em pacientes com comorbidades como doença renal crônica em estágio final; doença pulmonar crônica; insuficiência cardíaca congestiva; hipertensão refratária ao tratamento, fibrilação atrial; diabetes *mellitus* tipo 2 e acidente vascular encefálico.

Idade

A prevalência da SAHOS aumenta com a idade, sendo observado pico entre a sexta e sétima década de vida. Embora a prevalência aumente com a idade, sugere-se que a SAHOS em idosos seja menos grave que em adultos jovens. Acredita-se que com o avançar da idade haja diminuição do tônus da musculatura das VAS.

Gênero

A SAHOS é aproximadamente 2 a 3 vezes mais comum no gênero masculino. Não se sabe a fisiopatologia dessa predisposição até o momento. A incidência em mulheres no climatério aumenta também, o que sugere existir uma ação protetora da progesterona.

Obesidade

A obesidade é um dos principais fatores de risco que é reversível e a prevalência da SAHOS aumenta com o ganho de gordura corporal, além de estar associada ao aumento da circunferência do pescoço e abdominal (há correlação positiva entre idade, obesidade e circunferência de pescoço).

Anatomia craniofacial e pescoço

Alterações da anatomia e de estruturas da cabeça e pescoço são fatores de risco para o desenvolvimento da SAHOS: retrognatia, micrognatia, macroglossia, hipertrofia tonsilar, úvula alongada, palato em ogiva e desvio de septo nasal, por exemplo, podem condicionar ao estreitamento das VAS e facilitar assim a obstrução do fluxo de ar durante o sono. Essas alterações ocorrem independentemente do peso do paciente, o que justifica a ocorrência da síndrome em pessoas magras.

Pacientes com SAHOS apresentam diâmetro lateral da cavidade oral menor que o anteroposterior: atribui-se ao espessamento das paredes laterais da faringe como principal fator desencadeante da doença.

Como já citado, a circunferência aumentada do pescoço é um fator predisponente, sendo estipulado o valor de corte de 40 cm.

Outros fatores de risco

Observou-se, por meio de estudo, que fumantes apresentaram propensão três vezes maior à obstrução das vias aéreas superiores em relação aos não fumantes. Embora a opinião entre os estudiosos seja controversa, o tabagismo tem sido associado ao aumento da prevalência do SAHOS.

Os hormônios femininos e masculinos também relacionam-se à apneia do sono: a progesterona e estrógeno parecem ser fatores protetores, enquanto a testosterona é fator propensor. Estrógeno e progesterona promovem manutenção e aumento da permeabilidade das VAS por agir sobre o tônus muscular e levar ao aumento do comando ventilatório, enquanto a testosterona leva ao relaxamento da musculatura dilatadora da faringe, além do aumento da deposição da gordura.

Tem sido sugerido que um quarto da prevalência da SAHOS é relacionada a fatores genéticos, embora ainda não se tenham identificados os genes responsáveis. Membros de uma mesma família podem apresentar esse distúrbio respiratório e compartilham de características que produzem o fenótipo da síndrome, como estrutura craniofacial e distribuição da gordura corpórea. É importante ressaltar que os paciente com SAHOS relatam história familiar de ronco, o que corrobora para a hipótese de influência genética e necessidade de obter antecedentes familiares durante avaliação dos pacientes.

Álcool e medicamentos, como os benzodiazepínicos, podem exacerbar a obstrução de VAS, porém não há ligação causal comprovada.

Comorbidades associadas

Insuficiência cardíaca congestiva, arritmias cardíacas, hipertensão arterial sistêmica, doença renal crônica em estágio final, hipotireoidismo, acromegalia, acidente vascular encefálico, doença pulmonar crônica (envolvendo DPOC, asma e pneumopatias intersticiais) e síndrome dos ovários policísticos associam-se à síndrome e, por isso, deve-se atentar ao seu diagnóstico e tratamento nesses doentes. É válido salientar que não existe relação causal direta entre todas essas comorbidades e SAHOS, podendo haver *overlap* entre elas.

SINTOMAS

A sonolência diurna e fadiga são os sintomas mais característicos do SAHOS. O indivíduo apresenta-se incapaz de se manter completamente desperto em atividades cotidianas, além de queixar-se de cansaço físico e mental (fadiga), com dificuldade de manutenção de atenção.

O ronco é presente na grande maioria dos pacientes, sendo uma das queixas mais relatadas durante a consulta médica (sensibilidade acima de 80%; especificidade inferior a 50%). Familiares relatam eventos de apneia durante o sono (pausa da respiração seguida de ronco alto, sensação de sufocamento) e sono agitado. É importante que o médico questione sobre outros sintomas e sinais sugestivo de SAHOS, tais como insônia por despertares repetitivos: nesse caso o indivíduo é incapaz de manter o sono (fenômeno muito comum nas mulheres).

Cerca de 10 a 30% dos indivíduos com SAHOS apresentam queixa corriqueira de cefaleia matinal, bifrontal, sem associação com náuseas, fotofobia e fonofobia. A cefaleia chega a ser importante, podendo durar várias horas após o despertar. A causa desse sintoma não é bem definida, mas sugere-se que seja multifatorial, englobando os mecanismos de aumento da pressão intracraniana, vasodilatação, hipercapnia e qualidade do sono prejudicada.

Em resumo, as manifestações mais frequentes são sono inquieto; roncos; apneias; microdespertares com fragmentação do sono; sonolência diurna; cefaleia matinal; irritabilidade; fadiga crônica; diminuição da memória, concentração e reflexos. Manifestações sistêmicas como doença do refluxo gastroesofágico, depressão, diminuição da libido, descontrole da pressão arterial e hipertensão pulmonar também são encontradas.

DIAGNÓSTICO

Investigação complementar
Polissonografia

A polissonografia é o método padrão-ouro para diagnóstico da SAHOS. Trata-se de um exame quantitativo em que parâmetros fisiológicos como apneia, alterações cardiorrespiratórias e cerebrais são monitorados durante o sono. São feitos registros da frequência e ritmo cardíaco (eletrocardiograma), medida da saturação arterial de oxigênio, eletroencefalograma, assim como monitorização contínua dos movimentos oculares, musculares e fluxo aéreo.

A identificação de frequência aumentada de eventos de obstrução de VAS (apneia e hipopneia) durante o sono associada com sintomas diurnos (sonolência excessiva, por exemplo) permitem o diagnóstico da síndrome.

O critério diagnóstico estabelecido é a de ocorrência de 15 ou mais eventos respiratórios obstrutivos a cada hora de sono ou 5 ou mais eventos respiratórios obstrutivos em pacientes com um dos seguinte sinais ou comorbidades: fadiga, insônia, sonolência; despertar com engasgo; ronco, interrupções da respiração; alteração de humor, hipertensão arterial sistêmica, AVC, ICC, FA, DM2.

A classificação de gravidade é feita pelo índice de apneia e hipopneia (IAH), sendo a SAHOS classificada como leve (5 a 15 eventos obstrutivos por hora), moderada (16 a 30 eventos por hora) ou severa (31 ou mais eventos).

Instrumentos de aferição de sonolência e risco de SAHOS

A sonolência diurna pode ser subestimada ou passar despercebida, já que seu início é insidioso e seu curso é crônico. Nesse caso, em que a queixa não é clara, dispõe-se de ferramentas que permitem objetivar a percepção de sono e fadiga do paciente. Entre os instrumentos mais utilizados na literatura destacam-se a escala de sonolência de Epworth e o questionário de Berlim, os quais são métodos alternativos ao padrão-ouro e podem auxiliar no diagnóstico de forma simples, com menores custos, evitando assim a realização da polissonografia em pacientes com baixo risco.

A escala de sonolência de Epworth, por meio de um série de questões dirigidas, permite avaliar subjetivamente a propensão ao sono e o grau de hipersonolência diurna, enquanto no questionário de Berlim identifica-se o risco do paciente apresentar SAHOS.

Anamnese, exame físico e exames complementares

Identificar a presença de fatores de risco que podem predispor à SAHOS, listar os antecedentes pessoais e familiares do paciente, além de questionar sobre hábitos de vida e higiene do sono são fundamentais para o diagnóstico, assim como avaliação otorrinolaringológica direcionada às alterações anatômicas (estruturas da faringe, mandíbula, maxila e fossas nasais) que contribuem para obstrução das VAS. O diagnóstico pode ser complementado por meio de análise cefalométrica, fibroscopia, tomografia computadorizada e ressonância nuclear magnética.

TRATAMENTO

A SAHOS é uma doença crônica que exige acompanhamento multidisciplinar. O objetivo principal da terapêutica está na redução de eventos de obstrução das VAS, melhora da qualidade do sono e dos sintomas diurnos.

O tratamento a ser instituído depende da gravidade (determinada pela IAH) e pode variar desde medidas comportamentais, a clínicas e cirúrgicas

Tratamento comportamental

Baseia-se na eliminação de fatores de risco para SAHOS e inclui medidas como higiene do sono, perda de peso, evitar uso de bebidas alcoólicas e sedativos antes de dormir. É importante também tratar comorbidades como hipotireoidismo, rinites e outras causas de obstrução nasal.

Tratamento clínico
Dispositivos intraorais

Indicados para pacientes com apneia leve, tais dispositivos atuam como reposicionadores mandibulolinguais, evitando assim a obstrução da via aérea. O aparelho ortodôntico móvel (que projeta a mandíbula anteriormente, em casos de retrognatia) e dispositivo para sucção da língua (que evita seu deslocamento posterior) são exemplos desses modelos.

CPAP - Pressão positiva e contínua nas vias aéreas

O CPAP nasal tem mostrado melhora da oxigenação dos pacientes durante o sono e consiste em um dos principais tratamentos da SAHOS. Trata-se de um dispositivo que mantém a via aérea patente por meio da geração de um alto fluxo de ar com corrente contínua. A pressão positiva usada no CPAP varia entre 5 e 15 com ajuste individual para cada paciente.

O CPAP tem como limitações o alto custo e a adesão por parte de alguns pacientes, que abandonam o uso por falta adaptação, desconforto, congestão nasal, por exemplo. É importante ressaltar para o paciente que o sucesso do tratamento depende da adesão e uso rotineiro do aparelho. BiPAP deve ser reservado para pacientes com insuficiência respiratória.

Tratamento farmacológico

Até o momento não é recomendado.

Tratamento cirúrgico

As intervenções cirúrgicas (para correção das anormalidades anatômicas) tem baixa taxa de sucesso, não sendo a base do tratamento da SAHOS.

PROGNÓSTICO

Paciente com SAHOS de moderado a grave, sem tratamento, tem elevado risco para desfechos variáveis, com alta morbimortalidade cardiovascular. Quando comparados com indivíduos sem obstrução de VAS durante o sono, a mortalidade aumenta em 2 a 3 vezes independente de outros fatores de risco associados. Entre os riscos cardiovasculares inclui-se a hipertensão arterial sistêmica, hipertensão pulmonar, arritmias, doença coronariana, insuficiência cardíaca e acidente vascular encefálico.

Vários estudos demonstraram aumento da resistência à insulina em pacientes com SAHOS, sendo um fator de risco para DM2. Observou-se também aumento dos níveis glicêmicos, de triglicerídeos, de marcadores inflamatórios, predispondo à piora do risco cardiovascular. Pacientes com hipoxemia noturna podem desenvolver esteatose hepática não alcoólica.

A obstrução de VAS durante o sono leva a hipersonolência diurna, fadiga e pior funcionalidade do paciente, afetando diretamente na sua qualidade de vida. Pode levar a alterações cognitivas e psiquiátricas, sendo observado aumento no número de acidentes em 2 a 3 vezes nesses pacientes, além de dobrar a incidência de depressão, principalmente em mulheres.

Dessa forma, o tratamento torna-se indispensável e fundamental, trazendo maior qualidade de vida. A melhora das funções cognitivas e na qualidade de vida é notada após 8 semanas de uso de CPAP (uso diário de 6 horas eleva a sobrevida em 5 anos). Com a adesão correta do paciente ao aparelho e às medidas comportamentais (como perda de peso, higiene do sono) há em longo prazo maior controle da pressão arterial sistêmica, além da diminuição da resistência insulínica.

BIBLIOGRAFIA

1. Bratton DJ, Gaisl T, Wons AM, Kohler M. CPAP vs Mandibular Advancement Devices and Blood Pressure in Patients With Obstructive Sleep Apnea. JAMA. 2015;314(21):2280-93.
2. Dempsey JA, Veasey SC, Morgan BJ, O'Donnell CP. Pathophysiology of sleep apnea. Physiol Rev. 2010;90:47.
3. Lurie A. Obstructive sleep apnea in adults: epidemiology, clinical presentation, and treatment options. Adv Cardiol. 2011;46:1-42.
4. Maspero C, Giannini L, Galbiati G, Rosso G, Farronato G. Minerva Stomatologica 2015 April;64(2):97-109.
5. Sociedade Brasileira de Pneumologia e Tisiologia. Distúrbios respiratórios do sono. J Bras Pneumol. 2010;36(Supl.2):S1-S61.
6. Strohl K. Overview of obstructive sleep apnea in adults. In: Uptodate 2018.
7. Young T, Skatrud J, Peppard PE. Risk factors for obstructive sleep apnea in adults. JAMA. 2004;291:2013.

AVALIAÇÃO DO NÓDULO PULMONAR

Mariana Lorenzi Savioli
Rachel Teixeira Leal Nunes
Luiza Helena Degani Costa

INTRODUÇÃO

No Brasil, o câncer de pulmão é a primeira causa de morte por neoplasia entre os homens e a segunda causa entre as mulheres. Por ocasião do diagnóstico, a vasta maioria dos tumores já estão em estágio avançado e o tratamento cirúrgico é possível em menos de 25% dos casos. Como consequência, a taxa de sobrevida global em cinco anos é de apenas 15%, sendo proporcionalmente pior quanto mais avançado o estadiamento.

A busca ativa de casos por meio do rastreamento tomográfico em pacientes de risco aumentado para câncer de pulmão promete alterar significativamente a história natural da doença. Cerca de 85% dos tumores identificados por rastreamento são diagnosticados no estádio I e a sobrevia no estádio IA é em torno de 80%. Por outro lado, a identificação de nódulos pulmonares pequenos e sem significado clínico também aumenta exponencialmente com essa estratégia e pode ser uma fonte importante de estresse e angústia para o paciente. Portanto, a adequada avaliação do nódulo pulmonar solitário (NPS) é fundamental na prática clínica.

DEFINIÇÃO

O nódulo pulmonar é uma opacidade radiológica, mais ou menos esférica, com diâmetro menor que 3 cm, de contornos identificáveis e localizado no parênquima pulmonar. Uma avaliação detalhada pode identificar um ou mais nódulos. Denomina-se nódulo pulmonar solitário (NPS) lesões nodulares únicas totalmente circundadas por parênquima pulmonar e que não se acompanham de outras alterações radiológicas, como atelectasias, derrame pleural, pneumonia ou aumento de linfonodos mediastinais concomitantes. Indivíduos com NPS são geralmente assintomáticos. Lesões maiores 3 cm de diâmetro são denominadas massas.

CAUSAS

- Neoplasias malignas: carcinoma broncogênico, carcinoide, metástases solitárias, linfoma pulmonar, sarcoma pulmonar.
- Neoplasias benignas: hamartoma, adenoma, lipoma.
- Granulomas infecciosos: tuberculose, histoplasmose, paracoccidioidomicose.
- Granulomas não infecciosos: sarcoidose, granulomatose de Wegner, artrite reumatoide.
- Miscelânea: pneumonia organizante, abscesso pulmonar, aspergilose pulmonar invasiva, silicose, pseudotumor, infarto pulmonar, cisto broncogênico, malformação arteriovenosa, linfonodo intrapulmonar, atelectasia redonda, lesões parasitárias, cicatricial.
- Enganos de diagnóstico (principalmente, em casos de radiografia de tórax): vasos pulmonares, lesões de parede torácica, fraturas de costelas, osteólitos, projeção do mamilo, opacidades extracorpóreas.

TÉCNICAS DE AVALIAÇÃO RADIOLÓGICA

A radiografia de tórax não é exame adequado para rastreamento de câncer de pulmão ou acompanhamento de nódulos pulmonares. No entanto, o nódulo pulmonar pode ser um achado incidental no radiograma de tórax e, nesses casos, recomenda-se sempre comparar com exames prévios caso disponíveis. Se a suspeita permanecer, deve-se solicitar uma tomografia de tórax para avaliação complementar.

A tomografia de tórax é o exame de escolha tanto para o rastreamento quanto para o seguimento dos nódulos pulmonares. O rastreamento está indicado primariamente em pacientes de 55 a 74 anos, com carga tabágica maior ou igual a 30 maços-ano e que continuam fumando ou tenham cessado tabagismo há menos de 15 anos. A técnica de escolha nesses casos, assim como para acompanhamento de nódulos pulmonares, é a tomografia de cortes finos, sem contraste e de baixa dosagem, de forma a minimizar os riscos da exposição repetida à radiação. O aumento da atenuação do nódulo após a administração de contraste iodado foi por muito tempo utilizado como forma de diferenciação entre nódulos benignos e malignos, mas com o advento de novas tecnologias, em especial a tomografia por emissão de pósitrons (PET/CT), essa técnica vem sendo menos utilizada. Atualmente, a tomografia de tórax com contraste está indicada para estadiamento clínico do câncer de pulmão, mas não no acompanhamento do nódulo pulmonar.

A PET/TC se baseia no nível de radiação emitida pelo nódulo após a administração de 18 F-2-deoxi-2-fluoro-D-glicose para diferenciar lesões malignas de benignas. Em linhas gerais, células neoplásicas têm alto *turnover* celular e, consequentemente, alta taxa metabólica, de forma que seu consumo de glicose é maior do que o de células benignas. Dessa forma, lesões neoplásicas terão maior captação de FDG e emitirão maiores níveis de radiação – tipicamente maior que 2,5 SUV. O exame tem sensibilidade e especificidade altas o suficiente para indicar confirmação anatomopatológica da neoplasia, mas falsos positivos e falsos negativos são possíveis. Lesões inflamatórias de alto metabolismo podem apresentar níveis altos de captação; por outro lado, nódulos neoplásicos sólidos pequenos (< 0,8 cm), nódulos em vidro fosco e outras lesões neoplásicas de baixo *turnover* celular (p. ex., adenocarcinoma de crescimento lepídico) podem apresentar baixa emissão de pósitrons.

AVALIAÇÃO DA PROBABILIDADE DE MALIGNIDADE COM BASE NAS CARACTERÍSTICAS DOS NÓDULOS

Quando se avalia a probabilidade de malignidade de um nódulo pulmonar e a necessidade de acompanhamento ou investigação adicional, vários fatores devem ser levados em consideração: densidade, tamanho, margens e contornos, presença e tipo de calcificação, velocidade de crescimento e risco do paciente. Abaixo discorreremos de forma mais detalhada sobre cada um desses aspectos.

1. Tamanho: está diretamente relacionado à probabilidade de malignidade, ou seja, quanto maior, maior o risco de se tratar de um tumor maligno.
   Prevalência de malignidade:
   - Nódulos de até 5 mm: 0 a 1%.
   - Nódulos entre 5 e 10 mm: 6 a 28%.
   - Nódulos entre 11 a 20 mm: 33 a 64%.
   - Nódulos maiores que 20 mm: 64 a 82%.
2. Margens e contornos: de maneira geral, bordas lisas sugerem nódulo benigno, enquanto a presença de espículas aumenta a chance de malignidade. Obviamente, não se trata de diagnóstico de certeza – nódulos metastáticos em geral possuem bordas lisas e tuberculose pulmonar pode se apresentar com nódulo espiculado.
   Tipos de margens e probabilidade de malignidade:
   - Lisa: 20%.
   - Bocelada/lobulada: 33%.
   - Irregular: 83%.
   - Espiculada: 93%.
3. Tipo: prevalência de malignidade.
   - Sólido: 7 a 9%.
   - Semissólido (possuem tanto vidro fosco quanto componentes sólidos): 49 a 73%.
   - Vidro fosco (áreas focais nodulares com atenuação pulmonar aumentada, através do qual é possível visualizar estruturas pulmonares normais, como vasos): 59%.
4. Conteúdo:
   - Calcificações: difusas e centrais sugerem nódulo benigno, frequentemente sequelar; calcificação em pipoca é característica de hamartoma; calcificações excêntricas ou pontilhadas são altamente sugestivas de malignidade.
   - Gordura: conteúdo com densidade de gordura em nódulo pulmonar com bordas lisas ou lobuladas sugere hamartoma.
   - Broncograma aéreo: dentro de um nódulo é mais sugestivo de tumores malignos (30%), em comparação com benignos (5–6%).
   - Cavidade: mais comum em lesões malignas, geralmente com paredes espessas e irregulares. As lesões benignas têm cavidades lisas de paredes finas.
5. Crescimento: o tempo de duplicação para a maioria dos tumores malignos varia entre 30 e 400 dias. Para dobrar de volume, é necessário um aumento de 12% no diâmetro do nódulo. Nódulos que duplicam de tamanho mais rapidamente ou mais lentamente, em geral, são benignos. Os nódulos semissólidos ou em vidro fosco são uma exceção a essa regra, pois podem ser malignos com crescimento lento.
6. Realce ao contraste: mensurada a densidade do nódulo pré e pós-injeção de contraste iodado. Quando o incremento da densidade for maior que 15 HU, é fortemente suspeito de malignidade. Ausência de realce no nódulo pulmonar tem valor preditivo negativo de 96,5%, ou seja, 96,5% de ser benigno.

MANEJO
Nódulo pulmonar solitário sólido

A avaliação combinada do risco do paciente e das características radiológicas do nódulo não é capaz por si só de distinguir nódulos benignos de malignos na maioria das vezes. No entanto, ela pode sugerir chances maiores ou menores de estarmos diante de uma neoplasia e dessa forma orienta a necessidade de seguimento e/ou investigação adicional.

São considerados pacientes de risco aqueles que apresentam um ou mais dos seguintes critérios: tabagistas e ex-tabagistas, câncer prévio, portadores de enfisema pulmonar, idade > 50 anos, antecedente de exposição a outros agentes cancerígenos (p. ex., asbesto, sílica, radônio, urânio), história familiar de câncer de pulmão.

- Nódulos < 4 mm:
  - Baixo risco: investigação e seguimento não são necessários.
  - Alto risco: reavaliação com nova tomografia em 12 meses.
- Nódulos 4–6 mm:
  - Baixo risco: reavaliação com nova tomografia em 12 meses.
  - Alto risco: reavaliação com tomografia em 12 e 24 meses.
- Nódulos 6–8 mm:
  - Baixo risco e aspecto benigno: reavaliação com tomografia em 12 e 24 meses.
  - Alto risco e/ou aspecto suspeito: reavaliação com tomografia em 6, 12 e 24 meses.
- Nódulos > 8 mm:
  Nesses casos, é possível o uso de uma equação para o cálculo mais preciso da probabilidade de malignidade do nódulo:

$$\text{Probabilidade de malignidade} = e^x/(1+ e^x)$$

em que:
$$x = -6{,}8272 + (0{,}0391 \times I) + (0{,}7917 \times T) + (1{,}3388 \times N) + (0{,}1274 \times D) + (1{,}0407 \times E) + (0{,}7838 \times LS)$$

I = idade em anos;
T = presença ou ausência de tabagismo (0 para ausência e 1 para presença);
N = presença ou ausência de neoplasia prévia (0 para ausência e 1 para presença);
D = diâmetro em mm;
E = presença ou ausência de margens espiculadas (0 para ausência e 1 para presença);
LS = localização anatômica (1 para lobos superiores e 0 em outros lobos).

Existem diversas calculadoras on-line que podem ser consultadas para facilitar o cálculo da probabilidade, por exemplo no site http://reference.medscape.com/calculator/solitary-pulmonary-nodule-risk. Considera-se que o nódulo tem baixo risco de malignidade quando a probabilidade for inferior a 5%. O risco é considerado intermediário quando a probabilidade estimada for entre 5 e 60% e alto quando a chance for superior a 60%. A conduta em cada uma dessas situações é resumida na Figura 147.1.

Nódulo subsólido

No rastreio do câncer de pulmão, nódulos subsólidos, que contemplam nódulos semissólidos (NSS) e em vidro fosco (VF), representam 19% dos nódulos detectados. Estudos anteriores demonstraram que 37% a 70% desses nódulos são transitórios, geralmente correspondendo a processo inflamatório e/ou infeccioso, que pode se resolver espontaneamente ou após a terapia antibiótica. Idade jovem, eosinofilia, forma poligonal e detecção de lesões no momento do seguimento tomográfico são algumas das características que favorecem a possibilidade de nódulos subsólidos transitórios. Embora uma grande

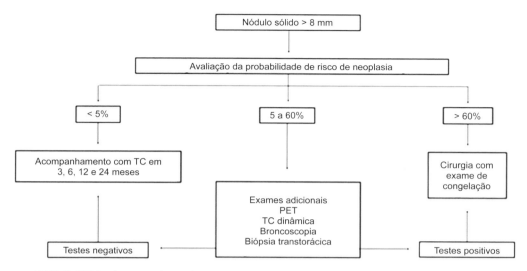

FIGURA 147.1 Algoritmo de conduta na investigação do nódulo pulmonar solitário sólido ≥ 8 mm.

porcentagem se resolva durante o acompanhamento, nódulos persistentes possuem maior probabilidade de malignidade em comparação com nódulos sólidos.

Nódulos subsólidos neoplásicos são em sua maioria adenocarcinomas primários de pulmão e caracteristicamente possuem uma taxa de crescimento mais lenta quando comparada com nódulos sólidos. O tempo de duplicação pode ser maior que 400 dias, por isso o seguimento de nódulos suspeitos deve ser prolongado (até 3 anos). Na TC, a progressão desses nódulos pode ser evidenciada por desenvolvimento de componente sólido em um nódulo que era previamente apenas em VF, aumento no tamanho total do nódulo ou no tamanho do seu componente sólido.

A seguir descrevemos a conduta para cada tipo de nódulo subsólido, de acordo com tipo, tamanho e número de nódulos (Fig. 147.2).

- Nódulo em vidro fosco solitário:
  - Menor ou igual 5 mm: geralmente representa hiperplasia adenomatosa atípica e não necessita de seguimento adicional.
  - Maior que 5 mm: seguimento inicial em 3 meses para confirmar a persistência do nódulo. Se persistir, seguimento por no mínimo 3 anos com TC baixa dosagem. Exérese cirúrgica deve ser considerada se houver aumento de tamanho, de atenuação ou desenvolvimento de componente sólido.
  - Para nódulos em VF, PET/TC tem valor limitado e pode até ser enganoso.
- Nódulo semissólido solitário:
  - Independente do tamanho, representa risco importante de malignidade e sua persistência deve ser confirmada em 3 meses.
  - Se persistente por > 3 meses e componente sólido > 8 mm, realizar PET/TC para caracterizar o nódulo, estadiar o tumor e avaliar o seu prognóstico. Considerar ressecção cirúrgica nos pacientes sem contraindicação ao procedimento.
  - Se parte sólida ≤ 5 mm, uma abordagem mais conservadora com seguimento com TC baixa dosagem pode ser considerada.
  - Se houver progressão do nódulo a qualquer momento do seguimento, indicar ressecção nos pacientes sem contraindicação à cirurgia.

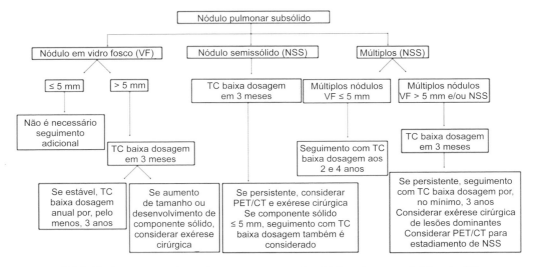

FIGURA 147.2 Algoritmo de conduta na investigação do nódulo pulmonar solitário subsólido.

- Múltiplos nódulos subsólidos:
  - Múltiplos nódulos VF ≤ 5 mm: seguimento TC baixa dosagem no segundo e quarto ano.
  - Múltiplos nódulos VF > 5 mm ou com componente sólido: devem ser confirmados em 3 meses. Se persistentes, seguimento anual com TC baixa dosagem por 3 anos.
  - PET/TC deve ser considerado nos casos de NSS persistente, principalmente de componente sólido ≥ 10 mm.
  - Ressecção cirúrgica deve ser considerada para uma ou mais lesões dominantes, incluindo componente sólido ≥ 10 mm, contorno espiculado ou aumento do tamanho da atenuação no seguimento.
  - Se múltiplos nódulos forem considerados para tratamento cirúrgico, segmentectomias múltiplas podem ser indicadas.

BIBLIOGRAFIA

1. Godoy MCB, Naidich DP. Overview and Strategic Management of Subsolid Pulmonary Nodules. J Thorac Imaging. 2012 Jul; Volume 27, Número 4. Págs. 240-8.
2. Godoy MCB, Truong MT, Sabloff B, Naidich DP. Subsolid Pulmonary Nodule Management and Lung Adenocarcinoma Classification: State of the Art and Future Trends. Elsevier. 2013 Out; Volume 48. Págs. 295-307.
3. Gould MK, Ananth L, Barnett PG, Veterans Affairs SNAP Cooperative Study Group. A clinical model to estimate the pretest probability of lung cancer in patients with solitary pulmonary nodules. Chest. 2007;131(2):383-8.
4. http://www2.inca.gov.br/wps/wcm/connect/observatorio_controle_tabaco/site/home/dados_numeros/mortalidade
5. Medicina Respiratória. Vol.2. 2014. Pereira, C.A.C.; Holanda, M.A. Nódulo Pulmonar Solitário. Maria do Carmo Cruvinel. Cap. 130. Págs.: 1137-1148.
6. Oncologia Torácica. Vol. 4. 2012. Nódulo Pulmonar Solitário. Cap. 13. Págs.: 227-243. Ilka Lopes Santoro; Altair da Silva Costa Júnior.
7. Patel VK, Naik SK, Naidich DP, et al. A Practical Algorithmic Approach to the Diagnosis and Management of Solitary Pulmonary Nodules. Part 2: Pretest Probability and Algorithm. CHEST. 2013; 143(3):840-6.

148

TOSSE CRÔNICA

Rodrigo Saddi
Rachel Teixeira Leal Nunes
Luiza Helena Degani Costa
Vanessa Mendes

INTRODUÇÃO

Em muitos casos, a tosse crônica se apresenta como um desafio diagnóstico para vários profissionais, existindo dúvidas quanto à investigação e ao tratamento. Aproximadamente 5 a 10% dos pacientes que procuram atendimento médico, apresentam tosse crônica de origem inexplicada (TCI), ou idiopática, sendo esse diagnóstico sempre de exclusão. Por isso, a investigação minuciosa das causas de tosse crônica é imprescindível.

É importante avaliar o tempo de duração da tosse, na qual é classificada, pois se trata de um dado fundamental no manejo clínico do paciente. Existem 3 categorias classificatórias: aguda, subaguda e crônica. A tosse aguda, aquela com menos de 3 semanas de duração, é autolimitada e tem como causas principais: infecções de vias aéreas superiores, além de doença pulmonar crônica agudamente exacerbada, insuficiência cardíaca congestiva e TEP. Já a subaguda dura 3-8 semanas; e a tosse crônica acima de 8 semanas, tem como causas mais comuns: a síndrome da tosse das vias aéreas superiores ou UACS (*upper airway cough syndrome*), tabagismo ativo, asma e doença do refluxo gastroesofágico (DRGE).

A TCI acarreta um prejuízo significativo na qualidade de vida do paciente, sendo exposto a persistência do sintoma por meses, ou anos, apesar de adequada investigação e tratamento das causas conhecidas. Pode ser classificada em: (1) tosse crônica não explicada, quando não se identifica a causa da tosse; (2) explicada, porém refratária às medidas terapêuticas, quando são utilizados tratamentos para causas conhecidas de tosse, porém sem cessação do sintoma; e (3) inexplicada e refratária, quando não se identifica uma doença causal e nem o tratamento alivia o sintoma de tosse.

Estima-se que uma taxa de 90% de sucesso terapêutico da tosse crônica pode ser obtido. Para os pacientes acometidos, o sintoma tem grande impacto na realização das atividades diárias e, por esse motivo, eles acabam procurando diferentes especialistas, muitas vezes dificultando o diagnóstico e o manejo terapêutico adequado.

EPIDEMIOLOGIA E FISIOPATOLOGIA

A prevalência da tosse crônica é de aproximadamente 30–40% da população. Segundo um estudo da European Respiratory Society, com 18.227 pacientes, 30% da população reportou tosse noturna, 10% tosse produtiva e outros 10% tosse não produtiva.

Nos Estados Unidos, o sintoma de tosse é responsável por 30 milhões de visitas ao clínico por ano. Na prática ambulatorial do especialista (pneumologista), 40% do volume de atendimento é gerado pelo diagnóstico e manejo da tosse.

Pacientes do sexo feminino têm tendência a tossir mais e apresentar uma sensibilidade aumentada do reflexo de tosse, quando comparado ao sexo masculino. Além disso, há um fator de risco claro e dose-dependente: o tabagismo. Postula-se que os tabagistas tenham uma resposta de tosse intrinsecamente maior que o restante da população. Outro importante causador do sintoma é o uso de inibidores da enzima conversora de angiotensina (iECA), no qual sua incidência pode variar de 5–35%. Essa causa não é dose-dependente e pode ocorrer horas após a primeira dose da medicação ou após meses de uso.

A tosse tem como funções principais, as de eliminar materiais inalados em grande quantidade e de retirar o excesso de muco por meio do *clearance* mucociliar – um mecanismo de defesa.

O arco reflexo da tosse envolve cinco grupos de componentes: receptores da tosse, nervos aferentes, centro da tosse, nervos eferentes e músculos efetores. Existem receptores para a tosse na cavidade nasal e nos seios maxilares (nervo trigêmeo aferente), faringe (nervo glossofaríngeo aferente), pericárdio e diafragma (nervo frênico aferente) e esôfago.

Esses receptores são tanto quimiorreceptores, quanto mecanorreceptores. Os primeiros respondem a mecanismos químicos (gases), térmicos (calor, frio) e inflamatórios (capsaicina-*like*); já os segundos respondem a secreções e corpos estranhos. Destes, partem impulsos em direção à medula, onde ocorrem sinapses com o neurônio efetor, atingindo a musculatura expiratória, gerando sua contração e posteriormente a tosse.

CAUSAS E AVALIAÇÃO DIAGNÓSTICA

A causa da tosse crônica é identificada em 75–90% dos pacientes. Uma história clínica detalhada providencia importantes dicas diagnósticas que permitem a realização de testes terapêuticos sem a necessidade de investigações adicionais. Observar se há relato de tabagismo, se existe ou não secreção, a quantidade e o aspecto desta, são de grande importância e devem ser caracterizados.

Diversos estudos relatam como principais causas de tosse crônica em pacientes não tabagistas, com radiografia de tórax normal e na ausência do uso de iECA: a síndrome da tosse das vias aéreas superiores, a DRGE e a asma (90–99% dos casos de tosse crônica). Na Tabela 148.1, encontram-se algumas causas comuns.

Na síndrome da tosse das vias aéreas superiores (STVAS), considerada a causa mais comum, há a sensação de gotejamento de secreções na faringe, rinorreia, congestão nasal, espirros e/ou pigarro frequente. Ao examinar a orofaringe, pode-se encontrar hiperemia, áreas em pedras de calçamento, gotejamento nasofaríngeo mucoide ou purulento. Não existe um exame diagnóstico definitivo, sendo necessária uma combinação de fatores: história, exame físico e resposta terapêutica.

A DRGE é também uma causa comum, podendo variar de 5–41% dos pacientes com tosse crônica, devendo ser suspeitada mesmo na ausência de sintomas específicos como pirose e dispepsia. Os mecanismos principais estão associados à estimulação dos receptores esofágicos e a alterações na sua motilidade. A incidência de tosse crônica na síndrome

TABELA 148.1 Associações comuns com tosse crônica

- Refluxo gastroesofágico
- Rinossinusite (STVAS)
- Asma
- Bronquite eosinofílica
- Infecção de via aérea superior (IVAS)
- Apneia obstrutiva do sono
- Aumento tonsilar crônico
- Roncos noturnos crônicos
- Inibidores da enzima conversora da angiotensina (iECA)

de apneia-hipopneia obstrutiva do sono (SAHOS) pode estar relacionada à DRGE. O uso de CPAP melhora significativamente a tosse nesses pacientes.

A asma deve ser sempre considerada, podendo corresponder a cerca de 24–29% dos casos. Nem sempre vem acompanhada de outros sintomas (sibilância, dor torácica em aperto e dispneia desencadeada aos esforços), e nesse caso, a tosse poder ser o único presente – tosse variante de asma. O diagnóstico deve ser feito quando há obstrução reversível ao fluxo aéreo na espirometria, ou caso normal, com o teste de broncoprovocação. Um diagnóstico diferencial é a bronquite não asmática eosinofílica, no paciente atópico com eosinofilia no escarro e sem hiper-reatividade brônquica. O teste de broncoprovocação apresenta alto valor preditivo negativo, apesar de baixo valor preditivo positivo. A avaliação deve, então, ser realizada com a contagem de eosinófilos no escarro induzido e a medição de óxido nítrico exalado. Ambos são preditores de resposta à terapia corticosteroide e apresentam elevada sensibilidade e especificidade.

Na bronquite crônica, a tosse produtiva pode ser mucoide, ou mucopurulenta devido à exposição a irritantes respiratórios, como o tabagismo. A maioria dos pacientes com bronquite crônica são ou já foram tabagistas, e portanto, pacientes com história de tosse crônica produtiva diária por pelo menos 3 meses ao ano e por 2 anos consecutivos devem ter essa hipótese considerada.

A bronquiectasia, doença caracterizada pela dilatação permanente dos brônquios, com destruição das camadas musculares de suas paredes, possui a tosse produtiva relacionada a mudança postural como um sintoma frequente. Ao exame pode ser verificado baqueteamento digital, halitose, crepitações localizadas ou generalizadas, roncos, sibilos ou sinais de obstrução ao fluxo aéreo.

A tosse crônica seca deve ser suspeitada pelo uso de iECA, que pode causar tosse logo após o primeiro comprimido ou após meses de uso, não existindo correlação temporal. Geralmente há uma redução do sintoma após a descontinuação terapêutica, mas pode persistir na minoria. O principal mecanismo se deve ao acúmulo de bradicinina e consequente estimulação das fibras aferentes das vias aéreas.

A tosse pós-infecciosa, após um quadro de infecção das vias aéreas superiores (IVAS), geralmente é autolimitada e subaguda, não ultrapassando mais de 8 semanas. Estudos retrospectivos evidenciam a prevalência da tosse em cerca de 11–15% dos pacientes que tiveram quadro clínico compatível, sendo a história e o exame físico de fundamental importância. Os principais agentes relacionados são *Mycoplasma pneumoniae*, *Chlamydia pneumoniae*, *Bordetella pertussis*.

Apesar de raro, o câncer de pulmão é um importante diagnóstico diferencial para tosse crônica, correspondendo a menos de 2% dos casos. A maioria é originada por massas nas grandes vias aéreas centrais, onde há maior quantidade de receptores para tosse. No exame físico, sibilos ou redução dos murmúrios vesiculares podem indicar obstrução focal das vias aéreas pelo tumor. No carcinoma predominantemente lepídico, a tosse está presente em um número significativo de casos. Podem se desenvolver em tabagistas ou ex-tabagistas que alteram seu padrão de tosse, iniciam uma nova tosse, ou desenvolvem hemoptise. A linfangite carcinomatosa pulmonar (acometimento neoplásico secundário), pode gerar tosse, ou piora dela, porém vem associada a outros sintomas como a dispneia importante (Fig. 148.1).

Outras causas menos comuns de tosse crônica podem ser citadas na Tabela 148.2.

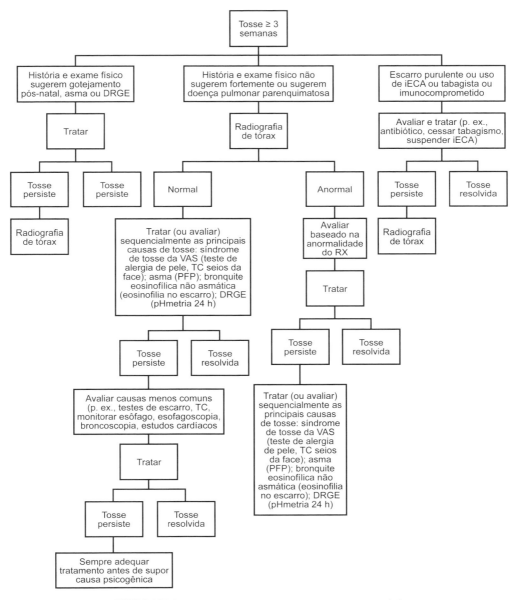

FIGURA 148.1 Algoritmo diagnóstico de tosse crônica no adulto.

TABELA 148.2 Causas menos comuns de tosse crônica

- Disfunções da deglutição
- Traqueomalácia
- Lesões compressivas das VAS
- Divertículos de traqueia
- Neuropatia sensitiva da laringe
- Corpos estranhos
- Contrações ventriculares precoces
- Síndrome de Holmes-Adie
- Psicogênico (hábito)
- Abscesso pulmonar

TOSSE CRÔNICA INEXPLICADA

Também denominada "idiopática", a tosse crônica inexplicada é aquela que não melhora após o tratamento causa-específico. A síndrome de hipersensibilidade da tosse é um modelo que pode ser utilizado para explicar essa tosse de origem indeterminada. Nela, há uma anormalidade no reflexo da tosse e pode ser referida por tosse sensitiva neuropática, neuropatia sensitiva da laringe, hiper-reatividade sensitiva, e tosse associada a neuropatia vagal.

Está presente em até 42% dos casos prevalecendo em mulheres, de meia-idade, com início na menopausa. E algumas doenças infecciosas virais, como infecções de vias aéreas por *Bordetella pertussis* e fungos basidiomiceto originam a TCI. Consequências da ineficácia do controle do sintoma são comuns e prejudiciais à qualidade de vida do doente, sendo o transtorno depressivo de humor e a ansiedade os principais.

São pacientes extremamente sensíveis ao teste provocador da tosse com capsaicina. Apresentam essa hipersensibilidade por: uma alta densidade de fibras nervosas sensitivas nas vias aéreas; um aumento na quantidade de neuropeptídeo calcitonina gene-relacionado (CGRP) nas fibras sensitivas; aumento na expressão de receptores da tosse, como o vanilloid-1 receptor potencial transitório (TRPV-1). Esses três fatores estão implicados no aumento da resposta de tosse à capsaicina. Outros achados de hipersensibilidade nesses pacientes: reflexo de fechamento da glote, disfunção de corda vocal e distúrbios da voz. Esses achados corroboram a hipótese de hipersensibilidade generalizada dos nervos da via aérea. Há uma importante influência de estímulos inflamatórios na exacerbação da tosse nos pacientes com TCI. Mediadores como: histamina, prostaglandina E2 e cisteinil-leucotrienos que podem ativar o reflexo de tosse. Além de outros também presentes, como neutrófilos e linfócitos (maior prevalência de doenças autoimunes nos pacientes com TCI – até 8× maior que doenças tiroidianas).

TRATAMENTO

Tratar as causas mais comuns de tosse crônica traz, na grande maioria dos casos, resolução sintomática, sendo importante identificar a causa e iniciar um tratamento específico. No entanto, uma parcela, que chega até 58% em algumas séries, não melhora. Para tanto, estudos atuais estão se voltando para elucidar o mecanismo fisiológico de hipersensibilidade do reflexo da tosse. Acredita-se que esse mecanismo seja responsável por gerar tosse crônica não responsiva aos tratamentos convencionais. Somente assim será possível abordar e tratar a maior porcentagem dos pacientes.

Ademais, não se sabe qual o verdadeiro papel das patologias tratadas como causas da tosse crônica. Se: (1) causam hipersensibilidade do reflexo da tosse; (2) funcionam como disparos ou agravantes em pacientes já com hipersensibilidade do reflexo da tosse; (3) são, juntamente com a tosse, sintomas de desordens generalizadas das vias aerodigestivas superiores; (4) não relacionadas a patologia da tosse. Portanto, um caminho importante para o futuro da terapêutica e manejo da tosse crônica envolve maior conhecimento da fisiologia da tosse e controle da hipersensibilidade das vias aéreas.

Em relação aos tratamentos específicos às "causas" (ou agravantes) da tosse crônica, merecem destaque:

A DRGE, em que se procede ao teste diagnóstico/terapêutico com inibidores de bomba de prótons (IBPs), como exemplo esomeprazol 20 mg 2×/dia. Porém o tratamento com IBPs não tem eficácia comprovada em ensaios clínicos randomizados. Há limitações na avaliação da tosse crônica provocada por DRGE, uma vez que a tosse pode piorar a DRGE, ou ocorrer concomitantemente, sem, no entanto, haver relação de causalidade. Ainda falta, por exemplo, definir o intervalo de tempo entre um pH ácido a ser detectado na pHmetria esofágica e a tosse, para considerar como causal. Também não há um exame diagnóstico acurado. Mesmo a cirurgia para DRGE, a fundoplicatura de Nissen, pode ser empregada como medida terapêutica nos casos refratários à terapia antissecretora, mas ainda há pouca evidência.

A STVAS, requer um teste terapêutico e diagnóstico com corticosteroides nasais e/ou anti-histamínicos sedativos de primeira geração. Não há até o momento uma comprovação da relação de causalidade desta com a tosse crônica. O gotejamento pós-nasal silencioso, é definido por tosse crônica, sem sintomas de rinossinusite, mas que respondem ao tratamento. Recebe também o nome de "tosse crônica inexplicada" pois não se sabe se é a ação central, periférica no arco reflexo da tosse, ou seu efeito na rinossinusite que gera a melhoria na tosse.

Para tratar a asma, são realizados testes com corticosteroides inalatórios, com alguma resposta, porém variável dependendo da inadequação da dose, tosse induzida pelo mecanismo de inalação (outra causa de tosse concomitante à asma), baixa adesão ou a necessidade do uso de terapia sistêmica anti-inflamatória. O uso de terapia broncodilatadora também é recomendada, especialmente os de longa ação. Mas notou-se que a melhora do sintoma não corresponde à redução da hipersensibilidade da via aérea.

A bronquite eosinofílica não asmática, diferenciada da asma pela falta de hiper-responsividade da via aérea, responde bem a um curso de corticosteroides inalatórios. Muitas vezes de difícil distinção com a asma (indisponibilidade de métodos diagnósticos), o que parece ser importante é obter resposta com a prova terapêutica.

A TCI, ou idiopática, responde à gabapentina, conforme comprovado por alguns ensaios clínicos randomizados. A gabapentina, em uma dose inicial de 300 mg ao dia, pode ser titulada diariamente até 1.800 mg dividida em 2 vezes ao dia. Tem ação periférica, na *down-regulation* da hipersensibilidade à tosse. Pode causar confusão, tontura, boca seca, fadiga e náuseas, como efeitos colaterais. Porém, apresenta um bom perfil risco-benefício, com melhora importante na qualidade de vida desses doentes. Ainda, há benefício de qualidade de vida na realização de sessões de terapia de fala. Com menor grau de evidência, 2–4 sessões educativas com ensino de técnicas de supressão da tosse, exercícios respiratórios e aconselhamento, revelaram melhora sintomática.

BIBLIOGRAFIA

1. Birring SS. Controversies in the Evaluation and Management of Chronic Cough. Am J Respir Crit Care Med. 2011;183:708-15.
2. Gibson P, Wang G, Lorcan M, Vertigan AE, Altman KW, Birring SS. Treatment of Unexplained Chronic Cough. CHEST. 2016;149(1):27-44.
3. Morice AH, et al. The diagnosis and management of chronic cough. Eur Respir J. 2044;24:481-92.
4. Pereira CAC, Holanda MA. Tosse. In: Medicina Respiratória. Cap.10. Vol1. Ed. Atheneu, 71-77, 2013.
5. Silvestri RC, Weinberger SE, Barnes PJ, King TE, Hollingsworth H. Evaluation of subacute and chronic cough in adults. UpToDate, 2014 Disponível na Internet: https://www.uptodate.com/contents/evaluation-of-subacute-and-chronic-cough-in-adults?source=search_result&search=chronic+cough&selectedTitle=1%7E150.
6. Silvestri RC, Weinberger SE, Barnes PJ, King TE, Hollingsworth H. Treatment of subacute and chronic cough in adults. UpToDate, 2016. Disponível na Internet: https://www.uptodate.com/contents/treatment-of-subacute-and-chronic-cough-in-adults?source=search_result&search=chronic+cough&selectedTitle=3%7E150.

149

PNEUMOCONIOSES

Mariel Massaro Rezende Corrêa
Rachel Teixeira Leal Nunes
Luiza Helena Degani Costa

INTRODUÇÃO

Pneumoconioses são doenças causadas pelo depósito de partículas sólidas de poeira mineral no parênquima pulmonar, em quantidades superiores ao que depuram os macrófagos alveolares, o transporte mucociliar e o sistema linfático (do grego, "conion" que significa poeira). Seu desenvolvimento está associado tanto à carga de exposição quanto ao tempo em que o indivíduo permaneceu exposto à poeira nociva. As pneumoconioses se manifestam frequentemente com inflamação e fibrose pulmonar que, embora possam ocorrer rapidamente após o início da exposição, tipicamente se desenvolvem de forma insidiosa, podendo manifestar-se muitos anos após cessada a exposição.

A principal representante do grupo dessas patologias no Brasil é a silicose, que ocorre pela inalação de poeira de sílica, presente em ambientes ocupacionais de mineração, fundições, cerâmicas, olarias e jateamento de areia. Atualmente as pneumoconioses ainda constituem problema de saúde principalmente nos países em desenvolvimento, e ocorrem em grande parte dos casos a partir de uma exposição ocupacional, revelando a precariedade das condições de trabalho, controle ambiental e proteção individual do trabalhador. São doenças de notificação compulsória.

CLASSIFICAÇÃO

Pneumoconioses não fibrogênicas

Doenças causadas pela exposição a partículas de baixo potencial fibrótico, entre elas: siderose, baritose, estanose e pneumoconiose por carvão vegetal. Provocam pouco desarranjo estrutural, pouca disfunção respiratória e tendem a evoluir de forma benigna.
- *Ocupações de risco:* soldadores de arco elétrico; mineração e ensacamento de bário e estanho; e trabalhadores expostos a carvão vegetal, respectivamete.
- *Apresentação clínica:* assintomático ou oligossintomático. Dispneia aos esforços constitui o principal achado.

- *Radiologia:* apesar da ausência de fibrose, apresenta-se de forma semelhante à silicose, com opacidades micronodulares ou reticulonodulares difusas.
- *Diagnóstico diferencial:* tuberculose miliar, sarcoidose, paracoccidioidomicose e histoplasmose.

Pneumoconioses fibrogênicas
Silicose

Doença causada pela exposição à poeira da sílica ou dióxido de silício, que é o elemento mais abundante da crosta terrestre, apresentado-se na forma de quartzo em 12% do volume da terra. É a principal causa de invalidez entre as doenças respiratórias ocupacionais.

- *Ocupações de risco:* indústria extrativa (mineração – corte, britagem, lapidação); cerâmicas, fundições, marmorarias, corte de granito; jateadores de areia e borracheiros, construção de poços e túneis.
- *Apresentação clínica:* o desenvolvimento da silicose e a sua apresentação clínica são determinados não apenas pelo tempo e carga de exposição, mas também pelo tipo de sílica, o tamanho da partícula inalada e a suscetibilidade individual. Os pacientes queixam-se de dispneia progressiva, de velocidade de instalação variável. Dessa maneira, a silicose pode se manifestar de 3 formas distintas:
  - Silicose aguda: também denominada silicoproteinose, ocorre após curtos períodos de exposição maciça à sílica. A perda funcional é acentuada, com rápida evolução para insuficiência respiratória hipoxêmica. Pode se acompanhar de astenia, perda de peso, febre e dor torácica ventilatório-dependente.
  - Silicose acelerada: desenvolvimento da fibrose pulmonar se dá após exposição de 5 a 10 anos em ambientes de alta concentração de sílica.
  - Silicose crônica: desenvolvimento da fibrose pulmonar se dá geralmente após longos períodos de exposição (20–25 anos) em ambiente de baixa concentração de sílica.
- *Radiologia:* o radiograma de tórax tem baixa sensibilidade e especificidade para o diagnóstico de silicose, sendo a tomografia de tórax de alta resolução em decúbito ventral o exame de escolha.
  - Forma aguda: achados semelhantes aos encontrados na proteinose alveolar, com opacidades em vidro fosco e consolidações predominantemente em regiões dependentes dos pulmões, espessamento septal e padrão de atenuação em de "*crazy paving*". A presença de linfonodomegalia hilar e calcificação linfonodal na silicoproteinose pode ajudar a diferenciá-la na proteinose alveolar.
  - Formas crônica e acelerada: observamos micronódulos de distribuição perilinfática ou randômica predominantemente em regiões posteriores dos lobos superiores. Com o passar do tempo, esses nódulos tendem a coalescer e formar grandes massas, levando também a distorção arquitetural, retração hilar e bronquiectasias de tração. Pode haver calcificação de linfonodos hilares e mediastinais do tipo "casca de ovo". As opacidades nodulares, traduzem a expressão do acúmulo de macrófagos carregados de poeira em seu interior.
- *Associações:* a tuberculose é frequente nos trabalhadores com silicose (em até 25% dos casos), de forma que os pacientes devem ser abordados como grupo de risco e candidatos a quimioprofilaxia. O mecanismo provavelmente deve ser pelo efeito tóxico da sílica nos macrófagos alveolares, reduzindo sua capacidade de defesa. Também há maior risco do desenvolvimento de aspergilose pulmonar, câncer de pulmão e doença pulmonar obstrutiva crônica.

Asbestose

A exposição ao asbesto está associada ao desenvolvimento de doenças pleurais (placas pleurais e derrame pleural benigno), pneumopatia fibrosante, atelectasia redonda e neoplasias (p. ex., mesotelioma maligno e carcinoma de pulmão). A presença de placas pleurais calcificadas é um marcador de exposição ao asbesto, mas isoladamente não costuma causar sintomas ou limitação funcional. Dá-se o nome de asbestose à fibrose intersticial pulmonar secundária ao asbesto.

- *Ocupações de risco:* mineração e transformação do asbesto, construção civil, fabricação de pastilhas de freios, telhas; produção de papel e papelão.
- *Apresentação clínica:* em geral, os sintomas de asbestose se iniciam após 20 a 30 anos da exposição, quando os pacientes começam a queixar-se de dispneia progressiva e tosse. O derrame pleural benigno por asbesto, no entanto, pode apresentar-se mais precocemente, em média 10 anos após a exposição.
- *Radiologia:* doença predomina em regiões posteriores dos lobos inferiores, com espessamento de septos interlobulares, padrão reticular com distorção arquitetural, bronquiectasias e bronquiolectasias de tração e ocasional faveolamento. Frequentemente associada à presença de placas pleurais (em regiões parietais, diafragmáticas e mediastinais) e atelectasias. A imagem pela tomografia computadorizada de alta resolução é superior à radiologia convencional na detecção de lesões pleuropulmonares.
- *Associações:* mesotelioma maligno – tumor maligno primário da pleura, relacionado principalmente a exposição prolongada ao asbesto. Manifesta-se tardiamente, em geral 30 a 40 anos após a exposição, com latência superior a 15 anos em 99% dos casos. O quadro inicia-se em geral com dor torácica, podendo ou não ter dispneia associada. Exames de imagem revelam derrame pleural unilateral, mais comumente a esquerda. Produz metastases locais para parede torácica, pericárdio e diafragma. Além do mesotelioma, há forte associação com o desenvolvimento de carcinoma broncogênico, de laringe, esôfago, fígado e vias biliares. O risco de desenvolver lesões malignas após exposição ao asbesto pode ser potencializado por outros fatores como o tabagismo.

Beriliose

Doença granulomatosa causada pela inalação de berílio, que leva a uma reação imunológica, com progressão para fibrose intersticial crônica. O berílio é um metal alcalino utilizado para aumentar a resistência de ligas metálicas. A berilise pode ser desencadeada por exposições curtas e em baixas doses. Tem clínica e histopatologia semelhantes à sarcoidose.

- *Ocupações de risco:* indústria de alta tecnologia, como aérea espacial, energia nuclear e também fabricação de prótese dentária. Patologia rara no Brasil, justamente por se tratar de setores pouco desenvolvidos em nosso país.
- *Apresentação clínica:* sintomas inespecíficos como tosse seca, febre, dispneia, fadiga e perda de peso. O período de latência entre exposição e desenvolvimento de sintomas pode variar de meses a 30 anos. Pode apresentar-se também com nódulos cutâneos em geral menores do que os observados na sarcoidose.
- *Radiologia:* inicialmente pode mostrar-se sem alterações, ou com infiltrado pulmonar difuso, reticulonodular, podendo acompanhar linfonodomegalia hilar bilateral.

Pneumoconiose dos trabalhadores de carvão (PTC)

Doença pela deposição de poeira de carvão. Há a formação de lesões denominadas mácula de carvão que evoluem para nódulos maiores. Esses nódulos podem coalecer e dar origem a fibrose maciça progressiva em 10 a 40% dos casos.

- *Ocupações de risco:* mineiros de frente de lavra, detonadores, transporte e armazenamento de carvão mineral em locais confinados.
- *Apresentação clínica*: a pneumoconiose dos trabalhadores de carvão se manifesta com dispneia progressiva após longos períodos de exposição (em geral acima de 20 anos) e sua gravidade depende do tempo e da carga de exposição. Pode estar associada ao desenvolvimento de doenças reumáticas autoimunes como esclerose sistêmica e artrite reumatoide. A presença de artrite em pequenas articulações associada a nódulos pulmonares em pacientes exposto à poeira de carvão pode representar síndrome de Caplan (associação de PTC com AR).
- *Radiologia:* similar à silicose. Observam-se opacidades nodulares, menores de 1 cm de diâmetro, preferencialmente em lobos superiores. Com a confluência das lesões, podemos ter um padrão com opacidades maiores e de fibrose pulmonar maciça, caracterizando a forma complicada da PTC. A presença de enfisema pulmonar também é frequente.

Pneumonia por células gigantes (pneumopatia pelo cobalto)

Foi descrita inicialmente em profissionais de lapidação de diamantes. A ocupação com maior taxa de desenvolvimento da pneumopatia é a de afiador de ferramentas. Tem a particularidade de responder bem à corticoterapia, uma vez afastada a exposição.

Talcose

Pneumopatia pela inalação do talco, que é um silicato de magnésio hidratado. Pode ocorrer na forma pura, ou em associação com a silicose ou asbestose. Sua exposição ocorre em setores industriais, tais como na indústria cerâmica, têxtil, farmacêutica, cosmética, de papéis e de borracha

Siderose

Causada pela inalação de óxidos de ferro. Pode acometer trabalhadores de minério de ferro, pigmentos naturais, metalurgia de aço, ferro e ligas, solda a arco entre outros.

DIAGNÓSTICO

O diagnóstico das pneumoconioses é baseado na tríade: história clínica e ocupacional + tempo de latência + alterações de imagem compatíveis.
- História ocupacional de exposição: caracterização da exposição detalhada (tempo de exposição, produtos presentes na ocupação, ritmo de trabalho, periodicidade etc.). A relação temporal é fundamental para se estabelecer o nexo causal.
- História clínica: à exposição, associa-se o interrogatório sobre os sintomas respiratórios. Queixas de dispneia, tosse, secreção e sibilância podem ser avaliadas por dois questionários padronizados disponíveis: questionário de sintomas respiratórios da American Thoracic Society e questionário de bronquite crônica do Medical Research Council.
- Métodos de imagem:
  - Radiografia de tórax – uma portaria do Ministério do Trabalho, determinou que as radiografias periódicas dos trabalhadores devem ser interpretadas conforme a classificação radiológica da OIT (Organização Internacional do Trabalho), cuja última versão é a de 2000. Esse método permite uma análise das imagens de forma padronizada e comparativa. É recomendado que o profissional médico que realize a interpretação da imagem tenha treinamento específico.

- Tomografia computadorizada de alta resolução de tórax (TCAR) em decúbito ventral – garante maior sensibilidade na detecção de lesões parenquimatosas e pleurais do que a radiografia simples. Não é o método de rastreio inicial, porém é de grande valia na investigação do paciente sintomático ou com lesão já detectada.
- Biópsia pulmonar: não é feito rotineiramente e fica reservado às seguintes situações, conforme manual de pneumoconioses do Ministério da Saúde:
    - Alteração radiológica compatível com a exposição, porém:
        - Com história ocupacional incaracterística ou ausente;
        - Com história de exposição a poeiras ou outros agentes desconhecidos;
        - Tempo de exposição insuficiente para causar as alterações observadas;
        - Aspecto radiológico discordante do tipo de exposição referida.
    - Em casos de disputas judiciais, após discordância entre, pelo menos, dois leitores devidamente familizarizados/credenciados para interpretação radiológica da Classificação Internacional de Radiografias de Pneumoconioses da OIT. Nesses casos recomenda-se também a realização de TCAR.
- Provas funcionais: auxiliam na caracterização de incapacidade e também são utilizadas para seguimento dos doentes. A espirometria é a principal prova funcional, sendo indicada na avaliação dos trabalhadores sintomáticos respiratórios e no seguimento longitudinal de trabalhadores expostos a poeiras minerais, de forma a identificar precocemente eventuais quedas na função pulmonar.

Nos pacientes portadores de pneumoconioses, recomenda-se avaliação complementar com medida de volumes pulmonares e capacidade de difusão pulmonar ao monóxido de carbono (D_LCO). Tipicamente, a D_LCO estará reduzida nos pacientes sintomáticos com pneumoconioses fibrogênicas. O teste de exercício cardiopulmonar pode contribuir na identificação de mecanimos de intolerância ao exercício e caracterização do grau de incapacidade.

CONDUTA

O primeiro passo na abordagem do paciente diagnosticado com pneumoconiose deve ser a notificação da doença e o afastamento do trabalhador da exposição que causou a patologia. O trabalhador deverá então ser submetido a perícia médica para estabelecimento de "nexo causal" e incapacidade, de forma a julgar os benefícios aos quais o trabalhador terá direito.

Não há tratamento específico para a silicose crônica/acelerada, asbestose e PTC. Os pacientes deverão ser acompanhados rotineiramente com exame clínico e de imagem, além de espirometrias bienais. Outras medidas gerais são:
- Vacinação antipneumocócica e contra influenza;
- Cessação do tabagismo;
- Oxigenioterapia domiciliar (se indicação);
- Broncodilatadores naqueles que apresentarem obstrução ao fluxo aéreo;
- Manter alto nível de alerta para a possibilidade de complicações infecciosas (p. ex., tuberculose, aspergilose pulmonar) e desenvolvimento de neoplasias.

No caso da silicose, devido à sua frequente associação com tuberculose, recomenda-se realização de teste tuberculínico e instituição de quimioprofilaxia nos pacientes sem sinais e sintomas de TB ativa e com diâmetro da enduração ≥ 10 mm.

Por fim, quando se suspeita de silicose aguda (silicoproteinose), deve-se realizar broncoscopia com lavado broncoalveolar (LBA) para se confirmar a hipótese e excluir diagnósticos diferenciais (infecção, hemorragia alveolar, pneumonite eosinofílica). Na silicoproteinose, o LBA adquire aspecto leitoso semelhante ao visto na proteinose alveolar devido à presença de fosfolípides e surfactante em grande quantidade. Não há tratamento específico recomendado na literatura, mas existem relatos anedóticos de melhora clínica após tratamento com costicosteroides sistêmicos e lavagem pulmonar.

BIBLIOGRAFIA

1. Capitani EM, Algranti E. Outras pneumoconioses. J. bras. pneumol., São Paulo v. 32, supl. 2, p. S54-S59, May 2006 . <http://www.scielo.br/scielo.php?script=sci_arttext&pid=S1806-37132006000800010&lng=en&nrm=iso
2. De Souza MB, et al. Siderose pulmonar – Jornal Brasileiro de Pneumologia 24(1) – jan-fev de 1998
3. Dias OM, et al. Talcoasbestose e tuberculose pulmonar em paciente exposta a talco em confecção de bolas de futebol. 2011; Volume 37. Número 4 (Julho/Agosto)
4. Ministério da Saúde, Secretaria de Atenção à Saúde, Departamento de Ações Programáticas Estratégicas. Pneumoconioses – Brasília: Editora do Ministério da Saúde, 2006. 76 p. : il. – (Série A. Normas e Manuais Técnicos) (Saúde do Trabalhador; 6. Protocolos de Complexidade Diferenciada) http://bvsms.saude.gov.br/bvs/publicacoes/06_0443_M.pdf
5. Rose C. Silicosis. Em: UpToDate. Acessado em 08 junho 2016. http://www.uptodate.com/online
6. Stark P. Imaging of occupational lung diseases. Uptodate.com Acesso em 8 junho 2016.
7. Stark P. Imaging of occupational lung diseases: features of individual pneumoconiosis. Em: UpToDate. Acessado em 08 junho 2016. http://www.uptodate.com/online
8. Talmadge E. Asbestosis: clinical findings, imaging, management, diagnosis. Em: UpToDate. Acessado em 08 junho 2016. http://www.uptodate.com/online

150

PROVAS DE FUNÇÃO PULMONAR

Gerard Fajula Sales
Maíra Thomazini Rodrigues
Luiza Helena Degani Costa
Rachel Teixeira Leal Nunes

INTRODUÇÃO

As provas de função pulmonar podem prover informações clínicas importantes, no entanto são usualmente subutilizadas. Elas identificam e quantificam anormalidades na função do sistema respiratório. Sozinhas, elas não dão o diagnóstico de doenças específicas. Os testes devem ser analisados à luz da história clínica e epidemiológica, do exame físico e de exames complementares.

Os testes de função pulmonar são peculiares, pois necessitam da compreensão e colaboração do paciente, de equipamentos exatos e o uso de técnicas padronizadas aplicadas por equipe treinada. Após passarem por critérios de aceitabilidade e reprodutibilidade, seus resultados são comparados a valores previstos adequados para a população avaliada. Idade, sexo, etnia, peso e altura são levados em consideração para análise.

Volumes e capacidades pulmonares

Os componentes do ciclo respiratório são divididos em volumes e capacidades pulmonares (Tabela 150.1 e Fig. 150.1). A capacidade equivale ao somatório de um ou mais volumes pulmonares.

ESPIROMETRIA

A espirometria é a principal prova de função respiratória na prática clínica. Consiste na medição dos volumes de ar que entram e saem dos pulmões, assim como seus fluxos. É obtida por meio do registro dos volumes e fluxos durante uma manobra respiratória forçada, representada graficamente pelas curvas fluxo-volume (FV) e volume-tempo (VT) (Fig. 150.2).

Suas principais indicações são no auxílio diagnóstico de doenças e sintomas respiratórios, na avaliação da gravidade e progressão de doenças pulmonares, além da avaliação do efeito terapêutico. É também útil na avaliação pré-cirúrgica de procedimentos

TABELA 150.1 Volumes e capacidades pulmonares

Volume corrente (VC)	Quantidade de ar inspirada e expirada em uma respiração normal
Volume de reserva inspiratório (VRI)	Quantidade máxima de ar que pode ser inspirada ao final de uma inspiração normal
Volume de reserva expiratório (VRE)	Quantidade máxima de ar que pode ser expirado ao final de uma expiração normal
Volume residual (VR)	Quantidade de ar que permanece no pulmão, após uma expiração máxima
Capacidade inspiratória (CI) (VC + VRI)	Volume de ar que pode ser inspirado ao final da uma respiração normal
Capacidade residual funcional (CRF) (VRE + VR)	Volume de ar que permanece no pulmão ao final de uma expiração normal
Capacidade vital (CV) (VRI + VC + VRE)	Volume de ar que pode ser mobilizado no pulmão
Capacidade pulmonar total (CPT) (VRI + VC + VRE + VR)	Volume total de ar no pulmão após uma inspiração máxima

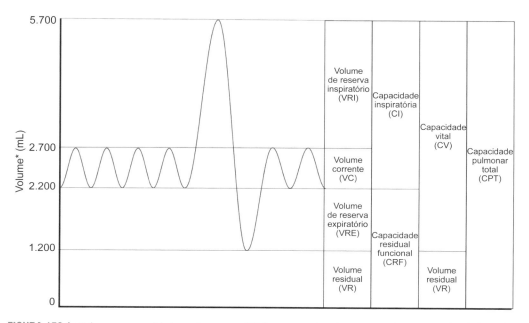

FIGURA 150.1 Volumes e capacidades pulmonares. *Valores aproximados para um homem saudável de 70 kg.

torácicos ou abdominais altos, principalmente em pacientes com sintomas ou doenças pulmonares. Não é recomendada em pacientes durante o primeiro mês após infarto agudo do miocárdio, com cirurgia oftalmológica recente ou com queixa de dor torácica ou abdominal aguda.

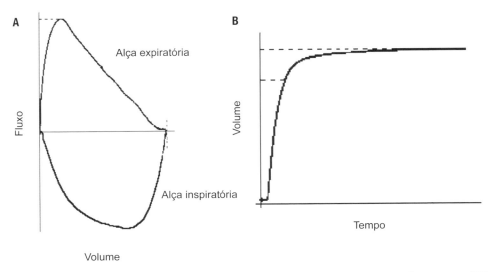

FIGURA 150.2 Curvas espirométricas normais. (**A**) Curva fluxo-volume (FV). (**B**) Curva volume-tempo (VT).

Os principais dados obtidos pelo exame são:
- Capacidade vital forçada (CVF) – corresponde ao volume de ar exalado, por meio de uma manobra forçada, após uma inspiração máxima;
- Volume expiratório forçado no primeiro segundo (VEF_1);
- Relação entre o VEF_1 e a CVF (VEF_1/CVF);
- Fluxo médio entre 25 e 75% da CVF ($FEF_{25-75\%}$).

A interpretação do exame inicia-se por meio da análise das curvas FV e VT. Esses gráficos, além de demonstrarem se o exame foi bem realizado, já podem dar indícios da presença de algum distúrbio. O padrão da curva FV pode indicar o distúrbio ventilatório presente, além de, apesar de raras, detectar lesões obstrutivas envolvendo a grande via aérea (Fig. 150.3). Exemplos dessas obstruções são citadas na Tabela 150.2.

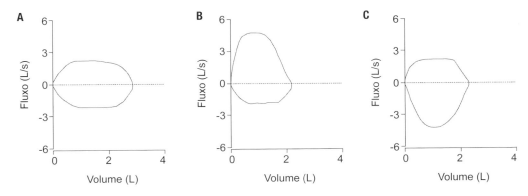

FIGURA 150.3 Padrões da curva fluxo-volume (FV) na obstrução da via aérea central e alta. (**A**) Obstrução fixa: achatamento de ambas alças expiratória e inspiratória. (**B**) Obstrução variável extratorácica: achatamento da alça inspiratória. (**C**) Obstrução variável intratorácica: achatamento da alça expiratória.

TABELA 150.2 Exemplos de lesões obstrutivas envolvendo a grande via aérea detectadas na curva FV
Lesões fixas • Neoplasia fixa na via aérea central • Paralisia de cordas vocais com estenose fixa
Lesões variáveis extratorácicas • Paralisia de cordas vocais • Estenose subglótica • Bócio
Lesões variáveis intratorácicas • Traqueomalácia • Tumor traqueal baixo

Padrão obstrutivo

É o padrão das doenças que oferecem uma limitação ao fluxo de ar. Ocorre uma lentificação do fluxo expiratório e esta é representada graficamente por uma concavidade na alça expiratória da curva FV (Fig. 150.4A). Quanto mais côncava a curva expiratória, mais acentuado é o distúrbio. O distúrbio ventilatório obstrutivo (DVO) é definido por uma relação VEF_1/CVF reduzida abaixo do limite inferior da referência. Ocorre devido a uma limitação ao fluxo aéreo com uma capacidade pulmonar mantida. É frequente o uso na prática clínica do valor de $VEF_1/CVF < 0,7$ para o diagnóstico de DVO. No entanto, o uso de um ponto de corte fixo induz ao erro diagnóstico em até 20% dos casos.

A diminuição do VEF_1 define a gravidade dessa obstrução (Tabela 150.3). Já a alteração mais precocemente observada é a redução do $FEF_{25-75\%}$, que pode representar obstrução das pequenas vias aéreas.

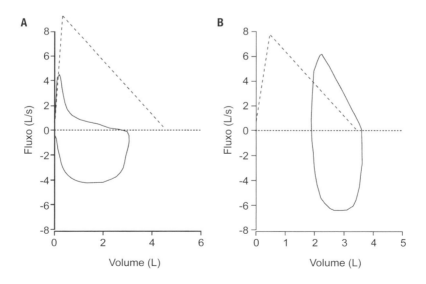

FIGURA 150.4 Padrões de curvas fluxo-volume (FV) nos distúrbios ventilatórios. (**A**) Padrão obstrutivo típico: observe a presença da concavidade na alça expiratória. (**B**) Padrão restritivo típico: presença de fluxos elevados para determinado volume.

TABELA 150.3 Classificação da gravidade dos distúrbios ventilatórios obstrutivos (DVO) e restritivos (DVR)		
Classificação	DVO (VEF$_1$)	DVR (CVF)
Leve	≥ 60%	> 65%
Moderado	41–59%	51–65%
Acentuado	≤ 40%	≤ 50%

Atenção especial deve ser dada nos casos em que ambos VEF$_1$ e CVF estão reduzidos, levando a uma relação VEF$_1$/CVF normal ou quase normal. Esse padrão pode ser decorrente de um fluxo tão reduzido que o indivíduo não consegue exalar até o VR. Nesse caso, o FEF$_{25-75\%}$ deve encontrar-se também reduzido e a curva FV, em sua fase expiratória, côncava. Além disso, pode haver melhora após medicação broncodilatadora e a CPT, se medida por meio de outras técnicas, se encontrar normal. A medida da CV por meio de uma manobra lenta (CVL) pode estimar mais corretamente a relação VEF$_1$/CVL nesses casos.

São exemplos de doenças com padrão obstrutivo: doença pulmonar obstrutiva crônica (DPOC), asma e bronquiolite.

Padrão restritivo

As doenças com padrão restritivo cursam com diminuição dos volumes pulmonares, com complacência pulmonar reduzida e aumento da retração elástica. A definição do padrão restritivo é a redução da CPT abaixo do limite inferior da referência e uma relação VEF$_1$/CVF normal. Pela espirometria, não é possível calcular a CPT, sendo esse exame, portanto, não adequado para o diagnóstico desse tipo de alteração. Apesar de não ser diagnóstico, algumas características, somadas aos dados clínicos e epidemiológicos, podem sugerir tal distúrbio. Já a gravidade do distúrbio é definida pela redução da CVF (Tabela 150.3).

A presença de distúrbio ventilatório restritivo (DVR) pode ser suspeitada quando a CVF se encontra reduzida, com relação VEF$_1$/CVF normal ou aumentada e um padrão convexo na alça expiratória da curva FV (Fig. 150.4B). Na ausência da medida dos volumes pulmonares, alguns achados podem corroborar para um distúrbio verdadeiramente restritivo, sendo esses listados na Tabela 150.4.

Exemplos de doenças com padrão restritivo: doenças parenquimatosas cursando com fibrose pulmonar, doenças da parede torácica, doenças neuromusculares, lesões expansivas e doenças pleurais.

TABELA 150.4 Achados que corroboram para a presença de um verdadeiro distúrbio ventilatório restritivo em espirometria com relação VEF$_1$/CVF normal e CVF reduzida
CVF acentuadamente reduzido (≤ 50% em mulheres e ≤ 60% em homens)
VEF$_1$% > CVF%
Presença de fibrose pulmonar e/ou doença de parede torácica/pleura
Ausência de resposta broncodilatadora

Padrão misto

O distúrbio ventilatório misto é caracterizado pela coexistência de restrição e obstrução. É definido pela redução da relação VEF_1/CVF e da CPT para valores abaixo dos limites inferiores de referência. A presença de uma CVF reduzida na espirometria com relação VEF_1/CVF igualmente reduzida pode ser tanto decorrente de um DVO puro quanto de um distúrbio misto, sendo necessária a medida da CPT para poder diferenciar com precisão.

A diferença entre a porcentagem da CVF e a do VEF_1 (CVF% – VEF_1%) pode ser utilizada na tentativa de distinguir o distúrbio obstrutivo puro do misto, sem a necessidade da medição dos volumes pulmonares. Quando essa diferença é ≥ 25, sugere apenas a presença do componente obstrutivo associado a hiperinsuflação pulmonar. Já quando essa diferença é estreita (≤ 12), pode ser inferida a associação de restrição. Valores intermediários não sugerem um padrão específico.

Resposta broncodilatadora

Não há um consenso sobre o que constitui reversibilidade em indivíduos com obstrução ao fluxo aéreo. A American Thoracic Society (ATS) e a European Respiratory Society (ERS) definiram, em conjunto, um aumento do VEF_1 e/ou da CVF ≥ 200 mL e 12% do valor basal para indicar resposta ao broncodilatador na espirometria. Já as diretrizes brasileiras propõem um incremento do VEF_1 ≥ 200 mL e 7% do previsto ou um aumento da CVF ≥ 350 mL e 7% do previsto.

Caso o paciente não tenha um distúrbio obstrutivo, só será considerada a variação do VEF_1, sendo positiva quando o incremento for ≥ 10% do previsto.

PLETISMOGRAFIA

A pletismografia é o teste padrão-ouro para determinação dos volumes pulmonares, além de possibilitar a avaliação da resistência das vias aéreas. É possível estimar, por meio desse exame, a CPT e o VR, sendo o principal exame para confirmação do DVR.

Conforme previamente mencionado, a diminuição da CPT para valores abaixo do limite inferior de referência é o que define a presença de um processo restritivo. Indivíduos com CVF reduzida e valor de CPT abaixo de 80% do previsto podem ser classificados como portadores de distúrbio restritivo. Se houver obstrução associada (VEF_1/CVF reduzida), o corte para diagnóstico de restrição associada da CPT passa para 90% do previsto.

Os pletismógrafos mais comuns são aqueles com volume constante e pressão variável. O aparelho consta de um sistema computadorizado acoplado a uma cabine fechada hermeticamente onde se alocará o paciente durante o teste. Essa cabine possui sensores que medem a variação pressórica em seu interior. Por meio da aplicação dos princípios da lei de Boyle ("em condições isotérmicas, o produto de volume pela pressão de um gás é constante"), é estimado o volume pulmonar, por meio das variações pressóricas.

Outras técnicas, além da pletismografia, que podem ser empregadas para medição dos volumes pulmonares são diluição dos gases inertes, lavagem de nitrogênio e por meio de exames de imagem radiográficas.

OUTRAS PROVAS DE FUNÇÃO PULMONAR DE INTERESSE CLÍNICO

Capacidade de difusão do monóxido de carbono (D_{CO})

Esse parâmetro mede a capacidade do gás (CO) se transferir do alvéolo até o interior das hemácias. É realizado por meio da inalação de uma mistura de gases especiais contendo CO, em uma respiração única e sustentada. Essa medida pode se alterar por 3 parâmetros: a capacidade do gás de atingir o alvéolo, sua capacidade de difusão através da membrana alvéolo-capilar e a quantidade de hemoglobina presente no leito vascular.

A medida de D_{CO} é um importante parâmetro para o acompanhamento dos pacientes com intersticiopatia. Valores abaixo de 40% indicam maior mortalidade em pacientes com fibrose intersticial idiopática e estão relacionados com incapacidade para a maioria das atividades. D_{CO} reduzida isoladamente com espirometria normal pode ser um sinal de hipertensão pulmonar ou doença intersticial insipiente. Já em doenças obstrutivas, sua redução é observada no enfisema e nas doenças intersticiais com envolvimento da via aérea.

A classificação da gravidade da condição se dá pela porcentagem do previsto da D_{CO}: acima de 140% – elevada; 75–140% – normal; 61–74% – reduzida levemente; 41–60% – reduzida moderadamente e ≤ 40% – reduzida acentuadamente.

Teste de broncoprovocação

O intuito desse teste é identificar o paciente com hiper-reatividade brônquica. Suas indicações mais comuns são em indivíduos com história sugestiva de asma, mas com espirometria normal, na investigação de tosse crônica e dispneia inexplicada e na suspeita de asma induzida por exercício.

A metacolina inalatória, um fármaco colinérgico, é o agente estimulador mais utilizado para tal estudo. Uma resposta positiva é quando ocorre uma queda do VEF_1 de 20% ou mais do controle.

Teste de exercício cardiopulmonar (TECP)

O TECP, também chamado de ergoespirometria, é um valioso e subutilizado teste na investigação etiológica da intolerância ao esforço ou da dispneia de causa indeterminada. Ele pode ser útil no algoritmo investigativo de dispneia crônica, em indivíduos sem causa definida, após avaliação inicial negativa (história, exame físico, espirometria, ECG, radiograma e hemograma). Nesse caso, ele serve para direcionar a linha de investigação, diminuindo dessa maneira os custos. Pode ser empregado também no diagnóstico diferencial da intolerância ao exercício em pacientes com múltiplas causas possíveis (por exemplo: paciente com insuficiência cardíaca e DPOC).

Além disso, ele é capaz de diagnosticar alterações no exercício de trocas gasosas, isquemia ou arritmia ocultas no repouso e broncoespasmo induzido por exercício (BIE).

BIBLIOGRAFIA

1. du Bois RM, Weycker D, Albera C, Bradford WZ, Costabel U, et al. Ascertainment of Individual Risk of Mortality for Patients with Idiopathic Pulmonary Fibrosis. Am J Respir Crit Care Med. 2011 Aug 15;184(4):459-66.
2. Ferreira EVM, Serafini JAN, Nery LE. Testess da função pulmonar na avaliação da dispneia. In: Salge JM, Izbicki M, Rodrigues Jr R, Rodrigues SCS (Ed.). Série de atualização e reciclagem em pneumologia - vol. 1: Função Pulmonar. São Paulo: Atheneu; 2011:45-57.
3. Hyatt RE, Scanlon PD, Nakamura M. Bronchodilators and bronchial challenge testing. In: Hyatt RE, Scanlon PD, Nakamura M. Interpretation of Pulmonary Function Tests: A Practical Guide. 4th ed. Philadelphia: Lippincott Williams & Wilkins, 2014:42-51.
4. Hyatt RE, Scanlon PD, Nakamura M. Spirometry: dynamic lung volumes. In: Hyatt RE, Scanlon PD, Nakamura M. Interpretation of Pulmonary Function Tests: A Practical Guide. 4th ed. Philadelphia: Lippincott Williams & Wilkins, 2014:4-21.

5. Miller MR, Hankinson J, Brusasco V, Burgos F, Casaburi R, et al. ATS/ERS task force: Standardisation of spirometry. Eur Respir J. 2005;26:319-38.
6. Miller MR, Quanjer PH, Swanney MP, Ruppel G, Enright PL. Interpreting lung function data using 80% predicted and fixed thresholds misclassifies more than 20% of patients. Chest. 2011 Mar;139(3):733.
7. Pellegrino R, Viegi G, Brusasco V, Crapo RO, Burgos F, et al. ATS/ERS task force: Standardisation of lung function testing: Interpretative strategies for lung function tests. Eur Respir J. 2005;26:948-68.
8. Pereira CAC, Neder JA. Sociedade Brasileira de Pneumologia e Tisiologia (SBPT): Diretrizes para Testes de Função Pulmonar. J Pneumol. 2002;28(3):s1-s238.
9. Pereira CAC, Rodrigues SCS. Bases da Interpretação. In: Salge JM, Izbicki M, Rodrigues Jr R, Rodrigues SCS (Ed.). Série de atualização e reciclagem em pneumologia - vol. 1: Função Pulmonar. São Paulo: Atheneu; 2011:13-44.
10. Roberto Rodrigues Junior, Carlos Alberto de Castro Pereira. Resposta a broncodilatador na espirometria: que parâmetros e valores são clinicamente relevantes em doenças obstrutivas? J Pneumol. 2001 Jan-Fev;27(1).
11. Wanger J, Clausen JL, Coates A, Pedersen OF, Brusasco V, et al. ATS/ERS task force: Standardisation of the measurement of lung volumes. Eur Respir J. 2005;26:511-22.

14 SEÇÃO

PSIQUIATRIA

Editor responsável: **Lucas Ferreira Theotonio dos Santos**
Coordenador da Seção: **André Lippe De Camillo**

EXAME PSÍQUICO E DIAGNÓSTICO DIFERENCIAL EM PSIQUIATRIA

Diogo Abrantes Andrade
Marcelo Polazzo Machado
Juliana Bernardo Vicente Alves
André Lippe De Camillo
Mônica Cristina Di Pietro
Lucas Ferreira Theotonio dos Santos

O exame psíquico (EP) é uma maneira sistemática de descrever e organizar fenômenos clinicamente observáveis do psiquismo do paciente. Pode-se dizer que se aproxima mais do exame físico do que da anamnese, por visar uma descrição objetiva de determinados sinais no momento da avaliação. Pode-se dizer que o EP é uma fotografia do momento da avaliação. O EP permite identificar diferentes síndromes e cria uma linguagem comum para a comunicação entre profissionais e para seguimento temporal. Não podemos esquecer que, por se basear na observação de fenômenos, está limitado à descrição de quadros clínicos e, ainda, sujeito à subjetividade do observador que o realiza. O EP é apenas parte da avaliação de um paciente psiquiátrico, sendo a anamnese e o exame físico indispensáveis, assim como em qualquer paciente. Exames complementares são muito úteis na exclusão de diagnósticos orgânicos, mas pouco ajudam na definição dos diagnósticos psiquiátricos. Enumeramos abaixo os principais itens a serem observados e descritos no EP. Eles seguem aproximadamente a sequência do que percebemos ao estabelecer um contato com o paciente e iniciar uma conversa (Tabela 151.1):

1. Apresentação: é a impressão que se tem ao ver o paciente. Avalia-se aqui vestes e adornos, condição de higiene e autocuidado, adequação ao ambiente e ao horário.
2. Consciência: corresponde à nitidez das vivências psíquicas, variando quantitativamente desde o coma até a vigília. Qualitativamente, pode haver o estreitamento da consciência, como em estados dissociativos ou crepusculares.
3. Atitude: é a maneira com a qual o paciente interage com o examinador. Pode ser cordial e colaborativa, ou hostil e ameaçadora. O paciente pode ser proativo ou passivo, desconfiado e evasivo ou expansivo. Denominamos negativismo quando o paciente não interage com o paciente, podendo ser ativo, quando ignora ou se recusa intencionalmente a responder às perguntas do examinador; ou passivo, quando o paciente é indiferente ou alheio ao que lhe é perguntado ou solicitado.

4. Orientação: é a capacidade de se situar em relação a si mesmo (autopsíquica) e ao tempo e espaço (alopsíquica). A orientação alopsíquica é uma habilidade complexa (sobretudo a orientação temporal) e frequentemente está prejudicada quando há alteração do nível de consciência. A orientação autopsíquica se refere à noção das características do indivíduo, como identidade (uno e indivisível; ser o mesmo na sucessão do tempo; percepção evidente da separação entre o Eu subjetivo e o espaço exterior), raça, gênero etc.
5. Atenção: é a capacidade de focar e desfocar a consciência em um objeto interno ou externo. A atenção voluntária é a capacidade de manter o foco em determinado objeto, sendo sua diminuição determinada distraibilidade ou hipervigilância. A atenção espontânea é a capacidade de perceber estímulos novos do ambiente, sendo sua diminuição denominada distração ou hipovigilância. Em estados de rebaixamento da consciência, ambas costumas estar diminuídas.
6. Memória: é a capacidade de fixar, manter e evocar informações ou habilidades. Tais fases podem ser prejudicadas por alterações agudas, como alterações do nível de consciência; ou crônicas, como nas demências.
7. Inteligência: entendida como a somatória de várias outras funções psíquicas, representa a capacidade de se adaptar, entender e resolver as diversas situações presentes na vida. Por ser uma somatória, sua avaliação pode ser prejudicada pela alteração de quase qualquer outro item do exame psíquico. Para uma avaliação adequada são necessários testes psicológicos e geralmente apenas podemos estimá-la em uma avaliação breve, tendo a história de vida importante papel na sua investigação (desenvolvimento neuropsicomotor, escolaridade etc.).
8. Linguagem: o discurso do paciente é uma das ferramentas mais valiosas para acessar os demais itens do exame psíquico, estando particularmente associado à avaliação do pensamento. Avaliamos aqui, sobretudo, a capacidade de compreender e se expressar verbalmente, assim como a articulação da fala. Alterações da linguagem estão muitas vezes relacionadas a quadros neurológicos.
9. Sensopercepção: sensação é a vivência experimentada por meio dos órgãos dos sentidos quando em contato com estímulos externos. A percepção é o reconhecimento dessas vivências pela atividade psíquica. Dessa forma, esse item está diretamente ligado às funções neurológicas do indivíduo. Aqui é importante definir também as duas principais alterações qualitativas da sensopercepção: as ilusões e as alucinações. Ilusões são distorções na percepção de estímulos externos reais, sendo necessário um objeto externo para que aconteçam. Já as alucinações são percepções de objetos externos sem que haja qualquer estímulo real. Ambas podem envolver a visão, audição, tato, paladar e olfato.
10. Pensamento: avaliado principalmente em função do discurso do paciente, é um item abstrato e de difícil conceituação. É o foco da atividade psíquica consciente, compreendendo o raciocínio, julgamento e conceituação. No exame psíquico costuma-se descrever o processo do pensamento, que envolve o curso, a forma e o conteúdo. O curso é a "velocidade" com que as ideias são elaboradas. A forma é a maneira pela qual essas ideias se relacionam ao longo do discurso, podendo haver maior ou menor grau de perda associativa entre elas. Um pensamento acelerado pode levar o paciente a "saltar" rapidamente de uma ideia para a outra, fugindo do tema original (arborização), perdendo a capacidade de desenvolver uma ideia (fuga de ideias), chegando até a perder completamente a relação entre os temas do discurso (perda de laços associativos). Na "salada de palavras" a desagregação é

tanta que as palavras ficam soltas no discurso, sem apresentar relação uma com a outra. O conteúdo se relaciona ao tema presente nas ideias expostas. O delírio é uma convicção extraordinária, irremovível e incompatível com a realidade, podendo envolver ideias de perseguição, grandeza, místicas e religiosas, bizarras, entre outras.
11. Humor e afeto: são aspectos da vida emocional do indivíduo. O humor corresponde à "linha de base" da forma com a qual o sujeito vivencia emocionalmente seus estímulos internos e externos. Se essa linha de base está elevada, dizemos que o paciente está hipertímico, como nos episódios de mania. Tem-se a energia, autoconfiança, libido, alegria ou agressividade patologicamente aumentadas. Ao contrário, quando essa linha está abaixo do normal, temos um paciente hipotímico, como nos episódios depressivos. Há lentidão psicomotora, prejuízo cognitivo, tristeza, anedonia. Um indivíduo saudável é dito eutímico, e apresentará oscilações do humor proporcionais aos estímulos positivos e negativos impostos pela vida. Já a afetividade é a capacidade de variar e expressar suas emoções momentâneas em função das vivências. Quando o afeto acompanha adequadamente as variações do humor, é descrito como sintônico. Ele pode responder exageradamente (hipermodulante) ou muito pouco (hipomodulante). Pode, ainda, variar independendo do humor, estando então dissociado, e mesmo não variar, o que recebe o nome de embotamento afetivo.

TABELA 151.1 Componentes do exame psíquico e principais alterações

Item	Principais alterações
Apresentação	Descuidada, bizarra, exibicionista
Consciência	Obnubilado, torpor, coma
Atitude	Ativa ou passiva, colaborativa, hostil, manipuladora, sedutora, evasiva
Orientação	Desorientação em relação a si (autopsíquica) ao tempo ou espaço (alopsíquica)
Atenção	Hipervigilante ou hipovigilante, hipertenaz ou hipotenaz
Memória	Hipomnésia, amnésia, alucinações mnésicas, confabulação, déjà vu
Inteligência	Variados graus de déficits cognitivos
Linguagem	Logorreia, mutismo, disfasia, disartria, agrafia, alexia
Sensopercepção	Alucinações, ilusões (visuais, auditivas, gustativas, táteis, olfativas)
Pensamento	Curso: acelerado, lentificado Forma: arborização, fuga de ideias, frouxidão de laços associativos, "salada de palavras" Conteúdo: ideias prevalentes, delirantes, deliroides, pensamentos intrusivos
Humor	Hipotímico, hipertímico, ansioso, disfórico
Afeto	Hipermodulado, hipomodulado, pueril, lábil, embotado, dissociado
Volição	Hipobulia, hiperbulia, compulsividade, impulsividade
Psicomotricidade	Lentificação, agitação, estereotipias, maneirismos
Pragmatismo	Variados graus e áreas de prejuízo (autocuidado, social, profissional)
Crítica de doença	Parcial, ausente
Juízo de realidade	Prejudicado

12. Volição: o ato volitivo compreende a predisposição a realizar determinada ação, assim como a deliberação, decisão e execução propriamente dita. A volição pode estar globalmente diminuída ou aumentada, mas pode também estar prejudicada em algum de seus aspectos ou estar direcionada fixamente a determinado objeto. Nesse item se avaliam os comportamentos impulsivos e os compulsivos.
13. Psicomotricidade: é a resultante final do ato volitivo e, portanto, pode variar quantitativamente em função deste. Entretanto, seu componente motor depende da atividade neuromuscular para ser expresso e pode estar alterado em função dela.
14. Pragmatismo: é a capacidade de executar aquilo a que se propõe, compreendendo desde o autocuidado até as conquistas pessoais e profissionais. Limitações físicas estão diretamente relacionadas ao prejuízo do pragmatismo, devendo ser diferenciadas daquelas de origem psíquicas.
15. Crítica de doença: é a capacidade de se perceber doente e a compreensão que se faz disso. Envolve a consciência da doença, que é sensação de estar enfermo, de que existe algo fora do normal com sua saúde ou psiquismo e a compreensão da doença, que é o juízo em relação à natureza e a gravidade da doença. A doença pode ser interpretada pelo paciente como manifestação biológica, social, religiosa. Pode variar desde a mera percepção de um sofrimento indefinido até o conhecimento das causas, opções terapêuticas e prognóstico.
16. Juízo de realidade: é a adequação do paciente em relação àquilo que é interpretado pelos seus semelhantes como real. Pode ser falseado por alterações sensoperceptivas ou do pensamento, como as ideias delirantes.

DIAGNÓSTICO DIFERENCIAL EM PSIQUIATRIA

Alterações de comportamento nem sempre são expressões de uma doença psiquiátrica, devendo o clínico ficar alerta aos possíveis diagnósticos diferenciais. É necessária avaliação rigorosa para a correta distinção entre uma alteração puramente orgânica, um quadro orgânico que esteja ocorrendo paralelamente ao quadro psiquiátrico e uma afecção psiquiátrica propriamente dita. A evolução satisfatória do tratamento dependerá desse correto julgamento dos sinais e sintomas. Além disso, grande parte das vezes o diagnóstico psiquiátrico é de exclusão, ou seja, para fazê-lo, torna-se necessário descartar patologias clínicas, cirúrgicas e o uso de substâncias prescritas, não prescritas ou ilegais.

Transtornos mentais secundários a uma condição médica geral podem ser: transtornos de humor, transtornos psicóticos, transtornos de ansiedade, transtornos do sono, disfunção sexual e outros transtornos como, por exemplo, a catatonia e a alteração da personalidade. Os sintomas encontrados nesses quadros são fenomenologicamente semelhantes aos encontrados nos transtornos psiquiátricos correspondentes. Caracterizam-se por sintomas psíquicos relativos ao efeito fisiológico direto da doença médica ou agente específico.

A incidência e prevalência desses transtornos são desconhecidas.

Algumas condições que, em um primeiro momento, parecem representar uma afecção psiquiátrica, merecem atenção cuidadosa no sentido de se realizar diagnósticos diferenciais por outras condições – Tabela 151.2. Essas condições podem aparecer isoladas ou associadas, mas sempre justificarão um detalhado diagnóstico diferencial.

Discorreremos brevemente sobre as principais condições de alerta.

TABELA 151.2 Condições de alerta para o diagnóstico diferencial

- Pacientes confusos (*delirium*).
- Pacientes idosos.
- Primeiro episódio psiquiátrico.
- Idade de início diferente da comumente observada em quadros psiquiátricos compatíveis com os sintomas.
- Pacientes usuários de drogas de abuso.
- Pacientes com quadros sugestivos de conversão e dissociação.

Delirium ou estado confusional agudo

Representa a principal alteração a ser excluída para que se possa fazer um diagnóstico em psiquiatria. Por volta de 30 a 40% dos pacientes hospitalizados com mais de 65 anos têm um episódio de *delirium*, podendo ocorrer em 60% dos pacientes com mais de 75 anos. Sintomas como rebaixamento do nível de consciência, evidenciado muitas vezes por sonolência ou desorientação temporoespacial, curso flutuante e alteração na atenção representam sinais valiosos para identificação de quadros confusionais agudos. Porém, pode ocorrer ansiedade intensa, irritação, ideação paranoide, alucinações (principalmente visuais e táteis) e, ilusões (sintomas esses que podem induzir a erros diagnósticos), pois são alguns dos sintomas de síndromes psiquiátricas primárias como a depressão, esquizofrenia, transtorno bipolar e de síndromes demenciais. Vários outros sintomas podem ocorrer conforme a causa de base do *delirium*. Dentre as causas, as mais importantes são os diversos tipos de choque – hipovolêmicos, sépticos, cardiogênicos –, distúrbios hidroeletrolíticos, distúrbios acidobásicos, infecções sistêmicas, encefalopatias tóxicometabólicas, doenças neurológicas agudas, traumatismos cranioencefálicos, hipo ou hipertireoidismo, dentre outras.

Já os principais fatores de risco que predispõem a ocorrência do *delirium* são: idade acima de 65 anos, lesões cerebrais preexistentes, história prévia de *delirium*, dependência de álcool, diabetes, neoplasias, desnutrição e limitações sensoriais (amaurose, por exemplo).

Paciente idoso

Além de quadros confusionais, outro diagnóstico diferencial a ser realizado em idosos é a demência, tendo como foco especial a demência de Alzheimer e a demência vascular. A demência é diagnosticada quando há um comprometimento funcional e cognitivo, atingindo este último pelo menos dois dos cinco domínios a seguir: memória, função executiva, linguagem, habilidade visual-espacial e alteração de personalidade. Pode haver inclusive sintomas psicóticos em um quadro demencial. Dentre os principais diagnósticos diferenciais de demência temos: depressão, *delirium* e o uso de substâncias psicoativas, incluindo o uso de álcool. A depressão é um dos principais diagnósticos diferenciais de demência, mas as duas podem ser doenças concomitantes ou a depressão pode ser um pródromo da demência. O surgimento de doenças psiquiátricas primárias em idosos, como a esquizofrenia, é raro e esse tipo de diagnóstico deve ser de exclusão. As diferentes características entre *delirium*, demência, depressão e esquizofrenia estão descritas na Tabela 151.3.

Primeiro episódio psiquiátrico

Esses pacientes merecem atenção especial, pois um diagnóstico preciso feito logo no início do quadro implicaria na possibilidade de tratamento precoce. Contudo, algumas

TABELA 151.3 Diagnósticos diferenciais da mudança de comportamento em idosos				
Características	*Delirium*	Demência	Depressão	Esquizofrenia
Início	Agudo	Insidioso	Variável	Variável
Curso	Progressivo	Progressivo	Episódios que se repetem sem deterioração	Surtos com possível deterioração
Reversibilidade	Sim	Não	Sim	Com prejuízos afetivos e de personalidade
Nível de consciência	Obnubilado, desorientado	Claro	Claro	Claro, mas pode haver perplexidade
Atenção e memória	Desatenção marcante, memória ruim	Sem desatenção marcante e memória progressivamente pior	Atenção ruim, memória pouco prejudicada	Atenção ruim, memória pouco prejudicada
Delírio	Fragmentado e com ideação simples	Menos comum, tende a persecutoriedade	Menos comum	Comum e geralmente elaborado
Eletroencefalograma	Lentificação generalizada em 80%	Lentificação generalizada em 80%	Geralmente normal	Geralmente normal

questões apontam a necessidade de investigação de causas orgânicas nessa situação. São elas: relato da ocorrência de sinais e sintomas físicos, neurológicos ou outros, imediatamente antes ou concomitantes às manifestações psíquicas, manifestações psiquiátricas atípicas, idade de início tardio e resposta pobre ao tratamento inicial.

Idade de início do quadro

Também é um aspecto relevante. Quadros de esquizofrenia têm como idade de pico de início entre 10 e 25 anos para os homens e entre 25 e 35 anos para as mulheres, podendo nas mulheres se iniciar após os 40 anos (3 a 10%). O início da esquizofrenia antes dos 10 anos e depois dos 60 é extremamente raro. Os transtornos bipolares aparecem da infância (5 ou 6 anos) até os 50 anos, tendo como média de início 30 anos. O transtorno depressivo maior tem como idade de início os 40 anos (50% dos pacientes têm entre 20 e 50 anos). Recomenda-se avaliação com ressonância magnética para qualquer psicose de início precoce, independente da idade do paciente.

Pacientes usuários de drogas de abuso: as intoxicações agudas podem envolver complicações cardíacas, respiratórias e neurológicas. Por essa razão, esses pacientes devem ser atendidos pelo clínico, inicialmente, em sala de emergência. As drogas de abuso mais frequentemente encontradas nos atendimentos de emergência são álcool e cocaína. O álcool pode gerar importantes alterações de comportamento como: labilidade ou elação de humor, impulsividade, irritabilidade, agressividade, ideação e tentativa de suicídio, alucinações e ilusões – como na síndrome de abstinência alcoólica. Rebaixamento do nível de consciência associado também pode ocorrer em estados pós-ictais, TCE, *delirium*, cetoacidose alcóolica e hipoglicemias. Já o uso de cocaína pode mimetizar sintomas de transtorno bipolar – euforia, hipersexualização, aceleração do pensamento e a interrupção do uso pode gerar hipersonolência, depressão e ideação suicida.

Pacientes com quadros sugestivos de conversão e dissociação

O transtorno conversivo caracteriza-se pela presença de um ou mais sintomas neurológicos (p. ex., paralisia, amaurose, parestesia) que não podem ser explicados por uma doença neurológica ou sistêmica conhecida. O diagnóstico necessita da associação de fatores psicológicos com o início ou a exacerbação dos sintomas. Ele representa de 5 a 15% das consultas psiquiátricas em hospital geral.

Algumas doenças neurológicas devem ser consideradas em seu diagnóstico diferencial, como a demência e outras condições degenerativas, tumores cerebrais e doenças dos gânglios da base.

No transtorno dissociativo, o indivíduo perde a noção de ter uma única consciência, tem a sensação de não ter identidade, sente-se confuso a respeito de quem é ou experimenta múltiplas identidades. Tudo aquilo que geralmente confere a uma pessoa sua personalidade singular – pensamentos, sentimentos e ações integradas – é anormal em indivíduos com transtornos dissociativos. Os principais diagnósticos diferenciais desses transtornos são: demência, *delirium*, encefalites infecciosas ou autoimunes, neoplasias cerebrais, uso de substâncias psicoativas, medicamentos, epilepsia, distúrbios metabólicos (hidroeletrolíticos, uremia, hipoglicemia, encefalopatia hipertensiva, porfiria), diversos tipos de amnésia (pós-traumática, relacionada ao sono, pós operatória, global transitória), síndrome de Wernicke-Korsakoff e simulação.

A imensa gama de doenças que podem causar sintomas semelhantes aos dos transtornos conversivos e dissociativos, faz deles diagnósticos de exclusão.

É importante salientar que desordens da tireoide podem gerar transtornos como depressão e ansiedade generalizada ou conferir características atípicas a eles. Por exemplo, pacientes com depressão em consequência de hipertireoidismo podem apresentar, associados, sintomas semelhantes ao transtorno de ansiedade generalizada, além de mais insônia e disforia. A ansiedade generalizada, isoladamente sem depressão, também é frequente nesses indivíduos. Já pacientes portadores de hipotireoidismo, especialmente na sua forma subclínica, apresentam uma maior prevalência de depressão (entre 50% e 75% dos pacientes), contra cerca de 18% entre indivíduos com função tireoidiana normal. Essa associação é mais prevalente em idosos.

Em relação a exames complementares para um detalhado diagnóstico diferencial, solicita-se hemograma completo, glicemia, eletrólitos, função hepática, transaminases, função renal, função tireoidiana CK, VHS e sorologias (HIV, sífilis e hepatites B e C). Outros exames subsidiários podem ser de extrema importância conforme a suspeita de causa base como ECG, urina 1, radiografia de tórax, EEG, líquor, tomografia de crânio e ressonância magnética de crânio, dentre outros.

Todas estas particularidades do doente com alteração de comportamento e as vários diagnósticos diferenciais possíveis justificam a importância da emergência psiquiátrica se localizar dentro do espaço de um pronto-socorro geral.

BIBLIOGRAFIA

1. Bottino CMC, de Pádua AC, Smid J, Areza-Fegyveres R, Novaretti T, Bahia VS. Diagnóstico diferencial entre demência e transtornos psiquiátricos. Critérios diagnósticos e exames complementares. Dement Neuropsychol. 2011 Jun;5(Suppl 1):91-8.
2. Caton CLM, Drake RE, Hasin DS, Dominguez B, Shrout PE, Samet S, et al. Differences between early-phase primary psychotic disorders with concurrent substance use and substance-induced psychoses. Arch Gen Psychiatry. 2005;62:137-45.

3. Chavez MLF, Godinho CC, Porto CS, Mansur L, Carthery-Goulart MT, Yassuda MS, et al. Doença de Alzheimer. Avaliação cognitiva, comportamental e funcional. Dement Neuropsychol. 2011 Jun;5(Suppl 1): 21-33.
4. Dalgalarrondo P. (2009). Psicopatologia e semiologia dos transtornos mentais. Artmed Editora.
5. Del Porto JA, Lopes AC. Depressão em endocrinologia e doenças metabólicas: b. tireóide, hipertireoidismo, hipotireoidismo. In: Fraguas Jr. R, Figueiró JAB. Depressões secundárias: depressões associadas a condições médicas e medicamentos. São Paulo: Ed. Atheneu; 2001.
6. Del-Bem CM, Rufino-Fragata ACTB, Marques-Azevedo JM, Menezes PR. Diagnóstico Diferencial de primeiro episódio psicótico: importância da abordagem otimizada nas emergências psiquiátricas. Revista Brasileira de Psiquiatria. 2010;Vol 32. Suppl II. 578-86.
7. Jaimes-Albornoz W, Serra-Mestres J. Catatonia in the emergency department. J Emerg Med. 2012;(2-5).
8. Jaspers K. (1963). General psychopathology. Manchester University Press.
9. Kaplan & Sadock. Compêndio de Psiquiatria. 9 ed. Porto Alegre: Artmed. 2007.
10. McIntosh C, Chick J. Álcool and the Nervous System. J Neurol Neurosurg Psychiatry. 2004;75(Suppl II).
11. Sanches M, Marques AP, Ortegosa S, Freirias A, Uchida R, Tamai S. O exame do estado mental. É possível sistematizá-lo? Arq med Hosp Fac Cienc Med Santa Casa. 2005;50(1),18-23.
12. Woo BK. Unrecognized medical disorders among older patients in psychiatric emergency service. Int J Geriatr Psychiatry. 2011;26:876-80.
13. Zealberg JJ, Brady KT. Substance abuse and emergency psychiatry. The Psychiatric Clinics of North America. 1999 Dec; Volume 22. Number 4.

TRANSTORNOS DE ANSIEDADE

Thauana Dela Santina Torres Oliveira
André Lippe De Camillo
Christina Hajaj Gonzalez
Lucas Ferreira Theotonio dos Santos

Os transtornos de ansiedade estão entre as doenças mentais de maior prevalência e são, muitas vezes, doenças graves, gerando um grande sofrimento para os seus portadores e familiares e um importante impacto econômico e social. Além disso, frequentemente aparecem como comorbidade de outros trantornos mentais.

TRANSTORNO DE ANSIEDADE GENERALIZADA (TAG)

Trata-se de uma condição grave, com alta taxa de prevalência e grande prejuízo social e econômico. Possui curso crônico e baixa taxa de remissão. Frequentemente surge em comorbidade com outros transtornos mentais.

Epidemiologia

A prevalência de TAG ao longo de 12 meses é de cerca de 2,6% e de 6,2% ao longo da vida. O perfil sociodemográfico dos pacientes com TAG sugere que este é mais comum entre mulheres, pessoas solteiras e de classes sociais mais baixas. Os primeiros sintomas de TAG se desenvolvem no final da adolescência e início da idade adulta, evoluindo como uma condição crônica marcada por episódios de piora que podem durar meses ou anos.

Quadro clínico

Indivíduos com TAG são incapazes de parar de se preocupar e apresentam uma ansiedade excessiva na maior parte dos dias. Ficam preocupados com problemas, com as dívidas que têm a pagar ou com os compromissos a cumprir. A intensidade, duração ou frequência da ansiedade e preocupação é desproporcional à realidade ou francamente exagerado.

Critérios diagnósticos

Ansiedade e preocupação excessivas, ocorrendo na maioria dos dias por pelo menos seis meses, em diversos eventos ou atividades e causando prejuízo no funcionamento da

pessoa. O indivíduo considera difícil controlar a preocupação, a qual está associada com três (ou mais) dos seguintes sintomas:
- Inquietação ou sensação de estar com os nervos à flor da pele.
- Fatigabilidade.
- Dificuldade em concentrar-se ou sensações de "branco" na mente.
- Irritabilidade.
- Tensão muscular.
- Perturbação do sono.

Os sintomas não são melhor explicados por outro transtorno mental e não são causados por doença clínica ou uso de substâncias.

Diagnóstico diferencial

Diversas condições clínicas e psiquiátricas devem ser consideradas no diagnóstico diferencial do TAG. Entre as doenças clínicas, deve-se considerar o hipertireoidismo, feocromocitoma, doenças cardiovasculares (IAM, taquicardia atrial paroxística, prolapso de valva mitral), doenças respiratórias (asma, DPOC), doença de Menière, doenças neurológicas (AVC, encefalite), entre outras.

Dentre os transtornos mentais, devemos excluir os diagnósticos: transtorno obsessivo-compulsivo, transtorno afetivo bipolar, depressão, transtorno de estresse pós-traumático, transtorno alimentar, uso de substâncias, transtorno de personalidade e esquizofrenia.

Para o diagnóstico diferencial é importante que seja realizado o rastreamento clínico, com história completa, exame físico detalhado e exames complementares, como os laboratoriais de rotina, ECG, função tireoidiana e outros específicos conforme a suspeita diagnóstica.

Tratamento

Para o adequado tratamento do TAG, deve-se combinar o uso de medicamento e psicoterapia. Em relação à terapêutica farmacológica, são indicados os antidepressivos, sendo os de primeira escolha os inibidores seletivos da recaptação de serotonina (ISRS) e os inibidores da recaptação da serotonina e da noradrenalina (IRSN). Os benzodiazepínicos devem ser usados por cerca de 2 a 4 semanas, em associação com os antidepressivos, com retirada gradual (Tabela 152.1), para se evitar as possíveis complicações que podem surgir com o seu uso por tempo mais prolongado.

TRANSTORNO DE PÂNICO

O transtorno de pânico (TP) é uma doença muito prevalente e debilitante, que resulta da interposição de um ataque de pânico inesperado e sintomas que podem seguir o ataque (ansiedade antecipatória, mudanças mal-adaptativas no comportamento em consequência do transtorno). A maior parte dos indivíduos teme ou evita várias situações em que o ataque de pânico pode ocorrer (agorafobia).

Epidemiologia

A prevalência do TP ao longo de 12 meses é de cerca de 2,4% e de 4,7% ao longo da vida. É mais comum entre as mulheres em relação aos homens (3:1 em pacientes com agorafobia e 2:1 em pacientes sem agorafobia). O início ocorre, em média, na terceira década de vida, mas metade dos adultos com transtorno de pânico relata dificuldades significativas com sintomas ansiosos na infância.

TABELA 152.1 Tratamento de TAG

Medicamento	Dose de início (mg/dia)	Dose de manutenção (mg/dia)
ISRS (1ª escolha)		
Fluoxetina	20	20 a 80
Sertralina	25	50 a 200
Paroxetina	10	20 a 60
Escitalopram	10	10 a 20
IRSN (1ª escolha)		
Venlafaxina	37,5	75 a 375
Duloxetina	30	60 a 120
Tricíclicos (2ª escolha)		
Amitriptilina	25	75 a 300
Clomipramina	25	100 a 250
Nortriptilina	10 a 25	75 a 300
Adjuvantes*		
Diazepam	5	5 a 40
Clonazepam	0,25 a 0,5	0,25 a 4
Alprazolam	0,5	0,5 a 4

*Iniciar com 1ª linha e suspender após 2 a 4 semanas.

Quadro clínico

ataques de pânico são episódios nos quais a ansiedade atinge níveis muito intensos. Ocorre em crises intermitentes, inesperadas, com intensidade variável. Seu pico ocorre em 5 a 10 minutos e remite, em geral, em menos de 1 h. Porém, os sintomas ansiosos podem permanecer por mais tempo.

Critérios diagnósticos

Ataques de pânico são recorrentes e inesperados, alcançando um pico em minutos e durante o qual ocorrem quatro (ou mais) dos seguintes sintomas: palpitações, taquicardia; sudorese; tremores ou abalos; sensações de falta de ar ou sufocamento; sensações de asfixia; dor ou desconforto torácico; náusea ou desconforto abdominal; sensação de tontura, instabilidade, vertigem ou desmaio; calafrios ou ondas de calor; parestesias; desrealização (sensações de irrealidade) ou despersonalização (sensação de estar distanciado de si mesmo); medo de perder o controle ou "enlouquecer"; medo de morrer.

Pelo menos um dos ataques foi seguido de um mês (ou mais) de uma ou de ambas as seguintes características:
- Apreensão ou preocupação persistente acerca de ataques de pânico adicionais ou sobre suas consequências.
- Uma mudança desadaptativa significativa no comportamento relacionada aos ataques.

Os sintomas não são melhor explicados por outro transtorno mental e não são causados por doença clínica ou uso de substâncias.

Diagnóstico diferencial

o diagnóstico diferencial deve ser feito com os outros trantornos de ansiedade, transtorno de ansiedade induzido por substância/medicamento, outros transtornos mentais com ataques de pânico como característica associada (por exemplo, depressão, fobias).

Também devemos excluir a presença de doenças clínicas, como hipertireoidismo, hiperparatireoidismo, feocromocitoma, disfunções vestibulares, transtornos convulsivos e condições cardiopulmonares. O exame físico completo é imperativo e testes laboratoriais apropriados podem ser úteis.

Tratamento

Os ISRS são considerados primeira linha no tratamento farmacológico do TP, com e sem agorafobia. Nas primeiras semanas de tratamento pode-se associar um benzodiazepínico até que o ISRS consiga diminuir os ataques de pânico. É indicada a associação com psicoterapia cognitivo-comportamental (TCC).

TRANSTORNO OBSESSIVO-COMPULSIVO

O transtorno obsessivo-compulsivo (TOC) é caracterizado por: obsessões, que são pensamentos intrusivos, recorrentes, persistentes e desagradáveis, imagens ou impulsos, que causam importante angustia ou ansiedade; e compulsões (comportamentos motores ou mentais), que são repetitivas e visam suprimir ou neutralizar as obsessões, sem conexão realista ou sendo claramente excessivos. Costuma ser pouco diagnosticado, pois os pacientes frequentemente ocultam seus sintomas por vergonha da irracionalidade dos seus pensamentos e comportamentos.

Epidemiologia

A prevalência do TOC ao longo da vida é de 2–3% na população geral, com uma proporção semelhante entre homens e mulheres na população adulta. Dois terços dos casos de TOC iniciam-se na infância e adolescência. Nesse período, a prevalência é maior no sexo masculino, com idade de início dos sintomas ocorrendo mais cedo em relação as mulheres.

Quadro Clínico

Os sintomas obsessivo-compulsivos costumam aparecer na adolescência ou começo da vida adulta, de modo insidioso. A evolução do TOC em geral é crônica, em períodos de melhora e piora, mas também pode haver piora progressiva dos sintomas. Possui diversas apresentações de sintomas, mas os conteúdos mais comuns dos pensamentos obsessivos são relacionados a agressividade, doenças, morte, sujeira e contaminação, sexualidade e religiosidade. As compulsões mais frequentes são de verificação ou checagem, higiene/limpeza, ordenação, arranjo ou simetria, contagem e colecionamento.

Critérios diagnósticos

- Presença de obsessões e/ou compulsões.
- Tomam tempo do indivíduo, causam sofrimento clinicamente significativo ou prejuízo no funcionamento do indivíduo.
- Os sintomas não são melhor explicados por outro transtorno mental.
- Não são causados por doença clínica ou uso de substâncias.

Diagnóstico diferencial

O diagnóstico diferencial deve ser feito com outros transtornos mentais: esquizofrenia, depressão, hipocondria, transtorno de estresse pós-traumático, transtornos fóbicos e ansiosos, depressão pós-parto, ruminações obsessivas na depressão, síndrome de Tourette, transtornos alimentares, transtorno dismórfico corporal e transtorno da personalidade obsessivo-compulsiva.

Tratamento

O tratamento do TOC baseia-se em evidências com o uso de intervenções educacionais, abordagens psicológicas e farmacológicas. O tratamento psicoterápico indicado é a TCC. As medicações são os ISRS e a clomipramina. Contudo, o tratamento tende a levar mais tempo para ser eficaz do que em outros transtornos ansiosos (cerca de 4 a 12 semanas) e frequentemente requer doses medicamentosas altas.

TRANSTORNO DE ESTRESSE PÓS-TRAUMÁTICO

Durante a vida, a maior parte das pessoas experienciará um evento traumático, que envolve risco de morte ou da integridade física do indivíduo ou de terceiros. Um número clinicamente significativo de pessoas irá desenvolver transtorno de estresse agudo ou, se os sintomas persistiram por mais de 30 dias, transtorno de estresse pós-traumático (TEPT).

Epidemiologia

Estudos recentes realizados no Brasil estimam a prevalência ao longo da vida entre 8,7% e 10,2%, em cidades como Rio de Janeiro e São Paulo. A prevalência é um pouco maior entre as mulheres em relação aos homens (2:1). Um maior risco para o desenvolvimento de TEPT está associado com um grande número de eventos violentos, baixo nível socioeconômico, negligência dos pais e baixo suporte social.

Critérios diagnósticos
- Ocorrência de em evento trumático (exposição ou ameaça de morte, ferimento grave ou violação sexual).
- Presença de um ou mais sintomas intrusivos associados ao evento.
- Evitação persistente de um estímulo associado ao evento.
- Alterações negativas na cognição e no humor.
- Alterações importantes na excitabilidade e reatividade do indivíduo relacionados ao evento.
- Duração superior a 1 mês.
- Causam sofrimento clinicamente significativo.
- Os sintomas não são melhor explicados por outro transtorno mental e não são causados por doença clínica ou uso de substâncias.

Quadro clínico

A apresentação clínica do TEPT varia:
- Sintomas de revivência do medo, emocionais e comportamentais, podem predominar.
- Estados de humor anedônicos ou disfóricos e cognições negativas podem ser mais perturbadores.
- A excitação e sintomas reativos externalizantes são proeminentes, enquanto em outros, sintomas dissociativos predominam.
- Algumas pessoas exibem combinações desses padrões de sintomas.

Tratamento

Os ISRS são considerados o tratamento de primeira linha para o tratamento do TEPT. A venlafaxina e os antidepressivos tricíclicos também são eficazes. O uso de benzodiazepínicos pode ser útil em situações específicas e por tempo limitado, especialmente em comorbidade com outros transtornos de ansiedade.

Além da farmacoterapia, há outros tratamentos que vêm se mostrando eficazes, entre eles a TCC, a terapia interpessoal e a estimulação magnética transcraniana repetitiva (EMTr).

BIBIOGRAFIA

1. American Psychiatric Association, Manual Diagnóstico e Estatístico de Transtornos Mentais, 5ª edição, Artmed, 2014, 208-214, 222-226, 235-242, 265, 271-280.
2. Hirsch CR, Perman G, Hayes S, Eagleson C, Mathews A. Delineating the Role of Negative Verbal Thinking in Promoting Worry, Perceived Threat, and Anxiety. Clinical Psychological Science. 2015;3(4):637-47.
3. James EL, et al. The trauma film paradigm as an experimental psychopathology model of psychological trauma: intrusive memories and beyond. Clinical Psychology Review; 2016.
4. Miguel EC, Genttil V, Gattaz WF. Clínica Psiquiátrica. Editora Manole 2011, 757-768, 796-804, 807-821, 848-858.
5. Paraventi F, Chaves AC. Manual de Psiquiatria Clínica, 1 ed, Rio de Janeiro: Roca, 2016, 44-61
6. Perna G, Alessandra A, Raffaele B, et al. Is There Room for Second-Generation Antipsychotics in the Pharmacotherapy of Panic Disorder? A Systematic Review Based on PRISMA Guidelines. De Berardis D, ed. International Journal of Molecular Sciences; 2016.
7. Skapinakis P, Caldwell D, Hollingworth W, Bryden P, Fineberg N, Salkovskis P, et al. A systematic review of the clinical effectiveness and cost-effectiveness of pharmacological and psychological interventions for the management of obsessive-compulsive disorder in children/adolescents and adults. Health Technol Assess; 2016.
8. Subramaniam M, Soh P, Ong C, et al. Patient-reported outcomes in obsessive-compulsive disorder. Dialogues in Clinical Neuroscience; 2014.
9. Suszek H, Holas P, Wyrzykowski T, Lorentzen S, Kokoszka A. Short-term intensive psychodynamic group therapy versus cognitive-behavioral group therapy in day treatment of anxiety disorders and comorbid depressive or personality disorders: study protocol for a randomized controlled trial. Trials; 2015.

TRANSTORNOS DE HUMOR

Sérgio Henrique de Castro Matias Barros
André Lippe De Camillo
Christina Hajaj Gonzalez
Lucas Ferreira Theotonio dos Santos

INTRODUÇÃO

Tristeza, infelicidade, melancolia, alegria e autoconfiança são sentimentos próprios da existência humana, descritas desde a antiguidade, seja por Hipócrates e sua descrição de melancolia ou por Homero, quando este narra o suicídio de Ajax.

Ocorrem diariamente com a maioria das pessoas, em geral relacionados a fatos da vida cotidiana. No entanto, algumas pessoas mantêm esses sentimentos associados a outros sintomas com prejuízo e impacto funcional importantes.

EPIDEMIOLOGIA

Os transtornos de humor (depressão e transtorno afetivo bipolar – TAB) se encontram dentre os mais prevalentes transtornos mentais da atualidade. Na população geral, as prevalências ao longo da vida da depressão maior foram estimadas entre 15 e 18% e, nos últimos 12 meses, entre 5,5 e 6%.[1] No Brasil, um estudo multicêntrico mostrou prevalência de depressão de 5,8% em um ano e 12,6 % ao longo da vida.[2] A prevalência do TAB varia de 0,3 a 1,2% (para o TAB tipo 1 de 1%, e para o TAB tipo 2 de 1,1%), embora estudos recentes descrevam uma prevalência maior, de 3,4%.[3]

ETIOLOGIA E FISIOPATOLOGIA

A contribuição dos fatores genéticos foi estimada em 40% a 50% na depressão, em especial quando sofrem interferência de fatores ambientais (entre os quais se destacam o uso de substâncias psicoativas, alterações dos ritmos biológicos e eventos adversos precoces, como negligência parental ou abuso físico/psicológico).

Apesar de décadas de intensa pesquisa biológica, a etiopatogenia da depressão não é completamente conhecida. Supõe-se uma origem multifatorial. Fatores biológicos, psicológicos e sociais parecem desempenhar os papéis principais e, de forma conjunta, afetar a homeostase do sistema nervoso central (SNC).[4]

A hipótese monoaminérgica (que embora não explique a latência de 2 semanas para a ação terapêutica dos antidepressivos) segue sendo essencial para a compreensão da fisiopatologia da depressão. Essa hipótese atribui a depressão à escassez de aminas biogênicas na fenda sináptica, principalmente noradrenalina, serotonina e dopamina em especial no sistema límbico. Além disso ocorrem desregulação dos eixos endócrinos hipotálamo-hipósife-adrenal (HHA), tireoidiano e ligado ao hormônio de crescimento, anormalidades do sistema imunológico e alterações da morfofisiologia cerebral.[5] Alguns indivíduos apresentariam uma hiperativação do eixo HHA secundário ao estresse crônico, o que os tornariam mais sensíveis aos eventos vitais. Além disso, há relação entre alterações do ritmo circadiano com transtornos do humor – a síntese e secreção de monoaminas estão sob influência da regulação do ciclo sono-vigília.

Para o TAB, os estudos familiares têm demonstrado que os familiares de primeiro grau de portadores de TAB têm um risco até dez vezes maior que a população em geral de apresentar o mesmo transtorno. Os estudos com gêmeos também demonstraram uma elevada associação, com uma concordância de 36 a 80% entre gêmeos monozigóticos para o TAB tipo I, ao passo que nos dizigóticos houve uma concordância de 7 a 13%. No TAB tipo II, a taxa de concordância entre os monozigóticos permanece maior – 78% *versus* 31% para os dizigóticos,[6] o que demonstra a importância da suscetibilidade genética nessa patologia. Em relação à fisiopatologia do TAB, a inflamação tem sido sugerida como um dos mecanismos principais. As citocinas pró-inflamatórias, como a interleucinas 1 e 6 ou anti-inflamatórias, tais quais as interleucinas 4 e 10, estão em níveis elevados nesses pacientes. As citocinas também agem no eixo hipotalâmico-hipófise-adrenal e liberam o hormônio liberador de corticotrofina (CRH), o hormônio adrenocorticotrófico (ACTH) e o cortisol. Os níveis elevados de cortisol e de ACTH foram descritos tanto na depressão maior quanto no TAB.

QUADRO CLÍNICO

Os sistemas atuais de classificação em saúde mental baseiam os diagnósticos dos transtornos de humor segundo três dimensões de sintomas: somáticos (ou físicos), cognitivos e de humor. O episódio depressivo maior é caracterizado por humor deprimido, perda de interesse ou prazer, sentimentos de inutilidade, mas a importância de sintomas físicos em pacientes com depressão maior é bem estabelecida. Até 92% dos pacientes podem apresentar sintomas somáticos. A apresentação clínica de um quadro depressivo pode ser muito variada (Tabela 153.1), bem como apresentar curso e evoluções bastante distintas.

Nos episódios maníacos, o humor dos pacientes encontra-se alterado de diversas maneiras, variando entre uma grande euforia, expansibilidade, irritação e labilidade emocional. Geralmente encontram-se inquietos e agitados, com diminuição da concentração, distraídos, com pressão de discurso e aumento de energia e diminuição da necessidade de sono, com comportamento social e sexual por vezes inadequados. Podem, inclusive, apresentar sintomas psicóticos, como delírios e alucinações. Já os quadros hipomaníacos são caracterizados por sintomas semelhantes aos do quadro maníaco, exceto pela ausência de sintomas psicóticos e por se manifestarem em níveis de gravidades menores.[8]

DIAGNÓSTICO

Segundo o CID 10,[9] nos episódios depressivos típicos (tanto no leve, moderado e no grave), o indivíduo sofre de humor deprimido, perda de interesse e prazer e energia reduzida levando a uma fatigabilidade aumentada e atividade diminuída. A diferenciação

TABELA 153.1 Sintomas clínicos[7]

Sintomas psíquicos	Sintomas comportamentais	Sintomas físicos
• Humor deprimido • Perda de prazer • Perda de interesse/motivação • Baixa autoestima • Culpa • Indecisão • Ideias/planos suicidas • Reducao da libido • Hipersensibilidade • Perfeccionismo • Pessimismo/desesperança • Sentimentos de desamparo • Irritabilidade • Ansiedade/nervosismo • Distorções cognitivas • Redução da concentração • Sensação de estresse	• Tentativa de suicídio • Alentecimento ou agitação psicomotora • Ataques de raiva • Redução da produtividade • Redução de atividades de lazer • Isolamento social • Esquiva de intimidade emocional e sexual • Uso/abuso de substâncias • Vitimização • Automutilação	• Fadiga/falta de energia • Insônia ou hipersonia • Aumento ou perda de apetite • Aumento ou perda de peso • Sensação de peso em braços e/ou pernas • Disfunção sexual • Dor • Cefaleia • Tensão muscular • Queixas gastrointestinais • Taquicardia • Palpitações • Sensação de queimação

entre episódios depressivos leve, moderado e grave baseia-se em um julgamento clínico complicado que envolve o número, tipo e gravidade dos sintomas presentes (Tabela 153.2). Deve-se investigar sobre ideação suicida se houver sintomas psicóticos congruentes com o humor nesses pacientes, que geralmente são incapazes de continuar com suas atividades sociais, laborativas ou domésticas. O episódio depressivo deve usualmente durar pelo menos duas semanas nesses três subtipos, embora no grave uma evolução mais premente possa justificar o diagnóstico.

O TAB tipo 1 é diagnosticado quando se caracteriza um (mesmo que único) episódio maníaco, desde que não causado por uso de substância ou de etiologia orgânica, e o TAB tipo 2 quando se caracteriza um episódio de hipomania prévia (algo que pode demandar uma investigação mais abrangente pelo clínico, que geralmente necessita de informações

TABELA 153.2 Episódio depressivo – critérios diagnósticos pelo CID 10

Episódio depressivo	Critérios resumidos de episódio depressivo
• Leve (F32.0): pelo menos dois sintomas típicos Mais pelo menos dois outros sintomas comuns • Moderada (F32.1): pelo menos dois sintomas típicos Mais pelo menos três outros sintomas comuns • Grave (F32.2): todos os três sintomas típicos Mais pelo menos quatro outros sintomas comuns	Sintomas típicos: 1. Humor depressivo 2. Perda de interesse e prazer 3. Redução de energia; aumento do cansaço Outros sintomas comuns: 1. Redução da concentração e atenção 2. Redução da autoestima e da autoconfiança 3. Ideias de culpa e inutilidade 4. Agitação ou retardo psicomotor 5. Ideias ou atos de danos a si próprio ou suicídio 6. Distúrbios do sono 7. Diminuição ou aumento do apetite

de familiares para tal, uma vez que quadros hipomaníacos podem passar despercebidos com muita frequência). No episódio maníaco, o humor está desproporcionalmente elevado em relação às circunstâncias do indivíduo; a elação se acompanha por um aumento de energia, resultando em hiperatividade, pressão para falar e uma diminuição da necessidade do sono. Inibições sociais normais são perdidas, com distraibilidade, autoestima inflada e grandiosa e ideias superotimistas marcantes. O indivíduo pode gastar dinheiro irresponsavelmente ou tornar-se agressivo, amoroso ou jocoso. O episódio deve durar pelo menos uma semana e ser grave o suficiente para perturbar o ritmo normal de trabalho e atividades sociais. A alteração de humor deve ser acompanhada por um aumento de energia e vários dos sintomas acima; sintomas psicóticos congruentes com o humor podem ocorrer. A hipomania é um grau mais leve de mania, mas não acompanhada de delírios e alucinações. Vários dos sintomas acima descritos devem estar presentes por pelo menos vários dias continuadamente, com interferência considerável em atividades sociais para que o diagnóstico seja feito.[9]

DIAGNÓSTICOS DIFERENCIAIS

Os principais diagnósticos diferenciais para os transtornos de humor podem ser divididos entre as condições clínicas gerais e os transtornos mentais. Dentre as condições clínicas gerais, são numerosas aquelas nas quais os pacientes apresentam sintomas depressivos, em especial tireoidopatias, lesões cerebrais (neoplasia, traumas, doenças desminielinizantes, demências), carências nutricionais, anemias, cardiopatias e neoplasias. Para isso, alguns exames complementares devem ser feitos rotineiramente (Tabela 153.3).

Em relação aos transtornos mentais, é importante diferenciar uma quadro de tristeza reativa (por exemplo o luto) de um quadro depressivo. Outros transtornos mentais, como ansiedade, psicose ou transtornos de estresse pós-traumático devem sem diferenciados. O grande diagnóstico diferencial do TAB é a própria depressão unipolar, uma vez que o paciente com TAB muitas vezes se manifesta com sintomas do polo depressivo (início precoce, refratariedade, ou ciclagem com medicações devem servir de alerta).

TABELA 153.3 Exames complementares de rotina para depressão[8]

Exame	Justificativa – diagnóstico diferencial
Hemograma	Anemia e infecções – podem levar a letargia e fadiga.
TSH, T4 livre, T4, T3	Hipo ou hipertireoidismo – podem causar sintomas semelhantes à depressão/mania.
Creatinina, ureia	Doenças renais – capazes de mimetizar sintomas depressivos.
AST, ALT, FA, GGT, TP, TTPA	Hepatopatias – podem mimetizar sintomas de depressão. Devem ser acompanhados no uso de algumas medicações.
Glicemia de jejum	Pacientes com diabetes apresentam maior risco de depressão. Alguns antipsicóticos atípicos usados podem interferir na glicemia.
Colesterol total e frações	Alguns medicamentos interferem no metabolismo lipídico, que também deve ser acompanhado.
Ácido fólico e vitamina B12	Baixos níveis mimetizam sintomas depressivos e pioram a resposta ao tratamento.
Tomografia ou ressonância magnética cerebral	Descarte de causas secundária, como neoplasias e outras lesões que justificariam o quadro clínico.

COMORBIDADES

A prevalência de comorbidades psiquiátricas e/ou clínicas com os transtornos de humor é alta e impactam negativamente na evolução e tratamento desses pacientes. Diabetes *mellitus*, doenças cardiovasculares, disfunção tireoidiana e distúrbios neurológicos são comuns em pacientes deprimidos (Tabela 153.4), bem como a síndrome metabólica, tabagismo e uso de álcool são comuns em pacientes com TAB.

TRATAMENTO

O tratamento da depressão pode ser dividido em três fases: aguda (6 a 12 semanas), continuação (4 a 9 meses) e manutenção (1 a 5 anos ou mais). Na fase aguda, o tratamento medicamentoso é realizado com antidepressivos (Tabela 153.5): a escolha destes se baseia em vários fatores, que vão desde o custo até o perfil de efeitos colaterais e comorbidades. Se após 4 a 8 semanas não se observar uma melhora, deve-se avaliar a adesão, fatores farmacocinéticos e farmacodinâmicos e interações medicamentosas. Pode-se então aumentar a dose, trocar o antidepressivo ou potencializá-lo. Na fase de continuação, mantém-se a dose efetiva do antidepressivo para evitar recaídas e, na fase de manutenção, para a prevenção de recorrência.[5] Outras modalidades terapêuticas, como as psicoterapias e os exercícios aeróbios podem ser usadas em conjunto com as medicações; a eletroconvulsoterapia é indicada apenas para os casos refratários.

O tratamento do TAB é baseado nos estabilizadores de humor. O carbonato de lítio se mantém como primeira escolha para os casos de mania aguda e profilaxia de episódios maníacos e depressivos. É mister o acompanhamento da função tiroidiana, renal e eletrólitos e ritmo cardíaco durante o seu uso, além da dosagem sérica, uma vez que há o risco de intoxicação. Outros estabilizadores são os anticonvulsivantes (ácido valproico, lamotrigina, carbamazepina e oxcarbamazepina). Mais recentemente os antipsicóticos atípicos vêm sendo empregados amplamente no tratamento do transtorno bipolar.

TABELA 153.4 Condições médicas associadas a sintomas depressivos

Condições neurológicas	Doença de Alzheimer, acidente vascular cerebral, neoplasias de SNC, trauma cranioencefálico, infecção de SNC, demências, epilepsia, distúrbios extrapiramidais, doença de Huntington, hidrocefalia, migrânea, esclerose múltipla, narcolepsia, doença de Parkinson, paralisia supranuclear progressiva, apneia do sono, doença de Wilson.
Doenças inflamatórias/autoimunes	Artrite reumatoide, síndrome de Sjögren, lúpus eritematoso sistêmico, arterite temporal.
Doenças endócrinas/metabólicas	Distúrbios da adrenal, doença de Cushing, doença de Addison, hiperaldosteronismo, hiperparatireoidismo, hipo/hipertireoidismo, deficiência de vitamina B12/folato/tiamina, insuficiência hepática.
Doenças cardiopulmonares	Infecção, infarto agudo do miocárdio, circulação extracorpórea.
Outros	Infecção bacteriana/viral, Aids, neoplasias/síndrome paraneoplásica, síndrome de Klinefelter, porfirias, doença renal, uremia, anemia, condições pós-operatórias.

SNC = sistema nervoso central; Aids = síndrome da imunodeficiência adquirida.[7]

TABELA 153.5 Antidepressivos

Mecanismo de ação	Antidepressivo	Dose (mg/dia)
ISRS	Fluoxetina	20 a 80
	Fluvoxamina	50 a 300
	Paroxetina	20 a 60
	Citalopram	20 a 60
	Sertralina	50 a 200
	Escitalopram	10 a 20
IRSN	Venlafaxina	75 a 225
	Desvenlafaxina	50 a 200
	Duloxetina	60 a 120
Tricíclicos	Amitriptilina	75 a 300
	Clomipramina	75 a 250
	Nortriptilina	50 a 150
	Imipramina	75 a 300
ISRN	Reboxetina	4 a 12
IMAO	Tranilcipramina	30 a 60
	Moclobemida	300 a 600
IRND	Bupropiona	150 a 450
ANASE	Mirtazapina	15 a 45
ASIR	Trazodona	200 a 600
	Agomelatina	25 a 50

ISRS = inibidor seletivo da recaptação de serotonina; IRSN = inibidor da recaptação de serotonina e noradrenalina; ISRN = inibidor seletivo da recaptação de noradrenalina; IMAO = inibidores da monoaminoxidase; IRND = inibidor da recaptação de noradrenalina e dopamina; ANASE = antidepressivo noradrenérgico e serotoninérgico específico; ASIR = antagonistas serotoninérgicos/inibidores da recaptação de serotonina.

REFERÊNCIAS BIBLIOGRÁFICAS

1. Moreno DH, Moreno RA, Soieiro-de-Souza MG.Transtornos Depressivos. In: Clínica Psiquiátrica de Bolso,1 ed. São Paulo: Manole; 2014. p. 228-43.
2. Fleck MPA, Baeza FLC. Depressão. In: Mari JJ, Kieling C (eds). Psiquiatria na prática clínica, 1 ed. São Paulo: Manole, 2013. P. 127 – 146.
3. American Psychiatric Association. Manual Diagnóstico e estatístico de transtornos mentais: DSM-5. 5 ed. Porto Alegre : Artes Médicas; 2014.
4. Caldieraro MAK, Vares EA, Spanemberg L, Fleck MPA. Depressão. In: Associação Brasileira de Psiquiatria; Nardi AE, Silva AG, Quevedo JL, organizadores. PROPSIQ Programa de Atualização em Psiquiatria: Ciclo 3. Porto Alegre: Artmed/Panamericana; 2013. p. 9-61.Sistema de Educação Médica Continuada a Distância, v.1).
5. Moreno DH, Moreno RA, Soieiro-de-Souza MG. Transtornos depressivos ao longo da vida. In: Miguel EC, Gentil V, Gattaz WF (eds). Clínica Psiquiátrica. Barueri: Manole; 2012. P. 296-314.
6. Bertelsen A, Harvald B, Hauge M. A Danish twin study of manic-depressive disorders. Br J Psychiatry.1977 Apr;130:330-51.
7. Proença CR, Sarin L. Transtornos depressivos. In: Paraventi F, Chaves AC (eds). Manual de Psiquiatria Clínica. Rio de Janeiro: Roca; 2016. P. 11-30.
8. Lafer B, Caetano SC, Kleinman A, Ladeira RB. Transtorno Bipolar ao Longo da Vida. In: Forlenza OV, Miguel EC (eds). Compêndio de Clínica Psiquiátrica. São Paulo: Manole; 2012. 315-336.
9. Organização Mundial da Saúde. CID-10 Classificação Estatística Internacional de Doenças e Problemas Relacionados à Saúde. 10ª rev. São Paulo: Universidade de São Paulo; 1997. vol.1.

TRANSTORNOS SOMATOFORMES E SIMULAÇÃO

Bruno Maranhão Affonso
Matheus Souza Steglich
André Lippe De Camillo
José Atílio Bombana
Lucas Ferreira Theotonio dos Santos

INTRODUÇÃO

Transtornos de sintomas somáticos e transtornos relacionados (TSS) são caracterizados pelo foco predominante em preocupações somáticas e por sua apresentação inicial sobretudo em contextos médicos, em vez de saúde mental. São uma reorganização e reconceitualização dos diagnósticos de transtornos somatoformes do DSM-IV.

Correspondem a um grupo heterogêneo de condições que compartilham a característica de sinais e sintomas que motivam sofrimento (consciente ou inconsciente), sendo esses não justificados por uma condição médica conhecida após completa investigação. Podem ser causados ou exacerbados por uma série de fatores, entre eles depressão, ansiedade e conflitos interpessoais. O principal diagnóstico desse grupo é transtorno de sintomas somáticos (TSS). O conceito de somatização, mais amplo e frequente, não é sinônimo de TSS.

Existem controvérsias e discordâncias na literatura em relação à nomenclatura e classificação dos transtornos somatoformes. O CID-10 classifica esse grupo de transtornos na sessão de transtornos neuróticos, transtornos relacionados com o estresse e transtornos somatoformes. No grupo dos TS constam o transtorno de somatização, o transtorno hipocondríaco e o transtorno doloroso somatoforme persistente, dentre outros. No DSM-5, diferentemente de sua edição anterior (DSM-IV-TR), os TS são agora classificados como transtornos de sintomas somáticos e transtornos relacionados. Tal mudança ocorreu, dentre outros fatores, para evitar sobreposição problemática de diagnósticos, pela falta de validade, variabilidade dos sintomas ao longo do tempo e facilitar o uso da classificação pelos médicos não psiquiatras. Assim, foi retirada a importância da falta de explicação dos sintomas, dada a dificuldade de se excluir uma condição médica geral como causa desses, enfatizando-se o sofrimento e os prejuízos do indivíduo portador do quadro. O CID-11 também aponta para uma mudança de classificação, simplificando as categorias, ao encontro do DSM-5. Acredita-se que a classificação do DSM-5 possa oferecer vantagens à prática clínica, algo ainda a ser verificado, sendo a mesma adotada neste capítulo.

EPIDEMIOLOGIA E ETIOLOGIA

Prevalência é variável de acordo com a classificação adotada. A prevalência estimada dos TSS é de 5–7%, com maior frequência no sexo feminino. Alguns fatores de risco apontados pela literatura são: sexo feminino, baixa escolaridade, etnias minoritárias e baixo nível socioeconômico. Os portadores de TSS procuram geralmente a atenção primária e motivam gastos para o sistema de saúde. Os pacientes do grupo dos somatizadores, quando comparados com outros grupos de pacientes, apresentam maior índice de desemprego e impacto na funcionalidade ocupacional. Não há diferenças transculturais nos índices de frequência dos TSS, porém há variação na apresentação dos sintomas.

Não há etiologia definida para os TSS. Vários fatores biológicos, psíquicos e sociais estão envolvidos em sua gênese, do mesmo modo que em doenças "funcionais", como fibromialgia, dor pélvica crônica e síndrome do intestino irritável, com as quais guardam relações de proximidade.

QUADRO CLÍNICO

O diagnóstico de TSS é clínico, fundamentado na história, exame físico e no contato com paciente. Não há testes laboratoriais ou psicológicos específicos que definam o diagnóstico.

Durante a entrevista, alguns achados dão força à suspeita de um diagnóstico de TSS. São eles:
- Excesso de preocupação com o(s) sintoma(s).
- Inúmeros sintomas inespecíficos em múltiplos sistemas orgânicos.
- Falta de fatores de alívio ou agravo.
- Ausência de correlação entre a história e o exame físico.
- Procura de vários serviços médicos.
- Cronicidade do quadro com relato de múltiplas intervenções diagnósticas e terapêuticas.
- Fatores psicológicos envolvidos no quadro clínico.
- Difícil relação médico-paciente.
- Recusa frequente a encaminhamentos psiquiátricos.
- Transtornos psiquiátricos associados (principalmente depressão e ansiedade).

A presença de uma doença do grupo das síndromes somáticas funcionais, por exemplo, fibromialgia, síndrome da fadiga crônica, síndrome do intestino irritável e dor pélvica crônica é um indício para o diagnóstico de TSS. Uma ampla variedade de sintomas podem estar presentes, tais como:
- Sintomas dolorosos: cefaleia, lombalgia, disúria, artralgia, dor difusa.
- Sintomas gastrointestinais: náuseas, vômitos, dor abdominal, distensão abdominal, diarreia.
- Sintomas cardiopulmonares: angina, tontura, dispneia, palpitação.
- Sintomas neurológicos: síncopes, convulsões psicogênicas não epilépticas, amnésia, fraqueza, disfagia, alteração visual, alteração de marcha, entre outros.
- Sintomas do trato genital: dispareunia, dismenorreia, parestesias.

É importante ressaltar que os sintomas podem estar presentes paralelamente a outras condições médicas (incluindo psiquiátricas) ou não, não sendo fator de exclusão para o diagnóstico de TSS.

Os pacientes com TSS procuram serviços não psiquiátricos, sendo frequentemente rotulados pejorativamente como casos de "distonia neurovegetativa (DNV)", "pitis" e "histéricos".

DIAGNÓSTICO

A categoria dos transtornos de sintomas somáticos e transtornos relacionados inclui:

Transtorno de sintomas somáticos

Engloba a grande maioria da antiga categoria dos transtornos somatoformes e 75% dos pacientes previamente diagnosticados como hipocondríacos pela DSMIV-TR. É caracterizado por um ou mais sintomas somáticos que causam aflição ou resultam em perturbação significativa da vida diária e pensamentos, sentimentos ou comportamentos excessivos relacionados aos sintomas somáticos ou associados a preocupações com a saúde, manifestados por pelo menos um dos seguintes:
- Pensamentos desproporcionais e persistentes acerca da gravidade dos próprios sintomas.
- Nível de ansiedade persistentemente elevado acerca da saúde e dos sintomas.
- Tempo e energia excessivos dedicados a esses sintomas ou a preocupações a respeito da saúde. Embora algum dos sintomas somáticos possa não estar continuamente presente, a condição de estar sintomático é persistente (em geral mais de seis meses).

Transtorno de ansiedade de doença

Inclui 25% dos pacientes previamente diagnosticados como hipocondríacos pela DSM-IV-TR. Importante notar a ênfase no "medo" de estar doente, e não necessariamente em um sintoma.
- É definido como preocupação com ter ou contrair uma doença grave.
- Sintomas somáticos não estão presentes ou, se estiverem, são de intensidade apenas leve.
- Se uma outra condição médica está presente ou há risco elevado de desenvolver uma condição médica (p. ex., presença de forte história familiar), a preocupação é claramente excessiva ou desproporcional.
- Há alto nível de ansiedade com relação à saúde, e o indivíduo é facilmente alarmado a respeito do estado de saúde pessoal.
- O indivíduo tem comportamentos excessivos relacionados à saúde (p. ex., verificações repetidas do corpo procurando sinais de doença) ou exibe evitação mal-adaptativa (p. ex., evita consultas médicas e hospitais).
- Preocupação relacionada à doença presente há pelo menos seis meses, mas a doença específica que é temida pode mudar nesse período.
- A preocupação relacionada à doença não é mais bem explicada por outro transtorno mental, como transtorno de sintomas somáticos, transtorno de pânico, transtorno de ansiedade generalizada, transtorno dismórfico corporal, transtorno obsessivo-compulsivo ou transtorno delirante, tipo somático.

Transtorno conversivo (transtorno de sintomas neurológicos funcionais)

É caracterizado por:
- Um ou mais sintomas de função motora ou sensorial alterada.
- Achados físicos evidenciam incompatibilidade entre o sintoma e as condições médicas ou neurológicas encontradas.
- O sintoma ou déficit não é melhor explicado por outro transtorno mental ou médico.
- O sintoma ou déficit causa sofrimento clinicamente significativo ou prejuízo no funcionamento social, profissional ou em outras áreas importantes da vida do indivíduo ou requer avaliação médica.

TABELA 154.1 Diferenças entre crise convulsiva e crise psicogênica

Sinais	Epiléptica	Não epiléptica
Duração	Geralmente breve (1–2 min)	Geralmente maior que 2 min
Abertura ocular	Geralmente abertos	Geralmente fechados (fechar "forçando" é sugestivo)
Atividade motora	Estereotipados, sincronizados	Variado, rolar de lado a lado, opstótemo
Vocalização	Incomum, principalmente durante a convulsão	Pode ocorrer
Atonia ictal prolongada	Muito raro	Pode ocorrer
Incontinência	Comum	Menos comum
Sintomas autonômicos	Cianose, taquicardia (convulsão generalizada)	Incomum
Sintomas pós-ictais	Geralmente confuso, desorientado, cefaleia	Acorda rapidamente e orientado, cefaleia rara

É de interesse do clínico, devido à prevalência, a diferenciação entre crises epiléticas e crises psicogênicas não epiléticas. Não há característica patognomônica, porém alguns achados apontam para um diagnóstico em detrimento do outro. A seguir esses achados seguem elencados na Tabela 154.1.

Fatores psicológicos que afetam outras condições médicas

É fundamental o entendimento de que o paciente apresenta uma doença clínica bem estabelecida e a presença de fatores psicológicos que dificultam seu enfrentamento. Esses fatores podem levar a um enfrentamento inadequado da doença, com recusa de tratamento, atritos entre médicos-paciente-família e negação de sintomas.

Transtorno factício

Também conhecido com o síndrome de Munchausen (na sua forma mais grave). A base do diagnóstico repousa sobre a demonstração objetiva de que o paciente produz lesões ou sintomas, sem o intuito de ganho secundário (monetário, trabalhista, jurídico etc.). O interesse do paciente é assumir o papel de doente. Geralmente os indivíduos têm algum conhecimento médico.

Transtorno factício autoimposto

- Falsificação de sinais ou sintomas físicos ou psicológicos, ou indução de lesão ou doença, associada a fraude identificada.
- O indivíduo se apresenta a outros como doente, incapacitado ou lesionado.
- O comportamento fraudulento é evidente mesmo na ausência de recompensas externas óbvias.
- O comportamento não é mais bem explicado por outro transtorno mental, como transtorno delirante ou outra condição psicótica.

Transtorno factício imposto a outro (antes transtorno factício por procuração)
- Falsificação de sinais ou sintomas físicos ou psicológicos, ou indução de lesão ou doença em outro, associada a fraude identificada.
- O indivíduo apresenta outro (vítima) a terceiros como doente, incapacitado ou lesionado.
- O comportamento fraudulento é evidente até mesmo na ausência de recompensas externas óbvias.
- O comportamento não é mais bem explicado por outro transtorno mental, como transtorno delirante ou outro transtorno psicótico.

Nota: o agente, e não a vítima, recebe esse diagnóstico.

Simulação: este quadro, que não está incluído nos TSS, é diferenciado de transtorno factício pelo relato intencional de sintomas para ganho pessoal (p. ex., dinheiro, licença do trabalho). Por sua vez, o diagnóstico de transtorno factício requer a ausência de recompensas óbvias. A possibilidade de simulação deve ser considerada quando houver:
- Histórias inconsistentes e vagas.
- Descrição dramática da história ou dos sintomas.
- Ameaças ("Se não me internarem, vou me matar!").
- Inconsistência entre o que é dito e a maneira como o paciente se coloca frente ao entrevistador (paciente calmo e relaxado enquanto relata sintomas perturbadores).
- Uso de termos médicos.
- Demanda por medicações específicas.
- Baixa aderência.

DIAGNÓSTICOS DIFERENCIAIS

Transtornos depressivos e transtornos ansiosos: na depressão podem ocorrer sintomas físicos (fadiga, diminuição de energia) que podem ser confundidos com sintomas de TSS. Cabe lembrar que não são diagnósticos excludentes, sendo que a associação dos dois é frequente. No que tange aos transtornos de ansiedade, é importante destacar o diferencial com transtorno de pânico. Este é caracterizado por crises paroxísticas acompanhados por sintomas somáticos como palpitação, sudorese, taquicardia, dispneia e tontura, dentre outros. Diferentemente de TSS, a crise de pânico é aguda, tendo seu pico de sintomas em minutos.

Intoxicação ou abstinência de substâncias: sintomas somáticos são frequentes e de grande variabilidade no contexto do uso de substâncias. A diferenciação com TSS é feita pela história do uso (ou retirada) de determinada substância.

Síndromes de etiologia incerta e condições médicas não psiquiátricas: como já mencionado, existe importante sobreposição entre as síndromes somáticas funcionais e TSS. Além disso é importante destacar que doenças como LES, porfiria intermitente, esclerose múltipla e doenças oncológicas geralmente apresentam sintomas multissistêmicos vagos, podendo ser confundidas com TSS.

TRATAMENTO

Psicoterapia e psicofarmacologia são ambas benéficas para os pacientes com TSS. Não há dados suficientes para determinar qual paciente em particular deve receber as duas intervenções, mas os casos mais graves tendem a necessitar ambas. Na escolha do tratamento devem ser levadas em conta as particularidades de cada caso, as características do serviço e preferências do paciente.

Medicações do grupo dos antidepressivos, principalmente os inibidores seletivos de recaptação de serotonina (ISRS, por exemplo, fluoxetina, sertralina, escitalopram), são eficazes no tratamento de TSS (NNT=3). Dentre as psicoterapias, estudos apontam a terapia cognitivo comportamental (TCC) como efetiva e a abordagem melhor estabelecida; deve-se considerar que são estudos baseados fundamentalmente em países onde a TCC é muito difundida, enquanto em outros meios (incluindo o Brasil) as psicoterapias de orientação psicanalítica também são bastante utilizadas com bons resultados.

Alguns princípios gerais podem ser aplicados para melhor assistência ao paciente com TSS. São eles:
- Consultas regulares.
- Aliança terapêutica.
- Legitimação e reconhecimento dos sintomas.
- Comunicação com outros médicos.
- Avaliação e tratamento de condições médicas.
- Uso criterioso de procedimentos diagnósticos e encaminhamento a especialistas.
- Assegurar que condições médicas graves foram descartadas.
- Avaliar e tratar quadros psiquiátricos comórbidos.
- Educar pacientes a como manejar sintomas somáticos.
- Explicitar que o alvo do tratamento é a melhora funcional.
- Avaliar e tratar dependência de substâncias.
- Psicoeducação com paciente e família.

PROGNÓSTICO

O curso de TSS geralmente é crônico. O tratamento amiúde prolongado através de psicoterapia e psicofármacos, atenção a quadros comórbidos como ansiedade e depressão, assim como bom vínculo terapêutico, podem levar a diferentes graus de melhora funcional.

BIBLIOGRAFIA

1. Bombana J, Volich R. Programa de atualização em clínica médica. Psicossomática na Clínica médica. Ed. Artmed, 2016.
2. Greenberg D. Somatization: Epidemiology, pathogenesis, clinical features, medical evaluation, and diagnosis. Uptodate 2016.
3. Manual diagnóstico e estatístico de transtornos mentais(DSM-5).
4. Manual diagnóstico e estatístico de transtornos mentais(DSM-IV-TR).
5. Mari J, Pitta J. Psiquiatria por meio de casos clínicos. Ed Manole, 2010.

TRANSTORNOS ALIMENTARES

Pedro José de Moraes Rebello Pinho
André Lippe De Camillo
Mara Fernandes Maranhão
Lucas Ferreira Theotonio dos Santos

INTRODUÇÃO

Os transtornos alimentares (TA) são síndromes caracterizadas por padrões alimentares inadequados, preocupação excessiva com o peso e a forma do corpo e distorção da autoimagem corporal. Integram esse grupo a anorexia nervosa (AN), a bulimia nervosa (BN) e o transtorno de compulsão alimentar (TCA).

Entre indivíduos que sofrem de TA, a presença de comorbidades psiquiátricas (como transtornos de humor, de personalidade e de uso de substâncias) e clínicas, decorrentes das alterações alimentares, é elevada, sendo importante para o clínico saber como realizar o diagnóstico e manejo adequados para cada caso.

ANOREXIA NERVOSA

A anorexia nervosa (AN) se caracteriza por alteração do comportamento alimentar que visa ao emagrecimento e manutenção do peso abaixo do considerado saudável para o indivíduo em relação à sua idade e altura, alcançado por meio de métodos inadequados para perda de peso. Indivíduos que sofrem de AN apresentam um medo intenso de engordar e distorção na forma de perceber o peso ou o corpo (também descrita como distorção da percepção da imagem corporal). Com prevalência estimada de 0,3% da população, acomete principalmente mulheres jovens.

O quadro clínico costuma iniciar-se na adolescência, com o desejo de perder peso. A paciente pode adotar uma dieta considerada "balanceada", mas com o tempo passa a ter padrões alimentares cada vez mais restritivos e, mesmo emagrecendo, continua se sentindo "gorda". Quando confrontada, a paciente costuma isolar-se, sendo geralmente levada ao tratamento contra a própria vontade, ou então chegam para tratamento com queixas não diretamente relacionadas à alimentação como depressão, isolamento, irritabilidade, insônia e dificuldade de concentração.

Os métodos usados para emagrecer podem ser restritivos, com o uso de dietas exageradas e prática excessiva de atividades físicas, ou purgativos, com a indução de vômitos, uso de laxantes, diuréticos e enemas para emagrecer.

Diagnóstico

Os critérios diagnósticos, segundo o Manual Diagnóstico e Estatístico da Associação Americana de Psiquiatria, DSM-5 seguem na Tabela 155.1.

Diagnósticos diferenciais e comorbidades

Doenças clínicas e psiquiátricas podem cursar com o emagrecimento exagerado e alteração da dieta, sendo importante verificar a presença do medo mórbido de engordar como fundamental ao diagnóstico. Entre as causas clínicas de emagrecimento/desnutrição estão os tumores de SNC, doenças consumptivas, diabetes *mellitus*, fibrose cística, infecções, doença de Wilson, doença da artéria mesentérica superior e a síndrome da má-absorção intestinal. Já entre as causas psiquiátricas, encontram-se os quadros depressivos, fobia social, transtorno obsessivo-compulsivo, transtorno dismórfico corporal, quadros psicóticos ou conversivos.

Pacientes com AN comumente apresentam transtornos psiquiátricos associados, como transtornos de humor, ansiosos, de personalidade e abuso de substâncias. O diagnóstico de comorbidades psiquiátricas é importante, pois influencia o curso, tratamento e prognóstico da doença.

O hábito alimentar alterado provoca diversas repercussões clínicas, que podem ser graves e são causa de mortalidade nas pacientes com AN.

- Alterações metabólicas: hipercolesterolemia e distúrbios hidroeletrolíticos (principalmente em pacientes com hábitos purgativos), como hipopotassemia, desidratação, hiponatremia, alcalose metabólica, acidose metabólica, hipofosfatemia, hipocloremia e hipomagnesemia.
- Alterações endocrinológicas: alterações dos hormônios sexuais (que em associação à hipercortisolemia podem levar a osteopenia e osteoporose), redução de hormônios tireoidianos, apesar de níveis normais de TSH, gerando sintomas de hipotireoidismo; também pode ocorrer amenorreia e diminuição da libido.

TABELA 155.1 Critérios diagnósticos de anorexia nervosa segundo o DSM 5

A. Restrição da ingesta alimentar em relação às necessidades diárias, levando a um peso significativamente baixo para a idade, sexo, saúde física e desenvolvimento.
B. Medo intenso de ganhar peso ou de se tornar gordo, ou um comportamento persistente que impede o ganho de peso, mesmo apresentando peso significativamente baixo.
C. Perturbação do modo de vivenciar o peso, tamanho ou forma corporais; excessiva influência de peso ou da forma corporal na maneira de se autoavaliar, negação da gravidade do baixo peso.

Especificar subtipo:
- Restritivo: nos últimos 3 meses, não houve episódio de compulsão ou prática purgativa.
- Purgativo: nos últimos 3 meses, houve episódio de compulsão e/ou prática purgativa.

Especificar se:
- Em remissão parcial: depois de todos os critérios diagnósticos para AN terem sido preenchidos por um período de tempo, o critério A não se manteve mais, mas o critério B ou C se mantém.
- Em remissão: depois de todos os critérios diagnósticos para AN terem sido preenchidos, nenhum dos critérios se apresenta mais, por um período de tempo.
- Especificar gravidade atual. Leve: IMC ≥ 17; moderado: IMC entre 16 e 16,99; grave: IMC entre 15 e 15,99; e extremo: IMC < 15.

- Alterações do sistema cardiovascular: arritmias com aumento do intervalo QT, alterações do segmento ST e baixa voltagem do QRS, que podem levar a fibrilação ventricular. Outros mecanismos compensatórios ao hipometabolismo e desidratação são hipotensão arterial, bradi ou taquicardia sinusal, hipotensão postural e síncopes.
- Outros achados: anemia, leucopenia, taqui ou bradipneia, constipação, retardo do esvaziamento gástrico e distensão abdominal.

Tratamento e conduta

Devido à gravidade dos sintomas e complexidade do quadro, o tratamento da AN é multiprofissional (envolvendo psiquiatra, psicólogo, nutricionista, clínico geral, terapeuta ocupacional, entre outros). O tratamento pode ser longo, com frequentes recaídas e abandonos. São metas do tratamento a recuperação de peso (em geral até IMC superior a 19 kg/m^2), a melhora do padrão alimentar e o manejo de comorbidades.

Para definir o ambiente mais adequado para tratamento, deve-se inicialmente avaliar a gravidade do quadro. A avaliação inclui anamnese, exame físico e psíquico e exames laboratoriais para investigar alterações secundárias ao quadro (hemograma completo, glicemia, eletrólitos, proteínas totais e frações, função renal e hepática, TSH e T4 livre e eletrocardiograma). Em casos leves, com paciente motivada para tratamento e sem comorbidades clínicas ou psiquiátricas graves, o acompanhamento pode ser ambulatorial (em UBS ou consultório). Em casos moderados e para pacientes recém-saídos de internações, é indicado tratamento semi-intensivo sob esquema de hospital dia/CAPS. Os casos graves necessitam de internação, que pode ser voluntária ou não, dependendo dos critérios de risco abaixo: IMC < 13,5 kg/m^2, recusa alimentar ou resistência ao tratamento, hipotermia, complicações clínicas (hipotensão, FC < 40 bpm, hipoglicemia, hipocalemia, desidratação, distúrbio hidroeletrolítico, arritmias graves, disfunção hepática ou renal), risco elevado de suicídio, falha de suporte familiar ou outras comorbidades clínicas ou psiquiátricas graves.

A terapia familiar, assim como o aconselhamento para pais, constitui o método mais eficaz no tratamento de pacientes adolescentes com AN. Outras técnicas como terapia cognitivo-comportamental (TCC) e terapia interpessoal (TIP) também podem ser utilizadas. As medicações podem fazer parte do tratamento, embora nunca devam ser usadas isoladamente. Elas servem para se tentar reduzir sintomas obsessivos, ansiosos e depressivos. Utilizam-se antidepressivos (principalmente os inibidores seletivos de recaptação de serotonina) e neurolépticos (em especial, os atípicos, como a olanzapina). A alimentação oral deve ser estimulada, com uso de alimentação enteral e parenteral em momentos necessários. No início do tratamento deve-se tomar cuidado com a síndrome de realimentação, caracterizada por diminuição rápida dos níveis de potássio, magnésio e fosfato, que pode levar a arritmias cardíacas, edemas e disfunção gastrointestinal. Esta pode ser evitada com o ganho de peso gradual, 250 a 450 g/semana em pacientes ambulatoriais e 0,9 a 1,3 kg/semana em pacientes internados, com acompanhamento de eletrólitos até estabilização do quadro.

BULIMIA NERVOSA

A bulimia nervosa (BN) é caracterizada pela presença de episódios de compulsão alimentar acompanhados do uso de métodos purgativos para controlar o ganho de peso. Acomete cerca de 1% da população, principalmente mulheres no final da adolescência ou início da vida adulta.

O quadro clínico costuma iniciar-se de forma semelhante ao da AN, com a adoção de dietas restritivas com objetivo de perder peso. A restrição alimentar excessiva favorece o surgimento de episódios de compulsão alimentar (CA), ou *"binges"*. Os *binges* consistem na ingestão de grandes quantidades de alimentos, geralmente de baixo valor nutricional, com a sensação de perda de controle da própria alimentação e sensação de culpa após o episódio. Para evitar o ganho de peso, a paciente utiliza métodos compensatórios, que podem ser purgativos e não purgativos. Os purgativos são o vômito autoinduzido, uso de laxantes, diuréticos, enemas, anfetaminas e hormônios tireoidianos, e os não purgativos são o jejum e exercícios físicos exagerados.

Diagnóstico

Os critérios diagnósticos, segundo o Manual Diagnóstico e Estatístico da Associação Americana de Psiquiatria, DSM-5, seguem na Tabela 155.2.

Diagnósticos diferenciais e comorbidades

O principal diagnóstico diferencial da BN é a AN do subtipo purgativo, com a distinção sendo feita a partir do IMC (pacientes bulímicas tendem a manter peso na faixa da normalidade). Outros transtornos psiquiátricos que podem ser confundidos com a BN são episódio depressivo atípico, esquizofrenia, deficiência mental. As doenças clínicas que devem ser afastadas para o diagnóstico de BN são doenças esofagogástricas, insulinoma, síndrome de Klein-Levin e síndrome de Prader-Willi.

Os pacientes com BN frequentemente apresentam outros diagnósticos psiquiátricos associados, como transtornos de humor (t. depressivos e t. afetivo bipolar), de ansiedade, de controle dos impulsos, TOC, de personalidade e uso de substâncias.

Complicações clínicas associadas à BN normalmente decorrem do uso de métodos purgativos, tais como alterações hidroeletrolíticas e gastrointestinais decorrentes dos vômitos induzidos e do uso de laxantes. Anemia e leucopenia por má nutrição também são encontrados.

TABELA 155.2 Critérios diagnósticos da bulimia nervosa segundo o DSM 5

Episódios recorrentes de consumo alimentar compulsivo, tendo as seguintes características: ingestão em pequeno intervalo de tempo (*i.e.*, aproximadamente 2 horas) de uma quantidade de comida claramente maior que a maioria das pessoas comeria ao mesmo tempo e nas mesmas circunstâncias; sensação de perda de controle sobre o comportamento alimentar durante os episódios (*i.e.*, a sensação de não conseguir parar de comer ou o que e quanto come).
Comportamentos compensatórios inapropriados para prevenir ganho de peso, como vômito autoinduzido, abuso de laxantes, diuréticos ou outras drogas, dieta restrita ou jejum, ou ainda exercícios vigorosos.
Os episódios de compulsão e os comportamentos compensatórios ocorrem pelo menos uma vez por semana, por 3 meses.
A autoavaliação é indevidamente influenciada pela forma e pelo peso corporais.
O distúrbio não ocorre exclusivamente durante episódios de AN.

Especificar se:
- Em remissão parcial: após todos os critérios para BN terem sido preenchidos, alguns, mas não todos, se mantiveram por um período de tempo.
- Em remissão total: após todos os critérios para BN terem sido preenchidos, nenhum é mais encontrado.

Especificar gravidade atual:
- Leve – 1 a 3 a episódios de métodos compensatórios inapropriados por semana.
- Moderado – 4 a 7 a episódios de métodos compensatórios inapropriados por semana.
- Grave – 8 a 13 a episódios de métodos compensatórios inapropriados por semana.
- Extremo – mais de 14 episódios de métodos compensatórios inapropriados por semana.

Tratamento e conduta

O tratamento da BN também depende de equipe multiprofissional e tem como objetivo principal o controle dos episódios de CA e mecanismos compensatórios. Outros objetivos são estabilização do peso e controle de sintomas depressivos e ansiosos.

No início do tratamento, os pacientes com BN, assim como os com AN, devem passar por avaliação psiquiátrica e clínica para definição do local apropriado de tratamento (ambulatorial, hospital-dia ou regime de internação).

O tratamento da BN inclui medicamentos, psicoterapia e aconselhamento nutricional. As principais classes de medicamentos usadas no tratamento da BN são a dos antidepressivos (principalmente a fluoxetina na dose de 60 mg) e a dos anticonvulsivantes (estudos demonstram a eficácia do topiramato, usado nas doses de 100-250 mg/dia). A abordagem psicoterápica usa principalmente técnicas cognitivocomportamentais, mas outras técnicas também se mostram úteis no tratamento desses quadros (p. ex., psicoterapia interpessoal).

TRANSTORNO DE COMPULSÃO ALIMENTAR

O transtorno de compulsão alimentar (TCA) é uma entidade com descrição mais recente que a AN e a BN, que tem como característica a presença de episódios recorrentes de CA, sem a presença de métodos para compensar a perda de peso, que caracterizariam a BN.

Afetando entre 1 a 5% da população geral, acomete indivíduos em geral mais velhos que em outros TA e é fortemente associado à obesidade. Obesos com TCA costumam

TABELA 155.3 Critérios diagnósticos de transtorno da compulsão alimentar segundo o DSM 5

Episódios recorrentes de compulsão periódica. Um episódio de compulsão periódica é caracterizado por ambos os critérios:
Ingestão, em um período limitado de tempo (p. ex., dentro de 2 horas), de uma quantidade de alimento definitivamente maior que a maioria das pessoas comeria em um período similar sob circunstâncias similares.
Sentimento de falta de controle sobre o consumo alimentar durante o episódio (p. ex., sentimento de não conseguir parar ou controlar o que ou quanto se esta comendo).
Os episódios de compulsão periódica estão associados com três (ou mais) dos seguintes critérios:
– Comer muito mais rapidamente que o normal.
– Comer até se sentir incomodamente repleto.
– Comer grande quantidade de alimentos, quando não fisicamente faminto.
– Comer sozinho, em razão do embaraço pela quantidade de alimentos que consome.
– Sentir repulsa por si mesmo, depressão ou demasiada culpa após comer excessivamente.
Acentuada angústia relativa à compulsão periódica.
A compulsão periódica ocorre, em média, pelo menos uma vez por semana, por 3 meses.
A compulsão periódica não está associada ao uso regular de comportamentos compensatórios inadequados, nem ocorre exclusivamente durante o curso de AN ou BN.

Especificar se:
• Em remissão parcial: após todos os critérios para BN terem sido preenchidos, alguns, mas não todos, se mantiveram por um período de tempo.
• Em remissão total: após todos os critérios para BN terem sido preenchidos, nenhum é mais encontrado.

Especificar gravidade atual:
• Leve – 1 a 3 a episódios de métodos compensatórios inapropriados por semana.
• Moderado – 4 a 7 a episódios de métodos compensatórios inapropriados por semana.
• Grave – 8 a 13 a episódios de métodos compensatórios inapropriados por semana.
• Extremo – mais de 14 episódios de métodos compensatórios inapropriados por semana.

apresentar autoestima mais baixa e maior preocupação com peso e forma física do que obesos sem TCA. Comorbidades psiquiátricas frequentemente encontradas são os transtornos de humor e ansiedade, além do uso de substâncias.

Diagnóstico

Os critérios diagnósticos, segundo o Manual Diagnóstico e Estatístico da Associação Americana de Psiquiatria, DSM-5, seguem na Tabela 155.3.

Tratamento

O tratamento da TCA tem como objetivo principal a redução da frequência dos *binges*. O manejo de comorbidades clínicas e psiquiátricas e a perda de peso saudável (quando há sobrepeso ou obesidade associada) também são metas do tratamento. A técnica de psicoterapia mais utilizada é a terapia cognitivo-comportamental (TCC). No tratamento medicamentoso podem ser usados os antidepressivos (em especial a fluoxetina na dose de 60 mg/dia), anticonvulsivantes (topiramato) e agentes antiobesidade (p. ex., sibutramina e orlistat).

BIBLIOGRAFIA

1. American Psychiatric Association. Diagnostic and statistical manual of mental disorders. 5.ed. Arlington, VA, American Psychiatric Association, 2013.
2. Brown TA, Keel PK. Currrent and emerging directions in the treatment of eating disorders. Substance Abuse Research and treatment 2012;6:33-61.
3. Collin P, Power K, Karatzias T, Grierson D, Yellowlees A. The effectiveness of, and Predictors of Response to, Inpatient Treatment of Anorexia Nervosa. Eur Eat Disorders Rev. 2010;18:464-74.
4. Paraventi F, Claudino AM. Transtornos Alimentares In: Paraventi F, Chaves AC. Manual de Psiquiatria Clínica – 1ª ed – Rio de Janeiro: Roca, 2016. cap. 13, p 120-131.
5. Tortorella A, Fabrazzo M, Monteleone AM, Steardo L, Monteleone P. The role of drug therapies in the treatment of anorexia and bulimia nervosa: a review of the literature. Journal of psychopathology. 2014;20: 50-65.
6. Watson HJ, Bulik CM. Update on the treatment of anorexia nervosa: review of clinical trials, practice guidelines and emerging interventions. Psychological medicine. 2013;1:1-24.

156

AGITAÇÃO PSICOMOTORA, PRIMEIRO EPISÓDIO PSICÓTICO E ESQUIZOFRENIA

André Shinji Nakamura
Mariana Bendlin Calzavara
André Lippe De Camillo
Luiz Henrique Junqueira Dieckmann
Lucas Ferreira Theotonio dos Santos

AGITAÇÃO PSICOMOTORA

Define-se agitação psicomotora como um quadro de inquietação física e psíquica, com movimentação excessiva, reatividade exacerbada a estímulos externos, comportamento inadequado, irritabilidade e agressividade em alguns casos. Corresponde de 3 a 5% dos atendimentos emergenciais em hospital geral. O paciente nesse quadro pode trazer riscos para si e para outros ao redor, incluindo os profissionais de saúde. É importante que haja o manejo rápido, coordenado e adequado da situação.

Importante ressaltar que a agitação psicomotora não é necessariamente manifestação de um quadro psiquiátrico primário. Assim, durante o primeiro contato com o paciente, mesmo que rápido, devemos tentar identificar causas clínicas visando a diminuição da mortalidade. A Tabela 156.1 apresenta as causas de agitação psicomotora mais comuns.

TABELA 156.1 Diagnósticos diferenciais de agitação psicomotora

Quadros psiquiátricos primários	Quadros neurológicos	Quadros clínicos gerais
Esquizofrenia	Demências (Alzheimer, DFT, Lewy)	Doença metabólica (hipoglicemia, distúrbios eletrolíticos)
Episódio maníaco do transtorno afetivo bipolar	Encefalopatia anóxica	Intoxicações (drogas, metais pesados, venenos)
Abuso de substâncias psicoativas	Estados ictais, pós-ictais	Doenças infecciosas (HIV, neurossífilis)
Transtornos de personalidade *borderline*, histriônica ou antissocial	Tumores (lobo temporal e frontal)	Encefalopatias hepática e urêmica
Transtornos de conduta ou oposição	Trauma crânio encefálico	Doença de Cushing, hipertireoidismo

TABELA 156.2 Medicações usadas na agitação psicomotora

	Dose inicial	Pico de ação	Quando repetir	Dose máxima em 24 h
Medicamentos VO				
Risperidona	2 mg	1 h	2 h	6 mg
Olanzapina	10 mg	6 h	2 h	20 mg
Haloperidol	5 mg	30–60 min	15 min	20 mg
Lorazepam	2 mg	20–30 min	2 h	12 mg
Medicamentos IM				
Haloperidol	2,5–5 mg	30–60 min	15 min	20 mg
Olanzapina	10 mg	15–45 min	20 min	30 mg
Prometazina	25 mg	1,5–3 h	15 min	100 mg
Midazolam	5 mg	15–30 min		15 mg
Medicamentos IV				
Haloperidol	2–5 mg	Imediato	4 h	10 mg
Diazepam	10 mg	Imediato	5–10 min	30 mg

A abordagem inicial consiste na avaliação imediata do risco de agressividade física, visando prevenir danos ao paciente e à equipe. Deve ser feita em ambiente calmo e seguro com rota de fuga, equipe médica, equipe de enfermagem e, se necessário, equipe de segurança. Deve-se então tentar estabelecer o contato verbal, buscando uma aliança terapêutica com a equipe, tranquilizar verbalmente e coletar o máximo de dados possíveis. A medicação por via oral é preferível em relação à administração parenteral. Deve-se optar pela menor dose eficaz e, se necessário, aumentar gradativamente.

Dentre as drogas usadas oralmente, a olanzapina tem alta eficácia apesar de seu acesso ser mais restrito na rede pública. Outras alternativas como o haloperidol ou a risperidona podem ser combinadas com um benzodiazepínico de ação rápida, como o lorazepam. As dosagens a serem utilizadas estão descritas na Tabela 156.2.

A contenção mecânica deve ser empregada apenas como último recurso, quando outras possibilidades de intervenção fracassaram. Devemos reavaliar a necessidade da contenção a cada 30 minutos e, se optar pela retirada, deve fazê-la com cinco pessoas idealmente.

Nessa situação, pode ser necessário o uso de fármacos IV ou IM. Não existe consenso sobre quais drogas são mais eficazes, vista a heterogenicidade dos resultados em diversos consensos. A Tabela 156.2 descreve os principais fármacos utilizados nessa situação.

PRIMEIRO EPISÓDIO PSICÓTICO

O primeiro episódio psicótico (PEP) é uma síndrome que causa graves danos clínicos e sociais às pessoas acometidas e às pessoas ao seu redor. Por sua apresentação polimórfica e a possibilidade de diversas etiologias, usa-se o termo PEP, pois o diagnóstico final só é possível com o seguimento do paciente. Ele se caracteriza por uma quebra da realidade em que o paciente vive, por meio de delírios, alucinações, comportamento desorganizado, discurso desconexo e bizarro na maioria dos casos, com perda da crítica de sua saúde. Cerca de 40% dos casos de PEP tem seu início entre os 15 e 18 anos, concentrando-se entre 15 e 25 anos, com incidências semelhantes entre homens e mulheres (1,1:1). A intervenção precoce é determinante para um bom desfecho clínico em curto e longo prazo. Assim, é essencial que os clínicos gerais estejam preparados para identificar o quadro.

Abordagem inicial

Como são muitas condições médicas que podem cursar com sintomas psicóticos, o diagnóstico psiquiátrico deve ser considerado de exclusão, e só deve ser feito após afastar causas clínicas ou relacionadas ao uso de substâncias/medicações. Devemos nos atentar aos fatores de atipicidade presentes na Tabela 156.3, e avaliar as principais condições médicas gerais que podem cursar com quadro psicótico, vistas na Tabela 156.4.

Exames laboratoriais como hemograma, dosagem de eletrólitos, função hepática e renal, perfil tireoidiano, sorologias (HIV, hepatites, sífilis) e urina 1 devem ser solicitados rotineiramente. Outros exames como VHS, FAN e dosagem de vitamina B12 podem ser úteis conforme a história clínica. O eletroencefalograma deve ser pedido em caso de antecedente de crises convulsivas, de trauma cranioencefálico grave e narcolepsia. Não há consenso sobre a realização de rotina de neuroimagem no PEP, porém deve ser obrigatoriamente feita em casos atípicos.

A entrevista com familiares deve ser realizada pois muitos pacientes estão incapazes de fornecer uma história confiável no primeiro contato. Em ambiente de emergência, o contato pode ser feito mesmo sem consentimento do paciente. Quando este se encontra em agitação psicomotora, o médico pode começar o tratamento apropriado (ver tópico de agitação psicomotora) e fazer a avaliação clínica assim que o paciente tiver condições.

Tratamento

A base do tratamento do PEP são os antipsicóticos em baixa dose. Os antipsicóticos atípicos (olanzapina 5 a 10 mg, risperidona 2 a 4 mg, aripiprazol 10 a 15 mg) são as medicações de escolha, por gerar menos efeitos extrapiramidais que os antipsicóticos típicos (como

TABELA 156.3 Sinais de atipicidade do PEP

Sinais e sintomas físicos antes ou junto ao quadro psiquiátrico.
Manifestações psiquiátricas atípicas (alteração de nível de consciência, alucinações visuais).
Idade de início precoce (antes dos 13 anos) ou tardia (depois dos 30 anos).
Má resposta ao tratamento inicial.

TABELA 156.4 Condições médicas que podem gerar sintomas psicóticos

Doenças endocrinológicas: hiper/hipotireoidismo, doença de Cushing, feocromocitoma	Epilepsias: parciais complexas, de lobo temporal
Doenças infecciosas: toxoplasmose, neurocisticercose, neurossífilis	Neoplasias: síndromes paraneoplásicas, tumores de SNC
Doenças autoimunes: LES, encefalite anti-NMDA	Efeitos colaterais: antimaláricos, isoniazida, corticoides
Doenças carenciais: deficiência de vitamina B12 ou tiamina	Demências: Lewy, DFT, Alzheimer
Trauma cranioencefálico	Intoxicações: THC, álcool, LSD

o haloperidol), mas seu uso cursa com maior incidência de síndrome metabólica. Porém, como os antipsicóticos atípicos são pouco disponíveis na rede pública, pode-se usar baixas doses de antipsicóticos típicos (haloperidol 1 a 5 mg), a fim de evitar efeitos adversos.

ESQUIZOFRENIA

Definições

A esquizofrenia é um transtorno psiquiátrico grave que acomete aproximadamente 0,7–1% da população mundial. O sofrimento dos portadores e familiares é substancial e estima-se que a morte por suicídio aconteça em 5% dos casos. A manifestação da doença ocorre geralmente entre o final da adolescência e o início da vida adulta (entre 15–25 anos nos homens e entre 20–30 anos nas mulheres), fator que, somado à sua alta prevalência e à sua característica incapacitante, justifica a importante carga econômica e social a ela atribuída. A manifestação na infância é mais rara (esquizofrenia de início precoce), bem como após os 40 anos (esquizofrenia de início tardio).

A esquizofrenia é caracterizada por sintomas positivos – tais como delírios, alucinações e desorganização do pensamento e do comportamento – e negativos, os quais incluem embotamento social e afetivo, alogia, anedonia e prejuízos no autocuidado. Há ainda a presença de déficits cognitivos como déficits atencionais, de memória de trabalho e funções executivas.

Atualmente a esquizofrenia é tida como uma doença do neurodesenvolvimento com características multifatoriais, estando associada a componentes genéticos, ambientais e relacionados ao desenvolvimento do sistema nervoso central.

Diagnóstico

Para o diagnóstico de esquizofrenia utiliza-se o CID 10 e o DSM V (critérios de DSM V, resumidos na Tabela 156.5).

Diagnóstico diferencial

Na infância, faz-se necessário diferenciar de quadros de transtorno afetivo bipolar, com o qual partilham sintomatologia, como delírios e alucinações, porém na esquizofrenia não há muitas oscilações de humor e ressonância afetiva; e transtornos invasivos do desenvolvimento, com o qual partilham sintomatologia de isolamento social, dificuldade de linguagem e comunicação.

No adulto, faz-se necessário um *screening* clínico completo. Além de psicoestimulantes, inúmeras substâncias podem induzir sintomas psiquiátricos/psicose como antivirais, antibióticos, antiparkinsonianos, ansiolíticos, antidepressivos, corticoides e digitálicos.

TABELA 156.5 Diagnóstico de esquizofrenia segundo o DSM-5

Dois (ou mais) dos itens a seguir, cada um presente por uma quantidade significativa de tempo durante um período de um mês (ou menos, se tratados com sucesso). Pelo menos um deles deve ser (1), (2) ou (3):
1. Delírios.
2. Alucinações.
3. Discurso desorganizado.
4. Comportamento grosseiramente desorganizado ou catatônico.
5. Sintomas negativos (*i.e.*, expressão emocional diminuída ou avolia).

Obs.: para verificar critérios B a F completos consultar DSM V.

TABELA 156.6 Antipsicóticos mais usados, doses recomendadas e efeitos colaterais mais encontrados

Antipsicóticos de primeira geração ou típicos	Doses usuais (mg/dia)	Efeitos colaterais mais comuns
Haloperidol	5–20	Síndrome extrapiramidal, aumento da prolactina
Clorpromazina	100–1.000	Sedação, hipotensão

Antipsicóticos de segunda geração ou atípicos	Doses usuais (mg/dia)	Efeitos colaterais mais comuns
Risperidona	2–6	Síndrome extrapiramidal Aumento de prolactina
Olanzapina	10–30	Síndrome metabólica
Quetiapina	300–800	Síndrome metabólica
Ziprasidona	120–160	Sedação
Aripiprazol	10–30	Síndrome extrapiramidal
Clozapina	100–800	Alterações hematológicas Síndrome metabólica

Tratamento

Segundo recomendações da OMS (IPAP), geralmente é realizado com drogas antipsicóticas cujo principal mecanismo é o bloqueio de receptores dopaminérgicos do tipo D2. Preconiza-se iniciar em monoterapia com antipsicóticos de segunda geração, que além de bloqueadores dopaminérgicos, atuam em receptores serotonérgicos 5HT2. Se não disponível, iniciar um antipsicótico de primeira geração. O tratamento deve ser realizado em dose adequada por 4–6 semanas e caso não haja resposta, deve-se trocar para outro antipsicótico por mais 4–6 semanas e a introdução do novo antipsicótico deve ser gradual e concomitante com a diminuição gradual do antipsicótico anterior (chamada troca cruzada). Uma resposta significativa já pode ser observada nas duas primeiras semanas de tratamento. Na ausência de resposta a dois antipsicóticos em dose plena e tempo adequado, o paciente é considerado refratário e faz-se necessário entrar com clozapina.

Cabe salientar a importância da observação de efeitos colaterais, relacionados principalmente com os antipsicóticos de primeira geração que são mais propensos a promover sintomas extrapiramidais. Já os antipsicóticos de segunda geração merecem atenção quanto à capacidade de induzir ou potencializar síndrome metabólica.

Quanto maior for o tempo de duração do estado de psicose, pior é o comprometimento psicopatológico e pior a adaptação social (Tabela 156.6).

BIBLIOGRAFIA

1. Jablensky A. The 100-year epidemiology of schizophrenia. Schizophr Res. 1997 Dec 19;28(2-3):111-25.
2. Lieberman JA, Perkins D, Belger A, Chakos M, Jarkog F, Boteva K, et al. The early stages of schizophrenia: speculation on phatogenesis, pathophisiology, and therapeutic approaches. Biol Psychiatry. 2001;50: 884-897.
3. Murray RM, Lappin J, DiForti M. Schizophrenia: from developmental deviance to dopamine dysregulation. EurNeuropsychopharmacol. 2008;18Suppl 3:S129-34.
4. Thaker GK, Carpenter WT Jr. Advances in schizophrenia. Nat Med. 2001;7(6):667-71.

5. Thompson JL, Pogue-Geile MF, Grace AA. Developmental pathology, dopamine, and stress: a model for the age of onset of schizophrenia symptoms. Schizophr Bull. 2004;30:875-99.
6. Vyas NS, Patel NH, Puri BK. Neurobiology and phenotypic expression in early onset schizophrenia. Early Interv Psychiatry. 2011 Feb;5(1):3-14.
7. Mantovani C, Migon MN, Alheira FV, Del-Ben CM. Managing agitated or aggressive patients. Rev Bras Psiquiatr. 2010;32(Suppl II).
8. Paraventi F, Chaves AC. Manual de Psiquiatria Clínica. Editora Roca; 2014.
9. Lehman AF, Lieberman JA, Dixon LB, McGlashan TH, Miller AL, Perkins DO, Kreyenbuhl, Second edition. AmJ Psychiatry. 2004;(161):1-56.
10. Insel TR. Rethinking schizophrenia. Nature. 2010 Nov 11;468(7321):187-93.

ABORDAGEM GERAL AO DEPENDENTE QUÍMICO

Kalil Bueno Abdalla
André Lippe De Camillo
Thiago Marques Fidalgo
Lucas Ferreira Theotonio dos Santos

INTRODUÇÃO

O uso de substâncias psicoativas é objeto de estudo da medicina, da psicologia, da antropologia, da sociologia, da filosofia e de outras áreas do conhecimento humano. Embora constante na história da humanidade, esse uso adquire contornos e significados distintos segundo as características dos agrupamentos humanos em questão. Quando esse uso ganha características prejudiciais ao sujeito, percebe-se grande impacto na saúde e qualidade de vida da pessoa.

Esse assunto é de grande importância para todas as áreas que nele têm interesse principalmente pela prevalência do uso de substâncias pela população e da necessidade de tratar a dependência, pelo aumento constante no consumo de drogas, pelos efeitos deletérios à saúde do indivíduo e pelos altos índices de violência que se associam ao uso de substâncias psicoativas.

A compreensão sobre o assunto é de suma estima, principalmente para a abordagem adequada ao dependente químico, já que esses transtornos são menos vistos como doenças mentais e mais como falhas de caráter ou do modo como a pessoa foi criada e, portanto, há bastantes preconceitos associados à questão – medo de violência, desejo de distância desses pacientes, discriminação entre outros.

DEPENDÊNCIA QUÍMICA

A dependência química pode ser explicada como um estado psíquico e por vezes físico resultante da interação entre um organismo vivo e uma substância, caracterizado por modificações de comportamento e outras reações que sempre incluem o impulso a utilizar a substância de modo contínuo ou periódico, com a finalidade de experimentar seus efeitos psíquicos e, algumas vezes, de evitar o desconforto da privação. Esse desfecho é resultado da interação de três fatores importantes: a droga em si, o meio social em que é utilizada e o indivíduo que a utiliza.

Drogas

As drogas são substâncias psicoativas que produzem algum tipo de efeito psíquico e/ou físico em quem as utiliza. Podem ser classificadas como psicolépticas ou depressoras do sistema nervoso central (álcool, opioides, inalantes), psicodislépticas ou perturbadoras do sistema nervoso central (maconha, LSD, MDMA, peiote, cogumelos) e psicoanalépticas ou estimulantes do sistema nervoso central (cocaína, crack, cafeína, anfetamínicos).

Meio ambiente

O meio social ou o contexto ambiental em que a substância é utilizada, também é muito importante que seja compreendido. Uma mesma droga pode ser utilizada de modo adequado em certo contexto e de um jeito inadequado e prejudicial em outro – o álcool, por exemplo, tanto é utilizado socialmente em comemorações amplamente difundidas em nossa sociedade quanto pode ser utilizado de modo inadequado quando a pessoa bebe e dirige, o que expõe o próprio e outros a riscos.

Indivíduo

O indivíduo é o mais complexo dos três elementos e deve ser muito valorizado. O profissional pode propor um acolhimento e tratamento mais adequados ao paciente se entender questões individuais que formam as características de cada pessoa – o modo pelo qual o usuário se relaciona com a substância é um importante ponto nessa compreensão. Outro fator de grande valia é a grande prevalência de outros transtornos psiquiátricos em indivíduos dependentes: 60–70% podem apresentar outro diagnóstico psiquiátrico além da dependência, sendo que há estudos que mostram uma presença de transtornos afetivos (depressão ou transtorno afetivo bipolar, por exemplo) entre dependentes de drogas 4,7 vezes maior do que no restante da população. Há grande associação também entre dependência de álcool e transtornos de ansiedade, seja generalizada ou fobia social, e esse é um ponto que pode ser de grande significado para entender o desenvolvimento do mau uso da droga pelo indivíduo – junto a fatores genéticos e à psicobiologia da dependência, com maior destaque ao circuito dopaminérgico de recompensa e ao sistema límbico.

Padrões de uso

O uso de drogas tem vários padrões distintos – na maioria das vezes, utilizar alguma substância não significa que haja algum prejuízo ou que a dependência esteja presente. O uso da droga pode ser experimental – utilizado uma ou poucas vezes na vida –, recreativo ou ocasional – com maior frequência que o uso experimental, porém sem prejuízos ou riscos –, e abusivo ou nocivo – neste caso há a presença de danos ao usuário ou a exposição a riscos –, todos esses sem caracterização de dependência pela droga.

Critérios diagnósticos dos transtornos por uso de substâncias

A dependência química é especificada no DSM-5 dentro do capítulo de transtornos relacionados a substâncias e transtornos aditivos, que abrangem 10 classes de drogas (álcool; cafeína; *Cannabis*; alucinógenos; inalantes; opioides; sedativos, hipnóticos e ansiolíticos; estimulantes; tabaco; outras substâncias ou substâncias desconhecidas). O diagnóstico é tido como "transtorno relacionado à substância" e não como "dependência química" e é feito a partir de um padrão patológico de comportamentos relacionados ao uso da substância e os critérios são relacionados com baixo controle do uso, deterioração social, uso arriscado e critérios farmacológicos. De acordo com o número de critérios presentes, o transtorno pode ser classificado como leve (2 ou 3 critérios presentes), moderado (4 ou 5) ou grave (6 ou mais).

Assim, a dependência caracteriza-se por um padrão problemático de uso da substância, levando a comprometimento ou sofrimento clinicamente significativos, manifestado por pelo menos dois dos seguintes critérios, ocorrendo durante um período de 12 meses:

- A substância é consumida em maiores quantidades ou por um período mais longo do que o pretendido.
- Existe um desejo persistente ou esforços malsucedidos no sentido de reduzir ou controlar o uso da substância.
- Muito tempo é gasto em atividades necessárias para a obtenção ou utilização da substância ou na recuperação de seus efeitos.
- Fissura ou um forte desejo ou necessidade de usar a substância.
- Uso recorrente da substância, resultando no fracasso em desempenhar papéis importantes no trabalho, na escola ou em casa.
- Uso continuado da substância apesar de problemas sociais ou interpessoais persistentes ou recorrentes causados ou exacerbados por seus efeitos.
- Importantes atividades sociais, profissionais ou recreacionais são abandonadas ou reduzidas em virtude do uso da substância.
- Uso recorrente da substância em situações nas quais isso representa perigo para a integridade física.
- O uso da substância é mantido apesar da consciência de ter um problema físico ou psicológico persistente ou recorrente que tende a ser causado ou exacerbado pela substância.
- Tolerância, definida por qualquer um dos seguintes aspectos:
  - Necessidade de quantidades progressivamente maiores da substância para alcançar a intoxicação ou o efeito desejado.
  - Efeito acentuadamente menor com o uso continuado da mesma quantidade da substância.
- Abstinência, manifestada por qualquer um dos seguintes aspectos:
  - Síndrome de abstinência característica da substância.
  - Consumo da substância para aliviar ou evitar sintomas de abstinência.

Com curso crônico e manejo complexo, é importante que sejam observadas as complicações mais frequentes enfrentadas por esses pacientes, como suicídio, alterações neuropsicológicas, grande índice de internações, complicações clínicas e difícil aderência ao tratamento.

EPIDEMIOLOGIA DO USO DE DROGAS

Segundo dados do II Levantamento Domiciliar sobre o Uso de Drogas Psicotrópicas no Brasil, realizado em 2005 pelo CEBRID, 22,8% da população brasileira já fez uso de alguma droga (exceto álcool e tabaco) na vida. As drogas mais usadas estão citadas na Tabela 157.1.

TRATAMENTO EM DEPENDÊNCIA QUÍMICA

De acordo com diretrizes do Ministério da Saúde, o tratamento do dependente químico deve ter caráter voluntário e ter base em um plano terapêutico individualizado, a partir da ação de equipe multidisciplinar que atue em rede englobando os vários equipamentos de saúde (prontos-socorros, ambulatórios de especialidades, CAPS-AD – centro de

TABELA 157.1 Epidemiologia do uso de drogas no Brasil

	Uso na vida (% da população brasileira)	Dependência (% da população brasileira)
Álcool	74,6	12,3
Tabaco	44,0	10,1
Maconha	8,8	1,2
Solventes	6,1	0,2
Benzodiazepínicos	5,6	0,5
Estimulantes	3,2	0,2
Cocaína	2,9	–
Opiáceos	1,3	–
Alucinógenos	1,1	–
Crack	0,7	–
Heroína	0,09	–
Esteroides anabolizantes	0,9	–

atenção psicossocial – álcool e drogas – unidades de internação em hospital psiquiátrico e em unidades de psiquiatria no hospital geral).

Tratamento ambulatorial

No tratamento ambulatorial, o projeto deve incluir:
- Acolhimento: primeiro contato do paciente com o serviço em questão, é importante para avaliar a demanda e prover contenção à angústia e urgência da pessoa que deseja ser tratada ali e naquele momento.
- Avaliação médica: visa atendimentos clínicos e psiquiátricos: deve-se investigar comorbidades clínicas e deve ser realizado exame físico completo, além de triagem laboratorial, com avaliação da função hepática, renal, hemograma, provas inflamatórias e sorologias de interesse. Devem ser investigadas as motivações e circunstâncias do uso, seu padrão, os efeitos esperados e obtidos, como o paciente se sente em relação à substância, além de investigar a presença de comorbidades psiquiátricas e a estrutura social e familiar da pessoa em questão.
- Intervenções psicossociais: podem se basear em psicoterapia ou terapia ocupacional individual, grupos fechados, oficinas terapêuticas e suporte familiar.

Internação

A internação deve ser integrada a um projeto ampliado e é indicada nos seguintes casos:
- Falha do tratamento ambulatorial.
- Intoxicação aguda ou overdose.
- Risco de desenvolvimento de abstinência grave.
- Condição psiquiátrica grave associada.

Tratamento medicamentoso

O uso de medicações específicas para o tratamento da dependência de cada substância é bastante restrito. São poucas as substâncias aprovadas e só as encontramos no

TABELA 157.2 Tratamento de manutenção para dependência de substâncias

Substância	Medicação aprovada pelo FDA
Álcool	Dissulfiram 125–500 mg/dia Nalltrexone 25–100 mg/dia Acamprosato 666 mg, 3 vezes ao dia Topiramato 25–150 mg, 2 vezes ao dia (sem aprovação pelo FDA)
Estimulantes	Sem aprovação ou recomendação
Cannabis	Sem aprovação ou recomendação
Opioides	Metadona 30–140 mg/dia Buprenorfina 4–32 mg sublingual
Alucinógenos	Sem aprovação ou recomendação

Adaptada de Martin, P.R. in Current Diagnosis and Treatment Psychiatry, 2008

tratamento para o transtorno associado ao uso de álcool (naltrexona, dissulfiram, acamprosato e topiramato) e tabaco (bupropiona, vareniclina, nortriptilina, clonidina, nicotina por vias alternativas como gomas, adesivos, spray nasal). Para a dependência de maconha, os estudos não mostraram efeitos positivos das medicações pesquisadas até o momento (bupropiona, divalproato, naltrexona e nefazodona). A quetiapina, a mirtazapina e a N-acetilcisteína são medicações promissoras. Em relação à cocaína e ao crack, mesmo sem farmacoterapia específica, há evidências de benefícios com o uso de topiramato, modafinil, naltrexona e N-acetilcisteína. Não há evidência de efetividade da levodopa, amantadina ou reserpina e há efeito pequeno em modelos animais para vigabatrina, gabapentina e lamotrigina (Tabela 157.2).

Alta

A alta é avaliada a partir de critérios de cada modalidade de tratamento, contudo devem considerar a rede de suporte social e familiar do paciente, a importância da substância em seu cotidiano e a gravidade de possíveis condições clínicas ou psiquiátricas.

Redução de danos

Atualmente grande destaque é dado para a "redução de danos", conjunto de políticas e práticas com objetivo de reduzir prejuízos de natureza biológica, social e econômica do uso de substâncias com metas factíveis e participação ativa do paciente – o plano terapêutico é permanentemente reavaliado e o foco é na qualidade de vida, sem a necessidade de busca pela diminuição do uso ou até mesmo pela abstinência, já que o foco é o indivíduo e não a substância em si. A intenção é de beneficiar o usuário, sua família e a comunidade a partir de princípios de direitos humanos e comprometimento com a saúde pública. Com isso, espera-se que haja diminuição nos problemas associados às drogas e seus riscos.

CONCLUSÃO

É importante que na abordagem do dependente químico o profissional tenha atenção na relação com o paciente, a fim de criar um vínculo que seja bem aproveitado pelo indivíduo e tenha a habilidade de lidar com resistências, ambivalências ou barreiras no acompanhamento e também estimular a empatia, a responsabilidade e a liberdade do próprio para que alcance seus objetivos no tratamento.

BIBLIOGRAFIA

1. Fidalgo TM, Silveira ED, Silveira DX. Drug use among adolescents in Brazil in Focus on Adolescent Behavior Research. Ed. Nova Publisher, 2007.
2. Fidalgo TM, Silveira ED, Silveira DX. Psychiatry comorbidities related to alcohol use among adolescentes. American Journal of Drug and Alcohol Abuse. 2008;34(1).
3. Fidalgo TM, Tarter R, Silveira ED, Kirisci L, Silveira DX. Validation of a short version of the Revised Drug Use Screening Inventory (DUSI-R) in a Brazilian sample of adolescents. American Journal on Addictions, 2010 (ahead of print).
4. Karila, et al. New treatments for cocaine dependence. Int J Neuropsychopharmacol. 11, 2008.
5. Kleber, et al. Treatment of Patients With Substance Use Disorders, Second Edition. Am J Psychiatry 164:4, April 2007 Supplement.
6. Kushner MG, Abrams K, Borchardt C. The Relationship between Anxiety Disorders and Alcohol Use Disorders: a Review of Major Perspectives and Findings. Clin Psychol Rev. 1999 Mar; 20(2):149-71.
7. Olievenstein C. La clinique du toxicomane, 45-66. Éd. Universitaires, Bagedis, 1987.
8. Regier DA, Farmer ME, Era DS, Locke BZ, Keith SJ, Judd LL, et al. Comorbidity of Mental Disorder with Alcohol and other Drug Abuse. Results from Epidemiologic Catchment Area Study. J Am Med Association. 264; 19: 2511 – 2518; 1990.
9. Silveira DX, Moreira FG, organizadores. Panorama atual de drogas e dependências. São Paulo: Editora Atheneu; 2005.
10. Silveira DX. Drogas, uma compreensão psicodinâmica das farmacodependências. Ed. Casa do Psicólogo, São Paulo, 1995.

SUICÍDIO

Maria Angélica Torneli Ribeiro
André Lippe De Camillo
Magali Pacheco Simões
Lucas Ferreira Theotonio dos Santos

O fenômeno do suicídio é considerado complexo e multifatorial. Novos dados de vigilância epidemiológica indicam que se trata de um problema de saúde pública prioritário. Em relatório da Organização Mundial de Saúde de 2014 (*Preventing suicide: a global imperative*), foi publicada uma estimativa de mais de 800 mil mortes por suicídio no mundo apenas no ano de 2012. O suicídio também é considerado a segunda maior causa de morte entre jovens de 15–29 anos.

As manifestações associadas ao comportamento suicida são amplas e conceituadas dentro de um *continuum*:
- Suicídio completo.
- Tentativa de suicídio.
- Atos preparatórios para o comportamento suicida.
- Ideação suicida.
- Comportamento autoagressivo com intenção de morrer.
- Automutilação não intencional.
- Automutilação com intenção suicida desconhecida.

AVALIAÇÃO

A avaliação de um paciente referindo ideação suicida ou após tentativa deve visar uma cuidadosa estratificação de riscos. Sempre que possível, deve-se questionar diretamente a presença de pensamentos suicidas. Os seguintes itens são essenciais:

Identificação de sintomatologia psiquiátrica atual ou prévia

Deve-se destacar alguns sintomas que estão associados com risco aumentado de suicídio ou comportamento suicida, dentre eles: heteroagressividade, ansiedade, impulsividade, pensamentos de desesperança, agitação, anedonia, insônia, ataques de pânicos. Além disso, quando possível, um diagnóstico psiquiátrico ajuda a fornecer um foco para as abordagens subsequentes (p. ex., transtorno depressivo maior, esquizofrenia).

Questionar comportamento suicida prévio (incluindo intencionalidade dos mesmos e atos de autoagressividade)

Um histórico de tentativas prévias é um dos maiores fatores de risco para suicídio. Esse risco pode ser aumentado por tentativas mais graves, mais frequentes e mais recentes. Deve-se questionar diretamente a existência de tentativas prévias, tentativas abortadas (p. ex., ir até uma ponte mas não pular) e comportamento autodestrutivo. Para cada tentativa, é importante abordar fatores precipitantes, intencionalidade, consumo de álcool ou outras drogas antes do ato (facilita tentativas impulsivas) e os desfechos clínicos. Também deve-se questionar os pensamentos do paciente a respeito da tentativa, como a percepção da letalidade do método utilizado, ambivalência a respeito de viver, visualização da morte, tipo de planejamento, persistência da ideação e reação à tentativa (p. ex., arrependimento). Pode-se também investigar outros tipos de comportamento autodestrutivo, como prática sexual desprotegida, por exemplo.

Rever tratamentos prévios e atuais

Uma revisão de tratamentos prévios pode fornecer informações a respeito de diagnósticos, hospitalizações e tentativas prévias. Muitos pacientes encontram-se em tratamento com psiquiatra ou médico da atenção básica. O contato com esses profissionais pode fornecer informações importantes para a decisão da modalidade de tratamento a ser seguida (ambulatorial, intensiva ou hospitalização). Uma aliança terapêutica positiva é considerada fator de proteção para tentativas de suicídio.

Avaliar história familiar de transtornos psiquiátricos (incluindo abuso/dependência de substâncias), suicídio e disfunções

É importante avaliar a presença de transtornos mentais na família, mesmo que apenas casos sugestivos (p. ex., parente hospitalizado sem diagnóstico). No caso de suicídio em familiar de 1º grau, deve-se questionar sobre as circunstâncias e o envolvimento do paciente na situação (p. ex., presenciou suicídio do familiar).

Algumas disfunções familiares podem ser consideradas fatores de risco para suicídio, como histórico de conflito ou separação, processos legais entre pais, uso de substâncias, violência doméstica, abuso físico e/ou sexual e negligência.

Identificar atual situação psicossocial e natureza da crise

Deve-se identificar estressores agudos ou crônicos que possam aumentar o risco do paciente suicidar-se. Destacam-se crise financeira, problemas legais, conflitos ou perdas interpessoais, estressores na população LGBT, problemas de moradia, desemprego e fracasso acadêmico. Um entendimento da situação pode ajudar a mobilizar suporte externo em prol do paciente.

Considerar forças e vulnerabilidades psicológicas do indivíduo

Na decisão da modalidade de tratamento, é importante considerar fatores particulares como traços de personalidade, habilidades de manejo de situações estressantes, estilo de pensamento e outros. Por exemplo, impulsividade pode indicar maior risco de suicídio. Considerando esses fatores é possível prever uma tendência a comportamentos de risco e reação a situações estressantes.

RISCO ESTIMADO DE SUICÍDIO

A tentativa de suicídio é um grande fator de risco para morte por suicídio. Alguns estudos apontam que após uma tentativa, esse risco absoluto é de 7–13%, o que representa um número 30–40 vezes maior do que o risco da população geral. A maior parte das mortes por suicídio ocorre nos primeiros 5 anos de seguimento após a tentativa.

Existem escalas para avaliação do risco de suicídio, como a Columbia Suicide Severity Rating Scale (C-SSRS), que podem proporcionar instrumento objetivo para essa avaliação. No entanto, na prática clínica, o raciocínio costuma ser feito a partir da consideração dos fatores de risco e de proteção presentes em cada situação (Tabela 158.1).

A partir de análises retrospectivas, estima-se que cerca de 90% das pessoas mortas por suicídio apresentavam algum transtorno psiquiátrico em vida. Além disso, quase todos os transtornos psiquiátricos estão associados com um aumento da taxa de mortalidade por suicídio.

- **Transtornos do humor:** esses transtornos, principalmente em episódios depressivos, são os mais comumente encontrados em mortes por suicídio. O transtorno depressivo apresenta risco aumentado em 20× para suicídio, em relação à população geral. O risco é semelhante para pacientes com transtorno afetivo bipolar.

TABELA 158.1 Suicídio: fatores de risco e fatores protetores

Fatores associados com risco aumentado para suicídio	Fatores associados com efeito protetor para suicídio
• Ideação ou comportamento suicida • Transtornos psiquiátricos: transtorno depressivo, transtorno bipolar (episódios depressivos ou mistos), esquizofrenia, anorexia nervosa, etilismo e outras dependências químicas, transtornos de personalidade *cluster* B (principalmente aqueles com instabilidade emocional e impulsividade) • Doenças físicas: doenças do SNC (esclerose múltipla, Huntington, lesão medular, epilepsias), neoplasias, HIV, doença ulcerosa péptica, DPOC, doença renal dialítica, LES, síndromes dolorosas • Fatores psicossociais: perda recente do suporte social, viver sozinho, desemprego, mau relacionamento com familiares, violência doméstica, eventos estressores recentes • Traumas na infância: abuso sexual ou físico • Fatores genéticos e familiares: história familiar de suicídio, história familiar de transtornos psiquiátricos (incluindo abuso de substâncias) • Fatores psicológicos: desesperança, dor psíquica, ansiedade grave, ataques de pânico, vergonha, baixa autoestima, impulsividade, agressividade (inclusive em relação aos outros), agitação • Fatores cognitivos: perda de função executiva, constrição do pensamento, pensamento polarizado, rigidez • Fatores demográficos: gênero masculino, divorciado/viúvo/solteiro (especialmente para homens), idosos, adolescentes/adultos jovens, cor branca, orientação sexual homo ou bissexual • Outros fatores: acesso a arma de fogo, estar sob efeito de alguma substância, relações terapêuticas instáveis	• Crianças morando na mesma casa (exceto em casos de depressão ou psicose pós parto) • Senso de responsabilidade com a família • Gravidez • Religiosidade • Sensação de satisfação com a própria vida • Capacidade de testagem de realidade • Habilidades de resolução de problemas • Habilidades de enfrentamento • Suporte social • Relação terapêutica positiva

- **Esquizofrenia:** apresentam risco 8,5× maior que a população geral. As mortes por suicídio ocorrem principalmente no início da doença, em pacientes com múltiplas internações. As tentativas podem ser motivadas por alucinações de comando.
- **Transtornos de ansiedade:** apresentam risco aumentado em 6–10×. Podem estar associados com outras comorbidades psiquiátricas, como transtornos de humor ou dependência de substâncias.
- **Transtornos alimentares:** esses pacientes apresentam risco maior de mortalidade por suicídio ou por outras causas. O suicídio é mais comum entre pacientes com padrão de alimentação em *binge* (em grande quantidade, por período de tempo delimitado) seguido de comportamento purgativo e naqueles com transtornos de humor comórbidos, impulsividade e agressividade.
- **Transtornos do uso de álcool:** os riscos são cerca de 6× maiores do que na população geral. Fatores como perda recente de vínculos sociais/familiares e transtornos de humor comórbidos são associados a maior risco.
- **Outros:** transtornos do uso de outras substâncias, transtornos de personalidade, transtorno de déficit de atenção e hiperatividade.

MANEJO DA SITUAÇÃO

O manejo da situação que sucede ao comportamento ou ideação suicida consiste em uma série de abordagens e intervenções que possibilitam a avaliação, aumentam a segurança do paciente e sua adesão à proposta de tratamento. Por meio desse manejo, será possível determinar o contexto mais adequado (internação, hospital-dia, ambulatorial) para o seguimento do paciente.

Estabelecer e manter uma aliança terapêutica

A partir do início da avaliação, deve-se procurar estabelecer uma aliança com o paciente baseada em confiança e respeito mútuo. Nesse contexto, os pensamentos e ações suicidas podem ser avaliados com o objetivo de diminuir riscos. Também poderão ser avaliados outros sintomas psiquiátricos. É importante notar que indivíduos decididos por nova tentativa de suicídio podem estar indispostos a colaborar com essa aliança, vendo o médico como adversário. Deve-se reconhecer o padrão de relacionamentos do paciente como indicativo de sua capacidade de formar e manter uma aliança terapêutica. A escuta empática das queixas do paciente e familiares é essencial para o estabelecimento do vínculo. Dessa forma, é possível que o paciente sinta-se mais seguro e perceba outras alternativas além do suicídio. Nesse cuidado, é importante um equilíbrio entre o incentivo à independência e autonomia do paciente em relação ao próprio cuidado e a sua segurança. Muitas vezes, o paciente suicida pode desejar ser cuidado incondicionalmente ou atribuir a outro a responsabilidade por sua vida. É comum que o médico se veja no papel de salvador da vida do paciente. Por esse motivo, é importante diferenciar que a responsabilidade com a assistência do paciente não é o mesmo que se responsabilizar pela sua vida.

Medidas para segurança do paciente

Embora seja impossível evitar todo tipo de ação suicida, algumas medidas podem ser importantes para aumentar a segurança do paciente durante a avaliação inicial. No contexto de atendimento emergencial, as mais importantes são:
- Observação constante pela equipe assistencial e familiares, incluindo idas ao banheiro e durante a noite.

- Afastar objetos potencialmente perigosos (cabos, perfurocortantes, inflamáveis, medicações) e guardar os pertences do paciente em local adequado – malas e bolsas podem esconder armas, isqueiros ou substâncias tóxicas.
- Afastar de janelas ou lacrar, se possível.
- Contenção mecânica ao leito, se necessário – pacientes em agitação psicomotora, não colaborativos. Nessa situação, também devem ser mantidos em observação constante.

Determinação do contexto de tratamento

Em geral, os pacientes devem ser tratados no contexto que seja menos restritivo possível para que se mantenha um nível de segurança adequado. A adequação do paciente àquele contexto deve ser constantemente reavaliada ao longo do curso do tratamento.

A escolha deve ser feita após avaliação psiquiátrica de diagnóstico e/ou sintomas psiquiátricos. É importante levar em consideração se a tentativa foi motivada por trauma ou crise interpessoal, a presença de continência familiar/social e existência de atividades que motivem o paciente a viver. O risco estimado de nova tentativa deve ser considerado.

- Hospitalização: deve ser considerada em situações de alto risco de nova tentativa, pelo ambiente seguro que facilita o início de abordagem terapêutica. É importante lembrar que nem mesmo esse contexto impede novas tentativas. Dessa forma, as medidas de segurança devem ser mantidas. Outras indicações para internação são referentes a fatores da doença (gravidade, comportamento incontrolável) e do tratamento (necessidade de observação constante, esquemas medicamentosos complexos, eletroconvulsoterapia). Também deve-se considerar o contexto restritivo quando não há estrutura familiar/social, ou quando há dificuldade de acesso aos locais de tratamento. Pode ser necessário manter o paciente hospitalizado até que seja possível obter uma avaliação completa da situação. No caso de internação involuntária por risco de autoagressividade, o médico deve tomar as providências legais necessárias, incluindo comunicação ao Ministério Público e assinatura de familiar.
- Ambulatorial ou hospital-dia: contextos menos restritivos podem ser considerados se a ideação ou ato suicida fazem parte de um ciclo repetitivo e o paciente tem consciência dessa cronicidade. Nesses casos, a ideação suicida pode ser resposta padrão a frustrações. Também é indicado caso o paciente já esteja vinculado a algum tratamento. Deve-se comunicar a situação aos profissionais envolvidos no cuidado e buscar contato com familiares/amigos para estabelecimento de um plano de suporte e observação do paciente.

Promover adesão ao plano de tratamento

A adesão é essencial para sucesso do tratamento e deve ser estimulada desde a primeira avaliação. Para isso, é necessário que exista uma aliança terapêutica entre médico e paciente, que possibilite ao paciente dizer sobre suas expectativas e experiências prévias de tratamentos. O médico deve explicar sobre possíveis efeitos adversos de medicações, modo de uso, tempo até o efeito desejado e orientar sobre a importância do tratamento de manutenção. Familiares também podem ser essenciais em manter o paciente em tratamento. Se possível, quando for feito encaminhamento para serviço ambulatorial, deve-se agendar horário de comparecimento, como forma de aumentar a adesão.

Fornecer informações ao paciente e familiares

Informações sobre os sintomas, diagnóstico e plano de tratamento são essenciais ao paciente e, com a autorização dele, devem ser estendidas aos familiares. Dessa forma, é possível desconstruir visões morais da ideação/tentativa de suicídio e mobilizar familiares para participação no cuidado. Esse tipo de educação aumenta a adesão ao tratamento e possibilita que o paciente antecipe sintomas de piora e busque o serviço de emergência antes de nova tentativa. Alguns familiares de pacientes com repetidas tentativas de suicídio, principalmente daqueles com transtornos de personalidade, podem enxergar os atos como manipulativos ou como "forma de chamar atenção". É importante, nesses casos, informar sobre o risco real de suicídio ao longo da vida entre esses pacientes, e estimular formas mais positivas de reagir à situação.

BIBLIOGRAFIA

1. Ganz D, Braquehais MD, Sher L. (2010) Secondary Prevention of Suicide. PLoS Med 7(6): e1000271. doi:10.1371/journal.pmed.1000271
2. Inskip HM, Harris EC, Barraclough B. (1998). Lifetime risk of suicide for affective disorder, alcoholism and schizophrenia. The British Journal of Psychiatry, 172(1), 35-37. doi:10.1192/bjp.172.1.35
3. Joiner TE, Walker RL, Rudd MD, Jobes DA. (1999). Scientizing and routinizing the assessment of suicidality in outpatient practice. Professional Psychology: Research and Practice, 30, 447-53.
4. Mościcki EK. (1997). Identification Of Suicide Risk Factors Using Epidemiologic Studies. Psychiatric Clinics of North America, 20(3), 499-517. doi:10.1016/s0193-953x(05)70327-0
5. Posner K, Brown GK, Stanley B, Brent DA, Yershova KV, Oquendo MA, et al. (2011). The Columbia–Suicide Severity Rating Scale: Initial Validity and Internal Consistency Findings From Three Multisite Studies With Adolescents and Adults. American Journal of Psychiatry AJP, 168(12), 1266-1277. doi:10.1176/appi.ajp.2011.10111704
6. Practice Guideline for the Assessment and Treatment of Patients With Suicidal Behaviors. (2010). APA Practice Guidelines for the Treatment of Psychiatric Disorders: Comprehensive Guidelines and Guideline Watches. doi:10.1176/appi.books.9780890423363.56008
7. Preventing suicide: A global imperative. (n.d.). Retrieved July 31, 2016, from http://www.who.int/mental_health/suicide-prevention/world_report_2014/en/
8. Tidemalm D, Langstrom N, Lichtenstein P, Runeson B. (2008). Risk of suicide after suicide attempt according to coexisting psychiatric disorder: Swedish cohort study with long term follow-up. Bmj, 337(Nov18 3). doi:10.1136/bmj.a2205
9. Vidal CEL, Gontijo ED. (2013). Tentativas de suicídio e o acolhimento nos serviços de emergência: a percepção de quem tenta. Cad. Saúde Colet., 21(2), 108-14.

159

INSÔNIA

Isabela Paixão Rodrigues
Gustavo Lima do Valle Astur
André Lippe De Camillo
Liliana Baumgartner Haddad Pan
Lucas Ferreira Theotonio dos Santos

INTRODUÇÃO

A insônia é um dos distúrbios do sono mais comuns na prática médica. Reflete desajuste de diversos fatores que interferem no ciclo sono-vigília, com etiologia multifatorial, envolvendo desde transtornos primários do ciclo sono-vigília até condições secundárias clínicas e psiquiátricas.

Apesar de ser um quadro de manejo ambulatorial, quando surge no contexto do serviço de emergências, a queixa de insônia deve ser valorizada pela relação que apresenta com transtornos psiquiátricos:
- A insônia foi considerada por pacientes e por familiares um dos sinais prodrômicos de recaída de transtornos psicóticos mais frequente.[16]
- A presença de insônia antes da suspensão da medicação foi um bom preditor da gravidade dos sintomas psicóticos.[16]
- Cerca de 36–73% dos pacientes etilistas apresentam queixas de insônia que podem estar presentes mesmo antes do início do abuso de álcool; entre os que apresentaram recaídas, 60% apresentavam insônia.[13,14]
- Risco aumentado de depressão bem estabelecido na literatura, parece ser uma evolução natural da insônia.[17,18]
- Insônia pode ser um sintoma residual do transtorno depressivo: maior risco de recidiva.
- Maior número de tentativas de suicídio e maior prevalência de ideação suicida estruturada associada a queixas de sono.[15]
- Preditor de ideação suicida e de comportamento autoagressivo em adolescente.[12]

EPIDEMIOLOGIA

O Manual Diagnóstico e Estatístico de Transtornos Mentais (DSM-V) estima que cerca de 1/3 dos adultos têm sintomas de insônia, 10 a 15% associam tais sintomas com prejuízos diurnos e 6 a 10% preenchem critérios para o transtorno de insônia. Também aponta que a prevalência é maior no sexo feminino (1,44:1) e que frequentemente apresenta-se em comorbidade com outra condição médica.[1]

DIAGNÓSTICO

O diagnóstico da insônia é predominantemente clínico. Para caracterizar um transtorno de insônia, o DSM-V determinou os critérios a serem satisfeitos, descritos na Tabela 159.1.

A Associação Brasileira do Sono adota os mesmos critérios e determina como exame complementar de escolha a polissonografia, indicada se houver suspeita de apneia do sono ou distúrbios de movimentos periódicos de membros; diagnóstico incerto ou

TABELA 159.1 Critérios diagnósticos para transtorno de insônia

A. Queixas de insatisfação predominantes com a quantidade ou a qualidade do sono associadas a um (ou mais) dos seguintes sintomas:
 – Dificuldade para iniciar o sono (em crianças, pode se manifestar como dificuldade para iniciar o sono sem intervenção de cuidadores).
 – Dificuldade para manter o sono, que se caracteriza por despertares frequentes ou por problemas em retornar ao sono depois de cada despertar (em crianças, pode se manifestar como dificuldade para retornar ao sono sem intervenção de cuidadores).
 – Despertar antes do horário habitual com incapacidade de retornar ao sono.

B. A perturbação do sono causa sofrimento clinicamente significativo e prejuízo no funcionamento social, profissional, educacional, acadêmico, comportamental ou em outras áreas importantes da vida do indivíduo.

C. As dificuldades relacionadas ao sono ocorrem pelo menos três noites por semana.

D. As dificuldades relacionadas ao sono permanecem durante pelo menos três meses.

E. As dificuldades relacionadas ao sono ocorrem a despeito de oportunidades adequadas para dormir.

F. A insônia não é mais bem explicada ou não ocorre exclusivamente durante o curso de outro transtorno do sono-vigília (p. ex., narcolepsia, transtorno do sono relacionado à respiração, transtorno do sono-vigília do ritmo circadiano, parassonia).

G. A insônia não é atribuída aos efeitos fisiológicos de alguma substância (p. ex., abuso de drogas ilícitas, medicamentos).

H. A coexistência de transtornos mentais e de condições médicas não explica adequadamente a queixa predominante de insônia.

Especificar se:
• Com comorbidade mental causada por transtorno não relacionado ao sono, incluindo transtornos por uso de substâncias.
• Com outra comorbidade médica.
• Com outro transtorno do sono.
Nota para codificação: o código 780.52 (G47.00) aplica-se a todos os três especificadores. Codificar também o transtorno mental associado relevante, condição médica ou a qualquer outro transtorno do sono imediatamente depois do código do transtorno, a fim de indicar a associação.

Especificar se:
• Episódico: os sintomas duram pelo menos um mês, porém menos que três meses.
• Persistente: os sintomas duram três meses ou mais.
• Recorrente: dois (ou mais) episódios dentro do espaço de um ano.
Nota: insônia aguda e insônia de curto prazo (p. ex., sintomas durando menos de três meses, porém que atendem a todos os critérios relacionados a frequência, intensidade, sofrimento e/ou prejuízos) devem ser codificadas como outro transtorno de insônia especificado.

Fonte: DSM-V.[1]

complicado por outros distúrbios do ciclo circadiano; falha no tratamento ou comportamento agressivo durante os despertares desses pacientes.[2]

Durante a consulta, é importante lembrar que apenas 30% dos pacientes trazem queixa de insônia espontaneamente[3], portanto em casos suspeitos ou de maior vulnerabilidade sempre deve haver investigação ativa sobre quantidade e qualidade de sono. A anamnese também deve diferenciar entre as manifestações: insônia inicial (aquela em que o paciente não consegue pegar no sono); insônia de manutenção (aquela que cursa com despertares múltiplos ou prolongados) e insônia terminal (aquela que leva o paciente a acordar antes do horário habitual, sem conseguir voltar a dormir); mas não necessariamente um paciente terá apenas uma dessas manifestações isolada.

DIAGNÓSTICO DIFERENCIAL

O diagnóstico diferencial da insônia pode ser feito de diferentes maneiras. Quanto à sua etiologia, podemos dividir em insônia primária ou secundária. Há também as insônias causadas por fatores psicofisiológicos – como estresse – e ritmo circadiano – como o *jet lag*. O reconhecimento etiológico ajuda no planejamento terapêutico, podendo evitar a prescrição precoce de medicações hipnóticas.

Se a insônia é secundária a uma condição psiquiátrica – como depressão ou ansiedade – o tratamento da comorbidade pode ser suficiente para seu tratamento sem a necessidade do uso de sedativos. Da mesma forma, se a insônia é secundária a condições clínicas – como doença do refluxo gastroesofágico, síndrome da apneia obstrutiva do sono ou dor crônica ou uso de medicamentos, por exemplo – o reconhecimento adequado dessas causas permitirá atuar diretamente na causa.

Excluindo-se as causas secundárias, há uma parcela significativa de pacientes cuja etiologia da insônia é primária. O diagnóstico adequado dessas condições envolve uma anamnese e exame físico detalhados e muitas vezes não poderá ser feito em uma única avaliação em pronto-socorro, valendo-se de exames complementares como polissonografia e do uso do diário do sono solicitados por um profissional especializado em medicina do sono. As insônias primárias podem requerer orientações específicas e o uso de hipnóticos poderá ser indicado. O uso de medicamentos para a insônia também pode ser feito nos casos de insônia secundária quando os sintomas persistem após a intervenção na causa de base.

Outra classificação existente permite diferenciar a insônia de acordo com o tempo de duração dos sintomas, podendo ser útil no planejamento de intervenções em pronto-socorro, quando não há possibilidade de reavaliação ambulatorial. O primeiro grupo envolve a insônia transitória, a qual engloba pessoas com hábito de sono normal, as quais por algum motivo pontual apresentam dificuldades para dormir, como em viagens com alteração de fusos horários, por exemplo. Nesses casos, muitas vezes não é necessário tratamento.

No segundo grupo temos as insônias de curta duração, na qual pacientes com rotina de sono adequada passam a dormir mal na vigência de estressores – como situação financeira, problemas familiares, por exemplo. Nesses casos, muitas vezes não serão preenchidos critérios para condições clínicas e psiquiátricas, estando o uso de medicações hipnóticas indicados para alívio dos sintomas por curto período (não mais que três semanas).

No último grupo há as insônias de longa duração. Esses pacientes possuem, em sua grande parte, comorbidades psiquiátricas ou causas médicas associadas. O manejo adequado deverá ser feito ambulatorialmente por um profissional experiente: muitas vezes esses pacientes já utilizaram ou utilizam drogas hipnóticas e o tratamento poderá envolver intervenções farmacológicas e não farmacológicas em longo prazo. Via de regra, o tratamento com hipnóticos pode ser feito com o uso da medicação uma noite a cada quatro por 4 meses, além das medidas de intervenção psicoterápicas.

MANEJO FARMACOLÓGICO

Quando há prejuízo da qualidade de vida e não são suficientes orientações de higiene do sono, como evitar uso de estimulantes (cafeína, nicotina) ao final da tarde, controle dos estímulos visuais (evitar estímulos visuais com computadores, celulares à noite, e uso da cama somente para dormir e atividades sexuais; associar medicações será importante para o alívio sintomático.

A farmacoterapia deve ser evitada na gravidez, doença hepática avançada e quando há comorbidades clínicas que prejudicam a respiração durante o sono, como a apneia obstrutiva do sono.

A primeira linha de fármacos indicados no tratamento da insônia são os agentes hipnóticos não benzodiazepínicos. Sua atuação nos receptores ômega-1-benzodiazepínicos é na forma de agonismo parcial, reduzindo assim os efeitos colaterais mais comuns relacionados aos agentes benzodiazepínicos, como insônia rebote após retirada da medicação, dependência, tolerância medicamentosa e síndrome de abstinência após uso em longo prazo. Os agentes hipnóticos não benzodiazepínicos disponíveis são zaleplon, zopiclone e zolpidem. De acordo com as propriedades farmacocinéticas e farmacodinâmicas dessas medicações, é possível customizar sua prescrição, como veremos abaixo.

O zaleplon possui pico de concentração após uma hora da ingesta e meia-vida mais curta dentre os três. Suas propriedades permitem seu uso quando a principal dificuldade é iniciar o sono, sendo ideal para uso nessas situações. Por ter meia-vida curta, pode não ser efetivo em pacientes cuja insônia de manutenção faz com que levantem no meio da noite. Por outro lado, como seu pico de concentração é atingido em um período curto, uma segunda tomada na madrugada pode ser realizada nos pacientes que acordam somente uma vez após iniciar o sono.

O zolpidem possui meia-vida intermediária, com pico de ação mais tardio entre duas a três horas após a tomada. Essas propriedades o tornam a medicação mais utilizada, pois permite atuar não só nos pacientes com dificuldade em iniciar o sono, como também naqueles que apresentam insônia de manutenção.

O zopiclone é a medicação com pico de concentração mais tardio que o zaleplon e mais rápido que o zolpidem, sendo sua meia-vida a maior dentre as medicações acima descritas.

Embora com muitos efeitos colaterais, os agentes benzodiazepínicos podem atuar na insônia por meio de seu mecanismo ansiolítico. Se usados, a preferência deve ser de benzodiazepínicos com meia-vida mais curta e pico de concentração mais precoce para reduzir a sedação diurna. Porém, dado os efeitos colaterais em curto e longo prazo, bem como o risco de dependência, essas medicações devem ser evitadas como primeira opção.

Um grupo de pesquisadores da França e do Canadá correlacionou o uso de benzodiazepínicos de acordo com dose utilizada e tempo, encontrando no uso por mais de três meses um risco aumentado de diagnóstico de doença de Alzheimer (risco aumentado em 32% com uso de 3 a 6 meses e em 84% se o uso for maior que 6 meses). Porém, mais estudos são necessários para avaliar a força dessa associação.

Pacientes em uso de BZD de longa duração (diazepam, flurazepam) apresentaram maior risco que aqueles em uso de BZD de curta duração (triazolam, lorazepam, alprazolam e temazepam).

Em 2012, a Sociedade Americana de Geriatria adicionou os BZD à lista de medicamentos inapropriados para o tratamento de insônia, agitação ou *delirium*, pois os efeitos de confusão mental e lentificação cognitiva frequentemente causam consequências desastrosas, incluindo queda, fraturas e acidentes de carro.

Os antidepressivos com ação hipnótica podem ser utilizados, especialmente quando há quadros depressivos e ansiosos cuja insônia é componente importante. O efeito sedativo de antidepressivos tricíclicos já foi muito utilizado no passado, porém na medida em que esse efeito é devido às propriedades anticolinérgicas e anti-histamínicas, a presença frequente de sintomas colaterias como boca seca, turvação visual, constipação e piora da memória, especialmente em pacientes idosos, fez com que seu uso caísse na vigência de outras drogas. Nessa medida, os agentes antidepressivos com ação hipnótica mais utilizados atualmente são aqueles com efeito sedativo que se atribui à ação no receptor serotoninérgico 5HT2A, como trazodona, mirtazapina e nefazodona. Seu uso em baixas doses à noite pode balancear o efeito insone de antidepressivos inibidores de recaptação da serotonina.

Outras abordagens envolvem o uso de substâncias como os análogos de melatonina, sendo seu benefício muito comentado em fontes médicas e leigas; porém, uma vez que não há ainda muitos trabalhos em literatura, não abordaremos esses agentes neste capítulo.

MANEJO PSICOTERÁPICO

Os benefícios das intervenções psicoterápicas são bem conhecidos em literatura. Essas intervenções facilitam a interrupção de drogas hipnóticas e podem inclusive ser utilizadas como principal intervenção. Os dados em literatura sugerem quatro modalidades possíveis de intervenção: terapia cognitivo-comportamental para insônia, terapia de relaxamento (p. ex., *mindfulness*), terapia de controle de estímulos, restrição de sono e intenção paradoxal. Combinações como a *mindfulness* associada à terapia cognitiva (*mindfulness-based cognitive therapy*) também têm evidências em literatura. Não é nosso objetivo discutir cada uma dessas modalidades neste capítulo, porém é importante lembrar da importância das medidas não farmacológicas no manejo da insônia, sendo necessários mais ensaios clínicos detalhados para avaliar melhor as populações de pacientes para cada terapia.

HIPNÓTICOS

Ver Tabelas 159.2 e 159.3.

TABELA 159.2 Principais hipnóticos não benzodiazepínicos disponíveis no Brasil

Medicação	Grupo farmacológico	Meia-vida	Tempo para ação	Dose em adultos
Zolpidem	Imidazopiridina	1,5–2,5 horas	20–30 min	5–10 mg
Zaleplon	Pirazoloprimidina	1,5–3 horas	20–30 min	10–20 mg
Zopiclone	Ciclopirrolona	4–6 horas	20–30 min	3,75–7,5 mg

TABELA 159.3 Principais benzodiazepínicos disponíveis no Brasil

Medicação	Meia-vida	Tempo para ação	Dose em adultos
Diazepam	20–40 horas	20–30 min	5–10 mg
Clonazepam	20–60 horas	20–30 min	0,5–2 mg
Midazolam	1,5–2,5 horas	30–90 min	7,5–15 mg
Alprazolam	6–20 horas	20–40 min	0,25–3 mg
Bromazepam	10–12 horas	30–40 min	3–6 mg
Cloxazolam	18–20 horas	20–30 min	18–20 mg
Flunitrazepam	10–20 horas	20–30 min	0,5–1 mg
Flurazepam	7–10 horas	15–30 min	7,5–15 mg
Triazolam	1,5–2,5 horas	20–30 min	0,25–0,5 mg
Estazolam	10–24 horas	15–30 min	1–2 mg
Temazepam	10–24 horas	60–120 min	15–30 mg
Nitrazepam	25–35 horas	20–40 min	5–10 mg

REFERÊNCIAS BIBLIOGRÁFICAS

1. American Psychiatric Association. Diagnostic and statistical manual of mental disorders. 5th edition. Washington, DC: APA, 2013.
2. Associação Brasileira do Sono. Insônia: do diagnóstico ao tratamento. III Consenso Brasileiro de Insônia. São Paulo, SP: ABS, 2013.
3. Ancoli-Israel S, Roth T. Characteristics of insomnia in the United States: results of the 1991 National Sleep Foundation Survey. Journal Sleep. 1999;22:347-53.
4. Gage SB, et al. Benzodiazepine use and risk of Alzheimer's disease: case-control study. BMJ. 2014;349:g5205.
5. Roth T, Roehrs T, Pies R. Insomnia: Pathophysiology and implications for treatment. Sleep Medicine Reviews. 2007;11(1):71-9.
6. Kryger Meir H, Roth T, Dement William C. Principles and practice of sleep medicine. 5th edition, St. Louis, MO: Elsevier Saunders, 2011.
7. Cordioli AV, Gallois CB, Isolan L. Psicofármacos: Consulta rápida. 5ª edição. Porto Alegre, RS: Artmed, 2011.
8. Hasan R, et al. Como Diagnosticar e Tratar Transtorno do Sono. Revista Brasileira de Medicina. 2009;66(12):31-40.
9. Azevedo AP, Alóe F, Hasan R. Hipnóticos. Revista Neurociências. 2004;12(4):198-208.
10. Stahl SM. Stahl's essential psychopharmacology. 4th edition. Cambridge, Cambs: Cambridge University Press, 2013.
11. Margis R. Terapia Cognitivo-Comportamental na Insônia. Revista Debates em Psiquiatria. 2015;22-7.
12. Wong MM, Brower KJ, Zucker RA. Sleep Problems, Suicidal Ideation and Self-harm Behaviors in Adolescence. Journal of Psychiatric Research. 2011;45(4):505-11.
13. Brower KJ, Perron BE. Prevalence and Correlates of Withdrawal-Related Insomnia Among Adults with Alcohol Dependence: Results from a National Survey. Am J Addict. 2010;19(3):238-44.
14. Clark CP, et al. Increased REM Sleep Density at Admission Predicts Relapse by Three Months in Primary Alcoholics with a Lifetime Diagnosis of Secondary Depression. Biol Psychiatry. 1998;43:601-7.
15. Chellappa SL, Araújo JF. Sleep Disorders and Suicidal Ideation in Patients with Depressive Disorder. Psychiatry Research. 2007;153(2):131-6.
16. Chemerinski E, et al. Insomnia as a Predictor for Symptom Worsening Following Antipsychotic Withdrawal in Schizophrenia. Comprehensive Psychiatry. 2002;43(5):393-6.
17. Benca RM, Peterson MJ. Insomnia and Depression. Sleep Medicine. 2008;9(1):S3-9.
18. Franzen PL, Buysse DJ. Sleep Disturbances and Depression: Risk Relationships for Subsequent Depression and Therapeutic Implications. Dialogues Clin Neurosci. 2008;10(4):473-81.

SEÇÃO 15

REUMATOLOGIA

Editora responsável: **Ana Rita de Brito Medeiros da Fonseca**
Coordenadores da Seção: **Ricardo Amaro Noleto Araujo, Alexandre Wagner Silva de Souza**

EXAME OSTEOARTICULAR

Daniele Scherer
Ricardo Amaro Noleto Araujo
Ana Rita de Brito Medeiros da Fonseca
Alexandre Wagner Silva de Souza

INTRODUÇÃO

A queixas articulares ou musculoesqueléticas são frequentes em prontos atendimentos ou em consultas de emergência, sendo o exame osteoarticular dirigido de grande valia para o médico generalista. A realização do exame osteoarticular detalhado não faz parte rotina de exame físico em prontos atendimentos ou consultas de emergência.

ABORDAGEM INICIAL

O exame osteoarticular idealmente é realizado com o paciente despido ou com roupa confortável, deixando as superfícies articulares expostas. O primeiro passo é a inspeção cuidadosa, sempre buscando alterações da cor de pele (hiperemia), alterações de volume/edema (derrames), sinais de atrofia muscular ou deformidades e avaliando a simetria entre os membros. Segue-se com a palpação da linha articular, de forma simétrica, valorizando a queixa de dor ou alteração de sensibilidade. A movimentação de cada articulação deve ser investigada de forma ativa (pedindo ao paciente que realize o movimento) e também de forma passiva, realizando as manobras para cada conjunto osteoarticular.

Conhecer a normalidade e a anatomia – recessos articulares, arcos de movimento, força e reflexos – assim como a técnica correta das manobras, é de extrema importância para a identificação de patologias osteoarticulares.

ABORDAGEM DIRIGIDA

Iremos segmentar o exame osteoarticular em membro superior, membro inferior e coluna, focando nas manobras de maior importância para o médico generalista.

Membro superior
Ombro

Inspecionar a musculatura do ombro (em especial o músculo deltoide), descartando deformidades, assimetrias e/ou atrofias, o que pode sugerir lesão crônica. Elevação assimétrica do ombro pode sugerir ruptura dos músculos do manguito, bem como o apagamento do sulco entre o peitoral e o deltoide que se correlaciona a derrame articular glenoumeral.

Prosseguimos a avaliação pela palpação das articulações costocondrais, esternoclavicular e acromioclavicular (mais comumente acometida na osteoartrite de ombro). A palpação do músculo deltoide é útil na investigação da bursite subacromial ou de lesão do manguito rotador. Deve-se palpar a incisura ou sulco biciptal, local por onde passa a cabeça longa do tendão do bíceps. A palpação do músculo trapézio frequentemente revela contraturas ou síndromes miofasciais.

A movimentação ativa dos ombros é feita pedindo ao paciente que eleve os braços para frente e para cima da cabeça (flexão e abdução). A rotação interna é testada pedindo que coloque ambas as mãos para trás, tocando as costas. A rotação externa é avaliada solicitando que coloque ambas as mãos atrás da cabeça. Se todos os movimentos estivem preservados, sem dor ou limitação à mobilização, não é necessária a realização de manobras específicas. Do contrário, prosseguimos ao exame realizando manobras passivas para teste de cada grupo muscular (Tabela 160.1).

As três causas mais comuns de ombro doloroso são a bursite subacromial, a tendinite biciptal e a tendinite do supraespinhal.

Mãos e punhos

O exame das mãos inicia pela identificação de possíveis deformidades ou desvios (Tabela 160.2).

TABELA 160.1 Manobras passivas para o ombro

Manobra	Técnica	Grupo testado
Neer	Fixar a escápula e elevar passivamente o membro acometido com cotovelo em extensão e antebraço pronado	Manguito rotador
Hawkins	Ombro a 90° com cotovelo fletido a 90° – rápida rotação medial	Supraespinhal
Jobe	Membros superiores em abdução e anteflexão a 30°, polegares para baixo; *Manobra positiva é perda de força (queda).	Supraespinhal (rotura)
Speed	Membro acometido supinado, em extensão – paciente realiza força de elevação e examinador realiza força contrária.	Tendão da cabeça longa do bíceps
Patte	Abdução a 90° (frontal) e cotovelo fletido a 90° – paciente deve resistir à força medial provocada pelo examinador. *Manobra positiva é resistência diminuída.	Infraespinhal (rotura)
Gerber	Dorso da mão na região lombar – paciente deve afastar a mão da região lombar. *Manobra positiva: paciente não afasta a mão.	Subescapular (rotura)

TABELA 160.2 Deformidades de dedos frequentes nas doenças reumáticas

Deformidade	Característica
Dedo em pescoço de cisne	Hiperextensão da IFP + flexão da IFD
Dedo em botoeira	Flexão da IFP + hiperextensão da IFD
Polegar em Z	Hiperextensão das IF + flexão da MCF
Dedo em martelo	Flexão permanente da IFD

Pede-se ao paciente que abra e feche a mão, avaliando a movimentação ativa. Seguimos com a palpação das interfalangeanas distais (IFD) e proximais (IFP), de forma simétrica. A palpação é feita com quatro apoios – polegar e indicador da mão dominante palpando a face dorsal e a face palmar da articulação, respectivamente. Com a mão não dominante palpam-se as faces laterais da articulação. Devemos realizar compressão leve, podendo sentir o deslocamento de líquido e/ou de partes moles quando na presença de sinovite.

O exame das metacarpofalangeanas (MCF) deve ser feito com a mão relaxada e discreta flexão dos dedos. Também é realizado com quatro apoios, utilizando os polegares na face dorsal da MCF buscando a linha articular.

O punho é palpado dorsalmente, com ambos os polegares ao longo da linha articular. Devemos estender e flexionar o punho, descartando limitações ou anquilose. É frequente, na prática clínica, queixas de parestesia ou dor em região de punho, que se estende para mão e dedos. Dispomos de algumas manobras para melhor investigação diagnóstica (Tabela 160.3).

Membro inferior
Quadril

O exame do quadril se inicia com o paciente em decúbito dorsal. É possível palpar as cristas ilíacas anterossuperiores e o trocanter maior do fêmur, local comum de dor à palpação, secundária à bursite trocantérica. Realizamos a avaliação da amplitude de movimento por meio da flexão (levando a coxa em direção ao tórax) e extensão (deixando o membro pendente na maca). Com o quadril em flexão de 90 graus, avaliamos a rotação interna (levando o tornozelo medialmente) e a rotação externa (levando o tornozelo lateralmente). Pode-se ainda testar a adução e abdução com o membro inferior em extensão.

A manobra de Patrick (ou manobra de FABERE) geralmente faz parte da avaliação osteoarticular do quadril. É realizada pela associação dos movimentos de flexão, abdução e rotação externa do quadril. A reprodução de dor em região do quadril (articulação coxofemoral) ipsilateral fala a favor de doença do quadril do mesmo lado. A presença de dor em região sacroilíaca (posterior) contralateral indica manobra positiva, inferindo problema na articulação sacroilíaca.

A pesquisa de integridade da musculatura do quadril (em especial da musculatura abdutora) é feita por meio do teste de Trendelenburg. Apesar de inespecífica, essa manobra indica doença grave no quadril – é realizada pedindo ao paciente que se apoie em uma perna de maneira alternada. O teste é positivo quando observamos queda da pelve para o lado não apoiado. Pode ser visto em doenças como a osteoartrite de quadril e nas distrofias musculares.

TABELA 160.3 Testes para investigação de patologias do punho	
Manobra	**Significado**
Tinnel	Reprodução da parestesia e/ou dor com a percussão do punho em extensão
Phalen	Reprodução da parestesia e/ou dor com a flexão forçada dos punhos por 60 segundos
Finkelstein	Reprodução da dor (em topografia do processo estiloide) à realização de movimentos combinados: flexão do polegar sobre a região palmar + flexão palmar dos dedos + desvio ulnar do punho ativo (pelo paciente) e passivo (desvio forçado pelo examinador) – é positiva na tenossinovite de De Quervain (abdutor longo e extensor curto do polegar)

Joelhos

Os joelhos são avaliados com o paciente inicialmente em pé, avaliando deformidades e desalinhamentos. O alinhamento articular frontal, quando alterado, pode demonstrar o geno varo ou geno valgo. O valgismo é fisiológico dentro de valores em torno de 5 a 7 graus. Em decúbito dorsal, com as pernas estendidas, observamos se o paciente consegue estender completamente o membro inferior – a presença de joelho em flexo (postura de repouso com flexão articular) sugere acometimento articular agudo ou crônico (deformidade). Atentar para a musculatura do quadríceps, geralmente hipotrofiada nos casos de acometimento articular grave e/ou crônico. Pela inspeção também é possível investigar se há sinal de derrame articular por meio da assimetria de tamanho entre os dois joelhos. A concavidade medial da patela costuma ser preenchida por líquido quando há derrame articular, e comumente derrames moderados a volumosos também distendem a bolsa suprapatelar, podendo ser avaliado pela inspeção e palpação da região.

A palpação dos joelhos começa pela avaliação da temperatura da articulação, tocando com a região palmar a superfície extensora do joelho e comparando sua temperatura com a região pré-tibial. O joelho possui temperatura menor ou semelhante à face pré-tibial – calor local é um dos indicativos de processo inflamatório. Palpa-se também a região inferior à patela medial à tuberosidade da tíbia, onde se insere a pata anserina (formada pelos tendões dos músculos sartório, grácil e semitendíneo).

Seguimos com a avaliação da articulação patelofemoral. A mobilização lateral da patela pode estar afetada em casos de osteoartrose dessa articulação (a patela torna-se fixa). Pede-se ao paciente que deixe a perna relaxada – com a mão esquerda fixa-se a patela e com a mão direita aplica-se pressão alternada para baixo. Essa manobra permite identificação de crepitação, dor e derrame articular. Na presença de derrame, percebemos que ao pressionar a patela sente-se nas faces laterais o deslocamento de líquido sinovial (sinal da tecla ou rechaço patelar).

Conforme se aumenta o grau de flexão do joelho, aumenta-se a área de contato da patela com a superfície femoral e articula-se o fêmur e a tíbia. Nesse momento é possível investigar a presença de crepitação patelofemoral e/ou femorotibial por meio da flexão e extensão passivas do joelho. Tais manobras também revelam o arco de movimento articular, testado com uma mão sobre a patela enquanto se flexiona e se estende cada joelho. Na ausência de derrame ou dor à mobilização, não são necessárias demais manobras.

Para o bom funcionamento da articulação dos joelhos é necessário preservar a integridade dos ligamentos e meniscos. Dispõe-se de manobras específicas para o teste de tais estruturas (Tabela 160.4).

Coluna

A coluna cervical é avaliada inicialmente solicitando que o paciente flexione o pescoço (tocando o tórax com o queixo), estenda o pescoço (olhando para cima), rotacione bilateralmente (colocando o queixo em cada ombro) e incline lateralmente a cabeça (tocando a orelha em cada ombro).

Inspecionar a coluna torácica em busca de deformidades ou abaulamentos, presentes em casos de escoliose grave. Observar a coluna lombar, avaliando a presença ou não da lordose fisiológica (perdida, por exemplo, em paciente com espondilite anquilosante). Pedimos que o paciente se curve para frente e tente tocar a ponta dos pés (o normal é que os punhos alcancem a região dos joelhos; o restante da flexão se dá por meio da flexão do quadril). Durante o movimento de flexão, avaliar a simetria da coluna e a presença de abaulamentos. Prossegue-se com a avaliação de extensão da coluna – pedir ao paciente

TABELA 160.4 Testes para avaliação de integridade de ligamentos e cartilagens meniscais	
Estrutura	Técnica/manobra
LCA	Teste de Lachmann: com o joelho em flexão de aproximadamente 20°, segurar firmemente a tíbia proximal e o fêmur distal – estabilizar o fêmur e aplicar força de tração anterior e posterior na tíbia rapidamente – se o ligamento estiver intacto percebe-se parada abrupta do movimento.
LCP	Com o joelho e flexão de 90° e pé apoiado na mesa, aplicar pressão na região anterior da tíbia – verificar se há dor ou frouxidão. Na presença de ruptura, a tíbia pode deslocar-se posteriormente sobre o fêmur.
LCL/ LCM	Com o joelho em flexão aproximada de 30°, realizar estresse em valgo para a tíbia (para colateral medial) ou em varo (para testar o colateral lateral). Verificar se há dor ou frouxidão
Menisco	Manobra de McMurray: segurar o calcanhar do paciente, e com a outra mão palpar a linha articular do joelho (bilateralmente, com o polegar e indicador); movimentar o joelho repetidamente (flexão profunda, aproximando o calcanhar da nádega, seguida de extensão parcial até 90°) juntamente com o movimento de inversão e eversão do tornozelo. Avaliar se há dor ou estalido. Após vários ciclos de flexoextensão, realizar extensão completa do joelho com o tornozelo em inversão, e após extensão completa com tornozelo em eversão. Atentar para dor ou estalido.

que se curve para trás. A inclinação lateral é avaliada solicitando que curve à esquerda e à direita, levando a mão próxima à face lateral do joelho.

A palpação da musculatura paravertebral associada a punho-percussão da coluna pode identificar pontos dolorosos. Na suspeita de fibromialgia pode-se investigar os *tender points*, que apesar de não fazerem mais parte dos critérios diagnósticos da doença, podem corroborar a presença de amplificação e dor difusa.

BIBLIOGRAFIA

1. Barros Filho TEP, Lech O. Exame físico em ortopedia. 2ª ed., São Paulo, Sarvier, 2001.
2. Hochberg MC, Silman AJ, Smolen JS, Wenblatt ME, Weisman MH. Rheumatology, 6th ed. Philadelphia, Mosby Elsevier, 2015
3. Robinson DB, El-Gabalawy HS. History and physical examination. In: Klippel JH, et al. Primer on the rheumatic deseases. 13th ed., New York, Springer Science + Business Media, 2008, p.6-14.
4. Sack KE. Physical examination of the musculoskeletal system. In: Imboden J, Hellmann D, Stone J. Current diagnosis and treatment rheumatology. 3rd ed., USA, McGraw Hill, 2007, p. 1-11.
5. Sato EI, et al. Guia de Medicina Ambulatorial e Hospitalar da UNIFESP-EPM.
6. Ziminski CM, Nichols LA. History and physical assessment. In clinical care in the rheumatic diseases. 3rd ed., Atlanta, Georgia, Association of Rheumatology Health Professionals, 2006, p. 27-33.

161

DIAGNÓSTICO DIFERENCIAL EM ARTRITE

Carlos Francisco da Silva
Ricardo Amaro Noleto Araujo
Alexandre Wagner Silva de Souza
Ana Rita de Brito Medeiros da Fonseca

INTRODUÇÃO

Todo médico se depara com paciente apresentando queixa de dor articular em algum momento de sua carreira. No Brasil, cerca de 6,4% da população acima dos 18 anos relata diagnóstico médico de artrite ou de outra doença reumática.

O diagnóstico diferencial de artrite é baseado predominantemente na anamnese e exame físico, sendo os exames laboratoriais ou de imagem apenas auxiliares ao diagnóstico.

ABORDAGEM CLÍNICA DA ARTRITE

Dentro deste capítulo vamos abordar o diagnóstico diferencial da artrite. Para isso, após a anamnese e o exame físico, o médico deverá ser capaz de responder às seguintes perguntas:
- O processo é devido ao acometimento direto da articulação ou é consequente ao envolvimento de tecidos adjacentes?
- É um processo articular inflamatório ou não inflamatório?
- Qual a duração dos sintomas?
- Qual o número de articulações acometidas?
- Qual o padrão de acometimento articular?
- Há manifestações extra-articulares associadas?
- Dor articular × não articular

O primeiro passo é evidenciar se a queixa dolorosa é decorrente de um processo patológico intra-articular, pois doenças que acometem estruturas periarticulares e musculares levam o paciente a se queixar de dor referida na articulação.

As estruturas periarticulares incluem ligamentos, bursas, músculos, fáscia, osso, nervos, pele e tecido celular subcutâneo subjacente, e o acometimento de qualquer uma dessas estruturas pode simular dor articular.

Ao exame físico, pacientes com doenças articulares apresentam dor profunda e difusa na articulação, diminuição global da amplitude de movimento tanto na movimentação ativa quanto na passiva e em todos os planos, além de crepitações grosseiras, instabilidade, bloqueio articular ou deformidades; enquanto doenças periarticulares costumam ter amplitude de movimento reduzida à movimentação ativa, porém com melhora ao movimento passivo, inclusive da dor. Não há comprometimento de todos os planos de movimentação da articulação e observam-se pontos dolorosos adjacentes.

Dor articular inflamatória × não inflamatória

Quando a queixa é verdadeiramente articular, o segundo passo é identificar se sua causa é inflamatória, pois as doenças articulares inflamatórias estão associadas a maior risco de dano articular permanente.

Na dor articular inflamatória normalmente observa-se dor, calor, eritema, perda de função (p. ex., posição em flexão da articulação afetada ou bloqueio articular) e edema (derrame articular e espessamento sinovial). O principal achado no exame físico é o aumento de volume da articulação. A dor articular não inflamatória normalmente piora aos movimentos, e pode até se associar a alguma rigidez inicial; esta costuma ocorrer após curtos períodos de repouso (Tabela 161.1).

Outro achado que sugere dor articular inflamatória é o aumento de provas de fase aguda, como a velocidade de hemossedimentação (VHS) e a proteína C reativa (PCR).

Artrite aguda × crônica

Um outro dado importante na avaliação da dor articular é seu tempo de duração. Quadros agudos têm duração de horas ou dias, enquanto quadros crônicos têm duração superior a 6 semanas. Causas de dor articular aguda incluem artrite infecciosa, artrite reativa e artropatia microcristalinas, e dentre as causas de dor articular crônica, doenças reumáticas ganham maior destaque como osteoartrite (OA), artrite reumatoide (AR) e espondiloartrites (EAs).

Número de articulações envolvidas

A dor articular e a artrite podem ser subclassificadas de acordo com o número de articulações acometidas em monoarticular, se uma única articulação for acometida; oligoarticular, no envolvimento de 2 a 4 articulações; e poliarticular, quando 5 ou mais articulações forem envolvidas.

TABELA 161.1 Diferenças dor articular inflamatória e não inflamatória		
Características	**Dor inflamatória**	**Dor não inflamatória**
Rigidez matinal	Prolongada (> 60 min)	Curta (< 30 min)
Tipo de início	Insidioso	Agudo
Efeito do exercício	Melhora	Exacerba
Dor, calor, rubor e edema	Frequentes	Infrequentes
História de traumas	Ausentes	Presentes
Sintomas sistêmicos	Frequentes	Raros

Padrão de acometimento articular

A dor articular e a artrite têm 3 padrões de acometimento, baseados na evolução da doença:
- Migratório: as manifestações presentes em uma articulação desaparecem, e depois reaparecem em outra articulação, e assim por diante. Os exemplos clássicos são a febre reumática e a artrite gonocócica.
- Aditivo: a dor articular ou a artrite inicia em uma articulação e evolui para outras articulações, persistindo na(s) articulação(ões) inicialmente acometida(s). Esse padrão é comum na AR e no lúpus eritematoso sistêmico (LES).
- Intermitente: episódios recorrentes de dor articular ou artrite com remissão entre as crises. Comumente observado na gota, artrite psoriática (AP) e na artrite reativa.

O padrão de envolvimento articular também pode ser classificado em simétrico ou assimétrico, o que auxilia também no raciocínio para se chegar ao diagnóstico.

Manifestações extra-articulares

A associação do quadro articular a manifestações extra-articulares, frequentemente nos direciona para o diagnóstico etiológico. Por isso, a anamnese e o exame físico devem incluir a busca ativa por essas manifestações em diferentes órgãos e sistemas. Alguns exemplos abaixo ilustram a importância da investigação de manifestações extra-articulares em pacientes com artrite.

História de febre, além de levantar a suspeita de infecção, também está presente em doenças reumáticas autoimunes, como por exemplo na doença de Still e no LES. A perda de peso significativa é comum na artrite reativa e em manifestações articulares secundárias a vasculites sistêmicas, neoplasias e na artropatia enteropática.

Lesões cutâneas desempenham um papel importante na investigação do quadro articular. Nesse contexto, o exame físico deve incluir locais pouco expostos como região umbilical, couro cabeludo e órgãos genitais. O leito ungueal deve ser avaliado na busca de sinais que sugiram psoríase, como manchas de óleo, distrofia ou onicólise.

História prévia ou atual de uveíte é relevante no diagnóstico diferencial de artrites, devido à sua associação com EAs, principalmente na uveíte anterior, e com doença de Behçet, sarcoidose e outras doenças reumáticas em casos de panuveíte, uveíte posterior ou intermediária. História de alterações de hábito intestinal, com diarreia, mesmo que intermitente, podem auxiliar à investigação. Outra informação a ser verificada é a história de infecção recente, principalmente geniturinária ou gastrointestinal, devido a associação com artrite reativa.

Dados como idade, sexo e etnia podem auxiliar na investigação de artrite. A investigação sobre comorbidades, principalmente o diabetes *mellitus* e sobre o uso de medicamentos, são úteis na investigação. Por exemplo, o uso de hidralazina pode levar ao lúpus induzido por drogas e glicocorticoides se associam à osteonecrose da cabeça do fêmur. Usuários de drogas endovenosas são população de risco para infecção crônica pelo vírus da hepatite B e C, e por HIV. Além disso, no contexto atual, pacientes que apresentam doença viral aguda associada à artrite, podem apresentar infecção pelo Chikungunya, parvovirose e infecção pelo Zika vírus.

MONOARTRITE AGUDA

- Diagnósticos mais comuns: infecciosa – artrite séptica; inflamatória – artrite induzida por cristais; não inflamatória – osteoartrite e trauma.

- É mandatório descartar artrite séptica e o exame mais importante é a análise do líquido sinovial com pesquisa direta para bactérias, fungos e micobactérias, além de cultura.
- A artrite séptica é uma urgência reumatológica, por isso a monoartrite aguda é uma artrite infecciosa até que se prove o contrário.

As duas principais causas de monoartrite aguda são a artrite séptica e a artrite induzida por cristais, e o desafio diagnóstico é diferenciá-las.

A anamnese identifica fatores que direcionam o diagnóstico mais provável. Indivíduos do sexo masculino, síndrome metabólica, doença renal, hiperuricemia, e episódio prévios de crise de monoartrite têm maior correlação clínica com artrite induzida por cristais, especialmente a gota, enquanto a suspeita de artrite infecciosa deve ser levantada em idosos ou crianças com monoartrite aguda, em usuários de drogas, portadores de prótese articular, infiltração prévia com glicocorticoides e em pacientes com múltiplas comorbidades. Artrite gonocócica deve ser considerada em indivíduos jovens e com vida sexual ativa que apresentam monoartrite.

É importante lembrar que as doenças podem coexistir, bem como haver artrite infecciosa afebril e artrite por cristas com febre e leucocitose. A análise do líquido sinovial é fundamental para o diagnóstico diferencial. Na dúvida diagnóstica é indicada antibioticoterapia empírica até que se exclua o diagnóstico de infecção.

Na artrite séptica encontramos um líquido sinovial com alta celularidade, superior a 50.000/mm^3, predomínio de polimorfonucleares. O Gram é positivo somente em 50% dos casos, e a cultura é positiva em 67% dos casos de artrite infecciosa não gonocócica. Os principais agentes etiológicos são *Staphylococcus aureus*, *Streptococcus sp.*, bacilos Gram-negativos.

A celularidade do líquido sinovial na monoartrite aguda induzida por cristais também costuma ser elevada; deve-se pesquisar a presença de cristais à microscopia óptica em busca de cristais de urato de monossódio no caso da gota ou de pirofosfato de cálcio na pseudogota.

Na investigação da monoartrite aguda, exames laboratoriais como hemocultura pareada, hemograma, PCR e VHS podem auxiliar, mas não definem o diagnóstico. Dosagem de ácido úrico sérico não ajuda na crise aguda de gota, pois níveis podem ser normais ou baixos em quase metade dos casos.

Outra causa a ser considerada de monoartrite aguda é a hemartrose que pode ser secundária à fratura intra-articular, intoxicação warfarínica, na hemofilia e na sinovite vilonodular pigmentada.

MONOARTRITE CRÔNICA

- É importante descartar causas infecciosas mais indolentes e diferenciar as causas inflamatórias das não inflamatórias.
- OA é uma causa comum de monoartrite crônica.

A OA é a causa mais comum de monoartrite geralmente de grandes articulações (joelho e quadril) devendo-se atentar para fatores de risco. A osteonecrose deve ser incluída no diagnóstico diferencial, especialmente em pacientes em uso crônico de glicocorticoide.

Em quadros infecciosos e sistêmicos o diagnóstico etiológico é difícil, sendo requerida a análise do líquido e biopsia sinovial com cultura e exame histopatológico. Em alguns casos, outros exames são indicados como radiografia de tórax na suspeita de tuberculose e sarcoidose, ressonância magnética na suspeita de osteonecrose, lesão intra-articular, osteomielite ou destruição periarticular do osso.

Na monoartrite crônica, deve-se descartar infecção indolente, como a artrite tuberculosa, na qual o BAAR é positivo em cerca de 20% e a cultura específica em 80% dos casos, mas esta pode demorar semanas para o resultado. Outra causa frequente de monoartrite crônica é a infecção fúngica. A doença de Lyme também é causa de monoartrite crônica, causada pela *Borrelia burgdorferi*, que causa artrite em 70% dos casos se não tratada, e em metade dos casos há uma mono ou oligoartrite.

OLIGOARTRITE AGUDA

- As principais causas são a infecção gonocócica disseminada, artrite séptica não gonocócica e EAs.
- Na suspeita de infecção, a artrocentese e avaliação microbiológica do líquido sinovial são de grande importância.

A infecção gonocócica disseminada (IGD) é a causa mais comum de oligoartralgias migratórias de evolução aguda em pacientes jovens e sexualmente ativos. Em sua apresentação mais comum, observa-se febre, calafrios, *rash* cutâneo e sintomas articulares. Pequeno número de pápulas que progridem para pústulas hemorrágicas se desenvolve no tronco e na face extensora das extremidades, associado a tenossinovite e/ou oligoartralgias migratórias. As manifestações da pele e articulares são provavelmente consequência de uma resposta imune aos antígenos gonocócicos circulantes e uma deposição de imunocomplexos nos tecidos. Por isso, a cultura do líquido sinovial é persistentemente negativa e a hemocultura é positiva em menos de 45% dos pacientes. O líquido sinovial na doença gonocócica disseminada costuma ter uma celularidade menor (10.000 a 20.000/mm^3) do que aquela observada na artrite séptica. A infecção gonocócica também se manifestar por artrite séptica gonocócica purulenta, com infecção direta do espaço articular. Mas uma melhora significante dos sintomas em 12–24 h do início do tratamento com antibiótico adequado sugere o diagnóstico de IGD mesmo com culturas negativas.

Entre diagnósticos diferenciais de oligoartrite aguda temos a artrites reativa e a febre reumática. A artrite reativa ocorre classicamente 1 a 4 semanas após infecção gastrointestinal por agentes como *Yersinia*, *Salmonella*, *Shiguella* e *Campylobacter* ou geniturinária por *Chlamydia trachomatis*. A artrite é tipicamente oligoarticular, assimétrica e com predileção para os membros inferiores. A febre reumática é uma oligoartrite migratória não deformante, associada a infecção estreptocócica prévia.

A endocardite bacteriana que pode causar artrite tanto pela disseminação hematogênica (artrite séptica) quanto por depósito de imunocomplexos (artrite reativa). Na infância, a febre reumática aguda classicamente se apresenta como artrite migratória, enquanto as EAs causam oligoartrite assimétrica.

OLIGOARTRITE CRÔNICA

- A causa mais comum de oligoartrite crônica inflamatória são as EAs periféricas, portanto a presença de manifestações extra-articulares e exames de imagem ajudam o diagnóstico;
- A causa mais comum não inflamatória é a OA, principalmente de quadril e joelhos.

Diante de um paciente com oligoartrite de causa inflamatória, o principal diagnóstico a ser levantado é o de EA periférica (EAp). Além da artrite, também pode-se observar entesite e/ou dactilite. As manifestações a serem pesquisadas incluem: história de lombalgia crônica, uveíte, psoríase, doença inflamatória intestinal (doença de Crohn ou colite ulcerativa), infecções precedentes, presença do alelo HLA-B*27, sacroileíte em exame de imagem e história familiar de EAs. A artrite costuma ser assimétrica e com predileção pelos membros inferiores, mas também acometimento do esqueleto axial, incluindo articulações sacroilíacas. A artrite psoriásica é uma das formas de EA que acometem as pequenas articulações das mãos, entrando no espectro de diagnóstico diferencial da AR.

POLIARTRITE AGUDA

- Causas mais comuns: infecciosas, principalmente virais e a AR.
- Ao avaliar paciente com poliartrite aguda, é importante para determinar se a mesma será persistente ou autolimitada.

Infecções virais são as causas mais comuns de poliartrite e poliartralgias de caráter agudo, mas poucos vírus causam de fato poliartrite; a maioria das infecções virais causa poliartralgias autolimitadas. A hepatite B aguda em torno de 2 semanas antes do início da icterícia, pode causar reação mediada por imunocomplexos, associada a lesões de pele (*rash* maculopapular ou urticária), febre e artralgias, mas podendo ocorrer artrite das mãos, punhos, cotovelos e tornozelos. Essas manifestações articulares melhoram com o aparecimento da icterícia. Na hepatite C crônica pode ocorrer artralgias ou poliartrite, associadas ou não à crioglobulinemia. A infecção pelo parvovírus B19 também causa poliartrite, e em adultos ela pode evoluir sem febre ou *rash* cutâneo. Esse quadro se resolve espontaneamente em semanas, cronificando em uma minoria dos casos.

As arboviroses (dengue, Zika e Chikungunya) são muito prevalentes no Brasil, podendo causar artralgias, entretanto somente a febre Chikungunya pode evoluir para uma fase subaguda e crônica. A Chikungunya na fase aguda da doença é caracterizada principalmente por febre de início súbito e surgimento de poliartralgias de forte intensidade. A dor articular normalmente é poliarticular, simétrica, acometendo grandes e pequenas articulações com ou sem poliartrite e tenossinovite associadas. Na fase subaguda, cessa a febre, e os sintomas articulares persistem ou exacerbam, com poliartrite distal e tenossinovite hipertrófica subaguda em punhos e tornozelos. Se os sintomas persistirem por mais de três meses, estará instalada a fase crônica da doença, caracterizada por dor com ou sem edema, limitação de movimento articular e deformidades. Estima-se que cerca de 14% dos pacientes infectados pelo vírus da Chikungunya evoluem com artrite crônica.

POLIARTRITE CRÔNICA

- As principais causas são a OA e a AR.
- O padrão de acometimento articular direciona o diagnóstico.

No diagnóstico diferencial de poliartrite crônica, saber o padrão de acometimento articular, principalmente nas mãos, direciona o diagnóstico. Na AR, há o acometimento preferencial das interfalangeanas proximais (IFP), metacarpofalangeanas (MCF) e punhos, poupando interfalangeanas distais (IFD), coluna torácica e lombossacra, podendo acometer somente a coluna cervical. Na OA, as articulações envolvidas são IFD, IFP e a primeira metacarpocarpal, poupando as MCF, punhos, cotovelos, glenoumeral e tornozelos. Doença por deposição de pirofosfato de cálcio também pode ser causa de poliartrite crônica com acometimento semelhante ao da AR. Na artrite psoriásica, articulações IFD são acometidas, com alterações radiográficas bem sugestivas que as diferenciam da OA, além de poder ter lesões ungueais associadas. Doenças reumáticas autoimunes podem levar à poliartrite crônica e no LES pode haver deformidades reversíveis nas mãos (artropatia de Jaccoud).

Diante de um paciente com poliartrite crônica, exames de imagem ganham destaque para o diagnóstico clínico. A investigação sorológica com fator reumatoide e anticorpos antipeptídios citrulinados têm sua indicação em quadros persistentes para o diagnóstico de AR.

CONCLUSÃO

As possibilidades diagnósticas diante de quadro de artrite são muitas; entretanto, com anamnese e exame físico adequados é possível elaborar as principais hipóteses diagnósticas. O papel do médico que presta o primeiro atendimento ao paciente com artrite é a identificação de doenças que acarretam maior morbimortalidade em caso de atraso de diagnóstico e tratamento, como é o caso da artrite séptica e da poliartrite persistente.

BIBLIOGRAFIA

1. Brasil. Ministério da Saúde. Secretaria de Vigilância em Saúde. Departamento de Vigilância das Doenças Transmissíveis. Febre de chikungunya: manejo clínico / Ministério da Saúde, Secretaria de Vigilância em Saúde, Secretaria de Atenção Básica. – Brasília: Ministério da Saúde, 2015. Disponível em: http://portalsaude.saude.gov.br/images/pdf/2015/fevereiro/19/febre-de-chikungunya-manejo- clinico.pdf
2. El-Gabalawy H. Evaluation of the patient: history and physical examination. In: Klippel JH, Weyand CM, Crofford LJ, Stone JH. Primer on the rheumatic diseases. 12th ed. Atlanta: Arthritis Foundation, 2001: 117-124.
3. Ensworth S. Rheumatology: 1. Is it arthritis? CMAJ. 2000;162:1011-6.
4. Garcia-Arias M. Septic arthritis. Best Pract Res Clin Rheumatol. 2011 Jun;25(3):407-21. doi: 10.1016/j.berh.2011.02.001
5. IBGE. Percepção do estado de saúde, estilo de vida e doenças crônicas. Pesquisa Nacional por Amostra de Domicílios (PNAD), 2013. Disponível em: http://biblioteca.ibge.gov.br/visualizacao/livros/liv91110.pdf (30 Maio 2016).
6. Marc C. Hochberg, Alan J. Silman, Josef S. Smolen, Michael E. Weinblatt, Michael H. Weisman. Pattern recognition in arthritis. In: Rheumatology. 6th ed. Philadelphia, Mosby: 225-230, 2015.
7. MTPS/DATAPREV/INSS. Anuário Estatístico da Previdência Social (AEPS), 2014. Disponível na internet: http://www.mtps.gov.br/dados-abertos/dados-da-previdencia/previdencia-social-e-inss/anuario-estatistico-da-previdencia-social-aeps. (30 Maio 2016)
8. Sato EI. et al. Guia de Medicina Ambulatorial e Hospitalar da UNIFESP-EPM
9. Siva C. Diagnosing Acute Monoarthritis in Adults: A Practical Approach for the Family Physician. American Family Physician. 2003;68;1

162

OSTEOARTRITE

Guilherme Devide Mota
Ricardo Amaro Noleto Araujo
Ana Rita de Brito Medeiros da Fonseca
Alexandre Wagner Silva de Souza

DEFINIÇÃO E EPIDEMIOLOGIA

Doença degenerativa das articulações sinoviais, que pode ser entendida como uma insuficiência qualitativa e quantitativa da cartilagem articular associada a alterações típicas do osso subcondral. É a mais prevalente das doenças reumáticas, com prevalência de 20% na população mundial. São fatores de risco: idade acima de 45 anos, sexo feminino, história familiar (quadril), obesidade, desalinhamento anatômico da articulação, atividades profissionais ou esportivas, trauma (rotura de menisco, fraturas) e doenças metabólicas sistêmicas (OA secundária, hemocromatose, hipotireoidismo, Wilson etc.).

MANIFESTAÇÕES CLÍNICAS

No início existem apenas alterações radiológicas, sem sintomatologia. A dor articular é insidiosa e é precipitada ou piorada pelo uso da articulação, evoluindo com o tempo para dor ao repouso e seguidamente dor noturna. Pode ter como fatores contribuintes a instabilidade articular, sinovite, síndromes periarticulares e dor muscular. Rigidez não costuma durar mais de 30 minutos, evoluir com instabilidade articular progressiva, crepitações e perda da amplitude de movimento.

OSTEOARTRITE DE MÃOS

A forma mais comum de OA primária. Classicamente são descritos nódulos de Heberden (em interfalangeanas distais) e Bourchard (em interfalangeanas proximais). Pode-se apresentar de forma insidiosa, com dor e rigidez ou aguda e recorrente com sinovite. OA da articulação carpometacarpiana (rizartrose) pode ocorrer de forma isolada ou associada a das interfalangianas.

OSTEARTRITE DE JOELHO

Uni ou bilateral, é a forma mais associada a obesidade. Pode acometer toda a articulação ou apenas um compartimento (medial principalmente). Dor à deambulação, dificuldade em subir escadas e rigidez matinal são manifestações comuns. Acometimento patelofemoral dá a clássica dor à compressão com quadríceps contraído.

OSTEOARTRITE DE QUADRIL

Unilateral, principal sintoma é a dor à deambulação, referida na nádega, virilha, coxa ou joelho, que normalmente piora com rotação interna da coxa (é o primeiro movimento a ser perdido nestes casos).

OSTEOARTRITE DE COLUNA VERTEBRAL

Caracterizada pela degeneração do disco intervertebral e/ou osteoartrose das articulações interapofisárias. Preferência pela coluna cervical (região de C5) e lombar (L3, L4 e L5). Dor que piora com o movimento da coluna, maior ao acordar e ao final do dia, com piora à flexão (discal) ou extensão (apofisária). Dor não tem relação com achados radiológicos. Complicações são: compressão radicular, mielopatia cervical, compressão da artéria vertebral durante rotação (vertigem, diplopia e paraparesia), estenose vertebral lombar e espondilolistese.

ALTERAÇÕES RADIOGRÁFICAS

Os principais sinais radiológicos da OA são: osteófitos (proeminências ósseas nas bordas das articulações), redução do espaço articular, esclerose óssea subcondral (acentuação da hipotransparência na região subcondral), presença de cistos subcondrais e colapso do osso subcondral. Portanto, os achados radiológicos frequentemente estão dissociados da clínica.

TRATAMENTO

Pode ser dividido didaticamente em medidas farmacológicas e não farmacológicas, mas de uma forma geral o objetivo é redução da carga articular, reabilitação e controle de sintomas (Tabela 162.1).

TABELA 162.1 Tratamento e manejo da osteoartrite

Farmacológico	Não farmacológico
Analgésicos simples são a primeira escolha (dipirona, paracetamol)	Emagrecimento
AINEs (ibuprofeno, naproxeno, celecoxib)	Uso de órteses
Opioides fracos em casos de dor severa	Fisioterapia motora
Medicações tópicas (capsaicina)	Fortalecimento de musculatura periarticular
Corticoides intra-articulares (triancinolona) Ácido hialurônico intra-articular	TENS/Acupuntura
Hidroxicloroquina	Aplicação de frio ou calor local
Sulfato de condroitina Sulfato de glucosamina	Repouso programado

INTERVENÇÃO CIRÚRGICA

Remoção de fragmentos por artroscopia pode gerar alívio da dor. A artroplastia total com colocação de prótese articular é indicada nos casos com osteoartrose grave, refratária e incapacidade funcional.

BIBLIOGRAFIA

1. Altman R, Alarcón G, Appelrouth D, et al. The American College of Rheumatology criteria for the classification and reporting of osteoarthritis of the hand. Arthritis Rheum. 1990;33:1601.
2. Claessens AA, Schouten JS, van den Ouweland FA, Valkenburg HA. Do clinical findings associate with radiographic osteoarthritis of the knee? Ann Rheum Dis. 1990;49:771.
3. Doi K, Martel W. Monarticular erosive osteoarthritis: a possible source of confusion with infectious arthritis. J Clin Rheumatol. 1995;1:242.
4. Guias de Medicina Ambulatorial e Hospitalar da Unifesp - Epm - Reumatologia - 2ª Ed.
5. John O'Neill (eds.)-Essential Imaging in Rheumatology-Springer-Verlag New York (2015).
6. Peat G, Thomas E, Duncan R, et al. Estimating the probability of radiographic osteoarthritis in the older patient with knee pain. Arthritis Rheum. 2007;57:794.
7. Rosenberg ZS, Shankman S, Steiner GC, et al. Rapid destructive osteoarthritis: clinical, radiographic, and pathologic features. Radiology. 1992;182:213.
8. Wu CW, Morrell MR, Heinze E, et al. Validation of American College of Rheumatology classification criteria for knee osteoarthritis using arthroscopically defined cartilage damage scores. Semin Arthritis Rheum. 2005;35:197.

163

ARTRITE REUMATOIDE, SÍNDROME DE SJÖGREN E DOENÇA DE STILL

Guilherme Devide Mota
Ricardo Amaro Noleto Araujo
Ana Rita de Brito Medeiros da Fonseca
Alexandre Wagner Silva de Souza

ARTRITE REUMATOIDE
Epidemiologia

A artrite reumatoide é uma doença inflamatória crônica com distribuição geográfica mundial e incidência de cerca de 1% da população adulta, sendo 80% dos casos na faixa etária de 35–50 anos, duas a três vezes mais frequente em mulheres. Fatores de risco incluem tabagismo, café e sílica. Anticoncepcional oral é fator protetor. Há uma forte associação genética entre a AR e o HLA (HLA-DR1 e DR4 estão relacionados a formas mais graves), assim como outras doenças autoimunes.

Patogênese

A lesão histológica básica é a inflamação das membranas sinoviais, que é um tecido que reveste a porção interna dos espaços articulares das articulações diartrodiais. A sinovite acaba levando a uma erosão da cartilagem articular e do osso subcondral por meio da produção local de diversas enzimas proteolíticas pelo *pannus*, tecido inflamatório sinovial em proliferação. Esse processo é autossustentado e está ligado a uma predisposição genética e um gatilho (infecções, por exemplo).

Manifestações clínicas

Dor articular e rigidez são as manifestações clássicas, geralmente insidiosas a acompanhados de sintomas constitucionais ou um quadro mono-*like*. Geralmente evolui para a forma clássica: artrite simétrica de pequenas articulações das mãos e punhos, preservando as interfalangeanas distais. Entretanto, a apresentação pode ser bastante variável. Febre é incomum e 30–50% podem apresentar osteoporose.

Manifestações articulares

Dor agravada pelo movimento, aumento do volume articular, espessamento da cápsula articular, tendência em manter a articulação em flexão, fibrose e contratura levando

a deformidades fixas. Geralmente segue-se a ordem mãos-pés-punho-joelho-cotovelo-tornozelo-quadril-ombros. Além dessas características, a rigidez matinal também é bastante comum.
- Mãos: desvio ulnar dos dedos, pescoço de cisne e dedo em abotoadura. Poupa as IF distais.
- Punhos: punhos em dorso de camelo e síndrome do túnel do carpo.
- Joelhos: derrames articulares e proliferação tecidual (sinal da tecla).
- Pés: subluxação da cabeça dos metatarsos e artelhos em valgo, além de erosões plantares.
- Cervical: subluxação atlantoaxial, levando a compressão medular.
- Outros: cotovelo, ombros, cricoaritenoides (rouquidão, disfagia e dor), sacroilíacas (AR avançada) e ATM.

Manifestações extra-articulares

Mais comuns em pacientes com altos títulos de FR e anti-CCP.
- Cutâneas: nódulos reumatoides (derivados de vasculites de pequenas veias), refletem o nível de atividade da doença, mais comuns em áreas de maior pressão; vasculite cutânea leucocitoclásitca levando a lesões acastanhadas em polpas digitais e vasculite necrotizante grave, que pode evoluir para a forma sistêmica.
- Oftalmológicas: síndrome de Sjögren, episclerite, esclerite e escleromalácia perfurante.
- Pulmonares: pleurite e derrame pleural. O exudato apresenta queda de complemento, FR+, baixos níveis de glicose, pH baixo. Pode aparecer nódulos reumatoides no pulmão. Outras alterações incluem fibrose interstical difusa, bronquiolite obliterante com organização pneumônica e síndrome de Caplan (pneumoconiose).
- Cardíacas: pericardite, IAM por vasculite, nódulos reumatoides e distúrbios de condução.
- Neurológicas: síndrome do túnel do carpo/tarso, neuropatia cervical.
- Renais: GN mesangial e amiloidose secundária.

Diagnóstico

O paciente deve apresentar pelo menos 4 dos 7 critérios a seguir, e os quatro primeiros devem estar presentes por pelo menos 6 semanas (Tabela 163.1).

TABELA 163.1 Critérios do ACR para artrite reumatoide
Rigidez matinal: na região articular ou periarticular, com duração de pelo menos 1 hora antes da melhora máxima
Artrite de três ou mais regiões articulares: pelo menos três regiões articulares simultaneamente com aumento de volume de partes moles ou de líquido observado por um médico
Artrite das articulações da mão: pelo menos uma área articular aumentada de volume no punho, nas metacarpofalangeanas ou interfalangeanas proximais
Artrite simétrica: envolvimento simultâneo da mesma área articular bilateralmente
Nódulos reumatoides: nódulos subcutâneos, sobre superfícies extensoras ou proeminências ósseas, ou em regiões periarticulares, observados por um médico
Fator reumatoide sérico: demonstração de quantidades anormais por qualquer método
Alterações radiográficas típicas

O não preenchimento dos critérios não exclui o diagnóstico, sendo o mais comum o quadro de poliartrite inflamatória simétrica, poupando esqueleto axial. O FR é pouco específico e está postivo em outras doenças ou até mesmo em uma parcela da população geral saudável. O anti-CCP é mais específico, porém com a sensibilidade um pouco menor. Outros anticorpos incluem FAN e ANCA. É possível encontrar anemia de doença crônica, trombocitose, leucocitose, VHS e proteína C reativa aumentados. O líquido sinovial costuma cursar com com celularidade compatível com quadro inflamatório, pode ter aspecto turvo, viscosidade reduzida, aumento da concentração de proteínas e concentração normal ou reduzida de glicose.

Na avaliação radiográfica é possível ver como um dos primeiros achados o aumento de partes moles associado a osteopenia justa-articular e diminuição do espaço articular. Em paciente com pior prognóstico pode já haver desde o início destruição da cartilagem e erosões ósseas marginais, denotando uma doença mais grave a agressiva.

A maioria terá uma doença persistente e flutuante; mulheres tendem a ter mais doença erosiva e sinovite persistente. Além disso, doença ativa por mais de 1 ano é fator de mau prognóstico.

Tratamento

As drogas modificadoras do curso da doença devem ser iniciadas no momento do diagnóstico com o objetivo de atingir a remissão.

- **AINEs:** sintomáticos indicados no início da terapia, pode-se usar os inibidores não seletivos da COX (ibuprofeno, cetoprofeno, naproxeno, diclofenaco, indometacina, piroxicam) cujos principais efeitos adversos são gastrointestinais (úlcera, HDA) ou os inibidores seletivos da COX-2
- **Corticoides:** alívio sintomático e retardo na progressão das erosões ósseas, utiliza-se predinisona na dose 7,5 mg/dia (em casos graves, dose 1,0 mg/kg com redução gradual ou até pulsoterapia) sempre associado às DARMD em razão dos efeitos colaterais em longo prazo.
- **Drogas antirreumáticas modificadoras da doença (DARMD):** drogas que possuem um efeito imunomodulador, porém possuem efeitos analgésicos e anti-inflamatórios mínimos e demoram de 2–6 semanas para começarem a fazer efeito (por isso uso de AINEs e corticoides no início). Se possível, devem ser introduzidas no momento do diagnóstico. O metrotrexato é considerado a 1ª escolha pela sua ação mais rápida, baixo custo, tolerabilidade (os efeitos colaterais, náuseas/mucosite/mielotoxicidade podem ser manejados com reposição de acido fólico). Outra droga que pode ser utilizada é a leflunomida em monoterapia ou em associação com o metotrexato, sendo necessário em ambas avaliação de hepatotoxicidade, com dosagens seriadas de transaminases. Antimaláricos como a cloroquina também são boas opções (menos efetivos porém com menos efeitos colaterais – toxicidade retiniana demanda avaliação oftalmológica semestral). Sulfassalazina costuma ser usada em associação com o metrotrexato em doenças leves a moderadas (risco de agranulocitose). Outras drogas como azatioprina, clorambucil, ciclofosfamida e ciclosporina podem ser usados em ocasiões específicas, no entanto cada vez menos usadas.
- **Biológicos:** agentes anti-TNF-alfa (como o infliximab, adalimumab, etanercepte entre outros), assim com anti-L6 (tocilizumabe), anti-CD20 (rituximabe) e anti-CTL4 (abatacept) e mais recentemente inibidores da JAK2 (tofacitinibe) devem ser são considerados em pacientes não respondedores aos DMARDs em dose otimizada após 3–6 meses de tratamento. Essas terapias muito eficazes, ainda possuem um custo

elevado, devendo-se tomar cuidados com infecções (principalmente TB latente, hepatites virais crônicas, HIV entre outras que devem ser avaliadas antes do início do tratamento).

Tratamento cirúrgico

opção nos pacientes com deformidades importantes ou dor e artrite intratável, porém não alteram a história natural da doença. Os procedimentos são a tenossinovectomia e a sinovectomia.

Prognóstico

A AR é uma doença progressiva e frequentemente associada a incapacidade funcional. O objetivo do tratamento é retardar a evolução da doença. Se tratada adequadamente, menos de 15% dos pacientes evoluirão para lesões incapacitantes e deformidades sérias.

SÍNDROME DE SJÖGREN

Definição e epidemiologia

A síndrome de Sjögren (SS) é uma doença reumática autoimune caracterizada pela disfunção e destruição das glândulas exócrinas, com extensa infiltração linfoplasmocitária dos tecidos envolvidos. A prevalência da SS primária é de 0,17% em estudo populacional brasileiro. Pode ocorrer em associação com outras doenças autoimunes, como o lúpus eritematoso sistêmico (LES) e a artrite reumatoide (AR) em frequência variável e chega até 22,2% em pacientes com AR. É mais frequente em mulheres na quinta década de vida.

Manifestações glandulares

Ver Tabela 163.2.

Manifestações extraglandulares

O aspecto linfoproliferativo da SS, com acúmulo intraglandular de células linfoides está associado a um maior risco de doenças linfoproliferativas. Os principais sinais sugestivos de malignização e que devem servir de alerta para o médico assistente são: aumento persistente das parótidas, esplenomegalia, púrpura palpável, úlceras nos membros

TABELA 163.2 Manifestações glandulares na síndrome de Sjögren

	Glândulas lacrimais	Glândulas salivares
Apresentação	• Ressecamento conjuntival e corneano, úlceras corneanas	• Xerostomia, dificuldade para deglutir sólidos, perda do paladar e maior incidência de cáries • Aumento fixo ou intermitente das parótidas
Tratamento	• Colírios de metilcelulose ou similares (lágrimas artificiais) • Ciclosporina tópica • Suplementação com ômega 3 • Oclusão temporária ou permanente do ducto lacrimal • Agonistas muscarínicos	• Preparações de saliva artificial • Agonistas muscarínicos

TABELA 163.3 Manifestações extraglandulares na síndrome de Sjögren

	Artrite	Doença pulmonar intersticial	Vasculite	Polineuropatia
Apresentação	Artralgia associada a sinais flogísticos locais	Insuficiência pulmonar restritiva que evolui para fibrose	Como detalhar a apresentação das vasculites?	Acometimento sensitivo e ou motor
Tratamento 1ª linha	Corticoide ou AINEs + hidroxicloroquina	Corticoides + Imunossupressores (azatioprina, ciclofosfamida ou micofenolato)	Pulsoterapia com metilprednisolona + ciclofosfamida	Corticoide + Imunossupressor *Na polineuropatia exclusivamente sensitiva a primeira opção é a pulsoterapia
Tratamento 2ª linha	Metrotrexate	Pulsoterapia com metilprednisolona + ciclofosfamida	Rituximabe	Pulsoterapia com metilprednisolona + ciclofosfamida *Na polineuropatia exclusivamente sensitiva a opção é imunoglobulina endovenosa
Tratamento 3ª linha	Rituximabe	Rituximabe		Rituximabe

inferiores, baixos níveis de C4, crioglobulinemia monoclonal mista e idiótipos de fator reumatoide monoclonal de reação cruzada (Tabela 163.3).

DOENÇA DE STILL DE INÍCIO TARDIO

O início tardio da doença de Still, fora do espectro da AIJ sistêmica, possui uma incidência estimada de 0,0015%, predominando no sexo feminino e geralmente com dois picos: dos 15–25 anos e dos 36–46 anos.

O quadro clínico clássico é composto por febre alta intermitente, geralmente por mais de 2 semanas, associado a artrite (principalmente em joelhos, tornozelo e punhos) e *rash* cutâneo de coloração salmão. Outras manifestações podem incluir hepatomegalia, esplenomegalia, serosite ou linfadenopatia, dificultando o diagnóstico. Devem ser excluídas causas infecciosas, neoplásicas e outras doenças reumatológicas. O diagnóstico definitivo pode ser obtido pela aplicação dos critérios de Yamaguchi, necessitando de 5 critérios (incluindo 2 critérios maiores pelo menos).

Os exames laboratoriais são muito úteis; o hemograma pode evidenciar anemia, leucocitose e trombocitose. Elevação de marcadores inflamatórios como VHS, proteína C reativa, ferritina e trasaminases. Nesses paciente é possível avaliar a redução da ferritina glicosilada e normalmente possuem FR e FAN negativos.

O tratamento das formas leves pode ser apenas o manejo com AINEs e corticoides até que se atinja o controle dos sintomas, com posterior manutenção com metrotrexato. Em caso grave com acometimento sistêmico importante pode-se fazer uso de anti-TNFα, anti-IL1 e anti-IL6 (Tabela 163.4).

TABELA 163.4 Critérios de Yamaguchi para doença de Still

Critérios maiores	Critérios menores
• Febre de pelo menos 39 °C durando ao menos uma semana • Artralgia ou artrite por pelo menos 2 semanas • *Rash* de coloração salmão não pruriginoso em tronco/extremidades • Leucocitose às custas de granulócitos (> 10.000/µL)	• Dor de garganta • Linfadenopatia • Hepato ou esplenomegalia • Alteração nos exames de função hepática • Fator reumatoide e fator antinúcleo negativos

BIBLIOGRAFIA

1. Aletaha D, Neogi T, Silman AJ, et al. 2010 Rheumatoid arthritis classification criteria: an American College of Rheumatology/European League Against Rheumatism collaborative initiative. Arthritis Rheum. 2010;62:2569.
2. Garcia-Carrasco M, Ramos-Casals M, Rosas J, Pallares L, Calvo-Alen J, Cervera R, et al. Primary Sjogren's syndrome: clinical and immunologic disease patterns in a cohort of 400 patients. Medicine. 2002;81: 270-280.
3. Klareskog L, Catrina AI, Paget S. Rheumatoid arthritis. Lancet. 2009;373:659.
4. Luime JJ, Colin EM, Hazes JM, Lubberts E. Does anti-mutated citrullinated vimentin have additional value as a serological marker in the diagnostic and prognostic investigation of patients with rheumatoid arthritis? A systematic review. Ann Rheum Dis. 2010;69:337.
5. M. Owlia and G. Mehrpoor. Adult onset still's disease: a review. Indian Journal of Medical Sciences. vol. 63, no. 5, pp. 207-21, 2009.
6. Recomendações para o tratamento da síndrome de Sjögren Valéria Valim et. Al. Rev bras reumatol . 2015;55(5):446-57.
7. Valim V, Zandonade E, Pereira AM, de Brito Filho OH, Serrano EV, Musso C, et al. Primary Sjogren's syndrome prevalence in a major metropolitan area in Brazil. Revista Brasileira de Reumatologia. 2013;53: 24-34.
8. Whiting PF, Smidt N, Sterne JA, et al. Systematic review: accuracy of anti-citrullinated Peptide antibodies for diagnosing rheumatoid arthritis. Ann Intern Med. 2010;152:456.
9. Y. Cagatay, A. Gul, A. Cagatay et al. Adult-onset still's disease. International Journal of Clinical Practice. vol. 63, no. 7, pp. 1050-5, 2009.

DOENÇA POR DEPÓSITOS DE CRISTAIS

Pedro Henrique Carr Vaisberg
Ricardo Amaro Noleto Araujo
Ana Rita de Brito Medeiros da Fonseca
Alexandre Wagner Silva de Souza

ARTRITE GOTOSA

Gota é uma doença inflamatória e metabólica, sendo uma causa comum de artrite inflamatória em adultos e é caracterizada pela deposição de cristais de urato monossódico nos tecidos. A doença tem relação direta com a hiperuricemia, mas a maioria dos indivíduos com ácido úrico elevado nunca apresentarão sintomas.

A prevalência da doença se aproxima dos 3% em homens e mulheres pós-menopausa. Nas crianças, os níveis de ácido úrico são mais baixos quando comparados aos dos adultos e, por isso, é rara a manifestação nessa faixa etária. Mulheres em idade fértil também têm prevalência menor quando comparadas aos homens da mesma faixa pela maior excreção do urato mediada pelos componentes estrogênicos. Assim, observa-se um aumento na incidência em homens por volta da 4ª e 5ª décadas de vida, enquanto, em mulheres, nas 6ª e 7ª décadas.

A fisiopatologia da doença gira em torno da solubilidade do ácido úrico e seu ânion, o urato (ácido úrico ↔ H$^+$ + urato$^-$) no sangue. A grande maioria dos mamíferos tem uma concentração de urato muito mais baixa pela conversão do ácido úrico em alantoína, um composto extremamente mais solúvel que é então excretado. Entretanto, nos humanos, o gene responsável pela produção da urato-oxidase (uricase) é inativa o que torna o ácido úrico o produto final da degradação das purinas (principalmente no fígado). Assim, a concentração do urato em um homem hígido se aproxima do limite teórico de sua solubilidade sérica e a hiperuricemia é um distúrbio bastante prevalente (lembrando que hiperuricemia resulta em gota em uma minoria dos pacientes).

A redução na excreção renal de ácido úrico é responsável por 85–90% dos casos de hiperuricemia primária ou secundária. Os 10–15% restantes são causados por aumento na produção de urato/síntese de purinas (ou por redução na excreção intestinal que não é compensada por uma excreção renal aparentemente normal). Entre as principais causas de aumento na produção estão condições que aumentam o *turnover* celular, drogas, dieta ou defeitos enzimáticos hereditários (Tabela 164.1).

TABELA 164.1 Fatores relacionados a hiperuricemia

Aumento na produção	Redução na excreção
Doenças mieloproliferativas	Doença renal crônica
Doenças linfoproliferativas	Redução de volume efetivo
Psoríase	Acidose lática
Hemólise	Obesidade
Obesidade	Hiperparatireoidismo
Hipóxia tecidual	Hipotireoidismo
Etanol	Rins policísticos
Dieta com excesso de purinas	Diuréticos
Drogas citotóxicas	Etanol
Deficiência de B12	Etambutol, pirazinamida, ciclosporina, tacrolimus, doses baixas de salicilatos

Quadro clínico

Crise aguda de gota (artrite gotosa aguda)

As crises geralmente seguem um padrão típico, que inclui:
- Dor intensa com sinais inflamatórios exuberantes (edema, rubor, calor) no local acometido com pico dos sintomas atingidos com 12 a 24 horas após o início.
- Começo mais comum durante a noite ou início da manhã.
- Envolvimento de membro inferior – grande maioria dos casos acomete uma única articulação, mais comumente a 1ª metatarsofalangeana (podagra), tornozelos ou joelho.
- Acometimento poliarticular ocorre mais em pacientes com curso mais prolongado de doença e sem tratamento.

Diversos fatores podem predispor à crise, como trauma, cirurgia, jejum prolongado, comidas gordurosas, desidratação, drogas que alterem o metabolismo e a concentração de urato sérico (como alopurinol, tiazídicos, diuréticos de alça), consumo excessivo de álcool, aumento no consumo de carne e frutos do mar, entre outros.

Período intercrítico

Mesmo após uma crise extremamente intensa, o período que sucede a resolução da crise é geralmente assintomático. A maioria dos pacientes não tratados apresentarão recorrência do quadro em até dois anos. A tendência entre esses é de crises com intervalos cada vez mais curtos, com piora da intensidade e mais incapacitantes. Apesar da ausência de sintomas, o depósito de ácido úrico continua levando à formação dos tofos gotosos e às erosões ósseas com a possibilidade de evolução para uma artropatia crônica relacionada à gota.

Gota tofácea crônica

Caracterizada principalmente pelos tofos gotosos que são decorrentes do depósito crônico de urato e se formam principalmente em joelhos, cotovelos, dedos e orelhas. Esse processo é acompanhado por inflamação crônica e comumente presença de erosões ósseas.

Acometimento renal na gota

O rim exerce extrema importância no metabolismo do acido úrico por meio da filtração glomerular, reabsorção, secreção e por fim excreção em torno de 8–12% do ácido úrico filtrado; destes, o processo crucial na fisiopatologia da doença é a secreção tubular. A lesão renal é decorrente da hiperuricemia crônica e o depósito de cristais de urato, levando a nefrolitíase e nefropatia intersticial por urato.

Diagnóstico

Em 2015, o American College of Reumathology (ACR) em associação com a European League Against Reumathism (EULAR) definiram novos critérios classificatórios (Tabela 164.2).

TABELA 164.2 Critérios classificatórios ACR/EULAR para gota

Critérios		Escore
Critério inicial (apenas aplicar os demais critérios se este for positivo)	Ao menos 1 episódio de edema, dor e/ou alteração da sensibilidade em uma articulação periférica ou bursa	
Critério definidor (se presente, doente pode ser classificado como portador de gota sem aplicar os critérios abaixo)	Presença de cristais de urato monossódico em uma articulação ou bursa sintomática ou em tofo	
Clínica – padrão de articulação ou bursa envolvidas durante a crise	Tornozelo ou mediopé (mono ou oligoarticular)	1
	Envolvimento da 1ª metatarsofalangeana (sendo monoarticular ou parte de oligoarticular)	2
Características dos episódios: • Eritema sobre a articulação envolvida • Paciente mal pode tocar a articulação envolvida • Incapacidade para andar ou usar a articulação acometida	Uma característica	1
	Duas características	2
	Três características	3
Tempo de duração das crises: • Tempo de para o pico de dor menor que 24 horas • Resolução dos sintomas em até 14 dias • Resolução completa da crise e retorno ao basal do paciente no período entre as crises	Um episódio típico	1
	Episódios típicos recorrentes	2
Evidência clínica de tofo gotoso	Presente	4
Laboratório: dosagem de ácido úrico medida idealmente quando o paciente não está recebendo terapia para redução do urato sérico e 4 semanas após a crise (durante o período intercrítico)	Menor que 4 mg/dL (0,24 mmol/L)	-4
	6–8 mg/dL (0,36–0,48 mmol/L)	2
	8–9,9 mg/dL (0,48–0,59 mmol/L)	3
	Maior ou igual a 10 mg/dL (0,60 mmol/L)	4
Análise do líquido sinovial de articulação afetada	Negativo para cristais de urato monossódico	-2
Exames de imagem – sugestivos de deposição de urato: • USG com sinal do duplo contorno • Tomografia computadorizada de dupla-energia (DECT) demonstrando a deposição	Presente	4
Radiografia – mostrando lesão articular relacionada à gota	Presente	4

Tratamento

Crise aguda

O tratamento deve ser iniciado logo que o paciente perceber os primeiros sintomas. Diversas classes de medicações anti-inflamatórias são efetivas e a preferência pelo tratamento baseia-se nas comorbidades que o paciente apresenta, na efetividade de tratamentos pregressos e mesmo na experiência do médico (como no caso de infiltração intra-articular).

Os AINEs (anti-inflamatórios não hormonais) são medicamentos efetivos como primeira escolha durante a crise de gota. A duração da terapia depende do tempo de curso da crise, sendo que pode ser necessária a associação com inibidores de bomba de prótons em terapias mais prolongadas.

A colchicina pode ser usada em alternativa aos AINEs, após consulta das contraindicações do uso da droga. Deve ser iniciada com no máximo 12 a 24 horas do início dos sintomas (pela redução de sua efetividade com a evolução da crise). Recomenda-se uma dose inicial de 1,0 mg, seguida por uma dose de 0,5 mg uma hora após (totalizando uma dose inicial de 1,5 mg). A dose de manutenção geralmente é de 0,5 mg uma a duas vezes ao dia e a droga pode ser suspensa 2 a 3 dias após resolução da crise.

Em pacientes com contraindicação ao uso de AINEs e colchicina, o corticoide é a opção e a via e duração do tratamento devem ser analisadas frente ao quadro apresentado, sendo que a injeção intra-articular é boa opção em pacientes com uma ou duas articulações acometidas e sem contraindicações ao procedimento.

Período intercrítico e tratamento profilático

Na maioria dos pacientes, a doença pode ser bem controlada com uma associação entre uma mudança de hábitos de risco, controle de comorbidades como hipertensão, doença renal, doença cardiovascular e síndrome metabólica, e terapia medicamentosa específica.

A terapia medicamentosa para redução do ácido úrico é indicada quando há recorrências frequentes da crise ou crise que causa incapacidade no paciente, sinais clínicos ou radiográficos de artropatia crônica, presença de tofo, insuficiência renal, nefrolitíase recorrente. Dentre essas drogas estão os inibidores da xantina-oxidase (alopurinol e febuxostat), os agentes uricosúricos (probenecida, benzobromarona) e a uricase (rasburicase).

Agentes uricosúricos agem na excreção renal de ácido úrico que é responsável por 85–90% dos casos de hiperuricemia. A benzobromarona é efetiva na dose de 50 a 200 mg/dia. A probenecida pode ser usada de 1–3 g/dia, evitando uso concomitante com beta-lactâmicos ou salicilatos. Droga uricosúricas devem ser desencorajadas em pacientes com taxa de filtração < 30 mL/min; e a probenecida deve ser usada com cautela com *clearance* < 50 mL/min. Deve-se iniciar drogas uricosúricas com monitorização da uricosúria objetivando 800–1.200 mg/L, atentar para avaliação inicial de cálculos (essas drogas podem precipitar a formação de cálculos), alcalinizar pH urinário em torno de 6,0–6,5 e monitorização de transaminases, além de orientações sobre hidratação.

O alopurinol é usado na dose habitual de 100–300 mg/dia, podendo chegar a 600 mg/dia, lembrando que a dose deve ser ajustada para o *clearance* renal. Deve-se iniciar a medicação com 100 mg e titulá-la a cada 2 a 4 semanas até a mínima dose necessária para manter o ácido úrico dentro do alvo desejado < 6 mg/dL (5 mg/dL na gota tofácea). O febuxostat é um inibidor seletivo da xantina-oxidase, podendo ser usado na dose de 40 a 80 mg/dia em pacientes com clerance > 30 mL/min.

As drogas derivadas da uricase não costumam ser usadas em tratamento para a gota. A rasburicase, por exemplo, geralmente é usada na prevenção de nefropatia durante síndrome de lise tumoral.

DOENÇA POR DEPÓSITO DE PIROFOSFATO DE CÁLCIO

A doença por depósitos de cristais de pirofosfato de cálcio é decorrente de uma alteração metabólica e inflamatória, cuja etiopatogenia ainda permanece pouco esclarecida. A formação dos cristais se inicia perto da superfície dos condrócitos e reflete tanto um aumento dos níveis de cálcio e de fosfato inorgânico ou alterações na matrix cartilaginosa que levam ao aumento da precipitação dos cristais na região (e também a combinação desses fatores). É incomum o depósitos de cristais em tecidos não cartilaginosos.

A doença tem uma alta prevalência de 4–7%, provavelmente refletindo o diagnóstico por meio de achados radiográficos. Existe um ligeiro predomínio do sexo masculino entre os jovens, no entanto entre os idosos prevalece o sexo feminino, maior ocorrência a partir de 40–50 anos, dobrando a prevalência a cada década após os 60 anos.

Acredita-se que a crise aguda decorra da liberação dos cristais presentes nas articulações, evoluindo com uma reposta local semelhante à da gota, levando à formação do inflamassoma. Cronicamente, a interação desses cristais com os fagócitos presentes na cartilagem gera atividade mitogênica e liberação de citocinas inflamatórias, processo que acaba se expressando como uma sinovite subaguda.

Quadro clínico

A maioria dos pacientes com deposição de cristais de pirofosfato de cálcio são assintomáticos. Dentre aqueles que desenvolvem sintomas, há uma grande diversidade de manifestações, sendo mais comumente acometidos os joelhos 50–80% dos casos, punhos, tornozelos e ombros. Sendo assim, a nomenclatura dada a cada tipo de manifestação se relaciona com a doença que se assemelha (entre parênteses, a nomenclatura proposta pela European League Against Rheumatism – EULAR).

- Doença assintomática: grande parte das articulações com sinais de condrocalcinose em radiografia não manifestam sintomas.
- Pseudogota (artrite aguda por cristais de pirofosfato de cálcio): como na gota, apresenta uma crise autolimitada com dor intensa, edema, eritema, calor e incapacidade articular. Pode ocorrer em uma ou mais articulações e o joelho é acometido. Outras articulações tipicamente acometidas são em punho, ombro, tornozelo, pé e cotovelo. Febre baixa e aumento de marcadores inflamatórios podem ocorrer, principalmente em pacientes com acometimento poliarticular.
- Pseudorreumatoide (artrite inflamatória crônica por depósito de cristais de pirofosfato de cálcio): artrite crônica, podendo ser erosiva, com achado de cristais de pirofosfato de cálcio no líquido sinovial, forma com cerca de apenas 5% dos pacientes com depósito desses cristais. Como o nome já diz, as manifestações podem mimetizar a artrite reumatoide com presença de rigidez matinal, fadiga, edema e restrição de movimento durante o processo inflamatório.
- Pseudoartrósica ou osteoartrite com depósito de cristais de pirofosfato de cálcio: acomete aproximadamente 50% dos pacientes que manifestam os sintomas da deposição, e cerca de metade deles apresentará episódio de pseudogota no curso da doença. A região mais acometida é a dos joelhos, seguida por punhos, metacarpofalangeanas, quadris, ombros, cotovelos e, mais raramente, coluna espinhal. Com

o curso da doença, a cartilagem vai sendo perdida e um diagnóstico por imagem de condrocalcinose pode ser dificultado. O acometimento espinhal é raro, mas deve ser reconhecido pelo seu importante diagnóstico diferencial com outras síndromes por poder apresentar cefaleia e cervicalgia, rigidez, febre e aumento de marcadores inflamatórios.

Diagnóstico

Um diagnóstico definitivo de doença por depósito de cristais de pirofosfato de cálcio se dá pela identificação dos cristais no líquido sinovial (após artrocentese).

O cristal de pirofosfato tem formato romboide, com birrefringência fracamente positiva na microscopia de luz polarizada e adquire a cor azul quando paralelo ao feixe. O cristal do monourato de sódio tem formato de agulha, com birrefrigência fortemente positiva e com coloração amarelada quando paralelo ao feixe.

Exames de imagem demonstrando condrocalcinose de uma articulação típica acometida, normalmente visíveis em sífise púbica, punhos e joelhos. Na gota, as lesões tipicamente vistas são erosões em saca-bocado. A presença de um dos dois critérios descritos acima, associada ao quadro clínico descrito acima, faz um diagnóstico provável da doença.

Tratamento

O tratamento da artrite aguda por depósito de cristais de pirofosfato de cálcio se assemelha ao da gota, sendo os anti-inflamatórios não hormonais a primeira escolha. Para aqueles com contraindicação, é indicada a colchicina em esquema semelhante ao apresentado neste capítulo para as crises de gota. Em caso de contraindicação ao uso da colchicina e de anti-inflamatório, é indicado o uso de corticoide. Paciente com quadro poliarticular e com quadro pseudorreumatoide pode fazer uso de metotrexato e hidroxicloroquina. A infiltração com corticoesteroides é indicada para controle de sintomas de quadros mono a oligoarticulares.

A colchicina pode ser usada como profilaxia para crises recorrentes em pacientes com três ou mais crises anualmente (desde que não haja contraindicação ao uso).

BIBLIOGRAFIA

1. Campion EW. Review Article. Calcium Pyrophosphate Deposition Disease. N Engl J Med. 2016;374:2575-84. DOI: 10.1056/NEJMra1511117
2. Choi HK, Atkinson K, Karlson EW, et al. Obesity, weight change, hypertension, diuretic use, and risk of gout in men: The health professionals follow-up study. Arch Intern Med. 2005;165:742-8 .
3. Hochberg MC, Silman AJ, Smolen JS, Wenblatt ME, Weisman MH. Rheumatology, 6th ed. Philadelphia, Mosby Elsevier, 2015.
4. Neogi T. Clinical practice. Gout. N Engl J Med. 2011;364:443-52.
5. Richette P, Doherty M, Pascual E, et al. (2016) 2016 updated EULAR evidence-based recommendations for the management of gout. Ann Rheum Dis 0:1–14
6. Sato EI, et al. Guia de Medicina Ambulatorial e Hospitalar da UNIFESP-EPM.
7. Sivera F, Andres M, Carmona L, et al. Multinational evidence-based recommendations for the diagnosis and management of gout: Integrating systematic literature review and expert opinion of a broad panel of rheumatologists in the 3e initiative. Ann Rheum Dis. 2014;73:328-35.
8. Stamp LK, O'donnell JL, Zhang M, et al. Using allopurinol above the dose based on creatinine clearance is effective and safe in patients with chronic gout, including those with renal impairment. Arthritis Rheum. 2011;63:412-21.
9. Zhang W, Doherty M, Pascual E, et al. (2011) EULAR recommendations for calcium pyrophosphate deposition. Part II: Management. Ann Rheum Dis. 2011;70:571-5.

LÚPUS ERITEMATOSO SISTÊMICO

Claudio Vinicius Menezes de Brito
Ricardo Amaro Noleto Araujo
Ana Rita de Brito Medeiros da Fonseca
Alexandre Wagner Silva de Souza

DEFINIÇÃO

O lúpus eritematoso sistêmico (LES) é uma doença inflamatória crônica, multissistêmica, de causa desconhecida e natureza autoimune, caracterizada pela presença de diversos autoanticorpos, formação e deposição de imunocomplexos e inflamação em diversos órgãos. As características clínicas são polimórficas, de acordo com o dano tecidual provocado pelo processo inflamatório, e a evolução costuma ser crônica, com períodos de exacerbação e remissão.

Sua etiologia ainda permanece pouco conhecida, porém sabe-se que o desenvolvimento da doença está associado a fatores genéticos, imunológicos e ambientais, tais como a exposição solar, infecções (p. ex., Epstein-Barr vírus) e uso de medicamentos nos casos de lúpus induzido por drogas.

EPIDEMIOLOGIA

O LES é uma doença rara, que afeta indivíduos de todas as raças e se apresenta 9 a 10 vezes mais frequente em mulheres, especialmente na faixa etária reprodutiva. Sua mortalidade é cerca de 3 a 5 vezes maior do que a da população geral e está relacionada a atividade inflamatória da doença, especialmente quando há acometimento renal e do sistema nervoso central (SNC), ao maior risco de infecções graves decorrentes da imunossupressão e, tardiamente, às complicações da doença e do tratamento, sendo a doença cardiovascular um dos mais importantes fatores de morbidade e mortalidade dos pacientes.

APRESENTAÇÃO CLÍNICA

Os sintomas constitucionais (febre, fadiga, perda de peso, mialgias, linfadenopatia etc.) são as queixas mais prevalentes dos pacientes portadores de LES.

O envolvimento articular é detectado em mais de 90% dos pacientes e é uma das manifestações mais precoces da doença. Caracteristicamente, a artrite apresenta padrão migratório, poliarticular, simétrico, não erosivo e raramente deformante.

As lesões de pele são comuns e podem ser variadas, ocorrendo em mais de 80% dos pacientes. A maioria dos pacientes apresenta fotossensibilidade após exposição à radiação solar ou artificial (lâmpadas fluorescentes ou halógenas), sendo o *rash* malar em formato de asa de borboleta a lesão clássica. Outras apresentações clínicas são representadas por: úlceras orais e nasais (indolores), lúpus cutâneo subagudo, lúpus discoide e alopecia (não cicatricial).

As manifestações vasculares são representadas pela ocorrência do fenômeno de Raynaud (> 50%), vasculites (11–36%) com presença de levedo reticular, púrpuras palpáveis, petéquias, paniculite e lesões papulonodulares, e doença tromboembólica, particularmente no contexto da síndrome do anticorpo antifosfolípide (SAAF). As drogas antimaláricas parecem exercer efeito protetor quanto ao desenvolvimento da doença tromboembólica no paciente portador de LES.

O acometimento renal ocorre em cerca de 50–60% dos pacientes, sendo hematúria e proteinúria persistentes os achados mais observados. É responsável por grande morbidade e mortalidade dos pacientes e pode se apresentar como diversas formas de glomerulonefrite, sendo a biópsia renal exame fundamental para avaliar prognóstico, bem como definir classe histológica e a extensão do acometimento renal. A nefrite lúpica pode cursar com síndrome nefrítica ou nefrótica, consumo de complementos, positivação do anti-DNA nativo e, nas formas mais graves, trombocitopenia e perda de função renal rápida e progressiva.

A pericardite é a manifestação cardíaca mais comum, podendo ser clínica ou subclínica, com derrame pericárdico geralmente pequeno e detectável apenas por ecocardiografia, raramente evoluindo para quadros mais graves de tamponamento cardíaco ou pericardite constritiva. Outras apresentações do acometimento cardíaco são representados por miocardite, acometimento valvar (endocardite de Libman-Sacks) e doença arterial coronariana, muito relacionada com o processo acelerado de aterogênese nos pacientes portadores de LES.

A manifestação pulmonar mais comum é a pleurite com derrame de pequeno a moderado volume, geralmente bilateral. Menos comumente, hipertensão pulmonar, pneumonite lúpica, síndrome do pulmão encolhido e hemorragia alveolar aguda podem também aparecer no contexto clínico do paciente com LES.

Os sintomas neuropsiquiátricos podem ocorrer nos pacientes com LES, sendo possível dividi-los em eventos primários (danos imunomediados no SNC) e secundários (repercussão da doença em outros órgãos ou complicações terapêuticas); e de acordo com a porção do sistema nervoso acometido: central (estado confusional agudo, distúrbios cognitivos, psicose, desordens do humor e de ansiedade, cefaleia, mielopatia, convulsões, meningite asséptica e desordens do movimento), ou periférico (acometimento de nervos cranianos, polineuropatia, plexopatia, mononeurite simples/múltipla, síndrome miastênica, polirradiculoneuropatia inflamatória aguda e desordens autonômicas).

As anormalidades hematológicas são frequentes no paciente portador de LES e qualquer umas das linhagens pode ser acometida. A anemia de doença crônica é o tipo mais comum de anemia. A anemia hemolítica autoimune requer tratamento imediato devido a sua apresentação clínica mais grave. A leucopenia é comum, ocorrendo em aproximadamente 50% dos pacientes, podendo estar relacionada a linfopenia e/ou neutropenia secundária, geralmente correlacionadas com atividade da doença. A trombocitopenia também é um achado frequente nos pacientes com LES, mas raramente se apresenta com quadro grave de sangramento; porém, requer tratamento com glicocorticoides.

Devido à heterogeneidade clínica do LES e à ausência de achados ou testes patognomônicos, o diagnóstico representam um verdadeiro desafio para o médico, no qual o julgamento clínico e a exclusão de diagnósticos diferenciais se tornam passos fundamentais para a elucidação diagnóstica. Além disso, devido à ausência de critérios diagnósticos, os critérios de classificação têm sido utilizados para auxiliar na identificação de achados clínicos para o diagnóstico.

A avaliação inicial requer uma história clínica e exame físico cuidadoso, além de exames que auxiliem na identificação de achados que sejam característicos do LES, ou que sugiram diagnósticos alternativos. Devemos sempre lembrar de interrogar o paciente quanto ao uso de medicamentos que podem estar associados com o lúpus induzido por drogas, como: hidralazina, procainamida, isoniazida, metildopa, captopril, sulfassalazina, clorpromazina e outros.

Os testes laboratoriais recomendados para avaliação inicial do paciente com suspeita de LES são: hemograma, função renal, urina 1 com relação proteinúria/creatininúria, VHS, PCR e pesquisa de autoanticorpos (FAN, anti-ENA e antifosfolípides). O anticorpo antinuclear (FAN) reage contra as células Hep2, sendo positivo nos pacientes com LES. Contudo, mesmo que seu resultado seja positivo, devemos solicitar a pesquisa de outros autoanticorpos específicos, como dsDNA, anti-Sm, anti-RO/SSA, anti-LA/SSB e anti-RNP. Outros testes laboratoriais, como anti-CCP, fator reumatoide, sorologias (hepatites B e C, EBV, Lyme, parvovírus B19), CPK, exames de imagem e biópsias devem ser solicitados em contextos específicos para diagnósticos diferenciais, de acordo com a apresentação clínica da doença.

Após a exclusão de diagnósticos alternativos, utilizamos os critérios de classificação propostos pela ACR (American College of Reumathology – 1997) ou pelo SLICC (Systemic Lupus International Collaborating Clinics – 2012) (Tabela 165.1) dos quais são necessários 4 de 11 critérios no caso do ACR; ou 4 dos 17 critérios propostos pelo SLICC, sendo destes pelo menos 1 dos 11 critérios clínicos e 1 dos 6 critérios imunológicos; ou a presença de biópsia renal compatível com LES em pacientes com a presença de anticorpos ANA ou dsDNA.

TRATAMENTO

O tratamento do paciente portador de LES deve ser baseado em uma abordagem multidisciplinar composta de dois pilares principais: o tratamento específico, relacionado ao uso de medicamentos; e o tratamento de suporte, que envolve uma série de medidas que visam a melhoria do estado de saúde global dos pacientes. Existem evidências de que os pacientes devem ser vistos a cada 3 ou 4 meses, podendo ter um período maior de seguimento para os pacientes que apresentam doença estável (Tabela 165.2).

Tratamento de suporte

Sabemos que a educação em saúde do paciente e seus familiares sobre a doença e sua evolução, sobre os possíveis riscos intrínsecos à patologia e relacionados ao tratamento, as diversas opções medicamentosas para o tratamento e o prognóstico da patologia são essenciais para o entendimento do processo saúde-doença, para a aderência ao tratamento e acompanhamento em longo prazo, tendo em vista que esses pacientes apresentam história clínica crônica com períodos de exacerbação e remissão da doença. Além disso, deve-se sempre oferecer apoio psicológico aos portadores de LES, transmitir otimismo e

TABELA 165.1 Critérios de classificação do SLICC (2012)

Critérios clínicos

Lúpus cutâneo agudo	*Rash* malar em "asa de borboleta", fotossensibilidade, lúpus bolhoso, necrólise epidérmica tóxica variante do LES, *rash* maculopapular.
Lúpus cutâneo crônico	Lúpus discoide (lesão cutânea que costuma deixar cicatrizes, incluindo alopecia irreversível), lúpus verrucoso, paniculite lúpica, lúpus túmido.
Alopecia (não cicatricial)	Alopecia não discoide, reversível com o controle da atividade da doença.
Úlceras	Nasais e orais geralmente indolores em palato, mucosa jugal e língua na ausência de outras causas como infecções, Behçet, úlceras aftosas, entre outras.
Articular	Sinovite em 2 ou mais articulações, caracterizadas com dor e edema ou dor em 2 ou mais articulações e rigidez matinal de pelo menos 30 min.
Serosite	Dor pleurítica ou pericárdica típica > 1 dia, derrame pleural ou pericárdico ou espessamento de ambos, sinais de pericardite no ECG.
Renal	Proteinúria > 0,5 g/24 h ou sedimento urinário ativo (dimorfismo eritrocitário ou cilindros celulares).
Manifestações neurológicas	Convulsão, psicose, estado confusional agudo, mononeurite múltipla, mielite, neuropatia periférica ou craniana.
Anemia hemolítica	Aumento de bilirrubinas e DHL, consumo de haptolobina, reticulocitose e Coombs direto positivo
Leucopenia ou linfopenia	Leucócitos < 4.000/mL ou linfócitos < 1.000/mL
Plaquetopenia	Plaquetas < 100.000/mL

Critérios imunológicos

FAN	Fator antinuclear, positivo em mais de 98% dos casos; atentar para titulação e o padrão do FAN.
Anti-DNA dupla hélice (anti-DNAds)	Boa especificidade para o LES, presente em 75% dos casos, maior correlação com atividade renal.
Anti-Sm	Autoanticorpo de maior especificidade, mas presente em apenas 30% dos casos.
Anticorpos antifosfolipídio	Determinado pela presença do anticoagulante lúpico, anti-b2-glicoproteína ou anticardiolipinas IgA, IgM ou IgG
Hipocomplementemia	C3 baixo, C4 baixo ou CH50 baixo.
Coombs direto positivo	Na ausência de anemia hemolítica

motivação para o cumprimento dos projetos de vida; estimular a prática de atividade física aeróbica regular e a adoção de dieta balanceada com os objetivos de reduzir o risco cardiovascular e melhorar a qualidade de vida; incentivar o uso de medidas de proteção contra a luz solar e outras formas de irradiação ultravioleta (lâmpadas fluorescentes ou halógenas); evitar o tabagismo e controlar outros fatores de risco cardiovascular, como glicemia, hipertensão arterial, obesidade e dislipidemia; realizar avaliação ginecológica (anualmente), oftalmológica (a cada 6 a 12 meses, especialmente nos pacientes em uso de antimaláricos), odontológica (periódica); manter atualização do cartão vacinal contra influenza (anual) e pneumococo (a cada 5 anos) e realizar vacinação com vírus vivos atenuados a depender dos imunossupressores em uso; realizar investigação sorológica para hepatite B, hepatite C, HIV e pesquisa de infecção latente por tuberculose antes do início do tratamento; realizar tratamento empírico com anti-helmíntico para estrongiloidíase antes de iniciar uso de imunossupressores; e fornecer orientações a respeito da anticoncepção, dando preferência aos anticoncepcionais sem ou com baixa dose de estrogênio, e evitar a concepção nos períodos de atividade da doença ou durante o tratamento com medicamentos contraindicados na gestação, como: talidomida, ciclofosfamida, micofenolato, metotrexato e leflunomida.

Tratamento específico

O tratamento medicamentoso deve ser individualizado para cada paciente e depende dos órgãos ou dos sistemas acometidos, bem como da gravidade clínica apresentada. Frequentemente os pacientes necessitam da associação de medicamentos para controle da doença, sendo necessário o manejo direcionado para o controle da inflamação dos órgãos ou sistemas mais gravemente afetados.

Os glicocorticoides são os fármacos mais utilizados no tratamento do paciente com LES e suas doses variam de acordo com a gravidade de cada caso. Em virtude dos seus efeitos colaterais, os glicocorticoides devem ser utilizados na menor dose efetiva para controle da doença, com redução gradual da posologia assim que possível. Nos pacientes que não conseguem manter a doença controlada com dose ≤ 7,5 mg/dia, está indicada a associação de outro medicamento com ação poupadora de glicocorticoides, como: antimaláricos, azatioprina e metotrexato. Além disso, deve-se considerar sempre a suplementação de cálcio e vitamina D nos pacientes usuários crônicos de corticoide.

Os antimaláricos, independentemente do órgão ou sistema acometido, devem sempre ser indicados para uso contínuo. Além da finalidade de poupar o uso de glicocorticoides, apresenta a capacidade de reduzir a atividade da doença e a possibilidade de ocorrência de novos surtos, de reduzir o risco de trombose e de melhorar o perfil lipídico dos pacientes.

O tratamento do LES frequentemente é direcionado para o órgão ou sistema mais acometido pela doença. Dentre eles, destacamos o acometimento renal que requer tratamento baseado nos achados clínicos e na apresentação anatomopatológica na biópsia renal. A nefrite lúpica pode se apresentar com achados clínicos variados, que vão da perda grave e progressiva da função renal até o espectro de proteinúria assintomática. Sendo este um dos sistemas com maior morbidade e mortalidade associados ao LES, descrevemos abaixo as principais características dos seis subtipos de nefrite lúpica com seus respectivos tratamentos.

PROGNÓSTICO

Diversos fatores estão associados ao prognóstico ruim dos pacientes portadores de LES, como: acometimento renal (especialmente a glomerulonefrite proliferava difusa – classe IV), hipertensão, sexo masculino, idade jovem, idade avançada ao diagnóstico, baixa condição socioeconômica, raça negra, presença de anticorpos antifosfolípides, SAAF e alto índice de atividade da doença (p. ex., SLICC/ACR-DI).

O tratamento, apesar da redução do risco de morte precoce, ainda não conseguiu reduzir de maneira significante a elevada morbidade associada à atividade inflamatória e ao efeito colateral das drogas utilizadas no tratamento. Necrose avascular de joelhos e quadril, fadiga, fraqueza muscular, osteoporose e disfunção cognitiva são alguns dos problemas observados em pacientes que sobrevivem à doença às custas de doses altas de glicocorticoide, por exemplo.

TABELA 165.2 Classificação e tratamento da nefrite lúpica

Classe	Características histológicas	Características clinicolaboratoriais	Tratamento
I Mesangial mínima	Glomérulos normais a MO, mas com depósitos imunes à IF.	Proteinúria < 1,0 g/24 h (relação P/C < 1), creatinina normal e os pacientes normalmente NÃO apresentam hipertensão arterial (HAS)	Maioria dos pacientes: corticoesteroides e hidroxicloroquina. Se apresentar proteinúria persistente: (> 1 g/24 h ou P/C > 1), considerar indução e manutenção de azatioprina (AZA) ou micofenolato (MMF)
II Mesangial proliferativa	Hipercelularidade mesangial ou expansão da matriz mesangial à MO; e depósitos subepitelias ou subendoteliais à IF ou ME.		
III Focal	Glomerulonefrite envolvendo < 50% de todos os glomérulos, tipicamente com depósitos imunes subendoteliais com ou sem alterações mesangiais.	Elevação da creatinina (sem outra causa) associada a proteinúria > 0,5 g/24 horas ou P/C > 0,5 e HAS recente e/ou sedimento urinário ativo (hematúria dismórfica e/ou cilindros celulares): considerar como GN proliferativa (classes III ou IV), principalmente se acompanhada de hipocomplementemia e anti-dsDNA positivo.	Indução: atingir remissão completa (RC) em 6 meses. *Metilprednisolona* (0,5–1 g IV 3 dias) + prednisona (0,5–1,0 g/kg por 4 semanas e desmame gradual até dose de 5–10 mg/dia em 6 meses *Ciclofosfamida* (0,5–1,0 g/m² SC IV) mensal por 6 meses ou 0,5 g IV quinzenal por 3 meses ou *MMF* (2 a 3 g/dia) 6 meses. Manutenção: AZA ou MMF indicados para pacientes com RC ou RP por mínimo de 36 meses.
IV Difusa	Glomerulonefrite envolvendo > 50%. Dividida em difusa segmentar (IV-S), na qual ≥ 50% lesões segmentares, e difusa global (IV-G) > 50% dos glomérulos com lesões globais (mais da metade do tufo glomerular).		
V Membranosa	Depósitos imunes subepiteliais globais ou segmentares ou suas sequelas morfológicas à MO e IF ou ME, com ou sem alterações mesangiais. Pode ocorrer em combinação com as classes III ou IV.	Proteinúria > 2 g/24 h ou P/C > 2, NÃO apresenta HAS ou atividade no sedimento urinário ativo, e principalmente SEM anti-dsDNA e níveis de complemento normais sugerem GN membranosa (classe V).	Os imunossupressores são recomendados para todos os pacientes, pois são mais eficazes do que os CE empregados isoladamente. Excluir tromboses, incluindo das veias renais. Indução: alcançar RC ou RP. Inclui o mesmo tratamento da classe III/IV com pulso de metil + prednisona, seguido de ciclofosfamida, MMF, podendo ser usada AZA (2,0 mg/kg). Manutenção com AZA ou MMF por mínimo de 36 meses. Em caso de falha, considerar rituximabe e Inibidores de calcineurina.
VI Esclerose avançada	Esclerose glomerular global em ≥ 90% sem atividade residual.	Doença renal crônica (DRC)	Manejo de DRC

As causas de morte dos paciente são diferenciadas em relação ao tempo do diagnóstico da doença. Nos primeiros anos, a mortalidade está relacionada tanto à atividade direta da doença, especialmente quando os sistemas acometidos são o renal e o sistema nervoso central, quanto à ocorrência de infecções graves devido ao estado de imunossupressão. As causas de morte mais tardias estão associadas a complicações do LES, como a doença renal crônica, complicações do tratamento e doença cardiovascular.

BIBLIOGRAFIA

1. Bernatsky S, Boivin JF, Joseph L, et al. Mortality in systemic lupus erythematosus. Arthritis Rheum. 2006;54(8):2550-7.
2. Bertsias GK, Tektonidou M, Amoura Z, et al. Joint European League Against Rheumatism and European Renal Association–European Dialysis and Transplant Association (EULAR/ERA-EDTA) recom- mendations for the management of adult and paediatric lupus nephritis. Ann Rheum Dis. 2012;71(11):1771-82.
3. Bruce IN, O'Keeffe AG, Farewell V, et al. Factors associated with damage accrual in patients with systemic lupus erythematosus: results from the Systemic Lupus International Collaborating Clinics (SLICC) Inception Cohort. Ann Rheum Dis. 2015;74(9):1706-13.
4. Han BH. Overview of pathogensis of systemic lupus erythematosus. In: Wallace DJ, Hahn BH. Duboi's lupus erythematosus. 8 ed. 2013.
5. Hochberg MC, Silman AJ, Smolen JS, Wenblatt ME, Weisman MH. Rheumatology. 6th ed. Philadelphia, Mosby Elsevier, 2015.
6. Rahman A, Isenberg DA. Systemic Lupus Erythematosus. N Engl J Med. 2008;358:929-39 February 28, 2008 DOI: 10.1056/NEJMra071297
7. Sato EI, et al. Guia de Medicina Ambulatorial e Hospitalar da UNIFESP-EPM.
8. Vollenhoven RF, Mosca M, Bertsias G, et al. Treat-to-target in systemic lupus erythematosus: recommendations from an international task force. Annals of the Rheumatic Diseases. 2014;73:958-67.

ESPONDILOARTRITES

Aline Thebit Bortolon
Ricardo Amaro Noleto Araujo
Alexandre Wagner Silva de Souza
Ana Rita de Brito Medeiros da Fonseca

INTRODUÇÃO

Espondiloartrites (SpA) são um grupo de doenças inflamatórias que compartilha manifestações clínicas, características genéticas e fisiopatológicas. De uma forma geral, espondiloartrites manifestam-se por envolvimento de esqueleto axial com sacroileíte e/ou espondilite, artrite periférica de grandes articulações geralmente na forma de oligoartrite, entesite, que é a inflamação na inserção de ligamentos e tendões, e manifestações extra-articulares. SpA se associam à presença do antígeno leucocitário humano B27 (HLA-B*27) em todos os subtipos. A classificação clássica de SpA inclui 6 diferentes entidades descritas a seguir.

CLASSIFICAÇÃO CLÁSSICA DE SPA

- Espondilite anquilosante.
- Artrite reativa.
- Espondiloartrite psoriásica:
  - Predominantemente periférica.
  - Predominantemente axial.
- Espondiloartrite enteropática (associada à doença inflamatória intestinal):
  - Predominantemente periférica.
  - Predominantemente axial.
- Espondiloartrite juvenil (artrite idiopática juvenil associada à entesite).
- Espondiloartrite indiferenciada.

SpA podem ser classificadas de acordo com a ASAS (Ankylosing SpondyloArthritis international Society) também com base na distribuição do envolvimento articular em SpA axial e SpA periférica.

CLASSIFICAÇÃO ASAS PARA SPA

- Espondiloartrite axial:
  - Com sacroiliíte radiográfica.
  - Sem sacroiliíte radiográfica :
  - Sacroiliíte à ressonância magnética.
  - Critérios clínicos e HLA-B*27 positivo.
- Espondiloartrite periférica:
  - Associada à psoríase.
  - Associada à doença inflamatória intestinal.
  - Com infecção prévia.
  - Sem psoríase, doença inflamatória intestinal ou infecção prévia.

MANIFESTAÇÕES CLÍNICAS

A distribuição axial em SpA evolui tipicamente com dor lombar inflamatória crônica, porém manifestações periféricas, como dactilite, entesite e/ou artrite periférica são observadas tanto em pacientes com SpA periférica quanto naqueles com SpA axial.

Principais manifestações musculoesqueléticas

- Dor lombar: é a principal manifestação de SpA axial, tem início insidioso e duração geralmente superior a 3 meses. Seu surgimento ocorre antes de 45 anos e a dor lombar tem caráter inflamatório, melhorando ao exercício e piorando ao repouso. A dor lombar se associa a dor alternante em glúteos e tem excelente resposta ao uso de anti-inflamatórios não hormonais (AINHs).
- Artrite periférica: apresenta-se geralmente como oligoartrite assimétrica, de início agudo, envolvendo principalmente joelhos e tornozelos.
- Entesite: inflamação da inserção de ligamentos, tendões, cápsulas articulares e fáscias aos ossos. Entesite caracteriza-se por dor intensa, associada ou não, a edema no local principalmente de inserção tendínea, sendo o tendão de aquiles e fáscia plantar os locais mais acometidos.
- Dactilite ou dedos em salsicha: é simplesmente o edema de dedos da mão ou do pé, muito comum em SpA, principalmente na artrite psoriásica e artrite reativa, a dactilite se deve ao edema da bainha de tendões flexores dos dedos e de tecidos subjacentes.

Principais manifestações extra-articulares

- Inflamação ocular: SpA podem se manifestar por uveíte anterior ou conjuntivite. A conjuntivite geralmente é não purulenta e transitória. A uveíte apresenta-se com eritema ocular, dor e fotofobia unilateral, e pode ser a primeira manifestação. Cerca de 50% dos pacientes com uveíte anterior unilateral aguda recorrente apresentam uma forma de SpA.
- Doença inflamatória intestinal.
- Psoríase.

A espondilite anquilosante (EA) é a principal SpA, ela se caracteriza por dor lombar de caráter inflamatório, insidiosa, que se inicia antes dos 40 anos e gera limitação progressiva da mobilidade da coluna vertebral e da expansibilidade torácica. EA acomete principalmente articulações sacroilíacas e a coluna vertebral, mas também pode evoluir com manifestações periféricas e manifestações extra-articulares.

A artrite reativa é caracterizada por oligoartrite assimétrica que se desenvolve após processo infeccioso, seja ele uretrite ou diarreia. Na artrite reativa também pode-se observar entesite, dactilite e eventualmente lombalgia inflamatória. Conjuntivite, balanite circinada e queratoderma blenorrágico são manifestações extra-articulares da artrite reativa.

A artrite psoriásica é uma artropatia inflamatória associada à psoríase, que pode se apresentar como poliartrite simétrica, oligoartrite assimétrica, artrite de articulações distais, como a artrite destrutiva (conhecida como artrite mutilante), ou com envolvimento axial, semelhante à EA. Entesite, dactilite e tenossinovite também são observados. De maneira geral, a manifestação cutânea da psoríase precede a artrite psoriásica, porém o inverso ocorre em 13 a 17% dos casos. Uma alteração radiográfica denominada *"pencil in cup"* (erosões ósseas de região periarticular de falange, acompanhada de proliferação óssea da falange subjacente) é considerada típica da artrite psoriasica.

A doença inflamatória intestinal (doença de Crohn e retocolite ulcerativa) pode manifestar-se com envolvimento articular em até um quarto dos pacientes; essa manifestação é conhecida como artrite enteropática. O acometimento de articulações periféricas da artrite enteropática pode ser do tipo I, oligoarticular e autolimitado que acompanha a atividade da doença inflamatória intestinal, e o tipo II, poliarticular que não segue o curso da atividade intestinal. A forma axial da artopatia enteropática se associa à presença do HLA-B*27 em até 75% dos casos e cursa com sacroileíte e espondilite, sem relação com a atividade de doença intestinal.

EXAMES LABORATORIAIS

Os principais achados laboratoriais das SpA são a presença do HLA-B*27 e alteração de provas de fase aguda.

O HLA-B*27 está presente em mais de 90% dos pacientes com EA e em 50% a 70% dos pacientes com outras formas de SpA. A presença do HLA-B*27 não sela o diagnóstico de SpA, pois uma parcela da população que não apresenta a doença é portadora desse alelo. Entretanto, o diagnóstico de SpA torna duvidoso se o HLA-B*27 for negativo e se não houver sacroileíte aos exames de imagem.

A proteína C reativa (PCR) se eleva em 35 a 50% dos pacientes com a doença ativa, sendo um indicador de progressão radiográfica e de boa resposta a terapia com agentes anti-TNFα.

EXAMES DE IMAGEM

Exames de imagem são fundamentais para realizar o diagnóstico de SpA com envolvimento axial. Todo paciente com suspeita de SpA deve ser inicialmente submetido à radiografia (Rx) simples das articulações sacroilíacas (SI). Porém se houver contraindicação para a realização do exame de Rx e se este for normal, a ressonância magnética (RM) das articulações SI deve ser indicada.

As alterações observadas ao Rx de SI incluem erosões, pseudoalargamento, esclerose e até anquilose. A sacroileíte pode ser classificada de acordo com as alterações radiográficas observadas em:
- Grau 0: Rx de SI normal.
- Grau 1: alterações suspeitas.
- Grau 2: alterações mínimas com áreas localizadas de erosões ou esclerose, sem alteração do espaço articular.

- Grau 3: alterações inequívocas com erosões, esclerose, aumento ou redução do espaço articular ou anquilose parcial.
- Grau 4: anquilose total.

Além de alterações de articulações SI, nas SpA também se pode observar alterações vertebrais na coluna dorsolombar, que incluem: quadratura vertebral, ângulos brilhantes, retificação da coluna e formação de sindesmófitos.

A RM demonstra alterações iniciais, quando o Rx ainda é normal, pode ser utilizada para avaliar articulações SI e coluna vertebral. A RM evidencia lesões inflamatórias ativas, principalmente edema medular, e lesões estruturais definitivas como erosões, neoformação óssea, esclerose e a infiltração de gordura.

Na SpA periférica, o ultrassom (US) ou RM podem ser utilizados para avaliar entesite.

DIAGNÓSTICO DE ESPONDILOARTRITES

Em 1984, foram desenvolvidos os critérios de classificação modificados de Nova Iorque para EA, que apresentavam alta especificidade, porém com baixa sensibilidade, principalmente para reconhecer casos em fase inicial de doença. Posteriormente, os critérios de classificação de Amor foram desenvolvidos em 1990 e do Grupo Europeu de Estudos em Espondiloartropatias em 1991, para englobar todo o expectro de manifestações clínicas de SpA, incluíndo casos precoces e alterações radiológicas estabelecidas. Em 2009, o grupo ASAS desenvolveu critérios para envolvimento axial e para acometimento periférico, com maior sensibilidade para detectar casos em fase inicial, utilizando a RM.

Contudo, esses critérios de classificação têm grande importância para a inclusão de pacientes em estudos e não foram validados para uso na prática clínica. O diagnóstico de SpA pode ser realizado com o algoritmo de Berlin modificado pelo ASAS em 2013 (Fig. 166.1) que utiliza 4 passos. No primeiro passo, o indivíduo com menos de 45 anos e dor lombar inflamatória por pelo menos 3 meses deve ser submetido a exame de Rx de SI. Se esse exame demonstrar sacroileíte grau 2 ou 3, o diagnóstico de EA é realizado. O segundo passo é dado caso o paciente não apresente alterações ao Rx de SI; nessa situação, se o paciente apresentar pelo menos 4 manifestações de SpA, o diagnóstico de SpA axial é fechado. No terceiro passo, se o paciente não apresentar pelo menos 4 manifestações de SpA e não tiver sacroileíte ao Rx, ele deve ser submetido à pesquisa do HLA-B*27. Se o paciente tiver 2 a 3 manifestações de SpA, mesmo na ausência de sacroileíte e de HLA-B*27, apresentar sacroileíte pela RM, e deve-se concluir o diagnóstico de SpA axial não radiográfica. No quarto passo, em paciente com lombalgia inflamatória e menos de 45 anos com 0 a 1 manifestação de SpA, HLA-B*27 positivo, mas sem sacroileíte ao Rx, a RM positiva fecha o diagnóstico de SpA axial não radiográfica.

Formas periféricas de SpA são diagnosticadas em pacientes que apresentam oligoartrite assimétrica, entesite ou dactilite na presença ou não de manifestações extra-articulares, HLA-B*27 e história familiar de SpA. Nesses pacientes, é importante identificar características que indicam subgrupos de SpA que evoluem com manifestações periféricas: psoríase, doença inflamatória intestinal e artrite reativa. Os critérios de classificação do ASAS para SpA periférica podem servir como guia, mas seu uso foi desenvolvido apenas para a inclusão de pacientes em estudos. Pacientes que apresentam apenas manifestações periféricas de SpA, sem associação com os subgrupos acima ou envolvimento axial, apresentam SpA indiferenciada.

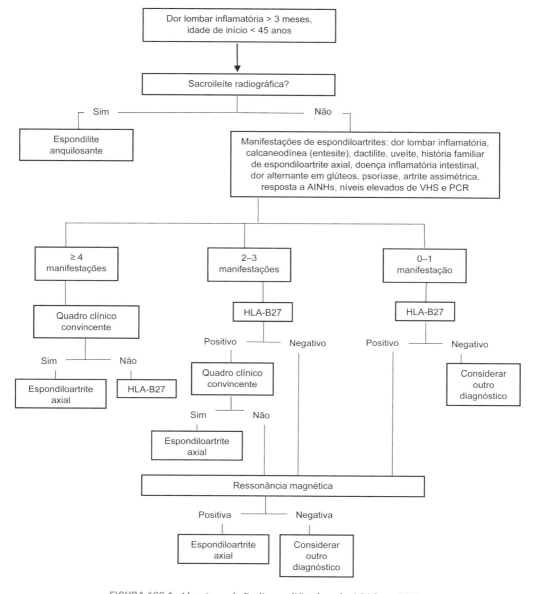

FIGURA 166.1 Algoritmo de Berlin modificado pelo ASAS em 2013.

INSTRUMENTOS DE AVALIAÇÃO

Diferentes instrumentos de avaliação são utilizados na prática para aferir de forma objetiva a atividade de doença, capacidade funcional, mobilidade e qualidade de vida em SpA. Os principais instrumentos que avaliam atividade de doença e resposta terapêutica são o BASDAI (Bath Ankylosing Spondylitis Disease Activity Index) e o ASDAS (Ankylosing Spondylitis Disease Activity Score). O BASDAI é composto por 6 questões que abordam manifestações da EA e sua pontuação varia de 0 a 10. Pacientes com BASDAI ≥ 4 são considerados em atividade de doença. Já o ASDAS é um instrumento composto que engloba manifestações apresentadas pelo pacientes e reagentes de fase aguda. De acordo com a pontuação do ASDAS, a doença pode ser considerada em remissão, em atividade moderada, alta ou muito elevada.

TRATAMENTO

O tratamento das SpA, de uma forma geral, é bem semelhante. Ele tem o objetivo de controlar o processo inflamatório, evitar danos estruturais e preservar a funcionalidade, melhorando assim a qualidade de vida do paciente.

A terapia não farmacológica deve ser iniciada em conjunto com a farmacológica. Ela inclui cessar tabagismo, perder peso e praticar exercícios físicos, além da reabilitação.

Em geral, as manifestações axiais e periféricas das SpA têm excelente resposta ao uso de anti-inflamatórios não esteroidais (AINEs), sendo essa a terapia farmacológica inicial para todas as formas de SpA, devendo ser prescrita por pelo menos 4 semanas para que se possa avaliar a resposta terapêutica. Não havendo melhora com a terapia inicial, a segunda opção de tratamento para as SpA depende do acometimento apresentado pelo paciente, seja ele axial ou periférico.

No acometimento periférico predominante, se não houver resposta satisfatória ao uso de AINEs, pacientes com um número limitado de articulações acometidas podem se beneficiar com infiltração intra-articular de glicocorticoides. Infiltração de enteses também trazem melhoras a pacientes com entesite refratária. Eventualmente, pode-se infiltrar articulações sacroilíacas por reumatologista capacitado. Nos pacientes em que essas medidas não são suficientes para controlar a artrite, pode ser usada uma dose baixa a moderada de prednisona. Pacientes com artrite reativa geralmente apresentam boa resposta ao uso de glicocorticoide oral. Drogas antirreumáticas modificadoras de doença (DMARDs) não biológicas, como sulfassalazina (2–3 g por dia), metotrexato (25 mg, uma vez por semana) ou leflunomida (20 mg por dia) apresentam eficácia para o controle de manifestações periféricas de SpA. Caso não haja resposta a DMARDs, indica-se uso de agentes anti-TNFα, como etanercepte, adalimumabe, infliximabe, certolizumabe pegol ou golimumabe.

Pacientes com SpA axial que mantêm atividade apesar do uso de AINEs por pelo menos 12 semanas, devem receber agente anti-TNFα. A utilização dos DMARDs não mostrou benefício no controle de atividade de doença em pacientes com envolvimento axial das SpA e não são recomendados. Caso o paciente perca eficácia ao primeiro agente anti-TNFα após boa resposta inicial, um segundo agente anti-TNFα pode ser tentado. Porém, se a falha ao primeiro agente anti-TNFα for primária, a chance de resposta ao segundo agente é muito baixa. O secukinumab é anticorpo monoclonal anti-interleucina 17A, citocina que tem papel importante na fisiopatologia das SpA e se mostrou eficaz no controle de atividade de doença em pacientes com EA que não tiveram resposta ao uso de AINEs ou ao uso de agentes anti-TNFα.

BIBLIOGRAFIA

1. Gladman DD, Ritchlin C. Clinical manifestations and diagnosis of psoriatic arthritis. Up To Date; 2016.
2. Mandl P, et al. EULAR recommendations for the use of imaging in the diagnosis and management of spondyloarthritis in clinical practice. Ann Rheum Dis. 2015;74:1327-39.
3. Sieper J, van der Heijde D. Review: Nonradiographic axial spondyloarthritis: new definition of an old disease? Arthritis Rheum. 2013;65:543-51.

4. Taurog JD, Chhabra A, Colbert RA. Ankylosing Spondylitis and Axial Spondyloarthritis. N Engl J Med. 2016;374:2563-74.
5. Ward MM, Deodhar A, Akl EA, et al. American College of Rheumatology/Spondylitis Association of America/Spondyloarthritis Research and Treatment Network 2015 Recommendations for the Treatment of Ankylosing Spondylitis and Nonradiographic Axial Spondyloarthritis. Arthritis Rheumatol. 2016;68:282-98.
6. Yu DT, Tubergen AT. Diagnosis and differential diagnosis of ankylosing spondylitis and non-radiographic axial spondyloarthritis in adults. Up To Date; 2016.
7. Yu DT, Tubergen AT. Overview of the clinical manifestations and classification of spondyloarthritis. Up To Date; 2016.
8. Yu DT. Assessment and treatment of ankylosing spondylitis in adults. Up To Date; 2016.
9. Zeidler H, Amor B. The Assessment in Spondyloarthritis International Society (ASAS) classification criteria for peripheral spondyloarthritis and for spondyloarthritis in general: the spondyloarthritis concept in progress. Ann Rheum Dis. 2011;70:1-3.

VASCULITES SISTÊMICAS

Andréa Ribeiro Gonçalves de Vasconcelos Medeiros
Ana Rita de Brito Medeiros da Fonseca
Ricardo Amaro Noleto Araujo
Alexandre Wagner Silva de Souza

INTRODUÇÃO

As vasculites consistem em um grupo heterogêneo de doenças caracterizadas por inflamação afetando a paredes dos vasos. O dano na parede dos vasos e necrose fibrinóide podem levar ao estreitamento do lúmen ou a total oclusão devido. Além disso, as lesões focais na parede dos vasos podem causar fraqueza com o subsequente desenvolvimento de aneurisma e/ ou ruptura com sangramento para os tecidos circundantes.

PATOGÊNESE

A etiologia da vasculites sistêmicas primárias é desconhecida. Mecanismos geralmente propostos incluem a deposição de complexos imunes na parede dos vasos, auto anticorpos, resposta celular e molecular, formação de granulomas, e lesão às células endoteliais. Todos os processos patogênicos levam a inflamação, dano, e necrose na parede dos vasos resultando em manifestações das síndromes vasculíticas.

As vasculites de grandes vasos são principalmente associadas a reações mediadas por células como linfócitos, macrófagos e usualmente células gigantes multinucleadas na parede dos vasos. A deposição de complexos imunes é observada na parede dos vasos na vasculite de pequenos vasos (por exemplo, vasculite por IgA, angeíte leucocitoclástica cutânea, vasculite crioglobulinêmica) e na PAN-associada a hepatite B.

Nas vasculites associadas ao ANCA, inflamação granulomatosa extra vascular pode ser observada em pacientes com GPA e GEPA, e esse é o mecanismo predominante das formas localizadas. Um infiltrado inflamatório misto é mostrado nessas lesões, a presença de células B autorreativas podem deflagrar a produção de ANCA patogênico.

CLASSIFICAÇÃO DAS VASCULITES

Em 1990, o Colégio Americano de Reumatologia (ACR) desenvolveu critérios de classificação para vasculites sistêmicas. O primeiro Consenso de Chapel Hill (CHCC) foi publicado em 1994, sendo atualizado 2012, a fim de melhorar o nomenclatura original e foi feito um esforço para substituir epônimos por termos descritivos que tivessem uma melhor representação fisiopatológica para cada síndrome vasculítica (Tabela 167.1)

Arterite de células gigantes

Arterite de grandes vasos com quadro clínico dependendo do vaso acometido. Em relação a arterite craniana, que ocorre em 70% dos casos, manifesta-se com cefaleia com dor à palpação da artéria temporal enrijecida e claudicação de mandíbula; diplopia; neurite óptica com amaurose fugaz/ permanente em 15-20%. Pode apresentar associação com polimialgia reumática em até 50% dos pacientes.

A biópsia deve ser realizada até 2 sem após o início da corticoterapia, e evidencia infiltração granulomatosa na artéria média vascular, com destruição da lâmina elástica. O tratamento é realizado por meio de corticoterapia e deve ser iniciado prontamente mediante suspeita diagnóstica.

Arterite de Takayasu

Vasculite granulomatosa da aorta e grandes vasos acometendo indivíduos jovens (30-40anos) com predominância no sexo feminino. O achado mais característico é a redução ou ausência de pulso em 84-96% dos pacientes, usualmente associado com claudicação dos membros superiores e discrepância dos pulsos. Sopro também é frequentemente visto nas carótidas, subclávia, e vasos abdominais além da hipertensão arterial.

A angiografia convencional ainda é o exame padrão-ouro para o diagnóstico, embora na prática a angioTC e angioRM tem sido mais usadas para o diagnóstico e seguimento da AT devido à natureza não invasiva.

O tratamento com corticoesteroides é principal estratégia terapêutica, pois suprime os sintomas sistêmicos e usualmente cessa a progressão. No entanto aproximadamente metade de todos os pacientes não consegue remissão sustentada, sendo necessário uso de imunossupressores como metotrexato, leflunomida, ciclofosfamida, anti-TNF e anti-IL6 entre outros ainda sob estudos. Intervenções cirúrgicas como angioplastia, enxertos, ou outra cirurgia podem ser necessária em razão de aneurismas ou estenose arterial irreversíveis com perda de função de órgão.

Poliarterite nodosa

A PAN é uma vasculite sistêmica que afeta artérias de pequenos e médios vasos, mas poupa circulação venosa. PAN pode ser idiopática ou relacionada com agentes infecciosos, principalmente HBV. O pico de incidência é entre 40-60 anos, sem predominância de gênero.

PAN deve ser confirmada por exame histopatológico normalmente das manifestações cutânes ou por exame de imagem mostrando microneurismas em artérias viscerais. Achados laboratoriais indicando inflamação como elevação do VHS e PCR são frequentemente presentes.

A combinação de ciclofosfamida e glucocorticóides leva a melhor controle da doença. Terapia na PAN relacionada a hepatite B inclui terapia antiviral, plasmaférese, e um pequeno curso de corticoide.

TABELA 167.1 Nomes e definições das vasculites adotados pela conferência do Consenso Chapel Hill (CHCC) na nomenclatura das vasculites sistêmicas

Vasculites de grandes vasos	**Arterite de Takayasu (TAK):** arterite granulomatosa, afeta predominantemente aorta e principais ramos. Início menos de 50 anos. **Arterite de células gigantes (ACG):** arterite granulomatosa, afeta predominantemente aorta e/ ou principais ramos, com predileção por ramos da carótida e artérias vertebrais. Frequentemente envolve a artéria temporal. Início com mais de 50 anos e frequentemente associada com polimialgia reumática.
Vasculites de médios vasos	**Poliarterite nodosa (PAN):** arterite necrosante de artéria de médio e pequeno calibre sem glomerulonefrite ou vasculites em arteríolas, capilares ou vênulas, e não associada com anticorpo anticitoplasma de neutrófilos (ANCA). **Doença de Kawasaki:** arterite associadas com síndrome linfonodal mucocutânea e afeta predominantemente artérias de pequeno e médio calibre. Artérias coronárias são frequentemente envolvidas. Aorta e artérias de grande calibre podem ser envolvidas. Usualmente ocorre em lactentes e crianças jovens.
Vasculites de pequenos vasos	**Poliangeíte microscópica (PAM):** Vasculite necrosante, com pouco ou nenhum depósito imune, afetando predominantemente pequenos vasos(isto é, capilares, vênulas ou arteríolas). Glomerulonefrite necrosante é muito comum. Capilarite pulmonar frequentemente ocorre. Inflamação granulomatosa está ausente. **Granulomatose com poliangeíte-GPA (Wegener):** Inflamação granulomatosa necrosante usualmente envolvendo trato respiratório superior e inferior, e vasculite necrosante afetando predominantemente vasos de pequeno e médio calibre. Glomerulonefrite necrosante é comum. **Granulomatose eosinofílica com poliangeíte-GEPA (Churg-Strauss):** Inflamação granulomatosa necrosante e rica em eosinófilos frequentemente envolvendo o trato respiratório, e vasculite necrosante afetando predominantemente vasos de pequeno e médio calibre, e associada com asma e eosinofilia. ANCA é mais frequente quando ocorre glomerulonefrite. **Doença antimembrana basal glomerular (anti GBM):** Afeta capilares glomerulares, capilares pulmonares, ou ambos, com depósito de autoanticorpos antimembrana basal glomerular. O envolvimento pulmonar causa hemorragia pulmonar, e o envolvimento renal causa glomerulonefrite com necrose e crescentes. **Vasculite crioglobulinêmica:** Vasculite com depósitos imunes de crioglobulinas, afetando vasos de pequeno calibre e associado com crioglobulina sérica. Pele, glomérulo e nervos periféricos são frequentemente envolvidos. **Vasculite por IgA (Púrpura de Henoch-Schönlein):** Vasculites coom depósito predominnte de IgA, afetando pequenos vasos. Frequentemente envolve pele e TGI, e frequentemente causa artrites. Glomerulonefrite indistinguíveis pode ocorrer nefropatia por IgA **Vasculite urticariforme hipocomplementêmica** (vasculite anti C1q): Vasculites acompanhada por urticária e hipocomplementenemia afetando pequenos vasos, e associada com anticorpos anti C1q. Glomerulonefrites, artrites, doença pulmonar obstrutiva, e inflamação ocular são comuns.
Vasculite de vasos variável	**Doença de Behçet:** Vasculites ocorrendo em pacientes com doença de Behçet que pode afeta artérias e veias. A doença de Behçet é caracterizada por aftas orais ou genitais recorrentes. Acompanhada de lesões inflamatórias cutâneas, ocular, articular, gastrointestinal, e/ ou do SNC. Vasculite de pequenos vasos, tromoangeítes, tromboses, arterites, e aneurismas arterial podem ocorrer. **Síndrome de Cogan:** Vasculites ocorrendo em pacientes com síndrome de Cogan caracterizada por lesões inflamatório ocular, incluindo ceratite gastrointestinal, uveítes, e episclerites, e doença do ouvido interno, incluindo perda auditiva sensorial e disfunção vestibular. Manifestações vasculíticas podem incluir arterites (afetando pequena, média e grande artérias), aortites, aneurisma aórtico, e valvulite mitral e aórtica.
Vasculites de órgão único	Vasculites de artérias ou veias de qualquer tamanho em um único órgão.
Vasculites associadas com doenças sitêmicas	Vasculites secundárias a doença sistêmica como, por exemplo, artrite reumatoide, lúpus, síndrome de Sjöngren, sarcoidose.
Vasculites associadas com etiologia provável	Vasculites que são associadas a etiologias específicas prováveis. por exemplo hidralazina – associada a PAM, hepatite C – associada a vasculite crioglobulinêmica.

Vasculite crioglobulinêmica

A vasculite crioglobulinêmica é uma vasculite sistêmica causada pela deposição de crioglobulinas na parede dos vasos. As manifestações clínicas de crioglobulinas pode surgir a partir da oclusão dos vasos sanguíneos devido a síndrome de hiperviscosidade ou da deposição de complexos auto imunes.

Podem ser classificadas em Crioglobulinemia tipo I é associada com desordens hematológicas associada a clínica de síndrome de hiperviscosidade. Os tipos II e III de crioglobulinemia são referidas como um misto porque elas são compostas por IgG e IgM e as duas estão mais associadas com vasculite crioglobulinêmica. Nenhuma causa de base é encontrada em até 10% dos pacientes com crioglobulinemia mista, e estes casos são considerados como crioglobulinemia essencial. A infecção crônica da hepatite C é a causa mais comum de crioglobulinemia mista. Outras doenças infecciosas que menos frequentemente leva ao desenvolvimento de crioglobulinemia incluem HIV e HBV.

Pacientes com vasculite crioglobulinêmica essencial e aquelas associadas a doença autoimune podem se beneficiar de glicocorticoides. Na crioglobulinemia associada a ao HCV, a terapia antiviral é indicada em todos os casos independentemente da gravidade de doença. Pacientes com manifestações ameaçadoras a vida da crioglobulinemia associada ao HCV pode também se beneficiar do uso de plasmaférese combinadas a ciclofosfamida ou rituximabe.

Vasculites associadas ao ANCA

Vasculites associadas ao ANCA (VAA) afetam pequenos vasos e são associadas com a produção de ANCA enquanto pouco ou nenhum depósito imune é encontrado na parede dos vasos. Essas vasculites compartilham o mesmo achado na patologia renal (necrose focal frequentemente crescentes celulares, configurando uma glomerulonefrite pauci-imune). Tal grupo inclui a GPA, GEPA, MPA e a variante limatada ao rim.

A positividade do ANCA é variável em diferentes subtipos de VAA e em diferentes apresentações clínicas. Testes para ANCA no GPA produz uma sensibilidade combinada de 91% e especificidade de 99%. Em pacientes com PAM, cerca de 40-80% apresentam MPO-ANCA enquanto aproximadamente 15% desenvolvem PR3-ANCA. Na GEPA, MPO-ANCA está presente em aproximadamente 40% dos pacientes.

Sempre que possível, o diagnóstico das Vasculite ANCA associadas deve ser baseado nos achados histopatológicos. Biópsia renal é usualmente feita em pacientes com sedimento urinário ativo e/ ou disfunção renal.

O tratamento de modo geral é composto pela terapia de indução e manutenção. Na indução da remissão pode-se usar ciclofosfamida em doses intermitentes endovenosas ou oral, associada a glicocorticoides em pacientes com doença generalizada normalmente por 3 a 6 meses. A combinação de metotrexato e glicocorticoide é uma alternativa menos tóxica a ciclofosfamida para indução em doença localizada sem manifestações graves. Em dois estudos randomizados, rituximabe foi tão efetivo quanto a ciclofosfamida em induzir a remissão entre pacientes com diagnóstico recente de GPA ou PAM recidivante. Pacientes que alcançam a remissão recebem terapia de manutenção que inclui a combinação de baixa dose de glicocorticoide associado a imunossupressores (azatioprina, leflunomida, metotrexato por pelo menos 2-3 anos, em casos graves pode ser feita manutenção com rituximabe.

Vasculite de hipersensibilidade

Vasculite de hipersensibilidade (VH) é uma vasculite de pequenos vasos causada por formação de complexos imunes e deposição. Geralmente se desenvolve em 7 a 10 dias após exposição a um antígeno deflagrador, normalmente por drogas (penicilinas, cefalosporinas, sulfonamidas, diuréticos de alça e tiazídicos, fenitoína, alopurinol), mas ele também pode ser associado com algumas infecções como HBV ou HCV e HIV.

Interrupção da droga implicada ou tratamento da condição de base é o principal alvo da terapia e é frequentemente suficiente. Em pacientes com doença mais grave e refratária, anti-histamínicos, colchicina ou dapsona podem ser usados. Tratamento combinado com dapsona e pentoxifilina tem sido demonstrado ser eficiente. Terapia imunossupressora com glicocorticoides pode ser reservada para os casos graves ou com doença progressiva.

BIBLIOGRAFIA

1. Anaya JM, Shoenfeld Y, Rojas-Villarrag A, Levy RA, Cervera R. Autoimmunity – From Bench to Bedside. Universidad Del Rosario. First Edition: Bogota, D.C., September 2013
2. Espígol-Frigolé G, Prieto-González S, Alba MA, Tavera-Bahillo I, Garcia Martinez A, Gilabert R, Hernández-Rodriguez J, Cid MC. Advances in the Diagnosis of Large Vessel Vasculitis. Rheumatic Disease Clinics of North America. Volume 41, Issue 1, February 2015, Pages 125–140.Vasculitis in Rheumatic Diseases.
3. Hochberg MC, Silman AJ, Smolen JS, Weinblatt ME, Weisman MH. Rheumatology. Sixth edition. 2015. Elsevier Ltd. Pages 1271-1368.
4. Jennette JC, Falk RJ, Bacon PA, Basu N, Cid MC, Ferrario F, Flores-Suarez LF, Gross WL, Guillevin L, Hagen EC, Hoffman GS, Jayne DR, Kallenberg CGM, Lamprecht P, Langford CA, Luqmani RA, Mahr AD, Matteson EL, Merkel PA, Ozen S, Pusey CD, Rasmussen N, Rees AJ, Scott DGI, Specks U, Stone JH, Takahashi K, Watts RA. 2012 Revised International Chapel Hill Consensus Conference Nomenclature of Vasculitides. ARTHRITIS & RHEUMATISM Vol. 65, No. 1, January 2013, pp 1–11.
5. Nataraja A, Mukhtyar C, Hellmich B, Langford C, Luqmani R. Outpatient assessment of systemic vasculitis. Best Practice & Research Clinical Rheumatology Vol. 21, No. 4, pp. 713–732, 2007.
6. Unizony S, Stone JH, Stone JR. New treatment strategies in large-vessel vasculitis. Current Opinion in Rheumatology:January 2013 - Volume 25 - Issue 1 - p 3–9.
7. Watts RA, Scott DGI. Recent developments in the classification and assessment of vasculitis. Best Practice & Research Clinical Rheumatology 23 (2009) 429–443. Clinical & Experimental Immunology. Volume 160, Issue 2, pages 143–160, May 2010

POLIMIOSITE E DERMATOMIOSITE

Camila Borges Bezerra Teixeira
Ricardo Amaro Noleto Araujo
Ana Rita de Brito Medeiros da Fonseca
Alexandre Wagner Silva de Souza

INTRODUÇÃO E EPIDEMIOLOGIA

Dermatomiosite (DM) e polimiosite (PM) são doenças do grupo das miopatias inflamatórias idiopáticas, caracterizadas por um quadro clínico de fraqueza e inflamação muscular, e no caso da primeira, associada a achados dermatológicos crônicos típicos.

A incidência das duas doenças juntas é estimada em dois novos casos para cada 100.000 indivíduos na população geral. Ambas são mais prevalentes no sexo feminino que no masculino e têm pico de incidência entre 40 e 50 anos.

PATOGÊNESE
Dermatomiosite

A fisiopatologia da dermatomiosite é centrada na lesão dos capilares e das miofibrilas, principalmente daquelas perifasciculares. No entanto, a patogênese que envolve esse processo lesivo ainda é controversa. Supõe-se que o desencadeamento se dê a partir de autoanticorpos que estimulem células dendríticas plasmocitoides a aumentarem a produção de interferon do tipo 1, que causaria o dano aos capilares, às miofibrilas e aos queratinócitos. Outra hipótese é a de que a injúria as miofibrilas seria resultado de uma microangiopatia mediada por complemento e anticorpos.

Polimiosite

Pacientes com polimiosite podem exibir autoanticorpos circulantes ou uma alta expressão sérica (e não nos músculos) de interferon do tipo 1. A lesão é induzida às miofibrilas, é mediada por linfócitos citotóxicos TCD8+ e pode ser acompanhada por áreas de necrose entremeadas.

QUADRO CLÍNICO

Dermatomiosite e polimiosite são doenças sistêmicas, marcadas principalmente pela fraqueza muscular proximal lentamente progressiva, presente em 90% dos casos de PM

TABELA 168.1 Manifestações cutâneas da dermatomiosite	
Achados	Descrição
Pápulas de Gottron	Pápulas eritematovioláceas simétricas nas articulações metacarpofalangeanas e interfalangeanas.
Sinal de Gottron	Máculas ou pápulas eritematovioláceas na face extensora de outras articulações que não sejam as das mãos.
Heliótropo	Erupção eritematoviolácea nas pálpebras superiores, às vezes acompanhadas de edema local.
Eritema facial	Eritema facial que não poupa o sulco nasolabial (o que diferencia do eritema malar do lúpus).
Poiquilodermia fotodistribuida	Hipo/hiperpigmentação, teleangiectasias e atrofia da epiderme em regiões de fotoexposição (sinal do xale e sinal em V).
Sinal do coldre	Poiquilodermia em face lateral das coxas.
Anormalidades periungueais	Eritema periungueal, hipercrescimento cuticular (refletem a atividade da vasculopatia).
Alterações psoriasiformes em couro cabeludo	Achados semelhantes à dermatite seborreica, associado a escarificação, queimação e prurido.
Pele com calcificações	Deposição de cálcio na pele, mais comum nas formas juvenis.

e em 50–60% dos casos de DM já na apresentação. A fraqueza é proximal e simétrica, acometendo principalmente deltoides, flexores do quadril e musculatura cervical. Quando presentes, os quadros álgicos são de leve intensidade.

Na dermatomiosite, as manifestações cutâneas são variadas e costumam estar presentes já na abertura do quadro clínico. Manifestações cutâneas inespecíficas podem estar presentes também na polimiosite, mas os achados mais clássicos são da DM e encontram-se descritos na Tabela 168.1.

Aproximadamente 10% dos pacientes com DM e PM podem apresentar manifestação pulmonar com acometimento intersticial, que é ainda agravado pela fraqueza subjacente da musculatura intercostal e diafragmática.

O comprometimento da musculatura lisa estriada esofágica e orofaríngea pode causar também disfagia, principalmente em pacientes mais idosos.

Um quadro de miocardite assintomática pode ser visto também em alguns pacientes, podendo associar-se com achados de distúrbios de condução e arritmia. A despeito disso, pacientes com DM e PM apresentam um risco cardiovascular aumentado em relação à população geral.

Há ainda uma outra apresentação denominada dermatomiosite amiopática, na qual os achados cutâneos característicos e específicos da DM são encontrados, sem, no entanto, evidência clínica ou laboratorial de acometimento muscular.

DIAGNÓSTICO

Somar ao quadro clínico achados laboratoriais garante maior acurácia ao diagnóstico da dermatomiosite e da polimiosite. Em função da lesão muscular, ambas as doenças costumam aumentar as enzimas musculares como creatinofosfoquinase, aldolase e lactato desidrogenase, e esse aumento, apesar de inespecífico, chama atenção para a corroboração da miopatia.

A dosagem de alguns anticorpos ajuda a direcionar o raciocínio clínico. Estes são divididos em dois grupos, sendo eles miosite-específicos e miosite-associados. Os do primeiro grupo ocorrem em aproximadamente 30% dos pacientes com DM ou PM e têm como principais representantes: anticorpos antissintetase (anti-Jo-1, relacionado à manifestação de doença pulmonar intersticial), anti-SRP (quase exclusivo da PM e relacionado a miopatia mais grave e doença agressiva) e anti-Mi-2 (relacionado ao sinal do xale e à boa resposta ao tratamento na DM). Já os anticorpos do segundo grupo são aqueles encontrados em outras doenças reumatológicas autoimunes e que sugerem uma sobreposição da miosite e destas (anti-Ro, anti-La, anti-Sm e anti- RNP).

A histopatologia tem um importante papel na diferenciação da DM e da PM das outras miopatias. A biópsia muscular na DM mostra lesão em capilares e miofibrilas perifasciculares, com um infiltrado inflamatório na região de perimísio que inclue células TCD4+ e células dendríticas plasmocitoides. Já na PM, o infiltrado celular é predominante no fascículo com células inflamatórias invadindo as fibras musculares e sem sinais de vasculopatia ou deposição de imunocomplexos, sendo a lesão às miofibrilas mediada por linfócitos T citotóxicos CD8+. Podem ser encontradas também áreas de necrose. A biópsia de pele nos pacientes com DM mostra uma atrofia moderada da epiderme, com alterações vacuolares nos queratinócitos basais e infiltrado linfocítico perivascular na derme.

No diagnóstico diferencial da fraqueza muscular, a eletroneuromiografia aparece como ferramenta útil na distinção das causas miopáticas e neuropáticas. Nas miosites, é visto o padrão de miopatia inflamatória com fibrilações espontâneas, descargas de complexos repetitivos e baixa duração dos potenciais polifásicos unitários motores.

A ressonância nuclear magnética é um método não invasivo que ajuda a evidenciar áreas de inflamação muscular e edema com miosite ativa, fibrose e calcificação.

Tendo em vista o exposto, sugere-se que inicialmente os pacientes com a hipótese diagnóstica de dermatomiosite ou polimiosite sejam classificados de acordo com um dos quatro grupos sindrômicos abaixo, facilitando o fluxograma investigativo mais lógico:

- *Apresentação clínica característica*: frente a um quadro clínico sugestivo de dermatomiosite e achados dermatológicos específicos (pápulas de Gottron e heliotrópio) ou manifestações extramusculares da síndrome antissintetase, o diagnóstico pode ser dado sem necessidade de biópsia muscular.
- *Apresentação clínica típica, mas não específica*: o paciente apresenta sintomas e sinais clássicos (mas não patognomônicos), com aumento de enzimas musculares, mas sem anticorpos miosite-específicos detectados. Nesse caso, há necessidade de biópsia muscular para confirmação.
- *Achados clínicos sugestivos, mas atípicos*: nesses pacientes não é possível nem mesmo diferenciar a fraqueza muscular quanto ao caráter miopático ou neuropático. Desse modo, a investigação é iniciada com a eletroneuromiografia, seguida das enzimas musculares, dos anticorpos e/ou da biópsia muscular, se pertinente.
- *Achados cutâneos sugestivos, sem fraqueza muscular*: os pacientes podem ser investigados com biópsia de pele, juntamente com eletroneuromiografia e ressonância nuclear magnética corroborando a ausência de miopatia.

Após o diagnóstico confirmado é importante também que os pacientes sejam investigados para as complicações extramusculares e cutâneas como acometimento pulmonar (radiografia de tórax ou tomografia), cardíaco (eletrocardiograma ou ecocardiograma), esofágico e para malignidades potencialmente associadas.

TRATAMENTO

Fatores preditores

Algumas características do quadro clínico e dos achados laboratoriais são preditores do desfecho da doença. Assim sendo, início do quadro com fraqueza muscular importante, presença de acometimento esofágico, cardíaco ou pulmonar e concomitância com malignidades estão associados a piores desfechos. Do mesmo modo, a presença de anticorpos específicos pode ser preditora de respostas características, como o anti-Jo-1 relacionando-se com má resposta terapêutica e doença pulmonar, o anti-SRP associado a abertura súbita do quadro clínico já com altos níveis de creatinofosfoquinase e o anti-Mi-2 refletindo achados cutâneos mais importantes.

Tratamento farmacológico

Como em todas as doenças autoimunes, o tratamento para DM e PM baseia-se em imunossupressão ou imunomodulação e a principal ferramenta utilizada para tal fim é o grupo dos corticosteroides. Uma vez conhecidos os efeitos deletérios do uso em altas doses e de forma continuada desses fármacos, tem-se como proposta o uso concomitante de outros imunomoduladores, a fim de diminuir as doses e a duração do tratamento com corticoides. Assim sendo, são apresentadas abaixo as opções farmacológicas no tratamento da DM e PM.

- Corticosteroides: o tratamento pode ser iniciado com doses altas de prednisona (1 mg/kg/dia até 80 mg/dia) ou pulsoterapia com metilprednisolona nos pacientes mais graves. Após 6 semanas do início do tratamento oral, é reavaliada a resposta do paciente em relação à força muscular e iniciado o desmame progressivo do corticoide.
- Adjuvantes de corticoides: esse grupo de medicações é visto de forma importante no tratamento principalmente por funcionarem como agentes poupadores de corticoide, diminuindo a dose cumulativa deste e minimizando seus efeitos colaterais.
  - Azatioprina: dose inicial de 50 mg/dia, aumentando 50 mg/semana até atingir dose de 1,0–3,0 mg/kg/dia. Monitorizar com hemograma e função hepática.
  - Metotrexato: dose inicial de 15 mg/semana (dose única semanal), e ir aumentando até 25 mg/semana. Deve ser acompanhada de dose semanal de ácido folínico ou fólico. Pode ter como efeitos colaterais o aparecimento de estomatites, sintomas gastrointestinais, leucopenia, toxicidade hepática e pulmonar.
  - Hidroxicloquina: dose de 200–400 mg/dia. Efetivo no tratamento das manifestações cutâneas, mas sem papel no tratamento da miopatia.

Para pacientes com doença refratária ao tratamento com corticoide e seus adjuvantes, há a opção do uso de rituximabe ou imunoglobulina humana intravenosa. Micofenolato mofetil, ciclosporina e tacrolimus também são consideradas opções.

Terapias adjuvantes

- Exercícios físicos conforme tolerância e a fim de promover fortalecimento muscular e evitar contraturas por desuso.
- Evitar exposição solar desprotegida, principalmente nos pacientes com manifestações cutâneas.
- Medidas para evitar broncoaspiração nos pacientes com disfunção esofágica (treinamentos com fonoaudiologia, dormir com cabeceira elevada, entre outros).
- Manter calendário vacinal atualizado e em conformidade com as orientações para pacientes imunossuprimidos.

BIBLIOGRAFIA

1. Bronner IM, van der Meulen MF, de Visser M, et al. Long-term outcome in polymyositis and dermatomyositis. Ann Rheum Dis. 2006;65:1456.
2. Dalakas MC, Hohfeld R. Polymyositis and dermatomyositis. Lancet. 2003;362:971.
3. Hochberg MC, Silman AJ, Smolen JS, Wenblatt ME, Weisman MH. Rheumatology, 6th ed. Philadelphia, Mosby Elsevier, 2015
4. Mahler EA, Blom M, Voermans NC, et al. Rituximab treatment in patients with refractory inflammatory myopathies. Rheumatology (Oxford). 2011;50:2206.
5. Miller ML, Vleugels RA. Clinical manifestations of dermatomyositis and polymyositis in adults. UpToDate; 2016.
6. Miller ML. Diagnosis and differential diagnosis of dermatomyositis and polymyositis in adults. UpToDate; 2015.
7. Miller ML. Initial treatment of dermatomyositis and polymyositis in adults. Clinical manifestations of dermatomyositis and polymyositis in adults. UpToDate; 2015.
8. Vleugels RA, Callen JP. Dermatomyositis: current and future therapies. Expert Rev Dermatol. 2009;4:581.

ESCLERODERMIA E ESCLEROSE SISTÊMICA

Rodrigo Saddi
Ricardo Amaro Noleto Araujo
Alexandre Wagner Silva de Souza
Ana Rita de Brito Medeiros da Fonseca

INTRODUÇÃO

Esclerodermia é uma doença inflamatória crônica idiopática que acomete a pele e tecido celular subcutâneo, cujo termo deriva do grego e significa "pele dura". Quando a esclerodermia se manifesta apenas por fibrose da pele, ela é denominada localizada e quando há envolvimento cutâneo e/ou sistêmico, ela é denominada esclerose sistêmica (ES).

CLASSIFICAÇÃO E CRITÉRIOS DIAGNÓSTICOS

A esclerodermia localizada (EL) acomete pele e tecido celular subcutâneo e, ocasionalmente, afeta músculos subjacentes. Porém, a EL poupa órgãos internos e é mais comum que a ES. A EL predomina na faixa etária escolar e apresenta-se na forma de: placas (morfeia), faixa (linear) ou generalizada (múltiplas placas).

A ES leva ao envolvimento de órgãos internos, particularmente pulmões, trato gastrointestinal, coração e rins. A ES acomete predominantemente o sexo feminino em relação ao masculino (3–15:1) e tem início das manifestações entre 30–50 anos. Sua prevalência varia de 30–300 casos/1.000.000 de habitantes.

A presença de fenômeno de Raynaud (FRy), espessamento cutâneo, envolvimento visceral, alterações estruturais da microcirculação e autoanticorpos específicos relacionados à ES levam ao diagnóstico de ES na prática clínica. Entretanto, para incluir pacientes em estudos, são utilizados os critérios de classificação de 2013 do American College of Rheumatology (ACR) e European League Against Rheumatism (EULAR) (Tabela 169.1).

A determinação da extensão do envolvimento da pele é fundamental para a avaliação inicial e evolutiva da ES; o escore cutâneo de Rodnan modificado é o instrumento mais utilizado para graduar o espessamento da pele, e avalia 17 sítios distintos (Fig. 169.1).

Os pacientes com ES podem se classificados em dois principais fenótipos de acordo com a extensão do envolvimento cutâneo: ES difusa (ESd) e ES limitada (ESl). Essa última leva a espessamento cutâneo limitado a extremidades distais e face, enquanto a ESd

TABELA 169.1 Critérios de classificação da esclerose sistêmica ACR/EULAR 2013

Item	Subitem	Escore*
Espessamento da pele dos dedos de ambas as mãos extendendo-se proximalmente às metacarpofalangeanas	-	9
Espessamento da pele dos dedos (considerar o maior)	*Puffy fingers*	2
	Esclerodactilia (distal às metacarpofalangeanas mas proximal às interfalangeanas proximais)	4
Lesões das pontas dos dedos (considerar o maior)	Úlceras digitais	2
	Pitting das pontas dos dedos	3
Telangiectasia	-	2
Capilaroscopia periungueal alterada	-	2
Hipertensão arterial pulmonar e/ou doença pulmonar intersticial (escore máximo = 2)	Hipertensão arterial pulmonar	2
	Doença pulmonar intersticial	2
Fenômeno de Raynaud	-	3
Anticorpos relacionados a SSc – anticentrômero, antitopoisomerase I e anti-RNA polimerase III (escore máximo = 3)	Anticentrômero	3
	Antitopoisomerase I	3
	Anti-RNA polimerase III	3

Os critérios não são aplicados a pacientes com espessamento de pele poupando os dedos, ou pacientes com uma doença escleroderma-*like* que melhor justifique suas manifestações.
* O escore total é determinado pela soma do escore máximo de cada categoria.
Pacientes com um escore total ≥ 9 são classificados como apresentando esclerodermia.

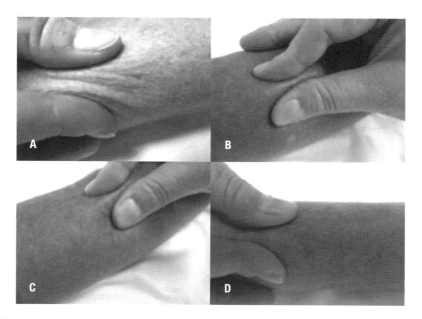

FIGURA 169.1 Escore de Rodnan modificado: avaliação semiquantitativa da espessura da pele. É obtido pela palpação de 17 áreas diferentes do corpo (dedos, mãos, antebraços, braços, face, tórax, abdômen, coxas, pernas e pés) e estimativa da espessura/espessamento em cada sítio: 0 = normal (**A**); 1 = leve (**B**); 2 = moderado (**C**); e 3 = grave (**D**). O escore total máximo é 51 pontos.

também envolve a pele proximal aos membros e o tronco. Pacientes com ES sem envolvimento cutâneo são classificados como ES sem pele ou *sine scleroderma*. A ES pode ocorrer em associação a outras doenças reumáticas autoimunes, em síndrome chamadas de superposição ou pode ser secundária a exposições a agentes ambientais, por exemplo a ES por exposição à sílica é denominada síndrome de Erasmus.

MANIFESTAÇÕES CLÍNICAS

Há uma ampla variabilidade nas manifestações clínicas da esclerose sistêmica. Tanto no que diz respeito ao tempo de surgimento e frequência, quanto à gravidade da manifestação e seu envolvimento orgânico. Há uma tendência clínica de manifestações em cada subtipo da doença.

As alterações cutâneas são as mais características da ES. Podem aparecer de forma precoce, a exemplo o *"puffy hands"*, que representa um edema das mãos e digitais, ou ainda o *"shiny hands"* com aumento do brilho dos dedos. Prurido e edema também são manifestações comuns em fases precoces. Outras alterações refletem uma fase mais fibrótica ou atrófica incluindo: hiperpigmetação/despigmentação da pele (em sal e pimenta), pele seca e áspera e sem pelos, esclerodactilia, úlceras digitais, *pitting* nas pontas digitais, telangiectasias e calcinose cutânea.

Em relação às manifestações vasculares, a mais característica é o fenômeno de Raynaud. Esse ocorre de forma secundária, pelo vasoespasmo arterial com evolução trifásica (palidez, acrocianose e hiperemia de reperfusão). Pode ocorrer em 4 a 20% da população, na maioria dos casos é benigno e não associado a doença subjacente (FRy primário).

Ocorre em 95–98% dos pacientes com esclerose sistêmica e pode preceder outras manifestações clínicas em cerca de 70%. Pode gerar sintomas como extremidades frias, dor e formigamento. Em formas crônicas pode levar a alterações estruturais em pequenos vasos sanguíneos, ocasionando lesões permanentes como úlceras digitais isquêmicas e infartos, geralmente dolorosas e incapacitantes. Pode ser precipitado pelo frio ou estresse. Nesses pacientes, a capilaroscopia ungueal permite a visualização da microvasculatura com um padrão característico chamado de SD, caracterizado por ectasia (dilatação), deleção vascular e diminuição das alças capilares.

Dentre as manifestações clínicas gerais são encontradas: artralgias, mialgias, fadiga, enrijecimento articular, fraqueza e dificuldade para dormir. Menos frequente pode ocorrer miosite proximal com fraqueza e aumento de enzimas musculares (aldolase e creatinoquinase) (Tabela 169.2).

EXAMES COMPLEMENTARES E SEGUIMENTO

O diagnóstico da ES é clínico, e a investigação é complementada pela CPU e pela pesquisa de autoanticorpos, incluindo o FAN.

Os principais autoanticorpos associados à ES são: anticentrômero, anti-Scl70, anti-U3RNP e anti-RNA polimerase III. Anticorpos anticentrômero estão presentes na ESl e se associam a menor risco de doença intersticial pulmonar e maior sobrevida. Porém, há maior risco de HAP. Anticorpos anti-Scl70 estão presentes na ESd e se associam a maior risco de doença pulmonar intersticial grave. Anti-RNA polimerase III é mais prevalente na ESd e confere um maior risco de crise renal esclerodérmica e de neoplasias (Tabela 169.3).

TABELA 169.2 Manifestações clínicas viscerais

Sistemas acometidos	Manifestações clínicas
Trato gastrointestinal (90%)	Redução da abertura bucal, hipomotilidade esofagiana e incompetência do esfíncter esofágico inferior. Estenose péptica e esôfago de Barrett. Cerca de 10% dos pacientes apresentam hiperproliferação bacteriana e episódios de diarreia e constipação intestinal, resultando em síndrome de má absorção de gorduras e proteínas, vitaminas B12 e D.
Trato respiratório	• **Doença pulmonar intersticial** (75%): Dispneia aos esforços e tosse improdutiva. *Fatores de risco:* doença cutânea difusa, presença de anticorpos antitopoisomerase I (anti-Scl70) e doença do refluxo gastroesofágico. Na TC de tórax, observa-se infiltrado reticular em lobos inferiores isolado, podendo estar associado a opacidades em vidro fosco e eventualmente bronquiectasias de tração. • **Hipertensão arterial pulmonar** (10–40%): Dispneia progressiva e pode levar ao desenvolvimento de insuficiência cardíaca direita. *Fatores de risco:* ES limitada, idade tardia ao diagnóstico, telangiectasias e presença de alguns autoanticorpos (anticentrômero, anti-U1RNP, anti-U3RNP, anti-B23 e anti-β_2-glicoproteína I). Pressão sistólica de artéria pulmonar (PSAP) > 40 mmHg, velocidade de refluxo tricúspide > 2,8 m/s e pressão média de artéria pulmonar > 25 mmHg (ECO TT). Deve ser confirmada pelo cateterismo cardíaco. • **Neoplasia pulmonar:** Aumento de 5 vezes em sua incidência na ES.
Doença renal (60–80%)	• **Crise renal esclerodérmica:** (10–15%): Envolvimento renal grave e ameaçador à vida; geralmente ocorre nos primeiros 5 anos do diagnóstico da ES, principalmente na ESd. Há vasculopatia obliterativa, com liberação acentuada de renina, e consequente vasoconstrição renal que culmina com hipertensão maligna. *Fatores de risco:* espessamento cutâneo rapidamente progressivo, atrito de tendão, uso de prednisona ≥ 15 mg/dia nos últimos 6 meses e presença de anticorpos anti-RNA polimerase III. Caracteriza-se por: (1) lesão renal aguda oligúrica; (2) proteinúria leve; (3) crise hipertensiva de início abrupto; (4) hemólise microangiopática e trombocitopenia. Pacientes com ES, especialmente aqueles em uso de inibidores de enzima conversora de angiotensina (iECA), podem apresentar crise renal esclerodérmica normotensa. Proteinúria e microalbuminúria, além de perda progressiva da função renal podem ser observados na ES.
Doença cardíaca	Pericardite, derrame pericárdico, fibrose miocárdica, áreas de necrose miocárdica em faixa e arritmias.
Manifestações músculoesqueléticas	Síndrome do túnel do carpo, redução de mobilidade articular, poliartrite, acrosteólise e atrito de tendões. Menos frequentemente pode ocorrer miosite com fraqueza proximal e aumento de níveis séricos de enzimas musculares (aldolase e fosfocreatinoquinase).
Outros	Xerostomia e xeroftalmia que podem ocorrer devido à síndrome de Sjögren ou por fibrose de glândulas salivares. Hipotireoidismo por fibrose glandular, neuropatia do trigêmeo e disfunção erétil. Na gestação, há maior probabilidade de piora cardiopulmonar e pode haver crise renal esclerodérmica.

TABELA 169.3 Características clínicas e autoanticorpos na esclerose sistêmica			
	Anticentrômero	**Antitopoisomerase**	**Anti-RNA polimerase III**
Cutânea limitada	Comum	Menos comum	Menos comum
Cutânea difusa	Muito raro	Comum	Mais comum
Doença pulmonar intersticial (grave)	Raro	Comum	Menos comum
Crise renal esclerodérmica	Raro	Menos comum	Mais comum
Hipertensão arterial pulmonar	Comum em doença prolongada	Não definido	Não definido

Deve-se investigar dois órgãos mais frequentemente acometidos: pulmão e TGI. Na ES, deve-se rastrear doença intersticial pulmonar, por meio de espirometria com DLCO e TC de tórax de alta resolução. A HAP deve ser investigada por meio de rastreio anual com ecocardiograma transtorácico com Doppler e níveis séricos de BNP.

Pacientes com quadro de disfunção cardíaca não relacionadas a HAP devem se submeter a ressonância magnética cardíaca.

No TGI, especialmente o esôfago pode ser avaliado por um estudo radiológico contrastado, manometria e endoscopia digestiva alta. Quanto ao envolvimento renal, é importante monitorar a pressão arterial, níveis de creatinina sérica e exame de urina nos 5 primeiros anos desde o diagnóstico de ES, período em que há maior risco de crise renal esclerodérmica.

DIAGNÓSTICOS DIFERENCIAIS

- Doenças endócrinas: diabetes *mellitus*, hipotireoidismo, mixedema e síndrome de POEMS.
- Doença renal crônica em fase terminal: fibrose sistêmica nefrogênica.
- Doenças do espectro da ES: fasciíte eosinofílica, escleredema de Bushke, escleromixedema e doenças infiltrativas (p. ex., amiloidose e doença do enxerto contra hospedeiro).
- Medicamentos: bleomicina ou docetaxel.
- Exposição a toxinas: solventes orgânicos e destilados do petróleo como na síndrome do óleo tóxico.
- Doenças autoimunes: síndromes de superposição incluindo a doença mista do tecido conjuntivo.

TRATAMENTO

Não há um tratamento que altere a história natural da ES. Portanto, vislumbra-se reduzir a progressão de disfunção orgânica com o tratamento das manifestações específicas da doença. Ciclofosfamida, metotrexato e o micofenolato mofetila podem ser utilizados para o acometimento cutâneo da ES. A ciclofosfamida deve ser utilizada em pacientes com espessamento cutâneo rapidamente progressivo. Agentes antifibróticos não mostram eficácia para tratamento da ES.

- **TGI:** inibidores de bomba de prótons devem ser utilizados em todos os pacientes com ES, mesmo na ausência de sintomas de doença do refluxo gastroesofágico, associados ou não a agentes pró-cinéticos, como a bromoprida e a domperidona. Medidas

antirrefluxo são importantes. Para envolvimento intestinal, rodízio de antibióticos a cada 4 semanas (ciprofloxacino ou metronidazol) em pacientes com episódios de constipação e diarreia por hiperproliferação bacteriana. Octreotide e eritromicina podem ser utilizados para hipomotilidade do TGI.
- **FRy e úlceras digitais:** proteção ao frio com roupas quentes e luvas e evitar drogas que exacerbem o vasoespasmo são medidas não medicamentosas. O uso de bloqueadores dos canais de cálcio, diidropiridínicos como a nifedipina (20–120 mg/dia) e a anlodipina (5–10 mg/dia) são a primeira escolha. Em caso de hipotensão secundária ou piora do refluxo gastroesofágico, pode-se utilizar a losartana (50–100 mg/dia). Em casos excepcionais pode-se utilizar necessitar bloqueadores dos receptores alfa-1 adrenérgicos (p. ex., prazosin). Pacientes que não apresentam melhoras ao uso de nifedipina/anlodipina ou losartana e que desenvolvem úlceras digitais, se beneficiam de inibidores da 5-fosfodiesterase, como sildenafila 50–150 mg/dia ou a tadalafila 20 mg/dia. Em pacientes com FRy grave e isquemia digital aguda, devem receber análogos de prostaciclina por via endovenosa (EV). No Brasil é usado o alprostadil, em regime hospitalar, por 3–7 dias. Em caso de úlceras digitais recorrentes, pode-se utilizar a bosentana (125 mg 2 vezes ao dia), um antagonista dos receptores da endotelina-1, para a prevenção de recorrência.
- **Crise renal esclerodérmica:** os iECA são a base para esse tratamento. Ademais, é necessário que, diante dessa urgência médica, outros anti-hipertensivos e, inclusive, vasodilatadores sistêmicos sejam administrados no contexto. Até 2/3 dos pacientes evoluem com necessidade de diálise.
- **HAP:** sintomática, devem ser usados inibidores da 5-fosfodiesterase ou antagonista dos receptores da endotelina. Caso haja hipoxemia, deve-se suplementar oxigênio. Se essa for refratária ao tratamento, pode-se associar ambas as classes medicamentosas, administrar análogos de prostaciclina ou ainda optar-se por transplante pulmonar. Além disso, devem ser associados ao tratamento convencional, quando indicados: diuréticos e anticoagulantes.
- **Pneumopatia intersticial:** o tratamento é indicado especialmente se CVF < 70% e extensão do acometimento pulmonar > 20%. A ciclofosfamida em pulsoterapia EV mensal por um ano é a primeira escolha, mas recentemente, estudo demonstrou que micofenolato de mofetila (2–3 g/dia) tem eficácia semelhante à da ciclofosfamida. Em casos refratários, o rituximabe pode ser utilizados. A azatioprina 2–3 mg/kg/dia é utilizada como terapia de manutenção.
- **Envolvimento cardíaco:** na presença de arritmias, acometimento miocárdico e coronário, há indicação de tratamento de suporte para hipertensão arterial, insuficiência cardíaca, arritmias e para insuficiência coronariana (Tabela 169.4).

PROGNÓSTICO

Alguns fatores implicam pior prognóstico na esclerose sistêmica, e estão descritos na Tabela 169.5.

O diagnóstico precoce da ES é fundamental para evitar danos permanentes e melhorando, assim o prognóstico. A ESd costuma cursar com alterações mais graves nos primeiros 5 anos da doença. Após esse período, o ritmo de acometimento visceral se reduz de forma substancial.

A taxa de sobrevida em 10 anos na ESd é em média 55%, enquanto da ESl é 75%. A terapia com IECA para crise renal esclerodérmica reduziu a mortalidade de 90% em 1 ano para 30% em 3 anos.

TABELA 169.4 Tratamento das diversas manifestações na esclerodemia

Acometimento	Terapêutica
Trato gastrointestinal	Inibidores de bomba de prótons associados a metoclopramida e domperidona; rodízio de antibióticos a cada 4 semanas (metronidazol, ou ciprofloxacino) em pacientes com diarreia e suspeita de supercrescimento bacteriano; octreotide e eritromicina para hipomotilidade de TGI. Medidas antirrefluxo são importantes.
Fenômeno de Raynaud e úlceras digitais	**Não medicamentosas:** proteção ao frio com roupas quentes e luvas e evitar drogas que exacerbem o vasoespasmo. **Medicamentosas:** bloqueadores dos canais de cálcio diidropiridínicos (BCC): nifedipino (20–120 mg/dia) e anlodipino (5–10 mg/dia); se hipotensão secundária ou piora da DRGE: losartana (50–100 mg/dia); em casos excepcionais: bloqueadores dos receptores alfa-1 adrenérgicos (p. ex., prazosin); inibidores 5-fosfodiesterase em pacientes refratários à terapêutica inicial e que desenvolvem úlceras digitais (p. ex., sildenafila 50–150 mg/dia e tadalafila 20 mg/dia). Raynaud grave e isquemia digital aguda: alprostadil (análogo de prostaciclina), em regime hospitalar, por 3–7 dias. Úlceras digitais (prevenção da recorrência): antagonista dos receptores da endotelina-1 (bosentana 125 mg 2×/dia).
Crise renal	iECA (base do tratamento). Outros anti-hipertensivos, vasodilatadores sistêmicos (urgência/emergência hipertensiva). 2/3 pacientes evoluem com necessidade de diálise.
Hipertensão arterial pulmonar:	Sintomáticos: inibidores da 5-fosfodiesterase, ou antagonista dos receptores da endotelina; caso haja hipoxemia deve-se suplementar oxigênio. Refratários: associar ambas as classes medicamentosas; análogos de prostaciclina IV/SC/IN, ou ainda optar por transplante pulmonar. Convencional: diuréticos e anticoagulantes.
Pneumopatia intersticial	O tratamento é indicado especialmente se CVF < 70% e extensão do acometimento pulmonar > 20%. A ciclofosfamida em pulsoterapia EV mensal por um ano é a primeira escolha, mas recentemente, estudo demonstrou que micofenolato de mofetila (2–3 g/dia) tem eficácia semelhante à da ciclofosfamida. Em casos refratários, o rituximabe pode ser utilizado. A azatioprina 2–3 mg/kg/dia é utilizada como terapia de manutenção.
Miocardioesclerose	Na presença de arritmias, acometimento miocárdico e coronário há indicação de tratamento de suporte para hipertensão arterial, insuficiência cardíaca, arritmias e para insuficiência coronariana.

TABELA 169.5 Fatores de mau prognóstico na esclerodemia

Sexo masculino	Subtipo esclerose sistêmica difusa
Afro-americanos	Ausência de anticentrômero
Idade mais avançada à apresentação	Hipertensão/fibrose pulmonar
Acometimento cutâneo extensor	Calcificações valvares ou arteriais
Envolvimento orgânico significativo ou progressivo	Doença cardíaca
Antitopoisomerase I ou RNA polimerase III	Anemia

BIBLIOGRAFIA

1. Denton CP, Axford JS, Curtis MR. Overview and classification of scleroderma disorders. UpToDate; 2015.
2. Firestein GS, Budd RC, Gabriel SE, et al. Kelley's Textbook of Rheumatology, 9th ed, Saunders, Philadelphia 2012.
3. Hochberg MC, Silman AJ, Smolen JS, Weinblatt ME, Weisman MH. Hochberg Textbook of Rheumatology, 6th ed, Elsevier, Philadelphia 2014.
4. Klippel JH, Stone JH, Crofford LJ, White PH, editors. Primer on the rheumatic diseases. New York: Springer, 2008, p. 675.
5. Martins MA, et al. Manual do Residente de Clínica Médica. 1ª edição, Manole, São Paulo 2015, Cap. 146 Esclerose Sistêmica, p. 664.
6. Sato EI. et al. Guia de Medicina Ambulatorial e Hospitalar da UNIFESP-EPM.
7. Varga J, Axford JS, Curtis MR. Diagnosis and diferential diagnosis of systemic sclerosis (scleroderma) in adults. UpToDate; 2014.
8. Varga J, Axford JS, Curtis MR. Overview of the clinical manifestations of systemic sclerosis (scleroderma) in adults. UpToDate; 2016.

170

DOENÇA MISTA DO TECIDO CONJUNTIVO

Rafael Fernandes Pessoa Mendes
Ricardo Amaro Noleto Araujo
Ana Rita de Brito Medeiros da Fonseca
Alexandre Wagner Silva de Souza

INTRODUÇÃO

A doença mista do tecido conjuntivo (DMTC) foi descrita em 1972 como uma entidade clínica que reúne manifestações comuns ao lúpus eritematoso sistêmico (LES), esclerose sistêmica (ES), dermatomiosite/polimiosite (DM/PM) e artrite reumatoide (AR), associada à presença de altos títulos de anticorpos anti-U1 ribonucleoproteína (anti-RNP). A doença é mais comum em mulheres e ocorre geralmente entre a segunda e a terceira década de vida.

Discute-se ainda hoje se a DMTC representa uma entidade nosológica distinta ou uma síndrome de superposição entre as doenças do tecido conjuntivo. Apesar de ter um marcador sorológico bem estabelecido, anticorpos anti-RNP não são exclusivos da DMTC e podem estar presentes em outras colagenoses, como LES, ES e síndrome de Sjögren.

Anticorpos anti-RNP fazem parte dos autoanticorpos direcionados contra antígenos extraíveis do núcleo (ENA) e geram um fator antinuclear (FAN) de padrão salpicado/pontilhado. Recentemente, foi demonstrado que anticorpos contra a proteína U1-70K, constituinte da U1 ribonucleoproteína, são mais frequentes na DMTC e podem contribuir na fisiopatogenia da doença.

MANIFESTAÇÕES CLÍNICAS

As diversas características clínicas da DMTC podem aparecer de forma sequencial, apresentando-se inicialmente como uma doença do tecido conjuntivo indiferenciada. Muitas vezes, o diagnóstico definitivo só é possível durante o acompanhamento ao longo dos anos, quando a doença se manifesta em sua forma completa.

O quadro pode começar com sintomas constitucionais pouco específicos, como fadiga, artralgia, mialgia e febre baixa. As manifestações mais características são fenômeno de Raynaud, edema de mãos, esclerodactilia, poliartrite, fraqueza muscular, dismotilidade

esofágica e doença pulmonar. Vários órgãos e sistemas podem ser afetados, mas geralmente não ocorre acometimento grave dos rins e do sistema nervoso central.
- Pele e mucosas: fenômeno de Raynaud (75–90% dos casos) e edema de mãos com "dedos em salsicha" (70% dos casos) são os achados mais frequentes. A capiloroscopia ungueal pode mostrar achados semelhantes aos da ES. Também pode ocorrer *rash* malar, *rash* de dermatomiosite, fotossensibilidade e úlceras orais.
- Articulações e músculos: o acometimento articular geralmente é mais grave que no LES. Pode ocorrer desde artralgia leve até artrite erosiva com deformidades típicas da AR. A miosite geralmente se apresenta com fraqueza muscular proximal e elevação da creatinoquinase sérica.
- Pulmões e coração: alterações respiratórias têm expressão variável, desde formas assintomáticas até quadros graves. Pode manifestar-se como alveolite, doença intersticial fibrosante e hipertensão arterial pulmonar. Ecocardiograma e TC de tórax de alta resolução podem ser úteis na suspeita de acometimento pulmonar. Também pode haver pleurite e pericardite.
- Trato gastrointestinal: disfunção esofágica é a alteração mais comum. Podem ocorrer distúrbios da motilidade e doença do refluxo gastroesofágico (DRGE).
- Manifestações hematológicas: o hemograma pode revelar leucopenia e anemia de doença crônica, que se relacionam à atividade da doença. Hipergamaglobulinemia também é frequente.
- Manifestações renais: nefropatia membranosa é a apresentação mais comum. Deve ser solicitada urina 1 para rastrear alterações glomerulares. Doença renal grave é rara e os anticorpos anti-RNP podem ter efeito protetor contra o desenvolvimento de glomerulonefrite proliferativa difusa.
- Manifestações neurológicas: pode haver neuralgia do trigêmio, cefaleia e neuropatias periféricas. Complicações graves como psicose e convulsões são extremamente raras.

DIAGNÓSTICO

O diagnóstico de DMTC deve ser suspeitado na presença de fenômeno de Raynaud e altos títulos de FAN com padrão salpicado (geralmente ≥ 1.280), com autoanticorpos anti-RNP. Outros achados devem ser pesquisados, como edema de mãos e dedos, poliartrite e miosite.

Apesar do quadro clínico-laboratorial estar bem estabelecido, não existem critérios diagnósticos universalmente aceitos para DMTC. Até o momento, quatro critérios diagnósticos foram desenvolvidos pelos seguintes autores: Sharp (1987), Alarcón-Segovia (1987), Kasukawa (1987) e Kahn (1991). A Tabela 170.1 mostra dois critérios comumente utilizados.

TRATAMENTO

A DMTC foi descrita inicialmente como uma doença de bom prognóstico, devido à boa resposta a corticoterapia. Contudo, estudos posteriores mostraram uma realidade diferente. Alguns pacientes têm um quadro mais leve e autolimitado, enquanto outros evoluem com lesões orgânicas que geram significativa morbimortalidade. O pior prognóstico está relacionado ao desenvolvimento de hipertensão arterial pulmonar.

O tratamento da DMTC leva em conta terapias estabelecidas para problemas semelhantes que acontecem em casos de LES, ES e PM/DM. Em geral, manifestações

TABELA 170.1 Critérios de Alarcón-Segovia e Kahn para DMTC	
Critério de Alarcón-Segovia	**Critério de Kahn**
Critério sorológico • Anticorpos anti-RNP com título ≥ 1.600	Critério sorológico • Altos títulos de anti-RNP, com FAN salpicado ≥ 1:1.200.
Critérios clínicos: • Edema de mãos • Sinovite • Miosite • Fenômeno de Raynaud • Acrosclerose	Critérios clínicos: • Edema de dedos • Sinovite • Miosite • Fenômeno de Raynaud
DMTC presente se: • Critério sorológico + 3 ou mais critérios clínicos (incluindo miosite ou sinovite)	DMTC presente se: • Critério sorológico + fenômeno de Reynaud + 2 ou mais critérios clínicos.

inflamatórias, também comuns no LES, como artrite, miosite e serosite, respondem bem aos corticosteroides (prednisona 0,5 a 1 mg/kg/dia). Manifestações esclerodérmicas, como fenômeno de Reynaud e doença pulmonar, são menos responsivas ao tratamento e podem requerer uso de imunossupressores. Metotrexato (7,5–15 mg/semana) e antimaláricos (hidroxicloroquina 400 mg/dia) podem ser usados com objetivo de reduzir as doses necessárias de corticoide.

O fenômeno de Raynaud geralmente responde a bloqueadores do canal de cálcio diidropiridínicos (p. ex., nifedipina) e medidas locais, além de cessar o tabagismo e evitar baixas temperaturas. Também podem ser empregados os alfabloqueadores (p. ex., prazosin). Em casos refratários, pode-se considerar o uso de antagonistas da endotelina (p. ex., bosentana).

Sintomas como mialgia, artralgia e artrite normalmente são tratados com anti-inflamatórios não esteroidais (AINEs), hidroxicloroquina ou prednisona oral. Casos de artrite mais graves podem responder ao metotrexato. Serosites são manejadas com AINEs e prednisona. No caso das miosites, geralmente há boa resposta com prednisona em dose mais alta, sendo descrito uso de imunoglobulina intravenosa nos casos refratários.

Ao contrário da ES, a doença esofágica na DMTC pode melhorar com a corticoterapia. Se houver sintomas de DRGE, indica-se um inibidor da bomba de prótons e mudança de hábitos. No caso de disfagia, pode ser usado bloqueador do canal de cálcio. Já na doença renal, é benéfico o uso de inibidores da ECA sempre que houver proteinúria significativa. Na nefropatia membranosa grave, opta-se por tratamento com corticoides e pulsos de ciclofosfamida.

A hipertensão arterial pulmonar deve ser suspeitada e diagnosticada precocemente para início do tratamento. Várias terapias vêm sendo utilizadas, como antagonistas do canal de cálcio, inibidores da ECA, análogos de prostaciclina, anticoagulação e imunossupressão com corticoide e ciclofosfamida. Podem ser associados a bosentana e o sildenafil, conforme a gravidade do quadro.

Pacientes tratados com corticoides por períodos prolongados necessitam de suplementação adequada com cálcio e vitamina D. A densidade mineral óssea deve ser avaliada em todos os pacientes em risco de osteoporose, com a utilização de bisfosfonatos quando indicado.

CONCLUSÃO

A DMTC reúne características comuns às principais doenças do tecido conjuntivo – LES, ES, PM/DM e AR – e pode ser difícil o diagnóstico em sua fase inicial. As manifestações incluem fenômeno de Raynaud, edema de mãos e dedos, artrite e miosite, juntamente com anticorpos anti-RNP, marcador sorológico da doença. Pode ocorrer envolvimento de vários órgãos, mas o acometimento renal e neurológico geralmente não é grave. A presença de hipertensão arterial pulmonar agrega maior mortalidade. O prognóstico é variável e o tratamento engloba os mesmos princípios utilizados para manejo de outras colagenoses.

BIBLIOGRAFIA

1. Bennett RM. Definition and diagnosis of mixed connective tissue disease. UpToDate; 2016.
2. Bennett RM. Prognosis and treatment of mixed connective tissue disease. UpToDate; 2016.
3. Ciang NC. Mixed connective tissue disease-enigma variations? Rheumatology (Oxford). 2016 Jul 19. pii: kew265. doi: 10.1053/berh.1999.0080
4. Gunnarsson R. Mixed connective tissue disease. Best Pract Res Clin Rheumatol. 2016 Feb;30(1):95-111. doi: 10.1016/j.berh.2016.03.002. Epub 2016 Apr 12.
5. Hochberg MC, Silman AJ, Smolen JS, Wenblatt ME, Weisman MH. Rheumatology, 6th ed. Philadelphia, Mosby Elsevier, 2015.
6. Ortega-Hernandez OD, Shoenfeld Y. Mixed connective tissue disease: An overview of clinical manifestations, diagnosis and treatment. Best Pract Res Clin Rheumatol. 2012 Feb;26(1):61-72.
7. Pepmueller PH. Undifferentiated Connective Tissue Disease, Mixed Connective Tissue Disease, and Overlap Syndromes in Rheumatology. Mo Med. 2016 Mar-Apr;113(2):136-40.
8. Tani C, et al. The diagnosis and classification of mixed connective tissue disease. J Autoimmun. 2014 Feb-Mar;48-49:46-9.

171

LOMBALGIA

Carlos Francisco da Silva
Ricardo Amaro Noleto Araujo
Alexandre Wagner Silva de Souza
Ana Rita de Brito Medeiros da Fonseca

INTRODUÇÃO

Lombalgia é definida como dor localizada na região entre a última costela e a prega glútea. A irradiação da dor lombar para região glútea e membros inferiores, com trajeto radicular, constitui a lombociatalgia. A dor lombar pode ser causada por alterações musculares, ligamentares, nos discos intervertebrais, em vértebras ou nervos/raízes nervosas presentes na região lombar. O caráter da dor, sua duração, intensidade e fatores desencadeantes variam de acordo com a etiologia da lombalgia.

Cerca de 85% dos pacientes com lombalgia atendidos na atenção primária não apresentam causa específica e na maioria das vezes, tem curso autolimitado. De acordo com a duração da dor, a lombalgia pode ser considerada aguda (duração de até 4 semanas), subaguda (duração entre 4 e 12 semanas) e crônica (dor que persiste por ≥ 12 semanas).

Raramente, a lombalgia é causada por uma condição potencialmente grave da coluna vertebral. Menos de 1% dos pacientes apresentam malignidade coluna (tumor primário ou metástase vertebral) e cerca de 4% dos casos apresentam fratura de coluna vertebral.

EPIDEMIOLOGIA

Dor lombar pode atingir até 65% dos indivíduos da população geral, anualmente, e até 84% em algum momento da vida. A prevalência mundial da lombalgia é de aproximadamente 11,9%. A lombalgia atinge principalmente a população em idade economicamente ativa, pode ser altamente incapacitante e se associa a altos custos. Nos Estados Unidos, a lombalgia é responsável por um custo estimado superior a cem bilhões de dólares por ano, sendo a maior parte de custos indiretos, incluindo perdas salariais e redução da produtividade.

O inquérito realizado em 2002 pela National Health Interview descobriu que 26% dos entrevistados relataram dor lombar com duração de pelo menos um dia nos últimos três meses. Em 2012, uma revisão sistemática da prevalência global de dor lombar realizada na Austrália mostrou uma taxa de 23% de dor lombar limitante com mais de um dia de duração. Outros estudos mostaram que essa prevalência pode chegar até 48% dependendo da população estudada.

Fatores de risco

Os fatores de risco relacionados a lombalgia incluem tabagismo, obesidade, idade avançada, sexo feminino, trabalho fisicamente extenuante, sedentário ou psicologicamente extenuante, baixo nível de escolaridade e fatores psicológicos, tais como transtorno de somatização, ansiedade e depressão.

CAUSAS

A maioria dos casos de lombalgia não apresenta uma causa específica, ou seja, não há uma doença subjacente ou uma anormalidade anatômica claramente responsável pela dor. Apesar da dor lombar raramente apresentar gravidade, doenças infecciosas, neoplasias e fraturas vertebrais podem ser sua causa. Lombalgia com irradiação radicular, associada ou não a parestesias, fraqueza muscular ou dor tipo claudicação intermitente de membros inferiores pode ser devido à herniação discal ou estenose de canal vertebral. Portanto, a lombalgia pode ser primária ou secundária, e ter ou não envolvimento neurológico.

Causas mecanicodegenerativas

Doença do disco intervertebral

A discopatia degenerativa (DD) é a alteração anatômica mais comum na coluna vertebral. A DD é a principal causa de lombalgia (aproximadamente em 85% dos casos). Os sintomas, quando presentes, caracterizam-se por lombalgia mecânica sem irradiação radicular, ou seja, a dor lombar aparece no decorrer do dia e é geralmente desencadeada por atividade corporal, e tende a melhorar com o repouso. Acidentes discais agudos (p. ex., fissuras em discos intervertebrais) podem resultar em dor lombar aguda e de forte intensidade, também referida como lumbago, que normalmente não cursa com irradiação radicular. A fisiopatologia da DD ocorre pela degeneração discal e acarreta uma sobrecarga nas demais estruturas de suporte da coluna. Consequentemente, ocorre formação de tecido cicatricial, formação de osteófitos, diminuição do espaço articular e esclerose óssea subcondral.

A doença do disco vertebral também pode resultar em lombociatalgia, devido à hérnia de disco e compressão de raiz nervosa de coluna lombar. A lombociatalgia se caracteriza por dor lombar com irradiação radicular para membro inferior com diferentes trajetos, dependendo da raiz acometida (p. ex., L4, L5 ou S1).

Síndrome facetária (zigoapofisária)

Artropatia facetária se caracteriza por alterações degenerativas em articulações zigoapofisárias. O padrão de dor nesse caso não tem componte radicular, tende a ser mais intensa em região lombar, mas pode irradiar para glúteos e membros inferiores com menor intensidade e sem características radiculares. Pacientes com síndrome facetária apresentam aumento da dor com hiperextensão lombar, rotação, flexão lateral e em ortostase e alívio com flexão anterior.

Espondilólise e espondilolistese

Espondilólise é definida como a descontinuidade óssea de facetas vertebrais posteriores. Quando há deslizamento entre as vértebras da coluna vertebral, uma em relação a

TABELA 171.1	Causas menos comuns de dor lombar
Origem	Doenças
Infecciosa	Osteomielite, espondilodiscite, sacroileíte piogênica, abscesso epidural, neuralgia herpética
Neoplásica	Metástase (mais comum), tumor intradural (meningioma, neurofibroma e ependimoma), linfoma, mieloma, cisto perineural
Reumatológica	Polimialgia reumática, fibromialgia, espondilite anquilosante, doença de Paget, sarcoidose, osteoporose
Vascular	Malformação arteriovenosa, vasculite (infarto de raiz neural), hematoma epidural
Outras	Osteomalácia, hiperparatiroidismo, hemoglobinopatias, mielofibrose, fibrose retroperitoneal, síndrome de Guillain-Barré

outra, denomina-se espondilolistese. Essa alteração vertebral geralmente é causada por alto nível de atividade física, sendo encontrada mais comumente em atletas jovens. Embora essa condição possa causar dor, exacerba-se com a extensão da coluna lombar, na maioria das vezes não causa sintomas e apenas é notada em radiografias.

Estenose de canal vertebral

O estreitamento do canal vertebral pode ter origem congênita ou adquirida, sendo esta última geralmente causada por alterações degenerativas da coluna lombar. Considera-se estenose de canal vertebral lombar quando diâmetro do canal espinhal é inferior a 10 mm, mas em alguns casos a estenose de 12 mm pode já ser sintomática. A estenose de canal vertebral também pode ocorrer em recessos laterais e em forames intervertebrais.

Pacientes com estenose lombar podem ser assintomáticos e os sintomas, quando presentes, são dor lombar, radiculopatia com claudicação neurogênica, fraqueza muscular, parestesia e comprometimento dos nervos sensitivos com envolvimento de múltiplos dermátomos. Os sintomas costumam se exacerbar em ortostase ou ao caminhar e melhoram com repouso. Nesses casos, sempre se deve excluir componente de insuficiência vascular (palpação de pulsos arteriais e estigmas de insuficiência vascular crônica).

Causas não mecânicas de dor lombar

A dor lombar pode ter diferentes causas: inflamatórias (espondiloartrites), infecciosas (espondilodiscite bacteriana ou tuberculosa), neoplásicas (tumor primário na coluna vertebral ou metástases), osteometabólicas (fraturas verbebrais na osteoporose, osteomalácia e raquitismo) e vasculares (Tabela 171.1). Outra condição grave que pode manifestar-se em decorrência de compressão medular é a síndrome da cauda equina, que se caracteriza por lombalgia e ciatalgia bilateral, anestesia em sela, e incontinência urinária ou fecal, normalmente causada por herniação discal maciça, tumores, hematoma ou abcesso epidural.

DIAGNÓSTICO

Avaliação clínica

A lombalgia pode ser acompanhada de alterações anatômicas em coluna lombar ou pode ter fundo eminentemente psicosomático. A história clínica deve ser guiada no sentido de detectar a presença de sinais e sintomas que exigem investigação radiológica e

TABELA 171.2 Sinais de gravidade na avaliação clínica da dor lombar	
Condição clínica	**Sinais de alerta**
Malignidade	Histórico de câncer, perda de peso não intencionada, idade acima de 50 anos, dor noturna e ao repouso, dor refratária e por mais de 1 mês
Fratura	Trauma recente, idade maior que 50 anos, uso prolongado de corticosteroides
Infecção	Febre, uso de imunossupressores, imunodeficiência, uso de drogas injetáveis, história de infecção recente, dispositivos invasivos (cateteres venosos centrais)
Síndrome da cauda equina	Disfunção urinária, incontinência fecal, anestesia em sela, fraqueza progressiva de membros inferiores

laboratorial imediata. Entretanto, para a maioria dos casos, essa investigação não é necessária na avaliação inicial.

A anamnese deve conter a todas as características semiológicas da dor que incluem localização, intensidade, irradiação, caráter da dor (dor mecânica ou inflamatória), seu horário de aparecimento e sua relação com rotinas ocupacionais. Além disso, manifestações que sugerem doença sistêmica subjacente também devem ser pesquisadas. Os sinais de alerta, como febre, calafrios, emagrecimento, alterações neurológicas e dor de forte intensidade devem sempre ser questionados durante a avaliação de pacientes com lombalgia. Os sinais de alerta apontam para causas de maior gravidade (Tabela 171.2): malignidade, fratura, síndrome da cauda equina e infecção.

Exame físico

O exame físico do paciente com lombalgia não deve ser direcionado apenas para a coluna lombar, mas deve incluir os diferentes órgãos e sistemas para auxiliar na identificação de doenças associadas à lombalgia. O exame físico da coluna se divide em avaliação estática e dinâmica. Em pacientes com sintomas sugestivos de síndrome da cauda equina, o toque retal e o exame genital são obrigatórios.

Na avaliação estática, a inspeção da coluna e da postura avalia presença de anormalidades anatômicas e de posição antálgica. A palpação é útil para avaliar sensibilidade vertebral e dos tecidos adjacentes, além de se avaliar busca de pontos dolorosos, contratura e espasmos na musculatura paravertebral.

A avaliação dinâmica da coluna consiste no estudo dos movimentos da coluna lombar. Dores agravadas pela flexão da coluna lombar sugerem alterações de elementos anteriores da coluna, incluindo lesões discais (protrusão ou hérnias de disco). O teste de Shober avalia de forma objetiva a mobilidade da coluna lombar. Dores agravadas pela extensão da coluna lombar sugerem alterações nas estruturas posteriores da coluna, incluindo articulações zigoapofisárias. Flexão lateral e rotação da coluna vertebral também devem ser avaliadas ao exame físico.

Diversos testes auxiliares podem ser realizados para investigar a origem da dor (Tabela 171.3). O exame neurológico deve incluir a avaliação da força muscular de membros inferiores, dos reflexos profundos, da sensibilidade e da marcha. A avaliação das raízes nervosas de L2 a S1, bem como de seus respectivos dermátomos sensitivos, devem ser realizadas em pacientes com suspeita de radiculopatia. A manobra de Lasègue deve ser realizada com a extensão do membro inferior com o paciente na posição supina. Essa manobra é

TABELA 171.3 Testes auxiliares na avaliação da dor lombar	
Teste	Avaliação de
Manobra de Lasègue*	Compressão de raíz nervosa (L5, S1)
Sinal da corda de arco (bowstring sign)	Compressão de raíz nervosa (L5, S1)
Teste de estiramento do nervo femural	Compressão de raíz nervosa (L2, L3, L4)
Teste de Schober **	Mobilidade lombossacral

*Realizado com joelho em extensão: positivo se dor ou exacerbação da dor a 35–70 graus.
**positivo se < 5 cm.

considerada positiva se houver irradiação ou exacerbação da dor com ângulo entre 35° a 70°. A dor radicular também pode ser reproduzida com a manobra de Valsalva.

Pacientes cuja dor tem origem ou agravamento por fatores psicológicos têm sinais físicos de dor contraditórios que também são conhecidos como sinais de Waddell. Esses sinais correspondem a alterações álgicas durante as manobras que melhoram quando o paciente está distraído, resposta exacerbada à dor durante o exame, perda sensorial não compatível com seu dermátomo, dor à descompressão axial craniocaudal ou à rotação de ombros ou quadril, sem movimentar a coluna.

Exames de imagem e estudos eletrofisiológicos

A solicitação precoce de exames de imagem na investigação de dor lombar não corresponde a melhores resultados diagnósticos. Muitos exames apresentam-se alterados mesmo em pessoas sem queixa de dor lombar, o que dificulta a correlação entre os achados de exame e os sintomas.

A radiografia simples apresenta-se alterada em 67% dos pacientes acima de 50 anos, sendo dois terços deles assintomáticos. Na prática clínica há critérios para solicitação de exame radiológico simples e inclui a presença de sinais de alerta, discutidos anteriormente. Além disso, em casos selecionados, ou seja, pacientes com sinais de doença sistêmica adjacente, pode-se realizar a ressonância magnética (RM) ou tomografia computadorizada (TC), mesmo se a radiografia simples estiver normal.

A RM sem contraste é geralmente considerada o melhor exame de imagem para investigação de lombalgia para casos com indicação específica. Na imagem da RM, pode-se visualizar as estruturas da coluna vertebral, principalmente os tecidos moles. Sendo assim, esse exame está indicado em casos de suspeita de câncer, comprometimento neurológico persistente e de infecção.

A TC é realizada quando não é possível realizar a RM, sendo mais indicada em casos de comprometimentos discais, de articulações zigoapofisárias e alterações de canal vertebral ou de forames intervertebrais.

A mielotomografia é um método invasivo capaz de visualizar as raízes nervosas da coluna vertebral. Esse exame é raramente indicado, mas pode ser realizado em pacientes com contraindicação de realizar RM (como em caso de prótese articular ou de dispositivos elétricos implantados) e para casos de dúvida diagnóstica não elucidada após RM ou TC.

Outros exames que podem ser solicitados para investigação de lombalgia de caráter radicular, são o teste de condução nervosa (TCN) e eletromiografia (EMG). Esses exames dão informações sobre a integridade das raízes nervosas da coluna vertebral e suas inervações musculares.

Exames laboratoriais

A maioria dos pacientes com dor lombar aguda não necessitam de qualquer teste de laboratório. Entetanto, deve-se investigar pacientes com sinais de gravidade ou refratários a tratamentos prévios com exames complementares para excluir causas sistêmicas. Exames como provas inflamatórias (VHS e PCR) e hemograma podem vir alterados em casos de neoplasias ou infecções. Exames mais específicos podem ser solicitados dependendo da hipótese a ser investigada.

TRATAMENTO

A maioria das lombalgias de catáter inespecífico tem resolução espontânea e rápida, a menos que tenha causa subjacente de maior gravidade. Os tratamentos utilizados para lombalgia podem ser conservador, não medicamentoso ou medicamentoso, e cirúrgico.

Tratamento conservador não medicamentoso

Pacientes com dor lombar aguda não são aconselhados a manterem repouso no leito por mais de 2 dias. Pacientes que mantêm repouso absoluto prolongado podem evoluir com mais dor e recuperação lenta do que aqueles que são encorajados a deambular precocemente. É benéfico que o paciente retorne às suas atividades diárias o mais rápido que conseguir, aumentando seus esforços gradualmente conforme tolerar. Entretanto, exercícios que envolvem a musculatura paravertebral devem ser evitados por pelo menos 2 semanas.

Exercícios terapêuticos são recomendados nos casos de lombalgia mecânica, melhorando a flexibilidade e o fortalecimento dos músculos paraverterais. Dores persistentes por um tempo mais prolongado (mais do que 4 semanas), podem se beneficiar de fisioterapia envolvendo alongamento, exercícios de flexão, extensão e fortalecimento. É importante incluir escola de coluna e orientações ergonômicas para se previnir recorrências ou cronicidade da lombalgia. Após a resolução da fase aguda, é importante que o paciente realize atividade física regular para manter condicionamento físico, de acordo com sua tolerância.

Tratamento conservador medicamentoso

A monoterapia com analgésicos comuns como paracetamol e dipirona é indicada inicialmente para pacientes com contraindicação para uso de anti-inflamatórios não esteroidais (AINEs). O uso de AINEs como ibuprofeno e naproxeno em terapia coadjuvante nos pacientes que toleram essa medicação também proporciona alívio sintomático significativo para dor lombar aguda. Contudo, o uso temporário de glicocorticoide oral aparentemente apresenta maior eficácia em relação ao uso de AINEs para tratamento de lombalgia e lombociatalgia aguda.

Para pacientes com dor de forte intensidade e limitante indica-se uso de analgésicos opioides, sendo os mais utilizados o tramadol, a codeína, oxicodona ou a morfina. Essas medicações devem ser administradas juntamente com AINEs ou analgésicos comuns adjuvantes.

Outra classe medicamentosa bastante utilizada para alívio da dor são os relaxantes musculares não benzodiazepínicos. Estão indicados em dores causadas principalmente por contraturas musculares e estiramentos. A ciclobenzaprina é uma droga de primeira escolha; entretanto, o uso de relaxantes musculares não é o tratamento preferível devido aos seus efeitos sedativos que limitam a capacidade do doente voltar às suas atividades normais.

As medicações mais indicadas para tratamento de dor neuropática são os antidepressivos tricíclicos ou duais, pregabalina, gabapentina ou carbamazepina. Essas drogas têm papel potencial quando a dor é mediada tanto por mecanismos periféricos como centrais. Em pacientes com lombalgia crônica, antidepressivos tricíclicos ou a duloxetina têm indicação para controle da dor.

Nos casos de lombociatalgia aguda refratária ao tratamento medicamentoso convencional e medidas físicas, pode-se realizar infiltração epidural com glicocorticoide. Essas injeções são feitas sob flouroscopia para documentar colocação adequada da agulha.

Tratamento cirúrgico

O tratamento cirúrgico está indicado em uma minoria de pacientes que apresentam dor lombar. A indicação cirúrgica inclui a presença de sinais e sintomas de síndrome da cauda equina ou de compressão medular, deficiência motora grave ou progressiva ou sintomas radiculares incapacitantes que nao respondem a nenhum tipo de tratamento conservador.

BIBLIOGRAFIA

1. Allegri M, Montella S, Salici F, et al. Mechanisms of low back pain: a guide for diagnosis and therapy. F1000 Research. 2016;5(0):1530.
2. Chou R, Qaseem A, Snow V, et al. Diagnosis and treatment of low back pain: a joint clinical practice guideline from the American College of Physicians and the American Pain Society. Ann Intern Med. 2007;147:478.
3. Chou R. In the clinic. Low back pain. Ann Intern Med. 2014;160:ITC6.
4. Dahm KT, Brurberg KG, Jamtvedt G, Hagen KB. Advice to rest in bed versus advice to stay active for acute low-back pain and sciatica. Cochrane Database Syst Rev 2010; :CD007612.
5. Deyo RA, Mirza SK, Martin BI. Back pain prevalence and visit rates: estimates from U.S. national surveys, 2002. Spine (Phila Pa 1976) 2006;31:2724.
6. Henschke N, Maher CG, Ostelo RW, et al. Red flags to screen for malignancy in patients with low-back pain. Cochrane Database Syst ver. 2013; :CD008686.
7. Hoy D, Bain C, Williams G, et al. A systematic review of the global prevalence of low back pain. Arthritis Rheum. 2012;64(6):2028-37.
8. Jarvik JG, Deyo RA. Diagnostic evaluation of low back pain with emphasis on imaging. Ann Intern Med. 2002;137:586.
9. Verhagen AP, Downie A, Popal N, Maher C, Koes BW. Red flags presented in current low back pain guidelines: a review. Eur Spine J; 2016.

SEÇÃO 16

PRINCÍPIOS DE DIAGNÓSTICO POR IMAGEM

Editor responsável: **Paulo Ricardo Gessolo Lins**
Coordenadores da Seção: **Ricardo Francisco Tavares Romano,
Juliana Celiberto Yoshitani**

RADIOGRAFIA DE TÓRAX

Pedro Henrique Carr Vaisberg
Paulo Ricardo Gessolo Lins
Ricardo Francisco Tavares Romano
Juliana Celiberto Yoshitani

A radiografia de tórax é instrumento fundamental na prática médica. Neste capítulo falaremos sobre conceitos básicos da técnica de realização do exame, anatomia pulmonar, sinais importantes e interpretação da radiografia de tórax.

Há diversas possibilidades de incidências em radiografias de tórax, mas na prática do clínico, sem dúvida as mais importantes são aquelas que mostrarão a imagem frontal e em perfil. Sempre que há possibilidade, a radiografia frontal é realizada com o paciente na posição ortostática e em inspiração máxima. O feixe de raios X atravessa o paciente de trás para frente, sendo assim chamado de posteroanterior (PA). Quando o paciente só pode realizar o exame sentado ou em decúbito dorsal (geralmente com uma unidade de raio X portátil), faz-se o feixe de raio X atravessar o paciente da frente para trás, sendo chamado de anteroposterior (AP). As imagens em AP, quando comparadas àquelas obtidas em PA, geralmente apresentam menor nitidez e maior magnificação das estruturas mediastinais (podendo levar ao médico a uma falsa impressão de cardiomegalia ou alargamento mediastinal).

A outra incidência fundamental ao clínico é a em perfil. Rotineiramente é obtida com o lado esquerdo do paciente voltado ao filme com os raios penetrando primeiramente pelo lado direito. Uma lesão localizada atrás do coração/mediastino ou diafragma que não era vista na imagem frontal pode ser visível em uma incidência em perfil (Fig. 172.1).

Quando o paciente apresenta um derrame livre na cavidade pleural, o líquido sofre o efeito da gravidade e repousará sobre o diafragma. Uma outra incidência usada na prática clínica é aquela em que a imagem é realizada com o paciente em decúbito lateral sobre o lado suspeito do derrame para melhor avaliação do volume do líquido, também conhecida como Hjelm-Laurell.

O feixe de raios X é formado por fótons que, ao atravessar o paciente, são absorvidos de maneira diferente dependendo dos tecidos e regiões pelos quais passam. Por exemplo, o osso absorve mais radiação e, por isso, é mais radiopaco. Já o ar absorve menos radiação, sendo assim, o pulmão é mais radiotransparente (a maior exposição aos raios faz com

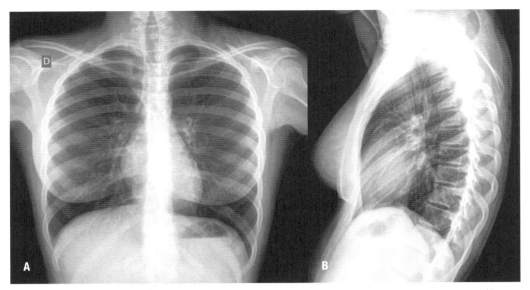

FIGURA 172.1 Radiografia de tórax normal: (**A**) incidência posteroanterior; (**B**) incidência em perfil.

o que o filme torne-se mais escuro). Há quatro densidades radiológicas básicas que, em ordem crescente de radiodensidade, são ar, gordura, partes moles (água) e osso. Órgãos como o coração aparecem com densidade semelhante à da água, assim como as consolidações ou derrames, o que geram alterações e sinais que serão melhor discutidos adiante.

É importante sistematizar a análise da radiografia para evitar descuidos e a não visualização de alterações importantes. Para o clínico, geralmente o raios X de tórax são solicitados para visualização de algum acometimento pulmonar; então propomos iniciar a visualização pelas partes teoricamente menos importantes para então examinar as áreas de maior interesse. Sendo assim, é interessante iniciar pela região abdominal, observando fígado, baço, flexuras do cólon e estômago (cólon e estômago contêm ar, neste último observa-se a chamada bolha gástrica). O hemidiafragma direito geralmente é mais alto que o esquerdo, podendo ser, eventualmente, da mesma altura.

Seguimos então para as partes moles e ossos, examinando músculos, mamas, clavícula, costelas, e as demais estruturas da parede torácica. Após isso, partimos para o mediastino, que apresenta diversas estruturas sobrepostas, o que torna sua análise mais complexa. Nessa região é necessário observar a traqueia, carina, arco aórtico, aorta ascendente, aorta descendente e coração.

Os pulmões são geralmente os protagonistas na análise de uma radiografia de tórax e devem ser examinados a princípio separadamente e depois comparando-se ambos na busca por alterações. Além disso, é sempre importante perguntar ao paciente se há alguma radiografia prévia para uso comparativo. São nas alterações pulmonares que iremos concentrar a maior parte deste capítulo.

PULMÕES

Quando falamos de alterações pulmonares geralmente fazemos a diferenciação entre doença alveolar e doença intersticial. De uma maneira muito simplista, os alvéolos são pequenos sacos de ar onde se realizam as trocas gasosas e por isso aparecem

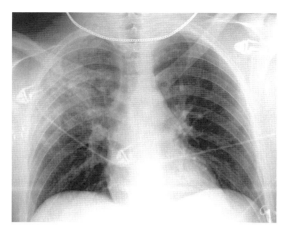

FIGURA 172.2 Opacidades alveolares. Note o cordão de metal no pescoço do paciente, que deveria ter sido retirado antes da realização do exame.

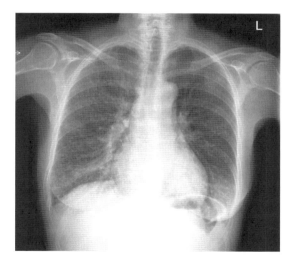

FIGURA 172.3 Radiografia de tórax com opacidades reticulonodulares.

radiotransparentes no exame. Já o interstício é o tecido de sustentação pulmonar formado por tecido conjuntivo e por onde passam os vasos sanguíneos e linfáticos. Em uma radiografia normal, podemos observar esses vasos, principalmente nas regiões mais proximais.

Em uma doença que acomete o interstício, passamos a ver melhor essa região (agora mais espessada) na radiografia. Já em um acometimento alveolar, a presença geralmente de líquido dentro desses sacos se apresenta como uma consolidação na imagem, tornando mais difícil a visualização do interstício nessa região (Figs. 172.2 e 172.3).

Anatomia

Os pulmões são divididos em três lobos à direita: superior, médio e inferior; e dois lobos à esquerda: superior e inferior (a língula é parte do lobo superior esquerdo). Essas estruturas são envolvidas pela pleura visceral, enquanto a parede torácica é envolvida pela

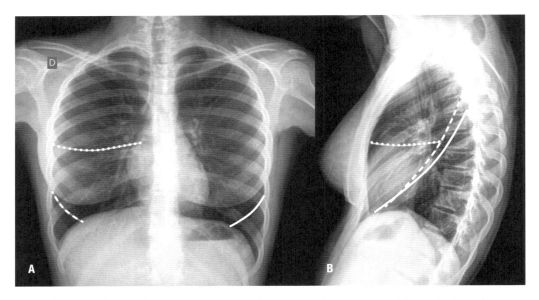

FIGURA 172.4 (A-B) Desenho esquemático das fissuras pulmonares: (·········) fissura horizontal; (----) fissura oblíqua direita; (———) fissura oblíqua esquerda.

pleura parietal, formando entre elas o espaço pleural. Os espaços entre os lobos são chamados de fissuras interlobares ou septos interlobares e ocasionalmente podem ser visualizados em uma radiografia de tórax normal como uma fina linha densa.

Cada lobo pulmonar é dividido em segmentos supridos por seus brônquios segmentares (ramificações dos brônquios principais). A traqueia bifurca-se na carina, formando os brônquios principais (ou fonte) direito e esquerdo que então se ramificam para formarem os brônquios segmentares. A anatomia segmentar não será abordada neste capítulo, mas recomendamos seu entendimento para o exame da topografia de lesões radiográficas, além de melhor compreensão de outros exames como a tomografia computadorizada e a broncoscopia (Fig. 172.4).

Na imagem do coração, vemos à direita o átrio direito, retroesternal ventrículo direito, e mais à esquerda, o ventrículo esquerdo. Na avaliação do tamanho do coração, calcula-se a razão entre o diâmetro do coração medido na radiografia PA e o diâmetro da caixa torácica. Uma razão maior que 0,5 sugere cardiomegalia (Fig. 172.5).

As regiões hilares também devem ser comparadas e semelhantes no exame. O hilo esquerdo é geralmente 1 cm superior ao direito.

O hemidiafragma direito é geralmente 1 a 1,5 cm mais superior que o esquerdo. Os diafragmas formam na imagem os recessos costofrênicos que, nos raios X normais devem ser visíveis e ter ângulos agudos voltados para a região inferior.

Consolidação pulmonar e sinais decorrentes

A consolidação de uma região pulmonar representa a substituição do ar dos espaços aéreos por algum produto patológico, seja ele transudato, exsudato, sangue ou células neoplásicas.

Na imagem, a consolidação aparecerá como um aumento da densidade gerando uma opacidade na radiografia, o que torna a trama vascular imperceptível naquela região.

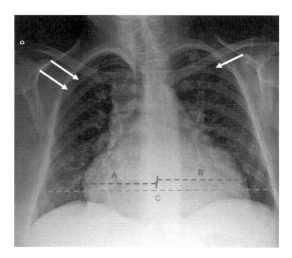

FIGURA 172.5 Radiografia de tórax de paciente com cardiomegalia e congestão pulmonar. Note a cefalização da trama vascular (flechas). Índice cardiotorácico = A + B / C.

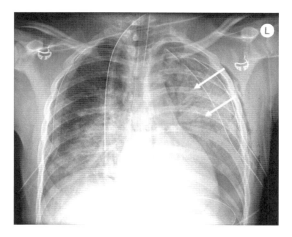

FIGURA 172.6 Pneumonia bilateral com broncogramas aéreos evidentes.

Alguns sinais como o sinal da silhueta e o broncograma aéreo podem aparecer em áreas de consolidação e nos dão pistas sobre a real presença de um processo patológico naquela região e qual é a região acometida (Fig. 172.6).

Sinal da silhueta

Quando duas estruturas com densidades semelhantes encontram-se superpostas na radiografia, a ausência de limites bem definidos entre elas implica que ambas estão no mesmo plano, encostadas, sendo chamado sinal da silhueta.

Em uma radiografia normal, o coração, a aorta e os hemidiafragmas apresentam margens bem definidas porque possuem densidade de líquido (partes moles) e estão em contato com a densidade de ar do pulmão. A traqueia apresenta densidade de ar e pode ser diferenciada no mediastino que apresenta densidade de partes moles.

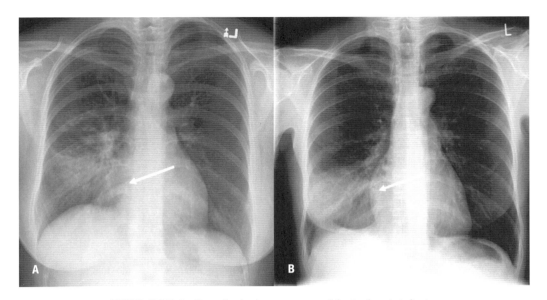

FIGURA 172.7 Radiografia de tórax com consolidações basais à direita. Em (**A**), o sinal da silhueta é apagado, inferindo pneumonia no lobo médio; em (**B**), mantém-se o sinal da silhueta, tratando-se de pneumonia no lobo inferior direito.

Assim, se uma consolidação estiver em segmento pulmonar que esteja em contato com o coração, teremos dificuldade em definir a parede cardíaca pela semelhança entre a densidade do líquido e do coração.

Por exemplo, o coração e a aorta ascendente são estruturas anteriores, a aorta descendente é uma estrutura posterior e o arco aórtico cruza o mediastino da posição anterior à direita para a posição posterior à esquerda. O lobo médio e a língula estão em contato direto com as bordas direita e esquerda, respectivamente, do coração. Os hemidiafragmas estão em contato com os lobos inferiores bilateralmente e a aorta descendente não será visível quando houver um acometimento do lobo inferior esquerdo. Uma consolidação do lobo superior direito pode causar o sinal da silhueta na borda superior direita do coração, no mediastino à direita, na aorta ascendente. Já no lobo superior esquerdo, o sinal tende a apagar os limites do átrio esquerdo e do botão aórtico (Fig. 172.7).

Sinal do broncograma aéreo

Em uma radiografia de tórax normal, vemos a traqueia, a carina e os brônquios principais por serem circundados por estruturas com densidade de partes moles. Nos pulmões, os brônquios não são visíveis. Entretanto, quando há área de consolidação no pulmão, é possível visualizar os brônquios nessa região pela diferença de densidade. Sendo os brônquios estruturas presentes dentro do pulmão, o broncograma aéreo indica uma lesão pulmonar e não pleural ou mediastinal.

O broncograma aéreo pode ser visto na pneumonia, no edema de pulmão e no infarto pulmonar. Doenças intersticiais ou obstrutivas não induzem o aparecimento do sinal.

Muitas vezes o coração atrapalha a visualização de uma consolidação em lobo inferior esquerdo na radiografia frontal. Algumas vezes podemos visualizar broncogramas aéreos por meio da sombra cardíaca, definindo a área de consolidação.

Atelectasia

É o colapso de determinado lobo ou segmento pulmonar pela perda de algum dos mecanismos que mantêm o pulmão insuflado. O pulmão atelectasiado tem alteração em sua densidade e apresenta-se mais radiopaco que o normal. As regiões adjacentes podem compensar o acometimento com hiperinsuflação, tornando-se assim mais radiotransparentes.

Quando a via aérea é obstruída, seja por rolha de muco, corpo estranho, coágulo ou tumor, o ar distal a essa obstrução é reabsorvido, levando ao colapso dessa porção do pulmão. Esse fenômeno é chamado de atelectasia por reabsorção.

Um derrame pleural ou um pneumotórax podem levar a que a parte do pulmão adjacente a essas lesões deixe de sofrer a pressão negativa gerada pela parede torácica e diafragma, levando a uma retração e atelectasia, nesse caso chamada de atelectasia por compressão.

A redução no volume pulmonar por uma fibrose pulmonar, seja ela causada por sequela de tuberculose, actínica ou por doença sistêmica também é uma forma de atelectasia, chamada de cicatricial.

Alterações no surfactante podem levar a colabamento alveolar e consequente atelectasia, chamada de atelectasia de aderência.

Nas atelectasias, a trama vascular geralmente não é visível e, quando pode ser vista, mostra-se aglomerada em um espaço menor. Já os brônquios, se visíveis, também se apresentarão aglomerados em espaço reduzido.

As fissuras tendem a se deslocar na direção da área colapsada, assim como o deslocamento de uma referência como um nódulo, um granuloma, uma cicatriz presente em radiografia anterior.

Os sinais indiretos de atelectasia também mostram o deslocamento de estruturas em direção ao colapso. O deslocamento hilar é um sinal muito importante, lembrando de levar em consideração que na grande maioria dos indivíduos o hilo esquerdo é mais alto que o direito. Assim, uma atelectasia de lobo superior direito deslocará o hilo direito para cima e um acometimento de lobo inferior esquerdo deslocará o hilo ipsilateral para baixo. Nesse mesmo contexto, as estruturas mediastinais também podem sofrer deslocamento, sendo comum o desvio da traqueia para o lado do lobo superior colapsado ou do coração para o lado do lobo inferior colapsado (Fig. 172.8).

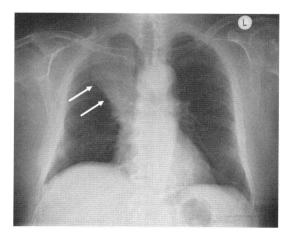

FIGURA 172.8 Atelectasia do lobo superior direito.

Doença intersticial

Como falado anteriormente, o insterstício é uma rede de tecido conjuntivo que dá suporte aos pulmões envolvendo a parede de brônquios, vasos sanguíneos, septos interlobulares.

Em doenças que causam acometimento intersticial do pulmão, há espessamento do tecido levando a uma maior proeminência da trama vascular na radiografia, principalmente em regiões mais periféricas normalmente pouco visualizadas nas imagens sem alterações. As causas são muito variadas, com etiologias como infecção, fibrose, processo inflamatório, sendo elas crônicas ou agudas. Podemos citar pneumonias virais, fúngicas, doenças ocupacionais como silicose, pneumonias por hipersensibilidade, uso de medicações e edema pulmonar como algumas delas.

As alterações podem aparecer na radiografia como micronódulos, opacidades reticulares (lineares) ou mesmo imagens reticulonodulares. O padrão micronodular consiste, como o próprio nome já diz, em múltiplos nódulos milimétricos que podem se tornar coalescentes. Há diversas causas possíveis e cada etiologia terá uma imagem mais sugestiva. Entre elas a pneumoconiose, sarcoidose, histoplasmose, tuberculose miliar e pneumonites intersticiais.

Um acometimento mais difuso, com espessamento septal, geralmente leva a um padrão reticular (diversas linhas claras na radiografia formando padrão que lembra uma rede). Infecções virais, asbestose e edema pulmonar são causas importantes.

O acometimento reticulonodular traz os micronódulos associados ao padrão reticular e são comuns em fibroses pulmonares de diversas etiologias, além de infecções e processos inflamatórios.

PADRÃO ENFISEMATOSO

A distorção das vias aéreas distais com alargamento anormal e destruição das paredes alveolares levam à formação desse padrão descrito como enfisema que compreende três formas que podem coexistir: panacinar, centrolobular e parasseptal. Esse padrão, associado a uma inflamação crônica da via aérea é o espectro da doença pulmonar obstrutiva crônica (DPOC).

Na radiografia de tórax veremos alterações típicas desse padrão, como bolhas, hiperexpansão pulmonar, retificação diafragmática e o tórax em tonel.

As bolhas são regiões bem definidas hipertransparentes onde houve destruição de parênquima pulmonar envolvidas por uma fina parede. Sendo assim, a trama vascular não é visível nessa região. Outra causa de aumento da radiotransparência no DPOC é a hiperexpansão pulmonar pelo aumento da quantidade de ar aprisionado e distanciamento entre os vasos sanguíneos.

Consequentemente a esse aprisionamento aéreo, teremos a visualização do tórax em formato de tonel/barril na radiografia em perfil e a retificação das cúpulas diafragmáticas (Fig. 172.9).

MEDIASTINO

É a área entre os pulmões margeada pelas pleuras parietais, estendendo-se desde o esterno anteriormente até a coluna vertebral posteriormente. A maioria das doenças mediastinais acaba sendo de difícil visualização pela semelhança de densidade com as estruturas mediastinais. Patologias que acometem estruturas mediastinais podem levar a alargamento, deslocamento ou invasão de estruturas adjacentes.

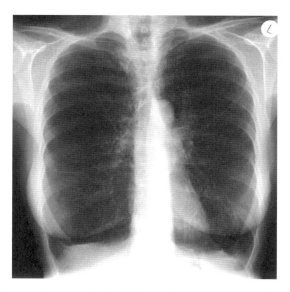

FIGURA 172.9 Enfisema pulmonar. Hiperinsuflação pulmonar, alargamento dos espaços intercostais, retificação das cúpulas diafragmáticas, aumento do diâmetro anteroposterior do tórax, aumento do espaço aéreo retroesternal.

Um pequeno truque da época de faculdade ajuda a lembrar as principais massas mediastinais: os 5 Ts – Timoma, Tireoide, aorta Torácica, Teratoma e o "Terrível" linfoma. A maioria dessas massas causam alargamento focal do mediastino, enquanto outras causas como sangramento ou infecções tendem a levar a um alargamento difuso. Outros sinais importantes são deslocamento ou compressão da traqueia e o sinal da silhueta.

Apesar de ter sensibilidade razoável para detectar lesões no mediastino, a radiografia de tórax deve ser complementada com exames de imagem mais específicos como a tomografia computadorizada.

ESPAÇO PLEURAL

Derrame

As regiões distais das bases das cavidades pleurais formam uma goteira ao redor das cúpulas hemidiafragmáticas conhecidas como recesso ou ângulo costofrênico. Pelo formato das cúpulas diafragmáticas, o ângulo costofrênico posterior só pode ser visualizada na radiografia de tórax em perfil.

Um derrame pleural livre no paciente em posição ortostática, pela ação da gravidade, repousará na base do espaço pleural, sobre a cúpula diafragmática e causando, a princípio o velamento dos ângulos costofrênicos. A radiografia em perfil é mais sensível do que a imagem frontal no diagnóstico de pequenos derrames. A radiografia em decúbito lateral sobre o lado do derrame suspeito é ainda mais sensível que a em perfil e é também usada para melhor avaliação do tamanho do derrame.

A radiografia em decúbito lateral só será útil se o derrame estiver livre no espaço pleural. Em algumas situações o derrame pode ser loculado (encapsulado) e nesses casos não ocorre deslocamento do líquido com a movimentação do paciente (Fig. 172.10).

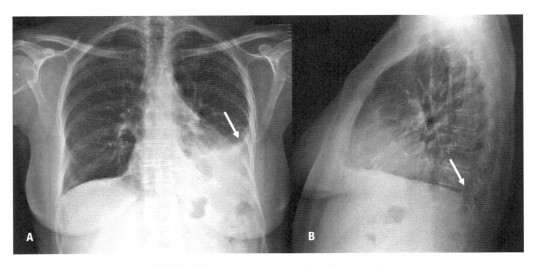

FIGURA 172.10 (A-B) Derrame pleural à esquerda.

Pneumotórax

O ar no espaço pleural aparece mais radiotransparente do que o pulmão e geralmente é possível ver uma fina linha separando o pulmão do ar no espaço pleural que representa a pleura visceral.

A posição ortostática é a mais sensível para o diagnóstico do pneumotórax. Se o paciente não puder ficar em pé, deve-se posicionar o paciente em decúbito lateral com o lado suspeito da lesão posicionado para cima (Fig. 172.11).

O pneumotórax hipertensivo é uma emergência médica e deve ser diagnosticado clinicamente, mas caso a radiografia de tórax seja solicitada, veremos um rebaixamento do diafragma, um colabamento do pulmão e deslocamento do mediastino para o lado contralateral, o que causa comprometimento do retorno venoso.

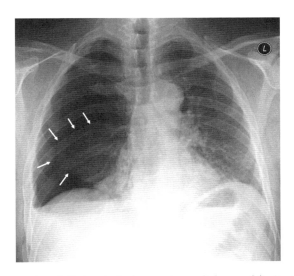

FIGURA 172.11 Pneumotórax à direita. As flechas mostram a linha que delimita o pulmão colabado.

CORAÇÃO

A silhueta cardíaca visualizada na radiografia de tórax pode ser instrumento importante no auxílio ao diagnóstico de doenças do coração. Além disso, os vasos visíveis no exame como os pulmonares ou a aorta podem dar dicas preciosas sobre o diagnóstico do paciente.

À esquerda da linha média, é possível visualizar acima do coração o arco aórtico e abaixo dele o tronco da artéria pulmonar. É possível visualizar bem também o apêndice atrial esquerdo e o ventrículo esquerdo. Já à direita, vemos bem o átrio direito, também há possibilidade de visualizar a veia cava superior e a aorta ascendente. Na radiografia em perfil, o ventrículo direito é anterior e o ventrículo esquerdo é posterior.

O aumento cardíaco é causado por diversas doenças e pode ser decorrente de dilatação do miocárdio, hipertrofia ou por causa restritiva.

A observação do parênquima pulmonar e da vasculatura pode nos dar algumas dicas também sobre a condição cardiocirculatória do paciente. O efeito da gravidade tende a fazer com que, em um indivíduo em posição ortostática, o sangue concentre-se nos vasos da base do pulmão. Em certos indivíduos com aumento de pressão cardíaca esquerda, seja por insuficiência cardíaca ou por estenose de válvula mitral, é possível observar os vasos do lobo superior maiores que o normal, o que geralmente chamamos de cefalização da vasculatura. Um índice cardiotorácico maior que 0,5 associado a um fenômeno de cefalização da trama é bastante sugestivo de insuficiência cardíaca.

O acúmulo de líquido gerando edema instersticial, típico da insuficiência cardíaca congestiva, pode espessar o septo interlobular, fazendo com que apareçam linhas curtas perpendiculares à superfície da pleura. São as chamadas "linhas B de Kerley" (Fig. 172.12).

Não só a insuficiência cardíaca (IC) pode levar a um aumento importante da silhueta. Um paciente sem clínica de IC e com um aumento difuso da silhueta pode apresentar um derrame pericárdico. Um derrame acentuado pode levar à forma conhecida como "coração em moringa".

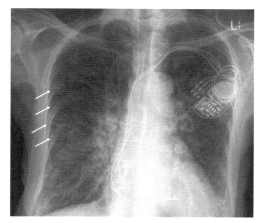

FIGURA 172.12 Linhas B de Kerley.

BIBLIOGRAFIA

1. Goodman, Felson's Principles of Chest Roentgenology, 4 ed. Saunders; 2014.
2. Muller NL. Disease of the airways. In: Radiologic diagnosis of diseases of the chest. Muller, Fraser, Coleman, Pare (eds), WP Saunders, Philadelphia 2001.
3. Boiselle PM. Imaging of the large airways. Clin Chest Med; 2008.

173
RADIOGRAFIA DE ABDÔMEN E RADIOGRAFIAS BARITADAS

Rafael Fernandes Pessoa Mendes
Paulo Ricardo Gessolo Lins
Ricardo Francisco Tavares Romano
Juliana Celiberto Yoshitani

INTRODUÇÃO

A radiografia de abdômen foi utilizada por muito tempo como um importante instrumento auxiliar à propedêutica clínica. Ao longo dos anos, foram surgindo novos métodos que possibilitaram uma imagem mais acurada dos órgãos intra-abdominais, incluindo a ultrassonografia, a tomografia computadorizada e a ressonância magnética. Contudo, os raios X costumam ser empregados de forma preliminar antes de outros métodos radiológicos. Por ser um procedimento rápido e de amplo acesso, a radiografia de abdômen tem papel fundamental em situações de emergência, como em casos de abdômen agudo obstrutivo e perfurativo.

As radiografias contrastadas com sulfato de bário (e eventualmente com iodo) permitiram estudar a anatomia intraluminal do tubo digestivo, com definição da mucosa do esôfago até o reto. Após o surgimento dos exames endoscópicos, com novas possibilidades diagnósticas e terapêuticas, a indicação dos exames contrastados se tornou menos frequente. Contudo, a esofagografia ainda é o método de eleição para avaliar distúrbios da motilidade esofágica; o trânsito intestinal permite avaliar o intestino delgado em toda a sua extensão e o enema baritado pode ser uma boa opção quando a colonoscopia é contraindicada.

RADIOGRAFIA SIMPLES DE ABDÔMEN

A projeção mais habitual dos raios X de abdômen é a incidência anteroposterior (AP) com o paciente em decúbito dorsal. Quando a suspeita é de abdômen agudo, também são feitas uma radiografia de abdômen AP em posição ortostática e uma radiografia de tórax posteroanterior (PA), para a avaliação das cúpulas diafragmáticas. Os órgãos sólidos são radiodensos, enquanto o ar no interior das vísceras ocas é radiotransparente. É normal a presença de gás no estômago e no cólon. A gordura tem uma densidade intermediária e permite identificar o contorno dos órgãos sólidos (p. ex., fígado, rins, baço) e dos músculos (p. ex., psoas maior). Calcificações podem ser vistas com densidade semelhante ao osso.

Distensão gasosa é comumente observada nos casos de abdômen agudo obstrutivo. A distribuição generalizada do gás, tanto no intestino delgado como no cólon, é mais sugestiva de um íleo adinâmico. Quando a distribuição do gás é limitada, obstrução mecânica torna-se mais provável. A ausência de gás no reto pode ajudar a diferenciar uma obstrução intestinal completa de uma parcial. Pneumatose intestinal e gás na veia porta são sinais tardios de isquemia intestinal

Na obstrução do intestino delgado (p. ex., aderências, hérnia inguinal encarcerada) (Fig. 173.1), as alças dilatadas têm distribuição central, com calibre maior que 3 cm. O ar pode se interpor entre válvulas coniventes, gerando o clássico "sinal do empilhamento de moedas". Nos raios X em posição ortostática, observam-se níveis hidroáreos (Fig. 173.2).

Na obstrução do intestino grosso (p. ex., volvo, neoplasias), a distribuição das alças é mais periférica, com calibre maior que 6 cm (ceco maior que 9 cm), sendo possível visualizar as haustrações colônicas. O volvo de sigmoide tem tipicamente uma conformação em "U invertido" no abdômen inferior, também chamado sinal do "grão de café". Já o volvo de ceco se localiza no abdômen central ou quadrante superior esquerdo (Fig. 173.3).

A presença de ar na cavidade abdominal indica que houve perfuração de uma víscera oca. O pneumoperitônio é facilmente identificado na radiografia de tórax em PA, quando há uma camada de ar interposta entre o fígado e o diafragma. Na projeção em decúbito lateral esquerdo, o ar livre fica coletado no flanco direito. A presença de ar dentro e fora do intestino permite visualizar com definição a parede das alças intestinais (sinal de Rigler) (Fig. 173.4).

Densidades anormais também podem ser observadas na radiografia de abdômen. Ao redor de 50% dos cálculos renais e ureterais são radiopacos, geralmente formados por oxalato ou fosfato de cálcio. São identificados como calcificações sobrepostas às silhuetas

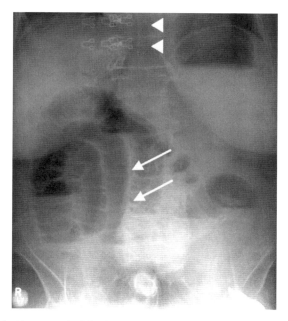

FIGURA 173.1 Obstrução de delgado. Sinal do empilhamento de moedas (setas longas). Note os colchetes da roupa íntima da paciente (cabeças de seta), que deveria ter sido retirada antes da realização do exame. (Fonte: Radiopaedia.)

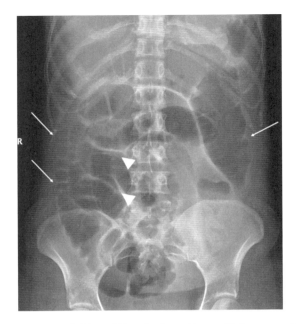

FIGURA 173.2 Dilatação intestinal difusa. Dilatação da moldura colônica mostrada pelas setas longas, mais perifericamente, enquanto a dilatação das alças delgadas (cabeças de seta) é notada no centro do abdômen. (Fonte: Radiopaedia.)

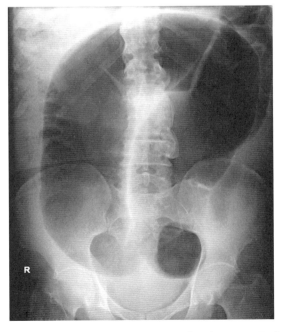

FIGURA 173.3 Volvo de sigmoide. Sinal do grão de café. (Fonte: Radiopaedia.)

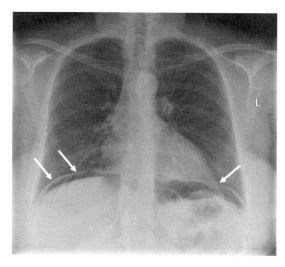

FIGURA 173.4 Pneumoperitônio. Note as imagens com densidade de ar sob as cúpulas diafragmáticas. (Fonte: Radiopaedia.)

renais ou no trajeto dos ureteres até a pelve. Cálculos ureterais devem ser diferenciados dos flebólitos pélvicos, que são trombos calcificados nas veias pélvicas, geralmente com zona central radiotransparente e sem significado patológico.

Apenas 15 a 20% dos cálculos biliares estão suficientemente calcificados para serem vistos nos raios X de abdômen. A calcificação curvilínea da parede da vesícula biliar, chamada vesícula em porcelana, está relacionada a risco aumentado de câncer. Apendicólitos calcificados só estão presentes em 10% dos pacientes com apendicite. Outras calcificações anormais podem estar presentes, envolvendo o pâncreas (p. ex., pancreatite crônica), aneurismas de aorta abdominal, metástases hepáticas, miomas e cistos ovarianos.

RADIOGRAFIAS BARITADAS

O uso de contraste oral ou retal possibilita o estudo intraluminal do trato gastrointestinal. O meio de contraste mais empregado na prática é o sulfato de bário, pois produz excelente opacificação da mucosa e é totalmente eliminado nas fezes. Pode ser formulado em diversas viscosidades, de acordo com a técnica a ser utilizada no exame. Efeitos colaterais são raros, incluindo constipação, náuseas e diarreia de caráter autolimitado. O maior risco é a peritonite por bário quando há perfuração de vísceras ocas. Pode haver formação de depósitos fibrinoides e irritação química na cavidade peritoneal, com perda de líquido para o terceiro espaço e consequente hipovolemia.

Meios de contraste hidrossolúveis à base de iodo devem ser utilizados de forma preferencial sempre que houver suspeita de perfuração de vísceras ocas ou quando se quiser avaliar anastomoses cirúrgicas, já que podem ser reabsorvidos se caírem na cavidade peritoneal, causando menor inflamação local. Nas demais situações, são pouco utilizados, pois o sulfato de bário produz imagem intraluminal com definição superior.

Os exames contrastados do trato gastrointestinal geralmente são feitos sob videofluoroscopia, permitindo avaliação dinâmica durante o procedimento. São realizadas radiografias seriadas com diferentes quantidades de contraste em intervalos programados de tempo. Na técnica com contraste único, são empregadas soluções de bário de menor densidade. Já na técnica com duplo contraste, utilizam-se soluções de bário mais espessas para desenhar a mucosa e ar para distender o esôfago, estômago, duodeno ou cólon. É necessário um adequado preparo intestinal antes do exame, pois a presença de líquidos, restos de alimentos e fezes pode criar artefatos e dificultar a visualização da mucosa.

TUBO DIGESTIVO ALTO

A disfagia consiste na principal indicação para os estudos baritados da faringe e do esôfago. O videodeglutograma é o exame de escolha para investigação de disfagia orofaríngea, comum em pacientes com doenças neurológicas (p. ex., demências, doenças cerebrovasculares e neuromusculares). É realizada avaliação dinâmica da função mastigatória e deglutitória com uso de videofluoroscopia em projeção lateral. Contrastes com diferentes viscosidades podem ser empregados, sendo possível flagrar episódios de broncoaspiração e selecionar as melhores consistências dietéticas para cada paciente.

A esôfago-estômago-duodenografia (EED) permite estudar o tubo digestivo alto em todo o seu trajeto. A indicação mais comum do exame consiste na avaliação da disfagia esofágica. O preparo requer jejum após o jantar no dia anterior ao exame. Geralmente é utilizada a técnica de duplo contraste (suspensão de bário de elevada densidade junto com cristais produtores de gás) na posição ortostática com múltiplas projeções e a técnica de contraste único (suspensão de bário de menor densidade) na posição supina para avaliar distensibilidade e peristalse.

Entre as alterações da motilidade esofágica, encontra-se a acalasia, comumente associada à doença de Chagas, que leva a dilatação do esôfago e afilamento no nível do esfíncter esofágico inferior, com aspecto em "bico de pássaro". Na esclerodermia, observa-se redução da peristalse do esôfago em seus 2/3 inferiores e dilatação em menor grau que na acalasia. Já no espasmo esofagiano difuso, pode ocorrer a clássica imagem do esôfago em "saca-rolhas" (Fig. 173.5).

Alterações anatômicas também podem gerar disfagia esofágica. A EED permite identificar anéis mucosos (p. ex., anel de Shatsky), divertículos (p. ex., divertículo de Zenker), esofagite por refluxo com estenose péptica e neoplasias esofágicas malignas, que causam irregularidades na mucosa e estreitamento súbito no lúmen do órgão. Na presença de hipertensão portal, pode-se observar pregas esofágicas serpiginosas e pregas gástricas proeminentes, correspondentes a varizes gastroesofágicas (Fig. 173.6).

Na investigação de quadros dispépticos, pode-se flagrar na EED úlceras gástricas ou duodenais maiores que 5 mm, que se tornam visíveis ao formar uma coleção de bário. Úlceras gástricas benignas (pépticas) são mais comuns na pequena curvatura e na parede posterior, projetando-se para fora da luz do estômago com contornos lisos e ovalados. Úlceras gástricas malignas podem ocorrer em qualquer localização, porém são mais frequentes na grande curvatura, projetando-se dentro de uma massa com bordas irregulares. Em todos os casos, a úlcera gástrica deve ser biopsiada para permitir o diagnóstico diferencial. Neoplasias gástricas também podem se apresentar como lesões polipoides ou infiltrativas (p. ex., linite plástica).

INTESTINO DELGADO

É menos usual que o intestino delgado seja afetado por doenças e o exame contrastado da sua superfície mucosa é necessário com menor frequência. As indicações mais comuns são hemorragia digestiva não localizada em outras porções do trato gastrointestinal, obstrução do intestino delgado, diarreia disabsortiva e doença inflamatória intestinal.

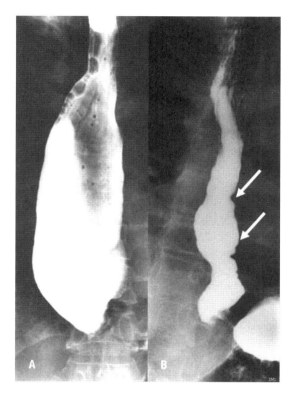

FIGURA 173.5 (**A**) Esofagografia com bário mostrando megaesôfago. (**B**) As setas apontam ondas terciárias esofágicas, que inferem dismotilidade.

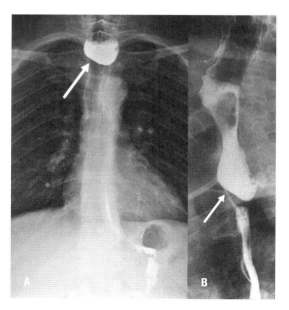

FIGURA 173.6 Esofagografia com bário mostrando divertículo de Zenker em incidências anteroposterior (**A**) e oblíqua (**B**).

O exame de trânsito intestinal geralmente é feito em seguida à EED com uso de contraste oral, sendo obtidas radiografias abdominais seriadas. Também pode ser realizado mediante enteróclise, com passagem de sonda até o duodeno distal ou jejuno proximal por escopia e infusão de bário pela técnica de contraste único ou duplo.

A doença de Crohn pode gerar hemorragia digestiva, lesões estenosantes ou fistulizantes, apresentando-se com superfície mucosa nodular e estreitamento luminal em segmentos focais do intestino, com envolvimento frequente do íleo terminal. O divertículo de Meckel é identificado como uma estrutura sacular próxima ao íleo terminal que se projeta na borda antimesentérica do intestino. Lesões neoplásicas são raras e podem ter aspecto radiológico diverso, ulcerado, infiltrativo, estenosante ou polipoide.

INTESTINO GROSSO

O enema baritado é um método radiológico não invasivo para avaliação intraluminal do cólon. Exige preparo mais trabalhoso, com uso prévio de laxantes, dieta líquida sem resíduos na véspera e enemas de limpeza no dia do exame. A suspensão de bário é infundida por meio de uma sonda retal, que também permite a introdução de ar para a técnica de duplo contraste. O exame é capaz de detectar com eficácia a diverticulose e suas complicações, colites graves, pólipos maiores que 1 cm e câncer de cólon.

O enema baritado possui indicações específicas em algumas situações. O exame pode ser uma boa alternativa, por exemplo, nos casos de câncer de cólon suspeito em que a colonoscopia for incompleta, devido a lesão estenosante que não permite a passagem do aparelho, ou for contraindicada devido ao risco anestésico. Lesões neoplásicas iniciais são identificadas ainda como pólipos sésseis ou pediculados, mas podem progredir para formas avançadas levando a estreitamento circunferencial do intestino, com o clássico sinal da "maçã mordida". O enema baritado também pode auxiliar no diagnóstico das doenças inflamatórias intestinais, hemorragia digestiva baixa e obstrução e dilatação colônica (Fig. 173.7).

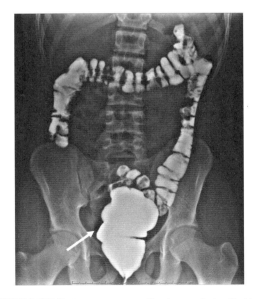

FIGURA 173.7 Enema opaco realizado com iodo diluído. Notar a distensão retal em relação ao restante do cólon.

BIBLIOGRAFIA

1. Chen MYM. Plain Film of the Abdomen. Basic Radiology (LANGE), capítulo 8, editora McGraw-Hill, 2ª edição, 2012.
2. Marcin P, Matta EJ, Elsayes KM. Gastrointestinal Imaging. Introduction to Diagnostic Radiology, capítulo 5, editora McGraw-Hill, 1ª edição, 2014.
3. Ott DJ. Gastrointestinal Tract. Basic Radiology (LANGE), capítulo 10, editora McGraw-Hill, 2ª edição, 2012.
4. Ouelllette H, Tétreault P. Abdominal Radiograph. Clinical Radiology made ridiculously simple, capítulo 3, editora MedMaster, Inc, 1ª edição, 2000.
5. Zaer NF, Amini B, Elsayes KM. Overview of Diagnostic Modalities and Contrast Agents. Introduction to Diagnostic Radiology, capítulo 1, editora McGraw-Hill, 1ª edição, 2014.

174

ULTRASSONOGRAFIA À BEIRA DO LEITO

Gustavo Amarante Rodrigues
Paulo Ricardo Gessolo Lins
Ricardo Francisco Tavares Romano
Juliana Celiberto Yoshitani

INTRODUÇÃO

A medicina atual conta com diversas ferramentas *point-of-care* (PoC) que tornam mais acessíveis métodos diagnósticos e terapêuticos, auxiliando o médico no processo de tomada de decisão. Aparelhos de ultrassonografia e ecocardiografia portáteis tornam-se cada vez mais acessíveis e disponíveis para uso pessoal e hospitalar.

O desenvolvimento da habilidade em utilizar a ultrassonografia (USG) à beira do leito tornou-se indispensável ao clínico moderno, seja no contexto de emergência, terapia intensiva ou medicina interna.

Neste capítulo faremos uma breve revisão de técnicas de USG à beira do leito que apresentam maior evidência científica e, portanto, devem fazer parte do arsenal diagnóstico e terapêutico médico. Abordaremos as seguintes técnicas: USG de tórax, acesso vascular, avaliação do paciente vítima de trauma (E-FAST) e avaliação da resposta volêmica através da veia cava inferior. A utilização de ecocardiografia na prática clínica já foi descrita na seção de cardiologia.

PRINCÍPIOS FÍSICOS E TRANSDUTORES

A USG utiliza energia sonora não audível em uma faixa de frequência de 2 a 18 MHz. Os transdutores geram pulsos de ondas acústicas pela movimentação de cristais, por meio do chamado efeito piezoelétrico, que se trata da conversão de um sinal elétrico oscilante em energia acústica.

As ondas sonoras são transmitidas, atenuadas e refletidas pelos tecidos. A diferença de impedância acústica entre os tecidos altera a força do sinal de ultrassom, permitindo obter informações sobre as características de cada estrutura, sendo estas processadas em imagem na escala de cinza.

Transdutores variam conforme sua varredura e frequência. Os mais utilizados na USG à beira do leito são o linear e o convexo. O transdutor convexo realiza varredura setorial

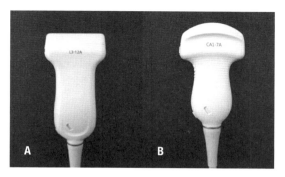

FIGURA 174.1 Transdutor linear (**A**) e convexo (**B**).

(em forma de leque), com frequência entre 3–6 MHz. Já o transdutor linear realiza varredura linear (em forma de retângulo), com frequência entre 5–11 MHz (Fig. 174.1). Utilizaremos transdutores convexos (menores frequências) para visualizar estruturas mais profundas (abdômen, tórax), perdendo em resolução de imagem. Já os transdutores lineares possibilitam uma melhor resolução de imagem, perdendo em profundidade, utilizados principalmente no acesso vascular.

ACESSO VASCULAR

A realização de acessos vasculares às cegas pode se tornar um desafio na prática médica. A utilização de USG para guiar tais procedimentos reduz a taxa de complicações e aumenta a taxa de sucesso, o que tornou a técnica de inserção de cateteres venosos centrais guiado por USG uma das onze principais práticas baseadas em evidência que otimizam o cuidado e a segurança do paciente, definidas pela Agency for Healthcare Research and Quality, em 2001.

Além do acesso venoso profundo, a USG pode ser utilizada para auxiliar em acesso venoso superficial e inserção de linhas arteriais. Neste capítulo abordaremos a técnica de acesso venoso profundo. As evidências são maiores para realização de acesso venoso jugular interno e femoral, quando comparados ao subclávio.

O transdutor linear, de alta frequência (5 a 11 MHz), é o de escolha para esse procedimento, pois conforme já visto, permite melhor visualização das estruturas em tecidos superficiais, além de uma melhor compressibilidade dos vasos devido a sua estrutura linear.

Utilizam-se as referências anatômicas já conhecidas para localizar o sítio de punção. Na USG, os vasos são vistos como estruturas tubulares anecoicas (pretas) e devem ser diferenciados se venosos ou arteriais. As veias, ao contrário das artérias, são compressíveis e colabam ao serem comprimidas com o transdutor, além de aumentar seu diâmetro com a elevação das pernas ou manobra de Valsalva (Figs. 174.2 e 174.3). Em caso de dúvida pode-se, ainda, lançar mão da função Doppler e Doppler espectral, em que a curva de onda arterial apresenta-se pulsátil e com maiores pressões, diferente da venosa.

A técnica de punção varia conforme a utilização do aparelho de USG em relação ao momento de inserção da agulha.

A técnica estática é utilizada para identificar o posicionamento da veia e sua relação com a artéria, além de confirmar sua patência (compressibilidade e presença de fluxo ao Doppler). É marcado o melhor local de punção, e o restante do procedimento é realizado

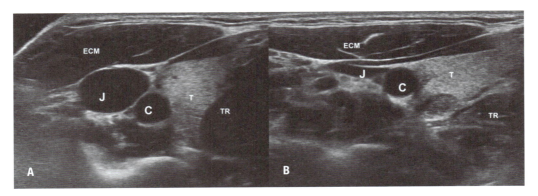

FIGURA 174.2 (**A**) Imagem transversal dos vasos cervicais à direita. (J) Veia jugular interna; (C) artéria carótida comum; (ECM) músculo esternocleidomastóideo; (T) lobo direito da tireoide; (TR) traqueia. Notar na figura (**B**) a compressibilidade da veia jugular, mas não da carótida.

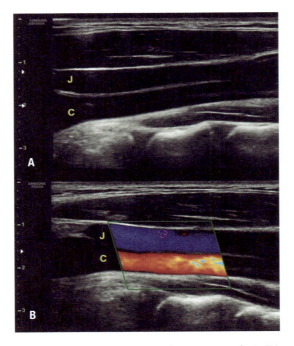

FIGURA 174.3 Imagem longitudinal dos vasos cervicais à direita. (**A**) Modo B; (**B**) modo Doppler colorido.

sem o auxílio do transdutor. Existe controvérsia se essa abordagem apresenta maiores taxas de sucesso que a abordagem totalmente às cegas.

Em relação à técnica dinâmica, já está bem definido o aumento nas taxas de sucesso. Essa técnica, além de definir a posição da veia e sua patência, permite a visualização em tempo real do procedimento, confirmando a entrada da agulha, do fio-guia e do cateter no vaso desejado.

A técnica dinâmica é a de escolha para procedimentos vasculares guiados, sendo a responsável por determinar redução nas taxas de complicações e aumento nas taxas de

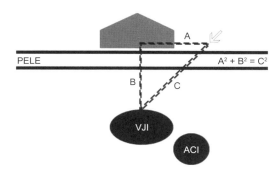

FIGURA 174.4 Esquema do triângulo retângulo. Veia jugular interna (VJI); Artéria carótida interna (ACI). Local de inserção da agulha formando 45 graus com a pele, representado pela seta.

sucesso. Esta pode ser dividida em transversal (eixo curto) ou longitudinal (eixo longo), sendo ambas as técnicas de eficácia semelhante. O transdutor deve permanecer dentro de invólucro estéril (material próprio, luva estéril ou capa de videolaparoscopia) com gel condutor entre a superfície do transdutor e o invólucro. Gel estéril, solução fisiológica ou solução degermante deve existir também entre o invólucro e a pele, para evitar a interposição gasosa.

Na técnica dinâmica transversal, o transdutor é posicionado perpendicularmente ao sentido do vaso. A imagem visualizada no monitor é uma seção transversa da veia e deve ser mantida no centro da tela. Diferente da forma longitudinal (eixo longo), a agulha não é vista ao longo da sua extensão através da pele e subcutâneo. Será visualizada apenas no momento em que entrar no plano do transdutor. Portanto, para correta inserção da agulha, deve-se seguir uma regra que se baseia na projeção de um triângulo retângulo em que os vértices são: o centro da veia, o ponto de contato do centro do transdutor com a pele e o ponto de contato da agulha com a pele (Fig. 174.4).

Para simplificar, posiciona-se a veia no centro da tela e mede-se a profundidade da mesma em relação à pele. A agulha deve ser inserida em um ponto equidistante do transdutor (com a mesma distância da profundidade da veia) a um ângulo de 45 graus com a pele. A extensão da agulha que deve penetrar a pele até atingir o centro da veia será de aproximadamente 1,4 vezes o valor da profundidade (arredondamento do valor da hipotenusa pelo teorema de Pitágoras). Por exemplo, se o centro da veia estiver a 2 cm da pele, a agulha deve ser introduzida a 2 cm do transdutor, em um ângulo de 45 graus, penetrando 2,8 cm. Ao atingir o vaso, a ponta da agulha será visualizada como um ponto hiperecoico (branco brilhante) e sangue refluirá na seringa (Fig. 174.5). A partir desse momento, o transdutor é deixado de lado e o restante do procedimento é realizado pela técnica de Seldinger (fio-guia, dilatador, cateter).

A técnica dinâmica longitudinal começa inicialmente pelo eixo curto, onde identifica-se a veia de forma transversal e, então, gira-se o transdutor em 90 graus, quando o mesmo fica sobre o trajeto longitudinal do vaso. O transdutor deve ser posicionado até observar o maior diâmetro da veia. Nesse momento a agulha deve ser inserida, no mesmo eixo do transdutor, passando por baixo do mesmo. A agulha será visualizada ao longo de toda sua extensão, como estrutura linear e hiperecoica (Fig. 174.5). Após inserção no vaso, o transdutor é deixado de lado e o restante do procedimento é realizado. Pode-se confirmar a localização do fio-guia e do cateter, posicionando novamente o transdutor longitudinalmente à veia.

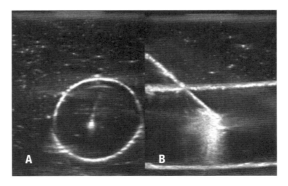

FIGURA 174.5 Inserção da agulha para passagem de acesso venoso central. (**A**) Técnica transversal, em que se vê somente a ponta da agulha; (**B**) técnica longitudinal, em que se acompanha toda a sua extensão.

Não existe diferença de eficácia entre as duas técnicas dinâmicas, porém a técnica longitudinal é considerada de maior dificuldade e leva um maior tempo de aprendizado, já que demanda maior controle sobre o transdutor, que não deve movimentar-se ao longo do procedimento. A escolha entre os dois métodos deve recair sobre a maior prática do profissional que realizará o procedimento.

USG DE TÓRAX

A utilização da USG como extensão ao exame físico torácico tornou-se consagrada nas últimas décadas, sendo anteriormente restrita à avaliação de derrames pleurais e guia de toracocentese. Isso se explica pela má condução de ondas sonoras pelo ar, presente em abundância nos pulmões. A dispersão das ondas sonoras e os artefatos por ela gerados, passaram a ser interpretados como aliados no estudo de doenças pleuropulmonares.

A escolha do transdutor para o exame torácico é variável. O transdutor ideal para esse fim é o microconvexo de 5 MHz, que além de visualizar imagens profundas, consegue analisar com boa qualidade a pleura e acessar o espaço torácico com facilidade devido ao seu menor tamanho, porém não é disponível em todos os aparelhos. Portanto, pode ser utilizado o transdutor convexo (3–6 MHz) que facilita a avaliação de alterações pulmonares mais profundas, como consolidações, ou o transdutor linear (5–11 MHz) quando se deseja focar no exame de doenças pleurais (pneumotórax, derrame pleural) ou guiar toracocentese.

O estudo ultrassonográfico pulmonar (USP) deve ser realizado, por convenção, em posição longitudinal (craniocaudal) perpendicular às costelas e com a marcação do transdutor voltada para a cabeça do paciente. Três grandes áreas (anterior, lateral e posterior) de cada hemitórax devem ser examinadas, sendo delimitadas pela linha axilar anterior e posterior. Tradicionalmente, essas áreas devem ser subdivididas pela linha mamilar em zonas superior e inferior. Quando em posição supina, apenas 8 zonas são examinadas no tórax do paciente (anterior e lateral, subdivididas em superior e inferior, em cada hemitórax) (Fig. 174.6).

Pulmão normal

O USP inicia com o aparelho em modo B, com o posicionamento citado acima, levando ao aparecimento da primeira imagem clássica – o sinal da asa de morcego (*bat-wing sign*) – que delimita o espaço pleural e as duas costelas adjacentes (Fig. 174.7). Nessa

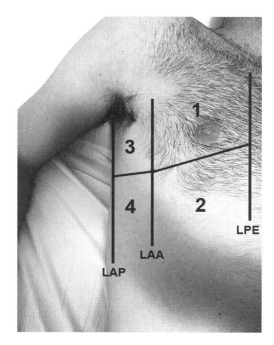

FIGURA 174.6 Zonas de Volpicelli. Linha paraesternal (LPE); linha axilar anterior (LAA); linha axilar posterior (LAP).

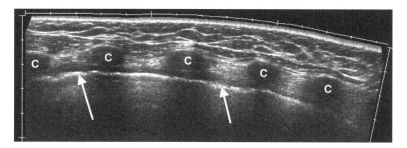

FIGURA 174.7 Sinal da asa de morcego – linha pleural, apontada pelas setas. (C) Costelas.

imagem, a primeira estrutura avaliada é a linha pleural, que se trata da interface entre a pleura parietal e visceral. Apresenta-se como uma linha hiperecogênica acompanhada de imagem granular abaixo, disposta entre duas costelas (Fig. 174.7). A visualização da movimentação dinâmica da linha pleural durante a respiração é denominada sinal do deslizamento (*lung sliding sign*) e corresponde a pleura normal. Sua ausência está presente no pneumotórax.

Um dos artefatos gerados pela interação das ondas acústicas com o ar é a reverberação da linha pleural, conhecidos por linhas A. São semicírculos hiperecogênicos imóveis, no mesmo sentido da linha pleural e se repetem em intervalos iguais (Fig. 174.7). As linhas A são melhor visualizadas com o transdutor convexo. Representam um pulmão adequadamente aerado. Sua ausência prediz doença parenquimatosa pulmonar (contusão, pneumonia, congestão).

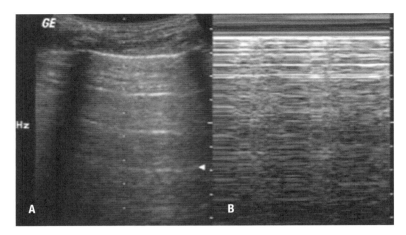

FIGURA 174.8 (A) Pulmão normal no modo B; (B) sinal da praia, no modo M.

Após iniciar o USP em modo B, deve ser utilizado o modo M, em que a imagem de um corte transversal é avaliada ao longo do tempo. No exame pulmonar normal, a avaliação de um segmento do espaço pleural ao longo do tempo no modo gera o chamado sinal da praia (*seashore sign*). A parede torácica, na parte superior da imagem, por ser menos móvel, apresenta-se como diversas linhas horizontais (ondas do mar) e o ar no parênquima origina artefatos vistos como uma imagem granular (areia da praia) (Fig. 174.8).

Linhas B – síndrome intersticial

Essas linhas são artefatos gerados pelo edema intersticial (hipervolemia, inflamação) e se apresentam como feixes hiperecogênicos que partem da pleura e se estendem verticalmente ao longo da tela, movendo-se de acordo com as incursões respiratórias. São perpendiculares à linha pleural e podem levar ao desaparecimento das linhas A. As linhas B indicam espessamento do septo interlobular, podendo corresponder a edema pulmonar ou infiltrado intersticial. Sua presença exclui o diagnóstico de pneumotórax. Podem estar presentes em pulmões normais, porém seu número está diretamente relacionado com o grau de espessamento dos septos interlobulares e redução da aeração pulmonar, presente nas síndromes intersticiais.

A identificação de três ou mais linhas B no mesmo espaço intercostal, com distância menor que 7 mm entre elas, em áreas pulmonares não pendentes (mais superiores) deve ser encarado como um achado anormal, denominado sinal dos foguetes (*lung rockets sign*), também conhecido como sinal da cauda de cometa (Fig. 174.9). O seu número é diretamente proporcional ao conteúdo de água pulmonar extravascular, à classe funcional de insuficiência cardíaca e aos níveis séricos de BNP. Distâncias de 3 a 7 mm entre as linhas B representam edema intersticial decorrente de congestão venosa, e distâncias menores que 3 mm entre elas representam edema alveolar.

Pneumotórax

O USP tem melhor acurácia no diagnóstico de pneumotórax que a radiografia simples (90% *vs.* 50%). A presença de deslizamento da linha pleural e do sinal da praia excluem pneumotórax com valor preditivo negativo de 100%. A presença de ao menos uma linha B também é capaz de excluir pneumotórax.

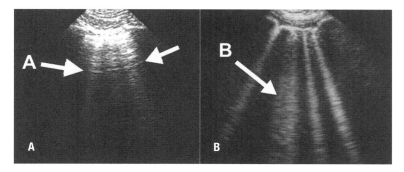

FIGURA 174.9 (A-B) Linhas A e linhas B (sinal da cauda de cometa).

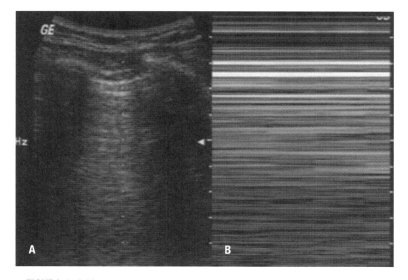

FIGURA 174.10 (A) Pneumotórax: ausência do deslizamento da linha pleural; (B) sinal da estratosfera no modo M.

Para fins de exame pleural o transdutor linear é a escolha. Deve ser posicionado em apresentação longitudinal, no segundo ou terceiro espaço intercostal, na linha hemiclavicular e entre o terceiro e quinto espaços na linha axilar anterior. A visualização da linha pleural imóvel, ou seja, sem o *lung sliding sign*, associado à presença de linhas A, permite o diagnóstico de pneumotórax com sensibilidade de 95% e especificidade de 95%. Deve ser utilizado o modo M para confirmar esse achado e, nesse caso, é visualizada a imagem denominada sinal da estratosfera ou sinal do código de barras (*stratosphere sign*) (Fig. 174.10).

Derrame pleural

A avaliação do derrame pleural por meio do USP tem melhor acurácia que a radiografia simples, apresentando sensibilidade de cerca de 90% e especificidade de 73%. Ultrassonografia é utilizada para esse fim desde a década de 60, sendo a análise do derrame, suas complicações e marcação de local de toracocentese, prática amplamente empregada.

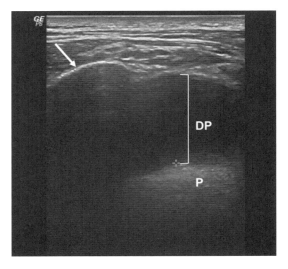

FIGURA 174.11 Derrame pleural (DP). Note a permanência da linha pleural (seta) no seu lugar. (P) Pulmão colapsado.

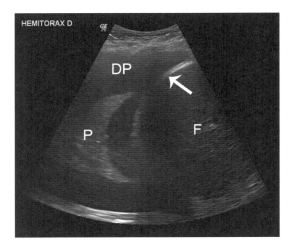

FIGURA 174.12 Sinal da vela. O pulmão colabado (P) assume o formato triangular, semelhante a uma vela de barco, e durante a realização do exame é possível visualizá-lo em movimento. (DP) derrame pleural; (P) pulmão colabado; (F) fígado; (seta) diafragma.

O derrame pleural é visto na USG como imagem hipoecoica ou anecoica, geralmente homogênea, em regiões pendentes do tórax, entre a pleura parietal e visceral (Fig. 174.11). Quando em grandes volumes, o pulmão atelectasiado pode ser visto profundamente ao derrame, dando origem ao sinal da vela (Fig. 174.12).

A busca por derrame pleural deve ser realizada, inicialmente, nas zonas laterais e posteriores, próximo à região subcostal, permitindo a criação de uma janela acústica entre a efusão e o fígado ou o baço. Depois, deve-se estender a pesquisa até as regiões mais altas do tórax.

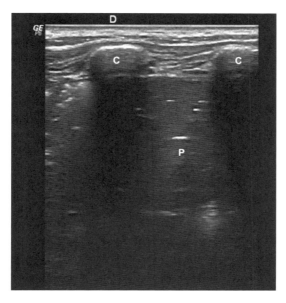

FIGURA 174.13 Hepatização pulmonar. (C) Costelas; (P) pulmão hepatizado.

A USG também estima a característica do derrame, além de determinar suas complicações. Pontos cintilantes em meio a imagem anecoica do derrame podem ser debris e imagens lineares claras, hiperecoicas, representam septações.

Para realização de toracocentese guiada por USG recomenda-se marcar o maior bolsão líquido que persiste durante todo o ciclo respiratório, com distância mínima entre as duas pleuras de pelo menos 10 mm para pacientes em ar ambiente e de 15 mm para pacientes em ventilação mecânica, reduzindo o risco de complicações.

Consolidação alveolar

O USP apresenta sensibilidade de 90% e especificidade de 98% para o diagnóstico de consolidação alveolar, confirmado por tomografia. Para pesquisar consolidações e atelectasias deve-se utilizar o transdutor convexo (3–6 MHz) capaz de acessar o tórax em maior profundidade.

O processo de hepatização já conhecido na anatomia patológica dos quadros pneumônicos é bem representado no USP, de modo que o pulmão passa a adquirir a aparência ultrassonográfica semelhante à do fígado, de bordas mal definidas e irregulares, devido à perda da aeração alveolar e seu preenchimento por líquido. O sinal da hepatização confere especificidade de 98% para o diagnóstico de consolidação alveolar (Fig. 174.13). Outro achado relevante é a presença de broncogramas aéreos, que são visualizados como estruturas lineares ou puntiformes hiperecoicas no interior da consolidação, variando de localização, forma e tamanho com a respiração.

E-FAST (*EXTENDED FOCUSED ASSESSMENT BY SONOGRAPHY FOR TRAUMA*)

Devido ao amplo uso da USG em ambiente de emergência e terapia intensiva, foi desenvolvido o protocolo denominado FAST na intenção de diagnosticar, monitorar e auxiliar no tratamento de lesões ameaçadoras à vida decorrentes do trauma abdominal

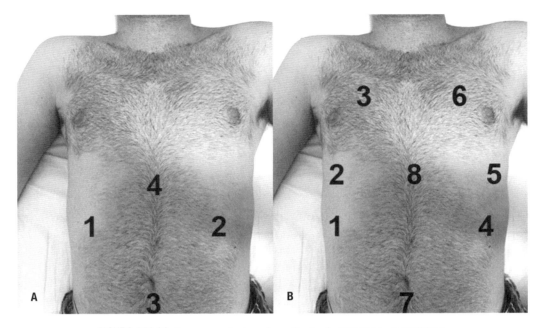

FIGURA 174.14 Pontos anatômicos de avaliação do FAST (**A**) e E-FAST (**B**).
Nota-se em B: recesso hepatorrenal (1), transição fígado-pulmão (2), hemitórax direito zona anterior (3), recesso esplenorrenal (4), transição baço-pulmão (5), hemitórax esquerdo zona anterior (6), espaço retrovesical (7), espaço subxifoide 4 câmaras cardíacas (8).

fechado, como o tamponamento cardíaco e a ruptura de órgão sólido levando a choque hemorrágico. O FAST estendido foi criado na intenção de ampliar o diagnóstico de doenças antes reservadas à cavidade abdominal e pericárdica, analisando também a cavidade torácica em busca de hemotórax e pneumotórax.

Esse protocolo é realizado em pacientes politraumatizados buscando: líquido livre na cavidade abdominal, derrame pleural/hemotórax, pneumotórax, derrame pericárdico. Para isso são utilizados 8 pontos de pesquisa no corpo do paciente, diferentemente do FAST que utilizava apenas 4 pontos (Fig. 174.14). Um exame E-FAST negativo não afasta lesões ameaçadoras à vida, visto que há sangramentos retroperitoneais e lesões de vísceras ocas que não são contemplados por esse método.

O exame torácico é reservado para pesquisa de derrame pleural (hemotórax) e pneumotórax, já estudados acima. O exame abdominal busca a presença de imagem anecoica (líquido) nos recessos avaliados (Fig. 174.15). Já o exame cardíaco é realizado no espaço subxifoide, onde pode ser verificada a presença de derrame pericárdico, estudado no capítulo de ecocardiografia na prática clínica.

VEIA CAVA INFERIOR

A avaliação do diâmetro da veia cava inferior (VCI) e seu comportamento conforme a respiração (índices de colapsabilidade e distensibilidade) é de grande importância na tentativa de estimar a resposta volêmica do paciente, principalmente no ambiente de terapia intensiva. Quanto maior a variação do seu diâmetro com a inspiração associado a uma VCI pouco distendida, melhor a predição de uma baixa pressão de átrio direito (AD) e resposta volêmica favorável.

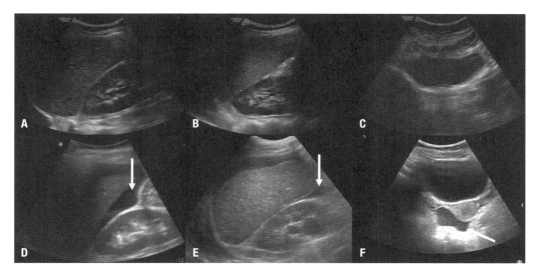

FIGURA 174.15 FAST. **(A)** Espaço hepatorrenal normal; **(B)** espaço esplenorrenal normal; **(C)** pelve sem líquido livre; **(D)** líquido no espaço hepatorrenal; **(E)** líquido no espaço esplenorrenal; **(F)** líquido livre na pelve. Líquido representado pelas setas.

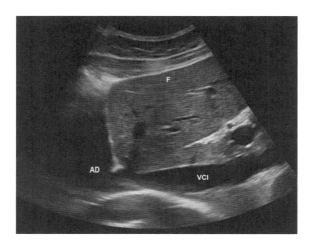

FIGURA 174.16 Abdômen superior. (F) Lobo esquerdo do fígado; (VCI) veia cava inferior; (AD) átrio direito.

Para correta mensuração dos diâmetros da VCI, deve-se utilizar o transdutor convexo. O paciente deve permanecer em posição supina ou decúbito lateral esquerdo. O transdutor é colocado na janela subcostal logo abaixo do processo xifoide. Ao visualizar o átrio direito, deve-se rodá-lo em 90 graus de forma que fique no eixo longitudinal. O mesmo deve ser deslocado levemente para a direita, encontrando o trajeto da VCI, que será vista como estrutura tubular anecoica, posterior ao fígado, suprida pelas veias hepáticas e desembocando no AD. O local de medida do diâmetro deve ser 1 a 2 cm da entrada no AD, próximo à junção com a veia hepática (Fig. 174.16).

Ao encontrar a VCI e o local correto de medida, utiliza-se o modo M para calcular o diâmetro máximo (D_{max}) e o diâmetro mínimo (D_{min}) conforme o ciclo respiratório. Com

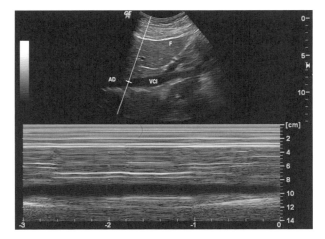

FIGURA 174.17 VCI no modo M.

esses valores é possível calcular o índice de colapsabilidade $(D_{max} - D_{min}) / D_{max}$ e o índice de distensibilidade $(D_{max} - D_{min}) / D_{min}$. Para pacientes em ventilação espontânea utiliza-se o índice de colapsabilidade, que nada mais é do que o quanto a VCI colabou na inspiração; valores acima de 50% são melhores preditores de resposta volêmica (Fig. 174.17). A evidência do uso USG de VCI para pacientes em ventilação mecânica é bem menor quando comparado a pacientes em ventilação espontânea, porém pode-se utilizar o índice de distensibilidade acima de 18% como preditor de resposta volêmica, sendo obtido em um estudo com pacientes em sepse grave e ventilação mecânica.

O diâmetro máximo da VCI pode ser utilizado como preditor de pressão em AD, porém isoladamente não tem boa acurácia. Valores abaixo de 1,5 cm predizem baixas pressões em AD e caracterizam uma VCI vazia, já valores acima de 2,5 cm predizem elevadas pressões em AD e caracterizam uma VCI distendida.

BIBLIOGRAFIA

1. Barbier C. Respiratory changes in inferior vena cava diameter are helpful in predicting fluid responsiveness in ventilated septic patients. Intensive Care Med. 2004;30:1740-6.
2. Feissel M. The respiratory variation in inferior vena cava diameter as a guide to fluid therapy. Intensive Care Med. 2004;30:1834-7.
3. Hind D, Calvert N, McWilliams R, Davidson A, Paisley S, Beverley C, et al. Ultrasonic locating devices for central venous cannulation: Meta-analysis. BMJ. 2003;327:361.
4. Lichtenstein D. Whole Body Ultrasonography in the Critically Ill. Springer Verlag, Berlin, Germany, 2010.
5. National Institute for Clinical Excellence (NICE): Guidance on the use of ultrasound locating devices for placing central venous catethers. London UK: NICE; 2002. Technology appraisal guidance no. 49.
6. Reissig A, Kroegel C. Transthoracic sonography of diffuse parenchymal lung disease: the role of comet tail artifacts. J Ultrasound Med. 2003;22:173-80.
7. Sarti A, Lorini L. Echocardiography for Intensivists. Springer-Verlag Italia, 2012.
8. Van der Werf TS, Zijlstra JG. Ultrasound of the lung: just imagine. Intensive Care Med. 2004;30:183-4.
9. Vicki EM, Bret N. Manual of emergency and critical care ultrasound. 2. Edition. Cambridge: Cambridge University Press; 2011.
10. Volpicelli G, Mussa A, Garofalo G et al. Bedside lung ultrasound in the assessment of alveolar-interstitial syndrome. Am J Emerg Med. 2006;24:689-96.
11. Zago M. Essential ultrasound for trauma: E-FAST. Ultrasound for acute care surgeons series—first volume. Berlin: Springer; 2014. doi:10.1007/978-88-470-5274-1.

175
INDICAÇÕES COMUNS DE ULTRASSONOGRAFIA

Raphael Costa Bandeira de Melo
Paulo Ricardo Gessolo Lins
Ricardo Francisco Tavares Romano
Juliana Celiberto Yoshitani

INTRODUÇÃO

A ultrassonografia (USG) vem ao longo dos anos cada vez mais se disseminando e multiplicando suas aplicações práticas. Hoje, é utilizada tanto no diagnóstico de diversas doenças, como de maneira terapêutica ou auxiliar em procedimentos à beira do leito (em especial, o seu uso *point-of-care*, já abordado no capítulo anterior). É de fundamental importância a familiaridade e o conhecimento desse método diagnóstico e terapêutico e de suas aplicações práticas.

A ultrassonografia é a aplicação de ondas sonoras com frequências elevadas (> 20.000 Hertz) para visualização de estruturas internas do corpo, como vasos, músculos, tendões, articulações e órgãos diversos. As ondas sonoras são geradas por transdutores, sendo o eco dessas ondas em diversos tecidos utilizado para gerar imagens pelo aparelho. Diferentes tipos de imagens podem ser formadas pelos aparelhos de ultrassom modernos. De maneira mais comum, a representação é feita de forma bidimensional (modo B), porém podemos utilizar o Doppler para melhor avaliação de fluxos, as microbolhas como meio de contraste, ou avaliar a rigidez de um tecido.

Do ponto de vista intervencionista, o ultrassom pode ser utilizado como auxiliar em diversos procedimentos, como a punção e canulação de veias profundas para instalação de acessos centrais, a drenagem ou punção de coleções e a realização de biópsias, entre outros.

Em comparação com outros métodos, a ultrassonografia é uma ferramenta diagnóstica com algumas importantes vantagens. Primeiramente, é realizada de maneira dinâmica, produzindo imagens em tempo real, permitindo maior interação do operador. Além disso, em geral é portátil, podendo ser realizada à beira do leito, e de baixo custo, principalmente em comparação com outros métodos (como tomografia e ressonância magnética). Sua principal vantagem, entretanto, é que é um exame com efeitos colaterais desprezíveis.

A principal desvantagem é que sua qualidade técnica depende da presença de um profissional treinado, existindo variação entre examinadores. Outras limitações são relacionadas à difícil visualização de estruturas muito profundas ou através de estruturas ósseas ou gás, e de questões relacionadas ao paciente (especialmente edema do tecido celular subcutâneo e obesidade).

MODALIDADES DA ULTRASSONOGRAFIA

- **Modo B:** é a modalidade tradicionalmente associada à USG, consistindo em imagens em escala de cinza, bidimensionais (Fig. 175.1).
- **Modo M:** consiste na apresentação das mudanças temporais nos ecos de acordo com a sua profundidade (Fig. 175.2).
- **Doppler colorido:** modo que utiliza o efeito Doppler na identificação e quantificação de fluxos (Fig. 175.3).
- **Doppler espectral:** análise do padrão de movimentação e velocidade de fluxos (Fig. 175.4).

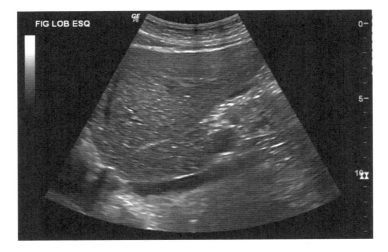

FIGURA 175.1 Imagem em modo B. Lobo hepático esquerdo normal.

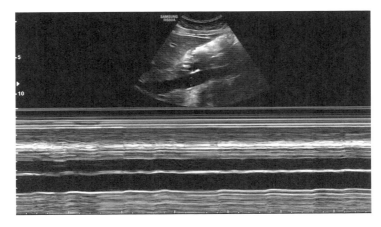

FIGURA 175.2 Imagem do abdômen superior em modo B (acima) e modo M (abaixo).

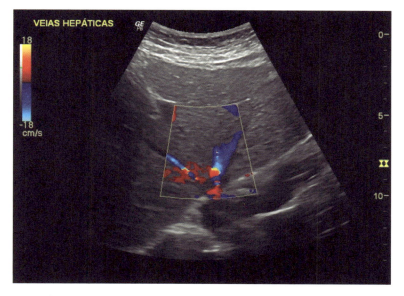

FIGURA 175.3 Imagem das veias hepáticas em modo Doppler colorido.

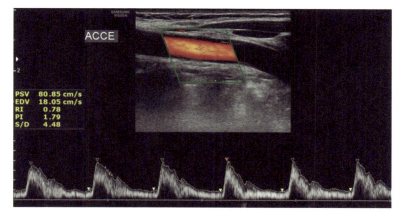

FIGURA 175.4 Imagem da artéria carótida comum esquerda em modo Doppler espectral.

PRINCIPAIS INDICAÇÕES

Dividiremos as principais indicações da USG em segmentos corporais por motivos didáticos. Abordaremos as principais indicações diagnósticas, entretanto devemos lembrar que não será possível abranger todas as suas aplicações. A tecnologia da USG está em constante aprimoramento, devendo suas indicações, vantagens e limitações serem discutidas com um profissional experiente sempre que possível.

- **Abdômen** – uma das áreas em que a USG é mais utilizada. Avalia estruturas como:
    - Fígado, vesícula e vias biliares, baço, pâncreas.
    - Rins e vias urinárias.
    - Aorta e veia cava.

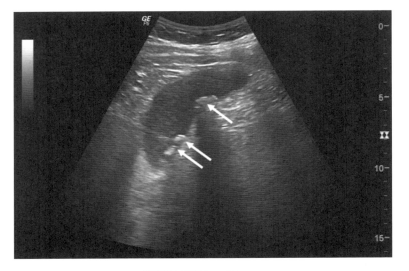

FIGURA 175.5 Colelitíase.

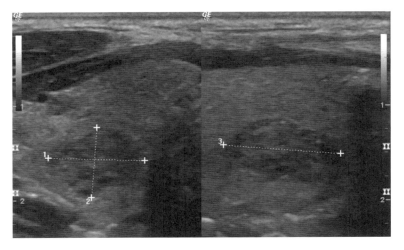

FIGURA 175.6 Nódulo tireoidiano.

- Órgãos pélvicos e gestação.
- Hérnias de parede.
- Apêndice cecal.

Uma das suas limitações é a necessidade de preparo (pela dificuldade técnica quando há muita interposição de conteúdo gasoso nas alças intestinais) e sua limitação técnica em pacientes obesos. A avaliação do retroperitônio geralmente é limitada (Fig. 175.5).

- **Cabeça e pescoço** – utilizado na avaliação de:
  - Tireoide e paratireoide.
  - Linfonodos.
  - Grandes vasos cervicais.
  - Glândulas salivares.

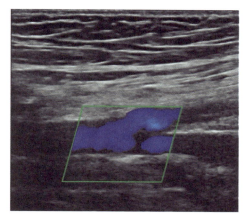

FIGURA 175.7 Confluência das veias femoral e femoral profunda, em modo Doppler colorido.

O papel da USG na avaliação de tireoide é bem consolidado, sendo realizado em todos os pacientes com suspeita de nódulo tireoidiano ao exame físico ou em outros exames, como tomografia computadorizada ou ressonância. Também permite estimar o fluxo sanguíneo regional, avaliar características de nódulos tireoidianos e auxiliar procedimento de aspiração por agulha fina (Fig. 175.6).

- **Coração** – o ecodopplercardiograma é um tópico à parte, sendo utilizado para avaliação global do coração, como a função cardíaca, o diâmetro das suas cavidades, o pericárdio e suas válvulas.
- **Vascular** – utilizada para avaliação de artérias e veias, em especial para a pesquisa de tromboses, estenoses e mapeamento arterial (Fig. 175.7).
- **Oftalmologia** – ultimamente a USG vem ganhando espaço na avaliação do nervo óptico, em situações, por exemplo, de hipertensão intracraniana.
- **Tórax** – a USG de tórax é útil principalmente para pesquisa/avaliação complementar de:
  - Derrame pleural.
  - Pneumotórax.
  - Parênquima pulmonar.

  Utilizado ainda para guiar intervenção terapêutica (útil especialmente em coleções loculadas).
- **Musculoesquelético** – excelente para visualização de:
  - Ligamentos.
  - Músculos e seus tendões.
  - Bursas.
  - Cápsulas articulares.

O uso da USG para avaliar doenças reumatológicas ou osteomusculares teve início na avaliação de sinovite em joelhos e, logo após, para inflamação de pequenas articulações de mãos em pacientes com artrite reumatoide. Como em outras áreas, o exame deve ser guiado pela queixa do paciente.

BIBLIOGRAFIA

1. Brant WE. Ultrasound basics: Getting started. In: Ultrasound: The Core Curriculum, Lippincott Williams & Wilkins, New York 2001.
2. Diacon AH, Theron J, Bolliger CT. Transthoracic ultrasound for the pulmonologist. Curr Opin Pulm Med 2005; 11:307.
3. Feller-Kopman D. Therapeutic thoracentesis: the role of ultrasound and pleural manometry. Curr Opin Pulm Med 2007; 13:312.
4. Gryminski J, Krakówka P, Lypacewicz G. The diagnosis of pleural effusion by ultrasonic and radiologic techniques. Chest 1976; 70:33.
5. Kendall CJ, Prager TC, Cheng H, Gombos D, Tang RA, Schiffman JS. Diagnostic Ophtalmic Ultrasound for Radiologists. Neuroimaging Clin N Am. 2015 Aug. 25 (3):327-65.
6. Nylund K, Maconi G, Hollerweger A, et al. EFSUMB Recommendations and Guidelines for Gastrointestinal Ultrasound. Ultraschall Med 2017; 38:273.
7. Shapiro RS. Panoramic ultrasound of the thyroid. Thyroid 2003; 13:177.
8. Spittell JA Jr. Diagnosis and management of occlusive peripheral arterial disease. Curr Probl Cardiol 1990; 15:1.
9. Tempkin BB. Ultrasound Scanning: Principles and Protocols, 2nd ed, WB Saunders Co, Philadelphia 1999.

INDICAÇÕES COMUNS DE TOMOGRAFIA COMPUTADORIZADA

Natália Ivanovna Bernasovskaya Garção
Rafael Andrade Santiago de Oliveira
Paulo Ricardo Gessolo Lins
Ricardo Francisco Tavares Romano
Juliana Celiberto Yoshitani

A tomografia computadorizada (TC) é atualmente indispensável na prática clínica. O exame é obtido de forma rápida, está disponível em grande parte dos serviços e apresenta menor custo em relação à ressonância magnética (RM). Porém, como todo exame complementar, seja ele radiológico ou laboratorial, a TC deve ser indicada com precisão, a fim de economizar tempo no diagnóstico e recursos. Outro ponto que deve ser analisado é a utilização do meio de contraste iodado, em virtude dos potenciais riscos para o paciente inerentes ao seu uso.

TOMOGRAFIA DE CRÂNIO

A ressonância magnética é o melhor exame para avaliar o sistema nervoso central (SNC). Porém, como é um método com menor disponibilidade, mais caro e que exige um maior tempo de realização, a tomografia ainda é amplamente utilizada, principalmente na realidade do pronto-socorro.

Infecções do sistema nervoso central

A tomografia de crânio tem um papel crucial para identificar a extensão e o tipo de lesões causadas pelas infecções do sistema nervoso central. Porém, nem sempre ela deve ser pedida rotineiramente. Em alguns casos, há indicações específicas nas quais o exame de imagem deve ser realizado, como descrito a seguir.

Na hipótese de meningite bacteriana aguda, a solicitação de um exame de neuroimagem é restrita comumente a duas situações: quadros com evolução desfavorável (complicações) e pacientes que tenham indicação de tomografia de crânio antes da realização da punção liquórica. Pacientes que, na vigência de um tratamento adequado, evoluam com alteração do nível de consciência, convulsões, piora clínica e laboratorial, manutenção da febre, surgimento de sinais neurológicos focais, ou qualquer outro sinal e sintoma que indique uma evolução desfavorável, devem ser submetidos a tomografia de crânio com contraste no intuito de averiguar possíveis complicações, dentre estas: abscesso cerebral, ventriculites, edema cerebral, fenômenos isquêmicos e empiema subdural.

A indicação de tomografia antes da coleta do líquor tem o intuito de prevenir a herniação cerebral que pode ocorrer na presença de hidrocefalia ou de massas ocultas no sistema nervoso central. O exame de imagem deve ser pedido antes da punção nos seguintes casos: pacientes imunocomprometidos ou com câncer, alteração no nível de consciência, história de TCE recente, papiledema, sinal neurológico focal e convulsão.

Por outro lado, há situações em que a tomografia de crânio deve ser solicitada logo no início do quadro, a fim de identificar a extensão e as características das lesões do sistema nervoso, que auxiliam no diagnóstico diferencial dos agentes etiológicos. Existe indicação precisa de neuroimagem na abordagem inicial das seguintes infecções do SNC: pacientes imunocomprometidos, neurotuberculose, neuromicoses e neurocisticercose. Nos pacientes com HIV/SIDA, o comprometimento do SNC é muito comum, tanto pela ação do próprio vírus, quanto pela presença de infecções oportunistas. Por esse motivo, o exame de imagem deve ser prontamente realizado sempre que houver qualquer tipo de acometimento neurológico.

Acidente vascular cerebral

Na suspeita de um acidente vascular cerebral (AVC), o exame de imagem é fundamental, sendo a tomografia de crânio sem contraste ainda o método mais utilizado, pela sua maior disponibilidade, menor custo e tempo de realização reduzido. Na abordagem inicial desses quadros, o principal objetivo da TC de crânio é avaliar a presença de sangramento no SNC, diferenciando, dessa forma, o AVC isquêmico (AVCi) de um AVC hemorrágico. O sangramento agudo na TC sem contraste será identificado como áreas hiperatenuantes, que ocupam o parênquima encefálico na hemorragia intraparenquimatosa ou as cisternas e sulcos cerebrais na hemorragia subaracnóidea. No AVCi, podem ser visualizadas áreas hipoatenuantes, porém a imagem só aparecerá na TC após 24 a 72 horas do início do evento. Por isso, feita a hipótese diagnóstica de um AVCi, a TC deve ser repetida dentro de 72 horas, caso o exame inicial esteja normal (Figs. 176.1 e 176.2).

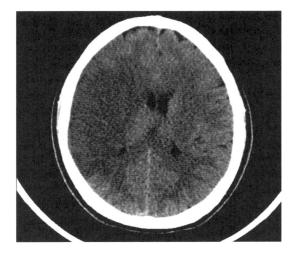

FIGURA 176.1 Tomografia computadorizada de crânio.
Extenso acidente vascular encefálico isquêmico da artéria cerebral média direita.

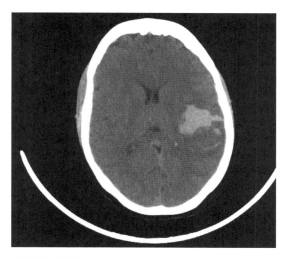

FIGURA 176.2 Tomografia computadorizada de crânio. Acidente vascular encefálico hemorrágico no hemisfério esquerdo.

Cefaleia

As cefaleias secundárias podem ser investigadas com tomografia de crânio (inicialmente) quando sinais de alarme específicos forem identificados na anamnese ou no exame físico. Os achados que devem ser investigados com exame de imagem e as respectivas hipóteses que devem ser consideradas estão listadas na Tabela 176.1.

Trauma cranioencefálico

A TC de crânio sem contraste está indicada em todo TCE classificado como moderado ou grave (escala de Glasgow < 13 ou perda de consciência por mais de 30 minutos). Nos pacientes adultos com traumas leves, o exame deve ser pedido nas seguintes situações: idade maior ou igual a 65 anos, dois ou mais episódios de vômito, escala de Glasgow menor que 14, sinais de fratura de base de crânio, amnésia anterior ao trauma maior que 30 minutos, mecanismo de trauma grave, coagulopatia ou em uso de anticoagulação (Figs. 176.3 e 176.4).

TABELA 176.1 Cefaleias: apresentação clínica e hipótese diagnóstica

Achados no exame físico e anamnese	Hipótese diagnóstica
Início após 50 anos ou com câncer	Lesão estrutural do SNC
Pior cefaleia da vida, início súbito	AVC hemorrágico, hemorragia subaracnóidea
Cefaleia de intensidade progressiva	Processo expansivo – tumor, hemorragia, abscesso
Sinal neurológico focal	AVC, tumor, lesão estrutural
Presença de doença sistêmica	HIV, neoplasia
História de queda ou TCE recente	Hematoma subdural ou epidural, fraturas
Edema de papila, vômitos, piora com manobra de Valsalva	Hipertensão intracraniana

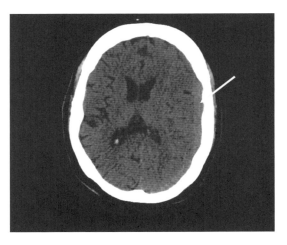

FIGURA 176.3 Tomografia computadorizada de crânio. Hematoma subdural à esquerda.

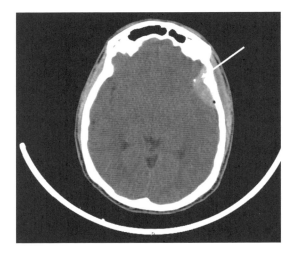

FIGURA 176.4 Tomografia computadorizada de crânio. Hematoma extradural à esquerda.

Alteração do nível de consciência

A tomografia de crânio será realizada quando há alteração do nível de consciência para investigar lesões estruturais no SNC, normalmente, após ou concomitantemente à exclusão de outras causas (tóxicas, metabólicas, infecciosas entre outras). Pacientes com coagulopatias, neoplasias e imunocomprometidos têm alto risco de apresentar patologias intracranianas, de forma que a TC deve sempre ser solicitada nessas situações. Nos casos em que a história clínica apontar para uma causa primária do SNC (como, TCE prévio, cefaleia súbita, sinal focal) ou quando não há nenhuma história prévia, a TC também está indicada.

Convulsão

A tomografia deve ser solicitada na investigação de quadros iniciais ou para pacientes que já apresentam história de epilepsia, mas que tenham algum outro comemorativo, como história de TCE secundária a crise, déficit focal e alteração do padrão da crise.

TOMOGRAFIA DE PESCOÇO

A tomografia da região cervical pode ser direcionada para avaliar as partes moles ou as partes ósseas, para tanto deve ser solicitada TC de pescoço ou TC de coluna cervical, respectivamente.

No estudo das partes moles do pescoço, o uso do contraste é a regra, devendo ser utilizado na avaliação dos processos infecciosos, dos tumores e dos linfonodos. O estudo sem contraste normalmente se restringe à avaliação dos bócios volumosos, com suspeita de componente mergulhante para o tórax.

TOMOGRAFIA DE TÓRAX

A tomografia é essencial no estudo das patologias torácicas, sendo considerada uma técnica bastante sensível e específica para grande parte das doenças dessa topografia. A imagem é produzida por meio de cortes axiais que eliminam a sobreposição de estruturas e permitem a visualização de componentes de até 2 mm (Figs. 176.5 e 176.6).

Patologias pulmonares e pleurais

- Pneumonias e outras infecções pulmonares: a tomografia de tórax apresenta maior especificidade e sensibilidade que a radiografia. Em relação à pneumonia adquirida na comunidade (PAC), a TC não deve ser solicitada de rotina, mas apenas em casos atípicos ou na suspeita de complicações. A TC de tórax na avaliação dos processos infecciosos normalmente é feita sem o uso do contraste.
A utilização do contraste é necessária, contudo, na suspeita de complicações, como: derrame pleural complicado, suspeita de neoplasia associada e abscesso pulmonar.
- Hemorragia alveolar: a TC com cortes finos sempre deve ser solicitada nesses casos e tem o intuito de auxiliar no diagnóstico diferencial etiológico.
- Doença pulmonar obstrutiva crônica: a indicação de TC é restrita nesses pacientes, mas está indicada para auxiliar no diagnóstico diferencial com outras patologias

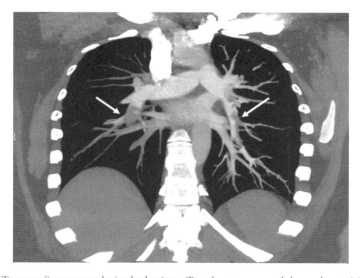

FIGURA 176.5 Tomografia computadorizada de tórax. Trombos nos ramos lobares das artérias pulmonares.

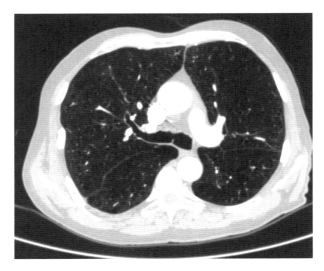

FIGURA 176.6 Tomografia computadorizada de tórax. Enfisema pulmonar difuso.

e avaliar a presença de bronquiectasias (solicitar TC de alta resolução) ou bolhas. Nesses casos, é importante que o exame seja complementado com a fase expiratória para observação do aprisionamento aéreo, comum nessa doença.
- Embolia pulmonar: indicação precisa de angio-TC, que deve respeitar um protocolo específico, com aquisição precoce e contrastação das artérias pulmonares e seus ramos. O contraste endovenoso permite a caracterização dos pontos de oclusão (falha de enchimento pelo contraste nesses pontos) e a melhor avaliação das áreas do parênquima pulmonar que não estão sendo perfundidas (infarto pulmonar).
- Doenças pulmonares intersticiais: a tomografia de tórax é um exame complementar fundamental para auxiliar no diagnóstico (avaliando a extensão e as características das lesões pulmonares) e no acompanhamento. Nesse caso, a TC deve ser solicitada sem contraste e com técnica de alta resolução para melhor avaliação do parênquima pulmonar.
- Nódulos pulmonares: a tomografia é método de imagem com melhor desempenho para detecção de lesões focais, sendo fundamental para o diagnóstico e acompanhamento dos nódulos pulmonares. Deve ser realizada com contraste intravenoso na investigação inicial de um nódulo pulmonar suspeito e sem contraste no controle dessas lesões.
- Pleura: a tomografia com contraste deve ser solicitada na suspeita de derrames pleurais complicados (por exemplo, avaliação de derrame loculados) e para diferenciar o derrame de um espessamento pleural.

Patologias mediastinais

A tomografia de tórax é um dos métodos de escolha no estudo do mediastino, sendo indicada na maioria das vezes para melhor avaliação do alargamento mediastinal, visualizado inicialmente na radiografia. A TC auxilia na diferenciação de massas e linfonodomegalias, que são as causas mais comuns de alargamento mediastinal. Quando solicitado, o exame deve ser realizado preferencialmente com contraste para melhor caracterizar as estruturas vasculares e a região hilar.

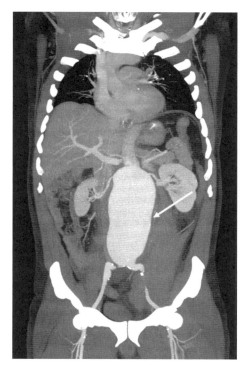

FIGURA 176.7 Angiotomografia computadorizada de aorta. Note o grande segmento aneurismático aórtico, que se estende até as artérias ilíacas.

Coração e vasos

A angio-TC é um ótimo exame para o estudo dos vasos, sendo indicada de forma precisa nas hipóteses de dissecção de aorta e ramos, aneurismas e aortite (Fig. 176.7).

TOMOGRAFIA DE ABDÔMEN E PELVE

Na maior parte das vezes, a tomografia de abdômen deve ser solicitada com contraste e é extremamente importante especificar a extensão do exame. Porém, de acordo com o segmento a ser estudado e da hipótese diagnóstica, o exame deve ser realizado de forma específica (com ou sem contraste, angio-TC, bem como outros protocolos específicos). A tomografia é crucial na avaliação dos quadros de abdômen agudo, independente de sua origem. Na Tabela 176.2 são especificados os segmentos e as indicações mais comuns de TC frente às hipóteses realizadas (Figs. 176.8 e 176.9).

TOMOGRAFIA DO SISTEMA MUSCULOESQUELÉTICO

A RM nesse caso é o exame de escolha, mas a TC ainda é feita muitas vezes para avaliação inicial das patologias do sistema musculoesquelético por sua maior disponibilidade. No estudo de tumores e infecções, a imagem deve ser realizada com contraste. Entretanto, na avaliação das discopatias, fraturas, traumas e processos degenerativos a TC é feita sem contraste. Sempre devemos descrever com precisão o segmento a ser estudado.

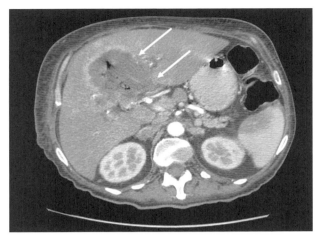

FIGURA 176.8 Tomografia computadorizada de abdômen. Abscesso hepático com focos gasosos no seu interior.

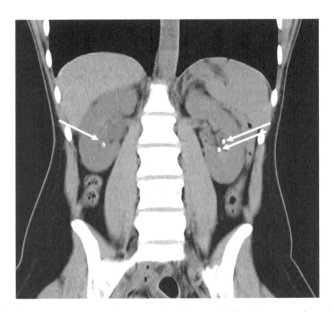

FIGURA 176.9 Tomografia computadorizada de abdômen. Nefrolitíase não obstrutiva bilateral.

TOMOGRAFIA EM ONCOLOGIA

Muito utilizada na oncologia para diagnóstico e estadiamento, mas também na avaliação de complicações comuns à neoplasia pelo crescimento e invasão da massa tumoral. Nos casos de síndrome da compressão medular, a imagem tomográfica ajuda na avaliação da presença de massas ou hérnia de disco, fornecendo informações muitas vezes limitadas, sendo, nestes casos, a RNM o exame de eleição. Na síndrome de veia cava superior, a TC é o exame de escolha na emergência, pois permite estudar com detalhes a causa da obstrução e identificar a origem da massa (Fig. 176.10).

TABELA 176.2 Indicações de tomografia do abdômem e protocolos utilizados

Segmento	Indicação	Tomografia
Fígado	Abscesso, lesões focais (primárias ou metástases)	Com contraste
Baço	Abscesso, lesões focais (primárias ou metástases)	Com contraste
Adrenal	Lesões focais (nódulos)	Protocolo específico para adrenal, possivelmente com contraste.
	Feocromocitoma	Com contraste
Pâncreas	Pancreatite	Com contraste
Rins e vias urinárias	Pielonefrite, avaliação estrutural, dilatação do sistema urinário	Contraste
	Litíase	Sem contraste
Cólon	Fístulas, coleções, processos inflamatórios/infecciosos (diverticulite, apendicite)	Com contraste
	Abdômen agudo vascular	Angio-TC de abdômen
Pelve	Massas, coleções	Tomografia de abdômen e pelve pode ser solicitada, mas a ressonância magnética é o exame de escolha para pelve

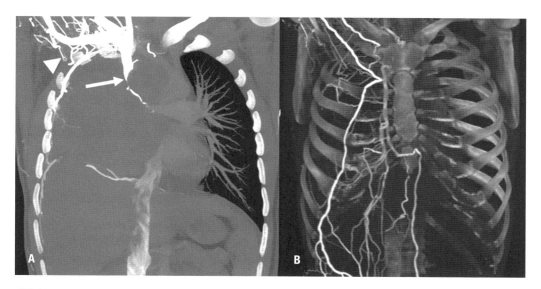

FIGURA 176.10 Tomografia computadorizada de tórax: (**A**) reconstrução coronal em intensidade máxima de projeção (MIP), mostrando oclusão da veia cava superior (seta) e vasos colaterais na parede torácica (cabeça de seta); (**B**) reconstrução tridimensional com vasos colaterais em destaque.

BIBLIOGRAFIA

1. Baron RL. Understanding and optimizing use of contrast material for CT of the liver. AJR Am J Roentgenol 1994; 163:323.
2. Dumas MD, Pexman JH, Kreeft JH. Computed tomography evaluation of patients with chronic headache. CMAJ 1994; 151:1447.
3. McCollough CH, Leng S, Yu L, Fletcher JG. Dual- and Multi-Energy CT: Principles, Technical Approaches, and Clinical Applications. Radiology 2015; 276:637.
4. Otrakji A, Digumarthy SR, Lo Gullo R, et al. Dual-Energy CT: Spectrum of Thoracic Abnormalities. Radiographics 2016; 36:38.
5. Prokop M. General principles of MDCT. Eur J Radiol 2003; 45 Suppl 1:S4.

177
INDICAÇÕES COMUNS DE RESSONÂNCIA MAGNÉTICA

Rodrigo Eichler Lôbo
Paulo Ricardo Gessolo Lins
Ricardo Francisco Tavares Romano
Juliana Celiberto Yoshitani

INTRODUÇÃO

A ressonância nuclear magnética (RM) foi introduzida na física em 1973, quando Paul C. Lauterbur publicou imagens da resposta nuclear eletromagnética de átomos de hidrogênio quando submetidos a um campo eletromagnético estático. Desde então esse campo de pesquisa se ampliou enormemente, mostrando-se um instrumento diagnóstico valiosíssimo na medicina atual. Ao contrário da tomografia computadorizada (TC) e da tomografia por emissão de pósitrons, a RM não utiliza de radiação ionizante. Isso, aliado a sua capacidade de visualizar tecidos moles com clareza, tornou a RM método complementar de grande utilidade no diagnóstico e seguimento de morbidades nas mais diversas áreas da medicina.

PRINCÍPIOS BÁSICOS DA RESSONÂNCIA MAGNÉTICA

A RM tira vantagem da alta concentração de átomos de hidrogênio no corpo humano, e das características próprias do próton do átomo de hidrogênio. O átomo de hidrogênio induz um pequeno campo magnético devido ao movimento de rotação do seu próton e é esta característica *sui generis* que é explorada na RM. Resumidamente, os princípios físicos da RM consistem nas seguintes etapas:

1. Alinham-se os prótons de hidrogênio do corpo, submetendo-o a um grande campo magnético (CM) gerado pelo aparelho de RM.
2. Um pulso de radiofrequência (PRF) é emitido para alterar o vetor resultante desses prótons.
3. O retorno dos prótons de hidrogênio a sua posição original no CM gera um sinal de rádio que é lido pelo aparelho.
4. A velocidade desse retorno possui dois componentes que são determinados pelas propriedades do tecido e que são medidos de acordo com a ponderação: T1 ou T2.

Uma regra prática para diferenciar as várias imagens geradas em um estudo de RM é a observação da coloração dos líquidos corporais (p. ex., líquido cefalorraquidiano, urina etc.). Se o líquido tem sinal (está branco), a imagem foi ponderada em T2.

INDICAÇÕES DE RESSONÂNCIA MAGNÉTICA

Utilizam-se protocolos diversos para se obter a maior quantidade de informação possível do local estudado, associado a um tempo de exame aceitável pelo paciente e pela equipe técnica. Pode-se também utilizar de injeção de contraste, o gadolínio, na tentativa de diferenciar com clareza tecidos doentes de tecidos sadios.

Cérebro

Pela grande variedade de técnicas disponíveis e suas diferenças significativas, a decisão entre a realização de TC ou RM de crânio muitas vezes se torna complexa. A RM se mostra superior à TC de crânio e, portanto, está indicada na avaliação de casos de cefaleia crônica, vertigem, paralisia de nervos cranianos, doenças da hipófise, aneurismas e malformações vasculares (nesse caso, angio-RM) demência, e doenças da substância branca. Deve ser considerada no acidente vascular encefálico inicial, buscando-se evidenciar lesões isquêmicas mais precocemente. Tem utilidade comprovada em quadros convulsivos com TC normal e convulsões repetitivas ou crises complexas (Fig. 177.1).

Pescoço

Não apresenta superioridade significativa em relação à TC no estudo de processos inflamatórios, infecciosos, tumores ou anormalidades vasculares. Injeção de gadolínio é útil para detecção de linfonodos, estudo de tireoide e paratireoides.

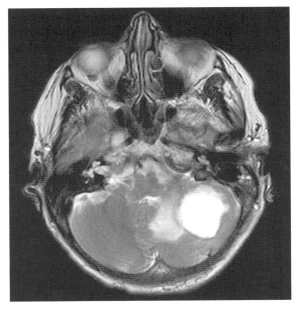

FIGURA 177.1 Ressonância magnética de crânio. Metástase no hemisfério cerebelar esquerdo.

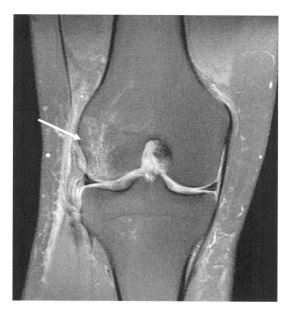

FIGURA 177.2 Ressonância magnética de joelho direito. Edema ósseo e de partes moles no fêmur distal.

Coluna vertebral

Imagens sagitais e transversais são úteis para visualização da medula vertebral e deformidades estruturais, tais como hérnias de disco. Imagens transversais visualizam com clareza raízes nervosas. Mais acurada na investigação de processos infecciosos, inflamatórios e neoplasias. Administração de gadolínio deve ser aventada na suspeita de metástases ósseas. TC é superior na avaliação de fraturas (Fig. 177.2).

Musculoesquelético

Indicada para avaliação de tumores, processos inflamatórios e infecciosos em partes moles e medula óssea. TC é superior para estudo de patologias ósseas. Tem grande acurácia no diagnóstico de lesões musculares, tendíneas, ligamentares, meniscais e contusões ósseas. O uso de gadolínio é indicado para avaliação de processos inflamatórios e neoplásicos (Fig. 177.3).

Tórax

Capaz de avaliar com grande riqueza de detalhes massas mediastinais e pulmonares. Aquisição de imagens em pausa inspiratória associadas a injeção de gadolínio permitem visualização de pequenas lesões pulmonares periféricas tão pequenas quanto 5 mm. Vem se consolidando como método de imagem de escolha na avaliação de fibrose cística, já que é comparável à TC na detecção de alterações morfológicas pulmonares. É método de escolha na avaliação de tromboembolismo pulmonar em gestantes, pelo fato de não expor o paciente a radiação ionizante, ao contrário da angiotomografia. É inferior à TC quando usada em pacientes com doença pulmonar obstrutiva crônica ou doença pulmonar intersticial, devendo ser preterida nesses casos.

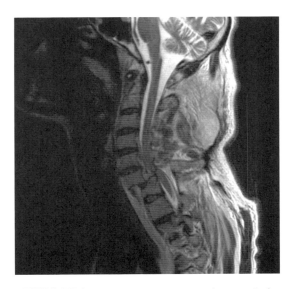

FIGURA 177.3 Ressonância magnética coluna cervical. Fratura com deslocamento anterior de C6 e compressão medular.

Coração

Padrão-ouro para quantificação de volumes, massa e fração de ejeção de ambos ventrículos. Capaz de reconhecer isquemia, viabilidade e fibroses cardíacas; caracterizar comprometimento miocárdico por miocardite, amiloidose, sarcoidose, hemocromatose, doença de Chagas, caracterização de cardiopatias congênitas.

Mama

Necessita de bobina específica para maximizar a resolução do exame. Deixou de ser um método marginal para se tornar componente essencial na investigação de doenças da mama, principalmente pela maior disponibilidade e acessibilidade do aparelho de RM. É o método de escolha para *screening* de câncer de mama em pacientes de alto risco (p. ex., risco cumulativo de câncer de mama maior que 20%, tratamento de linfoma de Hodgkin com radioterapia prévia, portadores do gene BRCA ou BRCA2 em seguimento conservador etc.). Injeção de gadolínio é fundamental para diferenciar lesões suspeitas. A maioria dos carcinomas apresenta realce rápido e intenso, enquanto lesões benignas costumam apresentar realce lento e discreto à injeção de contraste. Melhor método para investigação de complicações de implantes mamários, tais como rupturas e vazamentos (Fig. 177.4).

Fígado

A RM destaca-se como o método de imagem não invasivo de maior acurácia, tanto na detecção, como na caracterização de lesões focais hepáticas em pacientes cirróticos e não cirróticos. O uso de contrastes hepatoespecíficos, como o ácido gadoxético, torna o método ainda mais acurado. Permite a marcação de tecido hepático funcionante, visto que se não houver captação de ácido gadoxético, não há hepatócitos viáveis (p. ex., carcinoma hepatocelular, metástases, hemangioma etc.). A RM também se mostra um método não invasivo acurado e reprodutível na quantificação de gordura e ferro hepáticos. A técnica

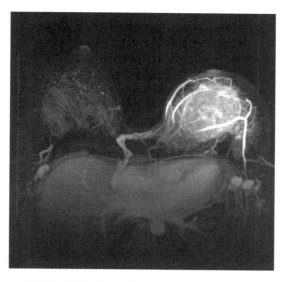

FIGURA 177.4 Ressonância magnética de mamas. Tumor bem vascularizado na mama esquerda. Fonte: Radiopaedia.

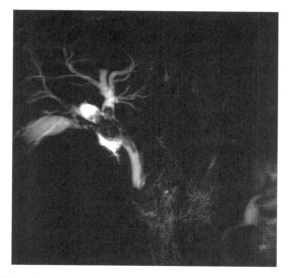

FIGURA 177.5 Colangiorressonância. Lesão vegetante no interior da via biliar extra-hepática, promovendo dilatação a montante.

de colangiorressonância tem importância no estudo da anatomia das vias biliares intra e extra-hepáticas, sendo tão acurada quanto a colangiopancreatografia retrógrada endoscópica (CPRE) na caracterização de cálculos, estenoses e dilatações de vias biliares. Traz ainda como perspectiva a elastografia por RM, método promissor na detecção e quantificação de fibrose hepática (Fig. 177.5).

Abdômen

É superior à TC no estudo do fígado, vias biliares, pâncreas e doenças retais; os métodos são equivalentes para o baço, adrenais e vias urinárias; para avaliação do delgado e cólon, a TC é preferível. Pode ser considerada para diferenciar pequenas lesões nas adrenais ou rins entre benignas ou malignas.

Pelve

Particularmente útil no estudo do útero e ovários na mulher e vesículas seminais nos homens. Superior na definição diagnóstica e estadiamento de tumores pélvicos. Administração de gadolínio é importante na caracterização de massas uterinas e anexiais.

PRECAUÇÕES NA RESSONÂNCIA MAGNÉTICA

Há relatos de acidentes fatais em RM envolvendo seu poderoso campo magnético. Mais forte que aqueles usados para elevar carros e contêineres industrialmente, esse campo magnético atrairá qualquer objeto que contenha materiais ferromagnéticos. Também atrairá objetos implantados que contenham materiais ferromagnéticos. Objetos que contenham ferro, níquel ou cobalto são incompatíveis com o aparelho de RM e não devem ser levados para dentro da sala de exame. Pacientes devem sempre ser triados para presença de marca-passo cardíaco, desfibrilador cardíaco implantável, implante coclear, dispositivo intrauterino, prótese ortopédica, fragmentos de metal no corpo (p. ex., projéteis de arma de fogo) ou qualquer implante feito de metais ferromagnéticos, sob risco de sérias complicações. A segurança de órteses e próteses ortopédicas varia muito em relação a seu tamanho, local de implante e material de fabricação. Há risco de aquecimento e vibração, além da produção de artefatos de imagem. Em caso de dúvidas, a equipe da radiologia deve ser consultada, ou até mesmo o fabricante do material. Cateteres vasculares, de curta ou longa permanência, *stents*, clipes, filtros e próteses vasculares têm se mostrado seguros, principalmente pelo fato de não possuírem materiais ferromagnéticos na sua composição, ou até mesmo por serem absorvíveis.

BIBLIOGRAFIA

1. EJ Blink. Basic MRI: Physics For anyone who does not have a degree in physics; 2010; http://www.mri-physics.net/bin/mri-physics-en-rev1.3.pdf;
2. M Hayden, PJ Nacher. History and physical principles of MRI. Luca SABA. Magnetic Resonance Imaging Handbook, 1, CRC press, 2016, ISBN-13: 978-1482216288;
3. MA Brown, RC Semelka. MRI: basic principles and applications 3rd ed. 2003; John Wiley and Sons.
4. PJ Nacher. Magnetic Resonance Imaging: From Spin Physics to Medical Diagnosis; Quantum Spaces, 1–35 c 2008; Pointcaré Seminar 2007;
5. RE Hendrick. The AAPM/RSNA Physics Tutorial for Residents. RadioGraphics. 1994;14:829-46.

178

CONTRASTES: COMPLICAÇÕES CLÍNICAS

Lucas Ferreira Theotonio dos Santos
Klaus Nunes Ficher
Paulo Ricardo Gessolo Lins
Ricardo Francisco Tavares Romano
Juliana Celiberto Yoshitani

INTRODUÇÃO

A nefropatia induzida por contraste é, geralmente, uma causa reversível de lesão renal aguda que ocorre após a administração de um meio de contraste. Apesar de divergências na literatura, a maioria dos autores define lesão renal aguda induzida por contraste como um aumento de 0,5 mg/dL ou 25% da creatinina sérica basal em 48 a 72 horas após a administração intravascular de um meio de contraste iodado. É sabido, no entanto, que uma minoria de pacientes pode apresentar o pico de creatinina até cinco dias após a exposição ao contraste.

Mais recentemente, diversos autores têm sugerido a classificação da nefropatia induzida por contraste da mesma forma que outras lesões renais agudas, por meio da classificação de KDIGO, apresentada na Tabela 178.1. A universalização de uma única classificação de lesão renal aguda é útil para a comparação de estudos clínicos e a uniformização de condutas terapêuticas nos serviços de saúde.

EPIDEMIOLOGIA

Em pacientes com função renal normal, o risco de nefropatia por contraste é baixo, menor que 1%. No entanto, a incidência pode chegar a 25% naqueles pacientes com

TABELA 178.1	Classificação da lesão renal aguda de acordo com KDIGO	
Estágio	Aumento da creatinina sérica	Débito urinário
1	1,5 a 1,9 vez o valor basal OU ≥ 0,3 mg/dL	< 0,5 mL/kg/h por 6 a 12 horas
2	2,0 a 2,9 vezes o valor basal	< 0,5 mL/kg/h por mais de 12 horas
3	≥ 3,0 vezes o valor basal OU ≥ 4,0 mg/dL OU necessidade de terapia renal substitutiva	< 0,3 mL/kg/h por mais de 24 h OU anúria por mais de 12 horas

função renal previamente prejudicada (creatinina ≥ 1,3 mg/dL em homens e ≥ 1,0 mg/dL em mulheres ou *clearance* estimado < 60 mL/min/1,73 m^2), idade acima de 75 anos, insuficiência cardíaca e usuários de outras drogas nefrotóxicas.

No caso dos pacientes internados, a nefropatia induzida por contraste é a terceira causa mais comum de lesão renal aguda, sendo responsável por 11% dos casos, perdendo apenas para estados de hipoperfusão tecidual ou uso de drogas nefrotóxicas. No contexto da unidade de terapia intensiva, até 18% dos pacientes críticos podem apresentar lesão renal aguda induzida por contraste após exposição a um meio de contraste iodado, provavelmente devido a maior depleção de volume intravascular nesse grupo e outros comemorativos de lesão renal.

Fatores de risco

- Doença renal crônica: a incidência de nefropatia induzida por contraste é maior em pacientes com prejuízo da função renal e aumenta diretamente com a gravidade da disfunção renal; em paciente com creatinina sérica acima de 3,0 mg/dL pode ultrapassar 30%. Provavelmente, pacientes com *clearance* de creatinina maior que 45 mL/min/1,73 m^2 e que não sejam diabéticos apresentam risco quase desprezível de lesão renal aguda induzida por contraste.
- Nefropatia diabética: entre os pacientes com mesmo grau de doença renal crônica, os diabéticos apresentam maior risco de desenvolver lesão renal aguda induzida por contraste; em pacientes sem disfunção renal, diabetes não parece ser um fator de risco independente.
- Dose de contraste: a ocorrência de nefropatia induzida por contrate é dose-dependente; no entanto, pacientes com disfunção renal importante, sobretudo aqueles diabéticos, apresentam risco mesmo com baixas doses de contraste.
- Tipo de contraste: sabe-se que o uso da primeira geração de contrastes iônicos, hiperosmolares, é associado a maior incidência de nefropatia induzida por contraste; aparentemente não há diferença em termos de lesão renal aguda entre os meios de constraste hipo-osmolar (de osmolaridade mais baixa que os contrastes hiperosmolares, mas superior à do plasma) e iso-osmolar (de osmolaridade mais próxima à do plasma).
- Procedimento radiológico: pacientes submetidos a arteriografia, seja periférica ou coronariana, apresentam maior risco de nefropatia induzida por contraste que aqueles submetidos à tomografia computadorizada.

DIAGNÓSTICO

A nefropatia induzida por contraste é diagnosticada basicamente por aumento da creatinina sérica em 0,5 mg/dL ou 25% do valor basal em 24 a 48 horas até 72 horas após a exposição ao meio de contraste, sendo excluídas outras causas de lesão renal aguda. Outros achados laboratoriais podem incluir hipercalemia, acidose e hiperfosfatemia, como manifestação da lesão renal aguda.

A análise do sedimento urinário, comumente, apresenta cilindros hemáticos na necrose tubular aguda, não sendo um achado patognomônico nem essencial para o diagnóstico. A importância do sedimento urinário está em excluir outras causas de lesão renal aguda, como glomerulopatias. A exposição à maioria dos meios de contraste iodados utilizados pode acarretar na presença de proteinúria no exame de fita urinária; em geral, trata-se de exame falso-positivo, devendo ser repetido após 48 horas da utilização de contraste.

O ultrassom de rins e vias urinárias é útil para se descartar lesão renal aguda pós-renal e ainda para avaliação do parênquima renal naqueles pacientes que desconhecem sua função renal basal. A biópsia renal é raramente indicada nesses casos, ficando reservada para aquelas situações de diagnóstico incerto da etiologia da lesão renal aguda.

O diagnóstico diferencial da lesão renal aguda induzida por contraste é vasto, incluindo necrose tubular aguda isquêmica, nefrite intersticial aguda ou pré-renal, por uso de diuréticos, por exemplo. A história clínica pode afastar outras causas como sepse, hipotensão ou uso de drogas nefrotóxicas.

Nos pacientes submetidos à arteriografia, é importante o diagnóstico diferencial com ateroembolismo renal. A presença de outras lesões embólicas, livedo ou eosinofilia pode colaborar com o diagnóstico. Um curso mais arrastado de lesão renal aguda, de dias a semanas após o procedimento, com pouca ou nenhuma recuperação da função renal, sugere também ateroembolismo. O diagnóstico de certeza é feito pela biópsia renal evidenciando placas biconvexas negativas ou lesão em formato de agulha; laboratorialmente, a dosagem de complemento é útil no diagnóstico de ateroembolismo pelo seu caráter hipocomplementêmico.

PROGNÓSTICO

A elevação da creatinina sérica e o declínio da função renal costuma ser leve e, geralmente, passa a se resolver do terceiro ao sétimo dia após a exposição, com paciente recuperando quase sempre sua função renal basal. Menos de 1% dos pacientes com nefropatia por contraste vão demandar diálise, com as mesmas indicações para terapia renal substitutiva na lesão renal aguda, sendo que os pacientes com doença renal crônica apresentam risco aumentado. Esses pacientes também apresentam risco maior para não recuperação completa da função renal, com progressão da doença renal crônica.

PROFILAXIA DA NEFROPATIA POR CONTRASTE

Diversos estudos vêm sendo conduzidos em busca de mecanismos efetivos da prevenção da lesão renal aguda induzida por contraste. A maioria das recomendações sugerem que se deva evitar o exame contrastado sempre que possível, sendo pela discussão de sua real indicação, sua realização sem o meio de contraste ou uso de outros meios diagnósticos, como ultrassonografia ou ressonância magnética. Também é importante garantir o uso da menor dose de contraste possível para o procedimento, evitando testes de injeção de contraste. Na Tabela 178.2, apresentamos o volume médio de contraste utilizado na maioria dos exames realizados em ambiente de terapia intensiva, bem como uma sugestão de fórmula para o cálculo do volume máximo de contraste a ser utilizado em angiografia coronária ou periférica. Deve-se preferir também o uso de contrastes iodados hipo-osmolar ou iso-osmolar, não havendo evidência suficiente para a escolha entre eles. Os meios hiperosmolares, associados a maior incidência de nefropatia, devem ser evitados. A exposição repetida aos meios de contraste iodados deve ser sempre evitada e não repetida em um intervalo menor que 48 horas, com exceção aos casos em que o risco de nefropatia induzida por contraste seja inferior ao benefício da intervenção.

Deve-se evitar a hipovolemia e o uso de drogas nefrotóxicas no período de exposição ao contraste iodado. Os pacientes que serão submetidos a procedimentos contrastados devem ter suspensos os diuréticos, sempre que possível, a fim de evitar-se hipovolemia no período pericontraste; a metformina deve ser suspensa pelo menos 48 horas antes da aplicação de contraste pelo risco aumentado de acidose láctica.

TABELA 178.2 Volume médio de contraste endovenoso utilizado em tomografia computadorizada e volume máximo para angiografia

Exame contrastado	Volume
TC de abdômen	2 mL/kg (até 200 mL)
TC de crânio	50 mL
TC de tórax – protocolo para TEP	160 mL
Determinação do volume máximo de contraste em angiografia coronária ou periférica	
Volume máximo de contraste (em mL)	$\dfrac{5 \times \text{peso (kg)}}{\text{Creatinina (mgdL)}}$

Pacientes com risco aumentado para nefropatia por contraste devem ser hidratados com fluidos endovenosos. Não há evidência científica para determinação do fluido de escolha para hidratação desses pacientes.

Acredita-se que nas horas que antecedem o procedimento contrastado e até 12 horas após a exposição ao contraste deve-se manter um débito urinário de 150 mL/h ou 1,0 a 1,5 mL/kg/h. A diurese pode ser obtida a partir do uso de solução fisiológica isotônica (cloreto de sódio 0,9%) ou com uso de bicarbonato de sódio também isotônico (150 mL de bicarbonato de sódio 8,4%, diluídos em 850 mL, preferencialmente, de solução glicosada ou de água destilada). Racionalmente, espera-se que a alcalinização do parênquima renal diminua a produção de radicais livres de oxigênio, com consequente menor toxicidade do contraste. Também pode-se fazer uso de N-acetilcisteína, por seu efeito antioxidante, para profilaxia da nefropatia induzida por contraste.

As evidências científicas atuais são suficientes para contraindicar o a realização de diálise profilática, seja hemodiálise ou hemofiltração, por não haver sugestões de redução da progressão de doença renal crônica ou necessidade de terapia renal substitutiva em longo prazo, na prevenção da nefropatia induzida por contraste; teofilina ou acetazolamida também não devem ser utilizadas. Em pacientes dependentes de terapia renal substitutiva também não há necessidade de diálise preventiva para sobrecarga de volume; esses pacientes devem ser observados e a diálise deve ser indicada se hipervolemia.

Sobre o uso de estatinas, há estudos recentes que demonstraram a redução de nefropatia induzida por contraste em pacientes que receberam altas doses antes de uma angiocoronariografia. Não há, no entanto, evidências atuais que justifiquem seu uso rotineiro na prática clínica ou a dose ideal de cada estatina. Também se tem estudado a ação dos inibidores da enzima conversora de angiotensina e dos bloqueadores do receptor de angiotensina II; e não há evidências que justifiquem a suspensão ou a introdução desses medicamentos antes da exposição ao contraste.

Na Tabela 178.3 sugerimos alguns esquemas posológicos para profilaxia da lesão renal aguda induzida por contraste.

Novos estudos clínicos são necessários para determinação de solução de escolha para hidratação dos pacientes com risco de nefropatia induzida por contraste e novas estratégias profiláticas da lesão renal induzida por contraste. Estudos mais recentes têm demonstrado a eficácia do uso da terapia de hidratação guiada pela pressão diastólica final do ventrículo esquerdo e de um sistema automatizado de reposição de fluidos (RenalGuard®) na profilaxia da lesão renal aguda induzida por contraste.

TABELA 178.3 Esquemas posológicos para profilaxia da nefropatia induzida por contraste

Cloreto de sódio 0,9% ou Ringer lactato	Manter hidratação endovenosa para diurese 1,5 mL/kg/h 3 horas antes e 12 horas após o procedimento
Bicarbonato de sódio	Solução endovenosa: bicarbonato de sódio 8,4% 150 mL em 850 mL de água destilada ou glicose 5%
	Infusão: 3 mL/kg 1 hora antes do procedimento e 1 mL/kg/h por 6 horas após o procedimento
N-acetilcisteína	1.200 mg oral 12 horas antes e 1.200 mg oral 12 horas após o procedimento

RESSONÂNCIA MAGNÉTICA E O USO DE GADOLÍNIO

Estudos recentes têm apontado para o potencial nefrotóxico do gadolínio usado como meio de contraste em exames de ressonância magnética, sendo realizados primordialmente em modelos animais. Alguns trabalhos recentes também citam esse evento em humanos, sendo mais evidente em pacientes com doença renal crônica e, aparentemente, mais importante naqueles que também são diabéticos.

O principal efeito adverso do gadolínio, no entanto, não se deve primordialmente à nefrotoxicidade, mas ao potencial de desencadear a síndrome de fibrose nefrogênica sistêmica em pacientes com doença renal crônica. A síndrome é marcada primordialmente por fibrose da pele, acarretando limitações da mobilidade, mas também pode acometer fígado, coração, pulmões e musculatura esquelética, resultando em consequências devastadoras. Os principais fatores de risco são doença renal crônica com *clearance* abaixo de 30 mL/min/1,73 m^2, diabetes e uso de gadolínio hiperosmolar.

Em pacientes com *clearance* de creatinina abaixo de 30 mL/min/1,73 m^2, a ressonância magnética com gadolínio encontra-se contraindicada, conforme recomendação das agências internacionais. Nos pacientes dialíticos, quando houver a necessidade absoluta de realização do exame, deve ser realizada hemodiálise após a exposição ao contraste e por dois dias consecutivos. Em doentes renais crônicos com *clearance* acima de 30 mL/min/1,73 m^2 não há evidências científicas suficientes para padronização de conduta; esses pacientes devem ser advertidos do risco do procedimento antes de sua realização.

BIBLIOGRAFIA

1. Barrett BJ, Parfrey PS. Preventing Nephropathy Induced by Contrast Medium. N Engl J Med. 2006;354: 379-386.
2. Cruz D, Goh C, Marenzi G. Renal replacement therapies for prevention of radiocontrast-induced nephropathy: a systematic review. Am J Med. 2012;125.
3. Heinrich M, et al. Nephrotoxicity of iso-osmolar iodixanol compared with nonionic low-osmolar contrast media: meta-analysis of randomized controlled trials. Radiology. 2009;250.
4. Kidney Disease: Improving Global Outcomes (KDIGO) Acute Kidney Injury Work Group. KDIGO Clinical Practice Guideline for Acute Kidney Injury. Kidney International Supplements. 2012;2(1):1-138.
5. Kidney Disease: Improving Global Outcomes (KDIGO) Acute Kidney Injury Work Group. KDIGO Clinical Practice Guideline for Acute Kidney Injury. Online Appendices A-F. Kidney International Supplements. 2012;2(1):1-138.
6. Pannu N, Wiebe N, Tonelli M. Alberta Kidney Disease Network. Prophylaxis strategies for contrast-induced nephropathy. JAMA. 2006;295(23):2765-79.
7. Perazella M. Current status of gadolinium toxicity in patients with kidney disease. Clin J Am Soc Nephrol. 2009;4:461-9.

8. Perazella M. Gadolinium-contrast toxicity in patients with kidney disease: nephrotoxicity and nephrogenic systemic fibrosis. Curr Drug Saf. 2008;3:67-75.
9. Rudnick MR, Palevsky PM, Sheridan AM. Pathogenesis, clinical features, and diagnosis of contrast-induced nephropathy. UpToDate; 2015.
10. Rudnick MR, Palevsky PM, Sheridan AM. Prevention of contrast-induced nephropathy. UpToDate; 2015.

# SEÇÃO 17

MEDICINA LABORATORIAL

Editora responsável: **Natália Ivanovna Bernasovskaya Garção**
Coordenadores da Seção: **Natália Ivanovna Bernasovskaya Garção, Adagmar Andriolo**

HEMOGRAMA

Raphael Costa Bandeira de Melo
Adagmar Andriolo
Natália Ivanovna Bernasovskaya Garção

INTRODUÇÃO

O hemograma é um dos exames mais solicitados na prática clínica, servindo como um exame de triagem para diversas doenças, tanto hematológicas como dos mais diversos órgãos e sistemas. É solicitado nos mais diversos cenários clínicos, desde um teste de rotina para avaliação de pacientes assintomáticos até para guiar decisões terapêuticas em pacientes criticamente doentes. Sendo assim, a compreensão desse exame é habilidade essencial do médico residente.

Sua análise é a avaliação dos elementos figurados do sangue e pode ser dividida em suas três principais linhagens: os eritrócitos (série vermelha), os leucócitos (série branca) e as plaquetas. Deve contar tanto da análise quantitativa quanto da qualitativa.

Anteriormente, no início do século XX, o exame era realizado de maneira inteiramente manual. Atualmente, foram sendo desenvolvidos técnicas e aparelhos que permitiram a automatização da contagem celular de maneira cada vez mais confiável. Isso permitiu uma revolução na análise do hemograma, tornando o processo mais custo-efetivo, mais rápido e mais preciso. O método automatizado tem passado por inúmeras melhorias e a tendência é que ganhe cada vez mais espaço. Apesar disso, a análise manual por um especialista continua tendo o seu lugar, sendo necessária em cerca de 10–20% dos exames.

Um dos aspectos essenciais para que isso aconteça é que o aparelho esteja bem calibrado para reconhecer as chamadas *red flags*, que são alterações que sinalizam a necessidade de uma revisão manual. Esses sinais podem ser ajustados de acordo com cada aparelho e com a população analisada, de forma a otimizar a sensibilidade e especificidade. Em aparelhos bem calibrados, a taxa de falso-negativos varia entre 3–14%. Esses falso-negativos, entretanto, geralmente estão associados com alterações menores na linhagem eritrocitária ou plaquetária, tendo pouca relevância diagnóstica. O grande desafio para a automatização do processo é a variabilidade de forma e tamanho dos tipos celulares que podemos encontrar no sangue.

SÉRIE VERMELHA

A chamada série vermelha é fundamentalmente composta pelos eritrócitos (ou hemácias). Na análise automatizada, alguns parâmetros são medidos diretamente, enquanto outros são calculados a partir desses.

A primeira medida que falaremos é da contagem total de eritrócitos (CTE) e do hematócrito (Htc). O hematócrito é fração de volume no sangue ocupado pelos eritrócitos, podendo ser medido diretamente ou calculado a partir de outras medidas (método mais comum). Ele é calculado a partir do produto de duas medidas diretas: a contagem total de eritrócitos (CTE) e do VCM (volume corpuscular médio): Hct [μL/100 μL] = RBC [× 10^{-6}/μL] × MCV [fL]/10). Portanto, torna-se menos preciso quando temos alterações do VCM ou da CTE. Podemos encontrar valores falsamente elevados de VCM ou baixa contagem de eritrócitos na presença de anemia hemolítica autoimune (AHAI) e na presença de crioaglutininas. Nesses casos, os autoanticorpos podem levar as células vermelhas a se agruparem, afetando a acurácia da medida direta da CTE ou do VCM. Atualmente, com o desenvolvimento dos métodos modernos de medição direta da hemoglobina, ela se tornou o principal valor da série vermelha, por ser ainda mais fidedigna e inferir diretamente a principal função do eritrócito (a capacidade de transporte de oxigênio no sangue).

A medida direta da hemoglobina utiliza um método em que os eritrócitos são lisados, e a hemoglobina e suas variantes principais (carboxiemoglobina, metemoglobina e oxi-hemoglobina) são convertidas a cianometemoglobina, que é quantificada.

O valor normal de hemoglobina varia de acordo com diversas variáveis, como idade e localidade (especialmente devido à influência da altitude). Após as primeiras semanas de nascimento, o nível médio de hemoglobina cai de aproximadamente 17 g/dL para cerca de 12 g/dL aos 2 meses de idade. Dessa idade em diante, os níveis permanecem relativamente constantes durante o primeiro ano de vida, podendo alterar novamente de acordo com a idade, sexo e gravidez. A seguir, valores normais por idade (Tabela 179.1).

TABELA 179.1 Valores de referência do hemograma por idade

Idade	Hemoglobina (g/dL)	Leucócitos totais (×10^3/μL)	Neutrófilo	Eosinófilo	Basófilo	Linfócito	Monócito
12 meses	12,6 (11,1–14,1)	11,4 (6–17,5)	3,5 (1,5–8,5)	0,3 (0,05–0,7)	0,05 (0–0,2)	7 (4,0–10,5)	0,55 (0,05–1,1)
4 anos	12,7 (11,2–14,3)	9,1 (5,5–15,5)	3,8 (1,5–8,5)	0,25 (0,025–0,65)	0,05 (0–0,2)	4,5 (2,0–8,0)	0,45 (0–0,8)
6 anos	13,0 (11,4–14,5)	8,5 (5–14,5)	4,3 (1,5–8,0)	0,23 (0–0,65)	0,05 (0–0,2)	3,5 (1,5–7,0)	0,40 (0–0,8)
10 anos	13,4 (11,8–15)	8,1 (4,5–13,5	4,4 (1,8–8)	0,2 (0–0,6)	0,04 (0–0,2)	3,1 (1,5–6,5)	0,35 (0–0,8)
21 anos	H: 15,5 (13,5–17,5) M: 13,8 (12,0–15,6)	7,4 (4,5–11)	4,4 (1,8–7,7)	0,2 (0–0,45)	0,04 (0–0,2)	2,5 (1,0–4,8)	0,3 (0–0,8)

Adaptada de Williams Hematology, 9 ed.; 2016.

ÍNDICES DA SÉRIE VERMELHA

Além da contagem total de eritrócitos, do hematócrito e da medida direta da hemoglobina, a análise do tamanho dos eritrócitos e da quantidade de hemoglobina nesses eritrócitos é importante. Para isso, utilizamos alguns índices, citados a seguir.

Volume corpuscular médio (VCM)

Uma das medidas diretas pelo método automatizado, guia o diagnóstico nos pacientes com anemia, dividindo-as em microcíticas, normocíticas ou macrocíticas. Seu valor pode ser prejudicado em pacientes com anemia sideroblástica, transfusão recente, anemia perniciosa grave com fragmentação celular e combinação de anemia ferropriva com anemia por deficiência de folato, uma vez que nessas situações há grande variação do tamanho da célula.

Hemoglobina corpuscular média (HCM)

É a contagem de hemoglobina por eritrócito. Pode aumentar ou diminuir em paralelo com o VCM e também é utilizado para dividir as anemias em hipocrômicas, normocrômicas e hipercrômicas. Uma das vantagens do HCM é que ele deriva de duas medidas de alta acurácia na contagem automatizada: nível de hemoglobina e contagem total de eritrócitos.

Concentração de hemoglobina corpuscular média (CHCM)

É a concentração de hemoglobina média dividida pela CTE em g/dL. É calculado como CHCM (g/dL) = Hb (g/dL) × 100/Hct (%). Menos usado na prática clínica, porém útil para controle de qualidade da amostra.

RDW (*red cell distribution width*)

É uma estimativa da variação do volume dos eritrócitos, expresso como um desvio-padrão dividido pelo VCM. Na verdade, há múltiplas formas de calcular o RDW e diferentes algoritmos. Sendo assim, o valor de referência varia de acordo com o laboratório. Uma das suas utilidades é como sinalizador das amostras que devem ter revisão manual. Ele é útil ainda no diagnóstico das anemias: um RDW muito alto pode ser encontrado na anemia ferropriva, em pacientes recentemente transfundidos, nas mielodisplasias e em algumas hemoglobinopatias. Quando levemente aumentado, devemos pensar em traço talassêmico ou anemia de doença crônica. Curiosamente, já foi estudado em diversos cenários como biomarcador e fator de prognóstico (pneumonia, trauma, sepse, insuficiência renal, doença hepática, insuficiência cardíaca e até em pacientes sem comorbidades). Não se conhece de que forma a elevação de RDW esteja relacionada com esse pior prognóstico, mas acredita-se que esteja relacionado com inflamação e estresse oxidativo.

CONTAGEM DE RETICULÓCITOS

Um outro dado que pode ser analisado junto com o hemograma é a contagem de reticulócitos. Essas células são células precursoras das hemácias maduras recém-liberadas da medula óssea. Possuem uma quantidade residual de RNA e ribossomos no interior do citoplasma, o que pode ser utilizado para reconhecer e quantificar essas células. Isso pode ser feito de maneira manual, por meio da coloração com azul de metileno, ou de maneira automatizada. Sua contagem é utilizada na investigação diagnóstica das anemias, distinguindo aquelas com produção inadequada das com destruição acelerada. Uma discussão aprofundada da contagem de reticulócitos e dos índices de correção dos seus valores absolutos pode ser vista no Capítulo 92.

OUTROS ACHADOS

Podemos ainda encontrar os eritroblastos (eritrócitos nucleados). Estes costumam estar presentes fisiologicamente em neonatos e em casos de hipoxemia, AHAI, mielofibrose ou infiltração difusa da medula óssea.

Limitações da contagem automatizada incluem a dificuldade de avaliar doenças como esferocitose hereditária, hemoglobina C, eliptocitose e doenças parasitárias (como a presença de protozoários do gênero *Plasmodium*). Além destes, achados como granulações tóxicas, pontilhados basófilicos, siderócitos e fenômeno de Rouleaux patológico só são detectados pela análise manual.

AVALIAÇÃO MANUAL

Em diversos casos, torna-se necessário realizar a avaliação manual seja qualitativa ou quantitativa dessas células. No caso dos eritrócitos, além da contagem manual poder confirmar anormalidades encontradas, diversas alterações morfológicas podem apontar para algumas doenças específicas.

- **Esferócitos:** característicos da esferocitose hereditária e presentes também nas anemias hemolíticas autoimunes. Podem ser vistos também em sepse por *Clostridium* e na doença de Wilson.
- **Eliptócitos:** característicos da eliptocitose hereditária, mas podem estar presentes também na anemia ferropriva, anemia megaloblástica, talassemia, mielofibrose e mielodisplasias.
- **Dacriócitos:** característicos da mielofibrose, podendo ser encontrados também em anemia ferropriva, anemia megaloblástica, talassemia e mielodisplasias.
- **Esquizócitos:** característicos das microangiopatias ou das anemias hemolíticas mecânicas.
- **Equinócitos:** presentes em insuficiência renal e desnutrição. Pode aparecer como artefato da análise em amostras estocadas.
- **Acantócitos:** hepatopatia, abetalipoproteinemia. Podem ser achados pós-esplenectomia.
- **Células em alvo:** colestase e doença da hemoglobina C. Podem ser achadas também em anemia ferropriva e talassemia.
- **Estomatócitos:** presentes na estomatocitose hereditária e no alcoolismo.

Além disso, o esfregaço de sangue periférico pode ser utilizado para encontrar eritrócitos com pontilhado basófilico (diseritropoese), grânulos sideróticos (eritropoese sideroblástica), corpúsculo de Heinz (evidência de hemoglobinas instáveis) e corpúsculos de Howell-Jolly (restos celulares).

SÉRIE BRANCA (LEUCÓCITOS)

A contagem de leucócitos é feita de maneira automatizada por meio da diluição em uma solução que lisa os eritrócitos, porém preserva a integridade dos leucócitos. Os leucócitos possuem diversas morfologias diferentes, com funções diferentes e provenientes de precursores diferentes. Sendo assim, a avaliação de cada um dos tipos de leucócitos é fundamental.

Geralmente, é expressa em número de células por μL de sangue. Uma contagem elevada é chamada de leucocitose, enquanto a reduzida é chamada de leucopenia.

Os instrumentos modernos utilizam múltiplos parâmetros para identificar e enumerar as cinco principais categorias morfológicas de leucócitos: neutrófilos, basófilos, eosinófilos, linfócitos e monócitos. Uma outra função importante desses instrumentos é identificar e sinalizar a presença de células anormais, em especial as células imaturas que podem representar blastos (o que, dependendo da quantidade, pode ter uma importância diagnóstica extrema). Geralmente, tanto a contagem absoluta quanto a contagem relativa são descritas; entretanto, devemos valorizar os valores absolutos, uma vez que as porcentagens podem nos induzir a erros.

Os neutrófilos e eosinófilos são adequadamente contados de maneira automatizada, porém a contagem dos basófilos permanece pouco precisa. O percentual de falso-positivos gira em torno de 2–15%, enquanto o percentual de falso-negativos para detecção de células anormais pode variar em torno de 1–20% dependendo do instrumento utilizado, do tipo de célula anormal e do limite de detecção determinado (1–5% de células anormais). Diversos instrumentos possuem sinalizadores de blastos destinados a identificar essas células imaturas, porém a sensibilidade é bastante variável.

A contagem manual dos leucócitos é realizada quando a contagem automatizada sinaliza uma potencial interferência ou apresenta valores discrepantes. A contagem manual, evidentemente, está sujeita a muito mais variação técnica do que a contagem automatizada. A contagem automatizada de leucócitos pode ser falsamente elevada pela presença de crioglobulinas ou criofibrinogênino, aglomerados de plaquetas ou fibrina de uma amostra incorretamente anticoagulada. O EDTA, principal anticoagulante utilizado, pode raramente, além de induzir agregação plaquetária, fazer com que alguns eritrócitos ou eritroblastos não sejam lisados, o que pode gerar uma contagem falsamente elevada. Por outro lado, o EDTA também pode induzir agregados neutrofílicos, o que pode levar a uma contagem falsamente baixa. E pode estar falsamente baixa devido a agregação neutrofílica induzida por EDTA. Essa interferência depende do instrumento e, em geral, os mais recentes possuem métodos para minimizar essas alterações ou sinalizar as amostras nas quais a contagem automatizada não é confiável.

Um outro dado muito valorizado na prática clínica é a contagem de bastões (neutrófilos imaturos) e o chamado "desvio à esquerda". Porém, apesar dos instrumentos modernos conseguirem contar com relativa facilidade os bastões, a presença de um número alto dessas células deve desencadear uma revisão manual, uma vez que alguns estudos demonstraram uma grande variabilidade na acurácia da contagem de bastões.

Devemos lembrar que o número normal e o diferencial de leucócitos podem variar com a idade. Em geral, há predomínio de polimorfonucleares após o nascimento. Após esse período, os linfócitos costumam estar em maioria até próximo dos 5 anos, quando os polimorfonucleares voltam a subir. Nos idosos, podemos ter uma contagem de leucócitos menor, principalmente devido a queda no número total de linfócitos.

PLAQUETAS

A contagem de plaquetas geralmente é feita de forma eletrônica, enumerando as partículas na amostra não lisada dentro de uma janela específica de volume (p. ex., 2–20 fL). Historicamente, a contagem plaquetária foi mais difícil de automatizar que a contagem de células vermelhas devido ao seu menor tamanho, tendência a agregar e potencial confusão com debris celulares e eritrócitos menores. Os instrumentos atuais atuam por meio da construção de histogramas do volume plaquetário e extrapolam a partir deste a contagem de plaquetas cujo tamanho se sobrepõe ao dos debris celulares ou eritrócitos pequenos. Isso é possível porque as plaquetas apresentam uma distribuição conhecida (log-normal). Em geral, a contagem automatizada das plaquetas é bem confiável, entretanto em valores muito baixos (menores que 20 mil/mm^3), a contagem automatizada tende a estar superestimada. Já em doenças que provocam ativação plaquetária (como a coagulação intravascular disseminada), podemos ter a contagem subestimada.

Sempre que estivermos diante de uma contagem plaquetária baixa (ou seja, plaquetopenia ou trombocitopenia), devemos avaliar se não estamos diante de um erro laboratorial. A chamada pseudotrombocitopenia pode ser provocada pela agregação plaquetária em tubos anticoagulados com EDTA (isso acontece em cerca de 1% dos casos). A conduta, em geral, é recoletar a amostra em citrato (que também pode provocar agregação, porém em um número muito menor). No caso de aumento do número de plaquetas (ou seja, trombocitose), devemos atentar para as causas que podem falsear esse número, como microcitose extrema, presença de crioglobulinas e fragmentação citoplasmática leucocitária.

O volume plaquetário médio (VPM) é uma medida proposta como ferramenta no diagnóstico das trombocitopenias, mas pouco usado na prática clínica. Normalmente, o VPM varia de maneira indireta em relação ao número de plaquetas. Também está associado com risco de doença cardiovascular, acidente vascular cerebral e doença metabólica. Entretanto, falta padronização para o seu uso na prática.

Um outro marcador pouco utilizado na prática é a contagem de plaquetas reticuladas, sendo um marcador da produção plaquetária que poderia funcionar semelhante à contagem de reticulócitos (diferenciando estados de destruição aumentada dos de baixa produção).

VALORES DE REFERÊNCIA

Um último comentário relevante deve ser feito sobre o uso de valores de referência para os parâmetros do hemograma. Como em todos os exames, existe uma certa variação fisiológica que deve ser valorizada. A medula óssea responde de maneira adaptativa a diversos estímulos. Por exemplo, a contagem de leucócitos totais e o diferencial pode ser afetado por estresse, variação circadiana, tabagismo e etnia. A contagem plaquetária e o VPM também demonstram variação significativa de acordo com a etnia. Sabemos que a contagem plaquetária e o número absoluto de neutrófilos costumam ser mais baixos em pacientes de origem africana. Homens de origem afro-americana possuem níveis menores de hemoglobina do que homens de origem europeia.

A análise dos parâmetros hematimétricos pode ser mais relevante quando feita de forma sequencial no mesmo indivíduo do que em diversos indivíduos. Sendo assim, indivíduos que possuem contagens plaquetárias estáveis entre 170–200 mil/mm^3 podem ter quedas identificadas mais precocemente do que, por exemplo, indivíduos que possuem valores normais entre 280–310 mil/mm^3. Essa mesma observação provavelmente é válida para contagem absoluta de neutrófilos, níveis de hemoglobina e VCM.

BIBLIOGRAFIA

1. Buttarello M, Plebani M. Automated Blood Cell Counts. Am J Clin Pathol 2008; 130:104-116.
2. Failace R. Hemograma: manual de interpretação. 5 ed. Artmed; 2009.
3. George TI, Schrier SL, Tirnauer JS. Automated hematology instrumentation. UpToDate; 2016.
4. Greer JP, Arber DA, Glader B, Fist AF, Means Jr RT, Paraskevas F, et al. Wintrobe's Clinical Hematology, 13 ed.; 2013.
5. Haushansky K, Prchal JT, Press OW, Lichtman MA, Levi M, Burns LJ, et al. Williams Hematology, 9 ed.; 2016.

180

URINÁLISE

Felipe Alves Paste
Adagmar Andriolo
Natália Ivanovna Bernasovskaya Garção

INTRODUÇÃO

O exame de urina é comumente solicitado na prática clínica, tanto em pacientes sintomáticos ou apenas como avaliação periódica de indivíduos assintomáticos. Nesse sentido, é importante que seja um exame capaz de triar possíveis doenças renais ou das vias urinárias. Tanto processos inflamatórios ou infecciosos como alguns distúrbios metabólicos podem ser identificados. Além disso, esse exame também é capaz de detectar algumas condições não diretamente relacionadas aos rins e vias urinárias como, por exemplo, hemólise intravascular, algumas doenças hepáticas, de vias biliares etc.

Assim como os demais exames laboratoriais, são de grande importância as condições da coleta, as condições de armazenamento e o tempo entre a coleta do material e a realização do exame.

As condições ideais para coleta incluem desprezar alguns mililitros de urina, já que podem conter secreções acumuladas no terço distal da uretra, e a amostra ser da parte intermediária do fluxo urinário coletado após assepsia genital. Além disso, idealmente, a urina deve ser coletada duas horas ou mais após a ultima micção, sem que se tenha realizado alguma atividade física até 6 horas antes da coleta.

É importante ressaltar que algumas características da urina se modificam a depender de alguns fatores: o tempo de jejum do paciente, a prática de exercícios físicos e o uso de alguns medicamentos.

Vale ressaltar que o exame deve ser realizado em amostra de urina recentemente emitida, sem adição de nenhum conservante e em temperatura ambiente. Caso essa análise não seja feita em um período de três horas, a mesma deve ser refrigerada e protegida da luz. Nessas condições, a amostra se mantém adequada ao exame por um período de até 12 horas.

Idealmente, a coleta deve ser feita por meio da emissão espontânea de urina pelo paciente. Em determinadas situações, outras formas de coleta são consideradas, como saco coletor, cateterismo vesical e punção suprapúbica. São formas alternativas de coleta e devem ser levadas em conta no momento da interpretação.

EXAME DE URINA

Três fases diferentes constituem o exame da urina: análise física, análise química e análise do sedimento urinário.

Análise física

São analisados: cor, aspecto e medida da densidade.

Cor

De forma usual, a urina tem cor amarela. A variação, de pálida a âmbar, vai depender da concentração do pigmento urocromo. Colorações mais fortes, como âmbar escuro, sugerem níveis elevados de urobilina ou bilirrubina. Coloração rósea, vermelha ou castanha, pode significar presença de hemácias, hemoglobina ou mioglobina. Ingestão de determinados alimentos também pode alterar a coloração para rósea, como beterraba e amora. Algumas medicações também podem alterar a cor da urina; por exemplo, antimaláricos, vitaminas do complexo B, nitrofurantoína, metronidazol e sulfonamidas podem resultar em urina acastanhada.

Aspecto

A urina normal apresenta aspecto claro, límpido e transparente. Alguma condições podem alterar esse aspecto. Temperaturas baixas favorecem a precipitação de fosfatos e uratos amorfos, deixando a urina mais turva. A urina mais ácida ou mais alcalina também pode ficar mais turva devido à precipitação do urato e do fosfato, respectivamente. Outras condições que levam a urinas turvas são a presença de eritrócitos, leucócitos ou bactérias.

Densidade específica

A medida da densidade urinária tem como finalidade avaliar a capacidade dos rins de manter o equilíbrio hídrico. A medida da densidade sofre influência da presença de proteínas e de glicose na urina. Além disso, possui certa imprecisão, uma vez que é influenciada não apenas pelo número de partículas, mas também pelo tamanho delas. Logo, a concentração de solutos na urina é mais bem avaliada pela osmolalidade. O valor da densidade urinária tem valor clínico muito limitado quando analisada amostra isolada, sem o controle da ingestão hídrica prévia. Em um indivíduo normal, a densidade urinária depende do equilíbrio entre a ingestão e as perdas hídricas. A densidade adequada seria entre $1,018 \pm 0,003$.

Odor

Devido à presença de ácidos voláteis, a urina possui odor característico. Algumas doenças metabólicas se caracterizam por odores típicos.

Análise química

Estão relacionadas com a determinação do pH, dosagem de proteínas totais e glicose, dosagem de corpos cetônicos, bilirrubinas e urobilinogênios, quando presentes. A pesquisa pode ser realizada por reações químicas clássicas ou através do uso de tiras reagentes. Quando realizada por fitas reagentes, forma mais usual, a análise pode ser feita por técnicos ou por equipamentos automatizados.

pH

O valor do pH urinário pode auxiliar no diagnóstico de distúrbios eletrolíticos e no acompanhamento do tratamento de determinadas doenças. Para sua aferição, podem ser utilizados indicadores químicos apropriados, tiras reagentes ou pHmetros, estes últimos mais precisos. Vale lembrar que, quando exposta ao meio ambiente por muito tempo, a urina muda seu pH. O valor normal varia de 5,4 a 6,5.

Proteínas totais

A proteinúria normal é de origem plasmática, renal ou do trato urogenital. A de origem renal pode ser glomerular ou tubular. No caso da glomerular, a proteinúria é constituída por proteínas de baixo peso molecular (inferior a 40 kDa). Quando há proteinúria glomerular patológica, esta é formada por proteínas de alto peso molecular. Já na de origem tubular, ocorre, de forma funcional, secreção de proteínas de alto peso molecular como por exemplo, IgA (como mecanismo de defesa da mucosa) e proteínas de Tamm-Horsfall.

É importante ressaltar que resultados positivos para proteinúria no exame de urina devem ser confirmados pela urina de 24 horas ou pelo cálculo da relação proteína/creatinina urinárias em amostra isolada, uma vez que a especificidade das tiras reagentes na detecção de proteinúria é em torno de 85%.

Glicose

Em indivíduos sadios, praticamente toda glicose filtrada pelos glomérulos renais é reabsorvida no túbulo contornado proximal. No entanto, quando a glicemia atinge um valor alto a ponto de superar a capacidade de reabsorção tubular, o chamado limiar renal, pode ser encontrada glicosúria. Esse limiar renal varia entre 160 a 180 mg/dL. No entanto, outras condições podem levar à glicosúria que não a hiperglicemia. Entre elas, podemos citar causas que prejudicam a reabsorção tubular de glicose, como a síndrome de Fanconi, a doença renal avançada, gravidez, pacientes em uso de tiazídicos ou corticosteroides ou ingestão de grande quantidade de açúcar antes do exame.

Bilirrubinas e urobilinogênio

O urobilinogênio, resultante do metabolismo da hemoglobina é, em maior escala, reabsorvido pela circulação entero-hepática. No entanto, uma pequena quantidade tem excreção renal. Existem dois grupos de doenças que podem alterar a excreção urinária de bilirrubinas e urobilinogênio. As doenças hepáticas, quando associadas à obstrução biliar, levam ao aumento da bilirrubina direta, que é solúvel no plasma e filtrada no glomérulo, sendo eliminada na urina. Apenas a bilirrubina direta é excretada na urina, por ser hidrossolúvel. Além disso, na doença hemolítica ocorre aumento da bilirrubina indireta. Como essa não é solúvel no plasma e logo não é filtrada, a bilirrubina urinária será negativa, mas o urobilinogênio urinário estará aumentado.

Corpos cetônicos

A oxidação de gorduras para produção de energia gera ácido hidroxibutírico, ácido acetoácido e acetona, conjuntamente chamados de corpos cetônicos. Sua presença na urina está relacionada às mais variadas causas. Desde causas benignas, como jejum prolongado, dietas para perda de peso, após exercícios físicos extenuantes até causas mais graves como diabetes *mellitus* descompensado. No entanto, é importante ressaltar que o ácido hidroxibutírico, presente em maior proporção, não é detectado pelos métodos habituais de exame de urina. A maioria dos teste utiliza a reação do ácido acetoácetico com nitroprussiato.

Esterase leucocitária

Durante o processo de degeneração dos leucócitos granulócitos, ocorre a liberação de uma enzima citoplasmática denominada esterase. Essa enzima pode ser detectada na urina e caracteriza a ocorrência de leucocitúria. Outras células além dos granulócitos têm esterase, fazendo com que seja importante o exame microscópico do sedimento urinário ou a citometria de fluxo para confirmar o achado.

Nitritos

Trata-se de um forma indireta de detectar bacteriúria. A presença de nitrito na urina representa a redução de nitratos derivados da dieta por bactérias eventualmente presentes nas vias urinárias. Esse mecanismo de redução do nitrato a nitrito é particularmente comum nas bactérias Gram-negativas.

Análise morfológica

O objetivo dessa análise é identificar e, eventualmente, quantificar a presença elementos figurados na urina. Dentre eles: células epiteliais, leucócitos, eritrócitos, cilindros, cristais, bactérias e fungos.

Existem três formas diferentes para essa análise: microscopia óptica, citometria de fluxo e digitalização de imagens.

Microscopia óptica

Trata-se do método mais convencional para análise morfológica da urina. Analisa-se o sedimento urinário obtido após centrifugação. Utiliza-se, pelo menos, aumento de 100× e 400×. Por meio do menor aumento, é possível identificar cristais e cilindros. O maior aumento é no qual se faz a contagem de elementos celulares.

Citometria de fluxo

Nesse método, por meio das propriedades fisicoquímicas, ocorre a identificação e contagem de elementos figurados na urina. Além disso, algumas partículas podem ser marcadas com compostos fluorescentes por meio de anticorpos específicos. A análise acontece por meio de um computador, que classifica e quantifica os elementos figurados.

Análise de imagem

Por meio de um software específico, após a urina ser colocada em um sistema óptico que captura as imagens, os elementos figurados são identificados. Esse programa de computador, basicamente, compara imagens de elementos figurados de um banco de dados com as imagens obtidas daquele exame de urina, gerando, assim, a identificação e quantificação desses elementos.

Na análise morfologica, diversos elementos podem ser identificados na urina e isso auxilia na investigação diagnóstica do paciente. Alguns destaques:

Células epiteliais

Três tipos diferentes podem ser identificados. São eles a escamosa, transicionais e tubulares renais. Possuem pouco valor clínico, pois raramente refletem alguma doença.

Células sanguíneas

Em um indivíduo normal, as células sanguíneas estão presentes em um pequeno número na urina. A presença de leucócitos ocorre em 5 a 10 por campo, e seu aumento indica algum processo inflamatório e/ou infeccioso. Os eritrócitos também podem ser encontrados, de forma fisiológica, em um número de 3 a 10 por campo. A morfologia do eritrócito encontrado tem importância relevante. Eritrócitos dismórficos são mais observados nas lesões glomerulares. Já os eumórficos sugerem sangramentos de origem mais distal. É importante ressaltar que pode existir hematúria dismórfica sem lesão glomerular e também existe hematúria por lesão glomerular que não se apresenta com hematúria dismórfica.

Hematúria pode estar presente em processos inflamatórios, infecciosos ou traumáticos. Em relação à intensidade, essa pode ser macroscópica, quando a cor da urina é alterada à observação direta, ou microscópica, quando apenas por meio de exame de urina se observam essas células.

Cilindros

Resultado da coagulação de proteínas nos tubulos renais. De acordo com o conteúdo proteico envolvido, os cilindros são classificados em hialino, celulares, granulosos, gordurosos ou céreos.

Os cilindros hialinos, semitransparentes e incolores, são unicamente compostos por matriz proteica, sem inclusões. Têm pouco significado clínico.

Já os celulares são compostos por células epiteliais tubulares descamadas. Os cilindros epiteliais indicam doença tubular. Já os cilindros leucocitários indicam processo inflamatório ou infeccioso do interstício renal ou doenças glomerulares. Já os cilindros hemáticos sugerem, fortemente, doenças glomerulares.

Os cilindros granulosos são aqueles nos quais, juntamente à matriz proteica, são encontrados grânulos. Sua presença indica, quase sempre, doença renal.

Cilindros gordurosos possuem gotículas de gordura em seu interior. Presentes no exame de urina do paciente com síndrome nefrótica.

Cilindros céreos são largos, com aparência vítrea e bordas irregulares. Ocorrem em estágio final da doença renal e representam a fase final de dissolução dos cilindros granulosos.

Cristais

Sua presença na urina não significa, necessariamente, alguma alteração patológica. Podem ser encontrados cristais de acordo com a dieta de cada indivíduo ou situações metabólicas próprias de cada um. Mas também pode significar alguma doença, como ocorre na nefrolitíase e em alguns distúrbios metabólicos. Pode ser formada por diversas substâncias.

- **Oxalato de cálcio:** presente na urina de pessoas com dieta rica em alimentos com ácido oxálico, como exemplo o tomate, maçã, chocolate, laranja e morango. O aumento anormal desse cristal pode significar doença renal crônica avançada ou intoxicação por drogas. Ao exame, são cristais refráteis, octaédricos e em forma de envelopes. São os mais frequentemente encontrados e não possuem nenhuma correlação com doença calculosa renal.
- **Urato amorfo e ácido úrico:** sua presença pode indicar nefropatia gotosa. Nas crianças, esses cristais são encontrados com frequência na fase de crescimento em razão do metabolismo intenso de nucleoproteínas.
- **Colesterol:** podem aparecer na quilúria, na infecção grave do trato urinário e na nefrite.
- **Bilirrubina:** em formato de agulhas ortorrômbicas, birrefringentes, aparecem nas ictericías que cursam com bilirrubinúria intensa.

Fungos e bactérias

A urina normal é estéril. Porém, por se tratar de um bom meio de cultura, se o tempo entre a coleta e o exame for muito extenso, poderá ocorrer contaminação da amostra.

BIBLIOGRAFIA

1. Addis T. The number of formed elements in the urinary sediment of normal individuals. J Clin Invest 1926; 2:409-415.
2. Ben-Ezra J, Bork L, Mc Pherson R. Evaluation of the Sysmex UF-100 automated urinalysis analyzer. Clin Chem 1998; 44(1):92-95.
3. Hiraoka M, Hida Y, Hori C, Tsuchida S, Kuromoda M, Sudo M. Urine microscopy on a couting chamber for a diagnosis of urinary infection. Acta Pediatr Jpn 1995; 37(1):27-39.
4. Kasdan HL, Chapouland E, Dougherty WM, Halby S, Tindel JR. Comparison of automated urine particle analysis methods: a new flow imaging system versus flow cytometry. Clin Chem 2002; 48:A5.
5. Yasmi Y, Tatsumi N, Park K. Urinary sediment analysed by flow cytometry. Cytometry 1995; 22:75-79.

ELETROFORESE DE PROTEÍNAS E IMUNOFIXAÇÃO

André Luis Xavier Franco
Adagmar Andriolo
Natália Ivanovna Bernasovskaya Garção

INTRODUÇÃO

Eletroforese de proteínas consiste no método de separação de proteínas baseado em suas propriedades físicas. O material analisado, seja o soro, a urina ou o líquor, é colocado em um meio específico (p. ex., acetato de celulose ou agarose) e submetido a um campo elétrico. Como cada proteína possui uma carga elétrica e um peso molecular próprio, após submetidas a uma diferença de potencial elétrico, a distribuição das mesmas ocorrerá de forma heterogênea (proteínas com menor peso molecular se moverão mais ao longo do meio quando comparadas a proteínas de maior peso molecular).

Após serem submetidas ao campo elétrico, as proteínas são marcadas com um corante e têm suas concentrações calculadas eletronicamente, a partir da intensidade de cor, possibilitando a análise da quantidade absoluta e relativa de cada tipo de proteína. Quando submetemos o material analisado a marcadores imunologicamente ativos, temos o processo de imunofixação.

RESULTADOS

A análise do resultado da eletroforese de proteínas depende da proporção das frações dos dois tipos principais de proteínas: a albumina e as globulinas. A albumina é a proteína de maior quantidade no soro. Condições como a desnutrição, insuficiência hepática, síndrome nefrótica, terapia hormonal e gravidez cursam com hipoalbuminemia por diferentes mecanismos; já a desidratação pode cursar com níveis aumentados de albumina.

Para a geração do campo elétrico, dispomos de um ânodo (eletrodo positivo para onde se movem os ânions) e um cátodo (eletrodo negativo para onde se movem os cátions). No campo elétrico criado na eletroforese de proteínas, a albumina se localiza próxima ao ânodo (positivo) e, conforme seguimos em direção ao cátodo (negativo) encontramos a seguinte ordem das frações das globulinas: alfa-1, alfa-2, beta e gama (Fig. 181.1).

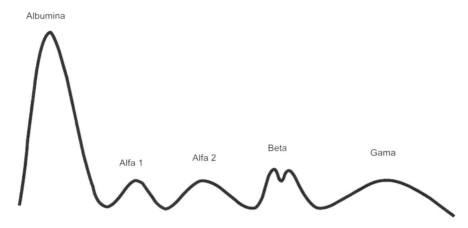

FIGURA 181.1 Padrão normal de eletroforese de proteínas.

A fração alfa-1 das globulinas corresponde à alfa-1-antitripsina, à globulina ligadora de tiroxina (TBG) e à transcortina. Neoplasias e estados inflamatórios são capazes de aumentar a fração alfa-1 das globulinas. Deficiência de alfa-1-antitripsina e insuficiência hepática podem cursar com diminuição da fração alfa-1. Contribuem para fração alfa-2 das globulinas a haptoglobina, a ceruloplasmina e a alfa-2-macroglobulina. Estados inflamatórios são capazes, também, de aumentar a fração alfa-2 sérica das globulinas.

A fração beta das globulinas é composta pela transferrina e pela betalipoproteína. No entanto, podemos, às vezes, identificar a presença de IgA, IgM e IgG e de proteínas do complemento como parte da fração beta das globulinas.

A fração das globulinas de maior interesse clínico é a fração gama, na qual identificamos as imunoglobulinas (importante no diagnóstico de condições como o mieloma múltiplo).

INDICAÇÕES

A eletroforese de proteínas é indicada para os pacientes nos quais há suspeita de mieloma múltiplo, macroglobulinemia de Waldenström, amiloidose primária ou doenças relacionadas. Quando o resultado da eletroforese de proteínas apresentar alterações compatíveis com a presença de componente monoclonal, deve ser realizado o exame de imunofixação sérica, no intuito de determinar e confirmar a monoclonalidade e identificar a classe das cadeias leves e pesadas da imunoglobulina presente.

A eletroforese de proteínas deve ser considerada em qualquer paciente com aumento de proteínas séricas, ou se diante de sintomas sugestivos da presença de doença plasmocitária, como nas seguintes situações:
- Anemia, dor lombar ou fraqueza inexplicadas.
- Osteopenia, lesões osteolíticas ou fraturas espontâneas.
- Lesão renal aguda com sedimento urinário inocente.
- Proteinúria maciça em um paciente com idade > 40 anos.
- Hipercalcemia.
- Hipergamaglobulinemia.
- Deficiência de imunoglobulinas.
- Proteinúria de Bence Jones.

- Neuropatia periférica inexplicada.
- Infecções recorrentes.
- Aumento da VHS ou aumento da viscosidade sérica.

INTERPRETAÇÃO DOS RESULTADOS

Na análise do resultado da eletroforese de proteínas, a maior atenção é dada à fração gama das globulinas, composta, predominantemente, por anticorpos do tipo IgG. A diminuição da fração gama está associada à hipogamaglobulinemia e à agamaglobulinemia. Condições que aumentam a fração gama incluem a doença de Hodgkin, leucemia linfocítica crônica, doenças granulomatosas, doenças do tecido conjuntivo, doenças hepáticas, mieloma múltiplo, macroglobulinemia de Waldenström e amiloidose.

Embora muitas condições clínicas causem aumento da fração gama, apenas algumas dessas doenças geram um pico homogêneo na fração gama, como resultado da proliferação de um único clone plasmocitário e da produção da proteína M (proteína monoclonal).

É importante diferenciar as gamopatias monoclonais (associadas a doenças malignas ou potencialmente malignas) das gamopatias policlonais (normalmente não associadas à malignidade). Dizemos que estamos diante de uma gamopatia monoclonal, portanto, produtora de proteína M, quando encontramos um pico na fração gama composto por apenas uma cadeia pesada de imunoglobulina e um pico semelhante com uma cadeia leve (embora possa existir mieloma múltiplo com produção de mais de um tipo de pico monoclonal). A gamopatia policlonal caracteriza-se por uma banda gama difusa com uma ou mais cadeias pesadas e leves (não forma um pico como na gamopatia monoclonal) (Fig. 181.2).

Assim que identificamos uma gamopatia monoclonal por meio da eletroforese de proteínas, devemos diferenciar se se trata de mieloma múltiplo ou de outras causas de gamopatia monoclonal, como a macroglobulinemia de Waldenström, plasmocitoma solitário, mieloma múltiplo indolente, gamopatia monoclonal de significado indeterminado, leucemia plasmocitária, amiloidose ou doença de cadeias pesadas. É importante lembrar que, mesmo na ausência de pico monoclonal em gama na eletroforese de proteínas, a imunofixação é capaz de identificar a presença de proteína M, por se tratar de um exame com maior sensibilidade.

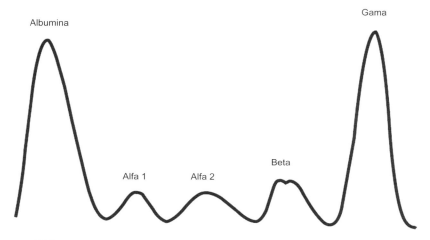

FIGURA 181.2 Eletroforese de proteínas demonstrando pico monoclonal em gama.

BIBLIOGRAFIA

1. Margaret AJ. Serum and urine electrophoresis for detection and identification of monoclonal proteins. Clin Biochem Rev 2009; 30(3):119-22.
2. O'Connell TX, Horita TJ, Kasravi B. Understanding and Interpreting Serum Protein Electrophoresis. Am Fam Physician 2005; 71(1):105-112.
3. Rajkumar SV. Clinical features, laboratory manifestations and diagnosis of multiple myeloma. UpToDate; 2016.
4. Rajkumar SV. Recognition of monoclonal proteins. UpToDate; 2015.

IMUNOLOGIA DAS DOENÇAS AUTOIMUNES

Leandro Ribeiro Lago da Silva
Adagmar Andriolo
Natália Ivanovna Bernasovskaya Garção

INTRODUÇÃO

A autoimunidade é uma resposta imunológica dirigida contra um antígeno no interior do corpo do hospedeiro. A definição não distingue se a resposta é induzida por um antígeno do próprio hospedeiro ou não. Normalmente, esse mecanismo de resposta envolve tanto o sistema de células B quanto o T. Isso exige apenas que a resposta imune adaptativa seja dirigida contra um antígeno próprio.

O estudo das doenças autoimunes vem passando por um processo de expansão; embora grande parte dos seus mecanismos fisiopatológicos ainda sejam desconhecidos, o número de autoanticorpos detectados é cada vez maior.

PRINCÍPIOS DIAGNÓSTICOS EM AUTOIMUNIDADE: FAN

A pesquisa e o diagnóstico de doenças autoimunes sempre constituíram um desafio diagnóstico. No início, as principais ferramentas diagnósticas eram a pesquisa do fator reumatoide e das células LE (Hargraves, 1948). Essa metodologia apresenta algumas desvantagens, como a baixa sensibilidade e uma técnica trabalhosa, a despeito de sua alta especificidade.

Em 1957, Fries iniciou estudos com imunofluorescência indireta (IFI), a qual, no início, utilizava uma série de substratos (corte de rim ou fígado de rato, *imprint* de fígado de camundongo e leucócitos humanos). O surgimento das células HEp-2 (células tumorais de carcinoma de laringe humana) trouxe consigo uma série de vantagens na pesquisa de autoanticorpos, tais como a presença de antígenos humanos, uma célula com todas as fases do ciclo celular, variedade de organelas facilitando a leitura do padrão citoplasmático, além de uma maior sensibilidade do método, tornando a pesquisa de FAN por células HEp-2 um importante método de triagem, todavia com redução substancial em sua especificidade.

Por sua alta sensibilidade, um dos fatores a ser considerado na interpretação do exame são os valores de seus títulos. Em geral, os pacientes com doenças autoimunes possuem títulos moderados (1/160 e 1/320) e elevados (≥ 1/160), em oposição aos indivíduos sadios que, normalmente, possuem titulação baixa (1/80). Pode haver exceções em ambas situações. Outro fator a se considerar na análise são os padrões da IFI.

Diante de um FAN HEp-2 positivo, é imprescindível que se caracterize o tipo de reatividade, buscando a presença de anticorpos característicos de doenças autoimunes com técnicas específicas (diagnóstico sorológico).

INTERPRETAÇÃO DO FAN

A pesquisa de FAN HEp-2 possui alto valor quando aliada a um bom exame clínico, no entanto o exame vem sendo solicitado de forma indiscriminada, levando a uma parcela considerável de falso-positivos.

Antes da interpretação de um resultado, devemos lembrar que 5% da população normal e até 13% da população acima dos 50 anos podem ter resultado positivo, em títulos baixos.

Outro ponto a ser observado é a alta prevalência de autoanticorpos em pacientes infectados pelo vírus do HIV ou por outros vírus linfotrópicos. Portanto, diante de um resultado positivo sem correlação clínica com uma doença autoimune devemos considerar a positividade secundária a outros fatores, como infecções virais recentes, uso de determinados medicamentos e presença de alguma neoplasia.

Em alguns casos, a positividade do exame pode preceder o aparecimento clínico do LES – lúpus eritematoso sistêmico em até nove anos, em 80% dos casos. Portanto, outra possibilidade, é que a presença de uma inconsistência entre os sintomas e um resultado de FAN positivo pode representar o risco de desenvolvimento de uma doença autoimune em alguns anos.

O IV Consenso Brasileiro de FAN HEp-2 definiu uma série de padrões e suas correlações com as patologias autoimunes. Em alguns casos, pode haver associação de dois ou mais padrões. Os padrões definidos pelo consenso são: Nuclear, nucleolar, citoplasmático, aparelho mitótico e mistos. Na Tabela 182.1, estão os padrões de IFI e suas correlações clínicas.

A pesquisa desse tipo de autoanticorpo é de suma importância no diagnóstico das vasculites, auxiliando também na diferenciação dessas, quando há mimetismo clínico entre elas.

Pode ser realizada pela técnica de IFI ou ensaio imunoenzimático, que devem ser realizadas, preferencialmente, em paralelo. São denominados C-Anca quando o autoanticorpo é direcionado à proteinase 3 e P-Anca da mieloperoxidase.

O C-Anca é um marcador importante no diagnóstico da granulomatose com poliangeíte e o P-Anca nas poliangeítes microscópicas.

COMPLEMENTO NAS DOENÇAS AUTOIMUNES

A aplicação clínica do complemento dá-se basicamente pela dosagem do complemento total (CH50 ou CH100) e de C2, C3 e C4. Por meio da dosagem desses componentes, podemos inferir se houve atividade da via clássica ou alternativa.

A principal causa de consumo do complemento é o aumento dos níveis de imunocomplexos circulantes. No consumo pela via clássica (imunocomplexos), todas as substâncias estarão reduzidas; por outro lado, na via alternativa, o C4 permanece normal.

A análise é feita com soro fresco e consiste na determinação da sua atividade lítica, utilizando hemácias sensibilizadas com anticorpos específicos.

TABELA 182.1 Padrões de IFI FAN HEp-2 e correlações clínicas

Padrões	Anticorpo	Relevância clínica
Nucleares		
Membrana nuclear	Proteínas do envelope nuclear	Cirrose biliar primária (CBP), hepatite autoimune, LES, SAAF, esclerodermia linear
Homogêneo	Anti-DNA nativo	LES, atividade, nefrite lúpica
	Anti-histona	LES medicamentoso, idiopático, AR, ARJ, uveíte, hepatite autoimune
	Anticromatina (nucleossomo)	LES
Pontilhado grosso	Anti-Sm	LES
	Anti-RNP	LES, ES, doença mista do tecido conjuntivo
Pontilhado fino	Anti-SSA/Ro	SSj, LES, LES neonatal, LE cutâneo, ES, polimiosite e CBP
	Anti-SSB/La	SSj, LES, LES neonatal
Pontilhado fino denso	Antiproteína p75	Padrão comumente encontrado em indivíduos sadios
Pontilhado pontos isolados	Anti-P80 coilina	Sem associação definida
	Anti-Sp 100	CBP
Pontilhado centromérico	Anticentrômero	ES (CREST), CBP e SSj
Pontilhado pleomórfico	Anti-PCNA	LES
Nucleolares		
Homogêneo	Anti-To/Th	Esclerose sistêmica (ES)
	Antinucleolina	Raro, presente no LES, doença enxerto contra hospedeiro e mononucleose infecciosa
	Anti-B23	ES, algumas neoplasias, doença enxerto contra hospedeiro, síndrome do anticorpo antifosfolípide (SAAF)
Aglomerado	Antifibrilarina (U3-nRNP)	ES visceral grave (hipertensão pulmonar)
Pontilhado	Anti-NOR 90	ES, outras colagenoses, mas sem importância definida
	Anti-RNA polimerase I	ES forma difusa com tendência a comprometimento visceral
	Anti-ASE	LES
Citoplasmáticos		
Fibrilar linear	Antiactina	Hepatite autoimune e cirrose hepática
	Antimiosina	Hepatite C, hepatocarcinoma, miastenia *gravis*
Fibrilar filamentar	Antivimentina e antiqueratina	Doença hepática alcóolica
Fibrilar segmentar	Anti-alfa-actinina Antivinculina Antitropomiosina	Miastenia *gravis*, doença de Crohn e colite ulcerativa

Continua

TABELA 182.1 Padrões de IFI FAN HEp-2 e correlações clínicas (continuação)

Padrões	Anticorpo	Relevância clínica
Pontilhado polar	Antigolginas	Raro no LES, síndrome de Sjögren (SSj), ataxia cerebelar idiopática, infecções por EBV, HIV
Pontilhado pontos isolados	Anti-EEA1 e antifosfatidilserina	Sem associação clínica definida
	Anti-GWB	SSj
Pontilhado fino denso	Anti-PL7/PL12	Raramente associado a polimiosite
	Antiproteína P-ribossomal	LES
Pontilhado fino	Anti-histidil tRNA sintetase (Jo1)	Polimiosite no adulto, raro na dermatomiosite
Pontilhado reticulado	Antimitocôndria	Cirrose biliar primária, raro na ES
Anéis e bastões	Anti-MPDH2 e anti-CTPS1	Hepatite C
Aparelho mitótico		
Tipo centríolo	Anti-alfa-enolase	ES quando em altos títulos
Tipo ponte intercelular	Anti-beta-tubulina	LES, DMTC
Tipo fuso mitótico (NuMa-2)	Anti-Hs-Eg5/ NuMA-2	Baixa especificidade, relevante em altos títulos
Mistos		
Nuclear pontilhado fino com fluorescência do aparelho mitótico	Anti-NuMa1	SSj
Nuclear pontilhado grosso e nucleolar homogêneo	Anti-KU	Superposição, polimiosite, ES, LES e esclerodermia
Nuclear e nucleolar pontilhado fino com placa metafásica corada	Anti-DNA topoisomerase I (Scl-70)	ES forma difusa, CREST
Nuclear pontilhado fino e nucleolar pontilhado	Anti-RNA polimerase I e II	ES
Citoplasmático pontilhado fino denso a homogêneo e nucleolar homogêneo	Anti-rRNP	LES e psicose lúpica

Adaptada do IV Consenso de FAN.

Na prática, tem seu uso para avaliar atividade de doenças autoimunes e controle de tratamento. Pode, também, ser observado o consumo em outras situações como choque séptico, insuficiência hepática e pancreatite.

METODOLOGIA

Nos últimos anos, ocorreu melhoria significativa das técnicas de pesquisa de autoanticorpos e a caracterização dos antígenos por eles reconhecidos e, em muitos dos casos, conseguiu-se estabelecer uma correlação com significado clínico. Apesar disso, há uma parcela de autoanticorpos detectados para os quais ainda não se associa algum significado.

Os métodos de pesquisa e identificação deverão ser adaptados e individualizados caso a caso. As metodologias utilizadas em autoimunidade são:

- **Imunofluorescência indireta (IFI):** metodologia padrão, porém alguns autoanticorpos só podem ser identificados por essa técnica, dado seu padrão de fluorescência característico. Um exemplo disso é o uso das células de carcinoma humano de laringe (HEp-2) que permitiu um aumento significativo da sensibilidade do exame, porém com queda da especificidade.

    Os autoanticorpos originam padrões característicos de fluorescência, cuja análise depende do conhecimento e da interpretação subjetiva do examinador. Há uma perspectiva de automatização do método, para reduzir o viés de análise examinador-dependente; no entanto, constitui-se ainda em uma das melhores técnicas para autoimunidade.

- **Ensaio imunoenzimático (ELISA):** essa técnica era a utilizada outrora; atualmente sua aplicação maior é para testes em paralelo à técnica de IFI e também na confirmação da presença de autoanticorpos ENA. No ENA, pesquisa-se anti-Sm, anti-RNP, anti-Ro e anti-La. É um método menos específico que a IFI, todavia apresenta uma maior especificidade.

- ***Immunoblotting***: quando as amostras do ENA são negativas para os anticorpos pesquisados (já supracitados), pode-se tentar a identificação de outros autoanticorpos por esse método. São eles anti-Jo-1 e o Scl-70. Trata-se de outro método confirmatório.

- **Radioimunoensaio (RIA):** fundamenta-se no princípio da ligação competitiva. Esse método é utilizado para a pesquisa de anticorpos anti-DNA ds, presente como marcador de atividade renal lúpica e do próprio lúpus eritematoso sistêmico (LES).

DOENÇAS AUTOIMUNES E PRÁTICA CLÍNICA

As doenças autoimunes, outrora, eram vistas quase que exclusivamente por reumatologistas e nefrologistas. Com as novas tecnologias e o descobrimento dos mecanismos fisiopatológicos de doenças preexistentes, percebeu-se uma grande variedade de enfermidades autoimunes nas outras especialidades da clínica médica. A Tabela 182.2 exemplifica melhor as doenças conforme a especialidade e os autoanticorpos correspondentes.

PERSPECTIVAS E DESAFIOS NA AUTOIMUNIDADE

O diagnóstico das doenças autoimunes era e ainda é um desafio clínico, por uma série de fatores, como doenças ainda não descritas, histórias naturais longas, sobreposição de sintomas e presença de diferentes autoanticorpos, dentre outras razões.

Os avanços na detecção de autoanticorpos e o grande investimento em pesquisas para tratamento dessas doenças contribuirão, sobremaneira, para o diagnóstico precoce e na investigação de suas fisiopatologias, traçando uma nova era no âmbito da autoimunidade.

TABELA 182.2 Doenças autoimunes sistêmicas

Artrite reumatoide	Fator reumatoide
	Antipeptídeos citrulinados cíclicos
Síndrome de Sjögren	Anti-Ro/SSA
	Anti-La/SSB
Esclerose sistêmica	Anti-Scl70
	Anticentrômeros
	Anti-RNA polimerase III
	Anti-Th/To
	Anti-U3 RNP
Polimiosite	Anti-Jo1
	Anti-SRP
Dermatomiosite	AntiMi-2
Lúpus eritematoso sistêmico	DNA ds
	Anti-Sm
	Anti-P
	Anti-RNP
Lúpus induzido por drogas	Anti-histona
Granulomatose com poliangeíte	c-ANCA
Poliangeíte microscópica	p-ANCA
Churg-Strauss	p-ANCA
Síndrome antifosfolípide	Anticoagulante lúpico
	Anticardiolipina IgM e IgG
	Beta-2-glicoproteína I
Doença mista do tecido conjuntivo	Anti-RNP
Tireoidite de Hashimoto	Anti-TPO
	Anti-Tg
Doença de Graves	Anti-TPO
	Anti-TRAb
Diabetes autoimune	Anti-GAD
	Anti-IA2
LADA (diabetes autoimune latente do adulto)	
Uveíte autoimune	Anti-S retiniano
Hepatite autoimune tipo 1	FAN
	Antimúsculo liso
Hepatite autoimune tipo 2	Anti-LKM tipo 1
Hepatite autoimune tipo 3	Anti-SLA
Cirrose biliar primária	Antimitocôndria
Anemia perniciosa	Anticélulas parietais
	Antifator intrínseco
Pênfigo vulgar	Antidesmogleína 1
	Antidesmogleína 3
Pênfigo foliáceo	Antidesmogleína 1
Retocolite ulcerativa	p-ANCA
Doença de Crohn	Anti-ASCA
Doença celíaca	Antigliadina IgG e IgA
	Antiendomísio IgA
	Antitransglutaminase IgA

BIBLIOGRAFIA

1. Andriolo A. Guias de Medicina Ambulatorial e Hospitalar: Medicina Laboratorial. Barueri: Manole 2008; 165-183.
2. Bach JF. Infections and autoimmune diseases. Journal Autoimmunal 2005; 25:74-80.
3. Dellavance A, Andrade LEC. Como interpretar e valorizar adequadamente o teste de anticorpos antinúcleo. Jornal Brasileiro de Patologia e Medicina Laboratorial 2007; 43(3):157-168.
4. Dellavance A, et al. Análise Crítica do Teste de Anticorpos Antinúcleo (Fan) na Prática Clínica. Revista Brasileira de Reumatologia 2007; 47(4):265-275.
5. Dellavance A, et al. I Consenso Nacional para Padronização dos Laudos de FAN HEp-2. Rio de Janeiro: Jornal Brasileiro de Patologia e Medicina Laboratorial 2002; 38(3):207-216.
6. Dellavance A, et al. II Consenso Brasileiro de Fator Antinuclear em Células HEp-2. Revista Brasileira de Reumatologia 2003; 43(3):129-40.
7. Francescantonio PLC, et al. III Consenso Brasileiro para Pesquisa de Autoanticorpos em Células HEp-2: perspectiva histórica, controle de qualidade e associações clínicas. Jornal Brasileiro de Patologia e Medicina Laboratorial 2009; 45(3):185-199.
8. Roitt IM, et al. Roitt's Essential Immunology. 12 ed. Blackwell Science; 2011.
9. Sacher RA, Mcpherson RA. Widman: Interpretação Clínica dos Exames Laboratoriais. 11 ed. São Paulo: Manole; 2002.
10. Viana UST, et al. Análise laboratorial em reumatologia. In: Yoshinari NH, Bonfa E (ed.). Reumatologia para o clínico. São Paulo: Roca 2000; 223-231.

183

AVALIAÇÃO DO METABOLISMO DO FERRO

Karoline Soares Garcia
Adagmar Andriolo
Natália Ivanovna Bernasovskaya Garção

INTRODUÇÃO

O ferro é um elemento importante para os processos fisiológicos de nosso organismo, sendo fundamental no transporte e na reserva de oxigênio, na síntese de ácido desoxirribonucleico (DNA) e no metabolismo aeróbico propriamente dito. Sendo assim, para que haja um mecanismo de homeostase adequado, é essencial um controle rigoroso do processo de absorção, transporte, utilização, armazenamento e excreção desse metal.

FISIOLOGIA DO FERRO

Na gestação, o ferro é transferido da mãe para o feto através da placenta e, após o nascimento, a fonte externa desse metal passa a ser a alimentação, seja de origem animal, na qual o ferro é mais biodisponível, ou vegetal. No entanto, a principal fonte de ferro do organismo é derivada da degradação de moléculas que contêm o grupamento heme, sendo, portanto, um processo de reciclagem biológica.

No duodeno e, em menor proporção no jejuno, os enterócitos, através de sua membrana basal, captam o ferro na forma de íon ferroso (Fe^{2+}). Nessas células, o ferro pode ser utilizado na construção de biomoléculas ou ser liberado para a circulação sanguínea por meio de uma proteína na membrana basolateral do enterócito denominada ferroportina. Dessa forma, a ferroportina age como exportador de ferro, liberando esse metal do meio intracelular para o extracelular.

A ferroportina está sob a regulação de um hormônio denominado hepcidina, que age como regulador negativo do metabolismo do ferro. A hepcidina funciona também como uma proteína de fase aguda, sendo produzida em diversos tecidos, mas em maior proporção no fígado. Esse hormônio, ao ligar-se à ferroportina, leva à sua internalização e à degradação do complexo de ligação, bloqueando, assim, o transporte de ferro do meio intracelular para o extracelular. Outro efeito dessa proteína é a inibição da absorção de ferro pelos enterócitos.

A produção de hepcidina pelos hepatócitos é regulada, basicamente, por quatro fatores: inflamação, níveis de ferro, atividade eritropoética e tensão de oxigênio. Aumento da eritropoese, depleção dos níveis de ferro e hipóxia levam à redução da expressão de hepcidina, aumentando, assim, a absorção e exportação de ferro. No entanto, quadros inflamatórios e infecciosos, elevação dos níveis de ferro e baixa atividade eritropoética repercutem em elevação da expressão de hepcidina, com consequente redução da absorção e exportação do metal. Apesar do conhecimento desse mecanismo, até o momento, ainda não há padronização de testes para mensuração de hepcidina.

A função de transporte do ferro no plasma é exercida pela transferrina (Tf). Cada molécula de Tf apresenta dois sítios com capacidade de ligação a uma molécula de íon férrico cada (Fe^{3+}). Produzida majoritariamente no fígado, essa proteína também exerce papel em estados inflamatórios, como reagente de fase aguda negativo.

O receptor de transferrina é uma proteína transmembrana presente na maioria das células, mas com maior concentração nas células percursoras da linhagem eritroide e células placentárias. Cada receptor liga-se a duas moléculas de transferrina (que carreiam um total de quatro íons Fe^{3+}), levando à endocitose do complexo ferro-transferrina-receptor de transferrina.

Dentro das células, o ferro pode ser utilizado para formação de biomoléculas e, nos precursores eritroides da medula óssea, para formação de hemoglobina que irá compor os eritrócitos.

No sistema reticuloendotelial, há degradação de hemácias senescentes. Após esse processo, os macrófagos, por meio da ferroportina, liberam o ferro resultante da degradação de hemoglobina.

O armazenamento de ferro é estabelecido principalmente na forma de ferritina, que é formada pela ligação do ferro a uma proteína produzida por hepatócitos denominada apoferritina. A ferritina também é uma proteína reagente de fase aguda, alterando-se, assim, em estados inflamatórios, infecciosos e traumáticos.

Hemossiderina é outra proteína de armazenamento de ferro, insolúvel, derivada da desintegração da ferritina, que é encontrada nos lisossomos, quando há sobrecarga do metal no organismo.

A perda de ferro não está sujeita a um controle tão regulado quanto as demais fases do metabolismo desse mineral, ocorrendo a uma taxa praticamente constante, por meio da descamação celular, da menstruação e da eliminação de secreções e excreções. Em situações patológicas, o ferro pode ser eliminado na vigência de sangramentos.

AVALIAÇÃO DO METABOLISMO DO FERRO

Na avaliação de deficiência de ferro, é importante o conhecimento de que inicialmente há redução dos estoques do metal, seguida por deficiência em seu transporte e, posteriormente, redução do elemento no compartimento funcional.

O ferro no sangue pode ser mensurado por seus níveis circulantes, por meio da dosagem de ferro sérico (FeS), ou por seus níveis de estoques, por meio da dosagem da ferritina (FS).

A redução dos níveis de FeS indica baixo nível circulante do elemento, o que pode ocorrer quando há deficiência real de ferro no organismo (por exemplo, na anemia ferropriva) ou quando ele está presente no organismo, mas não está disponível na circulação, por represamento nas moléculas de armazenamento (por exemplo, na anemia de doença crônica).

A ferritina em valor abaixo do esperado indica depleção das reservas de ferro, enquanto um valor elevado pode estar relacionado à sua sobrecarga, bem como a estados inflamatórios ou infecciosos, neoplasias, hipertireoidismo ou abuso de álcool.

Entretanto, o método mais fidedigno para avaliação da reserva de ferro, considerado padrão-ouro, é o aspirado de medula óssea com coloração de Perls. Tal exame, pouco utilizado na prática por ser invasivo, detecta os estoques de hemossiderina na medula óssea. A ausência de coloração pelo método indica depleção de ferro na medula óssea, sendo evidência indiscutível de depleção sistêmica do nutriente.

A dosagem de transferrina, proteína carreadora do ferro no plasma, não é utilizada rotineiramente pelo alto custo e ausência de padronização. Utiliza-se, então, uma medida que é capaz de refletir a quantidade de transferrina, que é a capacidade total de ligação do ferro pela transferrina (CTLF).

CTLF reflete a quantidade total de sítios de ligação de ferro nas moléculas de transferrina. Pode ser calculada diretamente por meio da reação de ligação de ferro a proteínas em uma amostra de sangue ou indiretamente por meio da seguinte fórmula:

$$\text{CTLF (mcg/dL)} = \text{Tf (mg/dL)} \times \text{fator de conversão}$$

O fator de conversão varia de 1,40 a 1,49.

A CTLF encontra-se caracteristicamente aumentada na depleção de ferro, condição em que há estímulo compensatório à produção de transferrina, para aumentar o transporte do nutriente. No entanto, em estados inflamatórios ou de sobrecarga de ferro, CTLF pode estar normal ou reduzida.

O índice de saturação de transferrina (ST) reflete a proporção de transferrina circulante que está ligada a íons de ferro; geralmente, há cerca de 1/3 dessas proteínas ligadas ao ferro. ST deriva de uma relação entre FeS e CTLF, de acordo com a fórmula abaixo:

$$\text{ST (\%)} = \text{Ferro sérico (mcg/dL)} \times 100 \div \text{CTLF (mcg/dL)}$$

Dessa forma, ST reduzida está associada à deficiência de ferro no plasma, que pode ser encontrada em anemia ferropriva, anemia de doença crônica e em casos de mutação da ferroportina (nesse caso, as moléculas de ferro não são liberadas do meio intracelular para o extracelular). Aumento da ST reflete estado de excesso de ferro, que pode ser encontrado nas hemocromatoses, anemia aplásica, anemia sideroblástica e eritropoese ineficaz. Além disso, espera-se também elevação de ST nas hepatopatias (situação em que há redução de transferrina).

Outro método para avaliação indireta dos níveis de ferro é dosagem de receptor de transferrina, que costuma elevar-se na deficiência do metal e em estados de atividade eritropoética elevada, como nas anemias hemolíticas. A vantagem desse estudo é que não é alterado por gestação nem por estados inflamatórios e infecciosos. Seu valor de referência depende da metodologia utilizada no laboratório.

Provas hematimétricas constituem-se em outros parâmetros de avaliação indireta do ferro. Apesar de amplamente utilizados, as alterações surgem apenas quando a deficiência de ferro já levou a anemia (redução dos níveis de hemoglobina). Os índices estudados são: hemoglobina (Hb), volume corpuscular médio (VCM), que documenta o tamanho médio de hemácias, índice de anisocitose (RDW – *red cell distribution width*), que avalia a amplitude de variação no tamanho de hemácias, hemoglobina corpuscular média (HCM) e concentração de hemoglobina corpuscular média (CHCM), estes dois últimos determinando os níveis de hemoglobina nas hemácias.

A redução de hemoglobina para valores abaixo do esperado caracteriza a anemia, que pode decorrer, dentre outras causas, de depleção de ferro. Na deficiência de ferro, espera-se, ainda, encontrar redução de VCM, HCM e CHCM, visto que há menor quantidade de hemoglobina na célula. O RDW encontra-se caracteristicamente aumentado, pela alta

TABELA 183.1 Valores de referência de alguns exames relacionados ao metabolismo do ferro para indivíduos adultos

Exame	Valor de referência
Hemoglobina	14 a 18 g/dL (homens) 12 a 16 g/dL (mulheres)
Volume corpuscular médio	80 a 100 fL
Hemoglobina corpuscular média	27 a 31 pg/célula
Concentração de hemoglobina corpuscular média	32 a 36 g/dL
Índice de anisocitose	11 a 14%
Ferro sérico	75 a 175 mcg/dL (homens) 65 a 165 mcg/dL (mulheres)
Índice de saturação de transferrina	16 a 50%
Capacidade total de ligação de ferro	250 a 390 mcg/dL
Ferritina sérica	15 a 300 mcg/L (homens) 15 a 200 mcg/L (mulheres)
Transferrina	215 a 365 mg/dL (homens) 250 a 380 mg/dL (mulheres) 203 a 360 mg/dL (crianças) 130 a 275 mg/dL (recém-nascidos)

variação de tamanho dos eritrócitos. Este último parâmetro é importante na diferenciação de outras etiologias de anemia, em que não se espera alteração de sua medida.

Nenhum dos exames explicitados acima, exceto o método padrão-ouro, é capaz de, isoladamente, diagnosticar depleção de ferro. A análise desses exames deve ser realizada em conjunto, a fim de aumentar sensibilidade, especificidade e valores preditivos dos testes (Tabela 183.1).

BIBLIOGRAFIA

1. Bartnikas TB. Known and potential roles of transferrin in iron biology. Biometals; 2012.
2. Camaschella C, Schrier SL. Regulation of iron balance. Disponível em: UpToDate, www.uptodate.com. Acessado em 13/06/2016.
3. Fleming RE, Ponka P. Iron Overload in Human Disease. New England Journal of Medicine 2012; 366(4): 348-359.
4. Ganz T, Nemeth E. Iron metabolism: interactions with normal and disordered erythropoiesis. Cold Spring Harbor Perspectives in Medicine 2012; 2(5):a011668.
5. Grotto HZW. Diagnóstico laboratorial da deficiência de ferro. Revista Brasileira de Hematologia e Hemoterapia 2010; 32(2):22-28.
6. Grotto HZW. Metabolismo do ferro: uma revisão sobre os principais mecanismos envolvidos na sua homeostase. Revista Brasileira de Hematologia e Hemoterapia 2008; 30(5):390-397.
7. Paiva AA, Rondó PHC, Guerra-Shinohara EM. Parâmetros para avaliação do estado nutricional de ferro. Revista de Saúde Pública 2000; 34(4):421-426.

184

TROPONINAS NA PRÁTICA CLÍNICA

Rodrigo Saddi
Adagmar Andriolo
Natália Ivanovna Bernasovskaya Garção

INTRODUÇÃO

Quando a célula miocárdica, ou miócito, é lesada, produtos intracelulares são liberados para a circulação. Dentre essas substâncias estão o DHL, as troponinas, a mioglobina e a creatinoquinase.

Em pacientes com clínica compatível, alterações eletrocardiográficas (ECG) e nos marcadores de necrose miocárdica (MNM) sugestivas de síndrome coronariana aguda (SCA), já se conhece a importância das troponinas cardíacas (c-Tn) para o diagnóstico, avaliação de risco/prognóstico e decisão terapêutica.

Já em pacientes com baixa probabilidade pré-teste de doença coronariana cardíaca (DCC), os valores de c-Tn não são específicos de doença isquêmica aguda e outros diagnósticos devem ser considerados como mais prováveis. São estes: sepse, fibrilação atrial, falência cardíaca, embolia pulmonar, miocardite, contusão miocárdica e falência renal.

ENTENDENDO AS TROPONINAS NA PRÁTICA CLÍNICA

As troponinas cardíacas são proteínas de regulação da interação cálcio-mediada da actina e miosina. Consiste em três subunidades: troponina T (cTnT), troponina I (cTnI) e troponina C.

As isoformas do músculo esquelético (ME) são distintas das do músculo cardíaco e não são detectadas nos ensaios utilizados na prática clínica, exceto algo da troponina T do ME em doenças significativas deste. A elevada especificidade para isoformas cardíacas baseia o uso clínico dos atuais ensaios de cTnT e cTnI. Os ensaios apresentam elevada sensibilidade e detectam níveis inferiores a 1 grama de troponina sérica.

No contexto de isquemia miocárdica, os miócitos sofrem necrose e liberam troponinas para corrente sanguínea. Mas esse não é o único mecanismo de liberação de troponinas. Em estados de depressão miocárdica, como a sepse, ou estados inflamatórios, há aumento na permeabilidade das membranas dos miócitos. Com isso, mesmo na ausência de necrose, pode-se observar elevação sérica de troponinas.

Existem dois tipos de ensaios para dosar troponinas. O primeiro é chamado de convencional ou de 4ª geração. Caracteristicamente, é menos sensível que os mais novos, denominados alta sensibilidade (hs-cTnT). Estes últimos, que são 10× mais sensíveis, detectam alterações mais precoces, aumentando a rapidez e acurácia de detecção de SCA. Identificam, ainda, uma parcela da população saudável que apresenta risco cardiovascular (CV) aumentado. Mesmo estando com valor de troponina dentro da faixa de normalidade, quanto maior for este, maior o risco de eventos CV. Em um estudo, a cada vez que a hs-cTnT se duplicou, o risco CV aumentou em 37%.

Cada laboratório utiliza um valor de "*cut-off*" diferente para troponina. O valor anormal é definido quando estiver acima do percentil 99 da população normal, sendo este de 13,5 ng/L (0,0135 µg/L) para o percentil 99 e > 14 ng/L (0,014 µg/L) considerado anormal para a hs-cTnT. Há ainda variações entre os sexos: valor de corte 15 ng/L (masculino) e 10 ng/L (feminino).

Com o uso de hs-cTnT, há maior probabilidade de problemas analíticos, como a redução nos valores por hemólise, variação nos diferentes tipos de amostra e elevação por doença ME extensa. Devido à alta sensibilidade, detectam-se infartos agudos do miocárdio (IAM) menores, não detectados pelo método de dosagem convencional.

CAUSAS DE ELEVAÇÕES DA TROPONINA

A elevação da hs-cTnT é associada à idade, hipertrofia ventricular esquerda, disfunção sistólica do ventrículo esquerdo (VE) e doença renal crônica (DRC). Nessa população, se relaciona com aumento da mortalidade por qualquer causa. É observado que o aumento de hs-cTnT, em pequena parte desses pacientes, se deve à doença cardíaca estrutural (na ausência de um acometimento agudo). Na DRC, alterações estruturais cardíacas também justificam a elevação de hs-cTnT e há, invariavelmente, o achado de injúria miocárdica.

Na doença cardíaca isquêmica estável, a elevação da hs-cTnT acima do percentil 99 (p99) está associada a aumento da mortalidade cardiovascular por IAM ou acidente vascular encefálico (AVE).

No cenário de pacientes doentes críticos, acometidos por sepse como exemplo, costumeiramente não apresentando coronariopatia, a elevação da hs-cTnT é associada a pior prognóstico. Possíveis explicações para isso são o desbalanço da demanda-oferta miocárdica de oxigênio ajuntado à intensa liberação de mediadores inflamatórios.

Há isquemia subendocárdica na hipertrofia ventricular esquerda (HVE), pois a demanda de oxigênio para musculatura hipertrofiada é maior que a oferta e ocorre remodelação da microcirculação coronariana, reduzindo a reserva de fluxo sanguíneo. Pode ocorrer de forma semelhante nas doenças valvares aórticas, nas quais o aumento de troponina se associou à HVE e maior pressão sistólica na artéria pulmonar (PSAP).

Nos pacientes com acidente vascular encefálico (AVE) agudo, sabe-se que tanto alterações eletrocardiográficas, quanto de troponina podem ocorrer. Não é sabido se a injúria miocárdica no AVE causa o prejuízo hemodinâmico e disfunção de VE, ou representa um acometimento agudo miocárdico e hemodinâmico em paciente com doença cardiovascular preestabelecida. Esse paciente, assim como na hemorragia subaracnoide (HSA), que altera hs-cTnT, apresentam maior gravidade de lesão neurológica e cardiovascular. Também há aumento de mortalidade intra-hospitalar (em 1 estudo) e de sequelas na alta. Um importante achado nas doenças agudas não cardíacas é a reversibilidade da disfunção de VE com o tempo. A disautonomia presente com liberação excessiva de catecolaminas tem papel relevante na injúria miocárdica relacionada ao AVE e na cardiomiopatia induzida pelo estresse.

Na fibrilação atrial (FA), o aumento de troponinas (T e I) está associado a maior risco de embolia sistêmica, AVE, mortalidade por causas CV e IAM. É, também, substancialmente mais preditivo que os escores $CHADS_2$ e CHA_2DS_2-VASc.

No trauma torácico direto (contuso), há elevação de troponinas. Seu valor está relacionado ao grau de injúria miocárdica, mas não às complicações clínicas da contusão.

Outras causas de injúria miocárdica direta e elevação de troponinas incluem: choques pelo cardiodesfibrilador implantável (CDI); doenças infiltrativas, como a amiloidose, nas quais os depósitos comprimem os miócitos adjacentes; drogas quimioterápicas, com boa relação do grau de cardiotoxicidade com as troponinas; miocardite e pericardite; resposta imune ao transplante cardíaco – elevação crônica de troponinas implicam no aumento de depósito de fibrina na microvasculatura e miócitos, com maior risco de rejeição do transplante e incidência de doença arterial coronariana (DAC).

Na insuficiência cardíaca (IC), os níveis de troponina são preditores de desfechos desfavoráveis e do avançar da doença.

A troponina se encontra elevada em 30–50% dos pacientes com embolia pulmonar (EP) moderada a grave. Isso ocorre por sobrecarga do ventrículo direito (VD) e está associado a maior mortalidade. Geralmente, há descenso do marcador em 48 horas, diferentemente do ocorrido no IAM. Também aumenta o risco de desfechos adversos como choque, trombólise, intubação orotraqueal (IOT), uso de droga vasoativa (DVA), ressuscitação cardiopulmonar (RCP) e EP recorrente. Outras patologias pulmonares também elevam as troponinas; são elas: hipertensão pulmonar crônica e exacerbação de doença pulmonar obstrutiva crônica (DPOC), com aumento de mortalidade na segunda (Tabela 184.1).

USO NO IAM

Comparada aos outros biomarcadores de necrose miocárdica, a troponina é a mais sensível e específica. Isso ocorre pois ela atinge maior concentração dentro do miócito cardíaco e na circulação sanguínea após a morte celular. Atualmente, a CK-MB não apresenta vantagens em relação à troponina, sendo cada vez menos utilizada na prática clínica, para diagnóstico.

Com relação ao prognóstico, a troponina cardíaca positiva identifica aqueles pacientes com alto risco, assim como a sua associação com CK-MB. Já a positivação apenas de CK-MB não prediz pior prognóstico. A identificação de alto risco contribui para tomada de medidas terapêuticas precoces, como a terapia antitrombótica e medidas invasivas, nos pacientes com troponina positiva (Fig. 184.1).

O diagnóstico de IAM é feito baseado no conjunto: manifestações clínicas de dor torácica, alterações eletrocardiográficas e elevação de troponina. Existem 3 perfis de pacientes a serem individualizados: aqueles com suspeita de IAM se apresentando ao PS, os submetidos a cateterismo × cirurgia de revascularização miocárdica (RM) e os com morte súbita.

No contexto de uma suspeita de IAM:
- O corte para valor de troponina normal deve ser o p99.
- Deve ser observada uma curva de ascensão ou descenso; dependendo da variabilidade biológica do ensaio, se considera um incremento de 20%, 30% ou até mais, em 6 horas.
- A elevação das troponinas cardíacas se inicia em 2–3 horas após o início do IAM. Oitenta por cento dos pacientes com IAM já terão elevadas troponinas nesse delta de tempo. O uso de cocaína pode alterar outros marcadores, como CK-MB, mas só alterará a troponina caso haja lesão miocárdica.

TABELA 184.1 Causas de elevação de troponina

1. Isquemia miocárdica

- SCA
  - IAM com supra ST
  - IAM sem supra ST
- Outra isquemia coronariana
  - Taqui ou bradiarritmias
  - Uso de cocaína/metanfetaminas
  - Angiocoronariografia ou cirurgia cardiotorácica
  - Vasoespasmo arterial
  - Aumento da demanda de O_2 no paciente com doença aterosclerótica estável
  - Hipertensão grave
  - Embolia coronariana
  - Dissecção aórtica
  - Vasculite da artéria coronária (Kawasaki, LES)
- Isquemia não coronariana
  - Choque (hipotensão)
  - Hipóxia
  - Hipoperfusão
  - Embolia pulmonar
  - Isquemia global
  - Cirurgia cardiotorácica

2. Injúria miocárdica sem isquemia

- Falência renal
- Sepse
- Doenças infiltrativas (p. ex., amiloidose e sarcoidose)
- Insuficiência respiratória aguda
- Acidente vascular encefálico
- Hemorragia subaracnoide
- Fatores causais específicos
  - Exercício extenuante
  - Contusão cardíaca
  - Queimaduras > 30% superfície corporal total
  - Cardiotoxicidade por antraciclinas e Herceptin
  - Cardioversão/desfibrilação elétricas/choque elétrico
  - Exposição a monóxido de carbono
- Outros
  - Balonamento de ápice (Takotsubo)
  - Miocardite
  - Miopericardite
  - Rabdomiólise com acometimento da musculatura cardíaca
  - Cardiomiopatia hipertrófica
  - Cardiomiopatia periparto
  - Falência cardíaca congestiva (aguda e crônica)

Adaptada de Gibson CM, Morrow DA, Jaffe AS, Saperia GM. Elevated cardiac troponin concentration in the abscence of an acute coronary syndrome. UpToDate; 2016.

Na SCA com supra ST, prioriza-se a terapia de reperfusão, com ganho de sobrevida, portanto, não se deve aguardar o resultado da troponina.

Na SCA sem supra ST, pode-se aguardar 3, 6 ou mais horas para positivar troponinas, ou caracterizar a curva, já que não se indica terapia de reperfusão na emergência.

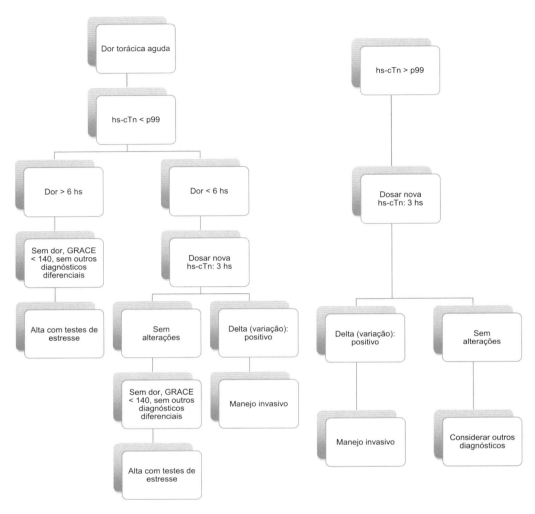

FIGURA 184.1 Troponinas na SCA sem supra ST.

Quanto maior for a elevação de hs-cTnT, maior a probabilidade de IAM, ou miocardite. Adicionalmente, pacientes com elevação da hs-cTnT, sem doença arterial evidente à angiocoronariografia, se submetidos a estudo por RM descobrem hiperintensidade subendocárdica, porém com excelente prognóstico em longo prazo (IAM tipo 2).

Reinfarto e diagnóstico tardio

Elevações na troponina T e I por IAM permanecem por até 10 dias após um episódio isolado, permitindo o diagnóstico tardio. Reelevações de c-TnI ocorrem prontamente e são utilizadas para diagnóstico de reinfarto, não sendo mais necessário o uso de CK-MB (que classicamente retorna ao nível basal precocemente).

Segundo a definição universal de IAM proposta em 2012 pelas ESC/ACC/AHA/WHFTF, o termo reinfarto é usado para um IAM que ocorre dentro de 28 dias de um evento prévio. Nesse contexto, uma dosagem imediata de troponina sérica deve ser realizada e novamente após 3–6 horas. O diagnóstico é feito se houver um incremento ≥ 20% da primeira para segunda coleta.

Tamanho do infarto

Concentrações de troponina de pico, ou 72 a 96 horas após evento se correlacionam com tamanho do infarto aos exames de imagem. Essa correlação assume maior importância na SCA com supra ST.

Prognóstico

Pacientes com troponinas anormais apresentam maior risco de eventos desfavoráveis, incluindo reinfarto e óbito, tanto na SCA com supra ST, quanto na SCA sem supra. Esses são os pacientes que se beneficiam de estratégias invasivas precoces e do uso de inibidores de glicoproteína IIb/IIIa e enoxaparina, provavelmente porque elevações de troponina se associam a lesões complexas e formação de trombos.

O grau de elevação das c-TnT e c-TnI também é fator prognóstico importante (Fig. 184.2).

Pacientes com elevações importantes de troponina são aqueles que geralmente: procuram tardiamente o PS, apresentam trombo visível na angiografia, fluxo TIMI reduzido, depressão de função de VE e ondas Q no ECG. Esses apresentam menor recorrência de IAM, provavelmente porque obstruíram a totalidade da artéria coronária, determinando um IAM completo.

Deve-se solicitar mais de uma medida de troponina, obtendo amostras mais tardiamente, com valor prognóstico também.

Pós-revascularização miocárdica

Um incremento de 10× acima o limite superior de normalidade (p99) é usado para diagnóstico de IAM nessa situação associado a alterações, como onda Q patológica nova ou novo bloqueio de ramo esquerdo.

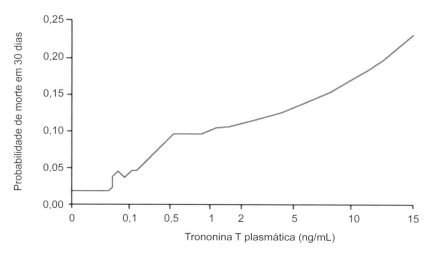

FIGURA 184.2 Relação da mortalidade em 30 dias com o nível de elevação da troponina.

BIBLIOGRAFIA

1. Becattini C, Vedovati MC, Agnelli G. Prognostic Value of Troponins in Acute Pulmonary Embolism A Meta-Analysis. Circulation 2007; 116(4):427-433. Disponível em: http://dx.doi.org/10.1161/CIRCULATIONAHA.106.680421.
2. Cannon CP, Jaffe AS, Morrow DA, Kaski JC, Saperia GM. Biomarkers suggesting cardiac injury other than troponins. UpToDate; 2015. Disponível em: https://www.uptodate.com/contents/biomarkers-suggesting-cardiac-injury-other-than-troponins?source=see_link&sectionName=Why+troponin+is+preferred&anchor=H516921337#H516921337.
3. Conde D, Costabel JP, Lambardi F. Chest pain unit: 4th generation troponin T versus high sensitivity troponin T. International Journal of Cardiology 2013; 168(2):1709-1710. Disponível em: http://dx.doi.org/10.1016/j.ijcard.2013.03.056.
4. Gibson CM, Morrow DA, Jaffe AS, Saperia GM. Elevated cardiac troponin concentration in the absence of an acute coronary syndrome. UpToDate; 2016. Disponível em: https://www.uptodate.com/contents/elevated-cardiac-troponin-concentration-in-the-absence-of-an-acute-coronary-syndrome?source=see_link.
5. Giner-Caro JA, Caballero J, Casas-Pina T, Pastor-Pérez F, Garrido-Bravo IP, Sanchez-Mas J, et al. High sensitive cardiac troponin T in the management of uncertain chest pain. International Journal of Cardiology 2013; 168(4):4422-4423. Disponível em: http://dx.doi.org/10.1016/j.ijcard.2013.05.015.
6. Jaffe AS, Morrow DA, Kaski JC, Saperia GM. Troponins as biomarkers of cardiac injury. UpToDate; 2015. Disponível em: https://www.uptodate.com/contents/troponins-as-biomarkers-of-cardiac-injury?source=search_result&search=troponin&selectedTitle=1%7E150.
7. Newby LK, Roe MT, Chen AY, Ohman EM, Christenson RH, Pollack CV Jr, Hoekstra JW, Peacock WF, Harrington RA, Jesse RL, Gibler WB, Peterson ED, CRUSADE Investigators. Frequency and clinical implications of discordant creatine kinase-MB and troponin measurements in acute coronary syndromes. J Am Coll Cardiol 2006; 47(2):312.
8. Roffi M, Patrono C, Collet JP, Mueller C, Valgimigli M, Andreotti F, et al. 2015 ESC Guidelines for the management of acute coronary syndromes in patients presenting without persistent ST-segment elevation. European Heart Journal 2016; 37:267-315. Disponível em: http://eurheartj.oxfordjournals.org/content/37/3/267.

185

D-DÍMERO NA PRÁTICA CLÍNICA

Cícero Rodrigo Medeiros Alves
Adagmar Andriolo
Natália Ivanovna Bernasovskaya Garção

INTRODUÇÃO

O D-dímero é uma molécula da degradação da fibrina resultante da ação fibrinolítica após a formação do coágulo. Seus níveis começam a se elevar após 1 hora da formação do trombo e se normalizam, em geral, em uma semana. É uma molécula constituída por duas subunidades idênticas. Atualmente é um exame realizado pela maioria laboratórios. O principal método de medição é o ELISA (Enzyme-Linked Immunosorbent Assa), considerado como padrão, embora existam outras técnicas disponíveis, com sensibilidades e especificidades diferentes. É um teste altamente sensível, mas tem baixa especificidade para realizar diagnósticos definitivos (Tabela 185.1).

Como é uma molécula produzida após a ativação da cascata de coagulação, é um teste prático para o diagnóstico de síndromes trombóticas micro ou macrovasculares. A principal relevância do D-dímero na prática clínica é na investigação inicial de TEP (tromboembolismo pulmonar).

TABELA 185.1 Comparação de sensibilidade e especificidade entre as técnicas para a dosagem de D-dímero

Técnica	Sensibilidade	Especificidade	Características
ELISA	Alta	Baixa	Técnica de referência
VIDAS ELISA	Alta	Baixa	Rápida, sensibilidade similar à ELISA
Imunofiltração	Alta	Baixa/intermediária	Rápida, alta sensibilidade
Aglutinação a látex	Intermediária	Intermediária	Rápida, sensibilidade insuficiente
Aglutinação a hemácias	Alta/intermediária	Intermediária	Rápida, sensibilidade alta em paciente com baixa probabilidade
Imunoturbimétrica	Alta	Intermediária	Rápida, sensibilidade similar à ELISA

ALGORITMO DE TEP E OUTROS USOS

Seu uso mais comum é no algoritmo diagnóstico de tromboembolismo venoso, especialmente na investigação de baixa probabilidade de TEP. A determinação da probabilidade de risco de TEP deve ser avaliada por escores de risco pré-teste, a exemplo do escore de Wells ou de Genebra modificado. A indicação para solicitação do D-dímero, atualmente, é limitada aos pacientes com baixo risco pré-teste. Caso negativo, exclui-se TVP/TEP definitivamente devido ao seu alto valor preditivo negativo (VPN), conforme demonstrado por Rathbun *et al.* e outros estudos. Porém, se positivo, leva a decisão clínica de um exame mais acurado, em geral, com tomografia ou outros exames complementares (Fig. 185.1).

O D-dímero pode também estar elevado em outras patologias, como microangiopatia trombótica microvascular, coagulação disseminada intravascular, síndrome hemoliticourêmica, púrpura trombocitopênica trombótica e sepse com disfunção vascular. Entretanto, é uma molécula que faz parte da fisiopatologia dessas doenças e não contribui para o diagnóstico das mesmas. Outras condições, por exemplo, crise falciforme, politraumatismo, gestação e pós-operatório, cursam normalmente com alterações do D-dímero. Portanto, antes de solicitar o exame, deve-se pensar quais são os possíveis fatores que podem contribuir para elevação espúria (resultado falso-positivo), a fim de avaliar o real impacto do resultado na condução do paciente.

Outro ponto a ser considerado é a possibilidade do resultado falso-negativo, apesar de incomum. O resultado negativo pode ocorrer em pacientes com quadro de duração

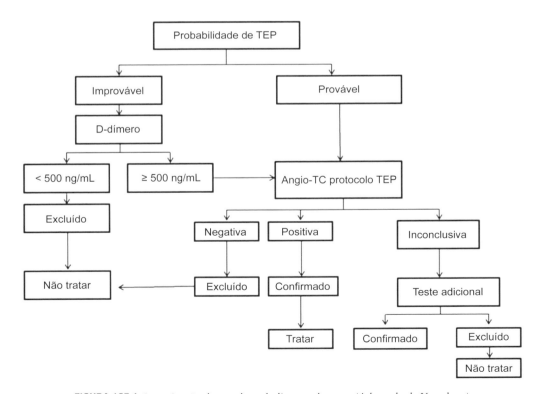

FIGURA 185.1 Investigação de tromboembolismo pulmonar. (Adaptada de Uptodate.)

TABELA 185.2 Outras situações nas quais a concentração plasmática de D-dímero pode estar elevada

- Neoplasia
- Sepse
- Cirurgia recente
- Politraumatismo
- Insuficiência cardíaca
- Síndrome coronariana aguda
- Cirrose hepática
- Insuficiência renal
- Gestação
- AVC isquêmico
- Isquemia arterial periférica
- Crise falciforme
- Idade avançada

superior a 1 semana, em uso de anticoagulantes e TEV de pequenos vasos (TVP de ramos distais ou TEP de ramos subsegmentares). Além disso, é importante saber a sensibilidade e especificidade da técnica utilizada (Tabela 185.2).

INTERPRETAÇÃO

O valor de referência mais comumente utilizado é 500 ng/mL, sendo que, acima desse ponto de corte, o resultado é considerado positivo. Porém, esse valor pode variar de acordo com a idade, sendo o fator de ajuste igual a 10× a idade, para pacientes acima dos 50 anos. É importante lembrar que, pela sua alta sensibilidade, mas baixa especificidade, o maior valor clínico e estatístico é o valor preditivo negativo, ou seja, a confiabilidade de descartar uma determinada condição. Entretanto, diante da possibilidade de um resultado falso-negativo ou em pacientes com probabilidade intermediária e alta, deve-se partir prontamente para um exame mais acurado e definitivo, uma vez que o D-dímero não acrescentará dados favoráveis ao diagnóstico. Portanto, antes de solicitar o D-dímero, é importante relembrar as causas de resultados falso-positivos, falso-negativos, sua aplicabilidade e utilidade no contexto clínico em questão.

BIBLIOGRAFIA

1. Rathbun SW, Whitsett TL, Vesely SK, Raskob GE. Clinical Utility of D-dimer in Patients With Suspected Pulmonary Embolism and Nondiagnostic Lung Scans or Negative CT Findings Chest 2004; 125(3): 851-855.
2. Soto MJ, Monreal M. Utilidad del dímero-D en la enfermedad tromboembólica venosa. Med Clin (Barc) 2005; 124(19):749-753.
3. Uptodate. Overview of acute pulmonary embolism in adults.

186

MARCADORES DE INSUFICIÊNCIA CARDÍACA

Aline Thebit Bortolon
Adagmar Andriolo
Natália Ivanovna Bernasovskaya Garção

INTRODUÇÃO

A insuficiência cardíaca (IC) é uma importante síndrome clínica, diagnosticada principalmente por história clínica e exame físico. No entanto, o reconhecimento desses achados nem sempre é tão simples e quanto mais tardio for o diagnóstico, pior se torna o prognóstico. Em virtude disso, diversos estudos sobre os mecanismos compensatórios e adaptações neuro-humorais da IC têm sido realizados com intuito de encontrar marcadores que possam ajudar na realização do diagnóstico precoce, identificação de gravidade e definição de prognóstico desses pacientes.

PEPTÍDEOS NATRIURÉTICOS

Os peptídeos natriuréticos tipo B (BNP) e o proBNP N-terminal (NT-proBNP) representam o padrão-ouro de biomarcadores para diagnóstico e prognóstico de IC. São produzidos principalmente por miócitos ventriculares em resposta ao estiramento das fibras cardíacas por pressão ou volume. As funções biológicas dos mesmos incluem vários mecanismos compensatórios, tais como natriurese, diurese e vasodilatação.

A concentração sérica dos peptídeos natriuréticos varia de acordo com o ensaio utilizado, a idade, sexo e índice de massa corporal. Em geral, aumentam com o avançar da idade, são mais elevados em mulheres e mais baixos em indivíduos obesos. Em virtude disso, foram feitos diferentes pontos de corte para NT-proBNP no diagnóstico de IC de acordo com a idade. Para pacientes com menos de 50, de 50 a 75, e maiores de 75 anos, os pontos são 450 pg/mL, 900 pg/mL e 1.800 pg/mL, respectivamente.

A dosagem de BNP e de NT-proBNP possui importante valor no diagnóstico tanto de IC sistólica quanto diastólica, principalmente quando essa informação é associada aos dados clínicos. Utilizando NT-proBNP estratificado para idade, a sensibilidade é de 90% e a especificidade de 84% para IC descompensada e, para BNP, utilizando como ponto de corte 100 pg/mL, observa-se sensibilidade de 90% e especificidade de 76%. Além disso, baixas concentrações são úteis na exclusão de IC, com excelente valor preditivo negativo.

Outro grande papel do BNP é no diagnóstico diferencial de dispneia. Os estudos mostram que níveis inferiores a 100 pg/mL têm alto valor preditivo negativo para IC como causa da dispneia e a maioria dos pacientes com dispneia por IC descompensada apresentam valores acima de 400 pg/mL. Entretanto, valores entre 100 e 400 pg/mL não apresentam boa sensibilidade ou especificidade para diagnóstico ou exclusão de insuficiência cardíaca.

Para avaliação de prognóstico, concentrações elevadas de BNP e NT-proBNP na admissão de pacientes com IC descompensada são preditores de desfecho desfavorável, como morte e hospitalização recorrente. Em pacientes com doença cardíaca estrutural, níveis elevados são preditores de IC futura e de mortalidade.

Comparação de BNP e NT-proBNP

Assume-se que nível de NT-proBNP superior a 900 pg/mL é equivalente ao nível de BNP superior a 100 pg/mL para o diagnóstico de insuficiência cardíaca.

Em relação às suas diferenças, é visto que o NT-proBNP possui uma meia-vida mais longa que o BNP (em torno de 25 a 70 minutos *versus* 20 minutos) e casos de insuficiência renal e disfunção de ventrículo esquerdo geram maior elevação do primeiro. Além disso, NT-proBNP apresenta melhor valor prognóstico para todas as causas de mortalidade.

Limitações da aferição dos peptídeos natriuréticos

A limitação crítica da aplicação clínica dos peptídeos natriuréticos se deve ao fato de que vários outros fatores podem alterar seus valores. Entre eles, estão a obesidade (único que diminui os níveis de BNP), idade elevada, insuficiência renal, arritmias atriais (fibrilação e *flutter*), agentes cardiotóxicos (antraciclinas), doença cardíaca estrutural (cardiopatias congênitas; miocardiopatia hipertróficas, infiltrativas, inflamatórias; doença arterial coronariana; estenose mitral ou aórtica), anemia, doenças graves (sepse, queimadura, síndrome do desconforto respiratório agudo – SDRA), acidente vascular cerebral – AVC, doença cardíaca pulmonar (apneia do sono, embolia pulmonar, hipertensão pulmonar). Portanto, é importante avaliar cuidadosamente a presença desses fatores na história clínica para uma correta interpretação dos resultados.

Deve-se ressaltar que a taxa de filtração glomerular é inversamente proporcional à concentração de BNP e NT-proBNP, pois ambos são em parte excretados pelos rins.

Peptídeo natriurético atrial

O peptídeo natriurético atrial (ANP) é liberado pelos átrios em resposta ao estiramento das fibras atriais, ocasionado pelo aumento de volume. Sua mensuração, porém, é complicada devido à sua curta meia-vida (2–5 minutos). Foi proposta a dosagem do seu pró-hormônio: o proANP, o qual possui meia-vida mais longa. A dosagem do proANP para IC aguda não parece ser inferior ao BNP ou NT-proBNP. Além disso, proANP pode ser utilizado como um parâmetro discriminante adicional particularmente para pacientes com BNP em concentração intermediária (100–400 pg/mL) ou obesos, mas não contribui para aqueles com insuficiência renal, idade acima de 70 anos, ou edema.

BIOMARCADORES DE INFLAMAÇÃO

Estudos clínicos mostraram que a produção de citocinas se torna mais pronunciada à medida que a função miocárdica se deteriora e o aumento da produção de marcadores inflamatórios pode identificar pacientes em risco aumentado de desenvolver IC no futuro. Observa-se que várias citocinas estão envolvidas, tais como fator de necrose tumoral alfa (TNF alfa) e, pelo menos, três interleucinas: 1, 6 e 18. Interleucinas 6, 18 e TNF alfa ativam vias de sinalização intracelular, gerando efeitos no remodelamento cardíaco, na hipertrofia miocárdica e na apoptose na IC.

TNF alfa

Aumenta com a gravidade da doença, sendo diretamente relacionado com a classe funcional da IC. Os estímulos para a expressão de TNF alfa não são bem compreendidos; dentre as possibilidades estão o alongamento das fibras, sobrecarga de volume e inflamação. Aumento de TNF indica pior prognóstico e maior mortalidade. Além disso, pode prever o desenvolvimento de IC em indivíduos sem a doença em, pelo menos, duas situações: idosos e pacientes submetidos a transplante cardíaco. Apesar dessas observações, três estudos randomizados de terapia anti-TNF em pacientes com IC não conseguiram mostrar melhoria nas taxas de morbidade ou de mortalidade.

Interleucina 6

Assim como TNF alfa, a interleucina 6 apresenta níveis elevados na IC e se correlaciona com a gravidade da doença. Valores elevados estão associados a maior morbidade e mortalidade. Ademais, pacientes com disfunção ventricular sistólica assintomática apresentam valores mais elevados de interleucina 6 quando comparados a pacientes com função ventricular normal, podendo predizer progressão da doença.

Proteína C reativa – PCR

Preditor independente de efeitos adversos em pacientes com IC.

ESTRESSE OXIDATIVO

Na IC, há grande produção de radicais livres e espécies reativas de oxigênio, os quais não conseguimos identificar claramente, entretanto, marcadores indiretos podem ser dosados, como a mieloperoxidase e isoprostano. A mieloperoxidase, que é a mais utilizada, é uma enzima derivada de leucócitos e pode produzir uma cascata de espécies reativas de oxigênio, podendo ocasionar a peroxidação de lipídeos, redução dos níveis e inibição da síntese do óxido nítrico. Níveis de mieloperoxidase e isoprostano se correlacionam com a gravidade da IC e, quando elevados, predizem prognóstico adverso nos pacientes com IC moderada a grave.

HORMÔNIOS

Copeptina

A copeptina é um glicopeptídeo sintetizado com a vasopressina (AVP) no hipotálamo. Foi descrita como excelente preditor de desfecho em pacientes com IC avançada, apresentando valor superior ao do BNP na predição da mortalidade e desfechos combinados (morte, re-hospitalização por IC). Níveis de copeptina aumentam com piora da classe funcional e valores elevados predizem mau prognóstico nos pacientes com IC crônica. Além disso, pode ser utilizada na avaliação de pacientes pós infarto agudo do miocárdio (IAM).

Adrenomedulina

Adrenomedulina (AM) é um potente peptídeo vasoativo, membro da família de peptídeos relacionados à calcitonina. A AM promove a supressão do sistema renina-angiotensina-aldosterona, induz a diurese e a natriurese, protege contra o estresse oxidativo e tem efeito vasodilatador, ionotrópico positivo, antiapoptótico.

Apresenta-se em níveis elevados nos pacientes com hipertensão essencial, insuficiência renal, cardiopatia hipertrófica, IC, IAM, sepse e pneumonia adquirida na comunidade. Níveis elevados também se correlacionam com piora da classe funcional da IC.

A AM é de difícil mensuração devido à sua curta meia-vida (22 minutos), sendo melhor avaliada pela dosagem da pró-adrenomedulina (SR-proADM). Esse é um preditor confiável de morte cardiovascular e insuficiência cardíaca, especialmente quando associada à dosagem de NT-proBNP. Além disso, prediz mortalidade e morbidade em pacientes com IC após IAM.

ST2

A proteína ST2 é membro da família da interleucina I, expressa em fibroblastos e miócitos, em resposta ao estresse. Apresenta uma forma transmembrana (ST2L) e um polímero solúvel (sST2). A ST2L, quando ligada à IL-33, gera sinalização para proteção contra fibrose e hipertrofia, já a sSt2 impede essa sinalização, gerando fibrose e hipertrofia. A fração dosável é a sST2 e seu ponto de corte tem sido determinado como inferior a 35 ng/mL na IC crônica.

Foi considerada um biomarcador de remodelamento cardíaco e altos níveis circulantes estão relacionados à maior mortalidade por IC aguda e crônica. Outra aplicação da sST2 é o potencial de guiar terapia, indicando o acréscimo de drogas que atuam no remodelamento cardíaco.

Galectina 3

Galectina 3 (Gl-3) é um membro da família de lectinas e sua função parece estar relacionada com a cascata inflamatória induzida pela lesão cardíaca e formação de fibrose miocárdica. É um bom marcador de fibrose cardíaca, tanto na IC aguda quanto na IC crônica, e sua elevação pode refletir o remodelamento cardíaco, principalmente quando analisada em conjunto com NT-proBNP. Níveis elevados também mostraram ser preditores de mortalidade e indicadores do surgimento de IC em pacientes aparentemente saudáveis.

MARCADORES DE INJÚRIA MIOCÁRDICA

Troponina

Independente da etiologia, a elevação desse marcador está relacionada ao pior prognóstico na IC. Com o surgimento de ensaios altamente sensíveis, a capacidade da avaliação prognóstica se tornou ainda mais refinada. Nos pacientes com IC descompensada, os valores de troponina estão frequentemente elevados e, mais tipicamente, relacionados ao desenvolvimento de complicações iminentes. Já na IC crônica, pacientes sem evidência explícita de isquemia ou IAM com troponina elevada apresentam risco aumentado de morte e hospitalização por IC. No entanto, o papel da troponina para estratificação de risco na IC crônica ainda não está bem definido. A associação de troponina e BNP melhorou, significativamente, a estratificação prognóstica, em comparação à dosagem isolada de apenas um desses biomarcadores.

Proteína de ligação de ácidos graxos

A proteína de ligação de ácidos graxos, assim como a troponina, mostrou ser um preditor acurado de mortalidade ou hospitalização por IC.

BIBLIOGRAFIA

1. Braunwald E. Biomarkers in Heart Failure. N Engl J Med 2008; 358:2148-2159.
2. Colucci WS, Chen HH. Natriuretic Peptide Measurement In Heart Failure. UpToDate; 2016.
3. Colucci WS. Nitric Oxide, Other Hormones, Cytokines, And Chemokines In Heart Failure. UpToDate; 2016.
4. Gaggin HK, Januzzi Jr JL. Biomarkers and Diagnostics In Heart Failure. Elsevier B.V. 2013; 2442-2450.
5. Gibson CM, Morrow CA. Elevated Cardiac Troponin Concentration In The Absence Of An Acute Coronary Syndrome. UpToDate; 2016.
6. Sun RR, Lu L, Liu M, Cao Y, Li XC, Liu H, et al. Biomarkers and heart disease. European Review for Medical and Pharmacological Sciences 2014; 18:2927-2935.
7. Vondráková D, Málek F, Ost'ádal P, Krüger A, Neuzil P. New Biomarkers And Heart Failure. Elsevier B.V. 2013; 345-354.
8. Wettersten N, Maisel AS. Biomarkers for Heart Failure: An Update for Practitioners of Internal Medicine. The American Journal of Medicine 2016; 129:560-567.

MARCADORES INFLAMATÓRIOS NA PRÁTICA CLÍNICA

Caio Vaciski Gallassi
Adagmar Andriolo
Natália Ivanovna Bernasovskaya Garção

INTRODUÇÃO

Na vigência de dano tecidual, independente da causa desse dano, e de inflamação, uma série de proteínas séricas apresenta alteração em suas concentrações (seja de elevação ou decréscimo). Essas proteínas têm importante papel no processo de resposta ao dano, sendo fundamentais à homeostase, sendo chamadas de marcadores de fase aguda (MFA). A despeito do nome, esses marcadores também se encontram alterados em processos crônicos e são identificados em uma infinidade de condições clínicas, incluindo infecções, trauma, infarto, doenças autoimunes e neoplasias.

A alteração, tanto de elevação quanto queda, nos níveis séricos dos MFA, reflete mudança na velocidade de sua produção (sendo o hepatócito a principal célula responsável). Essa mudança é desencadeada por citocinas. As principais são: a IL-6, IL-1 beta, TNF alfa e interferon gama, produzidas por macrófagos, neutrófilos e diversas outras células.

As principais proteínas que têm suas concentrações elevadas nos processos inflamatórios são: a proteína C reativa, o fibrinogênio (que tem grande papel na velocidade de hemossedimentação), ceruloplasmina, alfa-1-antitripsina, hepcidina, ferritina, procalcitonina, entre outras. Essas são os marcadores de fase aguda positivos. As que apresentam redução na concentração, marcadores de fase aguda negativos são: albumina, transferrina e transtirretina.

A grande vantagem de seu uso na prática clínica é a capacidade de identificar a presença de processos inflamatórios e estimar sua intensidade. Contudo, esses marcadores são muito pouco específicos para distinguir processos patológicos entre si, e diferenciar uma infecção de outros processos inflamatórios (um marcador promissor nesse sentido é a pró-calcitonina). Outra dificuldade consiste na grande variabilidade nas concentrações de cada marcador, muitas vezes discrepantes. Devido à maior relevância na prática clínica, a interpretação dos valores da proteína C reativa e da velocidade de hemossedimentação serão melhor explorados a seguir. Também será abordada a interpretação dos valores de pró-calcitonina.

VELOCIDADE DE HEMOSSEDIMENTAÇÃO

A VHS é uma medida indireta da atividade dos MFA, principalmente do fibrinogênio, calculada pela distância (em milímetros por hora) que as hemácias sedimentam em um tubo de ensaio específico colocado na posição vertical. Esse parâmetro pode estar alterado por uma série de fatores inflamatórios e não inflamatórios.

Causas de elevação da VHS

Basicamente, qualquer condição clínica que desencadeie inflamação resultará em elevação da VHS, por exemplo: infecções, trauma, neoplasias e outras lesões teciduais. Logo, é tão ou mais importante identificar as causas não inflamatórias que alterem o exame. Estas são:
- Idade e sexo: os valores aumentam conforme a idade e esse aumento é mais acentuado em mulheres. Uma correção dos valores pode ser feita por meio das seguintes fórmulas, metade da idade em anos para homens, para mulheres (idade + 10/2).
- Anemia: a menor quantidade de eritrócitos reduz a viscosidade do líquido, facilitando a sedimentação.
- Doenças renais: os valores estão aumentados em quase todos os pacientes com doença renal terminal, independente da diálise e em síndrome nefrótica. Valores acima de 60 mm/h são encontrados em até 60% dos pacientes com doença renal terminal.
- Obesidade: mecanismo parcialmente explicado pela produção de IL-6 no tecido adiposo.
- Fatores técnicos: aumento da temperatura ambiente e inclinação do tubo de ensaio.

Causas de redução da VHS

Vários fatores podem gerar valores reduzidos ou anormalmente normais (em condições de inflamação crônica) da VHS:
- Anormalidades nos eritrócitos: anemia falciforme, esferocitose, anisocitose, acantocitose, microcitose e policitemia.
- Leucocitose acentuada.
- Elevação extrema das concentrações de sais biliares.
- Insuficiência cardíaca.
- Hipofibrinogenemia.
- Caquexia.
- Fatores técnicos: baixa temperatura ambiente, coagulação da amostra, atraso superior a duas horas entre a coleta do sangue e a análise da amostra.

PROTEÍNA C REATIVA

A proteína C reativa (PCR) é uma molécula formada por 5 subunidades idênticas unidas em um poro central, pertence à família das pentraxinas (atuantes na resposta imune inata). A principal ação da PCR é ligar-se a fosfocolina, molécula presente em diversos patógenos e em células danificadas, também é capaz de ativar a via do complemento e se ligar a células fagocíticas, ativando e amplificando a ação das vias celular e humoral da resposta imune.

Não se sabe qual o valor de PCR é considerado normal. Um estudo feito pelo National Health and Nutrition Evaluation Survey com mais de 22.000 pessoas indicou que seus níveis séricos tendem a ser maiores em mulheres, negros e idosos. Uma correlação matemática aproximada de limite superior da normalidade é idade (em anos)/50 para homens e idade/50 + 0,6 para mulheres. De forma simplificada, pode-se adotar valores entre 0,3–1 mg/dL.

Na maior parte dos estados inflamatórios a PCR se eleva, atingindo os maiores valores nas infecções bacterianas. Em um pequeno estudo com 130 pacientes, 80% dos pacientes com PCR superior a 10 mg/dL apresentaram infecções bacterianas. Infecções virais também podem levar à elevação nos valores da PCR, contudo essa elevação tende a ser menor que nas infecções bacterianas.

Importante afirmar que, da mesma forma que a VHS, a PCR é um exame muito sensível e pouco específico. Valores limítrofes (entre 0,3 e 1 mg/dL) podem refletir estados inflamatórios moderados, por exemplo uma periodontite, como também condições como obesidade, tabagismo, diabetes *mellitus*, uremia, distúrbios do sono, entre outros.

DISCREPÂNCIAS ENTRE PCR E VHS

Apesar da elevação de MFA ocorrer em conjunto, as discrepâncias são comuns. A produção e depuração de citocinas específicas variam de acordo com cada doença, o que explica esse fenômeno. Além disso, a VHS tende a se alterar de forma mais lenta que a PCR, o que pode gerar discrepâncias entre seus valores durante a evolução das doenças.

De maneira geral, valores aumentados de VHS acompanhados de valores normais de PCR refletem falso-positivo do primeiro marcador. A grande exceção é o lúpus eritematoso sistêmico (LES), esse fenômeno pode ser explicado pela inibição da produção de PCR pelos hepatócitos por meio da ação de interferons do tipo 1, altamente expressos na maioria dos pacientes com LES.

PRÓ-CALCITONINA

Marcador produzido pelas células C da tireoide em resposta às citocinas liberadas exclusivamente no processo de infecção bacteriana, interleucina 1 beta, fator de necrose tumoral alfa e interleucina 6, e inibido pela ação do interferon gama, citocina amplamente liberada em resposta a infecções virais. Apresenta um perfil cinético favorável ao uso na prática clínica, eleva-se de 6 a 12 horas em vigência do processo infeccioso bacteriano e seus níveis séricos se reduzem rapidamente quando o processo infeccioso é controlado (redução de cerca de 50% em 24 horas). Além disso, tem boa correlação entre seus níveis séricos e a intensidade do processo infeccioso, podendo ser usado para estimar gravidade.

Contudo, como qualquer marcador laboratorial, seu uso deve ser baseado em algoritmos diagnósticos bem estabelecidos e contexto clínico adequados. Enquanto já existem evidências fortes para seu uso em alguns tipos de infecções (por exemplo, sepse e pneumonia) baseadas em ensaios clínicos randomizados, outras infecções contam com evidências baseadas apenas em estudos observacionais (Fig. 187.1).

Outro ponto fundamental é a ausência de um ponto de corte estabelecido para cada tipo de infecção. Como seu uso, até o momento, tem maior validação para sepse e infecções respiratórias, pode-se ter um valor de referência básico de 0,1 a 0,5 microgramas por litro como ponto de corte nessas situações. Maiores detalhes na Tabela 187.1.

Outro potencial uso desse marcador é na vigência de tratamento antimicrobiano de infecção bacteriana poder estimar a resposta ao tratamento e determinar o momento mais adequado para retirada dos antibióticos. Sendo essa tomada de decisão variável, de acordo com cada infecção. Contudo, seu uso é limitado em algumas condições clínicas, em geral de grande injúria ao organismo, em que seus valores aumentam sem a presença de infecção, por exemplo: choque cardiogênico, trauma severo e grandes cirurgias.

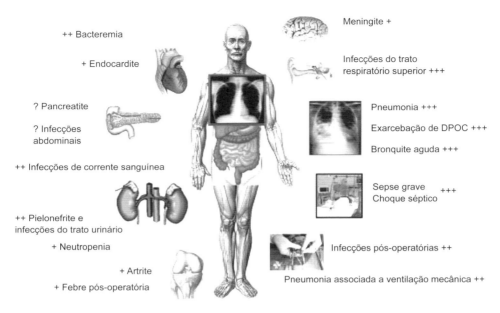

FIGURA 187.1 Evidências validando o uso de PCT em diferentes infecções.

TABELA 187.1 Evidências do uso de PCT em diferentes tipos de infecção

Tipo de infecção	Tipo de estudo	Valor de corte para PCT (mcg/L)	Benefício do uso
Infecção abdominal	Observacional	0,25	?
Pancreatite	Observacional	0,25–0,5	?
Artrite	Observacional	0,1–0,25	+
Infecção de corrente sanguínea	Observacional	0,1	++
Endocardite	Observacional	2,3	+
Meningite	Caso-controle	0,5	+
Infecção de trato urinário	Observacional	0,25	+
Neutropenia	Observacional	0,1–0,5	+
Febre no pós-operatório	Observacional	0,1–0,5	+
Infecção de ferida operatória	Ensaio clínico randomizado	0,5–1,0	++
Pneumonia	Ensaio clínico randomizado	0,1–0,5	+++
Bronquite	Ensaio clínico randomizado	0,1–0,5	+++
DPOC exacerbado	Ensaio clínico randomizado	0,1–0,5	+++
Infecção de vias aéreas superiores	Ensaio clínico randomizado	0,1–0,25	++
Pneumonia associada a ventilação mecânica	Ensaio clínico randomizado	0,1–0,25	++
Sepse/choque séptico	Ensaio clínico randomizado	0,25–0,5	+++

DPOC: doença pulmonar obstrutiva crônica; PCT: procalcitonina; +: evidência moderada a favor da PCT; ++: boa evidência em favor da PCT; +++: forte evidência em favor da PCT; ?: evidência a favor ou contra o uso de PCT indefinida.
Adaptada de Shuetz P, Albrich W, Mueller B. Procalcitonin for diagnosis of infection and guide to antibiotic decisions: past, present and future. BMC Med 2011; 9:107. doi: 10.1186/1741-7015-9-107.

BIBLIOGRAFIA

1. Enocsson H, Sjöwall C, Skogh T, Eloranta ML, Rönnblom L, WetteröJ. Interferon-alpha mediates suppression of C-reactive protein: explanation for muted C-reactive protein response in lupus flares? Arthritis Rheum 2009; 60(12):3755-3760. doi: 10.1002/art.25042.
2. Gabay C, Kushner I. Acute-phase proteins and other systemic responses to inflammation. N Engl J Med 1999; 340(6):448-454.
3. Miller A, Green M, Robinson D. Simple rule for calculating normal erythrocyte sedimentation rate. Med Clin North Am 1951; 1:1209-1211.
4. Shuetz P, Albrich W, Mueller B. Procalcitonin for diagnosis of infection and guide to antibiotic decisions: past, present and future. BMC Med 2011; 9:107. doi: 10.1186/1741-7015-9-107.
5. Vanderschueren S, Deeren D, Knockaert DC, Bobbaers H, Bossuyt X, Peetermans W. Extremely elevated C-reactive protein. Eur J Intern Med 2006; 17(6):430-433.
6. Wener MH, Daum PR, McQuillan GM. The influence of age, sex, and race on the upper reference limit of serum C-reactive protein concentration. J Rheumatol 2000; 27(10):2351-2359.

SEÇÃO 18

ANTIMICROBIANOS

Editor responsável: **Lucas Ferreira Theotonio dos Santos**
Coordenador da Seção: **João Antônio Gonçalves Garreta Prats**

ANTIMICROBIANOS: CONCEITOS GERAIS

João Antônio Gonçalves Garreta Prats
Lucas Ferreira Theotonio dos Santos

INTRODUÇÃO

Os antimicrobianos estão entre as drogas mais prescritas no mundo. Na ausência do desenvolvimento de novas gerações dessas drogas, o uso apropriado das existentes é necessário para garantir a disponibilidade de tratamento efetivo para as diferentes infecções em longo prazo. Se os antimicrobianos se tornarem ineficazes, haverá grande aumento de morbimortalidade para doenças infecciosas da atualidade e emergentes, uma ameaça cada vez maior.

USO CLÍNICO

No contexto de qualquer tratamento com qualquer droga, são essenciais a seleção do agente, tempo de uso e dose adequados. Não seria diferente com os antimicrobianos. Para esses agentes, a eficácia terapêutica depende de 2 fatores:
1. **Potência *in vitro***: sensibilidade do microrganismo à droga, podendo ser determinada em laboratório, sendo utilizada a concentração inibitória mínima (CIM/MIC).
2. **Exposição à droga *in vivo***: de um modo geral, a que quantidade da droga o microrganismo será exposto. Depende do orgão, dose, via de administração, entre outros. Depende do estudo de conceitos de farmacocinética e farmacodinâmica.
   - Farmacocinética (PK): o que o corpo faz com a droga – compreende as etapas de absorção, distribuição, metabolização e excreção.
   - Farmacodinâmica (PD): o que a droga faz com o corpo – estudo dos efeitos bioquímicos e fisiológicos da droga.

ANTIMICROBIANOS – DROGAS DE FARMACODINÂMICA "SILENCIOSA"

Os antimicrobianos são bastante peculiares em relação à farmacodinâmica. Em vista da complexidade da fisiopatologia de uma infecção, seus efeitos não são imediatamente perceptíveis ou de fácil análise, em contraste com um anti-hipertensivo por exemplo. Como a infecção clínica depende da interação agente-hospedeiro, não é tão simples e objetivo determinar resposta terapêutica. A resposta clínica muitas vezes será percebida somente após dias. O efeito biofisiológico dos antimicrobianos é, portanto, denominado "silencioso".

CLASSIFICAÇÃO DOS ANTIMICROBIANOS SEGUNDO PK/PD

Podemos classificar os antimicrobianos por meio dos conceitos discutidos antes. A correlação de PK/PD com eficácia terapêutica permite a divisão entre:

Antimicrobianos tempo-dependentes

Esses antimicrobianos têm sua eficácia determinada pelo tempo em que permanecem em concentrações capazes de inibir o microrganismo no sítio de infecção, sendo representada por: **T > CIM** (tempo acima da concentração inibitória mínima). Dessa forma, esses antimicrobianos são utilizados com intervalos menores entre as doses, ou seja, mais administrações ao dia (p. ex., oxacilina de 4/4 h).

Exemplos: betalactâmicos (penicilinas, cefalosporinas, carbapenêmicos).

Antimicrobianos concentração-dependentes

Esses agentes têm uma característica, denominada por alguns autores como "efeito pós-antibiótico". Esse efeito significa que a droga mantém a inibição do microrganismo mesmo após a diminuição da sua concentração no sítio de infecção. Sua eficácia é determinada então pela concentração acima do nível capaz de inibir o microrganismo no alvo, sendo representada por: **Cmax > CIM** ou **[ ] > CIM** (concentração acima da concentração inibitória mínima). Desse modo, esses antimicrobianos podem ser utilizados com maiores intervalos entre as doses, muitas vezes em dose única diária, importando mais a concentração atingida ao invés do tempo.

Exemplos: aminoglicosídeos.

Antimicrobianos tempo e concentração-dependentes

Para muitos antimicrobianos, entretanto, tanto a concentração atingida no sítio de infecção quanto o tempo em que permanece em níveis suficientes são importantes. Desse modo, sua eficácia depende de uma área formada entre tempo e concentração acima do nível capaz de inibir o microrganismo, sendo representada por: **AUC/MIC** ou **AAC/CIM** (área abaixo da curva pela concentração inibitória mínima). Esses antimicrobianos geralmente necessitam de doses adequadas e várias administrações ao dia, muitas vezes sendo utilizada monitorização de seus níveis para auxiliar nessa interação complexa.

Exemplos: vancomicina, polimixina B.

Os determinantes de eficácia estão demonstrados na Figura 188.1.

EXEMPLOS DO USO CLÍNICO DE CONCEITOS DE FARMACOCINÉTICA E FARMACODINÂMICA

Aumento de dose conforme o sítio de infecção

Utiliza-se dose dobrada de ceftriaxone (2 g, 12/12 h) e outros antimicrobianos para o tratamento de meningite, pois a baixa penetração do antimicrobiano pode levar a concentrações subterapêuticas no sistema nervoso central, com menor tempo acima da concentração inibitória mínima (T > MIC) e, portanto, menor eficácia.

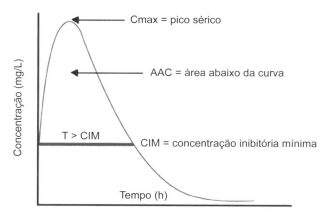

FIGURA 188.1 Curva de farmacocinética e principais determinantes de eficácia.

Intervalo das doses

Podemos utilizar o fluconazol em doses semanais para micoses superficiais, pois tem concentração cutânea por tempo prolongado (5–6 dias) e em altos níveis (3–4 vezes a concentração sérica).

Insuficiência renal e outras alterações de metabolização/excreção

Ajustamos a dose em insuficiência renal para manter o nível terapêutico sem que a concentração se torne alta o suficiente para ser tóxica.

Infecções graves e multirresistência

Em 2010, Taccone e colaboradores demonstraram que mais da metade dos pacientes com sepse grave tratados com betalactâmicos tinham concentrações séricas baixas e insuficientes dessas drogas. Vários autores já reproduziram esse achado com diferentes antimicrobianos. Além disso, em um estudo de 235 autópsias de pacientes que foram a óbito por sepse grave/choque séptico, Torgersen e colaboradores encontraram um foco séptico persistente em 76%.

No contexto da sepse, as várias alterações fisiológicas têm marcante efeito sobre o PK/PD dos antimicrobianos. Estão resumidas na Figura 188.2.

Conforme os dados acima, em infecções por microrganismos multirresistentes, especialmente no contexto de infecções graves e opções limitadas de antimicrobianos, objetivamos a otimização máxima dessas drogas. Preconiza-se o "bata forte e rápido" (Ehrlich, 1913), dose máxima do antimicrobiano, iniciado precocemente. Dessa forma, mesmo que uma CIM/MIC esteja dentro de níveis considerados resistentes pela padronização internacional, é possível atingir níveis ainda mais altos de antimicrobianos e obter sucesso terapêutico. Para os betalactâmicos, antimicrobianos tempo-dependentes, objetiva-se concentração acima da MIC 100% do tempo de tratamento em infecções graves como sepse grave e choque séptico. Como essas drogas têm baixa toxicidade, é possível aumentar a dose e reduzir ainda mais os intervalos de administração para chegar a níveis maiores que muitas MICs de microrganismos resistentes. Nesse contexto, cada vez mais estudos clínicos têm demonstrado o valor da dose de ataque e de infusões prolongadas de antimicrobianos.

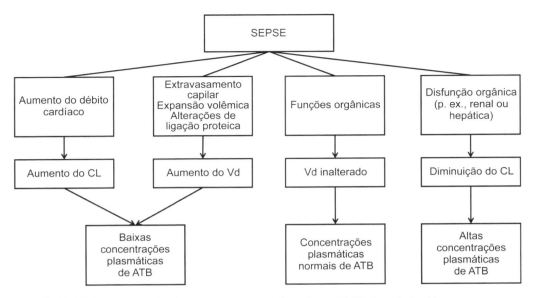

FIGURA 188.2 Alterações fisiológicas na sepse que influenciam o PK/PD de antimicrobianos na sepse. CL: *clearance*/eliminação; Vd: volume de distribuição; ATB: antibiótico. (Modificada de Roberts e colaboradores, 2009.)

Dose de ataque

A dose de ataque (dose dobrada no início do tratamento) tem o objetivo de atingir o chamado *steady state* (níveis estáveis: absorção = eliminação) do antimicrobiano mais precocemente (geralmente demora 4 meias-vidas).

Infusão prolongada

As infusões prolongadas objetivam manter a concentração do antimicrobiano em níveis elevados por mais tempo. Por exemplo, o meropenem pode ser infundido ao longo de 3 horas.

Todos estes conceitos estão demonstrados em um modelo de Monte Carlo (Fig. 188.3).

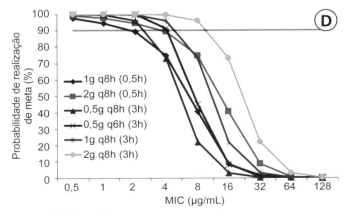

FIGURA 188.3 Modelo de Monte Carlo para meropenem.

TABELA 188.1 Princípios do uso racional de antimicrobianos
Bata forte e bata rápido – início precoce, dose máxima
Espectro não tem relação com potência
Escolha do antimicrobiano adequado para sítio e epidemiologia local
Não escalonar terapia sem aguardar período suficiente para resposta clínica
Não escalonar terapia sem coleta de culturas
Não escalonar terapia sem descartar complicação ou foco fechado/cirúrgico
Não escalonar terapia sem descartar erro diagnóstico
Ajustar antimicrobiano conforme resultado de culturas
Suspender antimicrobianos desnecessários
Usar antimicrobiano pelo menor tempo possível
Usar profilaxia cirúrgica por, no máximo, 48 horas
Considerar toxicidade e interações medicamentosas na escolha

Modelo de Monte Carlo – probabilidade de atingir o alvo terapêutico conforme a dose, intervalo e tempo de infusão (entre parênteses) e MIC do microrganismo para meropenem. Referência: Furtado e colaboradores, RBMT 2015.

USO RACIONAL DE ANTIMICROBIANOS/*ANTIMICROBIAL STEWARDSHIP*

Muitos recursos têm sido investidos em programas de uso racional de antimicrobianos, por motivos já mencionados na introdução, bem como aos custos incalculáveis de infecções pan-resistentes. Alguns dos principais conceitos desses programas estão resumidos na Tabela 188.1.

BIBLIOGRAFIA

1. Agência Nacional de Vigilância Sanitária (Anvisa). Curso online: Antimicrobanos – bases teóricas e uso clínico [sítio da internet]. Disponível em: http://www.anvisa.gov.br/servicosaude/controle/rede_rm/cursos/rm_controle/opas_web/modulo1/conceitos.htm. Acessado em: 13/09/2016.
2. Barlam TF, Cosgrove SE, Abbo LM, et al. Implementing an Antibiotic Stewardship Program: Guidelines by the Infectious Diseases Society of America and the Society for Healthcare Epidemiology of America. Clin Infect Dis 2016; 62:e51.
3. Bell BG, Schellevis F, Stobberingh E, Goossens H, Pringle M. A systematic review and meta-analysis of the effects of antibiotic consumption on antibiotic resistance. BMC Infect Dis 2014; 14:13.
4. Centers for Disease Control and Prevention. Antibiotic Resistance Threats in the United States, 2013 [sítio da internet]. Disponível em: http://www.cdc.gov/drugresistance/threat-report-2013/. Acessado em: 13/09/2016.
5. Davies J, Davies D. Origins and Evolution of Antibiotic Resistance. Microbiology and Molecular Biology Reviews: MMBR 2010; 74(3):417-433.
6. Ehrlich P. Frapper fort et frapper vite: Hit hard and hit fast. Seventeenth International Congress of Medicine; 1913.
7. Eliopoulos GM, Moellering Jr RC. Principles of anti-infective therapy. In: Mandell GL, Bennett JE, Dolin R (eds.). Principles and Practice of Infectious Diseases. 8 ed. Philadelphia, Pennsylvania: Saunders, Elsevier 2015; 224-234.
8. Furtado GH, Cardinal L, Macedo RS, Silva JO, Medeiros EA, Kuti JL, et al. Pharmacokinetic/pharmacodynamic target attainment of intravenous β-lactam regimens against Gram-negative bacteria isolated in a Brazilian teaching hospital. Rev Soc Bras Med Trop 2015; 48(5):539-545.

9. Harbarth SS, Samore MH. Antimicrobial resistance determinants and future control. Emerg Infect Dis 2005; 11(6):794-801.
10. Kaplan W, Laing R. Priority Medicines for Europe and the World. Geneva: World Health Organization; 2004.
11. Levy SB. Antibiotic resistance: the problem intensifies. Adv Drug Deliv Rev 2005; 57(10):1446-1450.
12. Livermore DM. Bacterial resistance: origins, epidemiology and impact. Clin Infect Dis 2003; 36(1):S11-S23.
13. Opal SM, Pop-Vicas A. Molecular mechanisms of antibiotic resistance in bacteria. In: Mandell GL, Bennett JE, Dolin R, eds. Principles and Practice of Infectious Diseases. 8 ed. Philadelphia, Pennsylvania: Saunders, Elsevier 2015; 235-252.
14. Pai MP, Cottrell ML, Kashuba ADM, Bertino Jr. JS. Pharmacokinetics and Pharmacodynamics of Anti-Infective Agents. In: Mandell GL, Bennett JE, Dolin R, eds. Principles and Practice of Infectious Diseases. 8 ed. Philadelphia, Pennsylvania: Saunders, Elsevier 2015; 253-262.
15. Roberts JA, Lipman J. Pharmacokinetic issues for antibiotics in the critically ill patient. Crit Care Med 2009; 37(3):840-851; quiz 859.
16. Singer M, Deutschman CS, Seymour CW, Shankar-Hari M, Annane D, Bauer M, et al. The Third International Consensus Definitions for Sepsis and Septic Shock (Sepsis-3). JAMA 2016; 315(8):801-810.
17. Taccone FS, Laterre PF, Dugernier T, Spapen H, Delattre I, Wittebole X, et al. Insufficient β-lactam concentrations in the early phase of severe sepsis and septic shock. Crit Care 2010; 14(4):R126.
18. Torgersen C, Moser P, Luckner G, Mayr V, Jochberger S, Hasibeder WR, et al. Macroscopic postmortem findings in 235 surgical intensive care patients with sepsis. Anesth Analg 2009; 108(6):1841-1847.

189

LABORATÓRIO DE MICROBIOLOGIA PARA O CLÍNICO

João Antônio Gonçalves Garreta Prats
Lucas Ferreira Theotonio dos Santos

INTRODUÇÃO

Este capítulo tem o objetivo de auxiliar o clínico na sua relação com o laboratório de microbiologia, importante aliado no manejo das doenças infecciosas. O conhecimento do método básico e da interpretação dos testes microbiológicos é de valor inestimável.

HEMOCULTURAS

As hemoculturas visam o diagnóstico das infecções primárias e secundárias de corrente sanguínea. O resultado é influenciado por uma série de fatores como momento da coleta, relação com antimicrobianos, higienização, tipo de frasco/meio utilizado entre outras. Discutiremos os mais importantes para o clínico, em detalhes, a seguir.

Método

Atualmente, na grande maior parte dos serviços, são utilizados métodos automatizados para incubação e detecção de positividade. O sangue é coletado e transferido para frascos padronizados (Fig. 189.1), que serão então colocados no equipamento, onde serão mantidos em temperatura ótima de crescimento (36–37 °C). Há frascos específicos para aeróbios, anaeróbios, micobactérias e fungos filamentosos, entre outros.

Meio de cultura

O meio de cultura dentro dos frascos contém uma série de nutrientes, bem como carvão e outros quelantes de antibióticos e substâncias que possam inibir o crescimento bacteriano. Em vista disso, a quantidade de sangue colocada no frasco deverá respeitar as recomendações do fabricante (geralmente 8–10 mL para adultos) de forma a manter uma proporção adequada de nutrientes e quelantes com o sangue.

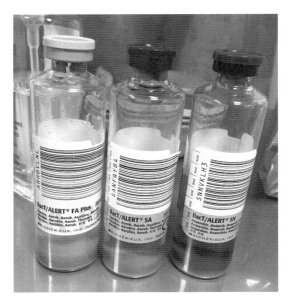

FIGURA 189.1 Frascos de hemocultura para método automatizado. (Fonte: acervo pessoal do autor.)

Detecção de metabolismo – produção de CO_2

O fundo do frasco é translúcido para permitir a passagem de um feixe detector dentro do equipamento. Quando houver significativo crescimento do microrganismo, microbolhas de gás carbônico produzidas pelo metabolismo de bactérias/fungos serão detectadas na superfície pelo feixe de luz, que emitirá sinal visual e sonoro de "positivo".

Resultados parciais

O profissional de microbiologia então passará o sangue para meios de cultura seletivos padronizados e poderá fazer um exame direto do sangue corado pelo Gram. Será liberado então um laudo parcial. Por exemplo: "Bacilos Gram-negativos em 9 horas".

Identificação e testes de sensibilidade

Com o crescimento, as colônias serão estudadas para identificação e testes de sensibilidade. Atualmente, estão disponíveis vários métodos automatizados para esse fim. A interpretação dos testes de sensibilidade será discutida mais adiante.

Quanto tempo demora uma hemocultura?

A maioria dos microrganismos clinicamente importantes cresce em até 48 horas de incubação nos atuais métodos automatizados. Esse é o período mais variável. Em geral, as amostras são consideradas negativas após 3 dias de incubação. Conforme a suspeita clínica ou epidemiologia de cada centro, pode-se padronizar um tempo mais longo para liberação de resultado negativo, por exemplo 5 dias. Na suspeita de microrganismo de crescimento lento, como fungos, *Rhodococcus*, *Tropheryma* ou no controle de negativação de uma bacteremia (p. ex., *Stahpylococcus aureus*), o clínico deve informar ao laboratório a suspeita e solicitar tempos mais longos de incubação. É importante notar que geralmente o crescimento após 48 horas, especialmente se for de estafilococos coagulase-negativos, é

TABELA 189.1 Positividade de hemoculturas conforme o foco infeccioso	
Meningite	53%
Pielonefrite	19–25%
Pneumonia*	13%
Pele e partes moles	2%

*Pacientes febris que necessitaram internação.
Modificada de JAMA Evidence; 2016.

muito sugestivo de contaminação. Para as hemoculturas, a identificação e o antibiograma geralmente levam até 48 horas em conjunto. Há tecnologias para acelerar ainda mais o processo (PCR multiplex/MALDI-TOF), mas sua discussão está além do escopo deste capítulo.

Positividade conforme sítio de infecção

É claro que as hemoculturas são diagnósticas para infecções de corrente sanguínea. Entretanto, para cada sítio de infecção, há uma probabilidade diferente de infecção secundária da corrente sanguínea. Estão resumidas na Tabela 189.1.

Por que coletar em frasco de anaeróbios se nessa infecção esses agentes são improváveis?

É importante lembrar que, ainda que os anaeróbios não sejam agentes comuns de algumas infecções, os frascos para anaeróbios também permitem o crescimento de todos os anaeróbios facultativos. Entre eles está a maioria das enterobactérias. E não é incomum haver crescimento somente no frasco de anaeróbios.

Higienização da pele na hora da coleta

A higienização adequada da pele antes da coleta com produto bactericida por 1–2 minutos reduz as taxas de contaminação. *O princípio técnico essencial é palpar o sítio de punção inicialmente e não o tocar mais após a higienização.* Esse princípio provavelmente justifica a ausência de diferença significativa entre coleta com luvas de procedimento e estéreis. Não se deve utilizar sangue derivado de mais de uma punção para preencher o volume necessário de um mesmo frasco, pois há enorme aumento de contaminação.

O número de frascos importa?

Quanto maior o número de frascos coletados, maior a quantidade de sangue incubada e, portanto, maior a sensibilidade/positividade. Além disso, o número de frascos positivos em relação ao total auxilia muito na diferenciação contaminação/infecção. Contaminantes geralmente crescem somente em 1 de 4 frascos.

PRINCÍPIOS GERAIS PARA BOA PRÁTICA NA SOLICITAÇÃO E COLETA DE HEMOCULTURAS

Algumas considerações práticas importantes estão resumidas na Tabela 189.2.

TABELA 189.2 Boas práticas para o uso clínico das hemoculturas
Coletar as culturas antes do início da terapia antimicrobiana
Em geral, coletar 2 pares (1 frasco para aeróbios e um para anaeróbios), de sítios diferentes de punção, total de 4 frascos
Respeitar o volume ideal de sangue indicado em cada frasco
Sempre que for coletado um par de cateter central, colher um par de via periférica
A coleta arterial não tem qualquer diferença de positividade em relação à venosa
A presença ou ausência de febre não influencia significativamente a positividade
O uso de antitérmicos não influencia a positividade
Estafilococos coagulase-negativos, positividade > 48 h e apenas 1/4 de amostras positivas sugere contaminação
O crescimento de bacilos Gram-negativos ou *Staphylococcus aureus* é muito sugestivo de infecção

COLETA DE HEMOCULTURAS EM PACIENTES JÁ EM USO DE ANTIMICROBIANOS

O principal fator que reduz a positividade de hemoculturas é o uso de antimicrobianos no momento da coleta. Entretanto, vários pacientes irão apresentar sinais de falha do tratamento ou de nova infecção durante o uso de antimicrobianos. Nesses casos, podemos utilizar o fluxograma abaixo (Fig. 190.2). É importante ressaltar que a única medida capaz de aumentar a positividade de hemoculturas nesse contexto é a coleta no "vale" do antibiótico, ou seja, quando há a menor concentração possível da droga no organismo. É o momento que imediatamente precede o início da administração da próxima dose.

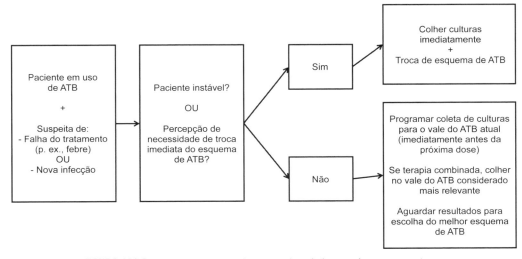

FIGURA 189.2 Fluxograma sugerido para coleta de hemoculturas em pacientes que já estão em uso de antimicrobianos.

UROCULTURAS

As infecções do trato urinário são as infecções mais frequentes em mulheres que se apresentam ao serviço de emergência e ocupam o segundo lugar entre as infecções hospitalares mais comuns. A urocultura é o método diagnóstico de escolha, associado aos dados clínicos.

A urina geralmente é semeada em meios específicos e o resultado das uroculturas, que podem ou não ser automatizadas, é mais rápido que das hemoculturas, geralmente com 18–24 horas de incubação para resultado parcial ou negativo.

Vários grupos e espécies podem ser identificados mais rapidamente em uroculturas com o uso de meios cromogênicos, reduzindo o tempo para a realização dos testes de sensibilidade e liberação do resultado final.

É importante o conceito de que métodos mais invasivos de coleta (sondagem vesical, punção suprapúbica) têm menor taxa de contaminação e são mais confiáveis que os não invasivos. Em geral, recomenda-se trocar sondas vesicais de demora antes da coleta de uroculturas na suspeita de infecção.

Quando coletar uroculturas?

Essa é a questão mais importante para o clínico, de forma a otimizar a interpretação dos resultados e o diagnóstico adequado de infecção urinária (Tabela 189.3).

CULTURAS DE SÍTIOS DIVERSOS

Quase todos os materiais biológicos podem ser enviados para cultura. Deve-se respeitar a suspeita clínica e solicitar culturas para todos os agentes relevantes (bactérias, micobactérias, fungos) para o caso. O material deve ser levado o mais rápido possível ao laboratório para ser semeado e incubado e jamais deverá ser acondicionado em soluções que tenham qualquer efeito deletério sobre o crescimento de microrganismos (p. ex., álcool, formol). Em geral, acondicionar em soro fisiológico.

ANTIBIOGRAMA E CIM/MIC

O antibiograma é o teste *in vitro* da sensibilidade dos microrganismos aos antimicrobianos estudados. Determina a potência *in vitro* dessas drogas contra cada um dos microrganismos analisados.

TABELA 189.3 Boas práticas para a coleta de uroculturas

COLETAR uroculturas em:
• Pacientes sintomáticos, com suspeita de infecção urinária, exceto cistite (não recorrente) em mulheres jovens sem comorbidades
• Pacientes com sepse/sepse grave/choque séptico de foco infeccioso a esclarecer
• Idosos com *delirium* de causa a esclarecer, especialmente do sexo feminino e acamados/uso de fraldas
• Assintomáticos: gestantes, pacientes que serão submetidos a procedimentos do trato urinário, receptores de transplante renal
NÃO COLETAR uroculturas:
• Durante o tratamento de infecção urinária, se não houver suspeita de falha clínica
• Para controle de tratamento após término do antimicrobiano
• Assintomáticos que não preencham os critérios acima

A concentração inibitória mínima (CIM/MIC) é a concentração mínima de antimicrobiano no meio para inibir significativamente o crescimento do microrganismo. Quanto menor a MIC, mais sensível e vice-versa. Pode ser determinada por meio de vários métodos, semiquantitativos ou quantitativos. Sua análise está além do escopo deste capítulo.

Baseado no estudo das MICs em taxa de sucesso/falha terapêutica, foram determinados os cortes para sensível, intermediário e resistente para cada microrganismo diferente. Esses números foram padronizados por instituições como o Clinical and Laboratory Standards Institute (CLSI) e o European Committee on Antimicrobial Susceptibility Testing (EUCAST). Mecanismos de resistência diferentes para uma mesma droga podem gerar níveis de resistência diferentes.

Principais mecanismos de resistência

Os principais mecanismos de resistência antimicrobiana de importância para o clínico estão sumarizados na Tabela 189.4.

- **Clínica *versus* MIC – exemplo 1:** bacteremia por *Staphylococcus aureus* meticilina-resistentes (MRSA) com MIC de 2 para vancomicina.
  Cepas de *Staphylococcus aureus* com MIC de 2 para vancomicina são consideradas sensíveis. Entretanto, foram mais frequentemente associadas a falha terapêutica. Conforme os modelos de Monte Carlo (veja exemplo no capítulo anterior), é necessária uma dose muito alta e prolongada de vancomicina, difícil de atingir e com maior toxicidade. Apesar de sensível *in vitro*, talvez seja interessante a troca por outro agente.
- **Clínica *versus* MIC – exemplo 2:** piperacilina/tazobactam em infecção do trato urinário inferior por germe produtor de ESBL.
  Apesar da MIC da piperacilina/tazobactam estar acima do corte para resistente em infecções do trato urinário baixo (p. ex., cistite) por microrganismos produtores de ESBL (betalactamase de espectro estendido), não é infrequente o sucesso terapêutico. Isso se deve ao fato de que as concentrações urinárias atingidas pela droga são elevadas e por vezes suficientes para ser ainda maiores que a MIC.

TABELA 189.4 Principais mecanismos de resistência a antimicrobianos selecionados

	β-lactâmico	Aminoglicosídeo	Macrolídeo	Tetraciclina	Quinolona	Glicopeptídeo
Inativação enzimática	+++	+++	+	–	–	–
Permeabilidade reduzida	+	+	++	+	+	++
Bombas de efluxo	+	+	++	+++	–	–
Mutação do sítio	++	++	+++	+	+++	+++
Proteção do sítio	–	–	–	++	+	–
Hiperprodução do sítio	–	–	–	–	–	+
Bypass do processo inibido	–	–	–	–	–	–

TABELA 189.5 Sumário e recomendações para uso racional do laboratório de microbiologia

De modo geral, somente solicitar culturas se houver suspeita de infecção
Solicitar culturas para todos os agentes em potencial (p. ex., aeróbios, fungos, micobactérias) considerando a suspeita clínica
Não acondicionar amostras para cultura em álcool ou outros microbicidas
Enviar rapidamente ao laboratório de microbiologia para semeaduras e incubação
Culturas de sítios não estéreis são incapazes de diferenciar infecção e colonização
Não solicitar urocultura como controle de cura ou em pacientes assintomáticos que não pertençam a grupos específicos

Resistência intrínseca

Muitos microrganismos são intrinsecamente resistentes a um ou mais antimicrobianos de modo não se desperdiça recursos com testes de sensibilidade desnecessários. Essas informações são essenciais para o clínico, na escolha do melhor tratamento. Exemplos importantes incluem:

- Enterococos são intrinsecamente resistentes às cefalosporinas: ceftriaxone não tem cobertura para enterococos em infecções urinárias.
- Enterococos são resistentes a aminoglicosídeos, exceto quando associados com penicilinas: em antibiograma, os aminoglicosídeos vêm precedidos de "S" (p. ex., S-gentamicina). O "S" significa sinergia. Não devem ser usados em monoterapia.
- *Serratia*, *Providencia*, *Proteus* e *Burkholderia* são intrinsecamente resistentes a polimixinas: não devemos utilizar polimixinas em monoterapia no tratamento empírico de infecções por Gram-negativos.

SUMÁRIO E RECOMENDAÇÕES

Algumas recomendações para o uso racional da microbiologia visando os melhores resultados para a prática clínica estão sumarizadas na Tabela 189.5.

BIBLIOGRAFIA

1. Baron EJ, Scott JD, Tompkins LS. Prolonged incubation and extensive subculturing do not increase recovery of clinically significant microorganisms from standard automated blood cultures. Clin Infect Dis 2005; 41:1677.
2. Bent S, Nallamothu BK, Simel DL, et al. Does this woman have an acute uncomplicated urinary tract infection? JAMA 2002; 287:2701.
3. BrCAST – Brazilian Committee on Antimicrobial Susceptibility Testing [sítio da internet]. Disponível em: http://brcast.org.br/. Acessado em: 13/09/2016.
4. CLSI – Clinical and Laboratory Stardards Institute Guidelines [sítio da internet]. Disponível em: http://clsi.org/. Acessado em: 13/09/2016.
5. Coburn B, Morris AM, Tomlinson G, Detsky AS. Does this adult patient with suspected bacteremia require blood cultures? JAMA 2012; 308:502.
6. Croxatto A, Prod'hom G, Greub G. Applications of MALDI-TOF mass spectrometry in clinical diagnostic microbiology. FEMS Microbiol Rev 2012; 36:380.
7. EUCAST – European Committee on Antimicrobial Susceptibility Testing [sítio da internet]. Disponível em: http://eucast.org/. Acessado em: 13/09/2016.
8. Gupta K, Trautner B. In the clinic. Urinary tract infection. Ann Intern Med 2012; 156:ITC3.

9. Hooton TM, Roberts PL, Cox ME, Stapleton AE. Voided midstream urine culture and acute cystitis in premenopausal women. N Engl J Med 2013; 369:1883.
10. Hooton TM. Clinical practice. Uncomplicated urinary tract infection. N Engl J Med 2012; 366:1028.
11. JAMA Evidence. The Rational Clinical Examination – Does this patient with suspected bacteremia requires blood cultures? [sítio da internet]. Disponível em: http://jamaevidence.mhmedical.com/content.aspx?bookid=845&sectionid=61357678. Acessado em: 13/09/2016.
12. Lee A, Mirrett S, Reller LB, Weinstein MP. Detection of bloodstream infections in adults: how many blood cultures are needed? J Clin Microbiol 2007; 45:3546.
13. Lifshitz E, Kramer L. Outpatient urine culture: does collection technique matter? Arch Intern Med 2000; 160:2537.
14. Mimoz O, Karim A, Mercat A, et al. Chlorhexidine compared with povidone-iodine as skin preparation before blood culture. A randomized, controlled trial. Ann Intern Med 1999; 131:834.
15. Murray PR. The Clinician and the Microbiology Laboratory. In: Mandell GL, Bennett JE, Dolin R (eds.). Principles and Practice of Infectious Diseases. 8 ed. Philadelphia, Pennsylvania: Saunders, Elsevier 2015; 191-223.
16. Opal SM, Pop-Vicas A. Molecular mechanisms of antibiotic resistance in bacteria. In: Mandell GL, Bennett JE, Dolin R (eds.). Principles and Practice of Infectious Diseases. 8 ed. Philadelphia, Pennsylvania: Saunders, Elsevier 2015; 235-52.
17. Riedel S, Bourbeau P, Swartz B, et al. Timing of specimen collection for blood cultures from febrile patients with bacteremia. J Clin Microbiol 2008; 46:1381.
18. Schifman RB, Pindur A. The effect of skin disinfection materials on reducing blood culture contamination. Am J Clin Pathol 1993; 99:536.
19. Seigel TA, Cocchi MN, Salciccioli J, et al. Inadequacy of temperature and white blood cell count in predicting bacteremia in patients with suspected infection. J Emerg Med 2012; 42:254.
20. Tafuro P, Colbourn D, Gurevich I, et al. Comparison of blood cultures obtained simultaneously by venepuncture and from vascular lines. J Hosp Infect 1986; 7:283.

PRINCIPAIS ANTIMICROBIANOS

João Antônio Gonçalves Garreta Prats
Lucas Ferreira Theotonio dos Santos

Este capítulo é composto por quadros de referência rápida dos principais antimicrobianos utilizados na prática clínica diária. Não tem o objetivo de esgotar todas as opções disponíveis, tampouco contemplar todos os ajustes de dose e outros pormenores.

Penicilinas +/- inibidor de betalactamase

Mecanismo de ação
- Betalactâmicos – alteração na síntese da parede celular por meio de ligação às PBPs (transpeptidases)
- Inibidor de betalactamase – aumento do espectro para Gram-negativos e anaeróbios por inibir principal mecanismo de resistência

Principais mecanismos de resistência
- Alteração de alvo (resistência intermediária de pneumococo)
- Inativação enzimática (penicilinases, betalactamases, carbapenemases, metalobetalactamases)

Principais agentes/via/doses
- Penicilina G cristalina – 4.000.000 U EV de 4/4 h
- Penicilina G benzatina – 1.200.000–2.400.000 U IM – intervalos variáveis
- Oxacilina – 2 g EV 4/4 h
- Amoxacilina – 500 mg VO de 8/8 h *ou* 1.000 mg VO 12/12 h
- Amoxacilina/clavulanato – 500/125 mg VO/EV 8/8 h *ou* 875/125 mg VO/EV 12/12 h
- Amoxacilina + amoxacilina/clavulanato – 500 mg + 500/125 mg VO 12/12 h
- Ampicilina/sulbactam – 3 g EV 6/6 h
- Piperacilina/tazobactam – 4,5 g EV 6/6 h

Efeitos adversos principais
- Hipersensibilidade
- Trato gastrointestinal na via oral
- Nefrite intersticial aguda

Principais usos clínicos
- Penicilina G – sífilis, neurossífilis, endocardite subaguda
- Amoxacilina – infecções respiratórias – IVAS e pneumonia
- Amoxacilina/clavulanato – infecções respiratórias, urinárias, intra-abdominais não complicadas, pele e partes moles, atividade contra anaeróbios
- Oxacilina – principal droga antiestafilocócica para infecções comunitárias (pele e partes moles, endocardite, outros)
- Ampicilina/sulbactam – infecções intra-abdominais, odontogênicas e cavidade oral, infecções por acinetobacter, atividade contra anaeróbios
- Piperacilina/tazobactam – infecções por pseudomonas, infecções do trato urinário, respiratórias, intra-abdominais, pé diabético e outras infecções de pele e partes moles, atividade contra anaeróbios

Cefalosporinas

Mecanismo de ação
- Betalactâmicos – alteração na síntese da parede celular por meio de ligação às PBPs (transpeptidases)

Principais mecanismos de resistência
- Inativação enzimática (penicilinases, betalactamases, carbapenemases, metalobetalactamases)

Principais agentes/via/doses
Primeira geração (espectro principalmente para Gram-positivos):
- Cefazolina – 2 g EV 6/6 h *ou* 2 g pré-operatório, repetir 3/3 h
- Cefalexina – 500–1.000 mg VO 6/6 h
- Cefadroxil – 500–1.000 mg VO 12/12 h

Segunda geração (aumento do espectro para Gram-negativos)
- Cefuroxima – 750 mg EV 8/8 h
- Cefuroxima axetil/axetilcefuroxima – 500–750 mg VO 8/8 h

Terceira geração (cobertura para grande parte dos Gram-negativos):
- Com atividade antipseudomonas: ceftazidima 2 g EV 8/8 h
- Sem atividade antipseudomonas: ceftriaxone 1–2 g EV/IM 12/12 h ou 24/24 h

Quarta geração (amplo espectro, com atividade antipseudomonas)
- Cefepima – 1–2 g EV 8/8 h

Quinta geração (atividade anti-MRSA)
- Ceftaroline fosamil – 600 mg EV 12/12 h

Efeitos adversos principais
- Hipersensibilidade
- Trato gastrointestinal na via oral
- Cefepima – encefalopatia (idosos, disfunção renal)

Uso clínico
- Primeira geração – infecções comunitárias de pele e partes moles (principal opção oral para estafilococos), profilaxia cirúrgica
- Segunda geração – infecções respiratórias e urinárias, opção de via oral
- Ceftazidima – infecções comunitárias por pseudomonas. Não tem boa atividade contra estreptococos, incluindo pneumococo
- Ceftriaxone – respiratórias, urinárias, sistema nervoso central
- Cefepima – infecções respiratórias, urinárias, por pseudomonas, neutropenia febril, pele e partes moles
- Ceftaroline fosamil – pneumonia e infecção de pele e partes moles (incluindo MRSA)

Aminoglicosídeos

Mecanismo de ação
- Inibição da síntese proteica por meio de ligação à subunidade ribossômica 30S

Principais mecanismos de resistência
- Inativação enzimática (principal)
- Alteração do alvo

Principais agentes/vias/doses
- Amicacina – 15 mg/kg EV 24/24 h
- Gentamicina – 3–5 mg/kg EV 24/24 h
- Estreptomicina – 1 g IM 24/24 h

Efeitos adversos principais
- Nefrotoxicidade
- Ototoxicidade (especialmente em disfunção renal)
- Bloqueio neuromuscular

Uso clínico
- Infecções por Gram-negativos (especialmente trato urinário e corrente sanguínea)
- Uso crescente em multirresistência e terapia combinada
- Vantagem de dose única diária – hospital-dia ou terapia domiciliar
- Tratamento alternativo da tuberculose

Carbapenêmicos

Mecanismo de ação
- Betalactâmicos – alteração na síntese da parede celular por meio de ligação às PBPs (transpeptidases)

Principais mecanismos de resistência
- Inativação enzimática (carbapenemases, metalobetalactamases)
- Bombas de efluxo
- Alteração de permeabilidade (perda de porinas)

Principais agentes/vias/dose
- Imipenem/cilastatina – 500–1.000 mg EV 6/6 h
- Meropenem – 1–2 g EV 8/8 h +/- infusão prolongada em 3 h
- Ertapenem 1 g EV 24/24 h

Efeitos adversos principais
- Hipersensibilidade
- Eosinofilia
- Diminuição do limiar convulsivo

Uso clínico
- Infecções por Gram-negativos multirresistentes
- Ertapenem não tem ação contra bacilos Gram-negativos não fermentadores – pseudomonas e acinetobacter

Fluoroquinolonas

Mecanismo de ação
- Inibição da síntese do DNA por meio da ligação à DNA-girase/topoisomerase IV

Principais mecanismos de resistência
- Alteração do alvo – sítio de ligação

Principais agentes/vias/doses
- Norfloxacino – 400 mg VO 12/12 h
- Ciprofloxacino – 500–750 mg VO 12/12 h *ou* 400 mg EV 12/12 h
- Levofloxacino – 500–750 mg VO/EV 24/24 h
- Moxifloxacino – 400 mg VO/EV 24/24 h

Efeitos adversos principais
- Tendinites e rotura de tendões
- Neuropatia periférica (raro)
- *Delirium* em idosos
- Interações medicamentosas potencialmente graves (p. ex., varfarina)

Uso clínico
- Excelente biodisponibilidade pela via oral permite descalonamento
- Norfloxacino – cistite, profilaxia secundária de peritonite bacteriana espontânea
- Ciprofloxacino – infecções comunitárias por pseudomonas, infecções urinárias, pele e partes moles, crescente resistência de pneumococo e outros estreptococos limita uso para infecções respiratórias
- Levofloxacino, moxifloxacino – pneumonia ambulatorial/hospitalar, tuberculose, outras infecções respiratórias. Moxifloxacino – infecções intra-abdominais, atividade contra anaeróbios

Macrolídeos

Mecanismo de ação
- Inibição da síntese proteica por meio de ligação à subunidade ribossômica 50S

Principais mecanismos de resistência
- Alteração do alvo (principal)
- Bombas de efluxo
- Diminuição de permeabilidade

Principais agentes/vias/doses
- Azitromicina – 500 mg VO 24/24 h
- Claritromicina – 500 mg VO 12/12 h

Efeitos adversos principais
- Trato gastrointestinal
- Aumento do intervalo QT
- Interações medicamentosas

Uso clínico
- Infecções respiratórias (embora haja resistência crescente de pneumococo)
- Pneumonia – monoterapia, terapia combinada, cobertura para germes atípicos (p. ex., *Legionella*, *Mycoplasma*)
- Alternativa à penicilina em alergia/hipersensibilidade para diversas infecções
- DSTs – gonorreia, clamídia
- Azitromicina de uso contínuo – profilaxia de micobacteriose em Aids, doença pulmonar obstrutiva crônica, fibrose cística, bronquiectasias

Drogas antifólicas

Mecanismo de ação
Inibição da síntese do DNA por meio da via do ácido fólico (enzima di-hidropteroato sintetase)

Principais mecanismos de resistência
- Alteração do alvo
- Hiperprodução do alvo
- *Bypass* do processo inibido

Principais agentes/vias/doses
- Sulfametoxazol/trimetoprim – 400/80 mg 2 cp VO *ou* 2 amp EV 12/12 h
- Sulfametoxazol/trimetoprim – 800/160 mg VO/EV 12/12 h
- Sulfametoxazol/trimetoprim – 15–20 mg/kg de trimetoprim – aprox. 12 ampolas/dia divididas de 6/6 h ou de 8/8 h
- Sulfadiazina – comprimidos de 500 mg – 2–4 g/dia VO dividido de 6/6 h ou de 8/8 h
- Pirimetamina – comprimidos de 25 mg – 50–75 mg VO 24/24 h – associar ácido folínico/folinato

Efeitos adversos principais
- Hipersensibilidade – principalmente cutânea
- Mielotoxicidade
- Trimetoprim – hipercalemia por mecanismo tubular

Uso clínico
- Sulfametoxazol/trimetoprim – infecções urinárias, estafilococcias, desescalonamento em infecções de vários sítios, doenças associadas à Aids e imunossupressão (pneumocistose, toxoplasmose, profilaxias, microrganismos incomuns)
- Sulfadiazina e pirimetamina – toxoplasmose

Lincosamidas – clindamicina

Mecanismo de ação
- Inibição da síntese proteica por meio de ligação à subunidade ribossômica 50S

Principais mecanismos de resistência
- Alteração do alvo

Principais agentes/vias/doses
- Clindamicina – 300 a 600 mg VO/EV de 6/6 h ou 8/8 h

Efeitos adversos principais
- Trato gastrointestinal
- Principal droga implicada em colite por *Clostridium difficile*

Uso clínico
- Infecções de pele e partes moles, cavidade oral, estafilococcias, infecções por anaeróbios, abscesso pulmonar

Glicopeptídeos

Mecanismo de ação
- Inibição da formação da parece celular bacteriana por ligação em dipeptídeo terminal do peptideoglicano (etapa anterior aos betalactâmicos)

Principais mecanismos de resistência
- Alteração do alvo
- Diminuição de permeabilidade

Principais agentes/vias/doses
- Vancomicina – dose de ataque – 25–30 mg/kg EV
- Vancomicina – dose de manutenção – 15–20 mg/kg (aprox. 1 g) EV 12/12 h
- Teicoplanina – dose de ataque – 400 mg EV 12/12 h por 48–72 h
- Teicoplanina – dose de manutenção – 400mg EV 24/24 h

Efeitos adversos principais
- Síndrome do homem vermelho – liberação de histamina na infusão rápida da vancomicina – não consiste em hipersensibilidade e, portanto, não é necessária a suspensão da droga, apenas redução da velocidade de infusão
- Nefrotoxicidade
- Ototoxicidade (mais rara)

Uso clínico
- Infecções por Gram-positivos resistentes (drogas mais estudadas para MRSA), alérgicos a penicilina
- Pacientes em hemodiálise podem receber vancomicina somente nas sessões e manter farmacocinética adequada
- Vancomicina pode ser usada por via oral no tratamento de colite por *Clostridium difficile* na dose de 125 mg VO 6/6 h

Oxazolidinonas – linezolida

Mecanismo de ação
- Inibição da síntese proteica – não completamente elucidado

Principais mecanismos de resistência
- Alteração do alvo

Principais agentes/vias/doses
- Linezolida 600 mg VO/EV 12/12 h

Efeitos adversos principais
- Plaquetopenia (relacionada a tempo de uso prolongado)
- Síndrome serotoninérgica (uso em conjunto com inibidores seletivos de recaptação de serotonina e similares)

Uso clínico
- Infecções por Gram-positivos resistentes, especialmente estafilococcias por MRSA, alérgicos a penicilina
- Vantagem de não ser nefrotóxica, alta lipossolubilidade (alta concentração tecidual e baixa concentração sanguínea), via oral

Polimixinas

Mecanismo de ação
- Alteração de permeabilidade de membrana celular

Principais mecanismos de resistência
- Alteração do alvo

Principais agentes/vias/doses
- Polimixina B – dose de ataque – 25.000 UI/kg EV
- Polimixina B – dose de manutenção – 15.000 UI/kg EV 12/12 h
- Polimixina E/colistina – dose de ataque – 5 mg/kg EV
- Polimixina E/colistina – dose de manutenção – 2,5 mg EV 12/12 h

Efeitos adversos principais
- Nefrotoxicidade – piora de função e tubulopatia
- Neurotoxicidade – tontura, parestesias

Uso clínico
- Infecções por Gram-negativos multirresistentes, incluindo KPC e outros mecanismos de resistência a carbapenemases
- Polimixina E/colistina necessita de ajuste renal
- *Serratia, Providencia, Proteus* e *Morganella* são intrinsecamente resistentes

BIBLIOGRAFIA

1. Eliopoulos GM, Moellering Jr RC. Principles of anti-infective therapy. In: Mandell GL, Bennett JE, Dolin R (eds.). Principles and Practice of Infectious Diseases. 8 ed. Philadelphia, Pennsylvania: Saunders, Elsevier 2015; 224-234.
2. Johns Hopkins Guides – ABX [sítio da internet]. Disponível em: http://www.hopkinsguides.com/hopkins/ub. Acessado em: 13/09/2016.
3. Medscape App website [sítio da internet]. Disponível em: http://www.medscape.com/public/applanding. Acessado em: 13/09/2016.
4. Opal SM, Pop-Vicas A. Molecular mechanisms of antibiotic resistance in bacteria. In: Mandell GL, Bennett JE, Dolin R (eds.). Principles and Practice of Infectious Diseases. 8 ed. Philadelphia, Pennsylvania: Saunders, Elsevier 2015; 235-252.
5. The Sanford Guide to Antimicrobial Therapy [sítio da internet]. Disponível em: https://www.sanfordguide.com/. Acessado em: 13/09/2016.

ÍNDICE

Obs.: números em *itálico* indicam figuras; números em **negrito** indicam tabelas e quadros.

A

Abdômen superior, *1237*
Ablação, 304
Abscesso(s)
    anorretais, 574
    cutâneo, 798
    intra-abdominais, 574
    pélvicos, 574
Acalásia, 500
Acantócitos, 1272
Acantose nigricante, 424
Acesso
    subcutâneo, sítios de punção para utilização de, *642*
    vascular, 1227
    venoso
        central
            complicações, **78**
            guiado por ultrassom, **78**
        central, 75
            indicações, **75**
Acidente(s)
    botrópico, 826
    com animais peçonhentos, 825
    crotálico, 827
    elapídico, 827
    escorpiônicos, 828
    laquético, 827
    no trânsito, 134
    ofídicos, 825
    por aranhas, 828
    vascular
        cerebral
            definições, 143
            escala do National Institutes of Health, **146**
            exames subsidiários em pacientes com suspeita de, **145**
            diagnósticos diferenciais, **145**
            hemorrágico, 152
            isquêmico, 143, **149**, 151
        encefálico, 293
        tomografia de crânio em, *1245-1247*
Ácido
    acetilsalicílico, 316
    úrico, cálculo de, 921
    zoledrônico, 231
Acidose, 845
    metabólica, 229, 874, **874**
        AG aumentado, 877
        AG normal, 875
        fluxograma da abordagem da, 880
    respiratória, 882
Aconselhamento, 103
    pré-viagem, 129
Acrocórdons, 421
Acromegalia, 446
Acroqueratose paraneoplásica, 424
Adenocarcinoma, 496
Adenoma
    adrenal, 437
    clinicamente não funcionante, 442
    hipofisário
        adenoma clinicamente não funcionante, 442
        corticotropinomas, 444
        prolactinomas, 440
        somatotropinoma, 446
    hipofisário clinicamente não funcionante, 442
Adenomegalia
    causas, **5**
    definição, 3
    epidemiologia, 3
    estudo anatomopatológico, 6
    etiologia, 4
    generalizada, 4
    investigação diagnóstica, algoritmo, 6
    localizada, 4
Adesivo transdérmico, 117
Adrenal
    doenças da, 429
    função, 429
Adrenalectomia unilateral, 434
Adrenomedulina, 1308
Aedes aegypti, 747
Aenocarcinoma, 499
Afasia
    características das, 930
Agente(s)
    antidiarreicos, 515
    antitumorais, **259**
    comumente utilizados na intubação de sequência rápida, **60**

formadores de bolo fecal, 529
hipoglicemiantes, classes de, **481**
Agitação, 212
  extrema, tratamento, 125
  psicomotora, 1109
    diagnósticos diferenciais de, 1109
    medicações usadas na, **1110**
Agonista(s)
  adrenérgicos, 273
  de estrogênios, 461
  do 5-HT4, 529
  dopaminérgicos, 442
Agulha
  angulação para aplicação em tecidos, 642
  inserção para passagem de acesso venoso central, *1230*
Aids (síndrome de imunodeficiência adquirida), 755
  doenças definidoras de, **758**
Alarme, 67
Albumina, 250, 273
Albuminúria, **841**
Alcalinização urinária, **260**
Alcalose
  metabólica, 880
    fluxograma de, 882
  respiratória, 883
Álcool, 119
  consumo
    de risco, 120
    não saudável de, 120
  dependência de, medicação aprovada pelo FDA, **1119**
  desordem do uso, critérios para, 121
  níveis de consumo, 121
  usuário de, 121
Alcoolismo
  diagnóstico, 121
  epidemiologia, 119
  fisiopatogenia, 120
  rastreamento, 121
  tratamento, 123
Alfabloqueador, 326
Algoritmo
  CURB-65, *780*
  BASDAI (Bath Ankylosing Spondylitis Disease Activity Index), 1173
  de Berlin modificado pelo ASAS, *1173*
Alimentação em *binge*, 1124
Alopecia, **1165**
Alterações urinárias assintomáticas, 861
Altitudes elevadas, 139
Alucinógenos, dependência de, medicação aprovada pelo FDA, **1119**
Alucinose alcoólica, tratamento, 125
Amebíase, 130
Amiloidose, 4
  primária de cadeia leve, 424
Aminoglicosídeos, 1335
Aminossalicilatos, 571
Anafilaxia, 237
Analgesia, 278
Analgésico(s), 282
  não opioides, 618, **618**
  opioides, 620
Anasarca, diagnóstico diferencial de, **14**
Ancilostomíase, 134
Anemia, 844
  hemolítica, **1165**

Angina
  atípica, **313**
  classificação de severidade de angina segundo Sociedade Canadense de Cardiologia, **313**
  instável, 217
    apresentação de, **214**
  pectoris, 313
  típica, **313**
Angioedema, 237, *239*
Angiografia coronariana, 316
Angiorressonância, 390
Angiotomografia, 390
  computadorizada de aorta, *1251*
Ângulo de Treitz, 195
Animais peçonhentos, acidentes com, 825
Anopheles, 134
Anorexia, **622**
  nervosa, 1103
    critérios diagnósticos de, **1104**
Anormalidades periungueais, **1182**
Ansiedade, **622**
  transtornos de, 1085
Antagonista(s)
  da angiotensina B, 222
  de estrogênios, 461
Antiagregantes plaquetários, 316
Antibióticos correlacionados à infecção por C. *difficile*, **822**
Anticoagulação, 162, 852
Anticoagulante(s)
  na síndrome coronariana aguda, **221**
  oraias na fibrilação atrial crônica, 306
Anticonvulsivantes, 258
Anticorpos antifosfolipídio, **1165**
Antidepressivos, 1096
Antídotos disponíveis para reversão de intoxicações, 261
Anti-hipertensivos, 325, 844
  bloqueadores
    do canal de cálcio, 325
    do receptor de angiotensina, 325
  diuréticos, 325
  inibidores da enzima conversora de angiotensina, 325
Anti-inflamatórios, 282, 619
  dose dos, **371**
  principais, **283**
Antimicrobiano(s)
  classificação segundo PK/PD, 1320
  conceitos gerais, 1319
  concentração-dependentes, 1320
  drogas de farmacodinâmica "silenciosa", 1319
  principais
    aminoglicosídeos, 1335
    carbapenêmicos, 1335
    cefalosporinas, 1334
    clindamicina, 1337
    drogas antifólicas, 1337
    fluoroquinolonas, 1336
    glicopeptídeos, 1338
    lincosamidas, 1337
    linezolida, 1338
    macrolídeos, 1336
    oxazolidinonas, 1338
    penicilinas, 1333
    polimixinas, 1339
  tempo e concentração-dependentes, 1320
  tempo-dependentes, 1320

uso clínico, 1319
    exemplos, 1320
uso racional de, 1323
    princípios, **1323**
Antiplaquetários, **220**
Antipsicóticos, **1113**
Antirretrovirais, **761**
Antraz, 130
Apetite preservado × diminuído, *38*
Apneia obstrutiva do sono, 451
Aranhas, acidentes por, 828
Arboviroses, 1145
Arritmia cardíaca, 300
    bradiarritmias, 308
    taquiarritmias, 300
Arterite
    de células gigantes, 1177
    de Takayasu, 1177
Artrite, 339
    abordagem clínica da, 1140
    diagnóstico diferencial, 1140
    gotosa, 1156
    periférica, 1170
    psoriásica, 1171
    reativa, 1171
    reumatoide, 1150
        critérios do ACR para, 1151
Artrocentese
    algoritmo, 90
    análise do líquido sinovial, 89
    contraindicações, 89
Artropatia
    de Jaccoud, 340, 1145
    facetária, 1199
Asbesto, exposição à, 1062
Asbestose, 1062
Ascite, 491
    causas, **15**
    classificação, 491
        quanto ao volume, 492
    diagnóstico, 491
    epidemiologia, 491
    indicações de paracentese em pacientes com, 559
    prognóstico, 495
    refratária, 494
    tratamento, 493
ASDAS (Ankylosing Spondylitis Disease Activity Score), 1173
Asma, 1000
    alérgica, 1003
    com obesidade, 1003
    de início tardio, 1003
    em adulto, manejo inicial das crise de, *1006*
    não alérgica, 1003
    opções terapêuticas em cada etapa de tratamento da, 1004
*Aspergillu*s, 771
Aspergilose, 771
    invasiva, 772
Aspirina, 219
Atadura, 385
Atelectasia, 1213
    do lobo superior direito, *1213*
Aterogênese, 294
Atividade deflagrada, 300
Atracúrio, 289
Autoagressividade, 1122

Autoimunidade
    perspectiva e desafios, 1289
    princípios diagnósticos em, 1285
Automatismo, 300
Autonomia, 631
    princípio bioético da, 626
Auto-PEEP, 66
Avaliação geriátrica ampla, 583
    bases na, 584
    capacidade funcional, 586
    diretivas antecipadas, 590
    equilíbrio, 585
    espiritualidade, 590
    mobilidade, 585
    nutricional, 585
    risco de queda, 585
    saúde mental, 568
    social financeira e ambiental, 588

B

Bactéria do grupo HACEK, 347
Bacteriúria assintomática, 795
Baixa massa óssea, diagnóstico em população jovem, **460**
Balão intragástrico, 453
Banda gástrica, 453
Base excess, 873
Behavioral Pain Scale (BPS), 279, **280**
Beneficência, 631
Benzodiazepínicos disponíveis no Brasil, **1132**
Beriliose, 1062
Betabloqueadores, 221, 317, 326
Bilirrubina
    direta, abordagem diagnóstica de doenças com aumento de, *543*
    hiperprodução de, 541
    indireta, abordagem diagnóstica de doenças com aumento de, *542*
    metabolismo da, 540
Biofeedback anorretal, 530
Biomarcadores de inflamação, 1307
Biópsia renal
    contraindicações, **865**
    indicações, 863
    segurança e complicações, 864
Bisfosfonatos, 461
Bloqueador(es)
    de canal de cálcio, 222, 317
    neuromuscular
        despolarizante, 287
        não despolarizante, 288
        reversão do efeito dos, 289
Bloqueio
    atrioventricular, 309
        de primeiro grau, *310*
        de segundo grau Mobitz, *310*
        total, *311*
    do sistema renina-angiotensina, 317
    neuromuscular, 181
Boca seca, **622**
Bolhas, 408
Bota de Unna, 385
Botulismo
    de feridas, 809
    de origem alimentar, 809
    do lactente, 809

intestinal do adulto, 810
  por inalação, 809
BPS (Behavioral Pain Scale), 279, **280**
Bradiarritmias, 308
Bradicardia sinusal, 309, *309*
  maligna, 309
Brucelose, 130
Bulimia nervosa, 1105
  critérios diagnósticos, **1106**
Bullosis diabeticorum, 421
Bulose(s)
  dermatoses bolhosas subepidérmicas, 411
  pênfigos, 408
Burnout, 636
Bypass em Y de Roux, 454

C

Cadeia de sobrevivência na PCREH e PCRIH, *167*
Calcitonina, 461
Cálculo
  de ácido úrico, 921
  de cistina, 921
  de estruvita, 921
Calendário vacinal adulto, 109, **110**
Cannabis, dependência de, medicação aprovada pelo FDA, **1119**
Canal
  de cálcio, anormalidades do, 982
  de cloro, anormalidades do, 983
  de potássio, anormalidades do, 983
  de sódio, anormalidades do, 982
Canalopatias, 982
Câncer
  colorretal, 524
  de esôfago, 499
  de pulmão, rastreamento de, **113**
Capacidade
  de difusão do monóxido de carbono, 1071
  pulmonar, **1067**
Cápsula endoscópica, 569
Caquexia, **622**
Carbapenêmicos, 1335
Carboxiemoglobina, **258**
Carcinoma adrenal, 437
Carcinoma de células escamosas, 499
Cardite, 340
Carotenemia, 421
Cartilagens meniscais, testes para avaliação de integridade de, **1139**
Carvão ativado, **260**
Cataplexia, 205
Catapora, 752
Catecolamina, dosagem de, 435
Cateter(es)
  agulhados, 642
  de artéria pulmonar, 275
Cateterismo de veias adrenais, 434
Cefaleia(s)
  apresentação clínica, **1247**
  avaliação do paciente com, 935
  em salvas, 939
  hipótese diagnóstica, **1247**
  por uso de excessivo de medicação, 939
  secundárias, 939
  tensional, 938
  tomografia de crânio na, 1247
  trigêmino-autônomicas, 939

Cefalosporinas, 1334
Celecoxibe, **183**
Celularidade, 493
Células em alvo, 1272
Celulite, 799
Certificado Internacional de Vacinação ou Profilaxia, 131
Cetoacidose diabética, 183, 879
  critérios de resolução da, **189**
  critérios diagnósticos de, **185**
  fatores desencadeantes, **184**
  protocolo do Hospital São Paulo para, *188*
  recomendações da SBD para o tratamento da, **189**
Cetoprofeno, **183**
CHCC (Consenso Chapel Hill), **1178**
Chikungunya, 130
Choque
  cardiogênico, 269
  drogas vasoativas utilizadas no, **274**
  hemorrágico, graus de, **197**
  hipovolêmico, 269
  inter-relações entre as diferentes formas de, *276*
  obstrutivo, 269, 270
Chumbo, **258**
Ciclo *chew and park* (mastigar e alojar), 117
Cintilografia de perfusão miocárdica, 315
Ciprofloxacino, 135
Circulação mesentérica, 577
Cirrose, 13
  hepática, 491, 555
    complicações clínicas, 557
    etiologias, **556**
  manifestações dermatológicas na, 423
Cirurgia(s)
  bariátrica, 453
  de revascularização miocárdica, 318
  não cardíacas, pré-operatório de, 394
Cisatracúrio, 289
Cistina, cálculo de, 921
Cistite, tratamento, 795
Cisto de Baker, rotura de, 11
CIVD (coagulação intravascular disseminada)
  manejo da, 229
Classificação
  AIMS 65, **201**
  da ACCF/AHA, **355**
  de Child-Pugh-Turcotte, **556**
  de Forrest, **199**
  de Gell e Coombs, 238
  funcional da NYHA, **355**
Claudicação, 388
Clearance de lactato, 264
Clindamicina, 1337
Clopidogrel, 316
Cloridrato de bupropiona, 117
Clostridium, 799
  botulinum, 809
  difficile, 512
    antibióticos correlacionados à infecção por, **822**
    toxinas do, 514
  tetani, 807
Coagulação intravascular disseminada, 226 (*v.tb.* CIVD)
Cobalto, pneumopatia pelo, 1063
Codeína, 283
Código de Ética Médica, 626, 632
Colangiorressonância, 1259
Colangite biliar primária, 541

Colapso
    de átrio direito, *369*
    de câmaras
        direitas, 368
        esquerdas, 369
    de ventrículo direito, *369*
Colchicina, **259**
    doses de, **371**
Coleções líquidas, 534
Colelitíase, *1242*
Colestase gestacional, 542
Colestiramina, 298
Coleta de pus, 800
Cólica nefrética, algoritmo para manejo inicial da, *924*
Colite
    microscópica, 520
    pseudomembranosa, 821
    ulcerativa
        esquerda, 564
        extensa, 564
    ulcerativa e doença de Crohn
        diferenciação endoscópica entre, 569
Coloides, 273
Colonoscopia, 525, 569
Coloração de Wright, 513
Coluna
    cervical, avaliação, 1138
    torácica, 1138
    vertebral, osteoartrite de, 1148
Coma, 966
    exame do paciente com, 968
    mixedematoso
        apresentação clínica e laboratorial, 193
        diagnóstico, 193
        epidemiologia, 192
        fatores desencadeantes do, **190**
        tratamento, 194
Compressão, 385
    medular, 233
Comunicação de más notícias, 631
    justificativas errôneas usadas pelos profissionais para evitar a, 634
Concentração de hemoglobina corpuscular média, 1271
Confluência das veias femoral e femoral profunda, *1243*
Consciência, rebaixamento do nível de, causas, **266**
Consolidação alveolar, 1235
Constipação, 526, **623**
    avaliação, 528
    diagnóstico, 528
    epidemiologia, 526
    etiologias, 527
    induzida por opioides, 530
    intestinal, 602
    medicamentos associados à, **528**
    secundária, causas, **528**
    tratamento, 528
        medicamentoso, 529
        novas terapêuticas medicamentosas, 529
Consumo de risco de álcool, rastreamento do, 121
Contenção mecânica, 1110
Contraste, 1261
    esquemas posológicos para profilaxia da nefropatia induzida por, **1265**
Contraturas, 599
Controle glicêmico, 480
Conversão de pacientes com quadros sugestivos de, 1083
Convulsão, 203, 261, **623**

Coordenação, 933
Copeptina, 1308
Cor pulmonale, 157
Coração, 1217
    doença isquêmica do, 312
Coreia
    associada à febre reumática, 341
    de Sydenham, 340
Corpúsculo
    de Heinz, 1272
    Howell-Jolly, 1272
Córtex adrenal, 429
Corticoides, 254
    inalatórios, equivalência de doses entre, 1005
Corticoterapia, tabela de, **372**
Corticotropinoma, 444
Cortisol
    salivar, 444
    sérico, 430
    urinário livre de 24 horas, 444
Couro cabeludo, alterações psoriasiformes em, **1182**
Creatinina
    basal, 834
    metabolismo da, 834
Cricotireotomia, 62
    cirúrgica, técnica, **62**
    complicações precoces da, **63**
    percutânea, 63
Criptococose, 773
Crise(s)
    adrenal, 430
        manejo da, 431
    asmática, 240
    autonômicas, 205
    convulsiva
        causas, 204
        diagnósticos diferenciais, 204
        e crise psicogênica, diferenças entre, 1100
        etiologia, 204
        hipertensiva, abordagem de um paciente com, 173
        status epilepticus, 205
        tratamento, 205
    não epilépticas psicogênicas, 205
    renal
        esclerodérmica, **1189**
        terapêutica, **1192**
    tireotóxica
        apresentação clínica e laboratorial, 190
        diagnóstico, 190
        epidemiologia, 189
        fatores desencadeantes da, **190**
        tratamento, 191
Cristaloide, considerações após infusão de, **251**
Critério(s)
    de Alarcón-Segovia e Kahn para doença mista do tecido conjuntivo, 1196
    de Beers, 610
    de Burch-Wartofsky, **191**
    de fragilidade, 594
    de Light, 15
        para derrames pleurais, 95
    de rastreamento, **105**
    de Roma IV, **527**
    diagnósticos para constipação funcional, 527
    para pré-diabetes, **478**
    qSOFA, 245

Crítica de doença, 1080
Crohn's Disease Activity Index (CDAI)
   definições práticas para cada faixa de pontuação no, **568**
Cryptococcus, 773
   gattii, 774
   neoformans, 773
Cuidado(s)
   com animais, 134
   intensivos na sala de emergência
      avaliação sistemática, 265
         monitorização hemodinâmica, 263
         monitorização neurológica, 264
         monitorização respiratória, 264
   paliativos, controle de sintomas em, 614
   planejmento antecipado de, 628
   pós-parada, 170
Cultura bacteriana nas fezes, 513
Curativo, 385
Curva
   de farmacocinética, 1321
   em ventilação com volume controlado
      comparação de, 69
   espirométricas normais, *1068*
   fluxo-volume, padrões da, *1068*

D

Dabigatrana, 163
Dacriócitos, 1272
Dactilite, 1170
D-dímero
   concentração plasmática de, situações nas quais pode estar elevada, **1305**
   dosagem de, comparação de sensibilidade e especificidade entre as técnicas para, **1303**
   na prática clínica, 1303
Dedo em salsicha, 1170
DEET (N,N-dietil-m-toluamida), 135
Defeito
   na captação hepática, 540
   na conjugação hepática, 541
Deficiência da enzima lactase, 521
Déficit auditivo, 585
Deformidade em "pescoço de cisne", 340
Degeneração macular, 585
Delirium, **623**, **624**, 1081
   avaliação, 209
   Confusion Assessment Method (CAM) para diagnóstico de, **209**
   diagnóstico diferencial, 211
   diagnóstico, 209
   epidemiologia, 208
   fatores de risco, 209
   patogênese, 208
   tratamento, 212
   tremens, 123
Demência(s), 211, 960
   alcoólica, 964
   associada ao HIV, 964
   com corpos de Lewy, 962
   frontotemporais, 963
   na doença de Parkinson, 965
   vascular, 963
Dengue, 130, 747
Denosumab, 461

Dependência
   de substâncias, tratamento de manutenção para, 1119
   química, 115
      tratamento, 1117
Dependente químico, abordagem geral ao, 1115
Depressão, **623**
Derivação biliopancreática, 454
Dermatite, 12
   amoniacal, 599
   herpetiforme, 424
Dermatomiosite, 424, 984, 1181
   manifestações cutâneas, **1182**
Dermatoses bolhosas subepidérmicas, 411
Dermopatia diabética, 421
Derrame, 1215
   pleural, 14, 235, 995, 1233, *1234*
      à esquerda, *1216*
      causas, 14, **15**
   sanguinolento, 235
Desfibrilador externo automático, 167
Desidratação, correção da, 186
Desintoxicação, 123
Deslocamento
   viagem marítima, 138
   viagem aérea, 137
Desmame da ventilação mecânica, 72
Desnutrição, 601
Dexmedetomidina, 287
Diabetes
   complicação
      macrovasculares, 487
      microvasculares, 483
   complicações do, 480,
   escolha do tratamento farmacológico, 483
   gestacional, 476
   insipidus, 891
   mellitus, 138, 420
      aspectos diagnósticos do, 475
      classificação, 475
      critérios diagnósticos do, **477**
      diagnóstico, 476
      epidemiologia, 475
      gestacional, critérios diagnósticos, **477**
      grupos de risco, 478
      neonatal, 476
      testes para classificação do, 478
      tipo 1, 476
      tipo 2, 450, 476
         algoritmo de escolha de tratamento, *484*
         insulinização no, *484*
         terapia farmacológica, 481
      terapia não farmacológica, 480
Diagnósticos possíveis de disfunção tireoidiana x relação TSH e T4 livre, **469**
Diálise, 255
Diarreia
   aguda, 512
      diagnóstico, 513
      em paciente adulto, abordagem terapêutica empírica, *516*
      epidemiologia, 512
      fisiopatologia, 512
      prevenção, 516
      recomendações para tratamento com antibióticos, 517
      tratamento, 514

aquosa, 518
crônica, 518
    avaliação do paciente, 520
disabsortiva, 519
do viajante, 135
inflamatória, 519
motora, 519
osmótica, 518
secretora, 519
Diátese hemorrágica, 98
Diclofenaco, **183**
Digoxina, **258**, **259**
Dilatação
    das cavas, 369
    intestinal difusa, *1220*
Dipirona, 282
Diretivas antecipadas de vontade, 626
    em outros países, 627
    no Brasil, 627,
Discopatia degenerativa, 1199
Disfagia, 602, 1222
Dislipidemia, 293
    abordagem, 294
    classificação, 294
    diagnóstico, 294
    quadro clínico, 294
    tratamento
        farmacológico, 297
        não farmacológico, 297
Dispepsia, 504
    algoritmo para manejo de pacientes com, *508*
    funcional, 505
    orgânica, 504
    pacientes com sinais de alarme, 506
    propedêutica, 505
    sem sinais de alarme, algoritmo para tratamento, *509*
    sintomas persistentes, 506
Dispneia, 624
    investigação diagnóstica, algoritmo para, *9*
Dissecção aórtica, 174
Dissociação, pacientes com quadros sugestivos de, 1083
Distensão gasosa, 1219
Distrofias musculares, 980
Distúrbio(s)
    acidobásico
        abordagem dos, 871
        correção do, 186, 229
    da junção neuromuscular, 974
    da tireoide, 420
    do metabolismo
        de lipídeos, 983
        dos carboidratos, 983
        ósseo e mineral, 844
    do sódio, 884
    eletrolíticos, correção do, 186, 229
    esofagiano crônico e imunomediado, 501
    metabólicos, cálculo da compensação respiratória para, **873**
    respiratórios, cálculo da compensação metabólica para, **873**
    ventilatórios obstrutivos, classificação da gravidade, 1070
Diurese, 228
Divertículo de Zenker, *1223*
Dobutamina, **274**, 275
Doença(s)
    arterial
        coronariana, 293
            algoritmo de avaliação perioperatória para, *397*
        obstrutiva periférica
            classificação, 388
            diagnóstico, 389
            quadro clínico, 387
            tratamento, 390, **391**
    aterosclerótica coronariana
        probabilidade de, **314**
    autoimunes
        imunologia das, 1285
        prática clínica e, 1289
        sistêmicas, **1290**
    cardíaca, **1189**
    celíaca, 521
    da tireoide, 465
        doença nodular da tireoide, 472
        hipertireoidismo, 465
        hipotireoidismo, 467
    das unhas, 45
        abordagem diagnóstica geral, 46
    de Addison, 422
    de Alzheimer, 960
    de Bazex, 424
    de Chagas, 813
        congênita, 814
        crônica, 814
        formas de transmissão, 813
        tratamento, 815
    de Crohn, 566
    de Devic, 952
    de hipofunção da adrenal, 429
    de Kikuchi, 4
    de Paget, 425
    de Parkinson, 954
        critérios diagnósticos para, **957**
    de Still
        critérios de Yamaguchi para, 1155
        de início tardio, 1154
    de Wilson, manifestações dermatológicas na, 423
    desmielinizantes, 948
    do disco intervertebral, 1199
    do esôfago, 496
        acalásia, 500
        doença do refluxo gastroesofágico, 496
        esofagite eosinofílica, 501
        esôfago de Barrett, 498
        neoplasias malignas, 499
    do nó sinusal, 309
    do pericárdio, 92
    do refluxo gastroesofágico, 496
        tratamento
            cirúrgico, 498
            empírico, 497
    exantemática, 47
    falciforme, 542
    glomerulares, 853
    hepáticas, 423, 550
    inflamatória(s)
        intestinais
            índices de severidade das, 568
            manifestações clínicas, 566
            tratamento, 570
    intersticial(is), 1214
        pulmonares, sinais e sintomas habituais, **1023**
    isquêmica do coração, 312

diagnóstico, 313
quadro clínico, 312
tratamento, 316
mista do tecido conjuntivo, 1194
nodular da tireoide, 472
dados de história clínica e exame físico sugestivos
de malignidade, **472**
oportunistas, 763
orovalvares, 328
abordagem diagnóstica, 329
epidemiologia, 328
insuficiência aórtica, 335
insuficiência mitral, 331
por anticorpo antimembrana basal glomerular, 860
por depósito de pirofosfato de cálcio, 1160
por depósitos de cristais, 1156
por lesão mínima, 856
pulmonar(es)
classificação, *1022*
intersticiais, 1021, 1189
obstrutiva crônica, 138, 1008
rastreamento de, 103
renal crônica, 839
sexualmente transmissíveis, 134
sistêmicas, manifestações dermatológicas de, 420
transmitidas por insetos, 135
ulcerosa péptica
complicações, 510
sinais de alarme em pacientes com, **510**
ulcerosa péptica, 507
venosa crônica
classificação CEAP, **382**
diagnóstico clínico, 383
diagnóstico complementar, 384
fisiopatologia, 381
tratamento, 384
Dopamina, **274**
Dor, 278
abdominal, 184
articular, 1142
inflamatória, 1141
não inflamatória, 1141
classificação quanto aos mecanismos fisiopatológicos, 617
disfuncional, 617
lombar, 99, 1170, 1198
causas
menos comuns, 1200
não mecânicas, 1200
sinais de gravidade na avaliação clínica da, 1201
teste auxiliares na avaliação da, **1202**
mista, 617
neuropática, 617
noniceptiva, 617
torácica
classificação clínica, **313**
não cardíaca, **313**
Dose de ataque, 1322
Drenagem torácica, 235
DRESS, 414
medicamentos relacionados a, 414
Droga(s)
antianginosa, 318
antidiarreicas, 515
antifólicas, 1337
de liberação lenta, **259**

epidemiologia do uso de, 1117
no Brasil, 1118
flebotônicas, 385
indutoras de edema, 14
parenterais usadas na insuficiência cardíaca
descompensada e suas doses, **362**
vasoativas, 251
tipos, 273
utilizadas no choque, **274**
venoativas, 385

E

E. coli enteropatogênica, 135
Eclâmpsia, 175
Ecocardiograma
sob estresse, 315
transtorácico, 315
Ecodoppler colorido arterial, 390
Edema
causas, **11**
cavitário, 14
drogas indutoras, **14**
extracelular, 10
facial, 414
generalizado, 12
algoritmo diagnóstico, *13*
induzido por fármacos, 13
intracelular, 10
localizado, 11
algoritmo diagnóstico, *12*
ósseo, *1257*
E-FAST, 1235
Efeito *shunt*, 179
Efusão
pericárdia, 234
peritoneal maligna, 234
pleural, 234
Eletrocardiograma de repouso, 314
Eletroforese
de proteínas, 1281
padrão normal, *1282*
de proteínas, *1283*
indicações, 1282
interpretação dos resultados, 1282
Eliptócitos, 1272
Embolia pulmonar, 600
Emergência(s)
endocrinológica
cetoacidose diabética, 183
coma mixedematoso, 192
crise tireotóxica, 189
estado hiperglicêmico hipoerosmolar, 183
hipertensiva(s), 172
dissecção aórtica, 174
eclâmpsia, 175
encefalopatia hipertensiva, 174
insuficiência de ventrículo esquerdo com edema
agudo de pulmão, 174
isquemia cerebral, 174
lesão renal aguda, 175
manifestação clínica, 173
medicamentos endovenosos disponíveis para o
manejo das, **176**
metas pressóricas nas, **176**
retinopatia hipertensiva, 175
síndrome coronariana aguda, 174

síndrome da encefalopatia reversível posterior, 174
médicas, 141
oncológicas
    compressão medular, 233
    efusão peritoneal maligna, 234
    efusão pericárdica, 234
    efusão pleural, 234
    hiperglicemia da malignidade, 231
    síndrome da veia cava superior, 233
    síndrome de lise tumoral, 237
Empagliflozina, 483
Encefalite, 943
Encefalopatia
  hepática, 557
    características de, **557**
  hipertensiva, 174
Endocardite
  de Libman-Sacks, 1163
  infecciosa, 423
    algoritmo, *350*
    diagnóstico, 349
    epidemiologia, 346
    quadro clínico, 348
    tratamento, 351
      conforme agente etiológico, **351**
  sintomas relacionados a, **348**
Endocrinologia cutânea, 420
Endomiocardiofibrose, 377
Enema
  baritado, 1224
  opaco realizado com iodo diluído, *1224*
Enfisema
  pulmonar, *1215*
    difuso, *1250*
Enoxaparina, 220
Ensaio imunoenzimático, 1289
Entamoeba histolytica, 519
Enterorragia, 196
Entesite, 1170
Enzima(s)
  digestivas pancreáticas, 531
  lactase, deficiência da, 521
Epidermólise bolhosa adquirida, 412
Epinefrina, **274**
Equação de Henderson-Hasselbalch, 871
Equilíbrio, 585
Equinócitos, 1272
Erisipela, 11, 799
Eritema
  anular centrífugo, 425
  facial, **1182**
  marginatum/marginado, 341
  nodoso, 422
Eritrodermia esfoliativa, 425
Eritropoese ineficaz, 541
Erythema gyratum repens, 425
Escala
  analgésica da OMS, 618
  CIWA-Ar, 123, **124**
  de atividades avançadas de vida diária, 586
  de atividades básicas de vida diária, 586, **587**
  de atividades instrumentais de vida diária, 586, 588
  de avaliação de sintomas de Edmonton, **616**
  de depressão geriátrica, **590**
  de fezes de Bristol, 527
  de força muscular do Medical Research Council, **932**
  de Katz, 587
  de Lawton, 588
  de sedação, **280**
  miniavaliação nutricional, 587
  visual analógica e numérica de dor, *279*
Escherichia coli, 512
Escleredema de Buschke, 421
Esclerodermia, 1186
  fatores de mau prognóstico na, **1192**
  localizada, 1186
  tratamento das diversas manifestações na, 1192
  localizada, 1186
Esclerose
  múltipla, 948
    não primariamente progressiva, critérios de McDonald para, **950**
    primariamente progressiva, critérios de McDonald para, **951**
  sistêmica,
    características clínicas e autoanticorpos na, **1190**
    critérios de classificação, **1187**
Escleroterapia, 385
Escore
  AUDIT, 121, **122**
  de acidente vascular cerebral hemorrágico que prediz mortalidade em 30 dias, **153**
  de Ranson, 533
  de Rodnan modificado, *1187*
Esferócitos, 1272
Esofagite
  Eosinofílica, 501
    tratamento, 502
  erosiva, 496
Esôfago
  câncer de, 499
  de Barrett, 496, 498
  doenças do, 496
  em "saca-rolhas", 1222
Esofagografia com bário, *1223*
Espaço pleural, 1215
Espirometria, 1066
Esplenomegalia, investigação da, 28
Espondiloartrite, 1169
  anquilosante, 1169
  axial, 1170
  classificação
    ASAS, 1169
    clássica, 1169
  diagnóstico, 1172
  enteropática, 1169
  exames
    de imagem, 1171
    laboratoriais, 1171
  indiferenciada, 1169
  instrumentos de avaliação, 1173
  juvenil, 1169
  manifestações
    clínicas, 1170
    extra-articulares, 1170
    musculoesqueléticas, 1170
  periférica, 1170
  psoriásica, 1169
  tratamento, 1174
Espondilólise, 1199
Esquema do triângulo retângulo, *1229*
Esquistossomose, 130

Esquizócitos, 1272
Esquizofrenia, 1112
  diagnóstico segundo o DSM-5, 1112
  suicídio e, 1124
Estado(s)
  confusional agudo, 1081
  hiperglicêmico
    hiperosmolar, 183
      critérios de resolução da, **185**, 189
      fatores desencadeantes, **184**
      protocolo do Hospital São Paulo para, **188**
      recomendações da SBD para o tratamento do, **189**
  mental, 930
  reacionais na hanseníase, comparação entre, **406**
Estatinas, 222, 296, 297, 843
Esteato-hepatite
  não alcoólica, 450, 550
    causas, 551
    diagnóstico, 551
    epidemiologia, 550
    fisiopatologia, 550
    quadro clínico, 551
    terapias voltadas para estilo de vida e nutrição, 552
    tratamento, 552
Estenose
  aórtica, 334
    classificação, **335**
    indicações para tratamento cirúrgico da, 336
  de artérias renais, 326
  de canal vertebral, 1200
  do segmento ilíaco-cava, 386
  mitral, 330
    classificação, 331
    indicações
      de comissurotomia percutânea por balão na, 332
      para tratamento cirúrgico da, **332**
    indicações de comissurotomia percutânea por balão na, 332
Estertores crepitantes, 271
Estimuladores da guanilato ciclase solúvel, 1038
Estimulantes, dependência de, medicação aprovada pelo FDA, **1119**
Estomatócitos, 1272
Estratégias efetivas para parar de fumar, **116**
Estresse oxidativo, 1308
Estrias gordurosas, 294
Estrogênio, 461
Estrongiloidíase, 130
Estrutiva, cálculo de, 921
Etilenoglicol, **258**, **259**
Etilismo, 535
Exame
  neurológico, 929
  osteoarticular, 1135
  psíquico, componentes e principais alterações, **1079**
Exantema, abordagem diagnóstica dos, *48-52*
Expansão volêmica, 228
Exposições ambientais, 139
  elevadas altitudes, 139
  mergulho, 139
  viagens para lugares, 139
Exsudato, 997
  critérios, 995
Ezetimiba, 298

F

Face em lua cheia, 422
Fácies "leonina", 404
Fadiga, **624**
Failure to thrive, 594
FAN, interpretação do, 1286
Fármaco, edema induzido por, 13
Farmacodermias, 414
FAST, 1235
  pontos anatômicos de avaliação do, *1236*
FAST, *1237*
Fator de risco para TVP/TEV, **158**
Febre(s), 17
  aguda indiferenciada, *19, 20*
  amarela, 746
    áreas com indicação de imunização para, *111*
    vacina contra, 110
  de origem indeterminada, *21*
  hemorrágicas, 130
  manejo inicial da, 19
  reumática
    critérios da Organização Mundial da Sáude (2004) para o diagnóstico de, **343**
    critérios de Jones modificados para o diagnóstico de, 342
    critérios diagnósticos ecocardiográficos para regurgitação valvar patológica secundária à, **341**
    diagnóstico, 341
    epidemiologia, 338
    fisiopatogenia, 339
    manifestações cutâneas, 341
    na prática clínica, causas, **18**
    profilaxia, 344
    quadro clínico, 339
    recomendações para a duração da profilaxia secundária, **344**
    tratamento, 343
Fenilefrina, **274**
Fenitoína profilática, 126
Fenômeno
  de Raynaud, 1163
    terapêutica, **1192**
  de Wenckebach, *310*
  do suicídio, 1121
Fentanil, 284
Feocromocitoma, 327, 434
Ferro, 258
  fisiologia do, 1292
  metabolismo do, 1292
    para indivíduos adultos, valores de referência, **1295**
Fibras solúveis, suplementação dietética com, 523
Fibratos, 298
Fibrilação
  atrial, *304*
    anticoagulada, risco de sangramento grave em 1 ano na, 306
    classificação por tempo de duração, **304**
    crônica, anticoagulantes orais na, 306
    paroxística, **304**
    permanente, **304**
    persistente, **304**
    risco de evento tromboembólico em 1 ano na, 305

Fibrose
   cística em adultos, 1015
   pumonar idiopática, critérios diagnósticos da exacerbação aguda na, **1026**
Ficando doente no exterior, 137
Filaríase, 130
FiO_2, 67
Fissuras pulmonares, *1210*
Flavivirus, 746
Flebografia, 384
Fluido(s)
   extracelulares, 273
   tipos, 273
   utilizados nos pacientes sépticos, constituição e distribuição dos, **274**
Fluidoterapia, 272
Fluoroquinolonas, 1336
Flutter atrial, 307
Fluxo inspiratório, 67
Fondaparinux, 220
Força
   avaliação de, 594
   motora, 932
Fósforo, valores recomendados de, **845**
Fotoplestimografia, 384
Fragilidade, 592
Fratura
   de Coles, 456
   por trauma mínimo, 459
Frequência respiratória, 66
Função
   cerebelar, 933
   cognitiva, 588
   hepática
      classificação de Child-Pugh-Turcotte, 556
      classificação, 555
   pulmonar, provas de, 1066
   tireoidiana, condições a serem consideradas na avaliação de, **469**
Fundoplicatura, 498
Fuso horário, mudanças, 136

G

Gadolínio, ressonância magnética e o uso de, 1265
Galactorreia, 440
Galectina 3, 1309
Gangrena gasosa, 799
GASA (gradiente de albumina soro-ascite), 493
Gasometria arterial com lactato, 271
Gasping, 167, 264
Gastrectomia em luva, 454
Gastroenterologia cutânea, 422
Gastroparesia, 486
Gengivoestomatite herpética primária, 751
Gestante viajante, 138
Giardíase, 130
Giba de búfalo, 422
Glaucoma, 585
Glicemia
   controle de, 255
   de jejum, 476
   redução da, 187
Glicocorticoides, 431
Glicopeptídeos, 1338
Glomeruloesclerose segmentar e focal, 856

Glomerulonefrite
   aguda, 13
   pós-estreptocócica, 858
   rapidamente progressiva, 859
      mediada por imunocomplexos, 860
      pauci-imune e associada à vasculite, 861
Glomerulopatia, 853
Glutamato, 120
Goma de nicotina, 117
Gota, 1156
   critérios classificatórios ACR/EULAR para, **1158**
   tofácea crônica, 1157
Gradiente alvéolo-arterial, fórmula para cálculo, 179
Granuloma anular, 421
Grau de recomendação e evidências, **105**

H

H. capsulatum, 771
H1N1, 788
Hálito cetônico, 184
Hanseníase
   agente etiológico, 403
   aspectos clínicos das formas, **405**
   classificação, 404
   diagnóstico, 405
   dimorfa, **405**
   epidemiologia, 403
   estados reacionais, 406
      comparação entre os, **406**
   indeterminada, **405**
   manifestações clínicas, 404
   tratamento, 405
   tuberculoide, **405**
   virchowiana, **405**
Hantaviroses, 130, 745
Hantavirus, 745
Heart team, 328
Heliótropo, **1182**
Hematêmese, 196
Hematócrito, 1270
Hematoma subdural, tomografia computadorizada de crânio, *1248*
Hemicrania
   contínua, 939
   paraxística, 939
Hemocromatose, manifestações dermatológicas na, 423
Hemocultura, 1325
   boas práticas para uso clínico das, 1328
   coleta de, 1327
   coleta em paciente já em uso de antimicrobianos, 1328
   detecção de metabolismo, 1326
   fluxograma sugerido para coleta em pacientes já em uso de antimicrobianos, *1328*
   frascos de, *1326*
   identificação, 1326
   meio de cultura, 1325
   método, 1325
   positividade conforme o foco infeccioso, **1327**
   princípios gerais para boa prática na solicitação, 1327
   quanto tempo demora uma, 1326
   resultados parciais, 1326
   testes de sensibilidade, 1326
Hemodiálise, 229
Hemoglobina
   corpuscular média, 1271
   glicada, 477

Hemograma, 1269
  contagem de reticulócitos, 1271
  plaquetas, 1273
  série branca, 1272
  série vermelha, 1270
  valores de referência, 1274
  valores de referência por idade, **1270**
Hemólise extravascular, 541
Hemoptise
  diagnósticos diferenciais, *25*
  investigação da, *24*
Hemoptise, 22
Hemorragia
  alveolar, tomografia computadorizada, 1249
  digestiva
    alta, 195
      não varicosa, tratamento, 199
      varicosa tratamento, 199
    baixa, 195, 201
    etiologia, **196**
    tratamento, 197
  intracerebral espontânea, 152
Hemotransfusão no choque, 273
Heparina
  de baixo peso molecular (HPBM), 163
  não fracionada, 220
Hepatite
  A, 545
  alcoólica, 541
  B, 546
    vacina contra, 109
  C, 130, 548
  D, 548
  E, 549
  viral(is), 541, 545
    B e C manifestações dermatológicas na, 423
Hepatização pulmonar, *1235*
Hepatoesplenomegalia, 26
  investigação da, *27*
Herbicida, **258**
Hermocomponente, transfusão de, 254
Herpes
  genital, 751
  simples, 750
Herpes-zóster, 753
Hidratação
  endovenosa, 514
  oral, 514
  vigorosa, 228
Hidrocefalia de pressão normal, 964
Hiperaldosteronismo
  primário, 327, 432
    indicações de rastreio, **432**
    rastreio de, 432
    testes confirmatórios, **433**
    tratamento, 434
Hipercalcemia, 905
  da malignidade, 231
  manifestações clínicas, 907
  uso dos bisfosfonados na, **909**
Hipercalemia, 893
  aguda, algoritmo para tratamento, 895
  alterações eletrocardiográficas, *895*
  tratamento, **896**
Hiperfosfatemia, 229, 912
Hiperfunção adrenal, doenças de, 432
Hiperlactatemia, 268

Hipermagnesemia, 900
  causas, 901
Hipernatremia, **892**
  aguda, 891
  crônica, 891
Hiperparatireoidismo, 327
  primário, 462
    diagnóstico diferencial, 463
    seguimento, 463
    tratamento, 463
Hiperpigmentação, 12
Hiperprolactinemia, 443
  crônica, 440
  farmacológica
    etiologia da, 441
Hipertensão
  arterial
    pulmonar, 1030, 1031, 1189, **1192**
    sistêmica, 172, 320, 459
      anti-hipertensivos utilizados, 325
      avaliação para tratamento, 323
      classificação, 322
      investigação de lesões de órgãos-alvo, 322
      meta pressórica, 323
      secundária, 326
      tratamento medicamentoso, 323
      tratamento não medicamentoso, 323
Hipertireoidismo, 327, 420, 465
  achados dermatológicos, 421
    apatético, 466
Hipertrofia, 374
Hiperuricemia, fatores relacionados a, 1157
Hiperventilação, 184
Hipnóticos, 1131
  não benzodiazepínicos disponíveis no Brasil, 1131
Hipoalbuminemia, 491
Hipocalcemia, 228, 909
  grave, reposição de cálcio na, **912**
  manifestações clínicas, **911**
Hipocalemia, 897
  algoritmo para tratamento, 898
  alterações eletrocardiográficas, *899*
  causas, **897**
  manejo, 900
Hipocomplementemia, **1165**
Hipodermóclise
  medicamentos por, 639
  medicamentos por
    contraindicações, 640
    indicações, 640
    perfil da absorção, 639
    sítios de punção, 641
    técnicas de punção, 642
    variação da concentração do medicamento na corrente sanguínea, *640*
Hipofosfatemia, 914
  manifestações clínicas, **915**
  reposição de fosfato na, **916**
Hipofunção adrenal, doenças de, 429
Hipogonadismo, 441
Hipolipemiantes, 317
Hipomagnesemia, 902
  causas, 902
  tratamento, **903**
Hiponatremia, 884
  classificação, **885**
  crônica sem sinais de gravidade, tratamento, 889

grave e moderadamente grave, **889**
hipervolêmica, tratamento, **889**
hipotônica euvolêmica, 886
hipotônica hipovolêmica, 885, 886
Hipotensão, 61, 268
    postural, 601
Hipótese monoaminérgica, 1092
Hipotireoidismo, 327, 420, 467, **1189**
    achados dermatológicos, 421
    central, 468
    primário, 467
    subclínico, 470
        em adultos, algoritmo para tratamento, *471*
        persistente, recomendações para tratamento do, *471*
        tratamento, 469
    tratamento, 469
Hipoventilação da obesidade, 451
Hipoxemia causada pelo distúrbio V/Q, 179
Histoplasmose, 130, 769
    disseminada, 770
    pulmonar
        aguda, 770
        crônica, 770
    tratamento, **772**
HIV (vírus da imunodeficiência humana), 755
    detecção direta do, 760
Holiday heart, 304
Hormônios, 1308
Hormonioterapia, 461
Humor, transtornos de, 1091

I

Ibuprofeno, **183**
Icterícia, 29
    investigação da, *30, 31*
    no adulto, abordagem da, 540
Idoso
    capacidade funcional do, 586
    diagnósticos diferenciais da mudança de comportamento em, **1082**
    enfermidades oculares nos, 585
    ferramentas para otimizar terapia medicamentosa em, 610
    transtorno depressivo no, 588
Imagem
    da artéria carótida comum esquerda em modo Doppler espectral, *1241*
    das veias hepáticas em modo Doppler colorido, *1241*
    em modo B, *1240*
    em modo M, *1240*
Immunoblotting, 1289
Imobilidade, fatores de risco para, **598**
Impetigo, 798
Imunização, 103
    dos viajantes, 130
    em gestantes, 138
    no adulto, 109
        dupla tipo adulto (DT), 109
        febre amarela, 110
        hepatite B, 109
        tríplice viral, 110
        vacina antipneumocócica 23-valente, 111
        vacina influenza sazonal, 111
Imunofluorescência indireta, 1289
Imunoglobulina, transfusão de, 254

Imunologia das doenças autoimunes, 1285
Incidentaloma adrenal, 437
    avaliação dos, *438*
Incontinência
    fecal, 585
    urinária, 585, 601
Índice
    de gravidade da embolia pulmonar (PESI), **161**
    de massa corpórea, 451
        classificação segundo a OMS, **452**
    de massa ventricular, 374
    de risco cardíaco revisado de Lee, 396
    de risco cardíaco revisado, 395
    hálux-braquial, 390
    tornozelo-braquial, 389
        interpretação do, **389**
Infarto(s)
    agudo
        do miocárdio
            localização de acordo com elevação de segmento ST, 215
            com elevação de segmento ST, 213
            sem elevação de segmento ST, 213
    lacunares, 174
Infecção(ões)
    da trato urinário em homens, 796
    de biópsia renal, 863
    de corrente sanguínea, 817
    de partes moles, 798
    do sistema nervoso central, tomografia de crânio em, 1245
    do trato urinário, 601, 793
        recorrente, 795
    gonocócica disseminada, 1144
    necrotizantes, 799
    pelo HIV, estágios, 757
    por *C. difficile*, esquemas terapêuticos para, **824**
    por *H. pylori*, 507
    por HIV, 138
    por *Rickettsia*, 139
    por *Shigella dysenteriae*, 516
    relacionadas a viagens, 129
    urinária relacionada a cateter, tratamento, 796
Infiltração hepática, 542
Inflamação, biomarcadores de, 1307
Influenza sazonal, 788
Infusão prolongada, 1322
Ingesta alcoólica abusiva, 134
Inibidor(es)
    da enzima conversora de angiotensina, 222
    da fosfodiesterase, 1038
    da PCSK9, 299
Injúria miocárdica, marcadores de, 1309
Inseto(s)
    doenças transmitidas por, 135
    repelentes de, 134
Insônia, 1127
    diagnósticos, 1128, 1129
    epidemiologia, 1127
    manejo(s)
        farmacológico, 1130
        hipnóticos, 1131
        psicoterápico, 1131
Insuficiência
    adrenal, 429
        manifestações clínicas e laboratoriais da, 430

primária e secundária, diferenciação entre, 431
    tratamento, 431
aérea não respiratória, sinais e sintomas, 56
aórtica, 335
    classificação, 336
    indicações de tratamento cirúrgico na, 337
cardíaca, 138
    classificação, 353
    critérios diagnósticos, 356
    crônica, 353
    descompensada, 353, 460
        causas, 361
        drogas parenterais usadas na, 362
        perfis hemodinâmicos de pacientes com, 361
    diagnóstico, 355
    etiologia, 353
    etiologias, 353
    marcadores de, 1306
    medicamentos e suas doses na, 358
    prevalência, 353
    sinais e sintomas, 356
    transplante cardíaco na, 362
    tratamento, 357
de ventrículo esquerdo com edema agudo de pulmão, 174
mitral, 331
    classificação ecocardiográfica, 333
    primária, recomendações para tratamento cirúrgico na, 333
    secundária, recomendações para cirurgia, 334
renal, 13
respiratória, 254
    aguda
        abordagem terapêutica, 182
        algoritmo de avaliação da, *181*
        classificação, 179
        definição, 178
        fisiopatologia, 178
        tipo I, 179
venosa crônica, 12
Insulina, falta de, 184
Insulinização, 483
    no paciente com diabetes *mellitus* tipo 2, *484*
Interleucina 6, 1308
Intestino
    delgado, 1222
        supercrescimento bacteriano do, 524
    grosso, 1224
Intolerância à lactose, 521
Intoxicação(ões)
    antídotos disponíveis para reversão de, 261
    exógenas, 256
        abordagem inicial, 259
        quadro clínico, 256
        tratamento específico, 261
    por álcoois tóxicos, 879
    por salicilatos, 879
Intraoperatório, 400
Intubação
    de sequência rápida
        agentes comumente utilizados na, 60
        checklist para, 59
    de sequência rápida, 58
    orotraqueal
        indicações, 57
        preditores de dificuldade na, 58
        técnica da, *61*

Iodo radioativo, 467
Irritativos, 529
Isoproterenol, **274**
Isotrópico, 254
Isquemia
    arterial aguda dos MMII, 601
    arterial mesentérica, 576
    cerebral, 174
    mesentérica, 576
        abordagem terapêutica, 579
        aguda, 577
        crônica, 577
        exames, 578
        fatores de risco, 577
        fisiopatologia, 577
        não oclusiva, 580
        quadro clínico, 577
        seguimento, 580
        tipos, 576
    miocárdica aguda, 213
    venosa mesentérica, 576

J

Joelho
    avaliação, 1138
    osteoartrite de, 1148
Juízo de realidade, 1080
Junção
    neuromuscular
        distúrbios autoimunes da, 974
        distúrbios congênitos da, 978
        distúrbios tóxicos da, 978
Justiça, 631

K

Kit médico do viajante, 136

L

L-74, 469
Laboratório
    de microbiologia
        para o clínico, 1325
        uso racional do, **1331**
Lactose, intolerância à, 521
Lacuna de Howship, 457
Larva *migrans*, 134
Latrodectus, 830
Lavagem gástrica, **260**
Laxantes osmóticos, 529
LCR
    características normais do, **99**
    nas meningites, avaliação diagnóstica do, **99**
Legionelose, 130
Leishmaniose, 130
LEMON, regra mnemônica, **58**
Leptospira interrogans, 743
Leptospirose, 130, 743
Lesão(ões)
    cutânea no viajante, 139
    de Janeway, 348
    hepatocelular, 541
    obstrutivas, **1069**
    orais, 422
    renal
        aguda, 175, 833

classificação de KDIGO, **833**
  pré-renal, 835
  pós-renal, 836
  prevenção da, 228
Leucócitos, 1272
Leucopenia, **1165**
Levotiroxina (L-T4), 469
Ligamentos meniscais, testes para avaliação de integridade de, **1139**
Linaclotide, 529
Lincosamidas, 1337
Linezolida, 1338
Linfedema, 12
Linfoma(s), 4
  de Hodgkin, 365
Linfonodo, 3
Linfonodomegalia, 4
  cervical, 4
Linfopenia, **1165**
Linha B de Kerley, *1217*
Lipídeos plasmáticos, 293
Lipólise, 184
Lipoproteína, 293
  de densidade
    alta, 294
    baixa, 293
    intermediária, 293
    muito baixa, 293
  de densidade muito baixa, 293
Líquido
  ascítico
    análise do, 88, 492
    diagnósticos feitos pela análise do, **560**
  pericárdico, tabela de pedido da investigação de, **368**
  sinovial
    análise do, 89
    normal, 89
Liraglutida, 453
Listeriose, 130
Lítio, **258**
Lombalgia
  causas, 1199
  definição, 1198
  diagnóstico, 1200
  epidemiologia, 1198
  investigação, *41*
  tratamento, 1203
Loxosceles, 829
Lubiprostone, 529
Lung sliding sign, 1231
Lúpus
  cutâneo, **1165**
  eritematoso sistêmico, 1162
    apresentação clínica, 1162
    critérios de classificação do SLICC, 1165
    epidemiologia, 1162
    prognóstico, 1166
    tratamento, 1164

M

Macrolídeos, 1336
Macroprolactinomas, 441
Malária, 130
  prevenção de, 135
Mama, ressonância magnética de, *1259*
Mancha de Roth, 348

Manobra
  de FABERE, 1137
  de Finkelstein, **1137**
  de Lasègue, **1202**
  de McMurray, **1120**
  de Patrick, 1137
  de Phalen, **1137**
  de Sellick, 60
  de Tinnel, **1137**
  de Valsalva, 302
  vagais, 302
Manometria, 500
Mão, osteoartrite de, 1147
Marcador(es), 216
  bioquímicos de remodelação óssea, 462
  de injúria miocárdica, 1309
  de insuficiência cardíaca, 1306
  inflamatórios na prática clínica, 1311
Marcha
  anormalidades da, **934**
  estática, 934
  velocidade da, 586, **594**
Más notícias
  comunicação de, 631
  métodos de abordagem de, 636
Massa selar, diagnóstico diferencial das, 443
Mecanismos arritmogênicos, 300
Mediastino, 1214
Medicação(ões)
  adjuvante no controle da dor, **621**
  anticolinérgicas, 208
  pela via subcutânea compatibilidade, **646**
  usadas na agitação psicomotora, **110**
Medicamento(s)
  associado à PEGA, **416**
  associados à constipação, **528**
  associados a SSJ/NET, 417
  endovenosos disponíveis para o manejo das emergências hipertensivas, **176**
  por hipodermóclise, 639
  relacionada a DRESS, **414**
  utilizados pela via subcutânea, **643-645**
Medicina
  do viajante, 129
    acometimento após retorno de viagens, 139
    aconselhamento pré-viagem, 129
    condições médicas específicas, 138
    deslocamento, 137
    exposições ambientais, 139
    ficando doente no exterior, 137
    infecções relacionadas a viagens, 129
    mudanças de fuso horário, 136
    precauções comportamentais durante a viagem, 131
    prevenção de
      doenças do trato gastrointestinal e diarreia do viajante, 135
      kit médico do viajante, 136
      malária e de outras doenças transmitidas por insetos, 135
    profilaxias, 130
    tabela de imunizações, **132**
    vacinas, 130
Medula adrenal, 429
Megacólon tóxico, 573
Megaesôfago, *1223*
Meias elásticas, 385

MELD (*model for end-stage liver disease*), 556
Meloxican, **183**
Meningite, 942
 bacterianas, 943
 perfil do líquido cefalorraquidiano nas, **943**
Mercúrio, **258**
Mergulhador, transporte aéreo e, 139
Mergulho, 139
Metadona, 284
Metais pesados, **258**
Metanefrina, dosagem de, 435
Metanol, **258, 259**
Metaplasia intestinal, 498
Metástase no hemisfério cerebelar esquerdo, *1256*
Metemoglobina, **258**
Metformina, 483
Método
 de abordagem de más notícias, 636
 para redução de absorção e aumento da excreção de tóxicos, **260**
Metodologia
 5 As, 115
 PANPA, 115
Metotrexato, **258**
Micose, 599
Microangiopatias trombóticas, 862
Microrganismo(s)
 intrinsecamente resistentes, 1331
 isolados em cultura na peritonite bacteriana espontânea, **559**
 prevalência conforme o tipo de valva, **347**
 respiratórios nas diferentes faixas etárias nos fibrocísticos, *1015*
Microscopia, 513
Midazolam, 285
Mielotomografia, 1202
Migrânea, 937
Milrinona, 275
Mindfulness, 1131
Mineralocorticoides, 431
Mini exame do estado mental, **589**
Miocardioesclerose terapêutica, **1192**
Miocardiopatia(s)
 arritmogênica, 378
 de Takotsubo, 379
 dilatada, 374
  causas, **374**
 hipertrófica, 375
  risco de morte súbita na, **377**
 induzida por taquicardia, 379
 restritiva, 377
  causas, **378**
Mioglobina sérica, 227
Mionecrose, 799
Miopatia(s), 979
 do doente crítico, 985
 inflamatórias, 984
 metabólicas, 983
 mitocondriais, 983
 tóxicas, 985
Miosite, 984
Mixedema pré-tibial, 466
Mnemônico
 ABC (*airway, breathing, circulation*), 272
 D-E-L-I-R-I-U-M-S, 209, **210**
Mobilidade, 585
Modelo de Monte Carlo para meropenem, *1322*

Modos ventilatórios, 68
MODY (*Maturity-onset Diabetes of the Young*), 476
Moléstia de Hansen, 403
Monitorização
 hemodinâmica, 263
 neurológica, 264
 respiratória, 264
Monoartrite
 aguda, 1142
 crônica, 1143
Mono-like, 4
Morfina, 222, 284
Morte
 encefálica, 966, 972
 súbita, risco na miocardiopatia hipertrófica, **377**
Mucolíticos, 1018
Múltiplas medicações, 610
Mycobacterium
 leprae, 403
 tuberculosis, 519, 783

N

Naltrexona, 126
Não maleficência, 631
Naproxeno, **183**
Narcolepsia, 205
Náusea, 184, **624**
Náuseas e vômitos, atendimento inicial, *34*
Necrobiose lipoídica, 421
Necrólise
 epidérmica tóxica
  medicamentos associados a, **417**
  SCORTEN para avaliação prognóstica da, **418**
Necrose, 534
Nefrite
 intersticial
  aguda, 866
   causas, **836**
   etiologias, **967**
 lúpica, 1163
  classificação, **1167**
  tratamento, **1167**
 tubulointersticial
  aguda, suspeita de, algoritmo de manejo na, *868*
  crônica, 867
Nefrolitíase, 918
Nefropatia
 diabética, 485
  estratégias de tratamento, **486**
 membranosa, 857
 por IgA, 858
Nefrotoxicidade, 351, 843
 prevenção de, 228
Neoplasia
 conforme a idade, *screening* de, **39**
 malignas do esôfago, 499
Nervos cranianos, **930**
NET (necrólise epidérmica tóxica), 417
Neurofisiologia da vigília, 968
Neuromielite óptica, 952
Neuropatia
 autonômica, 486
 axonal motora aguda, 988
 diabética, 485
 sensitivomotora, 486
Niacina, 298

Nicotina
    chicletes de, 137
    dependência, teste de Fagerström para a, **114**
    goma de, 117
    grau de dependência, 114
    patches de, 137
    terapia de reposição de, 116, 117
Nimesulida, **183**
Nitratos, 222, 318
Nível de consciência, alteração no, tomografia de crânio na, 1248
Nódulo
    de Heberden, 1147
    de Osler, 348, 423
    em vidro fosco solitário, 1051
    pulmonar
        avaliação do, 1047
        solitário sólido, 1050
        subsólido, 1050
    semissólido solitário, 1051
    tireoidiano, *1242*
        algoritmo sugerido para abordagem a pacientes com, *474*
        características no USG, **473**
        indicações de PAAF em pacientes com, **473**
Noradrenalina, **274**
Norfloxacino, 135

O

Obesidade, 449
    causas segundo a Endocrine Society, **449**
    comorbidades, 450
    diagnóstico, 451
    hipoventilação da, 451
    manifestações clínicas, 450
    perspectivas, 454
    tratamento, 451
        cirúrgico, 453
        medicamentoso, 452
Obstrução
    arterial
        aguda, 392
            classificação, **393**
    biliar, 541
    de delgado, *1219*
    do intestino delgado, 1219
    do intestino grosso, 1219
    intestinal, 574
Oclusão arterial aguda de um único vaso, 577
Oftalmopatia infiltrativa, 466
Oligoartrite
    aguda, 1144
    crônica, 1144
Ombro, manobras passivas para o, 1136
Ômega 3, 299
Oncocercose, 130
Oncologia, tomografia em, 1252
Onda
    F, em "dente de serra", *307*
    P, *302*
        atriais negativas, *301*
        retrógrada, *303*
Opacidades alveolares, *1209*
Opioides, 282, 618
    dependência de, medicação aprovada pelo FDA, **1119**
    potência relativa dos, **286**

Orlistat, 452
Ortotanásia, 626
Osso trabecular, 456
Osteoartrite, 1147
    de coluna vertebral, 1148
    de joelho, 1148
    de mãos, 1147
    de quadril, 1148
    tratamento e manejo da, 1148
Osteomielite, 802
    crônica, 805
    terapia antimicrobiana para, 805
Osteoporose, 456
    classificação, 458
    definição pela densidade mineral óssea, 460
    definição pela DMO, 460
    fatores associados à, **457**, **458**
Osteoporose, 600
Oxalato de cálcio, cálculos, **920**
Oxazolidinonas, 1338
Oxigênio, queda na oferta de, 577
Oxigenoterpia hiperbárica, 806

P

Pacht blood, 99
Paciente
    paliativo, recomendações para o manejo do, **615**
    tabagista, avaliação inicial, 113
"Pacotes da sepse", 248
Padrão
    de curvas fluxo-volume, 1069
    de IFI FAN HEp-2 e correlações clínicas, **1287, 1288**
    misto, 1071
Panarício herpético, 751
Pancolite, 564
Pancreatite
    aguda, 531
        causas, 531
        diagnóstico, 532
        estratificação de risco, 533
        gravidade, 533
        tratamento, 534
    crônica, 535
        diagnóstico, 536
        prognóstico, 538
        seguimento, 538
        tratamento, 537
Pancurônio, 288
Pandisautonomia aguda, 989
PANPA, metodologia, 115
Panturrilha, empastamento de, 11
PaO_2, variação da, equação para estimar, 178
Pápula de Gottron, **1182**
Paracentese
    algoritmo, **86-88**
    diagnóstica, 492
Paracetamol, 258 259, 281
Paracoccidioides brasiliensis, 766
Paracoccidioidomicose, 130, 760
    tratamento, 763
Parada cardiorrespiratória
    causas reversíveis, **170**
    cuidados pós-parada, 170
    suporte avançado de vida, 168
    suporte básico de vida, 166

Paralisia com indução, 60
Paraneoplasias cutâneas, 424
Paraquat, **258**
Parar de fumar, estratégias efetivas para, **116**
Parassistolia, 300
Paratireoidectomia, 463
PCR (parada cardiorrespiratória), 166
Pé diabético, 487
Pectus excavatum, 329
PEEP (*positive end expiratory pressure*), 66, 67
PEGA (pustulose exantemática generalizada aguda), 416
 medicamentos mais associados à, **416**
Pele com calcificações, **1182**
"*Pencil in cup*", 1171
Pênfigo
 foliáceo, 410
 induzido por drogas, 411
 paraneoplásico, 411, 425
 vulgar, 408
  e foliáceo, diagnóstico comparativo entre, 409
Penicilinas, 1333
Peptídeo(s)
 C, 478
 natriuréticos, 356, 1306
  atrial, 1307
Perda
 de peso não intencional, causas, 36
 ponderal
  definição, 36
  investigação, *38*
Perfuração intestinal, 573
Pericardiocentese
 análise laboratorial, 95
 causas, 96
 complicações, 95
 contraindicações, 93
 indicações, 92
 material para, **94**
 preparação, 93
 procedimento, 94
 relação risco-benefício para, 95
 técnica, 94
Pericardite, 1163
 aguda, critérios diagnósticos de, 364
 etiologias de, **365**
 tratamento, algoritmo, *373*
Pericardiopatia(s)
 achados clínicos, 366
 achados eletrocardiográficos nas, 366
 características clínicas das, **364**
 classificação, 363
 epidemiologia, 363
 formas clínicas, 363, 364
 investigação diagnóstica, 367
 tamponamento cardíaco, 368
 tomada de decisão nas, algoritmo, *370*
 tratamento, 370
Perioperatório, 394
Peritonite
 bacteriana espontânea, 200, 558
  microrganismos isolados em cultura na, **559**
PESI (índice de gravidade da embolia pulmonar), **161**
Phoneutria, 829
Picaridina, 135
Pielonefrite, tratamento, 795

Pioderma gangrenoso, 422
Piomiosite, 800
Pirose, 496
Piúria estéril, 796
PK/PD de antimicrobianos na sepse, *1322*
Plaquetas, 1273
Plaquetopenia, **1165**
Plasma Lyte, 273
Plasmodium, 135
Pletismografia, 1071
Pneumoconiose, 1060
 dos trabalhadores de carvão (PTC), 1062
 fibrogênicas, 1061
 não fibrogênicas, 1060
Pneumonia, 602
 adquirida na comunidade, 775
  agentes etiológicos, **778**
  algoritmo de tratamento, 782
  classificação de gravidade, 779
  grave, critérios propostos por Ewig, **781**
 bilateral com broncogramas aéreos evidentes, **1211**
 por células gigantes, 1063
Pneumonia Severity Index (PSI), **779**
 pontuação e estratificação, **750**
Pneumopatia intersticial terapêutica, **1192**
Pneumoperitônio, 1221
Pneumotórax, 84, *1216*, 1232, *1233*
 hipertensivo, 269
Point-of-care, 1226
Poiquilodermia fotodistribuída, **1182**
Poliarterite nodosa, 422, 1177
Poliartrite
 aguda, 1145
 crônica, 1145
Polidpsia, 184
Polifarmácia, 609
 conceito, 609
 consequências, 610
 epidemiologia, 609
 estratégias para evitar, 612
Polimiosite, 984, 1181
Polimixinas, 1339
Polineuropatia distal simétrica, 486
Polirradiculoneuropatias desmielinizantes inflamatórias, 986
Poliúria, 184
Pontada, dor referida como, 313
Ponto de punção da veia jugular interna pela abordagem central, 79
Porfiria cutânea tarda, 425
Pós-intubação, 61
Pós-operatório, 400
 complicações cardiovasculares no, 400
 rastreio, 400
Pós-revascularização miocárdica, 1301
Postura estática, 934
Potássio, reposição de, **899**
Potência motora, 932
Pragmatismo, 1080
Prebióticos, 514
Precaução(ões)
 comportamentais durante a viagem
  acidentes no trânsito e violência, 134
  contato com vetores, 134
  cuidados com animais, 134
  doenças sexualmente transmissíveis, 134
  infecções respiratórias, 134
  ingesta de água e comida, 131

Pré-diabetes, 481
Preditores de prognóstico ruim, **371**
Pré-operatório de cirurgias não cardíacas, 394
Presbiopia, 585
Prescrição em cascata, exemplos, **610**
Pressão, 67
   arterial, 320
      classificação de acordo com a medida casual no consultório, **322**
      recomendações para o seguimento, **321**
      técnica de medida de, 321
   de pulso pinçada, 270
   dor referida como, 313
   expirada do dióxido de carbono, 170
   na decolagem ou aterrissagem, 137
Pressure Half-Time (PHT), 330
Prevenção de doenças do trato gastrointestinal, 135
Pricardiocentese, 235
Primeiro
   episódio psicótico, 1110
      sinais de atipicidade do, 1111
   episódio psiquiátrico, 1081
Primoinfecção herpética, 751
Probióticos, 514
Pró-calcitonina, 1313
   em diferentes situações, evidências validando o uso de, *1314*
   em diferentes tipos de infecção, evidências do uso de, **1314**
Proctite ulcerativa, 564
Proctossigmoidite ulcerativa, 564
Programa Nacional de Imunizações (PNI), 109
Prolactinoma, indicações para cirurgia em, **442**
Prolactinomas, 440
Promoção à saúde, 101
Propofol, 286
Proteção contra aspiração, 60
Proteína
   C reativa, 1308, 1312
      e VHS, discrepâncias entre, 1313
   de ligação de ácidos graxos, 1309
   ST2, 1309
Protocolo
   de 0 h/1 h da Sociedade Europeia de Cardiologia, *216*
   SPIKES, 636, **636**, 637
Prova
   de função pulmonar, 1066
   tuberculínica, 786
Prurido, 425
Pseudocisto, 534
Pseudo-hemoptise, 22
Psicomotricidade, 1080
Psiquiatria
   diagnóstico diferencial em, 1077
   exame psíquico em, 1077
Puffy hands, 1188
Pulmão, 1208
   normal no modo, *1232*
Pulso *parvus* e *tardus*, 329
Punção
   aspirativa por agulha fina, 6, 472
   lombar, *100*
      análise do LCR, 99
      complicações, 99
      contraindicações relativas, 97
      indicações, 97
      técnica, 98

Punho, testes para investigação de patologias do, **1137**
Púrpura, investigação inicial, *43*
Pustulose exantemática generalizada aguda, 416

Q

QRS
   alargado, *308*
   de baixa amplitude, *367*
   estreito e regular, *302*
Quadril
   exame do, 1137
   osteoartrite de, 1148
Quadro(s)
   colestáticos, investigação de, *32*
   febril, investigação de, *19*, *20*
Queda
   avaliação inicial, 605
   causas, 605
   epidemiologia, 604
   fatores de risco para, **606**
   histórico de, 585
   prevenção de, 606
   reabilitação, 607
   risco de, 585, 604
Queixas respiratórias, 264
Questionário Duke Activity Status Index (DASI), **396**
Quetamina, 287
Quick SOFA, **245**
Quilomícrons, 293
Quimioprevenção, 103

R

Rabdomiólise
   alterações urinárias na, 227
   causas, **225**
   definição, 224
   epidemiologia, 224
   etiologia, 225
   fisiopatologia, 225
   intervenção terapêutica na, 227
   mecanismos de, 226
Radiografia(s)
   baritadas, 1221
   de abdômen, 1218
   de tórax, 1207
      com opacidades reticulonodulares, *209*
      com consolidações basais, *1212*
      normal, *1208*
   simples de abdômen, 1218
Radioimunoensaio, 1289
Raiva, 810
   esquema de vacinação contra, 811
Rasburicase, 232
Rash em "asa de borboleta", **1165**
Rastreamento
   consequências não desejadas dos programas de, **104**
   critérios de, 105
   de doenças, 103
      avaliação clínica periódica, 107
      considerações especiais, 107
      ferramentas para os profissionais, 108
      o que é e como funciona, 103
      recomendações, 104
      recomendações pela USPSTF, 106, **107**
Rastreio pós-operatório, 400

RDW (*red cell distribution width*), 1271
Reação(ões)
  a medicamentos com eosinofilia e sintomas sistêmicos, 414
  hansênicas, 406
Red flags, 1269
Reentrada, 300
Reflexo(s), 932
  tendinosos profundos, **933**
RegiSCAR, 415
  critérios diagnósticos da DRESS, **415**
Regra mnemônica LEMON, **58**
Regurgitação
  aórtica patológica, **341**
  mitral patológica, **341**
  valvar patológica secundária à febre amarela, critérios diagnósticos ecocardiográficos para, **341**
Remifentanil, 285
Remodelação óssea, processo de, 461
Repelente contra insetos, 135
Resinas, 298
Resistência
  à colonização, 514
  à insulina, 450
  antimicrobiana, 1330
    mecanismos de, **1330**
Respiração de Kussmaul, 184
Resposta broncodilatadora, 1071
Ressonância
  magnética
    cardíaca, 315
    indicações
      abdômen, 1260
      cérebro, 1256
      coluna vertebral, 1257
      comuns, 1255
      coração, 1258
      fígado, 1258
      mama, 1258
      musculoesquelético, 1257
      pelve, 1260
      pescoço, 1256
      tórax, 1257
    precauções, 1260
    princípios básicos, 1255
Ressuscitação volêmica, 249
  em pacientes adultos com choque séptico, 250
Reticulócito, contagem de, 1271
Retinopatia
  diabética, 485
    classificação, **485**
  hipertensiva, 175
Retocolite ulcerativa, 564
Revascularização
  na doença arterial coronariana, 318
  percutânea, 318
Rifaximina, 135
Rivaroxabana, 163
Rizartrose, 1147
RMESS, 414
Rocurônio, 288
Rotação dos opioides, 284

S

Sala de emergência, cuidados intensivos na, 263

Salicilato(s), 258, **259**
  de bismuto, 135
  intoxicação por, 879
Sangramento digestivo, 573
Sangue autólogo, injeção de, 99
Sarcoidose, 4, 424
SARS, 130
Saúde, promoção à, 101
SCORTEN para avaliação prognóstica da NET, **418**
Screening, 103
Secreção respiratória, depuração das, 1018
Sedação, 278
  classificação dos níveis de, **279**
  escalas, 280
Sedativos, 285
Segmento ST, supradesnivelamento difuso do, *367*
Seis Ps, 392
Sensibilidade, 67
Sepse
  critérios diagnósticos, 244, **245**
  definições, 242
  fisiopatologia, 246
  quadro clínico, 247
  tratamento, 248
Série
  branca, 1272
  vermelha, 1270
    índice da, 1271
Serosite, **1165**
Shiny hands, 1188
Sibutramina, 452
Siderose, 1063
Simpaticomimético de ação central, 326
Simulação, 1097
Sinal(is)
  da asa de morcego, *1231*
  da bandeira, 11
  da cauda de cometa, *1233*
  da corda de arco, **1202**
  da estratosfera no modo M, *1233*
  da praia, *1232*
  da silhueta, 1211
  da vela, *1234*
  de Bikele, 934
  de Brudzinski, 934
  de Gottron, **1182**
  de Homans, 11
  de Kernig, 934
  de Leser-Trèlat, 425
  de Müller, 329
  de Musset, 329
  de Quincke, 329
  de rigidez de nuca, 933
  do "grão de café", 1219, *1220*
  do "U invertido", 1219
  do broncograma aéreo, 1212
  do coldre, **1182**
  do deslizamento, 1231
  do empilhamento de moedas, *1219*
  meningorradiculares, 933
Síncope, 204
Síndrome(s)
  compartimental, manejo da, 229
  coronariana(s)
    aguda(s), 174, 213
      anticoagulantes na, 221
      complicações, 223

diagnóstico, 214
eletrocardiograma, 214
marcadores, 216
probabilidade dos achados serem decorrentes de, **215**
quadro clínico, 213
sem supra de ST, **217**
terapia adajuvante, **223**
tratamento, 217
da(de) apneia obstrutiva do sono, 327, 1041
da encefalopatia reversível posterior, 174
da fragilidade, 592
  alterações laboratoriais da, **593**
  ciclo autossustentado da, *593*
da imobilidade, critérios para definição de, **598**
da imunodeficiência adquirida (Aids), 755
da mononucleose, 739
da veia cava superior, 233
de abstinência alcoólica, 123
  exames complementares, **126**
  no departamento de emergência, 125
de Anton, 211
de Cushing adrenal, 436
de fragilidade, 592
de Guillain-Barré, 985
de lise tumoral, 232
de Miller-Fisher, 988
de Munchausen, 1100
de Sjögren, 1153
  manifestações extraglandulares na, **1154**
  manifestações glandulares na, 1153
de Stevens-Jonhson, 417
  medicamentos associados a, **417**
de Wernicke-Korsakoff, profilaxia, 125
de Wolff-Parkinson-White, 303
dispéptica, 504
do balonamento apical, 379
do coração partido, 379
do glucagonoma, 425
do imobilismo, 597
  epidemiologia, 597
  fatores de risco, 598
do intestino irritável, 522
do túnel do carpo, **1189**
facetária, 1199
febris hemorrágicas, 743
focais, 211
grave de desmielinização osmótica, 889
hepatorrenal, 561
  critérios diagnóticos, **561**
  tipos, **562**
intersticial, 1232
lúpus-*like*, 365
nefrítica, 857
nefrótica, 13, 855
occipitais, 211
secreção inapropriada de ADH (SIADH), 886
  causas, **886**
  critérios diagnósticos, 887
toxicológicas, **257**
tubulares, 866
Sintoma(s)
  com dor, 617
  de hiperfosfatemia, 232
  depressivos, condições médicas associadas a, 1095
  em cuidados paliativos, **622**

em pacientes gravemente doentes de acordo com cada patologia, *615*
psicóticos, condições médicas que podem gerar, 1111
sem dor, 620
Sistema
  Bethesda para laudos citopatológicos de tireoide, **473**
  renina-angiotensina, bloqueio do, 317
Sítio de punção, particularidades dos, 77
Sleeve gastrectomy, 454
Sódio
  distúrbio do, 884
  sérico corrigido, cálculo, 186
Soiling, 602
Solução(ões)
  cristaloides, 273
  de Ringer lactato, 273
  utilizadas pela via subcutânea, **643-645**
Somatotropinoma, 446
Sororoca, **625**
Spot sign, 152
SSJ (síndrome de Stevens-Johnson), 417
SSJ/NET, DRESS e PEGA, comparação clínica e laboratorial entre, **419**
START (*screening tool to alert doctors to right treatment*), 611
Status epilepticus, 170, 205, 212
STOPP (*screening tool of older person's prescriptions*), 611
Streptococcus beta-hemolítico do grupo A de Lancefield, 338
Substâncias psicoativas, 1115
Succinilcolina, 287
Sufocamento dor referida como, 313
Sugamadex, 289
Suicídio, 1121
  de Ajax, 1091
  fatores de risco e fatores protetores, **1123**
  risco estimado de, 1123
Sundowing, 211
Supercrescimento bacteriano do intestino delgado, 524
Suporte
  avançado de vida, 168
    em adultos, algoritmo, *169*
  básico de vida, 166
  ventilatório não invasivo com pressão positiva, indicações, **56**
Switch duodenal, 454

T

Tabagismo, 536
  avaliação inicial, 113
  doenças relacionadas ao, 112
  epidemiologia, 112
  farmacoterapia, 116
  intervenções motivacionais, 115
  tratamento, 115
Tabela
  de imunizações, **132, 133**
  semiológica TVP/TEP, 161
Talcose, 1063
Tamponamento
  cardíaco, 92, 368
    algoritmo para abordagem de, *93*
  marcadores ecocardiográficos de, 368
Taquiarritmia
  fibrilação atrial, 304

flutter atrial, 307
taquicardia
  atrial, 300
  por reentrada nodal, 302
  reentrante atrioventricular por via acessória, 303
  sinusal, *301*
  ventricular, 307
Taquiarritmia, 269
Taquicardia
  atrial, 300
    multifocal, *301*
    unifocal, *301*
  por reentrada
    atrioventricular, *303*
    nodal, *302*
  sinusal, 300, *301*
  ventricular, 307
    monomórfica, *307*
    polimórfica, *308*
Taquicardiomiopatia, 379
Tartarato de vareniclina, 118
Taxa de filtração glomerular, estágios, **841**
Tecido conjuntivo, doença mista do, 1194
Técnica
  cricotireotomia cirúrgica, **62**
  da intubação orotraqueal, **61**
  de medida da pressão arterial, 321
  de punção do subcutâneo, 642
  de Scopinaro, 454
Temperatura axilar aferida maior ou igual a 37,8 °C, *19*
Tempo inspiratório, 67
Temporalidade, 156
Teofilina, **258**
TEP (tromboembolismo pulmonar), 156
Terapia
  antibiótica na diarreia aguda, 515
  anticoagulante, 220
  anti-inflamatória, 1019
  antimicrobiana, 252
  antiplaquetária, 219
  antirretroviral, 763
  broncodilatadora, 1018
  de reposição de nicotina, 116, 117
  de substituição renal, 563, 845
  familiar, 1105
  fibrinolítica farmacológica, 218
  não nicotínica, 117
  osmótica, 1018
  renal substitutiva, 848
    descontinuação, 852
    modalidade, *851*
  vasoconstritora, 562
  voltadas para estilo de vida e nutrição, 552
Teriparatida, 461
Termoablação endovenosa, 385
Teste
  confirmatórios para hiperaldosteronismo primário, 433
  da infusão salina, 433
  da sobrecarga oral de sódio, **433**
  de elevação da perna estendida, 934
  de equilíbrio, 586
  de estiramento do nervo femural, **1202**
  de estresse, 228
  de exercício cardiopulmonar, 1072
  de exercício em esteira, 390
  de Fagerström para a dependência da nicotina, **114**

de Lachmann, **120**
de marcha, 586
de postura, 433
de rastreio da síndrome de Cushing, 436
de Schober, **1202**
de *screening*, 585
de Snellen, 585
de supressão com dexametasona 1 mg
  interferência medicamentosa no, **445**
do sussurro, 585
ergométrico, 314
  de esforço, 390
oral de tolerância à glicose, 477
para investigação de patologias do punho, **1137**
para rastreamento, 103
Tétano, 807
  esquemas de profilaxia para, **809**
TEV (tromboembolismo venoso), 672
Tilt table testing, 205
Timed up and go test/*Get up and go* (TUGT), 586
TIPS (*transjugular intrahepatic portosystemic shunts*), 494, 562
Tireoide, doenças da, 465
Tireoidectomia total, 467
TNF alfa, 1308
Tomografia
  computadorizada
    de abdômen, *1252*
    de tórax de paciente fibrocístico, *1017*
    indicações comuns, 1245
  coronariana, 315
  de abdômen, indicações e protocolos utilizados, **1253**
  de pescoço, 1249
  de tórax, 1249
    enfisema pulmonar difuso, *1250*
    trombos nos ramos lobares das artérias pulmonares, *1249*
  do sistema muculoesquelético, 1251
  em oncologia, 1252
Toracocentese
  análise laboratorial, 83
  complicações, 83
    manejo das, **84**
  contraindicações, 81
  definição, 80
  indicações, 80
  materiais, 81
  radiografia de tórax após, 83
  técnica, 81
Torsades de pointes, 308
Tosse
  crônica
    causas, **1067**
    em adulto, algoritmo diagnóstico, *1056*
    inexplicada, 1057
  investigação inicial da, *23*
Tóxico
  com início de ação retardado, 259
  potencialmente mensuráveis, **258**
Toxina do *Clostridium difficile*, 514
Trabalhador de carvão, pneumoconiose dos, 1062
Train of four, 281
Tramadol, 283
Transdutor, 1226
Transfusão
  de hemocomponentes, 254
  de imunoglobulina, 254

Transição inspiração-expiração, 65
Transjugular intrahepatic portosystemic shunt (TIPS), 562
Transplante
    cardíaco, indicações e contraindicações, **362**
    de pulmão, 1019
    hepático, 563
Transtorno(s)
    conversivo, 1099
    de ansiedade generalizada, 1085
    de ansiedade de doença, 1099
    de estresse pós-traumático, 1089
    de humor, 1091
        comorbidades, 1095
        diagnósticos diferenciais, 1094
        epidemiologia, 1091
        etiologia, 1091
        fisiopatologia, 1091
        quadro clínico, 1092
        sintomas clínicos, 1093
        suicídio e, 1123
        tratamento, 1095
    de insônia, critérios diagnósticos para, **1128**
    de pânico, 1086
    de sintomas neurológicos funcionais, 1099
    de sintomas somático, 1097
    dissociativo, 1083
    do uso de álcool, suicídio e, 1124
    factício, 1100
    obsessivo-compulsivo, 1088
    por uso de substâncias
        critérios diagnósticos, 1116
Transudatos, 996
Trauma encefálico, tomografia de crânio no, 1247
Tremor, 205
Tríade
    da rabdomiólise, 226
    de Beck, 92
Triângulo da displasia, 378
Trombo nos ramos lobares das artérias pulmonares, *1249*
Tromboembolismo
    agudo, 157
    crônico, 157
    pulmonar
        classificação, 156
        conceito, 156
        diagnóstico, 159
        epidemiologia, 156
        escores de probabilidade de, **159**
        estratificação de risco, 160
        fatores de risco, 157
        fisiopatologia, 157
        investigação, *1304*
        quadro clínico, 159
        tratamento, 161
Trombólise
    contraindicações de, **162**
    farmacológica, contraindicações à, **219**
Trombolíticos, **162, 218**
Trombose
    arterial, 392
    venosa
        mesentérica aguda, 579
        profunda, 600
Troponina, 1309
    causas de elevação de, **1299**
    elevação da relação da mortalidade com o nível de *301*
    elevação da, causas, 1297
    na prática clínica, 1296
    na SCA sem supra ST, 1300
    uso no infarto agudo do miocárdio, 1298
Trypanosoma cruzi, 374, 813
T-*score*, 459
TSH (hormônio tireoidiano), causas de elevação das concentrações séricas do, **470**
Tuberculose, 4, 783
    primária, 783
    secundária, 784
    tratamento, 785
Tubo digestivo alto, 1222
Tubulopatias, **869**
Turgência de jugular, 271
Turnover ósseo, 461
TVP (trombose venosa profunda), 383

U

Úlcera(s)
    de decúbito, 599
    de estase venosa, 384
    digitais, terapêutica, **1192**
    gastrointestinal, 507
    maleolares, 12
    neuropáticas, 421
Ultrassom Doppler, 384
Ultrassonografia
    à beira do leito, 1226
    de tórax, 1230
    indicações, 1241
    indicações comuns, 1239
    modalidades, 1240
Umectantes, 529
Unha, doenças das, 45
Urgências hipertensivas, 172
Urina
    alcalinização da, 228
    exame de, 1276
Urinálise, 1275
Uroculturas, 1329
    boas práticas para a coleta de, 1329
    quando coletar, 1329
USPSTF (The United States Preventive Services Task Force), 104

V

Vacina
    antipneumocócica 23-valente, 111
    contra difteria e tétano, 109
    contra os vírus *Influenza*, 791
    influenza sazonal, 111
    polissacarídica, 111
    tipo adulto (DT), 109
    tríplice viral, 110
Valgismo, 1138
Valor
    de referência, 1274
        das diversas variáveis metabólicas, **872**
Valsartana, 222
Variáveis metabólicas, valores de referência, 872
Varicela-zóster, 752
Varizes pélvicas, 386
Vasa vasorum, 349

Vasculite
  associadas ao ANCA, 1179
  associadas com doenças sistêmicas, **1178**
  associadas com etiologia provável, **1178**
  classificação, 1177
  crioglobulinêmica, 1179
  de pequenos vasos, **1178**
  de grandes vasos, **1178**
  de hipersensibilidade, 1179
  de médios vasos, **1178**
  de órgão único, **1178**
  granulomatosa da aorta, 1177
  nomes e definições adotados pela CHCC na nomenclataura das, **1178**
  sistêmicas, 1176
Vasodilatores diretos, 326
Vasopressina, **274**
VCSS (Venous Clinical Severity Score), **383**
Vecurônio, 288
Velocidade de hemossedimentação, 1312
Ventilação
  com pressão controlada, *71*
  com pressão de suporte, *72*
  com volume controlado, 68
    comparação de curvas em, *69*
  fases do ciclo ventilatório e princípios da, *65*
  mandatória intermitente sincronizada com volume controlado, *71*
  mecânica
    em situações especiais, manejo da, **74**
    indicações, 64
    objetivos, 64
  não invasiva com pressão positiva, contraindicações, 56
  pressão controlada, *72*
  volume controlado assisto-controlado, *70*
  volume controlado-controlado, *69*
Ventilador
  ajustes iniciais do, **68**
  tela do, *68*
  variáveis ajustáveis do, 66
Vetor, contatos com, 134
VHS (velocidade de hemossedimentação), 1312

Via
  aérea
    acesso cirúrgico às, 62
    invasiva, 57
    não invasiva, 54
  subcutânea
    contraindicações, 641
    medicamentos e soluções mais utilizados pela, **643**
    vantagens e desvantagens da, **641**
Viajante
  kit médico do, 136
  vacina(s)
    de rotina, 130
    exigidas, 131
Videolaringoscópio, 61
Violência, 134
Vírus
  da imunodeficiência humana (HIV), 755
  Influenza, 788
    vacina contra, 791
Vitiligo, 425
Volição, 1080
Volume
  corpuscular médio, 1271
  corrente, 67
  pulmonar, **1067**
  sistólico, 268
Volvo de sigmoide, *1220*
Vômitos, 624
Vontade, diretivas antecipadas de, 626

W

Washouts de contraste, 438
WON (*walled-off necrosis*), 534

X

Xeroftalmia, **1189**
Xerose cutânea, 599
Xerostomia, **1189**

Y

Yersinia spp., 519